U0209521

现代食品卫生学

第 2 版

主　编　孙长颢　哈尔滨医科大学公共卫生学院　教授
　　　　刘金峰　国家卫生计生委食品安全标准与监测评估司　主任医师

副主编　赵秀娟　哈尔滨医科大学公共卫生学院　教授
　　　　严卫星　国家食品安全风险评估中心　研究员
　　　　卢　江　国家食品安全风险评估中心　研究员

编　委（以姓氏笔画为序）

王茂清	王培玉	牛玉存	卢　江	白　鸿	朱惠莲	刘　欢
刘　进	刘兆平	刘丽燕	刘金峰	刘烈刚	那立欣	孙长颢
严卫星	李　丹	李　宁	李　鸣	李风琴	杨大进	杨年红
杨明亮	吴小南	何更生	余焕玲	张　旸	张晓峰	张瑞娟
邵　懿	苑林宏	范　春	周　波	赵长峰	赵秀娟	钟　凯
钟才云	闻　颖	姜晓燕	姚　平	徐　进	徐海斌	高永清
高志贤	郭　英	郭云昌	郭福川	章　军	韩军花	樊永祥

人民卫生出版社

图书在版编目（CIP）数据

现代食品卫生学/孙长颢，刘金峰主编. —2 版.
—北京：人民卫生出版社，2017
ISBN 978-7-117-25234-8

Ⅰ.①现…　Ⅱ.①孙…②刘…　Ⅲ.①食品卫生学
Ⅳ.①R15

中国版本图书馆 CIP 数据核字（2017）第 245200 号

人卫智网	www. ipmph. com	医学教育、学术、考试、健康，
		购书智慧智能综合服务平台
人卫官网	www. pmph. com	人卫官方资讯发布平台

现代食品卫生学
第 2 版

主　　编：孙长颢　刘金峰
出版发行：人民卫生出版社（中继线 010-59780011）
地　　址：北京市朝阳区潘家园南里 19 号
邮　　编：100021
E - mail：pmph @ pmph. com
购书热线：010-59787592　010-59787584　010-65264830
印　　刷：北京汇林印务有限公司
经　　销：新华书店
开　　本：787×1092　1/16　印张：93　插页：2
字　　数：2321 千字
版　　次：2001 年 11 月第 1 版　　2018 年 3 月第 2 版
　　　　　2018 年 3 月第 2 版第 1 次印刷（总第 2 次印刷）
标准书号：ISBN 978-7-117-25234-8/R · 25235
定　　价：260.00 元
打击盗版举报电话：010-59787491　E-mail：WQ @ pmph. com
（凡属印装质量问题请与本社市场营销中心联系退换）

主编简介

孙长颢,1988 年毕业于哈尔滨医科大学。现任哈尔滨医科大学副校长,国家重点学科营养与食品卫生学学科带头人,博士生导师。"万人计划"国家教学名师,国家百千万人才工程入选者,国家有突出贡献中青年专家,国务院特殊津贴获得者,全国优秀科技工作者,省级领军人才梯队带头人,龙江学者特聘教授,黑龙江省研究生优秀导师。

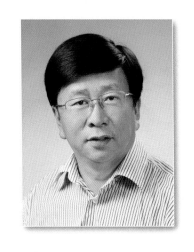

主要社会兼职有:中国营养学会副理事长,国家食物与营养健康产业技术创新战略联盟副理事长,International Society of Nutrigenetics/Nutrigenomics 委员,World council of genetic,fitness and nutrition for health 分委员会委员,《中华预防医学杂志》副总编,中华预防医学会公共卫生教育分会副主任委员,全国医学考试专家指导委员会公共卫生专业副主任委员等。

多年来一直从事慢性病的人群流行病学和分子营养学、食品安全的相关研究。主持863 重点项目 1 项、"十二五"国家科技支撑计划课题 1 项、"十一五"国家科技支撑计划课题 2 项,国家自然科学基金课题 9 项(其中 1 项为重点项目)等课题。获教育部一等奖 1 项,省政府科学技术一等奖(自然科学类)1 项,中华预防医学会科学技术二等奖等其他奖项 4 项,获专利 3 项。主编全国高等医药院校规划教材《营养与食品卫生学》第 6 版、第 7 版和第 8 版及我国第一部《分子营养学》等 18 部教材、论著,这对全国营养与食品卫生学的学术发展起到积极推动作用和重要的影响。近年来,公开发表学术论文 200 余篇,其中被 SCI 收录 105 篇,累计影响因子达 360。共培养博士后 7 人,博士研究生 31 人,硕士研究生 73 人,其中已毕业博士研究生 22 人,硕士研究生 57 人。

主编简介

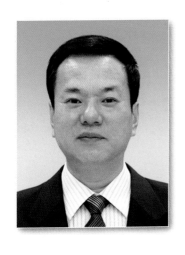

刘金峰,男,博士,主任医师,国家卫生计生委食品安全标准与监测评估司司长。历任原卫生部医政司副司长,云南省曲靖市委常委、副市长,中国聋儿康复研究中心党委书记、主任,中国残疾人联合会办公厅主任,原卫生部人才交流服务中心主任,国家食品安全风险评估中心主任。

近年来,主要从事医疗机构管理、卫生人力资源管理、营养与食品安全的研究和实践工作。组织编制了《国民营养计划》《食品安全标准与监测评估"十三五"规划》,参与《中华人民共和国食品安全法》《食品安全法实施条例》等多项法律、法规修订。组织领导国家食品安全风险监测、评估和食品安全标准管理等工作,推进各项工作有效融合和创新发展。组织开展"2013年中国食品安全报告""食品安全风险监测评估和标准体系建设研究""食品污染监测与风险评估技术合作研究"等相关研究20余项,发表论文20余篇。编撰出版了《食品安全国家标准汇编丛书》《食品安全100问》《中国医院管理-人力资源管理分册》《中国民营医院发展报告》《哈佛寻梦》等多项专著。

前　言

食品卫生学作为一门应用科学,在近三十多年的不断挑战中得到了快速发展;然而,随着全球性经济和贸易的发展以及现代信息化社会的不断进步,一些食品安全的恶性事件仍频繁发生;因此,无论是发达国家还是发展中国家,都把食品卫生看作是一个重要的公共卫生问题;与此同时,食品卫生学的概念、学科地位及其功能,也伴随着社会的发展而不断充实和完善。

《现代食品卫生学》(第2版)共分七篇五十章,力求全面地介绍食品安全的有关科学问题。在第1版的基础上,补充和更新了自2002年以来的新理论、新观点、新技术、新方法以及新出现的重要食品安全问题;同时根据我国食品安全领域新颁布和实施的政策、法规、标准及指南等更新相应的内容,并对新增和更新内容进行科学论证和整体策划,以保证本书的系统性、科学性、完整性、先进性与实用性;力求每个篇章既相对独立又相互衔接,互为补充,成为一个完整的科学体系;希望本书能提供最新和最实用的食品安全领域的相关知识和信息。

本书在《现代食品卫生学》(第1版)基础上,主要做了如下修订:①第一篇绪论中,增加了"管理毒理学""食品安全性毒理学评价""转基因食品的安全性评价""食品中遗传毒性致癌物的危险性评价""纳米食品安全性评价""国外食品毒理学安全性评价原则"等内容;删除原"食品的化学、生物化学性质"部分;②第二篇食品污染及其预防中,增加了"兽药残留对食品的污染及预防""丙烯酰胺对食品的污染及其预防""氯丙醇对食品的污染及其预防""持久性有机污染物对食品的污染及预防""食品的杂物污染及其预防"等内容;③第四篇各类食品卫生及其管理中,增加了"特殊膳食用食品""新食品原料""转基因食品及其管理""新技术食品及其卫生学问题"等内容;④第五篇食源性疾病及其预防对策中,增加了"猪链球菌病、禽流感、猪水疱病""食物过敏""食物中毒的调查处理"等内容;⑤第六篇食品安全监督管理中,按照我国现行的相关法律法规及标准等,对内容进行了修订及充实,该篇是本书变化最大的部分,删除了原"食品卫生的信息管理与档案管理";⑥第七篇食品安全风险监测与风险控制中,增加了"食品安全风险分析框架""食品安全风险监测与预警系统""食品安全风险评估""实验室监测分析质量的保证"等内容,删除了原"食品卫生相关统计技术"。

本书作为食品卫生领域一本较新的参考书,力求反映国内外最新研究动态和现代食品卫生的科学问题。本书可作为:①本科生及研究生的教学参考书;②考研、公共卫生执业医师资格考试者的参考书;③从事食品安全科学研究人员参考文献;④从事食品卫生(安全)监督、监测、管理人员的参考书籍;⑤供食品企业生产、经营人员阅读参考;⑥广大消费者了解相关食品安全知识的阅读书籍。

本书在编写过程中得到了哈尔滨医科大学和国家食品安全风险评估中心领导的大力支持；特别感谢哈尔滨医科大学 陈炳卿 教授在书稿修订前对本书修订提出的宝贵建议；向所有支持、帮助本书修订和出版工作的领导、同行和所有编者致谢。

由于水平和时间有限，难免有遗漏和错误，恳请广大读者批评指正。

孙长颢　　刘金峰

2017 年 3 月

目　录

第一篇　绪论及食品毒理学概述

第二篇　食品污染及其预防

第四篇　各类食品卫生及其管理

第五篇 食源性疾病及其预防对策

第六篇　食品安全监督管理

第七篇　食品安全风险监测与风险控制

附　　录

第一篇

绪论及食品毒理学概述

第 一 章

绪 论

一、概述

食品卫生学是预防医学中一个重要的分支学科,是一门应用性很强的科学。随着全球性经济和贸易的发展以及现代信息化社会的不断进步,食品卫生问题也已不再是单纯的预防医学问题,而被赋予更强化的社会科学责任。食品卫生学的概念、学科地位及其功能,也伴随着社会的发展而不断充实和完善。

1996年世界卫生组织在《加强国家级食品安全计划指南》中把"食品卫生"(food hygiene)和"食品安全"(food safety)作为两个概念不同的用语加以区别,其中"食品卫生"定义为"为了确保食品安全性和适用性在食物链的所有阶段必须采取的一切条件和措施";"食品安全"定义为"对食品按其原定用途进行制作和(或)食用时不会使消费者健康受到损害的一种担保"。2015年新修订的《中华人民共和国食品安全法》规定,"食品安全"是指食品无毒、无害,符合应当有的营养要求,对人体健康不造成任何急性、亚急性或者慢性危害。

食品卫生学作为预防医学的分支学科,主要是研究食品中可能存在的、危害人体健康的有害因素及其对机体的作用规律和机制,在此基础上提出具体、宏观的预防和控制措施,以提高食品卫生质量,保护食用者安全的科学。由于当今社会几乎把"食品卫生"和"食品安全"作为同义语,因此,食品卫生学的内涵已经扩大,除上述研究内容外,还着眼于为政府部门制定有关政策、法规标准以及监督、检测措施提供科学依据。

二、现代食品卫生学发展的历史及展望

(一) 现代食品卫生学的形成和发展

1. 现代食品卫生学的形成期 18世纪末至20世纪中叶是自然科学具有划时代意义的重大发现和突破的鼎盛时期,也是现代诸多学科形成和建立的繁荣时期,现代食品卫生学就是其中之一。18世纪末法国的"化学革命",为食物中化学污染物的发现与研究奠定了基础;1683年,荷兰科学家Leeuwenhoek在显微镜下观察到细菌之后,1837年巴斯德第一次认识到食品中微生物的存在及其作用,证明了牛奶变酸是由微生物引起的;1860年他第一次用加热的方法杀死了葡萄酒和啤酒中的有害微生物(该方法即所谓的"巴氏消毒法")。巴斯德的发现为现代食品微生物的发展奠定了基础。此时期由于化学、微生物学、物理学、生理学等学科所取得的突破性成就,使现代食品卫生学不仅得以建立,而且取得了迅猛发展。

如上所述,此期取得的主要成就有:

(1) 逐渐认识到了食品中的化学性污染物(如汞、镉、砷、铅等)和生物性污染物(如伤

3

寒沙门菌、肉毒梭菌等)的性质与结构,并建立了相应的分析、检测与鉴定方法。

(2) 明确了微生物污染在食品腐败变质以及在食物中毒过程中的作用。

(3) 开始尝试用高压灭菌消毒、防腐剂及其他一些方法来延长食品保存期。

(4) 由于当时西方资本主义国家正处于自由竞争阶段,为了追逐高额利润,食品伪造、掺假、掺杂行为相当猖獗,因此这些国家最早建立了食品法。例如,1851 年法国颁布了《取缔食品伪造法》、1860 年英国颁布了《防止饮食掺假法》、1878 年美国加利福尼亚州通过了《牛奶场法》。这一时期食品存在的主要卫生学问题是细菌污染与食品腐败变质、食物中毒、食品的伪造、掺假、掺杂等问题。

2. 现代食品卫生学的快速发展期　第二次世界大战结束以后,科学技术的快速发展带动了工业、农业、商业等的迅猛发展。这种快速发展直接或间接促进了食品卫生学科的进一步发展与完善,并取得了令人瞩目的成就。主要表现在以下几个方面:

(1) 理论与技术研究方面:食品毒理学理论与食品安全性评价程序的建立及危险性分析方法的应用,都为评价食品中各种有害因素的毒性及制订食品安全标准提供了依据与保证;食品安全监督管理概念及理论体系的提出,为确保食品卫生及安全提供了强有力的保障;一些现代化、高精度仪器如各种色谱仪和分光光度计、气质联用仪、液质联用仪、磁共振仪等在食品卫生学领域的应用,使发现与鉴定食品中新的化学性污染物及检测食品中痕量污染物成为可能;细胞生物学、分子遗传学、免疫组织化学、分子生物学等技术及放射性核素踪技术等的应用,进一步阐明了食品污染物在体内的代谢、毒性作用性质、作用机制以及敏感、特异的生物标志物,为进一步修订污染物的食品安全标准奠定了基础。

(2) 食品污染物研究方面:食品的化学性污染是第二次世界大战结束后食品卫生的最主要问题,也是发展最快、最具特征的一个领域。其主要原因是:

1) 工业的盲目、无节制、无秩序扩张与发展,导致工厂排放的"三废"一度失去控制,从而造成环境及食品的严重污染,如在日本曾出现过"水俣病、骨痛病"等一类的"公害病"。

2) 农业为增加粮食产量,大量使用农药、化肥、除草剂、植物生长调节剂等,从而也导致了环境及食品的严重污染,如有机汞、有机氯农药这两类农药在 20 世纪 70、80 年代停止使用,但至今仍可在环境及食品中检出,有些地区的食品残留量仍然很高。

3) 为促进畜牧业的快速发展,在畜禽养殖过程中大量使用兽药、激素以及各种添加剂,从而导致这些化学物质在畜、禽产品中过量残留,并对人体造成一定危害,其中最典型的是盐酸克伦特罗(瘦肉精)。

4) 食品添加剂及各种容器包装材料在食品生产、加工、贮藏过程中的广泛应用,加重了食品化学性污染的严重局面。

5) 在腌制、发酵、烧烤、熏制等食品中发现了具有"三致"毒性(致突变、致畸、致癌)的化学污染物。如在 20 世纪的 50 年代至 80 年代,陆续发现了 N-亚硝基化合物、真菌毒素、多环芳烃、杂环胺等四大类致癌物。

生物性污染物研究方面取得的重大成就是发现了真菌污染的严重性,鉴定了一系列真菌毒素的化学结构,并阐明了这些毒素的毒作用性质及作用机制。虽然在 19 世纪中叶就已经知道真菌毒素的存在,但直到在 1960 年发现黄曲霉毒素,造成英国 10 万只火鸡死亡事件之后,真菌毒素的研究才开始得到了世界各国和国际有关组织的高度重视。到目前为止,已发现与食品污染有关、并可引起人类健康危害的真菌毒素主要有:黄曲霉毒素、赭曲霉毒素A、单端孢霉烯族化合物、玉米赤烯酮、橘霉素、杂色曲霉毒素、展青霉毒素、圆弧青霉偶氮酸、伏马菌素。

物理性污染物研究方面,食品的放射性污染是20世纪50年代中期提出并纳入食品卫生学的新问题,其原因是世界上的一些超级大国竞相开发核武器,开展核试验,建立核反应堆,偶尔出现核爆炸试验、核反应堆意外污染和意外泄漏事件,如比基尼群岛氢弹试验、前苏联切诺贝利核反应堆和英国核反应堆意外泄漏事故曾造成了食品的严重污染;此外,经常性的放射性物质开采、冶炼,工业、医疗放射性物质的应用,都会造成环境及食品的污染。因此世界各国都建立了包括食品在内的环境放射性污染监测系统,制订并不断修订"食品中放射性物质限量标准"和"食品放射性管理办法"。

(3) 食品安全监督与管理研究方面:鉴于食品污染的广泛性和严重性,迫切需要将食品卫生学在理论和技术研究方面所取得的成果应用于生产和生活实际,以保护人类健康。世界各国都非常重视食品安全监督与管理工作,不仅提出了食品安全监督与管理的概念及理论体系,而且还成立了相应的组织管理机构,并开展了卓有成效的工作。1963年,FAO/WHO成立了食品法典委员会(codex alimentary committee,CAC),主要负责制订推荐的食品安全标准及食品加工规范,协调各国的食品安全标准并指导各国和全球食品安全体系的建立。世界各国都制订了本国的食品安全法及与之配套的技术规范、规章、办法等。政府设有专门负责食品安全监督与管理的部门,并有专业人员队伍负责食品卫生的日常监督与管理,从而基本上保障了食品安全。

(二) 我国现代食品卫生学的发展

我国现代食品卫生学的发展是随着科学技术、现代食品工业、人们对食品安全要求的提高以及在解决新问题中而逐步发展的,体现在食品卫生管理、食品安全领域的研究及与国际接轨等方面。

1. 食品卫生管理　我国食品卫生的法制化管理始于20世纪50年代,1953年全国开始建立卫生防疫站,食品卫生工作是卫生防疫工作的重点之一。1964年国务院颁布了《食品卫生管理试行条例》,使我国的食品卫生管理工作更加规范。1982年11月第五届全国人大常委会第二十五次会议通过了《中华人民共和国食品卫生法(试行)》。在这部法律试行了十多年后,1995年10月第八届全国人大常委会第十六次会议审议通过了正式的《中华人民共和国食品卫生法》,成为我国食品卫生法制建设的重要里程碑。为了进一步对实施的食品卫生制度加以补充、完善,2009年2月28日第十一届全国人大常委会第七次会议表决通过了《中华人民共和国食品安全法》(简称《食品安全法》),并于2009年6月1日起正式实施。此后,2015年4月21日第十二次全国人大常委会第十四次会议表决通过了修订的《食品安全法》,并与2015年10月1日起正式实施。从食品卫生到食品安全,意味着我国食品安全监管进入一个全新的阶段。

2. 食品安全领域的主要研究

(1) 食品卫生标准及检验方法:我国自20世纪50年代开始研制和实施食品卫生标准,那一时期主要是针对发现的某些比较突出的食品安全问题而制定单项卫生标准,如1953年卫生部制定的酱油中的砷限量指标。1960年国务院转发了原卫生部、国家科委等制定的《食用合成染料管理暂行办法》,规定了允许使用的五种合成色素和使用限量。20世纪70年代末,提出了粮、油、肉、蛋、乳等类别的易发生食品卫生问题的食品产品卫生标准,以及食品添加剂、汞、黄曲霉毒素、六六六和滴滴涕、放射性物质限量等14类54项卫生标准。从1982年我国颁布《中华人民共和国食品卫生法(试行)》到1995年《食品卫生法》正式颁布,食品卫生标准的制定工作有了明确的法律依据和保障。到 20 世纪 90 年代末,制定的各类食品卫生标准多达 500 余项。随着我国加入 WTO,食品卫生标准面临着严重挑战,卫生行政部门组织食品卫生标准委员会适时地对食品卫生标准进行了全面清理和修订。《食品安全法》实施以前,我国涉及食品污染物限量的食品标准共有 608 项,包括食品卫生标准 86 项、食用农产品质量安全标准 35 项、食品质量标准 76 项、相关行业标准 411 项。《食品安全法》实施以后,明确规定了国务院卫生行政部门应当对现行的食用农产品质量安全标准、食品卫生标准、食品质量标准和有关食品的行业标准中强制执行的标准予以整合,统一公布为食品安全国家标准。2013 年 1 月,食品标准清理工作正式启动。按照《食品标准清理工作方案》的部署,列入清理范围的标准为 4934 项。清理工作对待清理标准分别做出了"继续有效"、"转化为食品安全国家标准"、"修订为食品安全国家标准"、"整合为食品安全国家标准"、"废止"、"不纳入食品安全国家标准体系"的意见。根据食品安全标准应该涵盖的范围,提出了各类食品安全国家标准的目录,共计 1061 项,为启动食品安全国家标准整合明确工作方向。按照《食品安全国家标准整合工作方案》安排,国家卫生计生委确定了完成 415 项食品安全国家标准的整合工作计划。经过 2014—2015 年两年的努力,顺利完成了预期整合任务。

1959 年以前,我国没有统一的食品理化检验方法。1978 年卫生部首次颁布《食品卫生检验方法(理化部分)》,20 世纪 80 年代初期,食品卫生检验方法(理化部分)上升为国家标准(GB 5009),1996 年进行了系统修订,单一物质的测定方法达到 165 项。在"十五"国家科技攻关计划项目"食品安全关键技术"等课题的研究中,先后建立了多种持久性有毒污染物的分析方法。国家食品安全风险评估中心自 2011 年建立后,运用现代科学理论和实验技术分离、识别与定量测定食品和生物体中化学污染物、天然毒素与有害残留、食品添加剂与包装材料添加剂的确证方法。发展化学性食物中毒诊断与食品安全应急检测技术,开发出简便、准确的样品前处理新方法、新技术。通过吸收、引进国外先进的标准方法体系,在适合国情的基础上开发能与国际接轨的污染监测标准体系,推动监测技术的进步。以同位素稀释技术结合高分辨气相色谱质谱法测定二噁英类化合物以及多溴联苯醚等新 POPs 污染物和多种色-质联用测定丙烯酰胺、氯丙醇、呋喃、氟代有机物、真菌毒素、热点污染物(emerging contaminants)的"金标准",发展联用技术分离和测定食品中食品添加剂残留与包装材料添加剂迁移以及毒性有机金属化合物形态,结合生物检测技术发展真菌毒素等天然毒素和农、兽药残留等建立色-质确证方法。利用化学计量学研究代谢组学技术,为人体负荷暴露评估提供科学依据。

食品微生物检验方法是伴随着我国食品污染事件的发生而逐步建立和发展的。1960—1962 年在我国证实了副溶血性弧菌是引起食物中毒的病原菌,并建立了一整套常规检验方法及生化、血清、噬菌体的分型技术。1976 年卫生部颁布了《食品卫生检验方法(微生物学部分)》;1984 年颁布了《食品卫生微生物学检验》(GB 4789-84)第一版国家标准。2004—2008 年对 GB 4789-84 进行了全面系统的修订,增加了对微生物实验室的基本要求、国际食品微生物标准委员会的采样方案、样品检验的质量控制和检验后样品的处理,并制定了食品中大肠杆菌 O157∶H7 及阪崎肠杆菌等的检验方法。国家风险评估中心自 2011 年建立后,针对食源性致病菌开展从影像到数字化的分型技术和评估模型研究,建立具有病例信息和实验室监测数据采集、致病菌分子分型图谱的采集与传输、文本与数字以及图谱信息比对、病原因子以及病因性食品的关联性分析、食源性疾病预警发布等为一体的食源性疾病主动监测与预警网络,更准确地掌握我国食源性疾病的发病和流行趋势,提高食源性疾病的预警与防控能力。

(2) 重要食品安全问题的研究:针对我国部分地区出现的重要食品安全问题,我国科学工作者先后进行了酵米面和变质银耳中毒、变质甘蔗中毒及肉毒毒素中毒的研究与控制,有机氯农药残留的科学研究,辐照食品研究,工业废水灌溉农田的安全性评价,主要酒类中氨基甲酸乙酯的风险评估,牛乳头奶中硫氰酸盐本地含量调查,中国居民即食食品中单增李斯特菌的定量风险评估,食品安全突发事件的应急处理等相关研究工作,为保障我国人民的健康与食品安全发挥了良好的作用。

(3) 食品安全监测体系和食品安全控制技术:自 2000 年开始卫生部建立了以国家为龙头、省为核心、地市为骨干、县为基础的国家风险监测制度和技术网络。2005 年化学污染物监测覆盖 11 个省、市,食源性疾病监测及病原菌检测覆盖 16 个省、市、区;2014 年食源性疾病及食品污染监测工作已经覆盖了全国 31 个省和新疆生产建设兵团,国家、省、地和县的2962 个疾病预防控制机构(简称疾控机构)实施食源性疾病报告工作。

危害分析与关键控制点(hazard analysis and critical control point,HACCP)于 20 世纪 80年代传入我国,90 年代开始在我国食品企业中应用。先后对乳制品、肉制品、饮料、水产品、酱油、益生菌类保健食品、凉果和餐饮业等各类企业食品开展了试点研究。2002 年 7 月,卫生部制定并颁布了《食品企业 HACCP 实施指南》。2003 年,参照 CAC《食品卫生通则》附录《HACCP 体系及其应用准则》,等同制定了国家标准 GB/T 19538《危害分析与关键控制点(HACCP)体系及其应用指南》,其后相继颁布了乳制品、速冻食品、肉制品、调味品等 HACCP的应用指南。2003 年国家卫生部发布了《食品安全行动计划》,规定 2006 年所有的乳制品、果蔬汁饮料、碳酸饮料、含乳饮料、罐头食品、低温肉制品、水产品加工企业、学生集中供餐企业实施 HACCP 管理。2007 年酱油、食醋、植物油、熟肉制品等食品加工企业、餐饮业、快餐供应企业和医院营养配餐企业实施 HACCP 管理。2009 年 6 月 1 日实施的《食品安全法》也明确规定,国家鼓励食品生产经营企业符合良好生产规范要求,实施危害分析与关键控制点体系,提高食品安全管理水平。

3. 参与国际事务并与国际接轨　我国于 1984 年加入 CAC,经国务院批准于 1986 年成立了中国食品法典委员会。2000 年随着我国加入 WTO,卫生部成立了 CAC 专家组,加强了对国际法典标准的跟踪研究。2002 年中国首次牵头组织起草《减少和预防树果中黄曲霉毒素污染的生产规范》,该规范于 2005 年 7 月在第 28 届 CAC 大会获得顺利通过。2006 年 7月根据国务院领导的批示,中国代表团在第 29 届 CAC 大会上代表国家成功申办为国际食品添加剂法典委员会(Codex Committee on Food Additives,CCFA)和农药残留法典委员会(Codex Committee On Pesticides Residues,CCPR)的主持国,成为我国参与国际食品法典事务的重要里程碑。2007 年 4 月和 2008 年 4 月,在北京举办的第 39 届和第 40 届 CCFA 会议获得了巨大成功,兑现了中国政府向 CAC 委员会及其成员国的承诺,赢得了国内外各界的高度评价,提升了我国在食品法典领域的国际地位。

2011 年 10 月 13 日成立了国家食品安全风险评估中心,作为负责食品安全风险评估的国家级技术机构,承担着“从农田到餐桌”全过程食品安全风险管理的技术支撑任务。自成立以来,我国的风险评估技术已经取得了一些突破,国际标准制定有了话语权。其中牵头制定了蔬果中黄曲霉毒素污染预防国际规范,实现了国际标准“零”的突破,牵头制定了“大米中无机砷限量”和“控制规范”,首次实现将中国国家标准直接转化为国际标准。

（三）食品安全面临的主要问题及对公共卫生的挑战

食品安全是世界各国都非常关注的重大问题,食品安全问题同样也是中国公共卫生面临的挑战之一。根据问题的重要性来排列,目前我国存在的主要食品安全问题依次为微生物引起的食源性疾病;农药残留、兽药残留、重金属、天然毒素、有机污染物等引起的化学性污染;以及非法使用食品添加剂。我国与世界各国食品安全面临的问题有相似也有不同,从目前来看,全球的食品安全问题及对公共卫生的挑战主要体现在如下几个方面。

1. 食品安全的主要问题

（1）微生物污染:在过去的 20 年中,许多国家食源性疾病的发病率显著上升,成为重要的公共卫生和经济问题。在发达国家,估计每年有 1/3 的人群感染食源性疾病,全世界每年有 220 万~1000 万人因患食源性疾病而丧生。美国是世界上食品安全管理最严格的国家,但食物中毒事件呈上升趋势,据估计,目前美国每年约有 7200 万人发生食源性疾病,造成 3500 亿美元的损失。发展中国家食源性疾病发生的情况更加严重,但由于报告体系不健全,尚缺乏详细的数据。从中国疾病预防控制中心营养与食品安全所公布的 1992—2001 年我国食源性疾病暴发上报资料的回顾性分析结果来看,10 年间共上报 5770 件食源性暴发事件,涉及的患者人数达 162 995 人,其中微生物引起的食源性疾病事件和涉及的人数最多,分别占总体的 38.5% 和 50.9%。从 2001—2010 年中国食源性疾病暴发监测与报告系统公布的食源性疾病的发生情况统计结果看,食源性疾病暴发事件 5021 起,累计发病 140 101 人,死亡 1427 人,总体死亡率 1.019%,引发上述食源性疾病事件的主要因素也是微生物,事件起数和涉及发病人数分别占总数的 40.3% 和 56.39%。

造成微生物危害引起的食源性疾病发生率增加的原因很多,而且不同地区有不同的感染性疾病谱。现代社会的发展对食源性疾病传播提供了更适宜的条件,这些条件包括食品生产、加工方式的变化,国际旅行和食品贸易的全球化趋势,人群生活方式的改变以及与食物有关的微生物自身的耐药性、适应性及基因变异等。近年来新的致病菌以及与食物关系不大的致病菌引起的食源性疾病已经开始涌现,如肠出血性大肠埃希菌 O157:H7、空肠弯曲菌、单核细胞增生李斯特菌、幽门螺杆菌、诺瓦克病毒、新型肝炎病毒等。这些事实表明食品中的微生物危害在很长的一段时间内仍然是一个重要的公共卫生问题。

世界卫生大会和 CAC 充分认识到食品中这些微生物危害的重要性。22 届 CAC 大会和 45 届国际食品法典执行委员会要求 FAO 和 WHO 成立类似于食品添加剂联合专家委员会（JECFA）和农药残留专家联席会议（JMPR）的专家咨询机构-微生物危险性评估专家联席会议,开展微生物危险性评估（microbiological risk assessment, MRA）以保证微生物方面的食品安全。这些危险性评价结果将为降低食品中微生物性危害所采取的措施提供科学依据。

（2）化学性污染:化学品常常也是食源性疾病的重要病因。食品中除了本身存在的有毒物质外,其他主要的化学污染物还包括农药残留、兽药残留、重金属、天然毒素、有机污染物以及食品生产加工中产生的有毒有害物质。食品添加剂和农药、兽药一样是人为使用来增加食物产量或改进食物品质。这些化学品的不合理使用也带来了各种各样的食品安全问题。

环境污染问题自工业社会以来越来越明显,据估算全球每年大约有几百万人因环境污染而患病。同时由于食品加工离不开生物圈,环境污染造成的重金属沉积等都直接或间接地影响着食品的安全性。当前公众对食品中化学品的关注相对较高,尤其关注由于工业造成的环境污染给食物链带来的污染物。在科学发展的今天,已经认识到农药残留、兽药残留和其他化学品能够影响机体的某些系统(如激素),进一步有关持久性有机污染物对机体健康的影响也引起了广泛的关注。

近50年来,人们对单一化学污染物的理化性质及其环境行为进行了较为详细的研究,并取得了许多相应的成果。事实上,在食品中绝对意义的单一污染是不存在的,污染物往往是以混合形式联合存在,所以单个污染物的研究虽具有一定的参考意义,但作为制定食品安全标准的依据,就显得证据不足。人类在生产条件和生活环境中不可避免的同时接触或相继暴露在两种及两种以上化合品。对于非职业人群,主要的暴露途径是通过食物和饮水摄入体内,暴露特点是长期、低剂量。化合物之间在机体内可能会产生相互作用,引起与各种物质单独作用时完全不同的毒性效应,给人类健康造成更为严重的影响。动物实验已经证实化合物联合毒性的存在,特别是在具有相同毒性作用机制的化合物之间联合毒性作用更加明显。因此,有关长期低剂量同时暴露多种有害因素对机体的联合毒性也是食品安全的一个主要问题。

(3) 新技术的应用带来的食品安全问题:随着科学技术的发展,新技术不断出现并用于食品生产中,这些新技术主要包括现代生物技术、辐照技术、微波技术、真空包装等。新技术的应用一方面丰富了产品品种、增加了农业产量、延长了货架期,另一方面其潜在的公共卫生问题也引起全球的关注。如在转基因食品中,由于外源基因的插入,可能对食品营养价值产生无法预期的变化;二是外源引进的基因可能会转移到动物或人体肠道的微生物中,进而对人体产生不良影响;三是遗传修饰在打开一种目的基因的同时,可能会析出某些天然的植物毒素,给消费者健康造成影响。

随着食品新技术的不断发展和应用,对食品安全产生影响的研究也越来越深入,但目前还有一些世界性的食品安全问题没有得到很好的解决。尽管某些新技术对公共卫生带来的益处是巨大的,然而想要让公众接受就应该有目的地按国际公认的原则开展严格的评价,并提供潜在的危险性结果。WHO 和 FDA 等一些组织都把新技术对食品安全的影响纳入研究范围。中国国家食品安全风险评估中心目前主要的研究方向之一就是针对转基因生物安全性评价技术,重点解决转基因产品特殊功效评价标准体系、毒性敏感终点和非预期效应的测定指标、多个功能基因相互作用的复合性状转基因生物安全评价的关键技术,建立我国转基因生物食用安全性评价体系。

(4) 不完善的食品安全保障体系:食品安全保障体系建设是一个复杂的系统工程,它既关系到国计民生,也关系到该国农产品和食品在国际市场的竞争力。为此,各国均以加强食品安全法制建设,力争构建起全面具体、统一权威的食品安全法律体系来保证食品安全。如欧美发达国家大多建立了涵盖所有食品类别和食品链各环节的法律体系,为制定监管政策、检测标准以及质量认证等工作提供了依据。日本涉及食品安全的专业、专门法律法规很多,形成了一个完整的体系。我国自1982年11月全国人大常委会第二十五次会议通过了《食品卫生法(试行)》到2015年新修订实施的《中华人民共和国食品安全法》,历经几次修订,对食物链全过程提出了明确的要求,并对违法行为做出了相应的处罚规定。此外,食品安全保障体系建设还应该包括加强食品安全监管体系建设,建立起机构相对统一、责权相对集中的食品安全监管体系;建立食品安全可追溯体系,把食品监管落实到食品产业链的每一个环节;引入风险管理,坚持预防为主的监管原则;鼓励公众参与,增加监管工作的信息透明度;明确企业为食品安全的责任主体,加大食品安全违法行为惩处力度等方面。

尽管目前国内外在食品安全保障体系建设方面取得明显进展,食品安全的状况显著改善,但由于食品安全保障体系建设的不完善导致一些食品安全问题(包括食品链各个环节出现的新问题)仍然存在,特别是我国加入世界贸易组织(World Trade Organization,WTO)以后,应该采纳 WTO 认可的标准,开展危险性评估。但从目前来看我国尚缺乏系统开展危险性评估的技术实力和经费投入,缺乏对化学性和生物性危害的暴露评估和定量危险性评估。由此可见,完善食品安全保障体系的建设,对于保障食品安全具有重要的意义。

2. 食品安全对公共卫生的挑战 随着科学的进步、社会的发展和人们生活水平的提高,食品安全问题显得越来越重要。与不少学者的设想相反,食品安全问题与一些急性传染病对人体健康的危害不同,并不随国民经济的发展、技术水平以及人民生活水平的提高而自然得到解决,反而由于工业化程度越发达,食物供应链越难控制,一旦发生食品安全问题,其影响和波及面会更大。另一方面,由于工业化产品的规模大,不安全食品的召回、销毁所带来的经济损失也会更大。也就是说,每年由数十亿例食源性疾病而导致的医疗费增加,以及产品的销毁可带来数十亿美元的消耗。由此可以看出,食品安全对社会、对经济的影响是非常大的,而且在食品安全不良的条件下,儿童、孕妇、年老体弱者和免疫力低下的人群更容易感染食源性疾病,成为最主要的受害人群。由此可见,食品安全随着科学的进步和社会的发展对公共卫生也提出了新的挑战。

(1)食源性疾病引发的公共卫生问题:2001 年世界卫生大会做出了《食品安全决议》,制定了全球食品安全战略,将食品安全列为公共卫生的优先领域,同时,要求世界卫生组织各成员国制定相应的食品安全行动计划,最大限度地减少食源性疾病对公众健康的威胁,很多国家据此采取了行动,加强了食品安全工作。

随着贸易规模的扩大,食品原料也可作为载体传播各类食源性病原,增加某些食源性疾病暴发的危险性。沙门菌是世界最常见引发食源性疾病暴发的病原菌,广泛发生于家庭、学校、公共餐饮单位及医院,也是各国公认的食源性疾病首要病原菌。根据世界卫生组织掌握的资料,在食源性疾病危险因素中,微生物性食物中毒仍是首要危害,包括食源性腹泻等;此外,还有在日本、欧洲和北美引发食物中毒的 O157:H7 大肠杆菌;其他常见诱发食源性疾病的致病微生物还有副溶血性弧菌(水产品)、蜡样芽孢杆菌和金黄色葡萄球菌(剩饭)、肉毒杆梭菌(发酵制品、肉制品)、李斯特单核细胞增生菌(乳制品)等,这些病原菌导致的食源性疾病使人们清楚地认识到,在现代社会中,食品的微生物性危害将在很长一段时间内仍然是主要的公共卫生问题,一些新涌现的致病菌是对当今公共卫生的主要挑战。

进入 20 世纪以后,由于农药和兽药及各类添加剂在农牧业生产、食品工业的广泛应用以及工业三废排放对食品的污染,使得农产品和加工食品中含有有毒有害化学物质的问题越来越突出。此外,在腌制、发酵、烧烤、熏制等食品中还发现了具有"三致"毒性(致突变、致畸、致癌)的化学污染物。由于食品生产的工业化和新技术的采用以及对食物中有害因素的新认识,在许多国家又出现了二噁英、丙烯酰胺、氯丙醇、真菌毒素污染等新型污染物。上述污染物的潜在健康危害已通过大量科学研究得到了一些认识,然而,现有的研究结果还难以确切地评估在实际的人类生活环境中这些污染物对人类健康造成的可能危害,特别是各种污染物之间的联合毒性作用更是研究较少。因此,有关这些污染物的长期低剂量对机体的毒性作用或其对机体功能受损的生物学标志物的流行病学研究使公共卫生又面临更高的挑战。

(2)食品安全在国际贸易中引发的公共卫生问题:食品安全是一个重要的公共卫生问题,同时也是一个重要的涉及整个国家经济利益的国际经贸问题。食品贸易的全球化发展使广大消费者受益,同时也使大量高品质、价格合理、安全的食品应运而生。全球食品贸易,促进了经济的发展,提高了人们的生活水平。但是,新技术食品的生产、流通方式的改变,全球化与科学技术的发展以及农业和食品工业的一体化导致的食品安全问题对公共卫生提出了前所未有的挑战。

食品的全球性流通,跨国贸易的开展,导致一个国家或地区生产的食品一旦被污染,可同时威胁其他国家乃至整个世界消费者的健康。在某一地区发生的单一污染源可能引发全球性暴发(如禽流感事件);食品和饲料集约性生产、异地市场销售的形式也为食源性疾病的传播流行创造了条件(如二噁英事件);城市化使食品供应链加长,快速发展的社会环境使人们对食品种类的需求越来越广,成品、半成品性食品的消费量剧增,户外进食机会增多,对储存食品的依赖性加强。在发达国家,食物预算的50%用于外购食品或家庭外进餐。学校、幼儿园、医院以及单位食堂等为密集人群提供膳食的机构增多,群聚饮食机会上升,这些都增加了食源性疾病暴发的机会,也是其发病的主要根源。

为了应对新形势的挑战,改善食品安全状况,促进食品贸易,世界卫生组织第53届会议通过一项决议,请求WHO及其会员国将食品安全作为一个重要的公共卫生问题予以足够的重视,并颁布了《WHO全球食品安全战略草案》。国际标准是食品贸易全球化的产物,制订全球性的、适合世界贸易流通领域的食品标准,可保护世界各地的消费者免受食源性疾病的危害。我国已加入世界贸易组织(WTO),食品进出口贸易将是我国的重要经济活动。然而,它也对我国食品生产与流通中的安全性保证提出了新的挑战。食品贸易的全球化,需要公认的国际标准来进行协调,同时危险性评价应公开、透明,并采用国际公认的方法。因此,食品安全与卫生就成为WTO重要文件《卫生与植物卫生措施应用协定》(agreement on the application of sanitary and phytosanitary measures,SPS协定)的主要内容,并纳入了WTO的另一个主要文件《技术性贸易壁垒协定》(agreement on technical barriers to trade,TBT协定)。相应的国际食品法典委员会(CAC)所制定的标准,准则和技术规范已被世界贸易组织指定为处理国际食品贸易纠纷的仲裁标准,从而都得到了世界上越来越多国家认可和采纳。

应该承认目前还有一些世界性的食品安全问题没有很好地解决,各国学者还正在研究中,如一些新技术(如遗传工程、辐照等)在食品加工领域的应用,某些新技术(如转基因技术)的安全性(包括致敏性)及评价方法还有待于研究和完善,这些新技术引发的食品安全问题也是对公共卫生的一个特殊挑战。需要强调的是,食品卫生/安全科学作为一门实用性很强的自然科学,该学科的发展和进步与多学科协作是密不可分的,如化学、物理学、微生物学、毒理学、流行病学、统计学及法学等,它们已经成为解决食品安全问题中不可缺少的重要科学手段,食品卫生学正是在应用这些手段,通过政府、企业、学术界和消费者的共同努力,在解决一个又一个新的问题中逐步得到发展。

三、食品卫生学的研究内容与方法

(一) 食品卫生学研究内容

1. 食品毒理学与食品的污染 主要阐明食品中可能存在的有害因素的种类、来源、性质、数量和污染食品的程度,对人体健康的影响与机制;并通过危险性分析及安全性评价制定外源化学物质在食品中的安全限量标准,从而达到保护人类健康的目的。

2. 食品及其加工技术的卫生问题 主要包括食品在生产、运输、贮存、销售等各环节可能或容易出现的卫生问题及预防管理措施。另外,由于食品新技术的应用以及形成的新型食品,如转基因食品、酶工程食品、辐照食品等存在的卫生问题及管理也是食品卫生学研究的新问题。

3. 食源性疾病及食品安全评价体系的建立 包括食物中毒、食源性肠道传染病、人畜共患传染病、食源性寄生虫病等在内的食源性疾病的预防及控制一直是食品卫生学的重要研究内容。建立完善的食品安全评价体系不仅直接影响居民健康,更关系到国家经济发展和政治稳定。

4. 食品安全监督管理 重点阐述我国食品安全法律体系的构成、性质及在食品安全监督管理中的地位与功能。食品安全标准作为我国食品安全法的主要法律依据,其相关的制定原则与制订程序也是食品卫生学的重要研究内容。此外,加强食品生产企业自身卫生管理手段如 GMP、HACCP 系统等也是保障食品卫生质量的重要手段。

5. 食品安全风险监测与预警 系统和持续收集食源性疾病、食品污染以及食品中有害因素等相关数据信息,并应用医学、卫生学原理和方法,对人群健康风险进行评估;同时在食品安全风险造成危害或危害蔓延之前,发出预警提示信息,提醒相关各方积极采取措施以控制危害的发生或进一步扩大。

（二）食品卫生学的研究方法

从广义上讲,食品卫生学所采用的研究方法包括流行病学、卫生统计学、食品理化检验学、实验动物学、生物化学、生理学、免疫学、微生物学、药理学、细胞生物学、分子遗传学、分子生物学及肿瘤学等相关学科领域的研究方法;按受试或实验对象的不同,可分为人群研究和实验研究。

从狭义上讲,食品卫生学研究方法,按研究目的,可分为食品卫生学检验(食品中有害化学物质检验和微生物检验)方法,食品毒理学方法,食品安全性评价方法,食品中有毒物质限量标准的制订方法,食物中毒的调查处理方法,危险性分析方法,GMP 和 HACCP 的建立方法,以及行政和法制监督管理方法等。

（孙长颢）

第二章

食品毒理学概述

第一节 绪 论

食物是人类社会生存发展的第一需要,人类必须每天摄入食物赖以生存、维持健康和繁殖后代。随着人类社会对食物的要求不断提高及环境变化,食品毒理学逐渐发展起来。食品毒理学(food toxicology)是现代毒理学(modern toxicology)的一门分支学科,是研究食品中可能存在或混入的外源性化学物的性质、来源、形成及对人体健康的不良影响或有益作用和作用机制,并通过危险性分析及安全性评价制定外源化学物质在食品中的安全限量标准,从而达到保护人类健康的目的。食品毒理学的研究对象涵盖了与食品生产、加工、包装、贮藏和销售过程中可能对人体健康产生不良影响的各种因素,如食品添加剂(如食用色素、香精、合成甜味剂等)、食品中天然毒素(如微生物毒素及霉菌毒素等)及污染物(如农药、化肥等)、食品加工过程中产生的化学物(如二噁英等)等。随着科学发展,食品毒理学的研究也涵盖了食品中对人体有益作用的一些化学物,如具有抗突变/抗癌作用的天然食物成分(大蒜素、多糖等)。食品毒理学是食品安全性的基础,毒理是因,安全是果,因此食品毒理学具有较强应用性的特点。

一、食品毒理学研究内容和方法

(一) 食品毒理学研究内容

1. 食品中存在或混入的有毒有害化学物的结构、理化性质、在食品中的存在形式及降解过程和产物等 要了解有毒化学物对机体的健康危害,首先要清楚这些物质的结构、性质,在环境中的存在形式及其转归等信息,如食品中存在的二噁英、氯丙嗪、丙烯酰胺等化学物的结构、理化性质及其降解产物,目前已研究较为透彻。

2. 食品中有毒有害物质在人体内的生物转运和生物转化过程及规律 揭示外源化学物在人体内的吸收、分布、代谢、排泄过程及规律,为该化学物毒理学研究中的剂量设计、毒作用机制探讨及危险性分析提供参考依据。近些年随着代谢组学技术在毒理学研究中的应用,寻找食品中有毒有害物质的特异性代谢标志物及生物标志物的研究已成为食品毒理学领域新的研究热点。

3. 食品中有毒有害物质对人体健康的损害作用及其作用机制 通过描述毒理学的研究探讨化学物对机体的毒性损害效应和特征,如急性毒性、慢性毒性、致癌、致畸和致突变作用等;通过机制毒理学的研究解释化学物产生健康损害作用的原因,并为寻找和建立预防和拮抗化学物毒效应的措施提供科学依据,目前对毒性机制的研究已深入到了分子水平和组学领域。此外,维持人类正常生理功能所必需的营养素,如维生素、微量元素、脂肪、蛋白质和糖等过量摄取也可引发某些疾病或健康损害。因此,这些营养素的过量摄入所引起的毒性作用也是食品毒理学的研究内容。

4. 食品毒理学安全性评价 食品毒理学安全性评价是保障食品安全和国民健康的重要手段。目前我国已相继制定和修订完善了新资源食品、保健食品、食品添加剂、辐照食品等相关管理法规或规章,针对这些不同食品制定了毒理学安全性评价的标准和技术规范,发展了毒理学检测的新方法和新技术,并与国际接轨,在保证食品食用安全性方面发挥了重要作用。

5. 食品中有毒有害因素的危险性评估 国际上对食品安全性评价采用危险性评估原则。危险性评估是制定食品安全控制措施的必要技术手段,是政府制定食品安全法规和标准的主要基础,也是实施危险性管理措施的主要依据。通过毒理学安全性检测对食品中的有毒有害因素进行危害认定和特征描述,确定剂量-效应关系,这是对食品中有毒有害因素进行危险性评估的基础。

6. 食品中植物化学物对机体的有益作用及机制 植物化学物(phytochemicals)是植物中含有的活跃且具有保健作用的物质,被誉为"植物给予人类的礼物"。近年来,随着植物化学物的识别、分离、提纯等技术的飞速发展,国际上关于植物化学物的生物学作用、构-效关系、剂量-反应关系、安全性评价等方面的研究已取得了巨大的进展,如发现番茄红素、大蒜素、玉米黄酮等具有显著地抑制自由基生成、增强机体免疫力等功效。

综上所述,食品毒理学研究的最终任务是阐明食品中外源性因素对人体的安全性,制定食品中有毒有害化学物的安全限量卫生标准,提出预防及管理食品中有毒有害物质的措施,保障人类健康。

(二) 食品毒理学研究方法

食品毒理学主要借助动物模型模拟引起人体健康危害的各种现象,观察实验动物的毒性反应,再外推至人。食品毒理学研究方法分为生物学方法和化学分析法。

1. 生物学方法

(1) 体内试验(in vivo test):亦称整体动物试验,是毒理学的基本研究方法。毒理学上研究有毒有害化学物对人体健康的损害作用,不可能直接对人体进行研究,需借助于实验动物,观察所研究的化学物对动物所致的毒性反应、剂量-效应(反应)关系、毒作用靶器官等,并最终将动物实验的结果外推至人。大鼠和小鼠是食品毒理学研究中常用的实验动物,此外,根据研究目的和需要,还可使用果蝇、斑马鱼等原核生物作为模式生物,用于一些特殊毒性作用的研究或建立一些特殊类型的动物模型。动物试验可严格控制实验条件,测定多种类型的毒作用,能评价宿主特征作用(如年龄、性别、遗传等)和其他调控因素(如饮食等),其实验结果原则上可外推至人,但动物试验影响因素较多,暴露剂量和时间模式与人群的实际暴露情况不同,因此难以进行代谢和机制方面的研究。

(2) 体外试验(in vitro test):利用游离的器官、培养的细胞或细胞器以及一些微生物进行毒理学研究,适用于外源化学物对机体毒作用的初步筛检、作用机制和代谢转化过程等研究。

1) 游离器官:利用器官灌流技术将特定的液体通过血管流经某一离体的脏器(如肝脏、肾脏、肺脏、大脑等),借此使离体器官在一定时间内保持活性状态,与受试化学物接触后观察其对该器官的损害作用及受试化学物在该脏器中的代谢情况。

2）细胞：细胞培养是在许多学科中被广泛采用的一项技术，成为深入探索毒作用机制和代谢机制的重要方法。使用的细胞既可是从动物或人体器官中分离并培养的原代细胞，也可是已建系并无限传代的细胞株。

3）细胞器：通过将细胞破碎匀浆，高速离心分离出不同的细胞器或组分，如线粒体、微粒体、细胞核等，用于中毒机制、毒性的亚细胞定位等研究。

4）微生物：毒理学中经典的微生物学试验是鼠伤寒沙门菌营养缺陷型回复突变试验（简称 Ames 试验），用于检测化学物的致突变性，具有敏感、简便、经济等优点，被各国列为食品安全性毒理学评价中必做的遗传毒理学试验方法之一，但由于缺乏哺乳动物的代谢酶活化系统，因此易漏检一些间接致突变物，出现假阴性结果。体外试验影响因素少，且易于控制，可进行机制、代谢等深入研究，人力、物力花费较少，但由于体外试验缺乏整体动物的毒物代谢动力学过程，不能全面反映毒性作用，难以探讨化学物的慢性毒性作用。

（3）限定人体试验：在充分了解受试化学物的毒作用性质和特点的前提下，设计不损害人体健康的一些受控试验，可直接获得该化学物人体毒性的毒理学数据，如同位素标记化学物进行人体的代谢试验，保健食品的人体试食试验等。由于伦理道德的限制，不提倡进行人体试验，因此该方法仅限于低浓度、短时间接触化学物，并且毒作用具有可逆性。

（4）流行病学研究：体内试验和体外试验的研究结果均无法准确直接反映暴露化学物后人体反应的真实情况，而人群流行病学调查可获得化学物对人体损害作用的一些直接数据。如由于意外事故，某些人群可能摄入有毒有害物质或含有有毒有害物质的食物，通过对这些人群进行流行病学调查，可了解他们出现的异常反应或特殊病症；再如，可通过流行病学调查探寻地方性饮食习惯（如腌制、烟熏、烧烤等）产生的毒理学问题。利用流行病学调查不仅可研究已知的环境因素对人群（体）健康的影响（从因到果），还可对已知疾病的环境病因进行探索（从果到因）。流行病学研究的优点是暴露条件真实，观察对象包括全部个体，可获得制定和修订食品卫生标准的资料，但流行病学调查结果易受许多混杂因素的影响和干扰，需去伪存真，观察的毒效应不够深入。

2. 化学分析法　食品毒理学研究的对象包括化学性、生物性和物理性毒物，其中最主要的是化学性毒物，如残留的农（兽）药、环境污染物、蓄积的金属元素、天然存在的生物毒素、添加的食品添加剂及其他食品毒物等。因此，欲了解和辨别食品中的这些有毒有害成分及其含量（浓度），就需要采用化学分析的手段来实现。应用化学分析方法研究食品中化学物的组成和不同条件下化学物的稳定性、溶解性及解离特性，进行杂质鉴定及化学物或其代谢产物的分析测定等。分析食品中有毒有害化学物的成分使用的主要仪器有气相色谱（GC）、高效液相色谱（HPLC）、气质联用（GC-MS）、原子吸收分光光度计（AAS）、串联质谱（MS-MS）、点耦合等离子发光分光光度计（ICP）及其他常规化学分析仪器等，如采用 GC-MS 检测食品中甲醛含量。

二、食品毒理学在现代食品卫生学和食品安全领域的应用

食品毒理学是食品卫生学的组成部分，其任务之一是探讨与食品有关的毒理学问题。20 世纪 70 年代，世界卫生组织（WHO）、世界粮农组织（FAO）和美国食品药品监督管理局（FDA）提出应以食品安全性评估为重点，将食品毒理学从食品营养和卫生学科中单独分离

出来,并成立了有关食品卫生方面的机构。20 世纪 90 年代,我国先后颁布和实施了《食品安全性毒理学评价程序和方法》《食品卫生法》,这些法规标准和相应的食品监督机构为我国食品安全提供了法律和行政上的保障。2009 年我国正式颁布实施了《中华人民共和国食品安全法》,确定了我国以食品安全风险监测和评估为基础的食品科学管理制度的建立,确定了将食品安全风险评估结果作为制定、修订食品安全标准和对食品安全实施监督管理的科学依据,而食品毒理学就是食品安全及风险评估的重要技术支撑。

三、食品毒理学发展及展望

从研究方法和手段上划分,食品毒理学经历了由宏观到微观、整体-细胞到分子、从分析到综合、试验到理论、理论到实践的发展过程;从对食品的认识过程划分,经历了食品保障和丰富阶段、食品卫生阶段、食品安全阶段和食品健康阶段。发现食品(物)中的有毒有害物质,研究其毒性及作用机制,对其进行安全性评价和风险评估、制定限量标准。当今的食品毒理学涉及广泛的学科领域,与诸多学科有交叉,并相互渗透。如今食品毒理学的发展已与生命科学的发展紧密相连,生命科学领域中发现的新理论和建立的新方法逐渐渗透到食品毒理学科,使食品中有毒有害物质对人体健康损害的机制研究进入分子水平。

随着食品工业和生命科学等相关领域的发展,食品毒理学将会深入地阐明和解决食品中混合毒物的联合作用、动物实验结果的外推和建立一些毒理学替代试验等问题,并取得重大成果。

(一) 新技术在食品毒理学中的应用及普及

随着食品科学的迅猛发展,食物中不可避免地会出现一些新的化学物或污染物,因此需研发灵敏度高,检测周期短的一些新方法和新技术。近年来,基因重组技术、基因组技术、DNA 测序技术、代谢组学技术、磁共振技术等一些新技术正逐步应用于食品毒理学的研究领域,为建立高通量毒性检测,有毒有害化学物的鉴定提供了技术支持;利用代谢组学技术筛选化学物的生物标志物,可用于发展个体的危险度评价。伴随着系统生物学和高通量分子检测技术的发展,系统毒理学渐显端倪。系统毒理学通过整合分子、细胞、组织等不同研究层次的高通量信息,系统研究食品中化学物和环境应激等与机体的相互作用。随着新技术和新方法在食品毒理学领域的成熟应用及普及,不久的将来它们会被列入各国政府颁布的权威检测方法中,使食品毒理学更好地为人类健康服务。

(二) 食品中化学物的联合作用及食品安全性毒理学评价

无论是环境与健康研究,还是食品安全风险评估分析,目前均采用的是单一化学物的暴露评估,但实际生活中人体摄入食品中的化学危害,绝大多数是长期、低剂量化学物的混合暴露所致。此外,一些天然植物或药材被成功研发成保健食品和新资源食品,受到民众的青睐、关注和重视,但这些食品中的化学成分或功效成分十分复杂,存在着多种可能具有潜在毒性的化学物,如何评价这些食品中多种化学物的联合作用、毒性效应,如何科学合理地进行毒理学安全性评价,是食品毒理学的重要研究内容之一。

(三) 动物试验结果外推至人

人体试验数据无疑对毒理学安全性评价是最直接和最准确的,但由于受伦理道德的限制不能对人体进行试验,使人体资料不易获得。但利用实验动物进行毒理学评价,存在着动物向人外推、动物实验的高剂量向人体暴露的低剂量外推、敏感人群预测等诸多不确定性,如何提高毒性检测的敏感性,科学地将动物试验结果外推至人,建立人体的生物学标志物等问题将是食品毒理学今后的研究课题。

(四) 毒理学替代试验

摆脱动物试验是科学进步的结果,也是未来毒性测试研究发展的重点,研究动物替代毒性测试的新方法当前已成为世界性的趋势。利用胚胎干细胞在特定条件下可定向分化为多种细胞或作为生物测试系统,用于哺乳动物细胞分化、组织形成过程的发育毒性研究。传统食品安全风险评估依赖于确定性模型技术,现有毒理学测试存在实验结果由动物外推至人的缺点,现有膳食暴露没有实现个体化暴露的评估,因此国际上提出了21世纪毒理学测试新技术(Toxicity Testing in the 21st Century,TT21C)。TT21C基于毒性通路的试验策略,研究关键靶组织、器官和某个生命阶段的毒性通路,以及它们与整个生物机体和暴露途径的相互联系。我国学者在食品安全现状现行实践基础上,根据21世纪暴露科学和TT21C的技术发展趋势,提出了中国技术路线图,即基于人源性细胞系发展替代动物试验;发展敏感、高通量的毒性通路检测技术(qHTS);效应终点与标志物筛选技术;暴露组分析技术;基于剂量-反应关系的计算毒理技术(QSAR);数据挖掘、整合与分析技术,这些对食品毒理学的研究具有重要指导意义。

第二节 食品毒理学基础

在一定条件下,较小剂量就能够对生物体产生损害作用或使生物体出现异常反应的外源化学物称为毒物(toxin)。毒物分为化学物性毒物、生物性毒物和物理性毒物。食品中的毒物大多数为化学性毒物和生物性毒素。食品中毒物来源有:天然存在的毒物或毒素;食品原料生产过程来自生产、生活和环境中有毒有害物质(如农药、金属、多环芳烃类化学物、二噁英等)的污染;食品生产加工、运输、储存和销售工具、容器、包装材料及涂料等溶入到食品中的原料材质、单体及助剂等物质;食品添加剂的不合理使用等。

一、毒性和毒效应

毒性(toxicity)是化学物与机体接触或进入机体后,引起机体损害作用的固有能力,即化学物在一定条件下损伤生物体的能力。毒性是物质一种内在的、不变的生物学性质,取决于物质的化学结构,如一氧化碳使血红蛋白运氧能力丧失,导致机体窒息;甲醛能使蛋白质变性失活,具有致癌作用。化学物对机体的损害能力越强,则其毒性就越大。化学物毒性的大小具有相对意义,在一定条件下,只要达到一定的剂量,任何物质都具有毒性,而低于一定剂量,任何物质都不具有毒性,化学物与机体的接触量、接触途径、接触方式及化学物本身的理化性质等均能影响化学物的毒性。而剂量是衡量化学物毒性大小的重要和常用指标,相同剂量下,对机体损害能力越大的化学物,其毒性越大;相同损害作用,剂量越小的化学物,其毒性越大。

大量化学毒物在较短时间内与机体接触或进入机内,会引起机体中毒甚至死亡,称为急性毒性(acute toxicity),通常以急性毒性的大小来衡量化学物的毒性强弱;少量毒物长期缓慢进入机体,经过较长时间的蓄积而引起的毒性作用,称为慢性毒性(chronic toxicity)。此外,化学物的致癌、致畸、致突变等毒性作用,则统称为特殊毒性(specific toxicity)。

外源化学物进入机体后,部分或全部化学物或其活性代谢产物会分布到某一器官或组织而产生毒性作用,引起毒效应。毒效应(toxic effect)是化学物对生物体健康的有害作用,是化学物毒性在某些条件下引起机体健康损害作用的表现,如痉挛、致癌、致畸、死亡等。与化学物的毒性不同,化学物的毒效应是可以改变的,如化学物进入机体的数量、与机体接触条件改变,化学物对机体产生的毒效应就会发生变化。

二、剂量和剂量-效应(反应)关系

(一) 剂量

剂量(dose)是决定外源化学物对机体产生毒效应的重要参数,表示剂量的方式有多种。

1. 暴露剂量(exposure dose) 指机体接触或暴露外源化学物的量,又称为外剂量(extent dose);或在实验中给予动物染毒的受试物的量,亦称为给予剂量(administered dose)。

2. 吸收剂量(absorbed dose) 指外源化学物穿过一种或几种生物屏障,吸收进入体内(入血)的量,又称为内剂量(internal dose)。

3. 到达剂量(delivered dose) 又称靶剂量(target dose)或生物有效剂量(biologically effective dose),指吸收到达靶组织(细胞),与特定器官或细胞发生交互作用的外源化学物或其代谢产物的量,即发生损害作用部位的外源化学物的量。

剂量的几种表示方式中与健康效应的机制关系由低到高的顺序为:暴露剂量、吸收剂量、到达剂量(图 2-2-1)。化学物对机体损害作用的性质与强度直接取决于该化学物在机体内的靶剂量,但该剂量不易测得,且检测方法比较复杂。通常情况下,机体暴露或摄入的剂量越大,机体内靶器官的剂量也越大,因此,毒理学上常以暴露剂量作为衡量化学物毒效应性质和强度的标准,以单位体重暴露外源化学物的量(mg/kg)或环境中的浓度(mg/m³ 或 mg/L)来表示。

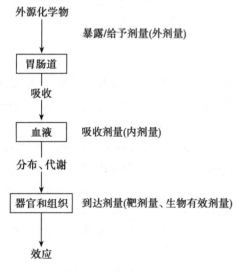

图 2-2-1 剂量的几种概念

(二) 效应和反应

毒理学研究中根据所检测的有害作用的生物学和统计学特点,将观察终点分为效应和反应两类。

效应(effect)是指暴露一定剂量化学物后所引起的机体、器官或组织的生物学改变,其改变有强度的差别,可用测量值来表示,属计量资料,如有机磷农药抑制血清胆碱酯酶活性的程度可用酶活性单位的测定值来表示。

反应(response)是指暴露某一化学物的群体中出现某种效应的个体在群体中所占比率,一般以百分率或比值来表示,如肿瘤发生率、肿瘤死亡率,其观察结果只能以"有或无"、"正常或异常"、"阴性或阳性"等计数资料来表示。

在一定条件下,当效应以某一定值作为界限时,可作为反应的指标,此时效应可转换为反应。如以尿液中 δ-氨基乙酰丙酸(δ-ALA)的含量 20mg/L 作为铅中毒的诊断界值,测定值大于或等于 20mg/L 者确定为铅中毒,小于 20mg/L 者认为正常,计算铅中毒的发生率,即将效应转换为反应。

（三）剂量-效应关系和剂量-反应关系

剂量-效应关系（dose-effect relationship）是表示化学物剂量与个体或群体呈现某种效应的定量强度或平均定量强度之间的关系，如随着有机磷农药暴露量逐渐增加，机体血液中乙酰胆碱酯酶活力逐渐降低，即认为有机磷农药所致的乙酰胆碱酯酶活力有剂量-效应关系。剂量-反应关系（dose-response relationship）是表示化学物剂量与出现某种反应的个体在群体中所占比例之间的关系，如在急性毒性试验中，经口灌胃给予小鼠有机磷农药，随着染毒剂量增加，小鼠死亡率相应增加。与效应和反应一样，在一定条件下，剂量-效应关系可转换为剂量-反应关系。

剂量-效应（反应）关系是判断化学物与机体出现某种损害作用存在因果关系的重要证据，剂量-效应（反应）关系是毒理学研究的核心内容之一。剂量-效应（反应）关系的研究有助于发现化学物毒效应的性质和确定机体易感性分布；得到的有关参数可用于比较不同化学物间的毒性；也是安全性评价和危险性评估的重要内容。合理应用剂量-效应（反应）关系的前提条件：①研究的反应是由化学物暴露所致；②效应（反应）的强度与剂量有关；③有定量测定和准确表示效应（反应）的方法和手段。

剂量-效应（反应）关系可用曲线表示，即以剂量为横坐标，以表示效应强度的计量单位或表示反应的百分率或比值为纵坐标，绘制散点图，得到一条曲线。由于不同化学物在不同接触条件下产生的效应或反应类型有所差异，故可表现为不同的曲线形式，常见的剂量-反应曲线有以下四种形式。

1. 直线　即化学物剂量的变化与反应率的变化呈正比（图2-2-2A）。直线关系见于群体中全部个体对外源化学物的易感性完全相同，即在某一个剂量条件下全部个体均发生相同的毒作用，但在实际情况中这种关系极为少见，仅在某些体外试验中的一定剂量范围内能被观察到。

2. 抛物线　随着剂量增加，反应强度也增加，最初增加较急速，然后变为缓慢，即曲线先陡峭，然后平缓，成抛物线形（图2-2-2B），如将剂量换算为对数，抛物线即可转变为一条直线。

3. S形曲线　S形曲线是剂量-反应关系曲线的基本类型，反映了实验动物或人体对化学物毒作用易感性的分布情况。S形曲线特点为在低剂量时，反应率增加较慢；当剂量继续增加时，反应率开始迅速增加；当剂量增加达到某一较高水平时，反应率增加又趋缓慢，即曲线开始平缓，继之陡峭，然后又趋平缓。S形曲线可分为对称S形曲线和非对称S形曲线。当群体中全部个体对某一化学物的敏感性呈正态分布时，剂量与反应率间的关系表现为对称S形曲线（图2-2-2C），见于研究对象足够多时，但在实际工作中少见。与对称S形曲线相比，非对称S形曲线两端不对称，一般左侧曲线较短，右侧曲线较长，即随剂量增加，反应率变化呈偏态分布（图2-2-2D），此种曲线最为常见。S形曲线在50%反应率处的斜率最大，剂量与反应率的关系相对恒定，因此常用引起50%反应率的剂量来表示化学物毒性的大小，如半数致死剂量、半数效应剂量等。

4. U形曲线　对维持正常生理功能所需的物质（如某些维生素和必需微量元素等），剂量-反应关系曲线的形状可呈U形。此类化学物在极低剂量时表现为营养缺乏的有害效应；随着剂量增加，有害效应逐渐减弱以至消失，机体达到稳态；当剂量继续增加超过某一水平后又会引起有害效应，并且随剂量继续增大而加剧（图2-2-2E）。人体硒含量低于50μg就会导致心肌炎、免疫功能低下等症状，高于200μg则会引起中毒，而50～200μg为安全水平，能促进身体生长发育。

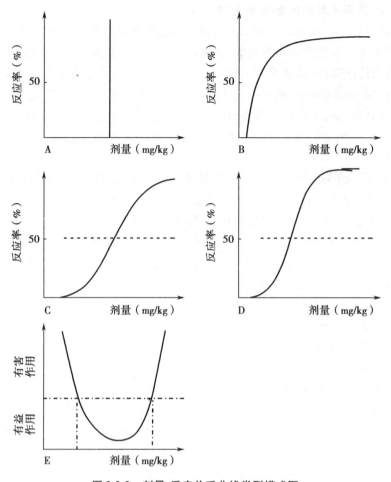

图 2-2-2 剂量-反应关系曲线类型模式图
A. 直线;B. 抛物线;C. 对称 S 形曲线;D. 非对称 S 形曲线;E. U 形曲线

三、选择性毒性、靶器官和高危人群

农药可杀死昆虫及某些竞争性植物,而不危害种植的植物;畜牧业和人类医学中使用的抗生素,可消灭一些病原微生物,而对人畜无害,出现这些情况的原因是因为化学物具有选择性毒性。选择性毒性(selective toxicity)是指一种化学物只对某种生物产生损害作用,而对其他种类生物无害,或只对机体内某一组织器官产生毒性,而对其他组织器官无毒性作用。选择毒性最早是指物种之间毒效应的差异,目前认为选择性毒性是毒作用的普遍特点。物种之间毒作用的差异使毒理学动物实验结果外推至人变得困难,但也正是由于存在物种之间的毒性差异,才得以发明各种特异性药物用于临床医疗、畜牧业和农业等领域,使人类从中获益。选择性毒性不仅发生于物种之间,还可发生于个体内(易感器官)和群体内(易感人群)。化学物对机体存在选择毒性可能有以下几点原因:①物种和细胞学的差异;②不同生物或组织器官对化学物生物转化过程的差异;③不同组织器官对化学物亲和力的不同;④不同组织器官对化学物所致损伤的修复能力不同。

外源化学物进入机体后,对各器官或组织的毒作用并不一样,往往具有选择性,其直接发挥毒作用的部位往往只限于一个或几个组织或器官,这样的组织或器官称为靶器官

（target organ）。全身毒性作用中常见的靶器官有肝脏、肾脏、肺脏、血液系统和神经系统等。毒物作用于靶器官后，其毒作用可直接由靶器官表现出来，此靶器官则是效应器官（effector organ）；但毒作用也可通过某种病理生理机制，由非靶器官表现出来，因此靶器官不一定是效应器官。例如，有机磷农药作用于神经系统，通过抑制乙酰胆碱酯酶活性使突触间隙乙酰胆碱蓄积，表现为瞳孔缩小、流涎、肌束颤动等，则神经系统是有机磷农药毒作用的靶器官，而效应器官则是瞳孔、唾液腺和横纹肌等。某个组织或器官成为毒物的靶器官是多种因素作用的结果：①器官在体内的解剖位置和功能，毒物吸收和排泄的器官；②器官的血液供应；③具有特殊的摄入系统；④代谢毒物的能力和活化/解毒系统平衡；⑤器官存在特殊的酶或生化途径；⑥毒物与特殊的生物大分子结合；⑦器官对损伤的修复能力；⑧对特异性损伤的易感性等。化学物毒作用的强弱主要取决于该物质在靶器官中的浓度，但体内该物质浓度最高的部位不一定是靶器官。如农药DDT毒作用的靶器官是中枢神经系统和肝脏，但其在脂肪组织中含量（浓度）最高。毒物在体内浓度最高的组织或器官称为蓄积器官（cumulative organ），也称为储存库，毒物对蓄积器官不一定具有毒作用，靶器官也不一定是蓄积器官。

相同环境条件下，暴露某种化学毒物，小部分人反应会比较严重，出现中毒症状甚至死亡，而大部分人反应较轻，没有异常或仅出现轻微的身体不适，这种反应强度的差异是因为个体的易感性不同造成的。易受环境因素损害的那部分易感人群称为高危险人群（high risk group），即在人群总体中对特定化学物的毒性比较敏感，接触化学物后发生毒性反应的相对危险性明显高于正常人群的那一部分人群。同正常人群相比，接触同样水平的化学物后，高危险人群出现健康损害的时间早且程度严重（图2-2-3），因此应注意保护高危人群，保护了高危人群就相当于保护了整个人群。年龄、性别、遗传因素、营养与膳食状况、行为习惯和疾病等可影响机体对外源化学物反应的敏感性。当个体接触化学物后，上述因素引起机体吸收、分布、代谢、排泄等毒物动力学的差异，导致相应器官中毒物浓度增高或者影响相应器官对毒物的反应性和机体的适应代偿能力，使这部分人群对化学毒物的敏感性增强。

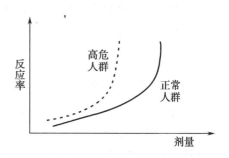

图2-2-3 高危人群和正常人群对化学物毒效应的剂量-反应关系

四、生物学标志

为了更好地保护人类健康，对外源化学物的毒性作用要做到早期预防、早期诊断和早期治疗，科学家们提出了生物标志的概念。生物学标志（biomarker）是指外源化学物通过生物学屏障进入组织或体液后，对该外源化学物及其代谢产物或其生物学后果的测定指标，亦称为生物学标记、生物标志物。根据测定指标和用途的不同，生物学标志分为暴露生物学标志、效应生物学标志和易感性生物学标志。

暴露生物学标志（biomarker of exposure）是测定组织、体液或排泄物中的外源化学物或其代谢产物、或与内源性物质的反应产物，作为吸收剂量或靶剂量的指标，提供关于暴露于外源化学物的信息，如尿酚、粘康酸作为苯的暴露生物标志物已在实际工作中应用。暴露生物学标志包括内剂量标志和生物效应剂量标志两类。内剂量标志反映机体中特定化学物或其代谢物的含量(即内剂量或靶剂量),如检测人体粪便中汞的含量可以准确判断人体通过食物暴露汞的水平。生物效应剂量标志反映外源化学物或其代谢物与机体某些组织细胞或生物大分子相互作用形成的产物(如 DNA 加合物、血红蛋白加合物等)含量,如 B(a)P 可与 DNA 结合形成 DNA 加合物,而该加合物的含量决定了产生毒效应的强度。

效应生物学标志(biomarker of effect)是指机体中可检测出的生理、生化、行为等异常改变或病理组织学改变的指标,包括反映早期生物效应、结构和(或)功能改变及疾病三类标志,提示与不同靶剂量的外源化学物或其代谢物有关的对健康有害效应的信息,如铅中毒患者血液红细胞中原卟啉升高,因此原卟啉可作为铅的效应生物学标志物。

易感性生物学标志(biomarker of susceptibility)是反映个体对外源化学物毒作用敏感程度的指标,即反映机体先天具有或后天获得的对接触外源性物质产生反应能力的指标,如芳香烃羟化酶活性低或缺乏的个体长期吸烟发生肺癌的危险性显著高于芳香烃羟化酶高的个体。机体易感性差异的产生是多种因素综合作用的结果,其中遗传因素起非常重要的作用。易感性生物标志可用于筛检易感人群,保护高危人群。

通过体内试验和体外试验研究生物学标志并推广到人体和人群研究,生物学标志可能成为评价外源化学物对人体健康影响的有力工具。暴露生物学标志可定量确定个体的暴露水平;效应生物学标志可将人体接触与环境因素引起的疾病联系起来,用于确定剂量-反应关系和有助于高剂量暴露下获得的动物实验结果外推至人群低剂量暴露的危险性;易感性生物学标志可筛选易感个体和易感人群,使其在危险性评价和危险性管理中给予充分的考虑。

五、毒性参数和安全限值

在毒理学研究中,常用的毒性参数有以下几类。

(一) 毒性上限参数

毒性上限参数指在急性毒性试验中以死亡为观察终点得到的剂量或浓度,通常按照引起一组实验动物不同死亡率所需的剂量来表示,是评价化学物毒性和危险性的一类重要参数。

1. 绝对致死剂量(absolute lethal dose,LD_{100}) 化学物引起一组群体中全部个体死亡的剂量或浓度。一个群体中,如果个别个体对化学物的耐受性较高,会使 LD_{100} 显著增高,因此一般不用 LD_{100} 表示化学物毒性的高低或进行不同化学物之间毒性的比较。

2. 半数致死剂量(median lethal dose,LD_{50}) 化学物引起一组群体中 50% 个体死亡的剂量或浓度。LD_{50} 数值越小,说明化学物毒性越强。LD_{50} 受个体耐受性差异的影响较小,相对较为稳定,因此常用于表示化学物急性毒性的大小,也是进行化学物急性毒性分级的主要依据。LD_{50} 是一个生物学参数,受种属、性别、暴露途径、实验环境、喂养条件、暴露时间、受试物浓度、实验者操作技术熟练程度等多种因素的影响,因此在表示某种化学物 LD_{50} 时,必须说明动物种属、性别和暴露途径。LD_{50} 是经过统计学分析得到的数值,在计算 LD_{50} 时,还应求出 95% 置信区间。

3. 最小致死剂量(minimal lethal dose,MLD、LD_{01}) 化学物引起一组群体中个别个体死亡的最小剂量或浓度。

4. 最大非致死剂量(maximum non-lethal dose,LD_0) 化学物不引起一组群体中个别个体死亡的最大剂量或浓度。

一般来说，LD_{100}、LD_{01} 和 LD_0 会受到群体中高耐受性或高敏感性个体的影响，数值存在较大的波动性，而 LD_{50} 受群体中个体差异影响相对较小，剂量-反应关系较敏感，重现性较好，因此常以 LD_{50} 表示毒性上限。

（二）毒性下限参数

毒性下限参数指在急性毒性、短期重复剂量毒性、亚慢性和慢性毒性试验中观察到的最低有害作用水平及最大无有害作用水平时得到的剂量参数。

1. 观察到有害作用最低水平（lowest observed adverse effect level，LOAEL）　在规定的暴露条件下，通过实验和观察，一种化学物引起人或实验动物某种有害作用的最低剂量或浓度。在毒理学中，有害作用是指机体可被检测到的在形态、功能、生长、发育或寿命等方面的改变。

2. 未观察到有害作用水平（no observed adverse effect level，NOAEL）　在规定的暴露条件下，通过实验和观察，一种化学物不引起人或实验动物发生可检测到的有害作用的最高剂量或浓度。急性毒性、短期重复剂量毒性、亚慢性和慢性毒性试验能分别得到各自的 LOAEL 和 NOAEL，因此在表示 LOAEL 和 NOAEL 时应说明具体条件。LOAEL 和 NOAEL 是评价外源化学物毒作用与制订安全限值的重要依据，具有重要的理论和实际意义。

3. 观察到作用最低水平（lowest observed effect level，LOEL）　在规定的暴露条件下，通过实验和观察，与适当的对照机体比较，一种化学物引起机体某种非有害作用（如治疗作用）的最低剂量或浓度。

4. 未观察到作用水平（no observed effect level，NOEL）　在规定的暴露条件下，通过实验和观察，与适当的对照机体比较，一种化学物不引起机体任何作用（有害作用或非有害作用）的最高剂量或浓度。

5. 阈剂量（threshold dose）　也称阈值，指化学物引起一组群体中只有少数个别个体在某项生理、生化或其他观察指标出现最轻微效应的剂量或浓度，高于此剂量时效应将发生，低于此剂量时效应不发生。一种化学物对每种效应可分别有一个阈剂量；对某种效应，敏感性不同的个体可有不同的阈剂量；同一个体对某种效应的阈剂量也可随时间而改变。习惯上将阈剂量分为急性阈剂量（acute threshold dose，Lim_{ac}）和慢性阈剂量（chronic threshold dose，Lim_{ch}），前者指使少数个体出现某种急性毒效应的最低剂量，后者指使少数个体出现某种慢性毒效应的最低剂量。在实际工作中，由于受多种因素的影响，准确测定阈剂量是十分困难的。

6. 安全限值（safety limit）　指为保护人群健康，对环境介质（空气、水、食物、土壤等）中与人群身体健康有关的各种因素（物理、化学和生物因素）所规定的浓度和暴露时间的限制性量值，低于该浓度和暴露时间，根据现有的知识，不会观察到任何直接和（或）间接的有害作用，即对个体和群体健康的危险是可忽略的。安全限值是实施卫生法规的技术规范、是卫生监督和管理的法定依据，也是提出防治要求、评价改进措施和效果的准则。

通过动物实验或人群调查获得 LOAEL 和（或）NOAEL 是制订安全限值的前提，安全限值包括以下指标。

（1）每日容许摄入量（acceptable daily intake，ADI）：指正常成人每日终生摄入某种化学物对健康无任何已知不良效应的剂量，以相当人体公斤体重的毫克数表示，单位为 mg/kg。如某化学物质对人体的 ADI 值为 5mg/kg，按成人体重 60kg 计算，则每日摄入该化学物质在 300mg 以内是安全的。ADI 值越高说明该化学物质的毒性越低，该指标常用于食品卫生学中,是制订食品卫生标准的主要依据。

(2) 可耐受每日摄入量(tolerable daily intake,TDI):指机体每天能容忍摄入的某种物质的最大量,如果超出该水平则会对身体造成伤害;或指没有可估计的对健康损害的危险性对一种物质终生摄入的容许量。该名词是由国际化学物品安全规划署提出的。如 WHO 制订三聚氰胺的 TDI 是 0.2mg/kg,一个体重 60kg 的成年人每日三聚氰胺可耐受摄入量不应超过 12mg。TDI 与 ADI 的区别主要是研究对象不同,前者针对有毒有害化学物,后者针对所有的物质(有毒或无明显毒性化学物)。

(3) 参考剂量(reference dose,RfD):环境介质(空气、水、土壤和食品等)中化学物日平均暴露剂量的估计值,人群(包括敏感人群)终生暴露于该水平化学物的条件下,预期一生中发生有害效应(非致癌或非致突变效应)的危险度可低至不能检出的程度。RfD 是由美国环境保护局首先提出的,用于非致癌物的危险度评价。

对某一化学物,上述各种毒性参数和安全限值的剂量大小顺序见图 2-2-4。

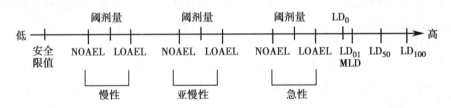

图 2-2-4　各种毒性参数和安全限值的剂量轴

(三) 毒作用带

毒作用带(toxic effect zone)是反映化学物毒作用特点的重要参数之一,分为急性毒作用带和慢性毒作用带。

1. 急性毒作用带(acute toxic efect zone,Zac)　化学物半数致死剂量与急性阈剂量的比值,$Zac = LD_{50}/Limac$。比值越大,说明化学物从产生轻微损害到导致急性死亡的剂量范围越宽,引起急性中毒死亡的危险性越小;反之,比值越小,则急性中毒危险性就越大。

2. 慢性毒作用带(chronic toxic effect zone,Zch)　急性阈剂量与慢性阈剂量的比值,$Zch = Limac/Limch$。比值越大,表明由轻微的慢性毒效应到较明显的急性中毒之间的剂量范围越宽,易被忽视,因此发生慢性毒性的危险性越大;比值越小,引起慢性毒性的危险性越小。

(四) 暴露范围和危害范围

暴露范围和危害范围的概念以人群"暴露量"估计值为中心,定性地反映人群暴露的危险性,一般在食品、环境和职业卫生中外源化学物的危险评定中使用这两个概念。

1. 暴露范围(margin of exposure,MOE)　指动物实验中获得的 NOAEL 与衡量人群"暴露量"估计值的比值,即 MOE = NOAEL/人群暴露量。MOE 越大,发生有害作用的危险性越小。

2. 危害范围(margin of hazard,MOH)　指人群"暴露量"估计值与安全限值的比值,即 MOH = 人群暴露量/安全限值。MOH 越大,发生有害作用的危险性越大。

危害范围、暴露范围和毒作用带相结合,可以分别以人群"暴露量"估计值和化学物毒性为中心,全面反映化学物毒作用特点和与人群暴露的关系(图 2-2-5)。

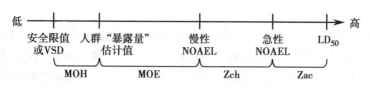

图 2-2-5　毒作用带、暴露范围和危害范围关系示意图

六、食品中有毒有害化学物质的生物转运与生物转化

相同暴露剂量的两种化学物以相同的暴露途径进入机体,到达同一靶器官的量可能有较大差异,在靶器官内的滞留时间也可能会有较大差异,出现这种现象的原因在于机体对两种化学物的处置过程不同。机体对化学物的处置包括吸收(absorption)、分布(distribution)、代谢(metabolism)和排泄(excretion)四个过程(亦称为 ADME 过程)。在这四个过程中,吸收、分布和排泄是化学物穿越生物膜的过程,其本身的结构和性质未发生改变,具有共性的特点,因此统称为生物转运(biotransportation)。代谢是化学物在体内发生一系列化学结构和理化性质的改变而生成新的衍生物的过程,因此称为生物转化(biotransformation)或代谢转化(metabolic transformation)。由于化学物转化为新的衍生物与其被排泄到体外的结果都是使其原形在体内的量减少,因此代谢过程和排泄过程又统称为消除(elimination)。ADME 各过程间存在着密切关联,彼此相互影响,经常可以同时发生(图 2-2-6)。

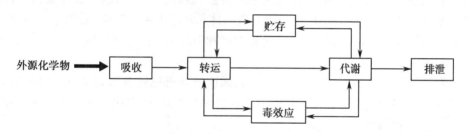

图 2-2-6　外源化学物在人体内的转归

(一) 吸收

吸收是化学物从机体的接触部位进入血液的过程。食物中的营养物质和有毒有害物质通过胃肠道吸收进入血液系统,整个胃肠道均有吸收能力,但小肠是吸收的主要部位,口腔和直肠也能吸收部分物质,但吸收量很小。

1. 胃肠道吸收方式

(1) 简单扩散:是外源化学物在胃肠道吸收的主要方式,分子量小(<200)、脂溶性大、极性低的化学物易通过生物膜被吸收。

(2) 主动转运:机体需要的某些营养物质如糖类、氨基酸、无机盐等可由肠道通过主动转运逆浓度梯度被吸收,化学结构或性质与体内所需营养物质非常相似的少数外源化学物也能通过主动转运进入机体。例如,铅可利用钙的运载系统,铊、钴和锰可利用铁的运载系统被肠道吸收。

(3) 滤过:小肠黏膜细胞膜上有亲水性孔道,直径小于亲水性孔道的小分子量分子,可随同水分子一起滤过而被吸收。

(4) 胞吞作用:偶氮色素及某些微生物毒素可通过胞吞作用进入肠黏膜上皮细胞。

2. 影响胃肠道吸收的因素

（1）化学物性质：一般来说，固体物质且在胃肠中溶解度较低者吸收较差；脂溶性物质较水溶性物质易被吸收；同一种固体物质，分散度越大、与胃肠道上皮细胞接触面积越大，吸收越容易；解离状态的物质不易被吸收或吸收速度较慢。此外，腐蚀性或刺激性强的化学物可直接损伤胃肠道黏膜而被吸收入血。

（2）机体因素：①胃肠蠕动情况，胃肠蠕动较强，则化学物在胃肠道内停留时间较短，因此吸收较少；蠕动较弱，停留时间延长，则有利于吸收。②胃肠道充盈程度及内容物性质，胃肠内容物较多时吸收减慢；反之，空腹或饥饿状态下容易吸收。胃肠道内容物性质也可影响吸收，例如钙离子可降低肠道对镉和铅的吸收，低钙膳食可增加铅和镉的毒性作用，其与铅和镉的吸收增加有关；脂肪可使胃排空速度降低，因此可延长外源化学物在胃中的停留时间，从而促进吸收。③胃肠道酸碱度，化学物的解离程度除取决于物质本身的解离常数（pKa）外，还与其所处部位 pH 有关。胃液酸度较高（pH 为 2 左右），弱酸性物质多以非解离状态存在，脂溶性好，易于在胃中被吸收；而弱碱性物质大部分呈解离状态，脂溶性差，难以在胃内被吸收。小肠内 pH 为 7 左右，弱碱性物质在小肠内主要呈非解离状态，因此易被吸收；而弱酸性物质的情况正好相反，但由于小肠黏膜表面积很大，弱酸性物质在小肠内也有一定数量的吸收。④外源化学物的吸收还受胃肠道中消化酶或菌群的影响，可形成新的化学物而影响其吸收或改变其毒性作用。如婴儿胃肠道 pH 值较高，饮用含高浓度硝酸盐的井水后，肠道内某些菌群可将硝酸盐还原成亚硝酸盐，后者能导致血液中血红蛋白变性，使婴儿发生高铁血红蛋白血症。此外，化学物在进入体循环之前可在肠道、肠管壁或肝脏中发生代谢（首过消除），这可能是影响化学物暴露剂量和吸收剂量间差异程度的原因之一。

（二）分布

外源化学物通过吸收进入血液和体液后，随血流和淋巴液分散到全身各组织器官的过程称为分布。不同的化学物在体内各组织器官的分布不同，研究化学物在体内的分布规律，有利于了解化学物的靶器官和储存库。

1. 化学物在体内的转运　血液是大多数外源化学物吸收后或排泄前最为重要的转运系统，主要有以下几种转运形式。

（1）与血浆蛋白结合：外源化学物与血浆蛋白（主要为白蛋白）的结合一般以氢键连接，呈非共价结合。外源化学物与血浆蛋白的结合有竞争现象，结合率高的化学物可将结合率低的化学物从血浆蛋白的结合位点上置换出来，从而增加后者的血浆游离浓度。如 DDE 可将已与白蛋白结合的胆红素置换出来，使其在血液中的游离型增多而出现黄疸。

（2）与血红蛋白结合：某些外源化学物（如砷化氢、一氧化碳、氰化物等）与含铁的血红蛋白有较强的亲和力，这些化学物多与血红蛋白结合，随血循环运送至全身各处。

（3）吸附或结合于红细胞表面：如有机磷化学物吸附于红细胞表面并与膜上胆碱酯酶结合。

（4）游离状态：外源化学物进入血液后不与其他成分结合，呈游离状态，水溶性化学物主要溶解于血浆的水性介质中，脂溶性化学物溶解在乳糜微粒或中性脂肪酸中，游离形式存在的多少对转运速度和转运量影响较大。

2. 化学物的组织器官分布　进入体内的化学物在体内的分布往往并不均匀，到达各组织器官的速度也不相同。器官或组织血流量的差异和外源化学物与器官亲和力的大小是影响化学物分布的最关键因素。化学物被吸收后首先向血流量丰富的器官分布，血液供应愈丰富的器官,化学物的分布量也愈大。随着时间延长,分布受到化学物经膜扩散速率及化学物与组织器官亲和力的影响,发生再分布,选择性地分布于某些器官或组织。如大鼠经口染毒铅后 2 小时,吸收量的 50% 分布于肝脏,1 个月后体内的铅约有 90% 转移到骨骼中。

3. 化学物在分布过程中的屏障　某些组织或器官的生物膜具有特殊的形态学结构和生理学功能,可以阻止或减缓化学物的进入,称为屏障。屏障是阻止或减少化学毒物由血液进入某种组织或器官的一种生理保护机制,在食品毒理学中较为重要的屏障有位于脑部的血脑屏障(blood-brain barrier,BBB)和位于母体和胎儿血液循环之间的胎盘屏障(placental barrier),它们对于保护中枢神经系统和胎儿免受毒物损害具有一定的作用,但这些屏障不能有效地阻止亲脂性化学物的转运,即化学物能否通过屏障系统主要取决于该化学物的脂溶性和解离度。

4. 化学物在体内的贮存与蓄积　外源化学物的吸收速度超过机体代谢与排泄的速度,以相对较高的浓度富集于某些组织或器官的现象称为蓄积(accumulation)。许多化学物可发生蓄积,如铅在骨骼中贮存蓄积。化学物以较高的浓度蓄积的部位称为贮存库(storage depot)。机体常见的贮存库有血浆蛋白、肝脏、肾脏、脂肪组织和骨骼。肝脏和肾脏与许多化学物具有很强的结合能力,而成为这些化学物的贮存库,可能与肝、肾的代谢和排泄功能有关。具有高脂溶性的化学物(如二噁英、多氯联苯等)易于分布和蓄积在脂肪组织中。贮存库中的化学物与其在血液中的游离型或结合型保持着动态平衡,随着血液中游离型或结合型毒物的消除,贮存库中的毒物会逐渐释放进入血循环中。外源化学物在体内的贮存具有双重意义:一方面贮存可减少化学物在靶器官中的量,对急性中毒有保护作用;另一方面当血浆中游离型化学物被排除后,贮存库中的化学物就会释放进入血液循环,成为血液中游离型化学物的来源,具有潜在的危害,因此蓄积是慢性毒性作用发生的物质基础。

(三)代谢转化

代谢转化又称生物转化,是化学物在体内经历酶促反应或非酶促反应而形成代谢产物的过程。代谢转化的结果是使化学物的化学结构和理化性质发生改变,从而影响其在体内的分布过程和排泄速度,以及其毒效应的强度和性质。代谢转化是机体对外源化学物处置的重要环节,也是机体维持稳态的主要机制。

外源化学物的代谢转化需要一定数量的各种酶类来完成,如细胞色素 P450 酶系、醇和醛脱氢酶、水解酶、甲基转移酶等,这些酶在机体各组织器官的分布广泛。肝脏内含有的代谢转化酶类最多,在肝细胞的微粒体、胞液、线粒体等部位均存在有关生物转化的酶类,活性也最强,因此肝脏的代谢转化功能最强,是代谢转化作用的主要器官。但肝外组织也有一定的生物转化能力,如肾脏、小肠、肺脏、皮肤及胎盘等。

1. 代谢解毒和代谢活化　多数化学毒物发生代谢转化后毒性降低、毒效应减弱,如有机氯类农药 DDT 进入体内后,在代谢转化酶的作用下依次生成低毒的 DDE、DDD 和无毒的 DDA。化学毒物经过代谢转化后生成低毒或无毒的代谢物,这一过程称为代谢解毒(metabolic detoxication)。一些化学物经过代谢转化后毒性反而明显增强,这种现象称为代谢活化(metabolic activation)或生物活化(bioactivation)。如对硫磷可在体内代谢为毒性更大的对氧磷;苯并[a]芘本身不致癌,但其代谢物具有致癌作用。由于代谢活化的产物多数不稳定,仅在短时间内存在,因此这些代谢活化产物称为活性中间产物(reactive intermediate),活性中间产物包括四种,即亲电子剂、自由基、亲核剂和氧化还原反应物。

代谢解毒:化学物(有毒)→ 中间产物(低毒或无毒)→ 终产物(无毒)

代谢活化:化学物(低毒或无毒)→ 中间产物(有毒)→ 终产物(无毒)

2. 代谢转化过程　外源化学物的代谢转化过程分为两个阶段,即Ⅰ相反应和Ⅱ相反应。Ⅰ相反应包括氧化反应、还原反应和水解反应,这些反应将母体分子暴露或引入一个极性反应基团(如—OH、—NH₂、—SH、—COOH 等),使生成的复合物水溶性小幅增加,成为Ⅱ相反应的底物。Ⅱ相反应为结合反应,在Ⅰ相反应产物的基础上加入一个较大的取代基团,导致化学物的水溶性显著增加,加速其排泄。

(1) Ⅰ相反应:

1) 氧化反应:氧化反应是外源化学物代谢转化的第一步反应,以微粒体内氧化为主,包括由微粒体细胞色素 P450 酶系(cytochrome P450 system)和黄素加单氧酶(flavin-containing monooxygenase,FMO)催化的氧化反应、微粒体外的氧化反应、过氧化物酶依赖性的共氧化反应。

细胞色素 P450 酶系又称为混合功能氧化酶(mixed function oxidase,MFO)或单加氧酶(monooxygenase),广泛分布于各种组织器官中,以肝细胞的内质网中含量最高,在催化反应的多样性和使化学物解毒或活化为活性中间产物的数量上,均在代谢转化酶中稳居榜首。细胞色素 P450 酶系包括细胞色素 P450 酶、微粒体细胞色素 b_5 依赖性单加氧酶(microsomal cytochrome b_5 dependent monooxygenase)、NADPH 细胞色素 P450 还原酶(NADPH-cytochrome P450 reductase)、NADPH 细胞色素 b_5 还原酶(NADPH-cytochrome b_5 reductase)等,它们活性很强,但专一性差,进入体内的各种化学物几乎都能在它们的催化下被氧化,反应方程式为:

$$RH+O_2+NADPH+H^+ \longrightarrow ROH+NADP^+ +H_2O$$

细胞色素 P450 酶系催化的主要反应类型见表 2-2-1。

表 2-2-1　细胞色素 P450 酶系催化的反应类型

反应类型	反应式
脂肪族羟化	$R—CH_2—CH_3+[O]\longrightarrow R—CH_2—CH_2OH$
芳香族羟化	$R—C_6H_5+[O]\longrightarrow R—C_6H_4OH$
环氧化	$R_1—CH{=}CH—R_2+[O]\longrightarrow R_1—\overset{\displaystyle }{CH}—\overset{\displaystyle }{CH}—R_2$ （O 桥）
杂原子氧化和 N-羟化	$R_1—S—R_2+[O]\longrightarrow R_1—SO—R_2\longrightarrow R_1—SO_2—R_2$ $R—C_6H_4—NH_3+[O]\longrightarrow R—C_6H_4—NH_2OH$
杂原子脱烷基	$R—(NH·O·S)—CH_3+[O]\longrightarrow R—(NH_2·OH·SH)+HCHO$
氧化基团转移	
酯裂解	$R_1COOCH_2R_2+[O]\longrightarrow R_1COOH+R_2CHO$
脱氢作用	$R—CH_2—CH_3+[O]\longrightarrow R—CH_2{=}CH_2+H_2O$

注:杂原子指 O—、S—、N—等

FMO 存在于肝脏、肾脏、小肠、脑和肺脏组织的微粒体中,以黄素腺嘌呤二核苷酸(FAD)为辅酶,催化反应时需要 NADPH 和 O_2。FMO 与细胞色素 P450 酶系不同之处在于 FMO 不能在碳位上催化氧化反应,且 FMO 在底物结合前与 O_2 结合并使之活化。

除了上述微粒体内的单加氧酶催化的氧化反应之外,细胞线粒体和胞液中存在的一些酶类(如醇脱氢酶、醛脱氢酶、胺氧化酶、钼水解酶等)也参与化学物的氧化反应。此外,一些化学物的代谢转化还可通过共氧化完成。如前列腺素合成过程中,花生四烯酸(ARA)先由环氧化酶催化氧化生成前列腺素 G_2(PGG_2),后者又在过氧化物酶催化下进一步氧化为前列腺素 H_2(PGH_2),环氧化酶和过氧化物酶均属于前列腺素合成酶。而在过氧化物酶催化的第二步反应中,一些化学物可同时被氧化,即共氧化作用(图 2-2-7),此过程不需要 NADPH 和 NADH 的参与。

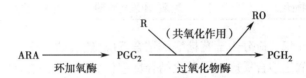

图 2-2-7　前列腺素生物合成过程中的共氧化反应

2）还原反应:机体内参与还原反应的酶主要是细胞色素 P450 和黄素蛋白酶。含有硝基、偶氮基和羰基的化学物、二硫化物、N-氧化物、亚砜化学物以及某些金属可在机体内发生还原反应。哺乳动物组织在处于有氧状态时还原反应活性较低,但肠道菌群的还原反应活性较高。DDT 还原成 DDD(还原性脱氯作用)就是外源化学物经由还原反应进行代谢转化的一个典型例子;2,6-二硝基甲苯在肠道菌群催化下发生的硝基还原反应,是诱发雄性大鼠肝脏肿瘤的重要过程。

3）水解反应:机体内催化外源化学物水解的酶包括酯酶、酰胺酶、肽酶和环氧化物水解酶,它们广泛分布于血浆、肝脏、肾脏、小肠和神经组织中。有机磷类农药在化学结构上属于酯类或酰胺类,因此由相应的水解酶(如酯酶、酰胺酶等)催化其代谢转化过程(图 2-2-8)。

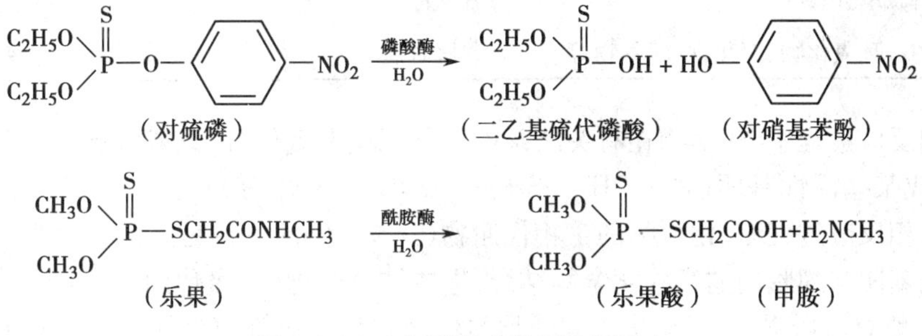

图 2-2-8　有机磷类农药的水解反应

综上所述,参与 I 相反应的酶类的亚细胞分布见表 2-2-2。

（2）Ⅱ相反应:Ⅱ相反应即结合反应,是化学物原有的或经 I 相反应引入或暴露出来的羟基、氨基、羧基、巯基、羰基和环氧基等基团与内源性辅因子发生的生物合成反应,所形成的产物称为结合物。结合反应的部位主要位于肝脏,肾脏、肺脏、小肠和脑等组织中也可发生。结合反应也需要酶类的参与并消耗能量,其反应速度通常比 I 相反应快得多,因此化学毒物的清除速率主要由 I 相反应来决定。

表 2-2-2　外源化学物生物转化 Ⅰ 相反应的亚细胞分布

反应	胞浆	线粒体	微粒体	溶酶体	其他
氧化	醇脱氢酶、醛脱氢酶、醛氧化酶、黄嘌呤氧化酶、双胺氧化酶	醛脱氢酶、单胺氧化酶	前列腺素 H 合成酶、黄素加单氧酶、细胞色素 P450 酶	/	/
还原	偶氮和硝基还原酶、羰基还原酶、二硫还原酶、硫氧化物还原酶、醌还原酶	/	偶氮和硝基还原酶、羰基还原酶、醌还原酶、还原性脱卤酶	/	肠道菌群:偶氮和硝基还原酶 血液:羰基还原酶
水解	酯酶、环氧化物酶	/	酯酶、环氧化物酶	酯酶、肽酶	血液:酯酶、肽酶

　　根据反应机制,Ⅱ 相反应分为葡萄糖醛酸结合反应、硫酸结合反应、氨基酸结合反应、谷胱甘肽结合反应、乙酰化结合反应和甲基化结合反应(表 2-2-3)。结合反应形成的结合物的水溶性一般会增强,易于从体内排出,同时生物活性或毒性减弱或消失。但也有被代谢活化的情况,如 2-乙酰氨基芴和 2-氨基芴可经细胞色素 P450 酶和黄素加单氧酶催化形成 N-羟基芳酰胺和 N-羟基芳胺,通过与硫酸、葡萄糖醛酸结合或乙酰化转变为亲电子终致癌物。

表 2-2-3　结合反应的主要类型及结合酶来源

结合物	底物类型	结合基团来源	酶来源
葡萄糖醛酸	—OH、—COOH、—NH$_2$、—SH	尿苷二磷酸葡萄糖醛酸(UDPGA)	微粒体
硫酸	—OH、—NH$_2$、—SO$_2$NH$_2$	3′-磷酸腺苷-5′-磷酰硫酸(PAPS)	胞液
乙酰基	—OH、—NH$_2$、—SO$_2$NH$_2$	乙酰辅酶 A(CH$_3$CO-CoA)	线粒体、胞液
甲基	—OH、—NH$_2$	S-腺苷蛋氨酸(SAM)	胞液
甘氨酸	Acyl-CoA	甘氨酸	线粒体、微粒体
谷胱甘肽	环氧化物、卤化物、硝基物等	谷胱甘肽	胞液、微粒体

　　在 Ⅰ 相反应过程中,化学物在有关酶系的催化下经由氧化、还原或水解反应使其化学结构改变,形成某些活性基团(如—OH、—SH、—COOH、—NH$_2$ 等)或进一步使这些活性基团暴露。在 Ⅱ 相反应过程中,化学物的 Ⅰ 相代谢物(一级代谢物)在另外的一些酶系催化下通过某些活性基团与细胞内的某些化学物结合,生成结合产物(二级代谢物),结合产物的极性(亲水性)一般有所增强,利于排出。化学物的代谢转化一般都要经历 Ⅰ 相反应和 Ⅱ 相反应两个连续过程,但也有一些化学物由于本身已含有相应的活性基团,因而不必经由 Ⅰ 相反应即可直接与细胞内的化学物结合而完成其代谢转化。

　　3. 外源化学物代谢转化的要点

　　(1) 代谢转化的连续性:任何一种化学物的代谢转化方式不会是简单单一的,它们可同时进行不同类型的 Ⅰ 相反应,此后又可继续进行不同类型的 Ⅱ 相反应。

　　(2) 代谢转化的多样性:外源化学物可有多种可能的代谢途径,产生多种生物学活性的不同的代谢产物,在这些途径之间,外源化学物的代谢解毒速度和代谢活化速度间的平衡和竞争决定着受损害的组织部位和强度。

（3）代谢转化的双重性：化学物经代谢转化后毒性可能减弱也可能增强，即解毒与增毒。

（4）某些外源化学物的代谢过程中自身并不生成活性代谢产物，但伴有氧化应激，生成具有细胞毒性的自由基，而氧化应激是某些外源化学物毒作用的重要机制。

（5）机体对外源化学物的代谢能力是有限度的，其代谢反应速率的变化可受多种因素的影响。

4. 影响化学物代谢转化的因素　代谢转化是化学物发挥毒作用的决定因素。许多因素可影响化学物的代谢转化过程，其实质是对催化代谢转化过程的各种酶类的功能和活力的影响。影响代谢转化的因素主要包括机体的遗传生理因素和环境因素两大类。

（1）遗传生理因素：遗传生理因素包括动物种属、性别、年龄、健康状况等，体现在代谢酶的种类、数量和活性的差异上。例如新生儿的代谢转化酶发育不全，对化学物或药物的代谢能力不足，易发生毒物及药物的中毒；老年人因器官退化，对化学物或药物的代谢转化能力降低。此外，代谢酶的多态性是影响毒性反应个体差异的重要因素，外源化学物代谢酶的遗传差异是不同个体间和种族间对化学物毒性差异的原因之一，参与代谢转化的Ⅰ相和Ⅱ相反应的酶均存在多态性。

（2）环境因素：人体在生产和生活环境中往往同时接触多种化学物质，尤其是同时服用某些药物或吸烟、饮酒等，这些物质中如果含有某种能诱导（激活）或抑制（阻遏）代谢酶的成分，则可改变其他毒物的代谢。有些化学物可抑制酶的活性，从而降低化学物的代谢速度，使其在体内停留时间延长，毒性增强，这种现象称为酶的抑制（enzyme inhibition），具有这种作用的化学物称为酶抑制剂。对硫磷的代谢物对氧磷能够抑制催化马拉硫磷水解的羧酸酯酶，使马拉硫磷的水解速度减慢，毒性增强。某些化学物可以诱导酶的合成或增加酶的活性，从而加速化学物的代谢，这种现象称为酶的诱导（enzyme induction），具有这种作用的化学物称为酶诱导剂。苯巴比妥可诱导大鼠肝脏中葡萄糖醛酸转移酶的生成，因此苯巴比妥与2-乙酰氨基芴联合暴露可降低或减弱后者的致癌作用。当代谢酶被诱导（激活）时，如毒物在体内是经代谢活化，则表现为毒性增强，如经代谢解毒，则表现为毒性降低；反之，当代谢酶被抑制（阻遏）时，则得到相反的结果。

（3）其他因素：化学物代谢涉及许多酶类，这些酶类需要不同的辅助因子、辅基或内源性底物，膳食中的营养素（蛋白质、糖类等）也会影响其功能。低蛋白饮食一般会降低肝微粒体单加氧酶活性，需经单加氧酶活化的化学物（如四氯化碳等）代谢活化率会降低，进而使其毒性降低。此外，各种代谢途径的酶活性和代谢转化能力均有一定限度，随着化学物吸收量增加，经某种途径进行代谢转化的能力就可能会达到饱和，使该化学物的代谢途径可能发生改变，因此，化学物进入机体的量往往可影响其代谢转化途径，而使其代谢产物不同。

（四）排泄

排泄是外源化学物和（或）其代谢产物由机体内向机体外转运的过程，是生物转运过程中最后一个环节。食品中的外源化学物及其代谢物从机体排出的主要途径是肾脏随尿排出和经肝脏、胆汁通过肠道随粪便排出，少量的可随汗液、乳汁和唾液排出，有挥发性的物质还可经呼吸道排出。

1. 经肾脏排泄　肾脏清除外源化学物的效率极高，是最重要的排泄器官，其主要排泄机制与其清除正常代谢产物的机制相同，即通过肾小球滤过、肾小管被动扩散和肾小管主动分泌排出。随着原尿水分的回收,尿液中化学物浓度超过血浆浓度,极性低、脂溶性大的化学物可反向血浆扩散。弱酸性或弱碱性化学物及其代谢产物可在近曲小管由载体主动转运进入肾小管,排泄较快,而性质相似的化学物可以竞争同一转运载体,例如羧苯磺胺可阻止青霉素的肾小管分泌,使青霉素的血浆浓度增高并延长药效。

2. 经粪便排泄　化学物经粪便排泄是一个复杂的过程,目前的研究不如经肾脏排泄清楚。通过粪便排泄的化学物包括化学物未吸收的部分、胆汁、肠内排泄、肠道菌群等。由粪便排泄的大部分外源化学物是化学物未吸收的部分或化学物与未吸收的食物混合物,随粪便排出。经胆汁途径的排泄可能是化学物及其代谢产物经粪便排泄的重要途径。有些外源化学物几乎完全通过胆汁分泌而排出体外,如果胆汁分泌功能发生障碍,某些化学物由于无法排泄,毒性大大增强。例如以 LD_{50} 为指标,己烯雌酚对胆管结扎大鼠的毒性比未结扎者高150 倍。经胆汁分泌至肠道的外源化学物或其代谢产物,除可随粪便排出体外,还可经肠道菌群的水解或代谢,增加其脂溶性而被肠道重新吸收,以游离形式被吸收进入门静脉,返回肝脏,形成肝肠循环,这就使化学物从肠道排出的速度显著减慢,毒作用持续时间延长。外源化学物可经被动扩散从血液直接转运到小肠腔内,在某些情况下,小肠黏膜细胞的快速脱落也可能使某些化学物经粪便排泄。肠内排泄是一个较缓慢的过程,只有那些代谢转化速度慢和(或)经肾脏、胆汁排泄少的化学物才主要以此种方式排泄。肠道菌群在粪便排泄中起重要作用,肠道菌群可以摄取外源化学物并对其进行代谢转化,粪便中的许多化学物是细菌的代谢产物。

七、影响有毒有害化学物质毒效应的因素

化学物的化学结构和理化性质决定其毒性,而毒作用的种属、接触途径和环境条件则可影响其产生的毒效应。不同化学物间毒性的差异,及同一化学物在不同条件下毒效应的差异,既有量的变化,也有质的差异。了解影响毒效应的因素在毒理学研究中具有重要意义:①评价化学物毒性时可有意识地控制影响因素,使实验结果更准确、重现性更好;②评价毒性的影响因素是研究化学物毒作用机制的重要部分;③人类接触化学物时,某些影响因素往往不能完全控制,因此当以动物实验结果外推至人时,特别是在制定预防措施时,都应予以充分分析和考虑。影响化学物毒效应的因素很多,也很复杂,概括起来主要包括五个方面:化学物因素、机体因素、暴露因素、环境因素和化学物的联合作用。

(一) 化学物因素

化学物的结构、理化性质、纯度(杂质)等均可影响其毒作用的性质和强度。

1. 化学结构　化学结构是决定化学物毒性的物质基础,化学物结构的变化可使生物学效应和毒性效应发生显著变化;化学结构也决定化学物的理化性质和化学活性,进而影响化学物在体内的生物转运和生物转化。化学物的化学结构与毒性的关系相当复杂。

(1) 同系物碳原子数:烷、醇、酮等碳氢化学物按同系物相比,碳原子数越多,其毒性越大(甲醇、甲醛、甲烷和乙烷除外),但当碳原子数超过 7 个以上时,毒性反而降低,其原因可能为化学物的脂溶性随着碳原子数增多而增加,而水溶性降低,化学物不利于经水相转运,在机体内易滞留于脂肪组织中,不易到达靶器官。例如,从丙烷开始,随着碳原子数增多,麻醉作用增强,但壬烷(含 9 个碳原子)之后,麻醉作用迅速降低。另外,同系物碳原子数相同时,直链化学物毒性大于支链(如庚烷>异庚烷)、成环化学物毒性大于不成环化学物(如环戊烷>戊烷)。

（2）取代基团：取代基团不同，化学物毒性可能会不同。如苯具有麻醉作用和抑制造血功能的作用，当苯环中的氢被甲基取代成为甲苯或二甲苯后，麻醉作用显著增强，但对造血功能的抑制作用不明显；若苯环中的氢被氨基取代成为苯胺后，具有形成高铁血红蛋白的作用；若被硝基取代或卤素取代后，则具有肝脏毒性作用；若氢被羧基取代成为苯甲酸，则毒性低于苯。一般地，烷烃类的氢被卤素取代，其毒性显著增强，且取代越多，毒性越强，如 CCl_4 > $CHCl_3$ > CH_2Cl_2 > CH_3Cl。此外，取代基团的位置不同也可能影响毒性，如带两个基团的苯环化学物的毒性大小顺序为：邻位>对位>间位，分子对称的>不对称的。

（3）饱和度：化学物分子中不饱和键增加时，其毒性也增强，如乙烷、乙烯和乙炔的麻醉作用递增，氯乙烯的麻醉作用强于氯乙烷。

（4）构型异构：酶与底物的相互作用通常具有异构体和对映体的选择性。一般情况下，L-异构体毒性大于 D-异构体毒性，原因是因为 L-异构体易与酶或受体结合。同种化学物的不同异构体在性质上也可能存在一定的差异，因此异构体的毒性作用可能会不同。有机氯类农药六六六有七种同分异构体，常见的有 α、β、γ 和 δ 四种异构体，其毒性差别很大，如 α 和 γ-六六六对中枢神经系统有很强的兴奋作用；β 和 δ-六六六对中枢神经系统有抑制作用；γ 和 δ-六六六急性毒性作用较强，而 β-六六六慢性毒性作用较强。

许多化学物也存在手征性（chirality），因此有立体异构体和对映体两种镜像分子。化学物的立体异构对生物转运和代谢转化均有影响，从而影响其毒性。例如，左旋沙利度胺（thalidomide，反应停）的致畸性明显强于右旋沙利度胺；L-多巴比 D-多巴在胃肠道中容易被吸收，因此 L-多巴毒性强于 D-多巴。化学物的手征性对代谢转化的影响主要体现在以下方面：①对映体的结构影响其代谢转化反应的部位；②某些化学物的代谢转化存在立体结构的选择性，即立体异构体的代谢转化速度快于对映体；③某些化学物可经代谢转化使对映体从一种构型转变为另一种构型，甚至其手征性消失；④对映体的结构影响化学物在体内的分布和蓄积。

2. 理化性质　化学物的理化性质可影响其在体内的吸收、分布和蓄积、代谢、排泄过程，因而影响其在靶器官中的浓度，最终影响其毒作用的性质和强度。与食品化学物有关的影响因素包括溶解度、分子量、分散度、电离度和荷电性等。

（1）溶解度：化学物在水中的溶解度直接影响其毒性大小，溶解度越大，毒性越强，如砒霜（As_2O_3）在水中的溶解度比雄黄（As_2S_3）大 3 万倍，因而其毒性远远大于后者。外源化学物在体内吸收的过程需要通过脂质生物膜，而生物膜内外均是水相，水溶性高的化学物在生物膜外易于达到较高浓度，在生物膜内外形成浓度梯度，有利于被动扩散。化学物的脂溶性常用脂/水分配系数来表示，脂/水分配系数（lipid/water partition coefficient）是化学物在脂相和水相中的溶解分配率达到动态平衡时的浓度之比。通常情况下，化学物的脂/水分配系数越大，经生物膜扩散转运的速率越快，因此易于被吸收、分布和蓄积，但不易排泄，需要经历代谢转化生成水溶性的代谢产物才能被排泄。四乙基铅的脂/水分配系数较大，说明其脂溶性较高，易在脂质含量高的组织中蓄积，容易通过血脑屏障对中枢神经系统产生毒性作用。

（2）分子量和分散度：小分子量（相对分子质量<200）的亲水性物质（如乙醇、尿素等）能以滤过方式通过生物膜；离子化化学物，即使是小离子的，在水性环境中可形成大于正常生物膜孔（直径 0.4nm）的水溶性化学物而不易通过。再者，化学物粒径大小与分散度成反比，分散度越大，粒径越小、比表面积越大、生物活性越强。分散度主要对经呼吸道吸收的环境污染物的毒性有显著影响，对食品中化学物的毒性影响相对较小。但是随着社会经济的

发展,纳米材料在食品领域的应用越来越多,纳米粒子由于其粒径微小,而表面积较大、生物活性较强,几乎可以穿透机体所有的屏障,故纳米粒子对人体健康的影响日益受到重视。

（3）电离度:同一化学物在不同 pH 环境中的电离度不同。弱酸或弱碱性的化学物,在一定 pH 条件下,能最大限度地呈现非解离形式时,脂溶性增强,易于通过生物膜;而解离状态时,脂溶性较低,难以通过细胞膜的脂质双分子层。因此,有机酸更容易从酸性环境中跨膜转运,有机碱更容易从碱性环境跨膜转运。

3. 不纯物或杂质　化学物的毒性通常是指该物质纯品的毒性,但在实际工作中,化学物中往往混有不纯物(如原料、杂质、副产品、稳定剂、着色剂等),这些不纯物可影响受检化学物的毒性,其中存在的杂质毒性可能比受检物的毒性还高。早期对除草剂 2,4,5-T 进行急性毒性评价时,由于该受检物中含有剧毒化学物二噁英,因此得到的几乎是混有的二噁英的毒性结果,因为二噁英的急性经口 LD_{50}（大鼠）仅为 2,4,5-T 的万分之一;商品化乐果大鼠经口 LD_{50} 为 247mg/kg,而纯品乐果 LD_{50} 为 60mg/kg。因此,评价化学物的毒性时应尽可能了解受检化学物的组成成分及其杂质比例,并尽可能地选用纯品进行实验研究。

（二）机体因素

某些外源化学物在相同剂量及暴露条件下作用于人或实验动物,个体间的反应可从无任何作用到出现严重损害甚至死亡。毒作用是外源化学物与机体相互作用的结果,机体自身的多种因素可影响化学物的毒性。

1. 种属、品系差异　许多化学物只损害一种机体而不损害其他种机体,此种选择性与种属的解剖学、生理学、生物化学等特性不同有关。科学地选择敏感种属和品系,对准确评价化学物对人类的毒性作用至关重要。百草枯能引起人和猴的肺损伤,但对其他实验动物却无肺损伤作用;鸡、鸭、犬等动物对有机磷类化学物的迟发性神经毒性敏感,而大小鼠、家兔则不敏感。此外,不同种属动物对化学物的反应差异可能是由于化学物在体内的 ADME 过程或靶敏感性不同所致。如苯胺在猫和犬体内主要代谢生成毒性较强的邻氨基酚,而在大鼠和地鼠体内则代谢成为毒性较弱的对氨基酚,因此大鼠和地鼠对苯胺的敏感性低于猫和犬。相同种属的不同品系动物,在免疫应答、生化酶系和遗传特征等方面也存在差异,因此动物的品系也会影响化学物的毒性作用表现。

2. 遗传因素　遗传因素是化学物导致种属、品系和个体间易感性差异的根本原因。

（1）代谢酶遗传多态性:同一环境中,不同个体对化学物的毒效应有很大的差异,最重要的原因是由于遗传因素的不同导致个体间存在着代谢酶的多态性差异。酶的多态性导致代谢能力的差异,并因此影响机体对某些化学物毒作用的敏感性,这是导致机体疾病和致癌易感性的内在因素。目前研究较多的有细胞色素 P450 酶类、谷胱甘肽转移酶、葡萄糖-6-磷酸脱氢酶等代谢酶的多态性。

（2）修复能力的个体差异:机体的组织、细胞对化学物所致的损害有相应的修复机制,这些修复过程也需要各种酶类参与,而修复酶亦有多态性,使个体的修复能力出现明显差异。如聚二磷酸腺苷-核糖多聚酶(PARP)是一类参与 DNA 断裂的修复酶,它可能是氧化损伤的一种重要修复形式,研究发现 PARP-1 具有多态性,与机体胃癌、肺癌等易感性有关。

（3）受体的个体差异:受体是一类重要的蛋白质,通常是毒作用的靶分子,在不同个体、不同生理状态下,受体在细胞表面分布的数量会发生变化。受体也具有多态性,因此影响机体对相应化学物的反应敏感性。

3. 个体因素　相同种属、相同品系的不同个体在相同暴露条件下暴露同一种化学毒物,因个体年龄、性别、营养与健康状况、生活方式等不同,会出现不同的毒性反应。

(1) 年龄:不同年龄个体,组织器官和酶的功能发育不尽相同,因而其生理学功能和代谢能力也会有所不同,从而影响对化学物的敏感性。一般情况下,婴幼儿和老年人由于生物转运和代谢能力与正常成年人有差异,对化学物毒作用的敏感性较高。对于大多数化学物,未成年个体对其敏感性为成年个体的 $1.5 \sim 10$ 倍,主要原因是未成年个体体内缺乏各种解毒酶系统,Ⅰ相反应和Ⅱ相反应可能较弱,已有证据证明新生动物对致癌物(如黄曲霉素B_1)较为敏感。化学物的母体毒性大于代谢物毒性时,其对婴幼儿和老年机体的毒性比成年机体敏感,而当化学物的毒性经代谢转化增加时,则对成年机体毒性较大。八甲磷需经羟化后才具有毒性作用,将一定剂量的八甲磷给大鼠经口染毒,成年大鼠 100% 死亡;而新生鼠由于缺乏羟化酶,死亡率为 0;老年鼠羟化酶活性较成年大鼠低,死亡率为 60% 左右。

(2) 性别:一般情况下,雌雄动物对化学物的反应相似。但有些动物对化学物的毒性反应存在性别差异,通常情况下成年雌性动物对化学物的敏感性高于雄性动物。化学物毒性反应存在性别差异的原因主要体现在两个方面。

1) 代谢的性别差异:代谢的性别差异与激素有关,性激素对肝微粒体酶功能有显著影响,雄性激素能促进细胞色素 P450 酶系的活性,从而使某些化学物易于在雄性动物体内代谢和降解,如雌性大鼠对某些有机磷类杀虫剂(如对硫磷和谷硫磷)敏感性高于雄性大鼠。

2) 排泄的性别差异:食品添加剂丁基羟基甲苯在雄性大鼠体内主要随尿液排出,而在雌性大鼠体内主要经粪便排泄。性别差异与种属有关,但目前除大鼠外,其他种属动物性别差异对化学物毒性影响的了解还较少。

(3) 生理状态:妊娠状态时,孕体器官系统发生相应生理学变化,机体较正常状态敏感,可能会显著影响孕体对化学物的处置,因而可能会对胎儿造成不良影响。研究发现孕激素能抑制肝微粒体酶的氧化作用和葡萄糖醛酸的结合作用,使妊娠小鼠对某些化学物(如农药、重金属等)的敏感性增加。

(4) 健康状况:通常情况下,疾病会加重化学物对机体的损害作用。肝脏作为化学物在体内代谢的重要器官,患有肝脏疾病的机体对化学物的代谢解毒能力减弱,化学物在体内半衰期延长,导致毒性增加;肾脏也为重要的排泄器官,若肾脏功能降低,对化学物的排泄半衰期亦会延长,因此影响化学物的毒效应。某些遗传病或遗传缺陷也会影响机体对毒作用的敏感性,如着色性干皮病的个体对致癌物的敏感性显著高于正常人。再者,机体的免疫状态对某些化学物的毒作用也会有影响,过高或过低的免疫水平都可能导致不良后果。其他的疾病状态(如内分泌失调、高血压等)、不利的环境条件及社会和心理因素、精神因素等均能增加机体对有毒有害物质的敏感性,导致不良损害作用或疾病发生。

(5) 营养状态:机体营养不足,如缺乏必需氨基酸、蛋白质、维生素及微量元素等营养素,会显著影响体内一系列功能酶的生物合成及其活性,从而改变化学物在体内的代谢转化和机体对其防御能力,如饮食缺铁能增加镉经胃肠道的吸收。一般认为,一些活性较强的母体化学物,低蛋白饮食能显著增加其毒性,而需经代谢活化的化学物,低蛋白饮食可减少其毒性。喂饲 5% 蛋白饲料和喂饲 20% 蛋白饲料的两组动物,前者对环己巴比妥的代谢解毒能力降低,导致环己巴比妥对动物的毒性增加;同时,前者对黄曲霉毒素的代谢活化能力降低,使黄曲霉毒素对动物的毒性减弱。此外,蔬菜和水果中存在一些天然化学物,可诱导多种Ⅱ相代谢酶类,能代谢解毒随食物摄入的一些毒物。

另外,饥饿或饮食改变也会影响机体对化学物的毒作用。如饥饿将增加二甲亚硝胺的脱烷基化作用,使肝毒性增加;动物隔夜禁食,可因机体谷胱甘肽的消耗增加,增大乙酰氨基酚的肝毒性。众所周知,进食过多、体重超重与机体的健康状况相关。而近年来的动物实验研究发现仅给予动物正常需要量60%的饲料量,但饲料中补充足够的维生素和矿物质的限量饮食(dietary restriction)可增加大鼠肝脏和肾脏的谷胱甘肽转移酶活性,减少致癌物所形成的加合物,从而抑制肿瘤的自然发生,延长动物寿命。

(6)其他:一些生活方式,如酗酒、吸烟等行为习惯对机体的有害影响已为大众所熟知,具有这些习惯的个体对某些化学物毒作用的敏感性可能增强。

(三)暴露因素

化学物的接触剂量和暴露特征(暴露途径、暴露持续时间、暴露频率)与化学物的毒性大小密切相关。

1. 暴露剂量 剂量是决定化学物对机体产生毒作用强度的重要因素。一般情况下,只要化学物达到一定的剂量,即可对机体产生毒性作用,而毒性作用的性质和强度,直接取决于化学物在靶器官中的剂量。总的来说,暴露剂量越大,靶剂量也越大,所引起的毒作用就越强。

2. 暴露途径 化学物进入机体的途径不同,其吸收速度、吸收率和代谢过程可能会不同,因而导致其毒效应的差异。化学物经不同暴露途径的吸收速度和毒性大小的一般顺序:静脉≈注射吸入>腹腔注射≥肌内注射>皮下注射>皮内注射>经口>经皮。

3. 暴露持续时间 许多化学物一次大剂量染毒与较长时间低剂量重复染毒的毒效应表现会不同,前者通常会导致急性毒性作用,后者导致慢性毒性作用。如苯的急性毒性作用表现为中枢神经系统的抑制作用,而慢性毒性作用表现为骨髓毒性。

4. 暴露频率 一定剂量的化学物一次全部进入机体可引起严重中毒,但若分为几次进入机体可能只会引起轻微的毒性或无毒性作用,这主要取决于化学物进入机体的两次间隔时间内,该化学物的排出速率和已造成损伤的修复能力。重复染毒所致的毒作用主要取决于暴露的频率和剂量,而非暴露的持续时间。如果化学物暴露频率的间隔时间短于其生物半减期,即能在体内蓄积,可引起某种毒效应;如果机体对损伤修复的间隔时间短于暴露频率的间隔时间,则会产生慢性毒性作用。

5. 溶剂和助溶剂 给动物染毒时需要将受试物溶解在一定体积的溶剂内配制成一定浓度的受试物溶液,必要时需用助溶剂。溶剂和助溶剂选择不当,也会影响化学物的吸收、分布、代谢和排泄过程,进而影响其毒性。如敌敌畏分别用吐温-80和丙二醇做溶剂时,得到的小鼠经口 LD_{50} 结果有显著差异,用丙二醇做溶剂时毒性更大些,可能是由于丙二醇中的烷基取代敌敌畏中的甲基形成了毒性较大的新的化学物所致。因此,选用的溶剂和助溶剂应本身无毒、不与受试物发生反应、不影响受试物的吸收和代谢、配制成的溶液稳定,常用的溶剂有水、植物油、二甲基亚砜等。此外,在相同剂量情况下,一般浓溶液的毒性较稀溶液强,如氰化钾分别以1.25%和5%水溶液经口灌胃小鼠,死亡率分别为50%和100%。但也有例外,如1,1-二氯乙烯原液的毒性很低,但其被稀释后肝脏毒性显著增强。

(四)环境因素

机体在接触化学物的同时,往往还同时受到生活或生产环境中的气象条件、生物节律、噪声等物理因素的影响,对于动物实验,化学物的毒性还受动物饲养条件等因素的影响。

1. 气象因素

(1)温度:化学物及其代谢物的毒性受 ADME 过程的影响,而 ADME 过程又与环境温度有关。有些化学物可直接影响机体的体温调节过程,从而改变机体对环境温度变化的反应性。五氯酚在体内代谢时能使体温增高,在8℃时毒性最低;而氯丙嗪能引起体温降低,在8℃时毒性最高。正常生理情况下,高温环境使机体多汗,胃液分泌减少、胃酸降低,化学物经胃肠道吸收减少;但高温时由于机体排汗增多、尿量减少,易造成经肾脏随尿排出的化学物或其代谢产物在体内停留时间延长,因而毒性增加。

（2）湿度:高湿环境下,冬季易散热、夏季不易散热,会增加机体体温调节负荷,影响机体对化学物的敏感性。高湿环境对食品中有毒有害物质的毒性影响不大,而HCl、HF等刺激性气体对机体的毒性作用影响较大。

（3）气压:气压变化对化学物毒性影响主要是由于氧分压的改变,而非压力的直接作用,如高原地区由于氧分压低而影响机体对化学物的敏感性。

2. 季节和昼夜节律　季节和昼夜节律对化学物毒性的影响主要与日光周期有关的生理功能发生周期性变化有关。如观察苯巴比妥对小鼠的睡眠作用,发现每日14时左右给药睡眠作用最长,而清晨2时左右给药睡眠作用时间最短;春季给药睡眠时间最长,秋季给药睡眠时间最短。研究表明机体免疫功能、排泄速度随生物节律也呈规律性变化,如上午8时左右服用水杨酸时,机体排泄速度较慢,因此在体内停留时间长,而晚上8时左右服用水杨酸,排出速度最快,在体内停留时间最短。

3. 噪声、振动和紫外线　噪声、振动、紫外线等物理因素不仅能干扰机体正常的生理功能,还会影响化学物的毒作用表现。如全身辐射可显著增加中枢神经系统兴奋性化学物的毒性,降低中枢神经系统抑制性化学物的毒性。

4. 动物饲养条件　动物笼养形式、每笼动物数、垫料等因素也可影响实验动物对化学物的感受性。大鼠为群居动物,单笼饲养可使其烦躁易怒,增加其对化学物的敏感性。

（五）化学物联合作用

在实际生活中,机体经常同时或先后接触两种或两种以上化学物,如食物、环境污染物等。毒理学上把两种或两种以上化学物同时或先后作用于机体所引起的毒性作用称为联合作用(joint action)。联合作用分为相加作用、独立作用、拮抗作用、协同作用和增强作用。

1. 相加作用　相加作用(addition joint action)是指两种或两种以上的化学物同时或先后作用于机体所产生的毒性总效应等于各化学物单独效应的总和,即简单的剂量相加作用(即1+1=2)。一般化学结构相似、同系、毒作用靶器官相同、作用机制相似的化学物的联合作用常表现为相加作用。如有机磷酸酯类化学物中甲拌磷和乙酰甲胺磷对大小鼠的联合作用即表现为相加作用。

2. 独立作用　独立作用(independent effect)是指两种或两种以上的化学物对机体产生的毒效应表现为各自对机体产生的毒效应,即相当于1+1=1情况。发生独立作用的化学物的毒作用部位和靶器官各不相同,且各靶器官之间生理关系较为不密切。如铅主要损害神经、消化和血液系统,镉主要损害肾脏和骨骼,铅和镉联合暴露表现为独立作用。

3. 协同作用　协同作用(synergistic effect)指两种或两种以上化学物对机体所产生的联合毒效应大于各化学物单独对机体的毒效应总和,即毒性增强(1+1>2)。协同作用多见于同源化学物作用于相同靶部位,产生相同的毒效应,如四氯化碳和乙醇都具有肝脏毒性,二者联合暴露所致的肝毒性远远大于它们单独暴露所致机体的毒性作用。化学结构、作用部位和作用机制均无共同之处的一些化学物,若其最终效应一致,也可产生协同作用,如CO可使血红蛋白携氧能力降低而致缺氧,HCN可使细胞色素氧化酶的电子传递受阻,不能利用血液携带的氧,也表现为缺氧,两者联合暴露可产生协同作用。协同作用的机制较复杂,常出现在化学物的吸收被促进、排泄被延缓、代谢活化酶被诱导或解毒酶受抑制等情况。此外,如果两种化学物在体内相互作用后形成新的化学物或使一种化学物的结构发生改变,即可产生新的毒效应,如亚硝酸盐与某些胺类化学物单独无致癌性,但可在胃内发生反应生成具有致癌性的亚硝胺类物质,毒性增大。

4. 拮抗作用　拮抗作用(antagonistic joint action)指两种或两种以上化学物对机体产生的联合毒效应小于各化学物单独毒效应的总和,即毒性降低(1+1<2)。拮抗作用机制较复杂,可分为四种类型。

(1) 功能型拮抗:即两种化学物作用于同一生理功能但产生相反的作用,使毒作用相互消减,如中枢神经系统抑制性化学物与中枢神经系统兴奋性化学物的拮抗作用。

(2) 化学性拮抗:即两种化学物发生化学反应产生一种毒性较低的化学物,如二巯基丁二酸钠可通过与汞、铅等金属离子络合,降低金属的毒性作用。

(3) 配置性拮抗:即一种化学物干扰另一种化学物在体内的 ADME 过程,使其在靶器官中的浓度降低或滞留时间缩短,进而使其毒性降低,如使用渗透性利尿剂加快血液中化学物的排泄。

(4) 受体拮抗:即两种化学物在体内与同一种受体结合,产生竞争性结合,或一种化学物拮抗另一种化学物的效应,从而降低毒性。如纳洛酮能与吗啡竞争性结合同一受体,缓解吗啡产生的呼吸抑制作用。

5. 增强作用　增强作用(potentiation joint action)是指一种化学物对某器官或系统无毒性,而与另一种化学物同时或先后暴露时可增加另一种化学物的毒性效应,即 0+1>1。如三氯乙烯对肝脏无毒性作用,但能明显增加四氯化碳的肝毒性。

上述化学物联合作用的五种类型中,相加作用和独立作用表现为化学物间的毒性作用彼此互不影响,因此统称为非交互作用;协同作用、拮抗作用和增强作用中,一种化学物影响了另一种化学物的生物学作用,从而改变了毒效应的性质和强度,统称为交互作用。

评价化学物联合作用的方法有多种,如等效应线图法、联合作用系数法、等概率和曲线法、logistic 模型等,这些方法目前均可通过相应的统计学软件对联合作用进行定性或定量评价,但各方法均有各自的使用条件和优缺点,在进行化学物联合作用评价时,应严格根据实验条件选择相应的方法。

第三节　管理毒理学

一、管理毒理学概述

20 世纪欧洲的反应停事件、美国的磺胺酊剂中毒事件等给人类带来了惨痛的教训,同时也使人们深刻地认识到科学评价外源化学物对人类健康产生损害的可能性,并依法对其进行监督管理的重要性和实用价值,推动了管理毒理学的形成和发展。

管理毒理学(regulatory toxicology)是将毒理学研究成果应用于外源化学物危害管理的应用学科,是现代毒理学的重要组成部分,也是毒理学的分支学科。管理毒理学的目的是通过收集、处理和评价流行病学和实验毒理学的数据,为保护人类健康和生态环境健康的管理决策提供毒理学支持。此外,管理毒理学也支持建立和发展标准的和新的测试方法,改进决策程序的科学基础。管理毒理学的框架在一定程度上决定于社会的管理理论前提、文化伦理价值的取舍及某些历史原因,因此管理毒理学在不同的国家可能被授予不同的理解,其内容、操作模式和作用等存在一定的差别是可以接受的。管理毒理学的核心内容是外源化学物的安全性评价、危险度评定及相关法规、卫生标准的制定及贯彻执行。

管理毒理学既具有科学性,又具有艺术性,是"科学"与"艺术"的统一。科学性是指用实验毒理学和人群流行病学的方法,收集外源化学物对生物体作用的资料,旨在研究和探索外源化学物与生物体间的客观现象和本质,这是现代毒理学及其相关领域专业人员的主要任务。艺术性是研究如何把上述资料应用于公众政策的制定及其决策过程,实际上是一种政府行为,目的是通过制定和实施法规来影响和约束人类行为,解决人们之间的争议或利益冲突。与现代毒理学的其他学科相比,管理毒理学的艺术成分较大,这是它区别于现代毒理学其他分支学科的一个显著特点。一方面,行政管理部门在很大程度上要依据毒理学工作者提供的毒理学原理和实验数据做出决策;另一方面,行政管理部门则通过制定规范、程序、准则对毒理学的研究设计和执行施加重要的影响。但毒理学的科学研究与政府的决策行为间常常存在矛盾,毒理学工作者为寻求科学的真相,谨慎、尊重事实,希望在获得所有的毒理学有关资料之后再下结论,而作为管理者的政府必须面对现实,寻求问题的解决而不一定要探索真理,希望在尚未得到所有的毒理学资料之前做出最好的决策,以满足法规的要求和缓解公众的焦虑,延迟决定有可能引起严重后果。如何协调和处理这对矛盾,使现代毒理学更好地为立法和管理决策服务,也是管理毒理学的一项重要任务。

二、管理毒理学的范畴

需要进行安全性管理的外源化学物包括人体接触后可能对人体造成危害和人体有可能以某种方式接触的化学物,覆盖了大部分的制造业、商业和环境,如食品、药品、化妆品、有毒物质、成瘾性物质、工作地点安全、空气和水的污染、消费品等。目前我国行政管理部门对外源性化学物采取分类分级管理的办法,即对不同类别、不同毒性级别的外源性化学物采用不同的管理尺度,决定其能否使用及使用的范围、数量和条件。

三、管理在毒理学中的作用

现代毒理学的发展很大程度上取决于管理对于毒理学知识及其应用的需要,而政府和管理部门的决策也直接对毒理学产生重大影响。

(一) 良好实验室规范

良好实验室规范(good laboratory practice,GLP)是优良实验室研究规范的简称,是针对药品、食品添加剂、农药、化妆品及其他医用品的毒性评价制订的管理法规。GLP是指非临床实验研究中,严格实验室管理(含实验室建设、设备和人员条件、各种管理制度和操作规程及实验室认可等)的一整套规章制度,包括对实验设计、操作、记录、报告、监督等一系列行为和实验室条件的规范。按国际惯例,GLP专指安全性毒理学评价实验室的管理。GLP最早是由美国FDA于1976年颁布的,此后各国和一些国际组织相继制订了各自的GLP。我国于1993年由国家科委发布的《药品非临床质量管理规定》被认为是我国GLP开始实施的标志,1999年国家药品监督管理局重新修订了GLP规范。

安全性评价的最终产品不是实体,而是数据,因此只有通过保证有关安全性实验的计划、实施等所有因素和过程的可信性,才能确保最终产品的安全性。GLP核心组成:①对组织机构和工作人员的要求;②对实验设施、仪器设备和实验材料的要求;③标准操作规程(standard operating procedures,SOP);④对实验方案、实验动物及研究工作实施过程的要求;⑤对档案及其管理工作的要求;⑥实验室资格认证及监督检查。GLP就是在科学、全面、全过程的严格管理和监督下,全体工作人员自觉遵守GLP的规定,提供准确、可信的实验数据和报告。GLP实验室的组织体制见图2-3-1。GLP运行要点:①机构负责人全面履行职责;②工作人员必须通过相关的意识教育和技能培训;③建筑和设备、仪器必须正常维护、良好运转;④实验必须有明确的方案、计划、程序、规范;⑤实验必须按书面指令进行;⑥全部数据应有完好的记录和档案;⑦评价报告必须准确反映和记录所采用的方法和全部数据;⑧独立的和全过程的质量保证。

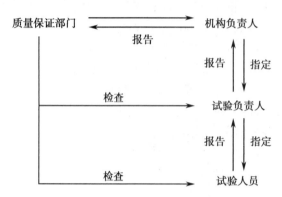

图 2-3-1　GLP 实验室组织体制图

全面的质量管理是GLP的基本精神。GLP规范中强调质量保证(quantity assurance,QA),包括独立行使职权的质保部门,具有监督检查权利的质保人员,明确规定第三者监督、非研究人员担任、对机构负责人负责等,QA精神的实质就是客观上保证试验的可信度。QA的职责主要是保证研究计划正确地记载了GLP规定的各个项目;保证实验严格、准确地按照实验方案和SOP进行;保证评价报告是在正确记录的基础上,正确地

分析并得出正确的结论;保证实验动物及设施、供试品调制、记录和档案等正常运转,并为实验按GLP运行提供保证。

对化学品或产品进行安全性毒理学评价必须遵守GLP原则,GLP已成为毒理学研究资料在国际互认的共同要求,对毒理学研究和检测的标准化起到了推动作用。

(二)　动物保护和3R原则

实验动物对医学的发展有不可磨灭的贡献,研究人员应尊重生命,善待实验动物。19世纪兴起的动物保护主义,使世界各国成立了各种动物保护组织,主张对动物实验加以规范,通过立法保障动物福利。1959年英国学者提出了动物实验采用3R原则,即替代(replacement)、减少(reduction)和优化(refinement)。替代是应用无知觉材料的方法代替使用活的有知觉的脊椎动物的方法;减少是在保证获取一定数量与精确度数据信息的前提下,减少动物使用数量;优化是优化试验程序,必须使用实验动物时,要尽量减少动物痛苦。为遵循3R原则毒理学工作者发展了多种毒理学替代试验。

(三)　新的或修订的试验方法的验证和管理机构认可原则

一种新的或修订的试验方法需符合的基本验证原则和基准包括:①试验方法应具有合理性。明确说明该试验方法的科学基础、管理目的和必要性;②应描述试验方法的终点与所关注的生物学现象间的关系。包括该试验方法测定的效应与所关注的特定类型的效应/毒性间的生物学机制或相关性的关系;③应具有试验方法的详细操作方案。方案包括所需材料的描述(如试验中使用的细胞类型等)、检测指标及测定方法的描述、数据分析方法的描述、数据评价的判定标准等;④应证明试验方法在实验室内和实验室间的重现性。能提供一段时间内实验室内和实验室间试验数据重现性与变异性水平的资料,并说明对试验重现性

有影响的生物学变异及其程度;⑤应测试代表该试验方法今后要应用的受试物类型的参考化学物,以证实试验方法的性能;⑥对试验方法性能应评价与受关注物种的相关信息和现有的相关毒性试验资料的关系。替代方法有足够的资料,以便能对替代方法和与预期被替代试验的性能和相似性进行可靠分析;⑦支持试验方法有效性的所有数据和报告应符合 GLP 规范要求。由于试验方法原理、目的及用途的不同,验证原则和基准的符合程度也会有所差异,因此评定时可有一定的灵活性。

有效的试验方法并不是自动被管理机构接受,需要适合法规管理的结构。管理认可的原则和基准包括:①试验方法和支持的验证材料应已通过透明的和独立的同行评审过程;②试验方法获得的数据应充分测定或预测关注的终点。数据应显示出新的试验方法和现有的试验方法间的联系和(或)新的试验方法与靶物种或模型物种效应间的关系;③试验方法获得的数据对危险性评定是有用的。新的试验方法可填补已识别的数据缺口,新的试验方法与现有的试验方法所得到的数据应一致或更为有用;④试验方法和验证数据应充分涵盖法律管理程序或管理机构提出的各种代表性化学物和产品,并明确说明该试验方法的适用性和局限性;⑤试验方法可在有充分培训的人员和配备适当的实验室间转让;⑥试验方法耗时少、费用低,易于管理;⑦与现有的方法相比,新的试验方法应提供具有科学性、伦理性和经济性的理由。新的或修订的试验方法应通过正式验证和认可程序才可颁布成为管理毒理学指南。

(四) 人体医学科学研究的伦理学要求

动物实验和人群的临床及流行病学研究对健康有关法则的影响一样重要。虽然从人体或流行病学研究得到的数据更为重要,但由于伦理学原因,除新药的临床实验外,人体试验不能在未经验证的条件下开展。涉及的人体试验应遵循世界医学会《赫尔辛基宣言》等伦理原则进行,其中最重要的是建立伦理审查委员会和知情同意原则。

四、毒理学家在化学品管理中的作用

控制化学品对人体和环境造成的危害是各国政府面临的重大问题,在行政部门进行有关化学品管理的立法、执法及司法等过程中,均需毒理学工作者作为技术咨询和技术支持进行参与。毒理学家在化学品管理过程中的主要作用:①参与有关法律、法规的制订,提供技术支持和技术咨询;②在现有物质中提出基于健康和环境原因需优先管理的化学品(主要是人体可能接触的高毒性、"三致"作用或环境中难以降解的化学物);③对化学品分类、分级、标签管理提供技术咨询和技术支持;④参与制定化学品的卫生标准和环境标准;⑤根据有关法规、规范对新化学品和新产品进行毒理学安全性评价,并参与其专业技术评审;⑥对重要的环境污染物和化学品进行健康危险度评定;⑦参与化学事故的应急救援。

毒理学家参与的化学品管理,除提供有关毒理学的理论、资料和经验外,更重要的是利用合格实验室和在严格的质量保证下,进行安全性毒理学评价、健康危险性评定、有关化品的卫生及环境标准的制订(图 2-3-2)。

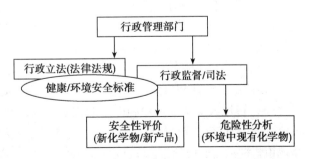

图 2-3-2 管理毒理学与毒理学评价/研究的关系

五、安全性评价

安全性(safety)即在规定条件下暴露某种因素不产生损害作用(不引起急慢性中毒、不对暴露人群及其后代产生潜在危害)的实际确定性,即实际无危险或危险度为社会可接受。在毒理学中,安全性是指在控制到最小暴露的使用量和使用方式的规定条件下,不导致损害的概率。但人类在日常生活与生产过程中所从事的每一项活动都不存在绝对安全或危险度为零的情况,因此安全性是相对的。

安全性评价(safety evaluation)是利用规定的毒理学程序和方法评价化学物对机体产生的有害效应(损伤、疾病或死亡),并外推和评价在规定条件下化学物暴露对人体和人群健康的安全性,以决定其能否进入市场或阐明安全使用的条件,达到最大限度地减小其危害,保护人们身体健康的目的。安全性评价需按一定的程序,通过一系列毒理学试验,获得NOAEL或LOAEL,在此基础上根据待评化学物的毒作用性质、特点、剂量-反应关系及人群实际暴露情况等,综合分析,确定安全性。

安全性评价常用于暴露可能受控的情形中(如用于食品添加剂和食品中农药和兽药的残留物)和新化学物或新产品生产、使用的许可和管理。

(一)安全性毒理学评价基本内容

各类化学物的使用方式、暴露途径和暴露程度不同,对其进行安全性评价的程序与内容各有所侧重。各国政府通常根据化学物的种类和用途制订相应的毒理学评价的法规、规范、标准或指导原则,作为化学物安全性管理的技术支持,这些法规、标准或指导原则一般是原则性的,允许有一定的灵活性。

安全性毒理学评价一般遵循分阶段试验的原则,因为各毒理学试验间是有关联的,某些试验是其他试验的基础。如急性毒性试验是绝大多数毒理学试验的基础;慢性毒性试验剂量和观察指标的选择要参考亚慢性毒性试验的结果。另一方面,为尽量减少资源的消耗,对试验周期短、费用低、预测价值高的试验予以优先安排,这样可根据前一阶段的试验结果,判断是否需要进行后一阶段的试验,相当于毒性测试的分层策略。如进行了某受试物的部分毒理学试验后,发现其毒性较高,即可将其放弃,而不必进行后阶段的试验。分阶段试验的目的是在最短的时间内,用最经济的方法,取得最可靠的结果。世界各国规定的毒理学安全性评价程序的基本内容基本相似,并且成立了一些国际协调机构,以推动毒理学安全性评价程序的国际接轨。

1. 毒理学试验前准备工作　毒性试验之前须尽可能地收集受试化学物的相关资料,这是进行毒理学试验设计的基础。

(1) 收集化学物有关的基本资料:包括化学物名称、化学结构、分子量、熔点、沸点、溶解度、纯度、杂质含量及生产工艺、原料、添加剂、中间体、在环境介质中的稳定性、化学物定量分析方法等,这些资料可由委托方提供,有时也需查阅文献或经实验室测定获得。

(2) 了解化学物的使用情况:包括使用方式、使用范围、使用量及人体接触途径、用途等,为毒性试验设计和对试验结果进行综合评价等提供参考。

(3) 选用人类实际接触和应用的化学品或产品进行试验:受试物必须是配方组成和工艺流程固定,成分稳定,规格、纯度完全一致的定型产品,即进行毒性试验的受试物应为工业品或市售商品,而非纯化学品,以反映人体实际接触情况,并一次提供足够试验用的数量。当需要确定受试物的毒性是来源于化学物本身还是其所含杂质时,可采用纯品和应用品分别试验,对其结果进行比较。

2. 不同阶段的毒理学试验项目　现有的毒理学评价程序中,一般将毒理学试验分为四个阶段,根据化学物种类和用途不同,试验方法和先后顺序也不尽相同。

(1) 急性毒性试验和局部毒性试验。主要测定 LD_{50}/LC_{50} 或其近似值,为其他试验的剂量设计提供参考;根据毒作用性质、特点推测靶器官,并对受试物急性毒性进行分级。试验项目主要有经口、经皮和经呼吸道急性毒性试验,通常要求使用两种动物,染毒途径应为人体可能暴露途径,并充分考虑各种暴露途径。有可能与皮肤、眼睛、黏膜接触的化学物还要求进行皮肤、黏膜刺激试验、眼刺激试验、皮肤致敏试验、皮肤光毒试验和光变态反应试验等局部毒性试验。

(2) 重复剂量毒性试验、遗传毒性试验与发育毒性试验。目的是了解受试物与机体多次暴露后可能造成的潜在危害,并研究受试物是否具有遗传毒性与发育毒性。重复剂量毒性试验主要为 14/28 天重复剂量毒性试验;遗传毒性试验主要包括基因突变试验、染色体畸变试验、微核试验等,需要几个试验成组使用,以观察不同的遗传学终点;发育毒性试验主要是传统致畸试验,观察受试物有无致畸作用,并得到发育毒性试验的 NOAEL 和 LOAEL。

某些受试物在结束第一、二阶段试验后,根据试验结果和受试物用途、人可能的暴露水平,决定是否进行下一阶段试验。

(3) 亚慢性毒性试验、生殖毒性试验和毒物代谢动力学试验。亚慢性毒性试验是为确定较长时间内重复暴露受试物所引起的毒效应强度的性质、靶器官及可逆性,得到亚慢性暴露的 LOAEL 和 NOAEL,预测对人体健康的危害性,并为慢性毒性试验和致癌试验的剂量设计和观察指标的选择提供参考依据。生殖毒性试验(繁殖试验)用于观察受试物对生殖过程的有害影响(亲代或子代的生育率或繁殖力降低),并得到生殖毒性试验的 NOAEL 和 LOAEL。毒动学试验旨在检测受试物或其代谢物在血液、其他体液和组织器官中的浓度随时间的改变,了解其在体内吸收、分布和消除情况。代谢试验用于检测受试物的代谢产物和相关代谢酶及对化学物代谢酶的影响。

(4) 慢性毒性试验和致癌试验。慢性毒性试验目的是检测受试物与机体长期暴露所致的一般毒性作用、确定靶器官、获得慢性暴露的 NOAEL 和 LOAEL;致癌试验检测受试物的致癌作用。这两个试验周期长、资源耗费多,通常结合进行。

3. 人群暴露资料　实验动物与人之间、实验条件与人群暴露受试物的实际情况之间存在多种差异,因此将毒理学试验结果外推至人具有不确定性。而人体暴露可直接反映受试物对人体造成的损害作用,一旦确定具有决定性意义。可能情况下应尽力搜集这方面的资料,包括职业暴露人群监测、环境污染区居民调查、新药临床试验、中毒事故的原因追查和志愿人员试验与检测等。

(二) 安全性毒理学评价需注意的问题

1. 安全性毒理学评价是管理毒理学的一部分,对受试物进行安全性毒理学评价时应遵循相关机构的安全性毒理学评价指南。

2. 安全性毒理学评价应全面贯彻执行 GLP,以保证安全性毒理学评价获得的毒理学资料准确、真实和可靠,这是实现与国际接轨和国内外实验室间数据通用的基础。

3. 试验设计和实施时注意贯彻 3R 原则。

4. 安全性毒理学评价中,必要时可进行靶器官毒理学研究,进一步研究毒作用模式和机制。

5. 安全性毒理学评价的结果可得到受试物毒作用的 LOAEL 和 NOAEL，以 NOAEL 作为阈值的近似值可得出安全限值，如 ADI 等。

六、危险性分析

人类的各种活动都会伴有一定的危险性。危险性（risk）也称危险度或风险度，指在具体的暴露条件下，某一因素对机体、系统或人群产生有害作用的概率。机体、系统或人群可能暴露于某一危害的控制过程称为危险性分析（risk analysis）。危险性分析目的是预测危险和控制危险，关键在于危险发生的概率有多大，什么程度的危险是可以接受的或可以忽略的，因此提出了可接受危险度的概念。可接受危险度（acceptable risk）指公众及社会在精神及心理等方面可以承受的危险性。对于致癌性，一般认为某化学物终生暴露所致的危险性在百万分之一（10^{-6}）或以下，为可接受危险度。相应于可接受危险度的外源化学物的暴露剂量称为实际安全剂量（virtually safe dose，VSD）。

危险性分析由危险性评定、危险性管理和危险性交流三部分构成，其中危险性评定又包括危害识别、危害表征、暴露评定和危险性表征四个步骤。危险性评定、危险性管理和危险性交流的关系见图 2-3-3。

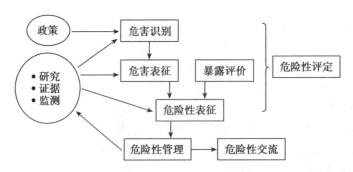

图 2-3-3 危险性评定、危险性管理和危险性交流的关系

（一）危险性评定

危险性评定（risk assessment）是指特定的靶机体、系统或（亚）人群暴露于某一危害，考虑到有关因素固有特征和特定靶系统的特征，计算或估计预期的危险的过程，包括评定伴随的不确定性。危险性评定要求对相关资料作评价，并选用合适模型对资料作出判断，同时要明确认识其中的不确定性，并在某些情况下承认现有资料可推导出科学上合理的、不同的结论。危险性评定是对各种环境有害因素进行管理的重要依据，具有客观、可定量及可预测的特点。

1. 危害识别 危害识别（hazard identification）是对现有的资料进行充分分析，以确认化学物所致健康损害的特性，即基于已知的资料和作用模式评价化学物对人体产生潜在的有害作用及其可能性、确定性和不确定性，是危险性评定的定性阶段。危害识别最重要的是确定待评化学物的毒作用性质（靶器官毒物、"三致"毒物），且对危害作用进行分级。

由于往往资料不足，进行危害识别的最好方法是证据权重法。危害识别的资料主要来自四个方面，即流行病学资料、动物试验、体外试验、构效关系分析，这四种方法的证据权重逐渐递减。

2. 危害表征 危害表征（hazard characterization）又称剂量-反应关系评定（dose-response

relationship assessment），是通过剂量-反应关系确定外源化学物暴露水平与有害效应发生频率之间的关系，即对危害识别中确定的健康效应终点在人群中发生的定量评价，进行实验动物与人群间以及不同人群间的剂量-反应关系推导，确定合适的剂量-反应曲线，通过评价确定待评物质 NOAEL 或 LOAEL，以其作为基准值来评价危险人群在某种接触剂量下的危险性，并估算该化学物在环境介质中的最高容许浓度，是危险性评定的定量阶段。为使毒理学动物试验结果出现损害效应，试验剂量必须很高，因此出现了将高剂量化学物的动物试验所发现的有害作用对预测人类低剂量暴露所产生的危害有多大意义的问题。

（1）剂量-反应关系外推：把高剂量暴露的动物试验数据外推至人体暴露水平低剂量的数据的过程中，存在量和质上的不确定性。如果动物与人的反应在本质上不同，危害的性质可能会随剂量而改变或消失；在相同剂量时，人体与动物的毒动学作用有所不同，而且剂量不同，代谢方式也会不同。如大剂量化学物暴露会使正常代谢（解毒）途径饱和而产生在低剂量时不会出现的损害作用；大剂量可能会诱导更多的酶、生理及病理学改变。因此，将高剂量的损害作用外推至低剂量时，要考虑是否会对与剂量有关的变化有潜在的影响。剂量-反应关系的外推应以临界效应确定起始点，此起始点可以是临界效应的 NOAEL 或基准剂量。

（2）剂量的度量：动物和人体的毒理学等价剂量一直存在争议，一般常用 mg/kg 作为物种间的度量。根据药物动力学资料，美国提出了度量单位为 $mg/kg^{3/4}$。在无法获得充分证据时，可用物种间度量系数进行转换。

（3）阈值法：一般认为外源化学物的一般毒性和致畸性的剂量-反应关系是有阈值的，美国 EPA 对非致癌物的危险性评定中提出了参考剂量（reference dose，RfD）和参考浓度（reference concentration，RfC）的概念。RfD 和 RfC 为日平均暴露剂量或浓度的估计值，人群（包括敏感亚群）终生暴露于该水平，预期发生非致癌或非致突变的有害效应的危险度可以低至忽略不计的程度。确定有阈值化学物的 RfD 和 RfC 时应充分收集现有的外源化学物毒理学资料、流行病学资料及毒物动力学资料等，并进行资料的质量评价及取舍，选择可用于剂量-反应关系评定的动物及人群研究资料，以这些资料中最为敏感的有害效应（临界效应）作为 RfD 和 RfC 推导的基础，明确剂量-反应关系，确定临界效应的 NOAEL 或 LOAEL 及相应的不确定系数。用下列公式计算 RfD。

$$RfD = NOAEL\ 或\ LOAEL/(UFs×MF)$$

式中：UFs 为不确定系数，MF 为修正系数；RfD、NOAEL 或 LOAEL 单位均为 mg/kg/d。

计算 RfD 时，把实验动物的 NOAEL 或 LOAEL 缩小一定倍数来校正误差，确保安全，这一缩小的倍数即不确定系数（uncertainty factor，UF），又称外推系数。UF 的选择应依据可利用的科学证据，将动物资料外推至人 100 倍作为 UF 的基准，并可因毒效应的性质和所用毒理学资料的质量而改变。①如果具有关于人体的资料，则 10 倍物种间变异可能不是必需的。但在安全性评价时，人体研究的资料较少，且关于致癌性、生殖毒性和慢性毒性的资料更少，因此，即使人体测定的参数与实验动物测定的最敏感的有害作用相同，对其他参数的潜在毒作用的不确定性仍存在，使 UF 极少低于 10 倍；②动物实验和人体实验确定的 NOAEL 的资料质量可影响 UF 的选择；③缺失重要的资料，UF 则增加；④最初的毒性反应类型和重要性可影响 UF，可逆的毒效应降低 UF；⑤实验动物数量不足会增加 UF；⑥剂量-反应关系的曲线类型可影响 UF；⑦代谢饱和导致毒性、双相代谢谱及比较代谢的资料可影响

UF;⑧实验动物和人毒作用机制的比较研究可影响 UF 的选择。UF 的来源包括:①人群中个体敏感性差异带来的不确定性;②实验动物资料外推至人的不确定性;③从亚慢性毒性试验结果推导慢性毒性试验结果的不确定性;④以 LOAEL 替代 NOEAL 计算 RfD 时的不确定性;⑤用于推导的数据库不完整(如受试动物种属少、缺乏生殖毒性资料等)及单个研究来解释全部有害结局的不确定性。总的 UF 采用多少需要根据各部分的不确定系数由专家判断,可以为 1、10、100、1000 或 10 000。若 4 种不确定性同时存在,UF 通常选用 3000,而非 10 000;若 5 种不确定性均存在,总 UF 应选 10 000;若数据库不完整,且不能确定 NOAEL,则不能进行定量的危险性评价。

修正系数主要考虑研究的科学性及不确定系数中未能包括的因素,一般 MF<10,当研究中的不确定因素可由 UFs 予以充分估计时,MF 值为 1。

推导 RfD 时,理想的数据库应包括两个不同种属的哺乳动物慢性毒性研究、一个哺乳动物多代生殖毒性研究、两个不用种属的哺乳动物发育毒性研究。数据库完整性不同,得到的 RfD 值的可信度也不同。

以 NOAEL 或 LOAEL 作为 RfD 推导的基础存在着不足。NOAEL 受到试验剂量组数、剂量设计及各剂量组的实验动物数量等影响,变异较大,且它们都是化学物毒性效应剂量-反应关系中的一个点值,不能反映化学物剂量-反应关系的全部信息。为此提出了用基线剂量(benchmark dose,BMD)代替 NOAEL 或 LOAEL 来推导 RfD 的方法。BMD 是依据动物实验剂量-反应关系的结果,用一定的统计学模式求得引起一定比例(一般为 1% ~10%)动物出现阳性反应剂量 95% 置信区间的下限值。BMD 是依据临界效应的剂量-反应关系的全部数据推导出来的,增加了 RfD 推导的可靠性和准确性;BMD 值计算时须将试验组数、实验动物数及指标观察值的离散度等作为参数纳入,使 BMD 值可反映所用资料质量的高低。

(4)非阈值法:通常认为遗传毒性致癌物和致突变物是没有阈值的(零阈值),即在低暴露量时仍有一定的致癌危险,因此对遗传毒性致癌物和致突变物一般不能用阈值法制定安全限值。目前对遗传毒性致癌物有两种管理办法:①禁止商业化使用该化学物;②制定一个极低的,对健康影响可忽略不计或社会可接受的化学物的危险性水平。第二种管理办法的实施开创了致癌物定量的危险性评定的研究,并建立了多种方法。

1)数学外推模型法:目前对致癌物剂量-反应关系评定的数学外推模型主要有概率分布模型(或统计学模型)和机制模型两类,前者包括概率分布模型、Logistic 模型及 Weibull 模型,后者包括一次打击模型、多次打击模型和多阶段模型等。数学外推模型法的基本步骤为先对在观察暴露剂量范围内的资料选用一定的数学模型进行剂量-反应关系的表达,再对观察范围下的情况进行外推。

2)暴露限值法:暴露限值(margin of exposure,MOE)法原理与数学模型外推法一致,都是根据致癌作用强度和暴露水平进行评估。根据动物致癌试验得到的致癌作用剂量-反应关系,采用数学模型估计 BMD 值 95% 置信区间下限值(benchmark dose lower confidence limit,BMDL),再计算 MOE(MOE = BMDL/估计的人群暴露量)。MOE 法能定量地比较各种遗传毒性致癌物的危险性高低,如引起肿瘤发生的剂量相对很小,而人群暴露量相对很大时,MOE 会很小,表示此致癌物的危险性较高。

3)致癌强度系数:致癌强度系数(carcinogenic potency index)指实验动物或人终身暴露单位剂量的致癌物的终身超额危险性(Δrisk/Δdose),其值为线性模型剂量-反应关系曲线斜率的 95% 置信区间的上限(以动物试验资料为依据时)或斜率的最大似然估计值(以人群资料为依据时）。其方法为根据动物试验数据计算动物的致癌强度系数,再转换为人的致癌强度系数;或根据人群流行病学资料计算人的致癌强度系数。

4）其他:由于不确定系数方法简单、明了,且用该方法提出的安全性或危险性的概念易于被大众所理解和接受,因此有学者认为可采用有阈值化学物剂量-反应关系评定中的不确定系数方法来进行无阈值化学物的剂量-反应关系的评定,即用最大未观察到致癌效应的剂量除以一定的不确定系数(用较大的不确定系数,如5000),求得人群暴露危险性的参考剂量。

3. 暴露评定　暴露评定(exposure assessment)是定性和定量评价人群暴露于化学物的时间、频率、程度及暴露量(内剂量)大小,包括确定环境中有害物质浓度、暴露途径、有害物质在环境中的转变。暴露评定通常由确定评定的问题、选择暴露模型、收集和评价数据、暴露表征四个步骤组成。

(1) 确定评定的问题:①评价的管理目标决定筛选分析是否足够或是否需要进行概率性暴露表征;②评价时识别并包括所有重要的暴露来源(如杀虫剂的应用)、暴露路径(如通过食物和水)和暴露途径(如经口、经呼吸道和皮肤);③所关注的人群中对每个亚人群应进行单独的分析,尤其被认为或被怀疑属高暴露的亚人群或特殊生命阶段(如疾病、妊娠期、哺乳期、幼年、老年等)的亚人群,应研究特殊的健康效应;④男性和女性生理学的差异可能导致暴露的差异。

(2) 选择暴露模型:就暴露类型和规模而言,一般人群和特殊人群的暴露不太一致,医学暴露中个体数往往较少,但暴露强度高,此时对个体的危险性是主要的;就空气、食物或水中的化学物暴露而言,个体数较多,但暴露剂量较低,此时群体危险性占主要地位;职业性暴露某种化学物,评定时既要考虑职业性的直接暴露,又要考虑大气、食物、水,甚至药物的间接暴露。

(3) 收集和评价数据:依据考虑到的暴露情况,需要收集有关各种暴露的数据。使用现有数据时定性地评价资料的质量和资料代表的人群范围是很重要的,当现有资料不能为某一特殊评价提供适当的替代信息时,收集新的数据就显得非常重要,收集过程中应重点考虑所关心的亚人群或特定生命阶段的人群。

(4) 暴露表征:暴露表征提供对评价目的、范围和方法的阐述,识别暴露状况和涉及的亚人群;资料允许时提供对暴露人群的暴露程度、频率、持久性和分布的估计;识别和比较暴露的不同暴露来源、暴露途径对危险的贡献;对数据和模型的不确定性进行定性讨论,不确定性讨论是暴露表征的关键组成部分。

4. 危险性表征　危险性表征(risk characterization)是综合从危害识别、危害表征和暴露评定所获得的信息来确定人群暴露的危险性及不确定性,提供人体暴露化学物对健康产生有害作用的可能性的估计。危险性表征通常包括有关危害、剂量-反应关系和暴露的主要结论,包含重要的有生物学支持的替代方案;关键性支持信息和分析方法的性质;危险估计和伴随的不确定性;陈述从观察数据到关注暴露水平的危险评定的外推范围和其在定量危险性的确定性或不确定性的关系;数据和分析的主要优缺点;与 EPA 相似的危险性分析或与人们通常熟悉的危险性进行适当比较;与其他有相同问题的、适当的评价进行比较。

综上所述,危险性评定中危害识别的目的就是明确化学物对机体损害作用存在与否,危害表征就是定量评定接触剂量与损害程度关系,暴露评定是确定人类实际接触量和接触情况,危险性表征是对人群危险性的估计。在危险性评定过程中,始终伴随着不确定性和变异性,且危险性表征中的不确定性应反映前三个阶段中的不确定性。

（二）危险性管理

危险性管理（risk management）是依据危险性评定的结果，权衡出管理决策的过程，必要时选择并实施适当的控制措施，包括制定法规等措施。危险性管理包括危险性评价（risk evaluation）、扩散和暴露控制（emission and exposure control）和危险性监测（risk monitoring）三个要素。

1. 化学物危险性管理的原则和框架 没有任何一种活动或化学物不存在危险性，因此政府法规机构考虑的一些基本点应建立在对危险性的理解上，应考虑自愿的和非自愿的危险性（voluntary and involuntary risk）、被接受的和可接受的危险性（accepted and acceptable risk）、并进行危险-效益（risk-benefit）分析。

化学物管理是政府行为，必须依法管理，有相应的立法，有主管的政府机构，覆盖化学物生命周期的各阶段和化学物影响的各个方面。化学物危险性管理的原则包括：①危险性管理应遵循结构化方法原则，危险性管理的结构化方法包括危险性评定、危险性管理措施的决策、管理决策的实施和监控及述评；②保护人类健康是危险性管理决策中首要考虑的问题；③危险性管理决策和实施应是透明的；④危险性评定政策的确定应作为危险性管理的特殊组成部分；⑤危险性管理应通过维持危险性管理和危险性评定的功能独立性，来保证危险性评定过程的科学完整性；⑥危险性管理决策应考虑到危险性评定结果的不确定性；⑦危险性管理的整个过程应保持与消费者和其他有关组织间进行透明的和相互的信息交流；⑧危险性管理是一个连续的过程，应不断地参考危险性管理决策的评价和审议过程中产生的新资料。危险性管理框架见图2-3-4。

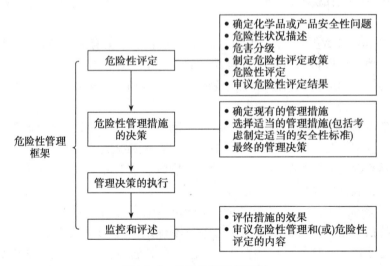

图 2-3-4 危险性管理框架图

2. 危险性管理方案 危险性管理是将危险降至最小的实践行动，不同机构颁布的各种法规体现了不同的管理理念。由谁来承担提供证据的责任，即由管理部门提供证据还是由被管理者提供产品或生产程序安全性的证据是基本分歧点，危险性管理的方法主要涉及以下方面。

（1）零危险性的要求：通常管理法规要求一个严格的、无危险的方法进行管理，但由于遗传毒性致癌物和致突变物是没有阈值的，因此无危险性的管理方法不适用于潜在致癌物的管理。根据机制研究和风险-效益分析等管理策略,提出了可接受危险性的概念。

（2）传统食用的物质:世界各国的管理中认可了人类传统使用了很长时间的物质的固有安全性,特别是食物和普通的饮食成分。一种认可的安全物质可在食物中使用,但却不能自由用于药物或其他用途。

（3）推荐容许量:推荐容许量是对有害作用具有阈值的化学物的主要管理办法。推荐容许量在不同的管理体系中有不同的命名,如在食品中被称为ADI,在职业暴露中被称为阈限值(threshold limit value,TLV)、最高容许浓度(MAC)、时间加权重平均值(TWA)等。

（4）可忽略的危险性及法规阈值:当接触水平低至不构成真正的危害时,这时的危险性就是可忽略危险性。1995年美国FDA提出了法规阈值,即如果食物添加剂在每日摄入总量不超过0.5ppb,那么对在包装和处理装置过程中,间接接触的食物添加剂是可以不被管理的。尽管法规阈值的合理性和可靠性尚需进一步验证,但其缓解了大部分由于琐碎事务引起管理上的僵持而造成的管理决策中的延误。

（5）效益-危险分析:该管理方法要求管理机构除了考虑化学物对健康和环境的危害之外,还要综合考虑一些其他因素,如效益和费用方面的因素。美国EPA解释如何确定农药注册资格时,提出应全面考虑和权衡农药的利弊,不仅要考虑农药对使用者、消费者及自然环境的不良影响,还要考虑该农药对粮食生产的贡献。实际管理中,效益-危险分析是最后的决定因素,并且常常胜过其他任何考虑因素。

（三）危险性交流

危险性交流(risk communication)是在危险性评定者、危险性管理者、消费者和其他有关各方之间进行有关危险性和危险性相关因素的信息和观点的交流过程,贯穿于危险性分析的各个阶段。

1. 危险性交流目标　危险性交流的根本目标是用清晰、易懂的术语向具体的交流对象提供有意义的、相关的和准确的信息,尽管这可能不能解决所有分歧,但能帮助更好地理解分歧,也可更广泛的理解和接受危险性管理的决定。①促进所有参与者认识和理解危险性分析过程中的具体问题;②在达成和实施危险性管理决定时,增强一致性和透明度;③为理解所提出的或实施的危险性管理决定提供一个合理的依据;④促进危险性分析过程的全面有效性和效率;⑤当有效的危险性信息和教育计划成为危险性管理措施时,推动这些信息和教育计划的制订和传播;⑥培养公众对安全性的信任和自信;⑦加强所有参与者之间的工作关系和相互尊重;⑧促进所有各方适当地参与危险性交流过程;⑨各方交流有关危险性及其他论题的信息,包括其认识、态度、价值、行为及观念等。有效的危险性交流应具有建议和维护义务和信任的目标,使之推进危险性管理措施在所有各方之间达到更大程度的和谐一致,并得到各方的支持。

2. 危险性交流原则　根据交流内容和对象,有效的危险性交流包括危险的性质、危险性评估的不确定性、危险性管理的措施三个要素。危险性交流涉及政府、企业、消费者、学者、媒体等多个方面,在非紧急状态和突发事件期间危险性交流策略应有所不同。危险性交流原则包括:①认识交流对象;②有关学科专家参与;③确保信息来源可靠;④建立交流的专门技能;⑤分担责任;⑥分清"科学"和"价值判断"两者的区别;⑦确保透明度;⑧正确认识危险性。

3. 危险性交流方法　有效的危险性交流的一般方法可按图2-3-5的系统方法进行。

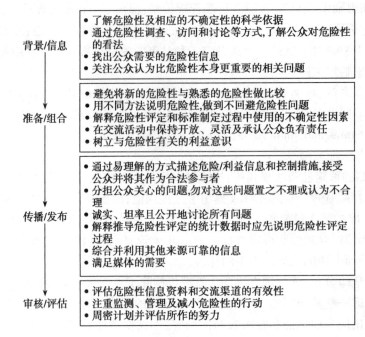

图 2-3-5　有效的危险性交流的一般要求

第四节　食品安全性毒理学评价

中国食品安全性毒理学评价程序适用于评价食品生产、加工、保藏、运输和销售过程中涉及的可能对健康造成危害的化学、生物和物理因素的安全性,检验对象包括食品及其原料、食品添加剂、新食品原料、辐照食品、食品相关产品(食品包装材料、容器、洗涤剂、消毒剂和用于食品生产经营的工具、设备)及食品污染物。

一、食品安全性毒理学评价试验项目、目的及结果判定

我国的食品安全性毒理学评价程序与其他化学物的安全性毒理学评价程序相似,均采取分阶段评价的原则,各阶段毒理学评价的试验项目基本相同。

(一) 急性毒性试验

试验项目:大鼠或(和)小鼠经口急性毒性试验。

试验目的:测定 LD_{50} 并根据 LD_{50} 进行急性毒性分级,了解受试物急性毒性强度、性质和可能的靶器官,为下阶段毒性试验的剂量设计和毒性观察指标选择提供依据。

结果判定:如 LD_{50} 小于人推荐(可能)摄入量 100 倍,通常应放弃该受试物用于食品,不再继续进行其他毒理学试验;如 LD_{50} 大于人推荐(可能)摄入量 100 倍,可进行下一阶段毒性试验。

(二) 遗传毒性试验

试验项目:遗传毒性试验一般遵循原核细胞与真核细胞、体内试验与体外试验相结合的原则,根据受试物特点和试验目的,推荐下列遗传毒性试验组合:①细菌回复突变试验、哺乳动物红细胞微核试验或哺乳动物骨髓细胞染色体畸变试验、小鼠精原细胞或精母细胞染色体畸变试验或啮齿类动物显性致死试验;②细菌回复突变试验、哺乳动物红细胞微核试验或

哺乳动物骨髓细胞染色体畸变试验、体外哺乳类细胞染色体畸变试验或体外哺乳类细胞 TK 基因突变试验。备选遗传毒性试验包括果蝇伴性隐性致死试验、体外哺乳类细胞 DNA 损伤修复(非程序性 DNA 合成)试验、体外哺乳类细胞 HGPRT 基因突变试验。

试验目的:了解受试物遗传毒性及筛查受试物潜在致癌作用和致突变性。

结果判定:如组合中两项或两项以上试验阳性,提示该受试物很可能具有遗传毒性和致癌作用,一般应放弃该受试物应用于食品。如组合中一项试验为阳性,需再选两项备选试验(至少一项为体内试验),若备选试验均为阴性,可继续进行后续的毒性试验;若备选试验中有一项试验为阳性,应放弃该受试物应用于食品。如三项试验均为阴性,可继续进行下一步的毒性试验。

(三)　短期重复剂量毒性试验

试验项目:28 天经口毒性试验。

试验目的:在急性毒性试验基础上,进一步了解受试物毒作用性质、剂量-反应关系和可能的靶器官,得到 28 天经口 NOAEL 和 LOAEL,初步评价受试物的安全性,并为下一步较长期毒性和慢性毒性试验剂量、观察指标、毒性终点的选择提供依据。

结果判定:对只需进行急性毒性、遗传毒性和 28 天经口毒性试验的受试物,若试验未发现有明显毒性作用,综合其他各项试验结果可做出初步评价;若试验中发现有明显毒性作用,且有剂量-反应关系存在时,需考虑进行后续的毒性试验。

(四)　致畸试验

试验项目:致畸试验。

试验目的:了解妊娠动物接触受试物后引起的致畸可能性,预测其对人体可能的致畸性。

结果判定:若致畸试验结果阳性则不再继续进行生殖毒性试验和生殖发育毒性试验。致畸试验中观察到的其他发育毒性,应结合 28 天(或 90 天)经口毒性试验结果进行评价。

(五)　亚慢性毒性试验

试验项目:90 天经口毒性试验。

试验目的:观察较长期重复接触受试物引起的毒效应、剂量-反应关系和靶器官及毒性的可逆性,得出 90 天经口 NOAEL 和 LOAEL,初步确定受试物的经口安全性,并为慢性毒性试验剂量、观察指标选择和初步制定人群安全接触限量提供科学依据。

结果判定:根据试验得到的 NOAEL 进行评价,原则是:NOAEL≤人推荐(可能)摄入量 100 倍,表示受试物毒性较强,应放弃该受试物用于食品;100 倍<NOAEL<300 倍,应进行慢性毒性试验;NOAEL≥300 倍,不必进行慢性毒性试验,可直接进行安全性评价。

(六)　生殖毒性试验和生殖发育毒性试验

试验项目:一代、二代和三代生殖性试验。

试验目的:了解受试物对动物生殖发育功能影响,如性腺功能、交配行为、妊娠、分娩、哺乳和断乳及子代的生长发育和神经行为情况等。

结果判定:根据试验得到的 NOAEL 进行评价,原则是:NOAEL≤人推荐(可能)摄入量 100 倍,表示受试物毒性较强,应放弃该受试物用于食品;100 倍<NOAEL<300 倍,应进行慢性毒性试验;NOAEL≥300 倍,不必进行慢性毒性试验,可直接进行安全性评价。

(七)　毒物动力学试验

试验项目:毒物动力学试验。

试验目的:测定体液、脏器、组织、排泄物中受试物和(或)其代谢产物的量或浓度随时间的变化,进而求出有关的毒物动力学参数,探讨其毒理学意义。

结果判定:根据求出的有关毒物动力学参数进行毒理学意义评价。

(八) 慢性毒性试验

试验项目:慢性毒性试验

试验目的:了解实验动物长期经口重复接触受试物引起的慢性毒性作用,确定慢性毒性作用的 NOAEL 和 LOAEL,为最终评价受试物能否应用于食品和制定健康摄入指导值提供依据。

结果判定:根据慢性毒性试验得到的 NOAEL 进行评价,原则是:NOAEL ≤ 人推荐(可能)摄入量50倍,表示毒性较强,应放弃该受试物用于食品;50倍<NOAEL<100倍,经安全性评价后决定该受试物是否可用于食品;NOAEL ≥ 100倍,考虑允许使用于食品。

(九) 致癌试验

试验项目:致癌试验。

试验目的:确定在实验动物的大部分生命期间,经口重复给予受试物引起的致癌效应,了解肿瘤发生率、靶器官、肿瘤性质、肿瘤发生时间,为预测人群接触该受试物的致癌作用及最终评定受试物能否应用于食品提供依据。

结果判定:根据致癌试验得到的肿瘤发生率、潜伏期和多发性等进行致癌试验阳性结果判定的原则:肿瘤只发生在试验组动物,对照组动物中无肿瘤发生;试验组与对照组动物均发生肿瘤,但试验组发生率高;试验组动物中多发性肿瘤明显,对照组中无多发性肿瘤或只有少数动物有多发性肿瘤;试验组与对照组动物肿瘤发生率虽无明显差异,但试验组中肿瘤发生时间较早。符合上述情况之一,即可认为致癌试验结果阳性,若存在剂量-反应关系,则判断阳性更可靠。

(十) 其他

若受试物掺入饲料的最大加入量(原则上不超过饲料10%)或液体受试物经浓缩后仍达不到 NOAEL 为人推荐(可能)摄入量的规定倍数时,可综合其他的毒性试验结果和实际食用或饮用量进行安全性评价。

二、食品受试物安全性毒理学试验的选择原则

各毒理学试验间存在关联性,一些试验是另一些试验的基础,因此安全性毒理学评价遵循分阶段试验的原则,可根据前一阶段的试验结果判断是否需要进行下一阶段的试验。

(一) 我国创新的物质

凡属我国首创的物质,特别是化学结构提示有潜在慢性毒性、遗传毒性或致癌性或该受试物产量大、使用范围广、人体摄入量大,应进行系统的毒性试验,包括经口急性毒性试验、遗传毒性试验、90天经口毒性试验、致畸试验、生殖发育毒性试验、毒物动力学试验、慢性毒性试验和致癌试验(或慢性毒性和致癌合并试验)。

(二) 已知的物质

凡属已知的或在多个国家有食用历史的物质,同时申请单位又有资料证明申报的受试物的质量规格与国外产品一致,可先进行经口急性毒性试验、遗传毒性试验和28天经口毒性试验,根据试验结果判断是否进行后续的毒性试验。

（三）与已知物质的化学结构基本相同的衍生物或类似物

凡属与经过安全性评价并允许使用的已知物质的化学结构基本相同的衍生物或类似物，或在部分国家和地区有安全食用历史的物质，可先进行经口急性毒性试验、遗传毒性试验、90 天经口毒性试验和致畸试验，根据试验结果判定是否需进行毒物动力学试验、生殖毒性试验、慢性毒性试验和致癌试验等。

（四）食品添加剂

1. 香料 凡属世界卫生组织已建议批准使用或已制定 ADI 者及香料生产者协会（FE-MA）、欧洲理事会（COE）和国际香料工业组织（IOFI）中的两个或两个以上国际组织允许使用的，一般不需要进行毒性试验。资料不全或只有一个国际组织批准的，先进行急性毒性试验和遗传毒性试验组合中的一项，经初步评价后决定是否需要进行进一步试验。尚无资料可查、国际组织未允许使用的，先进行急性毒性试验、遗传毒性试验和 28 天经口毒性试验，经初步评价后决定是否需要进行进一步试验。用动物和植物可食部分提取的单一高纯度天然香料，如其化学结构及有关资料未提示具有不安全性的，一般不要求进行毒性试验。

2. 酶制剂 由具有长期安全食用历史的传统动物和植物可食部分生产的酶制剂，世界卫生组织已公布 ADI 或不需规定 ADI 者或多个国家批准使用的，在提供相关证明材料的基础上，一般不要求进行毒理学试验。其他来源的酶制剂，若毒理学资料比较完整，世界卫生组织已公布 ADI 或不需规定 ADI 者或多个国家批准使用，如果质量规格与国际质量规格标准一致，则要求进行经口急性毒性试验和遗传毒性试验。如果质量规格标准不一致，则需增加 28 天经口毒性试验，根据试验结果考虑是否进行其他相关毒理学试验。属新品种的其他来源的酶制剂需先进行经口急性毒性试验、遗传毒性试验、90 天经口毒性试验和致畸试验，经初步评价后决定是否需要进行进一步试验。凡属已被一个国家批准使用，世界卫生组织未公布 ADI 或资料不完整的，需进行经口急性毒性试验、遗传毒性试验和 28 天经口毒性试验，根据试验结果判定是否需要进一步的试验。通过转基因方法生产的酶制剂需按照国家对转基因管理的有关规定执行。

3. 其他食品添加剂 凡属毒理学资料比较完整，世界卫生组织已公布 ADI 或不需规定 ADI 者或多个国家批准使用，如果质量规格与国际质量规格标准一致，需进行经口急性毒性试验和遗传毒性试验。如果质量规格标准不一致，需增加 28 天经口毒性试验，根据试验结果考虑是否进行其他相关毒理学试验。凡属已在一个国家批准使用，世界卫生组织未公布 ADI 或资料不完整的，可先进行经口急性毒性试验、遗传毒性试验、28 天经口毒性试验和致畸试验，根据试验结果判定是否需要进一步的试验。由动物、植物或微生物制取的单一组分、高纯度的食品添加剂，属新品种的需先进行经口急性毒性试验、遗传毒性试验、90 天经口毒性试验和致畸试验，经初步评价后决定是否需进行进一步试验。属国外有一个国际组织或国家已批准使用的，则需进行经口急性毒性试验、遗传毒性试验和 28 天经口毒性试验，经初步评价后决定是否需进行进一步试验。

（五）新食品原料

按《新食品原料申报与受理规定》（国卫食品发〔2013〕23 号）进行评价。

1. 非微生物类新食品原料 国内外均无传统食用习惯的原料应进行经口急性毒性试验、三项遗传毒性试验、90 天经口毒性试验、致畸试验和生殖毒性试验、代谢试验及慢性毒性试验和致癌试验。仅在国外个别国家或国内局部地区有食用习惯的原料应进行经口急性毒性试验、三项遗传毒性试验、90 天经口毒性试验、致畸试验和生殖毒性试验；若有关文献材料及成分分析未发现有毒性作用且人群长期食用历史而未发现有害作用的新食品原料，可进行经口急性毒性试验、三项遗传毒性试验、90 天经口毒性试验和致畸试验。已在多个国家批准广泛使用的原料应在提供安全性评价材料的基础上，进行经口急性毒性试验、三项遗传毒性试验、28 天经口毒性试验。

2. 微生物类新食品原料　国内外均无食用习惯的微生物应进行经口急性毒性试验/致病性试验、三项遗传毒性试验、90 天经口毒性试验、致畸试验和生殖毒性试验。仅在国外个别国家或国内局部地区有食用习惯的微生物类应进行急性经口毒性试验/致病性试验、三项遗传毒性试验、90 天经口毒性试验。已在多个国家批准食用的微生物类应进行急性经口毒性试验/致病性试验、二项遗传毒性试验。大型真菌的毒理学试验按照植物类新食品原料进行。

根据新食品原料可能的潜在危害，选择必要的其他敏感试验或敏感指标进行毒理学试验，或者根据专家评审意见，验证或补充毒理学试验。

（六）食品相关产品

食品相关产品包括食品包装材料、容器、洗涤剂、消毒剂和用于食品生产经营的工具、设备等，按《食品相关产品新品种申报与受理规定》（卫监督发［2011］49 号）进行评价。

1. 食品用洗涤剂和消毒剂用新原料　按前述（一）、（二）、（三）的要求进行相应的毒理学试验。

2. 食品包装材料、容器、工具、设备用新原料　依据其迁移量进行相应的毒理学试验：①迁移量小于等于 0.01mg/kg，进行结构活性分析；②迁移量为 0.01 ~ 0.05mg/kg（含 0.05mg/kg），应进行三项遗传毒性试验（Ames 试验、骨髓细胞微核试验、体外哺乳动物细胞染色体畸变试验或体外哺乳动物细胞基因突变畸变试验）；③迁移量为 0.05 ~ 5.0mg/kg（含 5.0mg/kg），应进行三项遗传毒性试验（Ames 试验、骨髓细胞微核试验、体外哺乳动物细胞染色体畸变试验或体外哺乳动物细胞基因突变畸变试验）、90 天经口毒性试验；④迁移量为 5.0 ~ 60mg/kg，应进行经口急性毒性、三项遗传毒性试验（Ames 试验、骨髓细胞微核试验、体外哺乳动物细胞染色体畸变试验或体外哺乳动物细胞基因突变畸变试验）、90 天经口毒性试验、生殖发育毒性试验（两代繁殖试验和致畸试验）、慢性毒性试验和致癌试验；⑤高分子聚合物（平均分子量>1000Da）应进行各单体的安全性毒理学试验。

（七）农药和兽药残留

农药按《农药安全性毒理学评价程序》和《农药登记毒理学试验方法》（GB/T 15670-1995）进行评价。兽药按《兽药临床前毒理学评价试验指导原则》（中华人民共和国农业部公告第 1247 号）进行评价。

（八）辐照食品

2009 年食品安全法出台后，1996 年原卫生部颁布的《辐照食品卫生管理办法》即被废止，至今尚未颁布辐照食品新的卫生管理办法。

三、保健食品受试物安全性毒理学试验的选择原则

按《保健食品检验技术与评价规范》（2003 年版）进行评价。

以普通食品和卫生部规定的药食同源物质及允许用作保健食品的物质之外的动植物或动植物提取物、微生物、化学合成物等为原料的保健食品，应对该原料和用该原料生产的保健食品分别进行安全性毒理学评价。用该原料生产的保健食品原则上须进行第一、二阶段

的毒性试验,必要时进行后续阶段的毒性试验。该原料原则上需按以下情况确定试验内容:①以国内外均无食用历史的物质或成分作为保健食品原料时,应对该原料或成分进行四个阶段的毒性试验;②仅在国外少数国家或国内局部地区有食用历史的原料或成分,原则上应对该原料或成分进行第一、二、三阶段的毒性试验,必要时进行第四阶段毒性试验;③根据有关文献资料及成分分析,未发现有毒或毒性甚微不至构成对健康损害的物质,以及较大数量人群有长期食用历史而未发现有害作用的动植物及微生物等,可先对该物质进行第一、二阶段的毒性试验,经初步评价后决定是否需要进行下一阶段的毒性试验;④以已知的物质为原料,国际组织已对其进行过系统的安全性毒理学评价,同时申请单位又有资料证明产品的质量规格与国外产品的结果一致,一般要求只进行第一、二阶段的毒性试验。若产品的质量规格与国外产品的结果不一致,应进行第三阶段毒性试验;⑤在国外多个国家广泛食用的原料,在提供安全性评价资料的基础上,只进行第一、二阶段毒性试验,根据试验结果决定是否进行下一阶段毒性试验。

以卫生部规定允许用于保健食品的动植物或动植物提取物或微生物(普通食品和卫生部规定的药食同源物质外)为原料生产的保健食品,应进行急性毒性试验、三项致突变试验(Ames 试验或 V79/HGPRT 基因突变试验、骨髓细胞微核试验或哺乳动物骨髓细胞染色体畸变试验、TK 基因突变试验或小鼠精子畸形分析试验或小鼠睾丸染色体畸变分析试验)和30 天喂养试验,必要时进行传统致畸试验和第三阶段毒性试验。

以普通食品和卫生部规定的药食同源物质为原料生产的保健食品,分下列情况确定试验内容:①以传统工艺生产且食用方式与传统食用方式相同的保健食品,一般不要求进行毒性实验;②用水提物配制生产的保健食品,如服用量为原料的常规用量,且有关资料未提示其具有不安全性的,一般不要求进行毒性试验。如服用量大于常规用量,需进行急性毒性试验、三项致突变试验和 30 天喂养试验,必要时进行传统致畸试验;③用水提液之外的其他常用工艺生产的保健食品,如服用量为原料的常规用量,应进行急性毒性试验、三项致突变试验。如服用量大于原料的常规用量,需增加 30 天喂养试验,必要时进行传统致畸试验和第三阶段毒性试验。

用已列入营养强化剂或营养素补充剂名单的营养素的化学物为原料生产的保健食品,如其原料来源、生产工艺和产品质量均符合国家有关要求,一般不要求进行毒性试验。

针对不同食用人群和(或)不同功能的保健食品,必要时应针对性的增加敏感指标及敏感试验。

四、不同受试物毒性试验的样品处理方法

(一) 对受试物要求

应提供受试物的名称、批号、含量、保存条件、原料来源、生产工艺、质量规格标准、性状、人体推荐(可能)摄入量等有关资料。单一成分的受试物应提供其物理、化学性质(如化学结构、纯度、稳定性等),必要时提供其所含杂质的物理和化学性质;多种成分的受试物(包括配方产品)应提供受试物的组成,必要时提供受试物各组分的物理、化学性质(如化学名称、化学结构、纯度、稳定性、溶解度等)有关资料。配方产品的受试物应是规格化产品,其组成成分、比例及纯度应与实际应用的产品相同;若受试物是酶制剂,应使用加入其他复配成分之前的产品作为受试物。

（二）受试物前处理方法

根据毒理学试验要求需进行前处理（如浓缩、去除已知安全性成分等）的受试物，应提供处理方法、组成成分及比例，并提供相应的资料，受试物的处理过程应与原产品的主要生产工艺步骤保持一致。进行不同毒性试验时，应针对试验特点和受试物理化性质进行相应的处理。

1. 袋泡茶类受试物处理　提取方法应与产品推荐饮用方法相同，可用该受试物的水提取物进行试验。受试物无特殊推荐饮用方法时，水提取物可按以下条件提取：常压、温度80～90℃，浸泡时间30分钟，水量至少为受试物质量10倍，需提取2次，并将提取液合并浓缩至所需浓度，标明该浓缩液与原料的比例关系。受试物有特殊推荐服用方法（如推荐食用浸泡后的产品）时，试验时予以考虑。

2. 吸水膨胀率较高的受试物处理　应考虑受试物的吸水膨胀对受试物给予剂量和实验动物的影响，以此来选择合适的受试物给予方式（灌胃或掺入饲料）。如采用灌胃方式给予，选择水作为溶媒。

3. 液体受试物处理　液体受试物需浓缩处理时，应采用不破坏其中有效成分的方法，如可使用温度60～70℃减压或常压蒸发浓缩、冷冻干燥等方法。液体受试物经浓缩后达到人体推荐量的试验要求，但不能通过灌胃途径给予的，容许以掺入饲料的方式给予实验动物。

4. 不易粉碎的固体受试物处理　不易粉碎的固体受试物（如含胶基、蜜饯类）可用冻干粉碎的方式处理，并在试验报告中详细说明。

5. 含乙醇的受试物处理　推荐量较大的含乙醇的受试物，按其推荐量设计试验剂量时，如超过动物最大灌胃容量，可进行浓缩。乙醇浓度低于体积分数15%的受试物，浓缩后的乙醇应恢复至受试物定型产品原来的浓度；乙醇浓度高于15%的受试物，浓缩后应将乙醇浓度调整至15%，并将各剂量组乙醇浓度调整一致；不需浓缩的受试物中乙醇浓度>15%时，应将各剂量组乙醇浓度调整至15%。调整受试物的乙醇浓度时，原则上应使用生产该受试物的酒基。进行细菌回复突变试验和果蝇试验时，应将受试物中乙醇去除。

6. 含有人体必需营养素或已知存在安全问题等物质的受试物处理　受试物配方中含有过量摄入易产生安全性问题的人体必需营养素等物质（如维生素A、硒等）或已知存在安全性问题的物质（如咖啡因等），按其推荐量设计试验剂量时，如该物质的剂量达到已知的毒作用剂量，在原有剂量设计的基础上，应考虑增设去除该物质或降低该物质剂量（如降至NOAEL）的受试物剂量组，以便对受试物中其他成分的毒性作用及该物质与其他成分的联合毒性作用做出评价。

7. 含益生菌或其他微生物的受试物处理　含益生菌或其他微生物的受试物进行细菌回复突变试验或体外细胞试验时，应将微生物灭活，并说明具体方法。

8. 人体推荐量较大的受试物处理　人体推荐量较大的受试物按其推荐量设计试验剂量时，如超过动物最大灌胃容量或超过掺入饲料中的限量（质量分数10%），可允许去除无安全问题的辅料部分进行试验，并在试验报告中详细说明。

9. 人体推荐量较小的受试物处理　人体推荐量较小的受试物应通过灌胃给予的方式进行试验。

10. 受试物掺入饲料的处理　掺入饲料中的受试物超过质量分数5%，按动物的营养需要调整饲料配方后进行试验，如蛋白质调整可用酪蛋白、脂肪调整可用植物油等，需说明具体调整方法。添加的受试物原则上不超过饲料质量分数 10%，超过 10% 时应说明理由。

11. 食品相关产品类受试物的处理 根据受试物类型和用途，可选用蒸馏水、4% 乙酸、65% 乙醇和正己烷等作为浸泡溶媒。根据食品容器和包装材料的理化性质、性能和使用情况，选用浸泡出最大浸出物的温度和时间。一般情况下受试物浸泡的温度和时间规定为：蒸馏水或 4% 乙酸 60℃ 浸泡 2 小时、65% 乙醇或正己烷常温浸泡 2 小时。受试物应被浸泡液浸没，浸泡溶媒与受试物表面积的比例一般采用 $1cm^2$ 面积接触 2.0ml 浸泡液。

（三）溶媒的选择

溶媒是帮助受试物进入试验体系或动物体内的重要媒介。应根据试验特点和受试物理化性质选择合适的溶媒（溶剂、助悬剂或乳化剂），将受试物溶解或悬浮于溶媒中，一般可选用蒸馏水、植物油、淀粉、明胶、羧甲基纤维素、蔗糖脂肪酸酯等，如使用其他溶媒应说明理由。所选用的溶媒本身应不产生毒作用；与受试物各成分间不发生化学反应，且保持其稳定性，无特殊刺激性或气味。

五、食品安全性毒理学评价时需考虑的因素

（一）检测指标的统计学意义和生物学意义

试验中某些指标的异常改变应根据受试物组与对照组指标是否具有统计学差异、有无剂量反应关系、同类指标的横向比较、两种性别的一致性及与本实验室的历史性对照值范围等，综合考虑差异有无生物学意义。例如，亚慢性毒性实验结果显示，中剂量组动物血液白细胞计数低于对照组，而高剂量组和低剂量组动物白细胞计数与对照组无统计学差异，因此认为中剂量组白细胞计数的减少可能是由于偶然因素造成的，无生物学意义。此外，如受试物组发现某种在对照组没有发生的肿瘤，即使与对照组比较无统计学意义，仍要给予关注。

（二）生理作用与毒性作用

试验中某项指标既有统计学意义、又有生物学意义，还需进一步判断是否具有毒理学意义。当试验组与对照组某项指标有统计学意义，且经分析认定具有生物学意义，还需进一步判断其为有害效应还是非有害效应，即是否具有毒理学意义。例如，与对照组比较，试验组血液红细胞数和血红蛋白含量增加，其就不具有毒理学意义，如果降低则具有毒理学意义。

（三）人推荐（可能）摄入量较大的受试物

受试物摄入量过大可能对营养素的摄入量及其生物利用率产生影响，导致某些毒理学表现，而非受试物的毒性作用所致。

（四）时间-毒性效应关系

分析评价受试物所致的毒效应时，需考虑在相同剂量水平下毒效应随时间的变化情况。

（五）特殊人群和易感人群

孕妇、哺乳期女性或儿童食用的食品应关注其胚胎毒性或生殖发育毒性、神经毒性和免疫毒性等。

（六）人体资料

动物与人之间存在种属差异，食品安全性评价时应尽可能收集人体接触受试物后的反应情况，在确保安全的条件下，可遵照有关规定进行人体试食试验。来源于志愿受试者的毒物动力学资料或代谢资料在将动物试验结果推论至人时具有重要的意义。

（七）体内试验和体外试验资料

食品安全性毒理学评价程序中的体内试验和体外试验结果是进行安全性毒理学评价的

主要依据,试验得到阳性结果,且结果的判定涉及受试物能否应用于食品时,需考虑结果的重复性和剂量-反应关系。

(八) 安全系数

根据受试物的原料来源、理化性质、毒性大小、代谢特点、蓄积性、接触的人群范围、食品中使用量和人可能摄入量、使用范围及功能等因素综合考虑安全系数的大小。由于动物与人之间的种属和个体的生物学差异,将动物毒性试验结果外推至人时,安全性系数通常选择100。

(九) 毒物动力学试验资料

毒物动力学试验是对化学物进行毒性评价的一个重要方面,不同的化学物及化学物的剂量大小在毒物动力学或代谢方面的差异通常对毒性作用影响较大。毒理学试验中,原则上应尽量使用与人具有相同毒物动力学或代谢模式的动物种系进行试验。研究受试物在实验动物和人体内的吸收、分布、排泄和生物转化方面的差异,对将动物试验结果外推至人和降低不确定性具有重要意义。

(十) 综合评价

进行综合评价时应全面考虑受试物的理化性质、结构、毒性大小、代谢特点、蓄积性、接触的人群范围、食品中使用量与使用范围、人推荐(可能)摄入量等因素。对已在食品中应用了相当长时间的化学物,对接触人群进行流行病学调查具有重要意义,但通常得到剂量-反应关系方面的可靠资料比较困难;新的受试物只能依靠动物试验和其他试验的研究资料。由于人的种族和个体的差异,即使依靠完整的、详尽的动物试验资料和一部分人群接触的流行病学研究资料,也很难做出能保证每个人都安全的评价。

绝对的安全食品实际上是不存在的。权衡受试物可能对人体健康造成的危害及其可能的有益作用,以食用安全为前提,安全性评价的依据不仅是毒理学试验结果,还有当前的科学水平、技术条件及社会经济、文化因素等。因此,随着时间的推移、社会经济的发展、科学技术的进步,有必要对已通过评价的受试物进行重新评价。

第五节　食品中遗传毒性致癌物的危险性评价

一般认为,化学物的一般毒性和致畸作用是有阈值的(非零阈值),而遗传毒性致癌物和致突变物不存在阈值(零阈值),对无阈值的化学物在零以上的任何剂量都存在某种程度的危险性,因此对遗传毒性致癌物和致突变物不能采用安全限值的概念,由此引入了实际安全剂量(virtual safety dose,VSD)的概念。化学致癌物的 VSD 是指低于此剂量时能以 99% 可信限水平使超额癌症发生率低于 10^{-6},即 100 万人中癌症超额发生低于 1 人。

长期以来对遗传毒性致癌物的管理决策采用了所谓的 ALARA 原则,即可以达到的最低含量(as low as reasonably achievable),而不制定限量标准。但政府管理者对这种管理结果并不满意,因为这种办法不考虑致癌物的致癌强度和人体的膳食摄入量,无法确定监管的重点和选择目标措施,管理者希望能根据致癌物的作用强度制订出不同摄入量情况下可能造成的健康危险度。例如,黄曲霉毒素致肝癌作用很强,而多环芳烃致癌作用较弱,不应该在监管中对两者一视同仁。为此,近年来发展出了一些定量地评估遗传毒性致癌物危险性的方法,以满足和完善监管工作的需要。

一、定量评估遗传毒性致癌物危险性的方法

NOAEL-不确定系数一般不适用于制定遗传毒性致癌物的允许暴露量,因为即使在低暴露量时,仍然有一定程度的致癌危险。目前对遗传毒性致癌物的管理办法有两种:①禁止商业化使用该化学物,这是治本的方法;②制定一个极低的,对健康影响可忽略不计或社会可接受的危险度水平,第二种管理方法带动了对致癌物定量的危险度评定的研究。

(一) 剂量-反应外推法

动物致癌实验中常使用远远高于人体可能实际摄入的剂量,以确保实验得到阳性结果,但在评价时需要将这些高剂量用数学模型外推至低剂量时的可能致癌作用,然后再根据实际膳食摄入量估算该人群中每年可能增加的癌症病例数。如果在每 10 万人中每年增加不超过 1 个癌症病例,则认为这种危险性是可以接受的;如果大于 1 个则认为其对健康的作用应受到关注或需要进一步评价。

目前已发展了遗传毒性致癌物剂量-反应关系评定的多种数学外推模型,这些模型主要分为统计学模型(如概率分布模型、Logistic 模型、Weibull 模型)和机制模型(如一次命中模型、多次命中模型和多阶段模型等)两类,但不同的模型得出的评价结果有所不同,可能会出现几个数量级的差异。用数学外推模型进行评定可分为两个步骤:①观察暴露剂量范围内的数据选用合适的数学模型描述剂量-反应关系;②观察暴露剂量范围之下的情况进行外推。

以 FAO/WHO 食品添加剂联合专家委员会(joint FAO/WHO Expert Committee on Food Additives,JECFA)采用剂量-反应外推法评价黄曲霉毒素为例,介绍一下剂量-反应外推法的分析评价过程。首先,根据流行病学资料和动物实验结果采用适当的数学模型估计黄曲霉毒素(aflatoxin,AF)的致癌作用强度,即每天每人每千克体重摄入 1ng AF,每年能在 10 万人中增加多少例肝癌患者。综合多项研究结果,得出在 HBsAg(-)人群中,每天每人每千克体重摄入 1ng AF,每年在 10 万人群中可能增加 0.01(0.002 ~ 0.030)个肝癌病例;而在 HBsAg(+)人群中,则可增加 0.3(0.05 ~ 0.50)个肝癌病例。其次,估计人群危险度(population risks),即该人群的致癌作用强度×AF 膳食摄入量。JECFA 在评价中估计了不同 AF 摄入量时,不同 HBsAg 阳性率人群的危险度,结果如下:①HBsAg 阳性率低(1%),食品中 AF 污染较轻(每人 19ng/d),致癌强度 = 0.01×99% +0.3×1%,即每 10 万人每年 0.013(0.1302 ~ 0.035)例肝癌;人群危险度 = 0.013×19/60kg·bw,即每 10 万人每年 0.0041(0.0006 ~ 0.0100)例肝癌。②HBsAg 阳性率高(25%),食品中 AF 污染较重(每人 125ng/d),致癌强度 = 0.01×75% +0.3×25%,即每 10 万人每年 0.083(0.014 ~ 0.15)例肝癌;人群危险度 = 0.083×125/60kg·bw,即每 10 万人每年 0.17(0.03 ~ 0.30)例肝癌。该评估方法虽然提供了致癌物某种定量的危险度信息,但仍不能很好地提供致癌物究竟有多大危险性的信息。

(二) 暴露限值法

由于剂量-反应外推法不能很好地反映致癌物作用强度的差异,科学家们又提出了暴露限值(MOE)法。MOE 法原理与剂量-反应外推法一致,都是根据致癌作用的强度和暴露水平进行评估。首先,在危害特征描述中,根据动物致癌实验得到的致癌作用的剂量-反应关系,采用数学模型估计基准剂量的低侧可信限(benchmark dose lower confidence limit,BMDL),即引起 5%(或 10%)肿瘤发生率的剂量可信限的低侧值;其次,计算 MOE(MOE = BMDL/估计的人群暴露量)。当引起肿瘤发生的剂量相对很小(即致癌强度较大),而人群暴露量相对很大时,MOE 会很小,表示此遗传毒性致癌物的危险性较高。MOE 法的结果更

具定量性,更便于定量地比较各种遗传毒性致癌物的危险性高低,如 JECFA 第 64 次会议评估在一般摄入量时丙烯酰胺和多环芳烃的 MOE 分别为 300 和 25000,表明丙烯酰胺致癌的实际危险性远高于多环芳烃。

二、食品中遗传毒性致癌物危险性评价的应用

2002 年瑞典学者报道了炸薯条中含有丙烯酰胺(acrylamide,AA),随后学者们相继发现多种烹调加工的食品中均存在不同含量的 AA,由此产生了对通过膳食摄入的 AA 危险性评价的需求。

AA 主要在高碳水化学物、低蛋白质的植物性食物(如谷类及其制品)在烘烤和油炸(120℃以上)过程的最后阶段生成。AA 在炸土豆片中平均含量为 752μg/kg(最高为 4080μg/kg)、炸土豆条中平均为 334μg/kg(最高为 5312μg/kg)、烘烤、研磨、未煮的咖啡粉中平均为 288μg/kg(最高为 1291μg/kg)、绿茶中平均为 306μg/kg(最高为 660μg/kg),尽管咖啡和绿茶中 AA 含量较高,但由于消费量少,占 AA 膳食摄入量的比例很小。根据 17 个国家的膳食暴露评估结果,AA 人均每天通过膳食摄入量为 1μg/kg,高消费者为 4μg/kg,儿童摄入量为成人的 2~3 倍(以公斤体重计)。AA 对机体多个器官系统均有毒性作用,尤其具有致癌作用,1994 年国际癌症研究中心评价 AA 为可能的人类致癌物(2A 类,对人类致癌性证据有限,对实验动物致癌性证据充分)。根据动物致癌实验结果,采用 8 种数学模型分析,最保守的 AA 致乳腺癌的 BMDL 为 0.3mg/(kg·bw)。以 AA 致癌效应为终点,以一般人群摄入量每天 1μg/kg 计算,则 MOE 为 300,而以高消费人群摄入量每天 4μg/kg 计算,则 MOE 为 75。因此认为对于一种具有遗传毒性致癌物 AA 来说,此 MOE 值偏小,提示其致癌作用值得关注。

食品中遗传毒性致癌物的危险性评价是近十余年来国际上新开展的一个研究领域,对于政府部门制定相应的癌症控制措施(包括法规、标准)能提供重要的科学依据。与非致癌性化学物相同,遗传毒性致癌物危险性评价的关键在于开展暴露评估,因为不可能利用其他国家或国际评估结果来取代本国居民的暴露评估,我国在该领域中的工作开展尚少,亟待加强。

第六节　食品中有毒有害化学物的生殖发育与内分泌毒性研究

食品中有毒有害化学物对暴露个体(亲代)的生殖功能及对子代发育过程产生有害影响的作用称为生殖毒性和发育毒性。生殖毒性(reproductive toxicity)指对雄性和雌性生殖功能或能力的损害和对后代的有害影响。生殖毒性可发生于妊娠前期、妊娠期及哺乳期,表现为外源化学物对生殖过程的影响,例如性周期、性行为、性成熟、配子发生及其转运、生育力和妊娠结局、哺乳及依赖于生殖系统完整性的其他功能的改变等。发育毒性(developmental toxicity)指出生前后接触有害因素,子代个体发育成为成体之前诱发的有害作用,主要表现为发育生物体死亡、生长改变(生长迟缓)、功能缺陷、结构异常(畸形)。

一、生殖发育毒性特点及靶器官

生殖发育过程包括配子发育与形成、受精、受精卵形成与着床、胚胎形成与发育、分娩、哺乳等阶段。化学物生殖发育毒性的显著特点:一是生殖发育过程较机体其他系统或功能对某些化学物的毒作用更敏感,在成体系统毒性 NOAEL 水平下,胎儿即可受到影响;二是损

害作用不仅表现在接触化学物的机体本身,还可影响其后代。

生殖发育过程各阶段涉及的细胞或器官都可能成为外源化学物毒作用的靶子,食品中有毒有害化学物对生殖发育过程的损害主要有以下作用。

1. 性腺毒性作用 食品中有毒有害化学物可作用于性腺,影响生殖器官的发育与性腺成熟,或造成性腺组织病理学改变,例如镉可使小鼠卵巢出血、排卵抑制。某些化学物可影响配子发生、增殖和成熟,使生殖细胞数量减少,功能减退及突变。生殖细胞受损的结果可导致不育、流产、死胎、畸胎和其他先天缺陷。

2. 胚胎毒性作用 食品中有毒有害化学物可对妊娠期的胚胎发育产生损害作用。胚胎在不同发育阶段暴露于有害因素,引起的毒性表现则不尽相同(表 2-6-1),如在胚胎的器官形成期接触某些毒物,毒性表现以子代结构畸形为主。某些化学物还可降低胚体对必需营养素的利用率,如氨基蝶呤降低胚体对叶酸的利用度,当母体摄入这些化学物时,可导致与缺乏这些必需营养素相似的胚体毒性。

表 2-6-1 不同发育阶段发育毒性的主要表现

发育阶段	主要表现
着床前期	胚泡死亡,偶见畸形
器官形成期	畸形为主,胚胎死亡和生长迟缓
胎儿期	生长迟缓、功能障碍,偶见死胎
围生期和出生后发育期	神经、免疫、内分泌系统功能不全,儿童期肿瘤、生长迟缓

3. 胎盘毒性作用 食品中有毒有害化学物可改变胎盘血流量,降低胎盘对营养物质的转运,特异地干扰胎盘功能(如内分泌和代谢功能)。例如甲基汞影响人类胎盘滋养层微绒毛对人体不能代谢的氨基酸的摄入,致先天水俣病。某些化学物还可经胎盘对后代致癌。

4. 其他 食品中有毒有害化学物还可引起哺乳期毒性和通过对中枢神经系统(尤其是下丘脑和腺垂体)的毒作用来影响生殖过程,某些化学物还能经胎盘致癌。

二、雄性生殖毒性研究

(一) 食品中有毒有害物质对雄性生殖功能的损害作用

哺乳动物睾丸的不同细胞群对不同化学物的敏感性是不同的。通常情况下,生殖细胞对化学物的作用是非常敏感的,支持细胞对化学物的抑制作用具有中等敏感性,间质细胞对化学物则敏感性较低。有毒有害化学物对睾丸生精上皮的损害作用主要表现为生精细胞数量减少或消失、生精细胞比例异常。化学物暴露早期可引起生精细胞生成障碍,精子减少或消失;继而导致各级生精细胞间正常排列层次紊乱、比例失调,精原细胞和精母细胞空泡变性、细胞核固缩、碎裂、溶解和消失;严重时可引起全部生精细胞破坏消失,支持细胞变性崩解,最终生精小管萎缩,甚至钙化。化学物对雄性生殖损害作用的可能结局包括性行为和生殖功能障碍、精子发生的直接损害、激素失调间接损害精子发生、精子突变、精子或精液中携带的毒物对受精卵或发育中的胚胎造成损伤。

(二) 雄性生殖毒性评价

许多试验已被推荐或用于评价雄性生殖毒性(表 2-6-2)。雄性生殖毒性的特异性观察终点主要包括体重、与生殖功能相关的器官(睾丸、附睾、精囊、前列腺和垂体等)重量及组织病理学、精子数量和质量、交配行为、激素水平(T、E、GnRH、LH、FSH、PRL)等。这些试验多数是有创的,仅限于动物研究而不能用于人类。可用于人的非损伤性检测方法主要有精子计数、激素水平检测、生育史研究等。

表2-6-2　雄性生殖毒性评价主要试验方法

睾丸	内分泌
重量及组织形态学	黄体生成素(LH)
精子细胞储量	卵泡雌激素(FSH)
非功能性生精小管(%)	睾酮(T)
有精子的生精小管(%)	促性腺激素释放激素(GnRH)
生精小管直径	精液
细线期精母细胞计数	总体积
附睾	无凝胶体积
重量及组织形态学	精子浓度
附睾体精子数	精子总数/射精
附睾尾精子活力(%)	精子总数/禁欲日
附睾尾精子形态学(%)	精子活力肉眼观察(%)
生化分析	精子活力录像观察(%)
附属性腺	精子形态学
重量及组织形态学	精子活力
生育力	定时曝光摄影
妊娠率	多次曝光摄影
每个孕体的胚胎数或产仔数	显微电影摄影
胚胎成活率	显微电视录像
每卵精子数	精子膜特征
2细胞胚胎-8细胞胚胎	精子代谢评估
体外试验	精子荧光Y小体
介质中精子孵育	精子分析
仓鼠卵穿透试验	人精子原核核型
	宫颈黏液穿透试验

　　评价某种化学物对精子发生是否产生有害作用的方法主要有两种,即睾丸形态学评估和精子发生功能评价。组织病理学检查对生殖功能评价非常重要,因此睾丸组织病理学观察可提供相关靶细胞的形态学信息及有关生精过程的信息。计算机辅助精子分析系统可用于分析精子形态、生理、活力;精子染色体结构分析可用于评价精子核和膜的完整性及精子线粒体活性、精子染色质结构和DNA损伤、精子发育状态和受精能力,并可预测人的不育情况。雄激素水平测定有助于判断睾丸间质细胞功能,雄激素结合蛋白水平测定可用于评价睾丸支持细胞功能。此外,学者们也在致力于研究睾丸标志酶作为性腺毒性的预测指标。目前,透明质酸酶(H)、乳酸脱氢酶同工酶-X(LDH-X)、山梨醇脱氢酶(SDH)、α-甘油磷酸脱氢酶

（GPDH）、葡萄糖-6-磷酸脱氢酶（G-6-PDH）、苹果酸脱氢酶（MDH）、3-磷酸甘油醛脱氢酶（G-3-PDH）和异柠檬酸脱氢酶（ICDH）已被用于评价生殖细胞分化功能是否正常的标志物。生精细胞的氧化损伤也与机体的生殖功能障碍有关，该指标也可用于评价化学物生殖毒性的危险度。

三、雌性生殖毒性研究

（一）食品中有毒有害物质对雌性生殖功能的损害作用

有毒有害化学物对卵巢的毒效应多见卵巢白膜增厚，卵母细胞、卵泡数量和形态学改变，出现变性或坏死，闭锁卵泡数量增多，无黄体生成和排卵等；严重的毒效应可见卵巢萎缩，卵泡完全消失或只有原始卵泡和闭锁卵泡存在。卵巢间质可见水肿、充血、出血、炎细胞浸润等，卵巢萎缩时可发生间质细胞增生和纤维化。化学物对雌性生殖损害作用的可能结局包括不孕、激素失衡、反复的自发流产、合子阶段的突变等。

（二）雌性生殖毒性评价

雌性生殖过程包括卵子形成、排卵、性发育、性交配、配子转移和受精、孕体植入等，这些过程都可为有毒有害物质发挥雌性生殖毒性提供潜在的途径，因此雌性生殖功能评价比雄性生殖功能评价复杂得多。表 2-6-3 列出了评价雌性生殖毒性的主要检测方法。

表 2-6-3　雌性生殖毒性评价主要试验方法

卵巢	输卵管
重量及组织病理学	组织病理学
卵母细胞数	配子转运
卵泡闭锁率	受精
卵泡类固醇生成	早期胚胎转移
卵泡成熟	子宫
卵母细胞成熟	细胞学和组织病理学
排卵	宫腔液分析（外源化学物、蛋白质）
黄体功能	蜕膜反应
下丘脑	功能障碍性出血
组织病理学	子宫颈/外阴/阴道
神经递质、神经激素合成与释放	细胞学与组织病理学
垂体	黏液生成量
组织病理学	黏液质量
营养激素合成与释放	生育力
内分泌	妊娠率
促性腺激素（Gn）	每个孕体胚胎数或产仔数
绒毛膜促性腺激素（HCG）	胚胎存活率
雌激素（E）	着床率
孕酮（P）	2 细胞胚胎-8 细胞胚胎
	体外试验
	超排卵的卵子与化学物共培养或化学物染毒后雌性动物卵子体外受精

常用的雌性生殖毒性观察终点包括体重、与生殖功能相关的器官(卵巢、子宫、阴道、垂体)重量及组织病理学,动情周期、卵泡发育、排卵,性激素合成与分泌,交配行为,生育力、胚胎形成和植入、孕期长度、黄体数、着床前后丢失、分娩、哺乳及育幼行为等。反映雌性生殖功能障碍的某些观察终点常与发育毒性观察终点重叠。妊娠是对生殖能力最好的评价,因此,使用实验动物进行的交配试验是判断受试物对生殖毒性的基本方法。卵母细胞组织学检查和卵泡数测定可直接评价化学物对卵子发生和(或)卵泡形成的影响。阴道开放时间、生殖退化开始时间和总生殖能力等可间接用于动物卵巢毒性的评价。形态学检查能定量评价原始生殖细胞数、干细胞迁移、卵原细胞增殖。体外试验技术可评价原始生殖细胞增殖、迁移、卵巢分化和卵泡形成。

四、一代或多代生殖毒性试验

为研究人类反复接触的外源化学物(如食品、药物、农药等)对生殖功能的影响,仅做三段生殖毒性试验是不够的,还应进行一代或多代生殖毒性试验。

一代或多代生殖毒性试验可看作对处于繁殖期动物的毒性筛选试验,尽管着重检测对生殖的影响,但对作为与生殖和发育有关的生理变化的结果而产生的一般毒效应的检测也是有用的。一代或多代生殖毒性试验的主要优点是能检测对生殖的间接或直接的范围广泛的毒作用。交配前期间的观察为评价随后的观察结果提供了背景资料;交配期间初期的观察可确定性欲缺乏或激素(动情)周期的紊乱;妊娠期和哺乳期观察资料可表明受试物对繁殖力、生育力、出生前的毒性、分娩、哺乳、断乳和子代出生后的生长和发育、青春期至性成熟的毒效应。一代、二代或多代生殖毒性试验的名称是根据直接接触受试物的成年动物的代数命名。

(一) 一代生殖毒性试验

一代生殖毒性试验指仅亲代(F_0)动物直接接触受试物,子一代(F_1)于母体子宫内及经哺乳期接触受试物(图 2-6-1)。部分孕鼠在分娩前一天处死,进行胎鼠形态与结构检查,另一部分正常分娩和继续暴露受试物至断乳,对子代进行生化、生理和行为的评价。

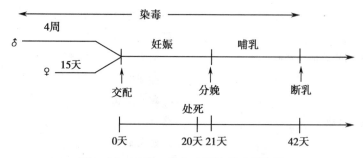

图 2-6-1　大鼠一代生殖毒性试验示意图

(二) 多代生殖毒性试验

两代生殖毒性试验仅对两代动物成体进行染毒,即 F_0 代直接接触受试物,F_1 代既有直接接触,也有通过母体的间接接触,第三代动物(子二代,F_2)在子宫和经哺乳接触受试物。三代生殖毒性试验程序:F_0 代雄性于交配前 4 周、雌性于交配前 2 周直至哺乳期结束暴露受试物,F_{1A} 代经宫内和哺乳期暴露受试物,F_{1A} 代断乳后处死,尸检并检查发现的异常和畸形。

断乳后2周,仍然暴露受试物的 F_0 代雌鼠再繁殖产生第二窝 F_{1B} 代, F_{1B} 代断乳后随机选出部分 F_{1B} 代在同一周龄接受相同剂量的受试物,繁殖产生 F_{2A} 代。 F_{2A} 代断乳时处死,尸检并检查发现的异常和畸形。 F_{1B} 代再繁殖产生第二窝 F_{2B} 代, F_{2B} 代再按上述方式产生 F_{3A} 和 F_{3B} 代, F_{3A} 和 F_{3B} 代断乳后处死,尸检并检查发现的异常和畸形(图2-6-2)。多代生殖毒性试验按此类推。

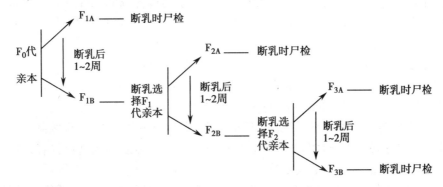

图2-6-2　三代生殖毒性试验示意图(1. 第一次交配;2. 第二次交配)

(三) 结果分析

一代或多代生殖毒性试验观察指标包括:

1. 受孕率　受孕率=(妊娠雌性动物数/交配雌性动物数)×100%,反映雌性动物生育能力及受孕情况。

2. 正常分娩率　正常分娩率=(正常分娩雌性动物数/妊娠动物数)×100%,反映受试物对雌性动物妊娠过程的影响。

3. 出生存活率　出生存活率=(出生4天存活幼仔数/分娩时出生幼仔数)×100%,反映受试物对雌性动物分娩过程的影响,如分娩过程受到影响,幼仔往往在出生4天内死亡。

4. 幼仔哺乳成活率　幼仔哺乳成活率=(21天断奶幼仔存活数/出生后4天幼仔存活数)×100%,反映雌性动物授乳哺乳幼仔的能力。

5. 出生子代的畸形　观察外观、内脏和骨骼畸形。

生殖毒性试验中交叉交配(即未处理的雄性与处理的雌性交配,或反之)可能也是需要的,以查明不育动物的性别。一旦确定了不育动物的性别,生殖系统的组织病理学检查和血液中激素水平的测定可提供毒效应类型。此外,出生后仔鼠的生长速度和存活率受多种因素的影响,包括母体一般饲养、宫内开始的效应、母体哺乳减少、乳汁中存在毒物。当出生后仔鼠存活率或体重增长降低时,应对死亡仔鼠进行组织病理学检查,如果哺乳受到影响,应进行交叉抚养(染毒母鼠的仔鼠由未染毒的母鼠抚养,或反之)。

五、食品中有毒有害物质对内分泌的干扰作用

内分泌系统最重要的功能是在机体中调节各种不同的代谢过程。某些内分泌器官对毒物较为敏感,因此易受损害,化学物对内分泌器官的损害最常发生于肾上腺,其次为睾丸、甲状腺。化学物对内分泌器官的毒作用可以表现为:①影响或干扰下丘脑促垂体激素、垂体促激素的合成或分泌,间接影响内分泌器官;②直接作用于内分泌器官,影响激素的生物合成和分泌;③与血液中蛋白结合,改变结合态激素与游离态激素的比值,反馈调节垂体的分泌,

影响垂体-靶器官激素的相互作用。

食品中的有毒有害物质一般直接作用于内分泌器官,产生相应的毒效应。如化学物干扰甲状腺功能引起机体生长减慢或基础代谢减慢、胰腺功能紊乱引起糖代谢改变、毒物对肾上腺的作用引起机体钠和水潴留减少、对性腺的毒作用引起生育力降低等。此外,一些化学物还可刺激内分泌器官,使其分泌激素水平增加,引起器官细胞过度增殖,有时可能引发肿瘤。在胚胎发育阶段接触具有内分泌干扰作用的化学物可导致胎儿性别分化异常、成体生殖功能的障碍等。但目前有学者认为食品中存在的内分泌干扰物的低剂量暴露与内分泌作用的关联性尚不充分。

调查发现食物中存在一些内分泌干扰物,如壬基酚、槲皮素、二氯二苯三氯乙烷、苯乙烯、双酚 A、邻苯二甲酸酯、二噁英等。目前最受关注的是食品中含有的具有内分泌干扰作用的化学物对儿童生殖发育的影响。内分泌干扰物对男性生殖功能影响最大,主要表现为男性女性化,引发各种男性生殖系统发育障碍,精子数目减少乃至无精,性欲降低和不育,甚至睾丸肿瘤。内分泌干扰物对女性生殖系统的影响主要具体表现为女孩青春期提前,子宫内膜异位发病率增加,月经周期改变等。

毒理学研究中观察内分泌改变的方法见表 2-6-4。体外试验可作为评价受试物干扰某种内分泌过程的筛选试验,并应在体内试验中得以验证。需要注意的是食物中大量的糖分和脂质也可影响胰腺和肾上腺的功能,因此结果评价中需考虑这些干扰因素。

表 2-6-4　毒理学研究中观察内分泌改变的方法

	观察指标或方法
筛选	内分泌器官重量
	形态学观察(光镜)
特殊测定	免疫化学方法
	酶化学和细胞化学法(光镜和电镜)
	功能试验(摄入、释放、抑制试验)
	切除试验(切除肾上腺、性腺)
	体外试验(受体交互作用)

(张晓峰)

第七节　食品中有毒有害化学物质的免疫毒性研究

一、机体的免疫系统及免疫功能

免疫(immune)一般又称免疫性(immunity)。现代免疫的概念已不再局限于抵抗微生物感染这个范围,它是指人或动物机体对"自身"和"非自身"的识别,产生免疫应答,并清除异己抗原,维持自身内环境完整、平衡及稳定的复杂生物学反应。免疫系统(immune system)是在生物发育、进化过程中逐步建立和完善的,由免疫器官、免疫细胞和免疫分子组成,分布于全身各处,以完成适宜的免疫防御功能。

（一）免疫器官

免疫器官（immune organ）根据功能不同分为中枢免疫器官和外周免疫器官，两者通过血液循环及淋巴循环相互联系并构成免疫系统网络。中枢免疫器官（central immune organ）又称一级免疫器官或初级淋巴器官，是免疫细胞发生、分化、发育和成熟的场所。人和哺乳类动物的中枢免疫器官主要包括骨髓和胸腺，禽类为法氏囊。骨髓（bone marrow）是血细胞和免疫细胞发生的场所，也是 B 细胞分化成熟及体液免疫应答发生的场所；胸腺（thymus）是 T 细胞分化、发育和成熟的场所；法氏囊（bursa）可产生 B 淋巴细胞。外周免疫器官（peripheral immune organ）又称二级免疫器官或次级免疫器官，是成熟淋巴细胞（T 细胞和 B 细胞）定居的场所，也是淋巴细胞对外来抗原产生免疫应答的主要部位。外周免疫器官包括淋巴结、脾及黏膜相关淋巴组织等。淋巴结（lymph node）是 T 细胞和 B 细胞定居、免疫应答发生的场所，参与淋巴细胞再循环，并且是淋巴液的有效过滤器。脾（spleen）也是 T 细胞和 B 细胞定居、免疫应答发生的场所，可合成某些重要生物活性物质（如补体成分和细胞因子等），也可发挥循环血液的过滤作用。黏膜相关淋巴组织（mucosal-associated lymphoid tissue，MALT）又称黏膜免疫系统（mucosal immune system，MIS），主要指呼吸道、胃肠道及泌尿生殖道黏膜固有层和上皮细胞下分布的淋巴组织，以及含有生发中心的淋巴组织，如扁桃体、小肠派尔集合淋巴结（Peyer patched，PP）及阑尾等，是构成机体抵抗病原体入侵的重要防御屏障。

（二）免疫细胞

广义上来说，免疫细胞是指所有参与免疫应答或与免疫应答有关的细胞及其前身，包括造血干细胞、淋巴细胞、巨噬细胞及白细胞、红细胞等。免疫应答过程中起核心作用的是淋巴细胞。淋巴细胞包括 T 细胞、B 细胞及自然杀伤细胞（natural killer cell，NK 细胞）细胞，其中 T 细胞和 B 细胞表面具有抗原受体，能特异性识别抗原而活化、增殖和分化，介导特异性免疫应答，被称为抗原特异性淋巴细胞或免疫活性细胞。

T 细胞来源于骨髓中的淋巴样祖细胞（lymphoid progenitor cell），在胸腺中发育成熟。T 细胞表面具有很多重要的膜分子（表面标志），如 TCR-CD3 复合物、CD4 和 CD8 以及共刺激分子（如 CD28、CTLA-4、ICOS、PD-1、CD2 和 ICAM-1）等。按所处的活化阶段，T 细胞可分为初始 T 细胞（naive T cell）、效应 T 细胞（effector T cell）和记忆性 T 细胞（memory T cell，Tm）；按表达 TCR 的类型，T 细胞可分为 $\alpha\beta$T 细胞和 $\gamma\delta$T 细胞；按 CD 分子，T 细胞可分为 CD4$^+$T 细胞和 CD8$^+$T 细胞；按功能特征，T 细胞可分为辅助性 T 细胞（helper T cell，Th）、细胞毒性 T 细胞（cytotoxic T cell，Tc/CTL）和调节性 T 细胞（regulatory T cell，Treg）。T 细胞介导细胞免疫，如 Th1 分泌 IL-2、IFN-γ、LTα 等细胞因子，介导细胞免疫应答；Th2 分泌 IL-4、IL-5、IL-6、IL-10 及 IL-13 等细胞因子，辅助体液免疫应答；CTL 通过分泌穿孔素、颗粒酶、淋巴毒素及表达 FasL 引起靶细胞的裂解和凋亡；Treg 通过抑制 CD4$^+$和 CD8$^+$T 细胞的活化与增殖，参与免疫负调节作用。

根据是否表达 CD5 分子，外周成熟 B 细胞可分为 CD5$^+$的 B1 细胞和 CD5$^-$的 B2 细胞两个亚群。B1 细胞属固有免疫细胞，占 B 细胞总数 5%～10%，主要产生低亲和力的 IgM，在免疫应答的早期发挥作用。B2 细胞即通常所指的 B 细胞，是分泌抗体参与体液免疫应答的主要细胞，在个体发育中出现相对较晚。B2 细胞在抗原刺激和 Th 细胞的辅助下，经活化、增殖和分化为浆细胞（一般只能存活 2 天）（plasma cell），由浆细胞产生特异性免疫球蛋白，发挥体液免疫功能。一部分初次免疫应答后保留下来的 B2 细胞分化成为记忆 B 细胞

（memory B cell），当再次感染时，记忆 B 细胞可快速分化为浆细胞，介导迅速的再次免疫应答。B 细胞表面最重要的分子是 B 细胞抗原受体（B cell receptor，BCR）复合物，它由识别和结合抗原的膜表面免疫球蛋白（mIg）和传递抗原刺激信号的 Igα/Igβ（CD79a/CD79b）异二聚体组成。B 淋巴细胞的主要功能是产生抗体介导体液免疫应答，并可提呈可溶性抗原，产生细胞因子（IL-6、IL-10、TNF-α），参与免疫调节。

NK 细胞来源于骨髓淋巴样干细胞，主要分布于骨髓、外周血、肝、脾、肺和淋巴结。目前发现的人 NK 细胞主要表面标志有 TCR⁻、mIg⁻、CD56⁺和 CD16⁺，其中 CD56⁺是 NK 细胞最具有代表性的表面标志。NK 细胞并不表达特异性抗原识别受体，而是通过表面活化受体和抑制性受体对"自身"与"非自身"进行识别，并直接杀伤某些肿瘤和病毒感染的靶细胞。NK 细胞表面也有 IgG Fc 受体，凡被 IgG 结合的靶细胞均可被 NK 细胞通过其 Fc 受体的结合而导致靶细胞溶解，即 NK 细胞也具有抗体依赖性细胞介导的细胞毒性作用。

抗原呈递作用细胞（antigen-presenting cell，APC）又称辅佐细胞，是能够加工抗原并以抗原肽-MHC 分子复合物的形式将抗原肽提呈给 T 细胞的一类细胞，其作用是诱导 T 细胞活化。APC 主要分为两大类，第一类是通过 MHC Ⅱ 类分子提呈外源性抗原的 APC，此类 APC 能够提取、加工外源性抗原并以抗原肽-MHCⅡ分子复合物的形式将抗原肽提呈给 CD4⁺T 细胞，包含专职性（如树突状细胞、单核/巨噬细胞和 B 淋巴细胞，具有直接提取、加工和提呈抗原的功能）和非专职性（如内皮细胞、上皮细胞、成纤维细胞等，通常不表达或低表达 MHC Ⅱ类分子，加工活化提呈抗原的能力较弱）两种。第二类是通过 MHC Ⅰ 类分子提呈内源性抗原的 APC，此类 APC 能够降解、加工细胞内（内源性）抗原并以抗原肽-MHC Ⅰ类分子复合物的形式将抗原肽提呈给 CD8⁺T 细胞，此类细胞通常易被病原体感染而被 CD8⁺T 细胞识别和杀伤。

（三）免疫分子

免疫分子是机体免疫系统中免疫组织或细胞所分泌的一类具有重要生物学活性的分子，包括抗体、补体系统和各种细胞因子，在免疫应答和免疫调节过程中具有非常重要的作用。

免疫球蛋白（immunoglobulin，Ig）是具有抗体活性或化学结构与抗体相似的球蛋白的统称，主要由 α1、α2、β 和 γ 球蛋白组成。抗体（antibody，Ab）是机体免疫系统在抗原刺激下由 B 细胞所分化的浆细胞产生的一类能与相应抗原发生特异性结合的球状糖蛋白。抗体按其结构的不同可分为五大类：IgG、IgM、IgA、IgD 和 IgE，每种类型都有多种不同的抗体，它们在获得性免疫系统中担任着不同的角色。抗体均为免疫球蛋白，但免疫球蛋白不一定都是抗体。免疫球蛋白可以分泌型存在于体液中，具备抗体的各种功能；也可存在于 B 细胞膜上，称为抗原受体。免疫球蛋白的功能主要包括特异性识别结合抗原、激活补体、结合 Fc 受体及转运到原先不能到达的部位（如穿过胎盘和黏膜）。

补体（complement，C）主要由巨噬细胞、肠道上皮细胞和肝、脾细胞合成，广泛存在于人和动物血清、组织液和细胞膜表面。补体并非单一物质，是由与免疫有关并具有酶活性的 30 多种成分组成的一组蛋白质，故称为补体系统。目前认为补体系统是一个具有精密调控机制的蛋白质反应系统。一般情况下，补体各成分以非活化状态存在于血清中，当受到病原微生物入侵而感染或受到抗原刺激时，补体就被激活而发挥多种生物学功能，如趋化作用、调理作用和免疫黏附作用等，从而增强吞噬活性和溶解靶细胞的能力。

细胞因子（cytokines，CK）是指由免疫细胞和某些非免疫细胞（如血管内皮细胞和表皮细胞等)经刺激而合成并分泌的一类生物活性分子,它们介导细胞之间的信息交换与相互调节,参与免疫应答、免疫调节和炎症反应过程。细胞因子种类繁多,功能广泛。一种细胞可产生多种细胞因子,同一种细胞因子对不同的靶细胞也可能具有不同的作用。细胞因子主要作用方式是通过与靶细胞表面的细胞因子受体结合而发挥各种生物学功能。按照其功能特点,细胞因子可分为白细胞介素(inerleukin,IL)、干扰素(interferon,IFN)、肿瘤坏死因子(tumor necrosis facor,TNF)、集落刺激因子(colony stimulating factor,CSF)、生长因子(growth factor,GF)和趋化因子(chemokine)六大类。

二、食品中有毒有害化学物质对机体免疫功能的影响

与机体其他系统相比,免疫系统对毒物更加敏感,因此更容易受到毒物的损害。食品中有毒有害化学物质对免疫系统可能造成不同的影响,大致可表现为免疫抑制或免疫缺陷、超敏反应及自身免疫。

(一)免疫抑制和免疫缺陷

免疫抑制(immunosuppression)一般是指免疫系统组分之一或多组分的损伤而导致机体免疫功能的低下。典型的免疫抑制主要见于使用免疫抑制类药物的临床病例(如治疗自身免疫性疾病和抗移植排斥)。某些外源化学物或物理因素可以直接通过作用于免疫细胞和免疫分子,或通过干扰神经内分泌网络间接作用,使免疫系统对抗原的应答产生异常(过高或过低),也可发生对自身抗原的应答,导致多种免疫病理过程,从而导致免疫性疾病的发生。其中应答过低即可引起免疫抑制,严重情况下可表现为免疫缺陷(immunodeficiencies)。

目前已知的具有免疫抑制作用的外源化学物约有上百种,其中食品中可能存在的化学物主要包括农药(如敌百虫、甲基对硫磷、氨基甲酸酯、六氯丁二烯、甲基硫醇、狄氏剂、西维因等)、药物(如环磷酰胺、甲氨蝶呤、6-巯基嘌呤、氟尿嘧啶、环孢素、雌二醇、白消安、阿霉素等)、金属及其化合物(如铅、汞、甲基汞、镉、铬、砷等)、多环芳烃类(如苯并[a]芘、苯蒽、二甲基苯蒽、三甲基胆蒽等)和多卤代芳烃类(如多氯联苯、多溴联苯、2,3,7,8,-四氯二苯对-二噁英和六氯苯等)。

外源化学物免疫抑制作用的主要表现包括抗感染能力降低和易发肿瘤。抗感染能力的降低一般发生于外源化学物严重抑制机体细胞免疫或体液免疫时,宿主对生物因子如细菌、病毒、寄生虫等的抵抗力降低,感染机会明显增加。易发肿瘤发生于机体的免疫监视功能受损时,主要表现为肿瘤的发生率增高。

(二)超敏反应

超敏反应(hypersensitivity)又称为过敏反应或变态反应(allegy),是机体对某些抗原初次应答后,再次接受相同抗原刺激时发生的一种异常免疫应答,主要表现为组织损伤和(或)生理功能紊乱。外源化学物引起的超敏反应有三个主要特点:一是反应不同于同种物质的一般毒性反应,主要是变态反应性炎症;二是初次接触某种化学物质后经过 $1 \sim 2$ 周,再次接触同种物质即可出现;三是很小剂量就可以导致症状出现,与常规的剂量-反应变化规律不太相符。

引起超敏反应的抗原物质称为变应原或过敏原,可以是完全抗原或半抗原,前者如食品添加剂、血清蛋白质、微生物、霉菌、花粉、尘螨等;后者如三硝基氯苯、氯化苦、镍、铂、氯乙烯等,半抗原与某些蛋白质结合后可发挥抗原作用。

外源化学物引起超敏反应的类型可涵盖Ⅰ、Ⅱ、Ⅲ及Ⅳ四个类型。间苯二酚、甲醛、甲

苯、氯化苦、二异氰菊酯、六六六、DDT 等可导致 I 型(速发型)超敏反应,参与成分主要是 IgE、肥大细胞和嗜碱性粒细胞,主要临床表现包括哮喘、鼻炎、荨麻疹、过敏性休克等。铅、苯等可导致 II 型(细胞毒型)超敏反应,参与成分主要是 IgG 或 IgM、补体、巨噬细胞和 NK 细胞,主要临床表现包括溶血性贫血、输血反应、粒细胞减少、血小板减少性紫癜和肺-肾综合征等。汞、铅、氯乙烯等可导致 III 型(免疫复合物型)超敏反应,参与成分主要是 IgC、IgA、补体、中性粒细胞和嗜碱性粒细胞,主要临床表现包括脉管炎、红斑狼疮、慢性肾小球肾炎、类风湿性关节炎等。镍、镉、砷、汞、硝基苯和苯胺等可导致 IV(迟发型)超敏反应,参与成分主要是 T 淋巴细胞,主要临床表现包括接触性皮炎、湿疹、结核、变态反应性脑炎和甲状腺炎等。四种类型超敏反应的响应时间存在一定区别,I、II、III 型超敏反应是由抗体介导的,数分钟到数小时即可发生反应,IV 型超敏反应由 T 淋巴细胞所介导,通常需要二次接触抗原后 24～48 小时发生明显症状。

(三)自身免疫

机体免疫系统对自身抗原失去免疫耐受,产生自身免疫效应细胞和自身抗体的现象称为自身免疫(autoimmunity),如导致临床症状的出现则为自身免疫病(autoimmune disease, AID)。外源化学物引起自身免疫反应和自身免疫病,其基本病理特征为化学物质诱导体内自身抗原刺激机体免疫活性细胞,特别是辅助 T 细胞,进而激活 B 细胞,产生一种或多种自身抗体,抗原与抗体结合形成免疫复合物,随血液循环到某些部位沉积下来,干扰相应器官的正常生理功能,并通过激活补体系统,促使炎性细胞浸润,造成组织损伤。多种外源化学物可引起人类自身免疫病,如重金属镉和汞可引起免疫复合物性肾小球肾炎,青霉素和甲基多巴可引起自身免疫性溶血性贫血,联苯胺和酒石酸可引起系统性红斑狼疮,锂、多溴联苯和多氯联苯可引起自身免疫性甲状腺疾病,氯乙烯和掺假的菜籽油可引起全身性硬皮病。

三、食品中有毒有害化学物质的免疫毒性评价方法

(一)免疫毒性检测方法

1. 免疫病理学检查 主要观察胸腺、脾脏、淋巴结和骨髓的组织结构和细胞类型,另外还需检查局部黏膜(如鼻黏膜、支气管黏膜、肠黏膜和皮肤黏膜)相关淋巴组织,检测指标主要包括淋巴器官重量、病理检查及流式细胞术检测细胞表面标记等。

2. 免疫功能评价方法 包括固有性免疫应答和适应性免疫应答,前者主要评价 NK 细胞活性和巨噬细胞功能,后者主要评价体液免疫功能和细胞免疫功能。宿主抵抗力试验用于反映整体免疫功能。

(1)NK 细胞活性检测:主要观察 NK 细胞对敏感肿瘤细胞的溶细胞作用,检测 NK 细胞活性的方法主要有同位素释放法和乳酸脱氢酶释放法。人 NK 细胞活性检测常用人白血病细胞株 14562 作为靶细胞,小鼠脾脏 NK 细胞活性测定一般用小鼠淋巴瘤细胞株 YAC-1 作为靶细胞。

(2)巨噬细胞功能检测:经典方法是放射性核素铬标记的鸡红细胞(^{51}Cr-cRBCs)吞噬法,此外还有炭粒廓清试验、巨噬细胞溶酶体酶测定、巨噬细胞促凝血活性测定和巨噬细胞表面受体检测。

(3)体液免疫功能评价:主要通过观察抗体形成细胞数或抗体生成量来评价,常用方法有空斑形成细胞(PFC)试验、ELISA、免疫电泳法、血凝法等,直接测定血清抗体浓度,其中 PFC 试验是最常用的方法。

（4）细胞免疫功能评价：一般分为体内法和体外法。体内法包括迟发型变态反应、皮肤移植排斥反应、移植物抗宿主反应；体外法有淋巴细胞增殖、T细胞毒性及淋巴因子的产生等。体外法为常用的方法，但体内法测定迟发型变态反应应用更广。通常迟发型变态反应可以反映机体细胞免疫状况。

3. 超敏反应检测　Ⅰ型超敏反应一般采用主动全身过敏试验（active systemic anaphylaxis，ASA）、被动皮肤过敏试验（passive cutaneous anaphylaxis，PCA）、主动皮肤过敏试验（active cutaneous anaphylaxis，ACA）检测。Ⅳ型超敏反应最常用Buecher试验（Buecher test，BT）和豚鼠最大值试验（guinea pig maximization test，GPMT）。此外还有小鼠耳肿胀试验（mouse ears welling test，MEST）、小鼠局部淋巴结试验（local lymph node assay，LLNA）和光变态反应等。MEST和LLNA由于方法简单、实验用材少、价格低廉，而且能较好地预测人群接触外源化学物的致敏性，得到广泛应用。

为适应2013年起欧盟颁布的化妆品及其原料禁止使用动物做实验的禁令，目前已有部分超敏反应的体外替代实验进入验证阶段，包括直接肽反应性分析（direct peptide reactivity assay，DPRA）、人细胞系活化试验、粒细胞皮肤致敏性试验和KeratinoSens试验。

4. 自身免疫反应检测　目前常用4种筛选方法，即检测有自身免疫疾病倾向的啮齿类动物的发病频率和比例、用免疫组织化学法鉴定免疫球蛋白或免疫球蛋白复合物沉积、检测血清中自身抗体水平的提高、报告抗原的腘窝淋巴结试验（popliteal lymph node assay，PLNA）。

5. 宿主抵抗力检测　宿主抵抗力的检测大部分是在小鼠身上进行的，包括对细菌、病毒、寄生虫及可移植肿瘤细胞的抵抗力。进行宿主抵抗力检测时，所用感染因子的剂量及动物数是十分重要的，剂量过高过低都得不到满意的结果。尽管很多宿主抵抗力试验在操作上很简单，但使用动物较多，与免疫功能检测相比其敏感性较差，因此在免疫毒性筛选上一般不做宿主抵抗力检测。

6. 其他方法　除上述较经典的方法以外，随着免疫学技术的进步，已有多种较新的方法应用于免疫毒性检测。有代表性有细胞因子测定（变应原活性分析和全血细胞因子测定、荧光细胞芯片测定等）、转基因动物模型（建立敏感动物模型、导入或敲除目的基因、人源化转基因动物等）、鼠钥孔戚血蓝素试验（钥孔戚血蓝素可引起Ⅳ型超敏反应，可被用作免疫原测定免疫能力）、羧基荧光素乙酰乙酸（CFDA-SE）淋巴细胞转化试验（CFDA-SE染料可标记淋巴细胞，通过流式细胞术检测淋巴细胞增殖）、免疫细胞表型分析（通过抗体识别及结合免疫细胞的抗原表位，鉴定和计数白细胞亚群）、磁珠分离技术（MACS，与流式细胞术分选细胞相比，该技术具有高效、快速、对靶细胞的活性和功能干扰少的优点）等。

（二）免疫毒性检测方案

目前较公认的外源化学物免疫毒性检测与评价主要采用成套试验方案，如美国国家毒理学规划委员会（NTP）1988年提出的啮齿类动物免疫毒性检测方案、世界卫生组织（WHO）1992年推荐的人群免疫毒性检测方案、美国食品药品监督管理局/药品评价和研究中心（FDA/CDFR）2002年公布的新药免疫毒理学评价规范和2005年人用药品注册技术规范国际协调会（ICH）推荐的人用药物免疫毒性研究（ICH S8）。

1. 动物免疫毒性检测方案　TP 1988年提出的检测方案主要使用雌性小鼠，因此一般又称为小鼠免疫毒性检测方案，包括Ⅰ级（Tier Ⅰ）和Ⅱ级（Tier Ⅱ）两个阶段试验。此方案是目前动物免疫毒性的标准方案，具体参见表2-7-1。

表 2-7-1　NTP 免疫毒性检测方案

分级	检测指标
Ⅰ级 （Tier Ⅰ）	血液学指标:细胞分化抗原分类和细胞分类计数
	体重和器官重量:脾脏、胸腺、肾脏和肝脏
	淋巴器官组织学:脾脏、胸腺和淋巴结
	体液免疫:IgM 斑块-形成细胞反应
	细胞免疫:T 细胞和 B 细胞对丝裂原的反应性和混合淋巴细胞反应
	非特异性免疫:NK 细胞活性
	血液和脾脏中 T 细胞和 B 细胞群定量分析
Ⅱ级 （Tier Ⅱ）	体液免疫:IgG 斑块-形成细胞反应
	细胞免疫:T 细胞活性及迟发型超敏反应
	宿主抵抗力:对致病原或肿瘤的防御能力

Ⅰ级试验是成套试验,Ⅱ级试验则根据Ⅰ级试验结果有选择地进行。如果Ⅰ级试验结果呈阴性,可认为在该剂量下被测化学物不具有明显的免疫毒性,如果Ⅰ级试验结果出现阳性反应,则需进行Ⅱ级试验。

2. 人群免疫毒性检测方案　WHO 于 1992 年推荐的人群免疫毒性检测方案主要包括七个方面的检测,即血液学、体液免疫、细胞免疫、非特异性免疫、淋巴细胞表面标志、自身抗体、临床化学检查等,具体见表 2-7-2。

表 2-7-2　WHO 推荐的人群免疫毒性检测方案

免疫功能	检测指标
全血细胞计数级分类	
抗体介导免疫	对蛋白质抗原的初次抗体反应
	血清中免疫球蛋白水平(IgM、IgG、IgA、IgE)
	对蛋白质抗原的二次抗体反应(白喉杆菌、破伤风杆菌等)
	对回忆抗原的增殖反应
淋巴细胞表型	用流式细胞仪分析淋巴细胞表面标志 CD3、CD4、CD8、CD20
细胞免疫	检测皮肤迟发型超敏反应
	对蛋白质抗原(KLH)的初次 DTH 反应
	对血型抗原的天然免疫(如抗 A、抗 B)
自身抗体和炎症	C-反应蛋白
	自身抗体滴度
非特异性免疫检测	NK 细胞数(CD56 或 CD60)或对 K562 细胞的溶解活性
	吞噬作用
临床化学指标检测	

另外,美国国家科学研究委员会(NRC)早在 20 世纪 80 年代也提出了一个人群免疫毒性检测的三级评价方案(表 2-7-3)。一级检测是必须进行的,若在一级检测中发现异常的人需进行二级检测,三级检测则是对二级检测中出现异常的人进行检测。在二、三级检测中,除检测上一级别指标异常的人之外,还可以随机选择部分接触人群进行检测。

表 2-7-3 NRC 人群免疫毒性三级方案

分级	免疫功能	检测指标
一级	体液免疫	血清中免疫球蛋白含量及免疫电泳;对普遍存在抗原的抗体水平;对蛋白质抗原及多糖抗原(肺炎双球菌等))的二次抗体反应
	淋巴细胞	血液中 T 细胞和 B 细胞数;细胞表面抗原 CD3、CD4、CD8、CD20;二次迟发型超敏反应(如念珠菌、白喉杆菌等)
	自身抗体滴度	对红细胞、核、DNA、线粒体、IgE 的抗体滴度
二级	体液免疫	对蛋白质抗原及多糖抗原的初次抗体反应
	细胞免疫	对丝裂原及抗原的增殖反应,对 KLH 诱发的 DTH 反应
	细胞标志	CD5、CD11、CD16、CD19、CD23、CD64,流式双荧光染色
	T 细胞表面 MHC Ⅱ 型	CD3 的 T 细胞标志
	血清学指标	血清中的细胞因子水平或分泌细胞活化标志和受体(如 CD25)
	MHC Ⅰ 型及 Ⅱ 型抗原谱	
三级	NK 细胞功能	如二级检测中发现 CD16 异常,用非特异性杀伤肿瘤细胞株检测
	细胞增殖反应	如二级检测中 DTH 反应异常,检测对佛波酯及钙离子导入剂、抗 CD3 抗体及伤寒内毒素的细胞增殖反应
	体内试验	二次细胞介导免疫反应的产生(增殖反应及受 MHC 限制的细胞毒性),用流感病毒
	免疫球蛋白亚类	血清中免疫球蛋白亚类水平(IgA_1、IgA_2、IgG_{1-4})
	抗病毒滴度	血清中抗病毒滴度(如流感病毒、人类免疫缺陷病毒等)

药物相关的免疫毒理学评价方法也可以为食品领域所借鉴。2002 年美国 FDA/CDER 公布了新药研究的免疫毒理学评价规范,提出需考察药物对免疫抑制、超敏反应、自身免疫、免疫原性(immunogenicity)和不良免疫刺激(adverse immunostimulation)。其中免疫原性是指药物及其代谢产物引起免疫反应的能力,不良免疫刺激是指药物对免疫系统某些成分的任何抗原非特异性的、不适当的或难以控制的活化作用。

2005 年 ICH 公布了 ICH S8 指导原则,即"人用药物免疫毒性研究"。ICH S8 将欧洲医药评价局、美国 FDA 和日本厚生劳动省三方关于免疫毒性评价的观点中一致的方面统一起来,即关于免疫抑制的评价。初始筛选试验包括对啮齿类动物的标准毒性检验和早期短期的非啮齿类动物的慢性毒性重复试验,试验方法涉及血液学、免疫器官重量和组织病理学、血浆免疫球蛋白、感染和肿瘤模型。追加试验包括 T 细胞依赖的抗体反应(TDAR)、免疫细胞表型分析、NK 细胞功能、宿主抵抗试验、巨噬细胞/嗜中性粒细胞功能、迟发型超敏反应,但未包括目前缺乏统一评价方法的超敏反应、自身免疫等检测。该法强调评价方法应灵活、科学和实用。

第八节 食品中有毒有害化学物质的行为毒性研究

一、行为毒理学概述

行为毒理学（behavioral toxicology）又称神经行为毒理学（neurobehavioral toxicology），主要研究外源化学物特别是低剂量慢性接触对行为方面所产生的有害影响（通常指感觉、学习和记忆、运动等中枢神经系统的功能障碍），一般涉及心理学、行为科学和神经生理学等研究方法。行为毒理学试验方法已成为筛选神经毒性化学物及药物的重要方法之一，世界各国已广泛采用行为功能指标作为毒理学研究和评价的依据。

行为是机体在一定时间内对外部环境改变所做出的感觉、运动和认知的综合反应。行为改变是一种早期的敏感指标，在某些毒物的低剂量或早期作用阶段，机体可较早表现出神经及心理行为的功能性改变。大量研究表明食品中可能存在的许多具有潜在的神经毒性化学物质，例如农药、食品添加剂、酒精、多氯联苯、重金属等，在不引起明显的形态学改变的情况下，可以先引起行为功能的障碍。在职业环境中这类问题更加突出，因高剂量接触所导致的急性化学中毒发病情况已大为降低，而较低水平、长期接触所致的健康损害日益增加，损害表现中出现行为学改变的概率非常高。

条件反射学说是行为毒理学早期发展的基础。随着行为科学的发展，条件反射逐渐划分为经典条件反射（classical conditioned reflex）和器械性条件反射（instrumental conditioned reflex）。经典条件反射又称为应答性行为（respondent behavior），是由明确的刺激所引发的反应，可分为非条件性应答行为（包括平滑肌收缩、腺体分泌、横纹肌收缩、全身运动及方向探索等）和条件性应答行为（通过后天形成的条件刺激或先天固有的非条件刺激，使实验动物在形成某种条件反射下的反应）两种。器械性条件反射又称为操作行为（operant behavior），是测试实验动物为适应环境变化而自行产生的一种本能反应，这种行为主要由行为本身的结局所控制，并受环境制约。

二、行为毒理学研究方法

（一）行为测试策略

OECD 于 1995 年公布的《啮齿类动物重复剂量 28 天经口毒性试验指导原则》（OECD TG 407，2008 年有更新）、1997 年公布的《啮齿类动物神经毒性试验指导原则》（OECD TG 424）和美国环境保护局（EPA）1998 年公布的《健康效应指导原则：神经毒性筛选组合》（OPPTS 870.6200）均建议对农药、环境污染物应考虑在急性和重复剂量毒性试验中进行功能观察组合试验（functional observation battery，FOB）和活动量（motor activity）测试。学习和记忆的仪器测试和听觉惊跳反应（startle response）只在美国 EPA OPPTS 870.6300 中有明确提出。相对而言，药物临床前试验在行为毒性研究方法上的选择余地更大，ICH S7A（ICH 2000）推荐第一级测试（Tier 1）可包括运动活力测试、行为改变、协调能力、感觉/运动反射和体温，同时还可以选择 FOB 和 Irwin 方法（啮齿类动物急性毒性行为与生理功能初步观察，FOB 由 Irwin 法发展而来）中的其他试验。第二级测试（Tier 2）需根据第一级测试的结果做出判断，可包括学习和记忆、药理学反应、神经化学和电生理测试等。2015 年美国 NTP 推荐的神经行为测试方法主要纳入了自主活动、听觉惊吓反应和 Morris 水迷宫三种测试。

由于神经系统结构和功能非常复杂,故在分析毒物对神经系统的毒性影响时常采用不同终点的测试组合,涉及自主神经、神经-肌肉、感觉和兴奋功能等。一般可将行为测试组合分为两大类,即观察性评估和操作性测试,根据实验目的的不同可灵活进行组合(表2-8-1)。

表 2-8-1　神经行为组合实验的观察终点

观察性评估	操作性测试
活动度	神经反射或神经反应
家笼观察	瞳孔反应
旷场试验	眼睑反射
后肢站立	耳翼反射
活动力/惊愕反应	伸肌反射
反应力	神经-肌肉功能测试和姿势反应
惊愕反射	握力
步态和姿势特征	足张开着地
步态描述	翻正反应
姿势描述	感觉反应
不随意/非正常的运动	视觉靠近反应
震颤	视觉定位
自发性收缩	触摸反应
抽搐	听觉反应
肌肉强直	夹尾反应
奇异行为	曲肌反射
临床特征	嗅觉反应
流泪	
流涎	
毛发、毛皮	
眼睑闭合	
眼球异常	
肌肉紧张	

注:此表仅为举例说明,根据需要仍有较多其他方法可以选择。

国内外在神经系统功能评价中常使用 FOB 组合试验,一般选用大鼠或小鼠,染毒时间可从几天到数月。FOB 主要观察以下指标:①异常体位、活动量和步态;②异常行为,如强迫性噬咬、自残、转圈和后退等;③惊愕、震颤、眼泪、流涎、腹泻和发声等;④感觉和运动功能等方面的改变。虽然目前有一些争议,但一般认为 FOB 在评价神经毒性和预测毒性机制方面是有一定意义的。

另外,研究中还常用神经功能等级评分法来评价神经功能缺陷的程度。该法总分为 18

分,不同分数可反映损伤程度的不同。2~6分轻度损伤,7~12分中度损伤,13~18分严重损伤,而评分为1则代表完成实验项目不稳定或进行的实验反射有缺陷(表2-8-2)。

表2-8-2 神经功能等级评分标准

运 动 试 验	得分
抓尾将鼠提起,以下每项得1分:	
前肢屈曲	1
后肢屈曲	1
头动与垂直轴成角大于10°并持续30秒	1
将鼠放在地板上,正常得0分,最高得3分:	
正常行走	0
向前直行时不稳	1
前行时向瘫痪侧划圈	2
向瘫痪侧摔倒	3
感觉试验,以下每项得1分:	
放置试验(视觉和触觉试验)	1
本体感觉试验(深感觉,将鼠爪压向桌面刺激肢体肌肉反应)	1
平衡木试验,正常得0分,最高得6分:	
能维持正常平衡姿势	0
抓住平衡木的一侧	1
悬于平衡木并有一肢体摔下平衡木	2
悬于平衡木并有两肢体摔下平衡木或在平衡木上旋转(>60s)	3
试图在平衡木上保持平衡(>40s)但最终摔下来	4
试图在平衡木上保持平衡(>20s)但最终摔下来	5
直接摔下:无保持平衡的意图或悬在平衡木上(<20s)	6
反射消失或出现异常运动,以下每项得1分:	
耳廓反射(触及外耳道时摇头)	1
角膜反射(用棉签轻触角膜时眨眼)	1
惊愕反射(对轻弹加载墙上纸张发出的短促噪声的运动反应)	1
癫痫发作,肌肉痉挛,肌张力障碍	1

(二) 动物行为测试

动物行为测试一般采用啮齿类动物(主要是大鼠或小鼠),也有研究者使用其他动物,如猫、狗、猴和鸽子等。目前行为毒理学领域主要使用的动物行为测试方法主要观察指标包括一般行为、学习和记忆、神经运动功能、感觉反应四个方面。

1. 一般行为 主要为观察性的指标,包括动物外观、姿势、活动情况、对光和声等刺激的反应、生理状况等观察。以下从观察性评估中的观察终点(活动度、活动力/惊愕反应、步态/姿势和临床特征)进行介绍。

(1) 活动度(activity level):指短时间内观察动物活动的频率,可使用家笼观察和旷场试验。家笼观察法需要保持环境安静,观察期间勿移动动物,记录活动的频繁程度或用红外线或超声波等仪器测量活动度的改变,可按一定标准予以评分;旷场试验需要把动物放入开阔的标准场地,让动物适应一段时间后观察动物的自发活动,每只动物可观察 2~3 分钟。

(2) 活动力/惊愕反射(reactivity/arousal reflex):评估动物对非特异性刺激的反应水平。活动力测试时需把轻柔动物抓起放到开阔的场地中,观察动物的反应,包括被抓起时的挣扎和扭动的力度、兴奋性;惊愕反应主要测试动物对突然声音刺激的反应,包括迅速跑动、后肢站立、探索反应和情绪紧张等,如身体出现突然卷曲、拱起或急剧跳跃则为阳性反应。

(3) 步态/姿势(gait/posture):步态是指动物行走时肢体的动作形态,姿势是指行走时身体和脊柱的弯度和位置。步态测试时需将动物放置在开放的实验场所,观察行走时四肢移动是否协调(异常步态可表现为共济失调、后肢行走夸张或过度张开、足外翻、前肢拖曳或后肢足下垂等);姿势测试主要观察行走时背部、腹部及身体的矢状面是否平衡,正常姿势应为垂直行走、背部率直、骨盆离开地面,如出现肢体完全扁平、骨盆完全贴紧地面或下垂、驼背等则为异常姿势;不随意/非正常的运动主要指震颤、自发性收缩、抽搐和强直等异常运动;奇异行为主要包括自残、持续后退、尾部竖起或翻腾等行为。

(4) 临床特征:观察动物流泪、流涎、毛发/毛皮(颜色、脱发、竖毛等)、眼睑(闭合频率、眼睑下垂)、眼球(角膜透明度、眼球突出等)及肌肉(紧张度/抗力)等特征。

2. 学习和记忆　学习和记忆作为测试指标的基础是条件反射,主要包括经典条件反射和操作性条件反射。经典条件反射指给予动物一个中性刺激,同时伴随一个能引起特定反应的刺激,经过一段时间后单独给予中性刺激即可引起特定反应;操作性条件反射指为了生存积极适应环境条件,或者避开不利环境所形成的学习行为。常用的学习和记忆的测试方法有跳台法(step down test)、避暗法(step through test)、穿梭箱(shuttle box)和迷宫(maze)等,其中迷宫最为常用。人们利用各种迷宫进行动物学习、记忆、觅食策略、空间认知等多方面的研究,涉及的动物包括大鼠、小鼠、鸟、鱼、蛙、豚鼠、羊、猫、狗、猴子等。目前广泛使用的迷宫包括水迷宫、T 迷宫和八臂迷宫,另外还有 Biel 水迷宫、E 型或 M 型水迷宫、Y 形迷宫、高架十字迷宫、Barnes 迷宫、Olton 空间迷宫、Hebb-williams 迷宫和多重迷宫等。通过比较染毒前后各实验相应指标可以定量评价毒物对学习和记忆功能的损伤效应。

(1) 水迷宫:水迷宫实验(water maze task)也称为 Morris 水迷宫实验(Morris water maze,MWM)或隐匿平台实验,在动物空间学习和记忆研究中应用较多。常用的动物主要是大鼠和小鼠。Morris 水迷宫实验的基本假设是大鼠经过训练后,利用周围的一些特征建立了认知地图,当重新被放进水缸时,动物能准确定位平台在地图中的位置。具体的 Morris 水迷宫实验方法有多种,目前使用较多的程序是适应性训练、定位航行实验和空间探索实验。适应性训练是在实验前一天让动物在水迷宫中自由游泳 120s,结束训练后将其放入温暖干燥的笼具中,尽可能避免应激反应;定位航行实验主要考察学习能力,连续进行 4 天,实验时将动物面朝其中一个象限的池壁放入水中,记录动物的逃避潜伏期、运动总距离和目标象限时间比等指标;空间探索实验主要考察动物空间记忆能力,一般在定位航行实验结束 24 小时后进行,实验时撤去平台,让动物自由游泳,观察动物穿越平台的次数、目标象限时间比等。另外还有考察动物再学习能力的反向空间实验,实验前将平台移动至与原平台呈 180°

的位置,动物入水方位也相应调整到与原方位呈 180°的位置,其余操作同定位航行实验,24 小时进行空间探索实验。动物行为一般通过小动物行为分析系统(如 TSE System GmbH、ANY-maze 等)自动记录分析。

(2) T 迷宫:T 迷宫实验(T maze task)常用于空间工作记忆研究,也可用于参考记忆研究。常用动物为大鼠和小鼠。T 迷宫实验一般程序包括适应性训练、训练实验和测试实验三个部分。适应性训练主要是训练实验前 2 天放入 T 迷宫适应 10 分钟,在两个目标臂放入食物,待动物取食完毕后将动物取出。训练实验时用闸门封闭一臂,动物只能进入另一臂获取食物,取食完毕立即取出动物,用酒精清洗去除食物气味,在原来被挡住的臂内放置食物,15 秒后撤去闸门。动物若选择进入未曾进入的臂记为 1 次正确,给予食物奖励;如动物重新进入第一次实验时去过的臂记为 1 次错误,不予奖励。实验一般持续 4 天,每只动物每天进行 4 组实验,间隔 15 分钟,记录各组每天的正确率,当正确率达 85%以上时结束训练。测试实验则将闸门撤去前的时间延长至 1 分钟和 3 分钟,分别计算各组动物的正确率。

(3) 八臂迷宫:八臂迷宫(8-arm maze)又称八臂放射迷宫(8-arm radial maze)或放射臂迷宫(radial maze),由 Olton 等于 20 世纪 70 年代中期建立,其思路与 T 迷宫类似,可同时测定动物的空间工作记忆和参考记忆。常用动物包括大鼠、小鼠和鸽子。实验开始前,动物被限制食物(每天给予正常需要食物量的 50%)约 7 天,直到体重下降至初始体重的 80% ~ 85%,整个测试时间持续 9 天。实验前 2 ~ 7 天,小鼠在迷宫内进行适应训练,在八个臂中散乱的放一些特殊制作的食物(如 -20℃ 冰箱冷冻的炒熟的花生米),小鼠在迷宫中自由跑动,每次 10 分钟。每次训练开始前,先将 1/5 ~ 1/4 粒花生米放入小盏,小鼠放入后先被一不透明有机玻璃盒子罩住,5 秒后撤去盒子进行观察,记录小鼠在臂中寻找食物所犯的错误作为学习成绩的一个指标。如果小鼠吃完一个臂内的食物后,在接下来的观察时间内再次回到那个臂,则记为 1 次错误,如果小鼠在 10 分钟规定时间内没有走完全部八个臂,实验终止。

3. 神经运动功能　动物常用的运动功能测试包括动物的体格发育,如体重、张耳、出牙、开眼、睾丸下降、阴道张开等;神经反射,如瞳孔反应、眼睑反射、耳翼反射、伸肌反射;神经-肌肉或运动协调功能,如握力、足张开着地、平面翻正、空中翻正、转棒运动、游泳、负趋地性等。

(1) 神经反射:瞳孔反应是用一束光线从侧面移向动物的眼睛,观察瞳孔的反应,正常情况下瞳孔应在很短时间内出现收缩反应。眼睑反射是用一根很细的电线在眼睑上由外向内轻轻划动,正常情况下眼睑应快速关闭。耳翼反射是用一根很细的电线在耳翼上由外向内轻轻划动,正常情况下应出现耳朵摇动或耳翼向内变平。伸肌反射是用手指轻压动物后肢的足底,正常情况下动物应伸展四肢,推开操作者手指,并弯曲脚趾,评价脊髓的感觉和运动传导通路对足底所产生的反应。

(2) 神经-肌肉或运动协调功能:握力测试是让动物的前爪抓住握力表的 T 形杆,实验者抓住动物的尾巴近端,在水平方向快速牵拉动物直到动物的前爪脱开 T 形杆,记录此时握力表的读数,用于评价动物肌肉力量或周围神经调节肌肉的功能。足张开着地又称后肢撑力,实验时在动物的后足外缘部分涂上墨水,然后抓住动物背向上水平提起,在距离铺有一张白纸的平面 20 ~ 30cm 高度时松开动物,使其落在白纸上,正常情况下动物应向前跳跃,着地后迅速走开,测量并记录两后肢展开的距离,用于评价外周神经损伤所致的运动功能改变。平面翻正是让动物仰卧在桌面上,迅速放手,动物应立刻翻身并四肢着地,翻身的顺序应是头部-前肢-后肢,用于判断动物对位置改变的反应(姿势反应)。空中翻正是将动物从

60cm 高度仰卧位丢向一个有垫的平面,观察动物着地的姿势。空中翻正反射包括转头、前肢旋转、后肢旋转等一系列顺序运动,计算三次测试正常落地所占的比例。转棒实验又称滚轴实验,根据动物跌落转棒时的转速或某一转速时跌落转棒的时间来反映动物神经肌肉协调能力。游泳能力测试是置动物在游泳箱中游泳,记录自游泳开始沉入水底的时间,即动物游泳时间,游泳时间的长短可以反映动物运动耐力的程度。负趋地性是将动物头朝下放在坡度为 25°的粗糙斜面上,记录它转身 180°所需的时间。

4. 感觉反应　感觉方面主要测试动物在听觉、视觉、触觉、嗅觉和痛觉五个方面不同的感觉刺激所产生的反应。

(1) 听觉反应:在动物背后(不要让动物看见)突然发出 90~95dB 的声响,正常情况下动物应出现耳翼扇动、畏缩或全身惊吓。

(2) 视觉反应:主要进行视觉靠近反应和视觉定位两项测试。视觉靠近反应实验时把动物放在开阔场地的中央,用一钝物(如铅笔、圆珠笔和电线等)突然指向动物(鼻子水平)并停留 4 秒,观察动物的反应并对动物的反应强度进行分级。视觉定位实验时抓住动物尾巴的近端,把动物悬放在距离桌子边缘一定高度的位置,朝向桌子边缘慢慢放下动物,观察动物的反应,当靠近桌子边缘时动物的正常反应应是伸展头部和颈部并伸出前肢来抓住桌子的边缘。

(3) 触觉反应:主要进行触摸反应和悬崖回避测试,实验时把动物放置在开阔场地的中央,用一钝物轻触动物的尾巴或臀部 1~2 秒,观察动物的反应并进行强度分级。断崖回避实验是将幼鼠放置于一个平台边缘,鼻和前趾或一侧肢体越过边缘,记录其离边缘所需的时间,用于评价动物触觉反应状况。

(4) 嗅觉反应:把一种有气味的液态物质滴在棉签上,然后把棉签放在靠近动物鼻子约 3cm 处,停留 4 秒,观察动物的反应并进行强度分级。

(5) 痛觉反应:主要进行夹尾反应和曲肌反射测试。夹尾反应实验是在距离鼠尾尖 2~3cm 处用夹子快速掐捏动物尾巴(或掐捏脚趾或脚底,力度应达到夹疼但不损伤组织),动物正常反应为逃避、畏缩或全身惊吓,观察动物的反应并进行强度分级。

5. 人类行为测试　人类行为测试一般也采用功能组合实验,主要包括毒理心理行为测试组合(Behavioral Test Battery for Toxic Psychological)、神经行为核心测试组合(neurobehavioral core test battery,NCTB)、神经行为评价系统(neurobehavioral evaluation system,NES)、成人环境神经行为测试组合(adult environmental neurobehavioral test battery,AENTB)与行为评价和研究系统(behavioral assessment and research system,BARS)。另外,还有 SPES 系统(Swedish performance evaluation system)、HR 成套神经心理测验和天津医科大学发展的津医精神运动成套测验等方法。

(1) 毒理心理行为测试组合:1979 年芬兰职业卫生所 Hanninen 编制的毒理心理行为测试组合有 8 个测试项目,即 Bentton 视觉保留、Bouedon-Wiersma 试验、对称画试验、Mira 试验、手提转速度测试、反应时间、韦氏记忆量表和韦氏成人智力量表,其中 Bentton 视觉保留、Bouedon-Wiersma 试验和对称画试验用于反映视觉感知能力,Mira 试验、手提转速度测试和反应时间用于反映活动功能,韦氏记忆量表用于反映认知或记忆能力,韦氏成人智力量表用于反映成人认知能力。

(2) NCTB:NCTB 组合包含 7 个分测试项目,即情绪状态、手提转速度测试、目标瞄准追击测试、简单反应时、数字译码、视觉保留测试和数字广度,其中情绪状态主要评估近一周来心境和情感,手提转速度测试评估手部的操作敏捷度及眼手快速协调能力,目标瞄准追击测试评估手部的运动速度及准确性,简单反应时评估视觉感知至手部运动反应时间,数字译码评估视觉感知、记忆、模拟学习及手部反应能力,视觉保留测试评估几何图形组织和即时视觉记忆能力,数字广度评估听觉记忆。

（3）NES:1985 年美国行为毒理学专家 Baker 和 Letz 通过与计算机专家共同努力,推出了世界上第一代基于计算机程序控制的神经行为测试评价系统 NES,大大提高了测试的工作效率和检测的信度、效度,使神经行为检测评价技术得到了一次大的飞跃。NES 包括 17 项测试项目,分别是反映心理活动的数字译码、眼-手协调、简单反应时、连续操作测试和指叩,反映学习和记忆的数字广度、联想学习、联想回忆、视觉保留、图像记忆、记忆扫描、系列数字学习,反映感知能力的图案比较,反映认知能力的词汇测试、横向加法、注意力调转,反映情感的情感状态测试。90 年代以来,NES 又先后推出了第二代（NES2,1991）和第三代系统（NES3,1996）,NES2 有多国语言可以选择,NES3 增加了音频指令和手动响应,使人类神经行为的计算机系统测试更加完善。

20 世纪 80 年代,经过我国梁友信教授和陈自强教授的不懈努力,推出了经过汉化的神经行为核心测试组合和中文版计算机化神经行为测试系统,并陆续开发出了比较适合中国文化背景的计算机化神经行为测试评价系统,即 Neurobehavioral Evaluation System for Chinese（NES-C）、NES-C2 和 NES-C3,为国内学者应用该技术开展相关的研究创造了良好的条件。1998 年开发的 NES-C3 系统以 Windows 9X 为系统运行环境,可选用不同的测试工具,如键盘、鼠标、触摸屏等。该系统在测试内容上增加了情感问卷、半结构投射和立体视觉心理测试项目,并应用多媒体声像处理的导语以及多元刺激和应答的测试方式,整个测试包括情感、智力、记忆与学习、感知和心理运动 5 个大类 21 个项目。

（4）AENTB:AENTB 是由美国卫生和公共服务部下属的美国毒物和疾病登记署于 1991 年建立的人类行为功能研究方法。该方法基于 NCTB 而来,对低水平暴露导致的行为损伤更为敏感。具体包括系列数字学习、数字译码、数字广度、瑞文渐进方阵、词汇测试、视觉敏锐度、差异辨别灵敏度、Lanthony 色觉、震动触觉阈、简单反应时、指叩、手提转速度测试、测力计和情绪测试。1996 年,ATSDR 推出了针对儿童的行为测试组合,即儿童环境神经行为测试组合（pediatric environmental neurobehavioral test battery,PENTB）。

（5）BARS:BARS 系统较 NES 具有更简易的界面,使用范围更广,适用于受教育程度较低的人群。主要测试项目包括 11 项,分别是连续操作测试、数字广度、匹配样本测试、俄勒冈双任务测试、渐进比率、反转学习、选择性注意力测试、系列数字学习、简单反应时、数字译码和指叩。

6. 行为畸胎学方法　资料表明许多化学物质,如药物可以影响动物的生长发育,尤其是在妊娠期间接触如酒精、甲基汞、农药等化学物质,能够引起后代发育迟缓,学习记忆能力减退,运动能力下降等。行为畸胎学（behavioral teratology）又称为行为致畸学,是研究动物在发育阶段接触低剂量外源化学物所导致的神经行为功能障碍的学科,属行为毒理学的分支学科。行为畸胎学侧重于关注行为功能缺陷,包括行为发育迟缓、学习能力低下、活动异常、适应能力降低等,一般采用纵向研究的方法观察毒物对整个生命周期各主要发育阶段（受孕、胚胎期、胎儿发育期、分娩、新生儿期、幼年期和青春期）的行为功能效应。

常用的行为畸胎学测试组合包括辛辛那提行为畸胎学测试组合（Cincinnati behavioral teratology test battery,CBTTB）和行为畸胎学测试组合（the battery used in collaborative behavioral teratology study,CBTS),两种组合的测试范围包括体格发育、简单反射、运动功能、感觉发育功能、自发性活动、学习和记忆即神经传导系统功能。一般研究中采用的感觉功能项目可包括嗅觉反应、视觉反应、听觉反应和触觉反应测试,运动功能项目可包括旷场试验、握力、足张开着地、平面翻正、空中翻正、负趋地性、游泳和转棒等,学习记忆项目可包括八臂迷宫、水迷宫和 T 迷宫。

三、行为毒理学在食品安全性评价方面的应用

随着经济的不断发展,人们在工作或生活中使用的化学物质越来越多,用于食品的至少有几千种。较多的研究结果表明有许多潜在神经毒性作用的化学物质,在不引起明显形态改变的情况下,即可引起行为改变。因此,20 世纪 70 年代后期,日本、英国相继在药品评价指南中明确提出须对后代进行行为方面,如运动、学习、视觉等方面的测试。OECD(1995、1997)、美国 EPA(1998)先后在化学物质的安全性毒性评价试验方法指南中,增加了功能观察组合试验 FOB 和活动量等行为测试方法,把行为毒理学方法作为一种敏感的化学物质安全性评价手段,逐渐列入化学物质安全性评价法规中。2007 年 EPA 颁布发育神经毒性试验指南,明确指出了神经行为评价的重要性,并规定对准备登记注册的杀虫剂、杀菌剂等农药必须进行啮齿类动物行为毒理学实验,包括运动、惊愕反应和学习记忆等方面。OECD 于 1998 年着重讨论了神经毒性的评价原则及其试验方法,强调应重视神经系统从发生到成熟整个过程的安全性评价,建议评价方法应包括神经行为、神经病理以及神经生理生化三个部分。对那些在环境中存在的可能具有神经毒性,或者可疑具有神经毒性的化学物质以及可能具有潜在神经毒性的物质,可通过各种途径与人类可能接触或进入人体的,原则上都应进行行为毒性的评价。

20 世纪 80 年代后期,我国科学家开始对农药、有机汞、酒精、铝、苯乙烯和缺铁性贫血等开展一系列的行为毒理研究工作。尤其是 20 世纪 90 年代,通过对国外有关化学物质行为毒理学评价方法的研究,结合我国国内当时的研究实验条件和老一辈食品卫生和毒理学等领域的专家对行为毒理学方法学的一系列探讨,在食品安全性毒理学评价程序(GB 15193.1-1994,2014 年已更新)中纳入了行为学方面的观察指标。

对于食品中化学污染物的行为影响研究而言,目前以农药、重金属、含酒精饮料和各种保健食品研究最多。农药是食品中常见的污染物,许多研究表明有机氯、有机磷、氨基甲酸酯类及拟除虫菊酯类农药都可以引起一种或多种行为的异常。如对杀灭菊酯的行为毒理学研究中,低、中、高剂量组(分别是 125ppm、500ppm 和 1000ppm)杀灭菊酯溶于熟豆油后喂养 SD 大鼠 12 周,在试验第 6 周、12 周和停止受试物后 6 周测试大鼠的平衡能力(转棒实验)、自主活动情况(活动量测试)和学习记忆(T 迷宫)等指标,结果发现所有剂量组在第 6 周和 12 周时均对大鼠平衡能力有明显损伤作用,低、中剂量组在停止受试物后 6 周恢复正常;各剂量杀灭菊酯对于大鼠自主活动没有显著影响;高剂量组对学习记忆有一定损伤作用,停药 6 周后干扰作用消失。在该研究中,行为改变的作用剂量为 125ppm,组织学异常出现在 1000ppm,且停药后行为变化恢复明显,符合行为改变的特点。

一些重金属(如镉、铅、汞、砷等)除了可引起急慢性中毒外,还具有神经行为毒性作用,表现为运动能力障碍、学习记忆能力降低,并出现发育迟缓,具有明显的行为致畸作用。研究者于 SD 大鼠怀孕第 6~9 天灌胃给予甲基汞,发现 2.0mg/(kg·d)甲基汞能加速负趋地性能力,6.0mg/(kg·d)剂量组能增加断奶前的死亡率,并加速门牙萌出及开眼时间,显著

影响平面翻正能力,增加听觉惊愕反应的幅度。较低剂量的甲基汞仍然能够对大鼠的行为产生明显影响,大鼠怀孕第 6~9 天灌胃给予 1.0mg/(kg·d)甲基汞,仔代明显出现学习记忆障碍。含酒精饮料也可以干扰胎鼠的正常发育,同时对学习记忆也有不良的影响,故建议孕妇不宜大量饮酒,以防对胎儿产生潜在的影响。相对而言,保健功能食品对神经行为的影响更多的可能是改善作用,选用一组行为学测试方法(包括水迷宫试验、跳台试验和避暗试验等)观察某保健食品对小鼠行为记忆的影响,经口给予小鼠不同剂量的受试物 30 天,结果表明该食品可明显促进被动回避反应、空间辨别能力的记忆获得和记忆再现。

第九节　转基因食品的安全性评价

转基因食品(genetically modified food,GMF 或 GM food)有多种不同描述的定义,但含义基本相同。我国 2001 年发布的《转基因食品卫生管理办法》中的定义为转基因食品是指利用基因工程技术改变基因组构成的动物、植物和微生物生产的食品和食品添加剂,包括转基因动植物和微生物产品、转基因动植物和微生物直接加工品以及转基因动植物、微生物或者加工品为原料生产的食品和食品添加剂。与转基因食品密切相关的名词还有转基因生物(genetically modified organism,GMO 或 GM organism)和转基因作物(genetically modified crop,GMC 或 GM crop),前者泛指基因组被转基因技术改变的生物,后者则局限于农作物范畴。

自 1983 年首例转基因作物烟草出现、1989 年首例基因重组转基因食品牛乳凝乳酶商业化生产及 1994 年美国抗早熟转基因西红柿上市以来,转基因食品迅速进入国内外民众的生活中。目前转基因作物种植国的数量已经翻了两番,从 1996 年的 6 个增加到到 2014 年的 28 个,种植面积从 1996 年的 170 万公顷扩大到 2014 年的 1.815 亿公顷,增加比例达到 100 多倍。转基因作物种类已超过 25 种,大豆、玉米、棉花和油菜的种植面积最大,另外还包括烟草、番木瓜、土豆、西红柿、亚麻、向日葵、香蕉、茄子等。大部分转基因作物属苏云金杆菌(*Bacillus thuringiensis*,Bt)农作物,如 Bt 基因抗虫玉米、Bt 抗虫棉、Bt 茄子等。虽然不少国家和地区受益于转基因作物或食品的推广,但转基因食品安全性一直是备受关注,极具争议性的食品安全问题之一。公众对转基因食品的科学性存在疑问,陆续出现的转基因安全性事件也给转基因食品带来了较大的冲击,其中影响力较大的事件有 1994 年的巴西坚果与转基因大豆事件、1998 年普斯泰(Pusztai)土豆事件、1999 年美国帝王蝶事件、2001 年墨西哥玉米事件、2003 年中国 Bt 抗虫棉事件、2007 年法国孟山都转基因玉米事件、2010 年俄罗斯之声转基因食品事件、2012 年法国转基因玉米致癌事件以及 2012 年中国黄金大米试验事件。2016 年 5 月 17 日美国国家科学工程和医学学院发布一份题为《转基因作物:经验与前景》的长篇报告,该报告试图回答一些转基因领域"令人困惑的"问题,并认为转基因食品对健康无不利影响,从而又掀起了一阵转基因讨论的热潮。

转基因食品安全性问题的争论主要源于食物安全性和环境安全性两方面因素的考虑。

食物安全性因素包括:

(1) 转基因产物的直接影响,包括营养成分、毒性或增加食物过敏性物质的可能;

(2) 转基因的间接影响,经遗传工程修饰的基因片段导入后,引发基因突变或改变代谢途径,致使其最终产物可能含有新的成分或改变现有成分含量所造成的间接影响;

(3) 植物里导入了具有抗除草剂或毒杀害虫功能的基因后,是否也像其他有害物质一样通过食物链进入人体内;

（4）转基因食品经由胃肠道吸收而将基因转移至胃肠道菌群中,从而对人体健康造成影响。

环境安全性方面主要考虑:

（1）转基因作物对农业和生态环境的影响;

（2）产生超级杂草和超级细菌的可能;

（3）转基因向非目标生物漂移的可能性;

（4）其他生物摄入转基因食品后是否会产生畸变或灭绝;

（5）转基因生物是否会破坏生物的多样性等。对上述问题,所谓的"正方"和"反方"均需在科学的评价原则下,利用合理的评价方法进行判断。因此,对转基因食品的安全性评价非常重要,评价目的主要是为了保障人类健康和环境安全、回答公众提问、促进国际贸易、促进生物技术的可持续发展和提供科学决策的依据。

目前各国对转基因食品的管理态度并不一致,以欧盟严格限制型管理模式和美国宽松型管理模式为代表,我国对转基因食品的管理总体介于欧盟和美国两种模式之间。各国在转基因食品标识方面的政策严格程度也可以反映出不同的管理态度。转基因食品的产品标识是公众判断所购买食品是否含有转基因成分,进而区别转基因食品与非转基因食品的重要信息来源。目前的转基因产品标识分为两种类型,即自愿标识和强制性标识。采用强制性标识政策的国家占绝大多数,其中以欧盟最具代表性。欧盟于 1997 年通过 258/97 号条例,要求在欧盟范围内对所有转基因产品（食品/饲料）进行强制性标识管理,并设立了对转基因食品进行标识的最低含量阈值。采用自愿标识政策的国家较少,如美国、加拿大、阿根廷等。以美国为代表,美国政府要求源于生物技术的食品需在包装标签上标识该食品的成分、营养物质含量、含过敏原及可能引起的后果等,但不要求标明食品的生产方法。我国曾只要求对列入农业转基因生物标识目录的大豆、玉米、棉花、油菜、西红柿等 5 大类 17 种转基因产品进行标识,近年来则日趋严格。2015 年通过的《食品安全法》第 69 条明确规定,生产经营转基因食品应当按照规定显著标示。在食品贸易方面,2000 年包括中国在内的120 多个国家签署了联合国《卡塔赫纳生物安全协定书》（属《生物多样性公约》补充条约）,该协定书主要致力于寻求保护生物多样性免受由现代生物技术改变的活生物体带来的潜在危险,协定第 18 条明确规定拟直接作食物或饲料或加工之用的改性活生物体应附有单据,明确说明其中"可能含有"改性活生物体且不打算有意将其引入环境之中。

一、转基因食品安全性评价的基本原则

20 世纪 90 年代,世界范围内对转基因食品安全性评价的讨论空前活跃,最具代表性的是 1990 年世界粮农组织和世界卫生组织（FAO/WHO）召开的第一届转基因食品安全性专家咨询会议和 1993 年 OECD 召开的转基因食品安全性会议,前者于 1991 年出版了《生物技术食品安全性分析策略》报告,认为传统的食品安全性评价方法已经不适用于转基因食品,后者于当年出版《现代生物技术食品安全性评价:概念与原则》报告,确立了转基因食品安全性评价的基本原则—实质等同性（substantial equivalence）原则。1995 年,实质等同性原则被WHO 正式用于转基因食品的安全性评价,随后 1996 年和 2000 年 FAO/WHO 专家咨询会议、2000 年和 2001 年世界食品法典委员会（Codex Alimentarius Commission, CAC）生物技术食品政府间特别工作组会议充分肯定了该原则。除实质等同性原则以外,比较受公认的原则还有个案评估（case by case assessment）原则和逐步评估（step by step assessment）原则。

2003 年 CAC 发布《现代生物技术食品的风险分析原则》（CAC/GL 44-2003），较为系统地对转基因食品的风险评估、风险管理、风险交流等环节提出了较为细致的指引。

（一）　CAC 风险分析总则

转基因食品的风险评估环节包括安全性评价，目的是确立危害、营养或其他安全方面的担忧是否存在，如存在则需收集其性质和严重性的信息。安全性评价应首先包括转基因食品与传统食品的比较，重点在于确立相似性和差异性。如果安全性评估确立了转基因食品存在新的或发生变化的危害、营养或其他安全方面的担忧时，需鉴定其相关联的风险，以决定对人类健康的影响。安全性评价过程要考虑到所产生的预期和非预期的效应、新的或发生变化的危害及确定主要营养成分的变化对人类健康的影响。转基因食品上市前应系统地并在个案的基础上实施安全性评价，需使用适当方法获得具有科学基础的数据和信息。对转基因食品的风险评估方法需基于多学科数据和信息，并需考虑到多种因素（具体见评价内容）的影响。数据应使用适当的、科学的风险评估方法进行分析。

转基因食品的风险管理是与其风险成比例的。风险管理措施的核心是在安全和营养方面保护人类健康。风险管理措施的制定者应考虑风险评估过程中发现的不确定因素，实施前针对这些不确定因素提出适当措施，如转基因食品标识。风险评估过程中，应在个案基础上考虑其需要和用途，其实用性应在风险管理中得到考虑。一般认为，上市后的监督是非常必要的。上市后监督的主要目的是及时发现可能发生的健康危害情况及其严重程度、监测营养摄入水平的变化。风险管理措施的执行过程中需要及时参考已有资料、使用适当分析方法并做好产品追踪，其主要目的是能及时将有明显缺陷的转基因食品从市场召回。

鉴定和管理转基因食品时，应提供一透明且设计周密的管理框架，包括数据需求的一致性、评估框架、风险可接受水平、风险通报和磋商机制以及决策程序。风险通报是一个互动的过程，有效的风险通报对风险评估和风险管理阶段都较重要。风险通报涉及政府、工业、科技工作者、新闻媒体和消费者等所有方面。风险通报应采用透明管理决策程序，所有决策过程均应全部记录在案并接受公众的审查，同时要注意保护工商信息机密。磋商程序也是互动性的，需听取所有有关方面的意见，此阶段提出的相关食品安全和营养问题应在风险评估过程中予以考虑并解决。

另外，管理部门还需注意自身的能力建设，以利于与各方的风险信息交流。需认识到随着生物技术领域的快速发展，转基因食品的安全性评价措施应在必要时予以调整，以确保新出现的科学信息纳入到相关的风险分析程序。

（二）　转基因食品评价的基本原则

1. 实质等同性原则　　实质等同性原则是指转基因食品及食品成分是否与传统食品具有实质等同性。是否具有实质等同分为三种情况，一是与传统食品及食品成分具有实质等同性；二是除了插入的性状外，该产品与传统食品及食品成分具有实质等同性，安全性的分析应集中在特定的差异上；三是与传统食品及食品成分无实质等同性。如果对转基因食品主要营养成分、主要抗营养物质、毒性物质及过敏性成分等物质的种类与含量进行分析测定，与同类传统食品无差异，则认为两者具有实质等同性，不存在安全性问题；如果无实质等同性，需逐条进行安全性评价。

对转基因食品而言，实质等同概念在安全性评价程序中是非常关键的。实质等同性本身不是安全性评价，它代表的是一个起点，是对新的转基因食品与传统食品相对安全性的比较。实质等同性可以帮助确定潜在的安全和营养问题，被认为是迄今为止最为适当的安全性评估措施。它是一种动态的过程,既可以是很简单的比较,也可能需要很长的时间进行对比,这完全取决于已有的经验和食品及其食品成分的性质。

2. 个案评估原则 转基因食品/生物安全性评价的个案评估原则是指针对不同的个案应采取不同的评价方法,即对外源基因、受体生物、转基因操作方式、转基因生物的特性及其释放的环境进行具体的研究和评价。各种不同转基因食品的研发是通过不同的技术路线、选择不同的供体、受体和转入不同的目的基因,在相同的供体和受体中也会采用不同来源的目的基因,因此用个案原则分析和评价食品安全性可以最大限度地发现安全隐患。

3. 逐步评估原则 逐步评估原则是指分阶段对转基因食品/生物进行安全性评价,每一阶段设置评价内容,逐步而具体的开展评价工作。

逐步评估原则一般包括四个步骤:
(1) 在完全可控的环境(如实验室和温室)下进行评价;
(2) 在小规模和可控的环境下进行评价;
(3) 在较大规模的环境条件下进行评价;
(4) 进行商品化之前的生产性试验。

逐步评估的必要性主要体现在两个方面,一是对转基因产品管理是分阶段审批,不同的阶段要解决的安全问题不同;二是由于转入目的基因的安全风险来自不同方面,如毒性、致敏性、标记基因的毒性、抗营养成分或天然毒素等,评价也要分步骤进行。逐步评估原则的优点是效率较高,可以在最短的时间内发现可能存在的风险。

二、转基因食品安全性评价的具体内容

CAC 的生物技术食品政府间特别工作组于 2003 年提出来源于重组 DNA 植物的食品(CAC/GL 45-2003)和使用重组 DNA 微生物生产的食品(CAC/GL 45-2003)两类转基因食品的安全性评价指导原则,2008 年又提出来源于重组 DNA 动物的相关指导原则(CAC/GL 68-2008),为转基因食品的安全性评价提供了较为清晰的基本内容框架,目前受到广泛认可。该框架主要以逐步评估原则,依次进行转基因食品基本情况、受体生物及其食品用途的评价、供体生物的评价、转基因基本情况、转基因鉴定、安全性评价及其他必要评价。我国农业部于 2001 年发布了《农业转基因生物安全评价管理办法》,从法律层面较综合性的在转基因动植物和微生物的生产性试验与安全证书申报中对食品安全监测提出了要求。2010 年农业部发布了《转基因植物安全评价指南》,其中对植物来源的转基因食品的安全性评价内容进行了有针对性、较详细地描述,评价内容主要包括新表达物质的毒理学评价、致敏性评价、关键成分分析、全食品安全性评价、营养学评价、生产加工对安全性影响的评价以及按个案分析原则需要进行的其他安全性评价。其他组织或国家,如美国国家科学研究委员会 NRC(2004)、澳大利亚和新西兰(2005)、欧盟食品安全局 EFSA(2007/2010)、国际食品科学技术联盟 IUFoST(2010)、国际生命科学学会 ILSI(2013)等也提出了较为全面或有针对性的转基因食品评价方案或内容。本书主要介绍 CAC 和我国农业部相关的评价内容。

(一) CAC 推荐的评价内容

1. 转基因食品基本情况 对转基因食品基本情况的描述是充分掌握待评价食品特性所必须的。对转基因植物,主要需确定待评价的作物、基因修饰过程以及修饰的类型和目的等。对转基因动物,需包括引入重组 DNA 的鉴别、重组 DNA 引入受体动物的方法、转基因动物最常用于食品或者食品加工的方法、基因修饰的目的及引入外源致病元件生产过程中

的潜在危险。对食品生产中使用的或含于食物中的转基因微生物,应使用分子方法进行适当的确认,将其作为原种进行保护。

2. 受体生物及其食品用途的评价　应提供受体生物较为全面的评价信息,包括但不限于以下内容:

(1) 一般名称或常用名称、学名和系统分类。对转基因微生物,还需获取此种微生物或其前期物质的培养库的信息及此种微生物在培养库中的索引编号,以及有关分类测定的信息。

(2) 培育和繁殖史,尤其对可能危害人类健康特性的认定。对转基因微生物,需明确微生物以前的培养和使用情况,目前已知的菌株培养情况(包括突变基因的分离及用于菌株构建的前期菌株),特别要指出会对人体健康产生不利影响的特征。

(3) 受体生物有关安全性(任何已知毒性或致敏性)的基因型和表型信息。对表型信息,除受体生物外,还应提供相关物种和已经或可能对受体生物的遗传背景有显著影响生物(如共生生物)的表型信息。

(4) 安全食用历史。转基因植物应包括如何典型地栽培、运输和储存,是否需要特殊处理以使植物能够安全食用,以及饮食中受体植物的重要性(如该植物的哪一部分用于食用,此食用是否在特定亚人群比较重要,受体植物是否含有重要的常量或微量营养素);转基因动物主要考察该动物是如何养殖、食品如何获得(如收获、屠宰和产乳)、可用于消费食品的储藏/运输/加工条件及食物生产的营养元素信息。

(5) 转基因动物还需明确饲养、驯化和生长环境对食品生产的影响。转基因微生物需明确培养受体微生物的相关参数信息。

3. 供体生物的评价　评价内容主要是供体生物的基本信息、相关物种基本信息及与供体生物的关系。供体生物基本信息包括:

(1) 一般名称或常用名称、学名、系统分类。

(2) 培育和繁殖史。

(3) 影响人类健康的特征信息。如是否自然产生毒素、抗营养物质和致敏物质;微生物需提供致病性及与已知病原体的关系信息和对过去和现在的利用情况。

(4) 食用历史和无意暴露途径(如可能作为污染物)。

4. 转基因基本情况　应提供的转基因基本情况信息主要包括:

(1) 基因转化方法的信息,如农杆菌法。

(2) 外源 DNA 的信息。包括来源(如植物、微生物、病毒或合成物)、序列信息(大小、构成、标记基因、调控序列或其他影响 DNA 功能的元件、载体或质粒中序列的定位)、数量和预期功能。

(3) 中间受体生物信息,包括为转化受体生物而用于生产或加工 DNA 的生物。

(4) 如果转化载体为病毒载体或动物病传染性生物,则需对它们的天然宿主、目标器官、转移模式、致病性及内源和外源病原体发生潜在重组的可能性进行评估。

5. 转基因鉴定　为清楚了解转基因食品的安全性,需对基因操作过程进行较全面的分子和生化表征。应对插入受体生物基因组的 DNA 提供以下信息:

(1) 插入 DNA 的鉴定信息。

(2) 插入位点的数量。

(3) 每个插入位点的目的 DNA 的拷贝数量、插入顺序、边界序列信息等,明确插入序列表达可能在食品中的任何新产物信息。新产物信息包括产物种类(如蛋白或未翻译 RNA)、基因产物功能、新性状的表型描述及表达产物在植物/动物中的水平和部位(特别是可食用部位),如表达序列的功能只是改变特异内源性 mRNA 或蛋白的蓄积量,则需明确靶基因产物的数量。转基因动物和微生物还需明确新产物在食物中的代谢水平。

(4) 插入 DNA 中或植物基因组因 DNA 插入而产生的任何开放阅读框信息,注意融合蛋白的产生。

此外,还需提供以下证明信息:

(1) 所使用插入序列的排列是否稳定或是否在整合过程中已经发生重排。

(2) 对氨基酸序列的人工修改是否导致翻译后修饰的改变或影响到结构或功能的关键位点。

(3) 基因修饰的预期效果是否已经达到或所有表达性状是否在多代稳定遗传。如需要,可提供 DNA 插入序列的遗传特性,如显性特征不易被检测到,可提供相应 RNA 表达的遗传特性。

(4) 新表达性状是否在适当组织/细胞中表达,并且其表达方式和水平是否与相应调控序列一致。

(5) 受体生物的一个或几个基因是否受到基因转化过程的影响。

(6) 新产生融合蛋白的序列和表达信息。

6. 安全性评价 转基因生物及其产品的食用安全性评价主要包括毒性评价、致敏性评价、主要组分的成分分析、代谢评价、食品储藏和加工评价、营养修饰与抗营养作用评价、耐抗生素和基因转移评价及非预期效应评价。

(1) 毒性评价:毒性评价时,首先判断转基因食品与现有食品有无实质等同性。评价时应特别考虑新表达物质(如蛋白质、转基因动物脂肪或新插入序列表达产生的酶刺激下产生的新代谢物)的化学特征和功能,并确定转基因生物可食部分新表达物质的含量(包括其变异数和均值),还应考虑在目前饮食中暴露和对特殊亚人群可能造成的影响。提供相应信息以明确对已知毒素或反营养物质在供体生物中的基因编码是否被导入到转基因受体生物中。

对蛋白质潜在毒性评估的重点应放在分析该蛋白质与已知蛋白毒素和抗营养物质的氨基酸序列相似性、热稳定性或加工稳定性及在典型胃肠道模式系统中的降解。转基因食品中的蛋白质与常规食品中安全食用的蛋白质无序列相似时,则需要进行适当的经口毒性研究。毒性评价可以分两个方向进行,一是对目的基因体外表达获得目的蛋白,以此蛋白为材料进行毒性评价;二是以全食品为材料进行毒性评价。评价的方法可以按照传统的动物毒理学试验进行(急性毒性试验、30 天喂养试验、90 天喂养试验和慢性毒性试验四个阶段)。

对尚未有安全食用历史的非蛋白物质的潜在毒性,应以个案的方式进行评估,开展的毒性研究可包括传统毒理学中的代谢、毒物动力学、亚慢性毒性、慢性毒性、致癌性、生殖和发育毒性。潜在毒素的评估需要从转基因生物中分离或重新合成这些新物质,如果是合成的物质,需要在生化、结构和功能方面与转基因生物相同。

转基因食品的毒性评价过程中,以全食品为原料添加到动物饲料中,可能会造成饲料营养素的失衡,从而使观察到的毒理学表现与受试物无关。另外,转基因植物的可食部分添加到饲料中还要考虑适口性的问题。全食品添加到饲料中进行动物实验的缺点显而易见,所以采用体外表达法获得目的蛋白,采取灌胃法进行动物实验效果可能会好一些。

对基因改造的动物性食品,动物本身的健康可作为安全性评价的标志。传统动物的健康可被用作食物安全评估的参照物。这种评估只允许已知的、可接受的健康动物进入人类的食物供应。评估应包括一般的健康特性指示(包括行为、生长、发育、解剖和生殖功能等)、生理衡量(包括临床和分析参数)、其他的物种特异性考虑。

(2)致敏性评价:当插入的基因产生的蛋白出现在食物中时,应评估所有新表达的蛋白质是否会引起过敏反应,或者食物中某些新的蛋白质是否会引发某些人群的过敏反应。目前还没有一项单一的试验可以准确预测人类对新表达蛋白过敏或不过敏,推荐采取综合、逐步、个案的方法进行试验。

评估任何新表达蛋白质致敏的可能性,首先要确定引入蛋白质的来源、该蛋白质的氨基酸序列与已知致敏原的氨基酸序列之间是否显著相似、该蛋白的结构特性,包括其对酶的降解作用,对热的稳定性或对酸处理和酶处理的易感性。

蛋白质来源:应提供与供体生物有关的所有过敏性信息。若有证据表明这些生物体会出现 IgE 介导的呼吸或接触过敏,则可以确定基因的过敏原。致敏性评价中应明确所引入蛋白质的来源信息,包括供筛选用的血清,记录在案的过敏反应的种类、程度和频率,结构特性和氨基酸序列,同一来源已知过敏蛋白的理化属性和免疫属性。

氨基酸序列同源性:序列同源性比较是为了评估新表达蛋白的结构在何种程度上与已知过敏原相似,该信息对判断该蛋白是否具有潜在过敏性非常重要。在序列同源性搜寻中,应将所有新表达蛋白的结构与所有已知过敏原进行比较。在搜寻中使用不同的运算法则,如 FASTA 或 BLASTP 运算法则,以预测结构上的所有相似之处。对邻近的相同氨基酸片段进行逐步搜寻的战略也可用于确定代表线性抗原表位的序列。序列同源性的搜寻有一定局限性,尤其是这种对比仅限于公共数据库和科学文献中的已知过敏原序列,且对发现非邻近抗原表位具有很大局限性。不论最终结果是阳性还是阴性的,应以科学为依据搜寻邻近氨基酸的规模,尽可能减少错误结果。如果一个片断中含有 80 个或以上氨基酸,且相同氨基酸的比率高于 35% 或符合其他科学标准,新表达蛋白和已知过敏原之间就有可能发生 IgE 交叉反应。序列同源性的阴性结果意味着新表达蛋白不是已知过敏原,应该与其他评估数据一同综合考虑;序列同源性的阳性结果则表明新表达蛋白有可能会引发过敏,应使用对已知过敏原过敏的人群的血清,进一步评估该食品。

胃蛋白酶的抗性:胃蛋白酶消化抗性和过敏可能性之间存在一定的联系,已经观察到几种食物过敏原对胃蛋白酶消化产生抗性。如果存在胃蛋白酶,且蛋白呈现降解抗性,就需要进一步分析确定新表达蛋白是否会引发过敏。另外还应该考虑到不存在胃蛋白酶抗性并不能排除新表达蛋白是相关过敏原的可能。

特殊血清筛选:如果蛋白质的来源为已知过敏原,或者与某已知过敏原序列同源,应利用血清进行免疫学检验。从过敏个体中抽取的血清可以用于体外检测蛋白对 IgE 类抗体的特别结合,但检测中的关键问题在于是否可以获得足够数量的人类血清。对来自已知过敏原的新表达蛋白,仅有体外免疫检测的阴性结果还不够,还应进行其他试验(如皮试和离体实验),如为阳性结果则提示待检测蛋白是潜在过敏原。

(3)主要组分的成分分析:对转基因食品的主要组分进行分析,并与在同等条件下生产的传统食品进行等效分析的比较,评估中使用的对比食品应是比较理想的近亲系。比较的目的(结合必要暴露的评估)是为了保证具有重要营养意义的物质或会影响食物安全的物质未发生明显变化。对任何观察到的具有统计学意义的差异应在自然差异范围内进行评估,其参数决定其生物意义。

（4）代谢评价：用转基因技术生产的食品中可能会产生新的代谢物，或者原来各种代谢物的含量水平会发生变化。为评价这类代谢物对人的安全性，应使用传统程序确立这些代谢物变化对人体健康的影响（如评估食品中的化学物对人的安全性）。此外，还应考虑代谢物在食物中蓄积的潜力，并可能对人类健康产生的不良影响。对转基因微生物，代谢物变化可能会引起各种微生物在混合培养物中的数量改变，从而增加有害生物生长和其他有害物质积累的风险。当不同微生物组成的混合培养物用于食品加工时（例如生产天然奶酪、日本豆酱、酱油等），应对转基因微生物对其他微生物的影响作出评价。

（5）食品储藏和加工评价：应考虑食品加工（包括家庭制备食品）对转基因生物存在的潜在影响。如加工后的内源性有毒物质对热的稳定性及重要营养素的生物有效性均可能发生改变，因此需提供加工条件的信息（如蔬菜油，应对油炸程序及任何提炼步骤提供相关信息）。若基因修饰的目的是为了改变储藏性状，应评估该修饰对食物安全和营养品质的影响。

（6）营养修饰与抗营养作用评价：改变营养质量或功能的转基因食品应进行额外的营养评估，以评价改变所带来的结果以及评价营养的摄入是否会受到将此类食品引入食品供应而发生变化的结果。如果已知某种食物的膳食模式、食用情况及其各种衍生物的信息，应利用该种食物的期望摄入量来评价在习惯和最高消费水平时所带来的营养上的影响。特殊人群，如婴儿、孕妇、哺乳妇女、老年人及患有慢性病或免疫系统失调的人群，应特别关注他们的生理特点和代谢要求，根据对营养影响的分析和亚人群膳食需求，有必要进行额外的营养评估。由于食品消费结构具有地域和文化上的差异，一种特定食品营养成分的改变对一些地区或一些文化民族可能比其他地区或民族产生很大的影响，应确定营养成分和受影响的人群。另外，还需评价利用转基因技术改变食物的营养水平对整个食物中营养素的影响。当转基因导致某种食品的成分构成与传统食品存在很大差异时，应利用额外的、营养构成与转基因食品相近的其他传统食物或食物成分作为适当的比较物来评价营养修饰。明确营养素的修饰在什么水平上可以达到一定的生物有效度，并随着时间、加工和储存仍保持稳定。如果期望营养成分的生物有效度发生变化或者成分构成不能与传统食物比较，则还需要进行动物饲养试验研究。如果现有的数据不足以进行完全的安全评价，则应对食品进行合理设计的动物实验研究。

另外还需对转基因食品进行抗营养作用评价，比较转基因产品与同类基因型亲本的传统品种营养成分差异，包括粗蛋白质、碳水化合物、脂肪酸、纤维素、维生素、矿物质；全面分析氨基酸、脂肪酸的组成和含量变化；测定抗营养因子含量。进行抗营养因子检验时，可以设定转基因生物组为试验组，转入基因前的受体生物和标准配方饲料为两个对照组，进行28天或者42~56天的饲喂试验。

（7）耐抗生素和基因转移评价：一般对用于食品加工中的传统生物的不需进行抗生素耐药性评价，但如果转基因生物的抗生素耐药性有可传递遗传因子编码，而且用它生产的终端食品中会存在此类生物或那些可传递遗传因子，则不能使用这些生物。任何可能含有此类抗性基因的质粒、转座子和整合子都需得到特别说明。

对食品中含有耐抗生素标示基因进行安全评估时，应考虑以下因素：某些特定的抗生素是治疗临床疾病的唯一选择（如治疗特定的葡萄球菌感染的万古霉素），耐这类抗生素的标示基因编码不应在转基因生物中使用；如果由耐抗生素标示基因编码的酶或蛋白在食物中存在将降低口服抗生素的治疗效力,评估应预测口服抗生素可能被食物中存在的酶降解的量,确定抗生素的剂量,在暴露于肠道消化条件(包括中性或碱性条件)下可能存在的酶量,以及酶活性所需的辅助因子;如果数据和信息的评估表明耐抗生素的标示基因或基因产品对人类健康构成威胁,标示基因或基因产品则不应在食物中出现;如果食品生产中使用的耐抗生素的基因带有抗临床使用抗生素的编码,则这类耐抗生素的基因不也应出现在食物中。

虽然可能性极小,但不能低估肠道内微生物系统和摄取的转基因微生物之间可能发生质粒和基因的转移事件的可能性。同时也必须考虑基因从重组 DNA 生物或由它生产的食品转移到肠道中的微生物体内或人体细胞内的可能性,以及这种基因转移的结果。在缺少选择性压力的情况下,转移的基因不太可能存活下去,但是也不能完全排除这种可能性。为将基因转移的可能性降到最低,应考虑采取以下几个步骤:将插入的遗传物质进行染色体整合要比在一个质粒上的定位更可取;在转基因生物可以存活于胃肠系统的情况下,应避免在基因构建中使用会给受体微生物带来选择有利性的基因,这些基因会在无意中转移到受体微生物体内;在构建将要被转入其他微生物的遗传物质时,应避免中间插入其他染色体组的序列。

(8) 非预期效应评价:将已知的 DNA 序列导入到生物中以赋予某种靶特征(预期效应),在某些情况下可能得到其他特征或丧失或改变现有的特征(非预期效应)。由于技术的原因,外源基因在染色体内的插入仍然是随机的,并不能确定地将外源基因插入某个位点。非预期效应可能形成新的代谢物或改变代谢模式,如酶的高水平表达可能引起次级生物化学效应,或改变代谢途径,或改变代谢水平。没有单一试验能发现所有可能的非预期效应或明确鉴定出那些与人类健康相关的非预期效应。因此,评价非预期效应需要总体考虑各方面的数据和信息,以保证该转基因食物对人类健康不会产生不良反应。

某些转基因动植物表现的一些特征(如耐除草剂)可能会导致某些外源性化学物的蓄积,如兽药/农药残留、重金属蓄积等改变。转基因动物通过改变人类病原菌通道,或者和新的产毒生物共生等都可能影响食品安全,安全性评价时应考虑并鉴定这些改变。

(二) 我国农业部《转基因植物安全评价指南》推荐的评价内容

2010 年农业部《转基因植物安全评价指南》要求按照个案分析的原则,评价转基因植物与非转基因植物的相对安全性,作为植物转基因食品的参考评价方法。对传统非转基因对照物,分不同情况进行选择,无性繁殖的转基因植物以非转基因植物亲本为对照物,有性繁殖的转基因植物以遗传背景与转基因植物有可比性的非转基因植物为对照物。对照物与转基因植物的种植环境(时间和地点)应具有可比性。

1. 新表达物质的毒理学评价 新表达蛋白资料包括 A. 新表达蛋白质(目标基因和标记基因所表达的蛋白质)的分子和生化特征等信息,如分子量、氨基酸序列、翻译后修饰、功能叙述等资料。表达的产物若为酶,应提供酶活性、酶活性影响因素(如 pH、温度、离子强度)、底物特异性、反应产物等;B. 新表达蛋白质与已知毒蛋白质和抗营养因子(如蛋白酶抑制剂、植物凝集素等)氨基酸序列相似性比较的资料;C. 新表达蛋白质热稳定性试验资料,体外模拟胃液蛋白消化稳定性试验资料,必要时提供加工过程(热加工方式)对其影响的资料;D. 若用体外表达的蛋白质作为安全性评价的试验材料,需提供体外表达蛋白质与植物中新表达蛋白质等同性分析(如分子量、蛋白测序、免疫原性、蛋白活性等)的资料。

当新表达蛋白质无安全食用历史,安全性资料不足时,必须提供急性经口毒性资料,28 天喂养试验毒理学资料视该蛋白质在植物中的表达水平和人群可能摄入水平而定,必要时应进行免疫毒性检测评价。如果不能提供新表达蛋白质的经口急性毒性和28天喂养试验资料,则应说明理由。新表达的物质为非蛋白质,如脂肪、碳水化合物、核酸、维生素及其他成分等,其毒理学评价可能包括毒物代谢动力学、遗传毒性、亚慢性毒性、慢性毒性/致癌性、生殖发育毒性等,具体进行哪些毒理学试验,需采取个案分析的原则。

此外,还应提供外源基因表达物质在植物可食部位的表达量,根据典型人群的食物消费量,估算人群最大可能摄入水平,包括同类转基因植物总摄入水平、摄入频率等信息。进行摄入量评估时需考虑加工过程对转基因表达物质含量的影响,并应提供表达蛋白质的测定方法。

2. 致敏性评价　外源基因插入产生新蛋白质或改变代谢途径产生新蛋白质的,应对其蛋白质的致敏性进行评价。需提供基因供体是否含有致敏原、插入基因是否编码致敏原、新蛋白质在植物食用和饲用部位表达量的资料,新表达蛋白质与已知致敏原氨基酸序列的同源性分析比较资料,新表达蛋白质热稳定性试验资料,体外模拟胃液蛋白消化稳定性试验资料。对供体含有致敏原的或新蛋白质与已知致敏原具有序列同源性的,应提供与已知致敏原为抗体的血清学试验资料。受体植物本身含有致敏原的,应提供致敏原成分含量分析资料。

3. 关键成分分析　提供受试物基本信息,包括名称、来源、所转基因和转基因性状、种植时间、地点和特异气候条件、储藏条件等资料。受试物应为转基因植物可食部位的初级农产品,如大豆、玉米、棉籽、水稻种子等。同一种植地点至少三批不同种植时间的样品或三个不同种植地点的样品。提供同一物种对照物各关键成分的天然变异阈值及文献资料等。

(1) 营养素:包括蛋白质、脂肪、碳水化合物、纤维素、矿物质、维生素等,必要时提供蛋白质中氨基酸和脂肪中饱和脂肪酸、单不饱和脂肪酸、多不饱和脂肪酸含量分析资料。矿物质和维生素的测定应选择在该植物中具有显著营养意义或对人群营养素摄入水平贡献较大的矿物质和维生素进行测定。

(2) 天然毒素及有害物质:植物中对健康可能有影响的天然存在的有害物质,根据不同植物进行不同的毒素分析,如棉籽中棉酚、油菜籽中硫代葡萄糖苷和芥酸等。

(3) 抗营养因子:检测分析对营养素吸收和利用有影响,对消化酶有抑制作用的物质,如大豆胰蛋白酶抑制剂、大豆凝集素、大豆寡糖、玉米中植酸、油菜籽中单宁等。

(4) 其他成分:如水分、灰分、植物中的其他固有成分。

(5) 非预期成分:因转入外源基因可能产生的新成分。

4. 全食品安全性评价　需提供大鼠90天喂养试验资料,必要时提供大鼠慢性毒性试验和生殖毒性试验及其他动物喂养试验资料。

5. 营养学评价　如果转基因植物在营养、生理作用等方面有改变的,应提供营养学评价资料。

(1) 提供动物体内主要营养素的吸收利用资料。

(2) 提供人群营养素摄入水平资料及最大可能摄入水平对人群膳食模式影响评估资料。

6. 生产加工对安全性影响的评价　提供与非转基因对照物相比,生产加工、储存过程是否可改变转基因植物产品特性的资料,包括加工过程对转入DNA和蛋白质的降解、消除、变性等影响的资料,如油的提取和精炼、微生物发酵、转基因植物产品的加工、储藏等对植物中表达蛋白含量的影响。

7. 按个案分析原则需要进行的其他安全性评价　对关键成分有明显改变的转基因植物,需提供其改变对食用安全性和营养学评价资料。

(章　军)

第十节　纳米食品安全性评价

随着纳米科学技术的发展,纳米技术被广泛应用,目前在食品工业领域主要用于食品保质和保鲜、食品加工、食品包装及食品检测等方面。20 世纪 90 年代纳米食品相继问世,1995 年联合国粮农组织、世界卫生组织和国际生命科学研究所从营养科学的角度正式对纳米食品进行研讨并制定了纳米食品的制造准则。中国于 1995 年开始将纳米材料添加到传统食品原料中,对食品功能进行改进,总体研究水平位于国际前列。

广义的纳米食品(nanofood)是指在生产、加工或包装过程中采用了纳米技术的食品;狭义的纳米食品是指只对食品成分本身利用纳米技术改造和加工的食品。截至 2014 年,已研发出的纳米食品主要集中在食品包装中利用纳米技术,如在食物包装物件和薄膜中加入纳米粒子,以改善包装材料的特性,延长产品货架期。

一、纳米粒子特性

纳米粒子是指粒度在 1～100nm 间的粒子,又称超细微粒,属于胶体粒子大小的范畴,是由数目不多的原子或分子组成的集团。纳米粒子有如下特性。

(一) 表面效应特性

纳米材料的表面效应是指纳米粒子的表面原子数与总原子数之比随粒径的变小而急剧增大后所引起性质上的变化。例如,当粒子直径为 10nm 时,表面原子占 40%;当粒子直径为 1nm 时,表面原子占 99%,原子几乎全部集中到纳米粒子表面。由于纳米粒子表面原子数增多,使表面原子配位数不足和表面能增高,这些原子易与其他原子相结合而稳定下来,故具有很高的化学活性。

(二) 小尺寸效应特性

纳米粒子体积小,包含的原子数少,相应的质量极小,因此,许多现象不能用通常有无限个原子的块状物质的性质加以解释。随着纳米粒子直径减小,能级间隔增大,电子移动困难,电阻率增大,从而使能隙变宽,金属导体变为绝缘体,例如铜微粒达到纳米尺寸时就变得不能导电。

(三) 量子尺寸效应特性

当纳米粒子的尺寸下降到某一数值时,金属粒子费米面附近电子能级由准连续变为离散能级,并且纳米半导体微粒存在不连续的最高被占据的分子轨道能级和最低未被占据的分子轨道能级,出现能隙变宽的现象,称为纳米材料的量子尺寸效应。当纳米粒子的尺寸与光波波长、德布罗意波长、超导态的相干长度或与磁场穿透深度相当或更小时,晶体周期性边界条件将被破坏,非晶态纳米微粒的颗粒表面层附近的原子密度减小,导致声、光、电、磁、热力学等特性出现异常,如光吸收显著增加,超导相向正常相转变,金属熔点降低,微波吸收增强等。由于纳米粒子细化,晶界数量大幅度增加,使材料的强度、韧性和超塑性大大提高。例如,纳米铜强度比普通铜高 5 倍;纳米陶瓷是摔不碎的。

二、纳米食品毒性

化学物经纳米化处理后,虽然其化学组成未变,但由于小尺寸效应和量子效应,比表面积显著增大,其化学特性和生物活性与常规物质出现了显著的不同,使其在体内的生物活性、靶器官和暴露途径发生改变,甚至产生以数量级放大的生物学效应。一些纳米粒子的表面吸附力很强,更容易进入到细胞和细胞核内,也易把其他物质带入细胞内。有研究显示纳米粒子尺寸越小,生物毒性的倾向会越大,如 $1\sim3nm$ 的金纳米粒子对细胞剧毒,但 $4nm$ 以上则无毒。研究发现纳米粒子往往比相同剂量、相同组分的微米级粒子更容易导致肺部炎症和氧化损伤。来自细胞水平、动物实验和人群调查的研究结果显示,纳米粒子可引起氧化应激、炎症反应、DNA 损伤、细胞凋亡、细胞周期改变、基因表达异常,损害肺脏、心血管系统及其他组织器官。粒径小是纳米粒子具有新特性和活性的本质,粒径变小是纳米食品最重要的特征,也是引起纳米食品安全性问题的主要原因。纳米食品毒性的来源主要有两个方面:①作为食品和保健食品的有些原料本身就具有一定的毒性,如人参、何首乌、决明子等已被证实具有一定的毒性。有一定毒性的原料加工成纳米食品或保健食品后,其本身的毒性会增大,如急性毒性、细胞毒性等明显增强。②原料中的一些污染物,如残留的农药、重金属等,也会加剧纳米化后的安全隐患。随着纳米食品吸收利用率增加,有毒有害物质进入人体内的数量也会相应增加。此外,食物中天然存在的某些微量元素,如硒、铁、钙、锌等,纳米化后的功效作用和安全性也值得进一步探讨和重视。

大部分纳米粒子通过口、鼻和皮肤进入人体后,进入血液系统,最后分布至全身各组织。纳米食品进入人体的主要途径是通过消化道直接被人体消化吸收,但由于纳米食品颗粒尺寸很小,在食用和生产时极易分散到空气中,因此也易通过呼吸道和皮肤进入人体。纳米粒子进入呼吸道后,能透过呼吸道表皮细胞进入血循环或淋巴循环分布至全身,或通过表皮末梢敏感神经摄取,经轴突转移到神经节和中枢神经系统。各种组织屏障可以有效地阻止有毒有害物质进入相应的组织器官或系统,但近年来的研究表明纳米粒子具有渗透性,一定尺度的纳米粒子可透过"肺-血屏障"、"血-脑屏障"、"血-睾屏障"和"胎盘屏障"等生物屏障分布到全身各组织,降低人体的防御能力,引起机体功能紊乱,导致机体健康问题的出现。纳米粒子还较容易通过生物膜上的孔隙进入细胞器(如细胞核、线粒体、内质网等)内,与细胞内生物大分子结合或催化相应的化学反应,改变生物大分子和生物膜的立体结构,引起体内一些激素和重要酶系的活性改变或丧失,甚至使 DNA 突变而引起肿瘤等疾病的发生、促进机体衰老过程。

三、纳米食品安全性评价现状及问题

1995 年联合国粮农组织、世界卫生组织和国际生命科学研究所从营养科学的角度正式对纳米食品的"健康、营养、功能"进行了研讨,并制定了纳米食品制造准则:①必须经过人类长期食用和证明其有益于人体健康;②必须含有丰富的人体必需的营养物质;③必须是天然的植物食品并对人体无害无毒;④可满足尖端工艺技术条件;⑤可同时被人体消化系统等吸收;⑥经高新技术生产后可长期室温贮存;⑦与其他食品、药品、化妆品等与人类接触的化学物不发生任何有害的效应和禁忌;⑧与人体有益的营养成分有协同作用等。目前应用于食物上的纳米技术主要有三个方面,一是在食物包装物件和薄膜中加入纳米粒子,以改善包装材料的特性;二是以纳米载体包裹食物配料和食物添加剂;三是加工处理和制备食物配料,使配料成为纳米结构。

科学家们认为纳米食品是一把双刃剑,不仅好的物质,坏的物质也更容易进入细胞内(图2-10-1)。纳米材料虽然物质组成未发生变化,但其对机体产生的生物学效应和作用强度可能会发生本质上的改变,因此很多学者对纳米食品的安全性提出了质疑。当前缺乏有关纳米颗粒或纳米材料的健康危险度评价的相关信息,截至2014年,联合国粮农组织、世界卫生组织和欧盟评估认为缺乏关于纳米粒子的基因毒性、致癌性和致畸性的数据,因而得出了"纳米食品是否安全还没有定论"的结论。

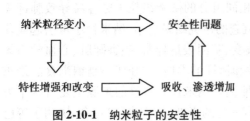

图2-10-1 纳米粒子的安全性

目前,尚未见国内外管理机构公布的纳米材料安全性评价策略和技术指南,但多数研究机构认为纳米材料的安全性评价策略与其他化学物的评价大致相同,只是在发现有特殊性质或作用(如毒性、细胞功能异化和炎症等)时再采用相应的试验进行评价,但短期的模型很难对纳米食品的生物学效应有准确的定性,甚至相同的受试样品会得出不同的生物学效应的结论。国际生命科学研究院下属的工程纳米材料危害性鉴定筛选策略工作组提出了纳米毒性筛选的三个关键策略:①物理化学特性鉴定,包括物质大小、分布、表面积、形态、表面化学、表面电荷、可溶性、集聚性等;②体外试验,包括细胞毒性和细胞凋亡、遗传毒性等检测试验;③体内试验,分为两层,第一层主要评价有无炎症、氧化应激和细胞增殖;第二层根据第一层评价结果针对性地选择试验进行评价,如肺暴露的评价、毒代动力学和生物相容性研究等;或多重暴露评价,如对生殖系统、胎盘和胎儿的潜在效应等。上述策略主要是针对单纯的纳米物质,而实际情况会更加复杂。

香港食物安全中心认为纳米食品的安全性无法确定。欧盟对于纳米食品的安全性问题采取预警原则,在没有证据证明纳米食品是安全的情况下,纳米食品将被拒之门外。基于纳米食品的安全性还未确定的情况,目前(2014年)世界各国及相关组织都要求对纳米食品的安全性加强监管。在涉及纳米技术在食品中的应用时,各国有不同的操作规范,如美国的药品和化妆品法案(FDCA)和美国有毒物质控制法(TSCA)起到关键法规的作用;英国的操作规范是第258/97号新型食品法令、欧盟食品安全与动植物健康监管条例(EC)No. 882/2004. 2004 O. J.(L191)1、《食品安全法》(Food Safety Act)和食品标准法(Food Standards Act);德国以第258/97号新型食品法令、欧盟食品安全与动植物健康监管条例(EC)No. 882/2004. 2004 O. J.(L191)1为关键法规;日本的操作规范为食品安全法(Food Sanitation Law)和食品安全基本法(The Food Safety Basic Law);中国对纳米食品的法规依据主要是《新资源食品的管理办法》。

总的来说,目前对纳米食品的潜在毒性及人群接触的资料非常有限,远远不能满足危害认定和危险度评价的要求。同时纳米材料的多样性及其理化性状和生物学特性的复杂性,也极大地增加了危害认定、剂量-反应关系评定和接触评定的难度。纳米食品的特殊性,使得传统的毒理学评价方法难以兼顾全局,且操作性有限。纳米粒子在人体内的分布及透过组织屏障影响到下一代发育等一系列复杂的安全性问题,由于缺乏足够的毒理学数据,目前很难对其做出准确评价。纳米材料物理化学特性的鉴定标准问题、纳米材料剂量确定问题、纳米毒理学试验方法的规范问题是纳米食品安全性研究的主要挑战,也是造成当前部分研究结果不一致甚至完全相反的主要原因。

四、纳米食品安全性评价展望

纳米食品对人体健康存在的潜在影响目前还未给出明确的答案,因此,纳米技术在食品应用中的安全性受到了特别的关注。随着纳米技术在食品领域的应用,大量的科学问题将逐渐被发现和探讨。相同的食品材料,粒子大小不同,其毒性也不能一概而论,因此建立不同种类、特别是不同形态和尺寸的纳米食品的安全性评价技术指标是一项非常有必要的工作。此外,由于纳米粒子穿透性强,在对其进行安全性评价时应重点考虑其致癌、致畸、致突变和慢性毒性作用。

纳米毒理学研究的最终目的是建立纳米安全评估体系、规范和标准。包括纳米食品在内的纳米产品的安全性问题正成为发达国家用来设置技术性贸易壁垒并限制市场准入的策略,抢先制定纳米食品的安全性指标,率先获得国际认可,事关各国的国家利益。加强纳米食品和技术的安全性研究和相关毒理学安全性评价标准与技术的建立,是加速纳米食品产业化、推动生产力发展,改变人们饮食结构和生活方式的重要保障,纳米食品的安全性研究任重而道远。

第十一节　国外食品毒理学安全性评价原则

不管我们如何努力,绝对安全的食品是不可达到的。目前,我国的食品毒理学安全性评价的方法和原则主要是参考国外发达国家的方法、经验和原则而制定的,依据食品中含有的化学物种类或食品的性质,如农药、食品添加剂、食品新资源和新资源食品、辐照食品、食品工具及设备清洗消毒剂等,选用不同类别的食品安全性毒理学评价试验程序和方法。美国是在国际上较早开展食品毒理学安全性评价的国家之一。早在 1938 年,美国联邦食品、药品和化妆品法就赋予了美国食品药品监督管理局(FDA)管理食品和食品成分的权力;1947 年,通过了联邦杀虫剂、杀菌剂、杀鼠剂法,并陆续多次修订,至今仍为美国保障食品安全的主要联邦法律。WHO 和 FAO 在 20 世纪 60 年代组织制定了《食品法典》,并数次修订,规定了各种食品添加剂、农药及某些污染物在食品中允许的残留限量,供各国参考并借以协调国际食品贸易中出现的食品安全性标准问题。

食品安全性评价一般是建立在经验(即我们长期食用的食物)和通过科学的评价方法建立一般原则。不同国家对不同性质的食品和食品中化学物的安全性评价策略原则基本相同,包括确定受试物的关注水平(根据受试物的分子结构和人体暴露量估计来确定)、根据不同的关注水平选择毒理学试验、关注其特殊毒性(代谢和毒代动力学、神经毒性、免疫毒性等)、开展人体试食研究。

以食品添加剂为例,介绍国外食品毒理学安全性评价的原则。食品添加剂安全性评价主要是对化学物的化学资料和毒理学资料两个方面的评价,尽管各国对食品添加剂安全性评价资料的要求有所不同,但必须满足 JECFA 资料评估要求。JECFA 对食品添加剂安全性评价的一般原则:①受试物必须有详细而清晰的化学组成,要符合 JECFA 的规格描述。不同食品添加剂安全性评价所要求的试验资料有所不同,应综合考虑其潜在毒性、暴露水平、食品中天然存在情况、作为机体正常成分存在情况、在传统食品中的使用历史以及对人体健康影响等因素,决定其安全性评价资料的要求。②再评估原则,随着食品工业发展,如食品质量规格改变、发现新杂质、新特征和生物学特性、摄入模式改变,或者安全性评价标准的改进,如出现新的化学和毒理学资料,均需要对食品添加剂进行再评估。③个案处理原则,没有一个固定的检验模式能覆盖所有不同功能和不同结构的食品添加剂,因此不采用标准化和强制性的试验程序来检验和评价食品添加剂的毒性。随着毒理学及相关学科的发展,对相关的毒理学评价方法和程序应进行相应的更新。④两阶段评价原则,第一阶段收集相关评价资料,第二阶段对资料进行分析和评价。

此外,1996年国际上首次提出了毒理学关注阈值(threshold of toxicological concern,TTC)的原则,TTC是指当人类暴露化学物的剂量低于特定的阈值时不会对人体健康产生任何可检测出的危险性。TTC原则中使用的接触阈值为摄入量,用μg/人/天来表示,通过判断化学物在食物中的浓度量是否超过$1.5\mu g/(人\cdot天)[0.025\mu g/(kg\cdot d)]$来决定是否会对人体健康产生危害。对食品中含有的化学物进行毒理学安全性评价时,依据TTC原则就能够排除针对低浓度、无健康危害的化学物质开展的动物毒性试验,避免了资源的浪费和大量实验动物的使用,保障了实验动物的福利。

（张晓峰）

第二篇

食品污染及其预防

第 三 章

食品的生物性污染及其预防

食品污染(food contamination)是指在各种条件下,导致外源性有毒有害物质进入食品,或食物成分本身发生化学反应而产生有毒有害物质,从而造成食品安全性、营养性和(或)感官性状发生改变的过程。食品从种植、养殖到生产、加工、贮存、运输、销售、烹调直至餐桌的整个过程中的各个环节,都有可能受到某些有毒有害物质的污染,以致降低食品卫生质量对人体造成不同程度的危害。食品污染按其性质可分成生物性污染、化学性污染和物理性污染。

食品的生物性污染包括微生物、寄生虫和昆虫的污染。微生物污染主要有细菌与细菌毒素、真菌与真菌毒素以及病毒等的污染。其中细菌、真菌及其毒素对食品的污染最常见、最严重。近年,病毒污染食品引起的中毒,如轮状病毒(rotavirus)、诺沃克病毒(Norwalk virus)、甲型肝炎病毒(hepatitis A virus)和禽流感病毒(avian influenza virus)等也日益受到人们的关注。寄生虫和虫卵主要是由病人、病畜的粪便通过水体或土壤间接污染食品或直接污染食品。昆虫污染主要有螨类、蛾类、谷象虫以及蝇、蛆等。

第一节 食品中的微生物

污染食品的微生物按其对人体的致病能力,可分为三类:①致病性微生物,可直接对人体致病并造成危害。包括致病性细菌和细菌毒素、人畜共患传染病病原菌和病毒、产毒真菌和真菌毒素;②相对致病微生物,即通常条件下不致病,在一定条件下才有致病力的微生物;③非致病性微生物,在自然界分布非常广泛,其中有许多是引起食品腐败变质和卫生质量下降的主要原因。

食品中微生物的污染途径可分为内源性污染和外源性污染。内源性污染是指畜禽宰杀前受到微生物污染,又可分为原发性污染和继发性污染。原发性污染是指畜禽宰杀前受到致病性微生物污染,并已患病;继发性污染是畜禽在生活期间,其消化道、上呼吸道和体表总是存在一定数量的微生物,当机体免疫力降低时,这些已经在体内存在的微生物就会大量繁殖,从而造成对畜禽的污染。食品在生产、加工、运输、贮藏、销售以及食用过程中,通过水、空气、人、动物、机械设备及用具等而使食品受到微生物污染称为外源性污染,也称第二次污染或继发性污染(secondary contamination)。

一、食品中微生物的来源

自然界中的微生物菌丛大致可分为土壤、水(淡水、海水)、空气以及人、畜粪便中的微生

物菌丛,它们各有其特征和规律。食品中微生物污染的来源有下列几个方面:

(一) 土壤中的微生物

细菌是土壤微生物中种类最多、数量最大,分布最广的一类。土壤中的绝大部分细菌都是异养型的。多见是中温和高温细菌,一般1克土壤含有100个左右微生物,在细菌中最多的是形成芽胞的芽胞杆菌(*Bacillus*)和梭状芽胞杆菌(*Clostridium*)。此外,革兰阳性的节状杆菌(*Arthrobacter*)、棒状杆菌(*Corynabacterium*)、分枝杆菌(*Mycobacterium*)、微球菌(*Micro-coccus*)、明串珠菌(*Leuonostoc*)和革兰假单胞菌(*Pseudomonas*),不动杆菌(*Acinetobacter*)、莫拉菌(*Moraxella*)、肠道细菌(*Enterobacter*)、沙雷菌(*Serratia*)等都广泛存在。这些细菌多数与食品污染腐败变质有关。

(二) 水中微生物

土壤和水两者常在同一环境中难以分开,其中存在的微生物和化学组成也有不少相似之处。与食品关系较大的淡水细菌是革兰阴性假单胞菌、莫拉菌、不动杆菌、气单胞菌(*Aeromonas*)、黄杆菌(*Flarobacterium*)等,多为低温细菌(*psychrotrophic bacteria*)。当海水约含3%的氯化钠时,其中生存细菌多为嗜盐细菌(*hollophlic bacteria*)。但是,沿岸和外洋海水以及表层和深层海水的微生物都各不相同,海水中一般以革兰阴性低温细菌较多,主要是假单胞菌、弧菌(*Vibrio*)、莫拉、不动杆菌、黄杆菌等。

(三) 空气中的微生物

空气中没有特有微生物菌相,它主要是来自土壤由风吹散到空中。这些微生物对干燥、紫外线等的抵抗力较强,多数为杆菌(*Bacillus*)和梭菌(*Clostridium*)的芽胞、革兰阴性球菌和真菌、酵母等的孢子。

(四) 人畜粪便中的微生物

人畜粪便的微生物菌相具有自身的特点,种类有拟杆菌属、双歧杆菌(*Bifidobacterium*)、真杆菌(*Eubacterium*)、消化链球菌(*Peptostreptococcus*)等无芽胞厌氧细菌,其次是梭状芽胞杆菌、链球菌(*Streptococcus*)、埃希菌(*Escherichia*)、乳酸杆菌(*Lactobacium*)等。各种动物的肠管内普遍存在的沙门菌(*Salmonella*)及传染病带菌者的细菌,由于这些细菌的污染和繁殖,使食品腐败变质,有时可致病。

此外,从事食品有关的工作人员、食品加工储存场所和装置的微生物都可作为食品微生物污染的来源。

二、食品中微生物生长的条件

(一) 食品的成分

1. 水分　食品中的水分以游离水和结合水两种形式存在。结合水(bound water)是指食品中与非水成分通过氢键结合的水,这部分水与蛋白质、碳水化合物及一些可溶性物质,如氨基酸、糖、盐等结合,故微生物无法利用结合水。游离水(free water)是指食品中与非水成分有较弱作用或基本没有作用的水,微生物能利用的水是游离水。食品中微生物生长繁殖所需要的水不是取决于食品的总含水量(%),而是取决于水分活度(water activity,Aw),通常使用Aw来表示食品中可被微生物利用的水。

在物理化学上Aw是指食品中水的蒸气压P与相同温度下纯水的蒸气压P_0的比值,即:Aw=P/P_0。由于物质溶于水后水的蒸气压总要降低,所以Aw值介于0~1之间。

食品Aw的高低是不能根据其水分含量多少来判断的。例如,金黄色葡萄球菌生长要求的最低水分活度为 0.86,而相当于这个水分活度的水分含量随不同的食品而异,如牛肉为 23%,乳粉为 16%,肉汁为 63%。

每一种微生物在食品中生长繁殖都有其最低的 Aw 要求。如果食品的 Aw 低于这一要求,微生物的生长繁殖就会受到抑制。Aw 低于 0.60 时,绝大多数微生物无法生长,故 Aw 小的食品较少出现腐败变质现象。一般说来,细菌生长所需的 Aw>0.9,酵母为>0.87,真菌为 >0.8。另外,同属不同种的微生物对 Aw 的要求也可不一样。细菌形成芽胞时需要的 Aw 比它们生长需要的 Aw 值高。

2. 营养成分　食品中含有蛋白质、碳水化合物、脂肪、无机盐、维生素等,是微生物良好的培养基。

3. 抑菌成分　有些食品含有天然抑菌物质,如鲜奶中的乳铁蛋白、鸡蛋清中的溶菌酶、草莓和葡萄皮中存在的酚类化合物等,在一定时间内可起到某种程度的防腐保鲜作用。

(二) 食品的理化性质

1. pH 值　食品 pH 值高低可改变微生物细胞膜的电离状况,从而影响其对营养物质的吸收;可改变微生物体内多种酶系的活动,影响其代谢,故可制约微生物生长。大多数细菌在 pH 值为 7.0 左右生长最好,少数在 pH 4.0 以下也能够生长。细菌对 pH 的要求比酵母菌和真菌高,故酸性食品的腐败变质主要是酵母和真菌引起的。

2. 渗透压　渗透压与微生物的生命活动有一定的关系。如将微生物置于低渗溶液中,菌体吸收水分发生膨胀,甚至破裂;若置于高渗溶液中,菌体则发生脱水,甚至死亡。

3. 生物结构　有些食品具有的外层结构可以抵御微生物的侵袭和破坏,如果实、种子、禽蛋等的外壳。而食品组织溃破和细胞膜碎裂则为微生物的侵入与作用提供了条件,如细碎的肉馅、解冻后的鱼和肉、籽粒不完整的粮豆和溃破的蔬菜水果等,都易发生腐败变质。外观完好无损的食品,如没有破碎和伤口的马铃薯、苹果等,可以放置较长时间。

(三) 环境因素

1. 温度　根据微生物对温度的适应性,可将微生物分为嗜冷、嗜温、嗜热三大类。嗜冷菌最适宜生长温度为-10~20℃,嗜温菌为 20~45℃,嗜热菌一般在≥45℃条件下生长。但这三群微生物又都可以在 20~30℃之间生长繁殖。真菌生长温度范围较细菌广,酵母在嗜冷和嗜温条件下生长,但不能在嗜热环境中生长。

2. 氧气　微生物有需氧型、厌氧型和兼氧型三种类型。氧气是需氧型细菌生存所必需的,但对厌氧型细菌是其生长的抑制物质,兼氧型细菌在有氧和缺氧的条件下都能生存,但在有氧的情况下通常生长、繁殖更快些。

3. 湿度　环境相对湿度(RH)对食品 Aw 和食品表面微生物生长有较大的影响。例如把含水量少的脱水食品放在湿度大的地方,食品则易吸潮,表面水分迅速增加。长江流域梅雨季节,粮食、物品容易发霉,就是因为空气湿度太大(相对湿度 70% 以上)的缘故。

第二节　食品的细菌污染

一、常见的食品细菌

食品中存活的细菌只是自然界细菌中的一部分,在食品卫生学上被称为食品细菌,其中绝大多数是非致病菌,它们往往与食品出现特异颜色、气味、荧光、磷光以及相对致病性有关,是评价食品卫生质量的重要指标,也是研究食品腐败变质原因、过程和控制方法的主要对象。食品细菌中非致病菌种类很多,它们对温度、pH、氧气、渗透压等要求也不相同。就温度而言,非致病菌可分为嗜冷性菌、嗜温性菌和嗜热性菌三种。嗜冷菌生长在0℃或0℃以下,多见于海水及冰水中。鱼体容易腐败与鱼体存在嗜冷性腐败菌有关。嗜温菌生长在15～45℃,最适温度为37℃,多数腐败菌为嗜温菌。嗜热性菌生长在45～75℃,其特点是在一般细菌不能发育或杀灭的温度下仍能生长。能引起非酸性罐头食品腐败变质的嗜热脂肪芽胞杆菌(*B. stearothermophilus*)以及嗜热解糖梭状芽胞杆菌(*C. thermosaccharolyticum*)均为嗜热性菌。

由于非致病菌中多数为腐败菌,从影响食品卫生质量的角度,就要特别注意以下几属常见的食品细菌。

常见的食品细菌:

1. 假单胞菌属(*Pseudomonas*)　本属为革兰阴性无芽胞杆菌,需氧,嗜冷,pH 5.0～5.2下发育,是典型的腐败细菌,在肉和鱼上易繁殖,多见于冷冻食品。

2. 微球菌属(*Micrococcus*)和葡萄球菌属(*Staphylococcus*)　本菌属为革兰阳性细菌,嗜中温,营养要求较低。在肉、水产食品、蛋品上常见,有的能使食品变色。

3. 芽胞杆菌属(*Bacillus*)与芽胞梭菌属(*Clostridium*)　分布较广泛,尤其多见于肉和鱼。前者需氧或兼性厌氧,后者厌氧。属中温菌者多,间或嗜热菌,是罐头食品中常见的腐败菌。

4. 肠杆菌科(*Enterobacteriaceae*)各属　除志贺菌属及沙门菌属外,皆为常见的食品腐败菌。革兰阴性,需氧及兼性厌氧,嗜中温杆菌。多见于水产品、肉及蛋。沙雷菌属尤其与鱼、牛肉腐败有关,且可使表面变红或变粘。

5. 弧菌属(*Vibrio*)与黄杆菌属(*Flavobacterium*)　均为革兰阴性兼性厌氧菌。主要来自海水或淡水,在低温和5%食盐中均可生长,故在鱼类等水产食品中多见。黄杆菌属还能产生色素。

6. 嗜盐杆菌属(*Halobacterium*)与嗜盐球菌属(*Halococcus*)　革兰阴性需氧菌,嗜盐,在12%食盐甚至更高浓度的食盐中仍能生长,多见于咸鱼类,且可产生橙红色素。其中嗜低盐菌的致病性值得重视。

7. 乳杆菌属(*Lactobacillus*)　革兰阳性杆菌,厌氧或微需氧,在乳品中多见,能使乳品变酸。

8. 黄单胞杆菌属(*Xanthomonas*)　与假单胞菌的特点非常相似。为植物致病菌,是引起水果和蔬菜腐败的常见菌。

二、食品中的细菌菌相及其食品卫生学意义

将共存于食品中的细菌种类及其相对数量的构成称为食品的细菌菌相,其中相对数量较多的细菌称为优势菌。细菌菌相,特别是优势菌决定了食品在细菌作用下发生腐败变质的程度与特征。

食品的细菌菌相可因污染细菌的来源、食品本身理化特性、所处环境条件和细菌之间的共生与抗生关系等因素的影响而不同,所以可通过食品的理化性质及其所处的环境条件预测食品的细菌菌相。如常温下放置的肉类,早期常以需氧的芽胞杆菌、微球菌和假单胞菌污染为主;随着腐败进程的发展,肠杆菌会逐渐增多;中后期变形杆菌会占有较大比例。食品腐败变质引起的变化也会由于食品细菌菌相及其优势菌种不同而出现相应的特征,因此检

验食品细菌菌相又可对食品腐败变质的程度及特征进行估计。如需氧的芽胞杆菌、假单胞菌、变形杆菌、厌氧的梭状芽胞杆菌主要分解蛋白质,分解脂肪的细菌主要为产碱杆菌等。

三、评价食品卫生质量的细菌污染指标与食品卫生学意义

反映食品卫生质量的细菌污染指标有两个:一为菌落总数(aerobic plate count),二是大肠菌群(coliform group)。

1. 食品中菌落总数及其食品卫生学意义　菌落总数是指在被检样品的单位质量(g)、容积(ml)或表面积(cm^2)内,所含能在严格规定的条件下(培养基及其 pH 值、培育温度与时间、计数方法等)培养所生成的细菌菌落总数,以菌落形成单位(colony forming unit,cfu)表示。其卫生学意义为:一是作为食品被细菌污染程度即清洁状态的标志。在许多国家的食品卫生标准中,采用了这一指标,我国也在许多食品中制定了食品菌落总数指标;二是预测食品耐保藏性。食品中细菌在繁殖过程中可分解食物成分,一般来讲,食品中细菌数量越多,食品腐败变质的速度就越快。有研究表明,当鱼的菌落总数为 10^5 cfu/cm^2 时,在 0℃ 条件下可保存 6 天;而菌落总数为 10^3 cfu/cm^2 时,同样条件下可保存至 12 天。

2. 大肠菌群及其食品卫生学意义　大肠菌群包括肠杆菌科的埃希菌属、柠檬酸杆菌属、肠杆菌属和克雷伯菌属。这些菌属中的细菌均系来自人和温血动物的肠道,需氧与兼性厌氧,不形成芽胞,在 35～37℃ 下能发酵乳糖产酸产气的革兰阴性杆菌。食品中大肠菌群的数量是采用相当于 100g 或 100ml 食品的最近似数来表示,简称大肠菌群最近似数(maximum probable number,MPN)。这是按一定方案进行检验所得结果的统计值。所谓一定检验方案,在我国统一采用的是样品三个稀释度各三管的乳糖发酵三步法,并根据各种可能的检验结果,编制了相应的 MPN 检索表供实际应用。其卫生学意义为:一是作为食品受到人与温血动物粪便污染的指示菌,因为大肠菌群都直接来自人与温血动物粪便;二是作为肠道致病菌污染食品的指示菌,因为大肠菌群与肠道致病菌来源相同,且在一般条件下大肠菌群在外界生存时间与主要肠道致病菌是一致的。

大肠菌群被用作食品卫生质量鉴定指标,但由于大肠菌群是嗜温菌,5℃ 以下基本不能生长,所以对低温菌占优势的水产品,特别是冷冻食品未必适用。因此,近年来也有用肠球菌作为粪便污染的指示菌。

第三节　真菌及其毒素对食品的污染

一、概述

(一) 真菌与真菌毒素的定义

真菌并不是生物分类学名称,而是指菌丝体比较发达而且没有较大子实体的一部分真菌(Eumycetes),是以缠结的形式生长的丝状真菌。

真菌毒素(mycotoxin)主要是指真菌在其所污染的食品中产生的有毒的代谢产物。真菌毒素通常具有耐高温,无抗原性,主要侵害实质器官的特性。人和动物一次性摄入含大量真菌毒素的食物常会发生急性中毒,而长期摄入含少量真菌毒素的食物则会导致慢性毒性(包括致癌、致畸和致突变)。

（二）真菌产毒特点

1. 真菌产毒只限于少数的产毒真菌,而产毒菌种中也只有一部分菌株产毒。同一菌种中不同的菌株产毒能力不同,可能是取决于菌株本身的生物学特性、外界条件的不同,或两者兼有之。

2. 同一产毒菌株的产毒能力有可变性和易变性。如产毒菌株经过累代培养可完全失去产毒能力,而非产毒菌株在一定条件下可出现产毒能力。

3. 产毒菌种产生真菌毒素不具有严格的专一性,即一种菌种或菌株可以产生几种不同的毒素,而同一真菌毒素也可由几种真菌产生。如杂色曲霉毒素可由杂色曲霉、黄曲霉和构巢曲霉产生;岛青霉可以产生黄天精、红天精、岛青霉毒素以及环氯素等几种毒素。

4. 产毒真菌产生毒素需要一定的条件。真菌污染食品并在食品上繁殖是产毒的先决条件,而真菌是否能在食品上繁殖和产毒又与食品的种类和环境因素等有关。一般来说,真菌在天然食品中比人工培养基上容易繁殖产毒。

（三）真菌产毒的条件

1. 基质 一般而言,营养丰富的食品其真菌生长的可能性大,真菌在天然食品上比在人工合成的培养基上更易繁殖。但不同的真菌菌种易在不同的食品中繁殖,即各种食品中出现的真菌以一定的菌种为主,如玉米与花生中黄曲霉及其毒素检出率高,小麦和玉米以镰刀菌及其毒素污染为主,青霉及其毒素主要在大米中出现。

2. 水分 食品中的水分对真菌的繁殖与产毒具有重要的作用。以最易受真菌污染的粮食为例,水分含量为17%～18%粮食是真菌繁殖产毒的最佳条件。一般来说,粮食类水分在14%以下,大豆类在11%以下,干菜和干果品水分在30%以下时微生物是较难生长的。粮食 Aw 降至0.7以下,一般真菌均不能生长。

3. 湿度 在不同的相对湿度中,易于繁殖的真菌不尽相同。例如相对湿度在90%以上时,主要为湿生性真菌(毛霉、酵母属)繁殖;80%～90%时,主要是中生性真菌(大部分曲霉、青霉、镰刀菌属)繁殖;而在80%以下时,主要是干生性真菌(灰绿曲霉、局限青霉、白曲霉)繁殖。一般在非密闭状态下,粮食中水分与环境相对湿度可逐渐达到平衡,在相对湿度为70%时,真菌即不能产毒。

4. 温度 不同种类的真菌其最适温度不一样。大多数真菌繁殖最适宜的温度为25～30℃,在0℃以下或30℃以上时,产毒能力减弱或消失,但也有例外的情况,如梨孢镰刀菌、尖孢镰刀菌、拟枝孢镰刀菌和雪腐镰刀菌,适宜的产毒温度为0℃或-7～-2℃;而毛霉、根霉、黑曲霉、烟曲霉繁殖的适宜温度为25～40℃。一般来说,产毒温度略低于生长最适温度,如黄曲霉的最适生长温度37℃左右,最适产毒温度为28～32℃。

5. 通风情况 大部分真菌繁殖和产毒需要有氧条件,但毛霉、庆绿曲霉是厌氧菌,并可耐受高浓度的 CO_2。

（四）主要产毒真菌及主要真菌毒素

1. 主要产毒霉菌

（1）曲霉菌属:曲霉在自然界分布极为广泛,对有机质分解能力很强,有些菌种如黑曲霉(*A. niger*)等被广泛用于食品工业。曲霉也是重要的食品污染霉菌,有些菌种在一定条件下还产生毒素。曲霉属中可产生毒素的菌种有黄曲霉（*Aspergillus flavus*）、赭曲霉（*A. ochraceus*）、杂色曲霉（*A. versicolor*）、烟曲霉（*A. fumigatus*）、构巢曲霉（*A. nidulans*）和寄生曲霉(*A. parasiticus*)等。

（2）青霉菌属：青霉分布广泛，种类很多，经常存在于土壤、粮食和果蔬上。有些菌种能产生多种酶及有机酸，具有很高的经济价值。另一方面，青霉可引起果蔬、谷物及食品的腐败变质，有些菌种还可产生毒素，包括岛青霉(*Penicillium islandicum*)、桔青霉(*P. citrinum*)、黄绿青霉(*P. citreoviride*)、扩展青霉(*P. expansum*)、圆弧青霉(*P. cyclopium*)、皱褶青霉(*P. rugulosum*)和荨麻青霉(*P. urticae*)等。

（3）镰刀菌属：镰刀菌属包括的菌种很多，其中大部分是植物的病原菌，并能产生毒素，包括禾谷镰刀菌(*F. graminearum*)、梨孢镰刀菌(*Fusarium poae*)、拟枝孢镰刀菌(*F. sporotrichioides*)、三线镰刀菌(*F. tricinctum*)、雪腐镰刀菌(*F. nivale*)、粉红镰刀菌(*F. roseum*)等。

（4）其他菌属：如绿色木霉(*Trichoderma uiride*)、漆斑菌属(*Myrothecium toda*)、黑色葡萄状穗霉(*Stachybotus corda*)等。

2. 主要霉菌毒素　目前已知的霉菌毒素大约为 200 种，一般按其产生毒素的主要霉菌名称来命名。有的霉菌毒素在粮食收获前已经产生，如多数的镰刀菌毒素。镰刀菌在作物的生长期感染作物后，引起粮食作物的病害，并产生毒素。有些霉菌毒素是在粮食作物收获后或贮存期间产生的，如由于粮食中水分过高或受潮而使曲霉或青霉生长产毒，如黄曲霉毒素、青霉毒素等。

比较重要的霉菌毒素有黄曲霉毒素、赭曲霉素、杂色曲霉素、岛青霉素、黄天精、环氯素、展青霉素、桔青霉素、皱褶青霉素、青霉酸、单端孢霉烯族化合物、玉米赤霉烯酮、伏马菌素等。

（五）食品卫生学意义

霉菌最初污染食品后，在基质及环境条件适宜时，首先可引起食品的腐败变质，不仅可使食品呈现异样颜色、产生霉味等异味，食用价值降低，甚至完全不能食用，而且还可使食品原料的加工工艺品质下降，如出粉率、出米率、黏度等降低。粮食类及其制品被霉菌污染而造成的损失最为严重，据估算，每年全世界平均至少有 2% 的粮食因污染霉菌发生霉变而不能食用。霉菌污染食品的程度以及被污染食品卫生质量的评定可从霉菌污染度和霉菌菌相构成两个方面进行。

食品中霉菌的大量生长繁殖与产生毒素可引起人畜中毒，如早在 19 世纪即有人类食用面粉引起麦角中毒的报道；在世界很多地方也都发生过赤霉病麦中毒；西伯利亚东部地区居民食用田间越冬小麦，其中含有三线镰刀菌产生的 T-2 毒素，发生食物中毒性白细胞缺乏症(alimentary toxic aleucia, ATA)。20 世纪 40 年代日本的大米因受青霉菌污染而呈现黄色(黄变米)，其中含有损害肝脏的毒素，结果食用后引起中毒。20 世纪 60 年代又发现被黄曲霉污染并含有黄曲霉毒素的饲料引起畜禽中毒。从霉菌毒素中毒发生情况来看没有传染性，所以可与传染病相区别。霉菌的大量生长繁殖与产生毒素是霉菌毒素中毒的前提，这需要一定的条件，特别是温度、湿度、易于引起中毒的食品在人群中被食用情况及饮食习惯等，所以霉菌毒素中毒可表现出较为明显的地方性和季节性，甚至有些可具有地方病的特征。霉菌毒素中毒的临床症状表现多种多样，较为复杂。有因短时间内摄入大量霉菌毒素引起的急性中毒，也有因少量长期摄入含有霉菌毒素的食品而引起的慢性中毒，可表现为诱发肿瘤、造成胎儿畸形和引起体内遗传物质发生突变等。

二、几种常见的真菌毒素

（一）黄曲霉毒素

黄曲霉毒素是由黄曲霉和寄生曲霉产生的二次代谢产物。1960 年英国发生 10 万只火鸡死亡事件。死亡的火鸡肝脏出血及坏死、肾肿大，病理检查发现肝实质细胞退行性病变及胆管上皮细胞增生。研究发现火鸡饲料中的花生粉含有一种荧光物质，该荧光物质是导致火鸡死亡的病因，并证实该物质是黄曲霉的代谢产物，故命名为黄曲霉毒素（aflatoxin）。

1. 化学结构及性质　AF 是一类结构类似的化合物，相对分子量是 312～346，其基本结构都有二呋喃环和香豆素（氧杂萘邻酮），在紫外线下都发生荧光，根据荧光颜色及其结构分别命名为 B_1、B_2、G_1、G_2、M_1、M_2 等，B_1、B_2 呈蓝色，G_1 呈绿色，G_2 呈绿蓝色，M_1 呈蓝紫色，M_2 呈紫色，其化学结构式见图 3-3-1。AF 的毒性与其结构有关，凡二呋喃环末端有双键者毒性较强并有致癌性，AF 的毒性顺序如下：$B_1>M_1>G_1>B_2>M_2$。在粮油食品中以 AFB_1 污染最多见，而且其毒性和致癌性最强，因此，在食品卫生监测中常以 AFB_1 作为污染指标。

AF 耐热，在一般烹调加工温度下不被破坏，在 280℃时发生裂解。AF 在水中溶解度很低，几乎不溶于水，能溶于油脂和甲醇、丙酮、氯仿等多种有机溶剂，但不溶于石油醚、己烷和乙醚中。

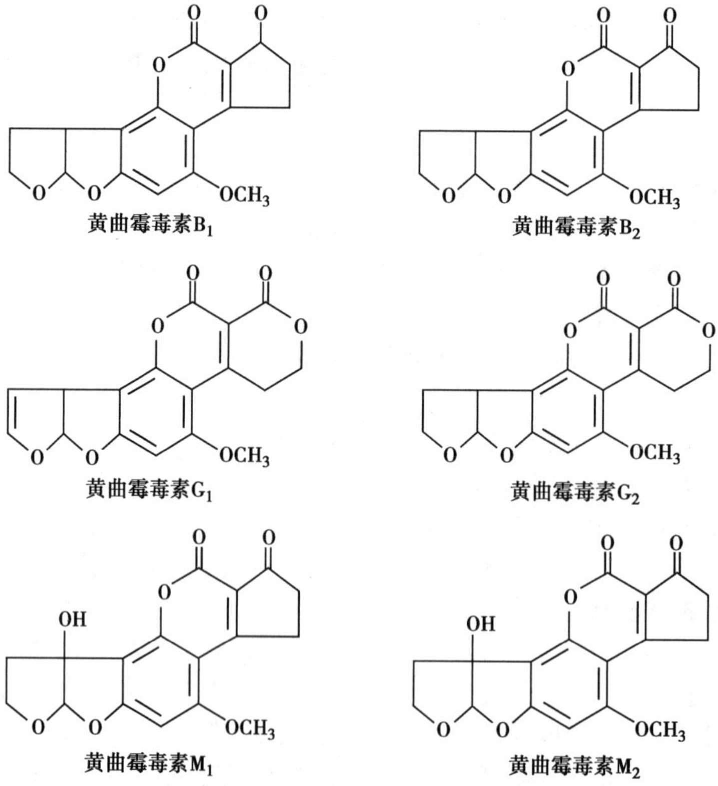

图 3-3-1　几种黄曲霉毒素的结构式

2. 产毒菌种　实验证明，能产生黄曲霉毒素的菌种有黄曲霉（*A. flavus*）和寄生曲霉（*A. parasiticus*）。黄曲霉是分布最广的菌种之一，分布遍及全世界，我国各省也均有分布。

寄生曲霉在美国夏威夷、阿根廷、巴西、荷兰、印度、印度尼西亚、日本、约旦、波兰、斯里兰卡、土耳其、乌干达等国有分布。在我国则仅在广东、广西隆安、湖北等地分离到。

3. 产毒条件及产毒株的分布 实验室的研究表明,黄曲霉生长繁殖及其在天然基质中产生黄曲霉毒素所需要的最低相对湿度为80%左右。相当于小麦、玉米和高粱中的水分含量是18.0%~18.5%;稻谷中为16.5%;大米为17.5%;大豆为17%~18%;花生及其他坚果为9%~10%。黄曲霉产生黄曲霉毒素所需要的温度为12~42℃,最适宜的温度为25~32℃。所需温度范围取决于基质及试验条件。据报道,在实验室条件下,温度在25~30℃时,湿的花生、大米和棉籽中的黄曲霉在48小时内即可产生黄曲霉毒素,而小麦中的黄曲霉最短需要4~5天才能产生黄曲霉毒素。国外学者从不同来源分离到的1400株黄曲霉,其中约有58%为产毒株,从玉米中分离到的黄曲霉,其产生黄曲霉毒素的量为未检出至大于100mg/kg,高产毒株 NRRL3000 和 NRRL2999 产生黄曲霉毒素的量分别为 1000mg/kg 和1511mg/kg。刘兴阶等(1981)测定了我国17个省粮食中分离到的黄曲霉菌株的产毒性能,共检测1660株黄曲霉,其中广西地区产毒的黄曲霉菌株最多,检出率为58%,与国外报道基本一致。除甘肃外,其他16个省均分离出产毒的黄曲霉菌株。分布情况是,华中、华南和华东产毒菌株多,产毒量也高;东北和西北较少。产毒量最高的一株是从广西玉米中分离到的菌株,在大米培养基上产生黄曲霉毒素的量高达2000mg/kg。

4. 代谢途径与代谢产物 AFB$_1$进入体内主要在肝脏进行代谢,在肝细胞微粒体混合功能氧化酶系的催化下,AFB$_1$发生羟化、脱甲基和环氧化反应(图3-3-2)。

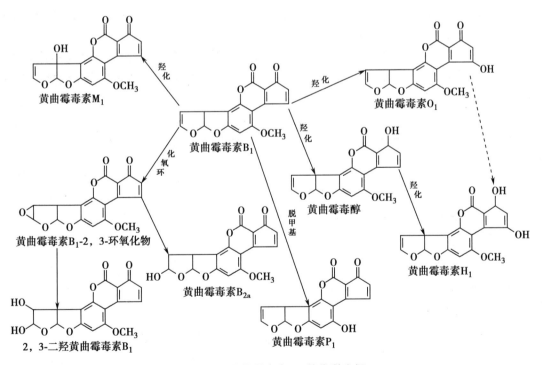

图 3-3-2 黄曲霉毒素 B$_1$ 的代谢途径

AFM$_1$是 AFB$_1$ 在肝微粒体酶催化下的羟化产物,最初在牛、羊的奶中发现。AFQ$_1$是AFB$_1$经羟化后的另一代谢产物,其羟基在环戊烷 β 碳原子上,AFB$_1$ 转变为 Q$_1$ 可能是一种解毒过程。AFB$_1$ 在动物肝脏中经酶作用在末端环戊烷基形成的二级醇为黄曲霉毒醇,但此为一可逆反应,故不能认为该过程是一种解毒过程。AFH_1 是 Q_1 的还原产物,也可能是黄曲霉毒醇的羟化衍生物,黄曲霉毒醇转变为 H_1 可能是另一种解毒过程。AFB_1 形成的另一个主要代谢产物是 AFP_1,是 AFB_1 的 6-去甲基酚型产物。AFB_1-2,3 环氧化物是 AFB_1 二呋喃环末端双键的环氧化代谢产物。该环氧化物一部分可与谷胱甘肽硫转移酶、尿苷二磷酸-葡萄糖醛基转移酶或磺基转移酶结合形成大分子,经环氧化酶催化水解而被解毒;另一部分则与生物大分子 DNA、RNA 以及蛋白质结合发挥其毒性、致癌性和致突变作用。有学者认为 AFB_1、G_1、M_1 二呋喃环上的双键极易发生环氧化反应,因此毒性很强;而 AFB_2 和 G_2 因不具有二呋喃环双键而毒性较低。许多研究还表明,AFB_1 的代谢活化产物和 DNA 形成加合物。AFB_1 与 tRNA 结合形成的加合物能抑制 tRNA 与某些氨基酸结合的活性,从而在翻译水平上干扰蛋白质的生物合成,影响细胞代谢。AFB_1-DNA 加合物在动物中与 AFB_1 致癌的敏感性密切相关,主要作用为激活原癌基因。近年来,定量分析 AFB_1-DNA 加合物已成为检测 AFB_1 毒性效应的一个指标。

AF 的代谢产物除 AFM_1 大部分从奶中排出外,其余可经尿、粪及呼出的 CO_2 排泄。一次摄入 AF 后,约经一周的时间大部分即可经呼吸、尿、粪等途径排出。如不连续摄入 AF,一般不在体内蓄积。动物摄入 AF 后肝脏中含量最多,可为其他器官组织的 5～15 倍,在肾、脾、肾上腺中亦可检出,有极微量存在于血液中,肌肉中一般不能检出。

5. **毒性**　AF 有很强的急性毒性,也有明显的慢性毒性与致癌性。AF 对肝脏有特殊亲和性并有致癌作用,具有较强的肝脏毒性。它主要破坏肝脏细胞中 DNA 的模板作用,强烈抑制 RNA 的合成,阻止和影响蛋白质、脂肪、线粒体、酶等的合成与代谢,干扰动物的肝功能,导致肝细胞坏死、突变、癌症。

（1）急性毒性:黄曲霉毒素的毒性极强,动物对黄曲霉毒素的敏感性,因动物的种类、年龄、性别、营养状况等不同而有很大差异,最敏感的动物是鸭雏,羊对黄曲霉毒素的抵抗力最强,各种动物对黄曲霉毒素的 LD_{50} 见表 3-3-1。

表 3-3-1　黄曲霉毒素 B_1 对各种动物的 LD_{50}

动　物	黄曲霉毒素 B_1 的 LD_{50}（mg/kg·bw）	动　物	黄曲霉毒素 B_1 的 LD_{50}（mg/kg·bw）
鸭雏	0.24	猪	0.62
大鼠(生后第1天)	0.56	狗	1.0
大鼠(生后第2天)	1.0	豚鼠	1.4
断乳大鼠(雄)	5.5	鳟鱼	6.0
断乳大鼠(雌)	7.4		1～3
大鼠(雄,体重100g)	7.2		2.2
大鼠(雌,体重100g)	17.9	猴	7.8
兔	0.30	小白鼠	9.0
猫	0.55	地鼠	10.2

急性中毒时动物食欲明显减退,体重下降,中毒主要病变在肝脏,表现为肝细胞变性、坏死、出血、胆小管增生等。鸭雏的肝脏急性中毒病变具有一定特征,可用于生物鉴定。鸭雏

在一次口服中毒剂量后可出现以下病变:

1)肝实质细胞坏死:24小时即可出现,48～72小时病变最明显。

2)胆管增生:给予黄曲霉毒素后48～72小时即可见到,在鸭雏的门静脉区周围胆管上皮细胞增生,剂量不同增生程度也有差异。

3)肝细胞脂质消退延迟:正常鸭雏孵出后肝脏也有较大量脂质,但正常鸭雏在孵后4～5天可逐渐消失,而黄曲霉毒素中毒时,脂质消退延迟。

4)出血:中毒鸭雏肝脏出血,中毒死亡的鸭雏出血更严重。

用污染黄曲霉毒素的饲料喂饲家畜和家禽引起的中毒症见表3-3-2。可以看出,黄曲霉毒素对家畜和家禽的毒性作用主要表现为肝损伤。

表3-3-2　黄曲霉毒素引起的家畜和家禽中毒症

动物种属	年龄	黄曲霉毒素 (mg/kg·bw)	喂饲时间	毒性作用
小牛	断乳	0.22～2.2	16周	发育迟缓、死亡、肝损伤
小公牛	2岁	0.22～0.66	20周	肝损伤
奶牛	2岁	2.4	7个月	肝损伤
猪	新生	0.234	4天	发育迟缓
猪	2周	0.17	23周	厌食、黄疸、腹水、发育迟缓
猪	4～6周	0.41～0.69	3～6个月	发育迟缓、肝损伤
鸡	1周	0.84	10周	发育迟缓、肝损伤
鸡	2天	0.2	40天	长瘤
鸭	不详	0.3	6周	肝损伤、死亡

AF亦可引起人的急性中毒,最典型事例为1974年印度两个邦中200个村庄居民因食用霉变玉米,暴发的AF中毒性肝炎。该次中毒中发病人数近400人,中毒临床表现以黄疸为主,同时伴有发热、呕吐和厌食,重者出现腹水、下肢水肿、肝脾肿大及肝硬化,甚至死亡,在尸检中可见到肝胆管增生。检测发现这些霉变玉米中AFB_1的含量为6.25～15.6mg/kg。推算每人平均摄入AFB_1的量大约为2～6mg/d。

(2)慢性毒性:长期持续摄入黄曲霉毒素可造成动物慢性损伤,使动物生长障碍,肝脏出现亚急性或慢性损害。动物的慢性毒性试验主要表现为:

1)肝功能变化:血清转氨酶、碱性磷酸酶、异柠檬酸脱氢酶、球蛋白升高。血浆白蛋白、非蛋白氮降低。肝糖原及肝内维生素A含量下降。

2)肝组织学变化:肝细胞变性、坏死,可形成再生结节;胆管上皮增生及纤维化;有的动物可发生肝硬化。

3)其他症状:生长发育迟缓、体重下降、食物利用率降低、母畜不育或产仔少等。

(3)致癌性:长期持续摄入较低剂量或短期摄入较大剂量的黄曲霉毒素,可诱发动物的原发性肝癌。诱发肝癌成功的动物有大鼠、小鼠、豚鼠、雪貂、鳟鱼、鸭雏、狗、猫、兔、猴等。其中以大鼠及鳟鱼最敏感。用含黄曲霉毒素B_1 15μg/kg饲料饲喂雄性大鼠,经68周,12只大鼠全部出现肝癌;雌性大鼠经82周,13只全部发生肝癌。Newbem和Roger(1981)报道,给大鼠每日饮食中加入 1μg/kg 的黄曲霉毒素 B_1,连续喂饲 2 年,肝癌发生率高达 10%。关于黄曲霉毒素诱发肝癌的作用机制有许多报道。黄曲霉毒素必须经过微粒体混合功能氧化酶代谢活化,形成 8~9 环氧化物才能发挥致癌效应。被活化的中间代谢产物一方面转化成羟基化代谢产物排出体外,另一方面与生物大分子 DNA、RNA、蛋白质结合发挥其毒性、致癌和致突变效应。研究表明,黄曲霉毒素的活化代谢产物与 DNA 形成的加合物主要是亲电性攻击 DNA 的 N_7 鸟嘌呤位置。G-C 碱基对是形成黄曲霉素 B_1-DNA 加合物的唯一位点。黄曲霉毒素 B_1-DNA 加合物的形成不仅具有器官特异性和剂量依赖关系,而且与动物对黄曲霉毒素致癌的敏感性密切相关;与黄曲霉毒素 B_1 诱发的突变和若干遗传毒效应如染色体畸变、姐妹染色单体交换和染色体重排等密切相关。目前研究黄曲霉毒素 B_1-DNA 加合物在癌变过程中的作用主要集中在黄曲霉毒素 B_1 对原癌基因的激活方面。Yang 等(1985)发现,黄曲霉毒素 B_1 特异性结合于肝癌细胞 DNA 中高分子量核苷酸序列"…GCCGGC…"区域,并证实用这种黄曲霉毒素 B_1 结合的高分子量 DNA 片段转染 NIH3T3 白细胞后再接种裸鼠,引起裸鼠肿瘤。由于 GGC 编码甘氨酸的 N-ras 癌基因家族,因而提示黄曲霉毒素 B_1-DNA 加合物的作用在于激活原癌基因形成癌基因。Wogan 等(1988)实验表明,许多肿瘤细胞 Ki-ras 序列的第 12~14 个密码子处发生单碱基突变(主要是 G-C 至 T-A 的改变),导致癌基因的激活形成肿瘤,进一步支持了 DNA 加合物的形成导致癌基因的活化从而形成肿瘤的假说。

AF 是目前公认的最强的化学致癌物质。国际癌症中心(IARC)将黄曲霉毒素 B_1 列为人类致癌物。实验证明猴、大鼠、禽类、鱼类等多种动物小剂量反复摄入或大剂量一次摄入 AF 皆能引起癌症,主要是肝癌。AF 致肝癌强度比二甲基亚硝胺诱发肝癌的能力大 75 倍。出现的肝癌多为肝细胞型,少数为胆管型或混合型。

AF 不仅可诱发肝癌,还可诱发其他部位肿瘤,如胃腺癌、肾癌、直肠癌及乳腺、卵巢、小肠等部位肿瘤。经气管给予 AFB_1,可诱发气管鳞状上皮癌。

从亚非国家及我国肝癌流行病学调查结果发现,某些地区人群膳食中 AF 水平与原发性肝癌的发生率呈正相关。例如,非洲撒哈拉沙漠以南的高温高湿地区,AF 污染比较严重,当地居民肝癌发病较多。相反,埃及等干燥地区,AF 污染食品并不严重,肝癌发病较少。在菲律宾某些玉米和花生酱受 AF 污染较严重的地区,肝癌的发生率较一般地区高 7 倍以上。我国(广西、江苏、上海)调查也见到类似的情况。尽管乙肝病毒感染被认为是原发性肝癌的重要原因,但最近的研究表明,在原发性肝癌发病机制中 AF 接触水平比乙肝病毒的感染及流行更为重要。

虽然,至今并无黄曲霉毒素引起人类肝癌的直接证据,但从大量流行病学研究表明,某些地区人群膳食中黄曲霉毒素水平与人类原发性肝癌的死亡率或发病率密切相关,即食物中黄曲霉毒素污染率高,该地区人类肝癌死亡率也高,污染率低则死亡率也低。在泰国、斯威士兰、莫桑比克、乌干达、肯尼亚等国进行的流行病学调查表明食物中黄曲霉毒素的含量与原发性肝癌的发病率有密切的正相关。严瑞琪等对广西地区的调查也有类似的结果(表3-3-3)。

张丽生等对我国肝癌高发区扶绥县调查发现,1972—1980 年该县居民的主粮中黄曲霉毒素的污染水平与肝癌死亡率高度相关(表3-3-4)。对该县 4 万居民 1980—1982 年 3 年的黄曲霉毒素 B_1 摄入量的调查也发现:肝癌死亡率与黄曲霉毒素 B_1 的摄入量高度相关(表3-3-5)。

表 3-3-3　广西各地区肝癌死亡与食品中黄曲霉毒素污染率的关系

地区	肝癌死亡率 （人/10 万·年）	食品中黄曲霉毒素 B_1 污染率（%）	样品数
南宁	25.55	50.1	499
河池	23.40	51.7	197
百色	16.93	31.0	200
柳州	15.90	27.5	443
玉林	15.42	25.7	175
钦州	15.05	22.9	61
梧州	9.89	21.8	87
桂林	8.32	13.1	198

表 3-3-4　广西扶绥县不同地区肝癌死亡率与居民膳食中黄曲霉毒素的污染情况

地　区	肝癌年平均死亡率 （/10 万）	样品数	超标率（%）	样品平均含黄曲霉毒素 B_1 量
高发区	131.4	706	32.3	164.8
中发区	30.7	688	22.1	56.4
低发区	14.1	635	19.4	25.6

表 3-3-5　广西扶绥县不同地区肝癌死亡率与该地区居民黄曲霉毒素 B_1 摄入量

地　区	肝癌年平均死亡率 （/10 万）	比值	黄曲霉毒素 B_1 平均摄入量 [mg/(年·人)]	比值
高发区	131.4	9.3	6.016	9.4
中发区	30.7	2.2	1.197	1.9
低发区	14.1	1.0	0.638	1.0

从以上资料可以认为黄曲霉毒素是导致人类肝癌发生的重要因素。

（4）人类的黄曲霉毒素中毒：黄曲霉毒素引起人类急性中毒的报道较少。1974 年秋天印度西部的 Gujarat 和 Rajastan 两个邦的许多村庄暴发了因食用严重污染黄曲霉毒素的玉米引起的中毒性肝炎，共有 397 人中毒，106 人死亡，病死率高达 26.7%。主要症状为发热、呕吐、食欲不振、黄疸，严重者出现腹水、下肢水肿、肝大、脾大。患者往往突然发生死亡。尸体解剖病理检查可见肝胆管增生。7 例病人中有 2 例患者血中查出黄曲霉毒素 B_1。病人食用的玉米中测出黄曲霉毒素 B_1 的含量为 6.25～15.6mg/kg，平均含量为 6.0mg/kg。

非洲一名 15 岁儿童食用污染黄曲霉毒素的木薯引起急性中毒死亡，经检测木薯中含黄曲霉毒素 1.7mg/kg。另一起为一名体重 10kg 儿童食用污染黄曲霉毒素的米饭 2 天后死亡。经检测米饭中黄曲霉毒素含量为 6mg/kg。此外我国台湾省发生一起霉大米引起的急性中毒，25 人中毒，3 人死亡，霉大米中黄曲霉毒素含量为 225.9μg/kg。

6. 对食品的污染及其预防

（1）对食品的污染：世界粮农组织/世界卫生组织/联合国环境规划署（FAO/WHO/UNEP）于 1977 年在内罗毕召开了第一次有关霉菌毒素会议。会上综述了黄曲霉毒素、玉米赤霉烯酮、单端孢霉烯族化合物、展青霉素等 8 种霉菌毒素在食品和饲料中的污染水平,指出黄曲霉毒素在食品中的污染大大地超过其他几种霉菌毒素的总和。Jelinek 等(1989)综述了自 1977 年内罗毕会议以来世界各国食品中霉菌毒素的污染情况,资料来自 FAO/WHO/UNEP 污染监测规划,现摘录部分国家的调查结果(表 3-3-6 ~ 表 3-3-9)。

表 3-3-6　1983 年美国供人类食用的玉米中黄曲霉毒素含量

地区	样品数量	阳性样品(%)	可测到的黄曲霉毒素中位数($\mu g/kg$)	最高含量($\mu g/kg$)
东南部	109	45	32	123
南部	28	43	20	98
其他地区	197	32	77	1019

表 3-3-7　FAO/WHO/UNEP 监测规划署:玉米及玉米制品中黄曲霉毒素的含量

国家	调查年份	样品数	中位数($\mu g/kg$)	P90 分位数($\mu g/kg$)
巴西	1981	228	<8.0	<8.0
危地马拉	1975—1979	231	<4.0	4 ~ 360
肯尼亚	1978—1979	78	<0.1 ~ 70	30 ~ 1920
墨西哥	1979—1980	96	<2.5 ~ <10	<2.5 ~ 3.0
美国	1978—1983	2633	<1 ~ 80	10 ~ 700
英国	1978	29	5.0	8.0
前苏联	1981—1982	219	<1.0	<1 ~ 662
加拿大	1983	20	4.0	6.0
危地马拉	1977—1979	22	<4.0	<10.0
瑞士	1978	40	<0.5	2.0
肯尼亚	1978—1979	283	<10.0	<10.0
美国	1978—1983	1174	<1.0	<1 ~ 56

表 3-3-8　FAO/WHO/UNEP 监测规划署:花生及花生制品中黄曲霉毒素的含量

产品	国家	调查年份	样品数量	中位数($\mu g/kg$)	P90 分位数($\mu g/kg$)
花生	巴西	1979—1983	1044	<8 ~ 890	30 ~ 5000
	危地马拉	1977	13	45	150
	爱尔兰	1977—1982	61	80 ~ 2000	300 ~ 4000
	墨西哥	1980	29	42.5	700
	瑞士	1980	11	<0.2	338
	英国	1978	159	<1.0	75
	美国	1983	120	<1.0	24
	前苏联	1982	21	<1.0	329
花生酱	英国	1982—1983	77	2.5 ~ 55	38 ~ 538

表 3-3-9　1977 年印度大米中黄曲霉毒素的含量

产品	样品数量	可测到的黄曲霉毒素		
		阳性样品（%）	范围（μg/kg）	最高含量（μg/kg）
大米	35	0		未检出
稻米	272	0		未检出
受飓风影响的大米	80	12	痕量~430	430
受飓风影响的大米	81	23	30~1130	1130
受热大米	43	32	30~130	130

从以上资料可以看出，世界各国的农产品普遍受到黄曲霉毒素的污染，其中以花生和玉米的污染最严重。

我国于 1972—1974 年进行了食品中黄曲霉毒素 B_1 的普查工作，共调查 22 个省、市、自治区粮油食品中的黄曲霉毒素 B_1 污染水平，共检测各类食品 2 万多份。发现黄曲霉毒素的污染有地区和食品品种的差别，南方各省食品中黄曲霉毒素 B_1 的污染比较严重。北方各省污染很轻或基本没有污染。各类食品中，花生、花生油、玉米污染严重，大米、小麦、面粉污染较轻，豆类很少受到污染。

自从我国农村实行了联产承包责任制以来，农业生产管理有了很大的改善，粮食收晒及时，防止了黄曲霉在粮食中生长繁殖，产生毒素。黄永良和冯云楼（1989）对比了农业体制改革前后玉米黄曲霉毒素 B_1 的污染情况（表 3-3-10）。可以看出，农业体制改革以后，黄曲霉毒素在食品中的污染率显著地降低（$P<0.005$）。污染水平降低的幅度也很大。

表 3-3-10　广西南宁地区玉米中黄曲霉毒素 B_1 的污染

年份	样品数	阳性样品数	阳性率（%）	超标样品	超标率（%）	黄曲霉毒素平均含量（μg/kg）
1976	540	240	44.4	176	31.5	73.6
1977	207	165	79.7	135	65.2	310.0
1978	78	32	40.0	18	23.1	44.0
1983	107	16	14.9	11	10.3	16.4
1984	80	15	18.8	5	6.2	6.8

1992 年张镝等对我国部分省市的粮油食品中黄曲霉毒素 B_1 进行了调查，这是 1978 年正式颁布食品中黄曲霉毒素 B_1 限量标准以来比较大范围的调查（表 3-3-11）。结果表明，除花生样品污染率较高，为 55.6% 外，玉米的污染率仅 15.6%，并且其污染水平均未超过我国现行的食品中黄曲霉毒素容许量标准（GB 2761-2017）。

（2）预防措施

1）食物防霉：是预防食品被 AF 污染的最根本措施。要利用良好的农业生产工艺，从田间开始防霉。首先要防虫、防倒伏；在收获时要及时排除霉变玉米棒。在粮食收获后，必须迅速将水分含量降至安全水分以下。不同粮粒其安全水分不同，如一般粮粒的水分在 13% 以下，玉米在 12.5% 以下，花生仁在 8% 以下，霉菌即不易繁殖。粮食入仓后，要保持粮库内干燥,注意通风。有些地区试用各种防霉剂来保存粮食,但要注意其在食品中的残留及其本身的毒性。选用和培育抗霉的粮豆新品种将是今后防霉工作的一个重要方面。

表 3-3-11　1992 年我国部分地区粮油食品黄曲霉毒素 B$_1$ 的污染

品种	地区	阳性数/样品数	阳性率(%)	污染水平(μg/kg)
玉米	广西	7/45	15.6	5.0 ~ 10.0
	江苏	1/20	0.5	未检出 ~ 10.0
	北京	0/60	0	未检出
花生	广西	0/25	0	未检出
	江苏	0/50	0	未检出
	河北	0/58	0	未检出
花生油	广西	10/18	55.6	5.0 ~ 11.1
	江苏	0/15	0	未检出
	河北	0/32	0	未检出
大米	江苏	0/40	0	未检出
	北京	0/30	0	未检出
小麦	河北	0/22	0	未检出

2)去除毒素:常用的方法有:①挑选霉粒法:对花生、玉米去毒效果好;②碾轧加工法:受污染的大米加工成精米,可降低毒素含量;③加水搓洗法;④植物油加碱去毒法:碱炼本身就是油脂精炼的一种加工方法,AF 与氢氧化钠(NaOH)反应,其结构中的内酯环被破坏形成香豆素钠盐,后者溶于水,故加碱后再用水洗可去除毒素。但此反应具有可逆性,香豆素钠盐遇盐酸(HCl)可回复为 AF,故水洗液应妥善处理;⑤物理去除法:在含毒素的植物油中加入活性白陶土或活性炭等吸附剂,然后搅拌静置,毒素可被吸附而去除;⑥紫外光照射:利用 AF 在紫外光照射下不稳定的性质,可用紫外光照射去毒。但此法对液体食品(如植物油)效果较好,而对固体食品效果不明显;⑦氨气处理法:在 18kg 氨压、72 ~ 82℃状态下,谷物和饲料中 AF 的 98% ~ 100% 会被除去,并且使粮食中的含氮量增加,同时不会破坏赖氨酸。

3)制定食品中 AF 限量标准:限定各种食品中 AF 含量是控制 AF 对人体危害的重要措施。我国主要食品中 AFB$_1$ 限量标准如下:

　　玉米、花生仁、花生油不得超过 20μg/kg;

　　玉米及花生仁制品(按原料折算)不得超过 20μg/kg;

　　大米、其他食用油不得超过 10μg/kg;

　　其他粮食、豆类、发酵食品不得超过 5μg/kg;

　　婴儿代乳食品不得检出。

　　我国还规定婴幼儿奶粉中不得检出 AFM$_1$,牛奶中 AFM$_1$ 含量不得超过 0.5μg/L。

（二）赭曲霉毒素

　　赭曲霉毒素(ochratoxin)是由曲霉属和青霉属的一些菌种产生的二次代谢产物。该毒素是异香豆素联结 L-苯丙氨酸在分子结构上类似的一组化合物,包括赭曲霉毒素 A (ochratoxin A,OTA)、赭曲霉毒素 B(ochratoxin B,OTB)和 C(ochratoxin C,OTC)。作为植物性食品中的天然污染物,OTA 是主要的化合物。OTA 在食品中的污染率在一些国家为 2%～30%。该化合物与家畜肾病相关的病例在许多国家均能看到。在巴尔干地方性肾病流行区,6%～18% 人群的血液中能检出 OTA。在巴尔干半岛以外的一些地区的人群血液中也检出了 OTA。调查表明,泌尿系统肿瘤高发病率与巴尔干地方性肾病明显相关。

1. 化学结构及性质　OTA 是一种无色结晶化合物,溶于极性溶剂和稀的碳酸氢钠水溶液中,微溶于水。在紫外光下 OTA 呈绿色荧光。该化合物相当稳定。在乙醇中置冰箱避光可保存一年。图 3-3-3 为 OTA 的化学结构式。

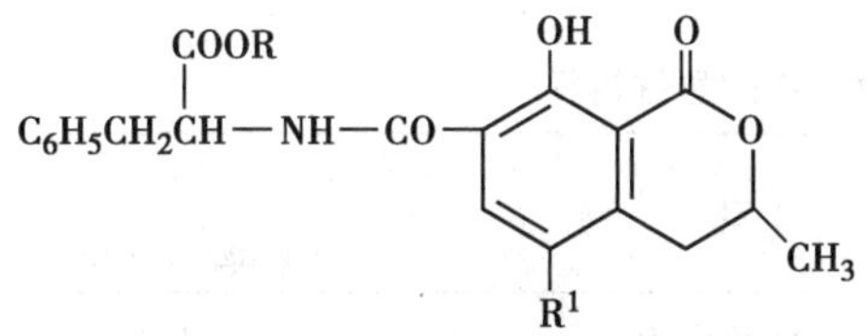

赭曲霉毒素A：R1=Cl,R=H
赭曲霉毒素B：R1=H,R=H
赭曲霉毒素C：R1=Cl,R=C₂H₅

图 3-3-3　赭曲霉毒素的化学结构式

2. 产毒菌种　研究表明,曲霉属和青霉属的若干菌种具有产生赭曲霉毒素的能力。曲霉属中能产生赭曲霉毒素的菌种有:赫曲霉(*A. ochraceus*)、硫色曲霉(*A. suphureus*)、蜂蜜曲霉(*A. melleus*)、菌核曲霉(*A. sclerotiorum*)、洋葱曲霉(*A. allaceus*)、孔曲霉(*A. ostianus*)和佩特曲霉(*A. petrakii*)。青霉属的菌种有:纯绿青霉(*Penicillium viridicatum*)、徘徊青霉(*P. palitans*)、普通青霉(*P. commune*)、变幻青霉(*P. variabile*)、疣孢青霉(*P. verrucosum*)和圆弧青霉(*P. cyclopium*)。最近有报道,黑曲霉(*A. niger*)、碳黑曲霉(*A. carbonarius*)和土曲霉(*A. erreus*)也能产生赭曲霉毒素。

3. 产毒条件及产毒株的分布　研究赭曲霉、圆弧青霉和纯绿青霉的生长繁殖和产毒之间的关系时证明水活度和温度是影响赭曲霉毒素产生的主要因素。在 24℃时,赭曲霉的最适水活度为 0.99,圆弧青霉和纯绿青霉的最适水活度为 0.95～0.99。在水活度最适宜的情况下,赭曲霉产生赭曲霉毒素的最适温度为 12～37℃,而圆弧青霉和纯绿青霉为 4～31℃。这些实验室资料与现场观察到的谷物中赭曲霉毒素的污染水平是一致的。例如,比较嗜冷的青霉,特别是纯绿青霉,是气候较冷地区斯堪的纳维亚半岛和加拿大谷物中的主要产毒菌种。而较温和地区如澳大利亚和南斯拉夫,从谷物中分离到的赭曲霉,有 28%～50% 的菌株具有产毒能力。

4. 代谢途径与代谢产物　Roth 等研究发现,在大多数动物种属中,OTA 主要在胃中被吸收。但用胃肠环结扎实验证明小肠是吸收 OTA 的主要场所。空肠近端吸收 OTA 的量最大。用低剂量 ^{3}H-OTA 灌胃小鼠,OTA 很快经胃到达小肠。OTA 总吸收分别为猪 66%、大鼠 56%、兔 56% 和鸡 40%。给大鼠静脉注射 ^{14}C-OTA 24 小时后,组织中 OTA 浓度降低的顺序为:肺、肾上腺髓质、皮肤、肝脏、心肌、肾脏、唾液腺、肾上腺皮质、胃黏膜和骨髓。同时给小鼠灌胃苯丙氨酸和 OTA(10:1),出现小鼠胃和小肠中 OTA 的吸收增加,胃肠道的转移也增加,结果使血液和肝脏中的 OTA 在头 12h 分别高 8 倍和 4 倍。经口或静脉注射 OTA 后,各种哺乳动物血液中的 OTA 浓度为 44%～97%。OTA 一旦进入血液即与血清白蛋白及其他血清大分子结合。用白蛋白缺乏的大鼠做实验表明,OTA 与血清白蛋白结合的主要作用是延缓 OTA 从血流中转移到肝和肾细胞中。

OTA 被吸收后,血液和组织中的 OTA 及其代谢产物与喂饲时间的长短、剂量、使用天然污染的还是 OTA 纯品、给毒途径、OTA 的半衰期以及宰杀动物前给予不含 OTA 饲料的时间长短等许多因素有关。给小鼠一次静注 $200\mu g/kg$ ^{14}C 标记的 OTA,显示 OTA 在血液中长时间停留(>4 天),主要原因是 OTA 以结合形式存在。研究表明 OTA 在组织中的分布顺序为:肾>肌肉>肝>脂肪,可见肾是 OTA 分布最多的组织。有关 OTA 在人体中代谢的资料比较少,根据 OTA 和人的血清大分子有很强的结合力,因此认为 OTA 在动物体中的半衰期很长。据报道 OTA 在小鼠中的半衰期为 24～39 小时;大鼠为 5～120 小时;猪为 72～120 小时;猴(Macaca mullata)为 510 小时。

5. 毒性

(1) 急性毒性及慢性毒性:不同的动物种属对赭曲霉毒素的敏感性不同。对实验动物的经口 LD_{50} 为 3.4～30.3mg/(kg·bw)(表3-3-12)。经口给大鼠赭曲霉毒素,雌鼠比雄鼠敏感。肾脏为其靶器官。

表 3-3-12　赭曲霉毒素 A 对动物的急性毒性

动　　物	LD_{50} (mg/kg·bw)	动　　物	LD_{50} (mg/kg·bw)
大鼠(雄)	30.3	来克亨鸡	3.4
大鼠(雌)	21.4	火鸡	5.9
大鼠(雄)	28.0	日本鹌鹑	16.5
豚鼠(雄)	9.1	小猎兔犬(雄)	9.0
豚鼠(雌)	8.1	猪(雌)	6.0

动物实验表明,饲料中 OTA 的水平很低(200μg/kg)时,对大鼠和猪等动物具有肾毒性作用。主要表现为皮质内肾曲管上皮萎缩,肾间质细胞纤维化及肾小球透明样变等。

除了肾损害外,OTA 可引起鸭雏肝脏脂肪变性、大鼠肝细胞透明样变、点状坏死和灶性坏死等。

在欧洲一些国家猪肾病的流行病学调查发现,丹麦的猪肾病发病率为 4.4 例/万,从26.7% 的病肾中检测到 OTA 的残留。斯堪的纳维亚猪肾病的发病率为 2.0 例/万,39%的病肾含有 OTA 的残留。在波兰,1983—1984 年的调查表明,猪肾病的发病率为 4.7～5.7 例/万。随季节不同,含 OTA 的病肾的检出率差别明显,从 5%～55% 的病肾中可检出 OTA。德国和比利时分别有 21% 和 18% 的病肾中可检出 OTA,含量为 0.1～12ng/g。在加拿大,从屠宰场采集的 1200 份猪血样中,有 136 份血样(11.3%)检出 OTA,含量超过 10ng/ml。

霉菌毒素性猪肾病的肾脏形态学改变主要表现为:肾的近曲管变性、肾小管上皮萎缩、肾皮质的间质纤维化、肾小球玻璃样变等。这些改变与 OTA 试验性猪肾病中肾的病理改变相似。

(2) 致畸性:给小鼠经口 3～5mg/(kg·bw)OTA,15～17 天后大部分胎鼠出现大脑坏死(Szczech 和 Hood,1981)。经口给大鼠 0.75mg/(kg·bw)OTA,胎鼠吸收的发生率增加,胎鼠体重降低,体长短小,生长发育障碍等。给仓鼠腹腔注射 5～20mg/(kg·bw)OTA,第 7～9天可观察到胎鼠死亡率及畸形率增加。畸形包括大脑积水、额小、心脑缺损等。

(3) 致突变性:给大鼠喂饲含 4mg/kg OTA 的饲料 12 周,可引起肾和肝组织的 DNA 单链断裂(Kane 等,1986),500μg/皿的赭曲霉毒素对于鼠伤寒沙门菌 TA1535、TA1537、TA1538、TA98 或 TA100 无致突变性。

（4）致癌性：许多动物实验证明 OTA 是一种肾致癌剂。小鼠喂饲含 40mg/kg OTA 的饲料 2 年，11/49 雄性小鼠发生肾癌，24/49 发生肾腺瘤，所有实验小鼠均出现肾病，而少数雌性小鼠发生肾病，但未见肾癌及肾腺瘤。

Kanizawa（1984）用 7 组，每组 16 只雄性小鼠喂饲含 50mg/kg OTA 的饲料 30 周，以后改喂基础饲料 70 周。15 周后，14 只小鼠中有 3 只出现肾细胞瘤。20 周后，14 只小鼠中有 1 只出现肾细胞瘤，2 只出现肝瘤。25 周后，15 只小鼠中 2 只有肾瘤，5 只有肝瘤。30 周后，17 只小鼠中有 4 只发生肾细胞癌，6 只发生肝瘤，而对照组动物未见发生这些肿瘤。根据动物实验研究，IARC 认为 OTA 是一种与人类健康密切相关的霉菌毒素，是人类可能的致癌剂（IARC，1993）。

6. 对食品的污染及其预防

（1）对食品的污染：OTA 是谷物、大豆、咖啡豆和可可豆的污染物。由于 OTA 的毒性、致畸性及可能的致癌性，世界各国特别是欧洲各国对其在食品中的污染进行了大量的调查（表 3-3-13）。

表 3-3-13　部分国家食物中赭曲霉毒素 A 的污染

食品品种	国家	样品数	阳性样品数	阳性数（%）	赭曲霉毒素 A 的含量（μg/kg）
玉米	前南斯拉夫	542	45	8.3	5～140
	美国	293	3	1.0	83～166
	保加利亚	22	6	27.3	25～35
	保加利亚	22	2	9.0	10～25
冬小麦	美国	291	3	1.0	5～115
春小麦	美国	286	8	2.8	5～115
小麦	前南斯拉夫	130	11	8.5	14～135
面包	英国	50	1	2.0	210
面粉	英国	7	2	28.5	490～2900
大麦	美国	127	18	14.2	10～40
	前南斯拉夫	64	8	12.5	14～27
	丹麦	50	3	6.0	9～189
豆类	保加利亚	28	2	7.1	25～50
	保加利亚	24	4	16.7	25～27
咖啡豆	美国	267	19	7.1	20～360

魏润蕴（1993）组织江苏、黑龙江、广西、四川、山西等省食检机构及前卫生部食检所对 1989 年和 1990 年的小麦、玉米和大米样品进行了 OTA 的污染调查。结果见表 3-3-14 及表 3-3-15。本次调查结果表明，我国谷物 OTA 的污染不太普遍，污染率分别为小麦 2%、玉米 1.25%、大米未检出。除个别样品 OTA 含量超过某些国家规定的限量标准外，大部分阳性样品中 OTA 的含量都比较低。

表 3-3-14　我国部分地区谷物中赭曲霉毒素 A 的污染

谷物	样品数	阳性样品数	阳性率（%）	含量范围	平均含量（μg/kg）
小麦	610	12	2	8～32	—
玉米	796	10	1.25	8～30	—
大米	36	0	0	—	—
总计	1442	22	1.5	8～80	17

表 3-3-15　各地区谷物中赭曲霉毒素 A 的污染

地区	样品数		阳性样品数		阳性率（%）		含量范围（μg/kg）	平均含量（μg/kg）
	小麦	玉米	小麦	玉米	小麦	玉米		
江苏	100	100	3	2	3	2	8～36	23
黑龙江	157	158	7	5	4.5	3.2	8～32	13
四川	156	152	2	0	1.3	0	10	10
广西	18	221	0	2	0	0.9	10～13	11
山西、北京	179	165	0	1	0	0.6	80	—

（2）预防措施：对赭曲霉毒素污染食品的预防除要对食品采取防霉去毒措施外，还要限制食品中 OTA 的含量。根据动物试验的最低有害作用剂量及考虑到必需的安全系数，1995年 FAO/WHO 的食品添加剂与污染物法典委员会（CCFAC）第 44 次会议上，确定了 OTA 暂定的每周耐受摄入量（PTWI）为 100ng/kg，相当于每日 14ng/kg。我国食品安全国家标准（GB 2761-2011）中规定谷类、豆类及其制品中 OTA 的限量为 5.0μg/kg。

（三）烟曲霉震颤素

烟曲霉震颤素（fumitremorgins 简称 FT）被认为与串珠霉症（moniciosis）、燕麦草蹒跚症（ryegrass stagger）和伐木工人病（wood trimmer's disease）等有关。燕麦草蹒跚症是指放牧的马、牛、羊和鹿等家禽大量摄取燕麦草之后出现剧烈的神经系统紊乱症状，包括震颤、共济失调、对外界刺激高度敏感、强直性痉挛等，轻者可恢复，重者可导致死亡。伐木工人病症因工种不同又称为农民肺（farmers' lung）和麦芽工人病（malt-workers' disease），是大量摄入高浓度气源性孢子后引起的人类过敏性肺炎，急性症状包括发热、颤抖、咳嗽、呼吸困难，一般在接触后 4～8 小时发病，24 小时后恢复。反复接触可导致慢性症状，如进行性呼吸困难和肺纤维化。

1. 化学结构及性质　通过质谱、红外、元素分析、磁共振氢谱和碳谱以及 X-线衍射等手段，山崎、Cole 和 Eickman 等先后确定了 FTA，FTB 和 FTC 等的化学结构和空间立体结构（见图 3-3-4），部分理化性质（见表 3-3-16）。

从结构和理化性质中可以看出，这几种震颤素分子中均含有 3 个 N 原子，一个

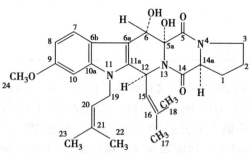

图 3-3-4　烟曲霉震颤素 B 的结构

6-甲氧基吲哚结构残基,很可能是色氨酸、脯氨酸和一个或几个二羟基甲基戊酸部分通过生物合成而形成的。L-色氨酸是震颤素生物合成的有效前体,并且与脯氨酸形成二氧哌嗪环。

表 3-3-16　部分烟曲霉震颤毒素的理化性质

	FTA	FTB	FTC
m. p.	$206 \sim 209℃$（MeOH）	$208 \sim 210℃$（CH_2Cl_{12}-MeOH）	$125 \sim 130℃$（ethyl acetate）
M. W.	$C_{32}H_{41}N_3O_7$（m+:m/e579）	$C_{27}H_{33}N_3O_5$（M+:m/e479）	$C_{22}H_{25}N_3O_3$（m/e,379）
$[\alpha]_D$	$+61°$（Acetone）	$+9°$（Chloroform）	$-9°$（Methanol）
$\lambda nm(\varepsilon)$max	226（31700）,278（5300）,296（4900）	226（31700）,278（7300）,295（7900）	224,272,294,（MeOH）
V KBr max cm^{-1}	3480,1690,1682	3500,1688,1668	3260,1665

在对震颤素20余年的研究工作中,约一半左右的研究集中在其化学合成上,试图寻找特定结构与毒性之间的关系,以及特定结构与中枢神经毒性之间的关系,但都未得出较为明确的结果。

2. 产毒菌种　烟曲霉震颤素是主要由烟曲霉（Aspergillus fumigatus Fres）产生的、对实验动物有较强毒性的一类真菌毒素,包括烟曲霉震颤素 A-N。结构类似的震颤性真菌毒素（tremorgenic mycotoxin）还有疣孢青霉原（verruculogen,VERR）和 TR-2 毒素等（见表 3-3-17）。山崎干夫等于 1971 年分离出 8 株烟曲霉（A. fumigatus Fres）,并从其产毒培养物中分离出两种对小鼠具有震颤毒性的代谢产物,经纯化鉴定后,命名为烟曲霉震颤毒 A 及 B（简称 FTA,FTB）。1981 年 Horie 等首次从 Neosartorya fischeri（Anamorph Asp. fisckerianus）中分离出 FTA 和 FTB。

表 3-3-17　部分震颤性真菌毒素

毒素	分子式	熔点（℃）	主要产毒真菌
Penitrem A	$C_{37}H_{44}NO_6$	$237 \sim 239$	penictllium cyclopium
			p. palitans
			p. crustosum
			p. granulatum
Penitrem B	$C_{37}H_{45}NO_5$	$185 \sim 195$	—
Penitrem C	—	—	—
Fumitremorgin A	$C_{32}H_{41}N_3O_7$	$211 \sim 212$	Aspergillus fumigatus
Fumitremorgin B	$C_{27}H_{33}N_3O_5$	$208 \sim 210$	A. fumigatus
			P. lanosum
			P. piscarium P. caespitosus
			P. janthinellum
			A. ustus
			P. brevicompactum

毒　　素	分子式	熔点(℃)	主要产毒真菌
Fumitremorgin C	$C_{22}H_{25}N_3O_3$	125~130	*A. fumigatus*
Verruculogen	$C_{27}H_{33}N_3O_7$	233~235	*P. verruculosum*
			P. caespitosus
			P. paraherquei
			P. paxilli
			P. piscarium
			P. janthinellum
TR-2	$C_{22}H_{27}N_3O$	150~152	*A. fumigatus*
Paxilline	$C_{27}H_{33}NO_4$	252	*P. paxilli*
Roquefortine	$C_{22}H_{23}N_5O_2$	195~200	*P. roqueforti*
Tryptoquivaline	$C_{22}H_{23}N_4O_2$	153~155	*A. clavafus*
Nortryptoquival-ine	$C_{26}H_{24}N_4O_6$	202~204	*A. clavatus*
Lolitrem B	$C_{42}H_{55}NO_7$	—	*A. flavus*

3. 产毒条件及产毒株的分布　FTB 的生物合成主要运用两类产毒培养基:一类是天然培养基,如消毒的大米、玉米、小麦和燕麦等,另一类是半合成的人工培养基,如含 1.6% 酵母浸膏的 Difco 微生物肉汤培养基(czapek dox yeast extract broth,CDY),察氏酵母浸膏自溶物琼脂培养基(czapek dox yeast autolysate sugar,CYA)、马铃薯-牛奶-蔗糖肉汤培养基(patatom Uk-sucrose broth,PMS)以及加有 L-色氨酸的基础培养基等。除天然培养基之外,人工半合成培养基中某些成分的添加与否,对 FTB 的产生至关重要。如烟曲霉 IFM4482 菌株在加入少量的 L-色氨酸的基础培养基(每 1000ml 蒸馏水含葡萄糖 25g,琥珀酸铵 1.6g,KH_2PO_4 0.5g,$MgSO_4$ 0.5g,酵母浸膏 0.1g 和其他一些微量元素)中 FTs 的产量明显提高(见表 3-3-18)。

表 3-3-18　L-色氨酸对 FTs 产生的影响

培养基	培养基 pH	菌膜干重(g/L)	粗毒素含量(mg/L)
基础	4.8	8.3	痕量
基础+L-色氨酸(125mg)	4.8	9.1	19.2
基础+L-色氨酸(250mg)	4.2	8.6	49.3

将产毒菌株接种于培养基 25℃ 静止培养 14~21 天后,用乙酸乙酯,氯仿或氯仿-甲醇(2:1,v/v)提取,浓缩后用正己烷:90% 甲醇水(1:1,v/v)提取,硅胶柱反复分离,以苯-丙酮或苯-乙酸乙酯(95:5,v/v)洗脱或用乙酸乙酯:环己烷(3:1,v/v)和二氯甲烷:丙酮(95:5,v/v)顺序洗脱,最后在甲醇或甲醇-二氯甲烷中重结晶,可制备出纯度较高的制品。各实验室可根据具体情况对提取方法加以改变,但均以上述方法为基础。

刘江等用 TLC 和 HPLC 方法从 26 株烟曲霉菌株中筛选出 23 株高产 FTB 菌株。选用其中的 C4104 和 3656 两株在大米培养基中进行产毒培养(高低温交替),用乙酸乙酯抽提后,正己烷固化、去杂质,硅胶 H 柱层析,正己烷-乙酸乙酯梯度洗脱,甲醇重结晶,在 5.0 千克培养物中获得 FTB 纯品 4.0 克,收率达 20%,远高于国外文献报道的收率(1.11%)。

培养条件对毒素的产生并不起决定作用,但在条件基本相同的情况下,单独改变培养基的某种组分,仍可影响毒素的生产水平,适宜的培养条件可以增加毒素的生物合成数量。Di Menna 等对 7 种(每种 4 株)能产生震颤毒素的青霉菌株进行了研究,选用的培养基为 CDY 和 PMS,培养温度分别为 17℃,20℃,26℃和 30℃,培养时间为 1 周,2 周,4 周和 6 周,并分别采用光照(波长为 360nm 和 690nm,每天 12 小时)和避光条件以及静置和振荡培养(振荡速度为 264r/min)。结果表明,在避光条件下,毒素的产量随着培养时间的延长而增加;培养温度为 20℃或 26℃时,震颤毒素产量最高;振荡培养可导致毒素产量下降;光照对毒素产量无显著性影响。对于青霉属菌株而言,震颤毒素的产生并不受单一因素的绝对影响。

N. fischeri 广泛分布于土壤中,经常引起水果腐烂。N. fischeri 被首先从草莓罐头中分离得到并在腐烂水果以及经热处理的水果制品中分离到。N. fischeri 菌株能产生震颤毒素,包括 FTA、FTB、FTC 和疣孢青霉原和 TR-2 等等。N. fischeri 同其他真菌相比高度耐热,在 10～52℃条件下均可生长,最适生长温度范围为 26～45℃,是引起果汁和经加热处理的水果制品的腐败的主要耐热菌之一。在水果等制品制造过程中,带染 N. fischeri 就可能产生 FTA、FTC 和 VERR,从而对公众健康构成威胁。

在研究温度、光照和水活性(a_w)对 N. fischeri 生长和毒素产生的影响作用时,Nielsen 等发现 N. fischeri 在 CYA 培养基中(pH 7.0)产生震颤毒素的最适温度分别为,疣孢青霉原 25℃,FTA 30℃,FTC 37℃。在 pH 7.0、25℃培养条件下,光照可使毒素产量稍有增加,但无显著性差异。在 CYA 培养基中加入葡萄糖、果糖和蔗糖可明显增加毒素产量,增加的幅度远超过光照的增加幅度。CYA 培养基在水活性为 0.980 时加入葡萄糖或果糖,或在水活性为 0.990 时加入蔗糖,毒素的产量最高。在水活性为 0.925 时,CYA 培养中加入葡萄糖可以观察到菌的生长以及毒素的产生,但在水活性为 0.910 时,CYA 培养基中即使加入蔗糖也观察不到菌的生长也未检测到震颤毒素。在所有的培养基中,以疣孢青霉原的产量最高,其次是 FTA 和 FTC。

烟曲霉在世界各地分布极广,尤其是在高温(40℃以上)情况下为主要优势菌,经常污染粮食和饲料。在我国曾发现与此菌有关的、有痉挛症状的鸡烟曲霉中毒,对人畜的健康构成潜在性威胁。掘江等在研究烟曲霉及其同源菌属产生 FTA、FTB 能力时发现,104 株烟曲霉中,仅有 3 株能产生 FTA,而且产毒量较低(0.9～11.6mg/kg 培养物),而有 98 株能产生高含量的 FTB(4.8～3052.0mg/kg 培养物)。从日本 22 个县采集的 1147 份土壤样品中,共有 673 份(59%)分离出烟曲霉,其中稻田和菜地土样中该菌检出率较高,分别为 69%～100% 和 36%～100%,而在森林地带(5%～74%),草地、牧场(5%～82%)和果园(23%～100%) 中的分布相对较少。将其中 90 株烟曲霉进行产毒培养实验,89 株可产生 FTB,只有 1 株产生 FTA。

4. 毒性　FTA、FTB 对小鼠、大鼠、家兔、蟾蜍、猪、羊等都能引起强烈的痉挛,小鼠腹腔注射震颤毒素引起痉挛的 LD_{50},FTA 为 177μg/kg,FTB 为 3500μg/kg;小鼠静脉注射 FTA 的 LD_{50} 为 185μg/kg 体重,95% 可信限为 159～215μg/kg 体重。随着剂量的增加和实验时间的延长,实验动物出现震颤,阵发性惊厥,体位呈袋鼠样,强直性肌肉痉挛乃至死亡。其间伴有眼球震颤和缩瞳,脑电图无明显改变,有些神经性药物如抗惊厥剂等可以减轻上述症状或延缓症状出现的时间。Land 等在研究伐木工人病（wood trimmer's disease）的病因时，从 5 个不同的锯木厂的木材堆、操作间的墙壁、地板以及室内空气中分离出 8 株烟曲霉（分离培养基为 MEAM，麦芽汁浸膏 25g，琼脂 15g，苹果酸 5g，蒸馏水 1000ml）。木材堆中心温度从 35～60℃ 不等，相对湿度较高，这种环境非常适于嗜热菌和耐热菌的生长，其主要优势菌为 *A. fumigatus Fres*、*P. aecilonyces Variotii*（Bain）和 *Rhizopus rhizopodiformis*（cohn）。产毒培养发现，其中 4 株菌的产物能引起中度震颤反应。HPLC 分析表明，引起震颤反应的 5 株粗提物中含有 FTC 和疣孢青霉原。由于伐木工人病急性中毒期的症状和上述的 FTC 及疣孢青霉原的急性中毒期症状极为相似，说明伐木工人病和其他类似的职业性疾病在某种程度上属于真菌毒素中毒症，而且在其他职业人群，如农场工人，也存在类似的情况。

在震颤毒素的毒性机制方面，Yamazaki 等认为这些症状与羟色氨酸和（或）γ-氨基丁酸（γ-aminobutyricacid，GABA）受体有关。Suzuki 等的研究也提示震颤毒素的毒性作用与多巴胺受体和 GABA 受体有关。Nishiyama 等经过数年的研究发现，当给予神志清醒的家兔 FTA（10～200μg/kg，iv）经过一段潜伏期后，可引起阵发性痉挛和强直性痉挛，并伴有眼球震颤和瞳孔缩小。即使给经去皮质和去脑处理的家兔静脉注射 FTA（100～200μg/kg），也同神志清醒的兔子一样，能引起剧烈的运动作用。用乌拉坦和氯醛糖轻度麻醉后，需要大剂量的 FTA（>100μg/kg）才能引起阵发性痉挛和强直性痉挛。FTA 能促进膈神经、迷走神经和颈交感神经的外释放；酚妥拉明可同时抑制 FTA 引起的肌肉紧张；阿托品和（或）双侧迷走神经切断术可以消除 FTA 引起的心搏徐缓和心律失常。静脉注射 FTA 后，脑电图表现为持续性强烈唤醒（arousal）反应，未观察到癫痫发作类型的脑电波，提示 FTA 的主要作用位点在脑干部分。由于 FTA 引起的强有力的痉挛活动未伴随脑电图的癫痫发作类型波，也说明 FTA 的作用方式与戊四唑（pentylenetetrazol）的作用方式不同，FTA 引起痉挛作用的作用点可能位于中枢神经系统较低部位的几个局限区。作为亲神经性的真菌毒素，静脉注射 FTA（100～200μg/kg）可以导致用乌拉坦和氯醛糖轻度麻醉的兔子脊椎 L_7 突触和腓侧神经同时释放而且释放量增加。在动物实验中，将脊椎较上部位进行横断处理可以消除 FTA 引起的变化的现象，提示 FTA 对脊椎单神经元没有促进作用，作用部位可能位于棘上中枢神经系统。在用乌拉坦和氯醛糖轻度麻醉的家兔，电刺激网状系统可以促使腓骨神经和胫骨神经递质的大量释放，氯丙嗪（0.1～1.0mg/kg，iv），麦酚生（5～10mg/kg，iv）和苯巴比妥（5～15kg/kg，iv）可以抑制 FTA 的作用。以上结果可以看出，FTA 的毒性作用位点在棘上中枢神经系统，FTA 激活中脑网状结构的神经元，引起周围末梢运动神经递质突然大量释放，从而引起中毒症状。

（四）展青霉素

展青霉素（patulin，简称 Pat）是青霉属和曲霉属的若干菌种产生的真菌毒素。展青霉素可在许多水果、谷物和其他食物中存在，但它主要存在于霉烂苹果和苹果汁中。JECFA 第 35 次会议第一次评价了展青霉素，并根据其生殖毒性/长期毒性/致癌性研究确定其无作用剂量为 0.1mg/（kg·d），提出暂定每周允许摄入量（PTWI）为 7μg/kg（均以体重计）。IARC 曾先后于 1976 年和 1986 年评审了展青霉素，第二次评审的结论认为，展青霉素可致实验动物癌症的证据不足。不能评价展青霉素对人类具有致癌性。JECFA 在第 44 次会议上再次评价了展青霉素。

1. 化学结构及性质　展青霉素的化学名称为 4-羟基-4H-呋［3,2c］吡喃-2（6H）-酮［4-hydroxy-4H-furo［3,2c］pyran-2（6H）-one］为无色结晶，分子式 $C_7H_6O_4$，相对分子质量 154，熔

点为110℃,溶于水、乙醇、丙酮、乙酸乙酯和三氯甲烷,微溶于乙醚和苯,不溶于石油醚。其化学结构式见图3-3-5。在酸性环境中展青霉素非常稳定,加工过程中不被破坏。

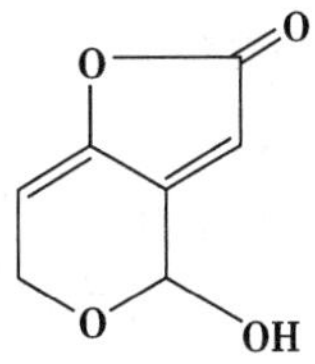

图3-3-5 展青霉素的化学结构

2. 产毒菌种 产展青霉素的菌种包括曲霉属和青霉属中的棒曲霉(*Aspergillus clavatus*)、扩张青霉(*Penicillium expansum*)、展青霉(*P. patulium*)、曲青霉(*P. aspergillus*)等,其中扩张青霉是主要引起苹果霉烂的菌种。展青霉素主要来源于霉烂苹果或用霉变苹果加工的苹果汁。我国贺玉梅等对扩张青霉、圆弧青霉、展青霉、产黄青霉、娄地青霉、土曲霉、棒曲霉、巨大曲霉等49株菌种进行的产毒试验表明,棒曲霉、展青霉等菌种产生展青霉素的阳性率较高,其中扩张青霉5162菌株和展青霉5881产毒量最高达400mg/ml。

3. 代谢途径与代谢产物 出生后的SD大鼠暴露于0或1.5mg/kg(以体重计,下同)展青霉素44~66周后,经口一次服3mg/kg ^{14}C-展青霉素,49%和36%标记的展青霉素在7天内分别从粪便和尿中排出,大部分标记的展青霉素在头24h排出。大约1%~2%标记的展青霉素以 $^{14}CO_2$ 的形式出现。有2%~3%标记的展青霉素在7天的最后一天存在于软组织和血液中,大部分展青霉素存留于红细胞及血液丰富的组织(如脾、肾、肺和肝)中。

4. 毒性

(1) 急性和亚急性毒性:啮齿动物的急性中毒常伴有痉挛、肺出血、皮下组织水肿、无尿直至死亡。1953年日本发生一起奶牛中毒事件,由于饲料发芽致使100多头奶牛死亡。事后从饲料中分离出荨麻青霉,并检出了Pat。中毒奶牛的症状包括上行性神经麻痹、中枢神经系统水肿及灶性出血。但实验动物并不一定表现出神经系统的中毒症状。小鼠注射Pat后出现皮下组织水肿,腹腔和胸腔积液,肾淤血及变性,明显肺水肿,呼吸困难,尿量减少,注射处出现水肿、感染、组织坏死。表3-3-19列出了Pat对部分动物的半数致死量(LD$_{50}$)。用Wistar大鼠进行的亚急性毒性实验结果表明,高剂量的Pat对肾及胃肠系统有毒性作用。

表3-3-19 展青霉素对部分动物的LD$_{50}$

实验对象	给药途径	LD$_{50}$ mg/(kg·bw)
小白鼠	皮下注射	8~15
	静脉注射	15~35
	静脉滴注	5.7~7.6
	经口给予	17~48
大白鼠	皮下注射	15~25
	静脉注射	25~50
(断奶期)	静脉滴注	5.9
(断奶期)	经口服	108~116
(新生鼠)	经口服	6.8
仓鼠	皮下注射	23
	静脉滴注	10
	经口服	31.5
狗	皮下注射	10.4
鸡胚(4天)		2.35μg/个

（2）Pat 的致癌、致畸和致突变性：Pat 具有致癌性，可在皮下注射部位引起雄性大白鼠发生局部肉瘤。经口服的实验动物未发现致癌现象。Pat 能抑制植物和动物细胞的有丝分裂，有时伴有双核细胞的形成和染色体紊乱。对 Hela 细胞、大鼠肺细胞初级培养物具有细胞毒性作用。致畸实验表明，Pat 对大鼠和小鼠没有致畸作用，但对鸡胚有明显的致畸作用。主要表现为小鸡外张爪、踝关节运动受限、颅裂、啄畸形、突眼等。Pat 对鼠伤寒沙门菌不具有致突变性。Pat 可诱导 FM3A 小鼠乳腺癌细胞中致突变物 8-氮杂鸟嘌呤的产生，产生的量随 Pat 的剂量增加而增加。Pat 在酒酵母菌中可产生一种可能控制线粒体基因突变的物质。在一些细菌及哺乳动物细胞系中可观察到 Pat 与细胞 DNA 的直接结合，通过测定 Pat 对枯草杆菌野生型及缺陷型菌株生成抑制作用的差别，可以观察到 Pat 诱导的 DNA 重组修复缺陷。10mg/ml 的 Pat 可使大肠杆菌细胞中 DNA 单股断裂，50mg/ml 可使双股断裂，32mg/ml 的 Pat 可使 Hela 细胞 DNA 单股及双股断裂。以更低剂量 3.2mg/ml 处理 2 小时后，发现 FM3A 小鼠乳腺癌细胞 DNA 单股断裂。Pat 可导致中国仓鼠 V79-E 细胞染色体畸变，同时加入肝微粒体，则 Pat 失去其活性。但在不引起 V79-E 死亡的剂量范围内使 SCE 增高，提示 Pat 对大鼠的遗传毒性是由于其与染色体蛋白质反应所致。Auffray 等用 SOS 比色检测方法对 11 种真菌毒素进行了检测，以确定它们的遗传毒性，结果表明，Pat 只能引起轻度的 SOS 反应，说明其遗传毒性较低。

（3）细胞毒性：乌巴因（ouabain）是一种特异性的 Na^+-K^+-ATP 酶抑制剂，展青霉素与乌巴因对 Na^+ 内流和 K^+ 外流的动力学作用明显不同，对 LLC-PK$_1$ 细胞系的巯基反应亦不同。Pat 对 Na^+ 内流、K^+ 外流、膜电位、细胞活性（LDH 释放）和细胞形态学变化的作用与其浓度和作用时间有关。当 Pat 浓度大于 $10\mu g/ml$ 时，细胞间负电位短暂性升高（<1 小时），随后是持续性的去极化现象（>1 小时）。但在 Pat 浓度为 $5\sim10\mu g/ml$ 时，表现为持续性的细胞间负电位升高（4~8 小时），部分 Na^+ 内流和 K^+ 外流，无明显的 LDH 释放和相对较少的疱形成。虽然细胞间负电位升高与 Pat 的作用时间和浓度有关，但 Pat 对乌巴因标记物的结合没有影响。实验结果证实了 Pat 能改变细胞膜的通透性，更利于 K^+ 外流。用 Pat 进行短暂的处理，Pat 对胞系的毒性作用也是不可逆的。在某种程度上，Pat 引起的主要毒性损伤包括对大分子物质合成的抑制，可能是对细胞膜本身的抑制作用。Pat 还可引起非蛋白质巯基的耗竭，最终导致细胞活性的丧失，而抗氧化剂不能防止这些改变。经 Pat 处理后，细胞最早期的变化为非蛋白性巯基减少，随后蛋白结合性巯基明显改变。

（4）对免疫系统的影响：Pat 对免疫系统有不同程度的影响，选用 Swiss 雌性小鼠，将 Pat 和环磷酰胺溶于生理盐水中，经口给小鼠。另将白色念球菌混悬于 0.5ml 生理盐水中，配成含菌量为 1×10^6 或 1×10^8 的活菌液，于第二天腹腔内注射。体外实验 Pat 对白色念球菌菌悬液（10^7）的最小抑制浓度不低于 $20\mu g/ml$。而 Pat 和环磷酰胺经口染毒不增加动物对白色念球菌（10^6）的易感性，相反 Pat 可以增加小鼠对白色念球菌（10^8）感染的抵抗力。小鼠经 Pat 染毒后中性白细胞的数量明显增高，经 Pat 和环磷酰胺染毒后，受白色念球菌感染的小鼠免疫球蛋白水平（IgA、IgM、IgG）均明显下降。

亚致死剂量的 Pat 对小鼠和兔的免疫系统均有影响。化学荧光反应用于检测巨噬细胞的氧化反应激发活性，而氧化反应的激发是巨噬细胞杀灭微生物的主要机制。选用 Swiss 小鼠和新西兰白兔，分别经灌胃〔小鼠，10mg/（kg·bw）〕和腹腔注射（兔，2.5mg/kg）Pat，小鼠和兔腹膜白细胞的化学荧光反应均被明显抑制。经 Pat 处理后，小鼠脾淋巴细胞的绝对数量有所下降，细胞对有丝分裂原 PHA、ConA，特别是 PWM 的反应减弱，加入半胱氨酸后恢复正常。与此同时,随着对 PHA、ConA 和 PWM 反应的减弱,小鼠和兔血清中免疫球蛋白(IgG、IgA、IgM)水平下降。Pat 的免疫抑制作用是可逆的,而且 Pat 对免疫球蛋白水平的影响具有时间依赖性。

(5) 展青霉素的毒性作用机制:Pat 能不可逆地与细胞膜上的-SH 基结合,抑制含有-SH 基的酶的活性,如乳酸脱氢酶、磷酸果糖激酶、Na^+-K^+-ATP 酶、Mg^{2+}-ATP 酶、脑中乙酰胆碱酯酶等,并抑制网状细胞依赖 Na^+ 的甘氨酸转运系统。体外实验证实,Pat 抑制酶活性存在简单的剂量关系。$1\mu M$ Pat 可抑制乙醇脱氢酶、乳酸脱氢酶的活性,但对磷酸果糖激酶没有影响。Pat 亦可抑制小鼠脑、肾 Na^+-K^+-ATP 酶和小鼠脑、肾、肝线粒体依赖性 ATP 酶的活性。在雏鸡肾和小肠中也观察到同样现象。半胱氨酸可降低 Pat 对尿素酶活性的作用,说明 Pat 与尿素酶的作用是通过 Pat 与酶分子中-SH 基作用来体现的。Burghardt 等运用数种活性荧光生物分析方法研究了 Pat 对大鼠卵泡细胞内粒层细胞的毒性作用机制,结果表明 Pat 对细胞谷胱甘肽(GSH)有耗竭作用,并与剂量和作用时间有关。Pat 对肝 Clone 9 细胞系和肾 LLC-PK₁ 细胞系的 GSH 具有同样的耗竭作用。说明 Pat 的毒作用可能包括对细胞 GSH 水平和线粒体功能及细胞膜的直接作用。

5. 对食品的污染及其预防　英国 1992 年对苹果汁的调查发现,有些样品中展青霉素的含量高达 $434\mu g/kg$。1998 年调查了 300 份苹果汁,展青霉素含量 $<5\mu g/L$ 的样品有 152 份,占 51%;$5 \sim 15\mu g/L$ 的样品 90 份,占 30%;$15 \sim 34\mu g/L$ 样品 46 份,占 15%;$35 \sim 50\mu g/L$ 的样品 7 份,占 2.3%;高于 $50\mu g/L$ 的样品 5 份,占 1.7%,展青霉素浓度 $>50\mu g/L$ 的苹果汁中其含量分别是 $54\mu g/L$、$73\mu g/L$、$113\mu g/L$、$125\mu g/L$ 和 $171\mu g/L$。丹麦于 1985 年检测了 46 份苹果汁,展青霉素平均含量为 $5.1\mu g/kg$,中位数为 $4.1\mu g/kg$,含量范围为小于 LOD 至 $27\mu g/L$。1994 年检测 57 份苹果汁,展青霉素平均含量为 $4.9\mu g/L$,含量范围为小于 LOD 至 $18\mu g/kg$。我国于 1991 年检测了部分地区 136 份霉烂苹果和 9 份山楂汁中的展青霉素。136 份霉烂苹果中有 66 份阳性样品,占 48.5%,展青霉素的平均水平为 $656.0\mu g/kg$,范围为 $4.0 \sim 5150.0\mu g/kg$。9 份山楂汁中 8 份展青霉素阳性样品,占 88.9%,含量为 $20.0 \sim 420.0\mu g/kg$,利用薄层色谱法还测定了北京、大连、山东、河北、甘肃、吉林、黑龙江等省市 401 份苹果酒、苹果酱、苹果罐头、苹果汁、山楂酒、山楂酱、山楂罐头、山楂汁等水果制品中展青霉素含量。其中苹果制品共 159 份,有 49 份检出展青霉素,占 30.8%,含量范围为 $4.0 \sim 262\mu g/kg$;草莓酱 56 份,未检出展青霉素。检测各种山楂制品 109 份,其他水果制品 38 份,其中以山楂汁和山楂酒污染率较高,分别为 40.0% 和 31.3%,展青霉素的污染水平为 $11.0 \sim 135.0\mu g/kg$;38 份其他水果制品未检出展青霉素。

(五) 单端孢霉烯族化合物

1. 化学结构及性质　单端孢霉烯族化合物(trichothecenes)是一组生物活性和化学结构相似的有毒代谢产物。到目前为止,从真菌培养物及植物中已分离得到化学结构基本相同——四环倍半萜的单端孢霉烯族化合物 148 种(Drove,1988)。根据相似的功能团可将其分为 A、B、C 和 D 四个型(Ueno,1977)。A 型的特点是在 C-8 上有一个与酮不同的功能团,这一型包括 T-2 毒素、二醋酸藨草镰刀菌烯醇(diacetoxyscirpenol,DAS)。B 型在 C-8 上有一羰基功能团,以脱氧雪腐镰刀菌烯醇(deoxynivaknol,DON)和雪霉腐镰刀菌烯醇(nivalenol,NIV)为代表。C 型的特点是在 C-7,8 或 C-9,10 上有一个次级环氧基团。D 型在 C-4 和 C-5 之间有两个酯相连。天然污染谷物和饲料的单端孢霉烯族化合物有 A 型中的 T-2 毒素和 DAS。B 型的 DON 和 NIV。A 型和 B 型单端孢霉烯族化合物的化学结构式如图 3-3-6 和图 3-3-7。

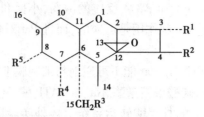

图 3-3-6　A 型单端孢霉烯族化合物

名　称	R₁	R₂	R₃	R₄	R₅
T-2 毒素	OH	OAC	OAC	H	OCOCH₂CH(CH₃)₂
新茄病镰刀菌烯醇	OH	OH	OH	H	OH
HT-2 毒素	OH	OH	OAC	H	OCOCH₂CH(CH₃)₂
DAS	OH	OAC	OAC	H	H

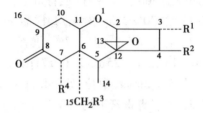

图 3-3-7　B 型单端孢霉烯族化合物

名称	R₁	R₂	R₃	R₄
DON	OH	H	OH	OH
NIV	OH	OH	OH	OH
Trichothecin	H	OCOCH=CHCH₃	H	H
镰刀菌酮-X	OH	OAC	OH	OH

单端孢霉烯族化合物为无色结晶,非常稳定,难溶于水,溶于极性溶剂,加热不会被破坏。

2. 产毒菌种　大多数单端孢霉烯族化合物是由镰刀菌属的菌种产生的,这些代谢产物的产生主要取决于基质、温度、湿度等。通常 A 型单端孢霉烯族化合物由三线镰刀菌(*Furarium tricinctum*),拟枝孢镰刀菌(*F. sporotrichioides*)、梨孢镰刀菌(*F. poae*)、木贼镰刀菌(*F. equsiseti*)产生,而 B 型单端孢霉烯族化合物主要由禾谷镰刀菌(*F. graminaerurn*)和黄色镰刀菌(*F. culmorum*)产生。在这些镰刀菌菌种中,最重要的菌种是产生 DON 和 NIV 的禾谷镰刀菌。

镰刀菌属的菌种广泛分布于自然界,从土壤中可分离到 50 多种镰刀菌,其中有许多种是植物病原菌,可导致诸如根腐、枯萎等植物病害,如小麦和大麦的禾谷镰刀菌枯萎病、赤霉病等。从我国一起食物中毒的赤霉病麦中分离到的镰刀菌主要有禾谷镰刀菌（88.4%）、木贼镰刀菌（8.1%）、尖孢镰刀菌（2.3%）和黄色镰刀菌（1.2%）。

3. 代谢途径与代谢产物　T-2 毒素主要在小肠中代谢形成各种不同的代谢产物。肠道中主要的代谢产物是 HT-2 毒素。摄入 T-2 毒素后代谢形成 HT-毒素很快被吸收进入血液，并继续在肝中代谢，由胆汁排出。T-2 毒素的代谢产物包括 HT-2、3-羟基-HT-2、3-羟基-T-2、T-2 四醇、去环氧基 3-羟基-HT-2 及 3-羟基-T-2 三醇。除猫以外，大部分动物还可形成大量的葡萄糖苷酸结合物。T-2 毒素及其代谢物迅速排除。以体重计，每天经口给大鼠 0.15mg/kg 放射性标记的 T-2 毒素，72 小时内有 95% 的放射性标记物排出体外。

动物暴露于 DON 后，通过小肠和瘤胃中微生物的活动，产生的主要代谢产物为脱环氧-DON，经尿和粪便排出。母猪对 DON 非常敏感。经口给予猪 DON 后，DON 很快被吸收，并在 15～30min 内达到高峰，有 82% 的 DON 在全身被吸收。虽然 DON 广泛分布于猪组织中，但其作用非常短暂。DON 排出的半衰期为 3.9 小时，且在组织中不蓄积。以体重计，经口给大 10mg/kg ^{14}C 标记的 DON，分别有 25% 和 64% 放射性标记的 DON 在 96 小时内从尿和粪便排出，96 小时后仅有极少的放射性在组织中存留。

4. 毒性　文献报道 A 型单端孢霉烯族化合物的毒性比 B 型大。毒性最小的是 DON。单端孢霉烯族化合物的主要毒性作用为细胞毒性，免疫抑制和致畸作用，可能有弱致癌性。

（1）急性毒性：T-2 毒素经口 LD_{50} 小鼠为 10.5mg/（kg·bw）、豚鼠为 3.06mg/（kg·bw）、大鼠为 5.2mg/（kg·bw）、鳟鱼为 6.1mg/（kg·bw）。单端孢霉烯族化合物对各种实验动物的 LD_{50} 见表 3-3-20。该化合物引起的畜禽中毒症见表 3-3-21。

表 3-3-20　单端孢霉烯族化合物对各种实验动物的 LD_{50} mg/kg

毒素	小鼠	大鼠	豚鼠	鳟鱼	鸡	鸡（一日龄）
T-2 毒素	10.5	5.2	3.06	6.1	4.0	1.75
HT-2 毒素	—		—		—	6.25
DAS	—	7.3			5.0	
NIV	38.9					
镰刀菌酮-X	4.5	4.4				
DON	46.0					
3-乙烯 DON	34.0					

表 3-3-21　单端孢霉烯族化合物引起的畜禽类动物中毒症

饲料中毒素的浓度	样品	动物	症　状
T-2 2mg/kg	霉玉米	牛	广泛出血，死亡率20%
T-2 25mg/kg	霉大麦	家禽、马、猪	前胃及食管黏膜坏死
T-2	商品饲料	牛	
DAS	玉米	猪	呕吐

饲料中毒素的浓度	样品	动物	症　状
T-2	玉米粉	马	口腔损伤,出血,6/58 死亡
T-2	牧草	马	食欲不振,倦怠,13/31 死亡
T2		家禽	口腔损伤,食欲不振,死亡
DAS 和 T-2	玉米	牛	死亡
DAS	燕麦	鸽	呕吐、血性粪便
T-2 2.5mg/kg	鸡饲料	鸡	炎症、萎缩症
DAS 150～300mg/kg		牛、猪	出血综合征
T-2 50～150mg/kg		猪、牛	血性粪便(猪、牛),耳朵损伤(猪),肝损伤(猪)

　　呕吐是猪、狗、猫、鸭雏等动物单端孢霉烯族化合物中毒症的重要的症状之一。研究表明,浓度为 0.1～10mg/kg 即可诱发动物呕吐。猪摄入 0.5mg/kg 体重的 DON,5～7 分钟后即可开始呕吐,含 16mg/kg T-2 毒素的饲料,可引起小猪拒食,1mg/kg 以下为 T-2 毒素的无作用剂量。猪可摄入饲料中高达 2mg/kg 的 DON 而无任何明显的毒性作用。猪的 DON 经口最小呕吐剂量为 0.1～0.2mg/kg。当 3.6mg/kg DON 掺入饲料时,体重 24～45kg 的猪,饲料的消耗量降低 20%。饲料中含有 40mg/kg DON 时,饲料消耗量降低 90%。饲料摄入量降低与饲料中 DON 浓度升高呈线性关系。

　　猫经口隔日喂饲 0.06、0.08 或 0.10mg/(kg·bw)的 T-2 毒素直至死亡,猪的存活时间为 6 至 40 天。主要症状有呕吐、衰弱、血性腹泻及运动失调等。肉眼可见肠道、淋巴结和心脏多发性出血点或出血斑。肠腔内含有大量的暗红色内容物。显微镜下可见肠道、淋巴结、心脏出血。胃肠道上皮细胞坏死。淋巴结、骨髓及肝脏细胞构成减少。

　　鸡的 T-2 毒素和 DAS 经口 LD_{50} 分别为 4mg/(kg·bw)和 5mg/(kg·bw)。两种毒素同时给予时则鸡的死亡率增加。T-2 毒素和 DAS 对鸡的损伤基本相同。鸡摄入毒素 1 小时后即可观察到淋巴组织和骨髓坏死并迅速衰竭。并可见肝、胆囊和肠的坏死。

　　动物实验表明,有些单端孢霉烯族化合物可影响动物的免疫系统而改变其免疫应答。主要表现在抗体生成,同种异基因移植的排斥、迟发型变态反应等。免疫系统的损伤导致动物对微生物感染的抵抗力降低。免疫系统的损伤可能与单端孢霉烯族化合物对大分子化合物合成的抑制作用有关。

　　每日经口给予牛 0.6mg/kg T-2 毒素共 43 天,动物血中的总蛋白、白蛋白、免疫球蛋白的 $\alpha\text{-}\beta_1$ 和 β_2 的球蛋白组分均降低,IgA 和 IgM 值和补体蛋白质比对照组动物低。

　　以 1.0mg/kg DON 的饲料喂饲小鼠 54 周,血清中 α_1 和 α_2 球蛋白降低,血清白蛋白水平升高,食物利用率及体重均降低。

　　中国仓鼠卵巢和非洲绿猴肾的细胞培养暴露于 0.01 或 0.1ng/ml T-2 毒素 1 小时和 12 小时,可导致细胞的形态改变,它可能与蛋白质合成受到抑制有关。

　　(2)致突变性:研究表明,T-2 毒素、DAS 和 DON 对鼠伤寒沙门菌 TA_{98}、TA_{100}、TA_{1535}、TA_{1537} 和 TA_{1538} 在加和不加 S-9 活化系统均无致突变性。

T-2 毒素、NIV 和镰刀菌酮-X 对中国仓鼠 V_{79}-巨细胞有弱的裂解作用。1.7mg/（kg·bw）、2.7mg/（kg·bw）和 3.0mg/（kg·bw）的 T-2 毒素可诱发中国仓鼠骨髓细胞的染色体畸变。3mg/（kg·bw）的 T-2 毒素骨髓微核试验为阴性。仓鼠喂以 2.5mg/（kg·bw）T-2 毒素 6 周,未见染色体畸变率比对照组高。

DON 水平为 2~3μg/ml 时具有细胞毒性。但在次黄嘌呤鸟嘌呤转磷酸核糖基酶的位点上无致突变性。

研究表明 T-2 毒素能在不同细胞系中诱发染色体畸变,增加姐妹染色单体交换频率和微核率。NIV、DON 和 3-乙酰-DON 也能引起 V_{79} 细胞染色体畸变。

（3）致畸性:T-2 毒素对小鼠具有胚胎毒性和致畸性,3.5mg/（kg·bw）和 4.0mg/（kg·bw）的 T-2 毒素可导致母鼠死亡,不产仔或产仔少,或出现死胎。

经口给小鼠 5mg/（kg·bw）DON 时,可引起胎鼠数减少,胎鼠平均体重低于对照组,并可出现骨髓和内脏畸形,骨骼畸形包括椎骨融合,肋骨融合或缺损。

（4）致癌性:动物实验表明,给大鼠每日喂以 5~15kg/（kg·bw）的 T-2 毒素,12~27.5 个月后可发现少数消化道和脑的良性和恶性肿瘤,若再延长染毒时间,则可诱发前胃上皮细胞癌。给小鼠每天喂以 1.5~3.0μg/（kg·bw）T-2 毒素,观察到致癌和促癌作用。Corrier 和 Norman(1988)证实喂饲 T-2 毒素的小鼠肉瘤、艾氏腹水瘤和黑色素瘤的发生率均显著高于对照组。

（5）对食品的污染及其预防:由于 T-2 毒素的毒性,各国首先建立了检测该毒素的方法并紧接着进行了污染调查。但很快就发现其他单端孢霉烯族化合物,特别是 DON、NIV 和 DAS 在食品和饲料中的污染比 T-2 毒素更普遍。表 3-3-22 为部分国家农产品中 T-2 毒素的污染情况。

表 3-3-22　部分国家农产品中 T-2 毒素的污染

谷物	国家	污染率（阳性样品数/样品总数）	含量范围（mg/kg）	谷物	国家	污染率（阳性样品数/样品总数）	含量范围（mg/kg）
玉米	匈牙利	5/150	0.5~5.0	小麦	德国	22/84	0.003~0.249
	新西兰	13/20	0.01~0.2		印度	3/12	2.0~4.0
燕麦	芬兰	5/36	0.021~0.037	花生	印度	6/87	0.63~38.89
		2/21	0.045~0.037	高粱	印度	4/84	—

Tanada 等(1988)调查了 19 个国家、500 份谷物样品的 DON 和 NIV,发现 45%~50% 随机抽检的样品中同时含有 DON 和 NIV。最常受到该两种毒素污染的谷物是大麦。玉米虽较少受到污染,但玉米中 NIV 的平均含量最高。小麦受 DON 污染最严重（表 3-3-23）。DON 和 NIV 在谷物中污染的量具有明显的地区性差异。如加拿大和美国的谷物较小污染 NIV,而日本的谷物 NIV 的污染比 DON 普遍,即便在同一国家,DON 和 NIV 对谷物的污染,也具有明显的地区性差异。例如在日本南部,NIV 比 DON 普遍,而在日本北部则相反。在加拿大也有类似现象,加拿大西部谷物中 DON 的水平普遍比东部低。表 3-3-24 为美国、加拿大等国谷物中 DON 的污染调查结果。表 3-3-25 为法国及日本谷物中 DON 和 NIV 的污染情况。

表 3-3-23　19 个国家谷物中 DON 和 NIV 的污染调查

谷物	DON		NIV	
	均值（ng/g）	污染率（%）	均值（ng/g）	污染率（%）
大麦	149	75	401	76
玉米	402	20	766	16
燕麦	115	22	438	26
大米	0		22	22
黑麦	183	33	47	33
高粱	0		91	9
大豆	0		0	
小麦	488[1]	39	127	50
其他	135[2]	44	3	6

注：北京 1 份含有 6444ng/g DON 的小麦样品未计算在内。面粉 7 份；黑麦粉 1 份；香料 3 份；芝麻 7 份。

表 3-3-24　美国及加拿大谷物及其制品中 DON 污染情况

谷物	国家	年份	样品数	均值（μg/kg）	阳性样品含量范围（μg/kg）
小麦	加拿大（西）	1980—1985	749	41	—
	加拿大（东）	1980—1985	631	454	—
	美国	1982	9	—	220 ~ 18400
	美国	1982	57[1]	3410	200 ~ 9000
	美国	1984	123	550	痕量 ~ 2290
小麦制品	加拿大	1982—1983	199	177	—
	美国	1983—1984	132	85	痕量 ~ 530

注：[1] 为禾谷镰刀菌感染的赤霉病麦。

表 3-3-25　法国及日本谷物中 DON 及 NIV 污染情况

谷物	国家	年份	样品数	阳性样品平均值（μg/kg）		含量范围（Mg/kg）	
				DON	NIV	DON	NIV
玉米	法国	1977	2			140 ~ 600	1180 ~ 4280
小麦	法国	1977	6			20 ~ 110	20 ~ 140
	日本	1975 ~ 82	91	225 ~ 2580	10 ~ 1900	未检出 ~ 12400	未检出 ~ 7300
大麦	日本	1975 ~ 82	147	69 ~ 4430	73 ~ 2370	未检出 ~ 49600	未检出 ~ 22900
大麦粉	日本	1983	6	53	98	27 ~ 85	37 ~ 190

1986 年我国在江苏、安徽、河南、甘肃、江西、贵州、上海赤霉病麦流行区调查了正常小麦中 DON 的含量(表 3-3-26)。

表 3-3-26 我国部分地区小麦中 DON 的污染

地区	样品数	阳性样品数	阳性率(%)	平均值(μg/kg)	含量范围(μg/kg)
江苏	202	54	26.7	40	未检出 ~ 400
安徽	150	80	53.3	340	未检出 ~ 4000
河南	97	56	57.7	40	未检出 ~ 400
甘肃	135	77	57.0	2050	未检出 ~ 20 000
江西	100	31	31.0	40	未检出 ~ 480
贵州	31	3	9.7	40	未检出 ~ 800
上海	100	100	100.0	340	未检出 ~ 2000

从表 3-3-26 可以看出,安徽、甘肃、河南和上海 DON 阳性样品分别占 53.3%、57.0%、57.7% 和 100%。安徽小麦样品中 DON 含量为未检出 0 ~ 4000μg/kg,平均含量为 340μg/kg。甘肃的小麦样品受 DON 的污染严重,平均含量为 2050μg/kg,最高含量达 20 000μg/kg。

(六)玉米赤霉烯酮

玉米赤霉烯酮(Zearalenone)是由镰刀菌属的菌种产生的代谢产物。该毒素主要污染玉米,也可污染大麦、小麦、大米和麦芽等谷物。许多国家曾报道,猪和牛等家畜摄食被玉米赤霉烯酮污染的谷物或饲料引起动物雌性激素综合征。该综合征主要表现为阴道和乳腺肿胀、子宫肿大和外翻,严重情况下发生子宫脱垂等。

1. 化学结构及性质 玉米赤霉烯酮是一种雷锁酸内酯,化学名称为 6-(10-羟基-6-氧代-反式-1-十一碳烯基)-β-雷锁酸内酯[6-(10-hydro-6-oxo-trans-l-undeceny 1)]。在哺乳动物体内,C_6 的酮基降解成两个立体异构体代谢产物(α 和 β 异构体)。这些代谢产物也能由真菌产生,但其产量比玉米赤霉烯酮低得多。另一类结构相似的化合物是用作生长促进剂的玉米赤霉烯醇,该化合物与玉米赤霉烯酮的区别是在 C_1 和 C_2 之间缺少一个双键以及在 C_6 上羟基代替了酮基(Kuiper Goodman 等,1987,IARC,1993)。玉米赤霉烯酮是一种无色晶体,不溶于水,溶于碱性溶液、苯、二氯甲烷、醋酸乙酯、乙腈和乙醇等,微溶于石油醚(30 ~ 60℃)。在长波(360nm)紫外光下玉米赤霉烯酮呈蓝绿色荧光,在短波(260nm)紫外光下荧光更强。玉米赤霉烯酮的化学结构式见图 3-3-8。

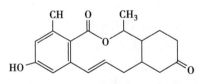

图 3-3-8 玉米赤霉烯酮的化学结构式

2. 产毒菌种 产生玉米赤霉烯酮的菌种主要有禾谷镰刀菌、黄色镰刀菌(F. cereatis),木贼镰刀菌和半裸镰刀菌(F. semitectum)。茄病镰刀菌(F. solani)等。

3. 产毒条件及产毒株的分布 镰刀菌在玉米上生长繁殖一般需要 22% ~ 25% 的湿度。在湿度为 45%,温度 24 ~ 27℃ 培养 7 天或 12 ~ 14℃,培养 4 ~ 6 周时,玉米赤霉烯酮的产量最高。大部分被测菌株需要在较低温度下培养获得高产量的玉米赤霉烯酮。

4. 代谢途径与代谢产物 ZEA 在猪的小肠被吸收及代谢,形成 α-玉米赤霉烯醇和 β-玉

米赤霉烯醇及 α-zearalanol 和 β-zearalanol 随后该物质与葡萄糖醛酸加合。大鼠和小鼠摄入 ZEA 后主要通过胆汁排出,而家兔经尿中排出。由于大量 ZEA 在猪的肠道中被重吸收,故从尿中排出也是主要的排泄途径,并发现 ZEA 主要以母体化合物及玉米赤霉烯醇的葡萄糖苷酸加合物的形式在尿中出现。

5. 毒性　玉米赤霉烯酮主要作用于生殖系统,猪对该毒素最敏感。玉米赤霉烯酮引起猪的雌性激素过多在许多国家,如澳大利亚、加拿大、丹麦、英国、美国、法国、德国、日本等国均有报道。

猪的雌性激素综合征主要表现为青春期雌猪外阴充血和水肿,严重时阴道和直肠脱垂、乳房肿大及乳头肥大,新生小猪的雌性激素综合征也有报道。玉米赤霉烯酮中毒的病理改变主要表现为阴道和子宫颈黏膜间质水肿、细胞退行性变和变形。由于细胞壁成分水肿和肥大,外阴、阴道、子宫内膜也因水肿而变薄。卵巢发育不全并有许多小囊。母猪的玉米赤霉烯酮中毒还可引起不育症,胎仔干性坏疽、胎仔吸收、流产,胎仔小、仔猪瘦弱,腿外翻等症状。玉米赤霉烯酮还可导致雄猪乳腺肥大、睾丸萎缩、性欲减退等症状。

玉米赤霉烯酮对动物急性毒性作用很低,20g/kg 的玉米赤霉烯酮一次经口灌胃小鼠和大鼠或 15g/kg 经口灌胃鸡均不引起急性毒性。该化合物在膳食中的浓度低时,具有生理活性而不呈现毒性作用。经口给予幼年雌猪 1mg 玉米赤霉烯酮 8 天[约 0.02mg/(kg·d)]可导致动物的雌性激素增多的临床症状。污染玉米赤霉烯酮的饲料或谷物引起家畜的雌性激素综合征见表 3-3-27。

表 3-3-27　污染玉米赤霉烯酮的饲料引起的家畜中毒症

品种	国家	玉米赤霉烯酮含量(mg/kg)	家畜中毒症状
饲料	芬兰	25.0	牛和猪不育症
饲料	美国	0.1~2900	牛和猪的雌性激素综合征
大麦	苏格兰	0.5~0.75	猪出现死胎、新生猪死亡、仔猪小
玉米	前南斯拉夫	35.6	母猪雌性激素综合征
猪饲料	美国	50.0	母猪雌性激素综合征
玉米	美国	2.7	同上
高粱	美国	12.0	乳牛流产
玉米	美国	32.0	猪流产

据报道玉米赤霉烯酮对枯草杆菌的重组缺陷型突变株具有致突变性。但在 Ames 试验中,玉米赤霉烯酮对鼠伤寒沙门菌无致突变性。玉米赤霉烯酮对猪和大鼠有弱的致畸作用。

IARC 评价了玉米赤霉烯酮的潜在致癌性,结论是玉米赤霉烯酮对试验动物具有致癌性的证据不足。根据人类致癌性判定标准(3 组),玉米赤霉烯酮不属于人类致癌剂。美国国家毒理学规划一项两年的研究显示,雌性小鼠的肝细胞腺瘤的发生率增加,并具有统计学意义。此外,还发现具有统计学意义的小鼠脑垂体腺瘤发生率增加和无统计学意义的脑垂体腺瘤发生率增加,可能由于大鼠脑垂体腺瘤自然发生率就很高。另一个两年的大鼠试验也未发现玉米赤霉烯酮的致癌性作用。小鼠在单一暴露于玉米赤霉烯酮后,可以检出 DNA-加合物,但未在大鼠中检出。应用 ^{32}P 后标记法还可观察到 DNA 的损伤。

玉米赤霉烯酮引起人类中毒或疾病未见报道,但在供人类食用的粮食中可检出玉米赤霉烯酮。因此,与雌性激素相关的疾病可能和该化合物有关。

6. 对食品的污染及其预防　玉米赤霉烯酮主要污染玉米,也可污染小麦、大麦、燕麦和小米等粮食作物。部分国家对玉米等谷物中的玉米赤霉烯酮进行了检测(表3-3-28),可以看出,有些样品玉米赤霉烯酮的污染相当严重。

表3-3-28　部分国家谷物中玉米赤霉烯酮的污染

品种	国家	阳性样品数/样品原数	阳性率(%)	玉米赤霉烯酮含量(mg/kg)
玉米	美国	29/65	45.0	0.1~2909
	美国	38/223	17.0	0.1~5.0
	前南斯拉夫	23/54	42.6	0.7~37.5
		5/191	2.6	5.1(平均值)
	法国	62/75	82.7	170(最高值)
小麦	美国	19/102	18.6	0.35~11.1

我国于1986年对部分地区的小麦进行了玉米赤霉烯酮的污染调查(罗雪云,1989),见表3-3-29。发现我国调查的这几个地区的小麦玉米赤霉烯酮的污染较轻。

表3-3-29　我国部分地区小麦中玉米赤霉烯酮的污染

地区	样品数	阳性样品数	阳性率(%)	玉米赤霉稀酮含量(mg/kg)
江苏	54	35	64.8	0.051(0~0.30)
安徽	83	19	22.9	0.032(0~0.30)
河南	60	7	11.7	0.008(0~0.05)
甘肃	101	41	40.6	0.015(0~0.30)
江西	41	5	12.2	0.006(0~0.006)
上海	100	33	33.0	0.011(0~0.30)
总计	439	140	31.9	0.051(0~0.78)

(七) 丁烯酸内酯

早在1949年Cunninghsm报道新西兰的放牧牛群中流行一种在寒冷季节里发生的烂蹄病,牛吃了这种带菌的酥油草后出现跛行、烂蹄、耳尖及尾尖干性坏死等症状。随后澳大利亚、意大利等均有报道,在美国的密苏里地区烂蹄病发病率最高。Ystes怀疑该病是由酥油草(Tall fescue)中的寄生菌三线镰刀菌代谢产物丁烯酸内酯所致。该病的发生很快,只要将牛群放入酥油牧草地3天之后便可出现症状,表现为运动迟缓,随后会发生跛行,体重下降,隆背,蹄腿部位水肿,蹄冠脱落及尾和肢端干性坏疽,生长发育迟滞,体温升高,呼吸加快,厌食,在未发生干性坏死等永久性组织损伤之前及时采取措施,动物通常会恢复正常。1967年Keyl等人从酥油草中分离培养出了三线镰刀菌(Fusarium tricinctum NRRL3249)。随后Yates等人从该菌中分离提取出一种有毒性的物质,将其命名为丁烯酸内酯(Butenolide),并确定了其分子结构。

1. 化学结构及性质　丁烯酸内酯的化学名称为4-乙酰胺基-4-羟基-2-丁烯酸-γ-内酯,(4-acetamid-4-hydroxy-2-butenoic acid-γ-lactone),呈一棒状结晶,其化学结构式见图3-3-9。分子式为 $C_6H_7NO_3$,相对分子质量138,从醋酸乙酯-环己烷结晶出来,其熔点为116~118℃。易溶于水,微溶于二氯甲烷和氯仿,不溶于四氯化碳,在碱性水溶液中极易水解。其水解产物为顺式甲酰丙烯酸(Cis-formykcrylic acid)和乙酸胺(acetamide)。

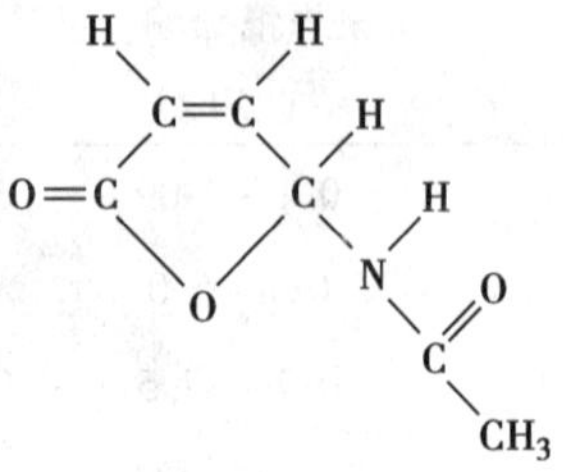

图3-3-9　丁烯酸内酯的化学结构式

2. 产毒菌种　目前已从下列菌属中分离提取到了丁烯酸内酯:三线镰刀菌(Fusarium tricincium);木贼镰刀菌(Fusarium equseli);拟枝镰刀菌(Fusarium sporotrichiodes);半裸镰刀菌(Fusarium semitectum);粉红镰刀菌(Fusarium rosetum);禾谷镰刀菌(Fusarium graminearum);砖红镰刀菌(Fusarium tateritium);雪腐镰刀菌(Fusarium nivale)及梨孢镰刀菌(Fusarium poae)。

3. 毒性

(1) 早期国外对丁烯酸内酯动物急性中毒反应的研究:丁烯酸内酯对小白鼠的半数致死量,经口服时为275mg/kg,腹腔注射时其半数致死量为43.6mg/kg。该毒素还可引起兔子轻微的皮肤反应。Feron报告了仓鼠对丁烯酸内酯气雾剂的亚急性中毒的观察,实验动物分别暴露在 $31mg/m^3$、$144mg/m^3$ 和 $746mg/m^3$ 浓度的丁烯酸内酯蒸气雾下每天6小时,每周5天,为期13周。结果表明,在130ppm浓度下,动物出现流泪、多涎、流鼻涕、生长迟滞、红细胞减少、肝脏重量增大、鼻腔上皮组织高度变异等症状及病理学改变。而在5.4ppm和25ppm浓度下未观察到丁烯酸内酯引起的病变。Tookey观察牛犊口服丁烯酸内酯69~89mg/kg,13天后死亡,给予小剂量的丁烯酸内酯后可诱发出牛犊胃肠道的淤血、出血及急性炎症等病理改变,当每天口服31mg/kg时,46天后动物出现体重减少及食道和胃溃疡。Burmeister报告了小鼠经21天口服含有丁烯酸内酯的饮水作用观察,作者预计小鼠对含有丁烯酸内酯的饮水的日消耗量会明显下降,至少对体重有不利影响或对生存有影响。然而结果显示,经21天口服含有丁烯酸内酯的饮水后,对小鼠的体重影响并不显著,甚至每日饮用浓度为0.5mg/ml丁烯酸内酯的饮水,对体重影响仍不显著,对口腔的糜烂作用也未观察到。Bitsy给鸡喂含赫曲霉毒素-A、展青霉素、T-2毒素和丁烯酸内酯混合的饲料,观察2~8周时间,T-2毒素和丁烯酸内酯混合喂养组发生口腔黏膜坏死、胸腺纤维化、小肠黏膜水肿及生长缓慢等症状体征。

(2) 近年来国内对丁烯酸内酯动物急性中毒反应的研究:彭双清等观察了大鼠经口1次灌服丁烯酸内酯193mg/kg,分别于中毒4小时和24小时后,观察其血象变化、血液生化指标及血浆多种离子浓度的变化结果显示:大鼠经口服丁烯酸内酯急性中毒4小时后,红细胞总数、血红蛋白含量及血细胞比容均比对照组显著增加,而红细胞平均体积、平均血红蛋白含量及红细胞分布宽度没有明显的改变;血浆生化指标除血浆总胆固醇轻度升高外,其他指标未见明显变化;血浆中 Ca^{2+}、Na^+、K^+、Cl^- 等离子浓度未见明显变化。由此表明,红细胞及血红蛋白含量的增高是相对性增多,这表明大鼠中毒后体内水分丧失而致血液浓缩。血液粒细胞百分率较正常对照组显著增高,淋巴细胞百分率相对减少,血小板总数亦明显增高。而在中毒24小时后,血液中红细胞系统和白细胞系统指标未见有显著性变化;血浆天门冬氨酸氨基转移酶、血浆总蛋白、血浆白蛋白含量及碱性磷酸酶比正常对照组明显降低;总胆固醇与正常对照组比较无明显改变;血浆 Ca^{2+} 离子浓度有轻度降低。无论是中毒 4 小时,还是中毒 24 小时,其血浆尿素氮、肌酐、丙氨酸氨基转移酶及乳酸脱氢酶活性与正常对照组比较均无明显改变。刘洪英等观察了丁烯酸内酯的脂质过氧化效应,大鼠经口 1 次灌服丁烯酸内酯 193mg/kg 后 4 小时肝脏脂质过氧化产物丙二醛含量有所升高,非蛋白疏基含量降低,中毒 24 小时后,肝脏脂质过氧化产物丙二醛含量明显升高,非蛋白疏基含量明显降低,与对照组比较有显著性差异。从而证实丁烯酸内酯可以引发脂质过氧化反应,使脂质过氧化产物蓄积,疏基损耗,从而使机体的抗氧化能力降低。

（3）丁烯酸内酯对靶器官及细胞的毒性作用研究:刘井波等研究丁烯酸内酯对大鼠心肌细胞毒性作用机制,采用差速贴壁结合化学方法分离纯化大鼠心肌细胞;得到丁烯酸内酯对培养的心肌细胞有很强的毒性作用并且呈现明显的量效关系,从而认为丁烯酸内酯能引起心肌细胞的脂质过氧化作用,这种作用有可能是因为丁烯酸内酯作用于线粒体呼吸链影响了电子在呼吸链上的传递过程所致,表明了心肌细胞对丁烯酸内酯的毒性作用非常敏感。王以美等人研究了丁烯酸内酯对 HepG2 细胞抗氧化功能的影响,结果显示丁烯酸内酯能够明显降低 HepG2 细胞的抗氧化能力。结合以往的研究报道,推测丁烯酸内酯的细胞毒性部分是通过影响线粒体呼吸链的功能及降低细胞内抗氧化防御能力而引起线粒体内活性氧的过量产生,进而引发细胞生物大分子如脂质过氧化等氧化性损伤,并通过其他途经而引起细胞损伤,揭示了丁烯酸内酯具有削弱细胞非酶性抗氧化能力。师钟丽等人观察了丁烯酸内酯对软骨细胞的氧化系统和抗氧化系统具有不同作用。即低浓度毒素仅仅加强了机体的抗氧化系统但对氧化系统没有影响,表现为刺激反应;中浓度毒素则既增强了机体的氧化系统又加强了抗氧化系统,但对前者的作用更明显;高浓度毒素则对这两个系统均产生了抑制作用,但对抗氧化系统抑制作用更明显。毒素组电镜下均表现为脂质代谢异常以及细胞器膜结构的改变。细胞活性表现为当加微量毒素时,细胞处于应激状态因而刺激细胞生长增殖,随着毒素浓度的增高,则表现为抑制作用,表明丁烯酸内酯可影响软骨细胞的生长代谢、DNA 合成和分裂增殖。

（八）串珠镰刀菌素

串珠镰刀菌（Fusarium moniliforme sheld）是污染玉米等粮食作物的主要优势菌,并能产生多种毒性代谢产物。自 1973 年 Cole 等首次从串珠镰刀菌的培养物中分离提取到串珠镰刀菌素（moniliformin,简称 MF）以来,又陆续发现了镰刀菌素（fusarins）、伏马菌素（fumonisins）等。迄今,串珠镰刀菌的有毒代谢产物被认为与马脑白质软化症（ELEM）、猪肺水肿综合征（PPE）、人类食管癌以及克山病等病因有关,对人类健康和畜牧业构成巨大威胁。

1. 化学结构及性质　Cole 等 1973 年首次从串珠镰刀菌的培养物中提取出一种毒性物质,命名为串珠镰刀菌素（monniformin,MF）。MF 为水溶性,分子式为 C_4HO_3R（R＝Na/K）,其自由酸（R＝Na/K）的化学名称为 3-羟基环丁-3 烯-1,2 二酮。MF 通常以钠盐或钾盐的形式存在于自然界中。Springer 等运用单晶 X 线衍射技术,确定了 MF 的空间立体结构（见图 3-3-10）。

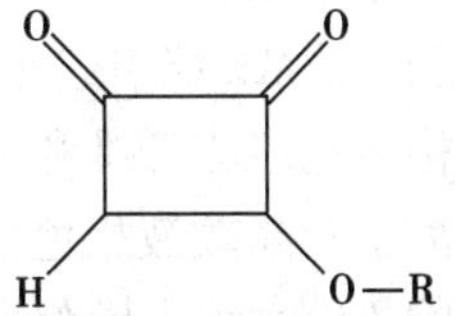

2. 产毒菌种　MF 可由十多种镰刀菌产生,这些镰刀菌在自然界分布广泛,主要引起麦穗、谷粒及玉米等霉变,并能在燕麦、大豆、高粱、大麦、小米、小麦及土壤中生长。目前已知的镰刀菌有:串珠

图 3-3-10　串珠镰刀菌素的化学结构式

Moniliformin　R=Na or K Na或K

镰刀菌（*F. moniliforme*），串珠镰刀菌胶胞变种（*F. moniliforme var subglutinus*），半裸镰刀菌（*F. semitectum*），本色镰刀菌（*F. concolor*），燕麦镰刀菌（*F. avenaceum*），木贼镰刀菌（*F. equiseti*），锐顶镰刀菌（*F. acuminatum*），禾谷镰刀菌（*F. graminearum*），尖孢镰刀菌（*F. oxysporum*），镰形镰刀菌（*F. fusarioides*），网脉镰刀菌（*F. reticulatum*），黄色镰刀菌（*F. culmorum*），桑布镰刀菌（*F. sambucinum*），茄病镰刀菌（*F. solani*）等。

3. 产毒条件及产毒株的分布　影响毒素产生的因素很多，但决定 MF 产生及产量的主要因素有菌株、基质、温度和时间等。在诸多产毒菌中，串珠镰刀菌和串珠镰刀菌胶胞变种产毒量最高，最高达 33.7g/kg。同一菌种，不同的菌株，产毒量也不同。培养基质不同，产毒量有差异，玉米粒基质产毒量最高。MF 产生菌一般在 25℃培养为宜，但镰形镰刀菌在 34℃时产毒量最高，另外培养过程中间断性低温可诱导产毒。

4. 毒性　MF 对实验动物有强烈的急性毒性，经口 LD_{50} 对 7 日龄鸭雏为 3.68mg/kg·bw，对 BDIX 大鼠为 50.0mg/kg·bw（雄性）和 41.57mg/kg·bw（雌性）。主要的急性中毒症状均为进行性肌无力，呼吸抑制，发绀，昏迷直至死亡。对大鼠的病理解剖发现有急性充血性心力衰竭，组织学损伤表现为急性灶性心肌变性和坏死，在肝、肾、胰腺、肾上腺、小肠等处有严重的肿胀及散在的单细胞坏死。用含有 MF 的饲料喂养实验动物一段时间后，所有各实验组动物在肝、肾、胰腺、肾上腺、小肠等处均有急性水肿性变性，Zenker 氏坏死灶，瞳孔缩小和纤维化病变。急性毒性可能由 MF 的直接细胞毒性引起，心肌和其他脏器的急性损伤提示 MF 对依赖 ATP 的细胞转运具有抑制作用，引起细胞内渗透压调节紊乱，从而导致严重的细胞内水肿。而亚急性毒性可能由于亚致死量 MF 的蓄积毒性而导致心肌无力。而用含 MF 的饲料对小白鼠进行 3 周喂养实验中，各组小鼠均存活。与对照组相比，实验组小鼠体重增加量略低于对照组，但没有显著性差异。在饲料中含有高浓度 MF（接近经口 LD_{50}）实验组，小鼠未出现明显的中毒症状。这表明小鼠能迅速排泄 MF 或者其体内具有灭活 MF 的机制。

MF 可导致离体的雏鸭心肌细胞在供血时血钾升高，引起高血钾症，心房扩张，呈心肌劳损状态，继而心室扩张，心室颤动，导致心脏停搏。硒只在一定范围内对 MF 中毒有一定的防护作用，但没有治疗作用。心肌细胞膜在 MF 作用下有不同程度的损伤，主要位于左心室内层，室间隔和乳头肌。MF 很可能干扰心肌细胞膜上的 K^+、Na^+ 平衡，损害心肌细胞膜的通透性，作用于线粒体，选择性抑制丙酮酸脱氢酶的活性，导致 ATP 合成减少，使心肌细胞得不到足够的能量供应。MF 对 Wistar 大鼠心肌的 $GSH-P_X$ 和 GSS-R 均具有抑制作用，对 $GSH-P_X$ 的抑制作用较强，具竞争特性。而对 GSSG-R 的抑制作用较弱，且为非竞争特性。结果提示 MF 对 Wistar 大鼠心肌的毒性损伤与一些酶，如 GSH-P 和 GSSG-R 等不能有效地清除自由基密切相关，并且提示可能与克山病有关。

由于 MF 在动物体内引起的病变，特别是心肌病变与我国特有的克山病病人心肌病变很相似。MF 能引起小鼠和鼠心肌细胞线粒体损伤，能严重损害健康大鼠的心肌功能，超微结构可见肌原纤维和肉膜的中度损伤，并且心肌细胞内有不同数量的胶原产生。姬政等采取离子对高效液相色谱法，用紫外和二维紫外光谱法测定 MF，在云南和陕西两克山病病家的 7 份食粮中皆测出 MF，最高含量分别为 252μg/kg 和 264μg/kg，而在非病区北京的一份大米中未检出 MF。李秀芳等于 1992—1993 年采集了我国云南和四川克山病病区的稻谷及吉林和黑龙江省病区的玉米 189 份，同时进行了粮粒内部真菌分离和串珠镰刀菌素的测定。实验发现，玉米中串珠镰刀菌及其胶孢变种的侵染率和 MF 的阳性检出率均明显高于稻谷，分别为43.9%、63.5%和3.8%和6.5%。这些数据为克山病的毒素致病学说提供了重要资料,其他流行病学调查等资料尚未确定MF与克山病之间的关系,有待于更广泛、深入的研究。

通过体外大鼠肝线粒体耗氧试验表明,低浓度的MF可选择性抑制线粒体丙酮酸及α-酮戊二酸的氧化,5μmol/L和4μmol/L的MF即可分别抑制50%的氧化率。在NADH和琥珀酸的氧化保持负值时,MF浓度的增加可完全抑制线粒体丙酮酸及α-酮戊二酸的氧化。MF可抑制线粒体丙酮酸进入三羧酸循环,由于在线粒体内丙酮酸氧化过程中的氧摄取可被完全抑制,提示MF的作用是阻断丙酮酸转化为乙酰CoA。在这一过程中氧的利用与NADH的氧化有关。丙酮酸氧化成乙酰CoA和α-酮戊二酸氧化成琥珀酰CoA具有相似的多酶系统,这两个多酶系统均含有3种酶和5种辅酶。砷化物能使硫辛酸失活,从而特异性地抑制上述多酶系统的活性,但目前尚不清楚MF是否具有砷化物的活性。

Ames实验表明MF可能不具有致突变能力,而利用大鼠肝原细胞进行的非程序DNA合成(UDS)试验中,MF也没有表现出遗传毒性。但对MF潜在致癌能力的确定尚需等待慢性动物实验的结果。

(九)杂色曲霉素

1. 化学结构及性质　杂色曲霉素(sterigmatocystin,ST)纯品是从杂色曲霉菌丝体中分离并命名,是一类由二呋喃环与氧杂蒽醌作为基本结构连接组成,与黄曲霉素结构十分相似,其合成过程与黄曲霉素的合成过程也几乎一致。化学名称为3a,12c-二氢-8-羟基-6-甲氧基-7H-糠醛[3′,2′:4,5]呋[2,3-c]呫吨-7-酮,分子式为$C_{18}H_{12}O_6$,相对分子质量为324.28,熔点246~248℃。它是一种黄色针状晶体,不溶于水和碱性溶液,易溶于有机溶液,如二甲基亚砜、苯、氯仿、乙腈和吡啶,微溶于甲醇和乙醇。紫外线照射的条件下可发出砖红色荧光。

2. 产毒菌种　ST主要由构巢曲霉、杂色曲霉和离蠕孢霉产生。

3. 代谢途径与代谢产物　ST可以通过多种途径被生物体吸收,哺乳动物主要经口摄入被ST污染的食物或者饲草,通过皮肤或呼吸道吸入而染毒的机会不大。体外研究表明,ST在猪呼吸道上皮细胞无法代谢解毒。ST在消化道内经过吸收后,可以经过与血清蛋白结合通过血液运输或者通过巨噬细胞在生物体内进行转运,其中与血清蛋白结合通过血液运输是ST在生物体内转运的主要方式。ST在体内的主要排泄途径为胆汁和肾脏。未经排泄掉的ST在肝内会转化成1,2-环氧ST,该物质会与DNA形成加合物,名称为1,2-二氢-2-(N7尿嘧啶)-1-羟基ST,这极有可能是ST导致肝癌发生的机制。

4. 毒性

(1)一般毒性:国内外大量研究资料表明,ST具有肝毒性、肾脏毒性、免疫毒性和遗传毒性。症状分为急性中毒和慢性中毒,急性中毒主要表现在肝肾坏死,慢性中毒主要表现在肝脏坏死以及肝硬化。不同种类的动物对于ST的半数致死量有所不同,ST经口服,大鼠的LD_{50}约为160mg/kg,小鼠约为800mg/kg,而猴子的敏感性要比啮齿类动物高出很多,经腹腔注射ST LD_{50}约为32mg/kg。沙涌波等研究,给试验骡投服ST,约15天开始出现中毒症状,食欲减退,精神不佳,后期逐渐加重,表现出神经症状,濒死期四肢震颤,倒地不起,呼吸断续,体温下降,经解剖检查发现皮下及内脏黄染,伴随广泛性出血,肝脏、肾脏和大脑神经细胞均受到损伤,以细胞空泡化为病变特征。用掺有ST的饲料喂养小鼠20周时,小鼠一般情况下降,出现皮毛光泽度下降,精神差,体重增长缓慢。

（2）免疫毒性：国内外多次研究表明，机体免疫细胞的增殖、凋亡、抗原的递呈以及细胞因子的分泌都会受到 ST 的影响。刘亚玲等研究发现，ST 通过对小鼠脾脏与胸腺组织以及细胞中 Foxp3 调节性 T 淋巴细胞的数量会影响机体免疫耐受功能。沙涌波等研究发现在给鲟喂食投有 ST 的饲料第 5 天后，白细胞总数、淋巴细胞总数下降，嗜中性粒细胞数量升高，血清总蛋白，白蛋白含量明显降低。邢凌霄等人利用酶联免疫吸附法和半定量反转录聚合酶链反应方法通过体外研究发现 ST 对小鼠腹腔巨噬细胞 IL-12 的分泌和表达有抑制作用，说明 ST 对机体细胞免疫功能有不利影响。

（3）遗传毒性：ST 具有促使实验动物的基因组形成 DNA-ST 加合物的能力，引起 DNA 链断裂、染色体畸变以及姐妹染色单体互换等。体外实验表明，ST 培养物提取液引起小鼠外周血淋巴细胞微核出现率明显增高，说明 ST 对细胞染色体具有损伤作用。

ST 具有强致突变性，通过 DNA 损伤修复实验、污染物致突变性检测试验（Ames 试验）和单细胞凝胶电泳试验（Single cell gel electrophoresis assay，SCE）等得到多次验证。Ueda 等经研究发现，ST 作用于大鼠骨髓细胞会造成急性细胞遗传毒性作用，对大鼠进行腹腔注射 ST 12 小时后，骨髓细胞的染色体畸变发生率明显升高，在 $1\times10^{-6} \sim 1\text{mmol/L}$ 之间呈剂量-依赖关系。曹文军等运用银染 PCR-SSCP 方法分析了 ST（1 和 3μg/ml）对体外培养人胚肺细胞恶性转化过程中基因突变的情况，结果显示 ST 会诱发抑癌基因 P53 及癌基因 Ki-ras 突变。利用玉米油对罗非鱼进行 ST 灌胃处理，每周 2 次，一共 4 周，取血液与组织样本检查发现，ST 会导致罗非鱼红细胞微核率显著增加，染色体发生断裂。体外研究表明，3μmol/L 的 ST 会导致人胃黏膜上皮细胞（GES-1 细胞）发生 DNA 断裂，并随着 ST 作用时间延长损伤相应加重，DNA 损伤会进一步激活 ATM/P53 信号通路从而诱导 GES-1 细胞 G2 期阻滞。另外，ST 会抑制细胞内核苷的转运，从而抑制细胞内核酸的合成。

（4）致癌性：国内外已多次报道 ST 具有致癌性。ST 主要在肝脏代谢，所以肝脏是 ST 的主要靶器官，可引起肝脏损害。近期观察研究发现，患肝硬化与肝癌的患者血液与尿液中的 ST 水平明显高于健康人。体外实验表明，ST 对大鼠及小鼠肝细胞具有致癌性。投 ST 于鲟饲料中之后，实验室检查发现血清山梨醇脱氢酶（SDH）、门冬氨酸氨基转移酶、丙氨酸氨基转移酶、乳酸脱氢酶（LDH）和碱性磷酸酶（AKP）的活性均有显著升高，投毒第 5 天起，血清中 A/G 比值较投毒前有明显下降趋势，表明肝脏合成蛋白质功能受到严重损害。小鼠经口灌喂 3、30、300μg/kg 和 3000μg/kg 剂量的 ST 12 小时后，处理组小鼠肝细胞凋亡率明显高于对照组，处理组肝细胞凋亡程度与 ST 浓度呈明显剂量-效应关系。将 14 天大的虹鳟鱼胚胎暴露于浓度为 0.5ppm 的 ST 中 1 小时，1 年后，存活的虹鳟鱼中有 13% 的对象引发肝癌。Sivakumar 等研究发现，雄性小白鼠在经过 30 天的含有 ST 的饮食后，导致谷胱甘肽、维生素 C、维生素 E 水平均下降，肝内过氧化氢酶活性被抑制，同时超氧化物歧化酶和谷胱甘肽过氧化物酶的活性有所升高，肝细胞微粒体中细胞色素 P450，细胞色素 b5，细胞色素 b5 还原酶和细胞色素 c 还原酶水平均有所提高，组织学检查发现肝细胞损伤、坏死。

除肝毒性以外，ST 对其他组织器官也有较强的致癌性。对小鼠进行 ST（3000μg/kg）1 次灌胃，导致脑组织损伤。体外研究发现，经 ST 长期处理的胃黏膜细胞，发生肠上皮化生的概率明显增高，同时被幽门螺杆菌感染的长爪沙鼠胃黏膜发生了癌前病变。对人胚肺细胞进行体外培养并经 ST 处理 4 周后，细胞增殖旺盛，同时出现异型性变化，从而可见 ST 可诱发经体外培养的人胚肺细胞发生致恶性转化。对反流性食管炎模型大鼠进行 ST 腹腔注射会通过上调增殖细胞核抗原（PCNA）的表达以及下调抗原处理相关转运子 1（TAP1）与低分子量蛋白2(LMW2)的表达促进食管上皮细胞增殖,从而直接影响肿瘤免疫促进食管癌的发生。另外有报道称,ST可使人食管鳞状上皮细胞白细胞抗原I分子表达显著下降,免疫功能发生异常,从而导致恶变继而发展为食管癌。

5. 对食品的污染及其预防　ST广泛存在于自然界,可污染多种粮食作物如大麦、小麦、花生、玉米、大豆和咖啡豆等,尤其对花生、玉米和小麦等饲料饲草污染更为严重。潮湿的居住环境中地毯和天花板中ST的检出率也明显升高。有研究表明,在胃癌高发区患者胃液的优势真菌中,ST含量比率占第一位。研究发现,患有肝癌和肝硬化的患者血液与尿液中ST的含量明显高于对照组,肝癌患者血液中甲胎蛋白的水平与ST水平呈正相关,表明ST在肝病的发病机制中起到重要作用。ST可以作为黄曲霉毒素的合成前体物,但不是必须中间产物,具有强烈的肝致癌性。在组织细胞培养中ST会抑制其核酸的形成。ST进入人体,能诱发肿瘤等有害人体健康、威胁人类生命。ST已被国际癌症研究中心列为"可能的人类致癌物"。目前我国尚未制定食品中的ST的限量标准。目前建议粮食与饲草中ST的允许量为:豆饼和花生饼(粕)≤150μg/kg,饲草≤150μg/kg,配合饲料≤80μg/kg,大麦和玉米≤100μg/kg。

(十) 伏马菌素

1. 化学结构及性质　伏马菌素B1(fumonisin, B1)是由Gelderblom等于1988年从MRC826培养物中分离出一组新的水溶性代谢产物,命名为伏马菌素(fumonisins)。Bejuidenhout等用质谱和磁共振方法确定了FB1、FB2、FB3等的结构(见图3-3-11),其中以FB1毒性最强。伏马菌素是白色粉末,易溶于水、甲醇及乙腈-水中。伏马菌素在乙腈-水(1:1)中稳定,在25℃可保存6个月,在甲醇中不稳定,25℃下3~6周可分别降解25%或35%,并产生单甲酯或双甲酯。在-18℃下甲醇中的伏马菌素稳定,可保存6周。在pH 3.5和pH 9的缓冲液中,78℃可保存16周。

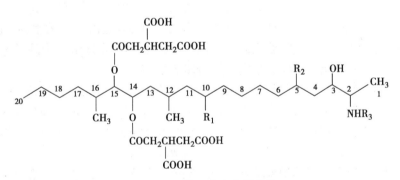

图3-3-11　伏马菌素化学结构

2. 产毒菌种　串珠镰孢和多育镰孢是主要产生伏马菌素的菌种。此外,尖孢镰孢 *F. oxysporum*、*F. nygami* 等菌种也能产生伏马菌素。串珠镰孢是玉米的致病菌,是全世界玉米中最优势的真菌之一。串珠镰孢MRC826菌株可产生达17.9g/kg伏马菌素。用液体发酵方法可得到500~700mg/L的FB₁和FB₂。

3. 代谢途径与代谢产物　给大鼠腹腔注射^{14}C标记的FB₁,该毒素很快消除,半衰期仅约为10~20分钟。用^{14}C标记的FB₁静脉注射黑长尾猴,和大鼠一样,标记物广泛分布并很快消除。以体重计(下同),给乳牛静脉注射0.05mg/kg或0.20mg/kg FB₁后,毒素很快从血液中排除。给毒120分钟后即测不出毒素。大鼠静脉注射FB₁后,毒素以原型从胆汁排出。

给乳牛经口（1.0mg/kg 和 5.0mg/kg）或静脉注射（0.05mg/kg 和 0.20mg/kg）FB_1 后，乳中未检出 FB_1 及其氨基五醇水解产物 FP 的残留或其加合物。

4. 毒性　在短期促癌生物分析试验中，伏马菌素表现出促癌活性，实验终点为出现 γ-谷胱甘肽转移酶阳性点。在提取伏马毒素过程中，将样品用乙酸乙酯和 $CH_3OH\text{-}H_2O$（$3:1$，V/V）顺序提取，绝大多数具有促癌作用的物质存在于 $CH_3OH\text{-}H_2O$ 部分中。FB_1 能明显诱发肝脏 γ-谷胱甘肽转移酶阳性点的形成（$P<0.0005$）。说明伏马毒素 B_1 对大鼠的促癌作用与毒性作用密切相关。

Marasas 等用 MRC826 的产毒培养物喂养马，病理学检查发现脑部重度水肿，延髓髓质有早发的、两侧对称的斑点样坏死，脑白质软化样改变，称为马脑白质软化症（ELEM）。给马静脉注射 FB_1 0.125mg/kg 7 天，第 8 天出现明显的神经中毒症状，表现为精神紧张、淡漠、偏向一侧的蹒跚、震颤、共济失调、行动迟缓、下嘴唇和舌轻度瘫痪，不能进食水等，第 10 天出现强直性痉挛。同时还可以引起猪肺水肿症候群（PPE）、羊的肝病样改变和肾病，大鼠的肝坏死、心室内形成血栓等。而对雄性 BDIX 大鼠的终身慢性毒性实验表明，在饲料中含8% MRC826 菌株的产毒培养物时，可引起肝脏毒性，肝损害表现为肝硬化、结节增生和胆管增生等，大鼠死亡率100%。用含4%培养物的饲料喂养 286 天后改用含2%培养物的饲料喂养，可对肝脏表现出致癌性并引起肝细胞肿瘤（80%）、肝胆管肿瘤（63%）。

FB_1 对大鼠具有肾皮质损伤作用（雄性 $\geqslant$15mg/kg FB_1，雌性 $\geqslant$50mg/kg FB_1，说明肾脏比肝脏更为敏感，雄性大鼠的肾脏比雌性大鼠更易受到攻击。对仓鼠具有妊娠毒性，在不引起母鼠临床中毒症状的条件下，随着 FB_1 量的增加可导致胎鼠死亡数量的增加。在研究 FB_1 的促癌作用时发现，FB_1 是一种慢性促癌剂。比较 FB 对大鼠肝原细胞的细胞毒性作用，FB_2 的毒性最高，FB_3 次之，FB_1 最低。通常情况下，FB 对肝细胞毒性较低，引起肝细胞乳酸脱氢酶50%释放的 FB_1 和 FB_2 浓度分别为 2000mmol/L 和 1000mmol/L。FB 的 N-乙酰化衍生物（伏马菌素 A，Fumonisin A）亦显示出细胞毒性作用，但其毒性作用低于 FB。与 FB_1、FB_2 的毒理学特性和促癌活性相似，在相同的试验条件下，未检出 FA_1 的生物学活性。尽管 B 族伏马菌素在沙门菌试验中缺乏致突性，在肝原细胞 DNA 修复试验中缺乏遗传毒性，但同许多其他致癌剂一样能导致肝细胞类似的病理变化。

FB_1 对鸡胚具有致病性和致死性，早期鸡胚变化包括脑积水、喙大、颈长，病理改变包括肝、肾、心、肺、肌肉骨骼系统和肠等。给 1 日龄鸡雏喂饲 FB_1 饲料，可出现急性腹泻症状，体重下降19%，相对肝重增加30%等。病理解剖发现多处肝坏死，肌肉坏死，肠道杯状细胞增生等。暴露于 FB_1 可导致鸡对细菌感染的敏感性增高。

FB_1 可引起猪、仔猪的肺水肿综合征（PPE）和胸腔积水。在 14 天猪喂养试验中（猪饲料中含 FB_1 $\geqslant$23mg/kg）发现，神经鞘氨醇 N-乙酰化衍生物是 FB_1 的首要攻击目标，自由的神经鞘氨醇在肝、肺、肾中的水平升高。二氢神经鞘氨醇（sphinganine）/神经鞘氨醇（sphingosine）比值的上升发生在其他生化指标和组织变化未改变之前，且在 FB 含量较低（5mg/kg）时。目前这个比率的变化正试图被作为检测食用 FB_1 污染饲料的早期生物指标。在 90 天喂养试验中，FB_1 对猪的慢性毒性表现为肝结节性增生和远侧食管黏膜增生斑。在低脂碳水化合物类饲料中加入 MRC826 培养物（$\leqslant$0.5%，w/w），可引起灵长类动物血浆中致动脉粥样硬化样的脂肪改变，表现为血浆中纤维蛋白质含量增多和血液凝集因子 VII 活性增高，患动脉粥样硬化危险性增高。

5. 对食品的污染及其预防　FB_1 污染粮食作物的情况比较严重，从意大利、西班牙、波兰和法国等地的玉米、高粱、小麦和大麦中均分离到数种镰刀菌。而在美国佐治亚州检测的28 份样品中,27 份检出黄曲霉毒素(AFT,73μg/kg),24 份中检出 FB$_1$(0.87mg/kg),其中 23 份样品同时检出 AFT 和 FB$_1$。在我国食管癌高发区林县和低发对照区上丘县采集的 47 份玉米样品中,FB$_1$ 和 FB$_2$ 的含量基本相同(FB$_1$ 872~890ng/g,FB$_2$ 330~448ng/g),但林县玉米样品中的污染率约为上丘县的 2 倍。Chu 等从林县采集了 31 份玉米样品,在 16 份霉变样品中检出 FB$_1$(18~155mg/kg,平均 74mg/kg),而在 15 份肉眼未见霉变的样品中亦检出 FB$_1$(20~60mg/kg,平均 35.3mg/kg)。样品中黄曲霉毒素含量相对较低(1~38.4μg/kg,平均 8.61μg/kg)。

(十一) 3-硝基丙酸

3-硝基丙酸(β-nitropropionic acid)是曲霉属和青霉属等少数菌种产生的有毒代谢产物,在某些高等植物中也有 3-硝基丙酸存在。我国从变质甘蔗及中毒变质甘蔗中分离到的节菱孢(Arthrinium)具有产生 3-硝基丙酸的能力。3-硝基丙酸是流行于我国河北、河南、山东、山西等省的变质甘蔗中毒的病因。变质甘蔗中毒 1972—1987 年共发生 183 起,中毒人数 825 人,死亡 78 人。中毒原因是食入保存不当而变质的甘蔗。中毒的主要表现为中枢神经系统受损,严重者 1~3d 内死亡,有的患者在急性期后留有终生残疾的后遗症,严重影响患者的生活能力。

1. 化学结构及性质　3-硝基丙酸为无色针状结晶,熔点为 66.7~67.5℃,溶于水、乙醇、乙酸乙酯、丙酮、乙醚和热的三氯甲烷,不溶于石油醚和苯。其化学结构式如图 3-3-12。

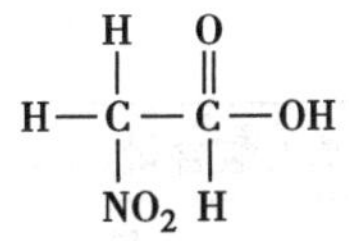

2. 产毒菌种　到目前为止,文献报道已知能产生 3-硝基丙酸的真菌有黄曲霉、米曲霉、白曲霉(A. candidus)、酱油曲霉(A. soyae)青霉属的(P. atrovenetum)、链霉菌(Streptomyces sp)、节菱孢等,此外某些高等植物也含有 3-硝基丙酸。

图 3-3-12　3-硝基丙酸的化学结构式

3. 产毒条件及产毒株的分布　罗雪云等(1987)从我国南方甘蔗产区和北方变质甘蔗流行区采取甘蔗样品 214 份,土壤样品 184 份进行霉菌的分离鉴定和节菱孢的产毒测定。共分离出节菱孢 1505 株,对其中 275 株进行了毒性测定,有 75 株为产毒节菱孢,菌株产毒率为 27.3%。从南方甘蔗产区和北方变质甘蔗中毒流行区采集的甘蔗样品中均分离得到了节菱孢,但北方的甘蔗样品污染率为 56.4%,而南方的甘蔗样品污染率仅 7.6%,北方甘蔗污染节菱孢远较南方严重。菌株的产毒率南方为 72.9%,北方为 17.6%。说明虽然南方甘蔗产区分离到的节菱孢产毒率高,但因不长期贮存,节菱孢产毒株没有产毒的条件,故南方无中毒报告。

土壤样品分离的结果,仅从北方的 3 份土样中分离到节菱孢(占 4%),说明自然界中该菌相对较少。

刘兴阶等(1988)对 163 株产毒节菱孢进行了分类鉴定。结果表明,98 株为甘蔗节菱孢(A. sacchari),占 60.1%,43 株为甘蔗生节菱孢(A. saccharicola),占 26.4%,22 株为暗孢节菱孢(A. phaeospermum),占 13.5%。李秀芳等(1990)对 34 株甘蔗节菱孢、2 株蔗生节菱孢和 2 株暗孢菱孢进行了产生 3-硝基丙酸能力的测定,其中有 17 株为产毒株,占 44.7%。产毒株有 15 株为甘蔗节菱孢,占 88.2%。21 株非产毒株中有 19 株为甘蔗节菱孢,占 90.5%,说明节菱孢的产毒株和非产毒株,甘蔗节菱孢均占优势。刘江等(1992)证明麦芽汁-酵母膏培养基,20℃培养 21 天,pH 4.5 为产毒节菱孢的最佳产毒条件。

4. 毒性　3-硝基丙酸对大鼠、小鼠、牛、羊、鸡、狗、猫、兔、猪等多种动物有毒性。中毒症状主要表现为神经系统、肝、肾和肺受损。

对大鼠和小鼠长期经口试验的结果表明,3-硝基丙酸无致癌作用。

纯品 3-硝基丙酸对鼠伤寒沙门菌 TA_{98}、TA_{100} 和 TA_{1538} 经过或不经过代谢活化均不具有诱变性。

3-硝基丙酸引起的动物急性中毒表现与变质甘蔗中毒患者急性期的症状类似,在病理上也与人的病变相似,即以脑充血水肿为主。试验证明,3-硝基酸经口 LD_{50} 雄性小鼠为 100mg/kg,雌性小鼠为 68.1mg/kg。

国外未见 3-硝基丙酸引起人类中毒的报道。变质甘蔗中毒在我国北方地区常有发生,首例中毒报道是 1972 年发生在河南郑州市郊。从 1972—1987 年,我国河北、河南、山东、山西、内蒙古、陕西、宁夏、青海、新疆、贵州、江苏和湖北 13 个省,共发生 183 起,825 人中毒,死亡 78 人。该中毒症的特点是发病急,潜伏期最短的仅十几分钟,长者可达 17 小时。重症病人多为儿童,主要症状最初为呕吐、头昏、视力障碍、眼球偏侧凝视、阵发性抽搐,抽搐时四肢强直、屈曲、内旋,手呈鸡爪状,昏迷。重症患者可在 1~3 天内死亡。有的患者在急性期后留有后遗症,以锥体外系神经损害为主要表现,严重影响患者生活能力。

刘兴阶等(1984—1986)通过对我国北方地区变质甘蔗中毒的大量研究,确定中毒原因为节菱孢产生的 3-硝基丙酸。在国内外首次报道了由 3-硝基丙酸引起的人类食物中毒。

5. 对食品的污染及其预防　刘勇等(1989)利用薄层色谱法测定了 1987 年我国河南、河北、广西和福建四省、1988 年河南、河北、广东、广西和福建五省采集的甘蔗中 3-硝基丙酸的含量,结果分别见表 3-3-30 和表 3-3-31。

表 3-3-30　1987 年我国四省甘蔗中 3-硝基丙酸的含量测定

样品来源	样品数	阳性样品	阳性率 %	阳性样品 3-硝基丙酸含量(mg/kg)	
				平均值	含量范围
河南	22	4	22.7	49	3~134
河北	13	6	46.2	32	5~63
广西	25	8	32	13	2~35
福建	28	0	—	—	—
总计	88	18	20.1	28	2~134

表 3-3-31　1988 年我国五省甘蔗样品中 3-硝基丙酸的含量测定

样品来源	样品数	阳性样品	阳性率 %	阳性样品 3-硝基丙酸含量(mg/kg)	
				平均值	含量范围
河南	104	23	22.1	63.78	8~400
河北	58	3	5.1	180.0	140~200
广东	45	0	—	—	—
广西	51	7	14.0	5.14	2~20
福建	50	6	12.0	5.9	2~10
总计	308	39	12.7	52.73	2~400

　　从以上结果可以看出,北方甘蔗样品中 3-硝基丙酸含量高于南方样品。1987 年国内的调查结果表明,福建 28 份甘蔗样品未检出 3-硝基丙酸,广西甘蔗的阳性样品 3-硝基丙酸的平均含量仅 13mg/kg,而河南和河北的阳性样品 3-硝基丙酸的平均值分别为 61mg/kg 和 32mg/kg,明显高于南方。1988 年的调查结果与 1987 年近似,河南和河北甘蔗中 3-硝基丙酸的平增值分别为 64mg/kg 和 180mg/kg,而广西和福建甘蔗样品中 3-硝基丙酸的平均值仅分别为 5.1mg/kg 和 6mg/kg,广东的甘蔗样品未检出 3-硝基丙酸。

(十二) 桔青霉素

　　桔青霉素是青霉属和曲霉属的某些菌株产生的真菌毒素,于 1931 年首次被分离纯化。1979 年 Carlton 将其作为抗生素进行检测时,发现它对实验动物具有显著的肾脏毒性。后来,又发现它能引起许多动物的肾脏毒害,并有致癌性。调查发现,一些桔青霉素的产生菌在自然界分布广泛,经常引起纤维的降解以及玉米、大米等农作物的霉变。近年来,桔青霉素在食品中的污染问题越来越引起人们的关注。在 1991 年法国里昂召开的真菌毒素和地方肾病与泌尿道肿瘤研讨会上,讨论了桔青霉素在 Balcan 地方肾病发生中的作用,引起了国际癌症研究会的高度重视。在此次会议上,桔青霉素被国际生命科学院自然毒素检测委员会欧洲分会列为必须检测的毒素之一。

　　1. 化学结构及性质　桔青霉素的分子式是 $C_{13}H_{14}O_5$,分子量为 250。其化学命名是 (3R,4S)-4,6-二氢-8-羟基-3,4,5-三甲基-6-氧-3H-2-苯吡-7 羧酸。在常温下它是一种黄色结晶物质,熔点为 172℃。在长波紫外灯的激发下能发出黄色荧光,其最大紫外吸收在 319nm、253nm 和 222nm。在适宜 pH 值条件下,该毒素能溶解于水及大多数有机溶剂中,并很容易在冷乙醇溶液中结晶析出。在水溶液中,当 pH 值下降到 1.5 时也会沉淀析出。因此,可以根据这些特性进行分离纯化。

　　2. 产毒菌种　最初于 1931 年从青霉属中的桔青霉(*Penicillium citrinum*)中分离得到,其他已知的能产生桔青霉素的菌种有变灰青霉(*P. canescens*)、扩展青霉(*P. expansum*)、闪白曲霉(*Aspergillus candidus*)、黄柄曲霉(*A. flavipes*)、紫红曲霉(*Monascus purpureus*)和红曲霉(*M. ruber*)等。

　　3. 毒性　桔青霉素主要是一种肾毒性毒素,它能引起狗、猪、鼠、鸡、鸭和鸟类等多种动物肾脏病变。大鼠的 LD_{50} 是 67mg/kg,小鼠的 LD_{50} 是 35mg/kg,豚鼠的 LD_{50} 是 37mg/kg。它引起的肾脏损害主要表现为:管状上皮细胞的退化和坏死、肾肿大、尿量增加、血氮和尿氮升高等。并可引起一系列的生理失常。毒理学研究证明:桔青霉素能抑制肝细胞线粒体氧化磷酸化效率,它通过抑制 NADH 氧化酶,NADH 还原酶,细胞色素 C 还原酶,苹果酸、谷氨酸及 α-酮戊二酸脱氢酶的活性,引起跨膜电压的降低,从而导致氧化磷酸化效率的降低。进一步研究发现:桔青霉素能显著抑制肾皮质细胞和肝细胞线粒体的 α-酮戊二酸和丙酮酸脱氢酶的活性,并能降低 Ca^{2+} 吸收速率及 Ca^{2+} 总量。另外,桔青霉素还能和其他真菌毒素(如赭曲霉素、展青霉素等)起协同作用,增加对机体的损害。

　　桔青霉素的致突变问题在学术界一直存在争论。桔青霉素在体外能引起细胞的 RNA 合成抑制和 DNA 单链断裂,并干扰 DNA 前体的合成和释放。然而,Yang 等在用大鼠全胚胎培养测定桔青霉素的致突变性时却发现:在培养 45 小时后,一定浓度的桔青霉素能引起卵黄泡直径、头尾长度、体节数量及蛋白质、DNA 合成的减少,但未能观察到畸形的发生。在低浓度条件下,处理组与对照组在外观上和组织上无差别。而且,在现实情况下,桔青霉素要在生物体内积累到如此高的作用浓度的可能性较低。由此可见,桔青霉素致突的作用是长期而复杂且受多种因素的综合影响的过程,并且存在种群和个体的差异。Sabater-Vilar 采用用沙门菌微粒体试验和沙门菌肝细胞试验来检测桔青霉素的致突变性,结果发现,前者未能检测到桔青霉素有诱变作用,而后者则检测到桔青霉素对 T98 菌株有诱变作用,这进一步提示桔青霉素需要通过复杂的生物转化才能发挥其致突变作用。

4. 对食品的污染及其预防 桔青霉在自然界中分布广泛,在温暖的气候条件下生长繁殖迅速。它经常和纤维的降解,玉米、大米、面包等农产品或食品的霉变有关。在大米中及大米的产地该菌是普遍存在的。近年来的调查研究发现:在许多农产品如玉米、大米、奶酪、苹果、梨和果汁等食品和农产品中都有可能检测到桔青霉素和分离到产桔青霉素的菌株,不同的菌株之间产毒能力和产毒条件差异很大,为预防和控制带来了困难。因此,桔青霉素引起的污染问题越来越受到人们的关注。

1995 年法国学者 Blanc 证实某些红曲霉菌株也能产生桔青霉素。这一发现在食品界引起了普遍关注。在我国,利用红曲霉发酵生产食品和药品已有上千年的历史,许多传统食品如:红曲米、红曲酒和腐乳等深受人们的喜爱。红曲霉的代谢产物中有许多在食品、医药和化工中很有价值的发酵产物。如品质优异、着色性好、色调丰富的天然红曲色素;能显著抑制胆固醇合成、降低血脂含量的莫那可林(Monacolin K)和洛伐他汀(Lovastain);还有含量非常丰富的麦角固醇、长链脂肪酸及多种抗菌活物质。20 世纪 90 年代初,欧美、日本等国对我国的食用红曲、药用红曲及其相关产品需求进一步增加,给我国的红曲生产厂家带来了可观的经济效益。桔青霉素的存在不仅使我国的红曲产品出口受到了损失,还严重地威胁到人们的健康。日本厚生省在 1999 年版"食品添加剂标准"中规定红曲色素中的桔青霉素的含量须低于 $0.2\mu g/g$,德国等西方国家也都制定了针对我国出口的红曲相关产品的新标准,规定桔青霉素的含量必须低于规定值,否则严禁进口销售。而我国的红曲产品大多达不到这些标准。目前,国内外许多学者都在致力于筛选低产或不产桔青霉素的生产菌株及生产工艺和建立桔青霉素快速检测的方法。Hajjaj 等的研究发现:红曲霉在酵母膏培养基中培养时,桔青霉素的产量远高于在其他培养基中培养。在深层培养时,供氧量对桔青霉素的产生有很大的影响,添加 6 碳至 18 碳的脂肪酸或甲基酮类物质能显著降低桔青霉素的生成量。通过同位素跟踪,已阐明了桔青霉素合成的生物途径,青霉和曲霉产桔青霉素都是通过一个乙酰辅酶 A 和三个丙二酰辅酶 A 分子缩合成丁酮,再进一步转化为桔青霉,而红曲霉是由一个乙酰辅酶 A 和四个丙二酰辅酶 A 分子缩合成戊酮,然后分两条途径进行,一条是此戊酮与一个丙二酰辅酶 A 分子缩合成己酮,最后生成红曲色素;另一条是此戊酮经过一系列复杂反应生成桔青霉素。如果能阻断戊酮到桔青霉素这一途径,抑制这一过程的某种限速酶的活性,则既可增加红曲色素的产量,又可减少桔青霉素的生成。

(十三) 链格孢霉毒素

1. 化学结构及性质 链格孢霉(Alternaria)是污染食物和饲料最普遍的真菌之一。它广泛分布于泥土和植物里,包括谷物、蔬菜、水果以及田间作物。有多种链格孢霉是重要的植物病原体。由于它能在低温下生长,因此能引起冷藏的蔬菜、水果的腐败。链格孢霉能产生多种代谢物,其中至少有 10 代谢物对动物和植物具有毒性。目前从食物中检出的有链格孢酚(alternariol,AOH)、链格孢酚甲基乙醚(alternariol methyl ether,AME)、细交链孢菌酮酸(tenuzonic acid,TeA)、链格孢霉素(altenuene,ALT)、细格菌毒素 Ⅰ、Ⅱ、Ⅲ(altertoxin Ⅰ、Ⅱ、Ⅲ,ATX-Ⅰ、ATX-Ⅱ、ATX-Ⅲ)和 AAL 毒素(AAL toxins)。

链格孢霉毒素从化学结构上来说大体上可以分为四类。

第一类是二苯并吡喃酮衍生物（dibenzopyrone derivatives），主要有 AOH、AME 和 ALT，是多种链格孢霉的主要代谢物。

第二类是四氨基酸衍生物（tetramic acid），即细交链孢菌酮酸 TeA。

第三类是二萘嵌苯衍生物（perylene derivatives），有细格菌毒素Ⅰ、Ⅱ、Ⅲ（altertoxin Ⅰ、Ⅱ、Ⅲ，ATX-Ⅰ、ATX-Ⅱ、ATX-Ⅲ），是小量的链格孢霉代谢物。

第四类是一系列长链氨基多元醇的丙三羧酸酯类化合物（tricarballylic esters），即 AAL 毒素，包括 TA、TB、TC、TD 和 TE，是病原真菌 Alternaria alternata（AAL）f. sp. lycopersici 的代谢物，是寄主专一性的毒素。它们的结构及毒性与伏马菌素（fumonisins）相似（见图 3-3-13）。

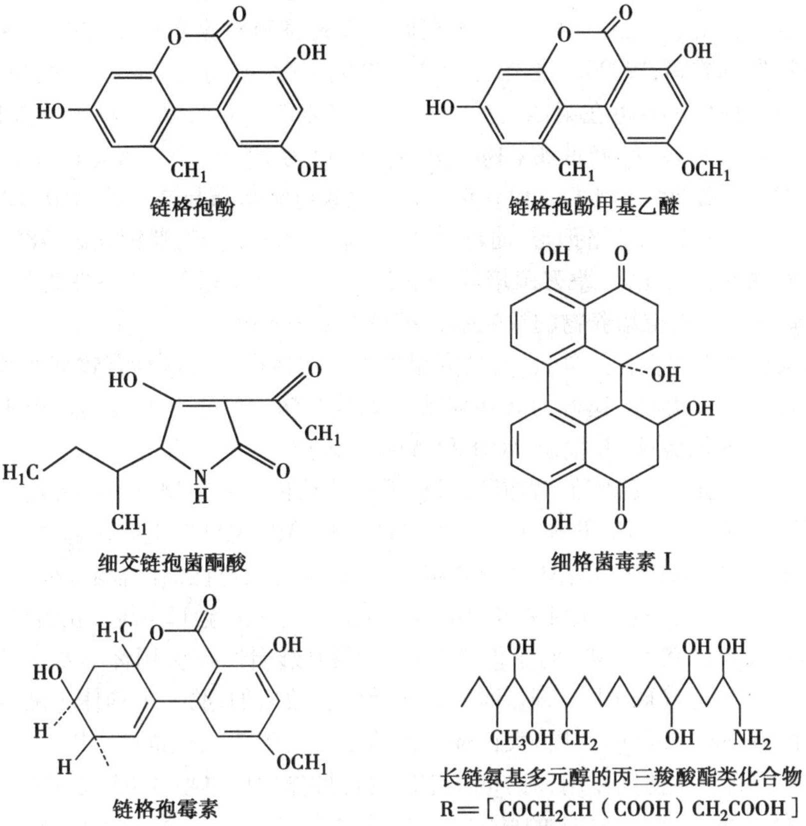

链格孢酚

链格孢酚甲基乙醚

细交链孢菌酮酸

细格菌毒素Ⅰ

链格孢霉素

长链氨基多元醇的丙三羧酸酯类化合物
R＝［COCH₂CH（COOH）CH₂COOH］

图 3-3-13　链格孢霉部分毒素结构图

2. 产毒条件及产毒株的分布　链格孢霉产生的毒素种类很多，产毒的条件相应变化较大，但温度在 20℃，相对潮湿的环境是各种毒素必需的产毒条件。避光对产 AOH 和 AME 有利。Mass 等比较了多种链格孢霉产生 AOH 和 AME 的情况。五种不同链格孢霉的 14 株菌株均产 AOH 和 AME，但是产毒量随菌株的不同和培养基的不同变化很大。在三种液体培养基（pharmamedia broth pH，yeast extract sucrose broth，YES，modified czapek dox，MCD）中，以 MCD 培养基中 AOH 和 AME 的产量最高。产毒量最高的是一株 A. tenuis，在 300 克稻米培养基上 25℃避光培养 14 天，AOH 和 AME 的产量分别高达 16mg 和 125mg。小麦、黑麦和全小麦面包是产生 AOH、AME 和 ALT 的良好基质。而从棉花种子和棉铃上分离到的 Alternaria

菌株,则在以棉花种子为基质的培养基上产量最高(*A. tenuissima*,266mg/kg)。Stinson 发现,几乎所有 Alternaria 菌株在以番茄为基质的培养基上的 TeA 产量均大大高于以苹果为基质的培养基的产量,这两种培养基都是低氮培养基,或许有其他因素导致 TeA 产量的差异。将野生型和实验室培养的 Alternaria 菌株接种于以番茄和苹果为基质的培养基均能产生 ATX-Ⅰ和 ATX-Ⅱ。Abbas 等将 A. alternata(SWSL#l)NRRL 18822 接种于稻米培养基上,每天 12h 见光,12h 避光,28℃培养 4 周,可产生 AAL 毒素达 50～75mg/kg。

3. **毒性**　链格孢霉对动植物的毒性作用早已受到国际社会的关注。第二次世界大战期间俄国曾发生霉变谷物引起的食物中毒事件,从中毒的发霉谷物里曾分离出多种链格孢霉。用从烟草里分离出的 Alternaria Langipes 的产毒培养物喂饲雏鸡,出现食欲不振、昏睡、腹泻、肌无力和昏迷,4～8 天出现死亡,33% 的培养物使雏鸡死亡,13% 导致发育严重迟缓。病理检查发现前胃出血、糜烂。Forgacs 等在研究发霉饲料对家禽的影响时发现,用链格孢霉侵染的谷物喂饲雏鸡,19/20 只在第三天开始出现腹泻、行动迟缓以及出血综合征引起的衰竭,直至死亡,最后一只也在第四天死亡。而用棒曲霉(*Aspergillus clavatu*)接种的谷物喂饲的平均死亡天数为 12 天,黄曲霉(*Aspergillus flavus*)为 22 天,产紫青霉(*Penicillium purpurogenum*)为 21 天,对照组无死亡。Christensen 等比较链格孢霉与这三种菌属的毒性作用,用从食物和饲料里分离到的链格孢霉、曲霉、青霉和镰刀菌的培养物喂饲大鼠,78%(65/83)的链格孢霉培养物使大鼠死亡;镰刀菌培养物的致死率为 61%(93/152);曲霉培养物的致死率为 43%(85/197);青霉培养物的致死率为 47%(93/196)。

除了对动植物有毒性作用外,已有研究报告提出链格孢霉毒素具有致突变性,并可诱发大鼠前胃和食管乳头状瘤。匡开源等在对陕西大骨节病病区粮食所做的调查中发现,链格孢霉是污染小麦的优势菌,并检出 AOH 和 AME。因此,链格孢霉与曲霉、青霉和镰刀菌一样,也是一种重要的产毒菌,它们对哺乳动物、无脊椎动物和微生物有不同程度的毒性作用。总的来说,TeA、ATX-Ⅰ,ATX-Ⅱ和 ATX-Ⅲ比 AOH 和 AME 毒性要大得多。

(1) 二苯并吡喃酮衍生物:AOH 和 AME 对实验动物的急性毒性较弱,小鼠经口 LD_{50} 为 100mg/(kg·bw)。小鼠皮下注射 AOH 100mg/(kg·bw)9 天至 12 天后,胚胎吸收和死亡数均增加。Pollock 等研究了 AME 的亚急性毒性作用和致畸性,实验用怀孕 8 天的金黄地鼠,腹腔注射 AME 200mg/(kg·bw)剂量时发现胚胎吸收数增加,胎儿平均体重减少,内脏严重坏死;而雄性 Sprague-Dawley(5 周)大鼠经口给药未观察到亚急性毒性。Pero 等发现 1∶1 的 AOH 和 AME 混合产生协同作用,对 HeLa 细胞的毒性作用比单独 AOH 或 AME 的毒性作用明显增强。AME 可以增强 AOH 的胚胎毒性,反之亦然。沙门菌试验中,未发现 AOH 和 AME 有诱变性,而 AME 对 E. Coli ND-160 株有很强的诱变性。因此,AME 可能对不同的基因位点或 DNA 序列有选择性诱变。ALT 对 HeLa 细胞有毒性作用。

(2) 四氨基酸衍生物:最初对化合物 TeA 进行研究不是因为它可以污染食物,而是这种化合物可用来治疗癌症。Gitterman 1964 年首次发现 TeA 钠盐可以抑制受孕卵中人类腺癌的生长。Smith 等后来发现,分别经静脉和经口单独给予 TeA 钠盐 50～398mg/(kg·bw),小鼠和大鼠出现心动过速、呕吐、器官出血,尤其是胃肠道大量出血,心血管衰竭直至死亡。TeA 钠盐经口给药,雌、雄小鼠的 LD_{50} 值分别为 81mg/(kg·bw)和 186mg/(kg·bw);雌、雄大鼠的 LD_{50} 值分别为 168mg/(kg·bw)和 180mg/(kg·bw)。此外,TeA 钠盐、镁盐还与一种发生在非洲的人类血液紊乱疾病——Onyalai 病有关。用加入 145～370mg/kg TeA 的饲料喂饲大鼠,几天后大鼠出现胃肠道出血,9～10 天开始出现死亡;用含 29mg/kg TeA 的饲料喂饲大鼠 3 周后,出现过度兴奋、体重少量减轻,但无器质性病变。尽管 TeA 无诱变性,但它能抑制氨基酸的结合,阻止蛋白质和 DNA 合成,干扰核糖体释放新的蛋白质。Sauer 的试验结果表明,产 AOH、AME 和 ALT 的培养物对雏鸡和大鼠没有毒性作用,而加入一定量的 TeA 和 ATX-Ⅰ后,对实验动物具有致死作用,表明 TeA 与其他真菌毒素之间具有协同作用,并产生急性毒性。美国国家职业安全及健康组织 1979 年将 TeA 列为重要的有毒化学物质。

（3）二萘嵌苯衍生物:ATX-Ⅰ的急性毒性较低,小鼠经口 LD_{50} 为 100mg/（kg·bw）,静脉注射 200mg/kg 可引起死亡。ATX-Ⅰ和 ATX-Ⅱ对 HeLa 细胞有毒性作用。ATX-Ⅰ、ATX-Ⅱ和 ATX-Ⅲ即使在无代谢激活的条件下均表现出致突变性,其中 ATX-Ⅲ对沙门菌 TA98 的诱变性最强,其次为 ATX-Ⅱ和 ATX-Ⅰ。

（4）长链氨基多元醇的丙三羧酸酯类化合物:AAL 毒素中的 TA 能抑制大鼠的肝细胞和狗的肾细胞繁殖,对培养的哺乳动物细胞有毒性作用,抑制神经鞘氨醇的合成。此外,1992 年 Chen 等报道 Alternaria alternata 菌能产生伏马菌素 B_1（fumonisin B_1，FB_1）。1996 年 Abbas 等用 CF/FAB/MS（continuous flow liquid chromatography/fast atom bombadment/mass spectroscopy）法证实 Alternaria alternata 的孢子和菌丝里确有 FB_1 存在。

4. 对食品的污染及其预防　链格孢霉对农产品侵染范围很广,随各地区的温度、湿度、通风和日照,以及产毒菌株等情况而不同。从美国、澳大利亚、巴基斯坦、阿根廷、印度、西班牙和英国等地的高粱、玉米、小麦、油菜籽、向日葵籽、芥子、苹果和番茄中均分离到数种链格孢霉,并检出链格孢霉毒素。

美国 1984 年对麦类（148 份小麦,57 份大麦,25 份黑麦）进行了污染调查,发现 114/230 份样品被 8 种链格孢霉侵染,侵染率达 77%。从样品中分离出 268 株链格孢霉菌株,101 株分别产生 AOH、AME 和 TeA 等毒素,其中 76.2% 的菌株可产生两种以上的毒素。有 18 份菌株培养物平均产生 AOH、AME 和 TeA 的量依次可达 500mg/kg、400mg/kg 和 2200mg/kg。分别采自阿根廷、印度和欧洲地区的 22 份向日葵籽粉里均检出上述三种毒素,平均含量依次分别为 0.18mg/kg,0.10mg/kg 和 1.90mg/kg。Chulze 等对阿根廷的向日葵籽油和粉所做的调查发现,85% 的样品检出 AOH,47% 的样品检出 AME,65% 的样品检出 TeA,平均检出量分别为 0.187mg/kg,0.194mg/kg 和 6.692mg/kg。Edgar 等对被链格孢霉污染的番茄、苹果、橘子和柠檬进行检测时发现,TeA 是番茄里的主要链格孢霉毒素,11/19 个番茄样品里检出 TeA,最高含量达 139mg/kg,平均含量为 17.6mg/kg,并检出少量 AOH、AME 和 ALT。AOH 和 AME 是苹果里的主要链格孢霉毒素,7/8 个苹果里检出 AOH,最高含量为 58.8mg/kg,平均含量为 7.8mg/kg;8/8 个检出 AME,最高含量为 2.3mg/kg;5/8 个检出 ATX-1,还有少量的 ALT 和 TeA。所有橘子样品中均检出 TeA,最高含量为 61.1mg/kg,TeA、AME 和 AOH 平均含量分别为 26.6mg/kg、13.1mg/kg 和 11.5mg/kg。柠檬的情况与橘子相似。Michael 等从番茄的商业生产线上采集了 142 份样品,其中 73 份检出 TeA,含量范围为 0.4～70mg/kg。甄应中等 20 世纪 80 年代初对我国河南省 8 个县的粮食真菌做的污染调查发现,链格孢霉的分离率高达 82.2%,并且食管癌高发区与低发区有高度显著性差异。

（十四）麦角生物碱

麦角生物碱（ergot alkaloilds，EA）简称麦角碱,是由麦角菌属（Claviceps）侵害黑麦、大麦、小麦、裸麦、燕麦以及多种禾本科植物而产生的生物碱毒素。动物食入含麦角的植物和人食用含麦角的面粉制品后均可引起中毒。麦角毒素的活性成分主要是以麦角酸为基本结构的一系列生物碱衍生物,如麦角胺（ergotamine）、麦角新碱（ergonovine）、麦角毒碱（ergotoxin)、麦角生碱(ergosine)、麦角克碱(ergocristine)等。

1. 化学结构及性质 麦角碱的活性成分主要是以麦角酸为基本结构的一系列生物碱衍生物。目前已经从麦角中提取了40多种生物碱。天然生物碱结构中均含有有四核环-麦角灵(ergoline),在N6位甲基化,C8位被不同的取代基取代,这也是生物碱的不同之处。大部分麦角生物碱在C8、C9($A^{8,9}$-ergolenes)或者在C9、C10($A^{9,10}$-ergolenes)有双键,新麦角烯(ergolene)派生物在C5、C10或者在C5、C8有两个不对称中心(图3-3-14)。由于在C8位有不对称原子,可发生异构化(由8R转变成8S)形成不具生理活性的差向异构体。

根据在C8位的取代基的结构不同可将麦角碱分为4类:①棒麦角生物碱,包括:田麦角碱(agroclavine)、野麦角碱(elymoclavine)、裸麦角碱(secaclavine)、6,7-断-田麦角碱(6,7-secoagroclavine)、瑟妥棒麦角碱(setoclavine)、异瑟妥棒麦角碱(isosetoclavine)、狼尾草麦角碱(penniclavine)、肋麦角碱(costaclavine),主要由雀稗麦角菌和*C. fusiformis*产生;②简单麦角酸衍生物,包括:麦角新碱(ergometrine)、麦角酸(Lysergic acid),由雀稗麦角菌产生;③肽型生物碱,包括:麦角胺(ergotamine)、麦角克碱(ergocristine)、麦角考宁(ergocornine)、麦角缬碱(ergovaline)、麦角宾碱(ergobine)、麦角生碱(ergosine)、麦角斯亭碱(ergostine)、麦角坡亭碱(ergoptine)、麦角宁碱

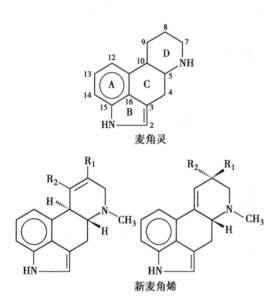

图3-3-14 麦角灵和新麦角烯的化学结构

(ergonine)、麦角布亭碱(ergobutine)、α-麦角隐亭碱(α-ergocryptine)、β-麦角隐亭碱(β-ergocryptine),黑麦麦角菌产生;④酰胺类麦角生物碱(麦角它曼)。

2. 产毒菌种 麦角菌(Claviceps purpurea)属于真菌门,子囊菌亚门,核菌纲,球壳目,麦角菌科,麦角菌属。在黑麦开花期,麦角菌线状、单细胞的子囊孢子借风力传播到寄主的穗花上,立刻萌发出芽管,由雌蕊的柱头侵入子房。菌丝滋长蔓延,发育成白色、棉絮状的菌丝体并充满子房。毁坏子房内部组织后逐渐突破子房壁,生出成对短小的分生孢子梗,其顶端产生大量白色、卵形、透明的分生孢子。同时菌丝体分泌出一种具甜味的黏性物质,引诱苍蝇、蚂蚁等昆虫把分生孢子传至其他健康的花穗上,麦角病随之重复传播。当黑麦快成熟时,受害子房不再产生分生孢子,子房内部的菌丝体逐渐收缩成一团,进而变成黑色坚硬的菌丝组织体,将子房变为菌核,形状如同麦粒,故称之为麦角。

有报道称,曲霉属和青霉属也可以产生麦角生物碱。但是,由于这些霉菌主要产生对人体有害的黄曲霉毒素和桔霉素,所以人们对其产生少量的麦角生物碱没有给予过多的关注。Friedman等1989年报道,一种旋花科植物的成熟种子也产生麦角生物碱。

3. 毒性 麦角碱的危害非常广泛,主要发生引起作物减产、人和家畜中毒,造成巨大的经济损失。麦角毒素的毒性效应主要是外周围和中枢神经效应。麦角中毒的症状主要有两类,即坏疽性麦角中毒和痉挛型麦角中毒。坏疽性麦角中毒的症状包括剧烈疼痛,肢端感染和肢体出现灼焦和发黑等坏疽症状,严重时可导致断肢。痉挛性麦角中毒的症状是神经失

调,主要包括麻木、抽搐、运动不协调、呼吸困难、脉搏加快、流涎、呕吐、失明、瘫痪和痉挛等症状,有的还会感觉神经紊乱而出现幻觉。

Peters-Volleberg 等分别给大鼠饲喂不同剂量(0、2、10、50、250mg/kg)的马来酸麦角新碱,连续投喂 4 周后发现,投喂 50、250mg/kg 剂量组雌鼠的血糖水平和雄鼠的甲状腺水平均下降。高剂量组小鼠的心、肺、卵巢、肾脏器官的质量增长,雄鼠淋巴结轻微增大。Kopinski 等用含有 3%(16mg/kg)的高粱生物碱的饲料饲喂哺乳期的猪,实验组母猪体质量下降,但与对照组比较没有明显差异(24、29kg/头,$P>0.05$),但总的饲料消耗量却差异显著(61、73kg/头,$P<0.05$),饲喂 14 天后,体质量明显下降。血浆中的催乳素水平在饲喂 7d 后下降到 4.8mg/L,而对照组的是 15.1mg/L,差异极显著($P<0.01$)。Blaney 等用含有麦角的高粱饲喂猪和奶牛,均出现采食量下降、拒食、体质量减轻,产奶量下降等症状,所有仔猪出生后不久死亡。

4. 对食品的污染及其预防　麦角菌病主要分布在潮湿的温带地区,所以麦角碱的污染广泛存在于全球,中国、日本、美国、德国、俄罗斯、非洲、挪威、墨西哥、澳大利亚、瑞士、加拿大、丹麦、印度、南美热带地区、欧洲等均有报道。麦角碱主要污染黑麦、小麦、大麦、燕麦、高粱等谷类作物及牧草,也污染粮食制品,如面包、饼干、麦制点心等。另外,在动物的奶、蛋中均发现有麦角碱残留。麦角碱在谷物中的污染状况与产毒菌株、温度、湿度、通风、日照等因素有关。

预防措施包括清除食用粮谷及播种粮谷中的麦角,可用机械净化法或用 25% 食盐水浮选漂出麦角;规定谷物及面粉中麦角的容许量标准;检查化验面粉中是否含有麦角及其含量是否符合标准。由于麦角毒素广泛存在于农作物和一些食品原料中,即使在非致害水平下,也会对人体健康产生潜在危害。及时监测并制定相关的限量标准已成为世界各国关心的问题,但由于麦角生物碱种类繁多,并且各种生物碱的含量不同,而没有建立统一的限量标准(表 3-3-32)。德国和瑞士规定总麦角碱在谷物和人们消耗品中的限量分别是 $400 \sim 500\mu g/kg$、$100\mu g/kg$。我国规定麦角碱在粮食作物的检测限量为 0.01%。欧盟规定麦角碱在黑麦中的检测限量为 0.1%。

表 3-3-32　部分国家和地区粮食谷物中麦角限量标准

国家(地区)	欧盟	美国	加拿大	英国	保加利亚	日本	中国
小麦麦角限量标准	0.05%	0.3%	0.06(国内食用) 0.01%(出口)	0.001%	0.02%	0.04%	0.01%

(孙长颢　赵秀娟)

第四节　食品的腐败变质

一、食品腐败变质的原因和条件

食品腐败变质(food spoilage)是以食品本身的组成和性质为基础,在环境因素影响下,主要由微生物的作用而引起;是食品本身、环境因素和微生物三者互为条件、相互影响、综合作用的结果。

（一）微生物

微生物是导致食品发生腐败变质的重要原因。在食品腐败变质过程中起重要作用的是细菌、酵母和霉菌，但一般情况下细菌更占优势。可分解蛋白质而使食品变质的微生物主要是细菌、霉菌和酵母菌，它们多数是通过分泌胞外蛋白酶来完成的。绝大多数细菌都具有分解某些糖的能力，特别是利用单糖的能力极为普遍，某些细菌能利用有机酸或醇类；多数霉菌都有分解简单碳水化合物的能力，能够分解纤维素的霉菌并不多；大多数酵母有利用有机酸的能力。分解脂肪的微生物能分泌脂肪酶，使脂肪水解为甘油和脂肪酸。一般来讲，对蛋白质分解能力强的需氧性细菌，同时大多数也能分解脂肪。能分解脂肪的霉菌比细菌多，在食品中常见的有曲霉属、白地霉、代氏根霉、娄地青霉和芽枝霉属等。酵母菌分解脂肪的菌种不多，主要是解脂假丝酵母，这种酵母对糖类不发酵，但分解脂肪和蛋白质的能力却很强。

（二）食品本身的组成和性质

1. 食品中的酶　食品本身就是动植物组织的一部分，在宰杀或收获后一定时间内其所含酶类要继续进行一些生化过程，如新鲜的肉和鱼类的后熟、粮食、蔬菜、水果的呼吸作用等，可引起食品组成成分的分解，加速食品的腐败变质。

2. 食品的营养成分和水分　食品含有丰富的营养成分，是微生物的良好培养基。不同的食品中，各种成分营养的比例差异很大，而各种微生物分解各类营养物质的能力不同，因此食品腐败变质的进程及特征也不同。如蛋白质腐败主要是富含蛋白质的动物性食品，而碳水化合物含量高的食品主要在细菌和酵母的作用下，以产酸发酵为基本特征。食品中水分是微生物赖以生存和食品成分分解的基础，食品的 Aw 值越小，微生物越不易繁殖，食品越不易腐败变质。

3. 食品的理化性质　食品 pH 值高低是制约微生物生长，影响食品腐败变质的重要因素之一。食品的渗透压与微生物的生命活动有一定的关系，低渗与高渗环境均可造成菌体死亡。在食品中加入不同量的糖或盐，可以形成不同的渗透压。同时，所加的糖或盐越多，渗透压越大，食品的 Aw 值就越小。

4. 食物的状态　外观完好无损的食品，可抵御微生物的入侵；食品胶态体系的破坏、不饱和脂肪酸、色素、芳香物质等的变化均可引起食品色、香、味、形的改变。

（三）环境因素

食品所处环境的温度、湿度、氧气、阳光（紫外线）的照射等对食品的腐败变质均有直接作用，对食品的保藏有重要影响。

1. 温度　根据微生物对温度的适应性，可将微生物分为嗜冷、嗜温、嗜热三大类。每一类群微生物都有最适宜生长的温度范围，但这三群微生物又都可以在 20～30℃ 之间生长繁殖，当食品处于这种温度的环境中，各种微生物都可生长繁殖而引起食品的变质。

2. 氧气　微生物与氧气有着十分密切的关系。一般来讲，在有氧的环境中，微生物进行有氧呼吸，生长、代谢速度快，食品变质速度也快；缺乏 O_2 条件下，由厌氧性微生物引起的食品变质速度较慢。O_2 存在与否决定着兼性厌氧微生物是否生长和生长速度的快慢。

3. 湿度　空气中的湿度对于微生物生长和食品变质来讲，起着重要的作用，尤其是未经包装的食品。例如把含水量少的脱水食品放在湿度大的地方，食品则易吸潮，表面水分迅速增加。长江流域梅雨季节，粮食、物品容易发霉，就是因为空气湿度太大（相对湿度 70% 以上）的缘故。

二、食品腐败变质的化学过程

食品腐败变质主要是由微生物酶、食品酶和其他因素作用下,食品组成成分的分解,如前所述,引起食品腐败的原因和条件较为复杂,食品成分分解化学变化及形成产物与食品变化所表现的特征也具有不确定性。因此,建立食品腐败变质的定量客观鉴定指标很困难,许多问题还需进一步探讨研究,在本节中仅作一简要叙述。

(一) 肉、鱼、禽、蛋等食品的蛋白质分解

蛋白质受腐败细菌的作用,在蛋白质分解酶和肽链内切酶(endopeptidase)作用下,首先分解为肽,并经断链形成氨基酸。经过氨基酸及其他物质在相应酶作用下,进一步分解。

1. 脱氨反应　由氨基酸产生氨,主要有以下几种方式:

(1) 氧化脱氨 生成酮酸和氨

$$R \cdot CH \cdot NH_2 \cdot COOH \xrightarrow{+1/2O_2} R \cdot CO \cdot COOH + NH_3$$
氨基酸　　　　　　　　　　　　酮酸　　　氨

(2) 水解脱氨 生成羟酸和氨

$$R \cdot CH \cdot NH_2 \cdot COOH \xrightarrow{+H_2O} R \cdot CH \cdot OH \cdot COOH + NH_3$$
氨基酸　　　　　　　　　　　　羟酸　　　氨

(3) 还原脱氨 生成饱和脂肪酸和氨

$$R \cdot CH \cdot NH_2 \cdot COOH \xrightarrow{+2H} R \cdot CH_2 \cdot COOH + NH_3$$
氨基酸　　　　　　　　　　　饱和脂肪酸　　　氨

(4) 直接脱氨 生成不饱和脂肪酸和氨

$$R \cdot CH \cdot NH_2 \cdot COOH \longrightarrow R \cdot CH \cdot COOH + NH_3$$
氨基酸　　　　　　　　　　　不饱和脂肪酸　　　氨

2. 脱羧基反应　在细菌脱羧酶(decarboxylase)的作用下使氮氨基末端羧基脱去,而生成常见胺类及其他物质,过程如下:

(1) 从赖氨酸产生尸胺:

$$NH_2 \cdot CH_2 \cdot CH_2 \cdot CH_2 \cdot CH_2 \cdot NH_2 \cdot COOH \xrightarrow{-CO_2} NH_2 \cdot CH_2 \cdot CH_2 \cdot CH_2 \cdot CH_2 \cdot NH_2$$
赖氨酸　　　　　　　　　　　　　　　　　尸胺

(2) 从酪氨酸产生酪胺:

酪胺酸　　　　　　　　　　　　　酪胺

(3) 从精氨酸产生腐胺:

精氨酸　　　　　　　　　　　鸟氨酸

$$NH_2 \cdot CH_2 \cdot CH_2 \cdot CH_2 \cdot \underset{\underset{NH_2}{|}}{CH} \cdot COOH \xrightarrow{-CO_2} NH_2 \cdot CH_2 \cdot CH_2 \cdot CH_2 \cdot CH_2 \cdot NH_2$$

鸟氨酸　　　　　　　　　　　　　腐胺

（4）从色氨酸产生色胺：

色氨酸　　　　　　　　　　　　　色胺

组氨酸　　　　　　　　　　　　　组胺

$$CH_2 \cdot SH \cdot CH \cdot NH_2 \cdot COOH \xrightarrow[H_2]{-NH_3} CH_2 \cdot SH \cdot CH_2 \cdot COOH \xrightarrow{-CO}$$

半胱氨酸　　　　　　　　　　硫醇丙酸

$$CH_2 \cdot SH \cdot CH_3 \xrightarrow[H_2]{-CH_3} CH_3SH \xrightarrow{H_2} CH_4 + H_2S$$

乙硫醇　　　　　　　甲硫醇　　　甲烷　硫化氢

（5）从色氨酸产生粪臭素和吲哚：

色氨酸　　　　　　　　　　　　　吲哚乙酸

β-甲基吲哚　　　　　　　　　　吲哚

　　鱼肉类腐败鉴定的化学指标,主要是根据其可能产生的分解产物。目前认为与食品腐败程度符合率最高的化学指标有:①挥发性盐基总氮(total volatile basic nitrogen,简称TVBN):是指肉鱼样品水浸液在弱碱性下能与水蒸气一起蒸馏出来的总氮量。此指标已列入了我国食品卫生标准。②二甲胺与三甲胺:主要适用于鱼虾等水产品,是季铵类含氮物经微生物还原产生的。③K值(K value):是判定食品鲜度早期变化的酶分解产物指标,特别适用于鉴定鱼类鲜度。

　　（二）食品中脂肪的酸败

　　食用油脂与食品中脂肪酸败程度(rancidity)受脂肪酸的饱和程度、紫外线、氧、水分、天然抗氧化物质,及食品中微生物的解酯酶等多种因素的影响。对于油脂酸败的化学过程,特别是与微生物的关系了解尚不够充分,但主要是经水解与氧化,产生相应的分解产物。油脂的自身氧化基本经过三个阶段。①起始反应是脂肪酸(RH)在能量(如紫外线)作用下产生自由基:RH $\longrightarrow$ R・+H・;②传播反应:自由基使其他基团氧化生成新的自由基,循环往复,不断氧化。如 R・+O$_2$ $\longrightarrow$ROO・;ROO・+RH $\longrightarrow$ROOH+R・ROOH 氢过氧化物,ROOH 在能量作用下继续产生自由基,如 ROOH $\longrightarrow$RO・+OH・;RO・+RH $\longrightarrow$ROH+R・;OH・+RH $\longrightarrow$H$_2$O+R・;③终结反应:在有抗氧化作用下,自由基消失,氧化过程终结,产生一些相应产物。如 2R・ $\longrightarrow$R-R;2RO・ $\longrightarrow$ROOR;2ROO・ $\longrightarrow$ROOR+O$_2$。

在这一系列氧化过程中,主要的分解产物是氢过氧化物、羰基化合物如醛类、酮类、低分子脂肪酸、醇类、酯类等;还有如羟酸以及脂肪酸聚合物、缩合物等如二聚体、二聚体等。

另一方面脂肪酸败也包括脂肪的加水分解作用,如产生游离脂肪酸、甘油及其不完全分解产物的甘油一酯、甘油二酯等。

$$C_3H_5(COCR)_3 + 3H_2O \xrightarrow{\text{酯酶}} C_3H_5(OH)_3 + 3R \cdot COOH$$

油脂(甘油三酯)   甘油   游离脂肪酸

$$RCH_2 \cdot COOH \xrightarrow{O_2} RCHOHCH_2 \xrightarrow{O_2} RCOCH_2 \xrightarrow{O_2} RCOCH_3$$

饱和脂肪酸   醇酸   酮酸   甲基酮

脂肪自身氧化以及加水分解所产生的复杂分解产物,使食用油脂或食品中脂肪带有若干明显特征:首先是过氧化值上升,这是脂肪酸败最早期的指标;其次是酸度上升,羰基(醛酮)反应阳性。由于在油脂酸败过程中,脂肪酸的分解必然影响其固有的碘价(值)、凝固点、比重、折光指数、皂化价等发生变化。脂肪酸败所特有的"哈喇"味,肉鱼类食品脂肪变黄,即肉类的超期氧化,鱼类的"油烧"现象,是油脂酸败鉴定中较为实用的指标。

(三) 碳水化合物的分解

食品中的碳水化合物包括单糖类、寡聚糖、多糖类及糖类衍生物。含碳水化合物较多的食品主要是粮食、蔬菜、水果、糖类以及这些食品的制品。当这类食品在细菌、酵母和霉菌所产生的相应酶作用下的发酵或酵解,而生成各种碳水化合物的低级分解产物。如醇、羧酸、醛、酮、二氧化碳和水。当食品发生以上变化时,主要是酸度升高、产气和带有甜味、醇类气味等。

三、食品腐败变质的鉴定指标

食品腐败变质的鉴定一般采用感官、物理、化学和微生物四个方面的指标。

(一) 感官鉴定

食品的感官鉴定是指通过视觉、嗅觉、触觉、味觉等人的感觉器官对食品的组织状态和外在的卫生质量进行鉴定。食品腐败初期产生腐败臭味,发生颜色的变化(褪色、变色、着色、失去光泽等),出现组织变软、变粘等现象,都可以通过感官分辨出来,如通过嗅觉可以判定出食品极轻微的腐败变质。

(二) 物理指标

食品的物理指标主要是根据蛋白质、脂肪分解时低分子物质增多的变化,可测定食品浸出物量、浸出液电导度、折光率、冰点、黏度等指标。

（三）化学鉴定

微生物的代谢可引起食品化学组成的变化，并产生多种腐败性产物，直接测定这些腐败产物就可作为判断食品质量的依据。

1. 挥发性盐基总氮（total volatile basic nitrogen，TVBN）　指食品水浸液在碱性条件下能与水蒸气一起蒸馏出来的总氮量，即在此种条件下能形成氨的含氮物。研究表明，TVBN 与食品腐败变质程度之间有明确的对应关系。在我国食品安全标准中该指标现已被列入鱼、肉类蛋白腐败鉴定的化学指标，TVBN 也适用于大豆制品腐败变质的鉴定。

2. 三甲胺　三甲胺是季铵类含氮物经微生物还原产生的，新鲜鱼虾等水产品和肉中没有三甲胺。三甲胺主要用于测定鱼、虾等水产品的新鲜程度。

3. 组胺　食品腐败变质时，细菌分泌的组氨酸脱羧酶可使鱼贝类的组氨酸脱羧生成组胺。当鱼肉中的组胺达到 $4 \sim 10mg/100g$，就可引起人类过敏性食物中毒。

4. K 值（K value）　是指 ATP 分解的低级产物肌苷（HxR）和次黄嘌呤（Hx）占 ATP 系列分解产物 ATP+ADP+AMP+IMP+HxR+Hx 的百分比，K 值指标主要适用于鉴定鱼类早期腐败。若 $K \leqslant 20\%$，说明鱼体绝对新鲜；$K \geqslant 40\%$，说明鱼体开始有腐败迹象。

5. pH 值　一般食品中 pH 值的变化是在腐败开始时略微降低，随后上升，因而多呈现 V 字形变动。先是由于微生物的作用或食品原料本身酶的消化作用，使食品中 pH 值下降；而后由于微生物的作用，肌肉分解，所产生的氨而促使 pH 值上升。

6. 过氧化值和酸价　过氧化值是脂肪酸败最早期的指标，其次是酸价的上升。在脂肪分解的早期，酸败尚不明显，由于产生过氧化物和氧化物而使脂肪的过氧化物值上升，其后则由于形成各种脂酸而使油脂酸价升高。

（四）微生物检验

食品微生物学的常用检测指标为菌落总数和大肠菌群。对食品进行微生物数量测定是判定食品生产的一般卫生状况以及食品卫生质量的一项重要依据。一般认为，食品中的活菌数达 $10^8cfu/g$ 时，则可认为处于初期腐败阶段。

四、腐败变质食品卫生学意义与处理原则

食品腐败变质时，首先使感官性状发生改变，其次是食品营养成分分解，营养价值严重降低；再者，腐败变质食品必然是受到大量微生物的严重污染，这样就有可能存在致病菌和产毒霉菌，可引起人体的不良反应，甚至中毒。如某些鱼类腐败产生的组胺与酪胺引起的过敏反应、血压升高；脂质过氧化分解产物刺激胃肠道而引起胃肠炎，食用酸败的油脂引起食物中毒；腐败的食品还可为亚硝胺类化合物的形成提供大量的胺类（如二甲胺）；有机酸类和硫化氢等一些产物虽然在体内可以进行代谢转化，但如果在短时间内大量摄入，也会对机体产生不良影响。腐败变质的食品卫生意义明确的可概括为：①腐败变质的食品带有使人难以接受的不良感官性质，如刺激性气味、异常颜色、酸臭味道、组织溃烂等。②食品成分物质有严重分解破坏，不仅蛋白质、脂肪和碳水化合物发生降解破坏，而且维生素、无机盐和微量元素也有严重的流失和破坏。③腐败变质食品一般都是污染严重有大量微生物繁殖的，由于菌相复杂和菌量增多，所以致病菌和产毒霉菌存在机会较大，以致引起人体不良反应和食物中毒的可能性。

因此，对食品的腐败变质要及时准确鉴定，并严加控制。这类食品的处理必须以确保人体健康为原则，其次也要考虑具体情况。如单纯感官性状发生变化的食品可以加工处理，部

分腐烂的水果蔬菜可拣选分类处理,轻度腐败的肉、鱼类,通过煮沸可以消除异常气味等,但明显发生腐败变质的食物应该坚决废弃。

第五节　防止食品腐败变质的措施

为了防止食品腐败变质,延长食品可供食用的期限,常对食品进行加工处理,即食品保藏(food preservation)。通过食品保藏还可改善食品风味,便于携带运输,但其主要食品卫生意义是防止食品腐败变质。常用方法的基本原理是改变食品的温度、水分、氢离子浓度、渗透压、辐照以及采用其他抑菌杀菌措施,将食品中微生物杀灭或减弱其繁殖的能力。但实际上各种保藏的方法都难于将食品微生物全部杀灭,仅可延长微生物每代繁殖所需的时间,从而达到防止食品腐败变质的目的。现将常用防止食品腐败变质的措施讨论如下。

一、食品的化学保藏

食品化学保藏是食品保藏的一个重要分支,是食品科学研究的一个重要领域,在食品生产、储存和运输过程中离不开化学保藏。

(一) 概述

食品及其加工的原材料具有丰富的营养物质,在生产、加工、储存、运输、销售过程中,微生物和氧化是食品保藏中的主要问题。微生物能在食品中生长繁殖,导致食品的腐败。食品中油脂与其他成分的氧化会导致食品变色、维生素破坏、油脂酸败、食品营养价值降低。在食品生产、加工等过程中添加的用于延长食品保存时间或防止食品原材料及产品品质变化的物质通称食品保藏剂,主要包括防腐剂、杀菌剂、抗氧化剂三类物质。

1. 食品化学保藏的发展历史　在食品保藏中使用化学制品有着悠久的历史。盐渍保藏食品在我国是一种古老的食品化学保藏法。盐腌、糖渍、酸渍及烟熏等储藏方法早已是人们在食品加工保藏过程中的有效措施,但是化学制品用于食品防腐在20世纪初才开始发展。1906年市场上用于食品保藏的化学制品已达到12种之多,继后的40多年使用化学制品作为防腐剂发展缓慢,直至20世纪50年代,随着化学工业和食品科学的发展,化学合成的食品保藏剂逐渐增多,化学制品在世界各国的食品储藏中得到了普遍应用。此后,化学制品在食品保藏和食品加工中的使用呈现日益增长的趋势。

使用食品保藏剂能充分保护有限的食品资源,在食物、食品的储存过程中需要食品保藏剂以减少已收获的食物和已制成的食品的各种损失。例如,在油脂中加入抗氧化剂以防止油脂氧化变质,在酱油中加入苯甲酸来防止酱油变质等。有数据显示,粮食由于储藏上的损失约占总量的15%,食品、蔬菜、水果的变质损耗达25%~30%。因此,在食物中加入食品保藏剂已成为在储存、保鲜、运输、销售中减少变质损失的重要手段。

目前食品生产和销售中需要防腐和保鲜的方面也越来越多,我国的食品添加剂中防腐剂和保鲜剂的需要量在增加,但国内生产该类产品的产量小、品种少、成本高,不能满足实际生产的要求。要解决这一矛盾急需开发出更多更好的食品保藏剂产品。

2. 化学保藏剂的分类与作用　食品化学保藏就是在食品生产和贮运过程中使用化学制品来提高食品的耐藏性和尽可能保持其原有品质的措施。它的主要任务就是保持食品品质和延长其保藏时间。食品化学保藏剂种类繁多,保藏剂的理化性质和保藏的机制也不尽相同。一般可以分为人工化学合成保藏剂和天然生物体内提取的保藏剂。此外,也有把抑制微生物生长而不能杀灭微生物的物质称为防腐剂,而将能够杀灭微生物的物质称为杀菌剂。在本章内容中,防腐剂和杀菌剂不做严格区分,统称为防腐剂。因此,凡能抑制微生物生长活动,不一定能杀死微生物,却能延缓食品腐败变质的化学制品或生物代谢制品都称为防腐剂。

食品的腐败变质不一定只与微生物有关,氧化及酶的作用也能引起食品变质腐败。其他诸如可见光和紫外线、压力、冷冻、脱水、非酶褐变、氧化和原等因素也同样会导致食品变质。因此,能防止这类变质的化学制品也应列为食品化学保藏剂的范畴,如抗氧化剂等。

现在添加于食品中的化学制品不再只满足于以防止或延缓食品腐败变质为目的。为了改善食品的颜色、风味和质地,以及使用上的方便性,还出现了各种专用的化学制品。还有不少其他的化学制品可添加于食品内作为营养素补充,或用以改善食品的加工工艺,提高食品品质,从而更好地满足消费者的需要。因而,用于食品的化学制品日益扩大,远远超过了原来防止食品腐败变质的范围,于是对应用于食品中的所有化学制品统称为化学添加剂或食品添加剂。因此,化学防腐剂、抗氧化剂也应包括在添加剂范围内。

食品化学保藏的优点就是在食品中添加化学制品如化学防腐剂和抗氧化剂等,就能在室温条件下延缓食品的腐败变质。与其他食品保藏方法(如罐藏、冷冻保藏、干藏等)相比,化学保藏具有简便而又经济的特点。但是,必须明确的是仅在有限时间内保持食品原来的品质状态,属于暂时性的保藏。这是因为它们只能推迟微生物的生长,并不能完全阻止它们的生长或只能短时间内延缓食品内的化学变化。防腐剂用量越大,延缓腐败变质的时间也越长,然而,同时也有可能为食品带来明显的异味及其他卫生安全问题。实际上,食品保藏使用防腐剂虽然比较经济,但无论在家庭或工厂中,加工果、蔬、鱼、肉时,如果在极不清洁卫生和粗制滥造的情况下使用防腐剂,则会减弱防腐剂的防腐能力。防腐剂只能延长细菌生长滞后期,因而只有对未遭细菌严重污染的食品才适宜于用化学防腐剂进行保藏。

食品保藏剂的使用并不能改善低质食品的品质,而且食品的腐败变质一旦开始,便不可能利用食品保藏剂将已经腐败变质的食品改变成优质的食品,因为这时腐败变质的产物已留存在食品之中了。

在人口集中区、农业产区偏远和交通运输不便等情况下,采用食品化学保藏的方法比较适用。由于高温、高湿的气候条件特别有利于微生物的生长活动和易于发生氧化酸败,在炎热的地区比气候冷凉地区需要使用更多量的防腐剂和抗氧化剂。

(二) 食品防腐剂和抗氧化剂的使用问题

在选用化学保藏剂时,首先要求保藏剂必须符合食品添加剂的卫生安全性规定,并严格按照食品卫生标准规定控制其用量,以保证食用者的身体健康。在提出使用新的食品保藏剂时必须具备表明对消费者有益的证据。根据联合国农业组织和世界农业组织的一致主张,在膳食中消费量比例大的各类食品中使用食品保藏剂,应该予以严格限制。在尚未确定某种食品添加剂使用后对人体无毒害或尚未确定其使用条件以前,必须经过足够时间的动物生理、药理和生物化学试验,为确定食品保藏剂的安全使用量提供合理的依据。还需要由有经验的专家对其使用量的确定做出判断,之后才能对保藏剂的使用给予最后的考虑。此外,在选用保藏剂时,要保证足够纯度,有效地避免在保藏剂中出现有害杂质。

在使用食品保藏剂时应注意其质量,除所使用的食品保藏剂本身并无毒害或在加工中和食用前极易从食品中清除掉外,还应能达到下述几点要求:少量使用时就能达到防止腐败变质或改善品质的要求;不会引起食品发生不可逆性的化学变化,并且不会使食品出现异味,但允许改善风味;不会与生产设备及容器等发生化学反应。

应该确保食品保藏剂的使用量在能产生预期效果的基础上是最低量的,确定使用量极限时还必须将下列各因素考虑在内:应对加有保藏剂的食品或多种食品消费量做出充分的估计;动物试验中表明生理正常现象开始出现偏向时的最低使用量;对所有各类消费者健康的任何危害性降低到最低程度时,保证完全适宜的极限。

在使用食品保藏剂时不允许将食品保藏剂用来掩盖因食品生产和贮运过程中采用错误的生产技术所产生的后果;不允许使用食品保藏剂后导致食品内营养素的大量损耗;已建立经济上切实可行的合理生产过程并能取得良好的保藏效果时,不应再添加食品保藏剂;食品中加有保藏剂等添加剂时应向消费者说明,如在商标纸或说明上标明所用的食品添加剂种类。

为了有效地阻止滥用新的食品添加剂,可以建立准许使用的食品防腐剂一览表和建立禁用有害防腐剂的一览表。在有些国家列出了公认安全的和不安全的化学添加剂清单。如在美国,常见的香料、调味料、发酵粉、酸类、胶类、乳化剂和防腐剂等食品添加剂达600种之多,这类物质都被公认为安全的食品添加剂。现在允许有控制使用的公认为不安全的食品添加剂达2600种以上。公认的不安全的食品添加剂在确实证明在某种食品中低于某种使用量并无毒害时,可以允许有控制地加以使用。另外,要注意的是在不同食品中使用量的控制并不相同。例如,用于某种食品时,食品添加剂允许使用量较高,用于另一种食品则可能较低,而对第三种食品则要完全禁止使用。

为了合理地控制食品中添加剂的使用,应建立一支经过严格训练的、有经验的食品分析检验队伍,建设一批与之相适应的分析检验手段齐全并具有正确可靠分析方法的现代化化验室。

随着添加剂的安全问题逐渐引起各国的重视,很多国家加强了对食品添加剂的卫生管理,并相继制定出有关的法规来进行控制和监督。但是各国的食品添加剂法规大都从本国特点和饮食习惯出发,所以控制程度出入很大,有些国家准许使用的品种,在另一些国家禁用,甚至对于食品添加剂的定义也不一样。另外,关于食品添加剂的安全评价需要大量经费和时间,产品质量标准的制定也需要大量的数据和资料,并取得公认,在这方面急需国际上广泛合作,发挥各国对某些添加剂在传统使用中所积累的大量可靠的科学数据的作用,特别是发挥有关国际组织的作用,制定出国际上普遍接受的国际评价标准,这会促使食品保藏剂等食品添加剂管理走向国际化。

FAO/WHO 联合食品标准委员会(CAC)推行国际食品标准规划,这将对世界各国的食品保藏剂的生产、贸易、使用、管理、科研和标准化均产生很大影响,受到了各方面的重视。

食品保藏剂的国际评价系统由 FAO/WHO 联合食品添加剂专家委员会(JECFA)将标准建议送交各成员国代表,征求各国政府部门的意见,再由 FAO/WHO 联合食品添加剂及污染物标准委员会(CCFAC)调整各国的意见,委托 JECFA 讨论征得的意见。将 CCFAC 讨论的标准,经 CAC 采纳后交给各国政府作为国际食品保藏剂标准,并根据此标准来制定、调整本国的食品政策法规。

食品保藏剂管理的国际化,大大促进了自身的完善与发展,对提高整个人类的健康与生活水平都起着一定作用。在统一的食品国际标准没有确立起来时,进口食品应按本国法规所允许的食品保藏剂标准检验,出口食品必须选用销往国的法规所允许使用的食品保藏剂。

(三) 食品化学防腐剂

食品防腐剂是现代食品加工必不可少的添加物质。食品防腐剂是指生产、贮运、销售、消费过程中能够抑制或者杀灭有害微生物、使食品避免腐败变质的物质。有时,食品防腐剂是指能够抑制微生物生长繁殖的物质,亦称抑菌剂;而能够杀灭微生物的物质则称为杀菌剂。抑菌剂和杀菌剂概念在植物保护学中有比较严格的区分,而在食品学中一般是从广义上来理解,统称防腐剂。为了正确有效地使用防腐剂,首先应该充分地了解引起食品腐败的微生物种类、各种防腐剂的理化特点、功能特性、使用方法和影响防腐效果的主要因素,然后根据食品的性质、保藏状态和预期保藏时间长短来确定所用防腐剂的品种、用量及使用方法。

1. 食品防腐剂应具备的条件 大多数食品防腐剂都以添加剂的形式与食品混合在一起,不能与食品分离开来。在食用时,与食品一道被摄入体内。因此,防腐剂必须具备安全、有效和保持食品的固有品质的基本条件。

(1) 安全:食品防腐剂与其任何种类的食品添加剂使用时一样,首先考虑卫生安全问题,必须对人体无毒害。在使用防腐剂前,防腐剂必须经过充分的动物生理、药理和生物化学试验,搞清楚其代谢情况,致癌、致畸、致突变的可能性,实验动物的半致死剂量或致死剂量,确实证明在使用剂量范围内对人体无毒或不会产生不适之感,方能使用。目前生产中使用的大多数人工合成的防腐剂,对人体在不同程度上都有一定的毒性,尤其是过量使用和食用时,会对人体健康产生不利甚至非常有害的影响。因此,在使用防腐剂时,使用量应在能够达到预期效果的前提下尽可能使用最低剂量,使用品种及其剂量必须严格遵守国家《食品添加剂使用卫生标准》的规定。

(2) 有效:使用食品防腐剂的主要目的是抑制或者杀灭食品保藏过程中引起腐败变质的微生物,延长食品原材料或食品产品的保藏期。在使用防腐剂时,一定要确认防腐剂在食品体系中是否真正有效。由于食品防腐剂的使用受食品种类、理化性状、微生物污染的种类和污染程度影响,不同食品原材料、不同食品产品和不同加工方法使用同一种防腐剂不一定产生相同效果。每种防腐剂都有其使用范围,使用范围正确,用量合理,其防腐效果才能充分地表现出来。合理复配,有可能产生较好的防腐效果,但必须遵循食品添加剂的复配规定。总之,对于防腐剂的作用范围和用量,一定要在严格遵守我国食品添加剂安全标准的前提下,通过试验验证确定。

(3) 保持食品的固有品质:使用食品防腐剂过程应该尽可能保持各种食品固有的感观性状和营养素含量,避免食品的色、香、味、形、质等感官性状发生明显异常的变化,减少对食品中营养素的破坏及对食品中营养组分含量的降低。对于防腐性能较好的食品添加剂,但对食品固有品质产生不同负面影响的,则尽量不用或应谨慎使用。

食品防腐剂除具备前面提到的基本条件外,还应该满足以下条件:①少量使用就能达到防腐要求;②不会与生产设备和包装容器等发生不良化学反应;③热敏性不能太强,否则受热易分解失效;④使用过程中不对工作人员健康造成明显伤害。如对皮肤的腐蚀,呼吸道黏膜和眼睛的刺激等;⑤大量使用时不污染环境等。

2. 常用化学防腐剂及其作用原理　食品保藏的化学防腐剂按其来源和性质可分为有机防腐剂和无机防腐剂。有机防腐剂又可分为合成有机防腐剂和天然有机防腐剂,目前合成有机防腐剂在生产中使用最广泛。

（1）合成有机防腐剂

1）苯甲酸类

①苯甲酸又名安息香酸,是各国允许使用而且历史比较悠久的食品防腐剂。苯甲酸为白色鳞片状或针状结晶,难溶于水,易溶于乙醇。苯甲酸钠易溶于水,生产上使用较为广泛。

作用机制:苯甲酸和苯甲酸钠是广谱性抑菌剂,其抑菌作用的机制是使微生物细胞的呼吸系统发生障碍,使三羧酸循环（TCA 循环）中乙酰辅酶 A-乙酰醋酸及乙酰草酸-柠檬酸之间的循环过程难于进行,并阻碍细胞膜的正常生理作用。

防腐效果:苯甲酸和苯甲酸钠在酸性条件下,以未解离的分子起抑菌作用,其防腐效果视介质的 pH 而异,一般 pH<5 时抑菌效果较好,pH 2.5 ~4.0 时抑菌效果最好。例如当 pH由 7 降至 3.5 时,其防腐效力可提高 5 ~10 倍。

限量标准:FAO（联合国粮农组织）和 WHO（世界卫生组织）规定,苯甲酸的 ADI（每日允许摄入量）为 0 ~5mg/kg。根据我国卫生标准规定,苯甲酸和苯甲酸钠可用于酱油、醋、果汁、果酱、果酒、汽水等多种食品中,其最大使用量为 0.2 ~1g/kg,浓缩果汁最大使用量为2g/kg。用量均以苯甲酸计,1g 苯甲酸钠相当于 0.847g 苯甲酸。使用苯甲酸时,先用少量乙醇溶解,再添加到食品中。使用苯甲酸钠时,一般先配制成 20% ~30% 的水溶液,再加入到食品中,搅拌均匀即可。

长期以来人们认为,苯甲酸在人体内与甘氨酸或葡萄糖醛酸结合生成马尿酸,从尿中排出而不在体内蓄积。但近年来有报道称苯甲酸及其钠盐可引起过敏性反应,对皮肤、眼睛和黏膜有一定的刺激性。苯甲酸钠还可引起肠道不适,再加之味道不良,可尝出味道的最低值为 0.1%,故近年使用有逐步减少的趋势。

②对羟基苯甲酸酯又名对羟基安息香酸酯或尼泊金酯,是苯甲酸的衍生物。目前主要使用的是对羟基苯甲酸甲酯、乙酯、丙酯和丁酯,其中对羟基苯甲酸丁酯的防腐效果最佳。此类物质为无色小结晶或白色结晶性粉末,无臭,开始无味,随后稍有涩味,难溶于水而易溶于乙醇、丙酮等有机溶剂。

作用机制:对羟基苯甲酸酯属广谱性抑菌剂,对霉菌、酵母菌的作用较强,对细菌特别是革兰阴性杆菌和乳酸菌的作用较差。其抑菌机制与苯甲酸基本相同,主要使微生物细胞呼吸系统和电子传递酶系统的活性受抑制,并能破坏微生物细胞膜的结构,从而起到防腐的效果。

防腐效果:对羟基苯甲酸酯也是由未解离分子发挥抑菌作用,其效力强于苯甲酸和山梨酸,而且使用范围更广,一般在 pH 4 ~8 范围内效果较好。

对羟基苯甲酸酯在人体内的代谢途径与苯甲酸基本相同,且毒性比苯甲酸低。毒性与烷基链的长短有关,烷基链短者毒性大,故对羟基苯甲酸甲酯很少作为食品防腐剂使用。

限量标准:对羟基苯甲酸酯在世界各国普遍使用,通常用于清凉饮料、果酱、醋等,其ADIs0 ~10mg/kg。我国规定使用范围及用量为:对羟基苯甲酸乙酯可用于酱油和醋,最大用量分别为 0.25g/kg 和 0.10g/kg;对羟基苯甲酸丙酯用于清凉饮料 ADI 为 0.10g/kg,果汁、果酱为 0.20g/kg,水果蔬菜表皮为 0.012g/kg。

2）山梨酸类:主要包括山梨酸及其盐。山梨酸又名花楸酸,为五色针状或白色粉末状结晶,无臭或稍有刺激臭,耐光耐热,但在空气中长期放置易被氧化变色,防腐效果也有所降低。山梨酸难溶于水而易溶于乙醇等有机溶剂。山梨酸钾极易溶于水,也易溶于高浓度蔗糖和食盐溶液,因而在生产上被广泛使用。

作用机制:山梨酸和山梨酸钾的抑菌作用主要是损害微生物细胞中脱氢酶系统,并使分子中的共扼双键氧化,产生分解和重排。山梨酸和山梨酸钾对污染食品的霉菌、酵母菌及其他好气性微生物有明显抑制作用,但对于能形成芽胞的厌气性微生物和嗜酸乳杆菌的抑制作用甚微。值得注意的是,在有少量霉菌存在的介质中,山梨酸和山梨酸钾表现出抑菌作用,甚至还会表现出杀菌效力。但霉菌污染严重时,它们会被霉菌作为营养物摄取,不仅没有抑菌作用,相反会促进食品的腐败变质。

山梨酸是一种不饱和脂肪酸,能在人体内参与正常的代谢活动,最后被氧化成 CO_2 和 H_2O,故国际上公认其为无害的食品防腐剂。

防腐效果:山梨酸和山梨酸钾属于酸性防腐剂,以未解离的分子起抑菌作用,其防腐效果随 pH 降低而增强,但适宜的 pH 范围比苯甲酸广,以 pH<6 的介质中使用为宜。

限量标准:我国规定山梨酸和山梨酸钾可用于酱油、醋、果酱、人造奶油、琼脂奶糖、鱼干制品、豆乳饮料、豆制素食品、糕点馅,最大用量为 1.0g/kg;低盐酱菜、面酱类、蜜饯类、山楂糕、果味露、罐头的最大用量为 0.5g/kg;果汁类、果子露、葡萄酒、果酒类的最大用量为 0.6g/kg;汽酒、汽水的最大用量为 0.2g/kg;浓缩果汁的最大用量不得超过 2g/kg。用量均以山梨酸计,1g 山梨酸钾相当于 0.752g 山梨酸。

使用山梨酸时,应先将其溶解在少量乙醇或 $NaHCO_3$ 溶液中,随后添加到食品中。为了防止山梨酸受热挥发,最好在食品加热过程的后期添加。山梨酸钾易溶于水,使用方便,但其1% 水溶液的 pH 为 7~8,有使食品 pH 升高的倾向,应予注意。

3）有机酸类:有机酸不仅是食品的调味剂,还可通过影响食品的 pH 变化而起到抑菌作用。各种微生物都有其生长的最适 pH 范围,例如大肠杆菌、假单胞菌属、芽胞杆菌属等食品细菌生长的 pH 下限为 4.0~5.0,乳酸菌等产酸菌生长的 pH 下限为 3.3~4.0,霉菌、酵母菌生长的 pH 下限为 1.6~3.2。当食品的 pH 低于微生物生长的最适 pH 范围时,微生物的活动受到抑制而有利于食品的保藏,而且含酸量与对微生物的抑制作用呈正相关性。

这类防腐剂在食品工业中使用较多,常用的主要有脱氢醋酸、脱氢醋酸钠、乙酸、丙酸、富马酸、乳酸、酒石酸及其酯类,属于酸性食品防腐剂,一般在 pH<5.5 情况下使用。抑菌机制是未解离的有机酸易溶于脂和聚集在细胞膜周围,改变细胞膜通透性,迅速渗透到细胞内部,使蛋白质变性,并与辅酶金属离子络合,杀灭微生物。

食品中有机酸的来源因食品种类而异。鲜食水果及其加工品中的有机酸,通常是果实固有的;食用醋、酸乳饮料及各种酸性发酵饮料中的有机酸,是通过发酵产生的;还有一些食品如醋渍蔬菜是通过添加醋酸或者其他有机酸来实现抑菌目的,并且赋予食品特殊的风味。

有机酸对食品不产生任何毒副作用,从食品保藏角度考虑,其含量可不受限制。但是,有机酸对食品的风味影响很大,从食品的适口性考虑,对其含量应进行合理的调配。食品含酸的种类及其含量因食品种类而异,加酸量既要考虑食品的保藏性,又要获得愉悦的口感,往往后者比前者更重要。当然,有些食品如醋就不能因满足口感而降低其含量。

脱氢醋酸为无色到白色针状或片状结晶,无臭或有微臭,易溶于乙醇等有机溶剂而难溶于水,故多用其钠盐作防腐剂。脱氢醋酸钠为白色结晶性粉末,在水中的溶解度可达到33%。脱氢醋酸和脱氢醋酸钠对霉菌和酵母菌的作用较强,对细菌的作用较差。其抑菌作用是由三羰基甲烷结构与金属离子发生螯合作用,从而以损害微生物的酶系统而起到防腐效果。

脱氢醋酸和脱氢醋酸钠是毒性很低、对热较稳定的防腐剂,适应的 pH 范围较宽,但在酸性介质中的抑菌效果更好。我国规定脱氢醋酸可用于腐乳、什锦酱菜、原汁橘浆,最大用量为 0.30g/kg。国外各种食品的最大用量为干酪、奶油、人造奶油 2g/kg,清凉饮料 0.05g/kg,酸乳和酸乳饮料 0.2g/kg。

脱氢醋酸钠为乳制品的主要防腐剂,常用于干酪、奶油和人造奶油,使用量为 0.61g/kg 以下。使用时一般是将 0.1% ~ 0.2% 的水溶液喷洒在制品表面或包装材料上,喷洒量为 20 ~ 40mL/kg。

丙酸盐作为食品防腐剂使用的通常是丙酸钠和丙酸钙,两者均为白色的结晶颗粒或结晶性粉末,无臭或略有异臭,易溶于水。

丙酸盐属酸性防腐剂,在 pH 较低的介质中抑菌作用强,例如最低抑菌浓度在 pH 5.0 时为 0.01%,在 pH6.5 时为 0.5%。丙酸盐对霉菌,需氧芽胞杆菌或革兰阴性杆菌有较强的抑制作用,对引起食品发粘的菌类如枯草杆菌抑菌效果好,对防止黄曲霉毒素的产生有特效,但是对酵母菌几乎无效。根据这一特性,丙酸盐常用于面包和糕点的防霉。

丙酸是食品中的正常成分,也是人体代谢的中间产物,丙酸盐不存在毒性问题,故 ADI 无须作特殊规定。丙酸广泛用于面包、糕点、果冻、酱油、醋、豆制品等的防霉。在以上食品中,丙酸盐(以丙酸计)的最大使用量为 2.5g/kg。

(2) 无机防腐剂:亚硫酸及其盐类亚硫酸盐易溶于水,是强还原剂,溶于水后产生亚硫酸而起杀菌防腐作用,还具有漂白和抗氧化作用。亚硫酸消耗食品中的 O_2,使好气性微生物因缺氧而致死,并能抑制某些微生物生理活动中酶的活性。亚硫酸对细菌的杀灭作用强,对酵母菌的作用弱。由于使用方便而在生产中比较多用。常用的亚硫酸盐有亚硫酸氢钠($NaHSO_3$)、无水亚硫酸钠(Na_2SO_3)、焦亚硫酸钠($Na_2S_2O_5$)和低亚硫酸钠($Na_2S_2O_4$)。燃烧硫黄熏蒸可以生成亚硫酸,也同样起到杀菌防腐作用。

亚硫酸属于酸性防腐剂,以其未解离的分子起杀菌作用。其杀菌效果除与浓度、温度和微生物种类有关外,pH 的影响尤为显著。介质的 pH<3.5 时,亚硫酸保持分子状态而不发生电离,杀菌防腐效果最佳。亚硫酸的杀菌作用随 pH 增大而减弱,例如当 pH 为 7 时,SO_2 浓度为 0.5% 时也不能抑制微生物的繁殖。

亚硫酸的杀菌作用随浓度增大和温度升高而增强。但是考虑到高温会加速食品质量变化和 SO_2 挥发损失,故最好是在低温和密闭条件下使用。亚硫酸及其盐类的水溶液在放置过程中易分解逸散 SO_2 而降低其使用效果,所以应该现用现配。亚硫酸及其盐类主要用于葡萄酒和果酒的防腐,最大使用量以 SO_2 计为 0.25g/kg,产品中 SO_2 的残留量不得超过 0.05g/kg,SO_2 的 ADI 值为 0 ~ 0.7mg/kg。

硝酸盐和亚硝酸盐:硝酸盐包括硝酸钠和硝酸钾,亚硝酸盐包括亚硝酸钠和亚硝酸钾,以硝酸钠和亚硝酸钠在生产中比较常用。硝酸钠和亚硝酸钠为无色、无臭结晶或结晶性粉末,味咸并且稍有苦味,有吸湿性,易溶于水。硝酸盐和亚硝酸盐是肉制品中常用的添加剂,主要作用在于使肉制品呈现鲜艳的红色。此外还有防腐作用,可抑制引起肉类变质的微生物生长,尤其是对梭状肉毒芽胞杆菌等耐热性芽胞的发芽有很强的抑制作用;还有抗氧化和增进风味的作用。

硝酸盐和亚硝酸盐的毒性都比较强,以亚硝酸盐的毒性更强,是一种剧药(注:药物学中将毒性较强的物质称为剧药)。所以其使用范围和用量都有比较严格的限制。硝酸盐和亚硝酸盐的 ADI 分别为 0 ~ 5mg/kg 和 0 ~ 0.2mg/kg。我国规定,亚硝酸钠可用于肉类罐头和肉制品,最大用量为 0.15g/kg。残留量以亚硝酸计,肉类罐头和肉制品分别不能超过 0.05g/kg 和 0.03g/kg。硝酸钠在肉制品中的最大用量为 0.5g/kg,残留量控制同亚硝酸钠。此外,硝酸钠还可用于干酪的防腐,最大用量为 0.5g/kg,可单独或与硝酸钾并用。

在食品的无机防腐剂中,除了上述两类外,还有 H_2O_2、CO_2、漂白粉等,它们都有其使用范围和用量限制,生产中可根据需要选用。除上述常用的合成有机防腐剂外,目前生产中使用的还有联苯、仲丁胺、多菌灵、托布津、苯来特等多种,这些药剂主要用于水果蔬菜的防腐保鲜,效果良好。

3. 天然防腐剂 天然防腐剂也是化学保藏的一个重要组成部分,是由生物体分泌或者体内存在的具有抑菌作用的物质,经人工提取或者加工而成为食品防腐剂。此类防腐剂有的本身就是食品的组分,对人体无毒害,并能增进食品的风味品质,因而是一类有发展前景的食品防腐剂。如酒精、甲壳素和壳聚糖、某些细菌分泌的抗生素和酶等都能对食品起到一定的防腐保藏作用。

(1) 酒精:酒精是蛋白质的变性剂,可使微生物细胞的蛋白质发生不可逆变性而起到杀菌作用。当食品中的酒精含量达到 1% ~ 2% 时,便可对葡萄球菌、大肠杆菌、假单胞菌属等具有杀灭作用,使食品的保存期延长 2 ~ 3 倍。酒精含量在 30% 以上的各类酒饮料,可以杀灭各种微生物,使产品得以长期保藏。

食品中的酒精可以通过酒精发酵产生,也可以添加而得。添加范围有一定限制,添加量应视需要而定,总的是以不对食品固有感官质量造成不良影响为原则。

(2) 甲壳素和壳聚糖:甲壳素和壳聚糖(脱乙酰甲壳素)是从蟹壳、虾壳等中提取的一类黏多糖,呈白色粉末状,不溶于水,溶于盐酸和醋酸,易成膜,是优良的果蔬天然保鲜剂。由甲壳素改性制得的水溶性甲壳素衍生物羟甲基甲壳素(CM-CH)和羟甲基壳聚糖(CM-CHS)没有毒性,用其水溶液通过浸渍、喷洒、涂布等方式可在果蔬表面形成一层极薄、均匀透明、具有多微孔道的可食性薄膜。由于该薄膜具有较低的透水性和对气体的选择透性,不仅降低了果蔬储藏期间的水分损失,而且改变了薄膜内微环境中的气体浓度,对果蔬的生命活动产生抑制作用,而且薄膜本身还具有防霉抑菌作用。

(3) 乳酸链球菌素:乳酸链球菌素又称乳酸菌肽,是由乳酸链球菌产生的一种多肽物质,商品名称为乳酸链球菌制剂,由乙醇结晶制得。该产品对革兰阳性菌有抑制作用,可用于乳制品和肉制品的抑菌防腐。对革兰阴性菌、霉菌和酵母菌一般无抑制作用。

乳酸链球菌素的安全性高,ADI 为 33 000IU/kg。用于罐装食品、植物蛋白食品防腐的最大用量为 0.2g/kg,乳制品和肉制品的最大用量为 0.5g/kg。

(4) 纳他霉素:纳他霉素呈白色或奶油黄色结晶性粉末,几乎无臭无味,熔点 280℃ (分解),几乎不溶于水、高级醇、醚、酯,微溶于甲醇,溶于冰醋酸和二甲基亚砜。相对分子质量为 665.75,分子式为 $C_{33}H_{47}NO_{13}$。纳他霉素可用于防霉。喷淋在霉菌容易增殖、暴露于空气中的食品表面时有良好的抗霉效果。用于发酵干酪可选择性地抑制霉菌的繁殖而让细菌得到正常的生长和代谢。

（5）枯草杆菌素：枯草杆菌素是枯草杆菌的代谢产物，也为一种多肽类物质，在酸性条件下比较稳定，而在中性或碱性条件下，即迅速被破坏。枯草杆菌素对革兰阳性菌有抗菌作用。对于耐热性的芽胞菌能促使它们的耐热性降低，能抑制厌氧性芽胞菌生长。因此，有人认为枯草杆菌素应用于罐装食品是合适的。同时，枯草杆菌素在消化道中可很快地被蛋白酶完全破坏，对人体无害，但并未列入我国食品添加剂标准中。

（6）溶菌酶：溶菌酶是含有 129 个氨基酸，分子量为 14 500Da 的蛋白质肽。溶菌酶为白色结晶，等电点 10.5～11.0，溶于盐溶液，在丙酮和乙醇溶液中沉淀。在水溶液中加热 62.5℃维持 30 分钟完全失活，在酸溶液中较稳定，加热到 55℃活性无变化。溶菌酶主要溶解细胞膜，分解糖蛋白，使细菌不能够生长，特别是对革兰阳性菌、枯草杆菌和地衣型芽胞杆菌等有良好的抗菌能力。

除上述常见的天然防腐剂外，许多食用香辛料含有杀菌、抑菌成分。如大蒜素具有较强的抑菌和杀菌作用。另外，魔芋聚甘露糖、海藻酸钠、蜂蜡蔗糖酯以及许多中草药成分等天然有机物都有一定的防腐作用。但是，总体而言，天然有机防腐剂的防腐效果远不及合成有机防腐剂，加之分离提取费用高，有些成分有特有的不良风味和气味，目前生产上的使用尚不广泛。

4. 复合防腐剂　在实际生产中，为了达到更好的防腐效果，往往选用复合防腐剂。复配食品添加剂是指为了改善食品品质、便于食品加工，将两种或两种以上单一品种的食品添加剂，添加或不添加辅料，经物理方法混匀而成的食品添加剂。复合防腐剂具有以下优点：

目标明确，针对各种微生物和产品的特点，做到有的放矢。复合防腐剂都是针对某种产品的加工，包装形式，保存特点等，充分分析各种微生物的生长特性，采取有效，安全可靠的单体防腐剂复配而成，不是简单的防腐剂的叠加，做到有效、经济。各单体相互协同补充，互补用量少，安全性高。复合防腐剂增加了促进单体增效的助剂，使各个单体的作用得到充分的发挥，相互协同补充使防腐剂的使用量控制在最低范围内，从而确保采用较小的用量而达到理想的效果，确保食品的安全性得以提高。

使用复合防腐剂应注意的问题：严格遵守国家的有关法规政策，严格控制使用量。不做违法和道德良心的过激行为；复合防腐剂的作用旨在抑菌，不能因为添加了防腐剂就对生产加工的控制放松，必须有良好的加工条件和保护措施，才能做好防腐工作；使用复合防腐剂不能多种使用，以免重复使用某种单体防腐剂，造成防腐剂超标；使用复合防腐剂要注意产品品种的不同，因为产品的不同，防腐剂的限量也不同。

（四）食品抗氧化剂

1. 食品抗氧化剂的概念和作用原理　在加工、运输、储藏过程中，食品中一些成分与空气中的氧发生化学反应，使食品出现褐色、变色、产生异味异臭等现象，降低食品质量，甚至导致不能食用。油脂的"酸败"，肉类食品的变色，蔬菜、水果的褐变等均与氧化有关。为了防止和减缓食品氧化，常常在食品系统中添加一些物质阻止或延迟食品氧化，提高食品质量的稳定性和延长储存期，这类物质统称为食品抗氧化剂。抗氧化剂必须具备以下条件：使用过程和在体内分解对人体无毒、无害；不影响食品风味、颜色和组织状态；对食品具有优良的抗氧化效果，用量适当；使用过程稳定性好，分析检测方便易行。

食品抗氧化剂主要应用于防止油脂及富脂食品的氧化酸败，引起食品褪色、褐变以及维生素被破坏等方面。食品抗氧化剂主要通过四种途径起作用：抗氧化剂本身极易被氧化，从而降低介质中的含氧量，抑制食品成分的氧化。常用的有抗坏血酸及其衍生物，异抗坏血酸及其钠盐等；将能催化和引起氧化反应的物质实行封闭；抗氧化剂能减弱氧化酶的活性，抑制氧化酶的催化氧化作用。如亚硫酸盐类、二氧化硫及各种含硫化合物等；抗氧化剂本身可释放出氢离子，破坏或终止油脂在氧化过程中所产生的过氧化物，使之不能继续被分解成醛或酮类等低分子物质，如各类酚类抗氧化剂。其中包括合成的，如丁基羟基茴香醚（BHA）、二丁基羟基甲苯（BHT）、叔丁基对苯二酚（TBHQ）、没食子酸及其衍生物；天然的生育酚、茶多酚、愈创树脂等。

此外，抗氧化剂的增效剂是指本身没有抗氧化作用，但与抗氧化剂混合使用能增强抗氧化剂的抗氧化效果的一类物质。各种金属离子的螯合剂（如 EDTA）是一类间接的抗氧化剂或抗氧化增效剂。柠檬酸、磷酸、抗坏血酸及它们的酯类（如柠檬酸单甘油酯、抗坏血酸棕榈酸酯等）对各种酚类抗氧化剂具有良好的抗氧化增效作用。添加的酸类物质一方面可为介质（油脂、含脂食品）创造一个酸性环境，以保证原始抗氧化剂和油脂的稳定性；另一方面如抗坏血酸本身易被氧化，从而使其具有消除氧的能力。一般情况下，柠檬酸及其酯类往往与合成的抗氧化剂合用，而抗坏血酸及其酯类则与生育酚合用。当两种抗氧化剂合用时，也会明显地提高抗氧化效果，这是因为不同的抗氧化剂在不同油脂氧化阶段，分别中止某个油脂氧化的连锁反应。

2. 油脂的氧化和抗氧化剂的基本作用

（1）油脂的酸败：油脂的酸败是一个复杂的化学变化过程。含有不饱和脂肪酸甘油酯的油脂，由于其结构上不饱和键的存在，很容易和空气中的氧发生自动氧化反应，生成过氧化物，进而又不断裂解，产生具有臭味的醛或碳链较短的羧酸。食用含有多量过氧化物的食品，会进一步促使人们的脂肪氧化。过氧化的脂肪可破坏生物膜，引起细胞功能衰退乃至组织死亡，诱发各种生理异常而引起疾病。癌症的发生或人体的老化也与过氧化脂肪有关。

目前常用的防止食品酸败的抗氧化剂多为酚类化合物。这些酚类抗氧化剂是优良的氢或中子的给予体，当它向自由基提供氢之后，本身成为自由基，但它们可结合成稳定的二聚体之类的物质。另外，它们的自由基中间产物比较稳定。

（2）影响油脂氧化的因素：油脂的氧化作用可受到许多因素的催化，如不能很好地控制这些因素，而单纯依靠抗氧化剂往往难以达到预期的目的，事倍功半。这些因素归纳如下：

1）温度：与一般的化学反应一样，物料温度每提高 10℃，反应速率提高 1 倍。

2）光线：紫外线是氧化作用的强激化剂和催化剂。

3）碱：碱性条件和碱性金属离子能催化自由基的氧化。

4）油脂不饱和度：有两个双键的亚油酸比只有一个双键的油酸更易被氧化。

5）色素：植物油中残存的色素能催化氧化反应。如叶绿素能使各种油脂受氧原子的作用而氧化。

6）氧的有效量：氧是氧化的供体，其有效含量越高越易促进氧化。

7）重金属：一般只要有 mg/kg 数量级的铁、铜等金属溶于油脂中，就会成为有效的氧化催化剂。只有具有氧化-还原电位的两价和多价金属离子才对油脂的氧化有催化作用。

（3）常用的抗氧化剂

1）丁基羟基茴香醚（BHA）：BHA 是目前国际上广泛应用的抗氧化剂之一，也是我国常用的抗氧化剂之一。BHA 为白色或微黄色蜡样结晶性粉末，带有酚类的特异臭气和有刺激性的气味。它通常是 3-BHA 和 2-BHA 两种异构体的混合物。熔点 48~63℃，随混合比例不同而异。不溶于水，易溶于乙醇［25g/100ml，25℃］、甘油［1g/100ml，25℃］、猪油［50g/100ml，50℃］、玉米油［30g/100ml，25℃］、花生油［40g/100ml，25℃］和丙二醇［50g/100ml，25℃］。3-BHA 的抗氧化效果比 2-BHA 强 1.5 倍，两者合用有增效作用。用量为 0.02% 时比 0.01% 的抗氧化效果增强 10%，但用量超过 0.02% 时效果反而下降。与其他抗氧化剂相比，它不会与金属离子作用而着色。BHA 除抗氧化作用外，还有相当强的抗菌力。

相对来说，BHA 对动物性脂肪的抗氧化作用较之对不饱和植物油更有效。它对热较稳定，在弱碱条件下也不容易被破坏，因此有一种良好的持久能力，尤其是对使用动物脂的焙烤制品，可与碱金属离子作用而呈粉红色。BHA 具有一定的挥发性，能被水蒸气蒸馏，故在高温制品中，尤其是在煮炸制品中易损失，故可将其置于食品的包装材料中。丁基羟基茴香醚的 ADI 为 0~0.5g/kg（FAO，1994），LD_{50} 为 2.2~5g/kg GB2760-2011 规定，油脂、油炸食品、干鱼制品、饼干、速食米、干制食品、罐头及腌腊肉制品最大使用量为 0.2g/kg，与 BHT、PG 合用时，BHT 的总量不得超过 0.1g/kg，PG 不得超过 0.05g/kg，最大使用量以脂肪计。

2）二丁基羟基甲苯（BHT）：BHT 价格低廉，为 BHA 的 1/8~1/5，可用做主要抗氧化剂，目前它是我国生产量最大的抗氧化剂之一。二丁基羟基甲苯为无色结晶或白色晶体粉末，无臭味或有很淡的特殊气味，熔点 69.5~70.5℃（69.7℃，纯品），沸点 265℃，化学稳定性好，对热相当稳定，抗氧化效果好，与金属离子反应不着色。BHT 不溶于水和丙二醇，易溶于大豆油（30g/100mL，25℃），棉籽油（20g/100mL，25℃），猪油（40g/100mL，50℃），乙醇 25%，丙酮 40%，甲醇 25%，苯 40%，矿物油 30%。

二丁基羟基甲苯稳定性高，抗氧化能力强，遇热抗氧化能力也不受影响，不与铁离子发生反应。BHT 可以用于油脂、焙烤食品、油炸食品、谷物食品、奶制品、肉制品和坚果、蜜饯中。BHT 也可用于包装材料上，用量为 0.2~1kg/t。对于不易直接拌和的食品，可溶于乙醇后喷雾使用。

二丁基羟基甲苯的 ADI 为 0~0.3mg.kg（FAO/WHO，1995）；LD_{50} 为 890mg/kg（大鼠，经口）。

3）没食子酸丙酯（PG）：没食子酸丙酯为白色至浅褐色结晶粉末，或微乳白色针状结晶，无臭，微有苦味，水溶液无味。由水或含水乙醇可得到 1 分子结晶水的盐，在 105℃ 失去结晶水变为无水物，溶点 146~150℃。没食子酸丙酯难溶于水（0.35g/100ml，25℃），微溶于棉籽油（1.0g/100ml，25℃）、花生油（0.5g/100ml，25℃）、猪脂（10g/100ml，25℃）。其 0.25% 水溶液的 pH 为 5.5 左右。没食子酸丙酯比较稳定，遇铜、铁等金属离子发生呈色反应，变为紫色或暗绿色，有吸湿性，对光不稳定，发生分解，耐高温性差。没食子酸丙酯使用量达 0.01% 时即能自动氧化着色，故一般不单独使用，而与 BHA 复配使用；或与柠檬酸、异抗坏血酸等增效剂复配使用。与其他抗氧化剂复配使用量约为 0.005% 时，即有良好的抗氧化效果。

按照国家规定，没食子酸丙酯可用于油脂、油炸食品、干鱼、饼干、速食面、速食米、干制食品、罐头、腌制肉制品、果蔬罐头、果酱、冷冻鱼、啤酒、瓶装葡萄酒、果汁肉及肉制品、油脂火腿、糕点。

没食子酸丙酯的 ADI 为 $0 \sim 0.0002g/kg$（FAO/WHO）；LD_{50} 为 $3.8g/kg$（大鼠，经口）。FAO/WHO(1994)对一般食用油脂、人造奶油、无水乳脂肪中 PG 的含量为 100mg/kg（暂定）。GB 2760-2011 规定 PG 的使用范围同 BHA，限量为 0.2g/kg，与 BHA、BHT 合用时，此两者总量不超过 0.1g/kg，PG 不得超过 0.05g/kg。

4）叔丁基对苯二酚(TBHQ)：TBHQ 是白色或浅黄色的结晶粉末，微溶于水，不与铁或铜形成络合物。在许多油和溶剂中它都有足够的溶解性，熔点 126 ~ 128℃。TBHQ 溶于乙醇(60g/100ml,25℃)、丙二醇(30g/100ml,25℃)、棉籽油(10g/100ml,25℃)、玉米油(10g/100ml,25℃)、大豆油(10g/100ml,25℃)、猪油(5g/100ml,50℃)，而在椰子油、花生油中易溶，水中溶解度随温度升高而增大。TBHQ 的抗氧化活性与 BHT、BHA 或 PG 相等或略强。TBHQ 的溶解性能与 BHA 相当，超过 BHT 和 PG。TBHQ 对其他的抗氧化剂和螯合剂有增效作用，例如，对 PG、BHA、BHT、维生素 E、抗坏血酸棕榈酸酯、柠檬酸和 EDTA 等有增效作用。TBHQ 最有意义的性质是在其他的酚类抗氧化剂都不起作用的油脂中有效，柠檬酸的加入可增强其活性。

TBHQ 为较新的一类酚类抗氧化剂。在许多情况下，TBHQ 对大多数油脂，尤其是植物油来说，较其他抗氧化剂有更有效的抗氧化稳定性。此外，它不会因遇到铜、铁而发生颜色和风味方面的变化，只有在有碱存在时才会转变为粉红色。对蒸煮和油炸食品有良好的持久抗氧化能力，因此适用于土豆之类的生产，但它在焙烤制品中的持久力不强，除非与 BHA 合用。在植物油、膨松油和动物油中，TBHQ 一般与柠檬酸结合使用。

叔丁基对苯二酚的 ADI 为 $0 \sim 0.2mg/kg$（FAO/WHO,1991）；LD_{50} 为 700 ~ 1000mg/kg（大鼠，经口）。GB 2760-2011 规定的最大使用量是 0.2g/kg。

5）生育酚混合物：也称维生素 E 混合物。生育酚混合浓缩物为黄色至褐黄色透明黏稠液体，可有少量晶体蜡状物，几乎无臭。它不溶于水，溶于乙醇，对热稳定。生育酚的混合浓缩物在空气及光照下，会缓慢地变黑。在较高的温度下，生育酚有较好的抗氧化性能，生育酚的耐光照、耐紫外线、耐放射线的性能也较 BHA 和 BHT 强。生育酚还有防止维生素 A 在 γ 射线照射下分解的作用，及防止胡萝卜素在紫外光照射下分解的作用，还能防止甜饼干和速食面条在日光照射下的氧化作用。近年来研究结果表明，生育酚还有阻止咸肉中产生致癌物亚硝胺的作用。

维生素 E 混合物是目前国际上唯一大量生产的天然抗氧化剂，这类天然产物都是生育酚。但由于其价格较贵，在一般场合使用较少，主要用于保健食品、婴儿食品和其他高价值的食品。WHO 批准维生素 E 用于食品，与其他抗氧化剂不同，不用担心它们本身会产生异味。维生素 E 对其他抗氧化剂如 BHA、TBHQ、抗坏血酸棕榈酸酯、卵磷脂等有增效作用。维生素 E 为油溶性抗氧化剂，使用限于脂肪、油和含油食品。

生育酚的 ADI 为 $0.15 \sim 2mg/kg$（FAO/WHO,1994）；$LD_{50} > 10g/kg$（小鼠，经口）。天然食品，无毒。GB 2760-2011 规定在各类食品中的添加量为：强化生育酚饮料 20 ~ 40mg/L，食用油脂 0.2g/kg。

6）茶多酚：为 30 余种酚化合物总称，主体为儿茶素类，其中儿茶素占 60% ~ 80%。

从茶叶中提取的茶多酚抗氧化剂为白褐色粉末，易溶于水、甲醇、乙醇、醋酸乙酯、冰醋酸等。难溶于苯、氯仿和石油醚。对酸、热较稳定。160℃油脂中30min降解20%,pH 2～8稳定,pH>8时和光照下氧化聚合,遇铁变成绿黑色络合物。茶多酚的抗氧化性能优于生育酚混合浓缩物,为BHA的数倍。茶多酚中抗氧化的作用成分主要是儿茶素。下面四种儿茶素抗氧化能力很强,它们是表儿茶素(EC)、表没食子儿茶素(EGC)、表儿茶没食子酸酯(ECG)和表没食子儿茶素没食子酸酯(EGCG)。它们的等摩尔浓度抗氧化能力的顺序为EGCG>EGC>ECG>EC。

茶多酚与苹果酸、柠檬酸和酒石酸有良好的协同效应,与柠檬酸的协同效应最好。此外,与生育酚、抗坏血酸也有很好的协同效应。

我国食品添加剂使用卫生标准规定,茶多酚可用于油脂、火腿、糕点馅,用量为0.4g/kg。使用方法是先将其溶于乙醇,加入一定量的柠檬酸配成溶液,然后以喷洒或添加的方式用于食品。

近年来发现,茶多酚除了有很强的抗氧化作用外,还有很强的医疗保健作用:可以抑制肿瘤、降低血压和血糖,利用茶多酚的多功能性质,制备各种功能食品前景广阔。

茶多酚的LD_{50}为3715mg/kg(大鼠,经口)。茶多酚对人体无毒,GB 2760-2011规定在各类食品中茶多酚的添加量分别为:不含水油脂、焙烤食品馅料、腌腊肉制品类为0.4g/kg;酱卤、熏、烧烤、油炸、火腿、肉灌肠、发酵肉制品、预制或熟制水产品为0.3g/kg;糕点、油炸食品、方便面为0.2g/kg,以油脂中的儿茶素计。

3. 防止食品褐变用的抗氧化剂

(1) 食品的褐变:果蔬组织在切割、去皮、切片和磨碎后极易出现褐变的现象,其原因是破碎的果蔬组织和氧气直接接触后,外层潮湿面上的抗坏血酸就会立刻被氧化,继之就会出现多酚氧化酶催化氧化和呈色物质反应时形成棕褐色的褐变。

(2) 常用的抗氧化剂:防止食品褐变用的抗氧化剂大多是水溶性抗氧化剂,主要有抗坏血酸及其盐类,异抗坏血酸及其盐类,二氧化硫及其盐类等。

1) 抗坏血酸即维生素C:抗坏血酸为白色至浅黄色晶体或结晶性粉末,无臭,有酸味。熔点为190℃。受光照则逐渐变褐,干燥状态下在空气中相当稳定,但在空气存在下于溶液中迅速变质,在中性或碱性溶液中尤甚。pH 3.4～4.5时稳定。易溶于水,可溶于乙醇,本品1g溶于约5mL水和30mL乙醇。不溶于氯仿、乙醚和苯,呈强还原性。由于分子中有乙二醇结构,性质极活泼,易受空气、水分、光线、温度的作用而氧化、分解。特别是在碱性介质中或有微量金属离子存在时分解更快。

维生素C作为抗氧化剂,可用于果汁、水果罐头、饮料、果酱、硬糖和粉末果汁、乳制品、肉制品;还可用做营养强化剂。

GB 2760-2011规定的抗坏血酸用量为:小麦粉添加量为0.2g/kg;浓缩果汁按照生产适量添加。抗坏血酸的ADI为0～15mg/kg(FAO/WHO,1984),$LD_{50}≥5g/kg$(大鼠,经口)。

2) 异抗坏血酸:异抗坏血酸为白色至浅黄色结晶体或结晶粉末。无臭,味酸。光线照射下逐渐发黑。干燥状态下,在空气中相当稳定,但在溶液中并有空气存在情况下,迅速变质,于164～172℃熔化并分解。本品系抗坏血酸的异构体,化学性质类似于抗坏血酸,但几乎没有抗坏血酸的生理活性。抗氧化性较抗坏血酸强,价格较廉,但耐光性差。有强还原性,遇光则缓慢变色并分解,重金属离子会促进其分解。极易溶于水(0.4g/100mL)、乙醇(0.05g/100mL)难溶于甘油,不溶于乙醚和苯。

异抗坏血酸可用于一般的抗氧化、防腐,也可作为食品的发色助剂。根据使用食品的种类,选用异抗坏血酸或其钠盐。防止肉类制品、鱼类制品、鲸油制品、鱼贝腌制品、鱼贝冷冻品等变质,或与亚硝酸盐、硝酸盐合用提高肉类制品的发色效果。可防止保存期间色泽、风味的变化,以及由鱼的不饱和脂肪酸产生的异臭。防止果汁等饮料因溶存氧引起氧化变质,防止果蔬罐头褐变。

GB 2760-2011 规定异抗坏血酸的使用量为:八宝粥 1.0g/kg,葡萄酒 0.15g/kg;其他类按照生产需要适量添加。FAO/WHO 规定(1984):苹果调味酱罐头中异抗坏血酸的含量为 150mg/kg;午餐肉、熟肉末、熟猪前腿肉、熟火腿为 500mg/kg。肉类制品的添加量为 $0.5 \sim 0.8$ g/kg,冷冻鱼类常在冷冻前浸渍于 $0.1\% \sim 0.6\%$ 的水溶液内。在桃子、苹果酱中的用量为 0.2% ,水果罐头为 $750 \sim 1500$ ml/L,天然果汁为 $80 \sim 110$ ml/L。ADI 不作特殊规定(FAO/WHO,1994),LD_{50} 为 18g/kg(大鼠,经口)。

4. **食品脱氧剂**　脱氧剂又称为游离氧吸收剂(FOA)或游离氧驱除剂(FOS),它是一类能够吸除氧的物质。当脱氧剂随食品密封在同一包装容器中时,能通过化学反应吸除容器内的游离氧及溶存于食品的氧,并生成稳定的化合物,从而防止食品氧化变质,同时利用所形成的缺氧条件也能有效地防止食品的霉变和虫害。

脱氧剂不同于作为食品添加剂的抗氧化剂,它不直接加入食品中,而是在密封容器中与外界呈隔离状态,吸除氧和防止氧化变化的。

(1) 食品脱氧剂的种类和作用原理:脱氧剂种类繁多,基本可以分为有机和无机两大类。目前在食品储藏上广泛应用有三类:特制铁粉、连二亚硫酸钠和碱性糖制剂。

1)特制铁粉:特制铁粉由特殊处理的铸铁粉及结晶碳酸钠、金属卤化物和填充剂混合组成,特制铁粉为主要成分。脱氧作用原理是特制铁粉先与水反应,再与氧结合,最终生成稳定的氧化铁。

2)连二亚硫酸钠:这种脱氧剂由连二亚硫酸钠为主剂与氢氧化钙和植物性活性炭为辅料配合而成。如果用于鲜活食品脱氧保藏时,并能连同氧一起吸除 CO_2,但需再配入碳酸氢钠作为辅料。连二亚硫酸钠脱氧机制是以活性炭为触媒,遇水则发生化学反应,并释放热量,温度可达 $60 \sim 70$℃,同时产生二氧化硫和水。

3)碱性糖制剂:这种脱氧剂是以糖为原料生成的碱性衍生物,其脱氧作用原理是利用还原糖的还原性,进而与氢氧化钠作用形成儿茶酚等多种化合物。

其详细机制尚未清楚,简略的反应式如下:

$(CH_2O)n + nNaOH + nH_2O + nO_2 \longrightarrow$ 儿茶酚(邻苯二酚) + 甲基儿茶酚 + 甲基对位苯醌

(2) 食品脱氧剂的效果及影响因素:脱氧剂的效果因化学反应的温度、水分、压力及催化物质等因素的不同,其脱氧反应所需要的时间也各不相同,温度、水分、相对湿度、脱氧剂剂量都能影响脱氧剂效果。

5. **食品保鲜剂种类及其性质**　为了防止生鲜食品脱水、氧化、变色、腐败变质等而在其表面进行喷涂、喷淋、浸泡或涂膜的物质可称为保鲜剂,其作用原理和防腐剂有所不同。它除了针对微生物的作用外,还针对食品本身的变化,如鲜活食品的呼吸作用、酶促反应等。

一般来讲,在食品上使用保鲜剂有如下目的:减少食品的水分散失;防止食品氧化;防止食品变色;抑制生鲜食品表面微生物的生长;保持食品的风味;保持和增加食品、特别是水果的硬度和脆度;提高食品外观可接受性;减少食品在贮运过程中机械损伤。

（1）蛋白质:植物来源的蛋白质包括玉米醇溶蛋白、小麦谷蛋白、大豆蛋白、花生蛋白和棉籽蛋白等,以及动物来源的蛋白有角蛋白,胶原蛋白,明胶,酪蛋白和乳清蛋白等,可分别或复合制成可食性膜用于食品保鲜。

（2）脂类化合物:脂类化合物包括蜂蜡、矿物油、蓖麻油、菜油、花生油、乙酰单甘酯及其乳胶体等,可以单独或与其他成分混合在一起用于食品涂膜保鲜。

（3）多糖:由多糖形成的亲水性膜,有不同的黏性与结合性能,对气体的阻隔性好,但隔水能力差。

纤维素中的衍生物,如羧甲基纤维素（CMC）可作为成膜材料。淀粉类（直链淀粉、支链淀粉以及它们的衍生物）可用于制造可食性涂膜。糊精是淀粉的部分水解产物也可以作为成膜剂,微胶囊等。果胶制成的薄膜由于其亲水性,故水蒸气渗透性高。阿拉伯树胶、海藻中的角叉菜胶、褐藻酸盐、琼脂和海藻酸钠等都是良好的成膜或凝胶材料。

（4）树脂:天然树脂来源于树或灌木的细胞中。合成的树脂一般是石油产物。

紫胶由紫胶桐酸和紫胶酸组成,与蜡共生,可赋予涂膜食品以明亮的光泽。紫胶在果蔬和糖果中应用广泛。紫胶和其他树脂对气体的阻隔性较好,对水蒸气一般。

松脂可用于柑橘类水果的涂膜保鲜剂。苯并呋喃—茚树脂也可用于柑橘类水果。

此外,在保鲜剂中常常要加入一些其他成分或采取其他一些措施,以增加保鲜剂的功能。

如常用丙三醇、山梨醇增塑剂;用苯甲酸盐、山梨酸盐作为防腐剂;用单甘酯、蔗糖脂作为乳化剂,用 BHA、BHT、PG 作为抗氧化剂以及浸渍无机盐溶液如 $CaCl_2$ 溶液等。

二、食品的低温保藏

（一）现代冷藏、冷冻工艺与食品降温

1. 食品冷藏　现代食品冷藏方法,它是预冷后的食品在稍高于冰点温度（0℃）中进行贮藏的方法,冷藏温度一般为-2~15℃,而 4~8℃则为常用冷藏温度。采用此贮藏温度,贮期一般为几天到数周,其冷却方法有接触式冰块冷却法、空气冷却法、水冷法、真空冷却法。

2. 食品冷冻　食品冷冻是采用缓冻或速冻方法先将食品冻结,然后在保持冻结状态的温度下贮藏的保藏方法。常用冻藏温度为-23~-12℃,而以-18℃为适用。贮藏食品短的可达数日,长的可以年计。冷冻方式有两种:一是用制冷剂冻结（cryogenic freezing）。常用制冷剂有液氮和液体 CO_2。液氮沸点-195.8℃,潜热 199.7kJ/kg,显热 209.3kJ/kg,1kg 液氮变成 0℃气体,可由食品吸热近 410.3kJ,-196℃液氮蒸发后温度上升到-18℃时每千克吸收总热量为 409kJ,也可用干冰粉或液体 CO_2（沸点-78.5℃）冻结食品。食品厚度在 5cm 以下时,数分钟即可冻结。食盐加冰（29:71）可使局部温度降至-20℃,常为小型企业所常用。二是机械式冷冻法。商业上最常用的方法有三:①鼓风冻结（air-blast-freezing）,即以-46~-29℃,而强制空气流速则为 10~15m/s。②间接接触冻结法（indirect freezing）,用制冷剂或低温介质（如盐水）冷却的金属板和食品密切接触下使食品冻结的方法。③浸液式冻结法以散装或包装食品和低温介质或超低温制冷剂直接接触下进行冻结。

3. 食品降温　食品固形物部分的比热平均为 0.837J/g,既低于水（4.184J/g）,也低于

冰(2.092J/g),所以食品含水越多,升降温所耗能源也越多;冻结后升降温比冻结前耗能少。通常食品都含有一定量的水,温度降至0℃即开始冻结。-5 ~ -1℃,食品中水结冰率为85%,称冰晶生成带;-12 ~ -8℃结冰率为90%,称冻结带;-18℃结冰率>98%,称冷冻带;-30℃结冰率达100%,可称冷冻保存带;-40℃适用于保存鱼类等脂肪易于氧化食品;-50 ~ -60℃可达食品成分共晶点,食品中水分与其他成分同时冻结。

(二) 冷藏冷冻对食品微生物及化学过程的影响

低温可以降低或停止食品微生物的增殖速度,食品中酶活力和一切化学反应也同时降低,对食品质量影响较少,所以冷藏、冷冻是一种最常用食品保藏方法。

食品中微生物尤其是受到冰冻时,细胞内的游离水形成冰晶体,对微生物细胞有机械性损伤,同时由于游离水被冰冻,细胞失去可利用水分,造成干燥状态,细胞质浓缩而使黏度增大,电解质浓度增高、细胞质的pH和胶体状态发生改变,导致细胞质内蛋白质部分变性,从而促使微生物抑制或致死。

1. 不同微生物对低温的抵抗力 绝大多数致病和腐败菌的繁殖,在10℃以下将大为减弱,低于0℃,有些微生物虽能生长,但已不能分解蛋白质和脂肪,对碳水化合物发酵能力也较弱。

一般来说,球菌比革兰阴性杆菌具有较强的抗冰冻能力。食物中毒病原菌中葡萄球菌属和梭状芽胞杆菌属的细菌(繁殖体),它们抗冰冻的能力较沙门菌属强。具有芽胞的菌体细胞和真菌的孢子都具有较强的抗冰冻特性。温度越接近最低生长温度,微生物生长延缓的程度就愈明显。在低温下,生长在食品中的主要细菌,多数是属于革兰阴性的无芽胞杆菌,常见的有:假单胞菌属、无色杆菌属、黄色杆菌属、产碱杆菌属、弧菌属、气杆菌属、变形杆菌属、色杆菌属等。革兰阳性细菌有:小球菌属、乳杆菌属、小杆菌属、链球菌属、芽胞杆菌属和梭状芽胞杆菌属等。

酵母:有假丝酵母属、酵母属、毕赤氏酵母属、丝胞酵母属等。

霉菌:有赤霉属、芽枝霉属、念珠霉属、毛霉属、葡萄孢霉属等。

根据Michener和Elliott的报告,-10℃以下依然有可生长的微生物如:弗雷生刺枝霉(*Chaetosfylum fresenii*)、芽胞状单孢枝霉(*Hormodendrum cla-dosporoides*)嗜高渗酵母、红酵母(*Rhodotonda glutinis*)、刺盐细菌、嗜冷细菌等。

2. 影响微生物低温致死因素 低温可减弱食品中一切化学反应过程,一般情况下,温度每下降10℃,化学反应速度可降低一半。-10 ~ -7℃只有少数霉菌尚能生长,而所有细菌和酵母几乎都停止了生长。低温虽然不能将酶破坏,但可使其活力明显下降,当温度急剧下降到低于-30 ~ -20℃时,微生物细胞内所有酶的反应实际上几乎全部停止。低温下食品的主要变化是脂肪酸败,这是由于解酯酶在-20℃以下才能基本停止活动。为此,长期保藏肉类以-30 ~ -20℃较为可靠。

此外,食品冻结前,降温速度越快,微生物的死亡率也愈大。结合水分和过冷状态及介质性质对微生物均有影响。在高水分和低pH值的介质中会加速微生物的死亡,而糖、盐、蛋白质、胶体、脂肪对微生物则有保护作用。

食品冷藏工艺效果主要取决于贮藏温度、空气相对湿度和空气流速等。这些工艺条件则随食品种类、贮藏期的长短和空气流速和有无包装而异。Asre经实验和生产实践得出各种易腐食品适宜的冷藏工艺条件见表3-5-1。

表 3-5-1 易腐食品的冷藏工艺要求

品　名	贮温(℃)	相对湿度(%)	最高贮期	平均冻结点(℃)
苹果	−1.1 ~ 0	85 ~ 88	2 ~ 7 月	−2.0
梨	−1.5 ~ −0.5	85 ~ 90	2 ~ 7 月	−2.8 ~ −2.2
葡萄(美洲种)	−0.5 ~ 0	85 ~ 90	3 ~ 8 周	−2.5
(欧洲种)	−1.1 ~ 0.5	85 ~ 90	3 ~ 6 周	−3.9
樱桃	−0.5 ~ 0	85 ~ 90	10 ~ 14 日	−4.2 ~ −2.2
桃	−0.5 ~ 0	85 ~ 90	2 ~ 4 周	−1.4
李	−0.5 ~ 0	80 ~ 85	3 ~ 4 周	−2.2
杏	−0.5 ~ 0	85 ~ 90	1 ~ 2 周	−2.2
柿	−0.5 ~ 0	85 ~ 90	2 ~ 3 周	−2.1
荸荠	−0.5 ~ 0	80 ~ 85	2 ~ 3 月	−2.2
无花果(鲜)	−2.0 ~ 0	85 ~ 90	5 ~ 7 日	−2.7
(干)	4.0 ~ 7.0	65 ~ 75	9 ~ 12 月	—
鳄梨	3.0 ~ 9.0	85 ~ 90	10 日	−2.7
香蕉(未熟)	12.0 ~ 16.0	90 ~ 95	1 ~ 3 周	−1.0
(熟)	12.0 ~ 16.0	85 ~ 90	1 ~ 3 周	−3.3
葡萄柚	0 ~ 10.0	85 ~ 90	4 ~ 12 周	−2.0
柠檬	13.0 ~ 15.0	85 ~ 90	1 ~ 4 月	−2.2
橙	0 ~ 1.1	85 ~ 95	8 ~ 10 周	−2.2
菠萝(未熟)	10.0 ~ 15.5	85 ~ 90	3 ~ 4 周	−1.6
(熟)	4.4 ~ 7.2	85 ~ 90	2 ~ 4 周	−1.2
浆果	−1.1 ~ 0	85 ~ 90	7 ~ 10 日	−2.2 ~ −1.1
草莓	−0.5 ~ 0	85 ~ 90	7 ~ 10 日	−1.2
果干	0	50 ~ 60	9 ~ 12 月	—
椰子	0 ~ 1.5	80 ~ 85	1 ~ 2 周	−3.5
芦笋	0	90 ~ 95	3 ~ 4 周	−1.2
胡萝卜	0	90 ~ 95	4 ~ 5 月	−1.3
萝卜(春)	0	90 ~ 95	10 日	—
(冬)	0	90 ~ 95	2 ~ 4 月	—
芜菁	0	90 ~ 95	4 ~ 5 月	−0.8
甘薯	13.0 ~ 16.0	90 ~ 95	4 ~ 6 月	−1.9
马铃薯(晚熟)	3.0 ~ 10.0	85 ~ 90	6 ~ 9 月	−1.1

品　名	贮温(℃)	相对湿度(%)	最高贮期	平均冻结点(℃)
球茎甘蓝	0	90~95	2~4周	-1.1
甜玉米	-0.5~0	85~90	4~8日	-1.1
黄瓜	7.2~10.0	90~95	10~14日	-0.8
前子	7.2~10.0	85~90	2~3周	-0.9
甜椒	7.2~10.0	85~90	8~10日	-1.1
青豆	0	85~90	1~2周	-1.1
番茄(未熟)	12.8~21.0	85~90	1~3周	-0.9
西瓜	2.2~4.5	80~85	1~2周	-1.7
甜瓜	4.4~10.0	80~85	10~14日	-1.7
菠菜	0	90~95	10~14日	-1.0
牛肉	-2.0~-1.1	85~90	3周	-2.2~-1.7
猪肉	0~1.1	85~90	3~7日	-2.2~-1.7
羊肉	-2.2~1.1	85~90	5~12日	-3.7
兔肉	0~1.1	90~95	10日	—
家禽	-2.2	85~90	10日	-2.8
腌肉	-0.5~0	80~85	6月	—
肠制品(鲜)	1.6~4.4	85~90	7日	-3.3
(烟熏)	0~1.1	70~75	6~8月	-3.9
鲜鱼	-1.0~0	90~95	12~14月	-2.2~-1.0
烟熏鱼	4.4~10.0	50~60	6~8月	—
蛋类	-1.7~-0.5	85~90	9月	-0.56
全蛋粉	1.7	90~95	6月	—
蛋黄粉	1.7	90~95	6月	—
猪油(无抗氧剂)	7.2	90~95	4~8月	—
牛乳(瓶装)	1.0~2.0	80~85	1~2月	-0.5
干酪	1.6	65~70	2~3月	-2.22
酸奶油	0~2.0	80~85	3~4月	—
冷冻肉	-18.0~-10.0	95~98	数月	—
冷冻禽肉	-20.0~-9.0	95~98	数月	—
冷冻鱼	-12.0~-9.0	95~98	数月	—
冰冻鱼	-1.0~0	95~98	10~12日	—

（三）冷冻工艺对食品质量的影响

所谓急速冷冻在现代冷冻工业中是指要求食品的温度在30分钟内迅速下降到-20℃左右。所谓缓冻，即指食品在3~72小时内，使食品温度下降到所需的低温。

冻结食品会发生食品组织瓦解、质地改变、乳化液破坏、蛋白质变性以及其他物理化学变化等。冻制对食品品质影响大致有下列几个方面：

1. 冰晶体对食品的影响　在食品冻结过程中，温度降低到食品开始冻结的温度（冻结点）时，处于细胞间隙水分，就首先形成冰晶体。继之，冰晶体附近溶液浓度增加并受到细胞内汁液所形成渗透压的推动，以及冰晶体对细胞的挤压，以致细胞或肌纤维内的水分不断向细胞或肌纤维的外界扩散并聚积于冰晶体的周围。只要温度不超过-5~-1℃这个温度带，冰晶体（核）将其周围食品成分中不断吸引水分，以至自身不断增大。因而在这个温度带冻结的食品，其细胞与组织结构，必将受到体积增大的冰晶的压迫而发生机械损伤以至溃破。因此，在食品冷冻工艺中，应该加速降温过程，以最短的时间通过冰晶生成带，避免上述现象的发生。迅速降温冻结的食品，其内部生成的冰晶核数量多，因晶核非常细小，故不会压破细胞膜，所以食品结构不致因受损伤而发生溃破。

冷冻食品的融解过程，对食品质量也有明显的影响。急速升温融解食品时，食品体积发生突然变化，融解水来不及被食品细胞所吸收回至原处，因而自由水增多，汁液流动外泄而降低食品质量。相反，如食品融解温度缓慢上升，则这些现象即可避免，而食品基本上得以恢复冻结前的新鲜状态。所以"急速冻结，缓慢融化"的原则，在冷冻食品制售业中应予以严格执行。

微波加热解冻食品方法，在国外已开始普遍推广使用。它能将冻制的预煮食品同时解冻和煮熟。肉食品在微波加热炉中，从解冻并加热到食用温度仅需很短时间。微波加热时，热量不是从外部传入，而是由食品内部产生，因而解冻后食品仍能保持同样的结构和原有的形状。

2. 食品中蛋白质变性　食品中蛋白质在低温冻结时，由于溶媒（水）流动和高分子的水化状态发生变化而变性。食品中蛋白质的冻结变性主要取决于冻结速度和最后达到温度，速度越慢温度越低变性越严重。

Douglas认为在-10~-4℃贮藏鳕鱼肉，肌球蛋白类蛋白质经4个月完全成为不溶性，在-12℃经3个月有相当部分成为不溶性，在-23℃经5个月只有极小部分不溶性，因此在-20℃以下变性速度显著减少。田元氏研究了-30℃冷藏贮藏鲜度不同的狭鳕鱼捕获后立即贮藏2个月，肌球蛋白类蛋白质不溶性程度为20%，鱼捕获后冰藏7日再同样贮藏2个月，不溶性程度为60%。

冻结变性的具体原因可能是：冻结时食品内局部发生盐类浓缩吸水，破坏蛋白质的水化状态；在食品中起缓冲液作用的成分产生溶解度差，使pH发生改变；冰晶生成与长大产生机械作用和冰与蛋白质之间的相互作用；也可能与在蛋白质分子间发生—SH基转化为S—S—基有关。为防止蛋白质冻结变性，有人认为糖原磷酸分解酶、谷氨酸脱羧酶等酶类和蔗糖、葡萄糖、山梨糖、甘油等物质可防止蛋白质冻结变性。关于蛋白质冻结时变性理论及其防止机制，目前仍在不断深入研究。

此外，尚有冻结时食品容积变化；冻结对溶质重新分布的影响；食品干燥、变棕、风味改变等。

（四）对冷藏冷冻工艺的卫生要求与措施

1. 冷藏食品　T.T.T不耐保藏的食品，从生产到消费在整个商业网中，应一直处于适宜低温下,即保持冷链(cold chain)。对冷链要求的理论基础是食品保存期间(time),保存温度(temperature)和质量容许度(tolerance)二者之间关系,简称 T. T. T。即在一定温度下一定时间后,食品质量变化程度。为此,可以根据食品种类或实用性为目的来编制 T. T. T 表或图,可依据此为基础求出不同温度平均每日的质量降低量,推定贮藏流通过程的食品质量,这样贮藏界限就明确了。

另外冷冻食品 T. T. T,通常被认为对食品冻结状态有长期保存性,然而在流通过程中如处理不恰当将对其食品质量也会产生显著的影响。日本学者河端俊治等人研究认为:①就每个冷冻食品而言,各种贮藏温度和在该温度下发生食品质量劣化所需时间之间有一定关系。②随着温度的降低,品质的稳定度呈指数关系增大,把-17.8℃温度作为保存目标的温度,已成为冷冻食品的保存温度而被国际所采用。③引起品质损失时间与温度的影响,随贮藏期间延长品质损失量呈不可逆的影响。

2. 冷藏或冷冻原料与工艺过程要求

(1) 只有新鲜优质材料才能供作冻制食品。用冷水或冰制冷时,要保证水和人造冰的卫生质量相当饮用水水平。采用天然冰时,更应注意冻冰水源及其周围污染情况,冰融化的水滴不能接触食品。

(2) 冻结方法用制冷剂时要防止外溢,一般冷媒,例如氯化甲烷、氟利昂-12 等对人体和食品均有不利影响。长期冷藏时,应定期检查食品质量,特别是否有脂肪酸败迹象等。

(3) 冷藏和车船还要注意防鼠和出现异臭等。

(4) 为防止冻藏食品的干缩,必须注意空气热力学性质;食品种类、大小和状态;室内货物堆放方法和位置;室内装载量;冷却系统;周围绝热层的绝热状况;气候条件及水分蒸发还受贮藏期的影响。空气温度愈高,相对湿度越低,湿表面水分蒸发量也愈大,故冷藏鱼类提倡表面挂冰(glaze)保藏,即将肉鱼食品先行冷冻,然后在表面浸水,使之披上 1.0 ~ 1.5mm 厚冰薄层冰衣。这样,室内的空气常被冰晶体向外升华的水分所饱和,降低了空气的吸湿能力,从而减少了食品干缩量,也可有效防止油脂氧化。

三、食品的加热杀菌技术

(一) 高温保藏原理与微生物耐热能力

1. 高温保藏原理　食品经高温处理,将其中微生物体内的酶,脂质体(liposome)和细胞膜被破坏,原生质构造中呈现不均一状态,以致蛋白质凝固,使细胞内一切代谢反应停止,达到防止食品腐败变质。如果经高温处理后食品,再结合密封、真空和冷却等方法,即可更长期保藏食品。

微生物对热抵抗力不同,Wesier 提出凡是能在 61.6℃经 30 分钟尚能生存的这一群微生物称为耐热微生物。凡是能在高于 45℃温度环境中进行代谢活动的微生物,称为嗜热微生物。有些既能在一般温度中生长,又能在上述高温中生长的微生物称为兼性嗜热微生物(thermophiles),而绝大多数嗜热微生物也就是耐热微生物。

加热法促使微生物死亡,目前广泛认为是由于细胞内蛋白质受热凝固而失去新陈代谢的能力。因此,细胞内蛋白质凝固的难易程度直接关系到微生物的耐热性。

2. 嗜热微生物的生长特性　据 Tanner 等人研究认为嗜热微生物有以下表现:

(1) 它们的酶和蛋白质对热稳定性比中温菌强得多:如嗜热脂肪芽胞杆菌的 α 淀粉酶经加热 70℃,持续 24 小时后尚能完全保持原有的活性。

（2）细胞膜上富含饱和脂肪酸:由于饱和脂肪酸比不饱和脂肪酸可以形成更强的疏水键,从而使膜能在高温下保持稳定的功能。

（3）生长曲线独特:和其他微生物相比,延滞期、对数期都非常短。进入衡定期后,迅速死亡。见图 3-5-1。

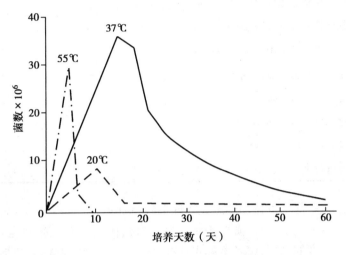

图 3-5-1 嗜热菌株在 20℃、37℃和 55℃时的生长曲线

3. 热对微生物的致死作用   不同微生物因它们生物细胞本身结构的特点和细胞组成的性质有所不同,所以它们致死温度也不相同。也就是说明各种微生物有不同的耐热性。在食品工业中,微生物耐热性的大小借以下几种数值来表示:

（1）D 值(decimal time reduction value 或 decimal reduction time):D 值是指在某一温度和条件下,活菌数减少一个对数周期(例如从 $10^5/ml$ 减少到 $10^4/ml$)所需时间,也即细菌死亡 90% 所需时间,这里所用时间单位常以分钟表示。D 值是便于比较细菌加热死亡速度。

由于同一细菌菌株在不同温度条件下 D 值是不同的,故 D 值要说明加热的温度,在右下角注明加热温度。如果加热温度为 121.1℃（ $D_{121.1}$ ）其 D 常用 Dr 来表示。

D 值的计算公式是:

$$D = \frac{t}{Loga - Logb}$$

a 为原有细菌数,b 为处理后残存细菌数,t 为加热时间(分)

例如 110℃ 热处理时,原有菌数为 1×10^4 ,热处理 3 分钟后残存的活菌数为 1×10 ,代入公式:

$$D = \frac{3}{Log1.0 \times 10^4 - Log1.0 \times 10} = \frac{3}{4-1} = \frac{3}{3} = 1.00$$

即 $D_{110℃} = 1.00$

在同样温度下 D 值越大,所试细菌的耐热性越强。

各种嗜热性细菌芽胞的 Dr 值,见表 3-5-2。

表 3-5-2 各种嗜热性细菌芽胞的 Dr 值

细 菌 总 类	Dr 值
嗜热脂肪芽胞杆菌(*B. stearothermophilus*)	4~5
嗜热解糖梭状芽胞杆菌(*C. thermosaccholyticum*)	3~4
致黑梭状芽胞杆菌(*C. nigrificans*)	2~3
A、B 型肉毒梭状芽胞杆菌(*C. botulinum*)	0.1~0.2
生芽胞梭状芽胞杆菌(*C. sporogenes*)	0.1~4.5
凝结芽胞杆菌(*B. coagulans*)	0.01~0.07
巨大芽胞杆菌(*B. megaterium*)	0.02
蜡样芽胞杆菌(*B. cereus*)	0.007
枯草芽胞杆菌(*B. subtilis*)	0.08

食品的加热杀菌条件也可按加热致死时间曲线(thermal death time curve)来估测。在半对数纸上,纵轴(对数)表示 D 值,横轴表示温度(t℃),画出所有微生物全部死灭所需的最少加热时间和对应温度的坐标,将各坐标点连线,大致为一直线,此称为加热致死时间曲线。

(2)F 值:一定量细菌在某一温度下完全杀死所需的时间为 F 值(以 min 表示)右下角注明加热温度如目前常用 F_{250}。F_{250} 亦可用 Fr 代表。并将 F_{240}、F_{250} 值用于比较杀菌程度。

(3)Z 值:一个对数周期的加热时间(如由 10 分到 100 分)所对应的加热温度变化值。例如肉毒梭菌芽胞加热致死时间 110℃为 35 分,100℃ 350 分,故其 Z 值为 10℃。

(二)加热杀菌技术

1. 食品加热杀菌分类 食品的加热杀菌分为 100℃以下的低温杀菌和 100℃以上的高温杀菌。低温杀菌能够杀死繁殖型微生物,包括牛结核杆菌等常见致病菌,而又最大限度保持食品结构及营养素的巴氏消毒法,低温长时间消毒法(low temperature long time,LTLT)温度范围为 62.8℃加热 30 分钟。多用于鲜奶、pH 值 4 以下的蔬菜、果汁罐头和啤酒、葡萄酒等的杀菌。高温短时间消毒法(high temperature short time,HTST)的温度范围为 71.7℃ 15秒。还有超高温消毒法(ultra high temperature processing,UHT)用 137.8℃ 2 秒,此种方法能杀灭大量的细菌,并且能使耐热微生物死亡。

食品热处理最常用的温度是 100℃,不仅消除绝大多数生物病原体,也是生熟食物的界限温度。100℃以上高温杀菌以完全杀灭肉毒杆菌芽胞和腐败原因菌作为杀菌目标。罐头等须长期无菌保藏的食品多在 100~121℃高温杀菌范围。当牛乳、软罐头等有做薄层进行热处理的条件时,可用超高温处理(ultra high temperature process,UHT,或 ultra pasteurization),即温度达 137.8℃ 2 秒。

商业灭菌(commercial sterilization)是指罐头食品中所有的肉毒梭菌芽胞和其他致病菌、以及在正常的贮藏和销售条件下能引起内容物变质的嗜热菌均已被杀灭。而商业灭菌的罐头中,偶尔含有少数耐热性芽胞残留,但如果不在 43℃以上的温度中贮存,而在常温保存条件下它们在制品中将不能正常繁殖。因此,它们是不会引起内容物变质的。这在国际上是认可的。这种状态的食品称为商业无菌(commercial sterility)。要达到商业无菌所需加热条件决定于下列条件:①食品性质(如 pH);②食品保存条件;③微生物或芽胞的耐热性;④传热特性;⑤初始微生物量等。

2. 食品加热杀菌的装置

（1）高压杀菌锅杀菌：即采用加压加热蒸气等 100℃ 以上的高温杀菌,凡内容物的 pH 5.5 以上的低酸性食品,而美国规定 pH 4.6 以上的低酸性食品都必须用高压杀菌锅杀菌。高压杀菌锅有:间歇式静置、间歇式回转与连续式高压杀菌锅装置。

（2）容器外的加热杀菌:此法适用于高温短时食品加热杀菌,高温短时杀菌对微生物的致死效果比低温度长时间杀菌要大,并且减少加热对食品质量的影响。超高温瞬间杀菌有直接加热和间接加热两种方式。直接加热方式是蒸气与食品直接接触,可采用蒸气喷射到食品上的方式和食品喷雾到蒸气中的方式。间接加热的超高温瞬间杀菌程度的处理方式是用板状或管状的金属壁间接加热食品的方式。这种方式的装置,其杀菌温度比直接加热方式要低,为 135～140℃。

（3）微波加热杀菌(microwave heating):微波是波长极短的电磁波处于 UHT(ultra high temperature heating process)电磁波段频率为 1000MHz～100GHz 波长从 30cm～3mm 领域电磁波总称。日本用于加热的多为 2450MHz,微波电子管用作加热的微波能源。微波对微生物的杀菌作用,认为微波本身没有效果,而是微波能转化成热能引起的加热杀菌作用。特点是食品的内产热,升温快而受热均匀。而微波加热技术用于食品杀菌 Jaynes 用 2450MHz 微波为能源,牛奶加温 72℃ 维持 15 秒,消毒效果与常规巴斯德消毒相类似。见表 3-5-3。

表 3-5-3　两种消毒方法的效果比较

菌　数	生奶	微波消毒	巴斯德消毒(蒸气)
菌落总数(cfu/ml)	1×10^6	4.1×10^2	3.5×10^2
大肠菌群(个/100ml)	2.9×10^2	<1	<1

此外,还有远红外线(波长 1000μm 以上)加热方式是一种节省能源的方式,主要导热方式是穿透力强的辐射,需选用碳化硅、氧化镁、氧化钛等安全无害材质及红外线消毒柜等。

3. 影响微生物抗热性的因素

（1）菌种和菌株:芽胞菌抗热力大于非芽胞菌,球菌大于无芽胞杆菌,革兰阳性大于革兰阴性菌。霉菌抗热力一般大于酵母菌。霉菌和酵母菌的孢子对热的抵抗能力稍大于菌丝体或营养细胞。霉菌菌核的抗热力特别大。

（2）热处理前细菌芽胞的培育和所处环境:如将枯草杆菌放在含有磷酸或 Mg^{2+} 的培养基中培养,生长成芽胞就具有较强的耐热性。同时在高温下培养比在低温下培养形成的芽胞耐热性要强。此外菌龄与贮藏期也有一定的影响,有人在研究肉毒杆菌时发现刚发芽的生长细胞在 30 小时左右其耐热性最弱,新生芽胞的耐热性次之,而贮藏 66～315 天期间的芽胞具有最强的耐热性。

（3）基质或食品成分的影响:①在食品各种成分中,酸度或 pH 值的影响较为突出,对大多数芽胞杆菌来说,在中性范围内耐热性最强,pH 低于 5 时细菌芽胞就不耐热,此时耐热性的强弱常受其他因素的控制。因此,人们加工某些蔬菜和汤类食品时常添加酸,以降低杀菌温度和时间。若加酸的百分率相同,芽胞的耐热性减少程度随酸的种类而异,顺次为乳酸、柠檬酸、醋酸。除外,Desrosier 研究认为高浓度糖液会导致细菌细胞中原生质脱水,从而影响了蛋白质凝固速度,以致增强了芽胞的耐热性。见表 3-5-4。②NaCl 浓度:当 NaCl 浓度为 3.0% ~3.5% 时,芽胞的耐热性有增强的趋势;当然浓度达到 1.0% ~2.5% 时,芽胞的耐热性最强。③食品中其他成分:如淀粉、蛋白质、骨粉、脂肪等也对芽胞的耐热性有直接或间接影响,一些离子例如 Ca^{2+} 和 Mg^{2+} 的存在可促进水分活性增大,可减弱微生物对热的抵抗力。

表 3-5-4　不同基质对微生物抗热能力的影响

菌种名称	基质温度(℃)	基质名称	致死时间(min)
大肠杆菌	70	水	<5
	70	30% 果糖	>30
肉毒梭状芽胞杆菌	100	水	330
	100	棉籽油	425
	120	水	3
	120	20% 明胶	720
马铃薯芽胞杆菌	120	磷酸盐缓冲液	20min 残留 60%
	120	0.5% 蛋白质	20min 残留 82%

（三）高温工艺对食品质量的影响

1. 引起蛋白质化学变化的主要反应

（1）一般 100℃ 以下加热处理:使蛋白质变性,利于消化酶的作用从而提高消化吸收率。但也使各种酶、某些激素失活。蛋白质物理、化学的特性发生变化如球蛋白质的黏性、渗透压、溶解性变化,各种活性基团露在分子表面,若这时尚有还原性物质存在则赖氨酸的 ε-NH_2 会与其发生美拉德反应(初期)可降低赖氨酸的有效性。

（2）100 ~150℃ 加热处理:在蛋白质内部赖氨酸和精氨酸的游离氨基(胍基)与谷氨酸和天门冬氨酸发生反应,生成新的酰胺键交联。除赖氨酸以外,精氨酸、色氨酸、苏氨酸等也均易与共存的还原酶发生羰氨反应,使产品带有金黄色以至棕褐色。由赖氨酸的热分解中分析出了吡啶、呱啶、吡咯类的化合物。在食品中由于多种成分的相互作用,其产物风味往往左右着食品的风味。

（3）150℃ 以上过度加热:如焙烤食品外表,其氨基酸会分解或外旋消化,由交联而形成聚氨基酸,在咖啡、肉鱼焙烤时,温度可达 180 ~300℃ ,就发生这类反应。近年有报告认为蛋白质中色氨酸、谷氨酸等在 190℃ 以上可热解产生有诱变性的杂环胺类化合物如 Trp-p-1、Trp-p-2、Cu-p-1、Cu-p-2 等。

2. 油脂　160 ~180℃ 以上温度加热特别是达 250℃ 时,将产生过氧化物,低分子分解产物、脂肪酸的二聚体和多聚体、羰基和环氧基等,使油脂变色、黏度上升、脂肪酸氧化,而有一定毒性并破坏氨基酸等营养素。例如大豆油 180℃ 加热 64 小时,聚合物含量达 26% ,玉米油 200℃ 经 48 小时过氧化物价、酸价、黏度均有不同程度上升。这些结果在国内已得到一些验证,主要呈现于反复加热的煎炸油中。为此,规定煎炸油除须符合食用油要求外,酸价不超过 5,羰基价不得超过 50meq/kg,煎炸温度在 250℃ 以下。最好是少用或不用反复高温处理过的油脂。

3. 对食品中碳水化合物的影响

（1）淀粉的 α 化即糊化:淀粉粒结晶被破坏,膨润与水结合,黏度增高。α 化至少达 85% 以上,这是人体吸收利用淀粉的必要条件。淀粉类食物处理后的 α 化程度在高温工艺中应加以关注。

（2）淀粉性老化(aging):老化与糊化是淀粉呈结晶态,不与水结合或分子内氢键结合破坏与水结合的两个相反的过程,在一定条件下老化与糊化是可逆的。食物老化条件是直链淀粉比例大。玉米、小麦等来源的淀粉,水分含量在 30%～60%、弱酸性、0～60℃等,保持 60℃ 以上,食物即不发生老化。蔗糖酯类、盐类、PO_4^{3-}、CO_3^{2-} 等有脱自由水或阻止淀粉分子间结合作用的物质,均有防止食物老化作用。

（3）食品褐变:食品褐变有酶促褐变与非酶褐变。酶促褐变是酚酶催化酚类物质形成醌及其聚合物的结果。如(苹果、梨及蔬菜中常含有的儿茶酚、咖啡酸、氯原酸等一类多酚化合物,在酚酶催化下,首先被氧化为邻醌;在酚羟酶催化下,形成三羟基化合物,它在邻醌氧化下形成羟基醌,羟基醌易聚合形成有棕褐色的现象。非酶褐变也称羰氨反应或美拉德(maillard)反应,是由蛋白质、氨基酸等的氨基和糖以及脂肪氧化的醛、酮等羰基所发生的反应。使食物带有红棕色和香气,如牛乳、烤面包的硬壳、果汁等棕色物质等。牛乳的褐变,主要是羰氨反应,其次是由于乳糖的焦糖化。褐变过程是酪蛋白的末端赖氨酸的氨基与乳糖的羰基发生反应,生成氨代葡糖胺,其后通过 Amadori 分子重排,再经裂解,脱水等过程而产生褐色物质。

$$P-NH_2 + \begin{matrix} HCO \\ HCOH \\ | \\ G \end{matrix} \longrightarrow \begin{matrix} PNHCHOH \\ HCOH \\ | \\ G \end{matrix} \xrightarrow{-H_2O} \begin{matrix} PN=CHN \\ HCOH \\ | \\ G \end{matrix} \rightleftharpoons \begin{matrix} PNHCH \\ HCOH \\ | \\ G \end{matrix} O$$

（酪蛋白）（乳糖）

$$\rightleftharpoons \begin{matrix} PNH=CH^+ \\ HCOH \\ | \\ G \end{matrix} \xrightarrow[-H]{+H} \begin{matrix} PNH-CH \\ COH \\ | \\ G \end{matrix} \xrightarrow{\text{阿马多里分子重排}} \begin{matrix} PNHCH_2 \\ C=O \\ | \\ G \end{matrix} \xrightarrow{\text{裂解脱水等}} \text{褐色物质}$$

薛夫氏碱基

式中 P-与末端氨基酸赖氨酸-ε-位置的氨基相连的酪蛋白残基

G-与葡萄糖残基的 C_2 位置相连的乳糖残基

阿诺德认为,若添加 0.01% 的游离半胱氨酸可抑制乳糖焦糖化褐变。

（4）食品质量的其他影响:四吡咯衍生物分解变化所致食品的变色,如植物食品中叶绿素被分解或脱镁离子而变褐,但在碱性下生成叶绿醇、叶绿酸、Mg^{2+} 被 Cu^{2+} 取代则绿色反而更鲜明。血红素是动物性食品中的四吡咯色素,以血红蛋白和肌蛋白形式存在。加热时其中珠蛋白变性,Fe^{2+} 氧化成 Fe^{3+},生成变性血色素而使肉类由红变灰。虾蟹体内类胡萝卜素与蛋白质结合,生鲜状态时呈青灰色,加热后或腐败时蛋白质变性或分解,则虾蟹即显示胡萝卜素的红黄色还有气味的改变。

四、脱水与干燥保藏

（一）脱水保藏

脱水保藏是一种普遍常用的食品保藏方法。主要是将食品中水分降至微生物生长繁殖所必需的含量以下,例如对细菌应为 10% 以下,酵母应为 20% 以下,霉菌约为 13%～16% 以下。如以水分活性(a_w)表示,则 a_w 在0.6以下,一般微生物均不易生长繁殖。为了达到保藏目的,食品中水分含量应达到下列要求:奶粉含水应在8%以下、全蛋粉10%~11%以下、面粉13%~15%以下、脱脂奶粉15%以下、豆类15%以下和脱水蔬菜14%~20%。

脱水食品的保藏期限也受一些因素的影响。如环境相对湿度应在70%左右,过高则食品易于吸湿,可使微生物在食品内生长,并可放出代谢水;霉菌可使水果中结合水释放出来,都可为其他微生物繁殖创造条件。

食品脱水时所用的温度,一般不宜过高,因此往往不能破坏其中酶的活性。所以常在脱水之前进行预煮,即用热水或蒸气将食品加热到70℃ 1~3分钟;或用0.13%亚硫酸及其盐类处理,通过所产生的 SO_2 将食品中的氧化酶破坏。预煮可保存较多的营养成分。脱水食品在保存中应密封,有时以惰性气体充填容器,或将食品压紧(例如茶砖、脱水蔬菜),以减少与空气的接触机会。脱水食品应存放在干燥冷暗处。

（二）干燥保藏

干燥过程的本质是水分从物料表面向气相中转移的过程。此过程得以进行,必须使被干燥物料表面上的蒸气压超过气相中的蒸气分压。而正由于表面水分不断气化,物料内部水分方可继续扩散到表面来。

干燥可分常压干燥和真空干燥。常压干燥下,气相主要为惰性气体(空气)和少量水蒸气的混合物,称为干燥介质,它具有在干燥时带走气化水分的载体作用。但是在真空干燥下,气相中的惰性气体(空气等不凝结气体)为量甚少,气相组成主要为低压水蒸气,借真空泵的抽吸而除去。

干燥既然是利用热能的去湿方法,则根据热能传递方式的不同而有如下三种干燥方法:

1. 热风干燥(对流干燥)　此法直接以高温的热空气为热源,借对流传热将热量传给物料。热空气既是载热体,又是载湿体。一般热风干燥多在常压下进行。在真空干燥的场合下,由于气相处于低压,其热容量很小。不可能直接以空气为热源,而必须采用其他的热源。

2. 接触干燥(传导式)　此法是间接靠间壁的导热将热量传给壁面接触的物料。热源可以是水蒸气、热水、燃气、热空气等。接触干燥可以在常压下进行,也可以在真空下进行。在常压下操作时,物料与气体间虽有热交换,但气体不是热源,气体起着载湿体的作用,即气体的流动起着加速排除气化水分的作用。真空接触干燥是食品工业广泛应用的一种干燥法。

3. 辐射干燥　此法是利用红外线、远红外线、微波或介电等能源,将热量传给物料。与接触干燥一样,辐射干燥也可在常压或真空下进行。辐射干燥也是食品工业上的一种重要干燥法,此外,还有喷雾干燥与冷冻干燥。

4. 喷雾干燥　具有如下几方面的特点:

（1）干燥速度快、时间短:由于料液被雾化成几十微米大小的液滴,所以液体的表面积很大。例如,若平均直径以 $50\mu m$ 计,则每升牛奶可分散成146亿个微小雾滴,其总表面积达 $5400m^2$,有这样大的表面积与高温热介质接触,故所进行的热交换和质交换非常迅速,一般只需几秒到几十秒钟就干燥完毕,具有瞬间干燥的特点。

（2）干燥温度较低:虽然采用较高温度的干燥介质,但液滴有大量水分存在时,它的干燥温度一般不超过热空气的湿球温度。对奶粉干燥,约为 50~60℃。因此,非常适宜于热敏性物料的干燥,能保持产品的营养、色泽和香味。

（3）制品有良好的分散性和溶解性:根据工艺要求选用适当的雾化器,可使产品制成粉末或空气球。因此,制品的疏松性、分散性好,不粉碎也能在水中迅速溶解。

(4) 产品纯度高:由于干燥是在密闭的容器中进行的,杂质不会混入产品中,而且还改善了劳动条件。

(5) 生产过程简单、操作控制方便:即使含水量达 90% 的料液,不经浓缩同样也能一次获得均匀的干燥产品。大部分产品干燥后不需粉碎和筛选。

(6) 适宜于连续化生产:干燥后的产品经连续排料,在后处理上结合冷却器和气力输送,组成连续生产作业线,有利于实现自动化大规模生产。

由于喷雾干燥的上述特点,故特别适用于食品的干燥,主要的用途有:

乳蛋制品:牛奶、奶油、冰淇淋、代乳粉、可可、蛋品等;

糖类及粮食制品:葡萄糖、麦精、淀粉、啤酒、谷物等;

酵母制品:酵母粉、饲料酵母;

果蔬制品:番茄、辣椒、洋葱、大蒜、香蕉、杏子、柑橘、水解蛋白等;

饮料、香料:速溶咖啡、速溶茶、天然香料、合成香料等;

肉类、水产制品:鱼粉、鱼蛋白质等。

5. 冷冻干燥　又称真空冷冻干燥、冷冻升华干燥、分子干燥等,它是将湿物料先冻结至冰点以下,使水分变为固冰,然后在较高的真空度下,将冰直接转化为蒸气而除去,即为干燥。

冷冻干燥早期用于生物的脱水,第二次世界大战后才用于食品工业。冷冻干燥食品,如加工得当,大多数几乎可长期保藏,保持了原有的物理、化学、生物学以及感官性质不变。需要时,加水复原后,可恢复到原有的形状和结构。

在食品工业上,常用于肉类、水产类、蔬菜类、蛋类、速溶咖啡、速溶茶、水果粉、香料、辛辣料、酱油等的干燥。

冷冻干燥法具有如下特点:

(1) 冷冻干燥是在低于水的三相点压力下进行的干燥。所以,此法特别适用于热敏食品以及易氧化食品的干燥,可以保留新鲜食品的色、香、味及维生素 C 等营养物质。

(2) 由于物料中水分存在的空间,在水分升华以后,基本维持不变,保持原有的形状。

(3) 由于物料中水分在预冻结后以冰晶形态存在,原来溶于水中的无机盐被均匀地分配在物料中,这样就避免了一般干燥方法因物料内部水分向表面扩散所携带的无机盐而造成的表面硬化现象。因此,冷冻干燥制品复水后易于恢复原有的性质和形状。

由于冷冻干燥食品有便于贮藏,携带和运输,故在特殊的条件下,仍有很好的发展前景。例如军需食品、登山食品、宇航食品、旅游食品以及婴幼儿食品等。

五、食品的腌渍和烟熏保藏

使食盐或食糖渗入食品组织内,降低食品组织的水分活性,提高其渗透压,借以有选择地控制微生物的活动和发酵,抑制腐败菌的生长,从而防止食品腐败变质,保持食用的品质,这样的保藏方法称为腌渍保藏。该方法是长期以来行之有效的食品保藏技术,其制品被称为腌渍食品。盐腌的过程称为腌制,其制品有腌菜、腌肉等。国外腌肉称为 curing,果蔬腌制因常带酸味并用调味酸液浸渍故称 pickling,其制品也可称为酸渍品(pickles)。加糖腌制食品的过程常称为糖渍,其制品为糖渍或糖藏食品。

食品腌渍保藏的理论基础:食品腌渍过程中,不论采用湿腌或干腌的方法,食盐或食糖形成溶液后,扩散渗透进入食品组织内,从而降低了其游离水分,提高了结合水分及其渗透压,正是在这种渗透压的影响下,抑制了微生物活动。因此,溶液的浓度以及扩散和渗透的理论成为食品腌渍过程中重要的理论基础。

(一) 盐腌

1. 食盐对微生物细胞的影响

(1) 脱水作用:向食品加入食盐,使其成为高渗以杀灭食品中存在微生物。

1%食盐溶液可以产生61.7千帕/平方米(0.61kPa)的渗透压,而大多数微生物细胞的渗透压为30.7~61.5千帕/平方米(3~6kPa)。一般认为食盐的防腐作用是在它的渗透压影响下,微生物细胞质膜分离的结果。实际上,食盐的防腐作用不仅是脱水影响的结果,如果仅是由于脱水而起着防腐作用,那么脱水能力比食盐强的Na_2SO_4的防腐作用就要比食盐强,事实并非如此。

(2) 离子水化的影响:NaCl溶解于水后就会离解,并在每一离子的周围聚集着一群水分子。水分离子周围的水分聚集量占总水分量的百分率随着盐分浓度的提高而增加。在20℃时100克水中仅能溶解36克盐,也即食盐溶液达到饱和程度时的浓度为26.5%,微生物在饱和食盐溶液中不能生长,一般认为这是由于微生物得不到自由水分的缘故。

(3) 毒性作用:微生物对钠很敏感,Winslow、Falk发现少量Na^+对微生物有刺激生长的作用,当达到足够高的浓度时,就会产生抑制作用。它们认为Na^+能和细胞原生质中的阴离子结合,因而对微生物产生毒害作用。pH值能加强Na^+的毒害作用。使用NaCl抑制微生物活动时,加入酸(盐酸、柠檬酸、醋酸、乳酸、苹果酸和酒石酸)NaCl的用量可减少5%。酵母活动在20%中性食盐溶液中才会受到抑制,但在酸性溶液中浓度达到14%时就受到了抑制。同时氯离子会和细胞原生质结合,从而促使细胞死亡。

(4) 对酶活力的影响:微生物分泌出来的酶活性常在低浓度盐液中就遭到破坏。盐液浓度仅为3%时,变形菌(Proteus)就会失去分解血清的能力。斯莫罗金茨认为盐分和酶蛋白质分子中肽键结合后才破坏了微生物蛋白质分解酶分解蛋白质的能力。

(5) 盐液中缺氧的影响:由于氧很难溶解于盐水中,就形成了缺氧的环境,在这样的环境中,需氧菌就难以生长。

2. 盐液浓度和微生物的关系 各种微生物对不同盐液浓度的反应并不相同,某些乳酸菌、酵母、霉菌只有在20%~30%盐液浓度中才会受到抑制,在所有酵母中抗盐力最强的为圆酵母(Torula)。厌氧芽胞菌和需氧芽胞菌耐盐性较差,而且它的生长还常受到腌制过程中乳酸菌所产生的乳酸的抑制。

酸性盐液能抑制蛋白质分解菌的活动,实际上这类菌对酸性的敏感性高于盐分,例如普通芽胞杆菌(Bacillus vulgaris)和马铃薯芽胞杆菌(Bacillusmesentericus)在9%盐液中生长迅速,在11%盐液中生长缓慢,而0.2%醋酸和0.3%乳酸则能抑制它们的生长,因此,如果耐酸菌在盐液中生长,将溶液中的酸分解掉,并降低溶液酸度,这样,食品仍然有可能因腐败菌和蛋白质分解菌的生长而腐败。

有些嗜盐菌在高浓度盐液中仍能生长,盐液浓度至少可在13%以上。有些耐盐菌不论在高浓度或低浓度盐液中都能生长。细菌中只有极少数是耐盐菌,如小球菌(Micrococcus)、嗜盐杆菌(Halobacterium)、假单胞菌(Pseudomonas)、黄杆菌(Flavobaterium)、八迭球菌(Sarcina)和明串珠菌。球菌的抗盐性较杆菌强。

3. 食盐的质量和腌制食品的关系 食盐常含有杂质,其中化学性质不活泼的有水和不溶物,化学性质活泼的有钙、镁、铁的氯化物和硫酸盐等。食盐中不溶物主要是指沙土等无机物及一些有机物,但也包括一些硫酸钙和碳酸钙等。食盐中所含某些化学性质活泼的成分,其溶解度比较大,见表3-5-5。由此表可以看出 $CaCl_2$ 和 $MgCl_2$ 的溶解度远远超过 $NaCl$ 的溶解度,而且随着温度升高,其溶解度增加较多,因此,若食盐中含有这两种成分,则会大大降低其溶解度。

表 3-5-5 几种盐类在不同温度下的溶解度(g/100g 水)

温度(℃)	NaCl	CaCl$_2$	MgCl$_2$	MgSO$_4$
0	35.5	49.6	52.8	26.9
5	35.6	54.0	—	29.3
10	35.7	60.0	53.5	31.5
20	35.9	74.0	54.5	36.2

$CaCl_2$ 和 $MgCl_2$ 具有苦味,在水溶液中 Ca^{2+} 离子和 Mg^{2+} 离子浓度达到 0.15% ~ 0.18% 或在食盐中达到 0.6% 时,即可察觉出有苦味。

食盐中含有钾化合物时就会产生刺激咽喉的味道,含量多时还会引起恶心、头痛等现象。岩盐中钾化合物含量较多,海盐中较少。食盐中铁会与香料中微量鞣质反应而形成黑变,是导致酸黄瓜罐头出现黑色的主要原因。

食盐具有迅速而大量吸水的特性,食盐中水分含量变化较大,因此,腌制时必须考虑其水分含量,水分含量多时用量就应相应地增加。

(二) 糖渍

1. 糖对微生物细胞的影响 糖本身对微生物并无毒害作用,它主要是降低介质的水分活度,减少微生物生长活动所能利用的自由水分,并借渗透压导致细胞质壁分离,得以抑制微生物的生长活动。食品糖藏时可直接加糖于其中,也有先配成各种浓度的糖浆后再加入。食品加糖后仍可保持其品质,并可改进其风味。

糖的种类和浓度决定加速或停止微生物生长的作用。1% ~ 10% 糖液浓度实质上会促进某些菌种的生长;50% 糖液浓度就会阻止大多数酵母的生长。一般认为糖液浓度几乎要达到 65% ~ 85%,才能抑制细菌和霉菌的生长。为了保藏食品,糖液的浓度至少要达到 50% ~ 75%,以 70% ~ 75% 为最适宜。

Nimheimei 和 Fabian 曾证实不同糖类在各浓度时抑菌作用并不相同。例如,抑制葡萄球菌需要的葡萄糖浓度为 40% ~ 50%,而蔗糖为 60% ~ 70%。Erickson 等在研究不同糖类杀菌作用时发现葡萄糖和果糖比蔗糖或乳糖的效力强得多。他们都认为,不同糖类所以具有不同的杀菌作用,部分是由于微生物细胞的质壁分离,这种作用取决于内颗粒体数目。葡萄糖和果糖的相对分子质量为 180,而蔗糖或乳糖的相对分子质量为 342,这样每单位重量内的分子数就大得多,分子量增加,生化活力也就下降。Feller、Miller 和 Onsdorff 也发现抑制微生物时葡萄糖浆比蔗糖浆有效得多和蔗糖相比,含有葡萄糖的水果制品就不易变质。含有 40% 葡萄糖浆的苹果、葡萄柚和菠萝糖浆抑制酵母的生长也比含有 40% 蔗糖糖浆的效果好得多。Tarkow 也发现蔗糖和葡萄糖浆浓度虽然相同,抑制啤酒酵母(Saccharomyces cerevisiae)和黑曲霉(Aspergillus niger)的作用前者比后者弱得多。但是浓度相同时,葡萄糖和蔗糖等量混合物抑制微生物生长活动的效果则和单用一种糖时相同。

高浓度的糖液虽然有强力抑制微生物活动的作用,例如含有60%蔗糖的食品能阻止不少菌种引起的食品变质,实际上尚存在有不少耐糖的微生物,其中酵母就是对高浓度糖液抵抗力最强的菌种。蜂蜜常因有耐糖酵母存在而变质。在高浓度糖液中也会有种类不多的解糖细菌生长。霉菌和酵母能耐受糖液的浓度比细菌高得多,因此,在糖渍保藏中防止霉菌和酵母生长常成为主要被关注的问题。

2. 食糖质量与糖渍食品的关系 我国食糖来源主要是蔗糖和甜菜。食糖经常混有微生物。当然,在精制糖中可以将大部分微生物消灭,但是解糖细菌仍然存在。麻烦的是不少残存细菌会促使某些食品变质腐败,糖液浓度为20%～30%时最易发生。在许多含有高浓度糖分的食品中以明串珠菌属细菌最易出现。砂糖中微生物含量较低,每克含量达几百个左右,但在制糖方法的影响下,残存菌多为芽胞菌。这些原料常会污染有嗜热菌芽胞和细菌,如肠膜状明串珠菌(*Leuconostoc mesenteriodes*)、戊糖明串珠菌(*L. dextranicus*)、蕈状芽胞杆菌(*Bacillus mycoides*)。常见霉菌有曲霉菌(*Aspergillus*)、芽枝霉(*Cladosporium*)、青霉菌(*Penecillium*)和念珠霉(*Monilia*)。常见酵母有裂殖酵母(*Schizmaccharomyces*)、接合酵母(*Zygosacchammyces*)、酪酸梭状芽胞杆菌(*Clostridium butryricum*)和不生孢子的酵母,常在变质的糖浆中出现;耐渗透酵母由于它们的耐热性常出现在糖蜜和糖浆中。

(三) 熏制

熏制食品是将盐腌食品用植物性燃料烟熏或液熏而成。常用的方法有:

1. 冷熏 制品周围熏烟和空气混合气体的温度不超过22℃的烟熏过程。冷熏的时间较长,需4～7天,为此,熏烟成分在制品中内渗较深。冷熏时制品干燥虽然较均匀,但程度较深,失重量大。同时由于干缩提高了制品内盐含量和熏烟成分(醛、酚等)的聚积量,制品内脂肪溶化不显著。冷熏制品耐藏性比其他烟熏法稳定,特别是适用于烟熏生香肠。

2. 热熏 制品热熏周围熏烟和空气混合气体的温度超过22℃的烟熏过程。常用的烟熏温度为35～50℃,因温度较高,一般烟熏时间就比较短,约12～48小时。香肠制品、熟腌腿等一类制品可选用60～110℃温度。热熏时因蛋白质会迅速凝固,以致制品的表面上很快形成干膜,妨碍了制品内部渗透,因此其内渗深度也比冷熏浅。热熏肉的耐藏性不及冷熏肉。不论热熏或冷熏,制品pH值几乎没有变化。

3. 液态烟熏制剂 现在国外已开始使用此法,与天然烟熏相比其优点是节省大量投资费用,其次是有较好的重现性以及由于制得的液态烟熏制剂中固相已去净,无致癌的危险性。然而,烟熏食品的致癌问题仍值得关注。

六、食品的气体保藏

氧是许多有生命物质进行代谢活动的重要物质。微生物根据氧的需要不同可分为需氧菌(aerobes)、厌氧菌(anaerobes)、兼性厌氧菌(fecultative anaerobes)、微需氧菌(microaerophiles)。

1. 氧张力(oxygen tension)或氧分压(partial pressure)以及氧化还原电位(O-R potential) 它们均影响微生物的种类和数量。食物氧化还原电位取决于:①原来食物的氧化还原电位;②阻止食物中氧化还原电位改变的能力;③食物周围大气中氧张力。

氧化还原电位以 Eh 表示,单位一般用毫伏(mV)表示。阳性值表示需氧环境,需氧菌在+100mV 以上生长,而阴性值表示是厌氧环境,厌氧菌+100mV 以下生长。

食品中各种组分[如还原糖、维生素 C、含硫氨基酸、或其他含硫氢基(—SH)的含硫化物]均能影响食品中氧化还原电势。

Mossel 和 Ingram 按氧化或还原电势将食品分类(如表 3-5-6),通过比较不同食品的氧化还原电势值可以发现,碎的肝脏培养基具有较低的氧化还原电势,因此,肝脏培养基是厌氧菌生长一个极好的培养基。

表 3-5-6　氧化还原食品的氧化还原电势值

食品的类别	食　品	氧化还原电势(mV)
氧化性食品	梨汁	+436
	葡萄汁	+409
	柠檬汁	+383
	奶油清	+350 至+290
	奶	+340 至+220
	煮熟碎肌肉(通入空气)	+300
	生碎肉(通入空气)	+225
还原性食品	荷兰干酪	−20 至−310
	Emmenthal 干酪	−50 至−200
	生肉(尸僵后)	−150
	生碎肝	−200
	小麦(整粒)	−320 至−360
	小麦胚芽	−470

引自 Mossel Ingram

微生物在食物中生长要求有适合的 Eh,微生物获得繁殖后可改变食品的 Eh,需氧菌生长降低 Eh 值,为厌氧菌生长创造有利条件。食品加工也会发生食品 Eh 的变化。

2. 微生物引起食品变质和氧与其他气体关系　食品的新鲜原料中,含有还原物质,如植物组织含有维生素 C 和还原糖,动物组织可含有硫氢基(—SH),再加上组织细胞还具有一定呼吸作用,所以具有抗氧化能力,可使动植物组织内部,一直保持着少氧的状态。在食品加工及食品中加入某些添加剂后,均会引起食品中含氧性状的改变,如腌肉中,加入硝酸盐,可有利于需氧微生物生长,若硝酸盐被还原成亚硝酸盐,则有利于厌氧微生物的生长。

当食品贮存于含有高浓度 CO_2 的环境中,可防止需氧性细菌的霉菌所引起的食品变质。但乳酸菌和酵母等,对 CO_2 有较大的耐受力。在大气中含有 10% 的 CO_2 可以抑制水果蔬菜在贮藏中的霉变。在果汁瓶装时充入 CO_2,对酵母的抑制作用却很差。在酿造制曲过程中,由于曲霉呼吸作用可以产生 CO_2,即能显著抑制曲霉的繁殖及酶的产生。

气体保藏的措施改变食品贮存环境中气体组成达到杀菌抑菌和减缓食品变化过程的工艺处理,称为气体保藏(controlled atmosphere storage)简称 CA 保藏。

当空气中二氧化碳增加到 10% 或 20% 时,嗜冷菌生长受抑制。CO_2 浓度与鸡肉保存期限之间成直线关系,在 5℃ 情况下,空气中含 CO_2 15% 时保存期比一般空气中长二倍,含 CO_2 25% 时保存期延长 2.5 倍。见图 3-5-2 和图 3-5-3。

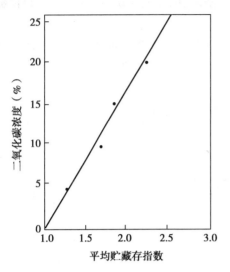

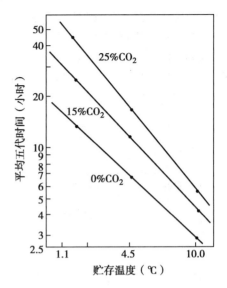

图 3-5-2　新宰鸡肉贮存天数与二氧化碳浓度之间的关系（℃）（引自 Ogilvy and Ayres）

图 3-5-3　在不同 CO_2 浓度时，温度与微生物世代时间的关系（引自 Ogilvy and Ayres）

气藏时，如果苹果维持在 O_2 2%～4%，CO_2 3%～5% 和柿子在 O_2 3%～5%，CO_2 8%，温度为 0℃ 条件下保存 3 个月。1994 年唐漪灵等报告臭氧对果蔬有一定贮存保鲜作用，经臭氧作用后使西红柿、青椒延缓成熟，延长保存期。

此外，食品用不透气薄膜袋包装，充填 N_2 或 CO_2；气体置换时并用脱氧剂包装，已广泛应用于蔬菜、水果、茶叶、奶粉、火腿等。

七、食品的辐照保藏

（一）概述

1. 食品辐射保藏的概念　食品的辐射保藏就是利用原子能射线所产生的辐射能量对新鲜肉类及其制品、水产品及其制品、蛋及其制品、粮食类、果蔬类、调味料等进行杀菌、杀虫、抑制果实发芽、调节呼吸、延迟后熟、防止食品腐败变质等处理，可以最大限度地保持食品原有的品质，从而延长食品的保藏期。

2. 食品辐射保藏的特点　食品辐射保藏是近 20 世纪发展起来的一门新兴食品保藏技术，它与传统的食品保藏技术相比有如下优越性。

（1）对食品原有特性影响小：辐射处理可以在常温或低温下进行，而且射线穿透力强，可以瞬间、均匀地到达食品的内部，杀灭微生物和害虫，因此辐射处理可最大限度地保持食品的色、香、味，有利于维持食品原有的品质。

（2）射线的穿透力强：在食品包装后或冻结状态下对食品进行辐射处理，可以杀灭食品内部深层的有害微生物及害虫，同时节省了包装材料，降低了能耗。

（3）安全、无化学物质残留：和化学保藏方法比较，辐射处理后的食品无化学物质的残留和环境的污染问题。

（4）能耗少、费用低：据 1976 年国际原子能机构（IAEA）报告，与传统的冷冻保藏、热处理、干藏相比，辐射保藏可节约能源 70%～90%。不同杀菌、保藏处理的能耗如表 3-5-7 所示。与其他保藏方法相比，加工费用经济，如对洋葱进行 0.10～0.15kGy 的辐射，即可抑制其发芽,而所需的费用仅为 0.18 元/kg。

表 3-5-7　食品不同杀菌、保藏方法的能耗比较

方　　法	能耗/(kW/h)	方　　法	能耗/(kW/h)
巴氏杀菌	230	辐射	6.30
热杀菌	230~330	辐射巴氏杀菌	0.76
冷藏	90~110		

(5) 适应范围广:辐射能处理各种不同类型的食物,从装箱的马铃薯到袋装的面粉、肉类、果蔬、谷物、水产品等;还可处理体积各异、状态不同的食品。

(6) 加工效率高:食品辐射可实现整个工序的连续化与自动化。如果是处理液态食品,管道输送更加方便。另外,辐射处理还可以改进某些食品的加工工艺和质量。如,经辐射处理的牛肉更嫩滑,大豆更容易被消化等。

辐射保藏方法的不足之处主要表现在:

(1) 经过杀菌剂量的照射,一般情况下,酶不能完全被钝化;且不同的食品以及食品包装对辐射处理的吸收能力、敏感性和耐受性等具有差异,这可能导致食品辐射技术的复杂化和差异化。

(2) 超过一定剂量或过高剂量的辐射处理会导致食品发生质地和色泽的损失,一些香料、调味料也容易因辐射而产生异味,尤其对高蛋白和高脂肪的食品特别突出地存在这样的问题。当然,这一问题可以采用适当的处理技术或与其他技术相结合加以克服。

3. 食品辐射保藏的发展现状　目前,世界上对辐射食品研究最多的国家是美国。1963年,在美国首次举行辐射食品国际会议的同时,FAO 也开始筹建国际食品辐射计划顾问委员会,使辐射食品成为国际上共同研究的项目,从此,世界各国也陆续批准辐射技术用于食品加工。至 20 世纪 80 年代初,全世界已有 70 多个国家在进行食品辐射的研究与开发,有 80多种辐射食品和近百种辐射调味品投放市场。现在已有包括中国在内的 387 个国家批准允许一种以上的辐射食品商业化,有 224 种辐射食品已建立国家标准。近年来,世界各国食品辐射研究和发展的总趋势是向着实用化和商业化发展。

我国于 1958 年开始进行辐射食品的研究。自 1984 年,国家卫生部颁布批准马铃薯、洋葱、大蒜、大米等七种辐射食品的卫生标准以来,现已基本覆盖绝大部分食品(表 3-5-8),年辐射量已达 10 万吨以上。至 2002 年,我国已有 30 多个省、市、自治区、县具有 ^{60}Co 辐射装置,建成辐射装置 150 多台左右,其中设计装机能量 $1.11×10^{16}$ Bq 以上的装置超过 55 座,是世界上最大的辐射食品生产国。

表 3-5-8　我国批准允许辐射的食品类别与剂量

类　　别	品　　种	目　　的	吸收剂量/kGy
豆类、谷类及其制品	绿豆、大米、面粉、玉米渣、米等	防止虫害	0.2(豆类) 0.4~0.6(谷类)
干果果脯	空心莲、桂圆、核桃、山楂、枣	防止虫害	0.4
熟畜禽肉	六合脯、扒鸡、烧鸡、盐水鸭、熟兔肉	灭菌、延长保质期	8.0

续表

类　别	品　种	目　的	吸收剂量/kGy
冷冻分割禽肉类	猪、牛、羊、鸡	杀灭沙门菌及腐败菌	2.5
干香料	五香粉角、花椒	杀菌、防霉、延长保质期	10
方便面固体汤料	方便面固体汤料	杀菌、防霉、延长保质期	8
新鲜水果蔬菜	土豆、洋葱、大蒜、生姜、番茄、荔枝、苹果	抑制发芽、延缓后熟	0.1～0.2 0.5～1.5

总之,辐射食品及其研究在国内外发展前景广阔,目前主要应用于:进出口水果及农畜产品的辐射检疫处理,干果、脱水蔬菜和肉类辐射杀虫,调味品的辐射杀菌,低质酒类辐射改性,辐射处理和其他保藏方法的综合应用等。

(二)　食品辐射保藏的基本原理

1. 放射性同位素与辐射　一个原子具有一个带正电荷的原子核,核外围有电子壳。质子带正电荷,中子不带电荷。一种元素的原子中其中子数(N)并不完全相同,若原子具有同一质子数(Z)而中子数(N)不同就称为同一元素的同位素。在低质子数的天然同位素中(除正常的氢以外),中子数和质子数大致相等,原子核较为稳定。有些同位素,由于其质子数和中子数差异较大,因此其原子核不稳定,它们按照一定的规律(指数规律)衰变。自然界存在着一些天然的不稳定同位素,也有一些不稳定同位素是利用原子反应堆或粒子加速器等人工制造的。不稳定同位素衰变过程中常伴有各种辐射线产生,这些不稳定同位素称为放射性同位素。

放射性同位素放射出 α 射线、β($β^+$和 $β^-$)射线、γ 射线的过程称为辐射。α 射线(或称 α 粒子)是从原子核中射出带正电的高速粒子流(带正电荷原子核),α 射线的动能可达几兆电子伏特以上。由于 α 粒子质量比电子大得多,通过物质时极易使其中原子电离而损失能量,所以它穿透物质的能力很小,一片纸就能将其阻挡。β 射线是从原子核中射出的高速电子流(或正电子流),其电子的动能可达几兆电子伏特以上。由于电子的质量小,速度大,通过物质时不会使其中的原子电离,所以它的能量损失较慢,穿透物质的本领比 α 射线强得多,但仍无法穿透铅片。γ 射线波长极短(波长 0.001～1nm)是原子核从高能态跃迁到低能态时放射出的一种光子流。γ 射线的能量可高达几十万电子伏特以上,穿透物质的能力极强(可穿透一块铅),但其电离能力较 α 射线、β 射线小。α、β、γ 等射线辐射的结果能使被辐射(辐照)物质产生电离作用,故常称为电离辐射。

放射性同位素的原子核内中子数过剩,会从核中发射出 $β^-$ 粒子而使核内质子数趋向增加,即中子放出 $β^-$ 粒子转变为质子。

$$n(中子) \longrightarrow p^+(质子) + β^-$$

如果放出正电子即 β 粒子时,说明核内质子数过剩。

$$p^+ + 1.02MeV \longrightarrow n + β^+$$

如果核内质子捕获外围的电子 e-时,则转变成中子(K 捕获),使质子数减少。

$$p^+ + e \longrightarrow n$$

在上述过程中,常由于外层及 K 层上的电子能量不同,K 层的空穴被外层的电子补充进去,同时发射 X 射线。在发射一个 α 粒子或 β⁻ 或者 K 捕获后,核的能级不是处于基态而是呈激发态的核,这种激发态的核的过剩能量可发射出一个或多个 γ 光子。

如果原子核放射出一个 α 粒子(β 粒子或 7 光子),则这一个原子核就进行一次 α(β 或 γ)衰变。

放射性同位素原子核的衰变规律与外界的温度、压力等因素无关,主要取决于原子核内部的性质。每个原子核在单位时间内的自衰变的概率(λ)是相同的。表示元素放射性强弱的物理量称为放射性强度(I),通常以单位时间内发生核衰变的次数来表示。衰变常数 λ 越大,则衰变就越快。原子核数目衰变到原来的一半(即 $N=0.5N_0$)或放射性强度减少到原来一半(即 $I=0.5I_0$),所经历的时间称为该同位素的半衰期,并用 $t_{0.5}$ 表示。不同的放射性同位素,其半衰期可以相差很大,有的长达几十亿年,有的仅为几十万分之一秒。用作食品辐射源 ⁶⁰Co 的半衰期为 5.27 年,¹³⁷Cs 为 30 年。半衰期越短的放射性同位素,衰变的越快,即在单位时间内放射出的射线越多。

2. 辐射源 食品辐射时,被照射的食品靠自动输送系统通过辐射区,并要确保食品能接受到均匀的射线辐射,能提供均匀穿透食品射线的装置就是辐射源。辐射源是食品辐射装置的核心部分,辐射源包括人工放射性同位素和电子加速器两种。

(1)放射性同位素辐射源

1)钴-60(⁶⁰Co)辐射源:⁶⁰Co 辐射源在自然界中并不存在,是人工制备的一种同位素源。制备 ⁶⁰Co 辐射源的方法是将自然界存在的稳定同位素 ⁵⁹Co 金属制成棒形、长方形、薄片形、颗粒形、圆筒形或其他所需要的形状,置于反应堆活性区,经中子一定时间的照射,少量 ⁵⁹Co 原子吸收一个中子后即生成 ⁶⁰Co 辐射源,其核反应是:

$$^{59}_{27}Co + \gamma \text{ 光子} \longrightarrow Co$$

每克 ⁵⁹Co 照射样品中所生成 ⁶⁰Co 的贝可数(即放射性比度)正比于反应堆中子通量,并随照射时间延长而提高。同时,在反应堆中生成的 ⁶⁰Co 辐射源也进行衰变。因此,对应于一定的中子量,⁶⁰Co 辐射源的放射性比度趋于某一极限值,此时生成的与衰变的辐射源正好相等。

⁶⁰Co 辐射源的特点是其半衰期为 5.25 年,故可在较长时间内稳定使用;⁶⁰Co 辐射源可根据使用需要制成不同形状,以便于生产、操作与维护。⁶⁰Co 辐射源在衰变过程中每个原子核放射出 1 个 β 粒子(即 β 射线)和 2 个 γ 光子,最后生成放射性同位素镍。由于 β 粒子能量较低(0.306MeV),穿透力弱,因此在辐射过程中不会对被辐射物质起作用,而放出的两个 γ 光子能量较高,分别为 1.17MeV 和 1.33MeV,穿透力很强,在辐射过程中能引起物质内部的物理和化学变化。

2)铯-137(¹³⁷Cs)辐射源:¹³⁷Cs 辐射源由核燃料的渣滓中提取出来的。一般 ¹³⁷Cs 中都含有一定量的 ¹³⁴Cs,并用稳定铯作载体制成硫酸铯-137 或氯化铯-137。为了提高它的放射性比度,往往把粉末状 ¹³⁷Cs 压成小弹丸,再装入不锈钢管内双层封焊。

¹³⁷Cs 的显著特点是半衰期长(30 年)。但是 ¹³⁷Cs 的 γ 射线能量为 0.66MeV,比 ⁶⁰Co 弱,因此,欲达到 ⁶⁰Co 相同的功率,需要的贝可数为 ⁶⁰Co 的 4 倍。尽管是废物利用,但分离较麻烦,且安全防护困难,装置投资费用高,因此与 ⁶⁰Co 的辐射源相比,¹³⁷Cs 的应用范围较小。

(2)电子加速器:电子加速器(简称加速器)是用电磁场使电子获得较高能量,将电能转变成射线的装置。加速器的类型和加速原理有多种,用于食品辐射处理的加速器主要有静电加速器(范德格拉夫电子加速器)、高频高压加速器(地那米加速器)、绝缘磁芯变压器、微波电子直线加速器、高压倍加器、脉冲电子加速器等。

电子加速器可以作为电子射线和 X 射线的两用辐射源。电子加速器作为辐射保藏食品应用时,为保证食品的安全性,电子加速器的能量多数是为 5MeV,个别为 10MeV。如果将电子射线转换为 X 射线使用时,X 射线的能量也要控制在不超过 5MeV。

1)电子射线:又称电子流、电子束,其能量越高,穿透能力越强。辐射过程中可用测量电子束流强来监测剂量,也可用酸敏变色片、带色玻璃纸或变色玻璃来监测剂量。该种电子加速器产生的电子流强度大、剂量率高、聚焦性能好,并且可以调节和定向控制,便于改变穿透距离、方向和剂量率。加速器可在任何需要的时候启动与停机,停机后即不再产生辐射,又无放射性沾污,便于检修,但加速器装置造价高。电子加速器的电子密度大,电子束射程短,穿透力差,一般适用于食品表层的辐射。

2)X 射线:电子加速器发出的高能电子打击在重金属靶子上,产生能量从零到入射电子能量的 X 射线。电子加速器转换 X 射线的效率比较低,当入射电子能量更低时转换效率更小,绝大部分电子的能量都转为热量,因此要求靶子能耐热,并加以适当的冷却。X 射线具有高穿透能力,可以用于食品辐射处理。但由于电子加速器作 X 射线源效率低,而且难以均匀地照射大体积样品,故未能广泛应用。

(3)诱导放射性物质:在受到辐射时,其中的一些原子将接受一部分辐射能量,在一定条件下会造成激发反应,使原子核变得不稳定,由此而发射出中子,并产生 γ 辐射,这种辐射会使物质产生放射性,即诱导放射性。由于同位素放射出的 α 射线或 α 粒子会导致食品品质受损,并有诱导放射性产生的可能,因而人们开始关注并慎用射线来辐射保藏食品。

从食品的辐射处理看,辐射本身对食品的消费者没有直接的影响,但会使辐射处理后的食品其成分和组织状态发生一些变化,这些变化或有利于控制食品的质量与货架寿命,或使食品中营养成分和色泽等受损、缩短货架期,进而对消费者产生一定的不利影响。

辐射处理是否会引起或产生诱导放射性与辐射处理的类型、辐射剂量大小以及食品的性质等有密切的关系。大量的研究表明,电子束能量在超过 20MeV 后会使被辐射物产生测量得到的放射性,但是,这些受辐射所产生的放射性大大低于有关机构允许的剂量。常用同位素源发出的最大能量低于引起诱导放射性的能量。目前,我国辐射食品大都采用^{60}Co γ射线,其能量为 1.32MeV 和 1.17MeV,即使是用低能量电子束辐射也达不到 10MeV。当然,食品中含有可能或"容易"生成放射性核素的其他微量元素(如锶、锡、钡、镉和银等),这些元素在受到照射后,有可能产生寿命极短的诱导放射性。FAO、WHO 和 IAEA 指出,使用能级低于 16MeV 的机械源时,诱导放射性可以忽略并且寿命很短,低于 10MeV 的电子处理或γ射线、X 射线能量不超过 5MeV 的辐射处理将不会产生诱导放射性。因此,我国生产的辐射食品是安全的,无诱导放射性。

(三)影响辐射效果的因素

1. **射线的种类** 用于食品辐射的放射线有高速电子流、γ射线及 X 射线。射线种类不同辐射效果也会发生相应的变化。研究表明,γ射线与电子加速器产生的高速电子流杀菌效果是一样的,但 X 射线则有很大的不同。

2. **辐射剂量** 辐射剂量影响微生物、虫害等生物的杀灭程度,也影响食品的辐射化学效应,两者要兼顾考虑。一般来说,剂量越高,食品保藏期越长。

剂量率也是影响辐照效果的重要因素。同等的辐照剂量,高剂量率辐照照射的时间就短;低剂量率辐照照射的时间就长。通常较高的剂量率可获得较好的辐照效果。如对洋葱的辐照,每小时 0.3kGy 的剂量率比每小时 0.05kGy 的剂量率有更明显的辐照保藏效果。但高剂量率的辐照装置需有高强度辐射源,且要有更严密的安全防护设备。因此,剂量率的选择要根据辐射源的强度、辐照品种和辐照目的而定。

3. 辐射温度　在接近常温条件下,温度变化对辐射杀菌效果没有太大影响。例如,在 0 ~ 30℃ X 射线对于大肠杆菌,在 0 ~ 50℃ β 射线对于金黄色葡萄球菌和肠膜芽胞杆菌,在 2.5 ~ 36℃ α 射线对于黏质沙雷菌,在 0 ~ 60℃ γ 射线对于肉毒梭状芽胞杆菌的芽胞的杀菌效果均不随温度的变化而改变。

在其他温度范围内与常温下情况有所不同。当辐射温度高于室温时,D_M 值(表示微生物数量减少 10 倍所需的辐射剂量)就会出现降低的倾向;在 0℃ 以下,微生物对辐射的抗性有增强的倾向。例如,金黄色葡萄球菌在 -78℃ 下进行辐射杀菌,其 D_M 值是常温时的 5 倍;大肠杆菌在 -196 ~ 0℃ 范围内用 X 射线照射,表现为温度越低对辐射抵御能力越强;肉毒梭状芽胞杆菌在 -196 ~ 0℃ 范围内用 γ 射线照射,表现为温度越低,其 D_M 值越大,-196℃ 的 D_M 值是 25℃ 时的 2 倍。

虽然低温会导致微生物对辐射的抵御能力增强,但在低温条件下,射线对食品成分的破坏及品质改变很少。因此,低温辐射杀菌对保持食品原有的品质是十分有益的。例如,肉类食品在高剂量照射情况下会产生一种特殊的"辐射味"。为了减少辐射所引起的物理变化和化学变化,对于肉禽和水产等蛋白质含量较高的动物性食品,辐射处理最好在低温下进行,这样可以有效地保证质量。速冻处理的动物性食品在 -40 ~ -8℃ 范围内进行辐射处理效果最好。

4. 微生物种类及状态　不同的微生物菌种或菌株对辐射的敏感性有很大差异,即使是同一菌株,辐射前的状态不同,其敏感性也会有所不同。在微生物的增长周期中,处于稳定和衰亡期的细菌有较强的辐射耐受性,而处于对数增长期的细菌则辐射耐受性弱。此外,培养条件也影响微生物对放射线的敏感性。

由此可见,微生物所处状态及其变化会对其辐射耐受性产生影响,而这个因素在一般的杀菌处理中是难以控制的。因此,在杀菌时有必要根据实际情况进行调整。

5. 氧气　辐射时分子状态氧的存在对杀菌效果有明显的影响,一般可使微生物对辐照的敏感性提高 2 ~ 3 倍;同时,分子状态氧的存在对辐照化学反应速率也有一定的影响。此外,氧的电离还会产生氧化性很强的臭氧。对于蛋白质和脂肪含量较高的食品,辐射时会因环境中氧分子的存在发生一定的氧化作用,特别是辐射剂量较高时情况更为严重。因此,辐射时是否需氧气的存在,要根据辐射处理对象、性状、处理目的和贮存环境条件等加以综合考虑来选择。

6. 食品的化学组成和结构　由于食品种类繁多,即便是同种食品其化学组成及组织结构也有差异。污染的微生物、虫害等种类与数量以及食品生长发育阶段、成熟状况、呼吸代谢的快慢等,对辐照效应也影响很大。如大米的品质、含水量不仅影响剂量要求,也影响辐照效果。同等剂量下,品质好的大米食味变化小,品质差的大米食味变化大;干燥状态下,由于水分含量少,其辐射效应明显减弱。

一般地,微生物的辐射耐受性不会受食品 pH 值变化的影响。与 pH 值相比,食品复杂体系中化学物质的存在对辐射杀菌影响较大,其中既有对微生物起保护作用的物质,也有促进微生物死亡的物质。可导致辐射杀菌效果降低,即对微生物起保护作用的化学物质有醇类、甘油类、硫化氢类、亚硫酸氢盐、硫脲、巯基乙胺、2,3-二巯基乙酸、2-(2-巯基乙氧基)-乙醇、谷胱甘肽、L-半胱氨酸、抗坏血酸钠、乙酰琥珀酸、乳酸盐、葡萄糖、氨基酸以及其他培养基成分和食品成分。这些物质之所以对微生物具有防护作用是由于它们消耗氧气,使氧分子效应消失、活性强的游离基被捕捉的缘故。使辐射杀菌效果升高的物质有维生素 K_5、儿茶酚、氯化钠等。

7. 食品的包装材料　选择高分子材料作为辐射食品的包装时,除了要考虑包装材料的性能和使用效果外,还应考虑到在辐射剂量范围内包装材料本身的化学、物理变化,以及与被包装食品的相互作用,最终是否会对辐射效果产生一定的影响。

某些高分子材料在吸收辐射能量后,会引起电离作用而发生各种化学变化,如降解、交联、不饱和键的活化、析出气体、促使氧化反应等。在辐射剂量超过 50kGy 时,纤维素酯类高分子物质会发生降解,导致包装的冲击强度和抗撕强度等指标明显降低,且气渗性增加;在辐射剂量超过 100～1000kGy 时,聚乙烯、尼龙等易发生交联反应,使包装变得硬且脆;在绝氧情况下辐射剂量达 1000kGy 时,可使偏二氯乙烯共聚物薄膜游离出氯化物,使 pH 值降低。这些高分子物质的变化,会导致包装透气性增加、容易破损、包装性质发生一些变化等,从而使包装内食品发生一系列的生物化学变化,如发生氧化反应、运输过程中结构被破损、色泽发生变化等。据试验测定,在辐射巴氏杀菌条件下,所有用于包装食品的薄膜性质基本上未受影响,对食品安全也未构成危害。

此外,在食品辐射的过程中,辐射装置的类型、辐射剂量分布的均匀性等都会影响辐射食品的质量。

(四)　辐射对食品的影响

食品及其他生物有机体的主要化学组成是水、蛋白质、糖类、脂类及维生素等,这些有机物质分子在射线的照射下会发生一系列的化学变化。某些食品本身就是活的生物体,如新鲜果蔬都有一定的生理活动(如呼吸作用、成熟衰老等),另外,附着在食品表面或内部的微生物、昆虫和寄生虫等生物体在辐射后也会发生变化。射线辐照对食品产生的影响,即由射线释放能量使食品产生化学性或生物性变化的问题,变化的程度将主要取决于辐射能量的大小、食品的种类以及食品的状况等。

1. 辐射对食品的化学效应

(1) 水分:水存在于所有的天然食品中,且是大多数食品的重要组分,水也是构成微生物体的重要成分之一。水分子对辐射很敏感,当它接受了射线的能量后,水分子首先被激活,产生正离子、激发分子和电子($H_2O\cdot^+$,$H_2O\cdot^-$,e),然后由这些激发产物和食品中的其他成分接触而发生反应。辐射的这种间接效应,对于水含量很高的液态食品来说,往往大于直接效应,可能是化学变化的唯一重要原因,即使在水含量低的固态食品中,这种间接效应仍然是主要的影响因素之一。

(2) 蛋白质和酶:蛋白质由于具有多级结构而具有独特的性质。辐射会使食品中蛋白质分子的二硫键、氢键、醚键等断裂,产生—SH 氧化、脱氨、脱羧、苯酚和杂环氨基酸游离基氧化等反应,引起一级结构和高级结构的变化,发生蛋白质分子间的辐照交联和降解,使蛋白质分子变性、凝聚强度和溶解度、黏度变化等。蛋白质分子照射时交联和降解同时发生,但往往交联大于降解,因此降解常不易察觉。由于酶的主要组分是蛋白质,因此辐射对酶产生的影响与辐射蛋白质基本一致。

食品中除了含蛋白质和酶外,还含有碳水化合物、脂类、维生素等成分,这些物质的辐照产物之间也可能发生相互作用。因此,食品在辐射过程所发生的变化远比纯蛋白质、纯酶复杂。

含蛋白质食品随照射剂量的不同,产生的变化有所不同。如高剂量辐照食品(肉类及禽类、乳类)常会产生辐照味,并已鉴定出多种挥发性辐照产物,它们大多是通过间接效应产生的;在冻结点以下的温度进行辐照可减少辐照味。对含酶食品而言,酶所处的环境越复杂,酶对辐射的敏感性越差。因此在复杂的食品体系中,需要大剂量的辐射才能将酶钝化。利用酶对射线的这种稳定性,在食品工业中采用辐射方法处理酶制剂,从而将污染酶制剂的微生物杀灭。

(3) 脂类:辐射脂类主要使脂肪酸长链中 C—C 键断裂,从而诱导脂类发生自动氧化和非自动氧化反应。

辐射可促进脂类的自动氧化过程,可能是由于促进自由基的形成和氢过氧化物的分解,并使抗氧化剂遭到破坏,在有氧存在时这种促进作用更显著。辐射使氢过氧化物的分解加快,生成醛、醛酯、含氧酸、糖类、醇、酮、羧酸、酮酸、二聚物等产物。辐射诱发的自动氧化程度受辐射剂量、剂量率、温度、脂肪组成、氧及抗氧化剂的影响。脂类在无氧状态下照射时,会发生非自动氧化性分解,生成氢气、一氧化碳、二氧化碳、碳氢化合物(烷、烯、烃)、醛和高分子化合物。此外,磷脂类化合物的辐射分解物也是碳氢化合物类、醛类和酯类等。

低剂量(0.5~10kGy)辐射含不饱和脂肪的食品表明,过氧化物的产生量随辐射剂量的增加而增加;当辐射剂量大于 20kGy 时,"辐射脂肪"气味可察觉,在较高剂量时变得更加强烈。

(4) 糖类:纯糖类经辐射后有明显的降解作用和相应的产物形成,并会改变糖类的某些性质。低聚糖类和单糖在进行照射时,降解产物有羰基化合物、羧酸类、过氧化氢,且不论是固态或液态,随辐射剂量的增加,均会出现旋光度降低、褐变、还原性及吸收光谱变化等现象。另外,在辐射过程中还会有氢气、一氧化碳、二氧化碳、甲烷和水等产生。

多糖经照射后也会发生熔点降低、旋光度下降、吸收光谱变化、聚合度和结构等的变化,变化程度主要受辐射剂量和多糖种类的影响。在低于 200kGy 的辐射剂量照射下,淀粉粒的结构几乎没有变化,但直链淀粉、支链淀粉和葡聚糖的分子会发生断裂,碳链长度降低。直链淀粉经 200kGy 照射,其平均聚合度从 1700 降低到 350;支链淀粉的链长降低到 15 个葡萄糖单位以下。多糖类经照射后对酶的敏感性也随之发生变化,并引起糖苷键偶发性断裂,并产生氢气、一氧化碳、二氧化碳。

以上变化是糖类单独存在时的辐射产物,在商业照射剂量下引起食品中糖类物理性质(如熔点、折射率、旋光度和颜色等)的变化很小,但黏度下降、消化性变化或异常物质的生成效果比较明显,是值得重视的问题。

在辐射过程中,水对糖类降解的间接影响是很复杂的。在辐射固态糖类时,水有保护作用,这可能是由于通过氢键的能量转移,或者由于水和被辐射糖类的自由基发生反应重新形成最初产物所致。辐射液态糖类时,除了辐射对糖的直接影响外,还有水的羟基自由基等对糖的间接影响,通常降解作用随辐射剂量的增加而增加。另外,食品中其他成分的存在对糖类的辐射有保护作用,特别是蛋白质和氨基酸。如在辐射纯淀粉时,可观察到有大量的产物形成,但在复杂的食品体系中由于其他成分的保护作用,观察到的不一定会是同样的结果。

(5) 维生素:维生素是食品中重要的微量营养物质。许多食品在加工过程中不同程度地造成了维生素的损失。在评价辐射食品的营养价值上,维生素对辐射的敏感性也是一个重要的指标。

纯维生素溶液对辐射很敏感,若在复杂的食品体系中,因与其他成分复合存在,其敏感性会降低。不同维生素对射线的敏感性不同,一般认为其与辐射食品的组成、辐射剂量、温度、氧气存在与否等有关。

水溶性维生素中维生素 C 对辐射的敏感性最强,但在辐射剂量低于 5kGy 时,维生素 C 损失率通常不会超过 20% ~ 30%。在水溶液中,维生素 C 可以和水辐射分解出的自由基发生反应。由于在冷冻状态下水分子的自由基流动性较小,可以保存维生素 C。其他水溶性维生素,如维生素 B_1、维生素 B_6、泛酸、叶酸等对辐射也较敏感,而维生素 B_5 对辐射较稳定。脂溶性维生素对辐射均很敏感,尤其是维生素 E 和维生素 A 更为敏感。表 3-5-9 为各种维生素在食品中经辐射后其含量的变化情况。

表 3-5-9 几种维生素的辐射稳定性

维生素	食品	剂量/kGy	减少率/%	维生素	食品	剂量/kGy	减少率/%
维生素 B_1	牛肉	15	42	维生素 E	肉(N_2)	γ 射线 20	0
		30	53 ~ 84		肉(O_2)	γ 射线 20	37
	羊肉	30	46	维生素 B_2	牛乳	10	74
	猪肉	5	74		奶粉	10	16
		15	89		肉	279	8 ~ 10
		30	84 ~ 95		鳕鱼	60	6
	猪肉香肠	30	89		鸡蛋	5 ~ 50	0
	火腿	5	28		酵母	10 ~ 30	0
烟酸	水溶液	10	88		小麦粉	1.5	0
	牛乳	10	33	维生素 A	牛肉	10(N2)	43
	腊肉	55.8	0			20(N2)	66
	牛肉	27.9	2		家禽	10(N2)	58
	火腿	27.9	2			20(N2)	72
	鳕鱼	27.9	2	维生素 C	全脂乳	3	0
维生素 E	全乳	10	57			10	64
	乳脂	168	82 ~ 83			48	70
	人造奶油	β 射线 1	56		炼乳	10	70
	葵花奶油	β 射线 1	45		干酪	28	47
	猪油(O_2)	β 射线 1	56		奶油	96	78
	猪油(N_2)	γ 射线 5	5		玉米油	30	0
	鸡蛋	β 射线 1	17				

必须指出的是,辐射处理对食品产生的化学变化远远不如热处理对食品的影响大。一般,通过调整辐射处理的工艺条件(如射线类型、辐射剂量、辐射温度等)以及对处理食品恰当的选择,就能够大大降低辐射对食品化学物质产生的效应。

2. 辐射对食品的生物学效应　电离辐射可以引起生物有机体的组织及生理发生各种变化,产生一系列的生理生化反应,从而影响其新陈代谢。辐射的生物学效应与生物机体内的化学变化有关,对生物机体的辐照效应有直接和间接两方面作用。直接作用是引起生命体内某些蛋白质和核蛋白分子的改变,引起其新陈代谢紊乱,使自身的生长发育和繁殖能力受到一定的影响。间接作用是通过引起水和其他物质电离,生成游离基和离子,导致发生一系列的生化变化,从而影响到机体的新陈代谢过程,导致微生物或昆虫等的生理机能受到破坏甚至导致其死亡。食品的商业辐射可依据不同的辐射剂量达到所需的生物学效应(表3-5-10)。

表3-5-10　达到不同生物学效应所需的辐射剂量

生物学效应	剂量/kGy	生物学效应	剂量/kGy
植物和动物的刺激作用	0.01 ~ 10	食品辐射选择杀菌	$10^3 \sim 10^4$
植物诱变育种	10 ~ 500	药品和医疗设备的灭菌	$(1.5 \sim 5) \times 10^4$
通过雄性不育法杀虫	50 ~ 200	食品阿氏杀菌	$(2 \sim 6) \times 10^4$
抑制发芽(马铃薯、洋葱)	50 ~ 400	病毒的失活	$10^4 \sim 1.5 \times 10^5$
杀灭昆虫及虫卵	250 ~ 10^3	酶的失活	$2 \times 10^4 \sim 10^5$
辐射巴氏杀菌	$10^3 \sim 10^4$		

(1) 微生物:辐射保藏主要是直接控制或杀灭食品中的腐败性微生物和致病性微生物。普遍认为,辐射对微生物的致死作用是通过对微生物细胞中 DNA 分子的直接影响和细胞内外大量存在的水分子的间接辐射效应等引起的。辐射的直接或间接效应可以使微生物致死,但不能去除微生物代谢产生的毒素。辐射对微生物的作用受下列因素的影响:辐射剂量、微生物的种类及状态、细菌数、培养介质化学成分和物理状态及辐射后的贮藏条件等。

辐射杀灭微生物一般以杀灭90%微生物所需的剂量来表示,即残存微生物数下降到原菌数10%时所需用的剂量,并用 D_{10} (或 D_M)来表示。

1) 细菌:细菌的种类很多,不同种类的细菌对辐射敏感性也各不相同。辐射剂量越高,对细菌的致死率越强。按照微生物学安全性需求,经辐射后残存菌数减少 10 ~ 12 个数量级,可以计算出杀菌所需的最小辐射剂量(MRD)。MRD 值的大小主要决定于辐射对象微生物种类、被辐射的食品种类和辐射时的温度等。通常条件下,带芽胞菌体比无芽胞菌体对辐射有较强的抵抗力。常见几种食品致病菌的值见表3-5-11。

2) 酵母菌与霉菌:酵母菌与霉菌对辐射的敏感性与非芽胞细菌相当。种类不同,其辐射敏感性也有差异。酵母可使果汁及水果制品腐败,可通过热处理或其他方法与低剂量辐射相结合来解决这个问题。

用2kGy 左右的高剂量辐射来控制由霉菌造成新鲜果蔬的大量腐败,所用的剂量常高于果蔬的耐辐射量,现已用于防止草莓、柑橘、香蕉、苹果等的霉菌腐败。

表 3-5-11　一些常见食品致病菌的值

致 病 菌	Dm 值/kGy	悬浮介质	辐射温度/℃
嗜水气单孢菌(*A. hydrophila*)	0.14~0.19	牛肉	2
大肠杆菌 O157:H7(*E. coli* O157:H7)	0.24	牛肉	2~4
单核细胞杆菌(*L. monocytogenes*)	0.45	鸡肉	2~4
沙门菌(*Salmonelia spp.*)	0.38~0.77	鸡肉	2
金色链霉菌(*S. aureus*)	0.36	鸡肉	0
小肠结肠炎菌(*Y. enterocolitica*)	0.11	牛肉	25
肉毒梭状芽胞杆菌孢子(*C. botulinum sp.*)	3.56	鸡肉	-30

3）病毒:病毒是最小的生命活体,是一种具有严格专一性的细胞内寄生物,自身没有代谢能力,但进入细胞后能改变细胞的代谢机能,产生新的病毒成分。病毒常以食品和酶作为宿主。例如,脊髓灰质炎病毒和传染性肝炎病毒通过食品传播给人体,后者还可以通过饮水而污染水源和某些动物体。口蹄疫病毒能侵袭许多动物,这种病毒只有使用高剂量辐射(水溶液状态 30kGy,干燥状态 40kGy)才能使其钝化,但使用过高的剂量会降低新鲜食品的品质,因此常用热处理和低剂量辐射相结合的方法来抑制病毒的活性。

(2) 昆虫类:辐射是控制食品中昆虫传播的一种有效手段,辐射可杀死、击晕昆虫,可使昆虫寿命缩短、不育、减少卵的孵化、延迟发育、减少进食量和抑制呼吸。但这些影响都是在一定的剂量范围内发生的,而在某些低剂量下,可能会出现相反的作用效果,如延长昆虫的寿命、增加产卵量、增进卵的孵化和促进呼吸等。例如,用 3~5kGy 剂量辐射处理食品可立即将昆虫杀死,1kGy 辐射足以使昆虫在数日内死亡,0.25kGy 可使昆虫在数周内死亡,并使存活昆虫不育。但在 0.13~0.25kGy 剂量辐射下,可使卵和幼虫具有一定的发育能力,不过可阻止它们发育到成虫阶段。

(3) 果蔬类:根据水果的呼吸特性,果实可分为呼吸跃变型果实和非呼吸跃变型果实。对于有呼吸高峰的果实,即呼吸跃变型果实,在高峰出现之前,体内乙烯的合成明显增加,从而加快成熟期的到来。若在高峰前对此类果实进行辐射处理,可抑制其呼吸高峰的出现,从而延长果实的贮藏期,这主要是因为辐射干扰了果实体内乙烯的合成,影响了其生理活动。

辐射还能使水果的化学成分发生变化,如辐射会破坏维生素 C 和某些酸,使原果胶变成果胶质及果胶酸盐,使纤维素及淀粉发生降解,造成果实色素发生变化等,影响了果实的品质。

辐射可影响新鲜蔬菜的代谢反应,可改变蔬菜的呼吸率、防止老化、改变蔬菜的化学成分等。如辐射马铃薯,辐射处理后的短期内能快速且大量的增加摄氧率,但随后又下降。洋葱等根菜类蔬菜辐射后可抑制其发芽,对蘑菇可防止开伞,延迟后熟。经辐射处理后的根菜类蔬菜在光照下皮层也不发绿,若在高剂量辐射下就会造成腐烂。

(五) 辐射在食品保藏中的应用

1. 食品辐射的类型　根据食品辐射的目的及所需的剂量,FAO/IAEA/WHO 把应用于食品中的辐射分为下列三大类。

(1) 辐射耐藏杀菌:这种辐射处理主要目的是降低食品中腐败微生物及其他微生物数

量,延长新鲜食品的后熟期和保藏期(如抑制发芽等)。一般辐射剂量在5kGy以下。

(2)辐射巴氏杀菌:这种辐射处理使在食品中检测不出特定的无芽胞的致病菌(如沙门菌)。此辐射方法处理后的食品可能有芽胞菌存在,因此,无法保证长期贮存,必须与其他保藏方法(如低温或干燥等)结合来处理食品。另外,若食品中已存在大量微生物,因该法不能除去微生物代谢产生的毒素,故也不能处理食品。所使用的辐射剂量范围为5~10kGy。

(3)辐射阿氏杀菌:所使用的辐射剂量可以将食品中的微生物减少到零或有限数量。经过这种辐射处理后,食品中检不出腐败微生物及毒素,可长时间贮藏,但要防止再次污染。一般辐射剂量范围为10~50kGy。这种辐射杀菌可使处理后的肉类尤其是牛肉产生异味,严重影响肉类的风味。经试验证明,可以在冷冻温度-30℃以下进行阿氏辐射,因为肉类产生的异味大多是化学反应的产物,冷冻时水中的自由基流动性减小,可防止自由基与某些肉类分子发生反应。

2. 影响食品辐射剂量的因素

(1)微生物的辐射耐受性:微生物数量减少10倍所需的辐射剂量常用来表示,D_M的大小与菌种及菌株、培养基的化学成分、培养基的物理状态有关,而与原始菌数无关。表3-5-12列出了食品中常见微生物在特定条件下的D_M值。

表3-5-12 食品中常见微生物种类的D_M值

种 类	剂量/kGy	种 类	剂量/kGy
假单胞菌(数种)	0.10~0.20	枯草芽胞杆菌	0.35~2.50
大肠杆菌(需氧)	0.12~0.35	短小芽胞杆菌	1.70
大肠杆菌(厌氧)	0.20~0.45	产芽胞杆菌	1.60~2.20
沙门菌(数种)	0.20~0.50	产气夹膜杆菌	2.10~2.40
粪链球菌	0.50~1.00	肉毒杆菌	1.50~4.00
霉菌芽胞	0.10~0.70	嗜热脂肪芽胞杆菌	1.00
啤酒酵母	2.60	耐辐射微链菌	2.50~3.40

(2)酶的辐射耐受性:食品中存在的酶类物质在很大程度上影响着产品的质量。因此,酶对辐射的耐受性也是制约辐射使用剂量的重要因素。食品中的酶一般比微生物更能耐受电离辐射。使酶活性降低10倍所需的辐射剂量值称为酶分解单位,用D_E表示。一般来说,$4D_E$的辐射剂量几乎可使所有的酶失活,但是,如此高的剂量(约200kGy)会导致食品成分严重破坏,同时也会使得食品的安全性系数降低。因此,对于那些为了提高贮藏稳定性而需破坏酶的食品,单靠辐射处理是不适宜的,需在辐射前首先进行热处理将食品中的酶灭活。

(3)食品感官质量的辐射耐受性:食品的化学成分和物理结构对辐射的耐受性有较大差异,即使是同一种类型,甚至是同一品种也有不同。在实际生产中,可以根据食品感官质量的可接受性来确定辐射剂量的上限,而辐射剂量的下限都是通过反复研究获得的。常见食品的辐射处理条件如表3-5-13所示。

(4)辐射费用:辐射保藏能耗低,在保证大批量不间断地连续处理的前提下,与热处理、低温保藏等方法相比,费用低是辐射处理的优点。但是就辐射本身而言,用较强的辐射源或使食品较长时间露置于较弱的辐射下(以获得较高的辐射剂量)会使加工费用增高,同时高剂量辐射处理食品,其辐射费用也较高,有待通过加工工艺的改进来降低其费用。

表 3-5-13 食品的辐射处理剂量

产品	辐射目的	剂量/kGy	剂量计	包装要求
马铃薯	抑制发芽	75	硫酸亚铁	贮藏在敞开的多孔容器中
面粉	杀灭虫类	500	硫酸亚铁	密封布袋或纸袋,并有外包装
畜肉、鱼和蔬菜组织	辐射杀菌(酶的钝化74℃)	45 000	硫酸铈	真空密封于坚固容器中,具有自由基接受体
浆果类	巴氏杀菌(杀灭霉菌)	1500	硫酸铈	密封于可透 O_2 或 CO_2 的薄膜内
水果	辐射杀菌(酶的钝化74℃)	24 000	硫酸铈	真空密封于坚固容器中,具有气味基接受体
肉片或鱼片	巴氏杀菌	10 000	硫酸铈	密封于气密容器中

作为一种食品保藏方法,食品辐射既不可能取代传统良好的加工保藏方法,也不是适用于任何食品。如牛奶和奶油一类乳制品经辐射处理后会变味;许多食品如肉、鱼等都有一剂量阈值,高于此剂量就会发生感官或生理性质发生变化;用于延长大多数食品保藏期的低剂量辐射不能杀死病毒,另外,某些食品的低剂量辐射并不能杀灭全部微生物及其毒性,如肉毒梭状芽胞杆菌、黄曲霉毒素、葡萄球菌毒素等。因此,容易受到这些生物污染的食品需在毒素产生之前进行辐射处理。

食品辐射技术是一种新型的加工保藏技术,其商业价值一开始就受到消费者某些怀疑和否定,其主要障碍是人们缺乏对辐射作用的认识,担心辐射食品残留放射性。许多批准辐射食品的国家并非都实际应用了这种保藏方法,因为在验证这样一些食品的卫生安全性方面许多批准都是有附加条件的。实际应用取决于其效能、需要、经济可行性和市场需求。可以预见,随着食品辐射技术知识的普及与宣传、辐射机制研究的深入、辐射食品卫生安全性的验证以及辐射工艺条件控制的准确性和严密性,将有更多的辐射食品投放市场。

八、食品超高压技术

超高压杀菌又称为高压技术或高静水压技术,系将食品物料以某种方式包装完好后,放入液体介质(通常是食用水、油、甘油、油与水的乳液)中,在 100～1000MPa 压力下作用一段时间后达到灭菌要求。通过加压,可使微生物死亡、蛋白质凝固,同时对液态食品的保藏、肉类的嫩化也有效果。相比于加热杀菌方法,该方法能较好保持食品固有营养成分、质构、色泽和新鲜度,符合消费者对食品营养和原味要求(表 3-5-14)。

最近 2～3 年,高压技术作为食品加工手段在多种食品物料上进行了广泛的研究,最初较多地集中在果蔬汁饮料产品生产上,最早在市场出现的加压食品是草莓酱。

(一)超高压杀菌的原理及其特点

1. 超高压杀菌的原理 食品超高压杀菌技术是利用加在液体中的压力,通过介质,以压力作为能量因子,将放在专门密封超高压容器内的食品,在常温或者低温(低于100℃)下,以液压作为压力传递介质对食品加压,压力达到数百兆帕,从而达到杀菌的目的。高压会影响细胞的形态,如使液泡破裂,从而使形态发生变化,这种破坏是不可逆的。另外,高压也会引起食品原料及所含微生物主要酶系的失活。一般情况下,当压力超过300MPa后,会对蛋白质造成不可逆的变性。超高压会破坏细胞膜,通过高压改变细胞膜的通透性,从而抑制酶的活性和DNA等遗传物质的复制来实现杀菌。在超高压杀菌过程中,由于食品成分和组织状态十分复杂,因此要根据不同的食品对象采取不同的处理条件。一般情况下,影响超高压杀菌的主要因素有:压力大小、加压时间、加压温度、pH、水分活度、食品成分、微生物生长阶段和微生物种类等等。

表3-5-14 加热杀菌和超高压杀菌的比较

性能指标	加热杀菌	超高压杀菌
杀菌时间	长,20~30min	短,5~10min
后处理过程	复杂	简单
温度	高,80~100℃	常温
阻气性	要	要
密封性	较高	很高
充填时残留空气	微量	影响升压时间
能耗	高	低

2. 超高压杀菌的特点

(1) 超高压杀菌的优点:超高压杀菌技术作为新兴技术应用于食品保藏,它主要的优点如下:

1) 作为一种物理方法在不加热或不添加化学防腐剂的条件下杀死致病菌和腐败菌,从而保障食品的安全、延长食品的货架期;

2) 作为一种非热加工手段,在杀菌过程中没有温度的剧烈变化,它只会对非共价键产生作用,如离子键、氢键和疏水键,而共价键则不受影响,对小分子物质影响较小,能较好地保持食品原有的色、香、味以及功能与营养成分;

3) 因为不同微生物对超高压杀菌技术敏感是不同的,酵母、霉菌容易在较低的压力下被杀死,细菌营养体则需要较高的压力,而细菌孢子很难杀死;

4) 目前超高压杀菌技术主要应用于高酸性食品,由于高压高温协同效果能够杀死细菌孢子,相比于传统的高温杀菌,采用高压高温协同杀菌能够大幅缩减杀菌时间,提高了低酸性食品品质;

5) 超高压技术不仅能杀灭微生物,而且能使淀粉成糊状、蛋白质成胶凝状,获得与加热处理不一样的食品风味,超高压杀菌技术采用液态介质进行处理,易实现杀菌均匀、瞬时、高效。

(2) 超高压杀菌的缺点

超高压杀菌技术的缺点主要表现在以下几个方面:

超高压灭菌技术对杀灭芽胞效果似乎不太理想,在绿茶茶汤中接种耐热细菌芽胞后,采用室温和400MPa静水高压处理,不能杀灭这些芽胞。

由于糖或盐对微生物的保护作用,在黏度非常大的高浓度糖溶液中,超高压灭菌效果并不明显。

由于处理过程压力很高,食品中压敏性成分会受到不同程度的破坏。其过高的压力使得能耗增加,对设备要求过高。而且,超高压装置初期投入成本比较高,一般食品工厂不利于产品推广。

(二) 超高压杀菌工艺及其设备

1. 超高压灭菌的工艺　超高压灭菌设备与一般的高压设备没有本质区别,只是压力介质不同,一般为水。因为水不仅成本低,来源广阔,而且与气体相比较无爆炸的危险、能耗也小,通常压力为 100~600MPa,但当压力超过 600MPa 以上时需要采用油性压媒,目前主要有两种超高压处理工艺。

(1) 固态食品的超高压杀菌工艺:首先,将固态食品装载耐压、无毒、柔韧并能传递压力的软包装内,并进行真空密封包装,以避免压力介质混入,然后置于超高压腔中,选择预选的几组超高压值进行加压处理。由于超高压食品的品种、物性等的差异,每一超高压食品的最佳处理工艺肯定有一定的差异。但超高压固态食品杀菌的关键处理工艺是:升压→保压→卸压的过程,其中升压值的大小、保压时间均可以预先设定,由调控系统控制。这种方式通常为不连续式,但可以设计几个高压腔互相协调,可以实现半连续化生产,其工艺流程如图3-5-4。

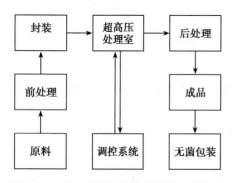

图 3-5-4　固态食品的超高压杀菌工艺流程

(2) 液态食品的超高压杀菌工艺:液态食品,如果汁、奶、饮料等,可以直接加工物料取代水等压媒,实现进料和卸料的连续化生产,但是必须附带设备预先杀菌工艺。液态食品的超高压杀菌的核心工艺与固态基本类同,但是液态食品超高压杀菌的保压段极短,且卸料比较容易,在超高压腔设计一个放料阀即可定时按设定值放料,从而实现连续化的作业,从目前研究动向来看,液态食品的超高压灭菌工艺有更客观的实用性研究价值。

2. 超高压杀菌的设备　作为超高压食品灭菌设备,在满足加工产品要求的同时,也应具有一定的灵活性,即能进行多种产品的开发、生产,具有一机多用的功能。

(1) 固态食品的超高压杀菌设备:对于固态食品的超高压杀菌设备其关键环节是超高压处理室中超高压容器的设计,也是整个装置的核心,承受的压力最高,且还要在最高压力值处承受一段保压时间,因此其制造工艺困难且价格昂贵。

食品灭菌超高压容器的设计可以参照以往成功地应用在金属、陶瓷等领域的 CIP(cold isostatic press)设备。该设备的加压方式是压升式,与活塞直压式相比,容器的有效容积较大,适用于大批量固态食品的灭菌。

关于容器内处理室的温度控制,对于小型设备,可以在容器的外部设置外套,通过热介质或冷介质的循环,达到调节处理室温的目的。对于 24 小时连续工作的大型设备,也可以采用以上方法来控制温度。然而对于只在白天运行的大型设备,由于容器的壁厚太大,从容器外面进行调温效果不好,而且控制应答性也差,这时,可以考虑采用内部循环式温控装置。这种装置的工作方式如下:将压力介质在超高压容器外调好温度,再泵入容器内的处理室,然后,通过处理室与容器的间歇排出容器外。该方法可以不考虑设备的大小,温控应答性好,而且还具有搅拌效果。此外,与外部温控式不同,容器本身不需要加热到不需要的温度。因此,内部循环温控式在节能方面也是优越的。

(2)液态食品的超高压杀菌设备:根据液态食品超高压杀菌方式的不同,其对应设备可归纳为两大类:其一,类似于固态食品的处理方式,即液态食品通过密封包装后,再于超高压腔中由压力介质从外围加压处理。这种方案不太适合将高压技术向工业生产力转化;其二,由液态食品代替压力介质直接超高压处理。但是这种处理方式的条件要求比较严格:首先,要保证超高压泵,即增压器高密封性,因为,超高压泵一边为油,一边为食品,如若密封性差,加压杀菌食品很容易油染,不符合食品加工卫生标准的要求;其次,为了减少超高压杀菌的次数,最低超高压杀菌的压力值必须保证整体超高压系统无菌化程度非常高,特别是低压段,这样设备预处理灭菌是不可缺少的一步工序。

3. 超高压杀菌技术的应用 超高压杀菌技术应用广泛,已经深入到食品工业中的许多行业,表3-5-15介绍了超高压杀菌技术在肉制品、水产品、果蔬制品和奶制品中的最新应用情况,以下将主要介绍超高压杀菌技术在三个方面的应用。

表3-5-15 超高压杀菌技术在食品工业中的应用情况

食品类型		加压条件	杀菌效果
肉类食品	荠菜和制品、生鲜猪肉	分别经过(200MPa、400MPa)10min、600MPa(5min、10min、15min、20min)处理	对大肠杆菌、金黄色葡萄球菌的杀菌效果很好、残活率最大下降了8.5、5、9个对数,对生鲜猪肉和荠菜制品中的微生物具有较好的杀菌效果,残活率下降了3.5、7.8个对数值
	切片熟火腿、切片干腌火腿和切片干腌牛肉	31℃,600MPa处理6min	避免酵母和肠细菌生长以及延缓乳酸菌的生长
	肉制品	25℃温度下,300MPa以上的超高压	大肠杆菌全部杀灭
	碎猪肉	414Mpa,50℃处理6min	可使单增李斯特菌的数量减少 10^{10} cfu/g
	猪肉	25℃,10min在400MPa左右	革兰阴性细菌和酵母大量减少
水产品	缢蛏	300MPa以上处理;500MPa,20℃,15min处理	菌落总数总体上都减少了2、3个对数值,大肠杆菌已经无法检测出
	章鱼	200MPa,7℃处理,7℃和40℃下,400MPa连续处理15min	杀灭大肠杆菌和金黄色葡萄球菌,微生物数量大大低于对照组
	牡蛎	207~345MPa,加压2min处理	能够消除s型霍乱菌,可稳定保藏41天
	牡蛎	常温下,260MPa作用3min处理,345MPa,90s处理	对创伤弧菌有很大的杀灭作用,对副溶血弧菌有类似的杀灭作用
果蔬制品	鲜榨苹果汁和胡萝卜汁	400MPa,15min	菌落总数显著降低(P<0.05)可在处理后7天仍保持食品安全性

续表

食品类型		加压条件	杀菌效果
	荔枝果汁	400MPa 压力处理	达到商业无菌
	猕猴桃汁	400MPa,处理 15min	大肠菌群可全部杀灭,菌落总数也可降至 35cfu/ml
	草莓汁	温度 29℃下,压力为 350MPa,处理 30min;压力为 350MPa,处理 10min	大肠菌群可全部杀灭;霉菌和酵母菌可全部杀灭;菌落总数可降至 30cfu/ml,达到国家食品卫生安全要求
	橙汁	500MPa、处理 5min	pH 3.8 的橙汁中的耐压菌株 *E. Coli* 0157 虽然只有 1 ~ 2 个对数值的减少,但在 25℃或 37℃条件下储藏 3h 后其减少值达到 7 个对数值以上
乳制品	鲜牛奶	200 ~ 500MPa;500 ~ 600MPa;处理 30min	随着压力升高,杀菌效果直线上升,压力升高,杀菌效果增幅不明显超高压处理鲜牛奶的最优工艺
	牛乳	100 ~ 600MPa 作用 5 ~ 10min;压力达 600MPa 并结合一定的温度处理 15 ~ 20min	杀灭一般细菌和酵母菌,但芽胞有一定的耐受性可完全杀菌
	牛乳	500MPa 处理 20min	大肠埃希氏菌致死率为 99.9981%,猪霍乱沙门菌猪霍乱亚种致死率为 99.9994%

（1）超高压处理在肉制品中的应用:对多种动物性食品高压处理的结果是:鱼肉加压 450MPa 仍不能完全灭菌,但可以延长保存期。不过高压会导致生鱼肉蛋白质白浊化和口感改变,所以不宜于生鱼片的加工。对畜肉如猪肉糜经 600MPa,20 分钟处理,灭菌达 4 级(即残留菌数减至 10^4)以上。在常温下(25℃,10 分钟)对猪肉的超高压处理后,结果发现革兰阴性细菌和酵母在 400MPa 左右的压力下基本能被杀死,革兰阳性细菌被杀死的压力则需要 600MPa,而要杀死孢子类细菌要求还要高些,需要高的压力以及适当的加热和延长保压时间。对猪肉和牛肉进行 400MPa,20 分钟的超高压处理,发现蛋白质变性、肉质鲜嫩,口感风味独特,而且保质期也大大延长。

研究人员采用高压技术对肉制品进行加工处理发现,与常规加工方法相比,经高压处理后的肉制品在嫩度、风味、色泽及成熟度方面均得到改善,同时也增加了保藏性。例如,对廉价质粗的牛肉进行常温 250MPa 处理后可得到嫩化的牛肉制品;300MPa,10 分钟处理鸡肉和鱼肉,可得到类似于轻微烹饪的组织状况。

（2）超高压处理在水产品加工中的应用:水产品的加工较为特殊,产品要求保持原有的风味、色泽、良好的口感与质地。常规的加热处理、干制处理均不能满足要求。研究表明,高压处理可保持水产品原有的新鲜风味。例如,在 600MPa 处理 10 分钟,可使水产品中的酶完全失活,其结果是对甲壳类水产品,外观呈红色,内部为白色,并完全呈变性状态,细菌量大大减少,但仍保持原有生鲜味,这对喜食生水产制品的消费者来说极为重要。高压处理还可增大鱼制品的凝胶性,将鱼肉加 1% 及 3% 的食盐擂渍,然后制成 2.5cm 厚的块状,在 100～600MPa,0℃处理 10 分钟,用流变仪测凝胶强度,在 400MPa 下处理,鱼糜的凝胶性最强。用含 2% 食盐的鳕鱼糜分别加压、加热处理制成凝胶,经高压处理制得的凝胶不仅色泽、口感、弹性好,而且避免了热臭,产生了新风味。

（3）超高压处理在果汁果酱、果酒、乳品加工中的应用:有研究分别对柑橘类果汁 pH 2.5～3.7 经 100～600MPa,5～10 分钟的高压灭菌实验,结果是一般细菌和酵母、霉菌数均随加压而减少至酵母、霉菌完全杀灭,仅有部分枯草杆菌之类因形成耐热性强的孢子而残留。若加压至 600MPa 再结合适当加温(47～57℃)则可实现完全灭菌;处理后,果汁风味、组成成分均未见变化。研究表明,柑橘类果汁呈酸性(pH<4.0),酵母、酵母、乳酸菌等是其变质腐败的主要原因,耐热性强的孢子在此条件下因受到抑制而难以繁殖,因此采用高压灭菌最为适合。采用 400MPa、10 分钟处理的柑橘类果汁在室温下保存期可达数月至一年半。此外,与果汁同 pH 的西点、调味汁等采用高压灭菌也较为合适;低酸性液体食品则采用高压结合适当加温则更为适宜。

在生产果汁果酱中,采用高压杀菌,不仅使水果中的微生物致死,而且还可简化生产工艺,提高产品品质。这方面最成功的例子是日本明治屋食品公司。该公司采用高压杀菌技术生产果酱,如草莓、猕猴桃和苹果酱。生产过程中采用室温下以 400～600MPa 的压力对软包装封果酱处理 10～30 分钟,所生产的产品保持了新鲜的口味、颜色和风味。

超高压在乳制品、植物蛋白乳的加工杀菌方面也有广泛应用。经超高压处理的牛乳、豆乳没有煮熟味,组织细腻,风味良好,保质期大大延长。高压对果酒的加工既能对果酒进行杀菌,同时又能改善果酒的风味。

（郭福川）

第 四 章

食品的化学性污染及其预防

食品化学性污染涉及范围较广,情况也较复杂。主要包括:①农药、兽药不合理使用,残留在食品中;②工业三废(废水、废渣、废气)排放,造成有毒金属和有机物污染环境,继而转移至食品,如铅、砷、镉、汞、酚等;③食品容器、包装材料、运输工具等接触食品时溶入食品中的有害物质;④滥用食品添加剂;⑤在食品加工、贮存过程中产生的物质,如腌制、烟熏、烘烤类食物产生的亚硝胺、多环芳烃、杂环胺、丙烯酰胺等以及酒中有害的醇类、醛类等;⑥掺假、制假过程中加入的物质,如在奶粉中加入三聚氰胺。

第一节 有毒金属对食品的污染及其预防

一、概述

(一)食品中有毒金属来源

自然界中存在各种金属元素,人体可以通过饮水、食物及生产、生活活动等接触和摄入金属元素。进入人体的金属元素有些是人体代谢所必需的,但是在过量摄入情况下对人体可产生毒性作用或者潜在危害,有些金属元素即使在较低摄入量的情况下,亦可干扰人体正常生理功能,并产生明显的毒性作用,如砷、铅、镉、汞等,常称之为有毒金属。而铬等金属元素对人体营养有一定意义,但通过各种途径进入食品的量日益增加,也会导致对机体的潜在危害。

1. 自然环境中的高本底含量 由于不同地区环境中元素分布的不均一性,可造成某些地区金属元素的本底值高于其他地区,从而使这些地区生产的食用动植物中有毒金属元素含量较高。如海底、火山活动地区,因地层的高含量而使动植物有毒金属含量显著高于一般地区。

2. 农用化学物质的使用,工业三废的排放 有些农药含有重金属,如有机汞、有机砷类农药的施用以及工业三废(废渣、废水、废气)排放污染环境,对食品可造成直接或间接的污染。即使在环境中有毒金属的浓度很低,但仍可通过食物链富集,在食品及人体内达到很高的浓度。如鱼虾等水产品中,汞和镉等有毒金属的含量可能高达其生存环境浓度的数百甚至数千倍。

3. 食品加工、储存、运输和销售过程中的污染 食品加工过程中所使用的金属机械、管道、容器以及因工艺需要加入的添加剂质地不纯,含有有毒金属杂质均可以污染食品。如日本曾发生的"森永奶粉中毒事件",是因奶粉生产中使用了含大量砷盐的磷酸氢二钠作为稳定剂而致使上万名婴儿中毒。

（二）有毒金属的毒性特点

有毒金属进入人体内多以原来的形式存在,也能转变为毒性更强的化合物。多数有毒金属在机体内蓄积,且半减期长。长期少量摄入可以产生慢性毒性反应,也可能有致畸、致突变、致癌的潜在危害。一次大剂量给予也可以产生急性中毒。

1. 存在形式与毒性有关   以有机形式存在的金属及水溶性较大的金属盐类,因其消化道吸收较多,通常毒性较大。如易溶于水的氯化镉、硝酸镉,比难溶于水的硫化镉、碳酸镉、氢氧化镉的毒性更强。有机汞化合物比无机汞化合物更容易吸收,有机汞毒性大于无机汞化合物。有机汞化合物中甲基汞的毒性更强。无机汞化合物如氯化汞吸收率只有2%,醋酸汞为50%,甲基汞为90%~100%。

2. 食物中某些营养素影响有毒金属的毒性   膳食营养成分可以影响有毒金属的毒性,如食物蛋白质与有毒金属结合,延缓有毒金属在肠道吸收。有些氨基酸对有毒金属有拮抗其毒性的作用。如蛋氨酸、胱氨酸通过提供巯基(—SH)可以预防砷引起动物的肝损伤。因为砷引起的病变与砷和巯基(—SH)形成稳定络合物、抑制含巯基(—SH)酶的活性有关。胱氨酸可以提供硫结合部位以便让汞与之结合,从而减轻汞的毒性。维生素 C 与铅结合形成溶解度较低的抗坏血酸铅,使铅吸收率降低。维生素 C 使六价铬还原成三价铬降低其毒性。另一方面,某些有毒金属元素间也可产生协同作用。如砷和镉的协同作用可造成对巯基酶的严重抑制而增加其毒性,汞和铅可共同作用于神经系统,从而加重其毒性作用。

3. 蓄积性强   有毒金属进入人体后排出缓慢,生物半衰期较长,易在体内蓄积。

（三）预防有毒金属污染食品的措施

1. 严格监管工业生产中的"三废"排放。

2. 农田灌溉用水和渔业养殖用水应符合《农田灌溉水质标准》(GB 5084-2005)和《渔业水质标准》(GB 11607-1989)。

3. 禁止使用有毒金属农药并严格控制有毒金属和有毒金属化合物的使用;控制食品生产加工过程有毒金属的污染,包括限制食品加工设备、管道、包装材料和容器中镉、铅的含量;限制油漆等中的镉含量等;推广使用无铅汽油等。

4. 制定食品中有毒金属的允许限量标准,建立食品安全监测、管理监测和应急机制。

环境污染导致的食品安全的突出问题是管理薄弱、措施不力,因此,健全管理体制至关重要。如何解决和防止水污染,保证食品安全必须由国家统一协调,建立完善的食品安全监测网络,进行食品质量的动态监测,同时制定防止食品污染突发事件的应急预案和应急保障措施。

二、汞对食品的污染

（一）汞的理化特性

汞(mercury)又称水银,为银白色液体金属,相对原子质量200.61,密度13.546g/cm^3,熔点-38.89℃,沸点356.58℃。具有易蒸发特性,常温下可以形成汞蒸气。

除金属汞外,汞化合物分为无机汞和有机汞两大类,常用的无机汞化合物有硝酸汞、砷酸汞、氰化汞、氯化高汞及甘汞。有机汞曾用作杀菌剂,用以拌种或田间喷粉,国内曾使用过的有氯化乙基汞、醋酸苯汞、磷酸乙基汞、磺酸苯汞等,目前已禁止使用。

在环境中或生物体内无机汞可以通过微生物作用形成甲基汞，也可以通过纯化学反应使无机汞甲基化。如水底淤泥及鱼体表微生物均可使污染的无机汞转变为甲基汞。

（二）汞对食品的污染

1. 天然本底　汞在岩石圈中广泛存在，美国地质调查局 1970 年报告显示，岩石圈中汞的含量在 $50 \sim 100 \mu g/kg$ 之间。由于风化作用岩石圈中的汞可不断移出地面，据估计岩石因风化作用移出的汞每年可达 5000 吨，其中至少有一半进入环境中。由于汞在自然环境中进行循环，故大气、土壤、水域中均含有汞，构成了环境中汞的本底值。

由于汞在环境中分布广泛，其在自然界包括生物圈内进行着复杂的循环。生物圈中所有的生物几乎都含有不同程度的汞。大气、水和食物链是汞进入生物圈的主要途径。

生活于自然界的动植物中亦有一定量的本底汞值。所有植物都含有微量汞，大多数植物自然汞含量为 $1 \sim 100 \mu g/kg$。未被污染的天然水域中也含有微量的汞，故鱼体内也含有一定量的汞。鱼体中汞含量随鱼的种类、年龄、性别、季节和水文条件不同而有差异。

2. 环境汞对食品的污染　从宏观角度计算，每年人为地排入大气的汞约 7000 吨，由于上地幔和海洋的蒸发，进入大气中约 $3000 \sim 15\,000$ 吨。此外，由于化石燃料的使用，每年释放入大气汞约 10\,000 吨。全世界每年生产汞 10\,000 吨供工业生产和农业生产，其终极结果也是排入环境中。

在汞的生产和资源利用过程中，例如汞的开采和冶炼、化工生产、造纸业、烧碱业、含汞农药、医疗药物、灯泡、电池、电器等的生产和应用均可以因为废气、废水、废渣的排放造成环境污染从而污染食品。

鱼汞是人体汞的主要来源。含汞的废水排入江河湖海后，其中所含的金属汞或无机汞可以在水体（尤其是底层污泥）中某些微生物体内的甲基钴氨酸转移酶的作用下转变为甲基汞，如果在硫化氢存在的情况下可转变为二甲基汞，并可由于食物链的生物富集作用而在鱼体内达到很高的含量。日本是汞污染比较严重的国家，如水俣湾的鱼、贝含汞量达 $20 \sim 40mg/kg$，为其生活水域汞浓度的数万倍。

除水产品外，汞亦可通过含汞农药的使用和废水灌溉农田等途径污染农作物和饲料，造成谷类、蔬菜水果和动物性食品的汞污染。

家禽、家畜类汞含量与饲料汞含量密切相关。用过含汞农药地区，家禽、家畜体汞含量均显著增高。

被汞污染的粮食，无论用碾磨还是用不同烹调方法，如淘、洗、炒、蒸、煮等均不能将所含的汞除净。鱼体内的甲基汞，用冻干，油炸、干燥等方法均不能除净。故长期食用被汞污染的食物容易发生食物中毒。我国过去曾用含汞农药及废水灌溉农田地区，也发生农作物含汞量增高并引起中毒的事故。

（三）体内代谢和毒性

1. 汞的吸收、分布与排泄　人体对汞及其化合物的吸收，可经消化道、呼吸道、皮肤三种途径。由于吸收途径不同和汞化合物的理化性质的差异，它在体内的运行和器官的累积以及通过尿、粪便等排泄机制也不大相同。金属汞和离子型无机汞在肠道的吸收率很低，约 $5\% \sim 7\%$。有机汞的吸收率高达 95% 以上。金属汞主要是以汞蒸气经呼吸道进人体内，通过肺泡壁迅速扩散被红细胞结合，并氧化成离子态汞。进入人体的无机汞被机体吸收的程度很低，只有离子态的汞才被吸收。

吸收的汞迅速分布到全身组织和器官，但以肝、肾、脑等器官含量最多。甲基汞主要与蛋白质的巯基结合。血液吸收甲基汞、乙基汞、酚汞和甲基酚汞的能力远大于元素汞和无机汞。在血液中90%与红细胞结合,10%与血浆蛋白结合,血液中的汞可作为近期摄入体内汞的水平指标,也可作为体内汞负荷程度的指标。因甲基汞具有亲脂性以及与巯基的亲和力很强,其可通过血-脑屏障、胎盘屏障和血-睾屏障。大脑对其亲和力很强,脑中汞浓度可比血液中浓度高3~6倍,汞进入大脑后导致脑和神经系统损伤。甲基汞可致胎儿和新生儿的汞中毒。

汞是强蓄积性毒物,在人体内的生物半衰期平均为70天,在脑内的半衰期可达180~250天。体内的汞可通过尿、粪和毛发排出,毛发中的汞水平与摄入量成正比,故毛发中的汞含量亦可反映体内汞负荷情况。此外,部分汞也可经汗腺、唾液、乳汁排出。

2. 汞的毒性　有机汞中的苯基汞、烷氧基汞均易降解为无机汞。甲基汞为低分子烷基汞的代表,具有更强的毒性。

通过食物被吸收入人体的甲基汞可以直接进入血液,与红细胞血红蛋白的巯基(—SH)结合,随血流分布于各组织器官,并可以透过血脑屏障侵入脑组织,严重损害小脑和大脑两半球,特别是枕叶、脊髓后束和末梢感觉神经。甲基汞在大脑的感觉区和运动区蓄积量较高,尤其大脑后叶蓄积量最高,致使中毒患者视觉、听觉严重障碍。甲基汞透过胎盘侵入胎儿脑组织,从而对胎儿脑细胞造成广泛的损害。

甲基汞在脑组织中呈碳-汞(C-Hg)原形蓄积,能长期蓄积于脑细胞内,在脑细胞中半减期为240天,对脑细胞产生长期毒作用,使脑细胞出现退行性变。

甲基汞属高神经毒性,成人引起急性、亚急性中毒的总剂量为20mg/kg。引起胎儿急性、亚急性中毒剂量为5mg/kg。

甲基汞对人体特殊毒作用机制至今未完全阐明,目前认为汞对神经系统的损害作用原因之一是影响乙酰胆碱的合成,对神经兴奋传导的抑制。δ-氨基-γ 酮戊酸脱水酶的巯基(—SH)是该酶的作用基,参与体内乙酰胆碱代谢,巯基(—SH)与汞结合影响乙酰胆碱的合成。另一原因是引起细胞膜功能的障碍。进入细胞内的甲基汞有强的亲脂性,对细胞膜产生溶解作用。对此有两种解释,其一认为甲基汞作用于带巯基(—SH)的酶及蛋白质,使其功能产生障碍。其二认为甲基汞与磷脂的缩醛磷脂相结合,并对缩醛磷脂的加水分解起酶作用,生成的溶血磷酸酯对细胞膜起溶解作用。脑比其他脏器含脂质多,尤其缩醛磷脂含量最高,故甲基汞对机体的毒作用多发生于中枢神经系统。

实验证明,甲基汞尚可引起肝、肾损害。与汞毒性关系最大的是汞与器官内组织蛋白的结合。与蛋白质结合的汞大量沉积于生物体内,在肾、肝中积累远大于其他器官,由此造成功能障碍。肾功能障碍是有机汞和无机汞中毒的首要标志,一般急性汞中毒首先导致肾组织坏死与尿毒症,严重时患者死亡。大鼠长期给予甲基汞会出现肾病。许多学者报道汞引起肾脏病变部位主要在肾小管,使产生混浊、肿胀及上皮退行性变。此外,在甲基汞注射试验中,肝中毒仅次于肾中毒。病理组织学检查发现,有肝脂肪变性、肝细胞解体、空泡变性和萎缩等。

实验证明甲基汞还可引起致畸效应。受孕小鼠给予甲基汞后出现死胎,吸收胎及仔鼠畸形。日本水俣病区妇女,食入含汞食品,本身可以不发病,但可通过胎盘引起胎儿先天性汞中毒,初生婴儿出现畸形、发育不良、智力减退,甚至脑麻痹而死亡。

长期摄入被甲基汞污染的食品可致甲基汞中毒。20 世纪 50 年代日本发生的典型公害病-水俣病,就是由于含汞工业废水严重污染了水俣湾,当地居民长期大量食用该水域捕获的鱼类而引起的甲基汞中毒的典型事件。甲基汞中毒的主要表现是神经系统损害的症状。初起为疲乏、头晕、失眠、而后感觉异常,手指、足趾、口唇和舌等处麻木,严重者出现共济失调、语言障碍、视野缩小、听力障碍、感觉障碍及精神症状等,进而瘫痪、肢体变形、吞咽困难甚至死亡。血汞>200μg/L,发汞>50μg/g,尿汞>2μg/L,即表明有汞中毒的可能。血汞>1mg/L,发汞>100μg/g 可出现明显的中毒症状。

(四) 危险性评估与限量标准

2010 年 JECFA 第 72 次会议将无机汞(用于非鱼贝类食品的膳食暴露评估以总汞计)的 PTWI 由 5μg/kg 下降至 4μg/kg。对于鱼贝类食品则采用甲级汞 PTWI(1.6μg/kg,2003 年 JECFA 提出,2006 年 JECFA 第 67 次会议确认)进行限量管理。

我国制订的食物汞允许限量标准(GB 2762-2017)见表 4-1-1。

表 4-1-1 食品中汞允许限量

食品类别(名称)	限量(以 Hg 计)mg/kg	
	总汞	甲基汞[a]
水产动物及其制品(肉食性鱼类及其制品除外)	—	0.5
肉食性鱼类及其制品	—	1.0
谷物及其制品		
稻谷[b]、糙米、大米、玉米、玉米面(渣、片)、小麦、小麦粉	0.02	—
蔬菜及其制品		
新鲜蔬菜	0.01	—
食用菌及其制品	0.1	—
肉及肉制品		
肉类	0.05	—
乳及乳制品		
生乳、巴氏杀菌乳、灭菌乳、调制乳、发酵乳	0.01	—
蛋及蛋制品		
鲜蛋	0.05	—
调味品		
食用盐	0.1	—
饮料类		
矿泉水	0.01mg/L	—
特殊膳食用食品		
婴幼儿罐装辅助食品	0.02	—

[a] 水产动物及其制品可先测定总汞,当总汞水平不超过甲基汞限量值时,不必测定甲基汞;否则,需再测定甲基汞。
[b] 稻谷以糙米计。

三、砷对食品的污染

(一) 砷的理化特性

砷(arsenic)有灰、黄和黑色三种异型体,其中灰砷具有金属性。相对原子质量 74.92,密度 5.73g/cm³(14℃),熔点 81.4℃,615℃开始升华。在潮湿空气中易氧化。

砷的化合物有无机砷和有机砷两类,无机砷多数为三价砷和五价砷化合物。常见的三价砷化物有三氧化二砷、亚砷酸钠、三氯化砷。五价砷常见的有五氧化二砷、砷酸及盐。有机砷主要为五价砷,如对氨基苯砷酸、甲砷酸、二甲次砷酸。

砷在潮湿空气中或燃烧时可以形成三氧化二砷。三氧化二砷溶于碱形成亚砷酸盐,在盐酸中形成二氯化砷,亚砷酸盐在水中溶解度较大。砷在水溶液中价态可以转换,取决于水的 pH 值和氧化还原物质的存在。

无机砷在环境中或生物体内可以形成甲基砷化物。无机砷化物在酸性环境中经金属催化释放新生态氢,可以生成具有强毒性的砷化氢气体。

（二）对食品的污染

1. 天然本底　砷是自然界分布广泛的一种类金属,多以重金属的砷化合物和硫砷化物形式混存于金属矿石之中。如二硫化砷、三硫化砷、砷铁矿等。另外,还伴随存在于其他多种矿石如镍砷矿、硫砷铜矿等。这些矿石中的砷在风蚀、雨淋、水浸等情况下可以进入土壤、水体。因此,砷广泛存在于土壤、水、空气、食物中,几乎所有生物体内均含有砷。

生活于自然环境中的动植物可以通过直接吸收或通过食物链摄取砷。正常情况下动植物食品中砷含量较少,特殊地域含量较高。谷类、豆类、蔬菜一般均在 0.1mg/kg 以下。绝大多数食品砷含量在 1.0mg/kg 以下。但海产品含砷量较高,海鱼可达 5mg/kg,贝类可达数十毫克/千克。

2. 环境砷对食品的污染　砷矿的开采冶炼、有色金属的熔炼、煤的燃烧以及含砷化合物在工业生产中的应用,如玻璃、木材、制革、纺织、化工、陶器、油漆、颜料、制药、氮肥等加工均有用含砷的原料,在生产过程中通过三废排放,污染环境造成食品砷污染。此外,含硫火山岩浆的喷发和岩石的风化常释放一定量的砷,有些地区的泉水和地下水含砷量高达 1mg/L 以上,据估计,由自然界向人类生活环境释放的砷为 $8×10^6$kg/年,而人为释放为 $2.4×10^6$kg/年。

据报道在广州的污灌区,因土壤受到污染,粮食作物砷量达到 2mg/kg。北京市农业科学院报告显示,用含砷 0.25mg/L 的水灌溉水稻,糙米中砷含量较清灌区对照增加 75%。含砷 0.5mg/L 水灌溉油菜砷残留量比清灌区高 29%。

3. 含砷农药的使用　制造和使用含砷农药已有 100 余年的历史,常用的含砷农药有砷酸钠、亚砷酸钠、砷酸钙、亚砷酸钙、砷酸铅、砷酸锰等,由于无机砷的毒性较大,已禁止生产。但有机砷类杀菌剂甲基砷酸锌(稻脚青)、甲基砷酸钙、甲基砷酸铁胺(田安)和二甲基二硫代氨基甲酸砷(福美砷)等用于防治水稻纹枯病有较好的效果,其过量使用或未遵守安全间隔期可致农作物中砷含量明显增加。

4. 食品原料不纯,含砷量过高　在食品生产加工过程中,使用的无机酸、葡萄糖、食用色素等,这类化学物质质地不纯含有较高量的砷,可以混入食品。如生产酱油时用盐酸水解豆饼,并用碱中和,如果使用含砷量高的工业盐酸,制成的酱油砷含量即增高。日本曾经发生过生产酱油使用了含砷高的碳酸钠,以致酱油引起砷中毒。1956 年日本森永奶粉公司在制造奶粉时,使用了含砷的磷酸氢二钠作中和剂,从而在日本 27 个府县先后出现了上万人奶粉砷食物中毒。此外,食用色素、食用柠檬酸在生产过程中使用含砷过高的酸或碱以及被砷污染的容器或包装材料等也可造成食品的污染。

（三）体内代谢和毒性

1. 砷的吸收、分布、排泄　砷化合物可经消化道、呼吸道和皮肤等途径而被机体吸收。

机体对有机砷和无机砷的吸收率均较高,为70%~90%。无机砷化合物进入消化道后,其吸收程度取决于它的溶解度和物理状态。五价砷比三价砷容易吸收,如极难溶于水的三氧化二砷难以通过黏膜而被吸收;一般可溶性砷化合物在胃肠道中吸收较迅速。此外,砷化合物颗粒越细越易吸收。

进入人体的砷大部分与血红蛋白中珠蛋白结合,然后随血流分布到各组织器官,以肝和肾潴留量最高。砷易与角质蛋白结合,因而骨、皮、毛发、指甲等处有一定砷含量。在这些组织中虽然砷含量不高,但生物半减期长。砷不易通过血脑屏障,但很容易通过胎盘从母体转运到胎儿。

砷在体内外可以甲基化,三价砷在体内可以氧化成五价砷,五价砷亦能还原为三价砷,摄入过量砷可以导致砷中毒。

砷主要经肾由尿排出,少部分经粪便排出,也可以通过乳汁、毛发、指甲排出。五价砷排出速度较快,三价砷排出较慢。

2. 砷的毒性　砷的毒性取决于其化学形态和其溶解度,另外不同的动物物种以及给药途径也影响砷的毒性,一般来讲,三价砷比五价砷的毒性更强,动物实验结果表明口服无机砷会对动物的心血管系统、呼吸系统、消化系统、血液免疫系统、生殖系统以及神经系统产生毒性影响。

(1) 急性毒性:急性砷中毒以生活性(误食误用砷化物)急性中毒较常见,而由生产过程和环境污染导致的砷急性中毒甚为罕见。

急性砷中毒主要是由误食误用砷化物而引起。经口摄入砷几分钟之内就可出现急性砷中毒的症状,如果胃内有食物,可能推迟几个小时出现,一般口服无机砷化物以后0.5~1小时胃部和腹部剧烈疼痛、呕吐和腹泻,患者口内有金属味,有时呼气有大蒜气味以及出现脱水和休克。严重时出现中枢神经症状,兴奋、躁动、意识模糊、昏迷、因呼吸中枢麻痹死亡。此外,可见中毒性肝损伤、皮肤瘙痒、皮肤出血点和紫斑等。

(2) 慢性毒性:长期摄入少量的砷化物可以导致慢性砷中毒。除有进行性衰弱、食欲缺乏、恶心、呕吐等症状外。并同时出现皮肤色素沉着、角质增生、末梢神经炎等特有体征。据JECFA报道,人类长期摄入无机砷会对身体造成不利影响,如癌症、皮肤病、发育迟缓、心血管疾病、神经毒性和糖尿病等。

一般认为砷与体内含巯基酶结合,导致细胞正常代谢障碍,并首先危及最敏感的神经系统,故表现出神经症及多发性神经炎。在砷的毒作用下维生素B_1消耗增加,维生素B_1不足又加重神经系统的受损害程度。患者出现末梢多发性神经炎,四肢感觉异常,麻木、疼痛、行走困难、肌肉萎缩。皮肤色素沉着呈弥漫性灰黑色或深褐色斑点,并伴有白色斑点,称为砷源性黑皮症。皮肤角化主要在手掌,脚跖皮肤高度角化,并有可能转为皮肤癌。

(3) 致癌性:大量流行病学调查结果,已有充分证据证明无机砷可以诱发癌症。在所有对人类致癌的金属和类金属化合物中,砷是唯一未能通过动物致癌试验证实其致癌性的元素。直到20世纪80年代初国际癌症研究中心(IARC)才认为动物试验仅提供有限的致癌证据。砷最初被认作一种致癌物,是由于其会导致皮肤癌变,这一点在中国台湾和其他饮用水高浓度砷暴露地区已得到证实。智利、阿根廷、中国台湾的生态学研究以及中国台湾的队列研究结果表明,膀胱癌与饮用水高浓度砷暴露具有非常显著的联系。

(4) 致突变性及致畸性:已证实多种砷化物具有致突变性,可导致基因突变、染色体畸变并抑制DNA损伤的修复。砷酸钠可透过胎盘屏障,对小鼠和仓鼠有一定致畸性。砷化物诱发染色体损伤可能是与巯基酶结合,干扰了酶的功能;抑制 DNA 修复酶活性,取代磷抑制 DNA 的合成。

实验表明五价砷和三价砷均有致畸作用,砷可通过人和哺乳动物胎盘导致胎儿畸形。一般认为有机砷在体内需经转化为无机砷及其衍生物而起作用。

(四)危险性评估与限量标准

2010 年 JECFA 72 次会议确定了无机砷安全评价结果。结合我国总砷和无机砷的膳食暴露评估及借鉴国际最新评估结果,同时参照 CAC 及相关国家的制标原则,制定了我国食品中砷的限量标准。食品中砷允许限量卫生标准(GB 2762-2017)见表 4-1-2。

表 4-1-2 食品中砷允许限量

食品类别(名称)	限量(以 As 计)mg/kg	
	总砷	无机砷
谷物及其制品		
谷物(稻谷[a] 除外)	0.5	—
谷物碾磨加工品(糙米、大米除外)	0.5	—
稻谷[a]、糙米、大米		0.2
水产动物及其制品(鱼类及其制品除外)	—	0.5
鱼类及其制品	—	0.1
蔬菜及其制品		
新鲜蔬菜	0.5	—
食用菌及其制品	0.5	—
肉及肉制品	0.5	—
乳及乳制品		
生乳、巴氏杀菌乳、灭菌乳、调制乳、发酵乳	0.1	—
乳粉	0.5	—
油脂及其制品	0.1	—
调味品(水产调味品、藻类调味品和香辛料类除外)	0.5	—
水产调味品(鱼类调味品除外)	—	0.5
鱼类调味品	—	0.1
食糖及淀粉糖	0.5	—
饮料类		
包装饮用水	0.01mg/L	—
可可制品、巧克力和巧克力制品以及糖果		
可可制品、巧克力和巧克力制品	0.5	—
特殊膳食用食品		
婴幼儿谷类辅助食品(添加藻类的产品除外)	—	0.2
添加藻类的产品	—	0.3
婴幼儿罐装辅助食品(以水产及动物肝脏为原料的产品除外)	—	0.1
以水产及动物肝脏为原料的产品	—	0.3

[a]稻谷以糙米计

四、镉对食品的污染

（一）镉的理化特性

镉(cadmium)为银白色金属,质地柔软,有延展性,耐磨。相对原子质量为112.40,熔点320.9℃,沸点767℃,固体密度8.65g/cm³,液体密度8.0g/cm³,450℃沸腾,有较高蒸气压。镉蒸气在空气中很快被氧化为氧化镉。当存在有二氧化碳、水蒸气、二氧化硫、三氧化硫、氯化氢等气体时,与镉蒸气发生反应分别生成碳化镉、氮氧化镉、亚硫酸镉、硫酸镉、氯化镉等。这些化合物溢入环境中则可造成环境污染。

镉的无机化合物硫化镉、碳酸镉、氧化镉等不溶于水;镉的硫酸盐、硝酸盐和卤化物均溶于水。镉的有机化合物常见的有辛酸镉、硬脂酸镉、月桂酸镉等。金属镉基本无毒,镉化合物特别是氧化镉有较大毒性。

（二）对食品的污染

1. 天然本底　人类活动的环境中含有的元素主要来自地壳,在重金属中(除汞外),镉是地壳丰度最小的元素之一。镉和锌在自然界中总是共生的,闪锌矿中镉含量高达40%,其他如纤维锌矿、红锌矿、菱锌矿等含镉量一般为0.2%左右。此外,从生物系统产生的磷酸盐堆积物中,镉含量也很高,如南洋群岛的磷酸盐沉积岩中镉含量平均每吨有数千克。

由于人类的活动,自然界中的镉经各种途径放出至大气中。在无污染地区的环境中镉的背景值如空气在一般城市为$0.001 \sim 0.05 \mu g/m^3$,农村为$0.001 \sim 0.005 \mu g/m^3$;淡水和土壤一般低于1mg/L和1mg/kg;海水浓度在0.1mg/kg以下。

作物含镉量的差异与土壤性质有关,如酸性土壤易被植物所吸收,另外镉含量的高低也与品种不同有关。我国的调查报告数据显示,一般食品中均可以检出镉,但不同食品品种镉含量略有差异,如粮食平均镉含量为0.035mg/kg,蔬菜平均含镉量为0.3mg/kg,畜肉平均含镉0.019mg/kg,淡水鱼平均镉含量在0.05mg/kg以下,甲壳类水产品平均含镉量高于鱼类,含量接近于0.3mg/kg。

2. 环境镉对食品的污染　冶炼、化学工业、电器电动工业、陶瓷印刷工业等排放的工业三废是镉污染环境的主要来源。

大气中的镉来源很多,采矿、冶炼、废物焚烧等很容易向大气释放出镉。散射到大气中的镉颗粒物在大气中保持的时间取决于颗粒的大小、密度、风的条件及其他物理和气象因素。较小的颗粒可以长期保持在悬浮状态,较大的颗粒很快沉降,沉积在土壤、水、公路、建筑物顶部及其表面,直接或间接增加了土壤和水中镉的含量。沉积于土壤中的镉成为植物吸收镉的主要来源。且距厂矿越近污染越严重。

生活在镉污染水域中的鱼贝及其他水生生物的含镉量可以达污染前的450倍。个别海贝类可高达$10^5 \sim 3 \times 10^6$倍。含镉污水灌溉作物,亦使作物含镉量明显增加。据调查我国污灌区米中镉含量高达$1.32 \sim 5.43$mg/kg。蔬菜中镉平均含量为0.341mg/kg。叶菜类含量最高,依次为块根、鳞基、果蔬类。

3. 食品容器包装镉对食品的污染　因镉盐有鲜艳的颜色且耐高热,故常用作玻璃、陶瓷类容器的上色颜料、金属合金和镀层的成分以及塑料稳定剂等。使用这类食品容器和包装材料也可对食品造成镉污染。已有在镀镉容器中调制或存放食品、饮料引起多起中毒事件发生的报道。

此外,镉还可以通过施用磷肥进入土壤被作物吸收。施过磷肥的土壤分析出镉浓度为 3.38mg/kg,未施磷肥的土壤镉含量仅 0.8mg/kg。磷肥中镉含量比其他肥料高出 2 个数量级。由于镉常与锌共存,故肥料硫酸锌中镉含量更高。

（三）体内代谢和毒性

1. **镉的吸收、分布、排泄** 通过食物摄入的镉吸收率很低,一般 5%～10%。镉吸收后主要分布于肝、肾中,少量贮于甲状腺、骨、睾丸等组织。肝、肾中镉含量约占人体总蓄积量的 50%。肾皮质镉含量比总肾镉含量约高 50%。

镉在体内绝大部分是以金属硫蛋白状态存在。血中的镉 95% 存在于血细胞中,其中 84% 与硫蛋白结合。骨中镉约 26% 同硫蛋白结合。体液偏中性时镉硫蛋白结合比较稳定,不致释放出镉离子,镉离子同硫蛋白的结合在某种程度上起到了解毒作用。若过量摄入镉,使硫蛋白的生成和结合达到或超过饱和状态时则会出现毒性。

镉在体内可长期蓄积,其生物半减期长达 10～30 年。

通过食物摄入的镉约 70%～80% 从粪便排出,经尿排出的占 20%。也可经乳汁排出少量。

婴儿体内一般未检出镉,人到 50 岁时镉排出缓慢蓄积量最高,以后年龄段镉蓄积量减低。我国非职业接触者血镉<50μg/L,尿镉<3μg/L,发镉<3μg/g。如血镉>250μg/L 或尿镉>15μg/L,则表示有过量镉接触和镉中毒的可能。

2. **镉的毒性** 金属镉一般不具毒性,其化合物毒性大小与其种类有关。主要毒性表现如下。

（1）急性毒性:动物实验显示硫化镉、硒磺酸镉的毒性较低,小鼠经口 LD_{50} 为 1160mg/kg 及 2425mg/kg。氧化镉、硫酸镉毒性较高,小鼠经口 LD_{50} 为 72mg/kg 及 88mg/kg。美国、法国、日本均有报道,因使用镀镉容器盛装食物及饮料引起人的急性中毒事件。

经口摄取镉引起的急性镉中毒者,进食后 10 分钟到数小时可以发病,出现流涎、恶心、呕吐等消化道症状。金属镉的中毒剂量为 15mg 左右。通常约经 7 小时开始恢复,24 小时症状完全消失。但严重者可致虚脱死亡。

在吸入高浓度的镉烟雾和粉尘的情况下,数小时后即有喉头刺激感、头痛、头晕而发病,继而发生恶心、呕吐、咳嗽、胸痛和呼吸困难等症状。间质性肺水肿严重时,因心、肺功能不全而于 48 小时后死亡。

（2）慢性毒性:肾脏含镉量约为全身的 1/3,因此,肾脏是镉慢性中毒的靶器官。镉主要损害肾近曲小管,使其重吸收功能障碍,引起蛋白尿、氨基酸尿、糖尿和高钙尿,高钙尿导致体内出现负钙平衡,造成软骨症和骨质疏松。日本镉污染大米引起的公害病"痛痛病"（骨痛病）,就是由于环境镉污染通过食物链而引起的人体慢性镉中毒。骨痛病的特点是镉慢性蓄积,潜伏期 10～30 年。患者多为 40 岁以上的多子女母亲。患病都有腰痛、膝关节痛,以后全身疼痛。止痛药无效。除疼痛外另一主要症状是患者极易在轻微碰撞下产生多发病理性骨折,甚至咳嗽、打喷嚏也能引起骨折。骨骼变形,身长缩短。亦有报道接触镉者肾结石发生率较高。

此外,镉可抑制机体免疫功能、干扰免疫球蛋白的生成与正常的排列结构。使红细胞脆性增加,大量破坏红细胞而引起贫血。

（3）致突变作用:体内外实验均发现镉有致突变作用。如用氯化镉皮下注射显示出卵细胞染色体数目异常。用硫酸镉处理地鼠细胞株,经培养后发生染色单体型畸变。

镉对碱基有亲和力,镉通过与核酸直接发生反应和对核酸合成的影响而改变核酸的代谢。在微生物、植物和哺乳动物细胞中都曾观察到镉对 DNA 合成具有较强的抑制作用,镉能抑制人的 DNA 聚合酶。

(4) 致癌作用:动物实验显示,以镉的不同化合物进行皮下注射或静脉注射,均可诱发肿瘤。但经口给予尚未见诱发肿瘤反应。

(5) 致畸作用:动物试验显示,在受孕早期进行镉染毒,胎仔出现多种畸形。受孕后期进行镉染毒,可引起胎鼠死亡。

(四) 危险性评估与限量标准

2010 年 JECFA 第 72 次会议将镉的 PTWI 改为 PTMI(暂定每月耐受摄入量),并降低为每月 0.025mg/kg。参照 CAC 和有关国家对镉的限量标准的制定原则,结合我国食品中镉的污染水平及膳食暴露评估,制定了食品中镉允许限量标准(GB 2762-2017)(见表 4-1-3)。

表 4-1-3 食品中镉限量标准

食品类别(名称)	限量(以 Cd 计)mg/kg
谷物及其制品	
谷物(稻谷[a] 除外)	0.1
谷物碾磨加工品(糙米、大米除外)	0.1
稻谷[a]、糙米、大米	0.2
蔬菜及其制品	
新鲜蔬菜(叶菜蔬菜、豆类蔬菜、块根和块茎蔬菜、茎类蔬菜除外)	0.05
叶菜蔬菜	0.2
豆类蔬菜、块根和块茎蔬菜、茎类蔬菜(芹菜除外)	0.1
芹菜	0.2
水果及其制品	
新鲜水果	0.05
食用菌及其制品	
新鲜食用菌(香菇和姬松茸除外)	0.2
香菇	0.5
食用菌制品(姬松茸制品除外)	0.5
豆类及其制品	
豆类	0.2
坚果及籽类	
花生	0.5
肉及肉制品	
肉类(畜禽内脏除外)	0.1
畜禽肝脏	0.5
畜禽肾脏	1.0
肉制品(肝脏制品、肾脏制品除外)	0.1
肝脏制品	0.5
肾脏制品	1.0

食品类别(名称)	限量(以 Cd 计)mg/kg
水产动物及其制品	
鲜、冻水产动物	
鱼类	0.1
甲壳类	0.5
双壳类、腹足类、头足类、棘皮类	2.0(去除内脏)
水产制品	
鱼类罐头(凤尾鱼、旗鱼罐头除外)	0.2
凤尾鱼、旗鱼罐头	0.3
其他鱼类制品(凤尾鱼、旗鱼制品除外)	0.1
凤尾鱼、旗鱼制品	0.3
蛋及蛋制品	0.05
调味品	
食用盐	0.5
鱼类调味品	0.1
饮料类	
包装饮用水(矿泉水除外)	0.005mg/L
矿泉水	0.003mg/L

[a]稻谷以糙米计

五、铅对食品的污染

(一) 铅的理化特性

铅(lead)为灰白色质软金属,有良好的延展性,削面有光泽,在空气中能迅速生成氧化膜。相对原子质量 207.2,密度 $11.3g/cm^3$,熔点 327.5℃,沸点 1620℃。加热 400℃ 以上有大量铅蒸气逸出,在空气中氧化并凝结成烟。金属铅不溶于水,可以溶于硝酸溶液和热浓硫酸中。

铅有二价和四价化合物,除乙酸铅、氯酸铅、亚硝酸铅和氯化铅以外,一般都难溶或不溶于水。

(二) 对食品的污染

1. 食品的自然本底　铅的最重要来源是火成岩和变质岩,含铅量 10~20mg/kg。主要的天然铅矿有方铅矿(硫化铅)、白铅矿(碳酸铅)和铅矾(硫酸铅)。铅在地壳中天然存在的浓度大约为 13mg/kg,未受污染的南极土壤铅含量为 10mg/kg。我国一些土壤背景值如北京为 18.78mg/kg;上海 23.0mg/kg;南京 24.8mg/kg;重庆 22.2mg/kg。长江三峡库区 20.51mg/kg,华南地区 26~47mg/kg。远离开化地区的大气中铅浓度约 0.0001~0.001μg/m^3。地面水铅平均值均为 0.5μg/L。我国报告小麦 0.55mg/kg,糙米 0.0523mg/kg,蔬菜 0.20mg/kg。

铅的其他来源也可通过放射性元素铀和氡的衰变而衍生。

2. 环境中铅对食品的污染　铅是一种不降解的环境污染物,在环境中可以长期蓄积,可以通过食物链、水及空气进入人体。

自然环境中铅的本底值较低,当今人们铅摄入量及铅负荷升高,主要是人为造成的环境污染。如开采铅矿、冶炼、铅粉、蓄电池、玻璃生产及含铅化合物,如颜料、杀虫剂等的使用以及含铅物质的燃烧,均可造成环境的铅污染。

在铅的开采、冶炼和精炼过程中,铅对周围大气和土壤的影响在很大程度上取决于烟囱高度、排烟道的捕烟装置、地形和当地的其他条件。冶炼厂下风侧地面大气的浓度每立方米达数千微克;靠近冶炼厂的表层土壤铅含量为 1000mg/kg。

大气中的铅主要来自汽车废气,这是因为汽车燃料中烷基铅添加剂的燃烧在铅的排放中占有重要意义。在未使用含铅汽油的城市土壤浓度一般为 200~330mg/kg,农村土壤含铅量为 15~106mg/kg;而在公路,特别是高速公路两旁土壤铅含量明显升高。香港道路尘土中铅含量达 840mg/kg。使用含铅汽油城市大气中铅浓度一般在 0.5~3μg/m^3。一辆汽车一年可向空气中排放铅 2.5kg,其中一半沉积在公路两侧。据报道公路两旁植物含铅量高达 3000mg/kg。污染区牛奶铅含量高于一般地区 36 倍。

植物性食品铅含量受土壤、肥料、农药及灌溉水含铅量的影响。动物性食品受饲料、牧草、空气和饮水铅含量的影响。一般情况下植物性食品铅含量高于动物性食品。植物性食品中根茎类的铅含量高于种子类,瓜果类、叶菜类,在受污染的土壤中生长的农作物茎叶中含铅量高达 6mg/kg,接近冶炼厂的野燕麦,牧草分别达 500mg/kg 及 9645mg/kg。

我国报告湘江水生物铅含量较高,鱼类年均为 0.617mg/kg,虾类平均为 0.691mg/kg,螺、蚌量最高平均 1.81mg/kg,与铅、锌矿的开采和冶炼有关。渤海湾海洋动物体内铅含量鱼类平均 1.27mg/kg,甲壳动物平均 1.82mg/kg,软体动物 1.85mg/kg,多毛类 2.90mg/kg,其顺序是多毛类>软体动物>甲壳动物>鱼类,均与环境污染有关。

动物性食品中骨骼、脏器铅含量高于肌肉、脂肪及乳汁。

(三) 食品容器、用具铅对食品的污染

以铅合金、马口铁、陶瓷及搪瓷等材料制成的食品容器和食具常含有较多的铅,印制食品包装的油墨和颜料等常含有铅,它们在接触食品时造成污染。此外,食品加工机械、管道和聚氯乙烯塑料中的含铅稳定剂等均可导致食品的铅污染。我国早期有较多因用含铅锡壶盛酒引起食物中毒的报告以及用含铅量较高的焊锡冰模制作冰棒引起食物中毒的报告。国际标准组织(ISO)规定平底铅制餐具铅释放限量为 1.7mg/dm^3,凹型餐具熔铅限量为 2.5~5.0mg/L。FDA 要求含铅较高水平的装饰性陶器要永久标明“不能用来盛放食物”。

(四) 体内代谢和毒性

1. 铅的吸收、分布和排泄　人体中的铅主要是通过摄食、呼吸空气和饮水进入体内。此外,吸烟和一些职业性接触也是人体中铅的重要来源。非职业性接触的成年人,估计每人每日由膳食摄入铅约 300μg,由于膳食中钙、植酸和蛋白质等因素的影响仅有 5%~10% 的铅被人体吸收。儿童吸收率达 30%~50%。缺钙和低钙膳食可促进铅的吸收。

吸收进入血液中的铅以磷酸氢铅、铅与蛋白质的复合物及铅离子等形式存在。其中以磷酸氢铅为主;其溶解度为 12.6mg/L,以后逐渐形成溶解仅为 0.13mg/L 的正磷酸铅而沉积于骨组织。在一般情况下铅占人体铅负荷 80%~90%。其半减期 2~20 年。当缺钙或食入酸碱性药物而使血液酸碱平衡改变时,铅可以再形成可溶性磷酸氢铅而进入血液,引起内源性铅中毒。

在软组织中肝、肾、脑铅含量较高,软组织、血液和体液铅总含量约占 10%,其半减期为

20～40天。

血中铅约95%分布在红细胞内,血浆中占5%左右,这些离子型血浆铅容易扩散而进入其他组织。在肝、肾、脑组织中铅主要沉积于线粒体。核内包涵体含量也高,此为细胞对铅的特征反应。各器官、细胞、体液中铅呈动态平衡。

体内铅大部分经肾脏排出,小部分随粪便、乳汁、唾液等排出。尿铅、血铅和发铅是反映体内铅负荷常用指标。血铅的正常值上限我国规定为2.4μmol/L,尿铅的正常值上限定为0.39μmol/L(0.08mg/L)。

2. 毒性

(1) 急性毒性:铅化合物的毒性有较大差异,这与实验条件及溶解度有关。例如四乙基铅对大鼠的经口LD_{50}为35mg/kg,砷酸铅为100mg/kg,醋酸铅毒性更小。

引起人的急性铅中毒最低剂量为5mg/kg。主要症状为:口有金属味、流涎、呕吐、便秘或腹泻。阵发性腹绞痛,血压升高。严重时出现痉挛,抽搐、瘫痪、昏迷和循环衰竭。

(2) 慢性毒性:长期铅接触慢性中毒,可以影响机体多种功能,比较重要的是损害造血系统,神经系统及肾脏。

铅对造血系统损害的主要表现为红细胞、血红蛋白过少、贫血及溶血性贫血。这是因为铅对血红素合成中几种巯基(—SH)酶的抑制作用及红细胞膜损伤所致。

吸收过量的铅可使中枢神经系统与周围神经系统受损。脑是铅反应最敏感器官,铅中毒引起神经介质及神经传导有关的酶学变化。如引起神经传导介质儿茶酚胺代谢的紊乱;干扰神经介质γ-氨基异丁酸作用,以及胆碱酯酶、腺苷酸环化酶等均受其影响。这些变化可能是铅引起神经行为异常的基础。脑损伤也可见组织结构的改变,可见脑水肿、脑血管变化。严重铅中毒出现铅中毒性脑瘤,患者视力模糊,意识模糊、肌肉痉挛、记忆力丧失、脑水肿。周围神经受损主要表现为肌无力,伴有震颤、运动失调、腕下垂等。

此外,接触高浓度铅的人群,可以引起行为改变和儿童智力发育。

急性和慢性铅中毒均可引起肾病。慢性铅中毒可以引起渐进性肾小管萎缩,间质纤维化,肾功能障碍,肾小球过滤减少,最后导致肾衰竭。此外,由于肾间质纤维化及血管痉挛等变化肾小管阻力增加,可以出现肾性高血压。

(3) 致畸、致突变、致癌性:动物经口试验证明铅可引起精子畸形改变及睾丸DNA和RNA含量增加。无机铅或有机铅均有致畸作用,胚胎发育差,并出现肢体畸形。

有文献报道接触高浓度铅的女性,有不孕、易流产、胎儿异常等,男性则出现性功能减退,精子减少,精子异常。此外,铅可通过胎盘进入胎儿体内产生毒性。

动物实验和接触铅工人调查,均发现铅可引起染色体畸变细胞数目增加,损害主要发生在染色单体上如裂隙、断裂、碎片,也可见其他染色体畸变如易位,双着丝点、非整倍体等。

高浓度铅对动物可显示致癌活性,大小鼠给予醋酸铅饲料可诱发良性和恶性肾肿瘤,但流行病学调查对人的致癌性还无定论。

(五) 危险性评估与限量标准

2010年JECFA第73次会议取消了铅的PTWI(0.025mg/kg),并建议成员国采取各种措施降低食物中铅的含量。以GB 2762-2005为基础,结合我国居民的膳食铅暴露评估数据,参考CAC及相关国家的制标原则和标准,对我国各类食品及其加工产品中的铅进行了限量规定,食品中铅允许限量标准(GB 2762-2017)见表4-1-4。

表 4-1-4　我国食品中铅限量(mg/kg)

食品类别(名称)	限量(以 Pb 计)mg/kg
谷物及其制品[a][麦片、面筋、八宝粥罐头、带馅(料)面米制品除外]	0.2
麦片、面筋、八宝粥罐头、带馅(料)面米制品	0.5
蔬菜及其制品	
新鲜蔬菜(芸薹类蔬菜、叶菜蔬菜、豆类蔬菜、薯类除外)	0.1
芸薹类蔬菜、叶菜蔬菜	0.3
豆类蔬菜、薯类	0.2
蔬菜制品	1.0
水果及其制品	
新鲜水果(浆果和其他小粒水果除外)	0.1
浆果和其他小粒水果	0.2
水果制品	1.0
食用菌及其制品	1.0
豆类及其制品	
豆类	0.2
豆类制品(豆浆除外)	0.5
豆浆	0.05
藻类及其制品(螺旋藻及其制品除外)	1.0(干重计)
坚果及籽类(咖啡豆除外)	0.2
咖啡豆	0.5
肉及肉制品	
肉类(畜禽内脏除外)	0.2
畜禽内脏	0.5
肉制品	0.5
水产动物及其制品	
鲜、冻水产动物(鱼类、甲壳类、双壳类除外)	1.0(去除内脏)
鱼类、甲壳类	0.5
双壳类	1.5
水产制品(海蜇制品除外)	1.0
海蜇制品	2.0
乳及乳制品	
生乳、巴氏杀菌乳、灭菌乳、发酵乳、调制乳	0.05
乳粉、非脱盐乳清粉	0.5
其他乳制品	0.3
蛋及蛋制品(皮蛋、皮蛋肠除外)	0.2
皮蛋、皮蛋肠	0.5
油脂及其制品	0.1

续表

食品类别(名称)	限量(以 Pb 计)mg/kg
调味品(食用盐、香辛料类除外)	1.0
食用盐	2.0
香辛料类	3.0
食糖及淀粉糖	0.5
淀粉及淀粉制品	
食用淀粉	0.2
淀粉制品	0.5
焙烤食品	0.5
饮料类	
包装饮用水	0.01mg/L
果蔬汁类(浓缩果蔬汁(浆)除外)	0.05mg/L
浓缩果蔬汁(浆)	0.5mg/L
蛋白饮料类(含乳饮料除外)	0.3mg/L
含乳饮料	0.05mg/L
碳酸饮料类、茶饮料类	0.3mg/L
固体饮料类	1.0
其他饮料类	0.3mg/L
酒类(蒸馏酒、黄酒除外)	0.2
蒸馏酒、黄酒	0.5
可可制品、巧克力和巧克力制品以及糖果	0.5
冷冻饮品	0.3
特殊膳食用食品	
婴幼儿配方食品(液态产品除外)	0.15(以粉状产品计)
液态产品	0.02(以即食状态计)
婴幼儿辅助食品	
婴幼儿谷类辅助食品(添加鱼类、肝类、蔬菜类的产品除外)	0.2
添加鱼类、肝类、蔬菜类的产品	0.3
婴幼儿罐装辅助食品(以水产及动物肝脏为原料的产品除外)	0.25
以水产及动物肝脏为原料的产品	0.3
其他类	
果冻	0.5
膨化食品	0.5
茶叶	5.0
干菊花	5.0
苦丁茶	2.0
蜂产品	
蜂蜜	1.0
花粉	0.5

[a]稻谷以糙米计

六、铬对食品的污染

（一）铬的理化特性

铬在元素周期表内属于过渡元素，它是一种白色、质脆面硬的金属。相对原子质量51.996，密度 7.20g/cm³，熔点 1890℃，沸点 2480℃。不溶于水、硝酸，溶于稀盐酸和硫酸，在空气中不被氧化。

铬的化合物有二价、三价、六价三种。二价铬极不稳定，很容易被氧化为高价铬。三价铬在碱性条件下可氧化为六价铬。六价铬离子可在有机物和化学还原剂作用下，还原成三价铬。

常见的铬化合物有氧化铬（Cr_2O_3）、三氧化铬（CrO_3），氯化铬（Cr_2Cl_3），铬酸钠（Na_2CrO_4），铬酸钾（K_2CrO_4），重铬酸钾（$K_2Cr_2O_7$），重铬酸钠（$Na_2Cr_2O_7$）。

铬及其化合物中以六价铬毒性最大，三价铬次之，二价铬与金属铬毒性最低。三价铬是必需微量元素，在一定剂量范围内发挥生物学效应。

（二）对食品的污染

1. 铬的天然本底　铬广泛存在于自然环境中，地壳内含有大量的铬，天然存在的有铬铁矿，铬铅矿，硫酸铬矿等。铬的天然来源主要是岩石风化，并由此进入大气、土壤及水体中。土壤铬含量变化较大，平均含量约为 100mg/kg。海水中铬含量为 9.7μg/L。日本大阪七个地区测定大气中铬浓度为 0.01~0.02μg/m³，平均为 0.18μg/m³。在自然环境中食物铬含量一般较低，但差别较大。

2. 环境对食品的铬污染　开采、冶炼铬矿，生产各种铬化合物，使用于电镀、鞣革、颜料、油漆、合金、优质钢、印染、橡胶、陶瓷等生产，均可以通过三废排放，造成环境的铬污染，从而污染食品。特别是含铬废水灌溉农田，粮食和蔬菜中铬可增加几倍至几十倍。水生生物对铬有富集作用，鱼类对铬的富集系数为 2000 或更多，用含铬废水养鱼，鱼体中铬可高达 40mg/kg。

3. 食品容器，用具等对食品的铬污染　近年来由于国民经济和食品工业的发展，人民生活水平不断提高，家庭开始盛行使用不锈钢食具、容器。食品工业、企业多种生产食品的用具、器械等也都用不锈钢材料制成。现用于食品用具、容器等的不锈钢如奥氏体型、铁素体-奥氏体型、铁素体和马氏体型其化学成分中均有铬。并可溶入食品，特别是酸性食品。有人用不锈钢器皿烹调食物使食物中铬含量高达 3.5mg/kg。有研究报道，以 4% 醋酸代表醋浸泡不锈钢用具，检出结果发现部分奥氏体型不锈钢的饮具中检出有镍，而马氏体型绝大部分浸泡液中检出有铅、镉、铬、镍。其铬含量高达 46~64mg/L。

（三）体内代谢和毒性

1. 铬的吸收、分布、排泄　人体对无机铬的吸收很差，约为 0.4%~3%。但具有生物活性的铬分子如天然的有机铬络合物较易吸收，吸收率可达 10%~25%。有机铬易在机体代谢过程中被利用。铬在小肠内被吸收，六价铬比三价铬吸收更容易。吸收的六价铬可以迅速通过红细胞膜，并与血红蛋白的珠蛋白部分结合。三价铬不能通过红细胞膜，它与血浆 β-球蛋白结合，在生理剂量内被运到组织与运铁蛋白结合。铬进入细胞后，分布于亚细胞结构中，约 49% 在细胞核，23% 在细胞液，其余分布在线粒体、微粒体。

进入体内的铬主要分布于肝、肾、脾和骨中。人体结合的总铬量估计在 6mg 以下。用 ^{51}Cr 做实验发现，铬具有蓄积性，从各组织器官中排出缓慢。铬在人体内半减期为 27 天。

进入人体的铬80%以上从尿排出,小部分经粪便、乳汁、毛发排出。

在胃肠道内的六价铬,通过胃酸作用还原为三价铬。

2. 毒性 所有铬化合物浓度过高时都有毒性,但各种化合物毒性强弱不同,金属铬很不活泼,二价铬化合物一般认为是无毒的。三价铬进入人体过多时,可对人体健康带来危害,但三价铬的毒性较小,而六价铬毒性较大。

(1)急性毒性:几种铬化合物经口 LD_{50} 见表4-1-5。

表4-1-5 几种铬化合物的 LD_{50}(mg/kg)

化合物种类	动物种类	途径	LD_{50}	化合物种类	动物种类	途径	LD_{50}
$K_2Cr_2O_7$	小鼠	经口	271	$CrCl_3$	大鼠(雄)	经口	926
K_2CrO_4	大鼠	经口	383	$CrCl_3$	大鼠(雌)	经口	1080
$Cr(NO_3)_2$	大鼠	经口	3250	$CrCl_3$	小鼠(雄)	经口	348
$CrCl_3$	大鼠	经口	1870	$CrCl_3$	小鼠(雌)	经口	681

口服铬化合物可以导致人急性中毒,刺激和腐蚀消化道,引起恶心、呕吐、腹痛、腹泻、脱水、血便,并伴有头痛、头晕、烦躁不安、呼吸急促、发绀、肌肉痉挛,肾功能衰竭,致昏迷、休克;人口服重铬酸钾的致死剂量为 $6\sim8g$。

(2)慢性毒性:哈尔滨医科大学研究比较了三价铬($CrCl_3$)和六价铬($K_2Cr_2O_7$)对大鼠慢性的毒性,将 Wistar 大鼠按 $10\%\ LD_{50}$、$6\%\ LD_{50}$、$2\%\ LD_{50}$ 分为高、中、低3个剂量组,同时设立阴性对照,染毒90d后检测血清学指标、脏/体比及组织病理学检测。结果显示 $CrCl_3$ 高剂量组 CHO、HDL、TG、Glu 与对照组相比显著降低($P<0.05$),其余指标均无显著性差异($P<0.05$)。$K_2Cr_2O_7$ 高剂量组大鼠体重随着染毒剂量的增加而下降,与对照组相比降低显著($P<0.05$);高剂量组白细胞计数与对照组相比有显著性升高,淋巴细胞与对照组相比显著降低(P 值均<0.05);血清学指标检测显示,高剂量组 CHO、HDL、TG、Glu 与对照组相比显著降低,而 ALT、Cr、BUN 与对照组相比则显著升高(P 值均<0.05)。病理组织学检查显示,$K_2Cr_2O_7$ 高剂量组肝脏表现为明显的肝窦扩张,淤血及少量渗出性出血,并偶见坏死灶。上述结果证实 $K_2Cr_2O_7$ 高剂量组对大鼠免疫系统、肝、肾脏有损伤且其毒性明显高于 $CrCl_3$。此外,还有动物试验研究报道经口长期摄入六价铬化合物,可以引起白细胞分类改变,幼稚白细胞增多,胃肠道炎症,细胞增殖,黏膜层变厚。

人对铬化物耐受性较大,长期经口摄入六价铬化合物,致皮肤过敏和溃疡、鼻中隔穿孔和支气管哮喘;而三价铬在皮肤表面与蛋白结合,形成稳定的络合物,因此,不形成皮炎和铬溃疡。以肺肿瘤患者进行微量元素测定,发现肺、肾、肝中铬含量均高于正常人。

(3)致突变与致癌性:研究发现铬酸钙具有较强的致突变作用,并呈现明显的剂量-反应关系。用人末梢血淋巴细胞测铬化合物对染色体的诱变性,结果显示染色体畸变率依次为 $K_2Cr_2O_7>K_2CrO_4>Cr(CH_3COO)_3>Cr(NO_3)_2>CrCl_3$。微生物实验发现铬酸钾与重铬酸钾可以引起枯草杆菌突变,铬酸钾、重铬酸钾、重铬酸钠均可引起大肠杆菌、鼠伤寒沙门菌产生突变。

动物试验显示,在给药部位有致癌性的化合物有铬酸钙、铬酸铅等多种化合物。致癌性可疑的铬化合物也是以难溶性的六价铬化合物为多。研究者用 $K_2Cr_2O_7$ 和 $CrCl_3$ 对田鼠成纤维细胞与人类上皮细胞做实验,发现两种铬化合物均影响 DNA 的合成。$K_2Cr_2O_7$ 细胞毒性大于 $CrCl_3$。六价铬与三价铬均有致癌作用已经得到证实。长期接触铬的工人中肺癌、鼻癌、咽癌、鼻窦癌发病率较未接触铬作业者增高。

铬对机体损害的机制,有人认为铬酸盐和重铬酸盐属蛋白质和核酸的沉淀剂,在 Cr^{6+} 还原为 Cr^{3+} 过程中对细胞产生刺激作用,并引起细胞损害。在细胞内通过六价铬还原成三价铬使谷胱甘肽还原酶活性受到刺激,并出现高铁血红蛋白,至出现乏氧现象。铬的致癌机制,推断是六价铬还原为三价铬(终致癌物)与细胞内大分子如蛋白质或核酸等结合,造成遗传密码改变,进而引起突变和癌变。

(四) 危险性评估与限量标准

中国营养学会建议成人参考的适宜摄入量为每人 $30\mu g/d$。世界卫生组织推荐每人每周铬的摄入量为 $0.2 \sim 0.5mg$。我国食品中铬允许限量标准(GB 2762-2017)见表 4-1-6。

表 4-1-6 食品中铬限量标准

食品类别(名称)	限量(以 Cr 计)mg/kg
谷物及其制品	
谷物[a]	1.0
谷物碾磨加工品	1.0
蔬菜及其制品	
新鲜蔬菜	0.5
豆类及其制品	
豆类	1.0
肉及肉制品	1.0
水产动物及其制品	2.0
乳及乳制品	
生乳、巴氏杀菌乳、灭菌乳、调制乳、发酵乳	0.3
乳粉	2.0

[a]稻谷以糙米计。

第二节 农药对食品的污染及其预防

一、概述

(一) 农药及农药残留物的概念

1. 农药 农药(pesticide)是指用于预防、消灭或者控制危害农业、林业的病、虫、草及其他有害生物以及有目的地调节植物、昆虫生长的化学合成或者来源于生物、其他天然物质的一种或者几种物质的混合物及其制剂(《农药管理条例》,国务院,2001)。在全球范围内,病菌、虫害和杂草是困扰和制约农业生产的三大主要问题,在防治农业病虫草害和根除杂草的过程中,主要依靠的还是化学农药。由于长期施用化学农药,农田生态平衡遭到破坏,病虫草害防治难度日益增大。因此,生物农药逐步成为全球农药产业发展的新趋势。

2. 生物农药　生物农药(biopesticide)是指利用生物活体或其代谢产物对害虫、病菌、杂草、线虫、鼠类等有害生物进行防治的一类农药制剂,或者是通过仿生合成具有特异作用的农药制剂。

3. 农药残留物　农药残留物(pesticide residues),指任何由于使用农药而在农产品及食品中出现的特定物质,包括被认为具有毒理学意义的原药及其衍生物,如农药转化物、代谢物、反应产物以及杂质。WHO/FAO、CAC 等一些国际组织及各国都规定了食品中农药最大残留限量。最大残留限量(maximum residue limits,MRLs),指在生产或保护商品的过程中,按照农药使用的良好农业规范(good agricultural practices,GAP)使用农药后,允许农药在各种农产品及食品中或其表面残留的最大浓度。一些持久性农药虽已被禁用,但已造成环境污染,可再次在食品中形成残留。为控制这类农药残留物对食品的污染,我国还规定了其在食品中的再残留限量(extraneous maximum residue limits,EMRLs),如有机氯农药氯丹(chlordane),且检测的残留物为顺式-氯丹、反式-氯丹与氧氯丹之和。

（二）农药的分类

农药按用途可分为:杀虫剂、杀菌剂、杀螨剂、杀线虫剂、杀鼠剂、除草剂、落叶剂、植物生长调节剂、昆虫不育剂、杀软体动物剂、杀生物剂等。

农药按化学结构可分为:有机氯类、有机磷类、氨基甲酸酯类、拟除虫菊酯类、有机砷类、有机汞类、有机硫类、取代苯类、有机杂环类、苯氧羧酸类等。

按急性毒性大小可分为:剧毒类、高毒类、中等毒类、低毒类农药。

按残留特性可分为:高残留类、中等残留类、低残留类农药。

（三）使用农药的利与弊

农药在工农业生产中起着重要的作用,如去除杂草、控制传染病、提高农畜产品的产量和质量、减少农作物因有害生物造成的损失、增加食物的供应等。据估计,全世界每年因有害生物而损失的农作物约占农田产量的35%,占贮藏量的20%。我国由于施用农药每年可挽回粮食损失约3000万吨,占总产量的15%~20%,挽回棉花损失40万吨,约占总产量的18%,还可挽回蔬菜损失4800万吨、水果损失320万吨;可提高农业、畜牧业和养殖业的经济效益:从投入与产出比来看,使用农药后获得的收益约为投入的5~10倍。此外,农药的使用还可提高绿化效率、减少虫媒传染病的发生、改善人类和动物的生活居住环境。

农药广泛使用的同时也带来了一些不良后果:残留在食物中的农药可引起急性、慢性中毒,并可能有致突变、致畸、致癌作用。此外,农药的不合理使用也会导致农产品农药残留量的增加,影响我国的出口贸易。同时,由于害虫的天敌被农药毒死,不得不更加依赖农药杀虫,使农作物的农药残留加重;对环境造成严重污染,使环境质量恶化、物种减少、生态平衡被破坏;使鱼虾等水产品大幅度减产。

二、食品中农药的残留

（一）食品中农药残留的来源

1. 施用农药对农作物的直接污染　施用农药对农作物的直接污染包括表面黏附污染和内吸性污染。其影响污染程度的因素主要有农药性质,剂型及施用方法,施药浓度、时间和次数,气象条件(气温、降雨、风速、日照等);此外还有农作物的品种、生长发育阶段及食用部分不同等。

2. 农作物从污染的环境中吸收农药　研究证实,农田喷洒农药后,一般只有10%~

20%是吸附或粘着在农作物茎、叶、果实表面,起杀虫或杀菌作用,而其他大部分农药进入空气、水和土壤中,成为环境污染物。农作物会长期从污染的环境中吸收农药,尤其是从土壤和灌溉水中吸收农药,其吸收量与植物的种类、根系情况、食用部分、农药的剂型、施用的方式和使用量有关,也与土壤的种类、结构、酸碱度、有机物和微生物的种类及含量等因素有关。

3. 通过食物链和生物富集污染食品　如饲料被农药污染而使肉、奶、蛋受到污染;含农药的工业废水污染江河湖海进而污染水产品;某些较稳定的农药、与特殊组织器官有高度亲和力的农药、可长期贮存于脂肪组织的农药(如有机氯、有机汞、有机锡等),通过食物链的生物富集作用可逐级浓缩。

4. 其他来源的污染　粮库内使用熏蒸剂可使粮食受到污染;在禽畜饲养场所及禽畜身上施用农药可使动物性食品受到污染;食品在贮存、加工、运输、销售过程中混装、混放可受到容器及车船的污染。

(二) 食品中农药残留的特点

1. 农药残留在作物上的动态变化　不同的农药制剂、施用剂量、气象条件、作物种类和生长期,施药后残留的消长速度也不一样。

从毒理学角度,作物上残留量随时间推移有部分的消失,另一方面有些农药残留的衍生物毒性比母化合物增加。例如对硫磷喷洒到柑橘树上,在紫外线作用下,很快转化为对氧磷,对氧磷急性毒性比对硫磷大好几倍,引起进入果园的果农血液中胆碱酯酶受抑制。

2. 动物中农药残留　在我国某些有机磷农药(如敌敌畏、敌百虫、驱虫膦等)、氨基甲酸酯类及拟除虫菊酯类作为驱寄生虫剂,包括井口直接用药,也可以用于动物饲养中厩舍杀虫,这些可能同时造成动物性食品的农药残留问题。

3. 食品作物贮藏和加工过程对残留的作用　食品作物一般需经过加工,贮存后才到市场上出售。在这一过程中农药残留会减少甚至大部分消失。当然,也可能发生残留重新分布或浓缩的问题。例如百菌清在甘蓝、芹菜、黄瓜、番茄上的残留量到餐桌上时只有最大残留限量(MRL)的2%。

食品作物在田间收获后,其农药残留受理化因子(挥发、水解、渗透、酶代谢、氧化等)和物理过程(洗涤、整理、脱壳、去皮、榨压等)影响而减少或重分配到不同部分。如亲脂性农药在含脂量高的组织内含量特别高,加热挥发掉部分农药,水解或其他化学降解使残留量下降,干燥则使残留量增加。

(1) 贮藏:谷物在仓储过程中农药残留量缓慢降低,但部分农药可逐渐渗入内部,使谷粒内部残留量增高。蔬菜水果在低温贮藏时农药残留量降低十分缓慢,如0~1℃贮藏3个月,大多数农药残留量降低均不到20%。贮藏温度对易挥发的农药残留量影响很大,如硫双灭多威在–10℃很稳定,而在4~5℃时则很快挥发;易挥发的敌敌畏等在温度较高时其残留量降低更快。水果表皮残留的农药在贮藏过程中亦有向果肉渗透的趋势。

(2) 加工:常用的食品加工过程一般均可不同程度降低农药或兽药残留量,但在某些特殊情况下亦可使农药或兽药浓缩、重新分布或生成毒性更大的物质。

1) 洗涤:可除去农作物表面的大部分农药残留,其残留量减少程度与施药后的天数和农药的水溶性有关。热水洗、碱水洗、洗涤剂洗、烫漂等通常能更有效地降低食品中水溶性农药和兽药残留量。

2) 去壳、剥皮、碾磨、清理:能除去大部分农药残留。如柑橘果皮中甲基嘧啶磷为

0.5~5mg/kg 时,果肉中小于 0.3mg/kg;带皮的菠萝用三唑酮浸渍 11 天后,果肉中的残留仅为果皮中的 0.5%~1%。谷物经碾磨加工,去除谷皮后,大多数农药残留量可减少 70%~99%。内吸性的农药经此类处理后减少不显著,如马铃薯去皮后,其甲拌磷和乙拌磷只减少 50% 和 35%,而非内吸性的毒死蜱和马拉硫磷几乎可完全去除。蔬菜清理(拣拆)后农药残留量亦可大幅度减少,但应注意剔除的外层叶片等用作饲料而引起动物性食品的农药残留问题。

3)水果加工:对农药残留量的影响取决于加工工艺和农药的性质。带皮加工的果酱、干果、果脯等农药残留量较高,而果汁中的残留量一般较低,但果渣中含量较高,如苹果榨汁后的果渣中双苯三唑醇和氯菊酯的残留量可高于果汁中的数十倍。

4)粉碎、混合、搅拌:由于组织和细胞破坏而释放出的酶和酸,可增加农药和兽药的代谢与降解,但亦可产生较大毒性的代谢产物。

5)罐装:农药残留量的降低程度主要受其热稳定性的影响。如对硫磷仅降低 13%~14%,而马拉硫磷几乎可完全破坏。

6)油脂加工:高脂溶性农药可大量进入油脂,如柑橘油中对硫磷浓度为柑橘整体的 100~300 倍。植物油精炼工艺尤其是脱臭处理,能不同程度地减少农药残留量。如林丹、DDT、敌敌畏、马拉硫磷、毒死蜱等农药残留量均可减少 70% 以上。

7)发酵酒:生产啤酒的原料大麦、啤酒花等常有草甘膦、杀螟硫磷等农药的残留,但生产过程中的过滤、稀释、澄清等工艺可除去大部分农药,故啤酒中农药残留量较少。葡萄酒生产中因无稀释工艺,农药残留量较高,尤其是带皮发酵的红葡萄酒。

8)烹调:烹调对农残的影响与农药性质、时间、温度、失水量、密闭情况等有关。如白菌清在开放式烹调过程中,85%~98% 可挥发,而密闭烹调则 50% 水解进入汤中。蔬菜中的农残量在烹调后可减少 15%~70%,煮饭、烘烤面包等亦可不同程度地减少农药残留量。

三、食品中农药残留毒性

(一)农药的转化与毒性

农药进入机体后主要通过两种方式消除,一种是不经任何代谢而直接以原型随粪便、尿液等排出体外,另一种是在体内经生物转化后,再以代谢物的形式随粪便、尿液等排出体外。生物转化是指化学物质(通常指外源化学物)进入机体后,经过多种酶的作用代谢转化成其衍生物的过程。生物转化是机体对外源化学物处置的重要环节。一般情况下,生物转化是外源化合物的毒性降低。但有的代谢中间产物或终产物却毒性增强,甚至产生致癌、致突变和致畸效应。有的致癌物本身并不直接致癌,而是通过生物转化的代谢中间产物或终产物间接致癌,此过程称为代谢活化。

代谢产物的毒性通常低于其母体化合物,这是由于代谢产物通常水溶性更强,更易于清除。然而,在某些情况下,生物转化的结果是产生毒性更强的产物。活化后的代谢产物可以与细胞内的大分子,如 DNA、RNA 或蛋白质共价结合,最终可能致癌、致突变以及细胞坏死等结果。由于母体化合物本身对酶不具有毒性、而是经过酶的转化作用使其转变为更具毒性的物质。因此有时这种产生毒性更强的代谢产物的过程称之为"致死合成"。有机磷酸酯类化合物通过氧化脱硫反应被代谢为含有 P=O 的代谢产物,这个过程不仅产生具有神经毒性的乙酰胆碱酯酶抑制剂,而且还释放出硫,可以抑制细胞色素 P450 的活性。马拉硫磷和对硫磷氧化为相应的马拉氧磷和对氧磷,毒性就明显增大。

（二）农药的遗传毒性

了解农药的遗传毒性有两层意义,一是试图根据它的诱变性预测致癌性;一是根据诱变性试验结果本身预测对人可能的健康危害。根据遗传毒性效应检测方法所涉及的终点指标范围可将遗传毒理学检测方法分为三大类:检测基因突变、检测染色体畸变、检测 DNA 损伤,这些试验有的在体外进行,有的在体内进行。美国和一些发达国家,包括经济合作与发展组织已经建立了一整套遗传毒性试验的方法指南,并且规定新农药必须先进行遗传毒性试验后才能注册使用。

从美国 NCI/NTP 项目归纳出 222 个化学物经大、小鼠试验,结果表明结构/活性、Panes 试验诱变性以及啮齿类致癌部位与程度之间有高度关联。把结构/活性与 Ames 试验结果一起作为遗传毒性的一个指标,可以预测遗传毒性致癌物和非遗传毒性致癌物。关于组织部位,有 16 个组织只对遗传毒物致癌作用感受(占报道的化学物/组织的 31%),其余 13 个组织对两类致癌物感受,小鼠肝最常发生肿瘤,对大、小鼠均致癌或对两个或更多组织致癌的化学物与 Ames(+)相关性为 70%,而单一动物或组织抗癌的相关性为 30%,许多体外诱变剂不致癌(可能由于吸收、代谢以及体外试验敏感等原因)。小鼠肝特异致癌物与 Ames(+)相关仅 30%,表明小鼠肝诱癌在机制上和受试化学物与 DNA 相互作用无关。

农药遗传毒性试验可为农药的安全性评价和风险评价提供重要科学依据。对农药遗传毒性和可能致癌性之间关联性的结论,要充分考虑它们在短期试验和动物试验中观察到的遗传毒性效应和致癌效应的不同形式,结合研究方法采用的剂量、农药的结构活性和作用机制等因素,对长期使用农药的致癌风险做出合理的评价。农药对人类遗传毒性效应的信息会对风险评价的进展起到重要的作用。

（三）农药的致癌性

肿瘤的发生是一个多因素、多阶段的复杂过程。农药的致癌属于化学致癌,包括激发、促进、演变三个阶段,在原癌基因、抑癌基因和 DNA 修复基因共同作用下发生多种基因突变的过程。其中绝大多数肿瘤的基因突变是体细胞突变。农药的致癌作用已被动物实验证实,肿瘤流行病学与病因学研究发现,对动物有致癌作用的化学物质已达 2000 余种,虽然动物与人体之间在化学物质转运、分布、降解、代谢及排泄等方面有所差别,但能引起人类肿瘤的化学物质已证实有几十种,其中有一些化学物质被应用于农药的合成。农药的致癌性评价常采用的方法有以下几种。

1. 流行病学研究　经典的流行病学研究曾鉴定出一批化学物的致癌性,如苯引起的白血病,但流行病学方法本身并不能直接说明因果关系,还需要一些专门的指标,以便控制混杂因素和确定病因。

2. 诱变实验　属于短期试验,其中应用最为广泛也最为敏感的是 Ames 试验。化学药剂对细菌的诱变率与其对动物的致癌性成正比;超过 95% 的致癌物质对微生物有诱变作用;而 90% 以上的非致癌物质对微生物没有诱变作用。可以通过某待测农药对微生物的诱变能力间接判断其致癌能力。

3. 动物致癌研究　是用大鼠或小鼠等动物进行终生暴露的试验。通过动物试验可以证明受试农药对该种动物有无致癌性,但动物与人类实验结果的一致性仍然是不确定的,只有对人类的研究才能直接提供对人类致癌危险性的可靠资料。

4. 构效关系分析　相对容易、快速与经济。对某些种类的农药(如芳香胺类)是可靠的,但此种方法是非生物学的,主要是回顾性的,很少是前瞻性的,有假阳性和假阴性,无法得出确切的结论。

5. 依据致癌机制进行致癌性的推论　可以不必进行长期生物学分析或体内研究,就能对较多的农药进行致癌风险评价,甚至可确定高危险人群。但是目前许多农药的致癌机制仍不明确,造成推断困难。如果对已提出的机制有例外,可能会导致错误的风险评价(过低或过高评价)。

6. 综合新研究　体外试验、动物试验和人群流行病学研究的直接关系尚未得到充分的证实。但大多数农药如在一种方法中显示阳性结果,其他方法往往也如此。事实上多种方法完全的一致是不存在的,而且不同的方法又各有优缺点,只有在不同层次上采取不同的方法,进行综合分析才能对农药的致癌性做出全面而客观的评价。

(四) 农药的生殖毒性与发育毒性

发育毒性泛指胚胎发育过程中的损害作用,可能因为亲代孕前或孕中期暴露于有毒物质所致。广义的发育毒性,包括子代性成熟前任何阶段暴露于有害物质的毒效应。在发育毒性试验结果评价中,一般要分别指出胚胎与胎儿毒性和致畸,农药对胚胎发育的有害效应,涵盖从卵子受精到整个胚胎形态结构和功能发育完成。20 世纪 60 年代由于药物反应停的使用,产生了大批畸形胎儿,于是接触化学物而引起出生缺陷的因果关系就备受人们关注。除了胚胎畸形外,终点调查包括胚胎死亡、生长迟缓、发育异常、母体效应以及出生后的发育情况。流行病学调查显示,自发流产和死胎与母体接触农药有一定的相关性。迄今为止已检验的农药中,43% 能诱发试验动物出生缺陷。化合物对发育的影响取决于暴露时间、剂量水平和母体受影响的程度。

生殖毒性是指毒物对生殖系统及其生殖功能的损害,也就是说研究外来化学物对雌性和雄性生殖系统的结构和功能引起的变化,包括排卵、生精、从生殖细胞分化到整个胚胎的发育所受到的损害,以及影响繁殖能力,甚至累及后代的不良结局。对生殖系统的有害效应,涵盖从雄性或雌性生殖能力轻度减退到完全不育的范围,也包括对生殖器官的作用。使用动物模型时,要考虑到人的生育能力对外来化学物比啮齿类更为敏感,因此,不能用生育力作为判断有害效应的唯一指标。农药对生殖系统毒性可以是急性毒性或慢性毒性,也可能对单一性别起作用。农药可能针对出生前、青春期前或成年期某一阶段发挥作用。由于不同动物种系独特的解剖生理特征,观察到的效应也可能不尽相同。一种农药可能对某种动物有生殖毒性而对另一种动物没有毒性,因此,动物的毒性与人类的相关性需要进行核实。因为在种之间产生精子的水平是不同的,小鼠的精子数比人多许多,所以简单地把动物试验结果外推到人要慎重,降低精子数的效应也可能不完全相同。

除草剂是使用量较多的一种农药,动物实验研究显示地乐酚、百草枯、草达灭、除草醚等具有生殖或发育毒性;杀虫剂中的有机氯农药(如滴滴涕、二溴氯丙烷等)、有机磷农药(如二嗪农、对硫磷、敌百虫等)、氨基甲酸酯类农药(如恶虫威、硫双威、代森锌、福美双等)等具有一定的生殖毒性或发育毒性;杀真菌剂如苯菌灵及其他种类的农药也有一定的生殖毒性和发育毒性。

(五) 农药的神经毒性

神经毒性是指外源性的物理、化学或生物因素引起的生物体神经系统功能或结构损害的能力。目前作为农药中消耗量最多的杀虫剂均为神经毒剂。虽然他们以昆虫为靶物种,但由于昆虫的神经系统高度分化,与哺乳动物极其相似,所以杀虫剂对昆虫和高等生物神经系统的毒作用相同,使用不当也会损伤人类的神经系统。多种农药具有神经毒性,有急性神经毒性、迟发神经毒性以及慢性神经毒性。

1. 急性神经毒性 有机磷和氨基甲酸酯类农药能迅速抑制胆碱酯酶而阻断胆碱能传递,引起一系列神经症状,应测定红细胞乙酰胆碱酯酶活力来评价神经突触乙酰胆碱酯酶活力。实验动物红细胞胆碱酯酶活力正常波动超过20%,人也类似。从评价意义来说,脑胆碱酯酶>红细胞胆碱酯酶>血浆胆碱酯酶。可惜临床上往往测定血浆胆碱酯酶。

氨基甲酸酯类是可逆性胆碱酯酶抑制剂。氨基甲酸酯与乙酰胆碱酯酶活性中心结合后,先是置换出取代基团,形成氨基甲酰化胆碱酯酶;然后受抑制的酶去氨基甲酸基,形成游离的活化酶,因此,它与胆碱酯酶的结合是可逆的,一般4h后胆碱酯酶即可自动复能,形成的中毒也相对短暂。

2. 迟发性神经毒性 有些有机磷引起人和鸡的迟发性神经毒性,即在急性中毒后7~20天出现肢体麻痹和运动失调。在磷酸酯的外消旋混合物中,只是能够形成会老化的蛋白质-磷脂复合物的光学异构体可以引起迟发性神经病(delayed neuropathy)。所以,作为光学异构体混合物的有机磷,其潜在神经毒性不同。

受累的末梢神经可部分地再生,但中枢神经系统的轴突不能再生。因此病人的运动失调由迟缓性麻痹(末梢性和中枢性)变为强直性麻痹(中枢性),长期难复原,没有特效疗法,针灸和理疗有辅助治疗作用。

有研究报道,有机磷中毒病人中部分发生迟发性神经精神障碍,表现为精神分裂症样部分症状为主,癔症样发作为主或癫痫样发作为主。多数发生在农药急性中毒后5~35天,但也可以迟至8个月后。39%病人脑电图异常。越早治疗效果越好。可能致病的农药有甲胺磷、氧乐果、乐果、敌敌畏、马拉硫磷、甲基对硫磷、敌百虫。

(六)农药的联合作用

实际上人类总是同时或先后接触多种化学农药残留和化学污染物,因此人体经常受到外来化学物的联合作用,而不是单独作用。迄今农药的ADI和允许残留量的制定都是建立在单一化学物基础上,这是安全性毒理学评价中一个缺陷。目前农药登记时,对混配农药中多种组分的联合作用,仅限于急性毒性,仅用LD_{50}来推测其相加作用、拮抗作用还是协同作用,这显然是不够的。评价农药的联合作用至少要考虑三个问题:非同时暴露联合作用、效应的联合作用以及农药与药物的相互作用。

1. 非同时暴露联合作用 目前的试验规范规定检测联合毒性时仅用同时给药。这就有可能漏检某些相互作用的效应。例如,如果两个农药作用是同样的细胞机制,但引起效应发生的时间快慢(时效)有差别,同时给药未必能呈现出相互作用,甚至可能呈现拮抗作用;如果两种药先后分别给予,使之到达靶组织时浓度或损伤在同一时间内达到最大,那么效应可能是相加或协同。

2. 毒效应的联合 多数化学农药具有不止一种效应或终点。例如,有机氯杀虫剂和卤代溶剂各自都会产生肝损伤,提示它们一起可能会呈现相加作用或协同作用。如果有机氯是中枢兴奋剂,而溶剂是中枢抑制剂,进行神经检查,它们相互呈现拮抗作用。

3. 农药与药物的联合作用 已在体内的一种化学物可能影响另一种生活性外源化学物(如药物)和利用度,或者影响它与靶分子的反应。

(1)影响吸收:四环素受易离子化的钙盐和镁盐作用而使胃肠内吸收率下降。

(2)影响药效:如果某种农药与抗凝药华法令(Warfarin)竞争同一蛋白质结合部位,就有可能使血浆中具有药理活性的华法令浓度增加,结果可导致出血症状。

（3）影响代谢：农药增效剂（如胡椒基丁醚）常常阻断正常参与农药解毒的代谢酶，从而起到增毒作用。

关于农药的联合毒性尚待解决的问题：①多种农药联合作用的动物资料外推到人；②建立预测多种农药联合作用的模型。

四、食品中常见的农药残留及其毒性

（一）有机磷农药

有机磷农药是当今农药的主要类别之一，它几乎遍及了农药的所有领域，目前世界上应用的有机磷农药商品达数百种，特别是在杀虫剂方面，有机磷农药为三大支柱之一。我国生产的有机磷农药品种有数十种，常用的有锌硫磷、敌敌畏、敌百虫、马拉硫磷、杀螟硫磷、丙溴磷、氧化乐果、乙酰甲胺磷等。

该类农药的大部分品种易于降解，在环境中不易长期残留，但个别品种例外，如二嗪农。多数有机磷农药品种在生物体内的蓄积性较低。

有机磷农药对大鼠的急性毒性的变化范围非常大，LD_{50}范围从小于 0.1mg/kg 到大于 500mg/kg。有些品种属于剧毒类农药，如甲胺磷、内吸磷等。急性毒性主要是抑制血液及组织中胆碱酯酶的活性，导致体内乙酰胆碱蓄积，使神经传导功能紊乱而出现相应的中毒症状。有些品种有迟发性神经毒性，即在急性中毒后第二周出现神经症状。慢性毒性主要是神经系统、血液系统和视觉损伤的表现。多数有机磷农药无明显的致突变、致癌、致畸作用，但某些品种在哺乳动物体内有使核酸烷基化的作用，可造成 DNA 损伤，即可能有一定的致突变性。

（二）氨基甲酸酯类农药

自 1956 年第一个商品化的品种甲萘威（西维因）问世，氨基甲酸酯类农药已有 50 多年的历史。氨基甲酸酯类农药因其优异的生物活性和选择性以及易于生物降解等特点而成为农药中的一大类，该类农药不但有优异的杀虫、杀线虫和杀螨效果，而且还有很高的杀菌和除草活性。目前商品化的品种有数十种，但真正大规模使用的品种仅十几个，常用的主要有异丙威、硫双威、抗蚜威、仲丁威、甲萘威、速灭威、涕灭威、丁硫克百威等。

这类农药的优点是高效、选择性较强，对温血动物、鱼类和人的毒性较低（但个别品种的毒性较大，如克百威等），易被土壤微生物分解，且不易在生物体内蓄积。

氨基甲酸酯类也是胆碱酯酶抑制剂，但其抑制作用有较大的可逆性。有些代谢产物可使染色体断裂，致使该类农药有致突变、致癌、致畸的可能。在弱酸条件下该类农药可与亚硝酸盐生成亚硝胺，故可能有一定的潜在致癌作用。

（三）有机氯农药

有机氯农药曾是世界上应用最广泛的杀虫剂。1939 年瑞士化学家保罗·米勒制成滴滴涕，从此开始了生产和使用有机氯农药的历史，但由于这些化学物引起的生态损害及全球污染，使许多国家在 1970 年后纷纷禁用或限用有机氯农药。我国于 1983 年停止生产、1984 年停止使用 DDT 和六六六，但由于该类农药具有高残留性，且有些农药仍以 DDT、六六六为原料生产，因此食品安全国家标准中仍然规定了 DDT、六六六、林丹、氯丹、灭蚁灵、毒杀芬、艾氏剂、狄氏剂、异狄氏剂、七氯的再残留限量。

有机氯农药的主要品种有 DDT、六六六。六六六的化学名为 1,2,3,4,5,6-六氯环己烷（1,2,3,4,5,6-hexachlorocyclohexane, HCH），或六氯化苯（benzene hexachloride, BHC），是环

己烷每个碳原子上的氢原子被氯原子取代而形成的饱和化合物,有8种同分异构体,其中γ异构体的杀虫效力最高,α异构体次之,δ异构体又次之,而β异构体极低。含99%以上γ异构体的产品称为林丹(lindane)。

有机氯农药在环境中不易降解(如DDT在土壤中的半衰期可长达3~10年,降解95%需16~33年),脂溶性强,主要蓄积在脂肪组织,且生物富集作用强,是残留性最强的农药。有些品种属于禁用或严格限用的持久性有机污染物。

该类农药属中等毒或低毒类农药。急性毒性主要是神经系统和肝、肾损害的表现,有机氯农药急性中毒的症状基本相似,一般于接触数小时后发生,主要表现为神经系统症状及恶心、呕吐等,出现忧虑烦恼、恐惧感,并可能情绪激动,严重时可有震颤、抽搐、癫痫发作或昏迷。治疗上无特效药,可采用综合措施急救。慢性中毒主要表现为肝脏病变、血液和神经系统损害。某些品种会扰乱激素的分泌,具有一定的雌激素活性,尤其是P,P'-DDT、P,P'-DDD、P,P'-DDE。人体内DDT水平升高会导致精子数目减少。部分品种及其代谢产物可通过胎盘屏障进入胎儿体内,有一定的致畸性。某些品种如DDT在较大剂量时可使小鼠、兔和豚鼠等实验动物的肝癌发生率明显增高。

(四)拟除虫菊酯类农药

拟除虫菊酯类农药是一类模拟除虫菊中所含的天然除虫菊素的化学结构而合成的仿生农药,主要用作杀虫剂和杀螨剂。该类农药20世纪80年代初开始在我国使用,品种已达60多种,常用的有溴氰菊酯、氯氰菊酯、三氟氯氰菊酯、氟氯氰菊酯、胺菊酯、醚菊酯、苯醚菊酯、甲醚菊酯、乙氰菊酯、氟丙菊酯、氰戊菊酯、联苯菊酯等,该类农药有如下特点:一是高效,杀虫效力一般比常用杀虫剂高10~50倍,且速效性好,击倒力强;二是广谱,适用于农林、园艺、仓库、畜牧、卫生等多种害虫;三是要求喷药均匀,这类药剂的常用品种对害虫只有触杀和胃毒作用,且触杀作用强于胃毒作用,因此,喷药时要把药液直接喷洒到虫体上,或是均匀地喷洒到作物体表面,使害虫在叶面活动时接触而中毒死亡;四是极易诱发害虫产生抗药性,这类农药抗药性有两个显著特点:其一是抗药性发展快、水平高,其二是品种间抗药性有差异。不论是发展速度还是水平都有较大的差异。

拟除虫菊酯类农药多属中等毒或低毒农药,但有的品种对皮肤有刺激和致敏作用,可引起感觉异常(麻木、瘙痒)和迟发性变态反应。因其蓄积性及残留量低,慢性中毒较少见。个别品种(如氰戊菊酯)大剂量使用时有一定的致突变性和胚胎毒性。

(五)其他种类的农药

1. 沙蚕毒素类农药 沙蚕毒素类农药是一种海生环节动物异足沙蚕体内存在的天然杀虫物质。国外开发的品种有杀虫环、杀螟丹和杀虫磺;国内开发的品种有杀虫双、杀虫单、多噻烷、杀虫钉、杀虫安等。沙蚕毒素类农药是一组杀虫广谱、高效、对人毒性(中)低和残留时间短的杀虫剂,对害虫具有较强的触杀毒和胃毒,有一定熏蒸作用;内吸作用强,根部吸收快,在作物体内分布均匀。用于防治水稻、玉米、果树、柑橘、蔬菜、水果、甘蔗等作物的多种害虫。对天敌伤害小,但对蚕毒性大,施用时要特别注意。

沙蚕毒素类农药,经口毒性几乎全部是中等毒性或低毒,经皮毒性几乎全部为低毒。刺激作用多为无刺激作用或轻度刺激,只有少数具有致敏作用。动物实验表明,亚慢性和慢性毒性实验,以动物体重增长受抑制最为敏感,并可据以提出NOEAL值,但很少有提出ADI的;有关致癌、致畸、致突变毒性全部为阴性。可见,沙蚕毒素类农药是一类"低毒、低残留"的农药,符合我国农药发展的原则要求。

2. 除草剂　杂草同作物竞争阳光、水分及土壤中的养分,严重影响了作物的生长与发育,降低了作物的产量与质量。我国杂草种类繁多,农田杂草达 1000 种以上,危害严重的约 30 ~ 40 种。从 20 世纪 50 年代后期开始,我国使用的除草剂种类和化学除草面积迅速扩大,先后有 100 多个品种投入使用。目前除草剂已占世界上使用的农药的 1/2。按照化学结构分类,常见的品种有苯氧羧酸类,如 2,4-滴丁酸、禾草灵;磺酰脲类,如甲磺隆、氯磺隆;三氮苯类,如草净津、莠去津;取代脲类,如绿麦隆、敌草隆;酰胺类,如敌稗、丁草胺;氨基甲酸酯类,如野麦畏、禾草丹;有机磷类,如草甘磷、莎稗灵;硝基苯胺类,如氟乐灵、仲丁灵等。大多数品种的毒性较低,且由于多在农作物的生长早期使用,故收获后残留量通常很低,危害性相对较小。但部分品种有不同程度的致畸、致突变和致癌作用,如莠去津有一定的致突变、致癌作用;2,4,5-三氯苯氧乙酸(2,4,5-T)所含的杂质 2,3,7,8-四氯代二苯并-对-二噁英(2,3,7,8-tetrachlorinated dibenzo-p-dioxin,TCDD)有较强的急性毒性,并有致畸、致癌作用。

3. 杀菌剂　杀菌剂按结构类型分为:氮杂环类杀菌剂、三氯甲硫基类、芳烃类、二硫代氨基甲酸酯类、无机类、有机磷类、其他杀菌剂等。杀菌剂对动物和人既能产生急性毒性,也能引起慢性毒性。随着各种杀菌剂在农业生产中的广泛应用及毒性研究的深入,其对环境和人畜的毒性也越来越引起人们的重视。氮杂环类杀菌剂由于大多具有高效、低毒、内吸等特点,已在植物界保护中获得广泛的应用,但苯丙咪唑类(多菌灵、噻菌灵以及在植物体内可转变为多菌灵的托布律和甲基托布津等)在高剂量下可致大鼠生殖功能异常,并有一定的致畸、致癌作用。乙撑双二硫代氨基甲酸酯类(代森锌、代森铵、代森锰锌等)在环境中和生物体内可转变为致癌物乙烯硫脲。

4. 农药混配制剂　多种农药混配使用可提高药效,并可延缓昆虫和杂草产生抗药性,但有时可使毒性增强(包括相加及协同作用),如有机磷类可增强拟除虫菊酯类农药的毒性,氨基甲酸酯类和有机磷类农药混配使用则对胆碱酯酶的抑制作用显著增强,有些有机磷农药混配使用也可使毒性增强。农药混配制剂的名称应符合《农药名称管理规定》,尚未列入名称目录的农药混配制剂,应报农业部核准,并作为新制剂首先进行登记试验。

五、降低食品中农药残留的综合管理措施

(一) 登记注册、生产许可管理

生产农药或者向我国出口农药应当登记,具体工作由国务院农业行政主管部门所属的农药检定机构负责。生产有国家标准或者行业标准的农药,由国务院工业产品许可管理部门核发农药生产许可证;生产尚未制定国家标准或者行业标准但有企业标准的农药,经所在地省级工业产品许可管理部门审核同意后,报国务院工业产品许可管理部门批准,核发农药生产批准文件。

(二) 经营管理

农药的经营者应取得经营许可证。农药经营者应当按照规定向县级以上地方人民政府农业行政主管部门申请农药经营许可证,并应建立进销货台账,严格进货查验,出具销售凭证,向购药者提供正确的用药指导。在蔬菜优势产区重点县推行高毒农药定点经营和实名购药制度,建立高毒农药销售流向记录,以便进行农药的可追溯管理。

(三) 使用管理

《农药合理使用准则》(GB/T 8321.1-9)规定了常用农药所适用的作物、防治对象、施药时间、最高使用剂量、稀释倍数、施药方法、最多使用次数和安全间隔期(即最后一次使用后

距农产品收获天数）、最大残留量等,以保证农产品中农药残留量不超过食品卫生标准中规定的最大残留限量标准。农药的使用必须按国家标准和相应行业标准执行,严格控制施药量和安全间隔期。同时也注意要对农民的宣传和指导,加强安全防护工作,防止农药污染环境和农药中毒事故的发生。

（四）制定、完善和执行残留限量标准

FAO/WHO 及世界各国对食品中农药的残留量都有相应规定,并进行广泛监督。中国政府也非常重视食品农药残留问题,2014 年修订的《食品中农药最大残留限量标准》(GB 2763-2016）中规定了食品中433 种农药4140 项最大残留限量和相应的残留限量检测方法标准,确定了部分农药的每日允许摄入量值,并对食品中农药进行监测。虽然我国不断对食品中农药最大残留限量进行修订,但仍滞后于农药登记管理,已登记的农药产品仍有很多品种未制定残留限量标准,国际通用的风险评估、限量标准制定规则在我国农药残留限量标准的制定中也应用得较少。为了与国际标准接轨,增加中国食品出口量,还有待于进一步完善和修订农产品和食品中农药残留限量标准。此外要加强食品卫生监督管理工作,建立和健全各级食品卫生监督检验机构,加强执法力度,不断强化管理职能,建立先进的农药残留分析监测系统,加强食品中农药残留的风险分析。

（五）消除残留于食品中的农药

农药主要残留于粮食的糠麸、蔬菜的表面和水果的表皮,在去壳、去皮、碾磨、发酵、浸泡、洗涤和烹调等加工过程中可被破坏或部分除去。通过选择合适的烹调加工、冷藏等方法也可减少食品中残留的兽药。WHO 估计,肉制品经加热烹调后,其中残留的四环素类可从 5 ~ 10mg/kg 降至 1mg/kg;经煮沸 30 分钟后,残留的氯霉素至少有 85% 失去活性。

（六）制定适合中国的农药政策

为了逐步消除和从根本上解决农药对环境和食品的污染问题,减少农药残留对人体健康和生态环境的危害,除了采取上述措施外,还应积极研制和推广使用低毒、低残留、高效的农药新品种,尤其是开发和利用生物农药,逐步取代高毒、高残留的化学农药。进一步加强从农田到餐桌农药残留的监测。大力发展无公害食品、绿色食品和有机食品,开展食品卫生宣传教育,普及食品安全知识,增强生产者、经营者和消费者的食品安全意识。严防食品农药残留及其对人体健康和生命的危害。

第三节　兽药残留对食品的污染及其预防

一、概述

随着我国居民膳食结构的改变和对各种动物性食物包括肉及肉制品、奶及奶制品、鱼制品等需求的不断增加,一些能够促进生产和预防疾病的抗生素、磺胺类、激素类等化学药物被广泛地应用。广泛应用的同时也使一些药物残留于动物性食物从而造成对人体健康和环境的潜在危害。因此,动物性食物的兽药残留也引起了人们的高度重视。

（一）基本概念

1. 兽药(veterinary drugs) 　指用于预防、治疗、诊断动物疾病或者有目的地调节动物生理功能的物质(包括药物饲料添加剂)。主要包括:血清制品、疫苗、诊断制品、微生态制品、中药材、中成药、化学药品、抗生素、生化药品、放射性药品及外用杀虫剂、消毒剂等。

2. 兽药残留(residues of veterinary drugs) 指动物产品的任何可食部分所含兽药的母体化合物(原药)和(或)其代谢物,以及与兽药有关的杂质的残留。兽药残留主要有抗生素类(包括磺胺类、呋喃类)抗寄生虫类和激素类等。

(二) 动物性食品中兽药残留的来源

1. 滥用药物 治疗和预防动物疾病时用药的品种、剂型、剂量、部位不当;长期用药;不遵守休药期的规定;在饲料中加入某些抗生素等药物来抑制微生物的生长、繁殖等,均易造成动物性食品中兽药的残留。

2. 使用违禁或淘汰的药物 如为使甲鱼和鳗鱼长得肥壮而使用违禁的己烯雌酚;为预防和治疗鱼病而使用孔雀石绿等。

3. 违规使用饲料添加剂 如为了增加瘦肉率,减少肉品的脂肪含量而在动物饲料中加入盐酸克伦特罗;用抗生素菌丝体及其残渣作为饲料添加剂来饲养食用动物等。

4. 其他 将盛过抗菌药物的容器用于贮藏饲料,或使用没有充分洗净的盛过药物的贮藏容器,造成饲料加工过程中的兽药污染;屠宰前使用兽药用来掩饰临床症状或逃避屠宰前检查,有可能造成食用动物的兽药残留;厩舍粪池中所含兽药,厩舍粪池中含有抗生素等药物都将引起动物性食物的污染和再污染。

二、常见的兽药残留和毒性

(一) 抗微生物药

抗微生物药主要用于防治动物传染性疾病和改进动物生产性能,曾经使用的抗微生物药有抗生素、磺胺类等。抗生素虽然不再作为饲料添加剂使用,但在畜禽的疾病治疗中仍然使用兽药,如牛乳腺炎是最常见的疾病,需要使用抗生素,这必定引起牛奶中抗生素的残留。如果这些使用抗生素的牛所产生的牛奶与其他牛奶一起混合销售,就会出现抗生素残留问题。磺胺类是人工合成的化学药品,曾经广泛用于人和动物的多种细菌性疾病,因为磺胺类能够迅速被吸收,在24小时内就可以在动物肉、蛋、奶中残留。磺胺类药物大多以原型从机体排出,由于在环境中降解慢容易通过垫料造成再污染。

抗生素和磺胺类残留造成牛奶和食品的污染可以对人体引起有害的过敏反应;氯霉素能够导致人的再生障碍性贫血;氨基糖苷类的链霉素等可以引起药物性耳聋;磺胺类药物可以引起肾脏的毒副作用。抗生素类兽药的大量使用可使动物体内的某些细菌菌株产生耐药菌株,其抗药性R质粒可在细菌中互相传播,从而发展为多重耐药。人经常食用兽药残留量高的动物性食品,同样会产生耐药菌株,从而影响肠道菌群的平衡,肠内的敏感菌受到抑制或大量死亡,而某些耐药菌和条件致病菌大量繁殖,导致肠道感染、腹泻和维生素缺乏。

(二) 抗寄生虫药

抗寄生虫剂是指能够杀灭或驱除体内、体外寄生虫的药物,包括驱虫剂和抗球虫剂等。球虫病是养禽业中造成损失最大的疾病,有些抗生素有较强的抗球虫活性,其中药效最高的是聚醚类抗生素,此外,还有人工合成的几十种抗球虫剂如氨丙啉、二甲硫胺等。驱虫剂的种类很多,最常用的包括越霉素A和潮霉素B两种抗生素,更多的是人工合成的化学品。常用的药物包括苯并咪唑类和吩噻嗪、哌嗪、咪唑并噻唑。这些化合物的毒性较大,只能作为发病时的治疗药短期使用,不能长期加在饲料中作为药物添加剂使用。如果长期使用,这些药物就会在肌肉和内脏中残留,可能影响消费者的身体健康。

苯并咪唑类和硝基呋喃类抗蠕虫药,可持续地残留于肝脏并对动物具有潜在的致畸性

233

和致突变性;此外,残留于食品中的克球酚和某些雌激素具有致癌作用。

(三) 激素与其他生长促进剂

为了促进畜禽和水生动物的生长,提高饲料转化率,增加瘦肉率等,约30年前人们将具有性激素类似活性的物质用于养殖业。促生长激素通常包括生长激素、性激素、甲状腺素、人工合成的蛋白质同化激素。与抗生素一样,伴随着激素活性物质在畜禽生产中的使用种类和数量的不断增加,其在动物源性食品中的残留引起了广泛关注,特别是性激素和甲状腺类促生长激素。儿童食用含有促生长激素和己烯雌酚的食品可导致性早熟,另外,激素通过食物链进入人体会产生一系列的其他健康效应,如生长发育障碍、出生缺陷和生育缺陷、内分泌相关肿瘤等。

此外,还有一类人工合成的、具有同化作用的增强剂,如玉米赤霉醇等间羟基苯酸丙酯和克伦特罗的 β 受体激动剂,它们可以使动物组织重新分布,特别是精瘦肉增加和脂肪减少。然而这些物质如果在动物食品中残留就有可能对机体造成损害,我国曾多次发生食用含瘦肉精猪肉和内脏发生食物中毒的事件,最严重的是在 2001 年广东河源发生的中毒事件,中毒者竟达 800 多人。克伦特罗化学性质稳定,需加热到 172℃ 时才开始分解,在油温 260℃ 时破坏一半需要 5 分钟,普通的烹调加热不能将其破坏。克伦特罗主要作用于心脏 β_2 受体使心率加速,特别是原来有心律失常的病人更易发生心脏反应;此外还可引起代谢紊乱、血乳酸、丙酮酸升高,并可出现酮体。

三、控制食品中兽药残留的措施

(一) 严格执行《兽药管理条例》

国务院颁布的《兽药管理条例》明确规定:凡用于防治动物疫病,促进动物生长的兽药(含饲料药物添加剂)品种,必须经农业部批准;未经批准,不得生产和使用;兽药使用单位和个人应当遵守国务院畜牧兽医行政管理部门指定的兽药安全使用规定。在使用中严格遵守《禁止在饲料和动物饮用水中使用的药物品种目录》的规定。

(二) 严格按照安全休药期使用兽药

严格遵守《中华人民共和国兽药典》和国家有关标准和规定的用法、用量和休药期。休药期必须严格按照国家有关规定执行,如果没有规定休药期的药物,需要有 28 天以上的间隔期。此外,有关抗微生物制剂类和抗寄生虫类制剂药物作为饲料药物添加剂时要慎重使用。

(三) 制定动物性食品中的兽药最高残留限量标准并加强兽药残留监控工作

建立食品中兽药残留有效的国家监督控制体系是国际上通用的做法。中国农业部 2002 年发布了《动物性食品中兽药最高残留限量》标准,规定了 101 种兽药的使用品种及在靶组织的最大残留限量。为了与国际标准接轨,增加中国食品出口量,还有待于进一步完善和修订食品中兽药残留限量标准;肉品检验部门、饲料监督检查部门以及技术监督部门应该加强动物饲料和动物性食品中的药物残留检测,建立并完善分析系统,以保证动物性食品的安全性,提高食品质量,减少因消费动物性食品而引起健康损害的危险性。

第四节　N-亚硝基化合物对食品的污染及其预防

人们对亚硝基化合物的毒性,特别是致癌性研究,是从 20 世纪 50 年代开始的。1954 年

Barnes 和 Magee 详细描述了二甲基亚硝胺急性毒性的病理损害,主要表现为肝小叶中心性坏死及继发性肝硬化。1956 年,Magee 和 Barnes 用大鼠证实了二甲基亚硝胺的致癌作用,从而引起了人们对 N-亚硝基化合物毒性的广泛研究。

迄今已研究过的 300 多种亚硝基化合物中,90% 以上具有致癌性。N-亚硝基化合物的前体物硝酸盐、亚硝酸盐和胺类,广泛地存在于人类的生活环境之中,它们可以经过化学的或者生物学的途径合成多种多样的 N-亚硝基化合物。人类接触 N-亚硝基化合物及其前体物,可能是引起某些肿瘤发生的重要环境因素之一,肿瘤流行病学和环境病因学的研究,正在揭示这两者之间的相互关系。

一、结构与理化性质

N-亚硝基化合物是一大类的化合物,根据其分子结构不同,可分为 N-亚硝胺和 N-亚硝酰胺两大类。

(一) N-亚硝胺(N-nitrosamine)

N-亚硝胺的基本结构见图 4-4-1。R_1、R_2 可以是烷基或环烷基,也可以是芳香环或杂环化合物,如 R_1 和 R_2 相同,称为对称性亚硝胺,如 N-亚硝胺二甲胺、N-亚硝胺二乙胺等;R_1 和 R_2 不同时,则称为非对称性亚硝胺,如 N-亚硝胺甲乙胺、N-亚硝胺甲基苄胺等。

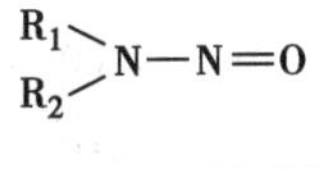

$$\begin{matrix} R_1 \\ R_2 \end{matrix} N-N=O$$

图 4-4-1 N-亚硝胺的基本结构

低分子量的亚硝胺(如二甲基亚硝胺)在常温下为黄色油状液体,高分子量的亚硝胺多为固体,二甲基亚硝胺可溶于水及有机溶剂,其他亚硝胺则不能溶于水,只能溶于有机溶剂。在通常条件下,N-亚硝胺不易水解。在中性和碱性环境中较稳定,但在特定条件下也发生反应。

1. 水解 二甲基亚硝胺在盐酸溶液中加热 70～110℃,即可分解。盐酸有较强的去亚硝基作用。另外,Br_2、H_2SO_4 加 $KMnO_4$、HBr 加冰乙酸都可作为去亚硝化剂。

2. 形成氢键和加成反应 亚硝基上的氧原子与烷基相连的氮原子能和甲酸、乙酸、三氟乙酸等酸形成氢键。有些亚硝胺还能同 BF_3、PCl_5、$ZnBr_2$ 发生加成反应。

3. 转亚硝基 二苯基亚硝胺和 N-甲基苯胺之间可进行转亚硝基反应。脂肪族胺之间的转亚硝基要在强酸条件下进行。

4. 还原 亚硝胺的还原在 pH 1～5 时是 4 电子还原,产生不对称肼。在碱性条件下则是 2 电子还原,产生二级胺和一氧化二氮。

5. 氧化 亚硝胺可以被许多氧化剂氧化为硝胺。

6. 光化学反应 亚硝胺在紫外光照射下,NO 基可以裂解。紫外光解反应在酸性水溶液或有机溶媒中都能进行。

(二) N-亚硝酰胺(N-nitrosamide)

N-亚硝酰胺的基本结构见图 4-4-2。R_1 和 R_2 可以是烷基或芳基,R_2 也可以是 NH_2、NHR、NR 或 RO 基团(亚硝基氨基甲酸酯)。亚硝酰胺的化学性质活泼,在酸性或碱性条件下(甚至在近中性环境下)均不稳定。在酸性条件下可分解为相应的酰胺和亚硝酸,在碱性条件下可迅速分解为重氮烷。

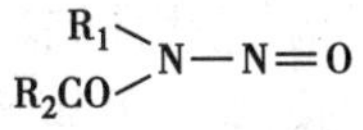

亚硝酰胺类化学性质活泼,在酸性条件下或碱性溶液中均不稳定。

$$\begin{matrix} R_1 \\ R_2CO \end{matrix} N-N=O$$

图 4-4-2 N-亚硝酰胺的基本结构

在酸性条件下,分解为相应的酰胺和亚硝酸。

在弱酸条件下,主要经重氮甲酸酯重排,放出 N 和羟酸酯。在碱性条件下,亚硝酰胺快速分解为重氮烷。

在 pH=9 条件下,其稳定性顺序如下:

亚硝基脲<亚硝酰胺<硝基氨基甲酸乙酯<亚硝基氨磺酰<亚硝基胍。

二、体内代谢

亚硝胺类化合物进入体内后,主要经肝微粒体细胞色素 P450 的代谢活化,生成烷基偶氮羟基化物,此类代谢产物具有很强的致癌和致突变活性。而亚硝酰胺类化合物为直接致癌物和致突变物,不需要经过体内代谢活化。

三、N-亚硝基化合物的毒性

(一)急性毒性

各种 N-亚硝基化合物的急性毒性有较大差异(表 4-4-1),对于对称性烷基亚硝胺而言,其碳链越长,急性毒性越低。肝脏是主要的靶器官,另外还有骨髓与淋巴系统的损伤。

表 4-4-1　N-亚硝基化合物的急性毒性(雄性大鼠,经口)

N-亚硝基化合物	LD$_{50}$(mg/kg)	N-亚硝基化合物	LD$_{50}$(mg/kg)
甲基苄基亚硝胺	18	二丁基亚硝胺	1200
二甲基亚硝胺	27～41	二戊基亚硝胺	1750
二乙基亚硝胺	216	乙基二羟乙基亚硝胺	7500
二丙基亚硝胺	480	吡咯烷硝胺	900

摘自:孙长颢:《营养与食品卫生学》,北京,2012:335

(二)致癌作用

已证实 N-亚硝基化合物为强的动物致癌物。其致癌作用的特点如下。

1. 具有器官特异性　不同的 N-亚硝基化合物有不同的致癌靶器官,如亚硝胺并不直接引起注射部位的肿瘤,而是对代谢器官发生作用,对称性亚硝胺主要诱发肝癌,不对称亚硝胺主要诱发食管癌。N-亚硝酰胺除了诱发接触部位的肿瘤外,可通过血-脑屏障和血-胎盘屏障诱发中枢神经系统肿瘤和胎儿肿瘤。

2. 多种途径摄入均可诱发肿瘤　呼吸道吸入、消化道摄入、皮下肌内注射,甚至皮肤接触 N-亚硝基化合物都可诱发肿瘤。

3. 不同接触剂量均有致癌作用　反复多次给药,或一次大剂量给药都能诱发肿瘤,且有明显的剂量-效应关系。

亚硝胺和亚硝酰胺的致癌机制并不完全相同。亚硝胺是较稳定的化合物,对器官和组织的细胞并没有直接的致突变作用。但是,在亚硝胺化合物中,与氨氮相连的 α-碳原子上的氢受到肝微粒体 P450 的作用,其 α-碳的氢被氧化而形成羟基,这个化合物不稳定,进一步分解和异构化,生成烷基偶氮羟基化物,此化合物是具有高度活性的致癌剂。因此,一些重要的亚硝胺,如二甲基亚硝胺和吡咯烷亚硝胺等,通过注射途径进行诱癌实验时,并不在注射部位引起肿瘤,而是经体内代谢活化引起肝脏等器官肿瘤。

亚硝酰胺类化合物,如甲基亚硝基脲,甲基亚硝基脲烷,甲基亚硝基胍等是不稳定的化合物,在生理条件下,能与组织中的水反应发生水解作用,生成烷基偶氮羟基化物。因此,亚硝酰胺类的致癌靶器官就一定是代谢活化的器官(如肝脏)。由于亚硝酰胺类化合物不需经代谢活化就可在体内接触部位水解为活性物,因此,对于胃癌病因的研究是很重要的。

尽管目前对 N-亚硝基化合物是否对人类有致癌性尚无定论,但根据某些地区与国家流行病学资料的分析,表明人类某些癌症可能与之有关。智利胃癌高发可能与硝酸盐肥料大量使用,从而造成土壤中硝酸盐与亚硝酸盐过高有关。日本人爱吃咸鱼和咸菜其胃癌高发,前者胺类特别是仲胺与叔胺较高,后者亚硝酸盐与硝酸盐含量也较多,有利于亚硝胺的合成。

(三) 致畸作用

亚硝酰胺对动物有一定的致畸性。如甲基(或乙基)亚硝基脲可诱发胎鼠的脑、眼、肋骨和脊柱等畸形,并存在剂量-效应关系。而亚硝胺的致畸作用很弱。

(四) 致突变作用

亚硝酰胺能引起细菌、真菌、果蝇和哺乳类动物细胞发生突变。使用 Ames 试验检测 34 种亚硝酰胺的结果表明多数具有直接致突变性。亚硝胺则需经哺乳动物微粒体混合功能氧化酶系统代谢活化后才有致突变性。在脂肪族亚硝胺中,有些既有致癌性也有致突变作用,而有些有致癌作用,却无明显的致突变作用。还有研究表明,N-亚硝基化合物的致突变性强弱与其致癌性强弱无明显相关性。

四、食物的污染来源

(一) N-亚硝基化合物的前体物

环境和食品中的 N-亚硝基化合物是由亚硝酸盐和胺类在一定的条件下合成的。作为 N-亚硝基化合物前体物的硝酸盐、亚硝酸盐和胺类物质广泛存在于环境中。

1. 植物性食品中的硝酸盐和亚硝酸盐 硝酸盐和亚硝酸盐广泛地存在于人类环境中,是自然界普遍存在的含氮化合物。蔬菜在生长中要合成必要的植物蛋白,就要吸收硝酸盐成分。有机肥料和无机肥料中的氮,由于土壤中的硝酸盐生成菌的作用,而转化为硝酸盐。蔬菜植物体吸收的硝酸盐,由于植物酶的作用,在植物体酶还原成氨,并与光合作用合成的有机酸生成氨基酸、核酸,而构成植物体。当光合作用不充分时,植物体内将积蓄下多余的硝酸盐。不同种类的新鲜蔬菜中硝酸盐含量可相差数十倍,主要与作物种类、栽培条件(如土壤和肥料的种类)以及环境因素(如干旱、阳光、温度等)有关。蔬菜中亚硝酸盐含量通常远远低于硝酸盐含量,但是蔬菜的保存和处理过程对硝酸盐和亚硝酸盐含量有很大影响,即硝酸盐在硝酸盐还原菌的作用下可形成亚硝酸盐。因此,在蔬菜的腌制过程中,亚硝酸盐含量明显增高,不新鲜的蔬菜中亚硝酸盐含量亦可明显增高。

2. 动物性食物中的硝酸盐和亚硝酸盐 用硝酸盐腌制鱼和肉是一种古老的方法,其效能是由细菌将硝酸盐还原为亚硝酸盐,亚硝酸盐能抑制一些腐败菌的生长,从而达到防腐的目的。

大约在 50 年前,人们发现只用很少量的亚硝酸盐处理食品,就能达到多量硝酸盐的效果,因此亚硝酸盐逐步地取代硝酸盐作为防腐剂和着色剂。虽然使用亚硝酸盐作为食品添加剂有产生 N-亚硝基化合物的可能,但目前尚无更好的替代品,故仍允许限量使用。我国食品安全标准 GB 2760-2014 中规定使用亚硝酸盐后,肉制品中亚硝酸盐残留量(以亚硝酸钠计)不得超过 30mg/kg。

3. 环境和食品中的胺类 含氮的有机胺类化合物,是 N-亚硝基化合物的前体物,它们广泛地存在于人类环境之中,特别是食物中。另外,胺类也是药物,化学农药和一些化工产品的原材料。

肉、鱼等动物性食品中在其腌制、烘烤等加工处理过程中,尤其是在油煎、油炸等烹调过程中,可产生较多的胺类化合物。在胺类化合物中,以仲胺合成 N-亚硝基化合物的能力最强。在粮食、鱼、肉和某些蔬菜中二级胺类物质含量较高,鱼和肉产品中二级胺的含量随其新鲜程度,加工过程的贮藏而变化。无论是晒干、烟熏或是装罐等均可导致二级胺的含量增加。

(二) 食品中的 N-亚硝基化合物

鱼和肉类食物中,含有少量的胺类和丰富的脂肪和蛋白质,对鱼和肉的腌制和烘烤加工处理,尤其是油煎烹调时,能分解出一些胺类化合物。腐烂变质的鱼和肉,也分解出胺类,其中包括二甲胺、三甲胺、脯氨酸、腐胺、脂肪族聚胺、精胺、吡咯烷、氨基-乙酰-L 甘氨酸和胶原蛋白等。这些化合物与亚硝化试剂作用生成亚硝胺。鱼、肉类制品中的亚硝胺主要是吡咯亚硝胺和二甲基亚硝胺,加工方法不同,各类鱼、肉制品中亚硝胺的含量可有较大差异。

一些乳制品中,如干奶酪,奶粉、奶酒等,存在微量的挥发性亚硝胺,其含量多在 $0.5 \sim 5.0 \mu g/kg$ 范围内。

一些蔬菜和瓜果中含有胺类,硝酸盐和亚硝酸盐,因此,在对蔬菜等进行加工处理时,长期的贮藏,蔬菜和瓜果中的胺类和亚硝酸盐等反应,生成微量的亚硝胺。其含量在 $0.013 \sim 6.0 \mu g/kg$ 范围内。

在传统的啤酒生产过程中,大麦芽在窑内加热干燥时,其所含大麦芽碱和仲胺等能与空气中的氮氧化物(NO_x)发生反应,生成二甲基亚硝胺。故啤酒中常含有微量的二甲基亚硝胺(多在 $0.5 \sim 5.0 \mu g/kg$ 范围内)。但近年由于生产工艺的改进,在多数大型企业生产的啤酒中已很难检测出亚硝胺类化合物。

(三) 亚硝基化合物的体内合成

人体可以合成亚硝胺,其适宜 pH 值为<3,正常人胃液 pH 值为 $1 \sim 4$。因此,胃可能是合成亚硝胺的主要场所。另外,胃中存在亚硝酸盐和具催化作用的氯离子和硫氰酸根离子,有利于胃内 N-亚硝基化合物的合成;在唾液中及膀胱内(尤其是尿路感染时)也可能合成一定量的亚硝胺。

五、预防措施

(一) 防止食物霉变以及其他微生物污染

某些细菌可还原硝酸盐为亚硝酸盐,其次某些微生物也可分解蛋白质,转化为胺类化合物,并且还有酶促亚硝基化作用。因此,在食品加工时,应保证食品新鲜,防止微生物污染。

(二) 控制食品加工中硝酸盐及亚硝酸盐的使用量

以减少亚硝基化前体的量,在加工工艺可行的情况下,尽量使用亚硝酸盐及硝酸盐的替代品。

(三) 施用钼肥

农业用肥及用水与蔬菜中亚硝酸盐和硝酸盐含量有密切关系,使用钼肥有利于降低硝酸盐含量。

（四）阻断亚硝基化反应

亚硝基化合物的亚硝基化作用过程可被许多化合物与环境条件所限制。如维生素 C、维生素 E、鞣酸及酚类化合物可抑制其合成。在制作香肠时，如加亚硝酸盐的同时加入维生素 C 可防止二甲基亚硝胺的形成，但维生素 C 对已形成的亚硝胺则无作用。我国学者发现大蒜和大蒜素可抑制胃内硝酸盐还原菌，使胃内亚硝酸盐量明显降低。茶叶对亚硝胺的生成也有阻断作用。此外猕猴桃、沙棘果汁也有阻断作用。

（五）制定标准，开展监测食品中亚硝基化合物的含量

我国现行的食品安全国家标准（GB 2762-2017）中 N-二甲基亚硝胺限量为：水产动物及制品中 N-二甲基亚硝胺 $\leqslant 4\mu g/kg$；肉及制品中 N-二甲基亚硝胺 $\leqslant 3\mu g/kg$。应加强对食品中 N-亚硝基化合物含量的监测，严禁食用 N-亚硝基化合物含量超标的食物。

（赵秀娟 曹璨）

第五节　多环芳烃化合物对食品的污染及其预防

多环芳烃化合物（Polycyclic aromatic hydrocarbons，PAH）是煤、石油、煤焦油、烟草和一些有机化合物的热解和不完全燃烧而产生的环境污染物和化学致癌物。PAH 在空气、水、土壤等环境介质以及食品中广泛存在。迄今为止，已经被发现的 PAH 及其衍生物已达 400 多种，且具有致癌性的多环芳烃主要集中在 4 环及以上的 PAH。

一、结构与理化性质

PAH 是一类由 2 个或 2 个以上苯环以线状、角状或簇状排列的一类化合物，包括萘（NAP）、芘（PYR）、苯并（b）蒽（BaA）、苯并[a]芘[B(a)P]等在内的 16 种物质，可分为：①芳香稠环型：两个碳原子为两个苯环所共有，如萘、蒽等；②芳香非稠环型：苯环与苯环之间各由一个碳原子相连，如联苯、联三苯。多环芳烃的连接方式见图 4-5-1。

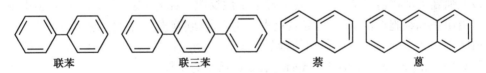

联苯　　　　　联三苯　　　　　萘　　　　蒽

图 4-5-1　多环芳烃的连接方式

室温下，所有的 PAH 皆为固体，具有高熔点和高沸点，低蒸气压等特点。大部分多环芳烃是无色或淡黄色的结晶。PAH 的水溶性较差，脂溶性较强，能溶于丙酮、苯、二氯甲烷等有机溶剂，可在生物体内蓄积。由于多环芳烃大多具有大的共扼体系，因此其溶液具有一定荧光。B(a)P 是第一个被发现的 PAH，是 PAH 中最重要的一种致癌物质。B(a)P 由 5 个苯环构成的多环芳烃（图 4-5-2），分子式为 $C_{20}H_{12}$，相对分子质量为 252。在常温下为浅黄色的针状结晶，沸点 310～312℃，溶点 178℃，在水中溶解度仅为 0.5～6g/L，稍溶于甲醇和乙醇，易溶于脂肪、丙酮、苯、甲苯、二甲苯及环己烷等有机溶剂，在苯溶液中呈蓝色或紫色荧光。B(a)P 性质较稳定，但日光及荧光可使其发生光氧化反应；氧也可使其氧

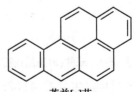

苯并[a]芘

图 4-5-2　B(a)P 结构图

化,与 NO 或 NO$_2$ 作用则可发生硝基化反应。

二、体内代谢

由于是脂溶性化合物,PAH 可通过肺、胃肠道和皮肤吸收进入体内。人类 PAH 的主要接触途径包括:①通过肺和呼吸道吸入含 PAH 的气溶胶和微粒;②摄入受 PAH 污染的食物或饮水进入胃肠道;③通过皮肤与携带有 PAH 的物质接触。无论经何种途径进入体内,PAH 几乎在所有脏器、组织中均可被检测到,但以脂肪组织中含量最为丰富。对 B(a)P 的代谢研究表明,通过食物或水进入机体的 B(a)P 在肠道被吸收入血后很快分布于全身,乳腺及脂肪组织中可蓄积较大量的 B(a)P。动物实验发现,B(a)P 可通过胎盘进入胎儿体内,产生毒性和致癌作用。

在体内混合功能氧化酶系中的芳烃羟化酶(Aryl hydrocarbon hydroxylase,AHH)的作用下,PAH 首先发生 Ⅰ 相氧化代谢,其一级代谢产物有环氧化物、酚、二氢二醇等;二级代谢产物有二醇环氧化物、四氢四醇和酚环氧化物。Ⅰ 相代谢产物通过与葡萄糖醛酸、硫酸盐或谷胱甘肽结合形成具有更强水溶性的 Ⅱ 相代谢产物而排出体外。以 B(a)P 为例:在 AHH 作用下 B(a)P 首先被代谢生成环氧化物(7,8-环氧化物或 9,10-环氧化物),同时还生成酚类化合物(1-羟基,3-羟基,6-羟基,7-羟基与 9-羟基)。其次,在环氧水化酶的作用下进一步水解为 7,8-二氢二醇与 9,10-二氢二醇,最后形成 7,8-二氢二醇-9,10-环氧化物。此类环氧化物能与 DNA、RNA 和蛋白质等生物大分子结合而诱发突变和肿瘤。

三、毒性

PAH 急性毒性为中等或低毒性。以萘为例:小鼠经口和静脉给药的 LD$_{50}$ 按体重计为 100～5000mg/kg,大鼠口服 LD$_{50}$ 为 2700mg/kg;其他 PAH 的 LD$_{50}$ 值类似。由于 B(a)p 为间接致突变物,在体外致突变试验中需要加入 S$_9$ 代谢活化。在 Ames 试验及其他细菌突变试验、噬菌体诱发果蝇突变、DNA 修复、姊妹染色单体交换、染色体畸变、哺乳类培养细胞基因突变以及哺乳类动物精子畸变等实验中皆呈阳性反应。此外,在人组织培养实验中也发现 B(a)p 有组织和细胞毒性作用,可导致上皮分化不良、细胞损伤、柱状上皮细胞变形等。

PHA 是一类具有较强诱癌作用的食品化学污染物。目前,有 16 种 PAH 被美国国家环境保护局(Environmental Protection Agency,EPA)认定为是优先监测污染物质,其中 3,4-苯并[a]芘[B(a)P]和二苯并(a,h)蒽[Dibenz(a,h)anthracene](图 4-5-3)被国际癌症研究机构(International Agency for Research on Cancer,IARC)归为强致癌物质。

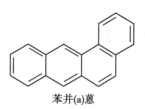

PAH 的致癌性在动物实验中已得到广泛证实,其中 26 个 PAH 具有致癌性或可疑致癌性。B(a)P 对多种动物(大鼠、地鼠、豚鼠、兔、鸭及猴等)有肯定的致癌性,涉及的部位包括皮肤、肺、胃、和乳腺等。小鼠一次灌胃给予 0.2mg/kg B(a)P 可诱发前胃肿瘤,并有剂量反应关系。饲料中含有 250mg/kg B(a)P 可诱发前胃肿瘤,长期喂饲含有 B(a)P 的饲料还可诱发实验动物肺肿瘤及白血病。大鼠一次经口给予 100mg B(a)P,9 只动物中

苯并(a)蒽

图 4-5-3　苯并(a)蒽结构图

有 8 只可发生乳腺瘤;每天经口给予 2.5mg B(a)P,可诱发食管及前胃乳头状瘤。B(a)P、二苯并(a,h)蒽和苯并(a)蒽及萘对小鼠和大鼠均有胚胎毒性。B(a)P 还具有致畸性和生殖毒性。B(a)P 能通过小鼠或兔的血-胎盘屏障发挥致癌活性,造成子代肺腺癌和皮肤乳头

状瘤,同时观察到实验动物生殖能力降低、卵母细胞破坏等作用。

人群流行病学研究表明,食品中 B(a)P 含量与胃癌等多种肿瘤的发生存在相关关系。如在匈牙利西部一个胃癌高发地区的调查表明,该地区居民经常食用家庭自制的含 B(a)P 较高的熏肉是胃癌发生的主要危险因素之一。拉脱维亚某沿海地区的胃癌高发被认为与当地居民吃熏鱼较多有关。冰岛也是胃癌高发国家,其胃癌死亡率亦较高。据调查当地居民食用自己熏制的食品较多,其中所含多环芳烃或 B(a)P 明显高于市售同类制品。以用当地农民自己熏制的羊肉喂饲大鼠,亦可诱发出胃癌等恶性肿瘤。

四、食物的污染来源

PAH 在环境中分布广泛,能够以气态或者颗粒态存在于土壤、大气、水体、植物中。尽管在任一环境介质中 PAH 都会发生光解、生物降解等反应,但由于其持久性的特点,可以在环境中长期停留,并且在不同环境介质间相互迁移转化。食品中多环芳烃的来源包括:

(1) 食品在煎炸过程中产生的多环芳烃。多环芳烃产生的量与所采用的烹饪方法有相关性,如反复使用高温煎炸方式,食物中的有机质受热分解,经环化、聚合而形成 B(a)p。在一些煎炸的肉制品中,其含量可高达 ppm 数量级。

(2) 食物在烧烤过程中产生多环芳烃。由于烧烤的温度较高,有机物质受热分解,亦经环化、聚合而形成多环芳烃。多环芳烃在烘烤过程中的产生与食品中脂类物质含量以及食物与热源的距离有关。脂肪在高温(>200℃)热解时可生成 B(a)P,在 500～900℃的高温,尤其是 700℃以上,最有利于 B(a)P 形成;胆固醇比其他脂类更易产生多环芳烃;糖类也可热聚生成多环芳烃。

(3) 食物在烟熏过程中产生多环芳烃,而且熏料的不同也会明显地影响食物中多环芳烃的含量。烟熏对肉制品的污染程度与发烟量、发烟条件和烟熏时的温度等因素有关。发烟温度控制在 300℃以下时,产生的 B(a)P 较少,烟熏的温度越高,产生的 B(a)P 越多。

(4) 大气、水和土壤等环境中的多环芳烃可以使粮食、水果和蔬菜受到污染。

(5) 食品加工中受机油和食品包装材料等的污染,在柏油路上晒粮食使粮食受到污染。

(6) 污染的水可使水产品受到污染。

(7) 植物和微生物可合成微量的多环芳烃。

五、危险性评估

(一) 暴露途径

几乎所有的多环芳烃类物质都能吸附在粒径小于 $7\mu m$ 的可吸入粒子上,可直接通过呼吸道、消化道、皮肤等进入人体。对于非职业性暴露群体而言,PAH 经由食物摄入是最主要的途径,尤其对于暴露于空气污染较轻环境中的非吸烟个体,饮食来源的 PAH 甚至可以达到总暴露量的 90% 以上。吸烟是非职业暴露人群中 PAH 的另一个来源。研究报道,吸烟者 PAH-DNA 加合物水平明显高于非吸烟者。职业性暴露主要是工作场所中多环芳烃的粉尘和熏烟会经工人的呼吸进入体内。PAH 的职业性暴露行业主要有煤焦油生产工和焦炉工人。交通警察是特殊的职业人群,长时间暴露于机动车尾气等有害环境中,接触尾气中 PAH 等化合物机会较多,但交通警察对于 PAH 的暴露水平远低于职业性暴露。

母婴体内均有一定的 PAH 存在,PAH 可通过胎盘屏障进入子代体内,胎儿在宫内已经暴露于此类致癌性环境污染物。Madhavan 等收集了 24 名印第安产妇的胎盘、母体静脉血、脐带血和乳汁4种生物样品,对其中的PAH代表性物质B(a)P和二苯并(a,c)蒽(DBA)进行检测发现,脐带血和乳汁中B(a)P(0.1±0.05mg/L,0.262~0.073mg/L)和DBA(0.5±0.19mg/L,0.283±0.123mg/L)的浓度均高于母体静脉血水平(0.04±0.02mg/L,0.12~0.06mg/L),说明胎儿在宫内就已开始暴露于此类环境污染物。

(二)危险性评估方法

PAH的危险性评估不仅仅局限于B(a)P,而应该对PAH进行轮廓分析,查明混合物中的每一个PAH的量,尤其是有生物活性的PAH量。WHO于1998年提出了多环芳烃健康风险评价常用的三种方法,分别是毒性当量法、相对效应法,以及B(a)P浓度法。毒性当量法又称B(a)P当量法,该方法采用B(a)P来标定所研究的多环芳烃组分的毒性,将各多环芳烃组分转化成等毒性效应时B(a)P的浓度,再将等效浓度值相加得到所对应的B(a)P浓度即可通过暴露风险模型得出暴露风险。相对效应法是利用污染物样品进行动物毒理学实验,直接测定单位浓度污染物所引起的相对健康效应,然后根据暴露量算得该污染物的健康风险。B(a)P浓度法是假设污染物中的多环芳烃组分所引起的风险以及多环芳烃在污染物中的浓度水平与污染物中的B(a)P浓度成正比,以B(a)P浓度作为指标来衡量多环芳烃的总污染水平。

(三)暴露水平

由于食品种类、生产加工、烹调方法的差异以及距离污染源的远近等因素的不同,食品中B(a)P的含量相差很大,其中含量较多者主要是烘烤和熏制食品。烤肉、烤香肠中B(a)P含量一般为0.7~0.68g/kg,炭火烤的肉中B(a)P含量可达2.6~11.2μg/kg。我国广东省的调查结果表明,用柴炉加工的叉烧肉和烧腊肠中B(a)P含量较高;而新疆地区的调查表明,烤羊肉时如滴落油着火燃烧者,其烤肉中B(a)P含量为100μg/kg左右;冰岛家庭自制熏肉中B(a)P含量为23μg/kg,但如将肉熏制后挂于厨房,则可高达107μg/kg;熏鱼中多环芳烃的含量为9.3~88.6μg/kg,熏肉中达到2.6~29.8μg/kg;生红肠的B(a)P含量为1.5μg/kg,油煎后为14μg/kg,而且松木熏者可高达88.5μg/kg;油炸和烘烤后的鸡肉中PAH含量分别为14.96μg/kg,27.93μg/kg。工业区生产的小麦中B(a)P含量也较高,而非工业区则很低;农村生产的蔬菜中B(a)P的含量较在城市附近生产者低。

Lizhong Zhu等使用B(a)P当量法评价了杭州居民因暴露室内空气中的多环芳烃导致的健康风险,结果发现杭州居民冬季和夏季暴露多环芳烃所致终身肺癌风险分别为$1.9×10^{-3}$和$0.9×10^{-3}$,高于显著风险水平。Kuo-Chih Chiang采用B(a)P当量法B(a)P浓度法对寺庙等烟气较多的区域中的人群暴露空气中多环芳烃的健康风险评估结果表明,经常暴露香火烟气的寺庙僧人终身致癌健康风险介于$9.87×10^{-4}$~$1.13×10^{-3}$,高于美国环境保护局推荐的可接受风险范围(10^{-6}~10^{-4}),低于美国最高法院规定的10^{-3}的显著风险水平。对我国东北地区100名受试者膳食中PAH的检测分析数据表明,男性PAH饮食暴露量大于女性;中国北方人群饮食PAH日暴露量明显高于荷兰、英国的监测数据,男女B(a)P日暴露量分别约为1.2μg和0.6μg。

国内学者对我国10座城市小学生尿1-羟基芘进行了研究,结果显示,北京、天津等7座北方城市小学生尿1-羟基芘(1-OH-Pyr)浓度的中位数在0.336~4.120μmol/mol肌酐之间;而三亚、广州、长沙3座南方城市的浓度中位数分别为0.049、0.119、0.243μmol/mol肌酐。我国东北地区人群尿1-羟基芘浓度中位数的水平为0.13μmol/mol肌酐;北京地区非职业暴露人群体内1-羟基芘的含量为0.15μmol/mol肌酐。与国外人群尿中1-羟基芘的含量对比,我国人群尿中1-羟基芘含量明显要高,这可能与我国大气环境中PAH污染较高有关。北京地区儿童、青少年和成人对 PAH 的暴露量分别为 1.83、1.44、1.20μg/(kg·d)，人群中至少 50% 的个体对 PAH 暴露量在 2~4μg/(kg·d) 范围内。

(四) 生物标志物

目前，关于 PAH 生物监测指标的研究包括 3 个水平：

（1）暴露标志物的监测；

（2）生物效应标志物的监测；

（3）易感性生物标志物的监测。

研究表明，尿中 1-羟基芘(1-OH-Pyr) 可作为 PAH 内剂量的一种特异性较强的暴露生物标志物，尿中 1-OH-Pyr 与 PAH 接触有剂量-反应关系。PAH 代谢活化后能与靶细胞 DNA 亲核位点鸟嘌呤外环氨基端共价结合形成加合物，引起 DNA 损伤，激发一系列复杂过程导致基因突变或癌变，因此 PAH-DNA 加合物也可以直接揭示 PAH 在分子水平上的作用，并作为生态毒理学的相关终点来评价其遗传毒性。由于白细胞和淋巴细胞中 DNA 加合物与体细胞内 DNA 加合物具有相关性，因此，白细胞和淋巴细胞均适用于 PAH 接触水平的监测。Wang 等用高压液相色谱测定二氢二醇环氧苯并[a]芘-白蛋白(BPDE-A1b) 加合物，用碱性彗星实验测定 DNA 损伤，发现 BPDE-A1b 加合物水平与 DNA 损伤存在正相关，即早期生物效应的形成(DNA 损伤) 与生物学有效剂量(BPDE-A1b 加合物) 相关，因此认为 BPDE-A1b 可作为一种有效的生物效应标志物用于 PAH 的生物监测。与 PAH-NA 加合物形成有关的代谢酶 CYPIA1、GSTMI 及 GSTT1 危险基因型会影响体内 PAH-DNA 加合物的水平，故 PAH-NA 加合物形成有关的代谢酶基因型可看作是个体 PAH 易感的遗传标志物。PAH 可以引起原癌基因 ras 和抑癌基因 p53 的改变，通过引起原癌基因 ras 的点突变，使之激活，并引起相应的蛋白表达发生改变。因此，原癌基因和抑癌基因的表达蛋白亦可以作为研究环境污染物的分子线索和生物标志物。此外，PAH 暴露可导致免疫系统功能发生改变，因此，近年来有学者提出将尿液中 1-羟基芘与免疫系统功能结合作为 PAH 易感性的生物标志物。

(五) 食物中 PAHs 的限量标准

食品安全国家标准食品中污染物限量标准(GB 2762-2017) 规定了熏烤肉类、植物油和粮食中苯并[a]芘允许限量的卫生要求，适用于熏烤肉类、食用植物油和粮食等食品（见表 4-5-1）。

表 4-5-1　食品中苯并[a]芘限量标准

品　种	指标，μg/kg(ppb)	品　种	指标，μg/kg(ppb)
烧烤猪肉、鸭、鹅、鸡	≤5	花生油	≤10
叉烧、羊肉串	≤5	菜籽油	≤10
火腿、板鸭	≤5	茶油	≤10
烟熏鱼	≤5	其他油	≤10
熏猪肉(肚子、小肚)	≤5	稻谷	≤5
熏鸡、熏马肉、熏牛肉	≤5	小麦	≤5
熏红肠、香肠	≤5	大麦	≤5
豆油	≤10		

国家食品卫生标准中规定各类食用油中苯并[a]芘的限值为 10μg/kg。PAH 可在涉及油籽干燥过程中同燃烧不完全或热解燃气直接接触而产生。油籽也可能在机械收获、运输、加工等过程中因接触机油等污染物而受到 PAH 污染。乳制品产量浓度一般低于非乳制品 PAH 浓度。因此,植物奶油含量高于黄油水平,奶油替代品(植物油制造)高于奶油水平,植物奶油中苯并[a]芘浓度规定在 0.2～5.2ppb 范围内。2008 年韩国食品药品管理局发布了规定"草药中苯并芘的规格和检验方法"的提案,规定苯并芘在 2 种草药中(生地黄和熟地黄)的最大容许量为 5μg/kg。

为保护本国公民健康,欧盟部分成员国制定了食品中苯并芘最高残留限量。但由于各成员国间最高残留限量规定的不一致性,非正常竞争风险在所难免。为了使各成员国相关的标准/技术法规协调统一以及保障全体欧盟成员国公众的健康,欧盟委员会 2005 年 2 月 4 日通过了关于修订法规(EC)No466/2001 所规定的食品中多环芳烃最高残留限量的法规(EC)No208/2005,增设了食品中苯并芘最高残留限量的规定。该法规于 2005 年 4 月 1 日实施,适用于欧盟所有成员国(欧盟食品污染物限量标准见表 4-5-2)。

表 4-5-2　欧盟食品污染物限量标准(2006-12-19 发布)

食　品	苯并[a]芘最大限量 (μg/kg)
专供人类直接食用或作为食品配料的油及脂(可可油除外)	2
熏肉及熏肉制品	5
熏鱼及熏制水产品不包括双壳贝类。最大限量按熏制甲壳动物计,褐色蟹肉及龙虾胸肉及类似的大甲壳动物除外(海鳌虾科及龙虾科)	5
鱼肉,其他熏制鱼	2
非熏制甲壳动物、头足类动物类。最大限量按熏制甲壳动物计,褐色蟹肉及龙虾胸肉及类似的大甲壳动物除外(海鳌虾科及龙虾科)	5
双壳贝类	10
专供婴幼儿及儿童食用的经加工的谷物制品	1
婴幼儿奶粉和较大婴幼儿奶粉、包括婴幼儿牛奶和较大婴幼儿奶	1
专供婴幼儿食用的以医疗为目的的食疗食品	1

六、预防措施

1. 防止污染、改进食品加工烹调方法　①加强环境治理,减少环境 B(a)P 的污染,从而减少其对食品的污染;②熏制、烘烤食品及烘干粮食等加工过程应改进燃烧过程,避免使食品直接接触炭火,使用熏烟洗净器或冷熏液;③不在柏油路上晾晒粮食和油料种子,以防沥青玷污;④食品生产加工过程中要防止润滑油污染食品,或改用食用油作润滑剂。

2. 去毒　用吸附法可去除食品中的一部分 B(a)P。活性炭是从油脂中去除 B(a)P 的优良吸附剂,在浸出法生产的菜油中加入 0.3%～0.5% 活性炭,在 90℃下搅拌 30 分钟,并在140℃ 3.1kPa真空条件下处理4h,其所含B(a)P即可去除89%~95%。此外,用日光或紫外线照射食品也能降低其B(a)P含量。

3. 制定食品中允许含量标准　目前FAO/WHO尚未制定其ADI或PTWI。一般认为人体每日B(a)P摄入量不应超过10μg。我国现行的《食品安全国家标准　熟肉制品》(GB 2726-2016)中规定B(a)P的限量标准为:粮食和熏烤肉≤5μg/kg,植物油≤10μg/kg。

第六节　杂环胺类化合物对食品的污染及其预防

杂环胺化合物(Heterocyclic aromatic amine,HAAs)是由碳、氢及氮原子组成,具有多环芳香族结构的化合物。最早被发现于经烧烤或油炸处理过的鱼及肉制品中。随后20多种HAAs陆续被发现于经热处理过的高蛋白质食品中。在普通烹调(如烤、煎、熏烤等)过程中,富含蛋白食品如牛奶、鸡蛋、干酪等中的氨基酸、糖、肌酸苷通过加热、热解等过程可产生杂环胺类化合物。HAAs虽然在加工肉制品中含量只有ng/g水平,但其作为强烈的致突变物对人类癌症的发生有重要影响。

一、结构与理化性质

杂环胺类化合物包括氨基咪唑氮杂芳烃(AIAs)和氨基咔啉两类,氨基咪唑氮杂芳烃(AIAs)和氨基咔啉类杂环胺的典型结构见图4-6-1和图4-6-2。AIAs包括喹啉类(IQ)、喹喔啉类(IQx)和吡啶类。AIAs咪唑环的氨基在体内可转化为N-羟基化合物而具有致癌和致突变活性。AIAs亦称为IQ型杂环胺,其胍基上的氨基不易被亚硝酸钠处理而脱去。氨基咔啉类包括α-咔啉、β-咔啉γ-咔啉和δ-咔啉,其吡啶环上的氨基易被亚硝酸钠脱去而失去活性。杂环胺的分类和系统命名见表4-6-1。

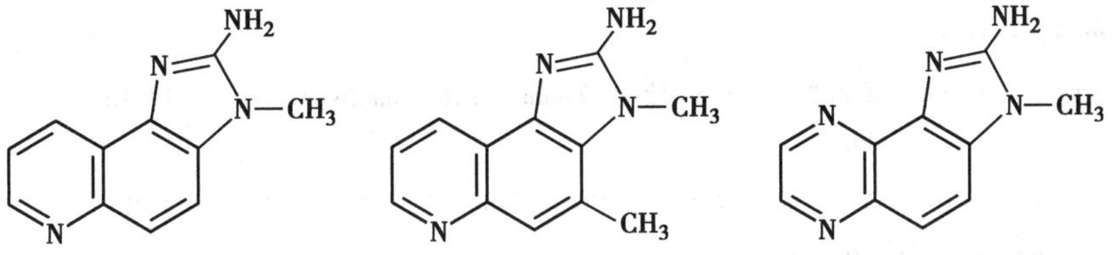

IO　　MeIQ　　IQx

图4-6-1　氨基咪唑氮杂芳烃结构

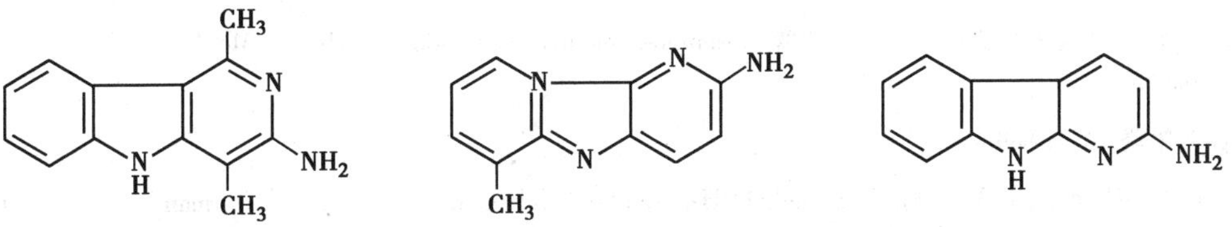

Trp-P-1　　Glu-P-1　　AαC

图4-6-2　氨基咔啉类杂环胺结构

表 4-6-1 常见杂环胺的化学名称、分类、缩写和相对分子质量

中英文化学名称和分类	缩写	分子质量
Ⅰ.氨基咪唑氮杂芳烃(aminoimidazos,AIAs)		
1.喹啉类(quinoline)		
2-氨基-3-甲基咪唑[4,5-f]喹啉(2-amino-3-methylimizado[4,5-f]quinoline)	IQ	198
2-氨基-3,4-二甲基咪唑[4,5-f]喹啉(2-amino-3,4-dimethylinizado[4,5-f]quinoline)	MeIQ	212
2.喹喔啉类(quinoxaline)		
2-氨基-3-甲基咪唑[4,5-f]喹喔啉(2-amino-3,4-dimethylinizado[4,5-f]quinoxaline)	IQx	199
2-氨基-3,4-二甲基咪唑[4,5-f]喹喔啉(2-amino-3-4-dimethylinizado[4,5-f]quinoxaline)	4-MeIQx	213
2-氨基-3,8-二甲基咪唑[4,5-f]喹喔啉(2-amino-3,8-dimethylinizado[4,5-f]quinoxaline)	8-MeIQx	213
2-氨基-3,4,8-三甲基咪唑并[4,5-f]喹喔啉(2-amino-3,4,8-trimethylinizado[4,5-f]quinoxaline)	4,8-DiMeIQx	227
2-氨基-3,7,8-三甲基咪唑并[4,5-f]喹喔啉(2-amino-3,7,8-trimethylinizado[4,5-f]quinoxaline)	7,8-DiMeIQx	227
2-氨基-3,4,7,8-三甲基咪唑并[4,5-f]喹喔啉(2-amino-3,4,7,8-trimethylinizado[4,5-f]quinoxaline)	4,7,8-TriMeIQx	241
3.吡啶类(pyridine)		
2-氨基-1-甲基-6-苯基-咪唑[4,5-6]吡啶(2-amino-1-methyl-6-phenyl-imidazo[4,5-b]pyridine)	PhIp	224
2-氨基-1,6-二甲基-6-苯基-咪唑[4,5-6]吡啶(2-amino-1,6-dimethyl-6-phenyl-imidazo[4,5-b]pyridine)	DMIp	162
2-氨基-1,5,6-三甲基-6-苯基-咪唑[4,5-6]吡啶(2-amino-1,5,6-trimethyl-6-phenyl-imidazo[4,5-b]pyridine)	TMIp	176
Ⅱ.氨基咔啉类(amino-carbolines)		
1.α-咔啉类(α-carbolines)		
2-氨基-9H-吡啶[2,3-b]吲哚(2-amino-9H-pyrido[2,3-b]indole)	AαC	183
2-氨基-3-甲基-9H-吡啶[2,3-b]吲哚(2-amino-3 methyl-9H-pyrido[2,3-b]indole)	Me AαC	197
2.β-咔啉类(β-carbolines)		
1-甲基-9H-吡啶[4,3-b]吲哚(1-methyl-9H-pyrido[4,3-b]indole)	Harman	182
9H-吡啶[4,3-b]吲哚(9H-pyrido[4,3-b]indole	Norharman	168
3.γ-咔啉类(γ-carbolines)		
3-氨基-1,4-二甲基-5H-吡啶[4,3-b]吲哚(3-amino-1,4-dimethyl-5H-pyrido[4,3-b]indole)	Trp-p-1	211

续表

中英文化学名称和分类	缩写	分子质量
3-氨基-1-甲基-5H-吡啶并[4,3-b 吲哚](3-amino-1-methyl-5H-pyrido[4,3-b]indole)	Trp-p-2	197
4. δ-咔啉类(δ-carbolines)		
2-氨基-6-甲基二吡啶[1,2-a,3′,2′-d]咪唑(2-amino-6-methyl-dipyrido[1,2-a,3′,2′-d]imidazole)	Glu-p-1	198
2-氨基-二吡啶[1,2-a,3′,2′-d]咪唑(2-amino-dipyrido[1,2-a,3′,2′-d]imidazole)	Glu-p-2	184

二、体内代谢

杂环胺可诱导细胞色素 P450 酶系,从而促进其自身的代谢活化,但这种诱导作用具有明显的种属、性别和器官差异。在 I 相反应中,经细胞色素 P450 氧化代谢成 N-羟化反应后,在乙酰基转移酶(NATs)和硫酸基转移酶(SULTs)等 II 相酶催化下活化发生脂化反应。多数学者认为与 N-羟基化杂环胺作用的代谢酶主要是 NAT2 酶;N-羟基化杂环胺是 NAT2 的良好底物;N-OH-PhIP 和 N-OH-Glu-P-1,N-OH-MeIQx 在 NAT2 存在下均可形成 DNA 加合物。N-OH-IQ 主要被人的 NAT2 激活,而不是 SULTlA1 和 NAT1;N-OH-PhIP 主要是由人的 SULTlAl 激活,而不是 NATl 和 NAT2。

由 P450 催化形成的 N-羟基杂环胺中间代谢物是该化合物致突变和致癌活性的关键。某些 N-羟基化杂环胺是能与 DNA 结合的前致突变代谢物,如 2-氨基-3-甲基吡唑[4,5-f]喹啉(IQ)或是(MelQ)的 N-羟基化合物可直接与 DNA 结合,形成致癌物。PhIP 主要在肝脏被细胞色素 P4501A 氧化代谢,P4501A2 是激活氧化代谢生成 N-OH-PhIP 的作用酶。在研究杂环胺在肝脏和胰脏中的代谢过程中发现,N-OH-PhIP 也可能会与 DNA 直接结合成加合物;N-OH 衍生物一般很难与大分子结合,更多是通过 II 相 N-乙酰转移酶或是磺基转移酶代谢活化,O-乙酰化或 N-乙酰化以后形成近致癌物,再与体内的大分子结合成终致癌物。大多数杂环胺在肝脏内形成加合物的量最多,其次是肠、肾和肺等组织。杂环胺-DNA 加合物的形成具有剂量-反应和时间-反应关系,且极低剂量的杂环胺亦能形成 DNA 加合物,即可能不存在阈剂量。

三、毒性

(一)致突变性

杂环胺类物质具有极强的致突变性,是迄今用为止采用 Ames 实验检测到的最具有致突变活力的毒性物质。Ames 试验结果显示,杂环胺对鼠伤寒沙门菌 TA98 和 TA100 在肝微粒体酶(S9)代谢活化的条件下都有很强的致突变性,但是对移码突变株 TA98 的致突变性比碱基置换株 TA100 强,说明杂环胺主要是移码突变(Frameshift mutation)。杂环胺在 Ames 试验中致突变性比较见表 4-6-2。除诱导细菌突变外,杂环胺还可在 S9 活化系统中诱导哺乳动物细胞的 DNA 损害,包括基因突变、染色体畸变、姊妹染色体交换和 DNA 断裂等。如在 S9 活化系统中,Trp-p-2 和 PhIP 对中国仓鼠卵巢细胞(Chinese hamster ovary cell,CHO)有较强的致突变性,而 IQ、MeIQ、8-MeIQx 的致突变性相对较弱。

表 4-6-2　杂环胺在 Ames 试验中致突变性比较

化合物	回变菌落数/μg		化合物	回变菌落数/μg	
	TA98	TA100		TA98	TA100
IQ	433 000	7000	MeAαC	200	120
4-MeIQ	661 000	30 000	PhIP	1800	120
8-MeIQx	145 000	14 000	IQx	75 000	1500
4,8-DiMeIQx	183 000	8000	黄曲霉毒素 B1	6000	28 000
7,8-DiMeIQx	163 000	9000	2-(2-呋喃)-3-(5-硝基-2-呋喃)-丙烯酰胺(AF-2)	6500	42 000
Trp-P-1	39 000	1700	4-硝基喹啉-1-氧化物(4-NQO)	970	9900
Trp-P-2	104 200	1800	苯并[a]芘 B[a]P	320	660
Glu-P-1	49 000	3200	N-亚硝基二甲胺(NDMA)	0.00	0.23
Glu-P-2	1900	1200	N-亚硝基二乙胺(NDEA)	0.02	0.015
AαC	300	20	N-甲基-N'-硝基-N-亚硝基呱啶(MNNG)	0.00	870

(二) 致癌性

已有实验证实杂环胺对猴和啮齿类动物均具有致癌性,除 PhIP(2-氨基-1-甲基-6-苯基咪唑并[4,5-b]吡啶)外,致癌的主要靶器官是肝脏,其次是血管、肠道、前胃、乳腺、阴蒂腺、淋巴组织、皮肤和口腔等;而 PhIP 可以诱导大鼠的结肠癌和乳腺癌。动物实验中所用的剂量较人类膳食中实际摄入量高得多,目前尚难从动物致癌实验直接评价其对人类致癌的危险性,但杂环胺可引起灵长类猴的肿瘤,说明杂环胺对人具有潜在危险性。IARC 将 2-氨基-3-甲基咪唑并[4,5-f]喹啉(IQ)归类为可疑致癌物(2A 级),而 2-氨基-3,4-二甲基咪唑并[4,5-f]喹啉(MeIQ)、2-氨基-3,8-二甲基咪唑并[4,5-f]喹喔啉(MeIQx)、2-氨基-1-甲基-6-苯基-咪唑并[4,5-b]吡啶(PhIP)、3-氯基-1,4-二甲基-5H-吡啶并[4,3-b]吲哚(Trp-P-1)、3-氨基-1-甲基-5H-吡啶并[4,3-b]吲哚(Trp-P-2)等为潜在致癌物(2B 级)。不同杂环胺对大鼠和小鼠的致癌能力见表 4-6-3。

表 4-6-3　不同杂环胺对大鼠和小鼠的致癌能力

化合物	动物	饲料中浓度/%	TD$_{50}$/mg·kg^{-1}	靶 器 官
IQ	大鼠	0.03	0.7	肝、大小肠、皮肤、阴蒂腺、Zymbal 腺
	小鼠	0.03	14.7	肝、前胃、肺
4-MeIQ	大鼠	0.03	0.1	肝、皮肤、口腔、乳腺、Zymbal 腺
	小鼠	0.04	8.4	肝、前胃
8-MeIQx	大鼠	0.04	0.7	肝、皮肤、阴蒂腺、Zymbal 腺
	小鼠	0.06	11.0	肝、肺、造血系统

续表

化合物	动物	饲料中浓度/%	$TD_{50}/mg \cdot kg^{-1}$	靶　器　官
Trp-P-1	大鼠	0.015	0.1	肝
	小鼠	0.02	8.8	肝、肺(转移)
Trp-P-2	大鼠	0.02	0.7	肝、肺
	小鼠	0.02	2.7	肝、阴蒂腺
Glu-P-1	大鼠	0.05	0.8	肝、大小肠、阴蒂腺、Zymbal 腺
	小鼠	0.05	2.7	肝、血管
Glu-P-2	大鼠	0.05	5.7	肝、大小肠、阴蒂腺、Zymbal 腺
	小鼠	0.05	4.9	肝、血管
AαC	小鼠	0.08	15.8	肝、血管
Me AαC	小鼠	0.08	5.8	肝、血管
PhIP	大鼠	0.04	<1.0	结肠、乳腺
	小鼠	0.05	31.3	肝、肺、淋巴

（三）心肌毒性

由于 PhIP 和 IQ 会在心肌中形成高水平的 DNA 加合物,故可能对心血管系统有损伤作用。Thorgeirsson 的研究显示,给予灵长类动物(猴)40~80 个月的 IQ(10 或 20mg/kg)干预,可导致猴的心脏组织在镜下呈局灶性损伤;光镜下损伤表现为肌细胞坏死伴或不伴炎性浸润、间质纤维化伴肌细胞肥大或萎缩以及脉管炎;电镜下可见线粒体水肿和脊的密度消失、肌原纤维消失、肌节排列紊乱等。心肌损伤的严重程度与累积的剂量有关。

四、食物中杂环胺的污染

食品中的杂环胺类化合物主要产生于高温烹调加工过程。尤其是富含蛋白质的鱼、肉类食品在高温烹调过程中更易产生。影响食品中杂环胺形成的因素主要有以下两方面:

1. 烹调方式　烹调食品中形成杂环胺的含量与烹调温度、烹调时间及其他很多因素有关。不同的食品、烹饪方式不同,形成杂环胺的类型、含量也不相同。对杂环胺形成的条件进行研究的结果显示,平底锅油炸肉制食品是饮食中杂环胺的最大来源,且鸡肉是产生杂环胺量最多的食品。烤箱低温烧烤的情况下(<200~225℃),一般没有产生或是产生很少杂环胺,难以检测到杂环胺的含量。杂环胺的含量随着烧烤温度的升高而增加,烤箱温度较高时(>250℃),IQ 型杂环胺含量明显增加。由于杂环胺的前体物是水溶性的,加热反应主要产生 AIAs 类杂环胺。这是因为水溶性前体物向表面迁移并被加热干燥。加热温度是杂环胺形成的重要影响因素,当温度从 200℃ 升至 300℃ 时,杂环胺的生成量可增加 5 倍。HAAs的生成量主要取决于食品种类、加工方式、加热温度及时间,其中加热温度和时间为最重要的影响因素,加热温度越高,时间越长,生成的 HAAs 越多。在 HAAs 的形成条件中温度比时间更为重要。Z. Balogh 等人的研究表明,在相同的操作时间下,当温度从 175℃ 分别升到200℃ 、225℃ 时,油煎碎牛肉饼中杂环胺的含量明显增加。煎 6 分钟后,225℃ 下的总杂环胺含量是 24.6μg/kg,175℃ 下的总杂环胺含量是 3.0μg/kg。而煎 10 分钟后,225℃ 下的总杂环胺含量是 50.8μg/kg,175℃下的总杂环胺含量是 9.5μg/kg。随着时间的增加,肉制品的致突变性显著增强。

此外,烹调时间对杂环胺的生成亦有一定影响,在 200℃油炸温度时,杂环胺主要在前 5 分钟形成,在 5~10 分钟形成减慢,进一步延长烹调时间则杂环胺的生成量不再明显增加。而食品中的水分是杂环胺形成的抑制因素。因此,加热温度愈高、时间愈长、水分含量愈少,产生的杂环胺愈多。故烧、烤、煎、炸等直接与火接触或与灼热的金属表面接触的烹调方法由于可使水分很快丧失且温度较高,产生杂环胺远远多于炖、焖、煨、煮及微波炉烹调等温度较低、水分较多的烹调方法。

2. 食物成分　在烹调温度、时间和水分相同的情况下,营养成分不同的食物产生的杂环胺种类和数量有很大差异。一般而言,蛋白质含量较高的食物产生杂环胺较多,而蛋白质的氨基酸构成则直接影响所产生杂环胺的种类。肌酸或肌酐是杂环胺中氨基-3-甲基咪唑部分的主要来源,故含有肌肉组织的食品可大量产生 AIAs 类(IQ 型)杂环胺,而肉类中的肌酸含量也是杂环胺形成的主要限速因素之一。

美拉德反应(Maillard reaction)与杂环胺的产生有很大关系,该反应可产生大量杂环物质,其中一些可进一步反应生成杂环胺。如美拉德反应生成的吡嗪和醛类可缩合为喹喔啉;吡啶可直接产生于美拉德反应;而咪唑环可产生于肌酐。由于不同的氨基酸在美氏反应中生成杂环物的种类和数量不同,最终生成的杂环胺也有较大差异。研究表明,加热肌苷、甘氨酸、苏氨酸和葡萄糖的混合物可分离出 MeIQx 和 DiMeIQx;果糖、肌酐和脯氨酸混合加热后可分离出 IQ;肌酐、苯丙氨酸和葡萄糖混合加热后可分离出 PhIP;在食品中添加色氨酸和谷氨酸后加热,生成的 Trp-p-1 和 Trp-p-2、Glu-p-1 和 Glu-p-2 等急剧增加。这些结果都证实蛋白质的种类和数量对杂环胺的生成有较大影响。

五、危险性评估

(一)暴露量

食品制作方法和饮食习惯的不同,导致不同人群膳食杂环胺的暴露量不同。对食品中杂环胺的检测结果发现,PhIP 的含量最多,可达 69.2ng/g;其次是 8-MeIQx,含量为 0.64~6.44ng/g。不同的制作方法,食品中杂环胺的含量水平也不相同。正常烹调食品中多含有一定量的杂环胺,但不同食品中检出的各种杂环胺含量并不完全一致。有报告表明,在油炸牛肉(300℃,10 分钟)中检出的杂环胺含量为 PhIP 15ng/g、IQ 0.02ng/g、8-MeIQx 10ng/g、4,8-DiMeIQx 0.6ng/g,分别占其 AIAs 总量的 93%、0.12%、6.2% 和 0.37%。一些烹调食品中杂环胺的含量见表 4-6-4。

表 4-6-4　部分烹调食品中杂环胺的含量(g/kg)

食　品	IQ	MeIQ	8-MeIQx	4,8-DiMeIQx	Trp-p-1	Trp-p-2	AC	MeAC	PhIP
烤牛肉	0.19		2.11		0.21	0.25	1.20		27.0
炸牛肉			0.64	0.12	0.19	0.21			
煎牛肉饼			0.5	2.4	53.0	1.8			15.0
炸鸡			2.33	0.81	0.12	0.18	0.21		
炸羊肉			1.01	0.67		0.15	2.50	0.19	

续表

食　品	IQ	MeIQ	8-MeIQx	4,8-DiMeIQx	Trp-p-1	Trp-p-2	AC	MeAC	PhIP
牛肉膏			3.10	28.0					
炸鱼	0.16	0.03	6.44	0.10					69.2
烤沙丁鱼	158.0	72.0							
烤鸭					13.3	13.1			
汉堡包	0.02		0.05	1.0			180.4	15.1	

对健康志愿者的尿液样本检测结果表明,8-MeIQx 在尿液中的水平为 117ng、PhIP 为 0.12~0.97ng、Trp-P-1 为 0.04~1.43ng、Trp-P-2 为 0.03~0.68ng。经口摄入的 8-MeIQx 有 1.8%~4.9% 从尿液中排出,PhIP 有 10% 从尿中排出;据此推算,8-MeIQx 的暴露量为 0.2~2.6μg、PhIP 的暴露量为 1.2~19.7μg。

（二）致癌危险性评估

对人群的调查结果显示,PhIP、IQ、8-MeIQx、DiMeIQx 和 AαC 的膳食暴露量以每千克体重计,分别为 16.64ng、0.28ng、2.61ng、0.81ng 和 5.17ng,其危险性远低于动物实验的剂量。根据动物致癌实验资料计算的杂环胺量化致癌强度（90% 可信限上限）分别为 3.0mg、11mg、20mg、26mg 和 1.2mg。将摄入量乘以致癌强度得到的致癌危险性为 1.1×10^{-4};其中,最高的 PhIP 占 46%,最低的 AαC 占 6%。如按危险性最高的鱼和牛肉估计,由杂环胺产生的结肠癌和直肠癌病例仅占总病例的 0.25%。如按照 Sugimura 所提出的"量子毒理学"解释,人的体重是大鼠的 250 倍,因此 250 只大鼠引起一个细胞癌变的剂量相当于人体一个细胞癌变的剂量。PhIP 和 8-MeIQx 对 F334 大鼠的致癌剂量（TD_{50}）分别相当于人暴露量的 800 倍和 3300 倍,但如果按"量子毒理学"概念计算危险性需要除以 250,则仅相当于 3 倍和 10 倍。此外,在促癌剂存在时所需要的杂环胺致癌剂量要低得多。

（三）生物标志物

目前,可用于杂环胺人体暴露的生物监测的标志物有杂环胺原形及其代谢产物。原形杂环胺的分析以 2-氨基-3,8-二甲咪唑并[4,5-f]喹喔啉（MeIQx）、2-氨基-1-甲基-6-苯基咪唑[4,5-b]嘧啶（PhIP）为标志物开展的最为广泛。研究报道,尿中 MeIQx、PhIP 原形的量与摄入杂环胺的量有较好的相关性（MeIQx:r=0.641,P<0.001;PhIP:r=0.686,P<0.001）。杂环胺代谢产物的监测研究结果表明,可作为暴露标志物的有 MeIQx 代谢产物 N-OH-MeIQx 的 N2-葡萄糖苷酸共轭物、IQx-8-COOH;PhIP 的代谢产物 5-OH-PhIP。

六、预防措施

1. 改变不良的烹调方式和饮食习惯,少吃烧烤煎炸食物　烹调方式是影响杂环胺产生的最主要因素。油炸和烧烤等直接与明火和油脂接触的高温烹调方式产生的杂环胺含量最多,其次为煎、烘烤等以热辐射和热传导的烹调方式。制作煎炸食品时,应将温度控制在 150℃,且连续煎炸的时间不应超过 3~4h;煎炸鱼、肉时要采取经常间断煎炸的方法,不要连续高温烹炸。研究发现,油炸温度低于 150℃ 或煎炸时间少于 2 分钟,杂环胺的形成量较低。如果加工温度较低并保持恒定,同时在加工过程中避免温度的突然升高也可以减少杂环胺的形成。因此低温短时间煎炸是减少食品中的杂环胺和突变源等致癌物质形成的有效办法。Felton 等人研究结果表明,在油炸前将肉进行微波处理,可显著降低杂环胺的前体物-肌酸的含量,从而可减少杂环胺的生成。如采用煎、炸的方式加工食物应控制油温(100℃左右),并减少煎炸的时间,在煎炸的食物外面裹上一层淀粉也能预防杂环胺的形成;烤制食物时尽量采用间接的热辐射和热对流方式如烤箱烘烤加工食物,并包上铝箔,避免使用明火烤制。

2. 增加蔬菜水果的摄入量　新鲜蔬菜水果中酚类及黄酮类等活性成分可有效抑制杂环胺化合物的致突变作用。研究表明,在猪肉中加入相当于猪肉重量30%的洋葱,使猪肉和肉汁中杂环胺的总量减少31%~49%左右;在猪肉中加入相当于猪肉重量15%的大蒜,使猪肉和肉汁中杂环胺的总量减少26%~36%左右。在煎碎牛肉饼中添加苹果和葡萄籽提取物能有效地抑制 MeIQx、4,8-DiMeIQx 和 PhIP 的生成,并且使杂环胺的总量降低了70%。另外,果蔬中的膳食纤维有吸附杂环胺并降低其活性的作用。因此,增加蔬菜水果的摄入量对于防止杂环胺的危害有积极作用。

3. 添加天然或人工抗氧化剂　研究表明,在制作肉松之前添加维生素 E,可以减少肉松中 Norharman、PhIP、AαC 和 MeAαC 的生成量。一些天然抗氧化物质,如茶多酚类包括表没食子儿茶素没食子酸酯(EGCG)、3,3'-二没食子酸酯茶黄素、表儿茶素没食子酸酯(ECG)和表没食子儿茶素(EGC);酚类物质如迷迭香酸,柚皮苷,毛地黄黄酮,槲皮素和咖啡酸等均可以有效地抑制高温肉制品中杂环胺的生成。此外,酚类物质对 PhIP、4,8-DiMeIQx 和 MeIQx 这三种杂环胺的抑制效果按递减顺序为:柚皮苷>3,3'-二没食子酸酯茶黄素>迷迭香酸>ECG>鼠尾草酸。Wang 等人的研究表明添加大豆浓缩蛋白也可以减少杂环胺的形成。在高脂肪碎牛肉中加入酪蛋白可以减少 IQ 的形成,这可能是由于其影响肉的物理特性和结构。过量的糖可以抑制杂环胺的形成,如加工前在碎牛肉中混入葡萄糖、乳糖或奶粉可以减少杂环胺的形成。

研究发现,在煎碎牛肉饼中添加丁基羟基茴香醚(BHA)、没食子酸丙酯(PG)和叔丁基对苯二酚(TBHQ)可以减少杂环胺的生成量。另有研究发现,二丁基羟基甲苯(BHT)对杂环胺的抑制效果取决于 BHT 的添加量,当添加低浓度的 BHT 时会显著促进杂环胺的生成,只有添加高浓度的 BHT 时,才可有效地抑制杂环胺的生成。

4. 添加香辛料　黑胡椒可抑制肉类烹调过程中 PhIP 的形成,其抑制率可达到100%,并且在不同的加热温度下黑胡椒将杂环胺的总量减少12%到100%不等。迷迭香的乙醇提取物可显著抑制牛肉饼杂环胺的生成,且该提取物中迷迭香酸、卡诺醇和鼠尾草酸可能起到了协同抑制作用。另有研究表明,添加五香粉和红辣椒粉会诱发 MeAαC,PhIP 和 4,8-DiMeIQx 的生成,还会大大增加 DMIP 的生成量。因此,对于添加香辛料对杂环胺形成的影响目前尚无定论。

5. 失活处理　次氯酸、过氧化酶等处理可使杂环胺氧化失活,亚油酸可降低其诱变性。

6. 加强监测　建立和完善杂环胺的检测方法,加强食物中杂环胺含量监测,深入研究杂环胺的生成及其影响条件、体内代谢、毒性作用及其阈剂量等,尽快制定有关食品中的杂环胺限量标准。

第七节　丙烯酰胺对食品的污染及其预防

丙烯酰胺(Acrylamide,AA)是聚丙烯酰胺合成中的化学中间体(单体),2002年4月瑞典国家食品管理局(National Food Administration,NFA)和斯德哥尔摩大学联合宣称,在食品中含有对人体具有潜在致癌性的丙烯酰胺,尤其是以薯条为代表的富含碳水化合物的高温油炸食品中含量最为丰富。随后挪威、英国、瑞士和美国等国家也相继报道了类似结果。由于丙烯酰胺具有潜在的神经毒性、遗传毒性和致癌性,因此食品中丙烯酰胺的污染引起了各国卫生部门的高度关注。

一、概述

(一) 化学结构与理化特性

丙烯酰胺为结构简单的小分子化合物,结构式见图4-7-1。AA 的分子式为 $CH_2 = CHCONH_2$,相对分子质量为 70.08,以白色结晶的形式存在,沸点 125℃,溶点 84~85℃,溶于水、甲醇、乙醇、乙醚、丙酮和氯仿,不溶于庚烷和苯。在室温和稀酸性条件下稳定,当处于熔点以上温度、氧化条件以及在紫外线的作用下很容易发生聚合反应;遇碱水解成丙烯酸。丙烯酰胺在食品中也较稳定。

(二) 食品中丙烯酰胺的形成和消除

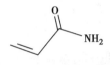

图 4-7-1　丙烯酰胺结构

1. 食品中丙烯酰胺的形成　丙烯酰胺主要在高碳水化合物、低蛋白质的植物性食物加热烹调过程中形成,特别是油炸、烘烤的淀粉类食品(如炸薯片、炸薯条)中丙烯酰胺含量较高。炸鸡、爆玉米花、咖啡、饼干、面包等食品中的含量也较高,肉类食品如海产品和家禽的含量较低,蔬菜和水果中的含量在检测限(30μg/kg)以下。由天门冬酰胺(土豆和谷类中的代表性氨基酸)和还原性糖在高温加热过程而发生的美拉德反应是丙烯酰胺产生的主要途径。丙烯酰胺形成量与加工及烹调方式、温度、时间、水分等有关。在烘烤、油炸食品的最后阶段,由于水分减少,表面温度升高,丙烯酰胺的形成量更多。加工温度较低,如用水煮时,丙烯酰胺的含量相当低。在中性条件下最利于丙烯酰胺的产生,而当食品的 pH<5 时,即使在较高的温度下加工,也很少产生丙烯酰胺。淀粉类食品加热到120℃以上时,丙烯酰胺开始生成,适宜温度为 140~180℃,在170℃左右生成量最多。当温度从190℃降至150℃时,丙烯酰胺的含量急剧下降。马铃薯在 2~4℃保存时,其中的部分淀粉会转变为游离的还原糖,有利于丙烯酰胺的形成。还有一些研究者认为丙烯酰胺可以通过丙烯醛或丙烯酸而形成。油脂在高温加热过程中甘油三酯分解成丙三醇和脂肪酸,丙三醇进一步脱水可产生丙烯醛,脂肪酸和丙三醇分别氧化可以生成丙烯醛和丙烯酸。而且丙烯酸产生途径在食品中似乎更为广泛,但受自由氨及高温条件限制,丙烯酰胺的产生量比天门冬酰胺途径少。

2. 丙烯酰胺的消除

(1) 从食品加工的原料控制丙烯酰胺的形成:通过降低原料中天冬氨酸和还原糖的含量或对原料进行预处理可降低或消除产品中丙烯酰胺的含量。Dhiraj 的研究表明,用鹰嘴豆粉糊涂抹在生薯条上炸薯条成品中丙烯酰胺含量由 1490mg/kg 降至 580mg/kg;将马铃薯切片后浸在约 60℃温水中 15 分钟可减少其中的天冬酰胺和还原糖用此制成的炸薯条丙烯酰胺含量比未处理的丙烯酰胺含量减少 5~10 倍。

(2) 从食品加工工艺控制丙烯酰胺的形成:①降低加工温度:丙烯酰胺主要产生于高温加工食品中。含淀粉质的食品如土豆、面包、饼干、麦片等这些含碳水化合物食品或低蛋白质的植物性食品当加热到120℃以上往往容易产生丙烯酰胺而且随着加工温度的升高丙烯酰胺产生量增加而 140~180℃丙烯酰胺的生成量最大。另外食品的加热时间也影响丙烯酰胺的生成但不同的物质影响情况不同。Stadler 等研究发现,将天冬酰胺、谷氨酰胺和蛋氨酸在 180℃下分别与葡萄糖共热 5~60 分钟,天冬酰胺产生丙烯酰胺的量最高,但 5 分钟后随反应时间的增加而下降;谷氨酰胺在 10 分钟时达到最高而后保持不变;蛋氨酸在 30 分钟前随加热时间延长而增加,而后达到一个平稳水平;为此降低加工温度和减少加热时间是非常必要的。研究显示将煎炸温度降低 10~15℃丙烯酰胺的浓度可以降低 10%~30%。②降低 pH 值:在加工过程中使用柠檬酸、富马酸、苹果酸、琥珀酸、山梨酸己二酸、安息香酸等可以降低马铃薯的 pH 值并减少丙烯酰胺的含量。③加工过程采用真空油炸:丙烯酰胺的沸点为 125℃,热加工食品在真空条件下可使其中的丙烯酰胺挥发。④通过光辐射如红外线:可见光紫外线 X-射线、γ-射线等可使丙烯酰胺发生聚合反应,从而减少其在食品中的含量;利用臭氧使丙烯酰胺发生分解反应生成小分子物质也可减少其在食品中的含量。⑤使用化学抑制剂:Corrigan 等通过在食品原料中加入多价未螯合的金属离子如钙、镁、锌、铜、铝等可以使食品中的丙烯酰胺减少 10%~90%。

二、丙烯酰胺在体内的代谢与毒性

(一) 体内的代谢

通过对中毒和职业暴露的症状观察发现,丙烯酰胺可以经口、皮肤和呼吸道吸收。不论通过何种途径被吸收,丙烯酰胺都可迅速分布于全身各个组织。有研究报道,丙烯酰胺在人体内的主要代谢途径和实验动物相似。丙烯酰胺进入体内后主要有两种代谢途径:

(1) 在谷胱甘肽 S-转移酶的作用下与还原型谷胱甘肽结合生成 AA-谷胱甘肽结合物,再降解生成硫醇尿酸化合物(AAMA)。

(2) 在细胞色素 P450 中 CYP2E1 酶的催化下,生成环氧丙酰胺。所生成的环氧丙酰胺同样可以与谷胱甘肽结合后降解生成 2 种硫醇尿酸化合物(GAMA 和异 GAMA)。除谷胱甘肽外,人体对于环氧丙酰胺具有另一种解毒的途径:在环氧化物水解酶的作用下,一部分环氧丙酰胺可以被转化成无毒的 1,2-二羟基丙酰胺。上述的 AAMA、GAMA、异 GAMA、1,2-二羟基丙酰胺甚至少量游离的丙烯酰胺都可以通过尿液排出体外。其中,AAMA 的量约为 GAMA 的 10 倍;而异 GAMA 含量远远低于 GAMA。由于 AAMA 是尿液中丙烯酰胺主要的结合物,故 AAMA 可作为评价人体暴露于丙烯酰胺的生物学指标。此外,丙烯酰胺和环氧丙酰胺都是蛋白质的烷化剂。它们能和血红蛋白的氨基末端缬氨酸结合,生成性质稳定的化合物 AA-Hb 和 GA-Hb。血液中游离的丙烯酰胺和环氧丙酰胺含量可以更好地反映生物体对丙烯酰胺的急性中毒情况,但因残留时间短,故无法及时监控;而血液中的 AA-Hb 和 GA-Hb 则性质稳定(在血液中的残留时间较长通常超过 1 周),可以作为评价生物体丙烯酰胺暴露水平的重要指标。Pelle 等通过测定人群的 AA-Hb 和 GA-Hb 后发现,丙烯酰胺的暴露量与乳腺癌发病率存在一定的正相关性。此外,丙烯酰还可通过胎盘和乳汁进入胎儿及婴儿体内。丙烯酰胺在体内的代谢途径见图 4-7-2。

代谢动力学研究结果表明,经口给予大鼠 0.1mg/kg 的丙烯酰胺,吸收率为 23%~48%;进入体内的丙烯酰胺约 90% 被代谢,只有 <2% 的丙烯酰胺以原型经尿或胆汁排出。丙烯酰胺及环氧丙酰胺在大鼠体内的生物半衰期为 2 小时;人类摄入丙烯酰胺 2 小时后,尿液中即可测出 AAMA,而 GAMA 则在 4 小时后才能检出。这很可能是由于丙烯酰胺向 GA 转化的代谢时间差造成的。AAMA 和 GAMA 在体内的存留时间很短,一般 48 小时后几乎完全排出

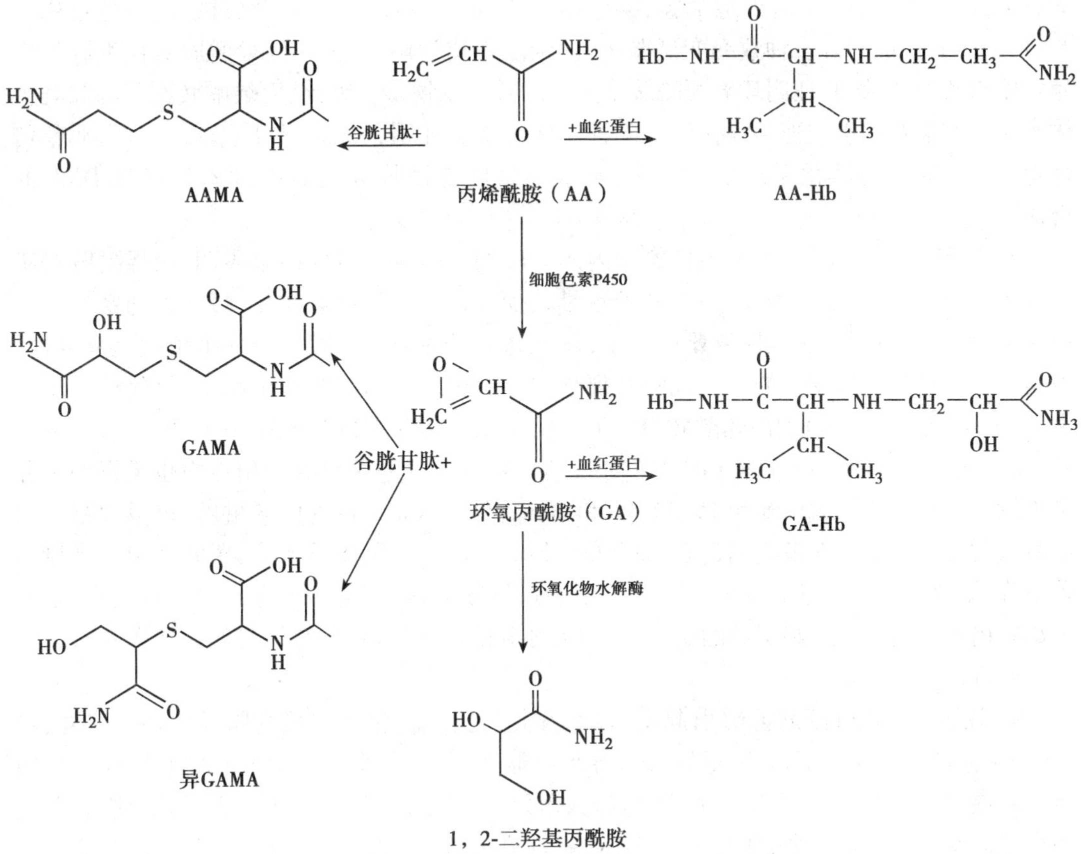

图 4-7-2　丙烯酰胺在体内的代谢途径

体外。

（二）毒性

丙烯酰胺是一种中等毒性的亲神经毒物质,对眼睛和皮肤有一定的刺激作用,可通过未破损的皮肤、黏膜、肺和消化道吸收入人体,并在机体内蓄积。目前已经有大量的动物试验数据表明,丙烯酰胺具有一定的神经毒性、生殖毒性、遗传毒性和致癌性。1994 年 IARC 评定丙烯酰胺为人类可能的致癌物质。

1. 一般毒性　大鼠、小鼠、豚鼠和兔的经口 LD_{50} 为 150～180mg/kg,故丙烯酰胺属中等毒性物质。经口给予小鼠丙烯酰胺可使其抗氧化能力及单核巨细胞系统的吞噬功能降低。职业接触丙烯酰胺可引起昏睡、恶心、呕吐,继之出现头晕、心慌、食欲减退、四肢麻木、走路不稳、失眠多梦和复视。

2. 神经毒性　人和动物大剂量暴露于丙烯酰胺后,引起中枢神经系统的改变;而长期低水平暴露,则导致周围神经系统的病变,伴有或没有中枢神经系统的损害。动物实验表明,丙烯酰胺可引起周围神经退行性变化,脑中涉及学习、记忆和其他认知功能的部位也出现退行性变。职业接触丙烯酰胺主要表现为神经系统受损的症状和体征,末梢神经病的病情与血红蛋白加合物水平有相关关系。

3. 遗传毒性　丙烯酰胺能够剂量依赖性地诱导小鼠外周血血红蛋白加合物及微核的形成,但没有观察到经丙烯酰胺处理的大鼠骨髓红细胞微核频数的增加。哺乳动物 spot 试验、小鼠转基因检测、生殖细胞试验、染色体畸变试验、程序外 DNA 合成试验、显性致死试验、可遗传易位试验等多种致突变试验中,丙烯酰胺均为阳性,表明丙烯酰胺对体细胞和生殖细胞有致突变性,并证明环氧丙酰胺是主要的致突变物质。因此,丙烯酰胺在基因和染色体水平均有潜在的引起遗传损伤的危险性。体外实验证明,AA 既是断裂剂,又具有非整倍体毒性。在无代谢活化系统的情况下,环氧丙酰胺能诱导人类乳腺细胞程序外 DNA 的合成。

4. 生殖毒性 大鼠、小鼠经口给予丙烯酰胺的生殖毒性试验结果表明,丙烯酰胺对雄性生殖能力有损伤,表现为大、小鼠精子数量减少、活力下降、形态改变,精细胞和精母细胞退化,生育能力下降。在显性致死试验中,发现高剂量的丙烯酰胺对雄性生殖细胞有毒性,但是在低剂量长期暴露下的人群危险性评估并不确定。在两代繁殖试验中,每代给予雌雄大鼠 5mg/(kg·bw·d) 的丙烯酰胺 10~11 周,结果发现大鼠的生殖能力未受影响;小鼠喂养试验[剂量为 9mg/(kg·bw·d),27 周],结果发现丙烯酰胺对其生殖能力也无影响。分别连续 5 天给予雄性大鼠 0、5、15、30、45 和 60mg/(kg·bw·d) 的丙烯酰胺,可以观察到丙烯酰胺的毒性作用。在最高剂量 60mg/(kg·bw·d) 下,大鼠体重下降,睾丸和附睾重量显著下降,附睾尾部的精子数量显著减少并呈剂量依赖关系,生精小管有组织病理损伤,表现为小管内皮细胞的增厚和层数的增加,多核大细胞的形成,这些研究均表明丙烯酰胺对大鼠有生殖毒性。

5. 致癌性 丙烯酰胺能够引起实验动物的多处肿瘤,包括大鼠乳腺、甲状腺、睾丸、肾上腺、中枢神经、口腔、子宫、脑垂体等多种组织器官,并诱发小鼠肺腺瘤和皮肤肿瘤。在两年的致癌试验中,通过饮水给予 F334 雌雄大鼠丙烯酰胺,结果发现,雄性大鼠肾上腺和睾丸间皮瘤的发生率显著增高,肾上腺嗜铬细胞瘤在高剂量组明显增高,并可引起口腔肿瘤和星形细胞瘤;雌性大鼠甲状腺瘤和乳腺纤维瘤的发生率增高,并可引起肾上腺癌、口腔乳头状瘤、中枢神经系统的原发性神经胶质细胞瘤、脑和脊髓星形细胞瘤,但没有明显的剂量-效应关系。上述多种肿瘤的发生与激素有密切关系,提示丙烯酰胺有激素样作用。在皮肤促癌实验中,丙烯酰胺能够促进 12-O-十四烷酰佛波醇-13-醋酸酯(TPA)引起的皮肤乳头状瘤和鳞状上皮癌。国外一项关于油炸食品与癌症危险性关系的人群病例对照研究发现,油炸食品的最低及最高摄入量与多种癌症(包括口腔癌、食管癌、喉癌、大肠癌、乳腺癌、卵巢癌)的 OR 值在 0.8~1.1 之间,该研究没有表明油炸食品与人类癌症发生的危险性相关。流行病学资料表明,职业接触丙烯酰胺单体、聚合物的人群脑癌、胰腺癌、肺癌的发生率增高。WHO/FAO 专家咨询委员会考虑到食品中的丙烯酰胺能诱导实验动物发生遗传突变和癌变,认可 IARC 将其划定为ⅡA 类致癌物(即人类可能致癌物)的结论。

三、暴露评估

(一)食品中丙烯酰胺的含量

食品添加剂联合专家委员会(Joint FAO/WHO Expert Committee on Food Additives,JEC-FA)从全球 24 个国家获得的检测数据表明,丙烯酰胺含量较高的三类食品是:高温加工的土豆制品(包括薯片、薯条等),平均含量为 0.477mg/kg,最高含量为 5.312mg/kg;咖啡及其类似制品,平均含量为 0.509mg/kg,最高含量为 7.3mg/kg;早餐谷物类食品,平均含量为 0.313mg/kg,最高含量为 7.834mg/kg;其他种类食品的丙烯酰胺含量基本在 0.1mg/kg 以下,结果见表 4-7-1。中国疾病预防控制中心营养与食品安全研究所提供的资料显示,在监测的 100 余份样品中,丙烯酰胺含量为:薯类油炸食品平均含量为 0.78mg/kg,最高含量为 3.21mg/kg;谷物类油炸食品平均含量为 0.15mg/kg,最高含量为 0.66mg/kg;谷物类烘烤食品平均含量为 0.13mg/kg,最高含量为 0.59mg/kg;其他食品,如速溶咖啡为 0.36mg/kg、大麦茶为 0.51mg/kg、玉米茶为 0.27mg/kg。

表 4-7-1　不同食品中丙烯酰胺的含量

食品种类	均值($\mu g/kg$)	最大值($\mu g/kg$)
谷类	343	7834
水产	25	233
肉类	19	313
乳类	5.8	36
坚果类	84	1925
豆类	51	320
根茎类	477	5312
煮土豆	16	69
烤土豆	169	1270
炸土豆片	752	4080
炸土豆条	334	5312
冻土豆片	110	750
糖、蜜(巧克力为主)	24	112
蔬菜	17	202
煮、罐头	4.2	25
烤、炒	59	202
咖啡、茶	509	7300
咖啡(煮)	13	116
咖啡(烤,磨,未煮)	288	1291
咖啡提取物	1100	4948
咖啡,去咖啡因	668	5399
可可制品	220	909
绿茶(烤)	306	660
酒精饮料(啤酒,红酒,杜松子酒)	6.6	46

(二) 膳食摄入量

研究资料表明,丙烯酰胺在法式油炸土豆片和薯条中含量最高。薯条等油炸食品的丙烯酰胺暴露量占到人群暴露总量的 20%。JECFA 根据 17 个国家的膳食丙烯酰胺暴露评估结果,估计人均每天摄入量为 0.3～2.0$\mu g/kg$,油炸食品高消费者(90～97.5 百分位数)为 0.6～3.5$\mu g/kg$,儿童的暴露量约为成人的 2～3 倍(以公斤体重计)。综合以上评估结果,人均每天大致通过膳食摄入 $1\mu g/kg$，油炸食品高消费者大致为每天 $4\mu g/kg$（包括儿童）。不同国家不同年龄段人群丙烯酰胺平均暴露水平见表 4-7-2。

表 4-7-2　丙烯酰胺平均暴露水平

国别	年龄范围（年）	丙烯酰胺平均暴露水平（$\mu g/kg$）
瑞典	$17\sim70$	$0.54\sim0.62$
挪威	$16\sim79$	男性：0.53
	$16\sim79$	女性：0.50
荷兰	$1\sim79$	$0.48\sim0.6$
	$1\sim6$	$1.04\sim1.1$
	$7\sim18$	$0.71\sim0.9$
法国	>15	$0.5\sim1.1$
	$1\sim14$	$1.40\sim2.9$

　　由于缺乏人类神经毒性的剂量-反应资料，因此丙烯酰胺的危险性评估主要是基于对啮齿类动物的研究。2005 年的 JECFA 对丙烯酰胺的危险性进行了系统的评价。丙烯酰胺对啮齿类动物的口服 LD_{50} 为 $150mg/(kg\cdot bw)$，能引起实验动物的周围神经退行性变和脑中涉及学习、记忆及其他认知功能部位的退行性变。如以神经系统形态学改变为评价终点，则其无作用剂量（NOEL）为 $0.2mg/(kg\cdot bw)$，引起无临床症状的轻微周围神经损害的剂量为 $2mg/(kg\cdot d)$。根据人类平均摄入量为 $1\mu g/(kg\cdot d)$，高消费者为 $4\mu g/(kg\cdot d)$ 进行计算，则人群平均摄入和高摄入的暴露限值（margin of exposure，MOE）分别为 200 和 50。丙烯酰胺对大鼠具有生殖毒性（显性致死，雄鼠）。以大鼠发育神经毒性为终点，其 NOEL 为 $2.0mg/(kg\cdot bw)$，则人群平均摄入和高摄入的 MOE 值分别为 2000 和 500。

　　我国学者对中国人群的膳食丙烯酰胺摄入量调查结果显示，被调查人群通过 15 种食品所摄入的丙烯酰胺为 23.78g/d，如平均体重按 60kg 计算，则其丙烯酰胺平均暴露水平为 $0.4\mu g/(kg\cdot d)$。18 岁组人群所摄入的丙烯酰胺有 49.38% 来自薯片，30.04% 来自饼干，13.26% 来自薯条；$18\sim60$ 岁组人群所摄入的丙烯酰胺中有 45.13% 来自薯片，34.20% 来自饼干，8.75% 来自薯条；60 岁人群组所摄入的丙烯酰胺中有 74.31% 来自饼干，11.61% 来自薯条。对国内市售 31 种油炸、焙烤食品中丙烯酰胺污染状况调查结果显示，所有油炸、焙烤食品中均检测到丙烯酰胺，其含量范围为 $14.40\sim1121.29\mu g/kg$，其中小食品中丙烯酰胺含量最高，丙烯酰胺含量超过 $1000\mu g/kg$ 的占 50%。

　　JECFA 认为，对于丙烯酰胺摄入量很高的人群，不排除其能引起神经病理性改变的可能。对丙烯酰胺的危险性评估重点为致癌效应的评估。根据动物致癌性试验结果，推算出丙烯酰胺致乳腺癌的基准剂量的低测可信限（即引起 5% 或 10% 肿瘤发生率的剂量可信限的低测值）为 $0.3mg/kg$。根据人类平均摄入量为 $1\mu g/(k\cdot d)$，高消费者为 $4\mu g/(kg\cdot d)$ 计算，则平均摄入和高摄入量人群的 MOE 分别为 300 和 75。JECFA 认为对于一个具有遗传毒性致癌物来说，其 MOE 值较低，也就是诱发动物的致癌剂量与人的可能最大摄入量之间的差距不够大，比较接近，其对人类健康的潜在危害应给予关注。在对丙烯酰胺的危险性评估中，用动物实验来推导的基准剂量 95% 可信下限（Benchmark dose lower confidence limit，BM-

DL)数据、人群摄入量评估、加之人与动物代谢活化强度的差别等因素,因此存在不确定性。故需长期动物试验数据来对丙烯酰胺的危险性再次进行评价,同时需考虑丙烯酰胺在体内转化为环氧丙酰胺的情况,以及发展中国家丙烯酰胺摄入量的数据,并将人体生物学标记物与摄入量和毒性终点结果相联系进行评估。

(三) 暴露的生物标志物测定

丙烯酰胺在体内代谢后被氧化为活性更强的代谢产物环氧丙酰胺,其毒性大于丙烯酰胺。环氧丙酰胺比丙烯酰胺更容易与 DNA 上的鸟嘌呤结合形成加合物,导致遗传物质的损伤和基因突变。给予大、小鼠丙烯酰胺后,在小鼠的肝脏、肺脏、睾丸、白细胞、肾脏和大鼠的肝脏、甲状腺、睾丸、乳腺、骨髓、白细胞和脑等组织中均可检出环氧丙酰胺鸟嘌呤加合物,但尚未见人体暴露丙烯酰胺后形成加合物的报道。丙烯酰胺也可与神经和睾丸组织中的蛋白发生加成反应,这可能是其对这些组织产生毒性作用的基础。丙烯酰胺和环氧丙酰胺还可与血红蛋白形成加合物。在给予丙烯酰胺的动物体内和摄入含丙烯酰胺食品的人体内均可检出该加合物。该加合物可作为人群丙烯酰胺暴露的生物标志物。

四、预防措施

1. **注意烹调方法**　在煎、炸、烘、烤食品时,避免温度过高、时间过长,提倡采用蒸、煮、煨等烹饪方法。

2. **避免职业接触**　通过改革工艺、采取工程技术等措施,降低工作场所空气中丙烯酰胺的浓度;同时通过加强个人防护,如戴口罩、手套,穿防护服和鞋子等,以防止或减少丙烯酰胺进入体内。

3. **探索降低加工食品中丙烯酰胺含量的方法和途径**　改变食品的配方、加工工艺和条件,如加入柠檬酸、苹果酸、琥珀酸、山梨酸、安息香酸、氯化钙、亚硫酸氢钠和维生素 C 可抑制丙烯酰胺的产生;加入半胱氨酸、同型半胱氨酸、谷胱甘肽等含巯基化合物可促进丙烯酰胺的降解;加入植酸、氯化钙,降低食品的 pH 值,用酵母发酵均可降低丙烯酰胺的含量。

4. **建立标准,加强监测,开展人群暴露的评估**　加强膳食中丙烯酰胺的监测,对人群丙烯酰胺的暴露水平进行评估。WHO 规定,每个成年人每天摄入的丙烯酰胺不应超过 $1\mu g$。

第八节　氯丙醇对食品的污染及其预防

20 世纪 70 年代末,原捷克斯洛伐克科学家 Velisek 首先在酸水解动植物蛋白中发现氯丙醇(Chloropropanols)。氯丙醇是甘油(丙三醇)上的羟基被 1~2 个氯原子取代而形成的一类化合物的总称,是在用盐酸水解法生产水解植物蛋白(Hydrolyzed vegetable protein,HVP)的过程中产生的对人体有害的污染物。氯丙醇主要存在于用盐酸水解法生产的 HVP 调味液中,以 HVP 为原料制成的膨化食品等休闲食品,调味品如固体汤料、蚝油、鸡精、快餐和方便面调料也含有氯丙醇。

一、概述

(一) 结构与理化性质

氯丙醇主要包括单氯取代的 3-氯-1,2-丙二醇(3-monochloro-1,2-propanediol,3-MCPD)、

2-氯-1,3-丙二醇(2-monochloro-1,3-propanediol,2-MCPD)和双氯取代的1,3-二氯-2-丙醇(1,3-dichloro-2-propanol,1,3-DCP)、2,3-二氯-1-丙醇(2,3-dichloro-1-propanol,2,3-DCP),化学结构式见图4-8-1。

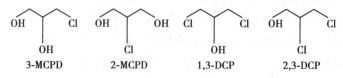

图 4-8-1　氯丙醇化学结构

氯丙醇化合物的比重大于水,沸点高于100℃,常温下为无色液体,溶于水、丙酮、苯、甘油、乙醇、乙醚、四氯化碳。3-MCPD 兼有醇和烷基氯的反应特性,易与酸、醇、醛、氨水、氢基化合物、酮和硫醇反应。3-MCPD、2-MCPD 和 1,3-DCP 在碱性水溶液中较不稳定。3-MCPD脱氯后可通过形成中间产物环氧丙醇(缩水甘油)后再降解为甘油,该反应一般用于降低HVP 产品中的 3-MCPD;1,3-DCP 在适当条件(如较强的碱性)下,脱氯后转变为环氧氯丙烷,再转变为 3-MCPD。在水溶性模拟体系中,温度和 pH 值可以影响 3-MCPD 的降解过程,3-MCPD 在 4℃的中性或酸性水溶液中可保存 15d,碱性(pH>9)条件下,4℃放置 15d 后降解25%。3-MCPD 作为二氯丙醇的前体可进一步形成 1,3-DCP 和 2,3-DCP。

(二) 对食品的污染及污染来源

1. **植物水解蛋白(HVP)及调味品**　氯丙醇主要存在于以酿造酱油为主体,与酸水解植物蛋白调味液、食品添加剂等配制而成的配制酱油中。目前工业中采取浓盐酸水解蛋白的方法来生产 HVP,原料中的脂肪(主要是三酰甘油酯与甘油磷脂)被水解为甘油,后者与盐酸的氯离子发生亲核取代反应,生成一系列氯丙醇副产物。由于盐酸在亲核取代反应中只能提供单个氯离子,所以与甘油反应时优先生成 3-MCPD 和 2-MCPD,但主要为 3-MCPD,两者的比值为 10:1。它们进一步与盐酸的氯离子发生亲核取代反应,生成 1,3-DCP 和 2,3-DCP。在氯丙醇类污染物中,3-MCPD 约占 70%。传统酸水解蛋白质的氯丙醇的形成因素包括:蛋白原料中的残留脂肪、高浓度的氯离子、大量过剩的酸、高回流温度以及较长的反应时间。

2. **小麦粉制品**　发酵面团中含有的氯离子和甘油(前体物质)在烘烤过程中发生反应而产生 3-MCPD。3-MCPD 主要存在于面包皮中,可以达到 400μg/kg 的水平。由于在面包焙烤过程中,表皮最大限度地暴露于高温中从而助推了反应的发生。研究表明,在制作面包的所有配料因素中,烘焙剂对 3-MCPD 形成有最大促进作用,其所含的有乳化剂、糖是影响3-MCPD 形成重要因素,其他成分也被认为具有协同作用。对发酵面团和未发酵面团中氯丙醇(3-MCPD,2-MCPD)的形成进行研究结果表明:在发酵面团中,来源于酵母发酵、面粉和面粉改良剂的甘油是形成氯丙醇一个关键的前体物质;在面粉水分含量 45% 时,形成的 MCPD量与甘油浓度几乎成正比关系,而与氯离子浓度相关性很弱;而在不发酵面团中,白面粉中含有的单甘酯、溶血磷脂、磷脂酰甘油及面粉改良剂中的双乙酰酒石酸单甘酯是主要的前体物质;而加入甘二酯、甘三酯和卵磷脂的面团中没有检测出 3-MCPD。

3. **麦芽衍生产品**　用于食物着色和风味改良的麦芽衍生产品如麦芽谷物、麦芽酚和麦芽提取物中也可能含有三氯丙醇。3-MCPD 是麦芽在 170℃ 高温烘烤时产生的,尽管3-MCPD 的存在是不可避免的,但其含量很低,在酿造的时候也会进一步的被稀释。深度酿造麦芽中含有较高的 3-MCPD,可达到 247μg/kg,尽管其在终产品啤酒中可以被稀释,但

3-MCPD 可能会与啤酒中其他成分如酸、醛或酒精结合,表现出较高含量水平的 3-氯丙醇酯。

4. 咖啡　焙炒咖啡中含有低含量的 3-MCPD,速溶咖啡及焙烤时间延长的咖啡中含有最高含量水平的 3-MCPD。焙烤咖啡豆最终的颜色与 3-MCPD 形成直接相关。颜色越深含量越高。烘烤咖啡中自身的脂质和食盐中氯离子是形成 3-MCPD 的主要原因。尽管由于水的稀释作用在咖啡饮料中不能检测出 3-MCPD,但咖啡中含有较高含量的 3-MCPD 酯,可以在人体中酶解释放出 3-MCPD。调查显示,咖啡中 3-MCPD 酯含量在 6μg/kg(可溶咖啡)到 390μg/kg(脱除咖啡因咖啡)之间,比游离 3-MCPD 含量高出 8 ~ 33 倍。

5. 熏制食品　在较低温度(28℃)下烟熏的食品中发现了 3-MCPD,尚未在高温熏制过程中发现 3-MCPD。熏制肉制品中 3-MCPD 的含量主要与熏制时间和产生熏烟的木材有关。在熏制的鲱鱼中被检测到了 3-MCPD,并且其含量随着与卤水中盐浓度的增高及熏制时间的增加而增加。

6. 食用植物油　植物油中氯丙醇类物质主要以氯丙醇酯的形式存在,且 3-MCPD 酯占主要部分。其形成途径有两条:一是甘油三酯直接氯化成 3-MCPD 双酯,部分酰基水解则生成 3-MCPD 单酯;二是甘油三酯先水解成偏酰甘油(甘油一酯、甘油二酯),再氯化成 3-MCPD 酯。精炼植物油中 3-MCPD 酯含量较高而未精炼油中含量较低甚至检测不到。研究发现,3-MCPD 酯在所有精炼油中均可检测到,一般以精炼菜籽油含量最低,为 0.3 ~ 1.3mg/kg;精炼棕榈油中含量最高,达 4.5 ~ 13mg/kg。在不同的精炼条件下,3-MCPD 酯的含量会变化,在长时间加热条件下,橄榄油中 3-MCPD 酯含量下降而菜籽油中 3-MCPD 酯含量上升;棕榈油在脱色时 3-氯丙醇酯的含量显著下降。脱臭是影响 3-MCPD 酯形成的主要因素,尤其是脱臭的温度,脱臭温度对 3-MCPD 酯含量的影响见表 4-8-1。

表 4-8-1　脱臭条件对菜籽油中 3-MCPD 酯生成的影响

脱臭温度(℃)	脱臭时间(分钟)	3-MCPD 酯的含量(mg/kg,mean±SD)
180	20	<0.4
210	20	0.58±0.11
240	20	1.07±0.02
270	20	1.94±0.03
240	40	1.03±0.01
240	60	1.43±0.13

二、氯丙醇的毒理学

(一) 吸收、分布、代谢和排泄

3-MCPD 经消化道吸收后,广泛分布于各组织和器官中,并可通过血睾屏障和血脑屏障。3-MCPD 可与谷胱甘肽结合形成硫醚氨酸而部分解毒,但主要被氧化为 β-氯乳酸,并进一步分解成二氧化碳和草酸,且可形成具有致突变和致癌作用的环氧化合物。大鼠尿中的 β-氯乳酸占摄入 3-MCPD 的 5% ~ 25%。在大鼠体内,1,3-DCP 仅转化为 3-MCPD,而 2,3-DCP 可转化为 3-MCPD 和 2-MCPD。经口摄入的 1,3-DCP 分别有 5% β-氯乳酸、2.4% 原型化合物和 0.35% 3-MCPD 的形式从尿中排出。

（二）毒性

毒理学研究表明,氯丙醇类化合物对人体的肝、肾、神经系统、血液循环系统皆有一定的毒性,其中的 3-MCPD 和 1,3-DCP 具有致癌性。1993 年,美国在 FAO/WHO 所属的食品添加剂联合专家委员会(JECFA)出版的 WHO 第 837 号技术报告中报道了 3-MCPD 的毒性。英国致突变委员会、英国致癌委员会、以及欧盟食品科学委员会等对新发现的体内潜在遗传毒性进行了评述。

1. 一般毒性　大鼠经口 LD_{50} 3-MCPD 为 150mg/kg,1,3-DCP 为 120～140mg/kg。黑腹果蝇幼虫的毒理学实验表明,1,3-DCP 与 3-MCPD 的毒性相同,2-MCPD 比前两者低 20 倍。大鼠和小鼠的亚急性和慢性实验表明,3-MCPD 的主要靶器官是肾脏,主要表现为肾脏的重量显著增加和肾小管增生;1,3-DCP 的主要靶器官是肝脏,表现为肝脏重量增加、组织病理改变及酶活性增加等,同时对肾脏造成损伤。大鼠实验证实,与 1,3-DCP 相比,2,3-DCP 对肝细胞的毒性较弱,但对肾脏的毒性较强。在职业暴露的人群中曾观察到 1,3-DCP 和 2,3-DCP 的肝脏毒性作用。

2. 生殖毒性　动物实验结果表明,3-MCPD 可使精子的数量减少、活性降低,且抑制雄性激素的生成,降低生殖能力,但对哺乳动物的影响比大鼠弱;摄入高剂量的 3-MCPD 对雄鼠生殖能力、肾脏功能和体重产生影响,但不会产生明显的潜在的基因毒性,即不会有遗传性。3-MCPD 的大鼠经口 LD_{50} 为 150mg/(kg·bw)。另有研究报道,1,3-DCP 和 2,3-DCP 也可使睾丸和附睾的重量减轻,导致精子数量减少。

3. 神经毒性　小鼠和大鼠对 3-MCPD 神经毒作用的敏感性相同,主要表现为脑干对称性损伤。早期的神经毒性表现局限在神经胶质细胞,主要是星状细胞水肿、细胞器被破坏,并呈现明显的剂量-效应关系。

4. 遗传毒性　大鼠骨髓微核试验及肝脏程序外 DNA 合成(Unscheduled DNA synthesis,UDS)试验均未显示 3-MCPD 有遗传毒性。而一系列的细菌和哺乳动物体外细胞培养实验均证实,1,3-DCP 有明显的致突变作用和遗传毒性;1,3-DCP 的大鼠经口 LD_{50} 为 140mg/(kg·bw)。

5. 致癌性　一项大鼠致癌实验表明,3-MCPD 与一些器官良性肿瘤的发生率增高有关,但引起肿瘤的剂量远远高于导致肾小管增生的剂量。一项持续 2 年的大鼠实验证实,1,3-DCP 的剂量为 19mg/(kg·bw)时有明显的致癌作用,靶组织为肝脏、肾脏、口腔上皮、舌及甲状腺。Haratake 等人报道了发生在二氯丙醇贮罐的清洗工人中的爆发性肝脏损害,并在工人血清中检测到了二氯丙醇同分异构体 1,3-DCP 和 2,3-DCP。随后的大鼠试验证实 1,3-DCP 可引起肝损伤,2,3-DCP 的肝细胞毒性比 1,3-DCP 弱;与 3-MCPD 相比,1,3-DCP 被认为是有基因毒性的致癌物。

三、危险性评估

（一）膳食摄入量与暴露评估

JECFA 制定人类的 3-MCPD 暂定每日最大容许摄入量(Provisional Maximum Tolerable Daily Intake,PMTDI)为 2μg/kg 体重。澳大利亚食品消费数据进行了膳食暴露评估,当所消费的酱油产品中的 3-MCPD 含量高于 3.5mg/kg,就会超过 PMTDI 值。泰国根据酱油的消费数据(12.56g 每人每天),如果将 3-MCPD 的限量定为 1mg/kg,以 60kg 体重计算,摄入值为 0.22μg/kg 体重,远低于 JECFA 制定的 3-MCPD 的 PMTDI 值。因此,泰国将酱油中 3-MCPD

的限量定为 1mg/kg。根据 JECFA 制定的 3-MCPD 的 PMTDI(2.0μg/kg 体重),以加拿大根据人均酱油消费数据(5～10mg/(kg·bw·d)),进行了膳食暴露评估,假定 3-MCPD 含量为 1.0mg/kg,则 3-MCPD 暴露值为 0.005～0.010μg/(kg·bw·d),与 PMTDI 值比较,仍有 4～7 倍的安全空间,这足以弥补个体间消费量的差异,说明制定 1.0mg/kg 的限量是安全的,为此加拿大制定了 3-MCPD 的临时性指南,建议酱油 3-MCPD 含量应低于 1.0mg/kg。目前,世界上一些发达国家对食品中氯丙醇含量作了限量规定,从表 4-8-2 可以看出,英国要求最为严格,美国、德国、澳大利亚、瑞士等国家还规定了 1,3-DCP 的限量标准。

表 4-8-2　部分国家氯丙醇类物质限量标准(mg/kg·bw)

国家	3-MCPD	2-MCPD	1,3-DCP	2,3-DCP
中国	≤1.00	未提及	未提及	未提及
美国	≤1.00	未提及	≤0.05	≤0.05
欧盟	≤0.02	未提及	未提及	未提及
英国	≤0.01	未提及	未提及	未提及
日本	≤1.00	未提及	未提及	未提及
加拿大	≤1.00	未提及	未提及	未提及
德国	≤1.00	未提及	≤0.05	≤0.01
澳大利亚	≤0.20	未提及	≤0.05	未提及
瑞士	≤1.00	未提及	≤0.05	未提及

根据第五次全国人口普查结果,我国以消费量较高的城市平均日消费量 24.8g 和每日从酱油外的其他食品中摄入 2.0μg 3-MCPD(JECFA 估计)计算,如果假设 3-MCPD 的限量为 1.0mg/kg,则每天 3-MCPD 摄入量为:24.8g×1.0mg/kg+2.0μg=26.8μg。如果标准体重为 60kg,根据 JECFA 暂定每日最大耐受摄入量为 2.0μg/kg 体重,则每天摄入需在 120μg 以下。因此,将配制酱油中 3-MCPD 标准定为 1.0mg/kg 是安全的。

(二)　危险性评估

氯丙醇是盐酸水解动植物蛋白调味液过程中因条件控制不当产生的,当动植物蛋白调味液作为酱油的配料时,则可能对酱油造成污染。毒理学研究表明,3-MCPD 会引起癌症、影响肾脏(动物实验)及生育;体内实验结果显示 3-MCPD 没有遗传毒性。2001 年 JECFA 对 3-MCPD 的毒性评价为:3-MCPD 可以通过血睾丸屏障和血胎屏障广泛分布在体液中;其原型化合物可以通过与谷胱甘肽结合而部分脱毒。体内约 30% 的 3-MCPD 可以分解并通过二氧化碳呼出体外。根据 Fisher 344 只大鼠的慢性毒性和致癌性实验得到 3-MCPD 的最低作用剂量为 1.1mg/kg 体重。JECFA 决定采用安全系数 500,得到人类的 3-MCPD 暂定每日最大耐受摄入量为 2.0μg/kg 体重,JECFA 推荐的暂定每日最大耐受摄入量为 2.0μg/kg 体重。

四、预防措施

1. **改进生产工艺**　原料中的脂肪较多、盐酸的用量较大、氯离子的浓度较高、回流的温度过高以及反应时间过长均可促使氯丙醇的形成。针对上述因素适当调整生产工艺可使氯丙醇的含量大大降低。蛋白质含量高、脂肪含量低的豆粕是生产 HVP 的理想原料。不得使用动物的毛发、蹄、角、皮革及人的毛发等非食用原料。蒸气蒸馏法、酶解法、碱中和法及真空浓缩法等均可降低产品中氯丙醇的含量。

2. 加强行业自律，按照标准组织生产　酱油和植物蛋白水解液生产企业应严格按照《酸水解植物蛋白调味液》、《配制酱油》、《配制食醋》、《酿造酱油》、《酿造食醋》等一系列国家和行业产品标准组织生产。

3. 加强监测　加强监测，了解污染状况，建立食品污染状况数据库和数据分析系统，进行危险性评价。修订的国家安全标准《食品中污染物限量》（GB 2762-2017）增加了 3-MCPD 的限量规定：添加酸水解植物蛋白的液态调味品中的限量值为 0.4mg/kg；固态调味品中的限量值为 1.0mg/kg。我国已制定了行业标准 SB 10338-2000，规定 HVP 调味液中 3-MCPD 的限量为 1.0mg/kg。

（苑林宏）

第九节　持久性有机污染物对食品的污染及其预防

一、概述

（一）基本概念

持久性有机污染物（persistent organic pollutants，POPs）是指存在于自然环境中、难以被降解、具有高脂溶性、可以在食物链中富集并通过远距离传输而影响到区域乃至全球环境的一类半挥发性毒性很高的污染物。

与常规污染物不同，POPs 因其在自然环境中的滞留时间长、毒性作用大而严重影响人类健康，同时，POPS 能够在大气中通过蒸发-冷凝作用远距离传输而导致全球性的传播，对自然环境的危害极大。POPs 不仅具有致癌、致畸、致突变的"三致"特性，而且还具有内分泌干扰作用，被生物体摄入后不易分解，并沿着食物链浓缩放大，对人类和动物危害巨大，且研究表明其对人类健康的影响可能持续几代，对人类生存繁衍和可持续发展构成重大威胁。

（二）持久性有机污染物的基本性质

1. 持久性　由于 POPs 结构稳定，在环境中以低浓度普遍存在，难以发生化学降解、光降解和微生物降解，所以一旦被排放到环境体系中，可在水体、土壤、大气和生物体中长期存在。例如，自 20 世纪 70 年代开始，世界各国明令禁止生产和使用滴滴涕，直到现在，还能在土壤、水体和人体中检测到滴滴涕的存在。

2. 半挥发性　POPs 具有挥发性或半挥发性，能够在生态系统的水体、土壤中以蒸气形式进入大气介质或吸附在大气颗粒物上，并在全球范围内迁移，对全球环境造成污染。研究表明，即使是在人烟罕至的北极地区生活的哺乳动物，在其体内已经检测到部分 POPs，且浓度较高。

3. 生物富集性　POPs 的分子结构中通常含有卤素原子，具有低水溶性、高脂溶性的特征，因而能够在脂肪组织中发生生物蓄积，从而导致 POPs 从周围媒介物质中富集到生物体内，并通过食物链的生物放大作用达到中毒浓度。

4. 高毒性　大多数 POPs 是对人类和动物有较高毒性的物质。近年来的实验室研究和流行病学调查都表明，POPs 能够导致生物体内分泌紊乱、生殖及免疫功能失调、神经行为和发育紊乱以及癌症等严重疾病。

（三）关于持久性有机污染物的斯德哥尔摩公约

20 世纪 60 年代以后，世界上一系列环境污染使人们得出结论：全球各个角落都已受到了持久性有机污染物（POPs）的影响。人们意识到，这个问题已经不再局限于一个区域、一个国家，而是一个国际性的全球问题，必须采取国际行动来解决它。该结论引起了极大震动，并引起了激烈地讨论。

为动员各国政府共同采取控制措施削减并最终消除 POPs 的人为排放，联合国环境署理事会于 1995 年 5 月 25 日作了第 18/32 号决议，要求针对已列入初步清单的 12 种持久性有机污染物开展一个国际评估进程。1997 年 2 月 7 日环境署理事会第 19/13C 号决定请环境署着手准备并召集一个政府间谈判委员会，其任务是拟定一项具有法律约束力的国际文书，以便针对这 12 种持久性有机污染物采取国际行动。经过政府间谈判委员会的五次会议，形成了公约文本草案。2001 年 5 月在瑞典斯德哥尔摩举行的全权代表会议通过了《关于持久性有机污染物的斯德哥尔摩公约》。2004 年 5 月 17 日《关于持久性有机污染物的斯德哥尔摩公约》正式生效，目前已有包括我国在内的 178 个国家加入了该公约。

中国政府于 2001 年 5 月 23 日在全权代表大会上签署了公约，并于 2004 年 6 月 25 日第十届全国人大常委会第十次会议批准了公约，公约已于 2004 年 11 月 11 日正式对我国生效。截至 2006 年 5 月 31 日，127 个国家及作为经济一体化组织的欧盟已成为公约缔约方。

（四）持久性有机污染物名单

首批列入《关于持久性有机污染物的斯德哥尔摩公约》（下称《公约》）受控名单的有 12 种 POPs，大多数是有机氯杀虫剂，包括滴滴涕、氯丹、灭蚁灵、艾氏剂、狄氏剂、异狄氏剂、七氯、毒杀酚，以及工业化学品六氯苯和多氯联苯，另外还包括工业生产过程或燃烧生产的副产品二噁英（多氯二苯并-p-二噁英）和呋喃（多氯二苯并呋喃）。2009 年 5 月 4～8 日在瑞士日内瓦举行的缔约方大会第四届会议决定将 α-六氯环己烷、β-六氯环己烷、林丹、十氯酮、五氯苯、六溴联苯、四溴二苯醚和五溴二苯醚、六溴二苯醚和七溴二苯醚、全氟辛基磺酸及其盐类和全氟辛基磺酰氟、硫丹等 10 种持久性有机污染物列入公约附件 A、B 或 C 的受控范围。

中国政府于 2001 年 5 月 23 日在全权代表大会上签署了公约，并于 2004 年 6 月 25 日第十届全国人大常委会第十次会议批准了公约，公约已于 2004 年 11 月 11 日正式对我国生效。2013 年 12 月 26 日，我国政府向《公约》保存人联合国秘书长交存我国批准《关于附件 A、附件 B 和附件 C 修正案》和新增列硫丹的《关于附件 A 修正案》的批准书。按照《公约》有关规定，《修正案》将自 2014 年 3 月 26 日对我国生效。

（五）持久性污染物对人体健康的危害

POPs 对人体健康的危害是多方面的，包括致癌、致畸和致突变的"三致"效应，以及内分泌干扰作用，是生殖障碍、出生缺陷、发育异常、代谢紊乱以及某些恶性肿瘤发病率增加的潜在危险因素。

1. 持久性有机污染物与糖尿病　糖尿病是由于机体胰岛素分泌缺陷和（或）胰岛素作用缺陷所引起的一种内分泌疾病，主要临床特征为空腹血葡萄糖水平增高。糖尿病的危险因素比较复杂，包括遗传因素、肥胖、年龄和社会环境因素等。近年研究发现，POPs 可通过干扰胰岛细胞分泌胰岛素或引起胰岛素抵抗从而促进糖尿病的发生。对越战老兵不同时期的研究都发现二噁英是 2 型糖尿病的一个危险因素，血清中二噁英的浓度越高患 2 型糖尿病的风险越大，且呈剂量-效应关系。此外其他一些职业人群的研究也证实了二噁英与 2 型糖尿病的关联。

2. 持久性有机污染物与生殖健康　POPs 的生殖毒性以及对人类生殖健康的影响一直

备受关注。研究发现,有机氯可通过雌激素受体依赖通路或非雌激素受体依赖通路对生殖内分泌系统产生毒性作用,引起过氧化损伤和细胞凋亡。

3. 持久性有机污染物与肥胖　有些研究表明,有些持久性污染物与人体肥胖有关,但需要更多的研究证据支持。

（六）持久性污染物的膳食暴露

POPs 可通过多种环境介质(空气、水、食物等)进入人体并威胁健康,日常饮食尤其是动物性食物的摄入是 POPs 进入人体的最主要途径。由于各国/地区人民的饮食习惯差别较大,各类食物的消费量不同,因此暴露水平也不尽相同。动物性食品通常是发达国家和地区居民摄入 POPs 的主要来源,例如中国香港和瑞典的研究发现,鱼类的消费对有机氯农药摄入量的贡献明显高于蔬菜类食品;由于地区发展不平衡,部分国家对 POPs 的禁用历史较短,甚至目前仍在使用,因而有些国家和地区居民的膳食 POPs 暴露主要来源于植物性食物,例如柬埔寨的研究发现,当地居民通过食用蔬菜摄入的有机氯农药的水平高于通过食用动物源性食品的摄入水平。

POPs 的暴露水平在各年龄人群之间有明显的差异,通常,儿童的暴露水平(以体重计)显著高于成年人,例如丹麦的研究发现,丹麦儿童摄入的有机氯水平几乎是成年人的两倍,儿童每日摄入氯丹、滴滴涕和狄氏剂的量分别是 2.5、6.7 和 3.3ng/(kg·bw);而成人的每日摄入量则分别为 1.5、3.7 和 1.8ng/(kg·bw)。导致这种差异的主要原因包括体重和膳食结构的差异。

POPs 的暴露水平在各地区之间也存在差异,除膳食结构的因素外,POPs 的禁用时间是主要影响因素。由于发展中国家农业生产的需要,有机氯农药的禁用或限制使用措施实行得较晚,甚至在禁令颁布后仍在使用,造成了目前发展中国家居民膳食有机氯农药暴露量比发达国家高的情况。

我国是农业大国,也曾长时间使用有机氯农药。2007 年全国总膳食研究发现,我国居民 DDT、HCH、HCB、CHLs 和七氯化合物的膳食暴露平均水平分别为 16、2、9、6 和 1ng/(kg·d),该研究结果还表明水产品、肉类和谷类是我国居民有机氯农药暴露的主要膳食来源。

二、二噁英

二噁英是一类由氧键连接 2 个苯环构成的含氯有机化合物的总称,具有 8 类同系物,每类同系物又随着氯原子取代位置的不同而存在众多异构体,其中包括 75 种多氯代二苯(PC-DDs)和 135 种多氯二苯并呋喃(PCDFs),共 210 种同系物,代表性结构见图 4-9-1 所示,其中 2、3、7、8 位全部被氯原子取代的二噁英(共 17 种)对人类健康的危害更大。在目前已知化合物中,2,3,7,8-四氯代二苯并-对-二噁英(2,3,7,8-TCDD)的毒性最大,且动物实验表明其具有强致癌性。

（一）理化性质与环境污染来源

1. 理化性质　二噁英的理化性质非常稳定,标准状态下一般呈针状晶体,无色无味,对自然界中的微生物降解、水解和光解均具有抵抗作用;极难溶于水,易溶于脂肪和大部分有机溶剂(参见表 4-9-1);二噁英的熔点较高,约为 303～305℃,当温度达到 705℃以上时开始分解;二噁英在生物体内很难发生降解,具有生物蓄积与生物放大作用,所以,二噁英类化合物能够在介质中稳定并长期存在,并在体内不断积累。此外,二噁英的蒸气压较低,一般随取代氯原子数目的增加而降低,在大气环境中超过 80% 的二噁英分布在大气颗粒物中,因而容易长距离传输,而对区域和整个环境生态造成污染。

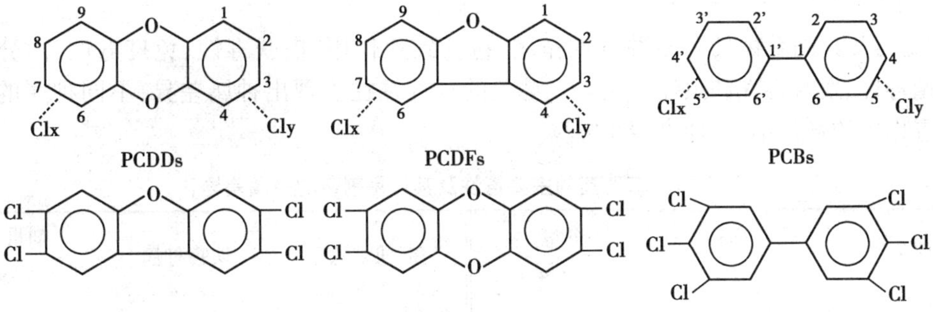

图 4-9-1 二噁英及其类似物的化学结构

表 4-9-1 二噁英类化合物的理化性质

项目	2,3,7,8-四氯二噁英	八氯二噁英
相对分子质量	322	456
熔点(℃)	305	130
分解温度(℃)	>700	>700
溶解度		
对氯苯	1400	1830
氯代苯	720	1730
苯	570	
三氯甲烷	370	560
辛醇	48	
甲醇	10	
丙酮	110	380
水	7.2	
化学稳定性		
普通酸	稳定	稳定
碱	稳定	有条件分解
氧化剂	强氧化剂分解	稳定

2. 环境污染与来源　二噁英的来源包括含氯化合物的使用、不完全燃烧与热解、光化学反应和生化反应四个方面。含氯工业产品主要指农药、除草剂和杀菌剂等生产过程中的中间产物,也可因副反应而产生二噁英及其类似物。例如氯酚曾被广泛地用作杀虫剂、防腐剂、防霉剂和消毒剂。氯酚可由酚类化合物直接氯化,或由氯苯水解生产,在生产中可以产生 PCDDs 和 PCDFs。我国曾广泛使用五氯酚(PCP)钠和氯硝柳胺作为灭螺剂,大量水面、粮食和饲料作物等都因此被污染。虽然目前已被禁止作为灭螺剂使用,但在鱼塘清塘、大型木料防腐等领域仍可能在使用。

（二）毒性

二噁英及其同系物具有多种毒性作用,包括致死作用、皮肤毒性、免疫毒性、内分泌毒性、生殖毒性、发育毒性和致癌作用。二噁英的毒性往往表现出种属差异,不同种属的实验动物,毒作用的剂量不同,详见表4-9-2。

表4-9-2　二噁英的主要毒性及其作用剂量的种属差异

毒理学效应	动物种属	剂量 $\mu g/kg$	毒理学效应	动物种属	剂量 $\mu g/kg$
致死效应（经口 LD_{50}）	豚鼠	0.6～19	免疫毒性	小鼠	100/kg 周
	猴	50		豚鼠	0.04
	大鼠	20～300		猴、小鼠、兔、田鼠	0.1
	小鼠	114～2570			
	兔	115～275	致畸毒性	小鼠	0.01
	狗	500	胚胎毒性	猴	0.0007
	田鼠	1157～5050		大鼠	0.01
氯痤疮（皮肤角化过度）	猴	0.001		兔	0.25
	田鼠	1（涂抹四周）		小鼠	3
	兔	1（涂抹四周）	致癌性	大鼠	0.01
肝脏毒性	大鼠	5（一次染毒）		小鼠	0.01
	小鼠	50（3 周）	遗传毒性	体外实验	无
肝脏卟啉	大鼠	1（45 周）		体内实验	无

1. 致死作用　二噁英的急性毒性极强,少量接触即可能发生明显的中毒反应,1997 年 2月被国际癌症研究中心正式确定为一级致癌物。PCDDs 和 PCDFs 是目前发现的无意识合成的副产品中毒性最强的化合物,尤其是 2,3,7,8-TCDD,被称为"地球上毒性最强的毒物",其毒性比黄曲霉素高 10 倍,比 3,4,2 苯并芘、多氯联苯和亚硝胺高数倍,相当于氰化钾的1000 倍、氰化钠的 130 倍、砒霜的 900 倍、马钱子碱的 500 倍以上。不同的动物种属、品系及年龄对其毒性的敏感性不同,其中豚鼠最为敏感。不同种属急性经口毒性的 LD_{50}（$\mu g/kg$）试验结果如下:豚鼠 0.5～2,鸡 25～50,恒河猴<70,大鼠 22～100,兔 10～115,狗>30～300,小鼠 114～284,田鼠 5051。

2. 皮肤性疾病　二噁英导致的皮肤性疾病主要为氯痤疮(chloracne)。主要的症状为黑头粉刺和淡黄色囊肿,一般主要分布于面部及耳后,有的也分布于后背、阴囊等部位。其形成机制可能是未分化的皮脂腺细胞在二噁英类物质的毒性作用下化生为鳞状上皮细胞,致使局部上皮细胞出现过度增殖、角化过度、色素沉着和囊肿等病理变化。有报道称其形成潜伏期为 1～3 周,而消除期大约需要 1～3 年。它与青春期痤疮的临床表现比较相似,二者的鉴别主要是依据患者的发病年龄及是否与二噁英接触。

3. 肝脏毒性　二噁英对动物有不同程度的肝损伤作用,主要表现为肝细胞变性坏死,胞浆内脂滴和滑面内质网增多,微粒体酶及转氨酶活力增强,单核细胞浸润等。不同种属动物对其肝毒性的敏感性亦有较大差异,大鼠和兔十分敏感,而仓鼠和豚鼠较不敏感。

4. 免疫毒性　二噁英具有免疫抑制作用,包括细胞免疫和体液免疫,因此导致传染病的易感性和发病率增加,疾病加重。

二噁英对细胞免疫的抑制主要体现为胸腺损伤。因为胸腺是诱导 T 细胞分化、成熟的主要场所,其皮质聚集的细胞主要是由不成熟的 T 细胞组成。体内和体外实验研究发现二噁英可引起胸腺内细胞耗竭和胸腺萎缩,细胞减少首先表现在胸腺皮质,后来发展到髓质,而胸腺内最早受损的靶细胞是皮质上皮细胞。除了对胸腺细胞的影响外,研究还发现二噁英对骨髓、肝脏、肺脏中的淋巴干细胞、T 细胞分化等均有一定的影响。有报道称,接触TCDD 多年的工人,停止接触 20 多年后再进行免疫功能的检查,发现 TCDD 可长时间抑制辅助 T 细胞的功能。

二噁英对体液免疫的影响受染毒的动物品系和染毒方式的影响较大。目前有关二噁英对人体体液免疫的影响的报道较少,对台湾地区食用被 PCFS 和 PCBS 污染的米糠油的居民进行体检发现,其血清中的 IgA 和 IgM 浓度下降,血液中 T 淋巴细胞百分含量下降,这与在动物试验中观察到的症状相似,说明二噁英对人体体液免疫是有影响的,但其中的一些机制、途径以及影响程度还需要进一步的研究。

5. 内分泌毒性　二噁英是一种环境激素,它能够扰乱内分泌系统的正常功能,使机体细胞和分子水平的信号传导作用受到影响,从而影响机体的健康和生殖功能。二噁英会改变甲状腺激素和胰岛素的代谢水平,它可以降低胰岛素水平或使胰岛素受体表达水平下调,引起糖代谢紊乱。调查发现,越战期间接触橙色制剂的美国士兵和意大利遭受二噁英污染的Seveso 地区人群中糖尿病的发病率显著上升。特别是对于暴露于 TCDD 的职业人群,其体内 TCDD 的含量显著偏高,而且血浆中游离的甲状腺素和葡萄糖的浓度也比非接触者要高。另外二噁英还可以干扰糖皮质激素、维生素 A、血脂和卟啉代谢,引起一系列代谢紊乱。

6. 生殖毒性　二噁英的生殖毒性主要是通过对生物个体的性激素影响来实现的。一般认为二噁英的生殖毒性对男性和雄性动物较为显著。主要症状表现为睾丸重量减轻、内部形态发生改变、精细胞减少、输精管中精母细胞和成熟精子退化、精子数量减少及生精能力降低。有报道称雄性小鼠在接触 TCDD 后,附睾中精子的超氧化物歧化酶、过氧化氢酶等的活性明显降低,而过氧化氢和脂质过氧化水平显著升高,也就是说 TCDD 可以通过诱导附睾精子的氧化应激状态来影响雄性小鼠的生殖功能。调查显示,在 seveso 地区遭受二噁英污染后,后代中女孩的比例要高于男孩;在工业化程度较高的地区,在某些动物身上也发现了这种雌性化增多的现象。

二噁英对雌性也有影响,主要表现为子宫重量减轻、卵巢功能障碍、子宫中雌性激素受体减少,严重的将导致不孕及子宫内膜异位等。其机制可能是二噁英诱导酶的活化,使雌醇羟化代谢增加,导致血中雌二醇的水平下降,从而改变月经周期和排卵周期。这些症状在动物实验中有比较好的体现,但是目前关于人类的资料还比较匮乏。

7. 发育毒性　二噁英对发育中的个体尤其是胚胎期的影响比较大。胚胎和胎儿是二噁英最敏感的靶器官之一,一些对母体来说不产生毒性作用的剂量常常会导致胚胎和胎儿一系列的生物效应,常见的有生殖结果的改变,神经系统的分化,免疫系统的改变,最严重的能导致胎儿宫内死亡。

二噁英暴露可导致多种物种的宫内死亡,主要是通过影响胎盘雌激素产生和葡萄糖代谢,造成胎盘缺氧。研究表明同等剂量对不同发育阶段的胚胎造成的影响不同,正常的胚胎受到化学物质的影响通常有四种状况,即死亡、发育迟缓、畸形以及组织功能障碍。

在动物学上这方面的资料比较充分,尤其是老鼠和猴子。在胚胎期通过母体接触二噁英的子代通常呈现出畸形、性成熟期延迟、生育率降低及生殖器官受到损害等症状。

但对于人类来说二噁英的致畸作用较难确认,二噁英及其类似物可导致暴露于二噁英人群的子代的皮肤、黏膜、指甲与趾甲色素沉着增加、睑板腺分泌增加、外胚层发育不良等症状。

8. 致癌性 二噁英对动物具有较强的致癌性。在对大鼠、小鼠、仓鼠和鱼进行的多次染毒实验中发现其致癌性均呈阳性。对啮齿动物进行的 2,3,7,8-TCDD 染毒可诱发多部位肿瘤,小鼠的最低致肝癌剂量仅为 10ng/kg 体重。流行病学研究表明,人群接触二噁英与人群所有癌症的总体危险性增加有关。但其致癌机制还不完全清楚,有人认为其致癌机制是间接的,主要表现为促癌作用。

(三) 食品污染与人体负荷

二噁英类物质具有较强的脂溶性,食品尤其是动物性食品中二噁英类物质的污染受到社会的极大关注,西方发达国家率先开展了食品中二噁英类物质的检测工作。总体而言,鱼类中二噁英含量最高,蛋类、肉类和乳制品次之,动物性食品中污染水平远高于植物性食品,此外,脂肪及油(植物油)中也检出较高含量的二噁英。

1. 食品污染 芬兰、法国的总膳食研究发现,鱼类是所有食品中二噁英污染最严重的食物种类,比利时的研究表明海鱼中的污染水平明显高于淡水鱼,另外脂肪含量高的鱼中,二噁英的水平也较高,污染严重地区的鱼类体内二噁英含量明显较高。我国的第三次总膳食研究发现,水产品中污染水平显著高于其他动物性食品,含量范围为 0.23 ~ 0.44pg TEQ/g fw,且水产品中二噁英类物质的污染水平随产地和品种不同而具有较大差异。部分鱼类中二噁英含量见表4-9-3。

表 4-9-3 部分鱼贝类水产品中二噁英含量(单位:pg TEQ/g 鲜重)

名称	含量	国家
鳗鱼	1.11	意大利
鲑鱼	0.18	意大利
鲱鱼	1.91	德国
大比目鱼	1.49	德国
无须鳕鱼	0.005	德国
明太鱼	0.007	德国
鳕鱼	0.85	挪威
鳕鱼肝	587	挪威
小比目鱼	0.80	挪威
红鲣鱼	4.65	西班牙
沙丁鱼	1.42	西班牙
墨鱼	0.047	西班牙
凤尾鱼	1.34	西班牙
金枪鱼	1.35	比利时

注:根据张磊博士学位论文整理

　　肉蛋乳类食品也是常见的二噁英污染食品。比利时一项较早研究发现不同种类肉中污染水平差异较大,最高为马肉(均值:19.38pg TEQ/g fat),猪肉中最低(0.19pg TEQ/g fat);荷兰的研究中也发现食猪肉样品的二噁英污染水平(0.47pg TEQ/g fat)最低,而禽肉(2.78pg TEQ/g fat)的污染水平最高,且蛋类的污染也处在较高水平(2.39pg TEQ/g fat),与禽肉接近。乳及乳类制品中二噁英类物质污染水平同样受到产地影响,同时不同形态乳制品之间污染水平也存在差别,通常固态乳制品如黄油、乳酪等污染水平要高于液态乳。肉蛋乳类食物中二噁英污染水平主要由产地(是否有环境污染)和饲料(是否被污染)决定。

　　植物性食品因处于食物链底层,其污染水平通常较低,考虑到二噁英类物质的强脂溶性,早期研究很少对其污染水平进行关注,但随着检测能力的提高,又加上较高的消费量,植物性食品中二噁英类物质污染对人体暴露贡献也越来越受到科学界的重视。荷兰膳食研究中发现谷物制品、水果制品中二噁英类物质含量为0.01pg TEQ/g fw,蔬菜中含量范围为0.00003~0.003pg TEQ/g fw,最高为甘蓝(0.09pg TEQ/g fw)。芬兰的研究表明谷物制品、薯类制品、蔬菜、水果类、饮料和调料以及糖等植物性食品中二噁英类物质的含量分别为0.01、0.0006、0.0078、0.0025、0.00058pg TEQ/g fw,谷物制品和蔬菜中污染水平要高于液态奶中污染水平(按鲜重计)。在发达国家中,日本的二噁英类物质的污染比较严重,其居民对这类物质的膳食摄入水平较高。韩国的研究发现二噁英类化合物在大米中含量最低,鱼中含量最高。

　　2. 机体负荷　机体二噁英的负荷水平反映了机体发内暴露水平,是产生健康效应的有效暴露剂量,乳汁、血液和脂肪组织等人体生物样品都可作为表征机体负荷水平的基质而用于二噁英类物质的分析测定。其中,母乳具有脂肪含量高、易于获得、不会对提供者造成损伤、易于储存等特点,世界卫生组织(WHO)认为母乳是理想的生物基质,并在二噁英类物质等持久性有机污染物的人体监测中被推荐使用。一些国家和地区相继开展了母乳基质二噁英类物质机体负荷的长期监测研究,结果发现1972—1997年间,母乳中二噁英类物质含量(总TEQ)约每15年下降一半,至1996—1997年,瑞典母乳中PCDD/Fs和PCBs的含量分别为14.66和14.76pg TEQ/g fat,1996—2006年瑞典母乳样品监测发现,二噁英水平持续下降,PCDD/Fs和PCBs的平均含量分别为8.2和8.1pg TEQ/g fat,至2011年时母乳中PCDD/Fs和PCBs平均含量均为3.5pg TEQ/g fat,平均每年下降6.5%。

　　2007年全国母乳监测结果显示:我国母乳中二噁英类物质从全国范围看农村与城市的人体负荷没有统计学上的差异,但在个别省份,农村和城市有一定差异。分析这些省份的结果可以注意到各地人体负荷水平与当地经济发展水平和工业化程度有关,经济发达,工业化程度较高的地区如上海的人体负荷水平明显高于经济欠发达且以农牧业为主的地区。与欧美发达国家相比,我国母乳中二噁英类物质含量仍处较低水平。

　　(四) 预防措施

　　二噁英因其性质稳定而能够在环境和人体内长期存在,且难以降解。二噁英的来源包括含氯化合物的使用、不完全燃烧与热解、光化学反应和生化反应四个方面,其中前二者是主要来源,为此各国已经禁止或减少二噁英及其类似物的使用,具体预防措施包括以下几个方面。

　　1. 二噁英污染现状的监测　由于二噁英进入人体的主要途径是饮食摄入,所以应尽快开展对食物中二噁英含量的检测工作,尤其是进口类食品、鱼虾贝类及肉禽奶蛋类食品,以了解污染的现状,引起重视。

2. 制定各类食品中的残留限量标准 欧盟制定了肉类及其制品、鱼类和水产品、乳和乳制品、植物油和婴幼儿食品中二噁英类物质的最高残留限量标准,详见表4-9-4。

表4-9-4 欧盟规定的食品中二噁英物质最高残留限量

食品种类	PCDD/Fs	PCDD/Fs+dl-PCBs
肉鸡肉制品(可食用内脏除外)		
牛和羊	2.5pg TEQ/g fat	4.0pg TEQ/g fat
禽	1.75pg TEQ/g fat	3.0pg TEQ/g fat
猪	1.0pg TEQ/g fat	1.25pg TEQ/g fat
上述动物的内脏和衍生产品	4.5pg TEQ/g fat	10.0pg TEQ/g fat
鱼肉和水产品及相关制品,不包括下述食品:野生鳗鱼、鱼肝及衍生制品、海产品油	3.5pg TEQ/g fw	6.5pg TEQ/g fw
野生鳗鱼及其制品	3.5pg TEQ/g fw	10.0pg TEQ/g fw
鱼肝及其制品(不包括鱼肝油)		20.0pg TEQ/g fw
海产品油(鱼体油、鱼肝油和用于人类消费的来自其他海洋生物的油类)	1.75pg TEQ/g fat	6.0pg TEQ/g fat
原料乳和乳制品,包括乳脂	2.5pg TEQ/g fat	5.5pg TEQ/g fat
鸡蛋及其制品	2.5pg TEQ/g fat	5.0pg TEQ/g fat
下述动物来源的 fat:		
牛和羊	2.5pg TEQ/g fat	4.0pg TEQ/g fat
禽	1.75pg TEQ/g fat	3.0pg TEQ/g fat
猪	1.0pg TEQ/g fat	1.25pg TEQ/g fat
混合动物脂肪	1.5pg TEQ/g fat	2.5pg TEQ/g fat
植物油脂	0.75pg TEQ/g fat	1.25pg TEQ/g fat
婴幼儿食品	0.1pg TEQ/g fw	0.2pg TEQ/g fw

注:TEQ 计算采用 WHO 在 2005 年再评估后的 TEF(即 TEF2005)在规定以 pg TEQ/g 脂肪表示的食品类别中,如果某种食品脂肪含量<2% 时,其二噁英类物质含量按鲜重表示,而最高限量值等于按 pg TEQ/g 脂肪计的限量值 X0.02。

3. 开展不同人群膳食暴露量的评估工作 了解不同生理阶段和不同职业人群二噁英的暴露情况,评估暴露与健康的关系。

4. 严格执行国家相关法律,禁止使用 2000 年由联合国持久性有机污染物(POP)协议签署国参加制定的十二种污染物,即八种杀虫剂(艾氏剂、异狄氏剂、毒杀芬、氯丹、狄氏剂、七氯、灭蚁灵和滴滴涕)、六氯苯、多氯联苯和呋喃等工业化合物及其副产品。减少生产和使用含氯化学农药、除草剂、杀虫剂、杀菌剂、防霉剂和消毒液。

5. 从生产工艺上入手,控制有关化工产品生产过程中产生的二噁英,防止对环境的污染。例如加拿大通过纸浆漂白工艺,控制生产过程中二噁英的形成,使二噁英减少了98%。

6. 改善垃圾焚烧技术,控制其烟气中二噁英排放量。对于垃圾焚烧产生的二噁英排放量的控制,目前各国都开发了不同的新办法。其中最理想的是在垃圾的焚烧过程中避免二噁英的形成。

三、多溴联苯醚

(一) 理化性质与环境污染来源

多溴联苯醚(polybrominated diphenylethers,PBDEs)是一系列含溴原子的芳香族化合物的统称,其化学通式为 $C_{12}H_{(0-9)}Br_{(1-10)}O$,其中氢原子和溴原子数之和为10,结构式如图4-9-2所示。根据苯环上溴原子个数和位置的不同,分为十个同系组,共有209种单体化合物;同时,各同系物可被羟基化和甲氧基化,分布在联苯醚键的邻、间和对位上,因此209种PBDEs化合物经羟基化和甲氧基化后将产生上千个不同结构的化合物,同时形成新的两类对人体健康具有损伤作用的复杂化合物。目前PBDEs、甲氧基多溴联苯醚(MeO-PBDEs)和羟基多溴联苯醚(OH-PBDEs)已经在非生物样品(如地表水、瀑布和雪、沉积物等)和生物样品(如蓝藻、海洋哺乳动物)中均有检出,在人的血液、母乳、组织和胆汁中也检测到了OH-PBDE。

作为一种重要的溴代阻燃剂,PBDEs已被广泛应用于纺织材料、家具、塑料制品以及电子线路板和建筑材料等生产、生活产品中。市场上的PBDEs产品主要为五溴、八溴和十溴联苯醚混合物。其中十溴联苯醚的使用最为广泛,从20世纪80年代开始,十溴联苯醚已成为我国产量最大的含溴阻燃剂。迄今已在土壤、空气、底泥等各种环境介质以及生物体中发现了PBDEs污染。

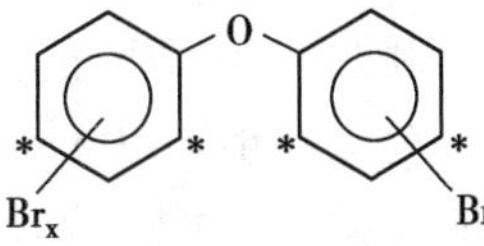

图4-9-2　多溴联苯醚基本结构
*表示易被取代的位置

1. 理化性质　PBDEs的沸点为310～425℃,在水中溶解度小,具有亲脂性强、化学性质稳定、在环境中具有持久性的特点,难以通过自然条件下的物理、化学或生物方法快速有效降解,可以随着食物链生物富集和放大,还能通过母乳、胎盘、脐带血转移到下一代的体内,详见表4-9-5。

表4-9-5　PBDEs同系物的物理性质

溴原子	PBDEs	相对分子质量	同系物的数量	蒸气压(Pa)25℃	$\log K_{OW}$
1	mono-BDEs	249.0	3	—	—
2	di-BDEs	327.9	12	—	—
3	tri-BDEs	406.8	24	—	—
4	tetra-BDEs	485.7	42	$(2.6\text{-}3.3) \times 10^{-4}$	5.9-6.2
5	penta-BDEs	564.6	46	$(2.9\text{-}7.3) \times 10^{-5}$	6.5-7.0
6	hexa-BDEs	643.5	42	$(4.2\text{-}9.4) \times 10^{-6}$	6.9-7.9
7	hepta-BDEs	724.4	24	—	—
8	octa-BDEs	801.3	12	$(1.2\text{-}2.2) \times 10^{-7}$	8.4-8.9
9	nona-BDEs	880.3	3	—	—
10	deca-BDEs	959.2	1	—	10.0

摘自:刘汉霞,张庆华,江桂斌,蔡宗苇.多溴联苯醚及其环境问题.化学进展,2005,17(3):554-562.

2. 环境污染来源 PBDEs 目前被认为是普遍存在的污染物,在它的生产、使用和废物处置阶段都会不同程度地释放到环境中。阻燃剂根据使用方法可以分为添加型和反应型两大类,PBDEs 是添加型阻燃剂,即直接添加混合,通常不与其他材料发生化学键结合,因此当含 PBDEs 的物质在生产、使用或销毁处理时,很容易渗出或灰化进入空气,并扩散到其他环境介质中。最明显的 PBDEs 释放源是生产 PBDEs 和使用 PBDEs 作阻燃剂的工厂,如阻燃聚合产品生产厂、塑料制品厂等。

PBDEs 其他可能的污染源有垃圾焚烧、电器的循环利用、垃圾填埋以及意外的火灾等。另外,含 PBDEs 的电器,如电脑和电视机在使用过程中因温度上升而有 PBDEs 的释出,有报道发现电视机内粉尘中 PBDEs 含量达到了 mg/g 的水平,表明 PBDEs 可以从溴代阻燃剂的产品中释放到室内空气中。

（二）毒性

1. 一般毒性 PBDEs 的经口 LD_{50} 值大于 5g/kg,急性毒性较小,但长期暴露能影响诸如肝脏、肾脏、甲状腺等重要的器官。实验证明,不同的 PBDEs 同系物具有相似的毒理学作用,但毒性差别较大,工业产品中五溴联苯醚的毒性最大,而 BDE-209 明显比其他的同系物毒性小。例如,BDE-209 的大鼠最大无作用剂量一般在 g/(kg·d) 级别,而五溴联苯醚的最大无作用剂量则小于 10mg/(kg·d)。毒代动力学研究发现,PBDE 的吸收、代谢和排出均与同系物的种类、生物物种和性别有关,详见 4-9-6。

表 4-9-6 PBDEs 的毒性

实验动物	剂 量	现 象
单次暴露		
大鼠	126～2000mg/g	14 天,未观察到毒性或病理改变
兔	200～2000mg/g	14 天,未观察到死亡
短时间暴露		
大鼠	0,100,1000mg/g	未观察到对肾、肝、进食量和体重增加的影响,组织中溴的含量略有增加
小鼠	0,20,50,100mg/g	对健康和体重未见影响
长期暴露		
小鼠	3200～6650mg/g	
大鼠	0,0.01,0.1,1mg/g	113 周,雄性肿瘤增加;2 年,未见影响;脂肪组织中溴含量增加

2. 内分泌干扰毒性 PBDEs 能与雄性激素受体、雌性激素受体以及黄体激素受体结合,产生内分泌干扰毒性。大多数 PBDEs 具有抗雄性激素作用。体外研究表明,四溴和六溴联苯醚的同系物具有雌激素效应,而七溴同系物和 6-OH-BE-47 具有抗雌激素效应。由于具有内分泌干扰特性,孕期 PBDEs 暴露可导致子代个体成年后的生殖异常,如 BDE-47 和 BDE-209 均能引起雌性或雄性生殖功能的损伤。日本的一项流行病学调查数据也显示,男青年精液中 BDE-153 的浓度与精子数呈负相关关系。动物研究也发现,孕期暴露于 BDE-99 后,后代成年雄性大鼠的精子数减少,而雌性大鼠的卵巢细胞发生结构变化。

除此之外，PBDEs 的内分泌干扰毒性更多地表现在其对甲状腺系统的扰乱作用。PBDEs 与三碘甲状腺原氨酸（T3）和四碘甲状腺原氨酸（T4）的结构十分相似，而且 PBDEs 的代谢过程可产生与甲状腺激素结构更加类似的羟基化联苯醚（详见 4-9-3），因此 PBDEs 可与 T3、T4 竞争性结合 TTR、TBG 等甲状腺激素转运蛋白，干扰正常的甲状腺激素的运输，从而导致体内 T3、T4 水平的降低。动物研究发现 PBDEs 暴露可导致动物体内总 T4 和游离 T4 的降低。

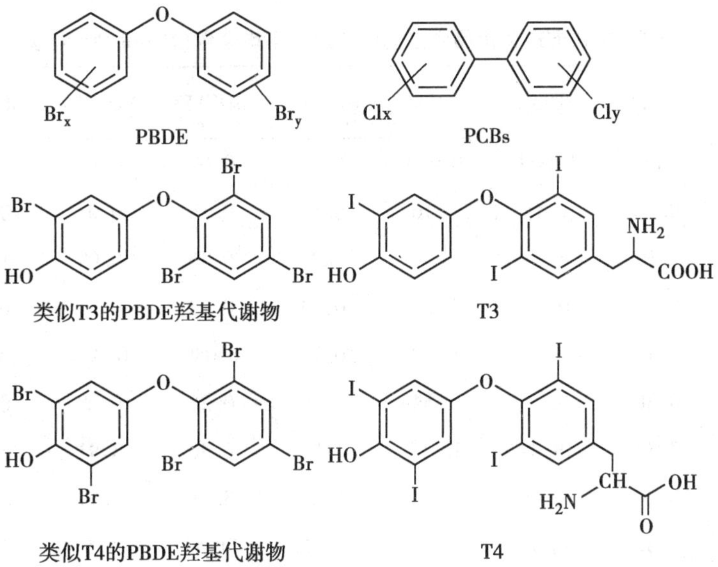

图 4-9-3　PBDEs、PCBs 以及与 T3 和 T4 结构类似的 PBDEs 羟基代谢物的化学结构图
　　万斌，郭良宏. 多溴联苯醚的环境毒理学研究进展. 环境化学，2011.

3. 神经毒性　对 PBDEs 神经毒性的研究工作尚仍处于起步阶段，主要集中在 PBDEs 对神经行为、认知功能、学习与记忆等神经毒性效应的观察方面，对 PBDEs 毒性作用机制的探讨比较缺乏。目前还没有 PBDEs 引发人类神经发育不良效应的报道，台湾地区母乳中 PBDEs 的含量与新生儿出生体重、身高、头围以及体质指数呈负相关关系，是否影响神经行为还有待进一步研究。动物研究发现，哺乳动物围生期暴露于 PBDEs 能导致幼仔的运动和认知功能受损；新生鼠单剂量经口暴露于 PBDEs，10 天后大多数动物出现自主行为紊乱，表现为多动症、学习和记忆能力下降。

4. 免疫毒性　人类对 PBDEs 的免疫毒性似乎不敏感，但由于研究数据较少，还不能确定其是否对免疫系统有损伤，尤其是对免疫系统不健全的胎儿、婴幼儿和儿童的影响。但动物研究发现，PBDEs 能选择性地阻碍免疫信号传导，从而影响生物对疾病的易感性，PBDEs 暴露可能导致胸腺萎缩、脾细胞数减少等，从而影响免疫功能。

（三）食品来源与人体负荷

目前使用的含 PBDEs 的商品主要为五溴（以四、五溴代联苯醚为主）、八溴（以六、七、八溴代联苯醚为主）和十溴（以十溴联苯醚为主）联苯醚。由于其具有低挥发性、低水溶性而极易吸附于泥土和颗粒物上的特性，大部分高溴代联苯醚主要沉积在距污染源较近的河流底泥和附着于空气中的悬浮颗粒中，一些职业暴露人群体内也有高溴代联苯醚检出。低溴代化合物具有相对较高的挥发性、水溶性和生物富集性,所以在底泥、水生生物、水体和空气,乃至人体中都检测到低溴代联苯醚的存在。

1. 食品污染 我国对 PBDEs 的研究也取得了一定的成果,主要研究区域集中在广东贵屿、清远和浙江台州等典型电子垃圾拆解地以及珠江三角洲等经济高速发展区域,对该区域的从业人员和水生生物等动物源性食品中 PBDEs 的水平有了初步研究,发现各类食品中蛋类的 PBDE 总含量平均值为 227.15pg/g、鱼为 189.50pg/g、猪肉为 75.40pg/g、牛肉为 51.03pg/g、猪内脏为 13.33pg/g、大米类为 7.67pg/g、蔬菜类为 2.39pg/g,详见表 4-9-7。

表 4-9-7 某城市市售食品中多溴联苯醚的平均含量(106mg/kg 湿重)

	BDE28	BDE47	BDE99	BDE100	BDE153	BDE154	BDE183	∑PBDEs
大米	nd	0.068	0.053	0.154	0.02	nd	nd	0.29
香米混合样品	0.32	1.45	0.16	0.19	0.18	0.03	0.57	2.9
大米混合样品	2.63	6.03	1.67	0.5	0.36	0.09	1.15	12.43
红萝卜	0.13	0.65	0.32	0.13	0.02	0.05	0.14	1.44
青瓜	0.42	2	0.49	0.14	0.089	0.052	0.14	3.33
牛肉	0.38	6.08	1.54	0.45	0.26	0.28	0.61	9.6
牛肉混合样品	2.23	19.34	10.57	1.57	6.96	3.91	6.44	51.03
猪肉	0.24	26.69	4.38	1.23	8.98	1.41	14.57	57.51
猪肉混合样品	7.81	32.96	15.53	3.66	11.43	6.5	15.4	93.29
猪肝	2.03	8.05	2.32	0.77	3.06	0.57	3	19.8
猪腰混合样品	0.62	1.84	1.21	0.09	1.08	0.18	1.84	6.86
松花鸭蛋	0.38	23.03	18.96	6.31	19.88	11.83	24.4	104.8
草鸡蛋	1.48	139.19	180.12	43.96	41.5	16.67	9.71	432.63
咸鸭蛋	0.61	17.75	19.48	11.53	43.34	19.03	32.27	144.01
鲩鱼	5.49	26.64	0.03	2.99	1.03	14.15	0.049	50.38
福寿鱼	9.11	65.2	5.35	16.7	10.04	75.74	0.37	182.52
大头鱼	4.66	31.56	2.14	7.77	0.47	24.73	0.015	71.35
大黄花鱼	2.24	52.82	64.36	22.36	12.16	11.91	7.51	173.35
冰鲜带鱼	6.41	160.34	21.62	96.45	30.79	141.08	10.68	467.37
中白鲳鱼	3.4	66.87	12.18	30.31	13.44	57.65	8.2	192.03
方法检出限	0.0037	0.0028	0.0076	0.005	0.0075	0.0079	0.013	

研究者对我国北方地区市售食品中 PBDEs 的含量检测发现,大多数食品中均检出了 BDE-209,平均含量最高的是肉类,详见表 4-9-8。

PBDEs 在食物中的含量受地域、食物种类、当地的环境状况等的影响,研究者在检测我国沿海地区贝类中 BDE-29 的水平后发现,从北向南,BDE-209 的含量呈降低趋势,详见表 4-9-9。

表 4-9-8　四类动物源性食品中 BDE-209 的检出率和污染水平

食品类别	检测/检出份数	中位数		均值±SD		含量范围	
		ng/g fat	ng/g fw	ng/g fat	ng/g fw	ng/g fat	ng/g fw
水产品	18/16	5.53	0.21	13.33±14.19	1.33±2.4	ND~40.51	ND~7.36
肉类	17/15	13.17	0.45	20.41±36.67	3.33±4.95	ND~159.17	ND~12.76
奶类	11/8	3.05	0.1	5.46±6.41	0.1±0.13	ND~19.43	ND~0.19
蛋类	4/4	11.31	1.62	13±5.81	1.6±0.69	8.07~21.33	0.75~2.42
总计	50/43	9.44	0.27	14.33±23.85	1.83±3.48	ND~159.17	ND~12.76

表 4-9-9　不同地区贝类样品中 BDE-209 的测定结果

地区	样品数量	含量范围（ng/g ww）	均值（ng/g ww）	中位数（ng/g ww）
辽宁	10	21.13~445.35	117.92	59.37
江苏	11	19.6~126.68	50.36	38.64
浙江	8	18.12~71.85	33.51	26.76
福建	9	28.02~130.13	60.55	47.31
广东	11	16.24~104.86	41.50	26.24

2. 人体负荷　PBDEs 因其化学性质和毒性而受到广泛关注。欧盟食品安全局于 2011 年 5 月 30 日公布了食品中 PBDEs 的科学意见，认为 BDE-28、BDE-47、BDE-99、BDE-100、BDE-153、BDE-154、BDE-183 和 BDE-209 是人类食品链中最主要的污染物。人体内的 PBDEs 来源的主要途径包括膳食摄入、呼吸吸入和皮肤吸收。污染地区的水生生物是人体 PBDEs 污染的一个主要来源，母乳摄入是婴儿体内 PBDEs 的主要来源。

国内研究者根据上述研究检测的食物中 PBDEs 的含量，利用 2002 年中国大城市居民蛋及其制品类、鱼虾类、猪肉类、其他畜肉类、动物内脏类、米及其制品类、蔬菜类摄入量（g/标准人日）计算数据，计算出多溴联苯醚的每日人体暴露量 ng/(kg·d) 为 0.49，低于澳洲成年人 1~132ng/(kg·d)、美国 0.9~1.2ng/(kg·d) 和西班牙人 1.2~1.4ng/(kg·d) 的暴露量。

许多人体样品，包括母乳、血液、头发里面都检测到了 PBDEs 的存在。地域因素可能是影响中国人母乳中 PBDEs 含量水平和分布特征的主要因素。据现有研究分析，天津地区人乳中 PBDEs 含量在 1.7~4.5ng/g fat 之间，南京和舟山两地人乳中 PBDEs 含量水平（6.2ng/g fat），基本与欧洲和日本相当，低于北美地区 1~2 个数量级。但对广东贵屿地区的研究表明，电子垃圾拆解造成了当地人体血液内非常严重的 PBDEs 污染（BDE-209 浓度高达 3100ng/g fat），且职业暴露人群体内的 PBDEs 以高溴代的 PBDEs 为主，非职业暴露 PBDEs 的人群，其体内的 PBDEs 以低溴代和中溴代的 PBDEs 为主，详见表 4-9-10。

（四）预防措施

PBDEs 的毒性虽然较小，但由于生物富集和放大作用，在人体内的聚集对健康也有不利影响。当前，PBDEs 在世界各国均大量使用，其对人体健康的损害越来越受到人们的重视，人体内暴露的研究发现在人体脂肪组织、头发、母乳、血液中均有发现,为了预防 PBDEs 对人体健康的危害,除减少 PBDEs 的使用外,还应该建立 PBDEs 在食物中含量的数据库,制定食品中的限量标准、建立每日容许的摄入量标准等基本毒理学数据,在此基础上,监督部门通过监管食品安全,居民通过合理膳食以减少 PBDEs 的膳食摄入。

表 4-9-10 PBDEs 在人乳、血液和头发中的含量(ng/g fat 或 ng/g dw)

采样时间	地点介质	∑PBDEs	BDE-47	BDE-153	BDE-183	BDE-197	BDE-207	BDE-209
2004	南京人乳	7.1	0.62	0.97	0.26	0.85	0.55	1.8
2004	舟山人乳	4.4	0.32	0.44	0.12	0.92	0.66	<1.3
2005.8	贵屿血液	600	9.5	18	5.5	27	73	310
2005.8	濠江血液	170	nd	4.0	nd	8.3	43	86
2006	天津人乳	1.7~4.5	0.76	0.78	0.43	na	na	na
2006.7	东部 LQ 地区头发	871	14.0	6.8	23.2	na	na	783.4
2007.4	浙江头发	4.8~31.0	1.0~5.2	0.5~4.8	0.3~5.1	na	na	1.5~15.5

四、多氯联苯

多氯联苯(polychlorinated biphenyls, PCBs)是一类以联苯为原料在金属催化剂作用下,高温氯化生成的氯代芳烃,分子式为$(C_{12}H_{10})_nCl_n$,根据氯原子取代数和取代位置的不同,理论上可有 209 种同系物,但目前在商业化的 PCBs 中大约发现了 138 种 PCBs。

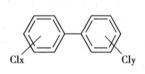

图 4-9-4 PCBs 的化学结构

其中,n 的数量不确定,理论上在 0~5 之间。例如 2,2',3,4,4',5'-六氯联苯(PCB138)表示左边苯环的 2、3、4 位碳原子各连接一个氯原子,右边苯环的 2'、4' 和 5' 位置的碳原子各连接一个氯原子。

PCBs 商业性生产始于 1930 年,多作为热交换剂、润滑剂、变压器和电容器内的绝缘介质、增塑剂、石蜡扩充剂、黏合剂、有机稀释剂、除尘剂、杀虫剂、切割油、压敏复写纸以及阻燃剂等重要的化工产品,广泛应用于电力工业、塑料加工业、化工和印刷等领域。据 WHO 报道,至 1980 年世界各国生产 PCBs 总计近 100 万吨,1977 年后各国陆续停产。我国于 1965 年开始生产多氯联苯,大多数厂于 1974 年底停产,到 20 世纪 80 年代初国内基本已停止生产 PCBs,估计历年累计产量近万吨。

历史上曾有过几次 PCBs 污染的教训,1968 年日本北部九州县 1600 人因误食被 PCBs 污染的米糠油而中毒,导致 22 人死亡。1979 年台湾彰化地区发生 PCBs 污染米糠油事件,是台湾环境公害史上最严重的事件,造成全台至少有两千人因吃到受污染的米糠油而受害,并影响至下一代。当前,美国环保局及我国环保部门已把或已建议把 PCBs 列入优先控制的有机污染物的名单。

(一)理化性质与环境污染来源

1. 理化性质 PCBs 的水溶性极低,脂溶性极强。

2. 环境污染来源 PCBs 是人类自己发明制造出来的化合物,其最主要也最直接的污染源就是来自工业生产过程中的使用:①含 PCBs 工业废水废渣的排放;②含 PCBs 的工业液体的渗漏;③从密封存放点渗漏或在垃圾场堆放沥滤;④由于焚化含 PCBs 的物质而释放到大气中;⑤增塑剂中的 PCBs 的挥发。

除了工业直接排放污染源外,影响更广泛的次生污染源主要来自以下几个途径:①PCBs 的一个重要途径是从污染的陆源沥滤而来,尤其是工业密集区,由于在工业生产过程中使用了 PCBs,或工业区中一些含有 PCBs 的电器制品如蓄电器和变压器的泄漏造成了在工业区 PCBs 的浓度很高,在雨水淋溶下可造成更广泛的污染;②大气干湿沉降是水体、土壤污染的另一个主要来源,也是大气净化 PCBs 的一重要途径,通过雨水冲洗和干、湿沉降这一过程实现了污染物从大气向水体或土壤的转移;③PCBs 还可能作为工业生产副产品出现,这些工业生产品在使用过程中有意无意的排放也会引起 PCBs 污染。

(二) 毒性

PCBs 的毒性与氯的数量和位置有关。在 PCBs 同系物中,有 12 个单体被称为类二噁英多氯联苯(dioxin-like polychlorinated biphenyls,DlPCBs),其毒性和化学性质与 PCDD 相近,具有免疫毒性、神经毒性、皮肤毒性、致癌性以及生殖毒性等多种毒性作用。这 12 种单体是 4 个非邻位取代的 PCBs (PCB77、PCB81、PCB126、PCB169) 和 8 个单邻位取代的 PCBs (PCB105、PCB114、PCB118、PCB123、PCB156、PCB157、PCB167、PCB189)。在非邻位取代的 4 个 DlPCBs 中除了 PCB81 外,其他 3 种毒性与四氯二苯并-p-二噁英(2,3,7,8-tetrachlorod-ibenzo-p-dioxin,TCDD)相似,其氯取代的位置主要在对位和间位,无邻位取代,整个分子呈平面结构,且都通过芳烃受体介导而发挥毒性作用,是 PCBs 中毒性最强的一部分。而另外的 8 个 DlPCBs 只在邻位上被氯原子取代,它们具有相似的共平面结构,同样由 AhR 介导发挥毒性,但其毒性与非邻位取代的 4 种 DlPCBs 相比较低。

1. 一般毒性作用　目前关于单个 PCBs 的急性毒性的报道还不十分充分,大鼠经口的 LD_{50} 在 2~10g/kg 体重之间,急性毒性较低。

2. 神经毒性作用　PCBs 的神经毒性效应与暴露的时期有关。例如在神经系统形成的关键时期暴露 PCBs(宫内暴露),往往引起子代的学习记忆能力的损伤。研究发现,宫内 PCBs 暴露(随鱼类摄取而进入人体)可引起儿童期的智商降低,德国的母婴研究表明,宫内 PCBs 暴露影响中枢神经系统和运动神经系统发育,密歇根和台湾的研究表明儿童暴露 PCBs,导致认知发育缺陷,视觉记忆能力降低。

3. 肝脏毒性　意外事件的跟踪观察发现,PCBs 可能具有肝脏毒性作用。1968 年,日本福冈、长崎等地区发生的"米糠油事件"中有 1300 人因食用被 2000~3000mg/kg PCBs 污染的米糠油而导致中毒,部分患者出现肝功能紊乱,急性肝坏死、肝性脑病等现象。1978 年,中国台湾"Yucheng"事件中,PCBs 中毒患者因肝病引起的死亡率明显上升。随后的跟踪研究发现,早期男性慢性肝疾病和肝硬化死亡率增加。

利用大鼠、猴、鱼作为模式生物,给予 PCBs 染毒处理,结果发现 PCBs 可引起大鼠和猴肝细胞中内质网扩张、大鼠肝脏肿大及肝细胞明显变性、猴的肝细胞肿大且脂肪变性、鱼的肝脏发生炎症浸润、部分肝细胞核萎缩变形并偏离中心而被挤向边缘,细胞质中可见大量脂滴和脂褐素,部分线粒体内嵴脱落崩裂,内质网断裂呈片段化。其他研究者利用沙滩田鼠和北极狐的研究也发现了类似现象,说明 PCBs 可导致大多数哺乳动物的肝损伤。

4. 生殖毒性　因 PCBs 具有内分泌干扰作用,所以可能具有生殖毒性。有的人群研究发现血中某些 PCBs 类似物的水平与精子活力和形态之间有相关性,但研究结果不一致,尤其缺乏长期随访的队列研究结果。

（三）食品来源与人体载荷

1. 食品来源　PCBs 具有脂溶性，在动物性食物中含量较高，尤其是鱼类，含量高达 25 000pg/g fw，含量最低的是植物性食物。部分食物中 PCBs 的含量见表4-9-11。

表4-9-11　国外各类食品中 PCBs 的污染水平

国家	PCBs 种类	PCBs 污染浓度（pg/g fw）				
		淡水鱼和海鲜	畜禽肉	奶制品和蛋类	作物	蔬菜
瑞士	28	5151	298	251	—	—
比利时	23	7100	620	3200	1900	—
葡萄牙	19	10 910	—	3230	—	220
西班牙	12	13.70	—	—	—	—
意大利	21	540	—	58	224	154
芬兰	23	25 000	470	811	39	260
美国	12	531.4	182.1	0.4 ~ 4.2	—	—

我国也开展了相应的研究工作，检测了部分地区食品中 PCBs 的含量情况，发现浙江台州和广东贵屿的食物中 PCBs 的含量和种类均较高，其他地区的食物中含量较低。详见表4-9-12。

表4-9-12　国内各类食品中 PCBs 的污染水平

调查地点	PCBs 种类	PCBs 污染浓度范围（ng/g fw）					
		淡水鱼	海鲜	畜禽肉	蛋类	作物	蔬菜类
浙江台州	37	3.1 ~ 6.23	0.2 ~ 109	13.8 ~ 19.7	—	—	ND ~ 7.5
	18	1.3 ~ 7.2	—	—	9 ~ 40	—	—
	21	—	—	—	—	ND ~ 36	1.3 ~ 198
	12	—	—	0.4 ~ 2.5	0.7 ~ 8	—	—
	9	—	—	—	—	—	0.9 ~ 11.5
	17	159 ~ 1271	—	—	—	—	ND ~ 92
广东贵屿	32	—	—	—	—	—	6.7 ~ 4.6
	37	—	—	—	—	—	2.0 ~ 58
上海市	31	0.001 ~ 4	—	ND ~ 1.2	—	—	—
	7	—	0.8 ~ 11	—	—	—	—
辽宁大连	7	—	1 ~ 8	—	—	—	—
天津市	7	—	1 ~ 6	—	—	—	—
福建厦门岛	—	—	ND ~ 23	—	—	—	—
福建闽江口	—	—	ND ~ 7	—	—	—	—

注：ND，未检出。

由于 PCBs 同系物众多,不同种类的 PCBs 的毒性大小也存在较大差异,而且 PCBs 混合物的致毒机制非常复杂,因此,迄今为止,世界卫生组织尚未制订统一的食品中 PCBs 的浓度限制标准。虽然没有制定限量标准,但污染地区 PCBs 对食品的污染状况不容忽视。调查发现污染区超过 60% 的蔬菜样品中均能检测到 PCBs 的存在,且鱼肉和鸡肉中的含量接近美国制定的食物中 PCBs 含量的限量标准。随着经济的发展及生物蓄积的放大效应,长期慢性暴露对人体的潜在危害不能忽视。

2. 人体载荷　由于 PCBs 主要通过膳食摄入的途径进入人体,所以通过膳食摄入和膳食结构评估可获得人体的 PCBs 暴露情况的基本数据。研究发现,中国(污染地区)、西班牙(加泰罗尼亚)和法国的 PCBs 暴露水平远高于其他地区。结果如图 4-9-5 所示。

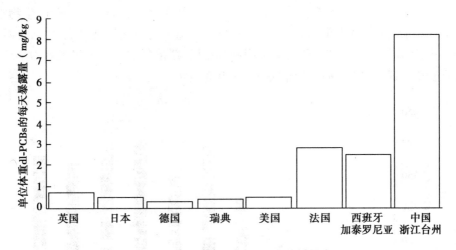

图 4-9-5　不同国家人体内 PCBs 的暴露水平

(四) 预防措施

虽然 PCBs 在食物中的含量较低,但由于 PCBs 的种类较多,且每种 PCB 的毒性差异较大,所以应该引起重视,做到早预防,以防止其在环境中蔓延。具体措施包括:

1. 加大研究投入,在了解 PCBs 的毒性效应的基础上,研究其在食品中的分布,调查人体的暴露水平与毒性效应的关系,制定容许的每日摄入量和食品中的残留量标准。

2. 研究 PCBs 的降解方法或开发 PCBs 的替代品,有研究显示自然界中有某些细菌具有降解 PCBs 的作用。PCBs 的理化性质稳定,难以降解,如果能够发现、分离和生产 PCBs 的降解菌,则可能保护环境减少污染,从而降低其对人体健康的危害。另外,研发和生产 PCBs 替代品,减少 PCBs 的使用也是降低其环境污染作用的一个途径。

五、全氟辛烷磺酸和全氟辛烷酸

全氟辛烷磺酸(Perfluorooctane sulfonate,PFOS)为全氟化酸性硫酸基酸(perfluorooctane sulphonic acid,PFSA)各种类型派生物及含有这些派生物的聚合体的代名词。PFOS 以经过降解的形态存在并被人们所熟识,而那些可分解成 PFOS 的物质则被称作 PFOS 相关物质。在美国化学文摘的登记目录中,有 96 种不同氟化有机物可在环境中通过降解释放出 PFOS,这些物质被称作 PFOS 相关物质,不同的国家列出了不同的 PFOS 相关物质,详见表 4-9-13。

表 4-9-13　不同国家 PFOS 相关物质的种类

来　源	PFOS 相关物质的数量
RPA and BRE(2004)	96
US-EPA(2002,2006)	88+183
OECD(2002)	1721(22 类 PFOS)
OSPAR(2002)	48
Environment Canada(2006)	57

　　PFOS 是目前备受关注的全氟化合物中的代表性物质之一,具有难降解性、生物蓄积性、环境持久性和沿食物链在生物体内富集等特点,其所造成的环境污染已成事实,且对人体产生毒害作用,因而,欧盟在 2008 年已明文限制其使用,斯德哥尔摩公约将其列为全球范围的化学管理物质。我国 PFOS 的生产情况如图 4-9-6 所示。

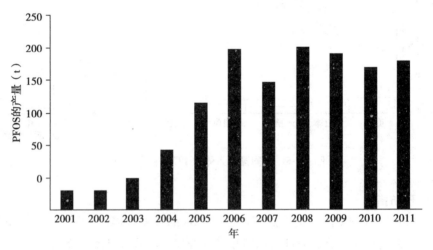

图 4-9-6　中国 2001 年至 2011 年 PFOS 的生产情况

　　2005 年,瑞典建议将 PFOS 列入 POPs 的候选物质,分子式为 $C_8F_{17}SO_2^-$,它是一种阴离子,因而没有 CAS 编号,其通常与 OH、金属离子、氯化物、氨基化合物或其他阳离子衍生物结合的形式存在,常见的商业用全氟辛烷磺酸盐有全氟辛烷磺酸钾(CAS No. 2795-39-3)、全氟辛烷磺酸二乙醇胺盐(Diethanolamine salt CAS No. 70225-14-8)、全氟辛烷磺酸铵(Ammonium salt, CAS No. 29081-56-9)和全氟辛烷磺酸锂(Lithium salt, CAS No. 29457-72-5)。其结构式如下图 4-9-7 所示:

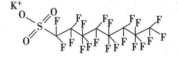

图 4-9-7　全氟辛烷磺酸钾的结构式

（一）理化性质与环境污染来源

1. 理化特性　任何含有全氟辛烷磺酸阴离子的化学物质均被称为 PFOS 相关物质,尽管当前还不清楚每一种 PFOS 相关物质对自然界中的 PFOS 的净贡献率有多大,但科学家已经清楚他们能够生成 PFOS,全氟辛酸(Perfluorooctanoic acid)和 PFOS 被认为是主要的 PFOS 相关物质的永久性降解产物。以全氟辛烷磺酸钾为例,其理化特性见表 4-9-14。

表 4-9-14　全氟辛烷磺酸及其盐的理化性质

物化性质	PFOA	PFOS
常温常压下的形态	白色粉末/蜡白色固体	白色粉末
相对分子质量	414	538
蒸气压	0.1kPa(20℃)	$3.31×10^{-4}$Pa(20℃)
	10mmHg(25℃)	
	4.2Pa(25℃)	
	PFOA:0.0081Pa at 20℃	
溶解度	3.4g/L	519mg/L(20±0.5℃)
	4.1g/L(22℃)	680mg/L(24~25℃)
	9.5g/L(25℃)	
熔点	45~50℃	>400℃
沸点	189~192℃(736mmHg)	无数据
辛醇/水分配系数(Log Kow)	0.7	无数据
土壤中有机碳/水分配系数(Log Koc)	2.06	2.57
空气-水分配系数	无数据	$<2×10^{-6}$
亨利常数	无法估计	$3.05×10^{-9}$
酸性物质电离平衡常数(pK_a)	2.5,2~3	-3.3

2. 环境污染来源　PFOS 作为 20 世纪最重要的化工产品之一,PFOS 同时具备疏油和疏水等特性,在工业生产和生活消费领域有着广泛的应用。已被广泛用于生产纺织品、皮革制品、家具和地毯等表面防污处理剂。由于其化学性质非常稳定,被作为中间体用于生产涂料、泡沫灭火剂、地板上光剂、农药和灭白蚁药剂等。此外,还被使用于油漆添加剂、黏合剂、医药产品、阻燃剂、石油及矿业产品、杀虫剂等,包括与人们生活接触密切的纸质食品包装材料和不粘锅等近千种产品。

PFOS 完全是因工业需要而生产的人造化学品,1970 年至 2002 年,全球约生产了 4650 吨的 PFOS,主要分布在美国和比利时,其次是意大利、日本、德国、欧洲、亚洲和南美洲地区。环境中的 PFOS 主要有两个来源,即直接来源和间接来源。直接来源即 PFOS 及其相关物质的生产和使用等,这些物质污染以液态或固态形式释放并污染环境。间接来源包括化学反应产生的杂质裂解或 PFOS 前体物的裂解。据估计,85% 的间接来源是由于消费品在使用和处理过程中释放的。由于 PFOS 具有毒性和长距离迁移的特性,2002 年,PFOS 的最大生产商 3M 公司开始停止该物质的生产。

（二）毒性

目前,研究者已掌握了一些关于 PFOS 的毒理学研究资料,但多限于动物实验,对人体健康危害的调查随访研究还非常有限,至今还不清楚 PFOS 的毒理学作用机制,且毒性研究的结果尚不一致。作为一种新型持久性有机污染物,尚需对其环境污染现状、空间分布规律、暴露途径、生物有效性等方面进行研究,特别是研究其在高级物种体内致毒的生物学过程和毒性效应的机制。

1. 一般毒性作用　PFOA 经口急性毒性较低,估计雄性和雌性大鼠的 LD_{50} 分别为大于 500mg/kg 和 250~500mg/kg。主要毒效应表现为颜面潮红、会阴部污垢、赫膜分泌增多、性功能障碍、步态蹒跚、眼睑下垂、竖毛、共济失调和角膜浑浊。采用 Fisher 大鼠对 PFOA 的急性毒性研究表明 PFOA 可能为低毒。

PFOS 大鼠经口 LD_{50} 为 250mg/kg,吸入 lh 的 LD_{50} 为 5.2mg/L,属于中等毒性化合物。短期大量暴露于 PFOS,实验动物可出现明显的体重下降,胃肠道反应,肝中毒症状,甚至引发肌肉震颤和死亡。

2. 肝脏毒性　动物实验和体外细胞研究发现,PFOS 具有肝脏毒性,例如,小鼠急性毒性实验发现经口给予 PFOS 后,小鼠肝脏肿大,大鼠慢性毒性实验也发现肝脏损伤和氧化应激的改变。

3. 免疫毒性　流行病学的研究表明,孕妇产前 PFOA 和 PFOS 暴露与儿童早期感染无关。也有研究发现,哮喘儿童血清中全氟化合物的浓度明显高于正常儿童,而且其免疫球蛋白 E(IgE)、嗜酸性粒细胞计数(AEC)和嗜酸性粒细胞阳离子蛋白(ECP)与 PFOS 和 PFOA 水平均呈正相关;但正常儿童未见此相关性。这些研究表明,PFCs 对免疫功能的影响较为复杂。

4. 内分泌毒性　美国的队列研究发现,无论性别,研究对象中血清 PFOA 的含量较高与甲状腺疾病的风险有关。细胞研究发现,用 PFOS 或其相关物质处理肾上腺皮质细胞,细胞分泌雌甾二醇类、黄体酮和睾酮的水平升高。

5. 生殖毒性　流行病学的调查研究发现,男性血清 PFOS 和 PFOA 含量与正常形态精子计数呈负相关,血清 PFOS 水平与总睾酮、游离睾酮、游离雄激素指数等水平呈负相关性,但也有的人群研究并未观察到一致的结果。说明 PFOS 的生殖毒性仍待进一步研究。

(三) 食品来源与人体载荷

尽管已有大量的研究证明 PFOS 对人体存在潜在危害,但到目前为止,还不能确定 PFOS 的主要人体暴露来源以及暴露途径。有研究发现在饮用水、房尘、室内空气以及膳食中均存在 PFOS 的污染。

1. 水中的含量　与其他的 POPs 不同,PFOS 和 PFOA 在水中具有较大的溶解度,易在地表水和污泥中沉积。有研究显示膳食摄入可能是 PFOS 和 PFOA 人体暴露的主要途径之一,中国的研究表明,我国东部沿海地区地表水中均受到 PFOS 的污染,江苏的污染情况最为严重。部分国家和地区饮用水中 PFOS 的污染情况见表4-9-15。

表 4-9-15　不同国家饮用水中 PPOA 和 PPOS 的含量

国家	地区	时间	PFOA	PFOS
中国 [a]	哈尔滨	2005	<0.1~0.24	<0.1~0.18
	沈阳	2002~2003	—	0.40~1.53
	大连		—	1.22
	长春		—	0.56
	济南		—	1.62
	银川		—	0.86

国家	地区	时间	PFOA	PFOS
	北京		—	0.76
	上海		—	0.74
日本[a]	大阪	2006~2007	2.3~84	0.16~22
北美		1999~2007	0.009~0.02	0.002~0.006
欧洲		1999~2007	0~0.02	0~0.01
意大利[a]		2006	1.0~2.9	6.2~9.7
西班牙[a]	塔拉戈纳	2007	0.32~6.28	0.39~0.87
西班牙[b]	塔拉戈纳	2007	<0.16~0.67	<0.24
美国[c]	新泽西州	2006~2008	<10~140	—
德国[c]	鲁尔区	2006	22~519	3~22
	鲁尔区之外的地区		2~4	5~6

注:[a]自来水,[b]瓶装水,[c]饮用水

2. 其他食物的污染 PFOS 已经广泛存在于全球生态系统中,甚至在人迹罕至的北极地区的野生动物体内也检测到了 PFOA 和 PFOS 的污染。人类处在生物链的顶端,水生鱼贝类、陆生动植物等均可作为人类的食物。研究发现,来自加拿大东部海域以及亚洲地区的各种浮游动物、虾和软体动物体内均检出了低含量的 PFOS 和 PFOA($<2ng/g$ ww);美国的牡蛎、葡萄牙的贻贝以及比利时和荷兰海域的虾、海星和螃蟹体内同样检出了含量较高的 PFOS($9ng/g~877n/g$ ww);日本冲绳水域的肉食性鱼类肝脏样品中 PFOS 的含量高达 $3250n/g$ ww。哺乳动物,如须鲸、宽吻海豚、北极狐、北极熊等体内也检测到了 PFOS,但其他作为人类食物的家畜家禽体内 PFOS 及其相关物质的水平则未见报道。

3. 人体负荷 由于食物中 PFOS 及相关物质的污染情况不清楚,因此膳食摄入途径进入人体的 PFOS 及其相关物质的量及其贡献尚不得而知。检测血清、指甲、母乳、头发、羊水、脐带血等人体样本中 PFOS 的水平后发现,不同年龄、性别、地区样本中的含量各不相同,通常污染地区的水平高于非污染地区,母乳中的含量高于血清,详见表4-9-16。

表4-9-16 部分国家和地区血清或母乳中典型 PFOS 的含量

国家/地区	样本类型	PFOS	PFOA
美国肯塔基州	血清	73ng/mL	
波兰	血清	54ng/mL	
中国(职业人群)	血清	52.7ng/mL	
美国马萨诸塞州	母乳	131pg/mL	44pg/mL
德国(污染区)	母乳	80pg/mL(中位数)	140pg/mL(中位数)
瑞典	母乳	201pg/mL	209pg/mL
中国舟山	母乳	121pg/mL	106pg/mL

由于缺乏 PFOS 及其相关物质的毒理学研究证据,目前还不能确定这样的暴露水平是否引起毒性效应。

(四) 预防措施

PFOS 及相关物质属于 POPs 的一种,最重要的预防措施就是从现在开始停止生产和使用该类物质,尽快研究和生产替代品,减少环境污染。其次,健康相关部门和研究人员应加大投入,研究该物质在食物、人体内的蓄积毒性及降解办法,研究其在食物中的分布及人体暴露水平,在对人体健康产生危害前能够采取有效干预措施保护人体健康。最后,消费者应依照膳食指南的建议,食物多样,提高自身健康素质,提高免疫力,增强对疾病的抵抗能力。

六、六溴环十二烷

(一) 理化性质与环境污染来源

六溴环十二烷(Hexabromocyclododecane,HBCD 或 HBCDD),是一种高溴含量的脂环族添加型阻燃剂,常用于聚丙烯塑料和纤维、聚苯乙烯泡沫塑料、涤纶织物和维纶涂塑双面革的阻燃。HBCD 的相对分子质量为 642,分子式为 $C_{12}H_{18}Br_6$,结构式见下图 4-9-8。常温下 HBCD 呈白色结晶状,有多种异构体,有低溶点和高熔点两种类型,熔点分别为 167～168℃ 和 195～196℃。HBCD 在水中的溶解度较低,易溶于甲醇、乙醇、丙酮、醋酸戊酯,对热和紫外线的稳定性好。

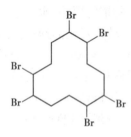

图 4-9-8　六溴环十二烷的结构式

HBCD 因其具有持久性、生物累积性、毒性和远距离传输性,已被列入《斯德哥尔摩公约》优先控制持久性有机污染物候选名单中。

(二) 毒性

1. **肝脏毒性**　肝脏是 HBCD 作用的主要靶器官,大鼠肝脏经 HBCD 处理后出现体积增大、肝小叶增生和脂质淤积。HBCD 对肝脏产生毒害作用的最小有害作用剂量(LOAEL)为 $100mg/(kg \cdot d)$。

2. **神经毒性作用**　动物研究发现,HBCD 染毒可影响大鼠的胆碱能系统和抑制去极化诱发的细胞内钙离子增高及神经递质的释放,从而对神经系统产生毒性损伤作用。

3. **内分泌干扰毒性**　HBCD 可影响体内甲状腺素的水平,从而具有内分泌干扰作用。动物研究表明,乳鼠暴露于 HBCD 后,其血中三碘甲状腺原氨酸 TT3、游离三碘甲状腺原氨酸 FT3 的含量显著升高,总甲状腺激素 TT4、游离甲状腺激素 FT4 含量下降、促甲状腺激素水平上升,说明 HBCD 可能通过对甲状腺激素 T3 的协同或替代作用产生直接和间接的甲状腺干扰效应。

4. **免疫毒性**　有关 HBCD 免疫毒性的研究较少,部分研究发现 HBCD 对人自然杀伤细胞 NK 的溶解作用和 NK 细胞中 ATP 的水平起抑制作用;体外研究发现 HBCD 可增强小鼠骨髓来源的树突状细胞 MHC Ⅱ类、CD80、CD86 和 CD11c 的表达,可诱发或增加抗原递呈相关分子的表达和 IL-4 的产生。

5. **生殖与发育毒性**　动物遗传学研究发现,HBCD 染毒可影响 F0 子代的神经系统发育以及 F1 子代的生殖系统发育,表明 HBCD 具有潜在的生殖毒性。

未发现有关六溴环十二烷对人体毒性的研究报道,上述 HBCD 的毒性作用均是以动物研究结果为依据而得出的,因此,需要针对 HBCD 进行人群暴露量研究的同时开展毒性作用的研究,以确定其对人体的危害。

(三) 食品来源与人体载荷

目前已经在食品(动物源性和植物源性)和人体组织(母乳、血液和脂肪)中发现了HBCD的存在。HBCD具有脂溶性,可通过膳食摄入并随血液分布于全身并在脂肪组织中累积。部分国家食品中HBCD的含量见表4-9-17。

表4-9-17 食品中HBCD的含量(ng/kg脂肪)

国家	样品基质			
	海/水产品(N)	肉类(N)	蛋类和家禽类(N)	奶类及奶制品类(N)
日本	0.012~5.2(22)	—	—	—
美国	<59~352(7)	<60~196(8)	<11(1)	<128(8)
比利时	0.016~4.397(429)	—	—	—
北京*	0~7.36(16)	0~12.76(17)	8.07~21.33(4)	0~0.19(11)

—:表示参考文献中未检测,*,表示鲜重。

(四) 预防措施

2013年5月召开的《斯德哥尔摩公约》第六次缔约方大会上,HBCD被列入控制名录,要求自决议通过之日起18个月(即2014年11月)在全球范围内禁用。HBCD是一种持久性环境污染物,其难以降解,具有蓄积性,因此,停止生产和使用是最好的预防措施。但HBCD作为阻燃剂具有广泛用途,因此需要研究生产替代产品。

另外,在人群中开展暴露评估,了解其对健康的影响并提前采取预防措施,减少其在人体的蓄积是降低危害的重要措施。

第十节 食品容器、包装材料对食品的污染及其预防

食品容器和包装材料是食品安全问题的潜在隐患,历来受到卫生监督部门和研究者的关注。食品容器和包装材料应当具有耐冷冻、耐高温、耐油脂、防渗漏、抗酸、抗碱、防潮等性能,适当的包装对产品具有保护性,可隔、防、阻断外界物质对食品的物理性污染,防止食品被氧化、变色、老化、腐蚀,以及防止微生物生长,甚至具有防盗、防伪作用。

如果包装材料或容器不符合要求,则可能引起食品安全事件。例如前南斯拉夫曾发生用陶罐煮酒及意大利用陶罐盛放苹果汁造成饮酒者及婴儿中毒事件,检测后发现是因为陶罐中的铅发生迁移,造成了酒和苹果汁中的铅含量超标。我国也曾发生过食品容器和包装材料引起的食物中毒事件。这些例子明确说明,食品容器和包装材料的卫生问题,应该引起重视。

我国有关食品生产的多个标准中均对食品容器和包装材料做了相应的要求,例如《食品生产通用卫生规范》(GB 14881-2013)要求"盛装食品原料、食品添加剂、直接接触食品的包装材料的包装或容器,其材质应稳定、无毒无害,不易受污染,符合卫生要求",与食品容器和包装材料有关的食品安全标准包括《食品安全国家标准食品接触用塑料材料及制品》(GB 4806.7-2016)、《食品用塑料自粘保鲜膜》(GB 10457-2009)和《塑料一次性餐饮具通用技术要求》(GB 18006.1-2009)、《食品容器、包装材料用添加剂使用卫生标准》(GB 9685-2016)、

《食品安全国家标准 食品接触用金属材料及制品》(GB 4806. 9-2016)、《食品安全国家标准 食品接触用涂料及涂层》(GB 4806. 10-2016)、以及正在编制过程中的《食品安全国家标准 食品容器、包装材料生产通用卫生规范》等,说明我国对食品容器和包装材料的重视。

一、概述

(一) 基本概念

《中华人民共和国食品安全法》指出:用于食品的包装材料和容器,指包装、盛放食品或者食品添加剂用的纸、竹、木、金属、搪瓷、陶瓷、塑料、橡胶、天然纤维、化学纤维、玻璃等制品和直接接触食品或者食品添加剂的涂料。

现代食品包装技术无疑可大大延长食品的保存期,保持食品的新鲜度,提高食品的美观性和商品价值。但是,由于使用了种类繁多的包装材料,如玻璃、陶瓷、搪瓷、金属、纸、橡胶以及塑料等,在一定程度上对食品安全也带来了风险。

对食品包装材料及容器的基本要求:除了要适合食品的耐冷冻、耐高温、耐油脂、防渗漏、抗酸碱、防潮、保香、保色、保味等性能外,特别要注意食品容器、包装材料的安全性。即不能向食品中释放有害物质,不与食品中的营养成分发生反应。

(二) 食品容器包装材料的分类及基本卫生问题

1. 食品容器包装材料的分类　根据《食品安全法》中对食品容器包装材料的定义,可用作食品容器或包装材料的有纸、竹、木、金属、搪瓷、陶瓷、塑料、橡胶、天然纤维、化学纤维、玻璃等,目前我国允许使用的食品容器、包装材料比较多,主要有塑料制品、橡胶制品(天然橡胶、合成橡胶)、陶瓷器、搪瓷容器、铝制品、不锈钢食具容器、铁质食具容器、玻璃食具容器、食品包装用纸等系列化产品、复合包装袋(复合薄膜、复合薄膜袋)等系列化产品。

2. 食品容器包装材料的基本卫生问题　不同材料均有各自的优缺点,例如塑料制品及复合包装材料具有重量轻、运输销售方便、化学稳定性好、易于加工、装饰效果好等优点,但存在表面污染问题、加工助剂污染问题、单体向食品中迁移等卫生问题;纯净的纸无害、无毒,但由于生产包装纸的原材料受到污染或在加工处理中纸和纸板中通常会有一些杂质、细菌和某些化学残留物从而影响包装食品的安全性。因而各种食品容器、包装材料均有各自的优势和劣势,应根据食品的性质合理选择包装材料。通常,食品容器、包装材料的卫生问题包括以下几个方面:

(1) 食品容器、包装材料中的有毒有害成分向食品中的迁移:例如塑料包装材料中的单体或加工助剂、玻璃制品中的重金属、纸包装中的化学残留物等对食品的污染。

(2) 食品容器、包装材料中有毒有害成分的溶出:例如马口铁罐头盒罐身为镀锡的薄钢板,锡起保护作用,但有时锡也会溶出而污染罐内食品。

(3) 食品容器、包装材料对环境的污染:食品容器和包装材料中含有某些POPs,可能对环境造成污染;另外,塑料属于难降解物质,对环境造成"白色污染"。

二、塑料及其卫生问题

塑料是以一种高分子聚合物树脂为基本成分,再加入一些用来改善性能的各种添加剂制成的高分子材料。它可分为热塑性塑料和热固性塑料。是近50年来发展最快的包装材料。作为包装材料物质进行应用,大多数塑料材料可达到食品包装材料对卫生安全性的要求,但仍存在着不少不安全因素。

（一）塑料的分类及特性

塑料可分为热塑性塑料和热固性塑料。热塑性塑料用于食品容器、包装材料的有聚乙烯（Polyethlene，PE）、聚丙烯（Polyethlene，PP）、聚苯乙烯（PS）、聚氯乙烯（PVC）、聚对苯二甲酸乙二醇酯（PET）、聚碳酸酯（PC）等，热固性塑料有三聚氰胺及脲醛树脂。

1. 聚乙烯　聚乙烯是乙烯的聚合物，为半透明和不透明的固体物质，具有一定的透气性、阻湿性能好，有一定的拉伸强度和撕裂强度、柔韧性好；化学稳定性好，室温下不溶于任何有机溶剂，耐大多数酸碱，不耐浓硝酸，有很好的耐低温性能；易成型加工，热封性好。但印刷性差，常采用电晕处理或化学表面处理改善其印刷性。

2. 聚丙烯　聚丙烯由丙烯聚合而成，属于长直链聚烷烃类，具有质量轻、透明度、光泽度好，机械性能、拉伸强度、硬度和韧性和耐热性优越的特点，且聚丙烯化学性稳定，在一定温度范围内对酸、碱、盐及许多溶剂具有抗性。一般认为聚丙烯较安全，其安全性高于聚乙烯塑料。

3. 聚氯乙烯　聚氯乙烯塑料是由聚氯乙烯树脂为主要原料，再加以增塑剂、稳定剂等加工制成，大致可分为硬制品、软制品和糊状制品三类。硬制品中增塑剂一般少于5%，软制品中增塑剂多达20%以上。硬质PVC因不含或很少含有增塑剂，其成品无增塑剂的异味，而且机械强度优良，质轻，化学性质稳定。目前超市内用于盒装食品的保鲜膜及食品包装盒大多为聚氯乙烯材质。

4. 聚苯乙烯　聚苯乙烯是由苯乙烯聚合而成，能耐酸碱、耐温性差，容易碎裂。可制成各种共聚体，如苯乙烯-丙烯腈、苯乙烯-丙烯酸甲酯等。加入发泡剂后可制成发泡聚苯乙烯，如快餐饭盒等。

5. 复合薄膜　复合薄膜是塑料包装发展的方向。复合薄膜的突出问题是黏合剂，目前采用的黏合方式有两种：一种是采用改性聚丙烯直接复合，它不存在食品安全问题；另一种是采用黏合剂黏合，大多采用聚氨酯型黏合剂，这种黏合剂中含有甲苯二异氰酸酯（TDI），这种薄膜经蒸煮会使TDI迁移到食品中并水解产生具有致癌性的2,4-二氨基甲苯。

6. 其他：如聚偏二氯乙烯（PVDC），丙烯腈共聚塑料、聚碳酸酯树脂（PC）、聚对苯二甲酸乙二醇酯（PET）、三聚氰胺树脂（热固型）等。

（二）塑料的卫生问题

塑料的卫生问题主要是塑料中的成分向食品中迁移，造成食品的污染。塑料中的成分包括单体及塑料生产过程中添加的增塑剂、稳定剂、色素和抗氧化剂等提高塑料品质的物品，这些物品对保证塑料的质量非常重要，但也可能是食品卫生的危害因素。

1. 单体　塑料合成材料树脂中未聚合的游离单体（如氯乙烯）、裂解物（如酚类、丁腈胶、甲醛）、降解物（如苯乙烯）等有毒物质对食品安全均有影响。这些物质的有害性如表4-10-1和表4-10-2所示。

2. 稳定剂　稳定剂是防止塑料制品在空气中长期受光的作用，或长期在较高温度下降解的一类物质。稳定剂主要有硬脂酸锌盐、铅盐、钡盐、镉盐等，但铅盐、钡盐、镉盐对人体危害较大，食品包装材料一般不用这类稳定剂。锌盐稳定剂在许多国家都允许使用，其用量规定为1%～3%。

3. 增塑剂　增塑剂可以增加塑料制品的可塑性。增塑剂主要有邻苯二甲酸酯类、磷酸酯类、柠檬酸酯类、脂肪酸酯类、脂肪族二元酸酯类等。其中，邻苯二甲酸酯类毒性较低、应用最广。不是所有的塑料制品中都使用增塑剂，例如聚乙烯、聚丙烯等非极性树脂本身具有良好的成型性能，就不需要添加增塑剂。

表 4-10-1　塑料中游离单体的毒性作用

塑料名称	主要用途	所含单体	单体毒性的急性毒性（LD50, g/kg）
聚乙烯	食品包装袋、餐具、保鲜膜、塑料膜等	乙烯	—
		低分子量聚乙烯	—
聚丙烯	微波炉餐盒	丙烯	
聚苯乙烯	碗装泡面盒、快餐盒	苯乙烯	5.0
		甲苯	7.0
		乙苯	3.5
		异丙苯	1.4
聚氯乙烯		氯乙烯	0.5
复合薄膜	用途广泛：如方便面、火腿、咸菜、固体饮料等的包装材料	单体成分复杂	

—:表示未查到相关资料

表 4-10-2　合成树脂残留单体、降解物及其危害

名称	可能来源	危害
氯乙烯	聚氯乙烯包装材料中的游离单体、降解物，现在很少用于食品包装	致癌、致畸
苯乙烯	聚苯乙烯材料（如碗装泡面盒、快餐盒）的降解	潜在致癌性、神经毒性
双酚 A	环氧酚醛树脂材料、聚碳酸酯材料（水壶、水杯、奶瓶）的裂解物	致癌作用、生殖毒性
异氰酸酯	聚亚安酯包装材料的裂解产物	呼吸系统毒性、可疑致癌物
全氟辛酸	氨树脂（一次性饭盒等包装料）降解产生	持久性污染物

　　大多数增塑剂以游离状态存在于食品包装材料中，增塑剂禁止在食品中使用，但可用于食品包装材料中，各增塑剂的每日容许摄入量见表 4-10-3。

表 4-10-3　增塑剂的 ADI 值（mg/kg·bw）

增塑剂名称	无条件*	有条件*
乙基邻苯二甲酰乙醇酸乙酯	0 ~ 2.5	2.5 ~ 5.0
对—叔丁基苯基水杨酸酯	0 ~ 1.0	1.0 ~ 2.0
苯乙甲酸二辛酯	0 ~ 1.0	1.0 ~ 2.0
乙二酸二异丁酯	0 ~ 2.5	2.5 ~ 5.0
环氧大豆油	0 ~ 12.5	12.5 ~ 25.0
乙酸柠檬酸基三丁酯	0 ~ 10.0	10.0 ~ 20.0
二酸二丁酯	0 ~ 30.0	30.0 ~ 60.0
苯二甲酸二丁酯	0 ~ 1.0	1.0 ~ 2.0
硬脂酸丁酯	0 ~ 30.0	30.0 ~ 60.0

4. 其他　包括着色剂(主要为染料及颜料);润滑剂(主要是一些高级脂肪酸、高级醇类或脂肪酸酯类);抗氧化剂(一般为 BHA(丁基羟基茴香醚)和 BHT(二丁基羟基甲苯));抗静电剂(有烷基苯磺酸盐、α-烯烃磺酸盐等),以及复合薄膜中的黏合剂等,这些物质的毒性均较低。

常用的着色剂包括钛白粉、氯化锌、氧化铁红、炭黑、荧光增白剂等,其中的有毒有害成分包括铅、镉等重金属,和多氯联苯和芳香胺等,如表 4-10-4 所示。着色剂的使用应当符合相应的国家标准。

表 4-10-4　着色剂中重金属含量的限量标准(以着色剂的质量百分比计)

元素名称	锑	砷	钡	镉	铅	汞	铬	硒	多氯联苯	芳香胺
欧盟标准	0.05	0.01	0.01	0.01	0.01	0.005	0.1	0.01		
我国标准	0.05	0.01	0.01	0.01	0.01	0.005	0.1	0.01	0.0025	0.05

常用的塑料抗氧化剂包括 BHA、BHT、Irgonx1010、Irgonx1038 和 Irgonx1076 等,这些抗氧化剂均可能向油性食品中迁移,从而对食品造成污染。在塑料生产过程中,往往添加几种抗氧化剂,研究者对混合抗氧化剂的毒性也做了研究,未发现有明显的毒副作用,说明抗氧化剂的安全性较高。

塑料加工过程中使用润滑剂的主要作用是在加工过程中降低塑料材料与加工机械之间以及和塑料材料内部分子之间的相互摩擦,从而改善塑料的加工性能,并提高制品的性能,同时可使塑料的表面光滑美观。常用的主要有硬脂酸及其钙、镁盐、脂肪酰胺、多元醇酯、油酰胺等。

我国塑料生产过程中使用的抗静电剂主要有季铵化合物、羟乙基烷基胺、烷基醇胺硫酸盐、多元醇脂肪酸酯及其衍生物等。使用抗静电剂的目的是消除塑料因摩擦、剥离过程而产生和积累电荷。

无论是稳定剂、抗氧化剂、着色剂、润滑剂等,统称为塑料加工的添加剂,我国对此类产品的使用有详细的规定,出台了《食品容器、包装材料用助剂使用卫生标准》(2009),所有允许使用的加工助剂及其使用范围和使用量均有详细规定,为了保证食品安全,上述加工助剂的使用应遵守此标准的要求。

(三) 常用塑料及其卫生问题

1. 聚乙烯及其卫生问题　聚乙烯化学性质稳定,耐腐蚀、不透明、一般无毒或低毒。聚乙烯具有易溶于油脂、存在低分子量聚合体、不便高温消毒的缺点。聚乙烯塑料本身是一种无毒材料,其污染物主要包括聚乙烯中的单体乙烯、低分子量聚乙烯、添加剂残留以及回收制品污染物。

2. 聚丙烯　聚丙烯耐热、能高温消毒;耐油脂、透明度好、耐一般酸碱、耐受曲折、透气性小;缺点:耐低温差,易老化。燃烧不冒黑烟,聚丙烯作为食品包装材料安全性问题主要是回收再利用品,与聚乙烯塑料类似,是广泛使用的食品包装复合薄膜的基材。

3. 聚氯乙烯　聚氯乙烯树脂本身是一种无毒聚合物,但其原料单体氯乙烯具有麻醉作用,同时还具有致癌和致畸作用,它在肝脏中可形成氧化氯乙烯,具有强烈的烷化作用,可与DNA 结合产生肿瘤。因此,聚氯乙烯塑料的安全性问题主要是残留的氯乙烯单体、降解产物以及添加剂的溶出造成的食品污染。工程用 PVC 常含重金属化合物的稳定剂,如铅、镉、二丁基锡等。

4. 聚苯乙烯 聚苯乙烯树脂本身无味、无臭、无毒、不易生长霉菌。其安全性问题主要是单体苯乙烯及甲苯、乙苯和异丙苯的残留。

5. 聚酯(PET) 聚酯是一种结晶性好、无色透明、极为坚韧的材料,具有玻璃的外观,无臭、无味,气密性良好。聚酯的膨胀系数小,成型收缩率低,所以其制品尺寸稳定。机械性能相当好,有很好的延伸率,拉伸强度为聚乙烯的 9 倍,冲击强度是一般薄膜的 3~5 倍。而其薄膜还有防潮和保香功能。采用二轴延伸吹塑法的 PET 瓶,能充分发挥 PET 的特性,即:具有良好的透明度。表面光泽较高,呈玻璃状外观,是代替玻璃瓶最合适的塑料瓶。近年来 PET 瓶生产发展迅速,耐热 PET 瓶广泛应用于茶饮料、果汁饮料等需要热罐装的饮料。人们日常饮用的瓶装可乐及茶饮料瓶均为此类材质。

聚酯的主要卫生问题是其中的乙醛含量和重金属含量,我国食品安全国家标准《食品接触用塑料材料及制品》(GB 4806.7-2016),对其中的指标都有明确规定。

(四) 塑料的卫生标准

《食品安全法》第二十六条将食品相关产品安全标准列为食品安全标准的范畴(按照《食品安全法》的规定,食品包装材料属于食品相关产品的范畴),进一步明确了食品包装材料安全标准属于整个食品安全标准体系中不可或缺的一部分。目前,我国已初步建立了食品包装材料标准体系。

目前食品包装材料最重要的基础标准为 GB 9685-2016《食品安全国家标准 食品接触材料及制品用添加剂使用标准》,产品标准分为产品安全标准和产品质量标准,检验方法标准主要包括食品包装材料产品安全标准的分析方法和迁移试验方法,以及一些包装规范等。

我国制定的塑料食品包装材料及容器的卫生标准分别由原卫生部、国标委和质检总局 3 个部门发布。国家产品卫生标准共 20 项,其中成型品卫生标准 12 项,树脂标准 8 项,除 GB 9690-2009《食品容器,包装材料用三聚氰胺-甲醛成型品卫生标准》由原卫生部和国标委于 2009 年发布外,其余均为原卫生部于 20 世纪八九十年代发布。另有 24 项进出口检验卫生标准,由质检总局于 2007 年发布,其中成型品标准 12 项,树脂标准 12 项。均涉及聚乙烯树脂及其成型品、聚丙烯树脂及其成型品、聚氯乙烯树脂及其成型品等日常使用的塑料食品包装材料。上述标准目前有的已经被修订为食品安全国家标准。

三、橡胶及其卫生问题

(一) 概述

目前,我国与食品接触的橡胶制品既有以硅橡胶为原料的,也有以天然橡胶或天然胶乳为原料的,不过,以硅橡胶为原材料加工制造的橡胶制品的生产周期较短,具有较高的生产率,且硅橡胶比其他普通橡胶具有更好的耐热性、电绝缘性、耐老化性、化学稳定性和生理惰性等特点,因此,硅橡胶制品在食品加工行业中使用的面越来越宽广,已替代了很多天然橡胶制品。

橡胶制品常用作奶嘴、瓶盖、高压锅垫圈及输送食品原料、辅料、水的管道等。天然橡胶是以异戊二烯为主要成分的天然长链高分子化合物,本身既不分解也不被人体吸收,一般认为对人体无害,但由于加工的需要,加入的多种助剂,如促进剂、防老剂、填充剂等,给食品带来了不安全的问题。合成橡胶是由单体聚合而成的高分子化合物,影响食品安全性问题主要是单体和添加剂的残留。

（二）橡胶制品的卫生问题

橡胶加工时使用的促进剂、防老剂和填充剂往往具有一定的毒性作用。

1. 促进剂 可促进橡胶的硫化作用，提高橡胶的硬度和耐热性。常用的促进剂有氧化锌、氧化镁、氧化钙、氧化铝等无机化合物，由于使用量均较少，因而较安全（除含铅的促进剂外）；有机促进剂有醛胺类如乌洛托品，能产生甲醛，对肝脏有毒性；硫脲类如乙撑硫脲有致癌性；秋兰姆类能与锌结合，对人体可产生危害；另外还有胍类、次磺酰胺类等，它们大部分具有毒性。

2. 防老剂 有提高橡胶的耐热、防酸、耐曲折等作用。主要使用的有酚类和芳香胺类，大多数有毒性，例如 β-萘胺具有致膀胱癌的作用，我国已禁用。

3. 填充剂 炭黑是橡胶中常用的填充剂，由于炭黑的来源种类不同，往往含有致突变作用的多环芳烃，也是一类不安全因子，所以，炭黑必须在高温处理后才能用于橡胶生产中。法国和意大利规定炭黑中 3,4-苯并芘的含量应低于 0.01%。

橡胶生产中的加工助剂的毒性见下表 4-10-5。

表 4-10-5 橡胶中常用加工助剂的毒性作用

化 学 名 称	商 品 名 称	小鼠经口 LD50(mg/kg·bw)
二硫化四甲基秋蓝姆	促进剂 TMTD	雌 794,雄 528
		597(雌雄各半)
乙基苯基二硫代氨基甲酸锌	促进剂 PX	雌 3690,雄 3160
N-环己基-2-苯并噻唑次磺酰胺	促进剂 CZ	雌 9260,雄 7940
二硫醇基苯并噻唑	促进剂 M	雄 2450
二硫化二苯并噻唑	促进剂 DM	雄 5110
二苯胍	促进剂 D	雄 681
2,6-二叔丁基-4-甲基苯酚	促进剂 264	雌雄均为 4300
2,6-二叔丁基-4-甲基苯酚	防老剂 264	697(雌雄各半)
N-苯基-β-萘胺	防老丁（防老 D）	雌 794,雄 681
N-苯基-β-萘胺	防老甲（防老 A）	雄 9090

（三）橡胶制品的卫生标准

橡胶制品因其生产过程中使用的助剂不同，对食品安全性的影响也不同。国内外对橡胶制品都制定了严格的卫生标准，以防止对食品安全性的影响。橡胶制品中使用的加工助剂均需符合 GB 9685—2016《食品容器、包装材料用添加剂使用卫生标准》的要求。

我国已制定的有关橡胶制品的卫生标准主要有食品安全国家标准 GB 4806.11-2016《食品接触用橡胶材料及制品》和 GB 4806.2-2015《食品安全国家标准 奶嘴》等。

四、涂料及其卫生问题

（一）概述

为防止食品对容器、包装材料、运输管道的腐蚀或防止容器、包装材料或运输管道中某些有害物质对食品的污染,往往在容器内壁涂抹耐腐蚀、无毒或毒性很小的膜,避免食品与容器的直接接触,提高食品的安全性,目前,我国允许使用的食品容器内壁涂料的材料有环氧树脂类、过氯乙烯涂料、有机硅防粘涂料、环氧酚醛涂料等。

（二）涂料的卫生问题

涂料往往是由小分子物质在一定条件下聚合而成的大分子物质,分子量较大,不易溶出和迁移,但未发生聚合反应的单体或分子量较低的聚合物则易迁移入食品中,造成污染。例如环氧树脂涂料中双酚 A、漆酚涂料和环氧酚醛涂料中的游离酚等均可能发生溶出和迁移,危害食品的安全性。

（三）常用食品包装内涂涂料的食品安全卫生要求

1. **聚酰胺环氧树脂涂料的卫生**　聚酰胺环氧树脂涂料属于环氧树脂类涂料,是一种固化剂固化成膜涂料。环氧树脂一般由双酚 A（二酚基丙烷）与环氧氯烷聚合而成。根据聚合程度不同,环氧树脂的分子量也不同,分子量越大（即环氧值越小）越稳定,越不利于有害物质溶出和向食品中迁移,因此其安全性越高。

聚酰胺环氧树脂涂料的主要卫生问题是环氧树脂的质量（即环氧树脂的环氧值）、固化剂的配比以及固化度。固化剂配比适当,固化度越高,环氧树脂涂料中向食品中迁移的未固化物质越少。相关指标应符合《食品安全国家标准 食品接触用涂料及涂层》（GB 4806.10-2016）的要求。

2. **过氯乙烯**　过氯乙烯涂料以过氯乙烯树脂为原料,配以增塑剂、溶剂等助剂,经涂刷或喷涂后自然干燥成膜。过氯乙烯涂料一般分为底漆和面漆,含有氯乙烯单体。相关指标应符合《食品安全国家标准 食品接触用涂料及涂层》（GB 4806.10-2016）、《食品安全国家标准 食品接触材料及制品用添加剂使用标准》（GB 9685-2016）的要求。

3. **漆酚**　漆酚涂料是以我国传统的天然油漆——生漆（又称国漆）为主要原料,经精炼加工成清漆,或在清漆中加入一定量的环氧树脂,并以醇、酮为溶剂稀释而成。漆酚涂料经涂刷或喷涂后自然干燥成膜,一般也分为底漆和面漆二种。生漆虽经精炼,但仍会含有游离酚、甲醛等杂质,成膜后的漆酚涂料中的游离酚会向食品迁移。相关指标应符合 GB 4806.10-2016《食品安全国家标准 食品接触用涂料及涂层》的要求。

4. **环氧酚醛**　环氧酚醛涂料为环氧与酚醛树脂的共聚物。常常喷涂在食品罐头内壁。具有抗酸、抗硫特性,但成膜后的聚合物中仍可能含有游离酚和甲醛等未聚合的单体和低分子化合物,与食品接触时可向食品迁移。相关指标应符合 GB 4806.10-2016《食品安全国家标准 食品接触用涂料及涂层》的要求。

5. **脱膜涂料**　食品罐头内壁脱膜涂料是以乙撑二硬脂酸胺为脱膜剂,喷涂在普通环氧酚醛类食品罐头内壁涂料的表面。主要用于午餐肉等肉类食品罐头内壁,具有易脱罐、护色的特性。由于脱膜涂料喷涂在环氧酚醛涂料的表面,因此,涂膜中仍可能含有游离酚和甲醛等未聚合的单体和低分子化合物。与食品接触时可向食品迁移,相关指标应符合 GB 4806.10-2016《食品安全国家标准 食品接触用涂料及涂层》的要求。

6. **水基改性环氧涂料**　水基改性环氧涂料以环氧树脂、苯乙烯为主要原料,配以一定的助剂,主要喷涂在啤酒、碳酸饮料的全铝二片易拉罐的内壁。由于水基改性环氧涂料中含有环氧酚醛树脂,所以水基改性环氧涂料中可能含有游离酚和甲醛等未聚合的单体和低分子化合物。相关指标应符合 GB 4806.10-2016《食品安全国家标准 食品接触用涂料及涂层》的要求。

7. 有机硅防粘涂料 有机硅防粘涂料是以含甲基的聚甲基硅氧烷或聚甲基苯基硅氧烷为主要原料,配以一定的助剂,喷涂在铝板、镀锡铁板等食品加工设备的金属表面。具有耐腐蚀、防粘等特性。主要用于面包、糕点等具有防粘要求的食品工具、模具表面。相关指标应符合 GB 4806.10-2016《食品安全国家标准 食品接触用涂料及涂层》的要求。

8. 有机氟涂料 有机氟涂料包括聚氟乙烯、聚四氟乙烯、聚六氟丙烯涂料等,这些涂料以氟乙烯、四氟乙烯、六氟丙烯为主要原料聚合而成,并配以一定助剂,喷涂在铝材、铁板等金属表面,主要用于不粘饮具、麦乳晶烧结盘等有防粘要求的工具表面。其中以聚四氟乙烯最常用。相关指标应符合 GB 4806.10-2016《食品安全国家标准 食品接触用涂料及涂层》的要求。

(四) 涂料的卫生标准

我国当前现行有效的食品接触用涂料类标准 为 GB 4806.10-2016《食品安全国家标准 食品接触用涂料及涂层》。

五、复合包装材料及其卫生问题

复合材料是指由两种或两种以上的具有不同性能的物质结合在一起组成的材料;而复合包装材料,是在微观结构上遵循扬长避短的结合,发挥所组成物质的优点,扩大使用范围、提高经济效益,使之成为一种更实用、更完备的包装材料。因此,复合包装材料比任何单一传统包装材料的性能要优越得多。

(一) 复合包装材料的种类

关于复合包装材料的分类,迄今尚未见到有系统而确切的归纳。如果按所用材料来划分,复合包装材料的种类有玻璃纸/塑料、纸/塑料、塑料/塑料、纸/金属箔、塑料/金属箔、玻璃纸/塑料/金属箔等。此外,还有干法纸/塑料、干法纸/塑料/其他材料等等。

复合包装材料具有"动态"的意义,其组合不是一成不变的。比如,玻璃纸/聚乙烯(PE)在包装含有盐分、油脂等内容物时,因渗透作用达到其界面,易使玻璃纸与聚乙烯之间的亲和力劣化,造成层间剥离而影响包装,于是采用聚偏二氯乙烯(PVDC)涂布的玻璃纸/PE 来改善它的性能,得到的玻璃纸/PVDC/PE 这种材料即可避免出现层间剥离现象。

按包装要求来划分,则可划分为保鲜复合包装材料、耐油复合包装材料、灭菌复合包装材料、防火复合包装材料等;按材料性能可划分为软性复合包装材料、刚性(硬包装)复合包装材料、半软性复合包装材料等;按复合方法可划分为干法复合包装材料、湿法复合包装材料、热熔法复合包装材料、挤压法复合包装材料等。

(二) 复合包装材料的卫生问题

复合包装材料的主要卫生问题是添加剂、油墨和粘胶剂的污染。

1. 添加剂 复合食品包装袋的主要材料为塑料薄膜,因此塑料生产过程中使用的添加剂如增塑剂、抗氧化剂、染色剂等均存在不同程度的向食品迁移溶出的问题,由于某些添加剂或者添加剂降解物对人体具有一定毒性,因此大多数加工助剂都可能构成包装材料的安全风险。

2. 油墨 油墨是重要的包装印刷材料,它通过印刷将图案、文字表现在承印物上,具有令产品新型化、美观化、品牌化等特征。印刷油墨用途非常广泛,几乎所有的食品包装都离不开印刷油墨。国内食品包装材料表面广泛使用多色油墨,尽管油墨未与食品直接接触,但仍然存在安全隐患。油墨的主要安全隐患包括苯类溶剂残留、含有重金属(铅、镉、汞、铬等)、苯胺、多环芳烃等有毒有害物质、紫外光固化油墨(UV 油墨)中光引发剂的迁移等。

3. 复合用胶黏剂　首先是胶黏剂中的游离单体以及该产品在高温时裂解产生的低分子量有毒有害物质带来的污染危害。当前,复合包装袋中使用的溶剂型黏合剂大多是芳香族的黏合剂,这些物质能通过迁移污染食品,带来安全性的隐患。我国国家标准 GB 9683-1988 规定,经加热抽提处理后,复合包装袋的芳香胺(包括游离单体和裂解的碎片,以甲苯二胺计)含量不得大于 0.004mg/L。

其次是胶黏剂中的溶剂种类问题。溶剂型 PU 胶的溶剂应该是高纯度的醋酸乙酯,但个别生产供应商也可能使用回收的不纯净的醋酸乙酯,带来安全问题。再次就是胶黏剂中的重金属含量问题。若重金属含量超标,会对人体健康和环境造成危害。

六、陶瓷、搪瓷及卫生问题

陶瓷器具即陶器和瓷器,二者均是以粘土为主要原料,加入长石、石英等配料,经粉碎、炼泥、成型、干燥及上釉等工序,再经高温烧结而成。陶器的烧结温度为 1000～1200℃,瓷器的烧结温度为 1200～1500℃,搪瓷是以铁皮做胚料,涂釉后以 800～900℃高温烧结而成。

(一) 陶瓷、搪瓷的卫生问题

陶瓷、搪瓷容器的主要卫生问题是坯体上涂的彩釉、瓷釉等所含的铅、锌、镉、锑、钡、铜、铬、钴等多种金属氧化物及其盐类。当用搪瓷、陶瓷容器盛装酸性食品(如醋、果汁等)和酒时,这些物质容易溶出而迁移入食品,造成污染。

不同的陶瓷、搪瓷制品中,重金属的溶出量不同,详见表 4-10-6。

表 4-10-6　陶瓷、搪瓷制品中溶出的金属(不煮沸,mg/L)

品名	Cd	Sn	Pb	As	Cr	Fe
中国碗(1)	—	0.11	2.72	—	—	0.02
(2)	—	0.10	0.88	—	—	0.02
(3)	—	—	—	—	—	0.01
(4)	0.12	—	1.00	—	—	0.03
日本碗	—	—	0.01	—	0.02	—
西洋瓷器	—	0.13	1.32	—	—	0.02
茶杯	—	0.05	0.11	—	—	0.02
咖啡杯	—	0.04	0.11	—	—	0.02
搪瓷碗(1)	—	0.08	0.06	—	—	0.05
(2)	—	0.05	0.01	—	—	0.03

检出限度:Sn 0.05mg/L,其他 0.01mg/L 以下

(二) 陶瓷器、搪瓷器的卫生标准

陶瓷、搪瓷中的重金属种类虽然较多,但在制定安全标准是,大多以铅和镉的溶出量来计。根据陶瓷制器器型不同,对其所含铅和镉的溶出限量有所差异。即便对同一器型,各国所设定的铅镉溶出限量也不尽相同。以最常见扁平器皿类(如陶瓷盘、碟等)为例,对于铅溶出限量:ISO6486 为 0.8mg/dm²(四件平均值),美国 FDA 为 3.0mg/L(六件平均值),欧盟为

0.8mg/dm²（四件平均值），我国为5.0mg/L（六件中任一件），而美国加州则为0.226mg/L（六件平均值），是目前国际上铅溶出量最为严格的指标，比我国限量整整低22倍之多。

我国现行的食品接触用陶瓷制品相关标准主要有《陶瓷制品》（GB 4806.4-2016）、《食品接触材料及制品 镉迁移量的测定》（GB 31604.24-2016）、《食品接触材料及制品 铅的测定和迁移量的测定》（GB 31604.34-2016）、《青瓷包装容器》（GB/T 10813.4-2015）、《釉下（中）彩日用瓷器》（GB/T 10811-2002）、《粤彩瓷器》（GB/T 14150-93）等。在这些标准中，与食品安全有关的检测指标主要是铅和镉的溶出限量，不同的器形溶出限量略有差异。陶瓷和搪瓷容器的标准清理和整合工作正在进一步执行中，因而上述不同标准之间有一定的差异。

七、金属制品及其卫生问题

金属包装容器应用比较广泛，包括以铝、铁、铜、不锈钢等为原料加工而成的桶、罐、管、盘、壶、锅等，以及以金属（主要为铝箔）制作的复合材料容器。此外，还有银制品、铜制品和锌制品等。

（一）铝制品

目前，以铝为原料的食品容器较多，例如饭勺、菜铲、水壶、饭锅等，还包括容量较大的铝桶、铝盘等，用于食品或食品原料的盛放。

1. 对制作铝制食具的原料要求　制作食具容器的铝材（包括铝箔）应采用精铝，不允许采用回收铝做原料。回收铝来源复杂，往往混有铅、镉等重金属污染物或其他化学毒物。

2. 有害金属的溶出情况　铝制食具和容器的主要食品安全性问题是铸铝和回收铝中的杂质的溶出。我国广西、江苏、上海等8个地区的铝制食具调查发现，精铝食具（486件）在4%乙酸中重金属（铅、镉、砷、锌）的溶出量明显低于回收铝食具（426件），且回收铝中的杂质和金属难以控制，易造成食品的污染。

3. 铝的毒性　铝主要表现为对大脑、肝脏、骨骼、造血系统和细胞的毒性。人体内的铝约为50~150mg。长期接受含铝营养液的病人，可发生胆汁淤积性肝病，肝细胞变性。动物试验也证实了这一病理现象。铝中毒是常发生小细胞低色素性贫血。

4. 铝制食具的卫生标准　新修订的食品安全国家标准《食品接触用金属材料及制品》（GB 4806.9-2016），对迁移试验的理化指标进行了具体规定。

（二）不锈钢制品

不锈钢是由铁铬合金再掺入其他金属元素制成的金属原料，不锈钢因其强度、耐腐蚀等特点，而用途广泛。不锈钢的型号较多，不同型号的不锈钢在生产过程中加入的铬、镍等金属的量有所不同。可用于生产食具的不锈钢主要有奥氏体和马氏体两种。其主要的卫生学问题为重金属溶出问题。

1. 不锈钢食具容器的原料　GB 4806.9-2016《食品安全国家标准 食品接触用金属材料及制品》对可用于制作食具的不锈钢原料进行详细解析，标准明确了原料要求，分为主体材料要求和非主体材料要求：其中主体材料要求明确规定，以不锈钢为主体的食具容器和食品生产经营工具、设备的主体材料，应选用奥氏体型不锈钢、奥氏体铁素体型钢、铁素体型钢等符合相关国家标准的不锈钢材料制造，餐具和食品生产机械设备的钻磨工具等的主体部分也可使用马氏体型钢材料。也就是说，以不锈钢为主体的食具容器及食品生产经营工具、设备首先应选用符合相关国家标准的不锈钢材料制造。

2. 有害金属的溶出情况　不锈钢食具的主要卫生问题是重金属的溶出，包括铅、铬、镍、镉、砷锰等。研究发现,不锈钢食具重金属铅、镉、镍、铬、砷的迁移量分别为 0.00075、0.0245、0.00275、0.00005、0.0005mg/dm²,不锈钢的型号不同,重金属的溶出量也不同,一般情况下,奥氏体的重金属溶出量低于马氏体的溶出量。

3. 不锈钢食具的卫生标准 现行有效的不锈钢食具制品的卫生标准是 GB 4806.9-2016(《食品接触用金属材料及制品》),该标准对迁移试验的理化指标进行了具体规定。

(三) 铁质制品

铁制容器在食品中的应用较广,如烘盘及食品机械中的部件。铁制容器在使用中应该注意两点,即不宜长时间存放食品,和表面镀锌层中的锌向食品中的迁移。在食品工业中应用的大部分是黑铁皮。另外,马口铁是罐头食品常用的材料,详见罐头食品的卫生问题部分。

八、玻璃制品和食品包装用纸的卫生问题

(一) 玻璃制品

玻璃的种类较多,包括氧化硅酸盐玻璃、钠钙玻璃、硼硅酸玻璃及铅晶体玻璃等,其组成成分主要包括硅酸盐、碱性成分、金属氧化物等。

玻璃制品的主要卫生问题是重金属的溶出。主要的重金属有铅、锑、砷、镉等。在玻璃制作过程,砷可增加玻璃的透光度,镉能够提高玻璃的折射率,锑常被用作颜料、澄清剂和脱色剂,含铅玻璃成本较低。在使用过程中,玻璃与食品接触,可能发生上述重金属的迁移。

玻璃制品卫生学标准如表 4-10-7 所示。

表 4-10-7 玻璃制品的卫生学标准

项目	指标					检验方法
	扁平制品 (mg/dm²)	贮存罐 (mg/L)	大空心制品 (mg/L)	小空心制品 (mg/L)	烹饪器皿 (mg/L)	
铅	0.8	0.5	0.75	1.5	0.5	食品接触材料及制品铅迁移量检测方法标准
镉	0.07	0.25	0.25	0.5	0.05	食品接触材料及制品镉迁移量检测方法标准
砷	0.07	0.15	0.2	0.2	-	食品接触材料及制品砷迁移量检测方法标准
锑	0.7	0.5	0.7	1.2	-	食品接触材料及制品锑迁移量检测方法标准

注1:采用4%乙酸浸泡液,迁移试验条件的选择按《食品接触材料及制品迁移试验通则》规定执行。
注2:玻璃制品器型分类依据参见《食品安全国家标准 陶瓷制品》的术语和定义部分。

(二) 食品包装用纸

食品包装用纸包括内包装纸、外包装纸、纸盒、纸箱、纸-塑复合纸和玻璃纸等。

1. 食品包装用纸的原料 制纸原料有木浆、草浆、棉浆等,木浆最佳,草、棉浆由于作物在种植过程中使用农药等,因此往往可能含有较多的有害物质。制作食品包装用纸,不应使

用回收纸原料制作纸浆。

2. 对添加剂的要求　纸制作过程中的添加剂主要有硫酸铝、氢氧化钠、亚硫酸钠、次氯酸钠、松香等,有的为了增加纸的白度,还添加了荧光增白剂。所有这些添加物的要求应符合国家的相应标准。

另外,有的造纸厂为了防止循环水微生物的生长,常使用杀菌剂和防霉剂,应注意不能在纸中残留。

3. 其他卫生要求　目前我国暂无食品包装印刷专用油墨,一般工业印刷用油墨所用颜料及调和用溶剂等还无卫生方面的要求。油墨中含有铅、镉等重金属以及苯、二甲苯、多氯联苯等溶剂,有可能对食品造成污染。

食品包装用蜡纸所用石蜡中含有多环芳烃,各国都比较重视,如法国规定用正石蜡,美国规定用板状蜡,我国食品添加剂中规定使用食品包装级石蜡。

玻璃纸又称透明纸,是一种经化学方法处理的纤维素,根据其用途,软化剂的种类包括甘油、聚乙烯乙二醇、山梨糖醇、尿素等,一般添加量为原料的12%左右。

4. 食品包装用纸的卫生标准　我国2016年实施了修订后的食品安全国家标准《食品接触用纸和纸板材料及制品》(GB 4806.8-2016),其中规定了理化指标和微生物指标的含量标准,以及迁移试验要求等。

九、食品容器包装材料的安全监督管理

食品容器和包装材料直接与食品接触,如果产品质量不达标,极易引起食品安全事故的发生,因此,应该加强管理,预防此类事情的发生。

1. 法律、法规和标准体系　我国于2009年实施的《食品安全法》要求在中华人民共和国境内从事用于食品的包装材料、容器、洗涤剂、消毒剂和用于食品生产经营的工具、设备(以下称食品相关产品)的生产经营活动应遵守本法,为食品包装材料和容器的生产经营提出了要求。

《食品安全法》实施后,我国成立了"国家食品安全风险评估中心",开始对我国的食品安全相关标准进行整理,统一发布为食品安全国家标准,目前有关食品容器和包装材料的标准主要有GB 4806.10-2016《食品安全国家标准 食品接触用涂料及涂层》、GB 4806.9-2016《食品安全国家标准 食品接触用金属材料及制品》,另有一些标准正在修订中。

法律、法规和标准的建立为食品容器和包装材料的生产经营建立了必须遵守的要求,是保障食品安全和执行卫生监督的基本依据。

2. 监管职责分工　按《食品安全法》及其条例的规定和部门职责分工,卫生部门负责食品包装材料的安全评价和制定食品安全国家标准,质检总局负责生产企业的监管,工商部门负责流通环节的监管、工信部负责行业管理、制定产业政策等。

3. 食品包装材料及器具的市场准入制度　食品包装材料和容器目前已纳入生产许可管理产品有使用较为广泛的食品用塑料和纸制品两种材质,其他竹、木、金属、搪瓷、陶瓷、橡胶、天然纤维、化学纤维、玻璃9种材质尚未纳入生产许可管理。

2006年7月质检总局发布了《食品用包装、容器、工具等制品生产许可通则》、《食品用塑料包装、容器、工具等制品生产许可审查细则》对用于包装、盛放食品或者食品添加剂的塑料制品和塑料复合制品,食品或者食品添加剂生产、流通、使用过程中直接接触食品或者食品添加剂的塑料容器、用具、餐具等制品实施市场准入制度,未获得食品用塑料包装容器工

具等制品生产许可证的产品不得生产销售。

2007 年 7 月质检总局发布了《食品用纸包装、容器等制品生产许可实施细则》,对用于包装、盛放食品或者食品添加剂的纸制品和复合纸制品以及食品或者食品添加剂生产、流通、使用过程中直接接触食品或者食品添加剂的纸容器、用具、餐具等制品进行了管理规定。第一批实施市场准入制度管理的食品用纸包装、容器等制品产品包括 2 类 21 个产品。并于 2009 年 9 月 1 日起实施无证查出,未获得食品用纸包装容器等制品生产许可证的产品不得生产销售。

4. 监控食品及包装全过程安全管理的高效管理系统 RFID　为防止食品安全事件发生,欧美等工业发达国家要求各地对出口到当地的食品(包括包装)实行跟踪和追溯。供应链的高效管理系统 RFID 能很好满足这一要求,它借助食品上的条码标签(或给每一件商品提供单独的 RFID 标签,在流通过程中还可以写入有关信息,以识别身份及储运历史记录)能够在复杂的供应网络中跟踪食品(包括包装)的供应流通情况,确保任何供应链的高质量数据交流,在 RFID 系统中可建立起预警系统、可追溯系统、监测系统、应急系统等,从而能对食品(包括包装)从源头到最终销售的安全状况实行全过程有效的监控。

（余焕玲）

第 五 章

食品的物理性污染

当环境介质受到污染时,有害污染物可被动植物吸收、富集、转移而造成食品污染。食品污染的分类一般包括生物性、化学性和物理性污染。

食品的物理性污染主要包括异杂物污染和放射性污染。物理性污染物种类多样、来源复杂,按照污染物的性质分为异杂物(foreign material)和放射性污染物(radioactive contaminant)。

食品异杂物污染是指在食品生产、种植、包装、运输、储存、销售、加工、烹调过程中杂物进入食品以及人为故意加入杂物而造成的污染,其掺杂的主要目的是非法获得更大利润,存在一定的偶然性,近年来,我国的食品杂物污染事件呈现增多趋势。掺杂掺假严重破坏了市场的秩序危害人群健康,有的甚至造成人员中毒和死亡,必须加强管理,严厉打击。

食品放射性污染是指放射性污染物对食品造成的污染。

应加强管理,提升检测手段,采取行之有效的综合措施,对食品的物理污染进行预防。

第一节 食品的异杂物污染及其预防

一、食品的异杂物污染

(一) 食品的异杂物定义

美国食品药品监督管理局(The United States Food and Drug Administration,FDA)对异杂物的定义涵盖面广,范围确切。在食品、药物和化妆品法案中,根据第402(a)条款对异杂物有三种说法:

(1) 如果某种食品带有或含有有害于健康的任何有毒或有害物质,则该食品应当被视为掺假食品。

(2) 如果某种食品全部或部分带有污物或腐烂物质,则该食品应当被视为掺假食品。

(3) 如果某种食品在不卫生条件下制备,则该食品应当被视为掺假食品。

美国农业部(The United States Department of Agriculture,USDA)的食品安全和检查机构(Food Safety and Inspection Service,FSIS)在其发布的7310.5指南中对异杂物做了重新定义。此指南的第5部分对异杂物作了如下定义:异杂物为非动物性物质,如金属、塑料、橡胶、玻璃、木头、钢或铅粒。将这些材料的存在认定为掺假。

(二) 食品的异杂物污染的来源

食品的异杂物污染来源包括食品在生产、种植、包装、运输、储存、销售、加工、烹调过程中造成的污染。具体如下：

1. 生产、种植时的污染　生产场所的灰尘、烟尘；粮食收割时混入的草籽、其他植物叶片、果实；动物宰杀时血、毛发、鳞片、粪便等对动物制品的污染。

2. 食品储存过程中的污染　苍蝇、蟑螂、昆虫的尸体及鼠粪等。

3. 食品运输过程的污染　采用专用包装、专用车辆避免与货物混装，防止包装破损、防变质、腐败。

4. 意外污染　由于违反相关规定或疏忽大意等导致的意外情况。如戒指、头饰、毛发、指甲、烟头等物品对食品造成的污染。

5. 食品的掺伪　包括掺假、掺杂和伪造，这三者之间没有明显的界限，一般的掺伪特质能够以假乱真。食品掺假则是指人为地、有目的地向食品中加入一些非所固有的成分，即非法掺入外观、物理性状或形态相似的非同种类物质的行为。掺入的假物质基本在外观上难以鉴别，而达到降低成本的目的；或改变某种质量，以低劣的色、香、味来迎合消费者贪图便宜的行为。掺假的方式包括：掺兑、混入、抽取、假冒、粉饰等。如小麦粉中掺入滑石粉，味精中掺入食盐，食醋中掺入游离矿酸；粮食中掺入的沙石、肉中注入的水、牛奶中加入的米汤、牛尿、糖和盐；在辣椒粉中掺入的化学染料苏丹红；地沟油掺入食用油、吊白块掺入腐竹内等。另外还有与公共健康相关的异杂物：是指包含在产品内或存在于产品表面，而表现出对产品最终使用者构成生物学、化学或物理学上的危害。FDA 的监管活动指南对这类产品的描述为：可直接引起强制管理和操作部门关注，及对进口产品采取就地扣押的标准如下：

（1）产品含有长度 7～25mm 的硬度或锋利外来物质；

（2）在消费前不能消除物理危害的即食产品或根据说明及其他指南、要求，只需最少制备步骤（例如加热）就可食用的产品。发现含有符合以上（1）和（2）标准异杂物的样品应当视为掺假。前 4 种是来自食品产、储、运、销的污染物，后一种为食品的掺杂掺假污染物。食品的掺杂掺假是一种人为故意向食品中加入杂物的过程。掺杂掺假所涉及的食品种类繁杂，掺杂污染物众多，不属于卫生层面的问题，应属于司法层面。我国《食品安全法》第二十八条第（四）款规定，禁止生产经营腐败变质、油脂酸败、霉变生虫、污秽不洁、混有异物、掺假掺杂或者感官性状异常的食品；同时，第八十五条规定违反本法，有"经营腐败变质、油脂酸败、霉变生虫、污秽不洁、混有异物、掺假掺杂或者感官性状异常的食品"之一情形的，由有关主管部门按照各自职责分工，没收违法所得、违法生产经营的食品和用于违法生产经营的工具、设备、原料等物品；违法生产经营的食品货值金额不足 10 000 元的，并处 2000 元以上50 000 元以下罚款；货值金额 10 000 元以上的，并处货值金额 5 倍以上 10 倍以下罚款；情节严重的，吊销许可证。

二、食品的杂物污染的预防

1. 加强食品的监督管理，把住产品的质量关，执行良好生产规范（GMP）　利用 HACCP（Hazard Analysis and Critical Control Point 危害分析与关键控制点）和 QACCP（Quality Assurance Critical Control Point 品质保证关键控制点）对加工生产线产品潜在的异杂物污染可能性进行评估。

2. 改进加工工艺和检验方法　如筛选、磁选和风选去石，清除有毒的杂草籽及泥沙石灰等异物，定期清洗专用池、槽，防尘、防蝇、防鼠、防虫，尽量采用食品小包装等。

3. 制定食品卫生标准　如《小麦粉》标准（GB 1355—1986）中规定小麦粉中含沙量小于

0.025%，磁性金属物小于 0.003g/kg。

4. 严格执行《食品安全法》，加强食品"从农田到餐桌"的质量监督管理，严厉打击食品掺杂掺假行为。

5. 加强检测和识别能力　所涉及的技术措施有金属探测、密度分离、产品流的 X 射线检测、磁分离技术、颜色与形状的自动识别、微观物理污染物的适当显微检测，以及确定宏观污染物源的分析试验方法。

（1）利用 X 射线对食品异杂物检测：对于食品中不锈钢和非铁性污染物的检测优于传统金属探测技术，尤其是应用于导电性食品污染物探测时较为可靠。X 射线与金属探测器相比，不受污染物导电性或磁性影响。

（2）应用机械视觉系统挑选食品中异杂物：多任务视觉系统目前正用于确保标签位置正确、检验充填水平、检验计数、检验质地和连续性方面的品质。小的方面可从产品（青豆和蓝莓）中分离石子或从咖啡豆剔除小枝、石头和粪便等。大的方面可对包装物流中的异杂物监控。

（3）识别玻璃碎片、液体污染：利用机械视觉系统也可检测出一些诸如消费者在饮料和玻璃包装制品中发现的玻璃事件。也可以方便地应用于包装材料如塑料膜及其他多层网的检测，及时发现异杂物及其他缺陷，从而避免有缺陷的包装膜进入包装机。

6. 在管理层面上，加强监管，各部门联动，各司其职　包括食品加工和服务业在内的各类食品加工过程中的异杂物防范的策略，针对发生在由田间到餐桌的异杂物污染的防除和评估进行探讨。

第二节　食品的放射性污染及预防

食品的放射性污染是指由放射性物质所造成的污染。其主要来自放射性物质的核工业的开采、冶炼、生产、应用中的核废物意外排放以及核试验落下灰等造成环境、空气、土壤、水的直接污染进而间接污染食品，尤其是水产品和动物性制品的污染。

食品放射性污染对人体的危害主要是由于摄入污染食品后的放射性物质对人体内各种组织、器官和细胞产生的低剂量长期内照射效应。主要表现为对免疫系统、生殖系统的损伤和致癌、致畸、致突变作用。2011 年 3 月 11 日本福岛地震引发海啸导致的核事故，我国卫生部门从京、津、豫地区露天种植的菠菜中抽检发现微量的放射性^{131}I，由于其含量低、半衰期短并未造成人体健康危害。

虽然放射性污染目前对人类影响较小，但随着人们对核能开发、利用的增加，特别是半衰期长的放射性核素，可能会给人类带来更大的危害，因此，放射性污染问题应引起人们的高度重视。半衰期较长的放射性核素污染，如^{137}Cs 和^{90}Sr，一旦进入环境，长期存在，势必会通过食物链向植物和动物食品中迁移和富集，环境中放射性污染一旦存在便很难消除，射线强度只能通过自身衰变随时间的推移而减弱。在食品安全上尤为重要。

食品的放射性污染一方面来自于核电站核设施等事故而产生的放射性物质泄漏排放，对周围环境中土壤、水体造成严重污染，通过灌溉、养殖和栽培，有害污染物经植物、动物的吸附与富集，进入食物链，使鱼虾等水产品、动物产品和粮食以及其他农副产品等受到严重污染。另一方面来源于核试验落下灰沾染土壤、蔬菜、植物性食品、水体以及通过食物链进入食品。食品中的放射性污染物包括天然放射性污染物和人工放射性污染物。

一、食品中放射性污染的概述

(一) 概念

1. 放射性(radioactivity)　不稳定原子核自发地放出粒子或 γ 射线,或在发生轨道电子俘获之后放出 X 射线,或发生自发裂变的性质。

2. 天然放射性(natural radioactivity)　天然存在的核素具有的放射性。1896 年法国科学家贝可勒尔(H. Becquerel)观察到硫酸铀酰钾可以使用黑纸包裹的照相底片感光,推断是因硫酸铀酰钾自发地放出能穿透黑纸的射线所致,从而发现了天然放射性。

3. 天然放射性核素(natural radionuclide)　天然存在、自发进行放射性衰变的核素。天然放射性核素可分为 3 类:①铀系、钍系和锕系 3 个天然衰变系,共 49 种放射性核素;②不成系列的长寿命核素,如钾-40(^{40}K)、铷-87(^{87}Rb)等;③宇宙射线作用于地球大气层产生的核素,如^{3}H、^{14}C、^{7}Be、^{22}Na 等。

4. 人工放射性(artificial radioactivity)　人工产生的放射性核素具有的放射性。1934 年法国科学家约里奥(F. Joliot)与居里(I. Curie)夫妇使用钋放出的 α 粒子轰击铝,通过核反应生成了放射性核素^{30}P,首次获得人工放射性核素。

5. 人工放射性核素(artificial radionuclide)　利用核反应堆或带电粒子加速器等设备制造或不可控核反应生成的放射性核素。如^{137}Cs 和^{90}Sr。

6. 天然本底照射(natural background exposure)　人类接受的各种天然射线的照射。如宇宙射线,存在于土壤、岩石、水和大气中的^{238}U、^{235}U、^{232}Th、^{40}K、^{226}Ra 等发出的射线的照射。

7. 放射性核素(radionuclide)　具有放射性的核素。按其来源,可分为天然放射性核素和人工放射性核素两大类。常见的放射性核素的衰变形式是 α 衰变、β 衰变和 γ 衰变等。

8. 放射性同位素(radioisotope)　是指具有确定质子数和中子数的原子总称。质子数相同而质量数不同的核素处于元素周期表中同一位置上,互为同位素(isotope)。同位素分为稳定同位素和放射性同位素或放射性核素。

9. 放射性衰变(radiation decay)　放射性核素自发的放出射线并转变成另一种核素的过程。

10. 食品中放射性含量(radioactive content in food)　又称"食品中放射性浓度(radioactive concentration in food)"。每千克(或每升)食品中的放射性活度。单位为贝可每千克(Bq·kg^{-1})或贝可每升(Bq·L^{-1})。

11. 放射性内污染(radiation internal contamination)　人员通过吸入、食入及伤口等途径摄入放射性核素而产生的体内污染。一般可以通过空气采样、生物样品检测或体外直接测量对其进行测量和评价。

12. 剂量限值(dose limit)　受控实践使个人所受到的有效剂量或当量剂量不得超过的值。

13. 年摄入量限值(annual limit of intake, ALI)　在一年时间内,控制经吸入、食入或通过皮肤摄入体内给定放射性核素的限制量。在此限制量以下所产生的内照射待积有效剂量不高于放射工作人员的有效剂量限值。

14. 参考人(reference person)　用于辐射防护目的的一个理想化的成年人模型。其器官或组织当量剂量的计算是通过男性参考人和女性参考人相应剂量平均求得的,参考人的当量剂量用于计算有效剂量。

15. 半衰期(half life)　在单一的放射性衰变过程中,放射性活度降至初始数量的一半所需要的平均时间,用 $T_{1/2}$ 表示。

（二）电离辐射量和单位发展史

自从 1895 年伦琴发现 X 射线并很快付诸医学应用开始,伴之而来的问题就是如何度量 X 射线。直到 1925 年第一届国际放射学大会,产生了第一个关于辐射测量和标准化的专业组织"国际辐射单位委员会"之后,在该组织的名称中又强调并且加入了测量,确定为"国际辐射单位与测量委员会"(ICRU)。ICRU 的成立,为全球电离辐射量和单位的标准化工作奠定了基础。随着科学技术的不断进步,历经 50 年的技术发展,ICRU 在不断完善科学定义的基础上于 1974 年提出建议,并于 1975 年通过第 15 届国际计量大会决议确定:对放射性活度的国际制单位 s^{-1} 采用专名贝可勒尔(Becguerd),符号为 Bq,$1Bq=1s^{-1}$;对吸收剂量的国际制单位 J/kg,采用专名"戈瑞"(Gray),符号为 Gy。从此,开始了全世界范围内辐射量和单位的国际制单位推行工作。

我国早在 1959 年 6 月 25 日国务院就发布确定了米制单位为我国的基本计量单位。1977 年 5 月 27 日国务院颁布《中华人民共和国计量管理条例(试行)》中明确规定"逐步采用国际制单位"。1984 年 2 月 27 日国务院发布《关于在我国统一实行法定计量单位的命令》。1984 年 6 月 9 日原国家计量局以文件的形式发布《中华人民共和国法定计量单位使用方法》。1985 年 9 月 6 日颁布的《计量法》以国家法律的形式强调"国际单位制计量单位和国家选定的其他计量单位,为国家法定计量单位"。

ICRU 是世界公认的电离辐射计量关于量和单位方面的权威机构。在 ICRU 建议下,1975 年 5 月 27 日第十五届国际计量大会通过关于在电离辐射领域采用国际制单位的决议。1980 年,ICRU 在第 19、25 号报告的基础上进一步完善出版了专门论述电离辐射领域量和单位的第 33 号报告《辐射量和单位》。第 33 号报告全部采用国际制单位,以取代以前出版的第 19 号报告,此后 ICRU 又接连发表了第 39、42、47、60 号报告。

1982 年 7 月 26 日原国家标准局发布了我国第一个电离辐射的量和单位标准 GB 3102.10-1982《核反应和电离辐射的量和单位》。1993 年我国根据国际单位制的变化,修订了国家标准量和单位的系列标准,与国际标准化组织(ISO)的国际标准保持了一致。在推行国际制单位的工作中,把核反应与电离辐射的量和单位编排在一起。2004 年 1 月 15 日国家质量监督检验检疫总局主持召开了全国电离辐射领域量和单位改制领导小组第一次工作会议,才真正开始了我国电离辐射领域量和单位改制的实施。

（三）辐射防护领域相关的国际组织

1. 国际原子能机构(International Atomic Energy Agency,IAEA)　一个同联合国建立关系,并由世界各国在原子能领域进行科学技术合作的独立政府间机构;是联合国系统内的一个政府间组织。成立于 1957 年,国际核技术合作中心,宗旨是"原子用于和平",目的是防止核武器扩散、发展和推动有益核技术的安全、和平利用,制定了一系列与核安全、辐射安全、废物管理安全标准有关的国际公约。如《及早通报核事故公约》《核事故或辐射紧急情况援助公约》《核安全公约》《乏燃料管理安全和放射性废料管理安全联合公约》《修订〈关于核损害民事责任的维也纳公约〉议定书》和《补充基金来源公约》。中国 1984 年加入成员国,2010 年 8 月 16 日,我国原子能机构与国际原子能机构签署了核安保合作协议,以进一步加强双方在核安保法规标准等方面的合作。

1996 年发布的《国际电离辐射防护和辐射源安全基本标准》为 IAEA 安全丛书第 115

号,我国等同采用了这一出版物,制定了我国放射防护领域的基本标准《电离辐射防护与辐射源安全基本标准》(GB 18871-2002)。

2. 国际放射防护委员会(International Commission on Radiological Protection,ICRP)　非政府间的国际学术组织。成立于1928年,其工作是预防电离辐射引起的癌症、其他疾病和效应,并保护环境。它发展、保持和详细解释了在世界范围内应用的国际放射防护体系,以作为放射防护标准、立法、导则、计划和实践的共同基础。自1959年ICRP第1号出版物以来至今已出版了第127号出版物。出版物内容涉及了辐射防护各领域,涵盖了现存照射防护(职业照射防护、医疗照射防护、公众照射防护)、潜在照射防护(应急照射防护)、非人类物种电离辐射防护等相关内容。给世界各国参照ICRP出版物对各自国家的标准,立法等进行制定和修订提供了重要的参考依据和指导。

3. 联合国原子辐射效应科学委员会(United Nations Scientific Committee on the Effects of Atomic Radiation,UNSCEAR)　联合国系统内的一个学术组织。成立于1955年,任务是评估和报告世界范围内电离辐射照射的水平和所致的生物学效应,以作为世界各国及学术团体评价辐射危险和建立放射防护措施的科学基础。2003年电离辐射效应环境保护国际会议以后,由UNSCEAR提供环境辐射防护方面的国际权威性科学基础的电离辐射源和效应的最新研究成果。主要工作是收集和评价电离辐射照射水平和效应的相关信息和资料形成报告。

4. 世界卫生组织(World Health Organization,WHO)　联合国系统内的一个关于人类卫生健康的组织。成立于1948年,主要责任是指导全球的卫生工作,提出卫生研究计划,设立监测标准和阐述基于调查证据的政策取向,并对其成员国提供技术援助,监测和评估卫生发展趋势,促进防治和消除世界各国的流行病、地方病以及其他疾病。

5. 国际辐射单位和测量委员会(International Commission on Radiation Units and Measurements,ICRU)　非政府间的国际学术组织。成立于1925年,其任务是建立辐射单位和测量国际标准,发展和推荐辐射量和单位、测量技术和程序及其参考数据,以促进电离辐射的安全和有效应用。主要工作是规定和推荐辐射量和单位及其应用程序以及相关物理参数,为世界各国应用提供参考。

6. 国际放射生态学家联合会(The International Union of Radioecology,IUR)　该学术组织于1985年9月在比利时布鲁塞尔召开了第8届年会,对放射生态学的现状、任务和未来进行了讨论;并召开了会议,讨论了放射生态学的现状、任务和未来,并成立8个专业组进行国际协作研究。目前已有来自58个国家的1000多名成员。2003年开始关注非人类物种辐射防护,生物多样性的保持和生物资源的保护,鉴明环境辐射防护体系中可能的空白,阐明非人类物种的辐射生物效应,以及对非人类物种放射影响评价。

7. 国际电工委员会(International Electrotechnical Commission,IEC)　世界上成立最早的一个国际标准化机构,是制定和发布国际电工电子标准的非政府性国际组织。从事制订和出版有关电工和电子工程的国际标准的权威组织。成立于1906年,它通过其标准和一致性评估,为国际市场和社会提供服务,对促进有关世界贸易和经济发展起到重要作用。同国际标准化组织(ISO)关系最为密切,并有明确分工,即IEC负责电工电子领域的国际标准化工作,其他领域则由ISO负责。中国于1957年8月加入IEC,1980年中国首次进入执行委员会。中国首次承办的IEC全体大会(第54届)于1990年在北京召开。

8. 国际单位制(International System of Units,SI)　由国际计量大会所采用和推荐的一贯单位制。国际单位制包括 SI 基本单位,SI 导出单位,辅助单位及 SI 单位的十进倍数和分数单位;是我国法定计量单位的基础,一切纳入国际单位制的单位都成为我国的法定计量单位。

(四) 常用的电离辐射量和单位及其相应概念

1. 活度(activity)　在给定时刻、处于一给定能态的一定量的某种放射性核素的活度 A 定义为:$A = dN/dt$,式中,dN 是在时间间隔 dt 内该核素从该能态发生自发核跃迁数目的期望值。放射性活度的 SI 单位为每秒(s^{-1}),专用单位名称为贝可勒尔(Bq)。废止使用的活度的单位居里(Ci)换算成为贝可勒尔(Bq)时,其换算关系如下:$1Ci = 3.7 \times 10^{10} Bq = 37GBq = 37\ 000MBq$。

2. 吸收剂量(absorbed dose)　任何电离辐射,授予质量为 dm 的物质的平均能量 $d\varepsilon$ 除以 dm 的商值,即:$D = d\varepsilon/dm$,单位:$J \cdot kg^{-1}$(焦耳/千克),名称为戈瑞 gray,符号为 Gy,$1Gy = 1J \cdot kg^{-1}$。吸收剂量的非法定计量单位拉德(rad)已废止使用,换算关系为 $1rad = 10^{-2}Gy$。

吸收剂量是用来度量当电离辐射与物质相互作用时在单位质量物质中吸收电离辐射能量多少的一种物理量。定义中提到的"…授予…的平均能量",应当包括授出而变为热能和改变物质结构的化学能。

吸收剂量是辐射剂量学中一个非常重要的量,它广泛应用于放射治疗的剂量测量和肿瘤剂量分布的测量分析,辐射防护以及材料、电子器件的辐射损伤研究、辐射改性、辐射加工、辐射灭菌工业生产等。吸收剂量可以用量热计、化学剂量计、电离室剂量计等多种测量方法进行严格测量。当物质内存在一个气体空腔时,若空腔内气体与周围物质的质量组织本领已知,吸收剂量还可以采用电离法进行准确测量。照射量表达的是电离辐射对空气电离的本领,吸收剂量表达的是电离辐射在物质中沉积的能量多少。

3. 有效剂量(effective dose)　曾称"有效剂量当量(effective dose equivalent)"。有效剂量 E 是人体各组织或器官的当量剂量(H_T)乘以相应的组织权重因子(ω_T)后的和。有效剂量的单位为焦耳每千克($J \cdot kg^{-1}$),其专用名为希沃特(Sv)。

4. 剂量当量(dose equivalent)　组织内某一点的吸收剂量(D)与该点特定辐射的品质因子(Q)的乘积,是用于描述周围辐射水平的吸收剂量指数。剂量当量的单位为焦耳每千克($J \cdot kg^{-1}$),单位的专用名是希沃特(Sv)。剂量当量的非法定计量单位雷姆(rem)已废止使用。换算关系:$1rem = 10^{-2}Sv$。

5. 周围剂量当量(ambient dose equivalent)　$H^*(d)$,辐射场中某一点的周围剂量当量 $H^*(d)$ 是由相应的扩展和齐向场在 ICRU 球内某一深度 d 所产生的剂量当量。该深度是在对着齐向场辐射方向的半径上的,单位为 $J \cdot kg^{-1}$。周围剂量当量单位的专名是希沃特(Sv)。周围剂量当量的非法定计量单位雷姆(rem)已废止使用。周围剂量当量的任何表述都应指明参考深度 d,d 用 mm 表示。

对于辐射防护来说,需要表述在任一位置上的周围辐射水平。在描述齐向扩展场中一点的周围剂量当量时 ICRU 球是与人体相当的组织等效模体。d 为 ICRU 球的参考深度。对于强贯穿辐射推荐的深度 d 是 10mm,对于弱贯穿辐射推荐的深度 d 值为 0.07mm,即皮肤表层的真皮层深度。在研究区域监测的周围剂量当量时,齐向扩展场是一种假设的辐射场,该场的注量及其能量分布与参考点处的实际辐射场相同,但注量是单方向的。

在 ICRU 第 33 号报告和 GB3102. 10-1983 中的吸收剂量指数 DI 被确定为周围辐射水平的表述方式之一。1985 年 ICRU 发表第 39 建议,为了辐射防护监测的目的,用两个量:周围

剂量当量 H^* 和定向剂量当量 H' 来代替指数量。ICRU 第 43 号报告说明了用于区域监测的周围剂量当量 H^* 和定向剂量当量 H' 的详细考虑，认为在适当条件下测定它们就可以提供对于大多数通常遇到的外照射辐射的适当的保守估计。

6. 个人剂量当量（personal dose equivalent）　人体表面指定点下，适当深度 d 处软组织（通常指 ICRU 球）中的剂量当量，用 $Hp(d)$ 表示。单位是焦耳每千克（J·kg⁻¹），专用名是希沃特（Sv）。对强贯穿辐射，推荐的 d 值为 10mm；对弱贯穿辐射，推荐的 d 值为 0.07mm。它作为有效剂量的替代量（d=10mm），或组织或器官中的当量剂量的替代量，可直接测量，用于外照射个人监测。

在 ICRU 第 39 号和第 43 号报告中引入了深部和浅表两个剂量当量分别用于强贯穿辐射和弱贯穿辐射。在第 51 号报告中进行了变更和相应的解释。为了简化用于个人监测的量 ICRU 第 51 号报告用个人剂量当量 $Hp(d)$ 取代了深部和浅表两种个人剂量当量。

在用于辐射防护的量中，周围剂量当量 $H^*(d)$、剂量当量 $H'(d,\Omega)$ 和个人剂量当量 $Hp(d)$ 是 ICRU 为了物理测量而定义的实用量，在辐射防护剂量学中占有重要位置，是辐射防护剂量评价和剂量限值实施的重要基础。

7. 当量剂量（equivalent dose）　定义为 $H_{T,R}=D_{T,R}\cdot W_R$。式中，$D_{T,R}$ 是辐射 R 在器官或组织 T 内产生的平均吸收剂量，W_R 是辐射 R 的辐射权重因数。当辐射场是由具有不同 W_R 值的不同类型的辐射所组成时，当量剂量为：$H_T=\sum_R W_R\cdot D_{T,R}$。当量剂量的单位是 J·kg⁻¹，称为希沃特（Sv）。

8. 待积有效剂量（committed effective dose, $E(\tau)$）　是从摄入放射性物质的初始时刻（t_0）开始在 t 时期内（未做特殊说明时，成年人取 50 年，儿童取 70 年）对 t 时刻有效剂量率 $[E(t)]$ 的积分。

9. 辐射权重因数（radiation weighting factor, W_R）　在辐射防护中，用以表示不同类型辐射的相对危害效应（随机性效应）的因数。用符号 W_R 表示。以表 5-2-1 列出各类型辐射的辐射权重因数。

表 5-2-1　各类型辐射的权重因数

辐射的类型及能量范围	辐射权重因数 W_R
光子，所有能量	1
电子及介子，所有能量[1]	1
中子，能量<10keV	5
10～100keV	10
>100～2MeV	20
>2～20MeV	10
>20MeV	5
质子（不包括反冲质子），能量>2MeV	5
α 粒子、裂变碎片、重核	20

注：[1] 不包括由原子核向 DNA 发射的俄歇电子，此种情况下需进行专门的微剂量测定考虑（GB18871-2002）

10. 组织权重因数(tissue weighting factor, W_T)　在辐射防护中,考虑不同器官或组织对发生辐射随机性效应的不同敏感性,器官或组织的当量剂量所乘的因数。用符号 WT 表示。以表格形式列出组织权重因数,见表5-2-2。

表5-2-2　组织权重因数

组织或器官	组织权重因数 W_T	$\sum W_T$
骨髓(红)、结肠、肺、胃、乳腺、其余组织*	0.12	0.72
性腺	0.08	0.08
膀胱、食管、肝、甲状腺	0.04	0.16
骨表面、脑、唾腺、皮肤	0.01	0.04
	总计	1.00

注:* 其余组织的 W_T0.12 适用于以下所列每个性别的 13 个器官和组织的算术平均值。其余组织包括肾上腺、胸腔外区、胆囊、心脏、肾、淋巴结、肌肉、口腔黏膜、胰、前列腺(雄性)、小肠、脾、胸腺和子宫/子宫颈(雌性)。引自新版《电离辐射防护与辐射源安全基本标准》。

(五) 各电离辐射量的相互关系

1. 辐射量的描述　具有活度 A 的放射性核素遵循以衰变常数 λ(或半衰期 $T_{1/2}$)描述的衰变规律释放出具有确定能量的、一定数目的带电粒子或 g 光子;在一定的空间范围内形成用注量与能注量描述的辐射场(或辐射束);当遇到确定物质后辐射与物质相互作用,用相互作用系数来描述相互作用发生的概率;辐射与物质相互作用时交换能量,其结果用剂量学量(比释动能、吸收剂量)来描述,还可以采用描述辐射场特性的量与相互作用系数的乘积来描述;辐射对在现场工作的人员会造成一定伤害,为了评价电离辐射对人体的危害,科学地掌握射线对不同器官产生的生物效应及其对人体健康的影响,产生了用于辐射防护的实用量和防护量。这就是辐射能量传输到人体的基本过程。

2. 电离辐射量和单位应用中的十进位关系　在电离辐射量和单位的实际应用中常遇到这样一些问题:用于辐射加工的钴-60γ 辐射源的活度很大,而环境仪表校准用辐射源的活度非常小,表示它们的活度值如果都采用贝可(Bq),跨度可高达十几个量级,甚至二十个量级,表示起来实在不方便。国际计量局(BIPM)历经数十年的努力,统一了国际单位制(SI制)的十进制倍数和十进制分数单位的词头,为不同量级的使用和进位关系带来极大方便。常用的 SI 制词头和符号由大到小举例:10^{18}-E 艾(可萨)、10^{15}-以 P 拍(它)表示、10^{12}-T 太(拉)、10^9-G 吉(咖)、10^6-M 兆、10^3-k 千、10^{-1}-d 分、10^{-2}-c 厘、10^{-3}-m 毫、10^{-6}-μ 微、10^{-9}-n 纳(诺)、10^{-12}-p 皮(了)、10^{-15}-f 飞(母托)等。

在我国国家标准中,这部分涉及电离辐射的量和单位共计68 个。但是在实际工作中经常涉及和使用到的量主要有 9 个,这里不包括描述辐射特性的量和相互作用系数有关的量。因为描述辐射特性的量主要涉及的是粒子数与粒子输运的能量,而相互作用系数有关的量大都表示的相互作用概率。

(六) 电离辐射产生射线的种类和特性

电离辐射产生的射线包括 α 射线、β 射线、γ 射线、中子和 X 射线。

α 衰变:原子核自发的放射出 α 粒子(氦原子核)的过程称。α 射线带正电荷,电离能力强,质量大,射程短,穿透力差。

β衰变:原子核自发的放射出电子或正电子或俘获一个轨道电子的转变过程,包括β⁻衰变、β⁺衰变和轨道电子俘获。β⁻衰变的射线是高速电子流,与α射线相比,它带电量少,电离能力小,穿透力强。

γ衰变:经过α、β衰变和电子俘获的原子核,经常处于激态,原子核从较高的激发态回到较低的激发态或基态时,往往把多余的能量以γ光子的形式发射出来,这就是γ衰变。γ射线是高能光子,不带电荷,穿透物质的能力最强。

α粒子、质子和电子等带电粒子与物质作用的主要过程包括电离(ionization)、激发(excitation)、散射(scattering)和轫致辐射(bremsstrahlung,高速电子或其他带电粒子通过原子核或其他带电粒子的电场时,改变运动速度或运动方向所产生的电磁辐射)。

γ射线、X射线光子不能直接引起物质原子电离或激发,而是将其能量的全部或大部分传递给带电粒子。其主要过程包括光电效应(photoelectric effect)、康普顿效应(compton effect)和电子对效应(electron pair production)等。

(七)放射性核素类型

1. 天然放射性核素 天然放射性核素是放射性衰变系列中的核素的统称,是地球化学和地球物理中的一个概念,指地球形成的时候就存在于地球上的放射性同位素。

天然辐射源:大气层外的宇宙射线:^{3}H(氚)、^{7}Be(铍)、^{14}C(碳)和^{22}Na(钠),地壳中的天然放射性核素:^{238}U(铀)系和^{232}Th(钍)系的各级子代放射性核素及^{40}K(钾),其中,人体内照射的主要核素是氚。特别^{222}Rn(氡)是一个主要的天然辐射源。^{222}Rn(氡)主要由泥土及岩石中的^{238}U(铀)衰变生成,并从地面散发至大气中。如室内空气不流通,散发出来的氡气会积聚在室内。氡气在衰变过程中会放出α粒子,当人们吸入氡气时,肺部便会受α粒子影响。食品中的天然辐射源包括^{40}K(钾)、^{226}Ra(镭)、^{210}Po(钋)等。

2. 人工放射性核素 人工放射性核素是指利用反应堆的中子流和加速器的高能带电粒子流,人为制备的放射性核素。应用人工方法可得到所有元素的放射性同位素。

人工辐射源:常用的放射性核素源有:^{60}Co(钴)和^{137}Cs(铯)γ辐射源;^{239}Pu(钚),^{210}Po(钋),^{226}Ra(镭)和^{222}Rn(氡)α辐射源以及^{32}P(磷)和^{90}Sr(锶),^{90}Y(钇)β辐射源等。

γ辐射源是使用最广的放射性核素源,由反应堆制得,可制成很高的比活度和各种形状,释放的γ射线穿透物质能力强,用于气体、液体和固体辐射化学研究和辐射加工工艺。α和β辐射源释放的α粒子和β粒子穿透物质能力小,适用于照射气体物质和作内照射源。

射线装置,是指X线机、加速器、中子发生器以及含放射源的装置。包括X射线源和粒子加速器。可以获得X射线、电子、质子、氘核、氦核等高能粒子。用于辐射化学与辐射加工工艺研究。反应堆和中子源反应堆作辐射源时,提供较大通量密度的中子源。

短期外照射的核素:医用辐射是最大的人工辐射源,其剂量贡献约占人工辐射的98%,占人类总辐射的14%。除X线以外,主要是半衰期小于100天的裂变产物及其子体,如^{95}Nb(铌)、^{106}Ru(钌)、^{54}Mn(锰)和^{144}Ce(铈)等;长期外照射的核素:^{137}Cs(铯);短期内照射的核素:^{131}I(碘)、^{140}Ba(钡)和^{89}Sr(锶)长期内照射的核素有^{90}Sr(锶)和^{14}C(碳)等。

二、食品中放射性污染的来源

(一)污染源

食品放射性污染的来源主要有以下几方面:

1. 核爆炸试验产生的放射性落下灰 核爆炸试验可产生大量放射性物质,包括核爆炸时的核裂变产物、未起反应的核原料以及弹体材料和环境元素受中子流的作用形成的感生放射性核素等,其中颗粒较大的可在短期内沉降于爆炸区附近地面,形成局部放射性污染;而颗粒较小者可进入对流层和平流层向大范围扩散,数月或数年内漂浮于空气中逐渐的沉降于地面,产生全球性污染。含大量放射性核素的尘埃,主要是包含半衰期长的放射性核素,由于其长期存在,污染空气、土壤和水。土壤污染放射性核素后,可通过植物的吸附和富集作用进入植物,再通过陆生和水生食物链污染食品,人食入被污染的食品后,对人体健康造成影响。

2. 核废物排放不当　核废物一般来自核工业中的原子反应堆、原子能工厂、核动力船以及使用人工放射性核素的实验室等排放的三废。对核废物的处理,有陆地埋藏和深海投放两种方式。陆地埋藏或向深海投弃固体性废物时,如包装处理不严或者贮藏废物的钢罐、钢筋混凝土箱出现破痕时,都可以造成对环境乃至对食品的污染。

3. 意外事故核泄漏　1986 年 4 月 26 日前苏联地区切尔诺贝利核电站发生重大事故,大量的放射性沉降灰飘落到东欧和北欧一些国家,污染了土壤、水源、植物和农作物。事后,瑞典国家食品管理局和其他的官方机构分析了瑞典全部食品,发现食物中 ^{137}Cs(铯)活性与当地放射性沉降的剂量间呈密切的正相关。凡吃了受放射性沉降灰污染的草的羊以及生长在该灰污染水域中的鱼肉中,^{137}Cs 的活性均较高。2011 年 3 月 11 日日本发生 9.0 级地震并引发高达 10 米的强烈海啸,随后导致福岛第一核电站放射性物质严重泄漏,发生 7 级特大事故。2011 年 4 月 2 日我国北京通州露天荠菜样品中首次检测出微量人工放射性核素 ^{131}I 来自福岛核事故释放,到 5 月初未再检测出。牛奶、海产品和饮用水样品中未检测到人工放射性核素。此次事故期间与欧洲一些国家食品中的 ^{131}I 水平相一致,远低于 1986 年切尔诺贝利核电站事故时我国蔬菜中 ^{131}I 活度,其对公众所致吸收剂量极其微小,不会对我国境内公众造成影响。

(二) 污染途径

1. 污染途径包括以下方面:

(1) 原子弹和氢弹爆炸时产生的大量放射性物质,对环境造成的污染;

(2) 核工业生产过程中的放射性核素通过三废排放等途径污染环境;

(3) 使用人工放射性同位素的科研、生产和医疗单位排放的废水中造成水和环境的污染;

(4) 意外事故造成的放射性核素泄漏引起的环境污染。

2. 放射性物质迁移的主要途径有如下几种:

(1) 向植物性食品的转移;

(2) 向动物性食品的转移;

(3) 向水生生物体内转移;

(4) 通过食物链向人体转移。

3. 污染的种类包括内源性和外源性污染:

(1) 内源性放射性污染:是指动、植物体在生长发育过程中,由于本身从环境中吸收的放射性物质而造成的食品污染称为内源性污染。动物在生前受到的污染,又称第一次污染,如畜禽、水生生物吃受放射性污染的植物、饲料而使污染物富集。浓集系数=机体放射性物质浓度/环境中放射性物质的浓度,富集浓度可达饲料或环境浓度的上百万倍。

(2) 外源性放射性污染:是指食品在生产、加工、运输、储藏、销售等过程,由于不遵守操作规程操作,导致食品的放射性污染称为外源性污染,又称第二次污染。主要有水、空气、土壤的污染以及加工储藏运输生产过程中的污染。

三、放射性核素向食品转移的途径

(一) 放射性核素的迁移方式

1. **垂直迁移** 核素通过食物链进入人体,直接影响到人类健康。它的迁移伴随着降雨进入土壤中,在土壤中渗透进入植物根系,绝大多数在土壤表层,向深处迁移速度慢,平均为0.3~0.5cm/年。迁移程度随着土壤的潮湿程度增加而增加。大部分处在未开垦土地表层5cm以内,在农耕土地,泥沼泽土中表现出最大的迁移,大部分情况下深入地下不到15cm,在泥沼泽土中可深入到35cm。降低其放射性最有效的方法即是时间,随着时间的推移,放射性剂量逐渐衰减。

2. **水平迁移** 水平迁移可导致土壤和植物的二次污染。通过风、雨、地表水流动可造成放射物质的水平迁移。由于地势原因可造成地表土的放射性物质含量变化,处于低洼地带污染程度可提高20%~25%。通过深耕和轮种可有效降低二次污染。

(二) 环境中放射性核素向食品中的转移

1. **放射性核素迁移(radionuclide migration)** 在放射性废物最终处置的过程中,放射性核素由废物向周围环境迁移的现象。

放射性核素迁移研究可分为实验室研究和现场研究,研究的对象主要是那些半衰期长、毒性大的放射性核素,如^{239}Pu(钚)、^{237}Np(镎)、^{129}I(碘)、^{99}Tc(锝)等。研究内容包括:地质材料对核素的吸附性能和不同地质条件对核素迁移速率的影响,核素在地质材料上滞留的机理和核素迁移的数学模型等。这些研究,特别是现场研究,涉及水文学、放射化学、地球化学等,是多学科交叉的研究领域。把放射性废物埋藏于地层的方法,即所谓地质处置法,被认为是处置放射性废物的最可靠方法。废物被处置于地下以后,经过漫长的岁月,地下水将浸透回填材料,蚀穿废物容器,最终与废物本体接触。在地下水的长期侵蚀下,废物中的核素会缓慢地溶于水中,随着地下水的流动,进入周围地质材料的孔隙、断层和裂缝中,发生迁移。由于地质材料对核素的吸附作用,阻止了核素与水发生同步迁移,大大降低了核素迁移的速率,也降低了核素在水中的浓度。这种地下水对核素的溶解和地质材料的吸附阻滞,构成了核素迁移的基本图像。

放射性废物处置的目的,就是要设法避免放射性核素向人类生活环境迁移,或者是大大降低核素迁移的速率和降低环境中放射性核素的浓度,以免危害人类。因此,核素迁移的研究,日益受到人们的重视。通过核素迁移研究,可以掌握核素在地质材料中迁移的规律,预测核素在地下的行踪,为放射性废物的安全处置提供科学依据,从而确保地质处置方法的可靠性。

2. **向植物性食品的转移** 与人类健康息息相关的即是放射性核素向植物中转移,人类和动物食用植物,人类再食动物,构成了食物链,通过食物链完成了放射性物质的转移及富集。放射性核素在土壤中以化合物的形式存在,包括可溶性的、可交换形式的(溶解于乙酸铵溶液中)、可移动的(溶于稀盐酸溶液),均可以向植物中迁移。唯有化合的或者固定的形式存在时不向植物迁移。游离^{90}Sr在草地-灰化土中达70%,在泥灰土中达50%。

^{90}Sr向植物的迁移受诸多因素影响。土壤肥沃程度影响植物富集能力。提高腐殖质含量从1%至3.5%可致迁移降低1/3~1/2。土壤中游离钾200~300mg/kg,污染物可降低

1/2。从沙土中迁移到植物内比黏土高两倍。潮湿、酸性土壤对放射性核素积累大。在 Sr 和 Ca 同时存在时，植物在沙质壤土高 Ca 浓度下，植物偏向吸收 Sr，在沙土地土壤中 Ca 浓度低时，Sr 和 Ca 的吸收率相同。

^{90}Sr 的转移系数（transportation factor，TF）在每种农作物中对沙土最高，对黏土和有机质土最低，不同土壤 TF 的差别为一个数量级，对同一种土壤不同作物 TF 的差别较大。

3. 向动物性食品的转移 动物食品中放射性核素主要来源于食入途径，其受放射性核素污染的程度取决于动物对放射性核素的吸收率、动物体内放射性核素的代谢及动物通过尿、粪、奶等对这些核素的排泄速度，以及植物-土壤体系中放射性核素的行为。动物的品种、个体大小、年龄、生长速率、对饲料的消化率、产奶量等决定了动物对放射性核素的摄入量。在估算来自于畜产品的辐射计量时，要考虑的主要参数是放射性核素从饲料或饮用水向畜产品的转移系数以及动物对饲料和水的摄入量。放牧的牛羊等动物因食入黏附在牧草上的污染土壤而摄入放射性核素也是一个重要途径。放射性核素向动物性食品的转移也可用转移系数描述，即放射性核素随饲料和饮水被动物食入后，在体内代谢平衡后或动物在被屠宰时，放射性核素在动物产品中的比活度占每日食入量的比率。

4. 向水生生物体内转移 水生生物对水域环境中的放射性物质具有富集能力，且其富集能力相比陆地生物更强。因此，放射性核素通过水生食物链，由水体包括海水、淡水向藻类、虾、蟹、贝、鱼类富集和转移。水中放射性核素一方面可以通过鳃和口腔进入鱼体内，另一方面亦可附着于体表逐渐渗透进入鱼体内。水生生物对放射性核素的富集程度与水的理化条件、核素的化学形态、核素的生物可利用程度密切相关。相对于海水，淡水水体的化学成分变化更为复杂，导致放射性物质化学形态较大的变化，使淡水生物浓集因子的变异性也大于海洋生物。

5. 通过食物链向人体转移 生态系统的能量传递与物质迁移过程，势必导致环境中放射性核素水平的变化，人作为整个生态系统食物链的末端，会受到不同程度的影响。放射性核素一旦通过空气、水、土壤进入生态环境，这些非生物物质中的放射性核素得以在环境中迁移，在植物-动物-人这一生物链中以各种复杂的方式向人体进行转移。人作为生物链最后一个环节，植物、食草动物、食肉动物都可以作为他们的食物来源，这就决定了人体吸收、蓄积、放射性核素的多源性。植物与动物的排泄物、尸体中的放射性核素与这些物质一起成为有机垃圾，这些有机垃圾也可通过沉积和吸附作用直接从空气或水中吸收放射性核素，由此成为生态系统中放射性核素的一个贮存库，由于绝大多数的放射性核素半衰期长，又难于去除，多数靠自身的衰变降低放射性活度。因此，放射性核素会长期存在于生态环境中，形成再一次循环，进入新的生物链转移过程。

（三）评价指标

评价植物吸收和富集核素的指标常用转移系数和富集率、浓集系数，胁迫性研究还应有生物效应指标。

1. 富集率（concentration ratio，CR） CR = 元素在植物器官（根、茎、叶、花、果、种）中的含量（mg/kg）/元素在土壤中的含量（mg/kg），它是指植株地上部分元素含量与土壤中元素含量之比，表示了元素在土壤—植株系统中迁移的难易程度，可作为植物将核素吸收至地上部分能力大小的评价指标。

2. 浓集系数（concentration coefficient） 浓集系数是指被吸附在固体物质上的元素的浓度 Cs（mg/L），与经吸附后尚存在于溶液中的元素浓度 Ce（mg/L）的比值：K = Cs/Ce。浓集系数可以反映吸附程度。在地表水体中,浓集系数=生物体内放射性核素浓度/水中放射性核素浓度。浓集系数的大小决定于悬浮物与底泥的类别、分散程度、溶液中元素的浓度、接触时间和配合物的浓度等。

3. 转移系数(transportation factor,TF)　TF=元素在植物地上器官中的含量(mg/kg)/元素在植物根系中的含量(mg/kg)转运系数是指植株地上部分元素含量与根系部分元素含量之比。它表示了元素在植株体内转移情况,可作为植物将核素从根系部分向地上部分转移能力大小的评价指标。转运系数越大,则元素在植物根系向地上部分转运的能力越强。

Neil J. Willey 对目前为止研究的从土壤到植物的 CR 研究汇总制表,比较得出单子叶、石竹亚纲、蔷薇亚、菊亚纲植物中 Ca、Mg、Sr 标准化后的富集参数图。不同植物对不同核素的 TF 值不同,人们可以用同种元素的稳定性核素的 TF 值来预测相应放射性核素的 TF 值。

4. 质量百分比浓度　质量百分比浓度是核素质量与植物干物质或土壤质量(干重)的比,植物和土壤中的核素浓度均表示为 mg/kg。质量百分比浓度常用在植物吸收稳定性核素的研究中使用。

5. 在胁迫性研究中还应有生物效应指标,如植物光合作用、叶绿素形成、抗氧化酶类以及植物营养元素的吸收、代谢等。

(四) 迁移规律

1. 不同植物对核素的吸附和富集能力研究　研究不同植物种类对放射性核素的吸收差异有着实际应用价值,在核事故情况下,农业生产有选择的种植对放射性物质吸附能力弱的作物品种,可使农产品的放射性核素浓度降低到可接受水平;另外,在生态环境去污方面,可以利用吸附放射性物质能力强的植物种类,选取种植,达到清除污染之目的。与其他清污方式相比,其成本最小化,利益最大化,既环保又简便易行。

2. 植物种类对核素摄入的影响　不同植物种类由于其代谢规律和生长特性不同导致对核素的摄入有较大差异,在相同条件下比较不同植物对 ^{90}Sr 的吸收和富集能力有很大差别。富集能力由大到小分别为葫芦科、蓖麻科、苋科、茄科、桑科、豆科、禾本科。不同科、属植物的干物质中 ^{89}Sr 浓度最高的是豆科,较高的是十字花科,最低的是禾本科。在污染区干旱植物对 ^{90}Sr 的富集研究中,富集能力由大到小分别为河西苣、芦苇、骆驼刺、红柳、沙拐枣。水生植物对水体中的 ^{89}Sr 富集系数由大到小为:水葫芦、卡州萍、金鱼藻。但其对水中 ^{89}Sr 的浓集系数 CF 值约为 10~20,最大不超过 30。

3. 不同植物器官对放射性核素 ^{90}Sr 的吸附和富集能力不同　通过吸附和吸收作用,稻田表面水中的 ^{89}Sr 向水稻转移,在水稻各部位中积累,其水稻根中的 ^{89}Sr 比活度高于其余各部位。在污染水平相同的条件下,^{90}Sr 在植物不同部位的分配规律与 Ca 相似,主要累积在营养器官中(通常指植物的根、茎、叶)。Fircks 和 Soudek 等以蒿柳、向日葵为研究对象,分析 Sr 在植物体内的分布情况,结果表明 Sr 更倾向于富集在叶脉和气孔等新陈代谢旺盛部分;在叶子中是按叶序自上而下逐渐增加。基部老叶比活度要高些。^{90}Sr 在小麦植株地上部分中的分配是叶>茎>壳>籽粒。茎叶和荚壳中 ^{90}Sr 的积累量占地上部总积累量的 90.6%~99.3%,籽实部分的积累量只占 0.7%~9.4%。油菜幼苗对 Sr 胁迫具有较高的耐受能力和富集能力;叶片是最主要的富集器官;富集能力与过氧化物酶(POD)、过氧化氢酶(CAT)活性显著负相关。

4. 植物不同生长期对吸附 ^{90}Sr 的影响　植物对 ^{90}Sr 的吸收最多的时期为开花前期和后期;就小麦而言研究表明,生长后期比生长前期吸附核素能力强。植物对放射性核素的吸收与污染时间有着很大关系,放射性沉降污染发生在谷类作物生长后期时,对谷物污染比在作物生长前期发生污染所造成的危害要大。

5. 动物食品不同器官对^{90}Sr的富集能力 鸡食入体内的^{90}Sr大部分随尿粪排出体外,京白蛋鸡不同组织对^{90}Sr的吸收能力从大到小顺序为:骨骼>羽毛>肌肉>内脏>血液。其鸡蛋99%的^{90}Sr集中于蛋壳中,蛋清和蛋黄中^{90}Sr活度只占鸡蛋总活度的1%。鸡羽毛容易获得,且对^{90}Sr的转移系数仅低于鸡骨骼,因此,根据此吸收特性可将鸡羽毛作为鸡体^{90}Sr污染监测的重要指示物。

四、电离辐射的生物学效应

食品放射性污染对人体的危害:主要表现为对免疫系统、生殖系统的损伤和致癌、致畸、致突变作用。

(一) 外照射、内照射

外照射:人体暴露于放射性污染的环境(主要指大气环境),电离辐射直接作用于人体体表,称为外照射。γ射线、X射线等穿透能力强的射线外照射的生物学效应强。

内照射:进入了机体的放射性核素作用于人体内部,辐射产生的生物学效应称为内照射。内照射的效应以射程短、电离强的α、β射线作用为主。内照射常以局部损害为主,呈进行性的发展和症状迁延。

(二) 确定性效应、随机性效应

确定性效应:存在剂量阈值,超过此阈值,效应即出现,且危害十分严重。包括放射性白内障、血液系统疾病、放射性不育症、全身放射性损伤、皮肤的电离效应以及对寿命的影响。

随机性效应:随机性效应的严重程度与受照剂量无关,不存在剂量阈值,照射的剂量越大,效应的发生率越高。

人体辐射致癌最敏感的组织是甲状腺和骨髓,常见的辐射癌症为白血病、甲状腺癌、乳腺癌和肺癌。

(三) 低水平辐射兴奋效应

1. 低水平电离辐射概念 传能线密度(linear energy transfer, LET)常译为线性能量传递,它是描写射线质的一种物理量,单位为J/m,常用keV/μm表示。高线性能量传递射线简称为高LET(High Linearenergy transfer)射线,系指快中子、质子、快中子、负π介子、重粒子的LET值高,一般大于10keV/μm。

低水平电离辐射(low level radiation)是指低剂量、低剂量率电离辐射,就人群照射而言,0.2Gy以内的低LET辐射或0.05Gy以内的高LET辐射一般被视为低剂量辐射,当其剂量率在0.05mGy/min以内时,则称为低水平电离辐射。在人类生活环境中时刻存在,土壤、空气、水、食品、房屋建筑以及许多生活用品中都含有一定水平的放射性。人体内在正常情况下也含有一定量的放射性核素。

低水平电离辐射可诱导适应性反应,适应性反应的表现多种多样,表现在细胞遗传学上的适应反应、基因突变的适应性反应、细胞存活的适应性反应等方面;低水平辐射还可增强免疫功能,表现在抗体形成、淋巴细胞反应性增强、抗肿瘤的细胞毒作用、细胞因子的分泌等方面。

2. 食品中放射性核素电离辐射的生物学效应 正常情况下,食品中放射性核素以天然放射性核素为主,进入人体的放射性核素,在人体内继续发射多种射线引起内照射。人受到的有效剂量很低,达不到确定生物学效应的阈值,很难造成生理损害。主要是低剂量长期内照射容易引起随机性生物学效应,该效应的严重程度与剂量大小无关,且不存在剂量的阈值。随机性生物效应主要表现为对免疫系统、生殖系统的损伤和致癌、致畸、致突变作用。特别是致癌成为人们最关注的问题,但把癌症与电离辐射特异地联系起来显然是不正确的。须知在人类环境中存在着多种潜在致癌因子,电离辐射在其中所占份额很小,ICRP 60 号出版物中的描述为在某些情况下辐射可增强免疫反应,及改变体内激素平衡,尤其是辐射也能刺激之前的辐射损伤的修复,从而减轻其后果,或者能改善免疫保护,从而加强机体的防卫机制。

同时应当指出,完全没有必要担心食品中自然存在的非常低的放射性。近年来有专家认为小剂量辐照对人体不仅无害而且有某些好处,即所谓低水平辐射兴奋效应。

（四）放射性核素进入人体的途径

1. 放射性核素内污染　正常人体内就有某些宇生放射性核素(如^{14}C、^{3}H)、天然放射性核素(如^{40}K 和铀系与钍系及氡的衰变物)因其数量极微,对人体无害。由于某种原因,由外界进入人体的放射性核素超过自然存在的量时即为放射性核素内污染。由进入体内过量的放射性核素作为辐射源对人体产生照射即为内照射,由此引起的全身性损伤既有电离辐射作用所致的全身性表现,也有该放射性核素靶器官的损害,称内照射放射病。放射性核素内污染是引起内照射损伤的前提,放射性核素内污染并非内照射损伤。放射性核素内污染包括事故性内污染(如误服放射性药物)、职业性内污染、医源性内污染、核恐怖袭击引起内污染、室内氡所致内污染等。

2. 放射性核素进入人体的途径主要有三种:呼吸道进入、消化道食入、皮肤或黏膜侵入。

放射性核素主要经消化道进入人体,而通过呼吸道和皮肤进入的较小。而在核试验和核工业泄漏事故时,放射性核素经消化道、呼吸道和皮肤这三条途径均可进入人体而造成危害。

（1）呼吸道吸入:从呼吸道吸入的放射性核素的吸收程度与其气态物质的性质和状态有关。难溶性气溶胶吸收较慢,可溶性较快;气溶胶粒径越大,在肺部的沉积越少。气溶胶被肺泡膜吸收后,可直接进入血液流向全身。

（2）消化道食入:消化道食入是放射性核素进入人体的重要途径。放射性核素既能被人体直接摄入,也能通过生物体,经食物链途径进入体内。

（3）皮肤或黏膜侵入:皮肤对放射性核素的吸收能力波动范围较大,一般在 1% ~ 1.2% 左右,经由皮肤侵入的放射性污染物,能随血液直接输送到全身。由伤口进入的放射性核素吸收率较高。

（五）放射性核素在人体中的分布

放射性核素在人体内的分布与其理化性质、进入人体的途径以及机体的生理状态有关。无论以哪种途径,放射性核素进入人体后,都会选择性地定位在某个或某几个器官或组织内,称为"选择性分布",其中,被定位的器官称为"靶器官",将受到某种放射性的较多照射,损伤的可能性较大,如碘侵害甲状腺,锶会沉积在骨骼,氡会导致肺癌等。但也有些放射性核素在体内的分布无特异性,广泛分布于各组织、器官中,称为"全身均匀分布",如有营养类似物的核素进入人体后,将参与机体的代谢过程而遍布全身。

放射性核素进入人体后,要经历物理、物理化学、化学和生物学四个辐射作用的不同阶段。当人体吸收辐射能之后,先在分子水平发生变化,引起分子的电离和激发,尤其是大分子的损伤。有的发生在瞬间,有的需经物理的、化学的以及生物的放大过程才能显示所致组织器官的可见损伤,因此,时间较久,甚至延迟若干年后才表现出来。

（六）放射性核素对人体产生的危害

电离辐射作用于生物体引起机体生物活性分子的电离和激发,电离和激发构成了辐射生物效应的基础。组成生物体的主要成分为生物大分子和生物大分子环境中的水分子。其中,生物大分子包括核酸、蛋白质和酶类。对人体的危害主要包括以下方面:

1. 直接损伤　电离辐射的能量直接使机体物质的原子或分子电离和激发,导致机体的核酸、蛋白质、和酶类等分子结构的改变和生物活性的丧失,这种直接由射线造成的生物大分子损伤效应称为直接作用,所造成的损伤为直接损伤。主要是破坏机体内某些大分子如脱氧核糖核酸、核糖核酸、蛋白质分子及一些重要的酶。在直接损伤过程中其生物效应和辐射能量作用发生于同一生物大分子上时,可发生 DNA 单链、双链断裂,解聚和黏度下降等,辐射也可直接破坏膜系的分子结构如线粒体膜、溶酶体膜、核膜和质膜、内酯体膜,从而干扰细胞器的正常功能。

2. 间接损伤　电离辐射的各种射线首先将体内广泛存在的水分子电离,生成活性很强的 H^+、OH^- 和分子产物等,继而通过它们与机体的有机成分作用,如通过水的辐射分解产物再作用于生物大分子,引起生物大分子的物理和化学变化,产生与直接损伤作用相同的结果。间接作用在电离辐射生物学效应的发生占有十分重要的位置,因为生物体的多数细胞含水量较高,细胞内含有大量水分子,间接作用对生物大分子损伤的发生有重要意义。

在实际的生物体活细胞内很难严格地区分出直接和间接损伤,通常都是两种作用同时存在,相辅相成。对于辐射杀灭细胞,抑制 DNA 合成,诱发染色体畸变等效应,一般在多数情况下,间接作用和直接作用具有大致同等的重要性。直接作用在 DNA 的放射损伤发生中可能更有重要意义。

3. 远期效应　主要包括辐射致癌、白血病、白内障、寿命缩短等方面的损害以及遗传效应等。根据有关资料介绍,青年妇女在怀孕前受到诊断性照射后其小孩发生 Downs 综合征的概率增加。又如,受广岛、长崎原子弹辐射的孕妇,有的就生下了弱智的孩子。根据医学界权威人士的研究发现,因放射线诊断而受照射的孕妇生的孩子在幼儿期患癌和白血病的比例增加。

4. 放射敏感性及其影响因素　细胞、组织、器官、机体对电离辐射作用的反应程度或反应灵敏性,称为放射敏感性。它是放射生物的重要问题,也是探讨放射损伤及其防护、诊断、治疗的基本问题。放射损伤的防护、肿瘤放射治疗的增敏都是想要改变生物体原有的放射敏感性的措施。如果能充分了解决定放射敏感性的机制,对放射损伤的预防和治疗会开辟出新的途径,对核事故应急中的防护以及肿瘤放射治疗效果的提高都具有现实意义。

影响放射敏感性因素很多,主要分为两方面,即与辐射相关因素和与机体相关因素。

（1）与辐射相关因素包括:①辐射的种类:不同种类的辐射产生的生物效应不同,从辐射的物理特性来看,电离密度和穿透能力是影响其生物学作用的重要因素。②辐射剂量:总的规律是剂量愈大,效应愈显著,但并不全呈直线关系。LD_{50} 为衡量机体放射敏感性的参数。LD_{50} 数值愈小,机体的放射敏感性愈高。③辐射剂量率:剂量率是指单位时间内机体所接受的照射剂量,常用 Gy/d、Gy/h、Gy/min 等表示。在一般情况下剂量率愈高,生物效应越显著,但当剂量率达到一定范围时,生物效应与剂量率之间则失去比例关系。要引起急性放射损伤必须有一定剂量率阈值。④分次照射:剂量相同的辐射,其分次给予的生物效应低于一次给予的生物效应。分次愈多,各次间间隔时间愈长,则生物效应愈小。⑤照射部位、面积、方式:当照射剂量和剂量率相同时,腹部照射的全身后果最重,其次依次为盆腔、头颈、胸部和四肢。照射面积:当照射的其他条件相同时,受照射的面积愈大,生物效应愈显著。照射方式:照射方式分为内照射、外照射和混合照射。外照射又可分为单向或多向照射,一般来说,当其他条件相同时,多向照射的生物效应大于单向照射。内照射生物效应受许多因素的影响。

（2）与机体相关因素包括:①种系差异:生物进化程度愈高,辐射敏感性愈高;②个体发育的放射敏感性:随着个体发育过程而逐渐降低,植入前期的胚胎对射线最敏感,器官形成期受照射会出现先天畸形。③不同器官、组织和细胞的放射敏感性:与细胞的分裂活动成正比,与其分化程度成反比。高度敏感组织如淋巴组织、胸腺、骨髓、胃肠上皮细胞、性腺、胚胎组织。中度敏感组织如感觉器官、皮肤上皮、唾液腺、肾、肝、肺组织的上皮。轻度敏感组织:中枢神经系统、内分泌腺和心脏。不敏感组织:肌肉组织、软骨组织、骨组织及结缔组织。④亚细胞和分子水平的放射敏感性:细胞核的放射敏感性显著高于胞浆的放射敏感性。⑤其他方面:如性别:育龄雌性个体的辐射耐受性稍大于雄性。这与体内性激素含量差异有关。年龄:幼年和老年的辐射敏感性高于壮年。生理状态:机体处于过热、过冷、过劳和饥饿等状态时,对辐射的耐受性亦降低。健康状况:身体虚弱和慢性病患者,或合并外伤时对辐射的耐受性亦降低。

五、食品的放射性污染的预防和治理

食品的放射性污染的预防和治理工作,应遵循辐射防护三原则,要靠多部门齐努力,各司其责;各生产、经营者严格自律;各监督、检查者均应遵守相应的法律法规和标准,按照操作规程,做好日常生产、经营和监督检查,杜绝事故发生。

（一）辐射防护三原则

1. 辐射实践正当性(justification of practice)　即个人和社会的利益大于辐射危害。是指在施行伴有辐射照射的任何实践之前要经过充分论证,权衡利弊。只有当该项所带来的社会总利益大于为其所付出的代价的时候,才认为该项实践是正当的。此项原则要求:效益≥代价+风险。同时,不仅引入新实践需要做正当性判断,对已经存在的实践,当其效能与后果有了新的变化时也应当审查其正当性。

2. 辐射防护最优化(optimization of protection)　照射水平及受照射人数保持在能合理做到的最低水平,这在实际的辐射防护中占有重要的地位。也就是说在实施某项辐射实践的过程中,可能有几个方案可供选择,在对几个方案进行选择时,应当运用最优化程序,也就是在考虑了经济和社会等因素后,应当将一切辐射照射保持在可合理达到的尽可能低的水平。

3. 剂量限值(limitation of individual dose)　是辐射防护最优化的约束上限,是"不可接受的"和"可耐受的"区域分界线。此约束限制考虑到了群体中利益和代价的分布不均匀性,虽然辐射实践满足了正当化的要求,防护也做到了最优化,但还不一定能对每个个体提供足够的防护。因此,对于给定的某项辐射实践,不论代价与利益分析结果如何,必须用此限值对个人所受照射加以限制,使受照者避免确定性效应。

（二）控制污染来源,预防事故发生

1. 防止食品受到放射性物质的污染,即加强对放射性污染源的卫生防护,加强预防性

和经常性的卫生监督管理。

2. 监督执法部门加强对食品中放射性污染的监督检查,严格执行国家法律法规、标准,严格执行操作规程,控制食品放射性污染的途径,杜绝事故发生。

3. 定期进行食品卫生监测,技术服务机构定期对食品和饮用水中放射性核素进行监测。

4. 定期进行食品安全风险评估与预警,利用全国食品饮用水监测网,根据食品和饮用水中放射性核素监测结果,对食品安全性进行风险监测与评估,如有异常数据进行复检和分析产生的原因,如确有异常情况,及时上报并预警。

(三) 相关食品放射性的放射防护法律法规与标准

1. **法律法规**　包括①《中华人民共和国放射性污染防治法》:适用于核设施选址、建造、运行、退役和核技术、铀(钍)矿、伴生放射性矿开发利用过程中发生的放射性污染的防治活动。②《中华人民共和国职业病防治法》:规定了国家对从事放射性等作业实行特殊管理。对放射工作场所和放射性同位素的运输、贮存,用人单位必须配置防护设备和报警装置,保证接触放射线的工作人员佩戴个人剂量计。对医疗机构放射性职业病危害控制的监督管理,由卫生行政部门依照本法的规定实施。③《放射性同位素与射线装置安全与防护条例》(国务院令第 449 号):适用于国境内生产、销售、使用放射性同位素和射线装置,以及转让、进出口放射性同位素的单位和个人。规定了国务院环境保护主管部门对全国放射性同位素、射线装置的安全和防护工作实施统一监督管理。国务院公安、卫生等部门按照职责分工和本条例的规定,对有关放射性同位素、射线装置的安全和防护工作实施监督管理。④《放射工作人员职业健康管理办法》(原卫生部第 55 号令):对放射工作单位和放射工作人员的职业健康管理。包括从业条件与培训、个人剂量监测管理、职业健康管理、监督检查和法律责任等。⑤《职业病诊断与鉴定管理办法》(原卫生部令第 91 号):对职业性放射性疾病的诊断和鉴定。法定的职业性放射性疾病在职业病目录中属于第七类,包括外照射急性放射性疾病、外照射亚急性放射病、外照射慢性放射病、内照射放射病、放射性皮肤疾病、放射性肿瘤(含矿工高氡暴露所致肺癌)、放射性骨损伤、放射性甲状腺疾病、放射性性腺疾病和放射复合伤,放射性白内障归入职业性眼病中,根据《职业性放射性疾病诊断标准(总则)》可诊断其他放射性损伤。

2. **食品中放射性核素含量与限值及其检验方法相关标准**　放射性核素按来源可分为天然放射性核素和人工放射性核素,天然放射性核素包括以 ^{238}U 为首的铀系、^{232}Th 为首的钍系和 ^{235}U 为首的锕铀系 3 个天然放射系成员核素和一些如 ^{40}K(钾)、^{87}Rb(铷)、^{14}C(碳)、^{99}Tc(锝)等单生放射性核素。正常条件下对人类造成天然本底辐射。

我国食品中放射性核素的限值标准,1994 年颁布,历经近 20 年,目前正在修订中。按照《中华人民共和国食品安全法》将标准名称修改为:《食品安全国家标准　食品中放射性核素限制浓度》,代替 GB 14882-1994《食品中放射性物质限制浓度标准》。用于正常情况下疑有放射性污染的公众消费的食品的监管。其中分列了两个指标,即食品中放射性核素调查水平和食品中放射性核素限制浓度,且两项指标的取值分别为通用行动水平的 1/10 和 3/10,这与我国基本标准规定"对于持续照射,剂量约束值通常应在公众照射剂量限值 10% ~30%(即 0.1 ~0.3mSv/a)的范围之内"相对应。除此之外,主要还做了以下修改:①修改了标准的适用范围;标准中规定了范围为适用于正常情况下疑有放射性污染的各类食品。规定了食品中 ^{3}H(氚)、^{60}Co(钴)、^{89}Sr(锶)、^{90}Sr(锶)、^{103}Ru(钌)、^{106}Ru(钌)、^{131}I(碘)、^{134}Cs(铯)、^{137}Cs(铯)、^{238}Pu(钚)、^{239}Pu(钚)、^{241}Am(镅)和 ^{210}Pb(铅)、^{210}Po(钋)、^{226}Ra(镭)、^{228}Ra(镭)、

^{232}Th（钍）、^{234}U（铀）、^{238}U（铀）等放射性核素的调查水平与限制浓度。②增加了调查水平的定义：该标准中的调查水平是指正常食品中放射性核素活度浓度（或质量浓度）的规定值，达到或超过此值就应进行原因调查。调查结果低于限制浓度的，除给出原因外，可不采取进一步的行动。当有效剂量、摄入量或单位面积或体积的污染水平等量的规定值，达到或超过此值时应进行调查。③增加了应用原则；首先，无论是否制定放射性核素调查水平和限制浓度，食品生产和加工者均因采取相应控制措施，使食品中放射性核素的含量达到最低水平。其次，食品中放射性核素调查水平和限制浓度以食品通常的可食部分计算，有特别规定的除外。第三，干制食品中放射性核素调查水平和限制浓度以相应食品原料脱水率或浓缩率折算。脱水率或浓缩率可通过对食品的分析、生产者提供的信息以及其他可获得的数据信息等确定。最后，应按婴儿食品和其他食品两类，分别使用各自的调查水平和限制浓度进行比较。④增加了食品中放射性核素调查水平指标。⑤取消了人工放射性核素^{147}Pm 的限制浓度规定；⑥将天然放射性元素天然铀、天然钍调整为^{234}U（铀）、^{238}U（铀）、^{232}Th（钍）；⑦增加了人工放射性核素^{60}Co（钴）、^{103}Ru（钌）、^{106}Ru（钌）、^{134}Cs（铯）、^{238}Pu（钚）、^{241}Am（镅）和天然放射性核素^{210}Pb（铅）的调查水平和限制浓度规定；⑧修改了食品的分类方法；放射性核素转移模式是对放射性核素从胃肠道、呼吸道等吸收、经血液向器官、组织转移、滞留、排泄所作的科学上所能接受的定量描述，也就是在人体中放射性核素从进入到直接排出规律的定量的描述。ICRP 72 号出版物规定了放射性核素新的转移系数，国际上和我国基本标准均采用了这些新的系数。限制浓度计算中食品的年消费量数值均选用的是国际假设（食品食入量参数：1 岁内婴儿的食物、奶产品消费量 200kg/年，成人食品年消费量 550kg/年）。实际上，各项食品通常也不会同时全污染，如其中仅单项食物污染则会又留有额外的安全系数。因此，此次修订的限制浓度在安全性方面是有保障的，是安全可行的。

我国同时还制定了国家标准《食品中放射性核素通用行动水平》，标准中规定了核和放射紧急情况（包括恶意行为）下，对放射性污染的食品应采取干预行动的通用行动水平及注意事项。所指定的标准适用于核和放射紧急情况后一年期间内对放射性污染的食品的干预，一年后可参考适用。通用行动水平（generic action level，GAL）是指在持续照射或应急照射情况下，应考虑采取补救行动或防护行动的剂量率水平或活度浓度水平。在本标准中，核和放射紧急情况下对放射性污染食品应采取此类干预时的行动水平称为通用行动水平，用污染食品中的放射性核素活度浓度表示。消费因子（consumption factor，CF）为消费食品中，污染食品占总消费食品的份额。食品中放射性核素通用行动水平为：放射性核素^{238}Pu（钚），^{239}Pu（钚），^{240}Pu（钚），^{241}Am（镅）婴儿食品为 1Bq/kg（贝可/千克）、其他食品为 10Bq/kg；放射性核素^{90}Sr（锶），^{106}Ru（钌），^{129}I（碘），^{131}I（碘），^{235}U（铀）婴儿食品和其他食品均为 100Bq/kg；放射性核素^{35}S（有机结合硫），^{60}Co（钴），^{89}Sr（锶），^{103}Ru（钌），^{134}Cs（铯），^{137}Cs（铯），^{144}Ce（铈），^{192}Ir（铱）婴儿食品和其他食品均为 1000Bq/kg；放射性核素^{3}H（有机结合氚），^{14}C（碳），^{99}Tc（锝）婴儿食品为 1000Bq/kg，其他食品为 10 000Bq/kg。

食品检验方法标准《食品中放射性物质检验（通用要求）》GB 14883.1～10-1994 和卫生行业标准 WS/T 234-2002《食品中放射性物质检验 镅-241 的测定》也做了相应修订，正在修订中。将卫生行业标准合并于国家标准中，修改为《食品安全国家标准-食品中放射性物质分析方法系列标准》，目前暂分 4 个系列如第 1 部分：通用要求、第 2 部分：氚的分析方法、第 3 部分：锶-89 和锶-90 的分析方法和第 4 部分：钚-239 的分析方法。此标准适用于食品中部分放射性核素的测定。规定了食品中放射性物质的分析方法中的样品收集和准备、数据处理、结果表示、检测的质量保证及其要求。食品样品采集及预处理的相关要求参考了 GB/T 5750.2-2006、IAEA Safety Guide No. RS-G-1.8 和 IAEA Safety Reports Series No. 64 的建议;标准中推荐采用《放射性活度的检验方法进出口食品中总 β(减去钾-40)》(SN 0862-2000-T)对食品进行总 β 检测检测外,也推荐参考 GB/T 5750.13 检测方法进行食品中总 α 和总 β 的检测;对食品核素的分析,依据 IAEA Safety Reports Series No. 64 的建议,增加了不同类型食品及食品应分析的主要放射性核素的建议;数据处理及结果解释,除引用了原标准中的回收率测定方法外,参考 ISO 11929-2010,IAEA-TECDOC-1401,2004,CAC/GL 59-2006,增加了结果计算、测量分析过程能力描述的特征量和不确定度的估算等方面的内容。此外还增加了食品监测质量保证的要求;在附录中建议了不同食品的初始灰化温度、灰化温度和灰鲜比——将鲜样品灰化为灰样的重量百分比,也称为灰样比,用下式计算:M=(灰样重/鲜样重×100)。

此外,还包括相关的一些检测标准如:《高纯锗 r 能谱分析通用方法》(GB/T 11713-2015,代替 GB/T 11713-1989)、《土壤中放射性核素的 r 能谱分析方法》(GB/T 11743-2013,代替 GB/T 11713-1989)、《水中放射性核素的 r 能谱分析方法》(GB/T 16140-1995)、《生物样品中放射性核素的 r 能谱分析方法》(GB/T 16145-1995),《放射性核素的 α 能谱分析方法》(GB/T 16141-1995);剂量估算及参考类标准如:《放射性核素摄入量及内照射剂量估算规范》(GB/T 16148-2009 代替,GB/T 16148-1995)、《核事故应急情况下公众受照剂量估算的模式和参数》(GB/T 17982-2000 以及《辐射防护用参考人第 4 部分　膳食组成和元素摄入量》(GBZ/T 200.4-2009)、《辐射防护用参考人第 3 部分　主要生理学参数》(GBZ/T 200.3-2014)等。《含放射性物质消费品的放射卫生防护标准》(GB/T 16353-1996 已修订)。

(四) 食品安全监测与风险评估

1. 食品安全监测与风险评估概述　《中华人民共和国食品安全法》专门增加了食品安全风险监测与评估内容,规定:"国家实行食品安全风险监测制度及食品安全风险评估制度"。此方面工作由国家食品安全风险评估中心(China National Center for Food Safety Risk Assessment,CFSA)来负责。它是经中央机构编制委员会办公室批准、采用理事会决策监督管理模式的公共卫生事业单位,成立于 2011 年 10 月 13 日。作为负责食品安全风险评估的国家级技术机构,紧密围绕"为保障食品安全和公众健康提供食品安全风险管理技术支撑"的宗旨,承担着"从农田到餐桌"全过程食品安全风险管理的技术支持任务,既服务于政府的风险管理,又服务于公众的科普宣传教育,还服务于行业的创新发展。

食品安全风险评估是指对食品、食品添加剂中生物性、化学性和物理性危害对人体健康可能造成的不良影响所进行的科学评估。是食品安全分析体系的核心和基础,包括危害识别、危害特征描述、暴露评估、风险特征描述。食品安全监测是风险评估和风险管理的基础性工作,包括食源性疾病监测、食品监测和食品污染物监测。

(1) 危害识别:根据流行病学、动物试验、体外试验、结构-活性关系等科学数据和文献信息确定人体暴露于某种危害后是否会对健康造成不良影响、造成不良影响的可能性,以及可能处于风险之中的人群和范围。

(2) 危害特征描述:对与危害相关的不良健康作用进行定性或定量描述。可以利用动物试验、临床研究以及流行病学研究确定危害与各种不良健康作用之间的剂量—反应关系、作用机制等。如果可能,对于毒性作用有阈值的危害应建立人体安全摄入量水平。

(3) 暴露评估:描述危害进入人体的途径,估算不同人群摄入危害的水平。根据危害在膳食中的水平和人群膳食消费量,初步估算危害的膳食总摄入量,同时考虑其他非膳食途径进入人体的方式,估算人体总摄入量并与安全摄入量进行比较。

(4) 风险特征描述:在危害识别、危害特征描述和暴露评估的基础上,综合分析危害对人群健康产生不良作用的风险及其程度,同时应当描述和解释风险评估过程中的不确定性。

2. 食品中放射性的监测种类 中国疾病预防控制中心辐射防护与核安全医学所于2012 年开展了核电站周边食品和饮用水中的放射性水平监测工作,全国 8 家监测机构总共汇总了 415 份食品和饮用水样品的结果,结果均在正常范围内。到 2014 年食品和饮用水中放射性核素监测网覆盖全国。监测类别包括陆地食品、海洋产品和饮用水。

(1) 陆地食品类包括:陆生食物链上的植物性和动物性食品。①蔬菜类:包括根、茎、叶、果类蔬菜,如根类如萝卜、茎类如芹菜、叶类如菠菜和白菜、果实类如青椒和尖椒等。1 ~ 2 次收获季节采样,鲜重。②粮食类:水稻、小麦、玉米等粮食作物。收获籽实,风干。③茶叶:采摘季节新鲜茶叶,采样 1 次,鲜重。④乳品通常为生鲜牛或羊乳,放牧季节采样 1 ~ 2 次,采样量约 10 千克。⑤家畜禽肉类食品:当地经常食用的肉类,如鸡肉和猪肉,鲜重。⑥菌类:包括蘑菇、香菇、银耳等。⑦水果类:香蕉、橘子、龙眼、荔枝、橙子、西瓜、苹果、梨子、桃子、枣子、哈密瓜。⑧饮品类(含酒精与非酒精)。

(2) 海洋和淡水类食品:水生食物链上的食品。①海产品:鱼、虾、蟹、贝、藻类。捕捞季节采集可食部分 1 次,鲜重。②淡水类食品:鱼、虾、蟹、贝、河蚌、藻类。捕捞季节,采集可食部分,鲜重,分枯水期和丰水期各采样 1 次。

(3) 饮用水中总 α、β 水平:对集中式供水和分散式供水水厂取水口、出厂水、末梢水、井水、水源水、其他水体(湖水、溪水、泉水、水库水)进行监测。

(五) 放射性核素的清除

1. 通过食品加工对放射性核素的清除 通过对食品的制备、烹饪及各种加工过程可明显减少食品中短半衰期和长半衰期的放射性污染,以减少内照射剂量。可减少食品中放射性污染的加工办法有:首先,清洗、漂洗、刷洗食物表面,尤其是表面带有微绒毛的蔬菜如菠菜、小白菜,可将绝大部分表面沾染的放射性核素去掉。其次,通过去皮、去壳、去除外层叶子、脱骨等有选择地去除食品中有可能污染放射性核素最严重的部分。第三,采用漂白、浸泡、制乳酪和榨油、灌装、冷冻、脱水、加热等深加工,以及对于短半衰期的放射性核素污染的食品可以加以贮存,可使被贮存的食品中放射性核素通过放射性衰变逐渐减少而降低其危害。

2. 物理和化学方法去除土壤中放射性核素 物理法包括改土法、吸附固定法、就地玻璃固化铲土去污、深翻客土法、悬土移除法等,缺点是:需要大量的人力物力财力,对污染也不能彻底清除,不适合大面积土壤的污染治理,而且有的还可能引发新的环境问题。化学方法包括土壤清洗、堆浸去污等。适合小面积高污染土壤的治理。缺点:就是会引入新的物质,破坏土壤结构并容易造成二次污染,这种方法也有实际应用的例子。

3. 利用生物修复技术对放射性核素的清除 生物修复技术包括植物修复、微生物修复以及植物联合微生物修复技术。

(1) 利用植物修复技术对放射性核素的清除:植物修复方式包括植物提取、植物固定、植物过滤和植物挥发。

植物提取:通过在污染土壤中种植超富集植物,利用其根系吸收污染土壤中的放射性核素并运移至植物地上部,通过收割地上部物质(有些方便收获的根茎类植物也可收获其根系产品)带走土壤中放射性核素的一种方法。植物提取作用是目前研究最多,最有发展前景的方法。

植物固定:是指通过在污染土壤中种植植物,利用其根系不吸收或少吸收污染土壤中的放射性核素,使植物在污染土壤中能正常生长发育并不将污染物吸收到植物体内的方法。应用植物稳定原理修复污染土壤应尽量防止植物吸收有害元素,以防止昆虫、草食动物及牛、羊等牲畜在这些地方觅食后可能会对食物链带来的污染。

植物过滤:借助植物羽状根系所具有的强烈吸持作用,从污水中吸收,浓集,沉淀放射性核素。进行根滤作用所需要的媒介以水为主,因此根滤是水体、浅水湖和湿地系统进行植物修复的重要方式,所选用的植物也以水生植物为主。

植物挥发:植物吸收污染物后,将其降解散发到大气中,或把原先非挥发性污染物变为挥发性污染物送入大气中。

(2)利用微生物修复技术对放射性核素的清除:由于微生物资源丰富,代谢途径多样化,且该技术具有处理费用低、对环境影响小、效率高等优点,是一种非常具有潜力的生物修复技术。

近年来发现了一种生物除污菌——耐放射异常球菌能用于放射性和有毒化学物质污染场所的生物除污。另外,奇球菌也是一种具有天然的核素修复功能的细菌。

Appukuttan 研究小组把一组为非特异酸性磷酸酚酶的基因在奇球菌中表达,用于从低浓度核废水中回收铀,在 6h 的时间内能去除 0.8mM 的硝酸铀酰中 90% 的铀。从低浓度核废水中原位生物回收铀提供了一个非常有效的途径。

吴唯民等利用微生物(土著反硝化菌、硫酸盐还原菌、铁还原菌)以乙醇为电子供体还原地下水和沉积物中的六价铀为不溶解的四价铀,使铀原位固定,通过处理地下水中铀浓度从 40~60mg/L 降至 0.103mg/L 以下,达到了饮用水的标准。

(3)植物联合微生物修复的土壤修复方法:是把植物修复和微生物修复方法结合起来,改善土壤环境,促进植物吸收放射性核素。

植物与微生物联合修复技术可充分发挥植物和微生物各自的优点,优势互补,提高修复效果,是目前公认为应用前景最为广泛的重金属或放射性污染土壤修复技术。该项技术处于试验阶段有待于进一步验证。

微生物与植物联合修复的作用机理主要分为两类:①固定或钝化,将有效态转化为无效态,降低了重金属进入食物链或污染周边环境;②活化,促进生物吸收以提高重金属或放射性核素的去除效率。微生物与植物联合修复的形式也可分为两种:①植物与专性菌株的联合修复;②植物与菌根的联合修复。

4. 利用不同植物对核素的吸附与富集能力对放射性核素的清除　利用植物对放射性核素锶的吸附和富集能力,研究和筛选植物修复污染土壤,实现对放射性物质的清除,达到净化环境,保护生态系统。

有研究表明,不同植物对高浓度锶(500mg/kg)胁迫的响应和修复是不同的。在对 10 科 13 种植物进行筛选时,可食用植物的研究结果为抗高浓度锶胁迫能力从高到低分别为:芝麻>向日葵>菊苣>西葫芦>高粱>木耳菜>四季豆。西葫芦的 Sr 含量、转移系数(TF 值)、单位种植面积的 Sr 积累量、地上器官的 Sr 积累量均最大。综合植物对 Sr 的抗性及富集能力,菊苣、西葫芦、木耳菜和黄秋葵可作为修复高浓度 Sr 污染土壤的植物。当土壤被锶严重沾染后立即种植野菊科植物,吸收 ^{90}Sr 能力强且快。

5. 利用超富集植物对放射性核素的清除

（1）超富集植物的标准:应包含植物单位质量元素含量及其分布。该指标表明植物从土壤中吸收核素的能力,含量越高表明植物从土壤中吸收核素的能力越强。

以转移系数大于1作为超富集植物的标准:转移系数大小反映了植物将核素从根系向地上部转移的能力,转移系数越大,其转运能力越强。

植物生物量及其分布:植物生物量的大小既由植物本身遗传特性决定,也受植物生长发育的环境影响,一般在相同生长时间长度,在相同环境条件下对污染环境适应能力强,植物整体特别是地上部生长良好,植物生物量积累高的植物更有利于作为超富集植物。

植物各部位、植物单株及单位土壤面积上的累积量:该指标能反映植物从土壤中吸收、转运核素的绝对量,对统计计算植物提取效率起关键作用。超富集植物单株核素累积量为地上部分累积量与根系累积量之和。因此植物生物量及其分布也是植物能否成为超富集植物的关键。此外单位面积污染土壤中能容纳的植株数量,即在较小面积内能容纳更多植株、较小的栽植密度不影响植物生长及其生物量的积累,此类耐密植植物也是超富集植物选择标准之一。

富集系数和转运量系数:指植物地上部分核素及重金属单位质量含量与土壤中核素单位质量含量之比,认为其越大表明植物富集能力越强,作为超富集植物的标准为地上部富集系数大于1。转运量系数进一步考虑了生物量的作用,能更加全面地反映植物富集核素的能力,植物转运量系数也较好地反映植物生长量和吸收量在地上和地下器官分布的规律。转运量系数=(地上部植物中元素质量分数×地上部生物量)/(地下部植物中元素质量分数×地下部生物量)。

（2）超富集植物条件:根据超富集植物标准,作为特定核素或重金属的超富集植物应满足下列条件:对污染土壤中特定核素或重金属有较强的吸收能力;根系和地上部分能耐受高含量的核素或重金属;吸收的核素或重金属能大部分转移至地上部分,生长快速,生长周期短、生物量大;能反复种植、多次收获;具有较强的抗病虫能力;具有发达的根系;能同时富集多种核素或重金属;耐密植、耐瘠薄、耐旱。目前采用较多的是 Baker 和 Brooks 1983 年提出的参考值,世界上共发现有 400 多种超富集植物。

（3）超富集植物的选择:目前超富集植物选择主要包括:在现有植物中筛选对某种或某几种核素的具有超富集能力的植物;通过杂交育种、诱变育种及转基因育种等方式创造超富集的新植物种类及品种。前者是目前采用和报道最多的方式,也是获得超富集植物最快、最容易的方式。

由于用于植物提取修复的植物不能进入食物链,因此,超富集植物的选择最好在如下植物中选择:不进入食物链的经济植物:为减小植物修复期间土壤产出效益,选择桑、麻、烟草、能源植物等在修复土壤的同时又可产生一定的经济效益;绿肥植物:在植物提取修复的同时可以改良土壤,如豆科绿肥在修复的同时能在其根际固氮,提高土壤肥力;花卉及观赏植物:在植物修复同时可以绿化、美化环境;野生植物:野生植物由于其良好的抗性对被污染土壤一般有较强的适应性。

（姜晓燕）

第三篇

食品添加剂及营养强化剂管理

第 六 章

食品添加剂

第一节 食品添加剂概述

一、定义

食品添加剂(food additives)最早来源于天然物质,我国《天工开物》等有记载,人们为了调剂饮食而加入的植物色素,呈香食物及点制豆腐使用的卤水、煮肉用的硝等,在我国有些地区仍在延续。从南宋始,用"一矾二碱三盐"作为添加制作油条的方法,沿用至今。在远古时代我国就有在食品中使用天然色素的记载,汉朝时红曲就被用于酒的酿造,史书曰:"江南人家造红酒,色味两绝。"北魏末年(公元6世纪)农业科学家贾思勰所著《齐民要术》曾记载从植物中提取天然色素的方法;在《宋史》科技卷上曾有记载:作为肉制品防腐和发色的亚硝酸盐,在大约800年前的南宋时就用于腊肉的生产,并于公元13世纪传入欧洲。

食品添加剂的定义种类很多,不同国家和组织都根据自己的要求和理解对食品添加剂进行了定义。

我国2014年12月24日发布,2015年5月24日实施的《食品安全国家标准 食品添加剂使用标准》(GB 2760—2014),其对食品添加剂的定义是:为改善食品品质和色、香、味,以及为防腐、保鲜和加工工艺的需要而加入食品中的人工合成或者天然物质。食品用香料、胶基糖果中基础剂物质、食品工业用加工助剂也包括在内。

联合国粮农组织(FAO)和世界卫生组织(WHO)联合食品法规委员会对食品添加剂定义为"食品添加剂是有意识地一般以少量添加于食品,以改善食品的外观、风味、组织结构或贮存性质的非营养物质"。

国际食品法典委员会(CAC)的定义是"食品添加剂是指其本身通常不作为食品消费,也不是食品的典型成分,而不管其有无营养价值。它们在食品的制造、加工、调整、处理、包装、运输或保藏过程中由于技术(包括感官)的目的,有意加入食品中或者预期这些物质或其副产物会成为(直接或间接)食品的一部分,或者改善食品的品质。它不包括污染物(农残、包装材料溶出物等)或者为保持、提高食品营养价值而加入食品中的物质"。

日本《食品卫生法》规定:"生产食品的过程中,或者为生产或保存食品,用添加、混合、浸润、渗透等方法在食品里或者食品外使用的物质称为食品添加剂"。换句话说,所谓食品添加剂就是为了生产、保存食品而添加的物质。使用目的主要是提高食品的质量和稳定性、增香添味防治食品氧化变质以及延长保存期等。

二、食品添加剂的作用

食品添加剂是食品加工业的灵魂,使用食品添加剂主要是为了提高产品质量。合理使用食品添加剂可以改善食品的组织状态、增强食品的色香味和口感等多种作用。主要包括以下几个方面:

(一) 改善食品的感官性状、使食品更易于被消费者接受

食品的感官性状包括色、香、味、形态和质地等,是衡量食品质量的一个重要指标。但是,很多天然产品的色泽、口感和质地因生产季节、产地、年份的不同而存在差异,并且在食品加工过程中一般都有碾磨、破碎、加温加压等过程,会使食品容易退色、变色。使用色素、香料以及乳化剂、增稠剂等,可以保持食品感官品质的一致性,保持食品原有外观,提高产品的感官质量。

(二) 防止食品腐败变质,延长食品保存期

食物原料大部分来自动、植物,属于生鲜食品,微生物极易生长繁殖,自然状态下食品就会发生腐败变质而失去食用价值,有些微生物在生长繁殖过程中还会产生有毒有害的代谢产物而引发食物中毒。同时,食品在腐败变质的同时,由于氧化还原反应的发生,还会出现脂肪的酸败、色泽褐变,营养成分损失等多方面的变化。各种防腐剂、抗氧化剂以及保鲜剂可以有效地延长保存期,抑制微生物的生长繁殖和有害物质的产生,防止食物中毒,提高食品的安全性。

(三) 保持或提高食品的营养价值

食品氧化以及食品在加工过程中均可造成营养成分的损失。选择合适的食品添加剂既可以减少营养损失,还可以提高其营养价值。如食品防腐剂和抗氧保鲜剂在食品工业中可以减少并防止食品的氧化变质,更好地保持食品的营养。

(四) 有利于食品加工操作,促进食品工业发展

食品的加工过程中难免会有润滑、消泡、助滤、稳定和凝固等做法,进行这些加工细节时,必然会使用食品添加剂。如在制糖工业中添加乳化剂可缩短糖膏煮炼时间,消除泡沫,使晶粒分散均匀;在果蔬汁生产过程中添加酶制剂,可以提高出汁率,加速澄清过程,有利于过滤等。

(五) 丰富食品种类,满足不同人群的饮食需要

食品添加剂的使用极大地丰富了食品种类,特别是方便食品、快餐食品和半成品的发展更是迅速,更好地满足了人民在快节奏的生活中对各种美食的需求。不同人群由于年龄、职业、身体状况等因素的差异对食品、营养的需求各不相同,食品添加剂的使用可以满足不同人群的饮食需求。例如糖尿病患者不能食用蔗糖,为了满足其对甜味的需求,可以在无糖食品中添加适量的甜味剂如木糖醇、山梨糖醇等。

(六) 提高原料利用率,节省能源

很多食品添加剂可以使原来被认为只能丢弃的物质重新得到利用。如在果汁生产过程中产生的果渣可以通过使用某些添加剂成为果酱原料,还可以从中提取色素等物质再利用;橙皮渣中加入果胶酶、纤维素酶,通过现代化工艺方法可以生产饮料浑浊剂;生产豆腐的副产品豆渣通过加入合适的添加剂可以制成可口的膨化食品。

(七) 提高经济效益和社会效益

食品添加剂的作用不仅增加食品的颜色和品质,而且在生产过程中使用稳定剂、凝固

剂、絮凝剂等各种添加剂能降低原材料消耗,提高产品收率,从而降低了生产成本,可以产生明显的经济效益和社会效益。

三、食品添加剂合理使用的重要性

由于近年来各种化学物质对食品的污染已成为社会性问题,人们对在食品中使用食品添加剂开始关注和担忧,甚至达到"谈食品添加剂色变"的程度。加大科普知识宣传,让居民正确认识和合理使用食品添加剂,就可以最大限度地保证食品安全,因此合理使用食品添加剂具有重要的作用,主要体现在以下几个方面:

(一) 合理使用食品添加剂是保障食品安全的前提

毒性和安全性是食品添加剂的命脉。毒性和安全性有时是要辩证看待的,食品添加剂是否科学规范使用,可能会产生毒害和安全两种截然不同的结果。各种食品添加剂能否使用、使用范围和最大使用量,各国都有严格规定,受法律制约。并且这些规定是建立在一整套科学严密的毒性评价基础上的,任何一种新的食品添加剂在使用前都要依据法规经过一系列毒理学试验和严格的审批手续才能使用,还要根据试验确定使用范围和最大无毒作用量,因此食品添加剂必须严格按照我国制定的《食品添加剂使用标准》及相关管理规定,才能保证食品的安全性。

(二) 合理使用食品添加剂能够发挥其最大功效

选择好食品添加剂,确定用量后,还需要掌握正确的使用方法,才能发挥其最大功效。因此要掌握各类添加剂的理化性质、适用条件及作用机制等。如山梨酸微溶于水,在水中的溶解度仅为0.16g/100g,因此在使用山梨酸的时候应尽可能先溶于醋酸或乙醇后再使用,否则难于在预混料和食品中分布均匀。或者利用山梨酸钾代替,山梨酸钾在水中溶解度较好,可直接溶于水后加入食品中。

(三) 合理使用食品添加剂是促进其行业发展的根本要求

由于近几年国内食品安全事件的接连发生,如地沟油、瘦肉精、染色馒头以及三鹿奶粉事件等,尽管许多事件不是由于食品添加剂,而是由于非法物质的添加导致的,但人们对食品添加剂还是产生了"信任危机",认为食品添加剂是造成食品安全问题的"罪魁祸首",甚至认为食品添加剂是"有毒物质"。这就需要我们正确宣传、合理使用食品添加剂,使百姓理性地认识和看待食品添加剂,接受和正确使用食品添加剂,促进食品添加剂行业的快速发展。

四、食品添加剂的发展趋势

食品添加剂大大促进了食品工业的发展,被誉为现代食品工业的灵魂。一般认为,推动食品添加行业发展的原因主要有如下几个方面:①人们对于健康和营养认识程度的提高,食品安全意识的增强;②快捷方便食品的盛行;③科学技术的进步;④不断健全和完善的法律法规和监管机制。目前我国食品工业在第一产业中所占的比例仍然较低,表明我国食品工业发展空间巨大,相应食品添加剂的行业发展前景也非常乐观。同时,随着经济的不断发展,人民生活水平的不断提高,人民对食品有了更高的要求,未来主要发展趋势表现在以下几个方面:

(一) 安全性仍是食品添加剂发展的基本原则

安全性是食品工业永恒的话题,而这其中食品添加剂的安全性则受到更多的关注,尽管国际组织对现行食品添加剂品种进行了严格、细致的毒理学研究和评价,制定了详细的使用标准,但人们对食品添加剂安全性的质疑似乎从未消除过。保障食品添加剂的安全性是食品添加剂发展的前提条件。研究开发安全的食品添加剂,严格控制食品添加剂的使用量和使用范围,强化食品添加剂生产管理,不断增强监管执法力度,提高消费者的判断分析能力,共同促进食品添加剂的安全使用仍然是未来食品添加剂发展需要共同遵守的基本原则。

(二) 天然食品添加剂将成为主流

人们出于对健康的关注,更崇尚自然的食品,希望食品添加剂也来源于天然,而不是合成的。从植物中提取的色素、香料、抗氧化剂等天然植物成分,安全无毒或基本无毒,逐渐受到了人们的青睐,成为目前研究开发的重点。当前,人们对食品色素、防腐剂的安全问题越来越关注,大力开发天然色素、天然防腐剂等食品添加剂,不仅有益于消费者的健康,而且能促进食品工业的发展。我国拥有丰富的动植物资源,有着几千年药食同用的传统,发展天然的食品添加剂有着独特的优势。目前我国的天然抗氧化剂如茶多酚、天然甜味剂如甘草提取物、天然抗菌剂大蒜素、天然色素和天然香料等天然抽取物受到国际市场的青睐。

(三) 低热量、低脂肪品种具有较大的发展优势

当今世界由肥胖引起的生理功能障碍的人越来越多,对低脂肪、低热量食品的需求增加。而这类食品则需要食品添加剂来弥补口感上的不足。因此无糖低脂肪甜味剂及脂肪代用品越来越受市场欢迎。阿斯巴甜、阿力甜、三聚蔗糖、安赛蜜、糖醇类物质等甜度大、热量低、无毒安全的甜味剂和蔗糖聚脂肪酸酯、山梨酸聚酯等代脂类产品应运而生,并且市场前景广阔。另外在注重低热量、低脂肪的同时,我们应该与国际接轨,加强食品添加剂的功能的研究,促进食品添加剂行业的发展。

(四) 复配型食品添加剂应用越来越广泛

复合食品添加剂使用方便、效果好、功能全,近十几年来逐渐成为全球食品添加剂的主流。国内食品添加剂行业在加强同一类型复合食品添加剂的研发与应用的同时,还应加强不同类型的食品添加剂的复合开发与应用研究。多个食品添加剂产品的复合应用可提高食品添加剂的功效,如抗氧剂、甜味剂和增稠剂往往都不单一品种使用,而是几种复合在一起,产品产生协同效应,达到用量少、效果好的目的。

(五) 开发应用新技术设备,提高食品添加剂工业技术水平

我国食品添加剂行业的发展历史相对比较短,在生产技术和设备上与国外相比还存在一定的差距。通过从国外引进和自主研发具有知识产权的技术和设备,提高我国食品添加剂工业食品是未来发展的一个趋势。国外的食品添加剂工业已有90%采用了新技术,因此它又是一个高新技术产业,我国应加强如生物工程技术、微胶囊技术、膜分离技术、吸附分离技术、分子蒸馏技术及冷冻干燥技术的开发和应用。

(六) 食品添加剂管理法律法规更完善

目前,在食品添加剂行业,滥用、超量使用的现象比较严重,相关的管理、法规仍比较落后。因此,未来我国在食品添加剂监管方面会加大力度,尽快完善我国食品添加剂的法律法规及标准。主要包括:①加快完善我国食品添加剂标准体系;②加强食品添加剂安全性的研究;③加强食品添加剂安全管理的立法,明确各部门的监管职责。另外,我国有关食品添加剂的"带入原则"方面的法律法规较少,在将来会加大相关的法律法规建设。

第二节　食品添加剂的分类与法定编号

一、分类

食品添加剂的分类可按其生产方式、来源、功能的不同而有不同划分。

按生产方式可大致分为三类，一是应用生物技术（酶法和发酵法）获得的产品，如枸橼酸、红曲米和红曲色素等；二是利用物理方法从天然动植物中提取的物质，如甜菜红、辣椒红素等；三是用化学合成方法得到的纯化学合成物，如苯甲酸钠、胭脂红等。

按来源分为天然食品添加剂和人工合成食品添加剂两类。前者是指动植物或微生物的代谢产物等原料，经提取而获得的天然物质，有些天然的产品通常又细分为植物、动物、微生物来源3类。后者则是通过化学手段，使元素或化合物通过氧化、还原、缩合、聚合、成盐等合成反应而得到的物质，其中可分为一般化学合成与人工合成天然等同物，如天然等同香料、天然等同色素。

按功能作用来区分食品添加剂可有很多类别，各国亦可有不同。欧盟将食品添加剂分为26大类，美国将食品添加剂分成16大类，日本分成30大类。联合国FAO/WHO基于JECFA的工作，于1984年曾将其细分为95类。食品添加剂分类的主要目的是便于按用途需要，迅速查出所需的添加剂，因此既不宜太粗，也不宜太细，故按主要功能作用进行分类较为适宜。

《食品安全国家标准·食品添加剂使用标准》（GB 2760—2014）将其分为22个功能类别，其类别和功能如下：

1. 酸度调节剂　用以维持或改变食品酸碱度的物质。
2. 抗结剂　用于防止颗粒或粉状食品聚集结块，保持其松散或自由流动的物质。
3. 消泡剂　在食品加工过程中降低表面张力，消除泡沫的物质。
4. 抗氧化剂　能防止或延缓油脂或食品成分氧化分解、变质，提高食品稳定性的物质。
5. 漂白剂　能够破坏、抑制食品的发色因素，使其褪色或使食品免于褐变的物质。
6. 膨松剂　在食品加工过程中加入的，能使产品发起形成致密多孔组织，从而使制品具有膨松、柔软或酥脆的物质。
7. 胶基糖果中基础剂物质　赋予胶基糖果起泡、增塑、耐咀嚼等作用的物质。
8. 着色剂　使食品赋予色泽和改善食品色泽的物质。
9. 护色剂　能与肉及肉制品中呈色物质作用，使之在食品加工、保藏等过程中不致分解、破坏，呈现良好色泽的物质。
10. 乳化剂　能改善乳化体中各种构成相之间的表面张力，形成均匀分散体或乳化体的物质。
11. 酶制剂　由动物或植物的可食或非可食部分直接提取，或由传统或通过基因修饰的微生物（包括但不限于细菌、放线菌、真菌菌种）发酵、提取制得，用于食品加工，具有特殊催化功能的生物制品。
12. 增味剂　补充或增强食品原有风味的物质。
13. 面粉处理剂　促进面粉的熟化和提高制品质量的物质。
14. 被膜剂　涂抹于食品外表，起保质、保鲜、上光、防止水分蒸发等作用的物质。

15. 水分保持剂　有助于保持食品中水分而加入的物质。

16. 防腐剂　防止食品腐败变质、延长食品储存期的物质。

17. 稳定剂和凝固剂　使食品结构稳定或使食品组织结构不变,增强黏性固形物的物质。

18. 甜味剂　赋予食品甜味的物质。

19. 增稠剂　可以提高食品的黏稠度或形成凝胶,从而改变食品的物理性状、赋予食品黏润、适宜的口感,并兼有乳化、稳定或使呈悬浮状态作用的物质。

20. 食品用香料　能够用于调配食品香精,并使食品增香的物质。

21. 食品工业用加工助剂　有助于食品加工能顺利进行的各种物质,与食品本身无关。如助滤、澄清、吸附、脱模、脱色、脱皮、提取溶剂等。

22. 其他　上述功能类别中不能涵盖的其他功能。

二、法定编号

食品添加剂的统一编号有利于建立食品添加剂数据库,便于电子计算机迅速检索,查询核对食品添加剂相关信息,对食品添加剂使用安全性、合法性快速核查。可弥补分类之不足和因名称不统一等所造成不必要重复和差错。

食品添加剂种类繁多,学名、宿命、地方名及商品名等名称众多,难以统一。因此需要一种在全球范围内统一的编码系统,以解决技术资料、生产、质量等需求,使之科学化、国家化、标准化和规范化。

(一) 食品添加剂的欧盟编号

最早采用编号系统的是 EEC 的 ENo. ,该编号系统是食品添加剂领域最早采用的编号系统。欧盟的 EEC 分类从 E100 至 E999,采用三位数字,由于数量有限,故对同类品又有 Exxxa ~ 等形式表示,即在编号的右方以 a、b、c、d 等加以区别。根据欧盟商标法规定,使用食品添加剂的产品是可以只写出 E-number,而不需标示具体名称。目前,E-number 收编的食品添加剂约有 300 多种,其中合成色素 25 种,欧盟的这一编码体系已经被国际食品法典委员会(CAC)的国际食品添加剂编码系统(INS)采用。

(二) 食品添加剂的国际编号

FAO/WHO 在 1983 年曾发表过一套数字编码系统,除测速外,基本按食品添加剂的英文名称字顺排列,缺点是与分类无关,也无法弥补,仅起到索引的作用,因此未能为许多国家尤其是 EEC 各国所接受。为此,在 1989 年 7 月联合国食品法典委员会(CAC)第 18 次会议上通过了以 ENo. 为基础的国际编码系统(international numbering system-INS)。凡有 ENo. 者,INS 编号绝大部分均与 E 编号相同,但对 E 编号中未细分的同类物作了补充。由于 ENo. 中不包括香料和营养强化剂,因此 INS 中也没有这类编号。此外,INS 虽然对某些没有 ENo. 作了规定,但还有不少已列入 FAO/WHO 允许用名单的食品添加剂未能给予编号。INS 的收取原则是:"包括至少一个 CAC 成员国正式允许使用的添加剂的名单,无论是否已由 JECFA 作过评价"。

(三) 食品添加剂的我国编码

我国食品添加剂编码系统(Chinese numbering system for food additives,CNS 系统),是参照 CAC 文件,采用五位数字表示法,由食品添加剂的主要功能类别和在本功能类别中的顺序号组成,前两位数字码为类别标识,小数点以下三位数字表示在该类别中的编号代码。这种编号系统有比 INS 或 EEC 系统大得多的容量。我国食品添加剂编码只对其某一功能赋码,没有反映食品添加剂的多种功能,而且在国际上不通用,不便于国际交流和进行有关的比较研究。因此,作为信息处理或情报交换,我国尚需与国际上取得接轨。

（四）其他国家的食品添加剂编码

美国、日本等没有对食品添加剂进行编号。但美国食用香料制造者协会（FEMA）自1960—1998 年陆续分 18 次发表了属于公认为安全的（GRAS）的各种香料名单,按字顺排列基于编号,并拟定限量,编号 2001 ~ 3905,已取得 FDA 的批准,而作为法定编号。

除上述各种编号外,尚有用于着色剂的"染料索引号（Color index）"通用于国际间,用C. I. 表示。它不是仅为食品添加剂编制的,包括所有的合成染料,于 1975 年重新制定了各种合成染料的统一编号,又为各类染料制定了分类编号,如柠檬黄的系统号为 C. I. 19140,分类号为"C. I. Food Yellow 4"。

第三节　食品添加剂的使用要求

一、食品添加剂的安全性问题

（一）我国食品添加剂存在的安全问题

1. 超限量使用添加剂　《食品安全国家标准食品添加剂使用标准》（GB 2760—2014）中严格规定和限制用于食品加工中添加剂的种类、范围和使用量,一旦超出使用量就可能会对人体健康造成危害,其产品就成为不合格和不安全产品。如面粉中超标使用过氧化苯甲酸,酱菜中超标使用苯甲酸钠等防腐剂。

2. 食品生产过程中超范围使用食品添加剂　《食品安全国家标准·食品添加剂使用标准》（GB 2760—2014）明确规定了各种添加剂的使用范围,超剂量使用可能带来许多不良后果。扩大使用范围需经卫生部审批同意,不少食品生产加工者没按要求进行审批,而是随意扩大使用范围,擅自扩大使用范围和使用于没有批准的食品品种中都属超范围使用。如罐头产品中添加糖精钠、防腐剂,婴儿食品中添加色素、甜味剂、防腐剂等,都属于超范围使用食品添加剂。

3. 采用伪劣添加剂　选用合格优质的食品添加剂,在一定时间内对改善食品的某些功能具有一定的作用,对消费者的健康也不会造成威胁,但是如果采用劣质的或是过了保质期的食品添加剂,含有对人体有害的汞、铅、砷等重金属元素,对食品质量和消费者的健康造成严重危害。

4. 食品添加剂使用宣传上的误导　当前食品的标识和各种广告宣传中,常见到"纯天然""不含防腐剂""不含任何食品添加剂"的宣传,客观上误导了消费者,出现谈"剂"色变。现代食品工业中,真正没有使用食品添加剂的食品极少,这样的宣传,生产企业主要是为了迎合消费者"凡食品添加剂有害"的错误认识。按食品添加剂使用规定,凡能按标准和要求加入的食品添加剂都能在人体正常代谢过程中完全分解,或本身就是人体代谢中可以产生的。媒体及有关职能部门的宣传误导,把在食品生产加工中非法使用化工产品,或非法使用食品添加剂,引发的食品安全事件矛头指向食品添加剂,加剧了普通消费者对食品添加剂的偏见和恐惧。

5. 非食品添加剂被一些加工生产企业非法使用　非食品添加剂一般属于工业使用添

加剂,是国家明令禁止使用于食品工业的添加剂,这类添加剂已被证实对人体存在一定的危害。但由于低价或者可更好的改变食品的某一性能,所以被一些企业违法使用于食品中,导致消费者食用后出现中毒造成人身伤害。

(二) 食品添加剂引起的危害

1. 急性和慢性中毒　新中国成立初期,普遍使用 β-萘酚、罗大明 B、奶油黄等防腐剂和色素,而后证实他们存在有致癌物质。盐酸中含砷过高曾发生中毒。饼干、点心中使用硼砂也较普遍,用矿酸制作食醋,在农村中生产红色素加入砷作防虫剂。天津、江苏、新疆等地皆因使用含砷的盐酸、食碱及过量使用添加剂如亚硝酸盐、漂白剂、色素而发生急、慢性中毒。

在国外,如 1955 年初日本西部发生婴儿贫血,食欲减退、皮疹、色素沉着、腹泻、呕吐,全国患者达 12 000 人,死 130 人,经调查患儿都是食用了"森永"牌调和乳粉,乳粉中检出砷 30 ~ 40mg/kg,4 ~ 5 个月婴儿一日摄入奶粉 100g,则摄入亚砷酸达 2 ~ 4mg。经查明砷的来源是由于加入稳定剂磷酸氢二钠(含砷 3% ~ 9%)所致。至 1975 年调查仍有 11% 患者有脑神经症状。日本使用多年的防腐剂 AF-2,近年来也证实是致畸物质,近年来各国安全名单删除的添加剂日益增多,如色素中的金胺、奶油黄、碱性菊橙、品红等 13 中,硼砂、硼酸、氯酸钾、溴化植物油等二十余种。

2. 引起变态反应　近年来添加剂引起的变态反应报道日益增多,有的变态反应很难查明与添加剂有关,部分报道如下:①糖精可引起皮肤瘙痒症,日光性过敏性皮炎(以脱屑性红斑及浮肿性丘疹为主);②苯甲酸及偶氮类染料皆可引起哮喘等一系列过敏症状;③香料中很多物质可引起呼吸道气管发炎、咳嗽、喉头浮肿、支气管哮喘、皮肤瘙痒、皮肤划痕症、荨麻疹、血管性浮肿、口腔炎等;④柠檬黄等可引起支气管哮喘、荨麻疹、血管性浮肿。

3. 体内蓄积　国内在儿童食品中加入维生素 A 作为强化剂,如蛋黄酱、奶粉、饮料中加入这些强化剂,经摄食后 3 ~ 6 个月总摄入量达到 25 ~ 84 万国际单位时,则出现食欲减退、便秘、体重停止增加、失眠、兴奋、肝脏大、脱毛、脂溢、脱屑、口唇龟裂、痉挛,甚至出现神经症状,头痛、复视、视神经乳头浮肿,四肢疼痛,步行障碍。动物大量食用,则会发生畸形。维生素 D 过多摄入也可引起慢性中毒。还有些脂溶性添加剂,如二甲基氢基甲苯(BHT)如过量也可在体内蓄积。

4. 食品添加剂转化产物问题　制造过程中产生的一些杂质,如糖精中产生杂质,邻甲苯磺酰胺,用氨法生产的焦糖色重的 4-甲基咪唑等,食品贮藏过程中添加剂的转化,如赤癣红色素转内荧光素等。

5. 同食品成分起反应的物质　如焦碳酸二乙酯,形成强烈致癌物质氨基甲酸乙酯,亚硝酸盐形成亚硝基化合物,又如偶氮染料形成游离芳香族胺等。

以上这些都是一致的有害物质,某些添加剂共同使用时能否产生有害物质还不清楚,尚待进一步研究。

6. 食品中可能违法添加的非食用物质

(1) 甲醛(formaldehyde):日本报道在牛奶中加入万分之一的甲醛,婴儿连服 20 日即引起死亡,对果蝇和微生物有致突变性,由于防腐力强,欧洲各国曾用于酒类、肉制品、牛乳及其制品的防腐,其五万分之一即可防止细菌发运,但食后引起胃痛、呕吐、呼吸困难等,我国曾有酚醛树脂容器而引起中毒,国内外皆已禁用。

(2) 硼酸、硼砂(boric acid,borax):早年曾用其作为肉、人造奶油等防腐剂和饼干膨松剂,该物质在体内蓄积,排泄很慢,影响消化酶的作用,每日使用 0.5g 即将引起食欲减退,妨碍营养物质的吸收,以致体重下降,致死量成人约 20g,幼儿约 5g,成人 1~3g 即可引起中毒。

(3)β-萘酚(β-naphthol):由于对丝状菌和酵母菌有抑制作用,曾用作酱油的防腐剂,毒性很强,对人体黏膜有刺激作用,造成肾脏障碍,引起膀胱疼痛,蛋白尿、血尿,大量可引起石炭酸样毒性,也可引起神经萎缩,有报道可导致动物膀胱癌。

(4)水杨酸(柳酸 salicylic acid):水杨酸对蛋白质有凝固作用,对大鼠 LD_{50} 1500~2000mg/kg,慢性中毒剂量为 500mg/kg,一日 10g 以上可引起中枢神经麻痹,呼吸困难,听觉异常,目前世界各国皆禁用。

(5)吊白块(sodium formaldehyde sulfoxylate):为甲醛-酸性亚硫酸钠制剂,有强烈的还原作用,曾用于食品漂白剂,由于有甲醛残留,对肾脏有损害,我国禁止使用。

(6)硫酸铜(copper sulfate):摄入本品可引起金属热,大白鼠经口 LD_{50} 300mg/kg,人服 0.3g 可引起胃部黏膜刺激,呕吐,大量可引起肠腐蚀,部分被肠吸收,在肝、肾蓄积可引起肝硬化,人长期使用可引起呕吐、胃痛、贫血、肝大和黄疸、昏睡死亡。

(7)黄樟素(safrole):国际肿瘤中心已确证黄樟素、异黄樟素、二氢黄樟素有致癌作用,在大鼠饲料中投入含 5000mg/kg 黄樟素死样,50 只大鼠中 19 只发生肿瘤,其中 14 只为恶性肿瘤。我国首先对香精中黄樟素禁止使用。

(8)香豆素(coumarin):用香豆素经动物试验结果表明可导致肝脏损害,将配成溶液给大白鼠灌胃。剂量为 100mg/kg,9~16 天肝脏出现病变;剂量为 25mg/kg,33~330 天肝脏出现病变。饲料中加入 10 000mg/kg,4 周即有明显肝脏损坏。二氢香豆素、6-甲基香豆素有类似毒性作用,黑香豆酊和黑香豆浸膏主要成分为香豆素,故均禁用。

二、食品添加剂的使用要求

(一) 食品添加剂使用时应符合以下基本要求

1. 不应对人体产生任何健康危害;
2. 不应掩盖食品腐败变质;
3. 不应掩盖食品本身或加工过程中的质量缺陷或以掺杂、掺假、伪造为目的而使用食品添加剂;
4. 不应降低食品本身的营养价值;
5. 在达到预期效果的前提下尽可能降低在食品中的使用量。

(二) 在下列情况下可使用食品添加剂

1. 保持或提高食品本身的营养价值;
2. 作为某些特殊膳食用食品的必要配料或成分;
3. 提高食品的质量和稳定性,改进其感官特性;
4. 便于食品的生产、加工、包装、运输或者贮藏。

(三) 食品添加剂质量标准

按照本标准使用的食品添加剂应当符合相应的质量规格要求。

三、使用食品添加剂的一般原则

(一) 食品添加剂带入原则

1. 在下列情况下食品添加剂可以通过食品配料(含食品添加剂)带入食品中。

(1)根据本标准,食品配料中允许使用该食品添加剂;

（2）食品配料中该添加剂的用量不应超过允许的最大使用量；

（3）应在正常生产工艺条件下使用这些配料，并且食品中该添加剂的含量不应超过由配料带入的水平；

（4）由配料带入食品中的该添加剂的含量应明显低于直接将其添加到该食品中通常所需要的水平。

2. 当某食品配料作为特定终产品的原料时，批准用于上述特定终产品的添加剂允许添加到这些食品配料中，同时该添加剂在终产品中的量应符合本标准的要求。在所述特定食品配料的标签上应明确标示该食品配料用于上述特定食品的生产。

（二）复配食品添加剂使用基本原则

1. 复配食品添加剂不应对人体产生任何健康危害。

2. 复配食品添加剂在达到预期的效果下，应尽可能降低在食品中的用量。

3. 用于生产复配食品添加剂的各种食品添加剂，应符合 GB 2760 和卫生部公告的规定，具有共同的使用范围。

4. 用于生产复配食品添加剂的各种食品添加剂和辅料，其质量规格应符合相应的食品安全国家标准或相关标准。

5. 复配食品添加剂在生产过程中不应发生化学反应，不应产生新的化合物。

6. 复配食品添加剂的生产企业应按照国家标准和相关标准组织生产，制定复配食品添加剂的生产管理制度，明确规定各种食品添加剂的含量和检验方法。

四、食品添加剂安全性评价

食品添加剂进行安全性和毒性鉴定，来确定该食品添加剂在食品中无害的最大限量，对有害的物质提出禁用或放弃的理由。确定食品添加剂摄入量的方法是在一整套严密的毒理学评价及试验的基础上制定的。食品添加剂制定过程中的过程以及常用的毒理学指标如下。

（一）毒理学评价内容

食品添加剂的毒理学评价在我国主要是由认可的食品卫生监督检验机构、营养与食品卫生研究所的教学机构中从事食品毒理学工作的单位和部门按照毒理学评价程序进行毒理学实验，出具试验报告，经卫生部门卫生监督检查所审查，报卫生部卫生监督司认可和备案。国际上则是由 FAO/WHO 联合食品添加剂专家委员会进行。其主要内容大致为：化学结构、理化性质、人的可能摄入量、人体资料、动物毒性试验和体外试验资料、代谢试验资料，以及对主述资料等的综合评价。

毒理学评价主要包括人体观察和试验研究两方面。出于伦理学的考虑，不应有意识地对人体进行试验观察，但如遇治疗、嗜好及其他偶发事件，造成人体摄食该物质的情况，则应尽可能收集人体的观察资料。此外，通过流行病学调查也可取得部分人体资料。

试验研究即进行动物毒性试验，是取得毒理学评价的重要方法。动物毒性试验通常包括急性经口毒性试验、遗传毒性试验、28 天经口毒性试验、90 天经口毒性试验、致畸试验、生殖毒性试验及生殖发育毒性试验、毒物动力学试验、慢性毒性试验、致癌试验、慢性毒性和致癌合并试验。

（二）毒理学试验的选择

不同食品添加剂，所需的范围不同。参照《食品安全性毒理学评价程序》（GB 15193. 1-

2014)标准,具体规定如下:

1. 香料

(1) 凡属世界卫生组织(WHO)已建议批准使用或已制定日容许摄入量者,以及香料生产者协会(FEMA)、欧洲理事会(COE)和国际香料工业组织(IOFI)四个国际组织中的两个或两个以上允许使用的,一般不需要进行试验。

(2) 凡属资料不全或只有一个国际组织批准的先进行急性毒性试验和遗传毒性试验组合中的一项,经初步评价后,再决定是否需进行进一步试验。

(3) 凡属尚无资料可查、国际组织未允许使用的,先进行急性毒性试验、遗传毒性试验和 28 天经口毒性试验,经初步评价后,决定是否需进行进一步试验。

(4) 凡属用动、植物可食部分提取的单一高纯度天然香料,如其化学结构及有关资料并未提示具有不安全性的,一般不要求进行毒性试验。

2. 酶制剂

(1) 由具有长期安全食用历史的传统动物和植物可食部分生产的酶制剂,世界卫生组织已公布日容许摄入量或不需规定日容许摄入量者或多个国家批准使用的,在提供相关证明材料的基础上,一般不要求进行毒理学试验。

(2) 对于其他来源的酶制剂,凡属毒理学资料比较完整,世界卫生组织已公布日容许摄入量或不需规定日容许摄入量者或多个国家批准使用,如果质量规格与国际质量规格标准一致,则要求进行急性经口毒性试验和遗传毒性试验。如果质量规格标准不一致,则需增加 28 天经口毒性试验,根据试验结果考虑是否进行其他相关毒理学试验。

(3) 对其他来源的酶制剂,凡属新品种的,需要先进行急性经口毒性试验、遗传毒性试验、90 天经口毒性试验和致畸试验,经初步评价后,决定是否需进行进一步试验。凡属一个国家批准使用,世界卫生组织未公布日容许摄入量或资料不完整的,进行急性经口毒性试验、遗传毒性试验和 28 天经口毒性试验,根据试验结果判定是否需要进一步的试验。

(4) 通过转基因方法生产的酶制剂按照国家对转基因管理的有关规定执行。

3. 其他食品添加剂

(1) 凡属毒理学资料比较完整,世界卫生组织已公布日容许摄入量或不需规定日容许摄入量者或多个国家批准使用,如果质量规格与国际质量规格标准一致,则要求进行急性经口毒性试验和遗传毒性试验。如果质量规格标准不一致,则需增加 28 天经口毒性试验,根据试验结果考虑是否进行其他相关毒理学试验。

(2) 凡属一个国家批准使用,世界卫生组织未公布日容许摄入量或资料不完整的,则可先进行急性经口毒性试验、遗传毒性试验、28 天经口毒性试验和致畸试验,根据试验结果判定是否需要进一步的试验。

(3) 对于由动、植物或微生物制取的单一组分、高纯度的食品添加剂,凡属新品种的,需要先进行急性经口毒性试验、遗传毒性试验、90 天经口毒性试验和致畸试验,经初步评价后,决定是否需进行进一步试验。凡属国外有一个国际组织或国家已批准使用的,则进行急性经口毒性试验、遗传毒性试验和 28 天经口毒性试验,经初步评价后,决定是否需进行进一步试验。

(三) 毒理学评价常用指标

1. 急性毒性评价值 LD_{50}(50% lethal dose)　毒性的定量测定是把不同剂量的被试验物

质导入试验动物体内,而足以使占全体数量50%的个体在试验条件下致死的剂量称为LD$_{50}$,一般用每千克体重所使用的毒物克数表示。LD$_{50}$是判断食品添加剂安全性的常用指标,任何食品添加剂都必须进行急性毒性评价。

2. 最大无作用剂量(maximal no-effect dose,MNL)或可观察的无副作用剂量(no observed adverse effect level,NOAEL)　指在一定时间内,一种外源化合物按一定方式或途径与机体接触,根据目前的认识水平,用最灵敏的实验方法和观察指标,未能观察到机体任何损害作用的最高剂量,单位为mg/kg体重。

3. 每日容许摄入量(acceptable daily intake,ADI)及安全系数的制定　每日容许摄入量是指人体每日摄入某种物质直至终生,而不产生可检测到的对健康产生危害的量,以每天每千克体重可摄入的量表示,即mg/(kg·d)。ADI是制定食品添加剂使用标准的重要依据。

ADI是由JECFA根据各国所用食品添加剂的毒性报告和有关资料制定的,考虑到人与动物之间的种间差异,人与人之间的个体差异,人体的ADI实际是在动物实验的MNL基础上考虑一个安全系数确定的,该系数一般为100倍。即ADI=MNL×1/100。

4. 最大使用量　是指某种食品添加剂在不同食品中允许使用的最大量,单位为g/kg。最大使用量是食品企业使用添加剂的重要依据。

确定某种食品添加剂的ADI值后,通过人群膳食调查,根据膳食中该物质的各种食品的每日摄取量,分别制定出其中每种食品含有该物质的最高允许量。至于各种食品中的最大使用量是使用标准中的主要内容,这通常是根据上述各种食品中的最高允许量并略低于它而制定的,目的仍然是保证人体的安全。具体某种食品中某物质的最大允许用量,还要按照该物质的毒性及在食品中的实际需要而定。

5. 一般公认安全GRAS　一般公认安全(generally recognized as safe,GRAS)是美国食品和药品管理局(FDA)对食品添加剂(不包括香料)进行安全性分类的一种表示方法。凡列入GRAS名单的食品添加剂,被认为是安全性较大的。凡是属于GRAS者,均应符合以下条件之一:

(1) 某天然食品中存在;

(2) 已知其在人体内极易代谢(一般常量范围内);

(3) 化学结构与某一已知安全的物质非常近似者;

(4) 在较大范围内证实已有长期安全食用的历史,如在某国家已使用30年以上,或者符合下述第(5)条;

(5) 同时具备以下各点:①在某一国家最近已使用10年以上;②在任何最终食品中平均最高用量不超过10mg/kg;③在美国的年消费量低于454kg。

第四节　食品添加剂的卫生管理

一、联合国FAO/WHO对食品添加剂管理

1956年在罗马成立了FAO/WHO"食品添加剂专家委员会(Joint FAO/WHO Expert Committee on Food Additives 简称 JECFA)"。1962年成立了"食品法典委员会(Codex Alimentarius Commission 简称 CAC)",下设有食品添加剂法典委员会(CCFA),每年定期召开会议,对JECFA所通过的各种食品添加剂的标准、试验方法、安全性评价等进行审议和认

可,在提交 CAC 复审后公布,以期在广发的国际贸易中,制定统一的规格和标准,确定统一的试验方法和评价等,克服由于各国法规不同所造成贸易上的障碍。2005 年国际食品法典委员会决定将食品添加剂和污染物法典委员会拆分为食品添加剂委员会和污染物委员会。

目前作为一种国际组织,联合国所属机构所通过的决议只能作为建议推荐给各国,作为其指定相关法律文件的参照或参考,而不直接对各国起到指令性法规的作用。目前联合国为各国提供的主要法规和标准有:①允许用于食品的各种食品添加剂的名单,以及它们的毒理学评价结果(ADI 值);②各种允许使用的食品添加剂质量指标等规定;③各种食品添加剂质量指标的通用测定方法;④各种食品添加剂在食品中允许使用范围和建议用量。

FAO/WHO 食品添加剂联合专家委员会(JECFA)对食品添加剂的安全评价。并根据各种物质的毒理学资料制定出相应的每日允许摄入量(ADI)值。CCFA 每年定期召开会议,对JECFA 通过的各种食品添加剂标准、试验方法和安全性评价结果进行审议认可,再提交国际食品法典委员会复审后公布。因此,在各个国家的食品标准中食品添加剂的种类和使用量等,均应以 JECFA 的建议为根据。该委员会建议把食品添加剂分为如下四类:

第一类为 GRAS(general recognized as safe)物质,即一般认为是安全的物质可以按正常需要使用,不需建立 ADI 值。

第二类为 A 类,又分为 A1、A2 类。

A1 类:经 JECFA 评价毒理学性质已经清楚,可以使用并已订出了正式 ADI 值的。

A2 类:JECFA 已制定暂定 ADI 值,但毒理学资料不够完善,暂时许可用于食品。

第三类为 B 类,JECFA 对其进行评价但毒理学资料不足,未建立 ADI 值者。

第四类为 C 类,原则上为禁止使用的食品添加剂,其中 C1 类,根据毒理学资料认为在食品中使用不安全者。C2 类为应严格限制在某些食品中作特殊使用者。

二、美国、欧盟和日本对食品添加剂的管理

(一) 美国对食品添加剂的管理

美国最早于 1908 年制定有关食品安全的食品卫生法(pure food act),于 1938 年增订成"美国药物和化妆品法(food,drug and cosmetic act,略写作 FD&C)"。

美国在 1959 年颁布的《食品添加剂法》中规定,出售食品添加剂之前需经毒理实验,食品添加剂的使用安全和效果的责任由制造商承担,但对已列入 GRAS 者例外。凡新的食品添加剂在未得到 FDA 批准之前,绝对不能生产和使用。

1959 年以后相应颁布"食品添加剂法"分别由美国食品与药物管理局(FDA)和美国农业部(USDA)贯彻实施。因肉类由美国农业部管理,用于肉和家禽制品的添加剂需得到 FDA和 USDA 双方认证;而烟和酒由烟草税和贸易局管理,用于烟、酒的食品添加剂也实行双重管理。食品添加剂立法的基础工作往往由相应的协会承担。如食品香精立法由食用香料制造者协会(FEMA)担任,其安全结果得到 FDA 认可后,由美国联邦法规索引公布。对于各种食品添加剂的质量标准和各种指标的分析方法等,由 FDA 所属"食品化学品法典委员会(Committee on Food Chemicals Codex)"管理,由美国国家科学院出版社不定期出版《食品化学品法典(ECC)》。

美国食品和药品管理法第 402 款规定,只有经过评价和公布的食品添加剂才能生产和应用,否则会被认定为不安全。含有不安全食品添加剂的食品则"不宜食用",不宜食用的食品禁止销售。美国规定,食品中公认可安全使用的物质不属于食品添加剂范畴,但对这类

物质的使用也实行严格管理。FDA 已推行一项新的公认安全物质的通报系统,即由生产企业向 FDA 提交其产品,根据其用途属于公认安全物质的报告,FDA 在一定时间内(通常是180 天),向申请人发信确认或否认申请的物质的公认安全性。

此外,对营养强化剂的标签标示,FDA 在国标和教育法令(NLEA)中规定了新表示管理条例。其中要求维生素、矿物质、氨基酸及其他营养强化剂的制造商对其产品作有益健康的标示声明,于 1994 年 5 月 8 日生效。

(二) 欧盟对食品添加剂的管理

欧盟与 1974 年成立"欧共体食品科学委员会(Scientific Committee for Food of the Commission of the EEC)"负责 EEC 范畴内有关食品添加剂管理,包括对 ADI 的确认(对 FAO/WHO 所公布的 ADI 的确认)、是否允许使用、允许适用范围及限量,并据此编制各种准用食品添加剂的 EEC No. 。并由各种不定期的出版物出版。

欧盟食品添加剂的使用原则是食品中只能含有欧盟允许使用的食品添加剂和成员国允许使用的香料,即使用食品添加剂必须符合欧盟的相关规定和一般卫生法规的要求。此外,欧盟食品安全管理局设置有食品添加剂专门科学小组,在科学委员会的协调下,开展专题研究和科学评估,为食品安全局的各项决策提供技术支持,为制定法规、标准提供基础数据。

为了对婴幼儿的保护,在 EEC 下设有"活动过渡儿童保护集团——Hyperactive Children's Support Group(HACSG)",1977 年成立,其任务之一是对不适宜于婴幼儿的食品添加剂,做出各种限制性建议。2008 年欧盟委员会提升食品品质的一系列物质的法规,包括:食品添加剂、食品酶制剂、使用香料的法规及食品添加剂、酶制剂和香料的认证程序。

(三) 日本对食品添加剂的管理

日本与 1947 年制定食品卫生法,由厚生省负责管理,其中规定食品添加剂分化学合成和非化学合成两大类,过去只对化学合成品有严格要求,定期公布出版《食品添加物公定书》。厚生省对天然品的安全评价并不负责。1989 年 12 月厚生省以 207 号指令对"非合成食品添加剂"规定了其来源和制造方法(该指令于 1996 年 4 月 16 日公布的厚生省令第 120号所取代,前指令同时作废)。2004 年,日本实施新修订的《食品卫生法》,对食品添加剂的管理更加严格。新《食品卫生法》规定,食品添加剂申请扩大使用范围,必须经过新成立的隶属内阁政府的食品安全委员会批准。

日本按照目前使用习惯和管理要求,将食品添加剂划定为四种:指定添加剂、既存添加剂、天然香精和既是食品又是食品添加剂物质。指定添加剂是指对人体健康无害的合成添加剂,必须按一定程序审批后才能使用。既存添加剂也称现用添加剂,指在食品加工中使用历史长,被认为是安全的天然添加剂。天然香精和一般添加剂一般不受《食品卫生法》限制,但在使用管理中要求标示其基本原料的名称。

对营养强化剂,以厚生省环境健康署第 42 号通告的形式,规定允许使用的名单和限量等,包括维生素、矿物质和氨基酸,不分合成或非合成品。

三、中国对食品添加剂的管理

中国对食品添加剂的卫生管理主要通过三个方面:

(一) 制定和执行《食品添加剂使用卫生标准》

中国于 1973 年成立"食品添加剂卫生标准科研协作组",开始有组织、有计划地在全国范围内开展食品添加剂使用情况(包括食品添加剂品种、用量及其质量规格)的调查研究。1977 年由原卫生部起草、原国家标准计量局批准制定了最早的"食品添加剂使用卫生标准(试行),GBn50-77"。1979 年国务院颁发了《中华人民共和国食品卫生管理条例》,规定"食品生产、加工需在食品中使用添加剂时,必须严格遵守使用品种、剂量和使用范围的规定,严禁乱用"。1980 年在原协作组基础上成立了"中国食品添加剂标准化技术委员会",并于 1981 年制定了"食品添加剂使用卫生标准,编号为 GB 2760-81",中国在 1982 年实施了食品卫生法(试行)就规定了食品添加剂的卫生管理办法,这个办法是由 10 条规定构成的。1986 年增补内容后修订为 GB 2760-86,1996 年又经增补修改为 GB 2760-1996,代替前者,之后在 2007 年和 2011 年又分别进行了修订和增补。

1992 年发布"食品添加剂生产管理办法"。1993 年颁布"食品添加剂卫生管理办法"。此外,1995 年 10 月颁布"中华人民共和国食品卫生法"在第 9、11、14、16、20、21、24、30、44、46 条中对食品添加剂均有法律规定。另于 1986 年颁布了"食品营养强化剂使用卫生标准(试行)"和"全国特种营养食品生产管理办法"。1987 年颁布"食品标签通用标准,GB 7718-87",1991 年对部分内容作了修改。1992 年颁布"特殊营养食品标签,GB 13432-92"。1994 年公布"食品营养强化剂使用卫生标准,GB 14880-94",上述各标准均由卫生部批准后公布实施,均属强制性国家标准。

2014 年 12 月 24 日发布的《食品安全国家标准　食品添加剂使用标准》(GB 2760-2014)于 2015 年 5 月 24 日开始实施。本标准规定了食品添加剂的使用原则、允许使用的食品添加剂品种、使用范围及最大使用量或残留量。

(二) 颁布和执行新食品添加剂审批程序

有关食品添加剂的申请包括申请对象、申请材料、审批程序。申请对象是指①未列入食品安全国家标准的食品添加剂新品种;②未列入卫生部公告允许使用的食品添加剂品种;③扩大使用范围或者用量的食品添加剂品种。

未列入食品添加剂使用卫生标准的其他食品添加剂如需生产使用时,要按规定的审批程序经批准后才能生产使用。其审批程序是:①申请者应当向所在地省级卫生行政部门提出申请,并按规定提供资料,主要包括原料名称及其来源、化学结构和理化性质、生产工艺、毒理学安全性评价报告、卫生学检验报告、使用微生物的需提供菌种鉴定报告和安全性评价资料、使用范围及使用量、试验性使用报告、检验方法、产品质量标准和规范、产品样品、标签以及国内外有关安全性资料和使用情况;②省级卫生行政部门应在 30 天内完成对申报资料的完整性、合法性和规范性的初审,并提出初审意见后,报卫生部审批;③卫生部定期召开专家评审会,对申报资料进行技术评审,并根据专家评审会技术评审意见做出是否批准的决定。

进口食品添加剂新品种和进口扩大使用范围或使用量的食品添加剂,生产企业或者进口代理商应当直接向卫生部提出申请。申请时,除应当提供本办法第六条、第七条规定的资料外,还应当提供下列资料:①生产国(地区)政府或其认定的机构出具的允许生产和销售的证明文件;②生产企业所在国(地区)有关机构或者组织出具的对生产者审查或认证的证明材料。进口食品中的食品添加剂必须符合《食品添加剂使用卫生标准》。

(三) 颁布和执行生产食品添加剂审批程序

为了加强对新批准品种食品添加剂的安全保证,我国实行了许可证管理制度,即已列入 GB2760 的食品添加剂,要生产的工厂必须获得省级卫生行政部门发放的卫生许可方可从事食品添加剂生产。生产企业申请卫生许可需要提交:①申请表;②生产食品添加剂的品种名单;③生产条件、设备和质量保证体系的情况;④生产工艺;⑤质量标准或规范;⑥连续三批产品的卫生学检验报告;⑦标签(含说明书)。

食品添加剂生产许可前提条件:①合法有效的营业执照;②应当具备与产品类型、数量相适应的厂房、设备和设施,按照产品质量标准组织生产,并建立企业生产记录和产品留样制度;③食品添加剂生产企业应当加强生产过程的卫生管理,防止食品添加剂受到污染和不同品种间的混杂;④生产复合食品添加剂的,各单一品种添加剂的使用范围和使用量应当符合《食品添加剂使用卫生标准》或卫生部公告名单规定的品种及其使用范围、使用量;⑤应当对产品进行质量检验。检验合格的,应当出具产品检验合格证明;无产品检验合格证明的不得销售;⑥食品添加剂经营者必须有与经营品种、数量相适应的贮存和营业场所。销售和存放食品添加剂,必须做到专柜、专架,定位存放,不得与非食用产品或有毒有害物品混放;⑦食品添加剂经营者购入食品添加剂时,应当索取卫生许可证复印件和产品检验合格证明;⑧食品添加剂的使用必须符合《食品添加剂使用卫生标准》或卫生部公告名单规定的品种及其使用范围、使用量。

关于外国公司的产品,进入中国市场也必须按照中华人民共和国的法规程序办理,可将以上所具备材料直接向全国食品添加剂标准化技术委员会办理申请批准手续。

中国台湾地区于1967年12月颁布"食品添加物管理规则",1975年1月公布"食品卫生管理法",1976年4月以公告形式发布"食品添加物使用范围及用量标准"以后每年公布一次,1977年9月又公告"食品添加物规格标准"。在1992年修订了"食品添加物使用范围及用量标准",之后每年修订一次。

(四) 食品添加剂的标签、说明书

1. 食品添加剂的标签上应标明:①"食品添加剂"字样;②产品名称、规格和净含量;③生产者名称、地址和联系方式;④成分或者配料表;⑤生产日期、保质期限或安全使用期限;⑥贮存条件;⑦产品标准代号;⑧生产许可证编号;⑨食品安全标准规定的和国务院卫生行政部门公告批准的使用范围、使用量和使用方法;⑩法律法规或者相关标准规定必须标注的其他注意事项。

2. 食品添加剂有使用禁忌与安全注意事项的,应当有警示标志或者中文警示说明。

3. 食品添加剂存在安全隐患的,生产者应当依法实施召回;并将召回及召回产品的处理情况向质量技术监督部门报告。

第五节　各类食品添加剂

一、酸度调节剂

(一) 定义

酸度调节剂(acidulating agent)亦称pH调节剂,是指用以维持或改变食品酸碱度的物质。除赋予食品酸味外,还具有调节食品pH、用作抗氧化剂增效剂、防治食品腐败或褐变、抑制微生物生长等作用。

(二) 我国允许使用的种类

酸度调节剂可分为无机酸和有机酸两类。无机酸主要包括的是磷酸,有机酸主要包括柠檬酸、酒石酸、苹果酸、富马酸、抗坏血酸、乳酸、葡萄糖酸等。我国现已批准使用的酸度调节剂有二十余种。其中枸橼酸、乳酸、酒石酸、苹果酸、枸橼酸钠、枸橼酸钾等均可按正常需要用于食品。碳酸钠、碳酸钾可用于面制食品中,醋酸和磷酸可用于调味品和罐头中,偏酒石酸用于水果罐头中,根据国家标准规定可以按照生产需要适量使用。盐酸、碳酸氢钠则属于强酸、强碱性物质,其对人体有腐蚀性,只能用作加工助剂,要在食品完成加工前予以中和。

(三) 功能及其作用机制

1. 酸度调节　酸度调节剂可以通过解离出的 H^+ 或 OH^- 来调节食品或食品加工过程中的pH,从而改善食品的感官性状,增加食欲,并具有防腐和促进机体钙、磷消化吸收的作用。食品中的酸味除与游离氢离子浓度有关外,还受酸度调节剂阴离子的影响。有机酸的阴离子容易吸附在舌黏膜上,中和舌黏膜中的正电荷,使得氢离子更易与舌面的味蕾接触;而无机酸的阴离子易于口腔黏膜蛋白质相结合,对酸味的感觉有钝化作用,所以在pH值相同时,有机酸的酸味强度一般会大于无机酸。不同有机酸由于阴离子在舌黏膜上的吸附能力不同,酸味强度也不同。

2. 防腐作用　微生物在一定的pH范围内才能生存,如多数细菌较适宜的pH为6.5～7.5,少数能耐受pH 3～4的范围(如酵母菌、霉菌)。因此,酸味剂能调整食品pH值而发挥防腐作用,还能增加苯甲酸、山梨酸等防腐剂的抗菌效果。

3. 抗氧化作用　Fe、Cu离子是油脂氧化、果蔬褐变、色素褪色的催化剂,酸味剂能螯合金属离子使其失去催化活性,从而提高食品的品质。

4. 缓冲作用　食品加工保存过程中均需稳定的pH,单纯酸度调节pH往往在后续的加工、储存过程中容易失去pH平衡,用有机酸及其盐类配成缓冲体系,可防止因原料调配及加工过程中酸碱含量变化而引起的pH大幅度波动。

5. 其他作用　酸味剂与 $NaHCO_3$ 配制成膨松剂,高脂果胶在胶凝时需要用酸味剂调整pH,酸味剂对解酯酶有钝化作用等。

(四) 我国允许使用的名称、范围、最大使用量

我国允许使用的酸度调节剂名称、范围、最大使用量见表6-5-1。

表6-5-1　我国允许使用的酸度调节剂名称、范围、最大使用量

食品添加剂名称	使用范围	最大使用量(g/kg)	备　注
柠檬酸及其钠盐、钾盐 citric acid, trisodium citrate, tri-potassium citrate	婴幼儿配方、辅助食品,浓缩果蔬汁(浆)	按生产需要适量使用	固体饮料按稀释倍数增加使用量
L(+)-酒石酸、dl-酒石酸 L(+)-tartaricacid, dl-tartaricac-id	面糊(如用于鱼和禽肉的拖面糊)、裹粉、煎炸粉	10.0	以酒石酸计
	油炸面制品	10.0	以酒石酸计
	固体复合调味料	10.0	以酒石酸计
	果蔬汁(浆)类饮料	5.0	以酒石酸计,固体
	植物蛋白饮料、复合蛋白饮料	5.0	饮料按稀释倍数增
	碳酸饮料	5.0	加使用量
	茶、咖啡、植物(类)饮料	5.0	
	特殊用途饮料、风味饮料	5.0	以酒石酸计
	葡萄酒	4.0g/L	

续表

食品添加剂名称	使用范围	最大使用量(g/kg)	备　注
氢氧化钙 calcium hydroxide	调制乳、乳粉（包括加糖乳粉）和奶油粉及其调制产品、婴幼儿配方食品	按生产需要适量使用	
氢氧化钾 potassium hydroxide	调制乳粉和调制奶油粉、饼干、婴幼儿配方食品	按生产需要适量使用	
富马酸 fumaric acid	胶基糖果	8.0	固体饮料按稀释倍数增加使用量
	生湿面制品（如面条、饺子皮、馄饨皮、烧麦皮）	0.6	
	面包	3.0	
	糕点	3.0	
	饼干	3.0	
	焙烤食品馅料及表面用挂浆	2.0	
	其他焙烤食品	2.0	
	果蔬汁（浆）类饮料	0.6	
	碳酸饮料	0.3	
乳酸 lactic acid	婴幼儿配方食品	按生产需要适量使用	
碳酸氢钾 potassium hydrogen carbonate	婴幼儿配方食品	按生产需要适量使用	

二、抗结剂

（一）定义

抗结剂（anticaking agent）指添加于颗粒、粉末状食品中防止结块、成团、聚集保持松散的物质。抗结剂一般符合以下特点：①颗粒细，表面积大，比容高；②呈微小多孔，具有极高的吸附能力，易吸附水分和其他物质；③比较蓬松，产品流动性好。

（二）我国允许使用的种类

我国允许使用的抗结剂主要包括亚铁氰化钾、硅铝酸钠、磷酸三钙、二氧化硅（矽）、微晶纤维素、硬脂酸镁、硬脂酸钙、滑石粉和硅酸钙。各类抗结剂具有各自的物理特性，例如硬脂酸钙的润滑作用十分优良，而二氧化硅和硅酸盐的润滑作用较差，甚至添加这些抗结剂反而会使食品颗粒的内摩擦力增大，硅酸盐类的抗结剂通过提供阻隔食品颗粒表面液滴作用达到抗结块的效果。所以，选用的抗结剂种类只有与食品颗粒物性相匹配才能收到良好的效果。

（三）功能及其作用机制

抗结剂微粒必须能黏附在食品颗粒的表面上，从而影响食品颗粒的物性。这种黏附程度是覆盖住颗粒的全部表面或部分表面。抗结剂颗粒和食品颗粒之间存在亲和力将形成一种有序的混合物。一旦抗结剂颗粒与食品颗粒黏附，就会通过以下几种途径达到改善食品流动性和提高抗结性的目的。主要包括：①提供物理阻隔作用；②通过与食品颗粒竞争吸湿，改善食品颗粒的吸湿结块倾向；③通过消除食品颗粒表面的静电荷和分子作用力提高其流动性;④通过改变食品颗粒结晶体的晶格,形成一种易碎的晶体结构。

（四）我国允许使用的名称、范围、最大使用量

我国允许使用的抗结剂名称、范围、最大使用量见表6-5-2。

表6-5-2　我国允许使用的抗结剂名称、范围、最大使用量

食品添加剂名称	使用范围	最大使用量（g/kg）	备　注
二氧化硅 silicon dioxide	乳粉（包括加糖乳粉）和奶油粉及其调制产品	15.0	
	其他乳制品（如乳清粉、酪蛋白粉）（仅限奶片）	15.0	仅限奶片
	其他油脂或油脂制品（仅限植脂末）	15.0	仅限植脂末
	冷冻饮品（食用冰除外）	0.5	食用冰除外
	可可制品（包括以可可为主要原料的脂、粉、浆、酱、馅等）脱水蛋制品（如蛋白粉、蛋黄粉、蛋白片）、固体饮料	15.0	
	面糊（如用于鱼和禽肉的拖面糊）、裹粉、煎炸粉	20.0	
	其他甜味料（仅限糖粉）	15.0	仅限糖粉
	盐及代盐制品、香辛料类、固体复合调味料	20.0	
	原粮	1.2	
	其他（豆制品工艺）	0.025	仅限豆制品工艺。复配消泡剂用,以每千克黄豆的使用量计
硅酸钙 calcium silicate	乳粉（包括加糖乳粉）和奶油粉及其调制产品、干酪和再制干酪及其类似品、可可制品（包括以可可为主要原料的脂、粉、浆、酱、馅等）、淀粉及淀粉类制品、食糖、餐桌甜味料、盐及代盐制品、香辛料及粉、复合调味料、固体饮料、酵母及酵母类制品	按生产需要适量使用	
亚铁氰化钾、亚铁氰化钠 potassium ferrocyanide, sodium ferrocyanide	盐及代盐制品	0.01	以亚铁氰根计

三、消泡剂

（一）定义

消泡剂(antiforming agent)是指在食品加工过程中为降低表面张力、消除泡沫的物质。有效的消泡剂既要迅速破泡,又要长时间防止泡沫的产生。故应具有以下性质:①具有比被加液体更大的表面张力;②易于分散在被加液体中;③在被加液体中的溶解度很小;④具有不活泼的化学性质;⑤无残留物或气体;⑥符合食品安全要求。

（二）我国允许使用的种类

消泡剂大致可分为两类,一类能清除已产生的气泡,另一类则是能抑制气泡的形成如乳

化硅油等。我国允许使用的消泡剂有乳化硅油、高碳醇脂肪酸酯复合物、聚氧乙烯聚氧丙烯季戊四醇醚、聚氧乙烯聚氧丙烯胺醚、聚氧丙烯甘油醚、聚氧乙烯氧化乙烯甘油醚以及聚二甲基硅氧烷。

（三）功能及其作用机制

泡沫是热力学不稳定系统，所以在纯液体中不会产生泡沫，而在含有表面活性剂的溶液中形成气泡时会因吸附表面活性物质而形成一层极薄表面膜，既减低了表面的自由焓，又因为表面膜具有一定弹性和存在表面电荷与表面黏度等原因在一定程度上阻碍了气泡的聚集，从而达到相对稳定的状态。如果气泡聚集的速率小于泡沫生成速率时，随着时间的推移，泡沫就堆积起来。

当体系加入泡沫剂后，其分子自由地分布于液体表面，抑制形成弹性膜，即终止泡沫的产生。当体系大量产生泡沫后，加入消泡剂，其分子立即分布于泡沫表面，快速铺展，形成很薄的一层膜，进一步扩散、渗透、层状入侵，从而取代原泡膜薄壁。由于其表面张力低，便流向产生泡沫的高表面张力的液体，而地表面张力的消泡剂分子在气液界面间不断扩散、渗透，使其膜壁迅速变薄，泡沫同时又受到周围表面张力大的膜层强力牵引，因而致使泡沫周围应力失衡，从而导致其"破泡"。不溶于体系的消泡剂分子，再重新进入另一个泡沫膜的表面，如此重复，所有泡沫全部破灭。因此消泡剂发挥作用，首先要渗入到泡沫间的液面上，同时又要在液面上快速地铺展。消泡剂在液面上铺展的速度越快，消泡能力越强。

（四）我国允许使用的名称、范围、最大使用量

我国允许使用的消泡剂名称、范围、最大使用量见表6-5-3。

表6-5-3　我国允许使用的消泡剂名称、范围、最大使用量

食品添加剂名称	使用范围	最大使用量（g/kg）	备　注
丙二醇 Propylene glycol	生湿面制品（如面条、饺子皮、馄饨皮、烧麦皮）	1.5	
	糕点	3.0	
聚氧乙烯（20）山梨醇酐单月桂酸酯，聚氧乙烯（20）山梨醇酐单棕榈酸酯，聚氧乙烯（20）山梨醇酐单硬脂酸酯，聚氧乙烯（20）山梨醇酐单油酸酯 polyoxyethylene（20）sorbitan monolaurate, polyoxyethylene（20）sorbitan monopalmitate, polyoxyethylene（20）sorbitan monostearate, polyoxyethylene（20）sorbitan monooleat	乳化天然色素	10.0	
	脂肪乳化制品、半固体复合调味料	5.0	
	固体复合调味料	4.5	
	面包	2.5	
	糕点、含乳饮料、植物蛋白饮料	2.0	固体饮料按稀释倍数增加使用量
	调制乳、冷冻饮品（食用冰除外）	1.5	
	稀奶油、调制稀奶油、液体复合调味料（不包括醋和酱油）	1.0	
	果蔬汁（浆）类饮料	0.75	固体饮料按稀释倍数增加使用量
	饮料类（包装饮用水及固体饮料除外）	0.5	
	豆类制品	0.05	以每千克黄豆的使用量计

四、抗氧化剂

（一）定义

抗氧化剂（antioxidant）是指能防止或延缓油脂或食品成分氧化分解、变质，提高食品稳定性的物质。在食品加工和储存过程中添加适量的抗氧化剂可有效防止食品的氧化变质。

（二）我国允许使用的种类

食品抗氧化剂按来源分为天然抗氧化剂和合成抗氧化剂。天然抗氧化剂是从天然动、植物体或其代谢产物中提取的具有抗氧化能力的物质。天然抗氧化剂一般都具有较好的抗氧化能力而且安全无毒，其中一些已经用于食品加工，如植酸、生育酚混合物浓缩物、茶多酚、芦丁等。合成抗氧化剂是指人工合成具有抗氧化能力的物质。这类抗氧化剂一般具有较好的抗氧化能力，使用时必须严格遵守 GB 2760 使用标准。如丁基羟基茴香醚（BHA）、二丁基羟基甲苯（BHT）、特丁基对苯二酚（TBHQ）等。

目前市场上天然抗氧化剂种类较少，使用较多的仍然是合成抗氧化剂。目前我国允许使用的抗氧化剂主要包括丁基羟基茴香醚（BHA）、二丁基羟基甲苯（BHT）、没食子酸丙酯（PG）、D-异抗坏血酸钠、茶多酚（维多酚）、植酸、植酸钠、特丁基对苯二酚（TBHQ）、甘草抗氧物、抗坏血酸钠、磷脂、抗坏血酸棕榈酸酯、硫代二丙酸二月桂酯、4-乙基间苯二酚、抗坏血酸（维生素 C）、迷迭香提取物、维生素 E。

（三）功能及其作用机制

食品中因含有大量脂肪（特别是多不饱和脂肪酸），容易氧化酸败，因此通常在食品工业的腌渍和浸渍过程中，加入抗氧化剂来延缓或防止油脂及富含脂肪食品的氧化酸败。各种抗氧化剂的作用机制不尽相同，但均以其还原性为依据，提供的氢原子与脂肪酸自由基结合，使自由基转化为惰性化合物，终止脂肪的连锁反应。但不同的底物体系，作用效果不同。根据抗氧化剂的作用类型，抗氧化机制可以概括为以下四种。

1. 通过抗氧化自身氧化，使空气中的氧与抗氧化剂先结合，消耗食品内部和周围环境中的氧，从而防止食品氧化。

2. 抗氧化剂释放出氢原子与油脂自动氧化反应产生的过氧化物结合，终端连锁反应，阻止氧化过程的继续进行。很多抗氧化剂都属于这一类型。如 BHA、BHT、PG。下列通式可说明其作用原理，式中 R · 表示脂肪酸自由基，ROO · 表示过氧化基，ROOH 表示氢过氧化物，AH 表示抗氧化剂，RH 表示不饱和脂肪酸，A · 表示抗氧化剂的游离基，ROOA 表示其他产物。

$$ROO · +AH→ROOH+A ·$$
$$R · +AH→RH+A$$

所生成的抗氧化游离基 A · 没有活性，不能引起连锁反应的传递，却能进一步反应成二聚体（AA）和其他产物（ROOA）。

$$A · +A · →AA$$
$$A · +ROO · →ROOA$$

常用的酚类抗氧化剂产生的醌式自由基，可通过分子内部的电子共振而重新排列，呈现比较稳定的结构，这些醌式自由基不再具备夺取油脂中氢原子所需的能量，从而起到保护油脂的作用。

3. 通过抑制抗氧化酶的活性防治食品氧化变质。有些抗氧化剂可以抑制和破坏酶的活性，排除氧的影响；阻止食品因氧化而产生的酶促褐变，减少食品因此造成的损失。如 L-

抗坏血酸有抑制水果蔬菜酶促褐变的作用。

4. 将能催化、引起氧化反应的物质络合,如抗氧化增效剂能络合催化氧化反应的金属离子等。

（四）我国允许使用的名称、范围、最大使用量

我国允许使用的抗氧化剂名称、范围、最大使用量和残留量见表6-5-4。

表 6-5-4　我国允许使用的抗氧化剂名称、范围、最大使用量和残留量

食品添加剂名称	使用范围	最大使用量（g/kg）	备　注
丁基羟基茴香醚（BHA）butylated hydroxyanisole（BHA）	胶基糖果	0.4	
	基本不含水的脂肪和油	0.2	
	脂肪、油和乳化脂肪制品、坚果与籽类罐头、油炸面制品、杂粮粉、即食谷物、方便米面制品、饼干、腌腊肉制品类、风干烘干压干等水产品、膨化食品	0.2	以油脂中的含量计
	熟制坚果与籽类（仅限油炸坚果与籽类）	0.2	仅限油炸坚果与籽类。以油脂中的含量计
	固体复合调味料（仅限鸡肉粉）	0.2	仅限鸡肉粉。以油脂中的含量计
二丁基羟基甲苯butylated hydroxytoluene（BHT）	基本不含水的脂肪和油	0.2	
	胶基糖果	0.4	
	脂肪、油和乳化脂肪制品、坚果与籽类罐头、油炸面制品、即食谷物,包括碾轧燕麦（片）、方便米面制品、饼干、腌腊肉制品类（如咸肉、腊肉、板鸭、中式火腿、腊肠）、风干、烘干、压干等水产品、膨化食品	0.2	以油脂中的含量计
	干制蔬菜（仅限脱水马铃薯粉）	0.2	仅限脱水马铃薯粉。以油脂中的含量计
	熟制坚果与籽类（仅限油炸坚果与籽类）	0.2	仅限油炸坚果与籽类。以油脂中的含量计
抗坏血酸钙calcium ascorbate	去皮或预切的鲜水果	1.0	以水果中抗坏血酸钙残留量计
	去皮、切块或切丝的蔬菜	1.0	以蔬菜中抗坏血酸钙残留量计
	浓缩果蔬汁（浆）	按生产需要适量使用	固体饮料按稀释倍数增加使用量
维生素 E（dl-α-生育酚, d-α-生育酚,混合生育酚浓缩物）vitamine E（dl-α-tocopherol, d-α-tocopherol, mixed tocopherol concentrate）	调制乳、方便米面制品、蛋白饮料、蛋白固体饮料	0.2	
	基本不含水的脂肪和油、复合调味料	按生产需要适量使用	
	即食谷物,包括碾轧燕麦（片）	0.085	
	熟制坚果与籽类（仅限油炸坚果与籽类）	0.2	仅限油炸坚果与籽类。以油脂中的含量计
	油炸面制品、膨化食品	0.2	以油脂中的含量计
	果蔬汁（浆）类饮料、其他型碳酸饮料、茶、咖啡、植物（类）饮料、特殊用途饮料、风味饮料	0.2	固体饮料按稀释倍数增加使用量

食品添加剂名称	使用范围	最大使用量（g/kg）	备　注
没食子酸丙酯（PG） propylgalate（PG）	胶基糖果	0.4	
	基本不含水的脂肪和油	0.1	
	脂肪,油和乳化脂肪制品、坚果与籽类罐头、油炸面制品、方便米面制品、饼干、腌腊肉制品类、风干烘干压干等水产品、膨化食品	0.1	以油脂中的含量计
	熟制坚果与籽类(仅限油炸坚果与籽类)	0.1	仅限油炸坚果与籽类。以油脂中的含量计
	固体复合调味料(仅限鸡肉粉)	0.1	仅限鸡肉粉。以油脂中的含量计
特丁基对苯二酚 tertiary butylhydroquinone（TBHQ）	基本不含水的脂肪和油	0.2	
	脂肪,油和乳化脂肪制品、熟制坚果与籽类、坚果与籽类罐头、油炸面制品、方便米面制品、月饼、饼干、焙烤食品馅料及表面用挂浆、腌腊肉制品类(如咸肉、腊肉、板鸭、中式火腿、腊肠)、风干、烘干、压干等水产品、膨化食品	0.2	以油脂中的含量计

五、漂白剂

（一）定义

漂白剂(bleaching agent)是指能够破坏、抑制食品的发色因素,使其退色或使食品免于褐变的物质。具有漂白、增白和防止褐变的作用。

（二）我国允许使用的种类

漂白剂分为氧化型和还原型两类。氧化型漂白剂作用较强,是借助自身的氧化作用破坏着色物质或发色基团,从而达到漂泊的目的。氧化型漂白剂主要用于小麦面粉等部分食品原料中,以氧化面粉中的色素,使面粉白度增加。我国允许使用的氧化型漂白剂只有偶氮甲酰胺。还原型漂白剂是利用其还原作用使食品中的许多有色物质分解或退色。我国使用的还原型漂白剂几乎全部是亚硫酸制剂为主的漂白剂,其作用比较缓和,但是被其漂白的色素物质一旦再被氧化,可能重新着色。我国允许使用的还原型漂白剂有二氧化硫、焦亚硫酸钾、焦亚硫酸钠、亚硫酸钠、低亚硫酸钠、硫黄等。

（三）功能及其作用机制

漂白剂是通过氧化或还原破坏、抑制食品氧化酶活性和食品的发色因素,使食品褐变色素退色或免于褐变,同时具有一定的防腐作用。氧化型漂白剂偶氮甲酰胺自身与面粉不起作用,当将其添加于面粉中加水搅拌成面团时,能快速释放出活性氧。这样,面粉中的类胡萝卜素和叶黄素等植物色素遇到活性氧的作用时,氧化退色而变白。还原型漂白剂的还原作用是基于其有效成 SO_2 , SO_2 溶于水后生成亚硫酸,其作用机制包括以下几方面:①亚硫酸被氧化时可将着色物质还原退色,使食品保持鲜艳的色泽;②植物性食品的褐变多与食品中氧化酶有关,亚硫酸对氧化酶有强抑制作用,故可防止酶性褐变;另外,亚硫酸与糖进行加合反应,其加合物不形成酮结构,因此可以阻断含羰基化合物与氨基酸的缩合反应,从而防止由糖氨反应造成的非酶性褐变;③亚硫酸为强还原剂,能阻断微生物的生理氧化过程,对细菌、霉菌、酵母菌也有抑制作用,故其既是漂白剂又是防腐剂。

（四）我国允许使用的名称、范围、最大使用量

我国允许使用的漂白剂名称、范围、最大使用量和残留量见表6-5-5。

表6-5-5　我国允许使用的漂白剂名称、范围、最大使用量和残留量

食品添加剂名称	使用范围	最大使用量（g/kg）	备注
二氧化硫, 焦亚硫酸钾, 焦亚硫酸钠, 亚硫酸钠, 亚硫酸氢钠, 低亚硫酸钠 sulfur dioxide, potassium metabisulphite, sodium metabisulphite, sodium sulfite, sodium hydrogen sulfite, sodium hyposulfite	干制蔬菜(仅限脱水马铃薯)	0.4	仅限脱水马铃薯。最大使用量以二氧化硫残留量计
	蜜饯凉果	0.35	最大使用量以二氧化硫残留量计
	干制蔬菜、腐竹类(包括腐竹、油皮等)	0.2	最大使用量以二氧化硫残留量计
	水果干类、腌制的蔬菜、可可制品、巧克力和巧克力制品(包括代可可脂巧克力及制品)以及糖果、饼干、食糖	0.1	最大使用量以二氧化硫残留量计
	经表面处理的鲜水果、干制的食用菌和藻类、坚果和籽类罐头、调味糖浆、半固体复合调味料	0.05	最大使用量以二氧化硫残留量计
	果蔬汁(浆)、果蔬汁(浆)类饮料	0.05	最大使用量以二氧化硫残留量计,浓缩果蔬汁(浆)按浓缩倍数折算,固体饮料按稀释倍数增加使用量
	蔬菜罐头(仅限竹笋、酸菜)	0.05	仅限竹笋、酸菜。最大使用量以二氧化硫残留量计
	食用菌和藻类罐头(仅限蘑菇罐头)	0.05	仅限蘑菇罐头。最大使用量以二氧化硫残留量计
	生湿面制品(如面条、饺子皮、馄饨皮、烧麦皮)(仅限拉面)	0.05	仅限拉面。最大使用量以二氧化硫残留量计
	冷冻米面制品(仅限风味派)	0.05	仅限风味派。最大使用量以二氧化硫残留量计
	淀粉糖(果糖、葡萄糖、饴糖、部分转化糖等)	0.04	最大使用量以二氧化硫残留量计
	啤酒和麦芽饮料	0.01	最大使用量以二氧化硫残留量计
	食用淀粉	0.03	
	葡萄酒、果酒	0.25g/L	甜型葡萄酒及果酒系列产品最大使用量为0.4g/L,最大使用量以二氧化硫残留量计
硫黄 sulfur(sulphur)	其他(仅限魔芋粉)	0.9	仅限魔芋粉。只限用于熏蒸,最大使用量以二氧化硫残留量计
	经表面处理的鲜食用菌和藻类	0.4	只限用于熏蒸,最大使用量以二氧化硫残留量计
	蜜饯凉果	0.35	只限用于熏蒸,最大使用量以二氧化硫残留量计
	干制蔬菜	0.2	只限用于熏蒸,最大使用量以二氧化硫残留量计
	水果干类、食糖	0.1	只限用于熏蒸,最大使用量以二氧化硫残留量计

六、膨松剂

（一）定义

膨松剂(bulking agent)指食品加工过程中加入的,能使面胚发起形成致密多孔组织,从

而使制品膨松、柔软或酥脆的物质。

（二）我国允许使用的种类

膨松剂主要用于面包、蛋糕、饼干和发面制品中,一般分为生物膨松剂和化学膨松剂两类。生物膨松剂主要包括液体酵母、干酵母、速效酵母等。化学性膨松剂一般是碳酸盐、硫酸盐、磷酸盐、铵盐和矾类及其复合物。我国允许使用的膨松剂包括碳酸氢钠(钾)、碳酸氢铵、轻质碳酸钙(碳酸钙)、硫酸铝钾(钾明矾)、硫酸铝铵(铵明矾)、碳酸氢钙、酒石酸氢钾。

为了减少或克服单一膨松剂的缺点,可用不同配方配制成多种复合膨松剂。复合膨松剂一般由碳酸盐类、酸性盐类和淀粉三部分组成。①碳酸盐类,常用的是碳酸氢钠,用量占20%~40%,作用是与酸反应生产生二氧化碳;②酸性物质,常用的是硫酸铝钾,用量占35%~50%,作用在于分解碳酸盐产气儿降低制品的碱性,调整食品酸碱度,消除异味,并控制反应速度,充分提高膨松剂的效率;③助剂,主要由淀粉、脂肪酸和盐类,用量占10%~40%,作用是用于控制和调 CO_2 气体产生的速度,使气泡产生均匀,延长膨松剂的保存性,防止吸潮、失效,还能改善面团的性能,增强面筋的强韧性和延伸性,也能防止面团因失水而干燥。

（三）功能及其作用机制

化学膨松剂是由一些化合物混合而成,在适当的水分和温度条件下,这些化合物在面团或面糊中发生反应并释放出气体。焙烤时它们释放的气体与面团或面糊中的空气和水蒸气一起膨胀,而使最终产品具有蜂窝状的多孔结构。膨松反应必须在以下三个阶段加以控制,面团调制、静置醒发及焙烤阶段。面团调制时,必须发生一定程度的反应放出气体,这样在油水界面才能形成发泡点,这些发泡点的数目和为止决定了成品中气孔的数目和位置。面团醒发的时间变化不宜,但此阶段重要的是控制其不要发生膨松反应。焙烤过程必须使其再次膨胀,使原来的发泡点扩大为较大的气孔,从而使产品质构膨松。如反应太快,面团尚未形成能包含 CO_2 的强度,CO_2 就已经逸出,如反应太慢,时间太长,则可能出现因气体膨胀而使产品出现裂皮现象。

（四）我国允许使用的名称、范围、最大使用量

我国允许使用的膨松剂名称、范围、最大使用量和残留量见表6-5-6。

表6-5-6 我国允许使用的膨松剂名称、范围、最大使用量和残留量

食品添加剂名称	使用范围	最大使用量 （g/kg）	备 注
酒石酸氢钾 potassium bitartarate	小麦粉及其制品、焙烤食品	按生产需要适量使用	
硫酸铝钾（钾明矾），硫酸铝铵（铵明矾） aluminium potassium sulfate, aluminium ammonium sulfate	豆类制品、面糊（如用于鱼和禽肉的拖面糊）、裹粉、煎炸粉、油炸面制品、虾味片、焙烤食品	按生产需要适量使用	铝的残留量≤100mg/kg（干样品，以Al计）
	腌制水产品（仅限海蜇）	按生产需要适量使用	仅限海蜇。铝的残留量≤500mg/kg（以即食海蜇中Al计）
	粉丝、粉条	按生产需要适量使用	铝的残留量≤200mg/kg（干样品，以Al计）

食品添加剂名称	使用范围	最大使用量 （g/kg）	备　注
碳酸氢铵 ammonium hydrogen carbonate	婴幼儿谷类辅助食品	按生产需要适量使用	
碳酸氢钠 Sodium hydrogen carbonate	大米制品（仅限发酵大米制品）	按生产需要适量使用	仅限发酵大米制品
	婴幼儿谷类辅助食品	按生产需要适量使用	

七、胶基糖果中基础剂物质

（一）定义

胶基糖果中基础剂物质（chewing gum base）指赋予胶基糖果（泡泡糖、口香糖）起泡、增型、耐咀嚼等作用的物质。一般以高分子胶状物质如天然橡胶、合成橡胶为主，加上软化剂、填充剂、抗氧化剂和增塑剂等组成。

胶基糖果又称为胶姆糖，是由胶基、糖、香精和少量的甜味剂、卵磷脂、色素按一定比例制成，胶基占胶姆糖的 20% ~ 30%；砂糖、葡萄糖、饴糖、麦芽糊精等占胶基糖果的 70% ~ 80%；香精香料等占 0.5% ~ 2.0%。各种胶基很少单独使用，大多情况下相互配合使用。胶基中树脂占 30% ~ 35%，主要起增加塑性、弹性和软化的作用；蜡类占 10% ~ 25%，主要作用是增加胶基的可塑性；油脂、卵磷脂、单甘酯等起到软化、乳化胶基的作用；海藻酸钠、明胶等可用作胶基的胶凝剂；甘油、丙二醇可用作润湿剂；抗氧化剂和防腐剂占胶基的 0.1% ~ 0.2%；作为填充剂的碳酸钙可适当地抑制胶基糖果的弹性，同时也可防止胶基的黏着。

（二）我国允许使用的种类

我国允许使用的胶母糖基础剂包括：天然橡胶类，包括糖胶树胶、苡茨棕树胶、莱开欧胶、巴拉塔树胶、节路顿胶、天然橡胶（乳胶固形物）；合成橡胶类，包括丁苯橡胶、丁基橡胶、聚乙烯、聚乙丁烯、聚丁烯；树脂类，包括松香甘油酯、木松香甘油酯、聚乙酸乙烯酯、乙酸乙烯酯-月桂酸乙烯酯共聚物等，此外还有蜡类、乳化剂（软化剂、胶凝剂）等。

（三）功能及其作用机制

胶基糖果中基础剂物质其基本要求是能长时间咀嚼而很少改变它的柔韧性，并不致降解成为可溶性物质，一般以高分子胶状物质为主（如天然树胶和合成橡胶），加上蜡类、软化剂、胶凝剂、抗氧化剂、防腐剂、填充剂等组成。胶基必须是惰性不溶物，不易溶于唾液，在口中经咀嚼缓缓释放出来，其本身并不溶解，也无异味，是一种特殊类型的糖果。

（四）我国允许使用的名称、范围、最大使用量

我国允许使用的胶基糖果中基础剂物质名称、范围、最大使用量见表6-5-7。

表6-5-7　我国允许使用的胶基糖果中基础剂物质名称、范围、最大使用量

食品添加剂名称	使用范围	最大使用量（g/kg）	备　注
松香季戊四醇酯 pentaerythritol ester of wood ros-in	经表面处理的新鲜水果 经表面处理的新鲜蔬菜	0.09 0.09	
硬脂酸(十八烷酸) stearic acid(octadecanoic acid)	可可制品、巧克力和巧克力制品(包括代可可脂巧克力及制品)以及糖果	1.2	
紫胶(虫胶) shelac	胶基糖果、除胶基糖果以外的其他糖果 可可制品、巧克力和巧克力制品,包括代可可脂巧克力及制品 威化饼干 经表面处理的新鲜水果(仅限柑橘类) 经表面处理的新鲜水果(仅限苹果)	3.0 0.2 0.2 0.5 0.4	 仅限柑橘类 仅限苹果

八、着色剂

(一) 定义

着色剂(colour)是使食品赋予色泽和改善食品色泽的物质。这类物质本身具有色泽,故又称为色素。着色剂的使用能够改观食品的色泽,使食品更易被消费者接受,并能促进人的食欲、增加消化液的分泌,进而更有利于食品的消化和吸收。

(二) 我国允许使用的种类

着色剂按其来源和性质分为天然色素和合成色素两大类。天然色素主要是指由动、植物组织中提取的色素,包括微生物色素、动植物色素及无机色素。绝大部分来自植物组织,特别是水果和蔬菜。合成色素主要指用人工化学合成的方法制得的有机色素,目前主要是从煤焦油中分离的苯胺染料为原料制得,故又称为煤焦油色素或苯胺色素。

天然色素按来源分为植物色素、动物色素和微生物色素。按分子结构分为多烯色素、多酚色素、醌酮色素、吡咯色素等。天然色素具有安全性高、色调柔和自然的优点,很多天然色素而还具有较高的营养价值和药理作用。但由于天然色素成分复杂,生产过程中化学结构可能发生变化,且有可能混入其他有害物质,所以也存在毒性问题,因此天然色素用于食品着色一般也需经过毒理学检验,对其最大使用量也有具体的规定。天然色素我国允许使用的有四十多种,主要包括红曲米、焦糖色、甜菜红、虫胶红(紫胶红)、番茄红素、β-胡萝卜素、红米红、栀子黄、黑豆红、高粱红、玉米等。

合成色素按其化学结构又可分为偶氮类和非偶氮类。按溶解性可分为脂溶性和水溶性两类,脂溶性色素毒性较大,世界各国基本不再使用这类色素,我国允许使用的合成色素只有β-胡萝卜素和番茄红素是脂溶性的。水溶性色素容易排出体外,毒性小,使用相当广泛,且具有色泽鲜艳、着色力强、性质稳定和价格便宜等优点。我国允许使用的合成色素有苋菜红、胭脂红、赤藓红、诱惑红、新红、柠檬黄、日落黄、亮蓝、靛蓝以及它们各自的铝色淀和叶绿素铜钠盐、二氧化钛等共二十余种。

（三）功能及其作用机制

着色剂是使食品赋予色泽和改善食品色泽，食品着色后能够提高其感官性状。其主要作用机制包括以下几个方面：①恢复食品原来的外观；②确保食品颜色的均匀性；③强化食品中的颜色；④保护其他组件（如抗氧化剂）；⑤获得最好的食品外观；⑥保存与食物相关的特征；⑦作为一个食品质量的视觉特性补救办法。

（四）我国允许使用的名称、范围、最大使用量

我国允许使用的着色剂名称、范围、最大使用量见表6-5-8。

表6-5-8　我国允许使用的着色剂名称、范围、最大使用量

食品添加剂名称	使用范围	最大使用量（g/kg）	备注
靛蓝及其铝色淀 indigotine, indigotine aluminum lake	除胶基糖果以外的其他糖果	0.3	以靛蓝计
	装饰性果蔬	0.2	以靛蓝计
	蜜饯类、凉果类、糕点上彩装、配制酒	0.1	以靛蓝计
	果蔬汁（浆）类饮料、碳酸饮料	0.1	以靛蓝计，固体饮料按稀释倍数增加使用量
	风味饮料（仅限果味饮料）	0.1	仅限果味饮料。以靛蓝计，固体饮料按稀释倍数增加使用量
	可可制品、巧克力和巧克力制品（包括代可可脂巧克力及制品）以及糖果[可可制品（包括以可可为主要原料的脂、粉、浆、酱、馅等）除外]	0.1	可可制品（包括以可可为主要原料的脂、粉、浆、酱、馅等）除外。以靛蓝计
	焙烤食品馅料及表面用挂浆（仅限饼干夹心）	0.1	仅限饼干夹心。以靛蓝计
	熟制坚果与籽类（仅限油炸坚果与籽类）	0.05	仅限油炸坚果与籽类。以靛蓝计
	膨化食品	0.05	仅限使用靛蓝
	腌渍的蔬菜	0.01	以靛蓝计
番茄红素 lycopene	固体汤料	0.39	以纯番茄红素计
	糖果	0.06	以纯番茄红素计
	即食谷物,包括碾轧燕麦（片）、焙烤食品	0.05	以纯番茄红素计
	果冻	0.05	以纯番茄红素计，如用于果冻粉，按冲调倍数增加使用量
	半固体复合调味料	0.04	以纯番茄红素计，固体饮料按稀释倍数增加使用量
	调制乳、风味发酵乳	0.015	以纯番茄红素计
	饮料类（包装饮用水除外）	0.015	包装饮用水除外。以纯番茄红素计，如用于果冻粉，按冲调倍数增加使用量

续表

食品添加剂名称	使用范围	最大使用量（g/kg）	备 注
红曲米,红曲红 red kojic rice,monascus red	焙烤食品馅料及表面用挂浆	1.0	
	糕点	0.9	
	风味发酵乳	0.8	
	调制乳、调制炼乳(包括加糖炼乳及使用了非乳原料的调制炼乳等)、果酱、蔬菜泥(酱),番茄沙司除外、腌渍的蔬菜、腐乳类、糖果、装饰糖果(如工艺造型,或用于蛋糕装饰)、顶饰(非水果材料)和甜汁、方便米面制品、粮食制品馅料、饼干、腌腊肉制品类(如咸肉、腊肉、板鸭、中式火腿、腊肠)、熟肉制品、调和糖浆、果蔬汁(浆)类饮料、蛋白饮料、碳酸饮料、固体饮料、配制酒、膨化食品	按生产需要适量使用	
	冷冻饮品(食用冰除外)	按生产需要适量使用	食用冰除外
	熟制坚果和籽类(仅限油炸坚果和籽类)	按生产需要适量使用	仅限油炸坚果和籽类
	调味品(盐及盐制品除外)	按生产需要适量使用	盐及盐制品除外
	风味饮料(仅限果味饮料)	按生产需要适量使用	仅限果味饮料
	果冻	按生产需要适量使用	如用于果冻粉,按冲调倍数增加使用量
紫胶红(虫胶红) lac dye red(lac red)	果酱、可可制品、巧克力和巧克力制品(包括代可可脂巧克力及制品)以及糖果、复合调味料、配制酒	0.5	
	果蔬汁(浆)类饮料、碳酸饮料	0.5	固体饮料按稀释倍数增加使用量
	风味饮料(仅限果味饮料)	0.5	仅限果味饮料。固体饮料按稀释倍数增加使用量
	焙烤食品馅料及表面用挂浆(仅限风味派馅料)	0.5	仅限风味派馅料
天然苋菜红 natural amaranthus red	蜜饯凉果、装饰性果蔬、糖果、糕点上彩装、配制酒	0.25	
	果蔬汁(浆)类饮料、碳酸饮料	0.25	固体饮料按稀释倍数增加使用量
	风味饮料(仅限果味饮料)	0.25	仅限果味饮料。固体饮料按稀释倍数增加使用量
	果冻	0.25	如用于果冻粉,按冲调倍数增加使用量

九、护色剂

（一）定义

护色剂（colour fixative）又称发色剂或呈色剂，是指食品加工工艺中为了使果蔬制品和肉制品等呈现良好色泽或使食品的色泽得到改善或加强的一类食品添加剂。发色剂自身是无色的，它与食品中的色素发生反应形成一种新物质，这种物质可增加色素的稳定性，使之在食品加工、保藏过程中不被分解、破坏。护色剂主要由硝酸盐和亚硝酸盐，用于肉制品色泽的保持。

（二）我国允许使用的种类

我国允许使用的护色剂有硝酸钠（钾）、亚硝酸钠（钾）、葡萄糖酸亚铁、D-异抗坏血酸及其钠盐。

（三）功能及其作用机制

1. 肉制品护色机制　为了使肉制品呈鲜艳的红色，在加工过程中多添加硝酸盐与亚硝酸盐的混合盐。硝酸盐在细菌作用下还原成亚硝酸盐。亚硝酸盐在一定的酸性条件下会生成亚硝酸。一般屠宰后的肉因含乳酸，pH 约在 5.6～5.8 的范围，所以不需外加酸即可生成亚硝酸。亚硝酸很不稳定，即使在常温下也可分解产生 NO，NO 会很快与肌红蛋白（Mb）反应生成鲜艳的、亮红色的亚硝基肌红蛋白，硝酸是氧化剂，它能把 NO 氧化，因而抑制了亚硝基肌红蛋白的生成。同时也使部分肌红蛋白被氧化成高铁肌红蛋白。因此，在使用硝酸盐和亚硝酸盐的同时并用 L-抗坏血酸、L-抗坏血酸钠等还原性物质，可以防止肌红蛋白的氧化，同时它们还可以把氧化型的褐色高铁肌红蛋白还原为红色的还原型肌红蛋白，以助发色。

亚硝酸盐在肉制品中，对抑制微生物的繁殖有一定的作用，其效果受 pH 值的影响。尤其是对肉毒梭状芽胞杆菌有抑制作用，此外，亚硝酸盐对提高腌肉的风味也有一定的作用。

2. 果蔬产品护色机制　果蔬在加工过程中颜色发生变化主要是由于其中化学成分发生变化而造成的褐变现象，从而影响了果蔬产品的感官品质。褐变现象分为酶促褐变和非酶褐变。酶促褐变是指果蔬中含有的酚类物质、酪氨酸等在多酚氧化酶和过氧化物酶等氧化酶的催化作用下发生氧化反应，并且生成物进一步聚合成黑色素，使果蔬产品失去原有色泽和风味，同时也破坏了维生素和天然色素等营养物质。果蔬加工过程中主要依据酶促褐变对其进行护色，通常使用异抗坏血酸及其钠盐进行护色。

（四）我国允许使用的名称、范围、最大使用量

我国允许使用的护色剂名称、范围、最大使用量和残留量见表6-5-9。

表6-5-9　我国允许使用的护色剂名称、范围、最大使用量和残留量

食品添加剂名称	使用范围	最大使用量（g/kg）	备注
硝酸钠，硝酸钾 sodium nitrate, potassium nitrate	腌腊肉制品类（如咸肉、腊肉、板鸭、中式火腿、腊肠）、酱卤肉制品类、熏烧烤肉类、油炸肉类、西式火腿（熏烤、烟熏、蒸煮火腿）类、肉灌肠类、发酵肉制品类	0.5	以亚硝酸钠（钾）计，残留量≤30mg/kg

续表

食品添加剂名称	使用范围	最大使用量 （g/kg）	备　　注
亚硝酸钠,亚硝酸钾 sodium nitrite,potassium nitrite	西式火腿（熏烤、烟熏、蒸煮火腿）类	0.15	以亚硝酸钠计,残留量≤70mg/kg
	肉罐头类	0.15	以亚硝酸钠计,残留量≤50mg/kg
	腌腊肉制品类(如咸肉、腊肉、板鸭、中式火腿、腊肠)、酱卤肉制品类、熏烧烤肉类、油炸肉类、肉灌肠类、发酵肉制品类	0.15	以亚硝酸钠计,残留量≤30mg/kg
葡萄糖酸亚铁 ferrous gluconate	腌渍的蔬菜（仅限橄榄）	0.15	仅限橄榄。以铁计
D-异抗坏血酸及其钠盐 D-isoascorbic acid（erythorbic acid）,sodium D-isoascorbate	浓缩果蔬汁（浆）	按生产需要适量使用	固体饮料按稀释倍数增加使用量
	葡萄酒	0.15	以抗坏血酸计

十、乳化剂

（一）定义

乳化剂（emulsifier）系指食品加工工艺过程中互不相溶的两相如使油和水形成均匀分散体或乳化体的物质。乳化剂是一类具有亲水基和疏水基的表面活性剂,能稳定食品的物理状态,改进食品的组织结构,简化和控制食品的加工过程,改善风味、口感,提高食品质量,延长货架寿命。食品乳化剂在食品工业领域发挥着巨大的作用,它能使两种以上互不相容的溶液形成稳定的混合体系,从而为开发丰富多彩的食品新品种提供了前提条件。

（二）我国允许使用的种类

乳化剂的特点是其分子结构中通常含有亲水基团和亲油基团,其乳化性质的差异主要与亲水、亲油基团有关。与疏水基团相比,亲水基团的变化对乳化剂的性能具有更显著的影响。因此,乳化剂的分类,一般以亲水基团的结构,即按离子的类型分为离子型乳化剂和非离子型乳化剂。乳化剂按来源还可分为天然乳化剂和人工乳化剂。按其亲水、亲油相对强弱分为亲水性乳化剂和亲油性乳化剂。

我国批准使用的乳化剂有30多种,如蔗糖脂肪酸酯、酪蛋白酸钠、山梨醇酐单硬脂肪酯、山梨醇酐三硬脂酸酯、山梨醇酐单油酸酯、单硬脂酸甘油酯、木糖醇酐单硬脂酸酯、山梨醇酐单硬脂酸酯、山梨醇酐单棕榈酸酯、硬脂酰乳酸钙、双乙酰酒石酸单甘油酯、硬脂酰乳酸钠、松香甘油酯、氢化松香甘油酯、乙酸异丁酸蔗糖酯、聚氧乙烯山梨醇酐单硬脂酸酯等。

（三）功能及其作用机制

乳化剂是一类具有亲水基和疏水基的表面活性剂。其乳化能力与其亲水、亲油能力有关。亦与其分子中亲水、亲油基团的多少有关。亲油基一般是与油脂结构中烷烃相似的碳氢化合物长链,故可与油脂互溶。亲水基一般是溶于水或被水湿润的基团,如羟基。在油水两相界面上,亲水基深入水相,疏水剂深入油相,使两相形成稳定均匀的乳化液,体现出表面活性。在乳化剂中如常用单硬脂酸甘油酯,它既有羟基,也有亲油的十八碳烷基,因此能分别吸附在油和水两种相互排斥的相面上,降低两相的界面张力,使之形成均质状态的分散体系。

（四）我国允许使用的名称、范围、最大使用量

我国允许使用的乳化剂名称、范围、最大使用量见表6-5-10。

表6-5-10　我国允许使用的乳化剂名称、范围、最大使用量

食品添加剂名称	使用范围	最大使用量（g/kg）	备　注
磷脂 phospholipid	稀奶油、氢化植物油、婴幼儿配方食品、婴幼儿辅助食品	按生产需要适量使用	
丙二醇脂肪酸酯 propylene glycol esters of fatty acid	复合调味料	20.0	
	脂肪，油和乳化脂肪制品	10.0	巴氏杀菌乳、灭菌乳、特殊膳食用食品涉及品种除外
	乳及乳制品（巴氏杀菌乳、灭菌乳、特殊膳食用食品涉及品种除外）	5.0	
	冷冻食品（食用冰除外）	5.0	食用冰除外
	糕点	3.0	
	熟制坚果与籽类（仅限油炸坚果与籽类）	2.0	仅限油炸坚果与籽类
	油炸面制品、膨化食品	2.0	
单，双甘油脂肪酸酯（油酸、亚油酸、棕榈酸、山嵛酸、硬脂酸、月桂酸、亚麻酸） mono-anddiglycerides of fatty acids	黄油和浓缩黄油	20.0	
	生干面制品	30.0	
	香辛料类	5.0	
	其他糖和糖浆［如红糖、赤砂糖、冰片糖、原糖、果糖（蔗糖来源）、糖蜜、部分转化糖、槭树糖浆等］	6.0	
	稀奶油、生湿面制品（如面条、饺子皮、馄饨皮、烧麦皮）、婴儿配方食品、婴儿辅助食品	按生产需要适量使用	
柠檬酸脂肪酸甘油酯 citric and fatty acid esters of glycerol	婴幼儿配方食品	24.0	
乳酸脂肪酸甘油酯 lactic and fatty acid esters of glycerol	稀奶油	5.0	
硬脂酸镁 magnesium stearate	蜜饯凉果	0.8	
	可可制品、巧克力和巧克力制品（包括代可可脂巧克力及制品）以及糖果	按生产需要适量使用	

十一、酶制剂

（一）定义

酶制剂（enzyme preparation）是由动物或植物的可食用或非可食用部分直接提取，或由传统或通过基因修饰的微生物（包括但不限于细菌、放线菌、真菌菌种）发酵、提取制得，用于食品加工，具有特殊催化功能的生物制品。酶作为生物体普遍存在的一种物质，可以从植

物、动物和微生物中分离提取。

（二）我国允许使用的种类

酶制剂按来源可分为植物源酶、动物源酶、微生物源酶；按作用机制分为加水分解酶和氧化还原酶；按动物能否合成分为消化酶和非消化酶；按制剂类型分单一酶制剂和复合酶制剂。我国允许使用的酶制剂有木瓜蛋白酶、固定化葡萄糖异构酶制剂、α-淀粉酶、糖化酶、β-葡聚糖酶、精制果胶酶、α-乙酰乳酸脱羧酶、葡萄糖氧化酶、真菌淀粉酶以及由米曲霉、枯草芽胞杆菌、地衣芽胞杆菌制得的蛋白酶和由米曲霉制得的木聚糖酶等54种。

（三）功能及其作用机制

酶制剂发挥作用在于降低反应活化能。在任何化学反应中，反应物分子必须超过一定的能阈，成为活化的状态，才能发生变化，形成产物。这种提高低能分子达到活化状态的能量，成为活化能。催化剂的作用，主要是降低反应所需的活化能，以致相同的能量能使更多的分子活化，从而加速反应的进行。酶能显著地降低活化能，故能表现为高度的催化效率。另外还认为，酶催化某一反应时，首先在酶的活性中心与底物结合生成酶-底物复合物，此复合物再进行分解而释放出酶，同时生成一种或数种产物，复合物的形成，改变了原来反应的途径，可使底物的活化能大大降低，从而使反应加速。

（四）我国允许使用的范围、最大使用量和残留量

《食品安全国家标准 食品添加剂使用标准》（GB 2760—2014）允许使用的木瓜蛋白酶、α-淀粉酶、β-淀粉酶、糖化酶、β-葡聚糖酶、精制果胶酶、α-乙酰乳酸脱羧酶、葡萄糖氧化酶等54种酶制剂均可按正常生产需要适量使用。

十二、增味剂

（一）定义

增味剂（flavour enhancer）是补充或增强食品原有风味的物质。增味剂可能本身并没有鲜味，但却能增加食物的天然鲜味。作为食品增味剂要同时具有三种呈味特性：①本身具有鲜味，而且呈味阈值较低，即使在较低浓度时也可以刺激感官而显示出鲜美的味道；②对食品原有的味道没有影响，即食品增味剂的添加不会影响酸、甜、苦、咸等基本味道对感官的刺激；③能够补充和增强食品原有的风味，能给予一种令人满意的鲜美的味道，尤其是在有食盐存在的咸味食品中有更加显著的增味效果。

（二）我国允许使用的种类

增味剂按化学结构分为氨基酸类、有机酸类、核苷酸类和天然产物提取物三类。氨基酸系列包括谷氨酸、组氨酸、天门冬氨酸等。核苷酸系列包括5′-鸟苷酸二钠、5′-肌苷酸二钠。目前我国允许使用的增味剂有甘氨酸、L-丙氨酸、琥珀酸二钠、辣椒油树脂、5′-呈味核苷酸二钠、5′-鸟苷酸二钠、5′-肌苷酸二钠和谷氨酸钠。

（三）功能及其作用机制

鲜味与酸、甜、咸、苦四种基本味中的任何一种均不同，味觉受体也不同。鲜味不能通过混合任何四种基本味的化合物实现。鲜味不会影响其他任何风味刺激，但会增强如持续性、适口性、影响力、温和性等风味特征，使食品变得更美味。

呈味机制根据 Hening 味觉四面体学说认为基本味觉仅有酸、甜、苦、咸4种。那么鲜味是否是独立于四种基本味觉之外的一种最基本味，这主要取决于鲜味受体的性质。Tilak 根据鲜味剂在受体上的特点，提出了一个鲜味受体模式，其中"四种基本味的感受位置是在一个四面体边缘、表面、内部或邻近四面体之处，而鲜味则是独立于外部的位置"的学说。并通

过谷氨酸钠对食盐、盐酸、蔗糖、奎宁四种基本味代表物质对老鼠鼓索神经的刺激实验发现，谷氨酸钠没有改变四种基本味代表物对神经的响应效应。另外发现，老鼠舌和咽的神经纤维对谷氨酸钠特别敏感，但对蔗糖和食盐没有刺激反应，从而认为鲜味是独立的基本味。

（四）我国允许使用的名称、范围、最大使用量

我国允许使用的增味剂名称、范围、最大使用量见表6-5-11。

表6-5-11　我国允许使用的增味剂名称、范围、最大使用量

食品添加剂名称	使用范围	最大使用量/(g/kg)	备注
氨基乙酸（甘氨酸）glycine	预制肉制品、熟肉制品 调味品、果蔬汁（浆）类饮料、植物蛋白饮料	3.0 1.0 1.0	固体饮料按稀释倍数增加使用量
L-丙氨酸 L-alanine	调味品	按生产需要适量使用	
琥珀酸二钠 disodium succinate	调味品	20.0	
辣椒油树脂 paprika oleoresin	再制干酪、腌渍的蔬菜、腌渍的食用菌和藻类 复合调味料 膨化食品	按生产需要适量使用 10.0 1.0	

十三、面粉处理剂

（一）定义

面粉处理剂（flour treatment agent）指在面粉增白和提高焙烤制品质量的一类食品添加剂，包括增白剂、强筋剂和面制品抗老化剂等。

（二）我国允许使用的种类

面粉处理剂大致可以分为三类，均具有一定的氧化漂白作用。①主要起到漂白作用，刚磨好的小麦粉因存在胡萝卜素而呈现浅黄色，利用面粉处理剂的氧化漂白能力，可以使类胡萝卜素中的共轭双键断裂成共轭度较低的无色化合物；②同时参与漂白和面粉改良，这类处理剂都是气态的强氧化剂，当与面粉接触时，立即发生作用；③仅仅参与面团改良的，这类处理剂一般并不在小麦制麦粉阶段而在面团阶段起作用。

我国允许使用的面粉处理剂包括L-半胱氨酸盐酸盐、偶氮甲酰胺、抗坏血栓（又名维生素C）、碳酸镁、碳酸钙（包括轻质和重质碳酸钙）。

（三）功能及其作用机制

面粉处理剂能够使面粉增白和改进焙烤制品质量，其主要机制是抑制面粉中蛋白质分解酶的作用，避免蛋白质分解，以增强面团弹性、延伸性、持气性，改善面团结构，从而达到提高烘焙制品质量的目的，同时还可使面粉中的—SH基氧化成—S—S—基，有利于蛋白质网状结构的形成。

（四）我国允许使用的名称、范围、最大使用量

我国允许使用的面粉处理剂名称、范围、最大使用量见表6-5-12。

表 6-5-12　我国允许使用的面粉处理剂名称、范围、最大使用量

食品添加剂名称	使用范围	最大使用量（g/kg）	备注
L-半胱氨酸盐酸盐 L-cysteine and its hydrochlorides sodium and potassium salts	冷冻米面制品	0.6	
	生湿面制品（如面条、饺子皮、馄饨皮、烧麦皮）（仅限拉面）	0.3	仅限拉面
	发酵面制品	0.06	
偶氮甲酰胺 azodicarbonamide	小麦粉	0.045	
碳酸镁 magnesium carbonate	小麦粉	1.5	
碳酸钙（包括轻质和重质碳酸钙） calcium carbonate	小麦粉	0.03	

十四、被膜剂

（一）定义

被膜剂（coating agent）是指涂抹于食品表面，赋予食品保质、保鲜、上光、防止水分蒸发等作用的物质。其优点是方法简单、易操作、不需额外设备而得到广泛应用。

（二）我国允许使用的种类

被膜剂根据其化学组成可分为多糖类、蛋白质类、蔗糖酯类和聚乙烯醇类等。目前我国允许使用的被膜剂有紫胶（虫胶）、白油（液态石蜡）、蜂蜡、吗啉脂肪酸盐（果蜡）、丁香己戊四醇酯、辛基苯氧聚乙烯氧基、二甲基聚硅氧烷、巴西棕榈蜡、硬脂酸。

（三）功能及其作用机制

被膜剂的作用机制主要是在食品的外表形成一层弹性的薄膜，隔离食品与外界的接触，防止微生物的污染及营养成分的损失，从而能有效地延长食品的储藏期。目前开发的可食用涂膜材料有些还具有杀菌作用，能杀死食品表面的腐败菌，使食品的品质进一步得到保证。不同被膜剂作用于不同的食品，其效果不同。吗啉脂肪酸盐（果蜡）和乙烯氧基用于果蔬，具有抑制水分蒸发、调节呼吸、防腐、保鲜作用；液态石蜡用于焙烤业，是理想的脱膜剂、润滑剂；紫胶等被膜剂用于糖果食品工业，可防潮防粘和上光。

（四）我国允许使用的名称、范围、最大使用量

我国允许使用的被膜剂名称、范围、最大使用量见表 6-5-13。

表 6-5-13　我国允许使用的被膜剂名称、范围、最大使用量

食品添加剂名称	使用范围	最大使用量（g/kg）	备注
巴西棕榈蜡 carnauba wax	新鲜水果	0.0004	以残留量计
	可可制品、巧克力和巧克力制品（包括代可可脂巧克力及制品）以及糖果	0.6	
白油（液态石蜡） mineral oil, White (liquid paraffin)	除胶基糖果以外的其他糖果	5.0	
	鲜蛋	5.0	
蜂蜡 beeswax	糖果	按生产需要适量使用	
	糖果和巧克力制品包衣	按生产需要适量使用	

续表

食品添加剂名称	使用范围	最大使用量 （g/kg）	备　注
硬脂酸（十八烷酸） stearic acid（octadecanoic acid）	可可制品、巧克力和巧克力制品（包括代可可脂巧克力及制品）以及糖果	1.2	
紫胶（虫胶） shelac	胶基糖果	3.0	
	除胶基糖果以外的其他糖果	3.0	
	经表面处理的鲜水果（仅限柑橘类）	0.5	仅限柑橘类
	经表面处理的鲜水果（仅限苹果）	0.4	仅限苹果
	可可制品、巧克力和巧克力制品，包括代可可脂巧克力及制品	0.2	
	威化饼干	0.2	

十五、水分保持剂

（一）定义

水分保持剂（humectant）是有助于维持食品的水分稳定人为加入的物质，常指用于肉类和水产品加工中增强水分稳定性和有较高持水性的磷酸盐类。肉在冻结、冷藏解冻和加热等加工过程中要失去一定的水分，而致肉质变硬。并因失水而失去一些可溶性蛋白质等营养成分。当在肉中加入磷酸盐时，能提高肉的持水能力，使肉在加工过程中仍能保持其水分，使肉的营养成分损失少，也保存了肉的柔嫩性。

（二）我国允许使用的种类

我国允许使用的水分保持剂有磷酸三钠、六偏磷酸钠、三聚磷酸钠、焦磷酸钠、磷酸二氢钠、磷酸氢二钠（钾）、磷酸二氢钙（磷酸钙）、焦磷酸二氢二钠、碳酸氢二甲、磷酸二氢钾、乳酸钠60%、乳酸钾。

（三）功能及其作用机制

多种磷酸盐共同作用，对金属离子有螯合作用及分散作用，对脂肪有抗氧化作用，尤其对酪蛋白有增粘作用，并具有分解凝胶作用和使食品有乳化性，可能就是使食品保持水分的原因。

水分保持剂皆为磷酸盐类，无论单磷酸盐和多磷酸盐，除具有保持水分作用外还有调节pH，螯合金属离子，防腐作用，在啤酒中加入3%聚磷酸盐，可防止浑浊，在加热中对蔬菜有保护色作用。另外，聚磷酸盐可以增加肌肉中的离子强度，有利于肌肉蛋白转变为溶胶状态，因而提高了持水性。焦硫酸盐和三聚磷酸盐有解离肌肉蛋白质中肌动球蛋白的特异作用，它们有将肌动球蛋白解离为肌动蛋白和肌球蛋白的作用。而肌球蛋白的持水能力强，进而提高了肉的持水能力。

（四）我国允许使用的名称、范围、最大使用量

我国允许使用的水分保持剂名称、范围、最大使用量见表6-5-14。

表6-5-14　我国允许使用的水分保持剂名称、范围、最大使用量

食品添加剂名称	使用范围	最大使用量 （g/kg）	备　注
丙二醇 propylene glycol	生湿面制品（如面条、饺子皮、馄饨皮、烧麦皮）	1.5	
	糕点	3.0	

续表

食品添加剂名称	使用范围	最大使用量 (g/kg)	备 注
磷酸， 焦磷酸二氢二钠， 焦磷酸钠， 磷酸二氢钙， 磷酸二氢钾， 磷酸氢二铵， 磷酸氢二钾， 磷酸氢钙，磷酸三钙， 磷酸三钾，磷酸三钠， 六偏磷酸钠， 三聚磷酸钠， 磷酸二氢钠， 磷酸氢二钠， 聚偏磷酸钾 phosphoric acid, disodium dihydrogen pyrophosphate, tetrasodium pyrophosphate, calcium dihydrogen phosphate, potassium dihydrogen phosphate, diammonium hydrogen phosphate, dipotassium hydrogen phosphate, calcium hydrogen phosphate (dicalcium orthophosphate), tricalcium orthophosphate, tripotassium orthophosphate, trisodium orthophosphate, sodium polyphosphate, sodium tripolyphosphate, sodium dihydrogen phosphate, sodium phosphatedibasic, potassium polymetaphosphate	其他固体复合调味料(仅限方便湿面调味料包)	80.0	可单独或混合使用，最大使用量以磷酸根(PO_4^{3-})计
	其他油脂或油脂制品(仅限植脂末)	20.0	
	复合调味料	20.0	同上
	焙烤食品	15.0	同上
	再制干酪	14.0	同上
	乳粉和奶油粉	10.0	同上
	乳及乳制品(巴氏杀菌乳、灭菌乳、特殊膳食用食品涉及品种除外)、稀奶油、水油状脂肪乳化制品、水油状脂肪乳化制品类以外的脂肪乳化制品，包括混合的和(或)调味的脂肪乳化制品、蔬菜罐头、可可制品、巧克力和巧克力制品(包括代可可脂巧克力及制品)以及糖果、小麦粉及其制品、生湿面制品(如面条、饺子皮、馄饨皮、烧麦皮)、杂粮粉、食用淀粉、即食谷物、方便米面制品、冷冻米面制品、预制肉制品、熟肉制品、冷冻水产品、冷冻鱼糜制品(包括鱼丸等)、热凝固蛋制品(如蛋黄酪、松花蛋肠)、冷冻饮品(食用冰除外)	5.0	同上
	面糊(如用于鱼和禽肉的托面糊)、裹粉、煎炸粉	5.0	可单独或混合使用，最大使用量以磷酸根(PO_4^{3-})计，可按涂裹率增加使用量
	饮料类(包装饮用水除外)	5.0	包装饮用水除外。可单独或混合使用，最大使用量以磷酸根(PO_4^{3-})计，固体饮料按稀释倍数增加使用量
	果冻	5.0	可单独或混合使用，最大使用量以磷酸根(PO_4^{3-})计，如用于果冻粉，按冲调倍数增加使用量
	配制酒	5.0	仅限磷酸。最大使用量以磷酸根(PO_4^{3-})计
	熟制坚果与籽类(仅限油炸坚果与籽类)、膨化食品	2.0	可单独或混合使用，最大使用量以磷酸根(PO_4^{3-})计
	杂粮罐头、其他杂粮制品(仅限冷冻薯条、冷冻薯饼、冷冻土豆泥、冷冻红薯泥)	1.5	
	米粉(包括汤圆粉等)、预制水产品(半成品)、水产品罐头、谷类和淀粉类甜品(如米布丁、木薯布丁)(仅限谷类甜品罐头)	1.0	同上
	婴幼儿配方、辅助食品	1.0	仅限使用磷酸氢钙和磷酸二氢钠，可单独或混合使用，最大使用量以磷酸根(PO_4^{3-})计

十六、防腐剂

(一)定义

防腐剂(preservative)是指防止由微生物引起的食品腐败变质、延长食品储存期的食品添加剂。它兼有防止微生物繁殖而引起食物中毒的作用。

(二)我国允许使用的种类

防腐剂按照作用分为杀菌剂和抑菌剂两类。杀菌剂和抑菌剂没有严格的区分界限,同一物质,浓度低时能抑菌,而浓度高时则能杀菌;作用时间长可杀菌,作用时间短只能抑菌。同时,由于微生物种类繁多,性质各异,同一物质对一种微生物有杀菌作用,而对另一种微生物可能均有抑菌作用,所以多数情况系统称为防腐剂。

按照来源和性质分为酸性防腐剂、酯型防腐剂和生物防腐剂。目前我国允许使用的有苯甲酸(及其钠盐)、山梨酸(及其钾盐)、脱氢醋酸、丙酸钙、丙酸钠、对羟基苯甲酸乙酯、对羟基苯甲酸丙酯、脱氢乙酸、仲丁胺、桂醛、双乙酸钠、二氧化碳等30余种。

(三)功能及其作用机制

食品防腐剂对微生物的抑制作用主要是通过影响细胞亚结构而实现,这些亚结构包括细胞壁、细胞膜、与代谢有关的酶、蛋白质合成系统及遗传物质。另外还可影响微生物生长繁殖的环境而达到抑菌的目的。但不同防腐剂,其化学结构不同,其作用机制也不同。

酸性防腐剂的防腐效果主要来自非解离性的分子,作用强度随 pH 而定,食品保持在低 pH 范围内则防腐效果好。酯型防腐剂对细菌真菌酵母菌有较广泛的抑制作用,但对革兰氏阴性杆菌及乳酸菌作用较弱。其作用是抑制微生物细胞呼吸酶与电子传递酶系的活性,破坏微生物的细胞膜结构。生物型防腐剂对肉毒杆菌等厌氧芽胞杆菌及嗜热脂肪芽胞杆菌、产气荚膜杆菌等有较强的抑菌作用。如乳酸菌素的抑菌机制一般分为两步:乳酸菌吸附于敏感细胞表明;与细胞膜结合形成管状结构,引起细胞膜的渗漏,导致小分子量的细胞质成分物质迅速流失和膜电位下降,并对生物大分子物质的合成产生抑制作用。

(四)我国允许使用的名称、范围、最大使用量

我国允许使用的防腐剂名称、范围、最大使用量见表6-5-15。

表6-5-15 我国允许使用的防腐剂名称、范围、最大使用量

食品添加剂名称	使用范围	最大使用量(g/kg)	备注
苯甲酸及其钠盐 benzoic acid,sodium benzoate	浓缩果蔬汁(浆)(仅限食品工业用)	2.0	仅限食品工业用。以苯甲酸计,固体饮料按稀释倍数增加使用量
	胶基糖果	1.5	以苯甲酸计
	风味冰、冰棍类、腌渍的蔬菜、调味糖浆、醋、酱油、酱及酱制品、半固体复合调味料、液体复合调味料(不包括醋,酱油)	1.0	以苯甲酸计
	果蔬汁(浆)类饮料、蛋白饮料、茶、咖啡、植物(类)饮料、风味饮料	1.0	以苯甲酸计,固体饮料按稀释倍数增加使用量
	果酱(罐头除外)	1.0	罐头除外。以苯甲酸计
	除胶基糖果以外的其他糖果、果酒	0.8	以苯甲酸计
	复合调味料	0.6	同上
	蜜饯凉果	0.5	同上
	配制酒	0.4	同上
	碳酸饮料、特殊用途饮料	0.2	以苯甲酸计,固体饮料按稀释倍数增加使用量

续表

食品添加剂名称	使用范围	最大使用量（g/kg）	备注
丙酸及其钠盐、钙盐 propionic acid, sodium propionate, calcium propionate	其他（仅限杨梅罐头加工工艺）	50.0	仅限杨梅罐头加工工艺。以丙酸计
	豆类制品、面包、糕点、醋、酱油	2.5	以丙酸计
	原粮	1.8	同上
	生湿面制品（如面条、饺子皮、馄饨皮、烧麦皮）	0.25	同上
单辛酸甘油酯 capryl monoglyceride	生湿面制品（如面条、饺子皮、馄饨皮、烧麦皮）、糕点	1.0	
	焙烤食品馅料及表面用挂浆（仅限豆馅）	1.0	仅限豆馅
	肉灌肠类	0.5	

十七、稳定和凝固剂

（一）定义

稳定和凝固剂（stabilizer and coagulator）指食品结构稳定或使食品组织结构不变，增强黏性固形物的一类食品添加剂。稳定剂和凝固剂能够使果胶、蛋白质等沉淀凝固为不溶性凝胶状物，从而达到增强食品中黏性固形物的强度、提高食品组织性能、改善食品口感和外形等目的。

（二）我国允许使用的种类

我国允许使用的有硫酸钙（石膏）、氯化钙、氯化镁、丙二醇、乙二胺四乙酸二钠、柠檬酸亚锡二钠、葡萄糖酸δ内酯、不溶性聚乙烯吡咯烷铜、葡萄糖酸δ内酯（微生物发酵法）。

（三）功能及其作用机制

在食品加工中的作用：很多亲水胶质物质因具有独特的结构和功能性质，而在食品中得到广泛的应用，它们能稳定乳状液、悬浮液和泡沫，还具有增稠性。主要的作用机制包括以下三个方面：

1. 稳定和凝固剂的分子中多含有钙盐、镁盐或带多电荷的离子团，在促进蛋白质变性而凝固时，这种添加剂科破坏蛋白质胶体溶液中的夹电层，使悬浊液形成凝胶或沉淀的作用。

2. 有些稳定和凝固剂如乳酸钙等盐，在溶液可与水溶性的果胶结合，生成难容的果胶酸钙。

3. 有些稳定和凝固剂如葡萄酸内酯可在水解过程与蛋白质胶体发生反应后，形成稳定的凝胶聚合体物质。

（四）我国允许使用的名称、范围、最大使用量

我国允许使用的稳定和凝固剂名称、范围、最大使用量见表6-5-16。

表 6-5-16　我国允许使用的稳定和凝固剂名称、范围、最大使用量

食品添加剂名称	使用范围	最大使用量 （g/kg）	备　注
丙二醇 propylene glycol	生湿面制品（如面条、饺子皮、馄饨皮、烧麦皮）	1.5	
	糕点	3.0	
果胶 pectins	稀奶油、黄油和浓缩黄油、生湿面制品（如面条、饺子皮、馄饨皮、烧麦皮）、生干面制品、其他糖和糖浆〔如红糖、赤砂糖、冰片糖、原糖、果糖（蔗糖来源）、糖蜜、部分转化糖、槭树糖浆等〕、香辛料类	按生产需要适量使用	固体饮料按稀释倍数增加使用量
	果蔬汁（浆）	3.0	
硫酸钙（石膏） calcium sulfate	豆类制品	按生产需要适量使用	仅限腊肉
	面包、糕点、饼干	10.0	
	腌腊肉制品（如咸肉、腊肉、板鸭、中式火腿、腊肠）（仅限腊肠）	5.0	
	肉灌肠类	3.0	
	小麦粉制品	1.5	
羧甲基纤维素钠 sodium carboxy methyl cellulose	稀奶油	按生产需要适量使用	

十八、甜味剂

（一）定义

甜味剂（sweetener）是赋予食品以甜味的食品添加剂。是世界各地使用最多的一类食品添加剂，在食品工业中具有十分重要的地位。

（二）我国允许使用的种类

甜味剂按来源可分为天然存在和人工合成的两大类。天然甜味剂是指从天然物质（通常是天然植物）中提取的，分糖和糖的衍生物，以及非糖天然衍生物。其优点：①安全性高；②味觉良好；③稳定性高；④水溶性好；⑤价格低廉。缺点是分子量大，渗透性差。天然甜味剂的应用相对较少，我们通常所说的甜味剂主要指人工合成的甜味剂。

人工合成甜味剂主要优点包括：①化学性质稳定，耐热、酸和碱，不易出现分解失效现象；②不参与机体代谢，不提供能量；③甜度较高；④价格便宜；⑤不是口腔微生物的合适作用底物，不会引起龋齿。按能量的高低可分为营养型甜味剂和非营养型甜味剂。蔗糖具有较高的能量，一般将与蔗糖等甜度时能量值低于蔗糖能量 2% 的甜味剂称为非营养型甜味剂，非糖类天然甜味剂和人工合成甜味剂都是低热量或无热量的，归属为非营养型甜味剂。

我国允许使用的甜味剂有甜菊糖苷、糖精钠、环己基氨基磺酸钙（甜蜜素）、天门冬酰苯丙氨酸甲酯（阿斯巴甜）、乙酰磺胺酸钾（安赛蜜）、甘草、木糖醇、麦芽糖醇等二十余种。

（三）功能及其作用机制

目前甜味剂的呈味建立还不完全清楚，尽管许多研究者试图简单模拟糖类及其脱氧衍

生物的立体化学结构来解释甜味呈味理论。Schallenberger 和 Acree 最早提出 AH/B 系统甜味呈味理论假说,认为氢键是甜味产生的根源,这是人类第一次解释各种甜味分子产生甜味的简单基础理论。但迄今为止,从不同角度针对甜味的深入研究均不能完全解释对甜味的感知。

(四) 我国允许使用的名称、范围、最大使用量

我国允许使用的甜味剂名称、范围、最大使用量见表 6-5-17。

表 6-5-17 我国允许使用的甜味剂名称、范围、最大使用量

食品添加剂名称	使用范围	最大使用量 (g/kg)	备　注
甘草酸铵,甘草酸一钾及三钾 ammonium glycyrrhizinate, monopotassium and tripotassium glycyrrhizinate	蜜饯凉果、糖果、饼干、肉罐头类、调味品 饮料类(包装饮用水除外)	按生产需要适量使用 同上	包装饮用水除外。固体饮料按稀释倍数增加使用量
环己基氨基磺酸钠(甜蜜素),环己基氨基磺酸钙 sodium cyclamate,calcium cyclamate	凉果类、话化类、果糕类	8.0	以环己基氨基磺酸计
	带壳熟制坚果和籽类	6.0	同上
	面包、糕点	1.6	同上
	脱壳熟制坚果和籽类	1.2	同上
	果酱、蜜饯凉果、腌渍的蔬菜、熟制豆类	1.0	同上
	水果罐头、腐乳类、饼干、复合调味料、配制酒	0.65	同上
	冷冻饮品(食用冰除外)	0.65	食用冰除外。以环己基氨基磺酸计
	饮料类(包装饮用水除外)	0.65	包装饮用水除外。以环己基氨基磺酸计,固体饮料按稀释倍数增加使用量
	果冻	0.65	以环己基氨基磺酸计,如用于果冻粉,按冲调倍数增加使用量
糖精钠 sodium saccharin	水果干类(仅限芒果干、无花果干)	5.0	仅限芒果干、无花果干。以糖精计
	凉果类、话化类、果糕类	5.0	以糖精计
	带壳熟制坚果和籽类	1.2	同上
	蜜饯凉果、新型豆制品(大豆蛋白及其膨化食品、大豆素肉等)、	1.0	同上
	熟制豆类、脱壳熟制坚果和籽类腌渍的蔬菜、复合调味料、配制酒	0.15	同上
	冷冻饮品(食用冰除外)	0.15	食用冰除外。以糖精计

十九、增稠剂

(一) 定义

增稠剂(thickener)是一类能提高食品的黏稠度或形成凝胶,从而改变食品物理性状、赋

予食品黏润、爽滑的口感,并兼有乳化、稳定或使呈悬浮状态作用的食品添加剂。

(二) 我国允许使用的种类

增稠剂种类繁多,按来源可分为动物来源的增稠剂,如明胶、酪朊酸钠等;植物来源的增稠剂,如阿拉伯胶、瓜儿豆胶、果胶等;微生物来源的增稠剂,如黄原胶、结冷胶。此外,还有人工合成的增稠剂,如羧甲基纤维素类、改性淀粉类等。目前我国常用的增稠剂主要包括琼脂、海藻酸钠、阿拉伯胶、卡拉胶、槐豆胶、瓜尔胶、果胶、明胶、黄原胶、海藻酸丙二醇酯、羧甲基纤维素钠、羧甲基淀粉钠和羟丙基纤维素等。

(三) 功能及其作用机制

1. 提供食品所需的流变特性 增稠剂对改善液态食品、凝胶食品的色、香、味、质构和稳定性等发挥极其重要的作用,保持液态食品和浆状食品特定的形态,使产品均一、稳定,且具有黏爽舒适的感觉。例如,冰淇淋的口感很大程度上取决于其内部冰晶形成的状态,冰晶颗粒越大,质地越粗糙,口感越差。应用增稠剂可以有效防止冰晶的长大,并包入大量微小气泡,从而使产品组织更细腻、均匀、口感更爽滑,外观更整洁。

2. 提供食品所需的稠度和胶凝性 利用增稠剂的胶凝特性,使其在食品体系中形成三维网状结构凝胶,获得果冻、奶冻、凝胶糖果等特殊的食品形态,并具有适度的弹性、透明性和良好的质构、风味。应用增稠剂可使果酱、颗粒状食品、罐头食品、软饮料、人造奶油等许多食品实现理想的质构和口感。

3. 改善糖果的凝胶性,防止"起霜" 在糖果加工中,使用增稠剂能显著改善糖果的柔软性和光滑性。在巧克力生产中,添加增稠剂能增加表面的光滑性和光泽,防止巧克力表面"起霜"。

4. 提高起泡性和稳定性 增稠剂溶液在搅拌时可包入大量气体,形成网络结构,并因液泡表面黏性增加而保持稳定,这对蛋糕、面包、啤酒、冰淇淋等产品生产起着重要作用。

5. 成膜作用 在食品中添加明胶、琼脂、海藻酸钠等增稠剂,能在食品表面形成一层光滑均匀的薄膜,从而有效防止冷冻食品、粉末食品表面吸湿而影响食品质量。部分增稠剂对水果、蔬菜等食品具有保鲜作用,并使水果、蔬菜表面的光泽度更高。

6. 持水、黏合作用 食品增稠剂通常具有很强的亲水能力,在肉制品、面粉制品中起到改善食品品质的作用。增稠剂可以加速水分向蛋白质分子和淀粉颗粒渗透的速度,通常能吸收几十倍乃至上百倍于自身重量的水分,并依靠其在食品中形成的单位结构,很好地防止水分流失。另外,在粉末状、颗粒状及片状产品中,阿拉伯胶等增稠剂具有很好的黏合能力。

(四) 我国允许使用的名称、范围、最大使用量

我国允许使用的增稠剂名称、范围、最大使用量见表6-5-18。

表 6-5-18 我国允许使用的增稠剂名称、范围、最大使用量

食品添加剂名称	使用范围	最大使用量 (g/kg)	备　注
瓜尔胶 guar gum	稀奶油	1.0	
	较大婴儿和幼儿配方食品	1.0g/L	以即食状态食品中的使用量计
海萝胶 funoran(gloiopeltis furcata)	胶基糖果	10.0	

续表

食品添加剂名称	使用范围	最大使用量（g/kg）	备　注
醋酸酯淀粉 starch acetate	生湿面制品(如面条、饺子皮、馄饨皮、烧麦皮)(仅限生湿面条)	按生产需要适量使用	仅限生湿面条
β-环状糊精 beta-cyclodextrin	胶基糖果	20.0	
	方便米面制品、预制肉制品、熟肉制品	1.0	固体饮料按稀释倍数增加使用量
	果蔬汁(浆)类饮料、植物蛋白饮料、复合蛋白饮料、其他蛋白饮料、碳酸饮料、茶、咖啡、植物(类)饮料、特殊用途饮料、风味饮料	0.5	
	膨化食品	0.5	
决明胶 cassia gum	风味发酵乳、稀奶油、以乳为主要配料的即食风味食品或其预制产品(不包括冰淇淋和风味发酵乳、冰淇淋、雪糕类、方便米面制品、焙烤食品、半固体复合调味料、液体复合调味料(不包括醋、酱油)	2.5	固体饮料按稀释倍数增加使用量
	小麦粉制品	3.0	
	肉灌肠类	1.5	
	乳酸菌饮料	2.5	
羟甲基淀粉钠 sodium carboxy methyl starch	方便米面制品	15.0	
	果酱、酱及酱制品	0.1	
	冰淇淋、雪糕类	0.06	
	面包	0.02	

二十、食用香料

(一) 定义

食品用香料(flavouring agent)是指能够用于调配食品香精,并使食品增香的物质。包含赋香物质(食用香料和食用香精)和增香物质。

(二) 我国允许使用的种类

按来源和制造方法等不同,通常分为天然香料、天然等同香料和人造香料。天然香料是指完全用物理方法从动植物原料中获得的具有香气或风味的化合物,如甜橙油、桂花浸膏等。天然等同香料是从芳香原料中用化学方法离析出来,或是用化学方法制取,其化学结构与天然香料产品中存在的物质结构相同,如香兰素。人造香料是指尚未供人类食用的天然产物中发现的香味物质,即化学结构为人工构造,如乙基麦芽酚。我国《食品安全国家标准食品添加剂使用标准》(GB 2760-2014)规定我国允许使用的食品用天然香料有393种,允许使用的食品合成香料有1477种。

(三) 功能及其作用机制

赋香物质之所以能够产生一定的香味,是因为其含有特殊的化学结构具有一定的原子团,对香味的产生起着重要的作用,这些原子团称为发香团。常见的发香团有:①含氧基团:如羟基、醛基、酮基、羧基、醚基、苯氧基、内酯基等;②含氮基团:如氨基、亚氨基、硝基、肼基等;③含芳香基团:如芳香醇、芳香醛、芳香酯、酚类及酚醚;④含硫、磷、砷等原子的化合物及杂环化合物。

单纯的碳氢化合物本身极少具有香气,但会对香气产生影响。①不同的碳链长度具有不同的香气,通常来说,分子中碳原子数在 10～15 时香味最强;②不饱和化合物比饱和化合物的香气强;③分子中碳链的支链,特别是叔、仲碳原子的存在对香气有显著的影响;④分子结构中碳原子数目超过一定数量时通常都会引起香气的减弱和消失;⑤取代基相对位置不同对香气的影响很大;⑥分子中空间排列对香气的影响。

增香剂的增香作用不是通过改变香味物质的结构和组成,而是通过改变人的生理感觉功能实现的。通常增香剂具有高度的选择性,能使人的舌部和鼻部的某一范围的感觉细胞的敏感性改变,从而相应地抑制了其他区域的信号,造成一种或几种气味增强,而另一气味被削弱的效果。增香剂也是一种香料,自身也有一定的香气。但它们在食品中并不是提供自身固有的香气特性,而是使其他某种或某几种香味成分得到增强。

(四) 我国食品用香料的使用原则以及允许使用的名单

1. 食品用香料、香精的使用原则

(1) 在食品中使用食品用香料、香精的目的是使食品产生、改变或提高食品的风味。食品用香料一般配制成食品用香精后用于食品加香,部分也可直接用于食品加香。食品用香料、香精不包括只产生甜味、酸味或咸味的物质,也不包括增味剂。

(2) 食品用香料、香精在各类食品中按生产需要适量使用,表 6-5-19 中所列食品没有加香的必要,不得添加食品用香料、香精,法律、法规或国家食品安全标准另有明确规定者除外。除表 6-5-19 所列食品外,其他食品是否可以加香应按相关食品产品标准规定执行。

(3) 用于配制食品用香精的食品用香料品种应符合本标准的规定。用物理方法、酶法或微生物法(所用酶制剂应符合本标准的有关规定)从食品(可以是未加工过的,也可以是经过了适合人类消费的传统的食品制备工艺的加工过程)制得的具有香味特性的物质或天然香味复合物可用于配制食品用香精(注:天然香味复合物是一类含有食用香味物质的制剂)。

(4) 具有其他食品添加剂功能的食品用香料,在食品中发挥其他食品添加剂功能时,应符合本标准的规定。如:苯甲酸、肉桂醛、瓜拉纳提取物、双乙酸钠(又名二醋酸钠)、琥珀酸二钠、磷酸三钙、氨基酸等。

(5) 食品用香精可以含有对其生产、贮存和应用等所必需的食品用香精辅料(包括食品添加剂和食品)。食品用香精辅料应符合以下要求:

1) 食品用香精中允许使用的辅料应符合相关标准的规定。在达到预期目的的前提下尽可能减少使用品种。

2) 作为辅料添加到食品用香精中的食品添加剂不应在最终食品中发挥功能作用,在达到预期目的的前提下尽可能降低在食品中的使用量。

(6) 食品用香精的标签应符合相关标准的规定。

(7) 凡添加了食品用香料、香精的食品应按照国家相关标准进行标示。

2. 我国《食品添加剂使用标准》(GB 2760—2014)规定的不得添加食品用香料、香精的食品名单

不得添加食品用香料、香精的食品名单见表6-5-19。

表 6-5-19　不得添加食品用香料、香精的食品名单

食品分类号	食品名称	食品分类号	食品名称
01. 01. 01	巴氏杀菌乳	06. 03. 01	小麦粉
01. 01. 02	灭菌乳	06. 04. 01	杂粮粉
01. 02. 01	发酵乳	06. 05. 01	食用淀粉
01. 05. 01	稀奶油	8. 01	生、鲜肉
02. 01. 01	植物油脂	9. 01	鲜水产
02. 01. 02	动物油脂（包括猪油、牛油、鱼油和其他动物脂肪等）	10. 01	鲜蛋
		11. 01	食糖
02. 01. 03	无水黄油, 无水乳脂	11. 03. 01	蜂蜜
04. 01. 01	新鲜水果	12. 01	盐及代盐制品
04. 02. 01	新鲜蔬菜	13. 01	婴幼儿配方食品*
04. 02. 02. 01	冷冻蔬菜	14. 01. 01	饮用天然矿泉水
04. 03. 01	新鲜食用菌和藻类	14. 01. 02	饮用纯净水
04. 03. 02. 01	冷冻食用菌和藻类	14. 01. 03	其他类饮用水
6. 01	原粮	16. 02. 01	茶叶、咖啡
06. 02. 01	大米		

　* 较大婴儿和幼儿配方食品中可以使用香兰素、乙基香兰素和香荚兰豆浸膏（提取物），最大使用量分别为 5mg/100ml、5mg/100ml 和按照生产需要适量使用，其中 100ml 以即食食品计，生产企业应按照冲调比例折算成配方食品中的使用量；婴幼儿谷类辅助食品中可以使用香兰素，最大使用量为 7mg/100g，其中 100g 以即食食品计，生产企业应按照冲调比例折算成谷类食品中的使用量；凡使用范围涵盖 0~6 个月婴幼儿配方食品不得添加任何食品用香料。

二十一、食品工业用加工助剂

（一）定义

　　食品工业用加工助剂是指有助于食品加工能顺利进行的各种物质，与食品本身无关。如助滤、澄清、吸附、脱模、脱色、脱皮、提取溶剂、发酵用营养物质等，主要包括溶剂、消泡剂、助滤剂及吸附剂等。食品加工助剂一般不应成为最终食品的成分，或仅有残留。并且在最终产品中没有任何工艺功能，因多在最终产品中除去，不需在产品成分中表明，所以往往不被使用者和消费者注意。但如果使用的添加剂不符合规格要求，或使用一般的化工产品，往往由于砷、重金属等不纯物的存在，有引起中毒的可能，所以也应加以注意。

（二）我国允许使用的种类

　　食品加工助剂包含的物质和种类较多。主要包括助滤剂和吸附剂、润滑剂和脱膜剂、溶剂和助溶剂、各种气体、澄清剂等。

　　1. **助滤剂和吸附剂**　助滤剂是指在食品加工中，以帮助过滤为目的的食品添加剂，兼有脱色作用。吸附剂具有吸附周围介质中分子、离子和微粒能力的固体物质。主要包括活性炭、硅藻土、高岭土、纤维素粉等。

2. 润滑剂和脱膜剂　润滑和脱膜具有相似的要求和作用,脱膜是使各种材质的容器中的食品能顺利取出。包括金属的、纸质的或塑料的容器或模具。理想的脱膜剂应具备以下性能:①使用方便;②有良好的润滑性;③容易脱膜;④高温稳定性;⑤低挥发性;⑥化学不活泼性;⑦浓度低;⑧可分散于水中。

3. 溶剂和助溶剂　溶剂又称溶媒。能溶解其他物质的物质就称为溶剂。溶剂主要用于各种非水溶性物质的萃取,如油脂、香辛料;也常用于各种非水溶性物质的吸湿,如油溶性色素、维生素、虫胶等。尽管原则上采用溶剂或助溶剂后,在最终成品中均应将溶剂或助溶剂去,但是完全除去往往是困难的。食品工业常用的溶剂有丙二醇、甘油和丙酮等。

4. 澄清剂和螯合剂　澄清剂是指与液体食品中的某些成分产生化学反应或物理化学反应,从而达到使其中的混浊物质沉淀或使溶液在液体中的某些成分沉淀的添加剂。其澄清作用的主要包括氢氧化钙、聚乙烯聚吡咯烷酮等。食品生产过程中,需要进行沉淀分离等步骤而需要使用螯合剂加速沉淀,常用的是单宁。

5. 脱皮剂　在果蔬、坚果等的加工处理过程中,常需要对果实外面的表皮进行脱皮处理,通常使用的是氢氧化钾和氢氧化钠等加工助剂。

6. 发酵用营养物质　微生物在生产发酵过程中,需要从培养基质中汲取碳、氮及其他营养成分,多数金属元素都是通过盐的形式进行补充,如氯化铵等。

7. 包装用气　食品包装过程中,为了保持食品的外形及品质,常需要进行充气包装,常使用的气体有氮气、二氧化碳等。

（三）食品工业用加工助剂的使用原则

1. 食品工业用加工助剂应在食品生产加工过程中使用,使用时应具有工艺必要性,在达到预期目的前提下应尽可能降低使用量。

2. 食品工业用加工助剂一般应在制成最终成品之前除去,无法完全除去的,应尽可能降低其残留量,其残留量不应对健康产生危害,不应在最终食品中发挥功能作用。

3. 食品工业用加工助剂应该符合相应的质量规格要求。

（四）我国允许使用的范围、最大使用量和残留量

1. 可在各类食品加工过程中使用,残留量不需限定的加工助剂(不含酶制剂)　我国允许使用的该类食品工业用加工助剂包括 38 种,分别是氨水(包括液氨)、甘油(又名丙三醇)、丙酮、丙烷、单,双甘油脂肪酸酯、氮气、二氧化硅、二氧化碳、硅藻土、过氧化氢、活性炭、磷脂、硫酸钙、硫酸镁、硫酸钠、氯化铵、氯化钙、氯化钾、柠檬酸、氢气、氢氧化钙、氢氧化钾、氢氧化钠、乳酸、硅酸镁、碳酸钙(包括轻质和重质碳酸钙)、碳酸钾、碳酸镁(包括轻质和重质碳酸镁)、碳酸钠、碳酸氢钾、碳酸氢钠、纤维素、盐酸、氧化钙、氧化镁(包括重质和轻质)、乙醇、冰乙酸(又名冰醋酸)、植物活性炭。

2. 需要规定功能和使用范围的加工助剂名单(不含酶制剂)　需要规定功能和使用范围的加工助剂名单(不含酶制剂)见表6-5-20。

表6-5-20　需要规定功能和使用范围的加工助剂名单(不含酶制剂)

助剂名称	功能	使用范围
1,2-二氯乙烷	提取溶剂	咖啡、茶的加工工艺
1-丁醇	萃取溶剂	发酵工艺
6 号轻汽油（又名植物油抽提溶剂）	浸油溶剂、提取溶剂	发酵工艺、提取工艺

续表

助剂名称	功能	使用范围
D-甘露糖醇	防粘剂	糖果的加工工艺
L-苹果酸	发酵用营养物质	发酵工艺
β-环状糊精	胆固醇提取剂	巴氏杀菌乳、灭菌乳和调制乳、发酵乳和风味发酵乳、稀奶油（淡奶油）及其类似品、干酪和再制干酪及其类似品的加工工艺
阿拉伯胶	澄清剂	葡萄酒加工工艺
丙二醇	冷却剂、提取溶剂	啤酒加工工艺、提取工艺
巴西棕榈蜡	脱模剂	焙烤食品加工工艺、膨化食品加工工艺、蜜饯果糕的加工工艺
白油（液态石蜡）	消泡剂、脱模剂、被膜剂	薯片的加工工艺、油脂加工工艺、糖果的加工工艺、胶原蛋白肠衣的加工工艺、膨化食品加工工艺、粮食加工工艺（用于防尘）
蜂蜡	脱模剂	焙烤食品加工工艺、膨化食品加工工艺

3. 食品用酶制剂及其来源名单 食品用酶制剂及其来源名单见表6-5-21。

表6-5-21 食品用酶制剂及其来源名单（部分列出）

酶	来源	供体
α-半乳糖苷酶	黑曲霉	
α-淀粉酶	地衣芽胞杆菌	
	地衣芽胞杆菌	地衣芽胞杆菌
	地衣芽胞杆菌	嗜热脂解地芽胞杆菌
	黑曲霉	
	解淀粉芽胞杆菌	
	枯草芽胞杆菌	
	枯草芽胞杆菌	嗜热脂解地芽胞杆菌 G
	米根霉	
	米曲霉	
	嗜热脂解地芽胞杆菌 G	
	猪或牛的胰腺	
β-淀粉酶	大麦、山芋、大豆、小麦和麦芽	
	枯草芽胞杆菌	
β-葡聚糖酶	地衣芽胞杆菌	
	孤独腐质霉	
	哈次木霉	
	黑曲霉	
	枯草芽胞杆菌	
	李氏木霉	
	解淀粉芽胞杆菌	解淀粉芽胞杆菌

二十二、我国允许使用的其他品种食品添加剂

（一）定义

根据《食品安全国家标准 食品添加剂使用标准》（GB 2760-2014）规定，把上述21种功能不能涵盖的食品添加剂，统称为其他食品添加剂。

（二）我国允许使用的种类

目前我国允许使用的其他食品添加剂包括冰结构蛋白、高锰酸钾、咖啡因、酪蛋白酸钠、硫酸镁、硫酸锌、硫酸亚铁、氯化钾、乳糖酶、辛烯基琥珀酸淀粉钠、异构化乳糖液和半乳甘露聚糖。

（三）我国允许使用的名称、范围、最大使用量

我国允许使用的其他食品添加剂名称、范围、最大使用量见表6-5-22。

表6-5-22　我国允许使用的其他食品添加剂名称、范围、最大使用量

食品添加剂名称	使用范围	最大使用量/（g/kg）	备 注
冰结构蛋白 ice structuring protein	冷冻食品（食用冰除外）	按生产需要适量使用	
高锰酸钾 potassium permanganate	食用淀粉	0.5	
咖啡因 caffeine	可乐型碳酸饮料	0.15	固体饮料按稀释倍数增加使用量
硫酸锌 zinc sulfate	其他类饮用水（自然来源饮用水除外）		以 Zn 计为 2.4mg/L
硫酸亚铁 ferrous sulfate	发酵豆制品（仅限臭豆腐）	0.15	以 $FeSO_4$ 计
氯化钾 potassium chloride	盐及代盐制品 其他类饮用水（自然来源饮用水除外）	350 按生产需要适量使用	
乳糖酶 lactase	调制乳、调制乳粉和调制奶油粉、调制炼乳（包括加糖炼乳及使用了非乳原料的调制炼乳等）、稀奶油（淡奶油）及其类似品	按生产需要适量使用	

（牛玉存　王培玉）

第 七 章

营养强化剂

营养与健康是人类全面发展的最基本要求,但饥饿与营养不良依然是现今严重威胁人类健康的全球性问题,在第三世界国家尤为严重,甚至影响到人类社会的发展与进步。为了弥补食品中某些营养素的不足或缺乏,解决人群中普遍存在的营养缺乏问题,以及防病保健等,很有必要对食品进行有针对性的营养强化。

营养强化就是遵循现代营养科学的指导,根据居民营养状况,针对不同区域、不同工作、不同生理条件下人群的营养缺乏状况和营养需要,在人群广泛消费的食品(载体)中添加特定营养素或其他营养成分,以补充缺乏的营养素。实践证明,营养强化是改善居民营养和健康状况最经济、有效的途径之一,因而被世界各国广泛采用,也是联合国粮农组织(FAO)和世界卫生组织(WHO)重点推荐的营养改善方式。

第一节 营养强化剂概述

一、定义和分类

(一) 营养强化剂(nutrition fortifier)

根据 2013 年 1 月 1 日实施的《食品营养强化剂使用标准(GB 14880-2012)》,营养强化剂是指为了增加食品的营养成分(价值)而加入到食品中的天然或人工合成的营养素和其他营养成分。其中营养素是指食物中具有特定生理作用,能维持机体生长、发育、活动、繁殖以及正常代谢所需的物质,包括蛋白质、脂肪、碳水化合物、矿物质、维生素等。其他营养成分是指除营养素以外的具有营养和(或)生理功能的其他食物成分。因此,根据是否属于营养素范畴,营养强化剂实际上包括营养素类和非营养素类的其他营养成分两大类。

按照 GB 14880-2012 之规定,允许在食品中使用的营养强化剂根据其使用范围又可分为两大类,即允许使用于普通食品的营养强化剂和允许用于(或仅允许用于部分)特殊膳食用食品的营养强化剂,分别以附录 A 和附录 C 的形式列出。需要特别说明的是,每一种营养强化剂,即使是允许使用于普通食品的营养强化剂,都有其使用范围与相应使用量的规定,不得在范围之外的食品中随意添加或强化。如 β-胡萝卜素只可用于固体饮料类食品的强化,使用量为 3~6mg/kg,不得用于其他食品,包括特殊膳食用食品;而维生素 A 不仅可用于普通食品如固体饮料、含乳饮料及调制乳(粉)、植物油等许多食品,还可用于特殊膳食用食品,但远非全部食品。

1. 允许使用于普通食品的营养强化剂　GB 14880-2012 附录 A 列出的 37 种强化剂是对 GB 14880-1994、GB 2760-1996 和卫生部历年公告中关于营养强化剂使用规定的汇总(特殊膳食用食品除外,在附录 C 中列出),是对各营养强化剂已批准的使用范围和使用量在风险评估基础上的整合,力求涵盖已经批准的所有产品类别。根据营养特性,这 37 种强化剂可分为三类:①矿物质类:包括钙、铁、锌、硒、镁、铜、锰、钾、磷,共 9 种;②维生素类:包括维生素 A、β-胡萝卜素、维生素 D、维生素 E、维生素 K、维生素 B_1、维生素 B_2、维生素 B_6、维生素 B_{12}、维生素 C、烟酸(尼克酸)、叶酸、泛酸、生物素、胆碱、肌醇,共 16 种;③其他类:如 L-赖氨酸、牛磺酸、左旋肉碱(L-肉碱)、γ-亚麻酸、叶黄素、低聚果糖、1,3-二油酸-2-棕榈酸甘油三酯、花生四烯酸(AA)、二十二碳六烯酸(DHA)、乳铁蛋白、酪蛋白钙肽、酪蛋白磷酸肽,共 12 种。

2. 允许使用于特殊膳食用食品的营养强化剂　GB 14880-2012 附录 C 列出了允许用于特殊膳食用食品的营养强化剂,其中 C1 表规定了 35 种允许用于特殊膳食用食品(如婴幼儿配方食品、婴幼儿辅助食品、特殊医学用途配方食品、低能量配方食品及其他特殊膳食用食品)的营养强化剂,包括:①矿物质类:如钙、铁、锌、硒、镁、铜、锰、钠、钾、磷、碘、铬、钼,共 13 种;②维生素类:如维生素 A、维生素 D、维生素 E、维生素 K、维生素 B_1、维生素 B_2、维生素 B_6、维生素 B_{12}、维生素 C、烟酸(尼克酸)、叶酸、泛酸、生物素、胆碱、肌醇,共 15 种;③其他类:如 L-蛋氨酸(L-甲硫氨酸)、L-酪氨酸、L-色氨酸、牛磺酸、左旋肉碱(L-肉碱)、花生四烯酸(AA)、二十二碳六烯酸(DHA),共 7 种。C2 表则规定了仅允许用于部分特殊膳食用食品的其他营养成分,包括低聚半乳糖(乳糖来源)、低聚果糖(菊苣来源)等共 18 种营养成分。

(二) 营养强化(fortification)与营养强化食品(fortified foods)

天然食品并非营养俱全,比例得当,再加上在加工、烹调等过程中不同程度地损失或破坏,为了弥补食品的天然营养缺陷和加工、烹调过程中的损失。根据 GB 14880-2012 的规定:向食品中添加一种或几种营养强化剂,以提高其营养价值,预防或纠正营养缺乏,称为营养强化,这样的食品称为营养强化食品。

根据强化的直接目的,营养强化食品可以分为三类,即营养素的强化、营养素的复原和营养素的标准化。营养素的强化(nutrient fortification)是向某一食物中添加原来含量不足或不含的营养素,如赖氨酸是谷物的第一限制性氨基酸,谷物中强化赖氨酸可使谷物中蛋白质的营养价值得以明显提高。营养素的复原(nutrient restoration)则针对贮藏、加工、烹调过程中损失的营养素进行补充,如向精米、精面中添加维生素 B_1、维生素 B_2 等 B 族维生素,以弥补加工过程中的损失,恢复到加工前的水平。营养标准化(nutritional standarzation)则是将多种营养素或营养成分添加至同一食品中使之达到食品标准所规定的水平,以满足食用者全面的营养要求,如婴幼儿配方奶粉、宇航食品等。

根据强化的对象与方式,强化食品可采用大众强化、目标强化、市场驱动的强化和其他类型的强化等多种形式。大众强化是指在公众普通消费的食物中(如谷类食品、调味品和牛奶)添加一种或多种微量营养素。当大部分人群已出现或即将出现某种营养缺乏时,大众强化通常是最好的选择,通常由政府部门进行策划、授权和监管。目标强化是针对特殊人群进行的食物强化,目的是增加这些特殊人群而非所有人群的营养摄入量。例如,针对婴幼儿辅食、学生营养餐、儿童和孕妇专用饼干、救援和流动人口用食品的强化等。市场驱动的强化是食品企业出于商业目的,在加工食品中添加特定量的一种或多种营养成分。虽然市场驱动的强化为企业自愿,但强化时通常受政府法规的限制。在欧美发达国家,市场驱动的强化食品成为钙、铁、维生素 A、维生素 D、维生素 C、B 族维生素等微量营养素的重要来源。其他类型的强化包括针对家庭和社区层面的食品强化,以及主食的生物强化等。前者主要是针对大众强化不能达到的地区,在家庭或社区层面应用营养强化剂,可以碎片、撒剂、涂抹剂或预混料的方式加入到食物和饮水中;后者则是通过植物育种或转基因技术提高主食农作物营养素的含量和(或)促进营养吸收。

　　根据法律效力,营养强化可分为强制强化和自愿强化两种类型。强制强化是政府以法律法规的方式,强制食品生产企业在特定食品中强化指定的微量营养素。在全球范围内,微量营养素碘、铁、维生素 A 的强化多为强制强化,叶酸强化也越来越多地采用此种方式。其中,加碘食盐可能是最广泛采纳的强制强化形式,也是我国唯一要求强制强化的食品。由于法律的强制保障,强制强化更可能成为相关人群稳定的微量营养素来源,实现公共营养改善效果。自愿强化是指食品生产企业经合法许可,或在特殊情况下受政府部门鼓励与支持,自主选择对特定食品进行的强化。例如,针对我国女性和婴幼儿比较严重的贫血问题,政府建议性地推行铁强化酱油;针对西部地区营养缺乏状况,建议推广添加了维生素、叶酸、钙、铁、锌等多种营养素的强化面粉。而婴幼儿配方奶粉,添加了钙、铁的饼干,添加了维生素 C 的糖果、饮料等,则多是企业自主的食品强化行为。

　　此外,根据强化营养素的种类,可将强化食品分为单一强化食品(如高钙饼干、强化赖氨酸的谷物、加碘食盐等)和复合强化食品(如婴儿配方奶粉、AD 钙奶、宇航食品、多维谷物早餐等)。

二、营养强化的意义、优势及营养强化剂的作用

(一) 营养强化的意义

　　尽管世界经济水平在近半个多世纪以来有了空前发展,但饥饿与营养不良依然是严重威胁人类健康与发展的全球性问题。目前,全世界超过半数的人口存在着不同程度的营养不良和失衡,突出表现在发育迟缓、消瘦、微量营养素缺乏和超重、肥胖等方面,其中儿童所受影响严重。长期困扰人类的全球性四大营养缺乏病,即蛋白质-热能缺乏、维生素 A 缺乏、缺铁性贫血、缺碘性甲状腺肿,至今依然存在。第三世界国家中,有 8.7 亿人口因食不果腹或饮食结构过于单一而出现严重的营养缺乏,每年数百万的儿童死于长期的饥饿和营养不良。据联合国儿童基金会估计,因维生素和矿物质缺乏导致的死亡、残疾和劳动力丧失,在一些国家带来的损失已超过了其国内生产总值的 5%。

　　我国属于世界上营养不良人数最多的国家之一,居民营养健康状况更为复杂,面临着摄入不足和营养失衡的双重挑战:一方面,营养失衡与营养过剩引起的超重与肥胖及相关慢性疾病患病节节攀升;另一方面,营养缺乏问题仍然广泛存在,局部地区和部分敏感人群依旧严重,其中以微量营养素即维生素、矿物质摄入不足而引起的"隐性饥饿"最为普遍。更为严峻的是,当前食物的精细化和快餐化趋势,在某种程度上进一步加剧了微量营养素的"隐性饥饿"。2010 年调查显示,我国农村 5 岁以下儿童身高不足(生长迟滞)的比例是 12.1%,是城市同龄儿童的 3 倍多,而贫困地区高达 20.3%,约是城市的 6 倍。2015 年 6 月 30 日国务院新闻办公室发布了《中国居民营养与慢性病状况报告(2015)》,报告显示中国成人营养不良率为 6.0%,儿童青少年生长迟缓率和消瘦率分别为 3.2% 和 9.0%,6 岁及以上居民贫血率为 9.7%,其中 6~11 岁儿童和孕妇贫血率分别为 5.0% 和 17.2%。

　　消除饥饿和改善营养不良,需要各国政府与国际组织的通力合作;作为可持续发展和优

先考虑的重要目标,采用什么方式可以最有效且可持续地控制营养不良尤其是微量营养素缺乏是国际社会长期探索的问题。1992 年 12 月,FAO/WHO 在罗马组织召开第一届国际营养大会,会议通过的《世界营养宣言和行动计划》即已指出:食品多样化,提高食物可获得性,加强营养教育以及进行营养强化与补充等综合性干预措施是解决营养缺乏问题最有效的途径。2014 年 11 月 19 日在意大利罗马召开的第二届国际营养大会上通过的《营养问题罗马宣言》和《行动框架》,再次要求各成员国采取有效措施积极应对营养不足、微量营养素缺乏症和超重等挑战,实现全球营养目标。

食物多样化是平衡膳食和保障各类营养素充足摄取的基本前提,是改善人体营养状况的首选方式。然而,多样化饮食结构的建立依赖于良好的个人饮食行为习惯和营养健康素养、较好的经济承担能力和有效的食物供给保障系统,这些都远非一朝一夕之功。膳食营养补充剂因其营养素的吸收利用效率高,可以快速地控制营养缺乏,是个体营养素补充的最佳方式,但膳食补充剂通常价格较高,并非人人都能承受,且必须在专业指导下有针对性地选择及使用;更为关键的是,膳食补充剂的应用严重依赖于消费者选择的主动性和长期的依从性,往往很难全面、持续地覆盖目标人群。

除母乳对 0~6 月龄婴儿以外,没有一种天然食品能够全面地满足人体的全部营养需要。为了弥补食品中某些营养素的不足或缺乏,解决人群中普遍存在的营养缺乏问题,以及防病保健等,很有必要对食品进行有针对性的营养强化。科学研究和实践经验显示,在食物供应不足或膳食不能提供全面营养的地区,选择食物强化,是控制营养不良、改善公众营养状况,尤其是消除微量营养素缺乏与隐性饥饿最为经济、有效的措施。

(二) 营养强化的优势

食物营养强化要求在承担最小安全风险的前提下,针对公众普遍的营养缺乏问题,通过有意提高食物中公众易于缺乏的必需营养素及其他营养成分的含量,以使公众健康受益,包括预防和降低普通人群或/和特殊人群中发生微量营养素缺乏的风险、纠正其已存在的微量营养素缺乏、改善营养状况和提高膳食营养素摄入量(可能是除改变饮食习惯/生活方式之外的最佳选择),从而维护和促进健康。与其他营养改善手段相比,营养强化具有以下明显的优势:

1. 基于大众日常食品的强化,保证了营养改善效果的持久有效:强化食品作为大众日常食品经常食用,与可能间断的营养素补充相比,能更持久、有效地维持机体营养素正常水平,降低由于食物季节性缺乏或低质量膳食造成的营养素缺乏风险。食物强化对生长发育期的儿童和孕期及哺乳期妇女尤为重要,是增加母乳维生素含量,满足孕、产妇和婴儿对营养素需求的良好途径。

2. 食物强化目的是使通过强化食品提高营养摄入水平,无须改变原有的膳食结构,无须对其进行广泛宣传教育,就可以增加人群对某些营养素的摄入量,从而达到纠正或预防人群营养缺乏的目的。此外,强化食物中原有的大量天然营养成分与生理活性物质,是营养补充剂难以全面提供的。

3. 强化食品在贫困和富裕的人群中都能广泛普及,易于覆盖较大范围的目标人群,使人群营养状况在短时间内得到全面改善。对于贫困人口经常会出现多种营养素同时缺乏的问题,有针对性的复合强化能够较好地予以解决。

4. 营养强化工艺相对简单,成本低廉,但社会效益明显。随着全球经济生活水平的提高和食品工业的发展,强化食品的应用日益广泛。

5. 当管理规范时,营养强化剂的慢性毒性风险极低。

（三）营养强化剂的作用

在食物营养强化过程中,营养强化剂主要是有针对性地补充某些食品中某些营养素的缺乏或不足,提高容易缺乏的营养素含量,达到均衡营养,提高健康水平,其作用具体体现在如下几个方面:

1. 弥补天然食物营养缺陷　人类所食用的天然食物,几乎没有一种能满足人体全部的营养需求(母乳相对 0~6 月龄婴儿除外)。由于饮食习惯、经济能力、食物品种等因素的限制(如冬季水果蔬菜不足),日常饮食很难做到各种营养素种类齐全、比例得当,导致在一定的地域范围内,有相当规模的人群出现某些营养素摄入水平低下或不足,导致营养缺乏病在该人群中的流行。通过有针对性的营养强化,可以在一定程度上弥补天然食物的营养缺陷,提高其营养价值。如我国居民膳食蛋白质主要来源于粮谷类食物,但因赖氨酸等必需氨基酸不足而严重降低了其蛋白质的营养价值。通过向米、面中强化赖氨酸等必需氨基酸,则可使其蛋白质营养价值得到显著提高。日本在小麦粉中强化 0.2% 的赖氨酸,蛋白质的生物学价值从 47 提高到 71。碘缺乏是全球性的四大营养缺乏病之一,我国也是全球碘缺乏较为严重的地区之一,通过食盐强化碘很好地预防了缺碘性甲状腺肿大。

2. 补充食品在储存、运输及加工、烹调过程中营养素的损失　多数食品在消费之前需要储存、运输、加工、烹调,才能或才会被消费。在这一系列过程中,物理性、化学性、生物性因素均会引起食品部分营养素的损失和破坏。例如在碾米和小麦磨粉时有多种 B 族维生素的损失,且加工愈精细,损失愈多,有的维生素在此过程中损失高达 70% 以上,是我国居民 B 族维生素缺乏的重要原因。又如在水果、蔬菜的加工过程中,很多水溶性和热敏性维生素的损失或破坏率在 50% 以上。通过强化使这些损失的营养素得以一定程度的复原或弥补,可以较好地兼顾人们对食品感官与营养的双重需求。

3. 简化膳食处理,方便摄取　由于天然的单一食物不可能含有人体所需全部营养素,人们为了获得全面营养就必须同时并有比例地进食多种食物,但原料的购买和食物的烹饪受到社会、经济等多因素的影响。例如,随着生活节奏的加快,人们开始越来越倾向于选择微量营养素普遍不足或不均衡的快餐和方便食品。如果能有针对性地选择一种或几种普遍摄入的食物进行多种营养素的强化,即可望获得全面营养,则可以简化膳食处理,这对某些特殊职业或特殊生理、病理阶段的人群具有重要意义。婴儿的营养需求很高,即使是母乳喂养的婴儿,在 6 月龄以后,也需要增加辅助食品,如肝泥、蛋黄、肉末、米粥或面片、菜泥、菜汤和果泥等,以补充其维生素、矿质元素的不足。但限于婴儿的食量与消化功能,婴儿辅食的制作精细而繁杂,再加上原料购买的麻烦,在我国 6 月龄以上婴儿中常出现辅食添加不当,影响到我国较大婴儿的生长发育和健康水平。若在婴儿的主要食品——奶粉中进行多种营养成分的强化和母乳化改造,制成婴儿配方奶粉,则可以很方便地满足婴儿的营养需要。宇航员在特殊的太空环境条件下,天然食品的烹饪受限较大,通过多重强化的即食性宇航食品则可以解决这一难题。军队和地质工作者食用的压缩干燥的强化食品,体积小、质量轻、食用方便、营养全面,同样很好地解决了野外作战与工作时的食物烹制困难和营养缺乏等问题。

4. 补充和调整特殊膳食用食品中营养素和(或)其他营养成分的含量,适应不同人群的营养需要　不同年龄、性别、工作性质,以及处于不同生理、病理状况的人群,其营养需求不同,需要选择各自合适的食品进行针对性的营养强化。例如,婴儿以母乳喂养为例,一旦母乳喂养无法进行,则需要有适当的"代乳食品"。母乳化配方奶粉就是以牛乳为主要原料,以类似母乳的营养素组成为目标,通过强化维生素,添加乳清蛋白、不饱和脂肪酸及乳糖等营养成分,使其组成成分在数量上和质量上都尽可能接近母乳,可更适合婴儿的营养需要及生理特点。长期从事海上或水下作业的工作人员,由于劳动环境特殊,维生素摄入常常不足;消耗性病症患者、军人、运动员等由于运动强度高或处于特殊的病理状态,需要高能量营养补充,这些都需要在食物中添加相应的强化剂以满足其机体需要。

5. 预防营养不良　营养强化是营养干预的主要措施之一,在改善人群的营养状况中发挥着巨大的作用。从预防医学的角度看,食品营养强化对预防和控制营养缺乏病(特别是某些地方性营养缺乏病)的发生与流行,纠正营养缺乏所致的健康影响,提高营养与健康水平具有重要意义。例如对缺碘地区的人采取食盐加碘可大大降低甲状腺肿的发病率(下降率可达40% ~95%),用维生素 B_1 强化防治主食精米、精面地区的维生素 B_1 缺乏病,用维生素 C 防治坏血病等。与营养补充剂或保健食品比较,营养强化食品成本低廉、效果好,适于大面积推广。在发达国家,营养强化已经具有很长历史,并取得了很大成功。现在,越来越多的发展中国家也开始重视并采取多种措施,大力推行食品的营养强化。

6. 其他　有些营养强化剂在提高食品营养质量的同时,还能改善食品的贮存性能,提高外在感官质量。如维生素 E、卵磷脂、维生素 C 等营养强化剂本身具有较强的抗氧化能力,可延缓食品的氧化和腐败变质。

三、营养强化剂的应用与管理现状及发展前景

食品营养强化大约始于 1833 年法国化学家 Boussingault 提出向食盐中加碘防止南美的甲状腺肿,但真正的商业应用始于 1900 年加碘食盐在瑞士的出现。美国于 1915 年开始生产商品碘化盐,1941 年在全球首次提出面粉强化的强制性标准(1942 年 1 月生效),对食品营养强化的定义、范围等都做了明确的规定,标志着食品营养强化时代的到来。随后,美国对玉米粉(1943)、糊状食品(1946)、面包(1952)、大米(1958)相继进行强化,使得食物强化成为美国政府进行营养干预的主要策略和方法。目前美国几乎全部即食早餐谷类食品都进行了营养强化,大约有 25% 的食品强化了铁,25% 的乳制品强化了维生素 A。

由于食品营养强化在消除和缓解某些营养缺乏病方面所起的良好作用,其他国家也纷纷效仿。日本 1949 年设立了食品强化研究委员会,1952 年在其国民经济趋于稳定时即颁布《营养改善法》,建议食品强化并制定相关标准。其推行的大米营养强化,使日本居民中一度流行的维生素 B_1 缺乏症几乎完全绝迹。欧洲各国也在 20 世纪 50 年代,先后对食品营养强化建立了相应的政府监督管理体制,规范食品的营养强化。目前全球已有近百个国家开展了广泛性的食物强化。

我国的食品营养强化工作起步较晚。尽管新中国成立不久即开始着手相关研究并进行了少量生产应用(如以大豆、大米为主要原料强化动物骨粉、维生素 A、维生素 D 及核黄素等制成的"5410"婴儿代乳粉),但真正由政府部门提出并纳入管理,则是在改革开放以后。1986 年,我国颁发《食品营养强化剂使用卫生标准(试行)》和《食品营养强化剂卫生管理办法》,是我国最早颁发的有关食品营养强化的法规,也是我国人民生活水平提高和食品营养强化事业发展的重要标志。但试行标准中允许使用的营养强化剂仅限于赖氨酸、维生素 A、维生素 B_1、维生素 B_2、维生素 C、维生素 D、烟酸、亚铁盐、钙、锌、碘共 11 个营养素类品种,且使用范围狭窄。90 年代我国食品营养强化事业发展进入快车道,1994 年对试行标准进行了

大范围修订,GB 14880-1994《食品营养强化剂使用卫生标准》对营养强化剂的种类与使用范围有了很大扩充。同年颁布实施的《食盐加碘消除碘缺乏危害管理条例(国务院令第163号)》,首次以行政法规的形式强制推行全民食盐加碘,使碘缺乏病和地方性克汀病得到了有效控制。此后,卫生部继续以公告的形式增补和扩大新批准的营养素品种和使用范围,实现对 GB 14880-1994 的动态管理。近年来,根据《中华人民共和国食品安全法》的规定和世界贸易组织(WTO)的要求,同时借鉴国际和发达国家食品营养强化的管理经验,结合我国居民的最新营养状况和食品营养强化的实际情况,对 GB 14880-1994 进行了全面地梳理和修订,GB 14880-2012《食品营养强化剂使用标准》是当前唯一一部关于营养强化剂使用的国家强制标准。

近十余年来,市场上的营养强化产品日趋丰富,如铁强化酱油、配方奶粉、配方米粉、维生素 A 强化食用油、强化碘盐、强化面粉、强化豆粉、强化饼干、强化挂面、强化糖果、强化液态奶、婴幼儿配方奶粉、强化固体饮料和强化软饮料等,其中一些强化食品已具有相当大的规模。强化碘盐的全面普及基本消除中国居民碘缺乏问题,结束了中国人长达数千年的碘缺乏历史,是我国食物营养强化最为成功的例子。婴幼儿配方奶粉是营养强化的另一个成功例子。之后,卫生部又组织推广了多个食物强化项目,取得了显著的营养干预效果。例如,利用性质稳定的络合型铁强化剂乙二胺四乙酸铁钠(NaFeEDTA)强化酱油,采用"7+1"配方(即维生素 B_1、维生素 B_2、尼克酸、叶酸、铁、锌和钙 7 种营养素必须添加,而维生素 A 建议添加)强化面粉,是近几年由政府、科研机构和企业共同推动的两项具有深远意义的食物营养强化项目。此外,维生素 A 强化食用油、强化大米也开始在全国推广。食物营养强化正在作为我国预防和控制营养缺乏、改善营养状况、提高国民营养与健康水平的一项重要措施。

然而,数据显示,我国目前仅有营养强化食品 300 余种,仅占食品总数的 5%,每年人均消费营养强化食品不到 90 元。受市场供求关系的影响,市面上比较常见的只有加碘盐、强化食用油、铁强化酱油、强化婴幼儿食品、强化挂面、强化糖果、强化饼干和强化乳饮料等。除加碘食盐外,其他产品的市场规模都较小,如铁强化酱油仅占全国酱油产量的 2%,强化面粉的产量不超过全国面粉产量的 1%。许多企业片面追求高附加值、高利润,再加上品种单一、目标定向不准,规模小、价格高,以及居民营养知识普遍不足和对"食品添加剂"的无端担忧,仍然是我国当前营养强化食品叫好不叫座的主要原因。与之相比,美国有 10 000 多种强化食品,占食品总数的 85%,每年人均消费营养强化食品达 10 000 元人民币。因此,我国营养强化食品的研发与生产与西方发达国家相比,还有相当大的差距,但前景十分广阔。

此外,我国允许使用的营养素的种类和化合物来源并不是很多,《GB 14880-2012 食品营养强化剂使用标准》放宽了营养强化剂的范围,对于加强新型营养强化剂的研究、开发和应用,丰富和提高我国营养强化剂的种类和品质,具有很大的发展空间。随着居民营养意识的提高,食品营养强化剂正在成为 21 世纪的朝阳产业和食品行业发展的新方向。

尽管食物强化在公共卫生改善、营养与健康水平的提高等方面发挥着极为重要的作用,但也存在一定的局限性,主要表现在:

1. 强化食品增加了特定微量营养素的含量,但仍然不能代替高质量的膳食,因为后者含有充足的能量、蛋白质、必需脂肪酸和碳水化合物等其他有益健康的多种食物成分,这是平衡膳食和全面提高居民营养和健康水平的基础。

2. 难以覆盖到所有的目标人群。婴幼儿摄入的食物总量较少,很难从主食及调味品强化中获取足够的微量营养素;铁强化食品有时仍然不能满足某些特殊人群(如孕妇)对铁的需要,仍需辅以营养素补充剂;营养素缺乏最严重的人群往往与市场经济脱节,生活自给自足,购买力有限及食品流通不足,加工食品食用少,都导致了强化食品很难全面推广。

3. 由于食物摄入量不足,低收入人群中常常会出现多种微量营养素同时缺乏。虽然在技术上可进行多种微量营养素同时强化,但实际上,贫困人口无法仅从强化食品中获得种类齐全且充足的微量营养素。

4. 食物强化相关的技术性问题有待攻克,特别是强化剂的适宜强化剂量与过量风险控制、强化剂稳定性、不同营养素的相互作用、烹饪方法,口味等影响消费感受与营养改善效果和安全性等一系列问题。尤其是目前有关营养素的相互作用、混合营养素的添加、单一营养素的吸收率等信息较少,因此,评估每种营养素的添加量也十分复杂。

5. 食物载体和强化营养素的性质限制了许多强化剂的添加。例如,许多高效吸收的铁强化剂会改变食物的色泽和口味,而且还会破坏维生素 A、碘的强化效果。虽然解决这类问题的方法已有所进展(如强化剂的微胶囊化),但仍然存在诸多难题。

6. 虽然食物强化的效果较好,但食物强化项目实施仍需要成本投入,可能成为贫困地区营养食品消费的重要制约性因素。

总之,为保证食物强化项目的有效性和持续性,食物强化项目应该与减少贫困项目和其他农业、卫生、教育、社会公益等多种来源项目同时进行,以促进弱势群体能够购买并且消费足量的优质、富含营养的食品。

第二节　营养强化剂的管理与应用

一、强化原则与强化剂的管理

食品强化是为了防止或纠正人群中一种或多种营养素缺乏或简化膳食处理而在食品中添加相应营养素与相关营养成分的一种公共营养改善措施。但在具体实施过程中,国际组织及各国政府对营养强化的原则与强化剂的管理仍存在着较大差异。其中加拿大、澳大利亚与新西兰有关营养强化的标准相对最全面,细则最多,而欧盟的标准则因各成员国之间相互经济利益冲突与制衡相对较为宽泛。

1. 营养强化的国际性指导原则　国际食品法典委员会(Codex Alimentarius Commission,CAC)基于 FAO《营养强化:技术和质量控制》的原则精神通过了一系列的标准、指南,如《食品卫生通用原则(1985)》、《特殊膳食包装食品标签与声明的通用标准(1985)》、《营养标签指南(1985)》、《食品中添加基本营养素的通用原则(1987)》、《食品包装标签的通用标准(1991)》、《声明通用指南(1991)》、《危害分析关键控制点的运用指南(1993)》等,构建了关于食品强化的标准、法规及指南体系,成为各国营养强化政策制定的指导原则和国际仲裁标准。

(1) 强制性强化:CAC 所制定的各项规章与规范没有对强制性强化与自愿性强化进行具体区分,只是在《食品中添加基本营养素的通用原则》中提出了一些原则性要求:食品强化是政府职责,食品强化中基本营养素添加的种类与数量以及强化食品载体的选择取决于需要被纠正的具体营养问题、目标人群的特征及本地区的食品消费模式;必需营养素摄入量的提高应当是一个或多个人群的迫切需要(有该营养素临床或亚临床缺乏的事实证据及摄入不足的判定标准)。

(2) 自愿性强化:CAC 没有建立具体的自愿性强化标准,但制定了一系列通用原则或指南。①载体食品选择:选择高危人群日常食用的食品作为强化载体;其在人群中消费量较为稳定、均匀,且摄入水平的上限和下限已知。②强化剂的使用:食品中强化的必需营养素对任何其他营养素的代谢不会产生不良作用;在通常的包装、贮存、销售和使用的条件下足够稳定,不致对食品特性如颜色、味道、香味、质地、烹饪)带来不良影响,不会明显缩短食品的货架期;强化工艺和加工设备能够满足需要,费用合理;强化的营养素可以被吸收可利用,但不应作为该食品的营养优点来误导和欺骗消费者;制定强化营养素的检测方法,并在生产加工与监督管理中予以应用。③强化剂量:CAC 对营养素强化水平的确定没有明确说明,但原则上要求:针对待强化的营养素,应该明确人群摄入水平的上限和下限;目标人群正常消费该强化食品时,强化剂量足以纠正或预防所产生的不足,而高消费个体不致出现过量。

2. 国外营养强化原则与相应的政策法规与监管体系　在 CAC 原则的指导下,各国通过制定相关的法律法规和政策来指导和规范本国的食品强化,这些体系文件可能包括(各国间的差异较大):①专门的强化法律法规:在一些国家,强制性强化是采用专门立法的形式来推行的,如我国的《食盐加碘消除碘缺乏危害管理条例》、菲律宾的《营养强化法》、《大米强化法》,南非的《特定食物强化法规》等。②强化标准:包括两类,一类是对不同强化载体中强化剂的选择和使用量进行统一规定的综合性标准,像《澳新食品标准法典》中的"维生素和矿物质"部分和加拿大《食品和药品法规》中的"维生素、矿物质和氨基酸"部分;另一类是对某一具体食品中的强化剂的种类和强化量进行规定的产品标准,像美国的《强化面粉标准》和加拿大的《牛奶标准》等。③强化原则(指南):几乎每个国家都有自己的强化原则(指南)来指导本国的营养强化或作为对标准进行修改的依据,如美国的《营养强化原则》、加拿大的《向食品中添加营养素的推荐性指南》以及澳新的《食品中强化维生素和矿物质的政策指南》。④其他相关的法律法规及管理文件。

(1) 美国:①强制性强化:美国对食品强化的管理政策相对宽松,没有专门的食品强化法律,也没有国家性的强制性强化法规,联邦法规第 21 卷 104 部分(21 CFR Part 104)中"营养强化政策"仅规定了食物中强化营养素的一般原则,美国食品药品监督管理局(FDA)只能据此制定强化食品的产品标准来规定食品中允许添加的营养素种类和含量水平,管理食品包装上虚假或误导性的健康声称(主要针对疾病预防的声称)和在出现健康问题时介入。各州可自行决定其是否执行强化标准,目前美国 50 个州中有 39 个州采纳了联邦政府的强化标准。②自愿性强化:除所谓的"强制强化"以外的向食品中添加营养素的强化形式。需要说明的是,FDA 并不鼓励不加选择地食品强化,认为不宜强化生鲜食品——肉及肉制品、糖和快餐小吃(如糖果和碳酸饮料)等。

(2) 澳大利亚与新西兰:①强制性强化:澳大利亚与新西兰《食品强化维生素和矿物质的政策指南》要求,强制性强化由政府和食品立法者确定强化的营养素、食物载体及其强化水平,要求食品生产商必须按照食品法规规定在特定食品中进行强化,并要求该强制性强化应满足以下 5 个基本原则:在有证据表明相当部分人群中存在营养健康需求的前提下,综合考虑该公共营养需求问题的严重性和流行程度以后,才能确定是否需要采取强制性强化;当强制性强化是解决公众健康问题最有效的干预策略措施时才加以实施;强制性强化要与国家营养政策和指南相一致;应确保添加到食品中的维生素和矿物质水平不会产生营养过量或者不均衡;通过营养素有效剂量的强制性强化,能够解决目标人群的公共健康问题。澳大利亚新西兰食品标准局(Food Standards Australia New Zealand,FSANZ)同时还对营养强化剂的选择、剂量确定及载体食品的选择有非常详细而明确的规定。目前澳大利亚已在全国范围内强制要求在面包用粉中强化维生素 B_1 和叶酸,在人造奶油和食用涂抹油中强化维生素 D,在食用盐中添加碘等。②自愿性强化:FSANZ 要求申请者提供新产品上市后的市场预测和消费者调查报告,同时还要参考其他国家的相关资料以帮助其评估该强化措施的营养干预效果。为了避免人群营养素摄入超过安全限量,FSANZ 对载体范围有所限制。同时由于有可能改变某些人群的膳食结构,FSANZ 选择载体时强调与国家营养政策保持一致,如防止增加高盐、高糖、高脂食品的摄入、禁止以酒精饮料为强化载体等。

(3) 欧盟:由于各成员国情况不同,2003 年 11 月 10 日通过的《欧盟关于维生素与矿物质元素及食品中其他物质的添加规章》中,主要涉及的是自愿性强化。而在此后的《食品中维生素与矿物质元素及其他替代品的添加规章 1925-2006》与《食品中关于维生素与矿物质元素最大、最小剂量设定的目标》中,也主要涉及的是自愿性强化。

(4) 发展中国家:由于目标人群缺乏必要的营养知识,企业生产水平低,政府缺乏有效的监督机制等诸多因素,国家必须针对实施中的各个环节进行强制性法律规定,才能保证强化的顺利实施。因此,发展中国家的营养强化政策体系中一般包含有专门的强化法律(法规),同时,还包含用来宣传和推广营养强化的一些规定和措施(如营养强化产品的特殊标志等)。

3. 我国营养强化原则及相应的政策法规与监管体系　目前中国尚未制定针对强制性强化的政策指南,只是在 1994 年颁布了《食盐加碘清除碘缺乏危害管理条例》,并据此在全国范围内强制推行食盐加碘。对自愿性强化的管理依据主要有 GB 14880-2012《食品营养强化剂使用卫生标准》、《GB 28050-2011 预包装食品营养标签通则和 GB 13432-2013《预包装特殊膳食用食品标签》。

GB 14880-2012《食品营养强化剂使用标准)》是当前关乎营养强化剂最重要的国家强制标准,是食品安全国家标准中的基础标准,其强制性体现在一旦生产单位在食品中进行营养强化,则必须符合本标准的相关要求(包括营养强化剂的允许使用品种、使用范围、使用量、可使用的营养素化合物来源等),但是生产单位可以自愿选择是否在产品中强化相应的营养素。该标准包括正文和四个附录。正文包括了范围、术语和定义、营养强化的主要目的、使用营养强化剂的要求、可强化食品类别的选择要求、营养强化剂的使用规定、食品类别(名称)说明和营养强化剂质量标准八个部分。四个附录则对允许使用的营养强化剂品种、使用范围及使用量,允许使用的营养强化剂化合物来源,允许用于特殊膳食用食品的营养强化剂及化合物来源,以及食品类别(名称)四个不同方面进行了规定。GB 14880-2012 对营养强化剂使用的严格规定,旨在规范我国食品生产单位的营养强化行为,避免营养强化剂的使用导致人群食用后营养素及其他营养成分摄入过量或不均衡,或产生其他营养素及营养成分的代谢异常。

为了配合国家的减盐行动,避免居民过多摄入食盐,GB 14880-2012 还特别取消食盐作为营养强化剂载体的选择(碘除外)。关于食用盐中碘的使用,生产与经营单位继续依据《食盐加碘消除碘缺乏危害管理条例》、《食盐专营办法(国务院令 1996 第 197 号)》、GB 26878-2011《食用盐碘含量》的相关规定执行。

按 GB 14880-2012 附录 A 使用了营养强化剂的预包装食品,其营养成分的标示(包括名称、顺序、表达单位、修约间隔等)应按照 GB 28050-2011《预包装食品营养标签通则》中表 1

的要求,醒目地标示能量、核心营养素的含量及其占营养素参考值(NRV)的百分比外,特别是强化营养素在食品中的含量及其占营养素参考值(NRV)的百分比等。对于既是营养强化剂又是食品添加剂的物质,如维生素 C、维生素 E、核黄素、碳酸钙等,若仅作为食品添加剂使用,可不在营养标签中标示。对于 GB 28050-2011 表 1 中没有列出但 GB 14880-2012 允许强化的营养物质,按照 GB 28050-2011 的规定其标示顺序应位于表 1 所列营养素之后。相应的营养声称和营养成分功能声称应按 GB 28050-2011 及其问答的相关要求宣传营养强化的功效,但不得夸大其作用而误导和欺骗消费者。按 GB 14880-2012 附录 C 使用了营养强化剂的预包装特殊膳食用食品,其营养成分与强化剂的标示及声称按照 GB 13432-2013《预包装特殊膳食用食品标签》执行。这就要求食品生产企业严格按照 GB 14880-2012 的规定,在允许使用营养强化剂的食品中按规定的添加量使用允许使用的营养素化合物来源,同时严格按照 GB 28050-2011 或 GB 13432-2013 的要求进行营养成分表标示和声称,避免夸大食品中某一营养成分的含量或作用。

对于部分既属于营养强化剂又属于食品添加剂的物质,如核黄素、维生素 C、维生素 E、柠檬酸钾、β-胡萝卜素、碳酸钙等,如果以营养强化为目的,其使用应符合 GB 14880-2012 的规定。如果作为食品添加剂使用,则应符合 GB 2760-2011《食品添加剂使用标准》的要求。

对于部分既属于营养强化剂又属于新食品原料的物质,如二十二碳六烯酸、低聚半乳糖、多聚果糖、花生四烯酸等,如果以营养强化为目的,其使用应符合 GB 14880-2012 的要求;如果作为食品原料,应符合《新食品原料安全性审查管理办法(国家卫生和计划生育委员会令 2013 第 1 号)》及相关公告的规定。

然而,与国外的营养强化政策法规与监管体系相比,我国没有专门的法律法规(《食盐加碘消除碘缺乏危害管理条例》除外),没有特定的强化产品标准,对强化申请没有专门的评价依据,除碘强化盐外没有强制性强化的项目。GB 14880-2012《食品营养强化剂使用标准》是目前唯一一部关于营养强化剂使用并要求强制遵循的国家标准,但不能期望仅凭一个标准来解决现在或将来遇到的所有问题。更为关键的是,该标准仅仅是使用标准而并非单体原料的质量标准。统一规范营养强化剂单体原料的质量标准,加强营养强化剂生产制造过程中的监督与管理,还需要参考药典建立专门的品种清单与质量监督管理体系。

二、营养强化剂的使用与食品强化

(一) 营养强化剂的使用要求

1. 营养强化剂使用时应遵循的原则 在食品加工过程中,并非每种产品都需要和可以强化。具体应用时,除必须遵守 GB 14880-2012《食品营养强化剂的使用标准》等相关国家标准外,还需要遵循以下原则:

(1) 有明确的针对性:进行食品营养强化前首先必须对目标人群的膳食结构及相应的营养状况进行全面细致的调查研究,分析其普遍存在的主要营养问题及其膳食原因,即由哪种或哪几种营养素缺乏所致,确定需要强化的营养素或其他营养成分的种类与用量。在此基础上,结合目标人群的膳食结构与饮食习惯,选择合适的食物载体进行强化。例如,我国及亚洲居民多以大米、面粉,尤其是精加工的米、面为主食,导致其膳食中缺少维生素 B_1 和维生素 B_2,根据精加工过程中两种 B 族维生素的损失及人群的缺乏程度,在精米、精面中对其进行复原和强化。对于地区性营养缺乏症和职业病等患者的强化食品更应仔细调查,针对所需强化的营养素选择适当的载体进行强化。

（2）符合营养学原理：人体维系健康必须保证其所需各种营养素种类齐全且比例适当。食品营养强化的主要目的是改善天然食物存在的营养素不平衡关系，营养强化剂的使用不应导致人群食用后产生过量或新的营养不均衡风险，不应导致其他营养素或营养成分的代谢异常。因此，强化剂的剂量选择非常关键。强化剂量过低，原有的不平衡得不到纠正，也就达不到营养强化与改善的效果；强化剂量过高，则会导致某些新的不平衡，甚至出现中毒反应。例如绝大多数人可以耐受每天摄入锌 500mg，不会出现临床症状。但实际上，正常人每天摄入 50mg 锌就会影响体内铁和铜的代谢。营养强化应考虑的平衡关系主要有：必需氨基酸之间的平衡、脂肪酸之间的平衡、产能营养素之间的平衡、B 族维生素与能量之间的平衡，以及钙、磷平衡等。此外，对于强化的营养素或营养成分还需要考虑其生物利用率，尽量选用那些易于被人体吸收和利用的强化剂。

（3）符合国家食品安全标准：食品营养强化剂的使用必须符合 GB 14880-2012《食品营养强化剂使用标准》的强制要求，防止超范围、超剂量使用甚至随意添加。由于营养素为人体所必需，人们往往过度关注其缺乏的危害，而忽视过多时对机体产生的不良作用。因此，营养强化剂量的设置，还必须特别注意过量的危害，尤其应考虑防止同时食用多种添加同一营养成分的强化食品导致过量的可能性。例如，谷物食品强化叶酸有可能掩盖老年人群的维生素 B_{12} 的缺乏，婴儿配方食品中过量强化的铁和维生素 D 可能引起不良反应。这类因强化或过量产生危害的报道，过去曾一度多次发生。此外，营养强化剂的卫生和质量必须符合相应的国家标准，对于一些新合成的营养素衍生物必须经过严格的营养学和安全性评价并申报获得批准后方可使用。

（4）营养强化剂的使用不应鼓励和引导与国家营养政策相悖的食品消费模式：我国居民膳食指南中提倡减少食用的食品不宜作为强化的载体。《中国居民营养与慢性病状况报告（2015）》结果显示，我国居民人均食盐摄入量依然高达 10.5g/d。为了配合国家的减盐行动，避免居民过多摄入食盐，GB 14880-2012《食品营养强化剂使用标准》取消了食盐作为营养强化剂载体的选择（碘除外）。

（5）添加到食品中的营养强化剂应能在特定的储存、运输和食用条件下保持质量的稳定：许多食品营养强化剂遇光、热和氧等会引起分解、转化而遭到破坏，因此，在食品的加工、储存、运输甚至消费等过程中会发生部分损失。为减少这类损失，可通过改善强化工艺条件和储藏方法、研发新型高效稳定的营养强化剂，或通过添加稳定剂、保护剂来实现。同时，考虑到营养强化食品在加工、储藏等过程中的损失，进行营养强化食品生产时，需有根据地适当提高营养素的添加量。

（6）添加到食品中的营养强化剂不应导致食品一般特性如色泽、滋味、气味、烹调特性等发生明显不良改变：食品大多有其令人愉悦的颜色、气味和口味等感官性状，而食品营养强化剂也多具有本身特有的色、香、味。食品中添加的强化剂，不应损害食品的原有感官性状而影响消费者的接受度。

（7）经济合理、利于推广：食品营养强化的目的主要是提高人们的营养和健康水平。通常，食品的营养强化需要增加一定的成本，但应注意营养强化食品的销售价格不能过高，否则不易向公众推广普及。要使营养强化食品经济上合理和便于推广，科学地选择载体食品和强化工艺是关键。食品营养强化时，应当选择广大居民普遍食用、经济上能够承受的食品作为载体。

（8）不应通过使用营养强化剂夸大食品中某一营养成分的含量或作用来误导和欺骗消

费者:进行了营养强化的预包装食品,其营养成分与强化剂的标示与声称必须符合 GB 28050-2011《预包装食品营养标签通则》或 GB 13432-2013《预包装特殊膳食用食品标签》的要求,避免夸大食品中某一营养成分的含量或作用,不得虚假宣传和误导、欺骗消费者。

2. 营养强化剂选择的要求 主要包括以下几点:①强化的营养素和强化工艺应该成本低廉,技术简便,能够集中进行工业化生产;②强化不得影响食物的感官性状;③在食品加工及制品的保存、运输过程中稳定性好;④在终产品中生物利用率高;⑤强化剂与载体亲和性高,易于均匀混合;⑥强化剂与载体食品的营养素或食物成分间不发生相互作用。

3. GB 14880-2012《食品营养强化剂使用标准》规定 GB 14880-2012 是目前唯一一部关于营养强化剂使用的国家强制性和基础性标准,尽管国家对营养强化剂实行动态化管理,但该标准对每一种入选备案的营养强化剂都规定有使用范围、化合物来源和使用量等要求。具体说来,营养强化剂在食品中的使用范围、使用量应符合附录 A 的要求,允许使用的化合物来源应符合附录 B 的规定;特殊膳食用食品中营养素及其他营养成分的含量按相应的食品安全国家标准执行,允许使用的营养强化剂及化合物来源应符合该标准附录 C 和(或)相应产品标准的要求;营养强化剂化合物来源应符合相应的质量规格要求(详见本节第一部分相关内容)。

(二) 载体食品的选择

如前所述,并非每种食品都适合、可以或需要强化,通常选择食品面广、消费量大、对强化剂亲和性高且对其稳定性破坏较小的食品,如主食、乳、调味料、饮料和各种专用食品作为强化载体,基本要求如下:

1. 人群消费覆盖率高 载体食物的消费覆盖率指目标人群消费的广泛程度。载体选择时特别注意要能覆盖营养素缺乏最普遍的农村和贫困人群,并便于工业化生产。

2. 人群摄入量均衡 目标人群对载体食物的摄入量均衡稳定或有相似的消费量是精确计算强化剂量的基础。因此,需要注意选择人群消费量的变异小,地区间和个体间消费水平变异小,不同制作方式和食用条件下强化剂含量变化小的食品作为载体,而避免使用消费量变异大的食品如软饮料、零食作为载体,防止因部分个体大量摄入而发生过量的可能性。

3. 不因强化而影响品质 注意载体食物和强化营养素之间的匹配,防止由于强化引起食物改善的改变,不能因强化而影响到食品的感官性状和卫生质量。

4. 膳食指南中提倡减少食用的食品如食盐等不宜作为强化的载体,除非另有规定。

(三) 强化工艺与技术

食品的营养强化实际上是将营养强化剂与载体食物的混合,要求强化剂能与载体食品混合均匀,并保持性质稳定和良好的生物利用率,不影响到载体食品的感官与卫生质量。

1. 强化剂的添加 根据食物载体和强化剂的不同性质可以选择不同的添加方式:①原料中添加:如将维生素 B_1、维生素 B_2 直接添加到面粉中混合均匀成强化面粉,配制赖氨酸溶液喷洒或浸泡大米后再经短时速蒸、干燥脱水制成营养大米。②加工过程中添加:这种方式应用最为广泛,如加钙饼干、维生素 C 强化果汁、加铁酱油等。采用这种方法时要注意制定适宜的工艺,以保证强化剂的稳定,一般在加工后期添加。③成品中加入:在食品加工的最后工序中将所需的强化剂添加进去,这种方式营养损失最少,如碘盐就是直接在食盐加工制成后再表面喷洒碘酸钾而成,强化奶粉类、各种冲调食品类、压缩食品类及一些军用食品常采用这种方式。④其他添加或转化方式:例如,通过生物转化的方法先使强化剂被生物吸收利用得到富含强化剂的生物有机体,然后再将其加工成产品,如高碘蛋、乳类及富硒食品等;

通过生物发酵或酶工程等生物技术转化获得富含特定营养素的生物制品,再制成相应的产品;甚至直接采用物理的方法转化,如利用紫外线照射使牛乳中的麦角甾醇变成维生素D 等。

2. 强化工艺与技术　食物载体和强化剂的性质不同,应当采用的强化工艺与技术也应不同,影响强化产品工艺质量最为重要的因素是混合的均匀度。面粉、奶粉、固体饮料粉等常用干性混合方法;液体奶、饮料、水果汁的强化常用溶解后直接添加的方式;在烹调或高温压榨时维生素可能被破坏的情况下,宜采取喷洒或喷涂技术;脂溶性维生素强化,以油溶方法比较适宜;附着技术常用于维生素 A 的食用糖强化,即将植物油包裹的维生素 A 粉末附着在食用糖晶体的表面;包衣法适用于将维生素 A 制剂挤压到大米一类的食物颗粒表面形成牢固的包衣;微胶囊化也是将一种或多种营养成分强化到食品中的常用技术。

影响强化产品工艺质量的另一个重要因素是强化剂的稳定性,清洗、烹调、暴露空气、加热、挤压以及干燥等操作可能会显著地影响到强化剂的生物活性和稳定性。例如,若生产过程暴露在过热的环境中,碘可能升华损失,金属化合物氧化、变色,维生素 A 被氧化破坏。必要时应选择合理的强化措施以保证强化的有效性和稳定性,如对强化剂的改性以增加其稳定性和工艺性能、添加各种稳定剂、改进包装贮存条件等,同时加强强化食品的食用指导。

三、营养强化剂的剂量设定与安全性评估

(一) 营养强化剂的用量依据

国际上对于营养强化剂的适宜剂量没有统一的规定,但大多数国家都提出了强化营养素使用范围和剂量的标准或者法规。我国 GB 14880-2012《食品营养强化剂使用标准》同样详细规定了各种营养强化剂应用于不同食品强化的使用量——在生产过程中允许的实际添加量。鉴于不同食品原料本底所含的各种营养素含量差异性较大,而且不同营养素在产品生产和货架期的衰减和损失也不尽相同,所以强化的营养素在终产品中的实际含量可能高于或低于本标准规定的该营养强化剂的使用量。然而,在实际制定过程中,至少需要如下相关背景资料:

(1) 目标人群膳食营养与健康状况调查:通过膳食营养调查及特异的生化与临床症状的检查,可以确定目标人群的膳食结构、各类营养素的摄入水平、缺乏程度尤其是营养摄入水平的分布,为营养强化提供基本依据。当膳食中某种或某些营养素摄入不足,临床或生化指标显示营养缺乏现象较为普遍,是实施强化的重要前提。缺乏的程度越严重、范围越广,强化干预实施的必要性就越大。

(2) 目标人群的平均需要量(estimated average requirement,EAR):EAR 不仅是 RNI 制定的基础,同时也是评价个体营养缺乏的可能性及群体营养缺乏的程度与普遍性的重要依据。根据人群中目标营养成分的摄入水平分布,利用 EAR 切点法或概率法即可计算出群体中个体摄入不足的概率,估计摄入不足的程度,甚至计算出各摄入水平摄入不足的危险度(概率法)。

(3) 目标人群的推荐摄入量(recommended nutrient intake,RNI):RNI 的主要用途是作为个体或群体每日营养素摄入的目标值,是营养素强化用量的主要依据。强化食品中,营养强化剂的用量与日常膳食中的营养素含量之和,应当以满足特定人群中绝大多数个体的能够达到 RNI 为目标,即依据准确精细的营养调查资料,计算出目标人群膳食来源营养素的全部摄入量,选择合适载体补充不足部分,使之达到 RNI 水平。没有 RNI 值时,可以用适宜摄

入量(adequate intake,AI)代替。

（4）营养素的可耐受最高摄入量(tolerable upper intake level,UL)：营养素摄入过量时有可能产生不良作用，对健康造成危害。中国营养学会制定的中国居民营养素可耐受最高摄入量对我国食品强化是一个良好的安全性指标。如果某种营养素的摄入量超过 UL，其损害健康的危险性就随之增大。鉴于我国近年来营养素强化食品和膳食补充剂的快速发展，从安全性考虑，在确定营养强化剂用量时必须考虑 UL 的水平。

（5）目标人群的消费量：目标人群每天对载体食物的摄入量，直接影响到载体食品中强化剂的添加量。比如在食盐中强化碘，必须通过膳食调查，了解目标人群平均每日摄入食盐量，才能确定在食盐中应该强化的碘添加量。

（6）强化剂在食物加工、运输、储藏和食物制备过程中的损失率：为了避免营养强化剂在食物加工、运输、储藏和食物制备过程中损失的影响，一般采用按比例增加营养素强化量和改进工艺、减少加工和储运损失的办法来保证强化营养成分的有效含量。

（二）营养强化剂用量的设定与安全性评估程序

如前所述，各国对于营养强化剂的具体适宜剂量没有统一的规定，但基本上都对营养强化剂的使用范围和强化剂量(范围)都有较为系统的规定。根据经验，营养强化剂的剂量设置可简单地依据每天摄入该强化食品的数量来确定其中营养强化剂的添加量和范围，使目标人群摄入该强化食品后达到该强化剂相应 RNI 或 AI 的 2/3～1/2。然而，这种方法并没有充分考虑到强化前该食物载体本底摄入水平与分布情况，以及人群中营养缺乏程度等多种因素的影响，可能会影响到人群整体的营养强化效果，甚至带来一定的安全性问题。

实际上，营养强化剂使用量的确定是一个较为复杂的过程，需要针对具体的目标人群及其主要营养问题，充分考虑所强化食品中营养素的本底含量、人群营养状况及食物消费情况等因素，再根据风险评估的基本原则综合确定。

1. 确定营养强化目标　营养强化的主要目的是通过食物强化提高营养素摄入水平，从而防止营养缺乏。实际上，这种营养改善目标有一定范围，通常要求项目实施后在目标人群中营养素摄入不足(或过量)的比例降至可接受的较低水平。WHO 对食物营养强化的目标是：能够提供高风险人群中绝大多数个体(97.5%)充足的营养摄入水平(摄入不足的比例降至 2.5% 以下)，而且不会引起该群体或其他群体的摄入过量。

2. 确定营养强化剂量　为较好地达到营养强化的目标要求，WHO 推荐用"EAR 切点法(Estimated Average Requirement cut-point method)"制定食物中强化营养素水平。EAR 切点法首先假设，某种营养素的摄入量低于 EAR 的人群比例即为该种营养素摄入不足的人群比例。在此基础上，EAR 切点法需要设定一个可以接受的人群中摄入量不足的个体的比例(通常采用 2.5% 作为可接受的最低水平)。之后，将特定人群的日常摄入量信息，与该人群的营养需求信息(即 EAR)相比较，以确定强化剂量，使目标人群中 97.5% 的个体均能达到需要水平，仅 2.5% 的个体存在摄入不足的风险。

例如，某中学初中女生(11～14 岁)日常锌摄入水平的 3 分位和 97 分位分别为 6.1mg/d 和 13.5mg/d，中值为 8.1mg/d；而该年龄段女孩锌 EAR、RNI、UL 分别为 7.6mg/d、9.0mg/d 和 28mg/d。当前分布与期望分布的第三百分位相差 7.6mg/d-6.1mg/d = 1.5mg/d。根据 EAR 切点法，若将摄入不足的风险降到 3%，需要在当前摄入水平的基础上强化补充锌 1.5mg/d，以便使只有 3% 的人摄入不足 EAR，这即可初步作为营养强化的剂量。

相对于概率法，EAR 切点法简单易用，无须计算出各摄入水平摄入不足的危险度，只需确定人群中 3 分位和 97 分位的营养摄入水平,即可制定出营养强化的剂量并评估其安全性。但是对于 EAR 呈明显偏态分布的营养素如铁等,则需采用概率法计算营养强化剂量。

3. 安全性评估　通常群体中营养素的实际摄入分布区间非常宽,为使营养摄入不足的风险降低到可以接受的较低水平,同时必须保证大量摄入不致发生过量的风险。UL 值是评价营养强化剂量安全性的重要依据,强化后要保证绝大多数(97.5%)个体的营养摄入水平低于 UL,以防止产生过量的危害(UL 切点法)。

在上述例子中,强化后锌 97 分位摄入水平为 $13.5mg/d + 1.5mg/d = 15.0mg/d$,即 97% 的人锌摄入水平没有超过 15.0mg/d,远低于 UL 水平;中值水平为 $8.1mg/d + 1.5mg/d = 9.6mg/d$,意即平均摄入量达到理想的目标水平。因此,1.5mg/d 的锌补充可以作为该校女生锌的强化剂量。

除了使用切点法确定营养强化剂量并评估其安全性外,还有营养学家建议将目标人群摄入量分布的平均值或中位数达到相应的 RNI 水平或仅使 2.5% 的个体的营养摄入水平低于 RNI 作为营养强化剂量设定的依据。由于实际的营养摄入水平的偏差分布通常明显大于 EAR 的偏差分布,以目标人群摄入量分布的平均值或中位数达到相应的 RNI 水平可能会使相当比例的个体即使在强化后其营养摄入水平仍在 EAR 之下,难以达到公共营养改善的整体效果。如果以可以接受的较低比例(2.5%)的个体的营养摄入水平低于 RNI 作为强化剂量的设定依据,则会明显提高强化水平,可能会导致相当比例的个体摄入强化食品后目标营养素的摄入水平超过 RNI 甚至 UL 的风险。此外,如此高的强化剂量还可能会影响到食品的感官性状与质量。

Renwick 等认为风险评估者给管理者提供的不能只是一组营养素摄入的适宜范围,而应该是一系列不同管理措施下的建议值,以便风险管理者就能在考虑各方面因素后,从中挑选一个最合适的范围值。荷兰国家公共卫生和环境研究院也资助开展了营养素的风险-收益定量评估研究。Hoekstra 等应用失能调整的寿命年(Disability-Adjusted Life-Years,DALYS)来探讨强化潜在的风险和收益,并以叶酸为例分析评估了面包中强化不同水平叶酸可能带来的健康不良作用风险,作为确定强化水平的参考。

(三) 强化水平制定时应考虑的其他因素

实际经验表明,特别是在大众食物强化时,强化剂的添加水平常受各种因素如安全、技术、成本等因素的限制。在这三个限制因素中,成本限制往往较为灵活,而安全性和技术的限制可能难以逾越。对于某些微量营养素,技术限制可能是最主要的,例如铁强化剂可能造成食物载体感官的不良变化。开发新的剂型或产品,如采用微胶囊化的铁剂,可能会较好地解决传统铁剂强化时存在的问题。而安全性限制也并非一成不变,随着对各营养素 UL 认识的深入,尤其是实验设计的不断完善和方法学上精确度与灵敏度的不断提高,UL 的水平也会不断地被修订,导致强化剂量的安全性需要不断重新评估。

1. 安全限值　强化的安全性可通过微量营养素 UL 值与预计强化后的摄入水平(特别是强化剂量较高和食用量较大时)间的比较进行评估。此外,需要说明的是,即使某种微量营养素尚未制定 UL 值,在没有任何证据表明超过 RNI 的摄入能够带来健康受益时,也不能过量添加。

2. 技术限值　技术限值是指在不致引起载体食物感官性状不良变化的前提下营养强化剂可以添加的最高量。强化剂量对食物载体感官特性的影响必须在前期进行试验,必要时可选择其他类型的强化剂替代。目标型或市场驱动型强化食品,往往以独立包装的成品形式提供给目标人群,以克服技术不匹配性。

3. 成本限值　成本限值主要是由于强化引起的能被生产商和消费者接受的食品成本增值。事实上,在自由贸易经济下成功且可持续的食物强化项目,最重要的原则就是尽量降低强化导致食品价格增长的幅度。这对于大众强化食品,尤为重要。一般情况下,强化带来的成本增加不明显,也就较少考虑成本,但目标强化或市场驱动强化的产品价格往往较高。

四、营养强化的风险分析

近年来,国际食品贸易不断增多,为了减少不必要的贸易壁垒,给消费者提供更多的食品选择,一些国家也在调整其强化食品管理政策。在政策调整过程中,风险分析理论和方法得到越来越多的强调与应用。作为一种为食品安全管理决策提供建议和依据的系统化方法和有效手段,风险分析包括3个紧密关联而又相互区别的组成部分:即风险评估、风险管理和风险交流。

1. 食品强化的风险评估　传统的风险评估主要是评估那些可能存在潜在危害的物质,例如环境中的有害物质、农药、兽药、食品添加剂、致病微生物等。大多数情况下,现有资料不足以进行定量的风险评估,通常在考虑不确定因素后,以可接受的或者可耐受的摄入水平作为安全性评价终点,以尽可能降低这些物质在食品中的含量作为控制目标。强化营养素与上述物质性质显著不同,人体每天的正常生理代谢都离不开营养素,健康风险与摄入量过低及过高均密切相关,过去较多考虑的是与低水平摄入相关的风险,较少考虑超出毒性范围之外的摄入。2005 年 WHO/FAO 营养素风险评估专家组提出了国际上供参考的基于科学的风险评估模板。

(1) 危害识别和危害特征描述:这一阶段的主要任务是识别与营养素摄入相关的所有危害,确定重要的健康不良作用,考虑不确定因素后制定 UL,危害特征描述以及确定敏感人群。

危害识别与营养素 UL 的制定/修订:正常情况下,合理的均衡膳食不可能引起营养素摄入超过毒性水平,由于膳食不当导致的过量性不良反应也仅限于维生素 A、维生素 D、碘和硒,且十分罕见。但如果相当多的食品强化了同一营养素,就可能存在不良健康效应的风险。因此,需要准确、灵敏地识别这些不良健康效应,借此制定和不断修订营养素的 UL 值,为强化剂量的安全性评估提供更精确的毒理学依据。

危害特征描述:各种维生素和矿物质的 RNI 和 UL 之间的范围差异非常大。有的安全范围很窄,过高摄入产生不良健康作用的风险性就高;在些安全范围比较宽,但并非意味着没有风险,有可能是现有资料有限所致。根据安全范围间距可将营养素的风险等级分为以下 3 级:①A 级:安全范围间距小,安全上限不到推荐摄入量的 5 倍,即 UL/RNI<5,如维生素 A、维生素 D、烟酸、叶酸和几乎所有的矿物质,该类物质的强化及强化剂量的设定都应该谨慎对待;②B 级:安全范围间距居中,即 UL/RNI = 5 ~ 100,如维生素 E、维生素 B_6、维生素 B_{12}、维生素 C、胆碱和少数矿物质元素如硒(婴幼儿除外)、铜、钼,该类物质大量添加时需要考虑与膳食中其他营养成分的相互作用和某些健康不良反应;③C 级:没有设定 UL,或即使超过 RNI 的 100 倍也没有发现不良副反应,如维生素 K、硫胺素、核黄素、泛酸、生物素等即属于此类。根据营养素的风险等级划分,可大大简化营养强化(特别是市场驱动的自愿性食品强化)管理的技术难度,但需要注意追踪营养毒理学最新研究进展,及时更新营养素的风险等级划分。

（2）暴露评估：在决定是否进行食品强化时，必须要掌握人群营养素的摄入资料，包括来自膳食和饮料中的营养素摄入资料以及膳食补充剂和药品来源的摄入数据。在允许自愿强化的国家，这将是一项艰巨的挑战，因为摄入水平的估计需要适时更新的市场上各种食品中的营养素含量资料并调查其摄取量。在评估营养素摄入水平时可以参考一些较为成熟的模型，或采用生物标记物的方法避开膳食调查与分析中的种种困难，但目前研究很少。

（3）风险特征描述：基于以上危害识别、危害特征描述和暴露评估的资料，综合分析强化及强化剂量对人体健康产生不良作用的风险及其程度，同时描述和解释风险评估过程中的不确定性。由于营养素和矿物质的过量摄入而导致的不良健康作用只有在过多食用强化食品和同时摄入膳食补充剂的情况下才有可能发生，即使在自愿强化盛行的美国、英国、瑞士、比利时等，也很少有不良健康作用的报道。当然，这可能与当前的膳食调查健康状况评价方法不够精确和灵敏有关。此外，UL 只提供了营养素安全摄入上限的点估计值，没有说明在高出 UL 时所可能发生的各种健康不良作用的性质和严重程度，容易忽视过量摄入所导致的不良健康效应。

2. 食品强化的风险管理　风险管理是一个国家食品管理部门的职责，是在选择最优风险管理措施时对科学信息和其他因素（如经济、社会、文化、伦理等）进行整合和权衡的过程。具体管理方式包括：

（1）限制性方式——在减少微量营养素缺乏的同时保证食品安全：管理部门对食品强化采取审慎态度，只有充分证据表明存在相当部分人群的营养健康需求，综合考虑该公共卫生问题的严重性及其流行程度，确保添加到食品中的营养强化剂不会产生过量危害或新的不均衡，能够解决目标人群的公共营养问题时才实施。管理部门通常以制定公共营养政策和强制性法规标准的形式规定强化营养素品种、食品载体及强化水平，食品生产商必须按照规定在特定食品中添加强化剂，即强制性强化。这种情况下，一般选择大部分人群都消费的食品作为载体（如食盐、面粉、面包），营养素强化限值设定的比较保守，以确保不会发生过量摄入。

（2）非限制性方式——不进行不必要的限制：其基本理念就是只要没有健康风险，食品法规的限制应尽可能少，给消费者提供更多的食品选择。美国对市场上强化食品的管理模式基本属于这一种，除了制定极少量的强化食品产品标准外，大多只是规定了原则性要求。

此外，在制定食品强化政策时，还应慎重考虑对人群正常膳食习惯的影响。英国食品强化相对自由，食品强化成了市场营销策略，有报道称英国 260 种声称强化的食品中有 3/4 属于高脂、高糖或高盐食品，导致那些本不应鼓励食用甚至本应少吃的某些加工食品的消费量增加，反而带来新的营养和健康问题。因此，食品强化管理政策，应强调食品强化载体选择时与国家营养政策保持一致，避免带来高盐、高糖或高脂肪的摄入。

3. 食品强化的风险交流　风险交流是风险评估者、风险管理者和决策者、专家、食品工业界、媒体以及任何相关方就风险、风险相关因素和风险认知等信息和看法进行互动性交流。风险评估者要将科学建议提交风险管理者，管理者来考虑工业界和社会的投入等多方因素后将其转化为具体的管理措施。管理部门应加强与食品工业界的沟通，及时了解强化食品生产加工以及市场销售中的问题。居民膳食营养状况信息发布、专家权威营养专题讲座以及其他多种形式的营养健康教育，对提高消费者营养认知水平都非常重要。有效的风险交流可以使管理措施更加合理、可操作性更强，有利于推动各项措施的实施。

食品强化的风险分析，尤其是风险评估在国际上还是一个较新的领域。由于我国居民营养状况的复杂性、生活环境和地域特点多样性等因素,迫切需要政府管理部门根据国情按照风险分析方法调整和完善食品强化政策和标准,不仅要预防和减少营养缺乏,同时还要尽可能防止营养过量。在开展食品强化风险分析时,不应局限于针对单一营养素的评价,还要包括评估食品强化对膳食和疾病模式的影响,通过食品法规标准去影响人们的膳食行为更趋向于健康合理。

第三节　各类营养强化剂

一、维生素类营养强化剂

1. 我国允许强化的维生素类　允许使用于食品的维生素类强化剂有维生素 A、β-胡萝卜素、维生素 D、维生素 E、维生素 K、维生素 B_1、维生素 B_2、维生素 B_6、维生素 B_{12}、维生素 C、烟酸(尼克酸)、叶酸、泛酸、生物素、胆碱、肌醇共 16 种(除 β-胡萝卜素外,其他 15 种维生素类强化剂还可用于特殊膳食用食品的强化)。这些强化剂的使用范围与使用量如表 7-3-1 (即 GB 14880-2012《食品营养强化剂使用标准》附录 A)所示。该表汇总了 GB 14880-1994、GB 2760-1996 和卫生部历年关于营养强化剂使用规定的公告(特殊膳食用食品除外),是对各营养强化剂已批准的使用范围和使用量在风险评估基础上的整合。

表 7-3-1　维生素类营养强化剂的使用范围与使用量

类别	食品类别	使用量
维生素 A	调制乳、果冻	600 ~ 1000μg/kg
	调制乳粉(儿童用乳粉和孕产妇用乳粉除外)	3000 ~ 9000μg/kg
	调制乳粉(仅限儿童用乳粉)	1200 ~ 7000μg/kg
	调制乳粉(仅限孕产妇用乳粉)	2000 ~ 10000μg/kg
	植物油、人造黄油及其类似制品	4000 ~ 8000μg/kg
	冰淇淋类、雪糕类、大米、小麦粉	600 ~ 1200μg/kg
	豆粉、豆浆粉	3000 ~ 7000μg/kg
	豆浆	600 ~ 1400μg/kg
	即食谷物,包括碾轧燕麦(片)	2000 ~ 6000μg/kg
	西式糕点、饼干	2330 ~ 4000μg/kg
	含乳饮料	300 ~ 1000μg/kg
	固体饮料类	4000 ~ 17000μg/kg
	膨化食品	600 ~ 1500μg/kg
β-胡萝卜素	固体饮料类	3 ~ 6mg/kg
维生素 D	调制乳、含乳饮料、果冻	10 ~ 40μg/kg
	调制乳粉(儿童用乳粉和孕产妇用乳粉除外)	63 ~ 125μg/kg
	调制乳粉(仅限儿童用乳粉)	2 ~ 112μg/kg
	调制乳粉(仅限孕产妇用乳粉)	23 ~ 112μg/kg
	人造黄油及其类似制品	125 ~ 156μg/kg

393

续表

类别	食品类别	使用量
	冰淇淋类、雪糕类、固体饮料类	10~20μg/kg
	豆粉、豆浆粉	15~60μg/kg
	豆浆	3~15μg/kg
	藕粉	50~100μg/kg
	即食谷物,包括碾轧燕麦(片)	12.5~37.5μg/kg
	饼干	16.7~33.3μg/kg
	其他焙烤食品	10~70μg/kg
	果蔬汁(肉)饮料(含发酵型产品等)、风味饮料	2~10μg/kg
	膨化食品	10~60μg/kg
维生素 E	调制乳	12~50mg/kg
	调制乳粉(儿童用乳粉和孕产妇用乳粉除外)	100~310mg/kg
	调制乳粉(仅限儿童用乳粉)	10~60mg/kg
	调制乳粉(仅限孕产妇用乳粉)	32~156mg/kg
	植物油、人造黄油及其类似制品	100~180mg/kg
	豆粉、豆浆粉	30~70mg/kg
	豆浆	5~15mg/kg
	胶基糖果	1050~1450mg/kg
	即食谷物,包括碾轧燕麦(片)	50~125mg/kg
	饮料类(14.01,14.06涉及品种除外)	10~40mg/kg
	固体饮料	76~180mg/kg
	果冻	10~70mg/kg
维生素 K	调制乳粉(仅限儿童用乳粉)	420~750μg/kg
	调制乳粉(仅限孕产妇用乳粉)	340~680μg/kg
维生素 B_1	调制乳粉(仅限儿童用乳粉)	1.5~14mg/kg
	调制乳粉(仅限孕产妇用乳粉)	3~17mg/kg
	豆粉、豆浆粉	6~15mg/kg
	豆浆	1~3mg/kg
	胶基糖果	16~33mg/kg
	大米、小麦粉或杂粮粉及其制品;面包	3~5mg/kg
	即食谷物,包括碾轧燕麦(片)	7.5~17.5mg/kg
	西式糕点、饼干	3~6mg/kg
	含乳饮料	1~2mg/kg
	风味饮料	2~3mg/kg
	固体饮料类	9~22mg/kg
	果冻	1~7mg/kg
维生素 B_2	调制乳粉(仅限儿童用乳粉)	8~14mg/kg
	调制乳粉(仅限孕产妇用乳粉)	4~22mg/kg

续表

类别	食品类别	使用量
	豆粉、豆浆粉	6~15mg/kg
	豆浆	1~3mg/kg
	胶基糖果	16~33mg/kg
	大米、小麦粉或杂粮粉及其制品;面包	3~5mg/kg
	即食谷物,包括碾轧燕麦(片)	7.5~17.5mg/kg
	西式糕点、饼干	3.3~7.0mg/kg
	含乳饮料	1~2mg/kg
	固体饮料类	9~22mg/kg
	果冻	1~7mg/kg
维生素 B$_6$	调制乳粉(儿童用乳粉和孕产妇用乳粉除外)	8~16mg/kg
	调制乳粉(仅限儿童用乳粉)、果冻	1~7mg/kg
	调制乳粉(仅限孕产妇用乳粉)	4~22mg/kg
	即食谷物,包括碾轧燕麦(片)	10~25mg/kg
	饼干	2~5mg/kg
	其他焙烤食品	3~15mg/kg
	饮料类(包装饮用水类、固体饮料类除外)	0.4~1.6mg/kg
	固体饮料类	7~22mg/kg
维生素 B$_{12}$	调制乳粉(仅限儿童用乳粉)	10~30μg/kg
	调制乳粉(仅限孕产妇用乳粉)、固体饮料类	10~66μg/kg
	即食谷物,包括碾轧燕麦(片)	5~10μg/kg
	其他焙烤食品	10~70μg/kg
	饮料类(包装饮用水类、固体饮料类除外)	0.6~1.8μg/kg
	果冻	2~6μg/kg
维生素 C	风味发酵乳	120~240mg/kg
	调制乳粉(儿童用乳粉和孕产妇用乳粉除外)	300~1000mg/kg
	调制乳粉(仅限儿童用乳粉)	140~800mg/kg
	调制乳粉(仅限孕产妇用乳粉)	1000~1600mg/kg
	水果罐头	200~400mg/kg
	果泥	50~100mg/kg
	豆粉、豆浆粉	400~700mg/kg
	胶基糖果	630~13000mg/kg
	除胶基糖果以外的其他糖果	1000~6000mg/kg
	即食谷物,包括碾轧燕麦(片)	300~750mg/kg
	果蔬汁(肉)饮料(含发酵型)、水基调味饮料类	250~500mg/kg
	含乳饮料、果冻	120~240mg/kg
	固体饮料类	1000~2250mg/kg
烟酸(尼克酸)	调制乳粉(仅限儿童用乳粉)	23~47mg/kg

续表

类别	食品类别	使用量
	调制乳粉(仅限孕产妇用乳粉)	42～100mg/kg
	豆粉、豆浆粉	60～120mg/kg
	豆浆	10～30mg/kg
	大米、小麦粉或杂粮粉及其制品；面包	40～50mg/kg
	饼干	30～60mg/kg
	饮料类(包装饮用水类、固体饮料类除外)	3～18mg/kg
	固体饮料类	110～330mg/kg
叶酸	调制乳粉(仅限孕产妇用调制乳)	400～1200μg/kg
	调制乳粉(儿童用乳粉和孕产妇用乳粉除外)	2000～5000μg/kg
	调制乳粉(仅限儿童用乳粉)	420～3000μg/kg
	调制乳粉(仅限孕产妇用乳粉)	2000～8200μg/kg
	大米(仅限免淘洗大米)、小麦粉	1000～3000μg/kg
	即食谷物,包括碾轧燕麦(片)	1000～2500μg/kg
	饼干	390～780μg/kg
	其他焙烤食品	2000～7000μg/kg
	果蔬汁(肉)饮料(包括发酵型产品等)	157～313μg/kg
	固体饮料类	600～6000μg/kg
	果冻	50～100μg/kg
泛酸	调制乳粉(仅限儿童用乳粉)	6～60mg/kg
	调制乳粉(仅限孕产妇用乳粉)	20～80mg/kg
	即食谷物,包括碾轧燕麦(片)	30～50mg/kg
	碳酸饮料、风味饮料、茶饮料类	1.1～2.2mg/kg
	固体饮料类	22～80mg/kg
	果冻	2～5mg/kg
生物素	调制乳粉(仅限儿童用乳粉)	38～76μg/kg
胆碱	调制乳粉(仅限儿童用乳粉)	800～1500mg/kg
	调制乳粉(仅限孕产妇用乳粉)	1600～3400mg/kg
	果冻	50～100mg/kg
肌醇	调制乳粉(仅限儿童用乳粉)	210～250mg/kg
	果蔬汁(肉)饮料(含发酵型产品等)、风味饮料	60～120mg/kg

2. 维生素类营养强化剂的化合物来源 通常维生素并非单一一种化学物,而是一类具有类似化学结构和相同生理功能的多种化合物的总称。GB 14880-2012《食品营养强化剂使用标准》附录 B 和附录 C 规定了各种维生素类营养强化剂的化合物来源(表7-3-2),在使用营养强化剂时必须遵照执行。对于特殊膳食用食品,GB 14880-2012 仅规定了营养强化剂的化合物来源名单,不再规定其使用量。生产者根据特殊膳食用食品标准中各营养素的含量要求,选择表7-3-2 中所列的强化剂对应来源的化合物添加以使其达到标准规定的含量要

求。如婴儿配方食品中维生素 C 的含量,应符合 GB 10765-2010《婴儿配方食品》中维生素 C 的最大值和最小值要求(分别为 71.1mg/kcal 和 10.5mg/kcal),生产单位可以根据产品的自身特性和 GB 14880-2012 要求选择使用表 7-3-2 中列出的一种或多种维生素 C 的化合物,包括 L-抗坏血酸、L-抗坏血酸钙、L-抗坏血酸钠、L-抗坏血酸钾、L-抗坏血酸-6-棕榈酸盐(抗坏血酸棕榈酸酯),但不得添加可用于非特殊膳食用食品强化的维生素 C 磷酸酯镁及其他维生素 C 化合物。

表 7-3-2　维生素类营养强化剂的化合物来源

种类	化合物来源
维生素 A	醋酸视黄酯(醋酸维生素 A)、棕榈酸视黄酯(棕榈酸维生素 A)、全反式视黄醇、β-胡萝卜素
β-胡萝卜素[a]	β-胡萝卜素[a]
维生素 D	麦角钙化醇(维生素 D2)、胆钙化醇(维生素 D3)
维生素 E	d-α-生育酚、dl-α-生育酚、d-α-醋酸生育酚、dl-α-醋酸生育酚、混合生育酚浓缩物、维生素 E 琥珀酸钙[a]、d-α-琥珀酸生育酚、dl-α-琥珀酸生育酚
维生素 K	植物甲萘醌
维生素 B$_1$	盐酸硫胺素、硝酸硫胺素
维生素 B$_2$	核黄素、核黄素-5′-磷酸钠
维生素 B$_6$	盐酸吡哆醇、5′-磷酸吡哆醛
维生素 B$_{12}$	氰钴胺、盐酸氰钴胺、羟钴胺
维生素 C	L-抗坏血酸、L-抗坏血酸钙、维生素 C 磷酸酯镁[a]、L-抗坏血酸钠、L-抗坏血酸钾、L-抗坏血酸-6-棕榈酸盐(抗坏血酸棕榈酸酯)
烟酸(尼克酸)	烟酸、烟酰胺
叶酸	叶酸(蝶酰谷氨酸)
泛酸	D-泛酸钙、D-泛酸钠
生物素	D-生物素
胆碱	氯化胆碱、酒石酸氢胆碱
肌醇	肌醇(环己六醇)

注[a]:不能用于特殊膳食用食品的强化

3. 维生素类营养强化剂使用的安全性问题　根据安全范围间距分析,维生素 A、维生素 D、烟酸、叶酸产生过量危害的风险等级为 A 级(UL 值低于 RNI 的 5 倍),该类物质的强化必须谨慎对待,设定强化剂量适当保守,选择人群覆盖率高、消费较为均衡稳定的食物作为载体,在力求取得较好的强化效果的同时,确保不致产生过量摄入的危害,尤其是同时摄入多种强化有同一维生素的食品时;维生素 E、维生素 B$_6$、维生素 B$_{12}$、维生素 C 和胆碱的风险等级为 B 级(UL/RNI=5~100);维生素 K、硫胺素、核黄素、泛酸、生物素等的风险等级为 C 级(没有设定 UL 或即使超过 RNI 的 100 倍也没有发现不良或副反应)。此外,需要说明的是,C 级也并非意味着绝对的安全,有可能其潜在的健康危害还没有被观察到或现有研究数据不足;同时,超过 RNI 水平的强化或摄入也并没有显示出更好的健康受益。

（1）维生素 A 与 β-胡萝卜素：维生素 A 的风险等级为 A 级，过量可引起急性中毒或慢性中毒/危害，如肝损害、骨反射异常与关节疼痛、脱发、头痛、呕吐、皮肤脱屑等。一般说来，UL 的研究大多基于健康人群，对于需要采用周期性补充强化食品以预防维生素 A 缺乏的营养不良人群并不适合。现有的研究数据表明，维生素缺乏敏感人群妇女与幼儿因食用强化食品引起维生素 A 过量的风险，基本可以忽略。但随着维生素 A 强化食品的日益增多，其安全性问题还需引起重视。相比于功能性的维生素 A，β-胡萝卜素活性较低，直接毒性也较小，且高剂量时吸收率很低，吸收后的转化效率也受到机体调控。目前尚没有发现以 β-胡萝卜素补充或强化剂而导致过量的报道。但如表 7-3-1 所示，β-胡萝卜素目前仅限于固体饮料的强化。

（2）维生素 D、烟酸、叶酸：其风险等级同样为 A 级，强化需特别谨慎，尽管通过天然食物摄入引起中毒的报道没有发现。但通过其他方式摄入过量维生素 D 可导致成人高钙血症，增加癌症、心血管疾病等慢性病的发生风险和死亡率。通过食物摄入烟酸至今也没有发现过量的不良反应报道，但以强化剂、补充剂尤其是药物（预防和辅助治疗高脂血症、动脉粥样硬化、糖尿病等）等形式长期摄入时也有不良反应的报道，临床表现有皮肤潮红、胃肠道反应甚至肝毒性等。此外，烟酸的化合物来源有烟酸、烟酰胺两种形式，其不良反应及相应的UL 水平有明显不同，通常烟酰胺的安全性高于烟酸。尽管通过强化食物引起的叶酸直接毒性尚无报道，但过量摄入可能会掩盖或者加剧维生素 B_{12} 缺乏引起恶性贫血的神经系统病变。

（3）维生素 E、维生素 B_6、维生素 B_{12}、维生素 C 和胆碱：风险等级为 B 级，需要注意高水平强化后的过量危害及其与其他营养间的平衡关系。过量摄入胆碱可能会诱发低血压和特殊的体臭。当维生素 C 的摄入量超过 3000mg/d 时可出现不良反应，表现为腹泻、胃肠道功能紊乱、草酸与尿酸排泄增加、肾结石增多等。

（4）维生素 K、维生素 B_1、维生素 B_2、维生素 B_{12}、生物素、泛酸：由于没有设定 UL，通过强化一般不会出现过量的危害，风险等级为 C 级。但这并非意味着强化绝对安全，还需要密切关注营养学的研究进展，包括过量摄入后带来新的营养不平衡问题等，以制定其 UL 值或进一步评估强化剂量的安全性问题。

二、矿物质类营养强化剂

1. 我国允许强化的矿物质类　根据 GB 14880-2012《食品营养强化剂使用标准》规定，可用于食品强化的矿物质有钙、铁、锌、硒、镁、铜、锰、钾、磷共 9 种。这 9 种再加上钠、碘、铬、钼共 13 种可用于特殊膳食用食品，如婴幼儿配方食品、婴幼儿辅助食品、特殊医学用途配方食品、低能量配方食品及其他特殊膳食用食品等（参见表 7-3-3）。

表 7-3-3　矿物质类营养强化剂的使用范围与使用量（非特殊膳食用食品）

种类	使 用 范 围	使用量
铁	调制乳、饮料（包装饮用水类、固体饮料类除外）、果冻	10～20mg/kg
	调制乳粉（儿童用乳粉和孕产妇用乳粉除外）	60～200mg/kg
	调制乳粉（仅限儿童用乳粉）	25～135mg/kg

种类	使 用 范 围	使 用 量
	调制乳粉(仅限孕产妇用乳粉)	50~280mg/kg
	豆粉、豆浆粉	46~80mg/kg
	除胶基糖果以外的其他糖果	600~1200mg/kg
	大米、小麦粉或杂粮粉及其制品;面包	14~26mg/kg
	即食谷物,包括碾轧燕麦(片)	35~80mg/kg
	西式糕点	40~60mg/kg
	饼干	40~80mg/kg
	其他焙烤食品	50~200mg/kg
	酱油	180~260mg/kg
	固体饮料类	95~220mg/kg
钙	调制乳	250~1000mg/kg
	调制乳粉(儿童用乳粉除外)	3000~7200mg/kg
	调制乳粉(仅限儿童用乳粉)	3000~6000mg/kg
	干酪和再制干酪、固体饮料类	2500~10 000mg/kg
	冰淇淋类、雪糕类	2400~3000mg/kg
	豆粉、豆浆粉	1600~8000mg/kg
	大米、小麦粉或杂粮粉及其制品;面包	1600~3200mg/kg
	藕粉	2400~3200mg/kg
	即食谷物,包括碾轧燕麦(片)	2000~7000mg/kg
	西式糕点、饼干	2670~5330mg/kg
	其他焙烤食品	3000~15000mg/kg
	肉灌肠类	850~1700mg/kg
	肉松类	2500~5000mg/kg
	肉干类	1700~2550mg/kg
	脱水蛋制品	190~650mg/kg
	醋	6000~8000mg/kg
	饮料类(包装饮用水类、果蔬汁类、固体饮料类除外)	160~1350mg/kg
	果蔬汁(肉)饮料(包括发酵型产品等)	1000~1800mg/kg
	果冻	390~800mg/kg
锌	调制乳	5~10mg/kg
	调制乳粉(儿童用乳粉和孕产妇用乳粉除外)	30~60mg/kg
	调制乳粉(仅限儿童用乳粉)	50~175mg/kg

续表

种类	使用范围	使用量
	调制乳粉(仅限孕产妇用乳粉)	30~140mg/kg
	豆粉、豆浆粉	29~55.5mg/kg
	大米、小麦粉或杂粮粉及其制品;面包	10~40mg/kg
	即食谷物,包括碾轧燕麦(片)	37.5~112.5mg/kg
	西式糕点、饼干	45~80mg/kg
	饮料类(包装饮用水类、固体饮料类除外)	3~20mg/kg
	固体饮料类	60~180mg/kg
	果冻	10~20mg/kg
硒	调制乳粉(儿童用乳粉除外)	140~280μg/kg
	调制乳粉(仅限儿童用乳粉)	60~130μg/kg
	大米、小麦粉或杂粮粉及其制品;面包	140~280μg/kg
	饼干	30~110μg/kg
	含乳饮料	50~200μg/kg
镁	调制乳粉(儿童用乳粉和孕产妇用乳粉除外)	300~1100mg/kg
	调制乳粉(仅限儿童用乳粉)	300~2800mg/kg
	调制乳粉(仅限孕产妇用乳粉)	300~2300mg/kg
	饮料类(包装饮用水类、固体饮料类除外)	30~60mg/kg
	固体饮料类	1300~2100mg/kg
铜	调制乳粉(儿童用乳粉和孕产妇用乳粉除外)	3~7.5mg/kg
	调制乳粉(仅限儿童用乳粉)	2~12mg/kg
	调制乳粉(仅限孕产妇用乳粉)	4~23mg/kg
锰	调制乳粉(儿童用乳粉和孕产妇用乳粉除外)	0.3~4.3mg/kg
	调制乳粉(仅限儿童用乳粉)	7~15mg/kg
	调制乳粉(仅限孕产妇用乳粉)	11~26mg/kg
钾	调制乳粉(仅限孕产妇用乳粉)	7000~14 100mg/kg
磷	豆粉、豆浆粉	1600~3700mg/kg
	固体饮料类	1960~7040mg/kg

　　2. 不同矿物质的化合物来源　相对于维生素,矿物质化合物来源更为广泛。GB 14880-2012《食品营养强化剂使用标准)》附录 B 及附录 C 规定了各种矿物质类营养强化剂的化合物来源(表 7-3-4),在使用时必须遵照执行。对于可强化特殊膳食用食品的矿物质类强化剂,GB 14880-2012 仅规定了营养强化剂的化合物来源名单,不规定其使用量,在此也并于表7-3-4 中。

表 7-3-4　矿物质类营养强化剂的化合物来源

种类	化合物来源
铁	硫酸亚铁、葡萄糖酸亚铁、柠檬酸铁铵、富马酸亚铁、柠檬酸铁、乳酸亚铁[a]、氯化高铁血红素[a]、焦磷酸铁、铁卟啉[a]、甘氨酸亚铁[a]、还原铁、羰基铁粉[a]、乙二胺四乙酸铁钠[c]、碳酸亚铁[a]、柠檬酸亚铁[a]、延胡索酸亚铁[a]、琥珀酸亚铁[a]、血红素铁[a]、电解铁[a]
钙	碳酸钙、葡萄糖酸钙、柠檬酸钙、乳酸钙、L-乳酸钙、磷酸氢钙、L-苏糖酸钙[a]、甘氨酸钙[a]、天门冬氨酸钙[a]、柠檬酸苹果酸钙[a]、醋酸钙(乙酸钙)[a]、氯化钙、磷酸三钙(磷酸钙)、维生素 E 琥珀酸钙[a]、甘油磷酸钙、氧化钙、硫酸钙、骨粉(超细鲜骨粉)[a]
锌	硫酸锌、葡萄糖酸锌、甘氨酸锌[a]、氧化锌、乳酸锌、柠檬酸锌、氯化锌、乙酸锌、碳酸锌[a]
硒	亚硒酸钠、硒酸钠、硒蛋白、富硒食用菌粉、L-硒-甲基硒代半胱氨酸、硒化卡拉胶(仅限用于含乳饮料)、富硒酵母(仅限用于含乳饮料)
镁	硫酸镁、氯化镁、氧化镁、碳酸镁、磷酸氢镁、葡萄糖酸镁
铜	硫酸铜、葡萄糖酸铜、柠檬酸铜、碳酸铜
锰	硫酸锰、氯化锰、碳酸锰、柠檬酸锰、葡萄糖酸锰
钾	葡萄糖酸钾、柠檬酸钾、磷酸二氢钾、磷酸氢二钾、氯化钾
磷	磷酸三钙(磷酸钙)、磷酸氢钙
钠[b]	碳酸氢钠[b]、磷酸二氢钠[b]、柠檬酸钠[b]、氯化钠[b]、磷酸氢二钠[b]
碘	碘酸钾[b]、碘化钾[b]、碘化钠[b]
铬[b]	硫酸铬[b]、氯化铬[b]
钼[b]	钼酸钠[b]、钼酸铵[b]

注:[a]不可用于特殊膳食用食品的强化;[b]仅限于特殊膳食用食品;[c]用于特殊膳食用食品时仅限于辅食营养补充品

3. 矿物质类营养强化剂使用的安全问题　相对于维生素而言,矿物质的安全范围更窄,除硒(婴幼儿除外)、铜、钼的风险等级为 B 级(UL/RNI = 5 ~ 100)外,其他矿物质元素均为 A 级(UL/RNI<5)。因此,矿物质元素的营养强化及强化剂量的设定更需谨慎对待,防止产生过量的危害,尤其是同时食用多种强化了同一矿物质元素的食品或单一食品食用量过大时。

三、其他类营养强化剂

1. 我国允许在食品中添加的其他营养物质　根据 GB 14880-2012《食品营养强化剂使用标准》规定,除维生素、矿物质外,有 12 种营养成分可用于食品的强化,即 L-赖氨酸、牛磺酸、左旋肉碱(L-肉碱)、γ-亚麻酸、叶黄素、低聚果糖、1,3-二油酸-2-棕榈酸甘油三酯、花生四烯酸(AA)、二十二碳六烯酸(DHA)、乳铁蛋白、酪蛋白钙肽和酪蛋白磷酸肽,其使用范围与使用量如表 7-3-5 所示。

但能用于特殊膳食用食品强化的只有 7 种,为 L-蛋氨酸(L-甲硫氨酸)、L-酪氨酸、L-色氨酸、牛磺酸、左旋肉碱(L-肉碱)、花生四烯酸(AA)和二十二碳六烯酸(DHA),其使用量未作规定,用于特殊膳食用食品时根据其相应的产品含量标准添加。此外,低聚半乳糖(乳糖来源)、低聚果糖(菊苣来源)等 18 种成分可用于部分特殊膳食用食品的强化,其特殊膳食用食品的使用范围与使用量参见表 7-3-6。

表 7-3-5　其他类营养强化剂的使用范围与使用量（非特殊膳食用食品）

种类	使用范围	使用量
L-赖氨酸	大米、小麦粉或杂粮粉及其制品；面包	1～2g/kg
牛磺酸	调制乳粉、豆粉、豆浆粉	0.3～0.5g/kg
	豆浆	0.06～0.1g/kg
	含乳饮料、特殊用途饮料	0.1～0.5g/kg
	风味饮料	0.4～0.6g/kg
	固体饮料类	1.1～1.4g/kg
	果冻	0.3～0.5g/kg
左旋肉碱（L-肉碱）	调制乳粉（儿童用乳粉除外）	300～400mg/kg
	调制乳粉（仅限儿童用乳粉）	50～150mg/kg
	果蔬汁（肉）饮料（包括发酵型产品等）	600～3000mg/kg
	含乳饮料、风味饮料	600～3000mg/kg
	特殊用途饮料（仅限运动饮料）	100～1000mg/kg
	固体饮料类	6000～30 000mg/kg
γ-亚麻酸	调制乳粉、植物油	20～50g/kg
	饮料类（包装饮用水类、固体饮料类除外）	20～50g/kg
叶黄素	调制乳粉（仅限儿童用乳粉，液体按稀释倍数折算）	1620～2700μg/kg
低聚果糖	调制乳粉（仅限儿童用乳粉和孕产妇用乳粉）	≤64.5g/kg
1,3-二油酸 2-棕榈酸甘油三酯	调制乳粉（仅限儿童用乳粉，液体按稀释倍数折算）	24～96g/kg
花生四烯酸（AA）	调制乳粉（仅限儿童用乳粉）	≤1%[a]
二十二碳六烯酸（DHA）	调制乳粉（仅限儿童用乳粉）	≤0.5%[a]
	调制乳粉（仅限孕产妇用乳粉）	300～1000mg/kg
乳铁蛋白	调制乳、风味发酵乳、含乳饮料	≤1.0g/kg
酪蛋白钙肽	粮食和粮食制品（原粮及焙烤食品除外）	≤1.6g/kg
	饮料类（包装饮用水类涉及品种除外）	≤1.6g/kg[b]
酪蛋白磷酸肽	调制乳、风味发酵乳、粮食和粮食制品（原粮及焙烤食品除外）	≤1.6g/kg
	饮料类（包装饮用水类涉及品种除外）	≤1.6g/kg[b]

注：[a] 占总脂肪酸的百分比；[b] 固体饮料按冲调倍数增加使用量

表 7-3-6　仅允许用于部分特殊膳食用食品的其他营养成分及使用量

营养强化剂	食品类别(名称)	使用量[a]
低聚半乳糖(乳糖来源)		
低聚果糖(菊苣来源)	婴幼儿配方食品	单独或混合使用,该类物质总量
多聚果糖(菊苣来源)	婴幼儿谷类辅助食品	不超过64.5g/kg
棉子糖(甜菜来源)		
聚葡萄糖	婴幼儿配方食品	15.6~31.25g/kg
1,3-二油酸-2-棕榈酸甘油三酯	婴儿配方食品	32~96g/kg
	较大婴儿和幼儿配方食品	24~96g/kg
	特殊医学用途婴儿配方食品	32~96g/kg
叶黄素(万寿菊来源)	婴儿配方食品	300~2000μg/kg
	较大婴儿和幼儿配方食品	1620~4230μg/kg
	特殊医学用途婴儿配方食品	300~2000μg/kg
二十二碳六烯酸(DHA)	婴幼儿谷类辅助食品	≤1150mg/kg
花生四烯酸(AA)	婴幼儿谷类辅助食品	≤2300mg/kg
核苷酸[b]	婴幼儿配方食品	0.12~0.58g/kg
乳铁蛋白	婴幼儿配方食品	≤1.0g/kg
酪蛋白钙肽	婴幼儿配方食品	≤3.0g/kg
	婴幼儿辅助食品	≤3.0g/kg
酪蛋白磷酸肽	婴幼儿配方食品	≤3.0g/kg
	婴幼儿辅助食品	≤3.0g/kg

注:[a]使用量仅限于粉状产品,在液态产品中使用需按相应的稀释倍数折算;[b]核苷酸来源包括5'单磷酸胞苷(5'-CMP)、5'单磷酸尿苷(5'-UMP)、5'单磷酸腺苷(5'-AMP)、5'-肌苷酸二钠、5'-鸟苷酸二钠、5'-尿苷酸二钠、5'-胞苷酸二钠,使用量以核苷酸总量计。

2. 各营养物质的化合物来源　见表 7-3-7。

表 7-3-7　其他类营养强化剂的化合物来源

种　　类	化合物来源
L-赖氨酸	L-盐酸赖氨酸、L-赖氨酸天门冬氨酸盐
牛磺酸[*]	牛磺酸(氨基乙基磺酸)
左旋肉碱(L-肉碱)[a]	左旋肉碱(L-肉碱)、左旋肉碱酒石酸盐(L-肉碱酒石酸盐)
γ-亚麻酸	γ-亚麻酸
叶黄素[b]	叶黄素(万寿菊来源)
低聚果糖	低聚果糖(菊苣来源)
1,3-二油酸2-棕榈酸甘油三酯[b]	1,3-二油酸2-棕榈酸甘油三酯

续表

种　类	化合物来源
花生四烯酸（AA）[a]	花生四烯酸油脂，来源：高山被孢霉（*Mortierella alpina*）
二十二碳六烯酸（DHA）[a]	二十二碳六烯酸油脂[d]
乳铁蛋白[b]	乳铁蛋白
酪蛋白钙肽[b]	酪蛋白钙肽
酪蛋白磷酸肽[b]	酪蛋白磷酸肽
L-蛋氨酸（L-甲硫氨酸）[c]	非动物源性
L-酪氨酸[c]	非动物源性
L-色氨酸[c]	非动物源性

注：[a]可用于特殊膳食用食品和非特殊膳食用食品强化；[b]可用于特殊膳食用食品和非特殊膳食用食品强化，但用于特殊膳食用食品仅限于部分特殊膳食用食品；[c]仅限于特殊膳食用食品；[d]来源包括裂壶藻（*Schizochytrium sp.*）、吾肯氏壶藻（*Ulkenia amoeboida*）、寇氏隐甲藻（*Crypthecodinium cohnii*）；金枪鱼油（Tuna oil）。

3. 其他类营养强化剂的分类及营养功能　上述维生素与矿物质之外的营养强化剂按其营养性质以可分为：

（1）氨基酸与蛋白肽类：如乳铁蛋白、酪蛋白钙肽、酪蛋白磷酸肽、L-赖氨酸、牛磺酸、L-蛋氨酸（L-甲硫氨酸）、L-酪氨酸和L-色氨酸。乳铁蛋白是乳汁中一种重要的非血红素铁结合糖蛋白，是重要的先天免疫活性成分。婴儿配方食品中强化乳铁蛋白，主要是提高其免疫力，增强抗菌与抗病毒作用，促进肠道中益生菌的生长和机体铁的转运，甚至具有抑制肿瘤细胞生长、抗过敏等特殊生理功能。酪蛋白钙肽和酪蛋白磷酸肽能在中性和弱碱性环境下（小肠）与钙结合，抑制钙不溶性沉淀的生成，避免钙的流失，提高游离钙离子浓度而促进其被动吸收。L-赖氨酸、L-蛋氨酸（L-甲硫氨酸）、L-酪氨酸和L-色氨酸是人体的必需氨基酸或条件必需氨基酸，同时也常常是食物中的主要限制性氨基酸，其强化到食物中主要是提高蛋白质的利用率，起到促进生长发育、增加食欲、预防疾病、增强体质的作用。牛磺酸是一种具有特殊生理功能的非蛋白质氨基酸，强化后有利于促进大脑发育（婴幼儿）、维持神经传导、完善视觉机能、促进钙与脂类物质的消化吸收。

（2）脂类：包括 γ-亚麻酸、二十二碳六烯酸（DHA）、花生四烯酸（AA）和 1,3-二油酸-2-棕榈酸甘油三酯。γ-亚麻酸是机体 α-亚油酸（必需脂肪酸）代谢为前列腺素类物质的重要中间产物，是细胞膜磷脂双分子层的必需组分，富含于母乳中。食品强化 γ-亚麻酸可以抑制内源性胆固醇的合成、降低血脂；作为前列腺环素（PGI2）前体抑制血栓素 A2（TXA2）合成酶的活性和拮抗 TXA2 的作用，从而抑制血小板的聚集及动脉粥样硬化斑块的形成与发展；刺激胰岛 β-细胞的分泌功能以降低血糖等。二十二碳六烯酸（DHA）为 n-3 不饱和脂肪酸家族的重要成员，是大脑和视网膜的重要结构成分（大脑皮层含量 20%，视网膜更是高达 50%），参与脑细胞的形成和发育，对神经细胞轴突的延伸和新突起的形成有重要作用，可维持神经细胞的正常生理活动，参与大脑思维和记忆形成过程，对婴儿智力与视力的发育极为重要，同时还具有降血脂、调节血液循环、抗炎等多方面的功能。花生四烯酸是许多循环二十烷酸衍生物的生物活性物质如前列腺素 E2（PGE2）、前列腺环素（PGI2）、血栓烷素 A2（TXA2）和白细胞三烯的直接前体，对脂质蛋白的代谢、血液流变学、血管弹性、白细胞功能和血小板激活等具有重要的调节作用。1,3-二油酸-2-棕榈酸甘油三酯是母乳中特征性的脂类成分,特别符合婴幼儿的消化生理特点,婴幼儿配方奶粉强化可使其在脂类结构上更加趋母乳化。其在消化道酶解后生成游离的油酸和 sn-2 棕榈酸单甘酯,能被机体快速吸收而避免钙皂的形成,促进婴幼儿生长发育所需的脂质成分与钙的高效摄取,改善婴幼儿的大便硬度,防止大便干燥症的发生。

（3）碳水化合物类:包括低聚半乳糖（乳糖来源）、低聚果糖（菊苣来源）、多聚果糖（菊苣来源）、棉子糖（甜菜来源）、聚葡萄糖。实际上这些碳水化合物都是水溶性低聚糖或多糖类膳食纤维,是人体肠道中双歧杆菌、嗜酸乳酸杆菌等益生菌极好的营养源和有效的增殖因子,可以改善人体肠道的微生态环境,抑制腐败菌和病原菌在肠道内的定殖,减少有害物质在肠道中的生成和累积,增强机体的免疫功能,促进 B 族维生素在肠道内的合成,加强肠道的消化吸收与蠕动功能。婴幼儿肠道功能与微生态环境比较脆弱,在其食物中强化有助于改善其肠道功能,防止粪便干结,提高机体免疫力。

（4）核苷酸类:包括5'单磷酸胞苷(5'-CMP)、5'单磷酸尿苷(5'-UMP)、5'单磷酸腺苷(5'-AMP)、5'-肌苷酸二钠、5'-鸟苷酸二钠、5'-尿苷酸二钠和5'-胞苷酸二钠。这些核苷酸除作为 DNA、RNA 的前体,也作为生理、生化过程的调节物质参与体内代谢与维系健康。正处于生长发育巅峰期的婴幼儿,器官尚未发育成熟,核酸代谢能力有限,因而对食物中核苷酸营养尤为敏感（母乳中含有较为丰富的核苷酸）。在婴幼儿配方食品中添加核苷酸,可维持婴幼儿免疫系统的正常功能,提高人体对细菌、真菌感染的抵抗力,增加抗体产生;促进婴幼儿肠道发育,提高肠道组织蛋白质合成率和肠黏膜蛋白酶、淀粉酶等多种酶的活性,减少腹泻和肠炎的发生,加速因饥饿、炎症、溃疡等肠黏膜损伤的修复,提高肠道的吸收功能;增加铁的吸收,促进肠道益生菌的生长;改善脂肪代谢,调节肝细胞的蛋白质合成,维持肝脏的正常功能。

（5）叶黄素（万寿菊来源）与左旋肉碱（L-肉碱）:天然食用果蔬中叶黄酸含量差异较大,但大多很低,万寿菊（金盏花）是其主要提取原料。叶黄素是唯一存在于人眼视网膜上的一种类胡萝卜素,它选择性地沉积在黄斑区和整个视网膜,叶黄素的突出生理功能是作为眼睛的天然抗氧化剂和光保护剂。食物中强化叶黄素有助于延缓和减轻老花眼的症状,预防与控制视力下降、眼球动脉硬化、视网膜黄斑病变、白内障、糖尿病视网膜病变、飞蚊症、青光眼等常见眼疾。左旋肉碱的主要作用是作为载体将长链脂肪酸从线粒体膜外输送到膜内促进其β-氧化,食品中左旋肉碱的强化具有促进脂肪分解、缓解体力疲劳、延缓神经元衰退、抗氧化等特殊生理功效。

（姚　平）

第四篇

各类食品卫生及其管理

第 八 章

粮食类食品

粮食类食品包括粮食和粮食制品。粮食分为谷(籼、粳、糯谷)、麦(大、小、荞、元麦)、杂粮(玉米、甘薯、高粱、小米、青稞)等;粮食制品品种繁多,有以粮食为主要原料经烘烤、蒸煮、煎炸、膨化或冷加工制成的直接入口的各种方便食品,也有半成品粮食制品,如挂面(或生面条)、米粉、面粉、淀粉等。粮食类食品是人们膳食中的重要组成部分,是我国居民的主食。本章主要讲述原粮(没有经脱壳加工)、成品粮(或称商品粮)以及主要的半成品粮食制品的卫生问题、生产工艺、评价和监督管理等内容。

第一节 粮谷类食品的卫生问题

一、真菌及其毒素的污染

粮食及其制品营养丰富,是微生物良好的培养基。当环境条件适宜时,粮食发热霉变,其营养成分如糖类、蛋白质、脂肪等,均被微生物分解利用,导致其色泽、气味、发芽率、食用品质及其加工工艺品质发生变化。真菌在自然界分布很广,世界各国由于经纬度、季节、地形、日照长短、通风、温度、湿度、粮食品种、贮藏、运输、加工等因素不同而分布不同。不同种类粮食的真菌污染情况有很大不同,且随着客观条件的变化而变动,一个地区的土壤和植物如果被某种产毒真菌污染,往往不易消除。不同粮食污染真菌的情况见表 8-1-1。

表 8-1-1　不同粮食污染霉菌的情况

品种	菌种名称
粗米	黄曲霉、杂色曲霉、赭曲霉、黑曲霉、灰绿曲霉群、白曲霉、桔青霉、产黄青霉、圆弧青霉、草酸青霉、常青霉、鲜绿青霉、长蠕孢霉、弯孢霉、交链孢霉、附球霉属、梨孢帚霉、黑孢霉、茎点霉、木霉、镰刀霉、毛霉、根霉、犁头霉、假丝酵母、白地霉
精米	青霉、曲霉与粗米相同,随着存放时间延长成陈米则灰绿青霉(赤青霉、谢瓦曲霉)等特别多
大麦、小麦、黑麦、啤酒麦	菌相基本与米相似,种类多样,从变色的麦类检出镰刀菌颇多
玉米、高粱、谷子、荞麦	菌相与米和麦类差别不大,收获后从水分高的粮谷中检出镰刀菌和黄曲霉颇多

409

续表

品 种	菌 种 名 称
小麦粉、面粉、荞麦粉、玉米淀粉	黄曲霉、杂色曲霉、黑曲霉、白曲霉等各群;桔青霉、产毒青霉,生副枝霉群,常现青霉、圆弧青霉、短密青霉、脉孢菌属(neurospora)、瓶梗青霉属(paecilomyces)、粘帚霉属(gliocladium)、红曲霉属(monascus)、毛霉、根霉、梨头霉;荞麦粉污染的霉菌种类最多

粮食霉变不仅降低其营养价值,更重要的是霉菌也开始大量生长、繁殖,而且有些霉菌还能产生具有毒性的二级代谢产物,即真菌毒素。迄今发现真菌毒素已有 300 多种,许多真菌毒素的毒性作用是多器官性的,即可同时损害两个以上的器官和组织。更为严重的是,部分真菌毒素已被证实具有致癌、致畸、致细胞突变的"三致"作用。这使得对于可能存在污染的主要粮食和相关食品必须制定最大允许限量的强制标准,各国对粮食和相关食品中主要的真菌毒素都采取了有效措施,并将其作为检测中的重要指标。粮食中主要真菌毒素有黄曲霉毒素、镰刀菌毒素、赭曲霉毒素、杂色曲霉素等。

(一) 黄曲霉毒素

黄曲霉毒素(aflatoxin, AF)是黄曲霉(aspergillus flavus)和寄生曲霉(A. para-siticus)产生的一类有毒代谢产物,具有很强的毒性及致癌性。黄曲霉毒素依其化学结构的不同及其所产生的衍生物,已发现有 20 种。其中由黄曲霉在自然条件下产生的主要有 4 种,即在紫外光下产生蓝紫色荧光的黄曲霉毒素 B_1(AFB$_1$)和黄曲霉毒素 B_2(AFB$_2$),产生黄绿色荧光的黄曲霉毒素 G_1(AFG$_1$)和黄曲霉毒素 G_2(AFG$_2$)。人及牛羊等动物摄入 AFB$_1$ 和 AFB$_2$ 后在尿和乳汁中可检出它们的代谢产物 AFM$_1$ 和 AFM$_2$。AF 耐热,加热至 280℃才发生裂解而破坏,所以一般的烹调加工很难将其清除。AF 在中性、酸性溶液中很稳定,在 pH 9~10 的碱性溶液中,能迅速分解,产生钠盐,但此反应是可逆的,在酸性条件下又能形成带有荧光的 AF。在黄曲霉毒素的衍生物中,以 AFB$_1$ 的毒性和致癌性最强。因此在食品卫生监督监测工作中,主要以 AFB$_1$ 为评价指标。

一般在热带和亚热带地区,食品中黄曲霉素的检出率比较高。联合国粮农组织估计,全世界谷物供应的 25% 受霉菌毒素污染,其中每年至少有 2% 的农产品因黄曲霉素污染而报废,世界上已有大约 100 个国家对食品中黄曲霉素的含量做了严格限量要求。

我国花生及制品、食用油、油料饼粕及饲料和玉米、大米等农产品及食品的黄曲霉素污染比较严重,其中,以花生和玉米的污染最为严重。2011 年高秀芬等为了解中国玉米中 AFB$_1$、AFB$_2$、AFG$_1$ 和 AFG$_2$ 的污染状况,从吉林、河南、湖北、四川、广东、广西等地采集玉米样品,用高效液相色谱(high performance liquid chromatography, HPLC)测定黄曲霉毒素含量。结果表明,在 279 份玉米样品中,黄曲霉毒素阳性率为 75.63%,阳性样品平均浓度为 44.04μg/kg,浓度范围 0.20~888.30μg/kg,四川、湖北、广西、河南、广东和吉林样品的阳性率依次为 90.48%、93.75%、87.50%、36.96%、91.84% 和 52.17%,平均浓度依次为 107.93μg/kg、70.98μg/kg、39.65μg/kg、8.06μg/kg、3.70μg/kg 和 1.15μg/kg;4 种毒素中以 AFB$_1$ 阳性率和平均浓度最高,分别为 74.55% 和 39.64μg/kg;AFB$_2$、AFG$_1$ 和 AFG$_2$ 的阳性率和平均浓度依次降低,阳性率分别为 58.42%、41.22% 和 19.71%,平均浓度分别为 3.81μg/kg、3.47μg/kg 和 0.51μg/kg,因此玉米的黄曲霉毒素污染比较普遍;调查的各地样品均有不同程度污染,总体上南方地区高于北方。

（二）镰刀菌毒素

镰刀菌毒素（fusarium mycotoxins）是镰刀菌（fusarium）在粮食作物或粮食类食品上生长繁殖并产生的有毒代谢产物。镰刀菌种类繁多，在自然界的分布很广，如禾谷镰刀菌（fusarium graminearum）、三线镰刀菌（fusarium tricinctum）、串珠镰刀菌（fusarium moniliforme）、梨孢镰刀菌（fusarium poae）等是粮食作物及其植物的病原菌，如禾谷镰刀菌寄生于大麦、小麦和玉米等谷物上，引起赤霉病。目前已知与人畜健康关系密切的主要代谢产物有以下几类：

1. 单端孢霉烯族化合物（trichothecenes）　单端孢霉烯族化合物是一组主要由镰刀菌的某些菌产生的生物活性和化学结构相似的有毒代谢产物。到目前为止，从镰刀菌和其他霉菌的培养物中已分离出约 70 多种单端孢霉烯族化合物，但存在于天然污染的谷物和饲料中的主要有脱氧雪腐镰刀菌烯醇（deoxynivalenol，DON）、雪腐镰刀菌烯醇（nivalenol，NIV）、T-2 毒素、二醋酸蔗草镰刀菌烯醇（diacetoxyscirpenol，DAS）和镰刀菌酮-X（fusarenon-X）等。

单端孢霉烯族化合物对人和动物的主要毒性是致呕吐。单端孢霉烯族类化合物急性毒性较强，以局部刺激症状、炎症甚至坏死为主，慢性毒性可引起白细胞减少，抑制蛋白质和DNA 的合成等。在我国很早就发现赤霉病麦可引起人畜中毒的报告，人的中毒症状是恶心、眩晕、腹痛、呕吐、全身无力等。猪对 T-2 毒素和 DAS 十分敏感，主要症状为呕吐、四肢轻瘫、排便次数增多、小肠黏膜出血、肠系膜淋巴结和脾脏急性坏死等，两种毒素引起的中毒症状基本相似，但 DAS 引起的中毒比 T-2 毒素严重。牛群喂饲含 2mg/kg T-2 毒素的霉玉米可导致 20% 的牛死亡，主要引起内脏广泛出血。家禽、马和猪喂饲含 25mg/kg T-2 毒素的霉大麦可发生中毒，主要引起食管和前胃等脏器黏膜坏死。DON 可引起动物的胃肠道扩张、出血以及睾丸充血等症状。

国际癌症研究机构（International Agency for Research on Cancer，IARC）将单端孢霉烯族化合物的致癌性归为 3 类，即现有证据尚无法分级。

单端孢霉烯族化合物的致畸实验表明：于小鼠妊娠第 10 天注射 0.5mg/kg T-2 毒素，可导致胎鼠的尾部及四肢的畸形；妊娠 8～11 日的小鼠给予 DON 灌胃，剂量为 15mg/kg 时出现阴道出血和腹泻，剂量为 10～15mg/kg 则可引起 100% 的胎鼠吸收；用赤霉病麦粗毒素（含脱氧雪腐镰刀菌烯醇和玉米赤霉烯酮）给妊娠 7～16 日的大鼠灌胃，发现 1000mg/kg 粗毒素有明显的胚胎毒作用，250mg/kg 以上粗毒素有胎儿毒作用和致畸作用。

2. 玉米赤霉烯酮（zearalenone，ZEN）　ZEN 主要是镰刀菌（Fusarium）在玉米、大麦、小麦等作物上产生的代谢产物。产生 ZEN 的菌种主要为禾谷镰刀菌（F. graminearum），此外，三线镰刀菌（F. tricinctum）、木贼镰刀菌（F. equiseti）、粉红镰刀菌（F. roseum）、黄色镰刀菌（F. culmorum）、茄病镰刀菌（F. solani）、尖孢镰菌（F. oxysporum）、串珠镰刀菌（F. moniliforme）等也能产生该毒素。该毒素主要作用于生殖系统，可使家畜家禽等动物发生雌性激素亢进症。每天经口给 6 周龄雌猪 1mgZEN，8 天后出现外阴和乳房肿大，给 ZEN 5mg 的雌猪 4 天后出现外阴肿大。急性中毒症状除外阴肿大外，严重的还可引起阴道或直肠脱垂，子宫增大、肿胀和扭曲，卵巢萎缩等。雄性小猪可出现睾丸萎缩、乳腺肿大等雌性化现象。给怀孕最后 1 个月的母猪每天注射 5mg ZEN 纯品，一胎 12 只小猪中，有 3 只死胎，有5 只小猪的腿外翻。此外，大鼠、小鼠、火鸡和牛等也可由于摄入 ZEN 引起雌性激素中毒症。ZEN 主要污染玉米、小麦、大麦、燕麦和小米，以及芝麻、干草和青贮饲料等。

3. 串珠镰刀菌素（moniliformin）　串珠镰刀菌素是串珠镰刀菌（F. moniliforme）、亚黏团串珠镰刀菌（F. subglutinans）、燕麦镰刀菌（F. avanceum）等菌种产生的有毒代谢产物，玉米赤霉烯酮的耐热性较强,110℃处理1小时才被完全破坏。该毒素是一种水溶性化合物,对小鸡、鸭雏、大鼠等动物具有很强的毒性。给小鸡剂量500μg和250μg的串珠镰刀菌素,存活2小时以上的小鸡可见腹水、肠系膜淋巴结肿胀,皮肤、大小肠轻度出血等。急性中毒的大鼠可导致进行性肌肉衰竭,主要的组织学改变为急性局灶性心肌变性和坏死等。

4. 伏马菌素(Fumonisins. FBs)　伏马菌素是一组由串珠镰刀菌、轮状镰刀菌和多育镰刀菌等镰刀菌产生的有毒次级代谢产物,它主要分布于易受镰刀菌污染的玉米、大米、小麦和饲料中。在已知的53种伏马菌素中,伏马菌素B_1和伏马菌素B_2最常见,分布最为广泛。动物试验表明,伏马菌素能够损害肝肾功能,引起马脑白质软化症和猪肺水肿综合征等不良症状。流行病学研究发现,食品中的伏马菌素与人类食道癌的发病率相关,IARC将伏马菌素归为2B类致癌物(可能的人类致癌物),联合国粮农组织和世界卫生组织食品添加剂联合专家委员会(Joint FAO/WHO Expert Committee on Food Additives,JECFA)对食品中伏马菌素进行安全性评估,确立其暂定每日最大耐受摄入量为$2μg/(kg·d)$。

5. 丁烯酸内酯(butenolide)　丁烯酸内酯是三线镰刀菌产生的有毒代谢产物,该毒素可引起牛的烂蹄病。

马皎洁等为了解我国部分地区生产的谷物及其制品中多组分真菌毒素污染状况,于2010年在安徽、云南、福建、甘肃、广西、海南、黑龙江、湖北、湖南、江西、山西和上海12个省(市/自治区)采集玉米及其制品、小麦粉、大米和花生共计650份样品,用超高效液相色谱-串联质谱(UPLC-MS/MS)方法检测14种真菌毒素。结果表明玉米制品和小麦粉样品中污染的真菌毒素主要是B类单端孢霉烯族化合物和玉米赤霉烯酮(ZEN)。215份玉米样品中有84.65%检出脱氧雪腐镰刀菌烯醇(DON),其中7份样品中的DON污染水平超过我国规定的1000μg/kg限量标准,超标1.08~2.51倍(平均1.77倍);69.30%(149/215)的玉米样品ZEN阳性,其中23份样品中的ZEN水平超过我国规定的60μg/kg限量标准,超标1.06~19.19倍,平均4.32倍。53.02%的玉米样品还受到黄曲霉毒素的污染,其中有12份样品中AFB_1含量超过了我国规定的20μg/kg限量标准,尤以云南、广西样品受污染较重。125份小麦粉样品中,仅有1份来自湖北的样品其DON污染水平(1016.80μg/kg)超过我国规定的1000μg/kg限量标准。40.41%的花生样品不同程度地受到黄曲霉毒素的污染,其中有5份样品中的AFB_1水平超过20μg/kg的国家限量标准;大米受真菌毒素的污染较轻。可知我国玉米制品和小麦粉受多种真菌毒素污染,且以B类单端孢霉烯族化合物和ZEN为主;玉米和花生不同程度地受到黄曲霉毒素的污染。

(三) 赭曲霉毒素

赭曲霉毒素(ochratoxins)是由曲霉属和青霉属产生的一组结构类似的有毒代谢产物,主要危及人和动物的肾脏。赭曲霉毒素分为A、B、C、D四种,其中毒性最大、与人类健康关系最为密切、对农作物污染最严重、分布最广的是赭曲霉毒素(ochratoxin A,OA)。OA是一种稳定的无色结晶化合物,溶于极性溶剂和碳酸氢钠溶液,微溶于水,在紫外线照射下呈绿色荧光。OA的熔点为134℃,其甲醇溶液在冰箱中保存一年而不会分解。赭曲霉毒素耐热,焙烤只能使其毒性减少20%,蒸煮对其毒性不具有破坏作用。OA是一种具有强肾脏毒和肝脏毒的真菌毒素,并有致畸、致突变和致癌作用。在目前已知的真菌毒素家族中,根据其重要性及危害性排序,OA仅次于黄曲霉毒素而列于第二位。

食品添加剂专家联合委员会(JECFA)及欧盟等都对OA进行了深入研究,调查并评价了OA在各类食品中的污染水平及本国居民OA膳食暴露量,制定出食品中OA的最大允许限量值,以保护本国居民的身体健康。在评价人群 OA 膳食摄入量时,食品添加剂和污染物法典委员会(CCFAC)要求的最大允许限量标准建议值为 5μg/kg。

康维钧等在 2006 年对我国 6 省区 747 份粮谷类食品中赭曲霉毒素 A 的污染水平进行了调查。调查结果表明玉米样品的污染率为 4.32%,最大污染水平为 201μg/kg;小麦样品的污染率为 12.43%,最大污染水平为 1.47μg/kg;大米样品的污染率为 6.52%,最大污染水平为 0.82μg/kg。

(四) 杂色曲霉素

杂色曲霉素(sterigmatocystin,ST)　是由杂色曲霉、构巢曲霉等产生的有毒代谢产物,主要污染小麦、玉米、大米等谷物。文献报道 ST 能诱发实验动物产生多种癌肿,且证实与人类胃癌、肝癌的发生有一定相关性。

二、仓贮害虫的污染

贮粮害虫(stored grain pest)为贮藏期间粮食及其产品的害虫及害螨的统称。谷粒害虫蛀食后,碎粮增多,种子发芽率降低;害虫吐丝还可使粮食结块;虫粪、虫尸和有的害虫分泌的臭液则污染粮食,甚至产生毒素,或使粮食发热霉变。仓贮害虫在原粮、半成品粮中都能生长,仓库温度高,湿度在 65% 以上,适于虫卵繁殖,当库温在 10℃以下,活动能力减低。

世界上发现仓贮害虫约有 300 多种,中国已记载的贮粮害虫有百余种,分属鞘翅目、鳞翅目、蜚蠊目、啮虫目、缨尾目及蛛形纲蜱螨目的若干科。主要种类有象虫类、谷蠹、大谷盗、锯谷盗、长角扁谷盗、赤拟谷盗、麦蛾、印度谷螟和腐嗜酪螨,以甲虫类最多,蛾类次之。有的种类属于植物检疫对象如谷象、马铃薯块茎蛾等。贮粮害虫少数为单食性,如豌豆象仅为害豌豆。一般食性较杂,如印度谷螟为害各种谷类、谷粉、花生、大豆等多种植物产品。虫源主要来自空仓内或贮粮器材内潜藏的害虫,入仓粮食在田间或运输、加工过程中已受感染的害虫,以及从仓外进入的害虫。发生为害除需具备虫源外,适宜的粮种、粮质、湿度、温度,特别是粮食的纯洁度,都是害虫为害的条件。下面介绍米象的一般情况。

米象或米象鼻虫(sitophilus oryzae),俗称米虫、谷牛,我国北方地区亦称麦甲。在日本和世界其他地方均有分布。常生活在谷物中,繁殖速度快,为谷物中主要的害虫(见图 8-1-1)。

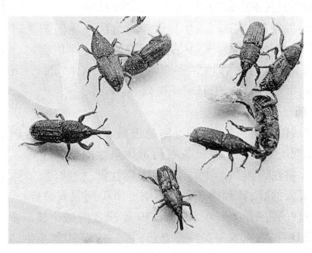

图 8-1-1　米象

其卵约长 0.6 毫米,乳白色半透明,外形为长椭圆形,一端稍膨大。幼虫体长约 2.5 ~ 3mm,身体为乳白色,头部淡褐色,口器黑褐色。无步足,腹部肥大但腹面平直,背部弯曲如弓形,有 13 节体节,各节有许多横皱纹。幼虫在成蛹前,胸部会膨大而腹节缩小且伸长,此时色为乳白色。成蛹后长约 2.9 ~ 3.7mm,初化蛹时呈乳白色,吻下弯贴于胸部下方,头胸腹三部区分明显,触角、翅及足均裸出。成虫体长约 2.5 ~ 3.5mm,呈圆卵形。头小,口吻细长如象鼻,雌虫的口吻较细长,稍向下弯曲,有光泽。雄虫口吻较粗短,不弯曲,吻背有纵向隆起线及明显小刻点,无光泽。触角呈膝状,前端如棒状,前胸较头部宽大,翅鞘与前胸背部密布圆形刻点,翅鞘上有 2 ~ 4 个浅红或橙黄色斑纹。

米象每年约有 8 ~ 9 个世代,一世代约 20 ~ 50 日,在高温下繁殖较快,32℃时一世代只需 25 日。成虫平均寿命达 3 个月。成虫用口器将谷物啮成深孔,并产卵于孔内,通常一粒谷粒产一卵,数量依谷粒大小而异。幼虫孵化后以谷粒为食,将谷粒蛀穿成弯曲隧道,并逐渐啮成中空,虫粪则排于谷粒外。幼虫在米粒中结蛹羽化为成虫后具有飞翔能力,便会离开并开始交配。米象在代谢中产生水,一生不"饮水";喜煤气味,会钻入煤气灶出气口结网;低温时进入假死状态,恢复正常体温后恢复活动。我国农村地区常用暴晒法除米象,实际这不能杀死米虫。正确的做法是将生虫大米置于阴凉通风处,让米象慢慢爬出,再筛;亦可采用磷他锌加有机酸熏杀。

三、农药

农药主要是指用于农林牧业方面,防治有害生物(害虫、害螨、线虫、病原菌、杂草及鼠类等)和调节植物生长的化学药品。农药的品种很多,迄今为止,在世界各国注册的已有 1500 多种,其中常用的 300 余种。从 1990 年开始,我国农药总产量已跃居世界第 2 位,仅次于美国,并一直保持至今;目前我国农药的平均施用量为 13.4 千克/公顷,是发达国家和世界平均水平的 2 倍。全国每年防治病虫草害面积约 3.8 亿公顷次,其中 95% 以上使用的是化学农药,生物农药所占比例仅为 2% ~ 3% 。从全国化学农药使用量的地区分布来看,东部>中部>西部,发达地区高于欠发达地区,坝区高于山区。

我国常用的农药有有机磷、有机氯、氨基甲酸酯类、砷制剂、汞制剂等。通过喷洒杀虫、被农药污染的土壤和灌溉污水中的吸收、大气中飘浮的农药等途径,直接或间接地污染粮食类食品。早在 1970 年世界卫生组织(WHO)就与联合国环境保护署(UNEP)和联合国粮农组织(FAO)联合发起全球环境监测规划/食品污染监测与评估项目(GEMS/Food),GEMS/food 推荐监测的农药种类有 α-六六六、β-六六六、γ-六六六、P,P′-DDT、O,P′-DDT、P,P′-DDE、地亚农、对硫磷、甲基对硫磷、甲基嘧啶硫磷等。

(一) 有机氯农药

有机氯农药是高残留农药,它随食物等途径进入人体后,主要蓄积于脂肪组织中,其次为肝、肾、脾、脑,还发现于人乳中。有机氯农药可致急性或慢性中毒,急性中毒引发中毒者中枢神经症状,因其积蓄在人体脂肪中,故急性中毒性低,症状轻,一般为乏力、恶心、眩晕、失眠,慢性中毒可造成人的肝、肾和神经系统损伤。DDT 还具有致癌性。

有机氯农药对粮食的污染问题,在 20 世纪 70 年代之前是比较严重的。国务院 1974 年规定禁止和限制使用 DDT、六六六等高残毒农药,并于 1983 年禁止生产和进口有机氯农药。之后,在主要食品中的 DDT、六六六残留量不断下降,现在已经都能达到国家规定的限量之下。以江苏省为例按居民主要粮食等食品消耗量计算,DDT、六六六的每人(成人)每日平均摄入量 1977 年为 0.86mg，至 1985 年为 0.12mg。虽已达到世界卫生组织（WHO）规定的摄入量以下（即每人每日不超过 0.325mg），但在人体脂肪中蓄积水平还比较高。2007 年王宏芳等对吉林省地产大米、玉米、大豆、红豆、绿豆 5 种农产品中的六六六、DDT、六氯苯、五氯硝基苯 4 种有机氯农药残留量进行检测。结果表明被测农产品中，大豆、红豆、绿豆 3 种豆类产品中，O,P'-DDT 的残留量超标率分别为 6.25%、12.5%、12.5%，其余检测结果均未超过国家标准。提示吉林省地产粮食中有机氯农药的污染已基本降到安全水平。

（二）有机磷农药

有机磷农药是广谱杀虫剂，应用广泛，主要有敌敌畏、内吸磷、乐果、敌百虫等 60 余种。食用后可能发生肌肉震颤、痉挛、血压升高、心跳加快等症状，甚至昏迷死亡。

滥用有机氯农药的时期已经过去，但有机磷农药用量不断上升。由于有机磷农药性质不稳定，在食品中的残留可通过加工、淘洗、烹调等方法使之降低，据调查收割的小麦有机磷残留含量为 23.8mg/kg，加工面粉后降至 4.6mg/kg，制成饼干后仅含 0.07mg/kg。因此确定合适的施药方法，掌握好安全间隔期和控制粮食水分，有机磷农药的残留均能达到限量标准的要求。含水量高的作物农药易降解，如用敌敌畏 10mg/L 处理小麦，水分含量为 10%，则需 3 个月以上才能消失；当小麦水分达 16% 时，2 周内即可消失。

（三）氨基甲酸酯类和拟除虫菊酯类农药

氨基甲酸酯类农药是应用很广的新型杀虫剂与除草剂，其毒性与有机磷相似，但毒性较轻，恢复也快，食用残留这类农药较多的农作物，中毒者会产生和有机磷中毒大致相同的症状，但因其毒性较轻，一般几小时就能自行恢复。拟除虫菊酯类农药主要有速灭杀丁、杀灭菌酯、灭百可、氯氰菊酯、溴氰菊酯等低毒农药，中毒表现症状为神经系统症状和皮肤刺激症状。

（四）有机金属化合物农药

有机汞农药（西力生、赛力散、富民隆和谷仁乐生）是防治稻瘟病及麦类赤霉病的高效剧毒杀虫剂农药。我国已于 1971 年国务院规定有机汞农药采取不生产、不进口、不使用的政策。但拌种杀菌还较普遍使用，经拌种杀菌的在植物内吸收量很少，但拌种后由于保管不善，往往混进正常粮食而引起中毒的现象也时有发生。

有机砷杀虫剂（主要是甲基砷酸锌）是防治水稻绞枯病的高效农药。如使用剂量过高，次数过多时，不仅造成水稻药害，而且污染土壤，在稻谷中残留，影响食用安全。

（五）除草剂

除草剂的品种较多，主要是苯氧乙酸类、均三氯苯类、取代脲类、醚类以及氨基甲酸酯类等。世界各国除草剂的产量均占农药总产量的 30% 以上，是产值最大的农药。多数除草剂对人畜的急性毒性均较低，亦未发现在动物组织和生物体内有明显蓄积现象，但也发现一些品种在毒性上值得注意，如 2,4,5-T（2,4,5-trichlorophenoxyacetic acid）存在的技术杂质 2,3,7,8-四氯二苯并-对-二噁英（2,3,7.8-tetrachlorodibenzo-p-dioxin，TCDD，简称二噁英），一般情况含量为 27.8mg/kg。TCDD 具有致癌作用，也有胚胎毒性，并在环境中稳定，如含量降至 0.5mg/kg 时即可免除致畸性，但很难做到。因此美国、前苏联已禁用 2,4,5-T，德国规定 TCDD 在 0.1mg/kg 的 2,4,5-T 方可施用。除草剂不论是喷洒或土壤处理，均有部分被植物吸收，并在植物体内降解和积累，因此造成对粮食的污染。但由于除草剂在农业上的用量比较少，一般情况下每公顷土地只使用 0.5~5kg，往往一年只处理一次，而且一般在土壤中容易被微生物分解，残留时间不长，所以一般来说，作物的残留量问题不太大。如 2,4-二氯苯氧乙酸(2,4-dichlorophenoxyacctic acid,2,4-D)和 2,4,5-T 在土壤中的半衰期为 0.1~0.4年,2,4-D 在土壤灌注试验中,16 天迅速分解,在土壤或沙壤土中 2 周基本上完全降解,因此使用多年的 2,4-D 在粮食中残留极小(0.01~0.1mg/kg),通过食品加工一般能被除去。

四、重金属

重金属一般指比重大于 4 或 5 的金属元素,常见的有镉、铬、铅、铜、锌、汞等。土壤中重金属的来源是多途径的,首先是成土母质本身含有重金属,不同的母质、成土过程所形成的土壤含有重金属量差异很大。此外,人类工农业生产活动、大气中重金属沉降也造成重金属对土壤的污染。大气中的重金属主要来源于工业生产、汽车尾气排放及汽车轮胎磨损产生的大量含重金属的有害气体和粉尘等,主要分布在工矿的周围和公路、铁路的两侧。大气中的大多数重金属是经自然沉降和雨淋沉降进入土壤的。经过自然沉降和雨淋沉降进入土壤的重金属污染,主要以工矿烟囱、废物堆和公路为中心,向四周及两侧扩散,污染程度随距城市的距离加大而降低;重金属污染还与城市的人口密度、城市土地利用率、机动车密度成正相关;重工业越发达,污染相对就越严重。我国土壤重金属污染目前虽多为局部性和地区性发生,一般集中在工矿企业附近及采用污水灌溉的地区,但随着经济快速发展,有趋重的严峻形势。

重金属污染的最主要来源是工业生产中排放的污染物造成灌溉用水和土壤污染。重金属在工业上有着广泛用途,工业废水不经处理或处理不彻底进行农田灌溉,有害物质含量较高,使土壤遭到严重污染,通过作物根系吸收富集于籽实中而造成粮食污染。日本的痛痛病就是排放含镉工业污水污染土壤使生长的稻米中含有较高镉残留,吃了这些大米后引起镉慢性中毒。因此必须治理工业废水使有害物质达到排放标准,并定期监测土壤污染程度及作物的毒物残留量,做到安全灌溉,减少重金属污染。

农业化学投入品(如磷肥)往往含有少量重金属,不合理或过量使用,导致过量重金属进入土壤;同时,由于化肥农药使土壤酸化,导致原来钝化的重金属释放和生物有效化。一般过磷酸盐中含有较多的重金属 Hg、Cd、As、Zn、Pb,磷肥次之,氮肥和钾肥含量较低;但氮肥中铅含量较高,且 As 和 Cd 污染严重。农用塑料薄膜生产应用的热稳定剂中含有 Cd、Pb,在大量使用塑料大棚和地膜过程中都可以造成土壤重金属的污染。污泥施肥:污泥中含有大量的有机质和氮、磷、钾等营养元素,但同时污泥中也含有大量的重金属,随着大量的市政污泥进入农田,使农田中的重金属的含量在不断增高。污泥施肥可导致土壤中 Cd、Hg、Cr、Cu、Zn、Ni、Pb 含量的增加,且污泥施用越多,污染就越严重,Cd、Cu、Zn 引起水稻污染;Cd、Hg 可引起小麦、玉米的污染。

中国科学院一项研究显示,目前中国受镉、砷、铬、铅等重金属污染的耕地面积近 2000万公顷,约占耕地总面积的 1/5,全国每年因重金属污染而减产粮食一千多万吨。近年来,粮食作物重金属污染事件在湖南、广西、江西、广东等地频发。尤其是全国有一半以上人口以稻米为主食,势必更能引起了社会各界的高度关注。

土壤重金属污染首先应从源头抓起,控制污染源,土壤重金属的污染已经达到相当严重的程度,要充分认识土壤重金属污染的长期性、隐匿性、不可逆性以及不能完全被分解或消逝的特点。对工业生产中排放的污染物尚未得到较彻底控制,尤其在农业生产中大量而盲目使用化学肥料和农药的今天,江河湖海、地下水及陆地中无机和有机污染物积累总量与日俱增,使土地环境质量变得极其脆弱。从这个意义上来讲,土地管理与保护工作不仅是对耕地总量的监管,还应该加强对耕地质量的保护与改善。对土壤质量的保护便是对耕地生产能力的保护,更是减少粮食重金属污染的强有力措施。

五、其他问题

粮食类可因运输工具未清洗消毒或清洗消毒不彻底而被污染,或有使用盛放过有毒物质的旧包装物的污染,贮存库位、库房不专用被有毒有害物质污染,杀鼠的药物保管不当的污染。此外,加工粮食制品误用了有毒有害的非食品添加剂等屡有报道。

在粮食掺伪方面,多以低质粮冒充高质粮,或掺入砂子,或掺入增白剂等。如在大米中掺入霉变米、陈米,将陈小米洗后染色冒充新小米;如在面粉中掺入滑石粉、石膏、吊白块等,吊白块是甲醛次硫酸氢钠,是禁用于食品工业的漂白剂,添加面食中加热分解为甲醛和二氧化硫,以达到增白作用,但两者对人体有毒,可损害肝、肾,也是一种潜在的致癌物;如在大豆粉中掺玉米粉,还有将从面粉中提出面筋蛋白质,其余物质晒干后,仍充当面粉或混入好面粉中出售。

第二节　粮谷类食品的防霉去毒

一、防霉

根据霉菌生长产毒的特点,反其道而行之,则可做好防霉和防止产毒工作。

(一) 控制进度和水分

环境相对湿度和粮食水分的高低是霉菌生长繁殖和产毒的重要生态条件。一般在相对湿度65%~70%情况下所达到的平衡水分可以有效地抑制霉菌、细菌和害虫的生长繁殖,此时的平衡水分,不同食品有所差异,谷类为13%~15%,豆类为11%~13%。各种粮食也都有其特有的水分活性(water activity,AW)。一般来说米、麦、豆类的AW为0.7或<0.7,当AW达到0.98时,是霉菌、细菌繁殖的极好条件。从理论上将AW值降到0.7以下,可以完全阻止产毒霉菌繁殖,但实际上在大量的农产品收获后,不可能迅速达到这个条件,因此还必须在贮藏时保持环境卫生等条件。一般谷物在收割后含水量很高,达到50%,如在短时期内把水分降至14%左右,保存在温度25℃以下的环境中可在一定时期内防止粮食发霉。

(二) 控制温度

温度对霉菌的繁殖及产毒均有重要影响,不同霉菌其最适温度是不一样的,大多数霉菌生长繁殖最适宜温度是25~28℃,小于10℃和大于30℃霉菌生长显著减弱,在0℃几乎不生长。黄曲霉的最低繁殖温度范围是6~8℃,最高繁殖温度范围是44~46℃,最适宜温度是37℃左右;而镰刀菌生长最适宜温度是28~32℃;拟枝孢霉镰刀菌能耐受低温至−2℃。一般霉菌产毒的温度略低于生长最适宜温度。以黄曲霉为例,生长最适宜温度为37℃,而产毒则以20~32℃为宜。各种霉菌发育所需的温度详见表8-2-1。

(三) 控制气体成分

缺氧环境可以有效地控制霉菌,如粮堆内O_2浓度控制2%以下或CO_2浓度增高到40%甚至50%以上,即可有效地抑制霉菌的生长繁殖。在采取以上控制措施的同时,还应做到粮食及时收割脱粒、干燥、扬净,入库的粮食要求干、饱、净,尽量不用或少用药物熏蒸剂,粮库能达到无虫、无霉、无鼠和无事故的要求。

表 8-2-1　不同霉菌发育所需温度

霉菌名称	最低℃	最适℃	最高℃
交链孢霉	1~2	26~28	34~37
棒曲霉	8	30~32	40~42
烟曲霉	10~12	37	48~50
黑曲霉	6~8	35~37	46~48
杂色曲霉	4~5	20~30	38~40
黄曲霉	6~8	37	44~46
尖孢镰刀菌	5	27.5	35
团青霉	7	25	34~38
指状青霉	6~8	25~27	30
扩展青霉	6~8	25~27	30
产紫青霉	15	30	40
黑根霉	1.5~6.5	23~26	30~32
粉红单端孢霉	5~7	22	31~38

预防赤霉病麦,除加强贮藏期的防霉措施外,由于麦类和玉米等谷物的赤霉病主要在田间感染,因此还应着重田间的防霉措施。如降低田间水位,改善田间小气候,做到雨后田间无积水,造成不利于病害发生的环境;及时使用高效低毒和低残留的杀菌剂;选用抗赤霉病的品种,可大大减轻谷物在田间的感染。

（四）化学方法

环氧乙烷进行粮食杀菌的效果显著,已被许多国家采用。环氧乙烷为无色液体,沸点10.7℃,蒸气极易着火、其作用机制是能与微生物蛋白质作用,使微生物的酶代谢功能受到严重抑制而致死,一般投药量 100~200g/m³,封闭数天,可使粮粒霉菌减少 90% 左右,并能持续 4 个月。在操作中药物虽能迅速挥发但在操作中要防止环氧乙烷毒性,美国规定环氧乙烷在粮食中最高允许量不超过 50mg/kg。

二、去毒

（一）挑除霉粒

霉菌毒素主要集中在霉坏的粮食粒上,如将发霉、变质、破损、皱皮及虫蛀的粮粒挑除,可使粮食中含毒量大大降低。据试验将黄曲霉素 B_1 平均含量 200μg/kg 的 450kg 玉米,经挑除霉粒玉米 6.5kg 后结果黄曲霉毒素 B_1 降到检出限以下。如赤霉病麦的霉粒检出率低至 3% 以下时,即可不引起人的急性中毒。

（二）碾轧去皮加工

霉菌毒素一般都分布在粮食粒表层,如经碾轧加工,尽量去皮,提高精度,可去除霉素。如赤霉病麦有近 50% 的毒素集中在麦壳中,愈向内部毒素愈少,麦蕊的毒素仅有 5.9%,因此将碾米机反复剥去外层,可显著减少霉麦毒性。

（三）浸泡搓洗

霉菌毒素虽然水溶性差，但反复浸泡掏洗也能除去部分毒素，尤其是赤霉病麦经过清水反复浸泡，一方面可除去浮麦（大部分是病麦），另一方面也可使霉麦的部分毒素溶于水中，减少毒性。

（四）风力精选

主要用于处理赤霉病麦。由于病粒经霉菌侵袭，组织疏松，重量轻于好麦，可用机械或人工风力进行风筛，风速要求 8.9m/s（相当于 6 级风），可吹比重轻的病粒。

（五）脱胚处理

霉菌毒素一般在谷物胚芽部分含量最高，因此脱胚可以去毒。据试验，将玉米磨成 3 ~ 4mm 直径碎粒，反复加清水浸泡将上浮胚芽去除，可使玉米黄曲霉素 B_1 由 200 ~ 670μg/kg 降低到检不出。

（六）吸附处理

物理吸附多用于污染黄曲霉毒素 B_1 的植物油（主要是花生油、玉米油），经加入活性白陶土或活性炭等吸收剂，搅拌、静置，毒素随吸附剂沉淀，然后除去沉淀，据试验，可使含量 100 ~ 1000μg/kg 黄曲霉素 B_1 的植物油降低到允许限量以下。

（七）加碱去毒

根据霉菌毒素遇碱易破坏的化学特性，故加碱后经水洗，可除去毒素。如黄曲霉毒素在碱性条件下，可使其结构中的内酯环破坏，形成水溶性的香豆素钠盐，用水洗脱。一般加碱量为 1.5%，可将毛油中黄曲霉毒素 B_1 的含量由 100μg/kg 降低至 5μg/kg 以下。含黄曲霉毒素 B_1 5500μg/kg 的花生压榨出的花生油含毒素为 800μg/kg，如碱水洗后可降至 10 ~ 14μg/kg，再经多次漂洗，最后含量可降至 1μg/kg 以下。据试验，镰刀菌毒素在碱性环境中或在含有氧化剂的碱性环境中可被破坏，将赤霉病麦置于 5% 碱水中或 1% ~ 2% 生石灰水，再加 5mg/kg 有效氯的漂白粉液浸泡 30 ~ 60 分钟，可使病麦毒性大大降低。

（八）加热

一般霉菌毒素都是耐高温的，但加热还是能破坏部分毒素。如黄曲霉素 B_1 加热分解的温度是 280℃，实际上达到这个温度很困难，但据试验花生仁炒 30 分钟能减少 80% 毒素。含有黄曲霉毒素 B_1 1000ug/kg 的棉子饼以 180 ~ 185℃加热 3 小时能把所有黄曲霉毒素 B_1 破坏，但黄曲霉毒素 B_2 只有部分破坏。加热时增加样品的含水量有利于黄曲霉毒素的破坏。

第三节　粮食类食品的生产工艺卫生

一、大米

大米加工是把原粮稻谷加工成为成品大米的生产过程。稻谷籽粒由谷壳、皮层、胚和胚乳组成。稻谷加工的目的是以最小的破碎程度将胚乳与其他部分分离，制成有较好食用品质的大米。

（一）工艺流程（见图 8-3-1）。

（二）关键控制环节

1. 稻谷清理　稻谷在收割、运输、储存过程中，难免会混入各种杂质，大米加工的第一

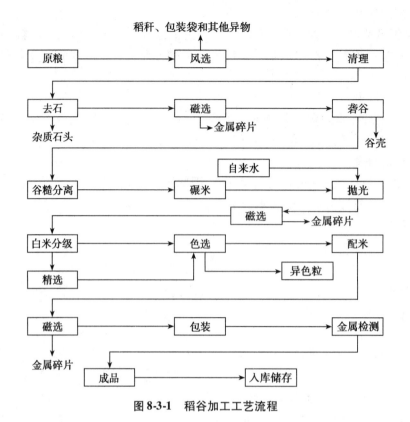

图 8-3-1　稻谷加工工艺流程

步就是清除稻谷中的杂质。除杂的方法有:①筛选法:利用颗粒大小不同,分离比谷粒大或小的杂质。常用的设备有溜筛、振动筛、圆筛和平面回转筛等;②精选:根据稻谷与杂质在长度上的不同进行分离。工具是刻有半球形袋孔的曲面或圆面,当其转动在物料中时,短粒嵌入袋孔内被旋转的曲面带到一定高度而抛出;长粒因不能嵌入袋孔,自另一端流出。这类机械包括碟片精选机和滚筒精选机,多用于清除稗子和长短粒的分级。③风选法:利用稻谷和杂质悬浮速度等空气动力学性质的不同进行分筛,常用的设备有吸式风选器和循环风选器;④比重分选法:利用稻谷与杂质比重的不同进行分选,常用的设备有干法比重去石机;⑤磁选法:使带有金属杂质的稻谷流过永久磁筒或电磁铁表面,利用磁性作用进行分选,常用的设备有磁栏、磁筒和永久磁滚筒。⑥在加工有芒稻谷时,可用打芒机使谷粒间相互摩擦或与金属表面摩擦,从而折断稻芒。

2. 砻谷　去掉稻壳(大糠)的工艺过程称为砻谷。砻谷后的混合物称为砻下物,主要由糙米、尚未脱壳的稻谷和糙碎等副产品组成。最普遍使用的砻谷设备是胶辊砻谷机,其基本工作构件是一对富有弹性的橡胶辊,两辊以不同速度相向转动,使稻谷以挤压力和搓撕力,使稻谷破裂,然后通过风力使糙米分离。还有砂盘砻谷机,其具有上下两片圆形金刚砂盘,上砂盘固定,下砂盘转动,谷粒在两个砂盘间隙中受作用力而脱壳。调节砻谷机两胶辊或砂盘间的轧距,可获得合宜的脱壳效率,减少米粒损伤。

3. 谷糙分离　目前的砻谷机械,不能一次将所有稻谷都脱壳。砻谷分离的稻壳是谷糙混合物,必须使用谷糙分离设备使未脱壳的稻谷和已脱壳的糙米分离。目前我国使用的选糙设备,主要是选糙手转机,其工作原理与人工手摇筛相似。它是根据稻谷与糙米的粒度、容重、表面粗糙的差异,在平面回转运动的筛面上形成自动分级,使谷糙达到分离的目的。

4. 碾米　稻谷经脱壳和谷糙分离而成的净糙米,表面的皮层含纤维较多,影响食用品质。碾米是碾除糙米的皮层,制成符合规定标准的成品大米,要尽量保持米粒的完整,减少碎米,提高出米率和大米纯度。利用机械作用碾除皮层的称机械碾米;用化学溶剂浸泡糙米,使皮层软化,并将皮层与胚内所含脂肪溶于溶剂内,再经较轻的机械作用碾除皮层的,称化学碾米。但后者在实际生产中应用不多。机械碾米主要靠碾米机,就其基本原理而言,主要依靠碾米机的碾白室构件与米粒间产生的机械物理作用,使糙米的皮层被碾脱,成为大米。目前我国普遍使用的是以碾削去皮为主,擦离去皮为辅的混合碾白方式。

5. 成品整理　当白米中的碎米、糠粉超过国家规定的质量标准时,应进行成品整理,使大米符合成品质量要求。成品整理一般有擦米、凉米、分级三道工序。擦米的作用主要是擦除附在白米表面的米糠粉,使米光洁,提高成品质量,同时便于贮藏保管。擦米除有些碾米机自带擦米装置外,常用的还有卧式胶带擦米机。凉米的目的是降低米温便于储藏。加工低精度大米时,一般不需要凉米,加工高精度大米时一般白米的出机温很高,必须凉米。凉米的方式可采用自然冷却或通风冷却。成品分级主要是根据成品的质量要求分离出超过标准的碎米。分级一般采用筛选设备,常用的溜筛、平面会装筛、往复振动筛,以平面回转筛的分级效果较好。

（三）大米新产品的加工

1. 免洗米　普通大米在炊前进行淘洗,既增加做饭工序,又造成营养流失,免洗米则具有方便、营养保留好的优点。生产免洗米,在砻谷前与一般大米加工基本相同,其主要区别在于糙米去杂、分层碾磨和白大米去糠上光三道工序。糙米清洗去杂,主要是将糙米进一步筛选,以彻底去稗、泥沙、糠灰,去石机去石,风选机去灰,是进入碾米机的糙米保持纯洁干净。分成碾磨即采用多机轻碾的方法,将米粒的皮层全部碾削干净,同时回收后碾米机碾下的高蛋白营养米粉。最后一道工序是白米除糠上光,大米经溶剂在上光机上上光后,清除黏附在白米表面的米糠,在米粒表面产生一层极薄的珠光蜡质层,使米粒晶莹如玉,而且耐贮藏。

2. 胚芽米　胚芽米是一种营养丰富的精白米,其精度接近普通白米,而保留80%以上的胚芽。胚芽米的加工方式有单机循环和多机连续二种。单机循环就是使米粒在一台碾米机内循环6~8次;多机连续是将6~8台碾米机连续配置进行流水作业。胚芽米所含的营养成分(蛋白质、维生素)与糙米相近,高于一般大米。

3. 营养强化米　米中所含营养成分不够全面,诸如蛋白质中缺少赖氨酸及蛋氨酸等,精加工以后更加损失了若干种人体需要的维生素,如 B_1、B_2 等,故在米中强化某些营养素。营养强化米制造方法很多,主要有外加法和内持法两类。前者是将各种强化剂由米粒吸收进去或涂覆于米粒外层;后者是设法保存谷粒外层所含的多种维生素、矿物质。

4. 蒸谷米　稻谷在热水中浸渍几小时,经蒸气高温蒸煮,再烘干至适当水分后碾制而成。经上述处理后的稻谷,谷壳、皮层中的维生素和矿物质溶于水而渗透入米粒内层;米粒外层的淀粉糊化,因而胚和糊粉层在碾米过程中易于保留在米粒上;同时还可减少加工过程中的碎米率,提高出米率。蒸谷米色泽微黄而透明,易消化,营养价值较高,并易贮藏。

5. 有机大米　就是水稻从种植到生产与加工过程中,不使用任何人工合成的化肥、农药、生长激素、离子辐射和基因工程技术,并通过国家环保总局有机食品发展中心,或农业部所属的中绿华夏有机食品认证中心的认证、检测,确实认为纯天然、无污染的一种大米,其农药残留和汞的含量为零,铅的含量比无公害水稻国家标准还要低。

（四）大米的分级

依据国家标准,我国大米根据稻谷的分类方法分为三类:①籼米:包括早籼米、晚籼米;②粳米:包括早粳米、晚粳米;③糯米:包括籼糯米、粳糯米。我国各类大米主要按加工精度划分等级。加工精度是指加工后米胚残留以及米粒表面和背沟残留皮层的程度。我国市售大米可以依据企业标准、地方标准和国家标准确定大米等级。不同等级的大米,加工时的去皮程度不同。国家标准 GB 1354-2009 将各类大米分为四个等级。就加工精度而言,一级:背沟无皮,或有皮不成线,米胚和粒面皮层去净的占90%以上;二级:背沟有皮,米胚和粒面皮层去净的占85%以上;三级:背沟有皮,粒面皮层残留不超过五分之一的占80%以上;四级:背沟有皮,粒面皮层残留不超过三分之一的占75%以上。

二、小麦制粉

（一）工艺流程

小麦制粉工艺是将净麦中的胚乳磨成面粉的过程,因为小麦含有15%左右(包括糊粉层)的麦皮,在制粉过程中还要提出这部分副产品(麸皮)。将胚乳研磨到一定的粗细度,并按不同的质量标准,混合搭配成一种或几种等级的面粉。为了提高研磨及筛理效率,在制粉过程中通常要分设皮磨、心磨、渣磨和清粉四个系统。每个系统都由磨粉机和平筛组成,分别处理不同的物料。一般小麦面粉加工的工艺流程如下(图8-3-2)。

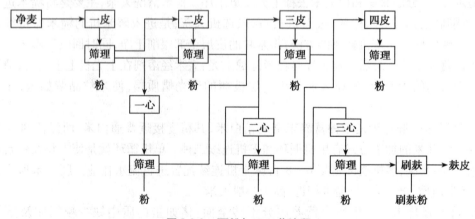

图8-3-2　面粉加工工艺流程

（二）关键控制环节

1. **小麦清理**　在制粉前把混入小麦中的各种杂质分离出来,防止混入成品,这是小麦制粉生产的一项重要程序。小麦中的杂质种类很多,只有经过小麦清理,才能提高面粉纯度,保证产品质量。根据杂质的性质选用不同的相应措施来达到分离杂质的目的。主要的清理方法可采用稻谷清理的筛选、风选、比重、磁选等方法。小麦的清理过程是从小麦运进制粉厂到进入磨粉机前,一般要初清、毛麦清理、水分调节和净麦处理等工序。程序是:原粮→初清→毛麦清理→水分调节→净麦处理→入磨(净麦)。

（1）初清:一般采用风选与筛选相结合的设备清除对小麦流动产生不利影响的部分大

而长的杂质和轻杂质。

（2）毛麦清理：在初清的基础上，进一步进行磁选、打麦、去石或洗麦、精选等工序，以清除小麦中的绝大部分大、小、长、短、轻杂质和石子、磁性金属杂质等，并对麦粒表面进行1～3次清理。

（3）净麦处理：是对水分调节后的小麦进一步清理，如打麦、筛选、刷麦、磁选等使达到入磨的质量要求。

2. 小麦的水分调节和搭配　小麦水分调节的目的是调整小麦籽粒各部分水分含量，一般要经过着水、加热、润麦等程序，着水后的小麦通常要在润麦仓库存放18～24小时，使小麦籽粒发生生物化学作用，改变麦粒的物理和化学性质，以适应制粉工艺的需要，获得良好的工艺效果。小麦搭配是小麦入磨制粉前的一项重要的准备工作。制粉厂加工的小麦来自不同的产区，具有多种不同的工艺性质。小麦搭配的目的在于保证原料的工艺性质有一定的稳定性；保证成品质量符合国家标准。考虑搭配方案时，一般是以面筋和皮色为主要依据，为了确保成品的湿面筋含量达标，必须从小麦的湿面筋含量或硬质率来预测成品湿面筋值。对于磨制标准粉，面粉的湿面筋值约为小麦的1.17倍。

3. 研磨　即利用机械力量将小麦剥开，把胚乳从皮层上剥刮下来，并把胚乳磨成细粉。小麦的研磨设备为磨粉机。在研磨低精度小麦粉时，可采用较少的研磨道数，也无须高度分级。对小麦粉的质量要求越高，粉的粒度越细，则研磨道数越多，分级也越细。

4. 筛理　在研磨过程中，将物料按颗粒大小分级的工序称为筛理。它的任务是将研磨后的物料筛出面粉，进行分级，并分别送往不同的机器处理，以提高制粉设备的工作效率。筛理设备有平筛、圆筛和专门处理麸片的刷麸机、打麸机。小麦经研磨制成不同质量和不同大小的颗粒，这类研磨物料统称为再制品。利用机械的筛理，可将再制品分为麸片、麸渣、粗麸心、细麦心、粗粉。按照以上系统在粉路中的顺序，分别称为一皮、二皮、三皮；一心、二心；一渣、二渣。在制粉过程中，把前后系统的好粉和次粉混合在一起，不分等级地组成一种面粉，这种面粉我国称为标准粉。标准粉相当于国外的二等粉。它是在粮食紧缺的条件下，要求有较高的出粉率，并对面粉质量要求不高的情况下生产的，一般出粉率可达82%～85%，基本上能满足馒头、面条等类面制品的生产需要。

（三）小麦的质量分级

依据国家标准 GB 1351-2008，各类小麦质量要求见表 8-3-1，其中容重为定等指标，3 等为中等。

表 8-3-1　各类小麦质量要求

等级	容重 g/L	不完善粒%	杂质%		水分%	色泽 气味
			总量	其中:矿物质		
1	≥790	≤1.0				
2	≥770					
3	≥750	≤8.0	≤1.0	≤0.5	≤12.5	正常
4	≥730					
5	≥710	≤10.0				
等外	≤710	—				

三、玉米淀粉

（一）工艺流程

玉米→浸泡→粗磨→胚芽分离→玉米研磨→淀粉筛分→离心脱水→干燥→淀粉

（二）关键控制环节

1. 玉米净化　玉米粒中夹有尘土、砂石、铁钉、木片等杂质和霉粒。采用筛选、风选、比重去石、磁性去铁质等除去杂质，采用人工或机械除去霉粒，才能保证玉米淀粉的质量。

2. 浸泡　玉米以低于25℃含0.2%二氧化硫的水溶液浸泡48～72小时，使玉米中含水在40%以上，达到软化要求。

3. 粗磨和胚芽分离　粗磨即使软化后的玉米破碎成10块以上，然后利用胚芽比重小的特性，采用槽法浮出或用桶形分离出胚芽，现在淀粉厂都采用胚芽旋液分离器，分离胚芽的效果可达95%以上。

4. 磨粉　是将由分离胚芽以后的粗淀粉粒、内胚层和蛋白质混在一起的稀淀粉浆，必须经细磨，使淀粉和纤维、麸皮分离开来。

5. 分离淀粉和蛋白质　一般是利用大角筛、平筛或曲筛将淀粉及粗渣和细渣分开经离心机分离蛋白质后的淀粉乳，再用旋液分离机进一步分离蛋白质。经离心机分离后淀粉中的蛋白质含量在2.5%，经旋液分离机后蛋白质降至0.3%。

6. 脱水和干燥　淀粉乳一般含水在78%，应进一步用离心机脱水，使水分降至45%，得到湿淀粉。湿淀粉干燥处理，过去采用滚筒真空干燥，现在大多采用气流干燥，经干燥后即为淀粉成品。玉米淀粉成品的水分要求<12%，蛋白质<0.3%，脂肪<0.15%。

（三）玉米质量指标

依据国家标准GB1353-2009各类玉米按容重定等，其质量指标见表8-3-2；各类玉米以二等为中等玉米，低于三等的为等外玉米，上述容重指标只适用于水分含量在23%（含）以下的玉米。

表8-3-2　各类玉米质量要求

等级	容重（g/L）	杂质（%）	水分（%）	不完善粒（%）		色泽、气味
				总量	其中:生霉粒	
1	≥710					
2	≥685	≤1.0	≤14.0	≤5.0	≤2.0	正常
3	≥660					

注:水分含量大于表中规定的玉米的收购，按国家有关规定执行。

四、挂面

挂面是我国传统的大众产品，产量占面条总产量的90%左右，保存期长，食用方法简单，深受群众喜爱。按挂面的宽度来分，可分为1.0mm、2.0mm、3.0mm、6.0mm五个基本品种，分别称为龙须面、细面、小阔面、大阔面和特阔面。以添加的辅料物来分，有鸡蛋面、牛奶挂面、肉松挂面和辣味挂面等。

（一）工艺流程（图8-3-3）

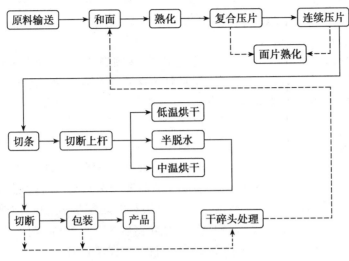

图8-3-3　挂面加工工艺流程

（二）关键控制环节

1. 和面　和面是为了使面筋蛋白质充分吸水胀润形成面筋网络,使其有适当弹性、延伸性和可塑性的面团。要求面团呈散豆腐渣状,干湿适当,色泽均匀,不和生粉,以手握成团用手轻轻揉搓后仍能松散成颗粒状为宜。

和面是挂面生产的第一道工序,其质量直接与成品质量有关,影响和面的因素有面粉的质量、加水量、面团温度、和面时间以及面机性能等,挂面的生产加水量一般控制在25%～32%左右,时间在15～20分钟左右,最短不得低于10分钟。

2. 熟化　从和面机排放出来的颗粒状面团,经过静置使面团的品质得到进一步改善的过程称之为熟化。熟化有利于面筋的进一步生成,由于面筋蛋白质的吸水膨胀需要较长时间,而和面的时间又比较短,在和面过程中加入的水大部分只是吸附在蛋白质胶粒的表面,呈游离状态,只有经过较长时间后水分子才会渐渐渗透到蛋白质胶粒的内部,形成完善的面筋网络。熟化有利于面团的均质化,刚从和面机取出来的面团水分分布不均匀,面团的结构也不稳定,静置熟化,促使面团的质量趋于均匀。时间、搅拌速度和面团的温度因素均影响熟化工艺,时间长短是影响熟化的重要因素。我国传统制作手拉面的工艺,有3～4次的熟化,时间长达6小时,因此手拉面的品质特别好。现在机械化制面,控制和面的时间和熟化时间总共不低于30分钟,熟化时间控制在10～15分钟。所以在生产允许的情况下,应尽量延长熟化时间。

3. 轧片　是熟化后的面团送入轧面机,经过轧辊轧成厚度为1～2mm的面片的过程。传统的手工制面是利用面杆将松散的面团,通过多次滚压,逐步形成面片。现代机械化生产,用轧辊滚压代替手工面杆滚压。轧辊的直径,头道轧辊直径一般为240～260mm,较粗的轧辊滚压时作用于面团的压力大,有利于形成细密的面筋网络结构。随着面片厚度的逐步减薄,轧辊的直径应逐渐减小,否则对已形成的面筋质量会有破坏作用。复合轧片工艺的初轧辊转速为5～6转/min,线速度为4～5m/min,末道轧辊的线速度一般为35～40m/min。

4. 切条　是将轧片成型的面片纵切成一定宽度和长度的湿面条,要求切成的面条表面光滑、厚度均匀、宽度一致,无毛边,并条、落条、断条要少。切条的质量与和面、轧片的工艺有很大的关系,如果和面团吸水不均匀、含生粉或渗入新鲜面团的断头、浸泡不透、轧片时滚压不定、面片组织不紧密都会造成切条时落条、断条的发生。另外,切条机的性能,特别是面刀也影响切条的效果。

5. 烘干 挂面的烘干分四个阶段,即冷风定条、保潮出汗、升温降潮和降温冷却,各阶段工艺的划分是以挂面干燥过程中水分变化和对干燥的要求确定的。由于湿面条的烘干具有外扩散快于内扩散的特性,表面水分下降快,内层水分下降慢,因此潮面条进入烘房初期,一般不加温,只通风,不排潮或少排潮,以自然蒸发为主,故称为冷风定条阶段。经通风处理,使湿面条表层的水分缓缓蒸发,逐步从可塑体向弹性体转化,使湿面条的强度增加,初步定型。这阶段烘房温度一般在 20～30℃ 左右,相对湿度在 85%～90%,时间为总干燥时间的 15%～20%,湿面条的水分下降到 28% 左右。然后进入保潮出汗阶段,温度逐步升高,不排潮,保持烘房的高温高湿,使湿面条内层的水分顺利向表层扩散,出现类似"出汗"、"返潮"的现象。此阶段烘房温度一般为 35～45℃,相对湿度 80%～90%,时间为烘干全过程的 20%～25%,湿面条的水分从 28% 下降到 25% 左右。经保潮出汗后进入升温降潮阶段,此时烘房温度为 45～50℃,相对湿度为 55%～60%,时间占全过程的 30% 左右,水分下降至 16% 左右。而后进入降温冷却阶段,不加温,只通风,在面条降温散热的同时,蒸发掉一部分水,降温的速度宜慢不宜块,过快降温会使面条内部造成较大的温度差,引起面条不均衡收缩和酥断,理想降温速度为每分钟降低 0.5℃,直至烘房出口处温度和相对进度接近环境中空气的温度和湿度。面条的水分从 16% 下降到 13% 左右。

6. 切断 是对长度 1200～1600mm 烘干后的挂面进行机械切断,使其为长 200mm 或 240mm 的成品,便于包装和运输。切断要尽量减少挂面的断损,提高正品率。

7. 包装 目前国内部分生产单位尚未实行自动化包装,仍是使用手工包装,容易造成微生物的污染,使用的包装袋既不美观、卫生,也不利于防潮和防霉,故一定要大力发展机械化自动化的包装工艺。

五、方便面

方便面是指以小麦粉、荞麦粉、玉米粉、绿豆粉、米粉等为主要原料,添加食盐或食品添加剂等,加适量水调制、压延、成型、汽蒸后经油炸或干燥处理,达到一定熟度的方便食品。

(一) 配方设计

1. 原辅料 制作方便面调料的主要原辅材料有肉类、水产品、蔬菜、填充剂、调味料风味料、油脂等。主要原料有肉类、水产品和蔬菜等,它们向调料提供风味和营养物质。生产调料所使用的肉品和水产品要求新鲜,各项指标均应符合国家卫生标准;蔬菜应新鲜,无腐烂、变质现象。

2. 填充料 调料中所使用的填充剂主要是淀粉,能够改变调料的物理性状,同时还可以缓解蛋白质的吸湿问题。在生产中,使用淀粉作填充剂,在用开水冲调时,会产生少许沉淀,可以以糊精代替淀粉。

3. 调味料 调味料主要有甜味料、鲜味料、咸味料、香辛料等,食盐要求应为精盐,NaCl含量为 95% 以上;鲜味料:味精(L-谷氨酸钠)、酵母抽提物,肉类抽提物等;甜味料:蔗糖、葡萄糖;香辛料:辣椒、生姜、胡椒、大蒜、大葱、小豆蔻、茴香、芫荽等。

4. 调味油脂 调味油脂有猪油、花生油、牛油、菜油等。

5. 其他食品添加剂　香精能增细调料的主体香气,产品有粉状的,也有液状的,如鸡肉香精、牛肉香精、鲜虾香精、香菇香精等;色素在调料中一般不使用,极个别的调料,由于色泽较浅,酌情添加少许焦糖粉,增加焦糖色泽。

（二）生产工艺流程

工艺流程如下:和面→熟化→复合压延→连续压延→切丝成型→蒸煮→定量切断→油炸→风冷→包装

（三）关键控制环节

1. 和面　将面粉和水均匀混合一定时间,形成具有一定加工性能的湿面团。

面粉与水均匀混合时,面粉中的麦胶蛋白和麦谷蛋白吸水膨胀,被湿面筋网络包围。当一定的面筋网络形成之后,停止快打,以免已形成的网络被打断,开始慢打,使面筋进一步扩展延伸,从而形成的面团具有良好的加工性能。要求面粉加工性能良好,充分均匀吸水,颗粒松散,大小均匀,色泽呈均匀肉黄色,不含"生粉"。和面时应向面粉中加入添加物(如添加适量食盐和食用碱)预混 1 分钟,快速均匀加水,同时快速搅拌,约 13 分钟,再慢速搅拌 3～4 分钟,既形成具有加工性能的面团。

影响和面效果的因素:

面粉质量:面粉中湿面筋的含量要求在 32%～34%。湿面筋含量低或湿面筋质量差都会影响面筋网络形成,使面团的弹性、延伸性受到影响,给压延时光滑、厚薄均匀的面片形成造成困难,并且会影响成品的口感和含油量。面粉的灰分含量高低,不仅会影响面粉的色泽和气味,而且还会影响和面时面粉的均匀吸水,影响面筋网络形成,对产品品质有一定影响。此外,面粉的粒度对和面效果也有影响。

和面加水量:面粉中蛋白质、淀粉只有充分吸水,才能达到好的和面效果。通常要求 100kg 面粉加水 30kg 左右,操作中根据面粉含水量、蛋白质含水量做相应调整。在不影响压片与成型的前提下尽量多加水,对提高产品质量有利。和面加水温度及和面温度和面水温及和面温度过低,水分子动能低,蛋白质、淀粉吸水慢,面筋形成不充分。若温度过高,易引起蛋白质变性,导致湿面筋数量减少。因为蛋白质的最佳吸水温度在 30℃。当室温在 20℃以下时,提倡用温水和面。

加入食盐:和面时适当加入溶解食盐,不仅增味,而且能够强化面筋,改良面团加工性能。同时食盐有防止面团酸败的作用。通常是:蛋白质含量高,多加盐,反之少加;夏季气温高多加盐,冬季少加。

加入纯碱:和面时加入适量食用碱,能够增强面筋,但切忌多加。

和面时间:和面时间长短对和面效果有很大影响。时间过短,混合不均匀,面筋形成不充分;时间过长,面团过热,蛋白质变性,面筋数量、质量降低。一般和面时间不少于 15 分钟。另外,和面机的搅拌强度、水的质量都会影响和面效果。

2. 熟化　俗称"醒面",是借助时间推移进一步改善面团加工性能的过程。

熟化可使水分进一步渗入蛋白质胶体粒子的内部,充分吸水膨胀,进一步形成面筋网络,实际是和面过程的延续;消除面团内部结构稳定;使蛋白质和淀粉之间的水分达到自动调节,使其均质化;对复合压延起到均匀喂料的作用。

具体操作:将和好的面团放入一个低速搅拌的熟化盘中,在低温、低速搅拌下完成熟化。要求熟化时间不少于 10 分钟。

影响熟化效果的因素:

熟化时间:熟化时间的长短是影响熟化效果的主要因素。理论上熟化时间比较长,但由于设备条件限制,通常熟化时间不超过半小时,但不应该小于10分钟。熟化时间太短,面筋网络未充分形成,制成的面饼不耐泡,易混汤。

搅拌速度:熟化工艺要求在静态下进行,但为避免面团结成大块,使喂料困难,因此改为低速搅拌。搅拌速度以能防止结块和满足喂料为原则,通常是5~8转/分钟。

熟化温度:熟化温度低于和面温度。一般为25℃。熟化时注意保持面团水分。复合压延简称复压,将熟化后的面团通过两道平行的压辊压成两个面片,两个面片平行重叠,通过一道压辊,即被复合成一条厚度均匀坚实的面带。

熟化的主要作用:①将松散的面团压成细密的,达到规定要求的薄面片;②进一步促进面筋网络组织细密化,并使细紧的网络组织在面片中均匀分布,把淀粉颗粒包围起来,从而使面片具有一定的韧性和强度。熟化要求保证面片厚薄均匀,平整光滑,无破边、孔洞、色泽均匀,并具有一定的韧性和强度。

3. 蒸煮 在一定时间、一定温度下,通过蒸气将面条加热蒸熟。它实际上是淀粉糊化的过程。糊化是淀粉颗粒在适当温度下吸水溶胀裂开,形成糊状,淀粉分子由按一定规律排列变成混乱排列,从而使酶分子容易进入分子之间,易于消化吸收。

工艺要求:糊化后的淀粉会回生,即分子结构又变成β状。因此要尽量提高蒸煮时的糊化度。通常要求糊化度大于80%。

具体操作:蒸煮时应控制网带运行速度,设置蒸箱的前后蒸气压力,保证前温、后温达到工艺要求,保证面条在一定时间达到糊化要求。蒸箱的安装是前低后高,保证冷凝水回流,蒸气压也是前低后高。主要作用是:在蒸箱低的一端,面条温度低,使一部分蒸气冷凝,面条含水量增加,利于糊化。在蒸箱高的一端,蒸气量大,温度高,使面条升温,进一步提高糊化度。

蒸煮影响因素:

蒸面温度:淀粉糊化要有适当的温度,一定时间内,蒸面温度越高,糊化度越高。通常进面口温度在60~70℃,出口温度在95~100℃。进口温度不宜太高,大的温度差可能超过面条表面及面筋的承受能力。出口温度高,提高糊化度,又可蒸发一部分水分。

面条含水:面条含水量与糊化度成正比。

蒸面时间:延长加热时间,可以提高产品的糊化度。

面条粗细和花纹疏密、厚度:面条细,花形疏的面容易蒸熟,糊化度高;反之,糊化度低。

4. 油炸 把定量切断的面块放入油炸盒中,通过高温的油槽,面块中的水迅速汽化,面条中形成多孔性结构,淀粉进一步糊化。油炸可使淀粉完全糊化;脱水;固定形状。油炸时应控制油炸盒传动速度,以控制油炸时间。控制油炸锅的前温、中温、后温,以保证油炸效果。这些主要通过调节油的流量来完成。

影响油炸效果的因素:

油炸温度:油温过低,面块炸不透;温度过高,面块会炸焦。油炸分三个阶段:在低温区,面块吸热,温度升高,开始脱水;进入中温区,面块开始大量脱水,油渗入面条中;高温区面块含水已基本稳定,不再脱水,温度与油温相近。这提高了淀粉的糊化度,使蛋白质深度变性。

油炸时间:油炸时间也是影响油炸效果的重要因素。它与油温相互影响。面块中水分含量确定,油温低,则油炸时间长;油温高,油炸时间短。油炸时间太短,面块脱水不彻底,不易储存;时间太长,面块起泡、炸焦,影响面饼品质,也增加成本。

油位:油位太低,面块脱水慢,有可能油炸不透,耗油;油位高,循环量增加,易酸败。油位高低不稳定,对面块糊化度、产品含油量都有影响。

油脂质量:油脂中饱和脂肪酸含量少,油易酸败,产品不仅会耗油多,而且易酸败。油脂质量好,不仅会省油,而且炸出的面饼品质也非常好。一般采用熔点在 26～30℃的棕榈油。此外,油耗、面饼本身的性质也会对油炸效果产生影响。

5. 风冷　刚出油炸锅的面饼温度过高,会灼烧包装膜及汤料,因此常用几组风扇将其冷却至室温,以便包装。影响冷却效果的主要因素有:面块性质、冷却时间、风速、输送速度等。

(四) 酱料包制作

1. 预处理　将葱、蒜剥皮、清洗,葱切成约 10cm 长的葱段;蒜用刀垛成蒜蓉;姜清洗干净后切成薄片与砂仁、肉蔻、山楂片一起用纱布包住,捆扎结实后制成调料包。胡椒、花椒、大料、桂皮、丁香最好以粉状加入。

2. 油炸　甜面酱在 180℃左右的高温下用精制棕榈油进行油炸,油炸时要强烈搅拌。炸好的甜面酱由红褐色变成棕褐色,由半流体变成膏体。

3. 制馅　选中肋部分肥瘦搭配的牛肉,用绞肉机制成约 0.4cm 左右的肉馅。

4. 炖煮　将肉馅放入不锈钢锅中加入冷水,然后进行搅拌使肉粒均匀分布在水中,再加热升温。沸腾后要撇去表面的血污,去除异味,然后加入已准备好的一品鲜酵母精 Y101、葱段、酱油、料酒;按配方加入胡椒粉、花椒粉、大料粉、辣椒粉、桂皮粉、丁香粉和调味包。投料完毕后,以微沸状态下炖煮 2～3 小时逐渐溶出风味物质。

5. 过滤　将葱段和调味包从锅中捞起,用笊篱或滤眼较大的滤布过滤,把牛肉颗粒分离出来。

6. 油炸　将煮熟的牛肉粒在油温为 140～150℃的精炼棕榈油中油炸 70～80 秒,进行脱水和杀菌。

7. 混合和浓缩杀菌　向滤液即汤中按配方加入蒜蓉、味精、精制食盐、番茄酱、炸好的甜面酱和山梨酸钾,同时加入经油炸的牛肉粒;然后边搅拌边以中火加热,大约经过 1～1.5 小时的浓缩杀菌,酱体已相当粘稠,停止加熟,酱体冷却到 95℃,加入牛肉香精 YB01。为美观,可向酱体表面的油中添加适量油溶性的辣椒红色素。

8. 冷却与包装　将酱体冷却至室温或稍高,即可用酱体自动包装机进行分装,每袋重约 15g。包装后要经耐压试验,检查封口是否良好,然后才装箱。

第四节　粮食类食品的卫生评价

粮食类食品的卫生评价主要是从 GMP 的执行和 HACCP 的运用以及成品卫生质量三个方面。虽然成品卫生质量可以由 GMP 和 HACCP 来得以保证,但目前粮食类食品加工方面的 GMP 除面粉厂已建立卫生规范(GB 13122-91),其他均在逐步健全中,即使已建立了GMP,由于认真执行的意识还须要有一个相当长时间的强化过程,因此对成品卫生质量的评价还不能放松。

一、感官质量检查

粮食是否正常主要靠感官检查(表 8-4-1)。稻谷、大麦、高粱、栗子带壳;大麦、小麦、玉米不带壳。正常的粮食随品种不同而有不同的色泽、组织和外形,是感官评价的依据。

表 8-4-1　粮食的感官要求（GB2715-2016）

项目	指标
热损伤粒/（%）	
小麦	≤0.5
霉变粒/（%）	≤2.0

（一）稻谷

稻谷有完整外壳保护，虫霉危害与湿热对其造成的影响小，比成品粮易于保管。但稻谷易受潮发芽，抗湿性弱，易陈化。正常稻谷随品种不同外壳颜色有淡黄、金黄、黄色等，颗粒形状，无不良气味，无杂质，无害虫。发霉的稻谷颜色变暗，外壳呈褐色、黑色，肉眼可见霉菌菌系，有霉味，结块。

（二）小麦

小麦具有吸湿性强，后熟期长，耐高温，易受虫害的特点。正常小麦有白色和红色两种皮色，白皮小麦皮内无色素，小麦呈黄白色或乳白色；红皮小麦皮内有色素，小麦呈现黄色、金黄色、红黄色、淡红色、深红色多种颜色，小麦颗粒分散、组织紧密，无杂质，无害虫，无不良气味和滋味。发霉的小麦颜色暗、结块、有霉味及异味。小麦被赤霉菌污染后，变成灰白色，干瘪起皱，胚芽发红，带红斑，质地变轻。

（三）玉米

在玉米棒上的籽粒比脱粒后的籽粒易受霉菌浸染，应及时脱粒。正常玉米籽粒的皮色有黄色、白色、红色、紫色、黄褐色多种，以黄白两色最多，玉米籽粒光泽饱满，无损坏，无虫蛀，无发霉变质。霉变的玉米籽粒可见胚部有黄色、绿色或黑色的菌丝，质地疏松，有霉味。

（四）面粉

一般分为标准粉和精白粉两种。精白粉色洁白，标准粉色灰白，粉末状，无杂质，用手捏无粗粒感，有正常气味、滋味，无霉味，无虫害，不结块，无酸味、苦味及异臭味。要求水分在 11%～13%，如面粉吸潮后发热霉变，成团，结块，有霉味、酸味甚至有苦味，有时还生虫如拟谷盗、长角谷盗、螨类等。

（五）大米（成品米）

没有外谷保护，胚乳直接暴露于外，易受外界湿热及虫害和霉菌的影响，易受潮发热。大米随保管时间延长易老化、易变质，比稻谷难于保管。正常大米外形呈长形或椭圆形，白色有光泽，组织紧密，无虫害，无霉变，无不良气味和滋味。霉味大米光泽差，组织疏松，呈现不同颜色，如绿色、黄色、黑色、灰褐色，有霉味、酸味、结块，有虫害。

黄变米，是大米贮存在仓库中形成的，不是所有米粒都黄变可检出岛青霉、桔青霉、环氧青霉和相应的毒素；黄粒米，是稻谷收割后，未能除去水分，堆垛后发热而成，可检出杂色曲霉、构巢曲霉及其毒素；灰变米，米粒上有大小不等的深褐色斑点，淘洗不能除去，能检出半裸镰刀菌、串珠镰刀茵。

（六）薯类

主要是甘薯山芋、地瓜和马铃薯土豆。薯类有红、白、黄三种，应表皮完整，颜色正常，无发霉、变黑、腐烂现象。干薯是新鲜薯脱水而成，色白、干燥、不发黏、无霉变。马铃薯如发芽或变黑绿色时，含有大量龙葵碱，食后易发生中毒，不能食用。

（七）挂面（参见 SB/T 10068-92）

成品挂面要求水分在 12.5%～14.5%，盐分一般不超过 2%，色泽、气味正常，无霉味、酸味及其他异味；煮熟后不糊、不浑汤，口感不黏、不碜牙、柔软爽口，自然断条率和煮后断条率均不超过 10%。

（八）方便面（参见 GB 17400-2015）

色泽，呈该品种特有的颜色、无焦生现象，正反两面可略有深浅差别。气味正常，无霉味、哈喇味及其他异味。外形整齐，花纹均匀，不得有异物、焦渣。面条复水后应无明显断条、并条，口感不夹生、不黏牙。

二、实验室鉴定

经感官卫生质量检查对粮食不能做出判断，或怀疑粮食可能被污染以及需要进一步了解粮食的卫生质量时，可采样检验做进一步鉴定。检验项目可按粮食的卫生标准规定的项目或根据感官质量所见选择实验室鉴定的项目。包括一般项目如水分、灰分、杂质、酸度等，还包括金属毒物和霉菌毒素以及农药残留的检测项目和评价。以粮食为原料制成的淀粉类制品，包括凉粉、粉皮等蒸煮制品及粉丝、粉条、淀粉等，除在感官上应符合各自产品相应的色、香、味和组织形态，在理化和微生物检测项目及其评价依据方面也应根据相应的规定进行。下面各表是依据《食品安全国家标准》（GB 2715-2016）和食品中真菌毒素限量（GB 2761-2017）等食品安全国家标准，介绍粮食及其制品的常见实验室的鉴定项目和限量范围，具体见表 8-4-2、表 8-4-3 和表 8-4-4。有关粮食中农药残留的具体要求可参见食品中农药最大残留限量（GB 2763-2014）。

表 8-4-2　粮食及其制品中金属毒物限量标准

项目	限量/（mg/kg）
铅（Pb）	0.2
镉（Cd）	
稻谷（包括大米）、豆类	≤0.2
麦类（包括小麦粉）、玉米	≤0.1
及其他	
汞（Hg）	≤0.02
无机砷（以 As 计）	
大米	≤0.15
小麦粉	≤0.1
其他	≤0.2

表 8-4-3　有毒有害菌类、植物种子指标

项目	指　标
麦角/（%）	
大米、玉米、豆类	不得检出
小麦、大麦	≤0.01
毒麦/（粒/kg）	
小麦、大麦	≤1
曼陀罗籽及其他有毒植物的种子（粒/kg）	
豆类	≤1

表 8-4-4　粮食及其制品中真菌毒素限量指标

项目	限量/（µg/kg）	项目	限量/（µg/kg）
黄曲霉毒素 B$_1$		玉米赤霉烯酮	
玉米、玉米面（渣、片）及玉米制品	≤20	小麦、小麦粉	≤60
稻谷[a]、糙米、大米	≤10	玉米、玉米面（渣、片）	≤60
小麦、大麦、其他谷物	≤5.0	赭曲霉毒素 A	
小麦粉、麦片、其他去壳谷物	≤5.0	谷物[a]	≤5.0
脱氧雪腐镰刀菌烯醇 DON）		谷物碾磨加工品	≤5.0
玉米、玉米面（渣、片）	≤1000		
大麦、小麦、麦片、小麦粉	≤1000		

注：[a] 稻谷以糙米计。

第五节　粮谷类食品的卫生管理

一、粮食的安全水分

粮食安全储存水分,是指在利用完好仓储设施储粮并采取科学保粮措施的条件下,保证粮食安全度夏储存的水分值。各地区可根据辖区储粮条件及入库季节,合理规定入仓粮食水分上限。

主要粮食品种安全度夏储存水分规定(中储粮[2005]31号):各地主要粮食品种安全储存水分值,具体见表8-5-1。

表8-5-1　粮食安全储存水分值

地　区	分品种安全水分(%)				
	小麦	早籼稻	晚籼稻和粳稻	玉米	大豆
北　京	13.5	14.5	15	14.5	14
天　津	13.5	14.5	15	14.5	14
河　北	13.5	14.5	15	14.5	14
山　西	13.5	14.5	15	14.5	14
内蒙古	13.5	14.5	15	14.5	14
辽　宁	13.5	15	15.5	14.5	14
吉　林	13.5	15	15.5	14.5	14
黑龙江	13.5	15	15.5	14.5	14
江　苏	13	14	14.5	14	14
上　海	13	14	14.5	14	14
浙　江	13	14	14.5	14	14
安　徽	13	14	14.5	14	14
江　西	13	14	14.5	14	14
福　建	13	14	14.5	14	14
山　东	13	14	14.5	14	14
河　南	13	14	14.5	14	14
湖　北	13	14	14.5	14	14
湖　南	13	14	14.5	14	14
广　东	13	13.5	13.5	13.5	13
广　西	13	13.5	13.5	13.5	13
海　南	13	13.5	13.5	13.5	13
四　川	13	14	14	14	14
重　庆	13	14	14	14	14
云　南	13	14	14	14	14
贵　州	13	14	14	14	14
西　藏	13	14	14	14	14
陕　西	13.5	14	14.5	14.5	14
宁　夏	13.5	14.5	14.5	15	14
甘　肃	13.5	14.5	14.5	15	14
青　海	13.5	14.5	14.5	15	14
新　疆	13.5	14.5	14.5	14	14

二、安全仓储的卫生要求

粮油仓储单位应当按照国家粮油质量标准对入库粮油进行检验,建立粮食质量档案。成品粮食质量档案还应包括生产企业出具的质量检验报告、生产日期、保质期限等内容。粮食仓储单位应当及时对入库粮油进行整理,使其达到储存安全的要求,并按照不同品种、性质、生产年份、等级、安全水分、食用和非食用等进行分类存放。粮食入库(仓)应当准确计量,并制作计量凭证。粮食仓储单位应当按货位及时制作"库存粮油货位卡",准确记录粮食的品种、数量、产地、生产年份、粮权所有人、粮食商品属性、等级、水分、杂质等信息,并将卡片置于货位的明显位置。粮食储存区应当保持清洁,并与办公区、生活区进行有效隔离。在粮食储存区内开展的活动和存放的物品不得对粮油造成污染或者对粮食储存安全构成威胁。

必须露天储存粮食的,应当具备以下条件:①打囤做垛应当确保结构安全,规格一致;②囤垛应当满足防水、防潮、防火、防风、防虫鼠雀害的要求,并采取测温、通风等必要的仓储措施;③用于堆放粮油的地坪和打囤做垛的器材不得对粮油造成污染。

在常规储存条件下,粮谷正常储存年限一般为小麦 5 年,稻谷和玉米 3 年。储粮化学药剂应当存放在专用的药品库内,实行双人双锁管理,并对药剂和包装物领用及回收进行登记。进行熏蒸作业的,应当制订熏蒸方案,并报当地粮食行政管理部门备案。熏蒸作业中,粮食仓储单位应当在作业场地周围设立警示牌和警戒线,禁止无关人员进入熏蒸作业区。

三、运输、销售过程的卫生要求

要做好粮食类食品的运输和包装的卫生管理。认真执行安全运输的各项规章制度,装运粮食应有专用车、船,如无专用车、船必须按规定使用经清扫洗刷、消毒干净的车、船,确保装粮的车厢、船舱清洁卫生、无异味。车体内门闩需要完好,运输中要盖好苫布,防雨、防潮、防晒。各种运输工具容器在装运前都要经检查符合卫生要求才能使用。禁止与农药、化肥、化工产品等其他有毒有害物质或有异味物质混运。装卸粮食类食品的站台、码头、货场、仓库等场地必须保持清洁卫生。

粮食类食品运输使用的包装袋必须专用,内包装、中包装和外包装材料均须符合食品卫生要求,并应在包装上标明"食品包装用"的字样。包装袋口应缝牢固,防止撒漏。备用的包装材料应专库贮存,回收重复使用的包装材料必须彻底清洗和进行必要的消毒处理。企业为降低成本,回收包装材料重复使用较为普遍,对这种情况应注意以下问题:

1. 要有专人负责检查验收,严格剔除非食品包装物和受到污染的包装物。凡盛装或接触有毒有害物质的包装材料不应重复使用。

2. 对拟重复使用的包装物包括容器,必须经洗净和必要的消毒处理后才能使用。

3. 凡回收再生的塑料、橡胶等包装材料均不能作为粮食类食品的包装材料。

粮食类食品的销售场地必须保持环境卫生,各种机具和包装具必须清洗无虫和专用,并保持清洁。做到不出售不符合卫生标准的粮食类食品。销售点不要过多积压粮食类食品,尤其在夏天梅雨季节要有防霉措施,加快周转,防止霉变。销售单位尽量不使用鼠药,如用毒鼠药,要有专人负责放药、收药,严防误食中毒。

四、农药的使用要求

（一）农药使用"三选择、二注意"

1. 选择适宜的剂型　不同剂型的农药具有不同的理化性能，有的药效释放慢但药效较持久，有的速效但药效期较短，有的颗粒大，有的颗粒小，用药时应根据防治病虫类型、施药方法的不同选择相适宜的剂型。例如，防治钻蛀性害虫和地下害虫，以及防除宿根性杂草，应选择药效释放缓慢、药效期长、具有内吸性的颗粒剂型农药，喷粉不宜选择可湿性粉剂农药，喷雾不宜选择粉剂农药。

2. 选择适当的使用方法　农药的使用方法一般有喷雾法、拌种法、熏蒸熏烟法、喷粉法、浸种浸苗法、毒饵法、毒土法、土壤处理法、涂抹法等多种方法，应根据防治的对象及其所处环境、危害部位的不同而选择不同的使用方法。例如，防治地下害虫或危害地面作物基部的害虫及鼠类等，应选择毒饵法；防治种子或幼苗带菌，可用浸种浸苗法；防治温室、塑料大棚等密闭环境中生长的作物病虫害，可选用熏蒸、熏烟法。

3. 选择合理的剂量　如果农药配制过浓，易造成作物药害，病虫害产生耐药性，且易造成环境污染及人畜中毒等不良后果；如配制过稀，则达不到防治效果。所以应严格按照农药使用说明进行配制或由农技人员配制农药，并在施用过程中恰到好处地把握用量。喷雾时要求达到均匀、周到、适量，以叶面充分湿润又不会流失为宜。

4. 注意交叉使用农药　一种农药在同茬作物上连续使用次数过多，易使病虫产生耐药性或抗药性，防治效果逐渐降低甚至无效。因此，应注意轮换交叉使用农药。

5. 注意不要滥用农药　①不能在某些作物上滥用禁用农药；②不能在农药禁用期内滥用农药，如水稻收获前 14 天内不能喷雾杀螟松；③不能乱混用农药，如 1605 不能与稻瘟净混用，砷酸钙不能与退菌特农药混用，乐果不能与石硫合剂或波尔多液混用，可湿性粉剂不能与乳油混合使用等。

总之，防治农作物病虫害时，应切实贯彻执行"预防为主，综合防治"的方针，积极采用各种有效的非化学防治手段。使用化学农药时，要因地制宜，灵活掌握，不得违反有关规定，提倡不同类型的农药交替使用，达到科学、合理、安全、有效使用农药的目的。

（二）正确使用农药，提高防治效果

要做到正确使用农药，需要了解各种农药的性质，防治对象，掌握施药适期，合理使用农药，以达到经济、安全、有效的目的。

1. 对症下药　农药的种类很多，每种农药都有各自的有效防治对象，万能药是没有的。例如杀虫剂西维因能防治多种害虫，但对蚜、螨效果差；代森锌杀菌范围最广，但不能防治白粉病；敌稗虽可防治多种杂草，但对多年生杂草的防除效果却不高。有些农药的防治对象范围非常窄，如抗蚜威只能防治蚜虫类，三氯杀螨醇只能防治螨类，稻瘟散只能防治稻瘟病。因此，弄清每种农药的防治对象，做到对症下药，才能充分发挥农药的药效。

2. 掌握施药量　掌握药量主要指准确地控制药剂浓度、单位面积的用药量和施药次数，做到经济、安全、有效。切忌配药、施药时，不称不量随意倒，任意加大药剂浓度和用药量。

3. 合理混用农药　在一种农作物上，同时发生几种病虫害，能否同时混合使用两种或两种以上的农药，获得多种效果？这是农药使用中经常遇到的问题。实践证明，农药的正确混用，可以防治同时发生的多种病虫，节省劳力和农药，提高药效，并防止害虫、病菌产生抗

药性,对农作物不发生药害。但混用不当,反会破坏农药的物理性状,或起化学变化,降低药效,或使农作物受到药害。

农药之间是否混用,主要决定于农药的性质。例如敌百虫与马拉硫磷混用,可以提高防治多种害虫的效果;而波尔多液与石硫合剂混用,不仅降低药效,而且还会对作物产生药害。凡在碱性条件下易分解的农药,都不能与碱性农药混用。

(三) 害虫、病菌抗药性的产生及克服

长期连续使用某一种农药防治某种害虫,会发生药效降低的现象,为了达到原来的防治效果,施药浓度须超过原来所需浓度的许多倍。这种现象,称为害虫的抗药性。目前,害虫的抗药性现象比较普遍。一种害虫对某种农药产生抗药性后,对未曾使用的另一种农药也具有抗药性,这种现象称为交互抗性。一般说来,不同类型的农药,由于对害虫的毒杀原理不同,不易产生交互抗性。

大量事实证明,抗药性的产生,主要是因在同一地区,多年连续使用同一种农药防治该种害虫而造成的。一种害虫的种群中,个体间存在着耐药力的差异,施用药剂后,抵抗力弱的大部分个体被杀死,而少数抵抗力强的个体存留下来,继续繁殖后代。如此连续多次进行"选择",经过一个适应和变异阶段,最后形成抗药性的种群。害虫是否真正形成了抗药性种群,需要用科学的方法进行鉴定。因为造成防治效果不好的原因很多,如药剂质量、施药技术等方面的问题,也可使防效降低,不能认为凡是效果不好,一律说成是产生了抗药性。

防止和克服害虫产生抗药性的措施,有以下几点:

1. 综合防治　将农业技术、化学农药和生物防治等综合运用,是防止和克服害虫抗药性的重要方法。特别是化学防治与生物防治相结合,可有效地解决抗性问题。

2. 改用或轮换用药　改用或轮换使用没有交互抗性的农药,是减缓和克服害虫抗药性的有效方法。如:抗 1059 的棉蚜,对 1605 有交互抗性,但对铁灭克无交互抗性。对拟除虫菊酯类产生抗性的棉铃虫,改用万灵防治效果较好。

3. 合理混用农药　将杀虫原理或代谢途径不同的农药混合使用,也是防止和克服害虫抗药性的有效措施。例如,害虫对敌百虫和马拉硫磷都产生抗性的地区,若改用敌百虫与马拉硫磷的混合剂防治,抗性会消失,药效又能恢复。

4. 加入增效剂　增效剂本身基本无毒,但与杀虫剂混合后,可起破坏害虫抗药性机制的作用。因而,能显著地提高杀虫剂的毒杀效果。例如,在乐果中加入增磷增效剂,防治抗性棉蚜,效果明显提高。

在杀菌剂的使用中,也存在着病菌的抗药性问题。不少杀菌剂用来防治植物病害,其效果越来越低。病菌抗药性的形成与害虫相似,防治对策也相同。目前,一些地区对抗药性害虫、病菌采取加大施药浓度,增加用药量,增加喷药次数的办法来解决,不仅浪费农药,增加开支,容易发生农药中毒事故和加重环境的污染,而且抗药性也会更加严重,应该引起注意。

(四) 农药安全使用

施用化学农药,防治病、虫、草、鼠害,是促进粮食丰收的重要措施。如果使用不当,亦会污染环境和农畜产品,造成人、畜中毒或死亡。为了保证安全生产,特作如下规定:

1. 配药时,配药人员要戴胶皮手套,必须用量具按照规定的剂量称取药液或药粉,不得任意增加用量。严禁用手拌药。

2. 拌种要用工具搅拌,用多少,拌多少,拌过药的种子应尽量用机具播种。如手撒或点种时必须戴防护手套,以防皮肤吸收中毒。剩余的毒种应销毁,不准用作口粮或饲料。

3. 配药和拌种应选择远离饮用水源、居民点的安全地方,要有专人看管,严防农药、毒种丢失或被人、畜、家禽误食。

4. 使用手动喷雾器喷药品时应隔行喷。手动和机动药械均不能左右两边同时喷。大风和中午高温时应停止喷药。药桶内药液不能装得过满,以免晃出桶外,污染施药人员的身体。

5. 喷药前应仔细检查药械的开关、接头、喷头等处螺丝是否拧紧,药桶有无渗漏,以免漏药污染。喷药过程中如发生堵塞时,应先用清水冲洗后再排除故障。绝对禁止用嘴吹吸喷头和滤网。

6. 施用过高毒农药的地方要竖立标志,在一定时间内禁止放牧,割草,挖野菜,以防人畜中毒。

7. 用药工作结束后,要及时将喷雾器清洁干净,连同剩余药剂一起交回仓库保管,不得带回家去。清洗药械的污水应选择安全地点妥善处理,不准随地泼洒,防止污染饮用水源和养鱼塘。盛过农药的包装物品,不准用于装盛粮食、油、酒水等食品和饲料。装过农药的空箱、瓶、袋等要集中处理。浸种用过的水缸要洗净集中保管。

(五) 施药人员的选择和个人防护

1. 施药人员由工作认真、身体健康的青壮年担任,还需一定的技术培训。

2. 凡体弱多病者,患皮肤病和农药中毒及其他疾病尚未恢复健康者,哺乳期、孕期、经期的妇女,皮肤损伤未愈者不得喷洒农药或暂停喷药。不允许儿童进入喷药作业地点。

3. 施药人员在施药期间不得饮酒。

4. 施药人员施药时必须戴防毒口罩,穿长袖衣、长裤和鞋、袜。操作时禁止吸烟、饮水、进食,不能用手擦嘴、脸、眼睛。每日工作后饮水、进食之前要用肥皂彻底清洗手、脸和漱口。有条件的应洗澡。被农药污染的衣服要及时换洗。

5. 施药人员每天喷药时间一般不得超过 6 小时。使用背负式机动药械,要两人轮换操作。

6. 操作人员如有头痛、头昏、恶心、呕吐等症状时,应立即离开施药现场,脱去污染的衣服,漱口、擦洗手、脸及皮肤等暴露部位,及时送医院治疗。

（吴小南　黄芳）

第 九 章

豆 类 食 品

豆类属于豆科（Leguminosae）蝶形花亚科（Papilionaceae），泛指所有能产生豆荚和籽粒的可食用豆科植物，是人类三大食用作物（谷类、豆类、薯类）之一。在成百上千种豆科植物中，至今广为种植供人食用的不逾 20 种。

豆类（beans）是指籽粒较大的可食用豆科植物（legumes，pulses），分为大豆（soybeans）和大豆之外的其他可食豆类（edible beans），它们都是有荚植物（podded plants），籽粒很小的豆科植物如苜蓿，则不在此范畴。

豆类在很多国家和地区均有种植，其品种因地而异。我国地域辽阔，生态条件复杂，拥有丰富的豆类资源，是豆类的主产大国和消费大国。

但是，豆类食品中存在一些不安全因素，包括本身基因组决定的表达产物，如各种抗营养因子等；环境中的各种生物、化学、物理性污染物，如工业"三废"中各种有机和无机化合物、药物残留、各种微生物及其毒素等；以及加工过程带来的不安全因素，如微生物的二次污染、添加剂的滥用，甚至使用非法添加物等。大豆在我国和世界上都是种植面积最大、产量最多、加工制品最多、食用面最广、营养价值最高的豆种，自然成为豆类食品卫生最为关注的对象。限于篇幅，本章主要介绍大豆及其制品的卫生及其管理。

第一节 概 述

一、大豆的结构和成分

（一）大豆的结构和组成

大豆的种子，也称籽粒，由种皮和胚组成，胚包括胚芽、胚根、胚轴和两片子叶（图 9-1-1），是典型的双子叶无胚乳种子。①种皮：在种子的表面，坚韧，可保护种子的内部结构。种皮上有明显的种脐，脐下端有合点，脐上端的胚芽和胚根中间有一个种孔。种子发芽时，幼小的胚根由种孔伸出。②胚芽：是可生幼叶的部分，将来发育成茎和叶。③胚根：位于与胚芽相对的另一端，将来发育成根。④胚轴：是连接胚芽和胚根的部分，将来发育成连接根和茎的部位。⑤子叶：又称豆仁或豆瓣，肥厚，贮藏营养物质，是主要的可食部分。在大豆的总质量中，种皮约占8%，子叶约占90%。

种皮从外向内由四层不同的细胞、组织构成。①栅状细胞：排列整齐，内含决定种皮颜色的各种色素。栅状细胞较坚硬且排列紧密，但一般情况下水较容易通过。若栅状细胞排

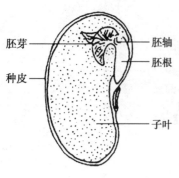

胚芽　　　　　　　　　胚轴
　　　　　　　　　　　胚根

种皮

　　　　　　　　　　　子叶

图9-1-1　大豆的种子

列过分紧密,水便无法通过,这种豆几乎无法加工利用。②圆柱状细胞:靠近栅状细胞,细胞间有空隙,大豆在浸泡时,该细胞易膨胀。③海绵组织:由6~8层细胞组成,细胞壁薄,间隙较大,泡豆时吸水膨胀更为明显。④糊粉层:由类似长方形的细胞组成,细胞壁厚。种皮除糊粉层含有一定量的蛋白质和脂肪外,其他部分几乎都由纤维素、半纤维素、果胶质组成。没有完全成熟的大豆籽粒,其糊粉层下还有一层压缩胚乳细胞。

子叶的表面由小型的正方形细胞构成表皮,其下面有2~3层稍呈长方形的子叶栅状细胞,再往下面为柔软细胞,是子叶的主体。柔软细胞由细胞壁包围,细胞壁内是细胞质,中心有细胞核,在核周围是具有均匀内部结构的颗粒,即蛋白体。蛋白体是3~8μm的颗粒状球蛋白,含水分9.5%,氮0.1%,磷0.85%,灰分0.7%,核糖核酸0.4%。蛋白体的间隙中有内部蓄积脂肪的圆球体和少量的淀粉粒。大豆的蛋白质主要存在于蛋白体中,蛋白体结构的变化对大豆的物理和化学性质影响很大。大豆的脂肪大部分存在于蛋白体的间隙中。而胚(包括胚芽、胚根、胚轴和子叶),主要以蛋白质、脂肪、碳水化合物为主(表9-1-1)。故大豆属于高蛋白、高脂肪、中淀粉的豆类,既是重要的粮食作物,又是主要的油料作物。可以利用大豆的蛋白质制成发酵和非发酵的豆制品,利用大豆的脂肪生产食用油脂,也可以利用大豆提取的淀粉制成不同的淀粉类制品。

表9-1-1　大豆各部分的物质构成(%)

成分	部　位			
	整粒	子叶	种皮	根、轴、芽
水分	11.0	11.4	13.5	12.0
粗蛋白	38.8	41.5	8.4	39.3
碳水化合物	27.3	23.0	74.3	35.2
脂质	18.5	20.2	0.9	10.0
灰分	4.3	4.4	3.7	3.9

(二)影响大豆产品性能的主要成分

1. 蛋白质(protein)　在各种食物中,大豆蛋白质的含量是最高的,黄豆为33.3%,黑豆高达49.8%。大豆中的蛋白质有80%~88%是水溶性的,利用大豆蛋白质加工豆制品主要利用的就是这一类蛋白质。在大豆的水溶性蛋白质中,球蛋白占94%,白蛋白占6%。大豆蛋白质的溶解度常用氮溶解指数表示,氮溶解指数=(水溶性氮/总氮)×100%。大豆蛋白质的等电点约为4.5,此时其溶解度最低,球蛋白沉淀出来,利用这一性质可生产大豆浓缩蛋白和大豆分离蛋白。蛋白质的溶出率随着加热时间的延长而迅速降低,10分钟内,氮溶解指数从80%降至20%~25%。因此,在加工过程中应选用正确的加工工艺和参数,如pH、加热时间等。

按照免疫的差异,将大豆球蛋白分为11S球蛋白、α-伴大豆球蛋白、β-伴大豆球蛋白、γ-伴大豆球蛋白;按照离心时沉降速度(由相对分子质量决定)的不同,将其分为2S、7S、11S、

15S组分,以7S、11S为主。11S组分比较单一,主要是11S球蛋白;2S组分包含α-伴大豆球蛋白、蛋白酶抑制剂;7S组分主要是7S球蛋白、β-伴大豆球蛋白、γ-伴大豆球蛋白、植物红细胞凝集素、脂肪氧化酶。7S和11S球蛋白与大豆的加工特性有关,7S球蛋白使豆腐较细嫩,11S球蛋白使豆腐坚实、有韧性。

2. 脂类(lipid) 大豆脂肪的含量达15%～20%,常作为提取食用油脂的原料。脂肪酸达10种以上,其中不饱和脂肪酸占80%以上,且50%以上为必需脂肪酸(主要是亚油酸)。这种特定的脂肪酸构成决定了制成的油脂产品在常温下是液态的。然而,不饱和脂肪酸的稳定性差,易在脂肪氧化酶的作用下氧化生成过氧化产物,并进一步产生低分子化合物,使豆制品有异味和苦涩感。在碱性溶液中,脂肪酸还会皂化为脂肪酸盐,使产品带有肥皂味,有碍食用。

大豆中还含有磷脂,包括卵磷脂、脑磷脂和肌醇磷脂等。磷脂的磷酸和有机胺残基具有亲水性,而脂肪酸残基具有疏水性,吸水后体积膨大,形成磷脂水合物,具有良好的乳化性、吸湿性、浸润性。改性大豆磷脂、酶解大豆磷脂是食品加工业常用的乳化剂。

3. 碳水化合物(carbohydrates) 大豆中的碳水化合物约占20%～30%,主要是不为人体消化、吸收和利用的棉籽糖、水苏糖、毛蕊花糖等低聚糖(寡糖)和纤维素、半纤维素、果胶质等多糖。人体可利用的蔗糖、阿拉伯糖和淀粉,含量较少。成熟的大豆籽粒淀粉含量仅为0.4%～0.9%。

大豆中的碳水化合物分为可溶性的和不溶性的,可溶性的主要为蔗糖及棉籽糖、水苏糖等低聚糖。在大豆所有的碳水化合物中,仅蔗糖被人体消化吸收。低聚糖虽然是可溶性的,但却不能被人体消化吸收,与一些多糖一样,在肠道中被微生物发酵后产生胀气。

二、豆类食品的分类

迄今为止,豆类食品的分类尚无统一的标准。

(一) 根据组成和工艺特点对豆类食品的分类

一般认为,豆类食品包括大豆、杂豆、豆制品,后者又分为传统豆制品及新兴豆制品。传统豆制品又分为发酵豆制品和非发酵豆制品。国家统计局每年公布的粮食产量中也包括豆类(大豆、杂豆)。广义的粮食是指谷物、豆类、薯类的集合,包括农业生产的各种粮食作物。

1. 大豆 大豆的品种较多,因此有多种分类方法。我国将其归类为粮食;联合国粮食及农业组织(FAO)将其归类为油料。国家标准GB 1352-2009《大豆》将其进行如下的分类和分级。

(1) 根据大豆的皮色,可分为:①黄大豆:种皮为黄色、淡黄色,脐为黄褐、淡褐或深色的籽粒不低于95%的大豆。②青大豆:种皮为绿色的籽粒不低于95%的大豆。按其子叶的颜色分为青皮青仁大豆和青皮黄仁大豆两种。③黑大豆:种皮为黑色的籽粒不低于95%的大豆。按其子叶的颜色分为黑皮青仁大豆和黑皮黄仁大豆两种。④其他大豆:种皮为褐色、棕色、赤色等单一颜色的大豆及双色大豆(种皮为两种颜色,其中一种为棕色或黑色,并且其覆盖粒面1/2以上)等。⑤混合大豆:不符合以上4类规定的大豆。

(2) 根据组成成分,可分为:①高油大豆:粗脂肪含量不低于20%的大豆,并根据质量指标,分为1、2、3级。②高蛋白质大豆:粗蛋白质含量不低于40%的大豆,并根据质量指标,分为1、2、3级。

（3）根据大豆的质量指标,可分为:1、2、3、4、5级。

大豆还包括毛豆,是指籽粒鼓满期至初熟期之间收获的青荚大豆,即新鲜连荚的大豆,也称作菜用大豆,其嫩籽粒作为蔬菜食用。

2. 杂豆　除大豆之外的其他豆类称作杂豆,主要包括绿豆、豌豆、赤豆(小豆)、小扁豆、鹰嘴豆、蚕豆、芸豆、豇豆、刀豆、小扁豆等。由于这些杂豆作物具有生育期较短、地区适应性强、实用价值高的特点,有些还具有一定的保健作用,可以加工成各种具有独特风味的产品,如烘焙食品、蒸煮食品、饮料等,丰富食品市场,受到生产者、经营者和消费者的普遍关注。一些有荚鲜杂豆,如荚可食的豇豆、菜豆、食荚豌豆、四棱豆、扁豆、刀豆、利马豆等,荚不可食的蚕豆、豌豆、菜豆等,常作为蔬菜食用。

与大豆类比较,杂豆的碳水化合物含量(50%～60%)较高,蛋白质(20%～25%)和脂肪(1%)的含量较低,但绿豆、豇豆、刀豆等的蛋白质含量仍然比一般谷物高2～4倍,属于高蛋白低脂肪的食品。豌豆、蚕豆、赤豆等的脂肪含量低而淀粉含量高,被称为淀粉类干豆,更是常被并入粮食类食品中。可用这些杂豆制作面制品和淀粉类制品。

3. 豆制品　由于豆类的组织坚硬,特别是大豆,且具有令人不悦的异味,需进行适当的加工处理。豆制品是以大豆或杂豆为主要原料经过加工制作或精炼提取而得到的一类食品。以大豆为主要原料生产的食品习惯上也简称为豆制品。

按照大豆制品的工艺特点,将其分为传统大豆制品和新兴大豆制品。传统大豆制品品种繁多,风格各异,可分为非发酵类豆制品和发酵类豆制品。我国在传统大豆制品的加工方面积累了丰富的经验。20世纪50年代以后,随着现代科学技术的广泛应用,出现了许多新兴大豆制品,主要有油脂类制品、蛋白类豆制品和全豆制品。这类大豆制品不仅生产效率高,产量大,而且质量、营养价值都得到了提高,并且可生产出能满足不同生产、生活需要的产品。大豆制品的具体分类见图9-1-2。

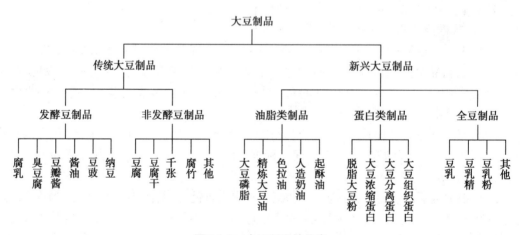

图 9-1-2　大豆制品的分类

（1）非发酵类豆制品:非发酵类豆制品是以大豆或杂豆为主要原料制成,一般都经过筛选、清洗、浸泡、磨浆、除渣、煮浆、成型等工艺过程。产品的物态属于蛋白质凝胶,或用蛋白质凝胶经油炸、卤制、熏制、干燥等工艺再加工制成。品种主要有:

1）豆腐:是以黄豆、黑豆等为原料制成的厚度一般在3cm以上的蛋白质凝胶,含水量一般为80%～90%,特点是持水性强,质地细嫩,有一定的弹性和韧性,风味独特。

2）半脱水豆制品：又称干豆腐，有豆腐干、豆腐皮（千张）等。前者的含水量为60%～65%，后者的含水量为55%～60%。

3）油炸制品：是以豆腐、豆腐干、千张等加工成型的坯料为原料，经油炸制成的产品，有油豆腐、豆腐泡、豆腐果、炸丸子、炸素虾、炸素卷、油丝等。它们有的可直接食用，有的可与蔬菜等其他食物一起烹调食用。

4）卤制品：是用加工成型的坯料，配以调味料，经煮制而成的再加工熟制品。有五香干、茶干、臭干、五香豆腐丝、五香豆腐片、五香豆腐卷、辣块、素什锦、素鸡、素肚、素火腿等。

5）炸卤制品：是用加工成型的坯料，经油炸和卤制两道工序而制成的产品。有兰花干、素蟹、圆鸡等。

6）熏制品：在这类产品的加工过程中，有一道烟熏工序。有熏干、熏豆腐、熏素鸡、熏素肚、熏素肠、熏卷等。

7）干制品：有腐竹、豆棒、豆腐衣、豆腐皮、豆笋等。

8）利用豆渣制作的食品：将豆制品生产的副产品豆渣细化，作为原料用于生产其他食品。有豆腐渣制作的牛肉丸子、鱼糕，豆腐渣制作的烘焙食品，如面包、饼干、蛋糕等。

9）豆淀粉制品：用豆类（主要是杂豆）提取的淀粉为原料，配或不配其他辅料制成的产品。有蒸煮制品（凉粉、粉皮、粉鱼、素灌肠）、干燥制品（粉丝、粉条、宽粉、细粉、干粉皮）以及淀粉、团粉、芡粉等。

（2）发酵类豆制品：发酵类豆制品的生产需要经过一个或几个特殊的生物发酵过程，产品具有特定的形态和风味。我国传统发酵食品历史悠久，多采用酵母菌、霉菌和细菌等一种或多种微生物进行固态自然发酵制得，产品风味浓郁、丰富、独特。除了常见的腐乳、豆豉、酱油、豆酱外，还有纳豆、霉豆渣和各种发酵豆等。酱油、豆酱常作为调味品使用和管理。

4. 新兴豆制品　随着现代科学技术的发展，食品生物技术、真空干燥技术、膜分离技术、超临界萃取技术等也用于豆制品的加工，由此出现了许多新兴的豆制品，如大豆浓缩蛋白、大豆分离蛋白、大豆组织蛋白等。新兴豆制品主要包括油脂类制品、蛋白类制品、全豆类制品和功能保健类制品。这些产品基本上都是20世纪50年代以后兴起的，生产过程都包含着现代科学技术，生产工艺科学合理，机械化、自动化程度高。油脂类产品是以大豆为原料，或以大豆毛油为基料，经过特定的工艺加工而成的一类产品，每种产品都具有各自特有的工艺性能，可以满足食品工业的各种需要。蛋白类产品是以脱脂大豆为原料，充分利用了大豆蛋白质的物化特性加工而成，产品应用于加工其他的食品，不仅可以改变这些食品的工艺性能，而且可以提高它们的营养价值。全豆类食品主要是指以整粒大豆为原料而生产出的豆奶类产品及其派生产品。功能保健类制品是利用现代分离技术从豆类中分离提取的具有生理调节作用的一类产品。

（二）相关标准对豆类食品的分类

不同的标准对豆类食品的分类不尽相同，在使用各类标准时，应予以特别的关注。

1. GB 2760-2014《食品添加剂使用标准》和GB 14880-2012《食品营养强化剂使用标准》对豆类食品的分类　GB 2760-2014《食品添加剂使用标准》附录E"表E.1食品分类系统"和GB 14880-2012《食品营养强化剂使用标准》附录D"表D.1食品类别（名称）说明"对豆制品的分类基本相同，见表9-1-2。

表 9-1-2 《食品添加剂使用标准》和《食品营养强化剂使用标准》对豆类制品的分类

分类号	类别/名称
02.01	基本不含水的脂肪和油
02.01.01	植物油脂
02.01.01.01	植物油
02.01.01.02	氢化植物油
04.0	水果、蔬菜(包括块根类)、豆类、食用菌、藻类、坚果以及籽类等
04.02	蔬菜
04.02.01.04	豆芽菜*
04.04	豆类制品
04.04.01	非发酵豆制品
04.04.01.01	豆腐类
04.04.01.02	豆干类
04.04.01.03	豆干再制品
04.04.01.04	腐竹类(包括腐竹、油皮等)
04.04.01.05	新兴豆制品(大豆蛋白及其膨化食品、大豆素肉等)
04.04.01.06	熟制豆类
04.04.01.07	豆粉、豆浆粉**
04.04.01.08	豆浆**
04.04.02	发酵豆制品
04.04.02.01	腐乳类
04.04.02.02	豆豉及其制品(包括纳豆)
04.04.03	其他豆制品
06.0	粮食和粮食制品,包括杂粮、豆类提取的淀粉等
06.04	杂粮粉及其制品
06.04.01	杂粮粉
06.04.02	杂粮制品
06.04.02.01	杂粮罐头*
06.04.02.02	其他杂粮制品
06.05	淀粉及淀粉类制品
06.05.01	食用淀粉
06.05.02	淀粉制品
06.05.02.01	粉丝、粉条
06.05.02.02	虾味片
06.05.02.04	粉圆
12.0	调味品
12.03	醋
12.04	酱油
12.05	酱及酱制品
13.0	特殊膳食用食品
13.01	婴幼儿配方食品
13.01.01	婴儿配方食品
13.01.02	较大婴儿和幼儿配方食品
13.01.03	特殊医学用途婴儿配方食品
13.05	其他特殊膳食用食品
14.0	饮料类
14.03	蛋白饮料
14.03.02	植物蛋白饮料
14.06	固体饮料
14.06.02	蛋白固体饮料
16.06	膨化食品

* 仅限食品添加剂使用标准;** 仅限食品营养强化剂使用标准

2. GB 2761-2017《食品中真菌毒素限量》和 GB 2762-2017《食品中污染物限量》对豆类食品的分类 食品安全国家标准 GB 2761-2017《食品中真菌毒素限量》和 GB 2762-2017《食品中污染物限量》的附录 A"表 A.1 食品类别（名称）说明"中与豆类有关的食品类别基本相同，见表 9-1-3。杂豆与大豆均属于干豆（dry edible beans）。

表 9-1-3 《食品中真菌毒素限量》和《食品中污染物限量》中与豆类有关的食品类别

食品类别	类别说明
蔬菜及其制品*	豆类蔬菜
	豆芽菜
豆类及其制品	豆类：干豆、以干豆磨成的粉
	豆类制品
	非发酵豆制品（例如，豆浆、豆腐类、豆干类、腐竹类、熟制豆类、大豆蛋白膨化食品、大豆素肉等）
	发酵豆制品（例如，腐乳类、纳豆、豆豉、豆豉制品等）
油脂及其制品	植物油
调味品	醋
	酱油
	酱及酱制品
饮料类	蛋白饮料类
	植物蛋白饮料
淀粉及淀粉制品（包括豆类提取的淀粉）*	食用淀粉
	淀粉制品
	粉丝、粉条
	其他淀粉制品（例如，虾味片）
特殊膳食用食品	婴幼儿配方食品
	婴儿配方食品
	较大婴儿和幼儿配方食品
	特殊医学用途婴儿配方食品
	婴幼儿辅助食品
	婴幼儿罐装辅助食品
	其他特殊膳食用食品
其他类	膨化食品

* 仅指 GB 2762-2012《食品中污染物限量》

3. GB 2763-2016《食品中农药最大残留限量》对豆类食品的分类 食品安全国家标准 GB 2763-2016《食品中农药最大残留限量》对豆类食品分类的情况见表 9-1-4。除了油脂（大豆毛油、大豆油）外，该标准主要规定了作为原料的豆类的农药最大残留限量。在食品安全国家标准 GB 2763-2016《食品中农药最大残留限量》中，绿豆、豌豆、赤豆、小扁豆、鹰嘴豆等杂豆分属于谷物类别下的杂粮类；大豆分属于油料和油脂类别下的大型油籽类，其加工制品大豆毛油、大豆油分属于油料和油脂——油脂类别下的植物毛油和植物油；豇豆、菜豆、食荚豌豆、四棱豆、扁豆、刀豆、利马豆等荚可食类和菜用大豆、蚕豆、豌豆、菜豆等荚不可食类分属于豆类蔬菜，绿豆芽、黄豆芽分属于芽菜类蔬菜。

表 9-1-4　《食品中农药最大残留限量》中与豆类有关的食品类别

食品类别	类 别 说 明
谷物	杂粮类:绿豆、豌豆、赤豆、小扁豆、鹰嘴豆等
油料和油脂	大型油籽类:大豆
	油脂
	植物毛油:大豆毛油
	植物油:大豆油
蔬菜(豆类)	荚可食类:豇豆、菜豆、食荚豌豆、四棱豆、扁豆、刀豆、利马豆等
	荚不可食类:菜用大豆、蚕豆、豌豆、菜豆等
蔬菜(芽菜类)	绿豆芽、黄豆芽

4. GB 29921-2013《食品中致病菌限量》对豆类食品的分类　食品安全国家标准 GB 29921-2013《食品中致病菌限量》适用于预包装食品。该标准涉及的豆类食品为即食豆类制品,包括发酵豆制品和非发酵豆制品。即食发酵豆制品包括腐乳、豆豉、纳豆和其他湿法生产的发酵豆制品。即食非发酵豆制品包括豆浆、豆腐、豆腐干(含豆干再制品)、大豆蛋白类和其他湿法生产的非发酵豆制品,也包括各种熟制豆制品。

5. GB 2715-2016《粮食卫生标准》对豆类的分类　在国家食品卫生标准 GB 2715-2016《粮食卫生标准》中,不适用于加工食用油的豆类(杂豆)属于粮食。

6. SB/T 10687-2012《大豆食品分类》对大豆食品的分类　商务部的商业行业标准 SB/T 10687-2012《大豆食品分类》按照终端产品对大豆食品进行分类,包括熟制大豆、豆粉、豆浆、豆腐、豆腐脑、豆腐干、腌制豆腐、腐皮、腐竹、膨化豆制品、发酵豆制品、大豆蛋白、毛豆制品、其他大豆制品,共 14 大类 47 小类(见表 9-1-5)。

表 9-1-5　SB/T10687-2012 对大豆食品的分类

分类号	类别/名称	分类号	类别/名称
1	熟制大豆	3.3	豆浆饮料
1.1	煮大豆	3.4	豆浆粉
1.2	烘焙大豆	4	豆腐
2	豆粉	4.1	充填豆腐
2.1	烘焙大豆粉	4.2	嫩豆腐(南豆腐)
2.2	大豆粉	4.3	老豆腐(北豆腐)
2.2.1	全脂豆粉	4.4	油炸豆腐制品
2.2.2	脱脂豆粉	4.4.1	炸豆腐
2.2.3	低脂豆粉	4.4.2	豆腐泡
2.3	膨化大豆粉	4.5	冻豆腐
3	豆浆	4.6	其他豆腐
3.1	豆浆	5	豆腐脑(豆腐花)
3.2	调制豆浆	6	豆腐干

续表

分类号	类别/名称	分类号	类别/名称
6.1	白豆腐干(白干)	11.1.1	红腐乳
6.1.1	豆腐皮(百页、千张、干豆腐)	11.1.2	白腐乳
6.1.2	豆腐丝	11.1.3	青腐乳
6.2	油炸豆腐干	11.1.4	酱腐乳
6.3	卤制豆腐干(卤制豆干)	11.1.5	花色腐乳
6.4	炸卤豆腐干	11.2	大豆酱
6.5	熏制豆腐干(熏干)	11.3	豆豉
6.6	蒸煮豆腐干	11.4	纳豆
6.6.1	素鸡	11.5	发酵豆浆(酸豆浆、酸豆乳)
7	腌制豆腐	11.6	其他发酵大豆制品
7.1	臭豆腐	12	大豆蛋白
7.2	其他浸制豆腐	12.1	大豆浓缩蛋白
8	腐皮	12.2	大豆分离蛋白
9	腐竹	12.3	大豆组织蛋白
10	膨化豆制品	12.4	其他大豆蛋白
11	发酵豆制品	13	毛豆制品
11.1	腐乳	14	其他大豆制品

三、豆类食品的历史

我国的农业始于新石器时代,当时种植的主要作物中就有大豆、豌豆,距今已有五、六千年的历史。大豆在古代被称为"菽",与稻、黍、稷、麦一起被称为"五谷"。秦汉以后,"大豆"一词代替了"菽",并被广泛应用。我国是公认的大豆的故乡。百朝历代,有关大豆栽培技术的论述颇多,如《杂阴阳书》说:"大豆生于槐,九十日秀(开花),秀后七十日熟。"《农政全书》、《齐民要术》、《种树书》等都有大豆种、收之法的记载。据资料记载,远在周朝到秦汉时期,大豆就已成为我国黄河流域的主要农作物。明清时期,大豆的种植遍及东北、西北及华南各地。如今,全世界的农学家、历史学家、考古学家公认,大豆的栽培历史以中国为最早。《美国大百科全书》说:"大豆是中国文明基础五谷之一"。前苏联大百科全书中说:"栽培大豆起源于中国,中国在五千年以前就已开始栽培这个作物……"。

我国也是大豆制品的发源地。大豆制品相传始于汉代,距今已有近2200年之久,约900年以后,其加工方法才相继传入日本和太平洋周边国家和地区。

豆腐是我国独创的大众副食品,在古代还有许多称呼,如小宰羊、黎祁、犁祈、来其、脂酥、菽乳等。五代十国时陶谷所著的《清异录》中说:"邑人呼豆腐为小宰羊。"《天录识余》写道:"豆腐……相传为汉淮南王刘安所造,名为黎祁。"《本草纲目》中说:"豆腐之法,始于前汉淮南王刘安。""凡黑豆、黄豆及白豆、泥豆、豌豆、绿豆之类,皆可以为之。"制法为"水浸、碾碎、滤去渣、煎成。以盐卤汁或矾汁或醋浆、醋淀,就釜收之;又有人缸内以石膏末收者。大抵得咸、苦、酸、辛之物,皆可收敛尔。其上面凝结者,揭取晾干,名曰豆腐皮,入馔甚佳也,气味甘咸寒。”《物性志》也说:“豆以为腐,传自淮南王。”

豆腐干也已有 2000 多年的历史,产量大,产品类别及包装形式多。虽然现在全国各地都有企业大规模生产,但工艺均起源于民间手艺,为经验性积累。

腐乳的生产工艺记载在公元 5 世纪的魏代古籍中:“干豆腐加盐成熟后为腐乳”。到了明代,我国开始大量地加工制作腐乳。最早详细记载腐乳制作方法的是明代李日华的《蓬栊夜话》和王士桢的《食宪鸿秘》。明代万历年间,江浙一带已成为腐乳的主要产地。到了清代,腐乳的生产规模和技术水平都有了很大的发展。

豆豉是四川、湖南、广东等南方地区的发酵大豆制品,在秦代以前就有生产,北魏时期的《齐民要术》中记载了豆豉的制作方法。

纳豆也起源于我国,相传唐代鉴真和尚东渡日本传经,带去了中国的纳豆。

酱油和酱在周朝的《周礼天官篇》中就有记载。《论语党乡篇》中也有“不得其酱不食”的记载。《齐民要术》具体记载了制酱的方法。

豆芽是黄豆、绿豆经过不见日光的黄化处理发芽而萌生的。东汉《神农本草经》记述:“大豆黄卷,味甘平,主湿痹、痉挛、膝疼。”这“黄卷”,就是黄豆芽。从东汉末算起,黄豆芽至少也有 1700 年的历史了。

绿豆不仅可以作为食物,而且是一味能治多种疾病的中药。用绿豆入药在我国已有 2000 多年的历史。《随息居饮食谱》载述:用绿豆“生研绞汁服,解一切草木、金石、诸药、牛马肉毒,或急火煎清汤冷饮亦可”。因为绿豆性味甘,有消暑止渴、清热利尿、消肿止痒、收敛生肌、解酒利三焦之功能。汉末医学家华佗为关云长刮骨疗毒,术后,辅饮绿豆汤,有促进伤口愈合之效。

赤小豆原产于我国,至少已有 2000 多年的种植历史,《神农本草经》中有关于赤小豆药用的记载,在起源中心的中国种植广泛。

战国医学家扁鹊有用三豆煎服治天行痘疮之验方。民间还用豆芽与鲫鱼炖服,是产妇催乳之妙方。

从 18 世纪开始,大豆由我国传播到世界各地。随着我国与世界各国交流的扩大,我国的豆腐等豆制品的生产技术逐渐传到了亚洲、欧洲、北美洲以及非洲等国家和地区。

20 世纪初,大豆开始进入国际市场。到了 30 年代,我国的大豆产量已达 1130 万吨,总产量与出口量占世界的 90% 以上。90 年代以来,我国大豆的种植面积飞跃性增长,达 1000 万公顷以上。普通菜豆 110.4 万公顷,干蚕豆 100 万公顷,干豌豆 90 万公顷,种植面积合计达 300.4 万公顷。豆类也是中国传统的出口产品,平均每年在 50 万吨以上,个别年份突破 100 万吨。

蚕豆、绿豆、豌豆、刀豆、扁豆和菜豆等很早就传入我国。长豇豆是非洲驯化的普通种植品种在我国和东南亚选择和培育的一个专用类型。黑吉豆在我国与绿豆混淆为一个种。四棱豆是近年得到发展的新型豆类蔬菜植物。菜豆原产中南美洲,17 世纪引入欧洲种植,以后传入亚洲,再引入我国,主要在北方种植,东北三省食荚菜豆种植面积占该地区豆类蔬菜种植面积的 90%。扁豆原产印度和印度尼西亚的爪哇,在我国种植历史悠久,虽然种植面积不大,但品种类型丰富,荚形、荚色多样,各地均有种植。

四、豆类食品的近况及展望

目前已有 52 个国家和地区种植大豆,中国、美国、巴西、阿根廷是世界 4 大生产国。大豆的营养价值和保健功能逐渐被世界各国认识,许多国家制定政策鼓励发展大豆生产,致使世界大豆产量迅速增加。其中发展最快的是美国,美国在 20 世纪 60～70 年代大豆的种植面积从十几万公顷增加到 2933 万公顷,占粮食种植面积的 14% 以上。1990 年,全世界食用豆生产面积为 6889 万公顷,占粮食作物的 9.73%。1995 年,世界大豆种植面积比 1975 年增加了一倍,总种植面积达到 6244 万公顷,占世界粮食总种植面积的 5% 以上。1990 年,大豆总产量达 13 782 万吨,豆粕 8882 万吨,提供动物所需蛋白质的 2/3。1996 年,我国农业部信息中心公布的数据如下:世界大豆年产量为 1.303 亿吨,美国为 6480 万吨,巴西为 2320 万吨,中国为 1320 万吨,阿根廷为 1270 万吨。2001—2002 年,世界大豆总产量已达 1.92 亿吨,其中美国为 7429 万吨,巴西为 5250 万吨,阿根廷为 3550 万吨,中国为 1650 万吨。1960—2002 年,世界大豆总产量增加了 7.1 倍,美国增加了 3.9 倍,巴西增加了 254.8 倍,阿根廷增加了 2958.3 倍。

我国从实际情况出发,借鉴世界不同类型国家的经验,确定了膳食结构中的优质蛋白质应当动物性食物和豆类食物并重的模式。1996 年 8 月,我国大豆行动计划正式启动,带动了豆类食品的消费。我国曾是世界上最大的大豆生产和净出口国,随着国内需求的日趋旺盛,大豆的进口数量快速增长,自 1996 年起中国从大豆净出口国变为净进口国(表 9-1-6)。

表 9-1-6　1997—2009 年中国大豆种植面积、产量及进口量

年份	种植面积 (万公顷)	产量 (万吨)	进口量 (万吨)	进口占供应总量 的比例(%)
1997	834.6	1473	288.6	16.38
1998	850.0	1515	320.1	17.44
1999	796.2	1425	432.0	23.26
2000	930.7	1541	1014.9	40.34
2001	948.2	1541	1394.0	47.50
2002	872.0	1651	1131.5	40.66
2003	931.3	1539	2074.1	57.40
2004	958.6	1740	2023.0	53.76
2005	959.1	1635	2659.1	61.92
2006	928.0	1597	2827.0	63.90
2007	875.4	1237	3082.0	70.77
2008	971.0	1555	3744.0	70.65
2009	880.0	1450	4255.0	74.58

数据来源:国家统计局、农业部、海关总署

目前全世界种植面积较大的杂豆有绿豆、赤小豆、豌豆、蚕豆、豇豆和小扁豆,在世界六大洲的 30 余个国家都有种植。我国地处温带和亚热带,又是作物起源中心,不但杂豆的种类多,而且占有份额大,如蚕豆占世界总产量的 50%,绿豆、赤小豆均占 30% 以上,豇豆、小扁豆也是主产国(表 9-1-7)。

表 9-1-7　我国杂豆的种植面积、产量和主产区

品种	种植面积 (万公顷)	产量 (kg/公顷)	主产区
绿豆	60～80	750～900	吉、冀、陕、晋、豫、鲁、皖
赤小豆	70	750～1500	黑、吉、冀、津、鲁、豫、陕、晋
豌豆	80	750～1500	川、豫、鄂、苏、甘、陕、冀、晋、蒙
蚕豆	105	750～1500	滇、川、鄂、苏、浙、青、蒙、冀、晋
豇豆	–	450～900	豫、冀、晋、陕、蒙、辽
芸豆	60	1350～1500	滇、川、黔、陕、晋、甘、黑、吉、蒙
小扁豆	–	450～750	冀、陕、甘、宁、蒙、晋

　　尽管过去我国在豆类的种植与加工技术等研究、利用方面取得了很大的成绩,促进了我国豆类的发展,但是长期以来,诸多的生产和加工技术问题仍然没有得到很好的解决。随着科技的发展,以及生产方式和市场需求的变化,需要探求发展豆类产业的新途径和技术方法。

　　FAO 的统计表明,人类食用的豆类蛋白占全部蛋白摄入总量的 22%。但 80% 以上的大豆都是作为油料使用,豆粕主要用作肥料和饲料,用于加工食用蛋白的豆粕不足 5%。故FAO 一再强调要合理利用大豆,以解决人类蛋白质资源不足的问题。传统的豆类食品无论是品种和数量都越来越难以满足人类的需求。

　　从 20 世纪 50 年代初开始,许多国家为了弥补食物蛋白质供应的不足,解决粮食短缺的问题,开展了以大豆蛋白作为新蛋白质资源并将其广泛应用于各种食品中的研究。在新兴大豆制品加工领域,美国和日本无论在基础理论和应用研究方面,还是在生产和消费的数量方面,均处于领先的地位。

　　20 世纪 50 年代初,美国建立了高等院校、科研机构、生产经营企业三位一体的研究、应用、推广大豆蛋白的完整体系,研发出第一代可食性的大豆分离蛋白(soya protein isolate),其展现出的功能特性极大地激发了食品加工业的兴趣;60 年代,研发出更经济实惠的第一代大豆浓缩蛋白(soya protein concentrate);70 年代,将组织型大豆浓缩蛋白成功地推向市场;80 年代初,推出了第一代功能性大豆浓缩蛋白(functional soya protein concentrate);现已推出了第六代功能性大豆浓缩蛋白,生产出了大豆分离蛋白、大豆浓缩蛋白、豆奶,以及大豆食用油、人造奶油、色拉油、高浓度大豆异黄酮、维生素 E 等新兴大豆产品。从 20 世纪 70 年代起,大豆蛋白更是在美国得到了非常广泛地开发和应用,普遍应用于各种食品,特别是肉灌制品、乳制品、面制品、休闲及早餐食品。肉灌制品如肉肠、香肠、火腿、肉块、肉馅;乳制品如咖啡奶油;面制品如面包、糕点等。

　　许多发展中国家也积极研制适合本国饮食习惯的大豆蛋白食品。随着研究的深入,新兴大豆制品工业开始形成,并得到了迅速的发展。由大豆加工制成的大豆粉、组织蛋白、浓缩蛋白及以其为原料生产的各种食品,成为人类动物性蛋白质的补充和替代品。

　　我国对新兴大豆制品的开发也较早,始于 20 世纪 50 年代初,但进展缓慢。70 年代末,

随着饮食观念的改变,一些高新技术,如微胶囊技术、生物工程技术、膜分离技术、微波技术、高压技术在食品领域的应用,开发利用大豆蛋白资源的重要意义逐渐被人们所认识,许多科研单位、大专院校及生产企业开展了研究和试生产,新兴大豆制品产业从 20 世纪 80 年代初开始兴起。首先是用油脂浸出技术代替了压榨技术,然后是低温脱溶技术的应用,建立了第一家以低温脱溶豆粕为原料的大豆分离蛋白生产企业。以豆奶粉为代表的全豆新兴大豆制品产业迅速发展起来,并形成了一定的规模。企业的生产技术、生产设备、管理水平不断地向国际先进水平靠近,企业的规模不断扩大,产品的种类不断增加,已有近百个品种,包括脱脂豆粉、豆奶粉、大豆分离蛋白、大豆浓缩蛋白、大豆组织蛋白、大豆蛋白肽、大豆低聚糖、大豆磷脂、大豆异黄酮、大豆皂苷、精练大豆油、色拉油、人造奶油、起酥油等。

但是,整体上看,我国传统豆制品生产加工的机械化自动化程度、生产工艺和生产管理的水平仍然不高,大多数传统豆制品仍然由作坊生产,存在着生产设备简陋、生产加工过程卫生条件差、二次污染严重、天然发酵过程易受到产毒致病菌株污染、产品保质期短、卫生质量差、加工辅料有一定的安全隐患、违规使用食品添加剂等一系列问题。实现豆制品生产的工业化、自动化、规模化,采用科学的卫生质量管理体系是未来发展的方向,产品将向携带方便、速食、口味多样、卫生、保质期长的方向发展。

近年来,大豆中一些功能成分及其保健功能被不断地发现,为传统豆类食品产业的发展注入了新的活力。豆粕是大豆加工生产豆油的副产品,以前主要用作饲料。利用大豆或豆粕进行深加工,提取对人体有益的生物活性物质,如大豆低聚糖、大豆多肽、大豆异黄酮、大豆皂苷、大豆磷脂、大豆纤维等,开发适合不同人群的保健食品;扩大大豆蛋白的品种和应用范围,应用于主食、糖果、肉制品、饮料等传统食品中,加工成更加营养、更加健康的产品,将是新的发展方向。另外,杂豆的保健功能也逐渐受到重视。

随着人民生活水平的提高,市场对豆类需求的增多,豆类还具有进一步的深加工潜力,可通过选育高蛋白的优良豆种,培育适合大豆食品企业加工所需的专用大豆品种,进一步开发出一些新型优质的豆类食品新品种,如各种形式的调味、营养强化豆浆等植物蛋白饮料、休闲类豆制品,甚至可食性包装材料等新兴产品。芽菜类蔬菜的种类将不断得到开拓,保健性芽菜类蔬菜、调味性芽菜类蔬菜的种类将有明显的增多。一些具有独特性能的芽菜类蔬菜将向工业食品方向延伸发展。

20 世纪 80 年代初,美国最早开始进行转基因食用作物的研究。1996 年美国又最早将其推向商业化的进程。美国杜邦公司已培育成了抗营养因子(如水苏糖、棉子糖等)含量较低的大豆。1991—1995 的"八五"期间,我国也将转基因受体植物从烟草扩展到大豆。2001年,全球转基因大豆种植面积已达 3330 万公顷,占转基因作物总面积的 63%,成为种植面积最大的转基因作物。豆类植物的胰蛋白酶抑制剂基因等已经转化到水稻、玉米、芥菜、苹果等草本和木本植物中,以增强植物的抗虫性。但也已证明,表达巴西坚果 2S 清蛋白基因的大豆有过敏性。有关转基因食品及其安全性评价见第二章第九节和第二十四章。

第二节 豆类中天然存在的有害物质及其去除方法

豆类中天然存在的有害物质又称抗营养因子。抗营养因子(antinutritional factor,ANF)是指对营养物质的消化、吸收和利用产生不利影响以及使人和动物产生不良生理反应的物质。抗营养因子给大豆制品的安全性带来了不良的影响,严重者可引起中毒甚至各种后遗症。

豆类中天然存在的抗营养因子包括蛋白酶抑制剂、植物红细胞凝集素、抗原蛋白、单宁、异味物质、抗微量元素因子、植酸、抗维生素因子、胀气因子、致甲状腺肿物质等。有些抗营养因子诸如致甲状腺肿物质、抗维生素因子等在豆类中的含量极低,而蛋白酶抑制剂等的含量则较高。

按照对热敏感性的不同,将豆类中的抗营养因子分为热不稳定性抗营养因子和热稳定性抗营养因子。应采用适当的方法,在不破坏豆类原有营养物质的情况下,消除抗营养因子带来的不良影响,以便更加充分地利用大豆蛋白资源。主要的去除方法包括物理处理法、化学处理法和生物处理法。物理处理法有:加热处理如水蒸煮,机械加工如粉碎、脱种皮等;化学处理法有:酸碱处理、溶剂萃取等;生物处理法有:酶制剂处理、微生物发酵、发芽处理等。

然而,近年来的研究表明,一些豆类中的抗营养因子也具有一定的健康效应,如植物红细胞凝集素具有抗癌、抗细菌、抗真菌、抗病毒、免疫调节、抑制 HIV-Ⅰ 反转录酶的活性等作用,蛋白酶抑制剂具有抗癌和消炎的活性。

一、蛋白酶抑制剂

蛋白酶抑制剂(protease inhibitors,PI)是一类对蛋白酶有抑制作用的多肽或蛋白质的总称。它们能够抑制蛋白水解酶的活性,普遍存在于自然界的动物、植物和微生物等各种生命体中。

根据蛋白酶抑制剂活性中心与蛋白酶的作用方式和抑制剂氨基酸序列的不同,将蛋白酶抑制剂分为四大家族,即丝氨酸蛋白酶抑制剂家族、半胱氨酸蛋白酶抑制剂家族、天冬氨酸蛋白酶抑制剂家族及金属蛋白酶抑制剂家族。植物中的蛋白酶抑制剂,以丝氨酸蛋白酶抑制剂为主。丝氨酸蛋白酶抑制剂(serine proteinase inhibitor,Serpin)是一个超家族,家族成员超过 500 个。根据抑制剂的氨基酸序列、拓扑学性质及结合机制,可将丝氨酸蛋白酶抑制剂家族分 16 个亚家族,其中有一些已通过 X-ray 单晶衍射的方法阐明了三维结构。在植物中已发现 7 个亚家族,研究得最多的是库尼兹(Kunitz)家族、鲍曼-贝尔克(Bowman-Birk)家族、PI-Ⅰ 和 PI-Ⅱ 家族。

PI 与靶酶的结合作用方式分为三类。第一类包括绝大多数丝氨酸蛋白酶抑制剂。抑制剂中的活性中心环深入到靶酶的催化位点,以类似底物或产物的方式结合。为防止两者脱离,抑制剂的活性中心基团与酶的活性基团形成盐键、氢键。第二类包括半胱氨酸蛋白酶抑制剂。抑制剂分子与靶酶的活性中心附近的区域相结合,在空间上占据了本应属于底物分子的区域,阻碍了底物分子向靶酶活性中心靠近,从而阻止靶酶的活性中心与底物的接触。第三类:抑制剂的分子不占据靶酶的识别位点,而是与酶分子并列相伴,并在与酶的活性基团形成氢键的同时封锁酶与底物的结合部位,水蛭素(hirudin)作用于凝血酶即属于这种形式。

胰蛋白酶抑制剂(trypsin inhibitor,TI)属于 Serpin,在豆科植物中分布广泛、种类繁多,主要分布在籽粒的子叶中,但种胚中的抑制剂比活力高于子叶。不同种属豆类中的胰蛋白酶抑制剂的分子大小、活性部位以及生理活性都不尽相同,种属和产地对胰蛋白酶抑制剂的活性均有一定的影响。TI 在豆类中含量高、活性强,尤其在豆类的籽粒中,是豆类的重要抗营养因子。

对豆类中 TI 的研究主要集中于大豆、菜豆、绿豆等少数几种豆类,以大豆属的活性为最高,其次为菜豆属,再次为豇豆属。豇豆属和菜豆属是菜豆(Phaseolus vulgaris)亚族的豆类植物,该亚族包括 9 个种属,花小豆、红小豆、芸豆等均属于菜豆亚族。TI 在大豆和绿豆中的含量可达 6% ~8%。

大豆胰蛋白酶抑制剂(soy trypsin inhibitor,STI)是研究最早,也是资料最完备的一种 TI。STI 约有 7 ~10 种,但只有其中两种被分离纯化,分别为 Kunitz 型抑制剂(Kunitz trypsin inhibitor,KTI)和 Bowman-Birk 型抑制剂(Bowman-Birk inhibitor,BBI),在生大豆中的含量分别约为 1.4% 和 0.6%。它们的特性见表 9-2-1。

表 9-2-1　Kunitz 型抑制剂和 Bowman-Birk 型抑制剂的特性

特　性	KTI	BBI
等电点	4.5	4.2
相对分子质量	21 500	7975
氨基酸残基数	197	72
胱氨酸残基数(个/mol)	2	7
对热、酸、胃蛋白酶的稳定性	不稳定	稳定
对胰凝乳蛋白酶的抑制作用	低	高
致胰脏肿大	+	+

1945 年 Kunitz 首次分离 KTI 并得到了结晶。其后的大量研究发现,KTI 是典型的丝氨酸蛋白酶抑制剂,主要集中在大豆的子叶中。KTI 分子多为松散的线团状,含有 2 个二硫键(Cys39-Cys86,Cys138-Cys145),二级结构由 12 个反平行 β 折叠相互交叉构成,疏水性侧链主要起稳定作用,三维结构为直径约 3 ~5nm 的球体。二硫键的存在对 KTI 分子的稳定性起到至关重要的作用。KTI 分子只有一个活性中心,位于分子内两个相邻的异亮氨酸的外部,该活性中心可特异性抑制一分子胰蛋白酶,而对胰凝乳蛋白酶无抑制作用,因此 KTI 被称为"单头抑制剂"。凡是活性中心与大豆 KTI 分子活性中心有氨基酸序列同源性的均被称为 Kunitz 型胰蛋白酶抑制剂。Iwasaki 等人对来自土豆的单头 KTI 进行酶解,得到了含有 40 个氨基酸残基的活性片段。该片段对胰蛋白酶有较强的抑制力。另一种来自土豆的 KTI 的活性片段对胰凝乳蛋白酶和枯草杆菌酶有很强的抑制活力。大豆中的 BBI 也是 Serpin 的重要成员,1944 年由 Bowman 作为丙酮不溶因子从大豆中分离出来,Birk 于 1961 年成功纯化并定义这种抑制剂。1973 年,Odani 和 Ikenaka 测定出其全部氨基酸序列。Wu 等人于 1994 年确定了 BBI 的二级结构:由 β 折叠、无序结构和 β 转角构成。后来也从多种植物种子中分离纯化得到。虽然大豆 BBI 的分子量远小于 KTI,但其分子内却有 7 个二硫键,并且具有两个不同特异性的活性中心,一个对胰蛋白酶及其类似物具有抑制作用,另一个对胰凝乳蛋白酶及其类似物具有抑制作用,因此 BBI 也被称为"双头抑制剂"。BBI 分子的特征结构是具有由多个氨基酸构成的环状区域,这些环状区域由二硫键连接氨基酸残基构成,并依赖分子内氢键的作用力保持结构的稳定性。BBI 分子内包含两个对称的环状结构区,每个结构区边缘有一个特征性的顺式肽键,该肽键对 BBI 分子的活性起决定性的作用。BBI 分子的两个环状结构区可分别特异性结合一分子的胰蛋白酶和一分子的胰凝乳蛋白酶,因此,BBI 是一种双效蛋白酶抑制剂。

研究者陆续从 var. haricot 菜豆、var. redbean 菜豆、红色菜豆、白色菜豆以及宽叶菜豆中分离得到多种能够抑制胰蛋白酶活性的蛋白质组分,它们多以二聚体或三聚体的形式存在,同时对胰凝乳蛋白酶也表现出抑制活性。Campos 等人的研究发现,菜豆胰蛋白酶抑制剂具有与 BBI 相似的氨基酸序列和热稳定性,可耐受较强程度的热处理而保留活性。

豌豆种子中也含有丰富的胰蛋白酶抑制剂。1973 年 Hobday S 等人发现,在发芽过程中的豌豆种子提取物中含有能抑制胰蛋白酶活性的蛋白成分。Wang X 等人研究了加拿大不同种植区的 17 种豌豆,均发现有胰蛋白酶抑制剂活性,且品种之间差异很大。Ye X 等用亲和层析、离子交换层析和快速蛋白质液相色谱等技术从豌豆中提取到一个相对分子质量约为 75 000 的蛋白质组分,对胰蛋白酶和胰凝乳蛋白酶有抑制作用,经 N-末端氨基酸序列分析确定其为 BBI。但对豌豆胰蛋白酶抑制剂的研究并不及对大豆类和菜豆类蛋白酶抑制剂的研究广泛深入。

STI 能抑制动物肠道内蛋白酶的活性,妨碍食物蛋白的消化、吸收和利用,并引起胰腺肿大,导致生长迟缓或停滞。其原因一般认为有两个方面:STI 是丝氨酸蛋白酶抑制剂,能与胰腺分泌至小肠中的丝氨酸蛋白酶——胰蛋白酶及糜蛋白酶结合,形成稳定的复合物,使酶失活,导致食物蛋白质的消化率降低,引起外源性氮的损失;STI 可引起胰腺分泌活动增强,导致胰蛋白酶和糜蛋白酶过度分泌。由于这些蛋白酶含有丰富的含硫氨基酸,所以用于合成组织蛋白的这些氨基酸转而用于合成蛋白酶,并与抑制剂形成复合物而最终通过粪便排出体外,从而导致内源性氮和机体含硫氨基酸的大量损失。大豆蛋白质本来就缺乏含硫氨基酸,加上抑制剂引起的含硫氨基酸的额外损失,致使体内氨基酸代谢失衡,因而阻碍了动物的生长。

用 TI 含量较高的生大豆和豌豆饲喂大鼠,可引起短期和长期胰腺肿大;用 TI 含量中等的芸豆饲喂大鼠,仅引起短期胰腺肿大;用 TI 含量极低的羽扁豆喂大鼠,短期和长期均胰腺无肿大现象。TI 引起动物胰腺肿大的机制尚不清楚。一般认为,胰腺腺体细胞分泌蛋白水解酶原(如胰蛋白酶原和糜蛋白酶原)受十二指肠、空肠黏膜的内分泌细胞(I 细胞)分泌的一种肽类激素——胆囊收缩素-促胰酶素(cholecystokinin pancreazymin, CCK-Pz) 的调节。CCK-Pz 的分泌增加促使胰腺分泌过度,使得胰腺外分泌组织细胞体积增大、数量增多,从而引起胰腺代偿性肿大。用生大豆粉饲喂猪、牛、狗和猴时并未引起胰腺肿大,这可能是不同的动物胰腺相对重量与 TI 反应敏感性之间存在直接关系,胰腺重/体重比值大的动物(如小鼠、大鼠和鸡等)易出现胰腺肿大,而胰腺重/体重比值小的动物(如狗、猪和犊牛等)则不易出现。

TI 也可同时抑制 α-淀粉酶的活性,还会引起肝脾肿大。因此该抑制剂是引起食品加工领域广泛关注的抗营养因子之一。

国内外对大豆抗营养因子去除技术的研究始于 20 世纪 80 年代。去除胰蛋白酶抑制剂的方法有:物理失活法、化学失活法、发酵失活法、酶法失活法、发芽失活法(内源酶法)、射线照射失活法等。

物理失活法主要包括热处理失活法、微波失活法、超声波失活法、挤压膨化、辐照处理等。研究最早、最多、最常用的方法是热处理失活法。

热处理失活法是利用蛋白质受热处理后变性的特点使胰蛋白酶抑制剂失活。因 BBI 比 KTI 的耐热性强,热失活分为两个阶段。第一阶段是 KTI 失活,第二个阶段是 BBI 失活。在商业豆粉的胰蛋白酶抑制剂失活研究中也发现,热处理对大豆胰蛋白酶抑制剂的失活存在两个阶段,但研究者认为第一个阶段是 KTI 和 BBI 共同失活,第二个阶段是 KTI 进一步失活。热处理的效果受豆类的品种、水分含量、颗粒大小以及加热的温度、时间等诸多因素的影响。加热温度不够,达不到使 STI 失活的目的;而加热过度,则会产生美拉德反应,使大豆中的氨基酸尤其是赖氨酸、精氨酸和胱氨酸遭到破坏,或受到一定程度的损失,而且还会使蛋氨酸、异亮氨酸和赖氨酸受到影响,降低大豆的营养价值。为判断大豆中胰蛋白酶抑制剂的灭活程度,可采用胰蛋白酶抑制剂活性、脲酶活性、蛋白质溶解度等多种评价方法与指标。蛋白质分散指数以及有效赖氨酸也被列为评定指标。

实验室和工业上常采用烘烤、高压蒸煮、干烤等热处理方法去除大豆胰蛋白酶抑制剂。而具体采用哪种热处理方法还是要参考大豆的粒度及水分含量、处理的温度及时间等因素。胰蛋白酶抑制剂对热的稳定性较高,在80℃加热仍残存80%以上的活性,延长保温时间,并不能降低其活性。对4种芸豆胰蛋白酶抑制剂热稳定性的研究表明,它们均具有一定的热稳定性,100℃处理60分钟后,奶花芸豆、奶白花芸豆、大白芸豆和小黑芸豆胰蛋白酶抑制剂的活力分别保留了66.44%,57.81%,50.59%和44.76%。但也有研究发现,采用100℃处理20分钟或120℃处理30分钟的灭活方法,可使大豆胰蛋白酶抑制剂的活性丧失90%以上。如此的热处理失活条件,在大豆食品加工中是完全可以达到的。故食物中大豆胰蛋白酶抑制剂的活性应通过加工工序降低。一般认为,对于大豆而言,120℃热压处理15分钟、105℃蒸煮30分钟会达到比较理想的效果。

微波处理的原理是:用波长为 1~2nm 的微波电磁场,使豆粒中的极性分子如水分子震荡而产生大量的热能,使胰蛋白酶抑制剂失活。微波处理的效果与原料的水分含量、处理时间有关,一般处理15分钟,大豆胰蛋白酶抑制剂的活性可降低90%。微波功率3400W,处理时间120秒,可使大豆胰蛋白酶抑制剂失活率达到80%以上。

超声波处理的机制可能是:在超声波场的作用下,产生空穴,这些空穴随着压力的变化而发生交替的膨胀和破裂,改变了生物活性分子的结构,从而影响胰蛋白酶抑制剂的活性;或者超声波场振动的泡沫产生了自由基,使胰蛋白酶抑制剂 β 转角和无规卷曲含量降低,β 折叠含量增加,二硫键断裂,从而使胰蛋白酶抑制剂失活。KTI 只有 2 个二硫键,BBI 却有 7 个,所以 BBI 比 KTI 更稳定。研究表明,用 20kHz 的超声波分别对生豆奶中的大豆胰蛋白酶抑制剂和纯化的大豆胰蛋白酶抑制剂在 80℃下处理 5 分钟,前者的活力残留率为 29.3%,而后者则为 38.8%。可能是由于豆奶中存在大分子的 11S 和 7S 蛋白质,有助于大豆胰蛋白酶抑制剂的失活。

挤压膨化法分为干法膨化和湿法膨化。干法膨化是将大豆磨碎,不加水和蒸气,直接进入挤压机螺旋轴内,经过摩擦产生的高温高压后由小孔喷出;湿法膨化则是将大豆预先润湿,用高压和蒸气强制大豆通过压膜或者小孔。在温度为 110~130℃ 的范围内用干法膨化机处理全脂大豆,可使大豆胰蛋白酶抑制剂失活69%~88%,与对照组(豆饼)相比,对肉仔鸡的生产性能无显著影响,超出这个范围则对其生长性能和氮的代谢均有不利的影响。

利用浸泡和焙烤大豆种子的方法,分别能使大豆胰蛋白酶抑制剂活力降至原来的42.9%和32.9%。

采用 10.0Kgy 的辐照剂量处理脱脂大豆粉,使 KTI 和 BBI 的活性分别减少了34.9%和71.4%;与此同时,大豆的体外消化率由原来的79.8%上升到84.2%。辐射处理全脂大豆的剂量为 5Kgy,15Kgy,30Kgy 和 60Kgy 时,大豆胰蛋白酶抑制剂从 35.9mg/g 下降至 9.9mg/g。研究发现,60Kgy 剂量时效果最好,植物红细胞凝集素也下降了93.8%。辐照方法对单宁的失活效果较差。用 10Gy 的 γ-射线照射大豆种子时,其中的大豆胰蛋白酶抑制剂活力降为原来的 25%。用 13.56～27.12MHz 的射频加热处理大豆种子至温度 120℃,能使大豆胰蛋白酶抑制剂活力降至 $10\mu g/mg$。

乙醇可以破坏蛋白质的疏水基团,使胰蛋白酶抑制剂部分失活。一些无机试剂也能破坏蛋白质分子的二硫键达到失活的目的。用焦亚硫酸钠(sodium metabisulfite,$Na_2S_2O_5$)和亚硫酸钠(sodium sulfite,Na_2SO_3)与氧气和豆粉中的水作用,生成亚硫酸根离子(SO_3^{2-})和磺酸根基衍生物($R—S—SO_3^{2-}$),它们又进一步相互作用,生成新的二硫复合物,此复合物以亚硫酸根离子作催化剂,使 BBI 的二硫键重组成不可逆的失活分子基团。用亚硫酸钠钝化胰蛋白酶抑制剂的最优试验条件为:0.03mol/L 的亚硫酸钠,75℃处理 60 分钟。使用 1.5% 的戊二醛溶液和 0.6moL/L 的焦亚硫酸钠处理 1h,可钝化 85% 的 BBI。加入 0.3mol/L 的焦亚硫酸钠于生豆粕中,同时在 75℃处理 1h,可完全钝化 BBI。维生素 C 可使 BBI 中的二硫键断裂生成两个巯基,巯基很容易受空气或其他氧化物氧化,当有金属离子如 Cu^{2+}、Fe^{2+}存在时,巯基的氧化作用明显增强。已报道的其他化学试剂有:硫酸铜、硫酸亚铁、硫代硫酸钠、戊二醛以及一些硫醇基的化合物等。

物理失活法容易破坏豆类种子中的营养成分,而化学失活法则容易造成试剂残留。采用酶解或微生物发酵等生物技术钝化胰蛋白酶抑制剂具有处理效率高、成本低、无残留、应用安全、对豆类营养成分的破坏和影响较小等优点。利用鹰嘴豆粉与大豆粗粉混合发酵,胰蛋白酶活性受到的抑制明显降低。在 NADP(辅酶 I)-硫氧还蛋白体系(NADP/thioredoxin system,NTS)中,还原型的 NADPH 和硫氧还蛋白还原酶能够还原 BBI 而使其活性丧失。实验证明,大豆胰蛋白酶抑制剂能够被 NADP-硫氧还蛋白体系、二硫苏糖醇(dithiothreitol,DTT)、半胱氨酸以及硫辛酸-硫氧还蛋白(lipoicacid-thioredoxin,LA-Trx)还原而失活。生物还原剂的作用在于使 BBI 中的二硫键还原成巯基,使胰蛋白酶抑制剂的活性中心受到破坏而失活。

基于胰蛋白酶抑制剂是蛋白质,早在 1968 年,BBI 型胰蛋白酶抑制剂的发现者之一 Birk 就提出蛋白酶能使抑制剂失活。Vaintraub 于 1995 年指出,多种外源蛋白酶可使大豆 KTI 型胰蛋白酶抑制剂失活。木瓜蛋白酶可破坏大豆 KTI 的活性中心,而枯草杆菌蛋白酶和胃蛋白酶能以更复杂的方式将 KTI 水解为多肽而使其失活。模拟人胃的内环境条件(pH 3.0,37℃)分离的一种真菌,其分泌的蛋白酶可抑制胰蛋白酶抑制剂 $20mg/(L \cdot h)$。从细菌中提取的一些酶可钝化大豆中 KTI 活性 $200mg/(L \cdot h)$。用碱性蛋白酶钝化大豆胰蛋白酶抑制剂,通过单因素试验确定的适宜酶解条件为:反应温度 30～70℃、反应时间 40～120 分钟、酶添加量 20 000～40 000u/ml、pH 值 7～11;采用二次回归正交旋转组合响应面分析法得出的最佳条件为:反应温度 53.13℃,pH 9.11,酶添加量 41 754.75u/ml,反应时间 90.65 分钟,大豆胰蛋白酶抑制剂钝化率为 94.47%。有人考察了多种蛋白酶对大豆胰蛋白酶抑制剂的钝化作用,碱性蛋白酶的效果最好,其他依次为酸性蛋白酶、中性蛋白酶和木瓜蛋白酶。

通过作物育种手段也可降低大豆胰蛋白酶抑制剂的活性,如 Hymowitz 于 1986 年已培养出了低胰蛋白酶抑制剂的大豆新品种,其胰蛋白酶抑制剂的活性比一般大豆低 50%。另外,有人利用 RNA 干扰技术抑制了大豆胰蛋白酶抑制剂基因的表达,培育出不含有 KTI 的大豆品种。

二、植物红细胞凝集素

凝集素具有使红细胞聚集的能力,在自然界的动物、植物、微生物包括病毒中均有发现。由于最初是从植物中提取出来的,因此将它称为植物红细胞凝集素(phytohemagglutinin,PHA)。最早被描述的凝集素是1888年Stillmark从蓖麻中分离出来的蓖麻凝集素,它不仅能够凝集红细胞,还具有很强的毒性。随后又在相思豆中获得了另外一种具有毒性的红细胞凝集素——相思豆凝集素。大豆凝集素最初由Liener和Pallansch于1952年分离得到,1969年Catismpoolas和Meyer等用等电聚焦法确认。1975年Becker等研究了刀豆凝集素分子的三级结构。目前已成功分离出1000多种凝集素,其中大部分为豆类凝集素,有600多种。

PHA在植物中广泛存在,集中在子叶和胚乳的蛋白体中,含量随成熟的程度而增加,发芽时则迅速下降。PHA在豆类中含量较高,在豆科198个属的种子中,55.9%含有凝集素。PHA主要存在于大豆、菜豆和扁豆中。大豆籽粒有34%是蛋白质,其中0.8%为凝集素,脱脂后的大豆粗粉约含有3%的凝集素。在整粒的芸豆种子中,蛋白质的总含量为17%~23%,其中有2.4%~5%是凝集素。菜豆总蛋白占24%~25%,其中凝集素占0.6%。

PHA是一类能够特异性地与碳水化合物结合的蛋白或者糖蛋白,含有至少一个能够特异并且可逆地与糖基结合的非催化区,而且不改变所结合糖基的共价键结构。其最重要的特点是能够特异性地识别糖蛋白、糖脂等中的糖基,尤其是能够与红细胞表面的糖基特异性地结合,从而导致红细胞的凝集。对于那些糖基结合特异性已知的,称之为"lectin";糖基结合特异性未知的,称之为"hemagglutinins"。大豆中含有4种凝集素,都是糖蛋白,是由两对α和β链组成的糖蛋白系列物,所含的氨基酸基本相同,但碳水化合物的含量和等电点不同。它们都包含有甘露糖和葡糖胺,在主要的大豆凝集素中,分别为4.5%和1.0%,其特异性的糖基为N-乙酰-D-半乳糖胺。

PHA不被消化道的蛋白酶水解,由于其对糖分子具有高度的亲和性,可识别并与红细胞、淋巴细胞或小肠壁表面的特定受体细胞的糖基结合,具有能使人类和动物红细胞凝集的活性,可引起人和动物的血红细胞发生凝聚;损伤肠黏膜上皮细胞,导致其通透性增加;干扰多种酶(肠激酶、碱性磷酸酶、麦芽糖酶等)的分泌,引起碳水化合物、脂肪、氨基酸和维生素B_{12}的吸收不良和代谢障碍。PHA还可引起肠内肥大细胞去颗粒体,与淋巴细胞结合产生IgG类体液抗凝集素并对肠道产生的IgA有明显的拮抗作用。儿童对大豆红细胞凝集素较敏感,中毒后可出现呕吐、腹泻、头晕、头痛等症状。潜伏期为几十分钟至十几小时。

利用凝集素能够与特异性的糖基相结合且化学本质为糖蛋白的特点,可以检测凝集素的含量和活性。常用的方法有血凝试验、沉淀反应以及免疫学方法等。

PHA对热敏感,耐热性低于胰蛋白酶抑制剂,生大豆经过湿热处理可使其失活。将蚕豆和豌豆浸泡于水、盐水或碱水中煮10~20分钟后,其含有的植物红细胞凝集素可全部被灭活。在121℃的温度下膨化商品大豆,可使全部凝集素失活。而在豆种萌发的第4天,植物红细胞凝集素的活性降低90%。

三、异味物质

豆制品中的异味物质包括腥味物质和苦涩味物质,使豆制品带有豆腥味和苦涩味。腥味物质和苦涩味物质的组成十分复杂,腥味物质主要是挥发性的成分,中长链的羰基化合物可能是主要成分,某些呋喃的衍生物也与豆腥味密切相关。苦涩味物质是不挥发性的,主要是酚类、黄酮类。表9-2-2和表9-2-3列出的是迄今已分离鉴定的大豆及其豆制品中的异味物质。

表 9-2-2　大豆中的腥味物质

类别	化 合 物
醇类	
饱和醇	乙醇、丙醇、戊醇、异戊醇、异己醇、异庚醇
不饱和醇	1-戊烯醇-3、1-辛烯醇-3、2-辛烯醇-1、t-2-己烯醇-1、t-2-庚烯醇-1
取代醇	3-甲基丁醇
醛类	
饱和醛	甲醛、乙醛、丙醛、丁醛、戊醛、己醛、庚醛、辛醛、壬醛
烯醛	2-丁烯醛、2-戊烯醛、2-己烯醛、2-庚烯醛、2-辛烯醛、2-壬烯醛、2-癸烯醛、2-十一烯醛、t-2-己烯醛、t-2-辛烯醛
二烯醛	2,4-己烯醛、2,4-庚烯醛、2,4-辛烯醛、2,4-壬烯醛、2,4-癸烯醛、2,4-十二烯醛、2,6-壬烯醛
三烯醛	2,4,7-癸烯醛
二醛	丙二醛、顺丁烯二醛
酮类	
2位酮	2-丁酮、2-戊酮、2-己酮、2-庚酮、2-辛酮
3位酮	3-庚酮、3-辛酮
不饱和酮	1-戊烯酮-3
取代酮	3-辛烯酮-2、4-辛烯酮-3、乙基乙烯酮、戊基乙烯酮、2-甲基-5-辛烯酮、7-甲基-2-辛烯酮-4
环酮	2-甲基环戊酮、甲基乙基环戊酮、3-甲基-2-环戊烯酮
碳氢化合物	多种饱和与不饱和烃、呋喃、戊基呋喃、苯、苯醛、酚酮、丙酯、2-(1-戊烯基)呋喃、2-(2-戊烯基)呋喃

表 9-2-3　大豆中的苦涩味物质

类别	化 合 物
酚酸	丁香酸、香草酸、阿魏酸、龙胆酸、水杨酸、香豆酸、对羟苯基丙烯、羟苯酸
异黄酮衍生物	黄豆苷元、大豆球朊异黄酮苷元、染料木黄酮苷

　　豆制品中的异味物质有的是原料大豆带来的,有的是加工过程中产生的,特别是不加以控制的加工过程。大豆在加工过程中异味物质的形成源于不饱和脂肪酸的氧化,而脂肪氧化酶是促使不饱和脂肪酸氧化的主要因素。不饱和脂肪酸氧化后形成的氢过氧化物极不稳定,裂解后形成异味物质。目前已经公认,脂肪氧化酶是大豆制品异味增强的主要原因。

　　大豆脂肪氧化酶(lipoxygenase,LOX)最初由 Theorell 于 1947 年分离并精制为结晶。1973 年,Chan 发现大豆脂肪氧化酶含有三价铁离子。在酶促反应中,铁离子是不可缺少的电子传递体。该酶中还有 8 个含巯基氨基酸,其中 4 个为半胱氨酸残基,4 个为胱氨酸还原后生成的半胱氨酸残基。这就是说,大豆脂肪氧化酶中有两个二硫键。大豆中至少有 3 种脂肪氧化酶同工酶。1986 年王志海等报道,在我国东北大豆中发现 3 种脂肪氧化酶同工酶,其中两种(L-2 和 L-3)的最适 pH 接近6,且都在 pH 9.0 时没有活性,并且温度稍高即明显失活;而另一种(L-1)的最适 pH 为 9.0,最适温度为 25℃,且对温度的敏感性明显小于前两者,即使在 0℃ 以下,仍保持最适温度时 35% 的活性,40℃ 时,活性仍然较高,约为最适温度时 80% 的活性。

1967 年,Dolea 等在研究脂肪氧化酶催化多不饱和脂肪酸氧化机制时确认,脂肪氧化酶对底物的专一性很强,只可催化含顺,顺-1,4-戊二烯的直链脂肪酸、脂肪酸酯和醇如亚油酸、亚麻酸、花生四烯酸及其酯类的氧分子氧化,生成氢过氧化物,之后经自动氧化或酶催化,生成各种挥发性的氧化降解产物如醛、醇、酮、呋喃、环氧化物等,其中多种氧化产物具有异味,与大豆的腥味、苦涩味有关,直接影响豆类食品的质量。己醛最具代表性,当其水溶液的浓度为 1mg/kg 时,就能察觉到明显的青草味,因此可用其含量评定大豆制品的风味。1986 年,王志海等在研究大豆制品中的脂肪氧化酶活性与己醛含量的关系时发现,国产大豆在生长期间,特别是在储存期间,籽粒中有己醛存在;在室温下,虽然大豆的干粉中己醛的含量在短期内不会明显地增加,但用水浸泡后的大豆在磨碎时己醛的含量急速增加;在恒温、恒湿条件下储存粉碎后的大豆,己醛的含量明显增加。当储存温度为 25℃,相对湿度为 31% 时,经过 2 个月的储存,即使脂肪氧化酶的活性全部丧失,己醛的含量仍有所增加,原因是多不饱和脂肪酸及其酯类可自动氧化,但自动氧化生成的己醛的量仅为酶促反应生成量的 1/6。

虽然脂肪氧化酶催化生成的氢过氧化物可通过对胡萝卜素的漂白、对叶绿素的破坏、对蛋白质的氧化(氢过氧化物进入蛋白质的疏水区,将蛋白质的—SH 氧化成—S—S—,引起蛋白质三维空间构象的变化和带电基团转向蛋白质的表面,使水分子进入蛋白质胶体结构中,释放出结合的脂肪)而改善面团的工艺性能和产品质量,如改进面团的流动性、增大面包的体积和软度,但产生的不良气味也使产品的质量下降。因此,在很多情况下,破坏食品原料中的脂肪氧化酶是十分必要的。

脂肪氧化酶失活的方法有加热,酸、碱调节 pH,使用铁离子络合剂、巯基还原性化合物等化学抑制剂和有机酸。

加热使酶灭活是食品加工中最简单可行的方法,常用于生产脱腥豆粉、脱腥豆奶等。在生产中可采用干热处理法、汽蒸法、热水浸泡法、热烫法、热磨法等,主要的控制因素是热处理的温度和时间。干热处理要求高温瞬时,热空气的温度不能低于 120℃,但温度过高大豆易焦化,一般干热处理的温度为 120～200℃,处理时间为 10～30 秒,如在 170℃ 持续 15 秒即可。汽蒸法利用高温蒸气进行加热处理,用 120～200℃ 的蒸气加热 7～8 秒即可。热烫法是将大豆在 80℃ 以上的热水中保持一定的时间。加热到 85℃ 以上,脂肪氧化酶的活性很快丧失,基本上测不出氧化分解产物;温度低于 80℃,经过加热,虽然脂肪氧化酶的活性有一定程度的降低,但仍然保持一定的活性。一般是将浸泡过的整粒大豆和脱皮的豆仁在 80℃ 以上保温 18～20 分钟。热磨法是将浸泡好的大豆加沸水磨浆,在高于 80℃ 的条件下保温 10～15 分钟。加热钝化脂肪氧化酶的方法虽然简单易行,且已被广泛使用,但在脂肪氧化酶钝化的同时,蛋白质也随之发生变性,大豆蛋白的功能特性降低,带来一系列产品质量问题,如豆乳生产中的蛋白质溶出率低,产品易分层沉淀等。

通过加入酸碱调整 pH,使其偏离脂肪氧化酶的最适 pH,可以达到抑制该酶的活性,减少异味物质的目的。与热处理法配合使用,可以增强效果。常用的酸是柠檬酸,在热烫浸泡大豆时将 pH 调至 3.0～4.5;也可用 Na_2CO_3、$NaHCO_3$、$NaOH$、KOH 将 pH 调至 8.0 左右。

使用铁离子络合剂是一种温和的抑制脂肪氧化酶的方法。邻菲啰啉和钛铁试剂可通过络合脂肪氧化酶中的铁离子而抑制该酶的活性。柠檬酸是三元酸,也可与酶分子中的铁发生络合反应。

半胱氨酸和巯基乙醇为巯基还原性化合物,可破坏脂肪氧化酶分子中的二硫键。实验发现,在相同的作用时间内,巯基乙醇的抑制效果好于半胱氨酸。用 1.0mmol/L 的巯基乙醇在 25℃作用 0.5 小时,即可使脂肪氧化酶的活性丧失 85%;用 2.5mmol/L 的半胱氨酸,抑制作用则相对缓慢,但一经加入,即可部分地抑制该酶的活性。加入这两种巯基还原性化合物在 25℃作用几分钟即开始显效,特别是巯基乙醇;作用 120 分钟,两者的效果均最好。半胱氨酸不仅可以抑制脂肪氧化酶的活性,而且可以与已生成的挥发性物质如醛、环氧化物反应,减弱已形成物质的致腥程度。将巯基还原性化合物与铁离子络合剂联合应用,由巯基还原性化合物破坏酶分子的结构,使铁离子暴露,铁离子络合剂再络合酶分子中的铁,这样双重的破坏作用能提高对酶活性的抑制效果和程度,特别是邻菲啰啉和半胱氨酸联用。采用联用的方法在 20℃作用 120 分钟,几乎可使该酶完全失活。半胱氨酸、柠檬酸都是有机酸,可使 pH 降低到 3.5 以下,在泡豆的过程中,这样的酸碱度可使脂肪氧化酶处于钝化状态,两者联合应用也是较为理想的抑制大豆脂肪氧化酶的方法。

四、胀气因子

人和动物在食用一定量的豆类后常常出现胃肠胀气现象,表现为腹胀、腹痛等不适症状。豆类中的棉籽糖(raffinose)、水苏糖(stachyose)和毛蕊花糖(werbascose)等难消化的棉子糖族低聚糖,特别是棉子糖,被普遍认为是导致人和动物体内产生胀气的主要原因。棉籽糖、水苏糖和毛蕊花糖分别由一个、两个、三个半乳糖通过 α-D-1,6 糖苷键连接到蔗糖上组成。因为哺乳动物的消化系统缺少消化这 3 种低聚糖的 α-D-1,6 半乳糖苷酶和 β-D-果糖苷酶,因而它们不能被分解,在结肠内却被微生物分解,产生大量的 H_2、CO_2 以及少量的 CH_4 气体,同时使大肠内的 pH 降低,引起胀气。

因棉籽糖族低聚糖的含量不同,不同的豆类导致的胀气程度差异很大。Murphy 发现,菜豆、斑豆和加州小白豆引起胀气的程度相似,四季豆的一个品种"Jacobs Cattle bean"比其他豆类引起胀气的程度要小很多。豆类的成熟度与胀气程度也有关系,例如,未成熟的绿豆要比成熟的绿豆引起胀气的程度要小很多。甘薯也可能因含有棉籽糖而引起胀气。Truong Van Den 等发现,美国甘薯中含有大约 0.5%(以湿重计)的棉籽糖。

有研究指出,即使将豆类中的低聚糖完全除去,仍然可引起一定程度的胀气,说明除了低聚糖外,其他的碳水化合物和成分也可能引起胀气现象。脱糖后的残渣中到底是哪种成分导致胀气尚不确定,但可以确定的是,这些成分是不同于低聚糖类的一些不溶物。

Van Stratum 等人发现,在脱糖后的大豆残渣中,富含蛋白质的部分与小白鼠和人出现胃肠胀气关系不大。这意味着,在萃取后的残渣中,能导致胀气的成分不是蛋白质和低聚糖类。豆类中不能被人体消化的成分主要是纤维,这些成分可以被微生物发酵后产生胀气。纤维主要包括纤维素、半纤维素和木质素。Tadesse 的研究指出,食用半纤维素能够增加人体的胀气量,而纤维素、木质素和果胶却不能。食用纤维导致胀气的原因以及纤维在肠胃内的代谢过程尚需进一步研究。除了纤维可以导致胀气外,Hellendoorn 等发现,一些难消化的淀粉也能在体内发酵,产生胀气。抗性淀粉在大肠内全部或者部分发酵,产生短链脂肪酸,使大肠内的 pH 降低。Stephen 等人发现,在豆类、大米和土豆中大约有 2% ~20% 的淀粉未被人体消化。Dreher 等研究了不同淀粉的消化性,发现谷类淀粉的消化性要好于块茎和豆类淀粉。与豆类一样,甘薯在消化过程中也会产生胀气。用没有检测到棉籽糖族糖类但产生胀气的甘薯进行实验发现,甘薯导致胀气的成分主要是淀粉和难溶性成分,淀粉的含量与胀气的相关性很强,用烘烤、蒸、煮、高压蒸煮、微波处理等热处理方法使淀粉大量转化为可溶性的还原糖,能大大降低甘薯的胀气值。

降低豆类胀气因子的含量有许多方法。一些研究者发现,在豆科植物的种子中加入抗生素(如青霉素和链霉素)和抑菌剂能在一定程度上降低胀气程度,原因是它们通过抑制肠胃内微生物群的活性来降低胀气程度。但由此可能导致抗生素滥用,带来安全问题,因此不被大多数人所接受。另外,加入抗生素也在一定程度上改变了豆类食品的风味。

棉籽糖、水苏糖都是可溶性糖类。因此,将豆类在水中长时间浸泡,可将其中的大多数可溶性糖类洗掉。但对于不同的豆类,减少的量并不相同,菜豆和斑豆大约可降低 32.5% ~ 51.0%,黑绿豆大约可降低 45% ~80%。豆类浸泡一段时间后,再水煮一段时间,可以很好地去除其中的棉籽糖、水苏糖。浸泡和水煮组合是通过水对可溶性糖的萃取来实现的。Ku 等人先将豆类浸泡,然后按豆类与水 1 : 10 的比例煮沸,可脱去 33% ~59% 的胀气性糖类,并发现,糖类的减少量与浸泡时间的关系很大。在蒸馏水中浸泡后,再在沸水中煮 90 分钟,可以大大地降低绝大多数豆类中的胀气性糖类含量。红豆、孟加拉豆、绿豆和小扁豆用这种方法处理,低聚糖含量可以分别降低 60.8%、69.4%、66.2% 和 72.4%。先将豆类在开水中煮 3 ~ 4 分钟(煮后的重量为原来的 5 ~ 10 倍),然后捞出冷却,再放入蒸馏水中在室温下浸泡 16 小时,绝大多数低聚糖类溶入浸泡水中,豆类的胀气程度也随之降低。加州小白豆、黄豆、鹰嘴豆和斑豆等豆类通过这种方法可以将 90% 的胀气性糖类去除。

通过组合不同方法(调 pH、浸泡和发芽),可以将黄豆中的棉籽糖和水苏糖的含量降低 70%。

整粒黄豆加热烘炒不能去除棉籽糖、水苏糖;制作分离蛋白和豆腐时,棉籽糖、水苏糖可部分地减少;豆类发芽时可以消耗这些糖类,使胀气程度降低。黄豆发芽后可以除掉 70% 的胀气性糖类。但一些研究发现,绿豆、豇豆、加州小白豆、鹰嘴豆和黄豆通过发芽的方式并没有降低胀气程度。

发酵可降低或消除豆类中的胀气成分,因根霉可分解棉籽糖、水苏糖,故腐乳中不存在棉籽糖、水苏糖。经过 72 小时的发酵,发酵大豆制品中的绝大多数胀气性糖类被除掉。通过微生物制取 α-1,6-半乳糖苷酶,利用外源酶对豆类制品中的胀气性糖类进行分解,也可以降低胀气程度。Reynolds 利用固定化酶的方法,可以连续降解水溶液中的棉籽糖。Goel 和 Verma 发现,经过嗜酸乳杆菌或者明串珠菌属的发酵,绿豆、黑吉豆和小扁豆中的大多数低聚糖可以被除掉。Kon 等人利用豆类自生的 α-1,6-半乳糖苷酶来降低低聚糖含量,豆类在 45℃的条件下经过 24 ~48 小时内源酶的分解,37.8% ~95.4% 的胀气性糖类可以被分解。他们发现,大豆中糖类的分解速度小于其他豆类。

分子筛技术也可以用来降低豆类中低聚糖的含量。通过对多个豆类品种的筛选,可得到低聚糖含量低的新品种。

五、单宁

单宁(tanin)是广泛存在于豆类、谷物、蔬菜、水果等植物中的一类多酚化合物,在热带豆科植物中均可检测到,主要集中于种皮。单宁分为水解类和缩合类两大类型。前者是没食子酸及其衍生物与葡萄糖或多元酚主要通过酯键形成的化合物,后者是以黄烷-3-醇为基本结构单元的缩合物。

单宁与蛋白质的结合是其最重要的特征。单宁的大量酚羟基与蛋白质或酶的肽基（-NH-CO-）、氨基（-NH$_2$）以及羧基（-COOH）等可以氢键的形式发生多点结合，使蛋白质沉淀。单宁对蛋白质及酶的作用分为两步，首先是单宁在单个蛋白质分子表面结合，再在多个蛋白质分子间形成交联，从而使蛋白质凝聚乃至沉淀。单宁与唾液蛋白的结合达到一定程度时会引起收敛感和干燥感，产生涩味。单宁可抑制胰蛋白酶、脂肪酶、α-淀粉酶、纤维素酶、果胶酶的活性，影响蛋白质、脂肪、碳水化合物的消化，还能与钙、铁、锌、铜、铬等金属离子结合，形成环状的络合物，降低食物的营养价值。据国外报道，食物、饲料中单宁的含量在0.28%~0.94%时，蛋白质和能量的代谢率就会随单宁含量的增加而降低。而蚕豆中的单宁含量为0.3%~0.5%，所以过量食用蚕豆将会影响人体对蛋白质的消化率。动物实验结果表明，动物摄食含有大量单宁的植物可使其生长缓慢。

单宁影响食品的风味主要是从色和味两个方面。单宁很容易在空气中被氧化，若有多酚氧化酶的参与，氧化速度加快，氧化成醌类产物，成为食品色素的重要组成部分，使食品的颜色变黑。单宁还对天然色素起辅色作用。

剥壳去皮可有效地降低蚕豆中的单宁含量，提高蚕豆蛋白质的利用率。用清水、盐水、碱水浸泡也是降低单宁的简易方法。据测定，蚕豆在25℃的水中浸泡24小时，能浸出部分单宁。但由于蚕豆的种皮致密，使常温清水浸泡法需要的时间较长，营养损失较大，并且易使其发酵，因此常采用盐水浸泡来增加皮层的渗透性，缩短浸泡时间。

单宁对热不稳定，高温下可被破坏失活，蒸气加热、水煮、红外加热、微波处理等热处理法是用得最多的去除单宁的方法。Cana与Carre报道，通过加热和去皮处理后，豆类中的淀粉在动物体内的消化率有很大的提高，主要是由于单宁含量降低所致。

聚乙二醇-4000与单宁的结合能力较蛋白质强，能从蛋白质-单宁复合物中置换出蛋白质，即使在较宽的pH范围内（2.0~7.4）都可以与单宁发生沉淀反应。利用稀NaHCO$_3$溶液浸泡豆类，可有效降低单宁的含量，提高蛋白质的利用率。加入适量的蛋氨酸或胆碱作为甲基供体，可使单宁甲基化，促使其排出体外。

六、植酸

植酸（phytic acid），又名肌醇六磷酸（inositol hexaphosphoric acid，IP6），化学式为C$_6$H$_{18}$O$_{24}$P$_6$。1872首先由Pfeffer从植物种子中分离出来。1897年，Winterstein确定其为肌醇化合物。20世纪早期，被证实为肌醇-6-磷酸酯（hexaphosphate ester of inositol）。1919年，Posternak成功地进行了人工合成。

植酸广泛存在于植物体内，主要存在于植物的种子、根、块茎中，在种子中含量最高，作为磷酸盐的主要储存形式，以供发芽所需。植酸在豆类中的含量最高，为0.2%~2.9%，分布于整个子叶中，存在于蛋白体的亚细胞包含物中。在完整的豆类种子中植酸的含量为0.17%~9.15%，在豆粉和蛋白制品中为0.58%~4.20%，豆类食品中为0.05%~5.20%，大豆毛油中为0.004%~0.03%。大豆毛油和豆浆中的植酸含量最低。干豌豆中99%的植酸存在于子叶中，1%存在于胚轴中。谷类中植酸的含量为0.06%~2.20%，在棉籽及油菜籽中也可存在。Carnovele研究发现，豆类的植酸含量与蛋白质含量高度相关，同一原料的不同产品，其蛋白质:植酸（质量比）恒定，说明两者结合得较稳定。

植酸的磷酸根可以共价的形式与钙、钾、镁、铁、锌等金属离子结合，从而降低了磷和金属离子的可吸收性。植酸除了以 IP6 的形式存在外,还包括其水解产物:肌醇一、二、三、四、五磷酸盐(IP1、IP2、IP3、IP4、IP5),但只有 IP5、IP6 能使金属离子沉淀。大米中只有 IP6,在罐装豆芽、罐装四季豆、用大豆强化的汉堡包、以大豆为基础制成的婴儿配方食品、大豆浓缩蛋白、豆腐、白面包等加工食品中,IP6 占 40% 以上,其余的为 IP6 的水解产物。

1910 年,Starkenstein 发现,植酸可使钙沉淀。1934 年,Bruce 和 Callow 认为,植酸在人体内的主要作用是使膳食中的钙不被吸收利用。1940 年,Hoff-Jorgensen 在成人、儿童、婴儿和狗身上证实,植酸可抑制钙、镁、磷的吸收。1960 年,O'Dell 将植酸钠加入酪蛋白中喂养小鸡,发现其体重明显低于对照。之后在大鼠、猪等动物身上得到证实。后来确认,出现体重降低的原因是植酸抑制了锌的吸收,使蛋白质的合成受到影响。动物实验发现,将植酸含量高的大豆蛋白加入半纯化的饲料中,大鼠和鸡对锌的需要量加大。植酸作为一种络合剂,可与二价和三价阳离子形成不溶性的复合物,形成稳定的植酸盐,影响金属离子的吸收。体外实验发现,植酸与锌、铜形成的络合物是最稳定的。它与金属离子形成复合物的稳定性从高到低依次是:$Zn^{2+}>Cu^{2+}>Ni^{2+}>Co>Mn>Fe^{3+}>Ca^{2+}$。Champagne 研究了锌、铜同时存在时与植酸的结合情况,发现 pH、植酸与总金属离子的摩尔比值影响 Zn^{2+}、Cu^{2+} 与植酸的结合。在 pH 3.4~5.9、比值为 1:1~4:1,或 pH 3.4~5.0、比值为 5:1~6:1 时,锌与植酸形成的复合物较稳定;在比值<6:1 的情况下,当其中一个离子或两个离子有沉淀形成时,它们彼此间的结合即加强;而比值>6:1 时,则 Zn^{2+}、Cu^{2+} 竞争与植酸结合的位点。Davies 将植酸钠加入鸡蛋蛋白基础饲料中,观察不同的植酸/锌摩尔比值(Phy/Zn)和钙含量对大鼠体重增长和血浆锌水平的影响。发现 Phy/Zn 和钙含量对锌的生物利用率均有影响。随着钙含量的提高,大鼠耐受的最大 Phy/Zn 降低,说明钙可增强植酸对锌的抑制作用,且血浆锌含量比体重增长的反应更灵敏。1976 年 Oberleas 建议,在评价大鼠锌的生物利用率时,Phy/Zn 可能是有用的指标。现在常用植酸与金属元素的摩尔比值评估植物中金属元素的生物利用率,有利于铁、锌和钙吸收的参考值分别为:Phy/Fe<10、Phy/Zn<15、Phy/Ca<0.24。

植酸可通过氢键直接与淀粉链结合,也可通过蛋白质间接地与淀粉形成植酸-蛋白-淀粉复合体,使淀粉不能被淀粉酶充分水解。植酸还可与淀粉酶、半乳糖苷酶、脂肪酶结合,抑制其活性,导致碳水化合物和脂肪的消化利用率下降。用唾液对淀粉消化的体外实验显示,在生理 pH(7)、温度(37℃)下,培养液含 2% 的植酸时,可使淀粉消化率降低 50%,而钙可与植酸形成复合物抵消这种作用。Yoon 研究了植酸对淀粉消化和血糖反应的影响,发现人体血糖升高与食物中植酸的含量呈负相关。对 6 名健康者的试验显示,去除植酸和补充钙均可使血糖反应升高,去除植酸后再外加植酸又可使血糖反应降低。Thompson 认为,植酸抑制淀粉消化使餐后血糖上升减缓的原因可能是,植酸与维持淀粉酶活性所需的钙结合,抑制了该酶的活性。Inagawa 发现,植酸可抑制半乳糖苷酶对乳糖的水解。代谢动力学实验表明,这种作用是非竞争性的,可能植酸与底物、酶共同形成了复合物。大豆乳中植酸的含量与该项研究所用的植酸浓度相当,研究者提醒,应注意这类食品中的植酸和乳糖含量,以免引起乳糖不耐症。

Knuckles 用体内实验首先研究了 IP6、IP2 对脂肪酶活性的影响,含有相同数量活性磷酸根的 IP6(2mmol/L)和 IP2(12mmol/L)对脂肪酶活性的抑制率相同,进一步用 IP1~IP6 研究揭示,磷酸化程度与脂肪酶活性抑制率存在较好的线性关系。

植酸既可与食物蛋白质的碱性氨基酸残基结合形成难溶性的植酸与蛋白质复合物,也可螯合蛋白酶活性中心的金属离子,抑制胃蛋白酶、胰蛋白酶、胰凝乳蛋白酶的活性,导致食物蛋白质的消化利用率降低。Knuckles 用透析法研究发现,植酸及其水解物对胃蛋白酶的抑制作用比对胰蛋白酶的抑制作用更大。Nosworthy 用 ^3H 标记的植酸研究发现,植酸可与锌、大豆蛋白形成三元复合物,在复合物中,锌在植酸与蛋白质之间形成一个离子桥,阻碍蛋白质的水解,使其净利用率降低。

但植酸又具有抗氧化性,日益受到人们的重视。GB2760-2014 将其作为抗氧化剂,为植酸钠(sodium phytate)的形式。

因植酸主要存在于豆类的子叶、谷类胚乳的蛋白体中,脱皮和脱壳处理不但不能降低植酸含量,反而会使植酸的相对浓度增加。去除植酸的方法有:①浸泡:干的豆类有比较坚硬的种皮,浸泡是加工不可缺少的前处理工序。植酸可溶于水,浸泡后含量明显降低。浸泡的温度不仅会影响豆粒吸水的速度,也决定着内源植酸酶是否被激活。浸泡温度在 45～60℃时,内源植酸酶和酸性磷酸酶被激活,大部分植酸被水解。Lestienne 等的研究表明,大豆和绿豆用水浸泡 24 小时后,植酸含量降低 4%～23%。小麦和大豆按一定比例加水浸泡,可达到降低大豆中植酸的效果(植酸可降低一半)。Kalpanadevi 等发现,用 $NaHCO_3$ 溶液浸泡豆类籽粒有降低植酸含量的作用。②热处理:热处理简单易行,成本低,无溶剂残留。主要分为两类:焙炒、爆裂、微波加热等干热法;蒸煮、膨化等湿热法。植酸具有较高的热稳定性,常规家庭烹饪处理的温度较低,时间较短,只能将约 1/4 的植酸降解为 IP5～IP3 的混合物。在 100℃将大豆蒸煮 1h,仅能使 9% 的植酸降解;将浸泡 12 小时的绿豆再常压蒸煮、高压蒸煮和微波加热处理均未引起植酸含量的显著降低。而在食品工业中,140℃高温处理即可将豆类中 IP6 和 IP5 总量降低近 60%,但过度加热会破坏籽粒中的氨基酸和维生素,降低营养价值。③酶处理:利用植酸酶水解全脂大豆粉,既可降解大豆中的植酸,又可增加无机磷的释放量,并可提高可溶性金属离子的释放率。植酸酶与纤维素酶合用,可提高植酸的降解率。④发酵:乳酸杆菌及酵母均含有植酸酶,可酶解植酸。乳酸杆菌比酵母的作用更强。两者同时应用,作用得到加强。主要影响因素是发酵时间而不是温度。⑤酸提取:用 1mol/L 的 HCl 可提取大豆粉中 87% 的植酸。⑥发芽:豆类籽粒发芽时植酸含量降低主要是因植酸酶的活性增加,而 $NaHCO_3$ 溶液可激活植酸酶。在发芽温度 33℃、浸泡时间 3 小时和 $NaHCO_3$ 浓度为 0.20g/L 的最优条件下,发芽 4 天的大豆中植酸含量可降低 45.75%。El-Adawy TA 等研究发现,发芽降低植酸的效果好于水煮、高压蒸煮、微波蒸煮。同时发芽可富集 γ-氨基丁酸、异黄酮类化合物、生育酚等,降低胰蛋白酶抑制剂、脂肪氧化酶和植物红细胞凝集素等有毒成分,改善大豆的风味。⑦膜处理:大豆浓缩蛋白采用传统工艺生产时,所需的洗脱液体积较大,且终产品中含有大量的植酸。将蛋白提取液先经两性电极膜电解,调节 pH 至 6,再经透析膜过滤,可显著降低浓缩蛋白中植酸的含量,终产品中蛋白质的溶解度也大为提高。

七、抗微量元素因子

豆类的种子中存在多种有机酸,如植酸、草酸、柠檬酸等,这些有机酸在深加工的产品如分离大豆蛋白中也有一定量的存在。由于这些有机酸可与金属离子结合,阻碍了锌、铜、铁、锰等微量元素的吸收。其中对植酸的研究较为深入,具体情况参见本节"六、植酸"。

八、抗维生素因子

动物实验发现,大豆及杂豆含有抗维生素因子,用这些豆类作为饲料的主要成分饲喂动物可引起相应的维生素缺乏症。

大豆中含有抗维生素 D 的蛋白质,未经加热处理的大豆和大豆粉中含有此种蛋白质,而经高温蒸煮则可消除。用分离大豆蛋白饲喂小鸡,α-生育酚的需要量增加,推测其中可能含有 α-生育酚氧化酶。菜豆中有维生素 E 的拮抗物,通过热处理可部分消除。另有研究发现,未经加热的大豆中含有一种抗维生素 B$_{12}$ 且对热不稳定的物质,但该物质的结构和性质还有待进一步研究。

有关豆类中抗维生素因子的研究尚处于初始阶段,许多基本问题远未弄清。

九、致甲状腺肿物质

1959 年 VanWyk 等报道,婴儿中因饮用豆乳出现了甲状腺肿大的病例。Hydorirtz 也曾报道,大豆代乳粉可引起婴幼儿甲状腺肿大。动物实验也发现,用未经加热的大豆饲喂大鼠和小鸡可出现明显的甲状腺肿。1964 年 Greer 等的实验证明,大豆、油菜籽等十字花科植物中的致甲状腺肿物质的前体是硫代葡萄糖苷(glucosinolates),也称芥子油苷,简称硫苷,是含硫的次级代谢产物。至今为止,已被鉴定的硫代葡萄糖苷约有 70 余种,绝大多数作为阴离子并以钾盐的形式存在于植物体内,并且它们与硫代葡萄糖苷酶共存。所有的硫代葡萄糖苷可视为由两部分组成,一部分为非糖部分,另一部分为 β-D-葡萄糖,两者通过硫苷键连接。

1966 年 Belzile 等的动物试验表明,硫代葡萄糖苷是无毒的,但添加了硫代葡萄糖苷酶后会产生致甲状腺肿大的物质。1984 年,Bell 描述了硫代葡萄糖苷在硫代葡萄糖苷酶的作用下完整的酶解过程,硫代葡萄糖苷被酶解生成的糖苷配基可进一步生成腈类(nitriles)、硫氰酸酯(thiocyanates,TCs)、异硫氰酸酯(isothiocyanates,ITCs),其中某些异硫腈酸酯在中性条件下可自动环化成恶唑烷硫酮(oxazolidinethione,OZT)。硫代葡萄糖苷在无酶(如加温、加压)的条件下也会发生降解,其降解过程十分复杂,主要产物是腈类化合物和异硫氰酸酯。

硫氰酸酯、异硫氰酸酯又称为硫氰酸盐、异硫氰酸盐,后者主要包括萝卜硫素(sulforaphane,SFN,又称莱菔硫烷)、烯丙基异硫氰酸盐(allyl isothiocyanate,AITC)、苄基异硫氰酸盐(benzyl isothiocyanate,BITC,又称苯甲基异硫氰酸盐)、苯乙基异硫氰酸盐(phenethyl isothiocyanate,PEITC)。虽然异硫氰酸盐具有抗氧化、抗肿瘤、杀菌、抑制血小板凝集等生物学作用,但硫苷,特别是其降解产物异硫氰酸盐、硫氰酸盐、恶唑烷硫酮,影响动物甲状腺的功能和形态,是致甲状腺肿大的主要物质。它们阻碍膳食中碘的吸收,优先与血液中的碘结合而阻断甲状腺对碘的吸收,使合成甲状腺素所需的碘缺乏,致甲状腺素合成不足,并抑制甲状腺素的分泌。由于甲状腺素合成和分泌不足,引起垂体大量分泌促甲状腺激素,导致甲状腺代偿性增生肿大。

大豆异黄酮可能也与甲状腺肿大有关。体外试验和动物实验表明,大豆异黄酮可抑制甲状腺过氧化物酶的活性,而该酶具有催化酪氨酸碘化为 T4 和 T3 的作用,故大豆异黄酮可减少甲状腺素的形成,也是引起甲状腺代偿性增生肿大的原因之一。另外,大豆异黄酮也可以加强硫氰酸盐类的致甲状腺肿作用,其机制尚未明了。

大豆含有的致甲状腺肿大的成分还可能是由 2~3 个氨基酸组成的短肽,或是由 1~2 个氨基酸与 1 个糖分子组成的糖肽。这种糖肽能优先与碘结合,从而夺去了甲状腺所需要的碘,因缺碘而导致甲状腺肿大。

虽然硫代葡萄糖苷与硫代葡萄糖苷酶都是内源性的,但两者是分离的,硫代葡萄糖苷存在于细胞的液泡中,硫代葡萄糖苷酶存在于特定的蛋白体中。只有大豆被破碎后硫代葡萄糖苷酶被释放出来,并在合适的条件下(水、温度等),系列的酶解作用才能发生。故在系列的酶解作用发生前将硫代葡萄糖苷酶灭活有利于阻止致甲状腺肿物质的产生。可通过热处理和化学钝化处理的方法降低该酶的活性。低温短时间干热处理大豆粉很难灭活硫代葡萄糖苷酶,但随着温度的升高,时间的延长,可供酶解的硫代葡萄糖苷的含量急剧下降。经90℃、15分钟,或100℃、10分钟,或110℃、5分钟的干热处理,大豆中的硫代葡萄糖苷酶可被灭活,因而硫代葡萄糖苷不被酶解,保留率可达98%。采用干热处理和浸泡发芽结合的方法去除大豆中的致甲状腺肿物质、红细胞凝集素和胰蛋白酶抑制剂,去除率可达95%以上。利用米曲霉、酵母菌、乳酸菌等混合菌发酵豆粕,可将豆粕中的致甲状腺肿物质完全破坏。故虽然大豆中含有致甲状腺肿物质,但在豆粕中含量极微。

十、苷类

豆类中含有的苷类主要是氰苷和皂苷,它们都是糖苷。

氰苷存在于菜豆、豌豆、豇豆、利马豆中,其中以利马豆中的含量为最高。氰苷水解可产生氰化氢,每100g利马豆种子可产生210.0~321.0mg氰化氢。第一次世界大战期间,欧洲发生过因食用从缅甸、印度尼西亚的爪哇进口的利马豆而导致的严重氰化氢中毒事件。在热带国家和地区,这种中毒事件时有发生。去除氰苷的方法主要是蒸煮。蒸煮时,氰苷迅速水解,氰化氢可随蒸气大部分挥发掉。因氢氰酸的产生与酶的作用有关,高温可使酶失活。

皂苷主要存在于大豆和菜豆(四季豆)中,是类固醇或三萜类的低聚配糖体的总称,因其水溶液能形成持久性的泡沫而得名。大豆皂苷有5种化学结构,其糖类有半乳糖、葡萄糖、鼠李糖、木糖、阿拉伯糖等。皂苷的毒性主要体现在溶血性及其水解产物皂苷元的毒性。低浓度皂苷水溶液即可破坏红细胞,产生溶血。这可能是皂苷与胆固醇结合形成复合物导致。而皂苷元可强烈刺激胃肠道黏膜,引起局部充血、肿胀、炎症,以致出现恶心、呕吐、腹泻等症状。体外试验发现,大豆皂苷对红细胞有溶血作用,而四季豆皂苷可刺激消化道,引起中毒症状。

皂苷易溶于水和90%以下的酒精溶液,对热稳定,在酸性条件下遇热易分解。水煮是去除该类物质的有效方法。煮生豆浆时应防止"假沸"现象。由于在80℃左右时皂苷受热膨胀,形成泡沫上浮,出现"假沸"现象,而此时豆浆中的毒素并未完全被破坏。"假沸"之后应继续加热至100℃,泡沫消失,表明皂苷等有害成分受到破坏,然后再小火煮10分钟以彻底破坏豆浆中的有害成分,达到安全食用的目的。亦可以在93℃加热30~75分钟或121℃加热10分钟,可有效地消除豆浆中的有毒物质。应充分炒熟、煮透菜豆,以破坏其中所含的全部皂苷。炒菜豆时应充分加热至青绿色消失,无生硬感,勿贪图其脆嫩。此外,不宜水焯后做凉拌菜。如做凉菜,必须煮10分钟以上,熟透后才可拌食。

十一、引起蚕豆病的有害物质

食用蚕豆可使先天性缺乏葡萄糖-6-磷酸脱氢酶(glucose-6-phosphate dehydrogenase,G-6-PD)者发生以急性溶血性贫血为主要特征的疾病,症状包括发热、头痛、恶心、四肢酸痛、黄疸、血尿、抽筋、昏迷等,称蚕豆病(favism)。因此类患者的红细胞中缺乏G-6-PD,不能通过戊糖代谢旁路提供足够的NADPH,氧化型谷胱甘肽(GSSG)不能转变为还原型谷胱甘肽(GSH),不能保护含巯基的膜蛋白及酶免受氧化破坏,因而红细胞膜的机械脆性增加,导致红细胞膜破裂而溶血。该病是一种家族性遗传病,地中海地区的居民尤其是希腊人、意大利人、犹太人发病率较高。蚕豆病在我国的西南、华南、华东和华北各地均有发现，而以广东、四川、广西、湖南、江西最多。有 2/3 的蚕豆病患者发病与食用新鲜的或干的蚕豆有关，其余的是食用蒸煮过的蚕豆引起的。

蚕豆中究竟含有何种物质导致溶血？国外的观点倾向于从蚕豆中提取的蚕豆嘧啶葡糖苷（vicine，巢菜碱苷）、伴蚕豆嘧啶核苷（convicine）、蚕豆嘧啶（divicine）、异脲脒（isouramil）。巢菜碱苷（2,6-二氨基-4,5-二羟基嘧啶-5-β-葡萄糖苷，$C_{10}H_{16}N_4O_7$）和伴蚕豆嘧啶核苷（$C_{10}H_{15}N_3O_5$）在弱酸环境中可被 β-糖苷酶分别水解为蚕豆嘧啶和异脲脒。但这些物质都不能完美解释是如何诱发蚕豆病的。例如有些病例是食用浸水后煮熟的蚕豆得病，而这类物质有些是不耐热的。又如，这些物质都缺乏特异性，在其他一些豆类中也含有，而蚕豆病只是在吃蚕豆后发病。

研究发现，用蚕豆浸出液与缺乏 G-6-PD 的红细胞温育后，能使红细胞内 GSH 含量显著降低，高铁血红蛋白浓度增高。这一结果提示蚕豆浸出液中含有类似氧化剂的物质。研究者对从蚕豆中提取的蚕豆嘧啶葡糖苷、蚕豆嘧啶、异脲脒和多巴进行分析发现，它们均有抑制 G-6-PD 活性或减少缺乏 G-6-PD 的红细胞中 GSH 含量的作用，也有可能在体内这几种毒性物质有协同作用。蚕豆中引起溶血的物质仍未完全确定。

目前尚无很好的方法去除蚕豆中引起蚕豆病的有害物质。晒干、煮熟、漂水、油炸，甚至制成豆腐、酱油等都不能去除或完全去除。但将蚕豆制成粉丝食用，未见因食用蚕豆粉丝发病的报告，试管试验也未发现其中含有破坏 GSH 的"毒物"。

十二、抗原蛋白

自 20 世纪 30 年代首次发现大豆蛋白可引起婴儿腹泻、虚脱和肠道炎症反应以来，人们对大豆蛋白的研究便从未间断。现已从婴幼儿、仔猪和牛犊对大豆蛋白的过敏反应现象逐渐深入到大豆抗原蛋白的致过敏机制研究。

在大豆蛋白质中，大豆疏水蛋白、大豆壳蛋白、大豆抑制蛋白、大豆空泡蛋白、大豆球蛋白、α-伴大豆球蛋白、β-伴大豆球蛋白、γ-伴大豆球蛋白等均具有抗原性，其中大豆球蛋白和 β-伴大豆球蛋白是大豆中免疫原性最强的两种抗原蛋白。据报道，生大豆中具有抗原活性的大豆球蛋白和 β-伴大豆球蛋白含量分别占大豆总蛋白质含量的 10%～20% 和 1%～2%。由于在大豆所含的球蛋白 4 个组分（2S、7S、11S 和 15S）中，主要是 7S 组分和 11S 组分，其中 7S 组分主要是 β-伴大豆球蛋白，而 11S 组分主要是大豆球蛋白，因此常把 β-伴大豆球蛋白称 7S 球蛋白，大豆球蛋白称 11S 球蛋白。

大豆球蛋白和 β-伴大豆球蛋白引起过敏反应的机制可能为：虽然大部分大豆球蛋白和 β-伴大豆球蛋白被降解为肽和氨基酸，但有少部分未被降解，它们可穿过小肠上皮细胞间或上皮细胞内的空隙完整地进入血液和淋巴，刺激肠道免疫组织，产生包括特异性抗原抗体反应和 T 淋巴细胞介导的迟发性过敏反应。前者刺激肥大细胞释放组胺，引起上皮细胞通透性增加和黏膜水肿，后者则引起肠道形态变化，导致消化吸收障碍、生长受阻以及过敏性腹泻。大豆过敏多发于 5 岁以下的儿童，因其肠道黏膜屏障发育尚不成熟，未被降解的抗原蛋白可直接穿过小肠上皮细胞间或上皮细胞内的空隙进入血液和淋巴。但少数成年人也可发生。

由于大豆球蛋白和 β-伴大豆球蛋白均具有热稳定性，在 100℃ 下蒸、炒对其抗原性均没有影响。膨化加工大豆饼粕能降低仔猪血清中抗大豆蛋白和 β-伴大豆球蛋白抗体的效价,并能减轻大豆蛋白引起的过敏反应的程度,减轻细胞免疫反应的程度。豆粕经过热乙醇处理可使抗原蛋白的致敏活性部分丧失,最适条件:乙醇浓度为 65% ～ 70%,处理时间为 2h,温度为 80℃。乙醇可破坏蛋白质分子结构的次级键,使具有抗原活性的蛋白质显著变性而失去致敏作用,同时还有利于胃蛋白酶和胰蛋白酶对大豆球蛋白和 β-伴球蛋白的消化。在发酵过程中,曲霉分泌的蛋白酶可将大豆粕中的蛋白质水解为多肽,降低其抗原性。酸性蛋白酶 P2 和碱性蛋白酶 P1 都能不同程度地降低大豆蛋白的抗原性。

十三、脲酶

一般脲酶本身并没有毒性作用,但在一定的温度和 pH 条件下,生大豆中的脲酶遇水迅速将含氮化合物分解生成氨,从而引起氨中毒。

通过热处理可降低其活性。由于大豆及其制品中脲酶的含量与胰蛋白酶抑制剂的含量呈正相关关系,且两者的耐热性相似,因此常以脲酶活性来判断大豆的受热程度和估计胰蛋白酶抑制剂的活性。

第三节　豆类食品因污染带来的卫生问题及其控制措施

一、大豆及杂豆类

良好的原料是生产具有良好品质和卫生安全的产品的前提。作为食品原料的大豆及杂豆类(干豆)在种植、收获、运输、储存等过程中都有可能受到环境中生物性、化学性、物理性有害因素的污染,特别是种植和储存环节。一些有毒有害物质如霉菌毒素、残留的农药、重金属等,可能在生产加工过程中转移到豆类制品中,因此,干豆的卫生和安全控制是不可忽视的问题。

(一) 因污染带来的卫生问题

干豆与谷类的组织结构、种植方式相似,在田间生长和储存的周期较长,出现的卫生问题部分是相似的,但也有所不同。为了避免重复和限于篇幅,相似的卫生问题请参见第八章粮谷类食品的相关内容。

1. 霉菌及霉菌毒素　干豆的可食用部分主要是籽粒。干豆籽粒的组织结构完整,水分含量较少,水分活性较低,属于易保存的食品(stable foods)。干豆的种皮较厚,特别是大豆,结构完整的籽粒不易受到霉菌的入侵。我国于 1972—1974 年进行的全国食品中黄曲霉毒素 B_1 的普查结果表明,豆类很少受到污染。故 GB 2761-2011《食品中真菌毒素限量》已不设豆类黄曲霉毒素 B_1 的限量。但干豆的种粒上常附着有害的微生物,特别是霉菌,且种皮的透性强,种皮与子叶之间有较大的空隙,在潮湿的条件下极易吸湿,如果储存条件不当,也会因吸湿发生霉变、浸油赤变,特别是种皮受损的籽粒。

大豆收获后,籽粒的呼吸作用仍未停止,仍然不断地吸收氧气,排出二氧化碳和水分,并产生热量。呼吸作用会分解糖类、脂肪等营养成分,使酸价升高。水分的增加,温度及酸价的升高,内部酶活性的增强,会促进霉菌、细菌、酵母菌等各种微生物的繁殖,使大豆易发生霉变、浸油赤变,导致腐败变质,甚至产生霉菌毒素。

在一般储存情况下,当水分含量超过 13%,豆温超过 25℃,即发生霉变、浸油赤变。霉变开始时,豆粒变软,种皮灰白,继而豆粒膨胀,发软的程度加重,指捏有柔软感或变形,脐部泛红,发展下去,豆粒内部红色加深并逐步扩大,子叶蜡状透明,严重的有浸油脱皮现象,并有可能产生霉菌毒素。吸湿霉变现象大多发生在料堆的下部和上层,使料堆逐渐结块,更严重时变黑并有腥臭味。下部的水分主要来自吸湿,上层的水分则因结露。浸油赤变开始时,种皮光泽减退,随后由原来的淡黄色逐步变为深黄、红黄以至红褐色,两片子叶靠脐部的颜色变红,随后红色加深并扩大,进而呈蜡状透明,严重者有明显的浸油脱皮现象。浸油赤变的原因是,在高温高湿条件下,蛋白质凝固变性,破坏了脂肪与蛋白质共存的乳化状态,脂肪渗出呈游离状态,同时色素逐渐沉积,致使子叶变红。浸油赤变可以不伴随吸湿霉变单独出现,而吸湿霉变的干豆往往都会出现浸油赤变。

2. 农药 干豆易通过喷洒、从土壤和灌溉水中吸收等途径受到农药的污染。1990年我国12个省区食品中有机氯农药检测结果表明,包括豆类在内的9类食品样品中均有六六六和DDT残留。而1990年彭丽萍对黑龙江的43个大豆品种进行农药残留检测的结果为:在18个样品中检出了敌敌畏,含量为 0.05～0.38mg/kg,其他样品均在最低检测限(0.05mg/kg)以下,均没有超过国家规定的限量(2mg/kg)。但不规范使用农药因农药残留导致的事件如"毒豇豆"事件时有发生。出现这种不吻合现象的原因可能是,在 GB 2763-2012《食品中农药最大残留限量》颁布前,国家标准规定大豆中有残留限量的农药数量较少,在实际工作中检测的农药品种更少,只是针对有机氯如六六六和DDT、有机磷如敌敌畏等少数品种,这些农药大部分已经不再使用,而真正广泛使用的农药因需要的仪器设备价格昂贵和技术条件要求较高,却没有开展检测。

熏蒸剂是气体或易挥发成气体的液体或者固体农药,在豆类的储藏过程中,为了杀虫、防霉和灭鼠而使用,也会使豆类受到污染。常用的熏蒸剂有氯化苦(chloropicrin)、溴甲烷(methyl bromide)、磷化铝(aluminum phosphide)、硫酰氟(sulfuryl fluoride)等。国家标准GB 2763-2014《食品中农药最大残留限量》仅将氯化苦、溴甲烷作为熏蒸剂,设定了最大残留限量。

3. 重金属 豆类中的铅、汞、铬、砷等重金属主要来源于生产基地的土壤和灌溉水,部分来源于大气,特别是未经处理或处理不彻底的工业废水和生活污水。2002年全国普查的数据表明,大豆中砷的含量为 0.03～0.4mg/kg,铅的含量为 0.005～0.37mg/kg,汞的含量为 0.002～0.01mg/kg,没有超过国家标准规定的限量。

4. 有害植物种子 曼陀罗的果实呈卵形,表面有尖锐的刺,7～11月成熟,种子呈褐色至黑色,扁形,表面不平,全株有毒,含莨菪碱。中毒时产生与阿托品中毒相同的症状。

中华人民共和国卫生行业标准 WS/T 3-1996《曼陀罗食物中毒诊断标准及处理原则》规定了食源性曼陀罗食物中毒诊断标准、判定原则及处理原则。

诊断标准包括:流行病学特点、临床表现、实验室诊断。流行病学特点:有进食混有曼陀罗种子的豆类加工的食品史。临床表现:潜伏期一般为 0.3～3.0 小时。口干、皮肤干燥呈猩红色,尤其在面部显著,偶见红斑疹。头晕、心跳加速、呼吸加深、血压升高、极度躁动不安,甚至抽搐。多语、好笑或好哭、谵妄、幻觉、幻听、痉挛。有时体温升高,可达40℃,瞳孔散大、视力模糊、对光反应消失或减弱。严重者由躁狂、谵妄进入昏迷,血压下降、呼吸减弱,最后可死于呼吸衰竭。有的中毒者可不发热,皮肤不红,无红斑疹等。实验室诊断:按 GB/T 5009.36 中 2.12 鉴别曼陀罗籽,进行生物碱比色定性或薄层层析定性。根据流行病学特点和临床表现进行诊断。有条件时可进行生物碱比色定性或薄层层析定性。

处理原则包括：①催吐：用0.05%高锰酸钾溶液、2%鞣酸溶液洗胃，洗胃后用硫酸镁导泻；②解毒治疗：皮下注射毛果芸香碱或肌内注射水杨酸毒扁豆碱；③对症治疗。

现行的GB 2715-2016《粮食卫生标准》规定，豆类中不得检出麦角，曼陀罗籽及其他有毒植物的种子≤1粒/kg。

5. 仓储害虫　仓储害虫属于节肢动物门（*Arthropoda*）、昆虫纲（*Insecta*）和蛛形纲（*Arachnida*），大多属于昆虫和螨，滋生于豆类、谷类等储存期长的干燥食品中。昆虫可对豆类直接造成危害；而螨则易在被前者破坏的豆类破碎粒和碎屑中繁殖，导致豆类发霉变质，其代谢产物和排泄物可对人体造成伤害。豆类中常见的昆虫有：

（1）甲虫：甲虫是鞘翅目（*Cleoptera*）昆虫的俗称，有卫生学意义的主要包括象虫科、豆象科、长蠹科、皮蠹科中的一些种。甲虫在我国分布较广，是仓储害虫中种类最多的一类，易滋生于干燥食品中。

象虫科（*Curculionidae*）象虫属（*Sitophilus*）中的玉米象（*S. zeamais*）、谷象（*S. oryzea*）、米象（*S. Ggranarius*）是世界性分布的仓储害虫。在储存的过程中，豆类易受到玉米象、米象的污染，使豆类的破碎粒和碎屑增加，湿度增大，招致腐食酪螨（*Tyrophagus putrescentiae*）和粗脚粉螨（*Acarus siro*）等粉螨在其中繁殖，其携带的霉菌孢子常导致豆类发霉变质及霉菌毒素残留。粉螨的代谢产物和排泄物具有毒性，人与被污染的食品接触可发生螨性皮炎（*acarodermatitis*），皮肤上出现红斑、丘疹、疱疹和脓疮。人误食或吸入后可发生螨病（*acariasis*），出现肺螨症（*pulmonary acariasis*），患者有支气管炎或支气管哮喘的症状；粉螨随食物进入消化道，可侵害肠黏膜，引起肠炎，出现肠螨症（*intestinal acariasis*）；并可引起孕妇流产。

豆象科（*Bruchuidae*）有58个属，约1400余种，其中84%以豆科植物种子为食，常在蚕豆、豌豆、扁豆、豇豆、菜豆中生长，给食用豆类带来严重危害。常见的种类有豌豆象、蚕豆象、绿豆象、菜豆象等。豌豆象（*B. pisorum*）俗称豆牛，幼虫主要危害豌豆、蚕豆，损失可达60%。蚕豆象（*B. rufimanus*）于20世纪30年代日本侵华时期随日本的马饲料传入我国，现已遍及国内20多个省区，为蚕豆种植业和蚕豆仓储的大害虫，主要危害蚕豆和豌豆，对蚕豆造成的损失可达20%~30%。绿豆象（*Callosobruchus chinensis*）是豆类和莲子的大害虫，尤以绿豆、赤豆和豇豆被害严重，不但能在仓内生长繁殖，还能在田间、加工厂生长繁殖。

长蠹科（*Bostrychidae*）有500余种，危害严重的主要是谷蠹和大谷蠹。谷蠹（*Rhyzopertha dominica*）耐热、耐干能力较强，食性杂，分布于全世界，为热带和亚热带地区的重要仓储害虫，成虫和幼虫摄食禾谷类、豆类、干果、粉类、豆饼等，以稻谷和小麦被害最严重，并引起储粮发热。大谷蠹（*Prostephanus truncatus*）为我国规定的对外检疫危险性害虫，主要危害玉米、木薯干和甘薯干，其次是软质小麦、糙米、花生、豇豆、扁豆、可可豆等，为农家储藏玉米的重要害虫，危害可发生于玉米收获前和贮藏期间。

皮蠹科（*Dermestidae*）有14个属，约1000多种，大多危害动物性食品。谷斑皮蠹（*Trogoderma granarium*）为国际危险性害虫，是我国规定的进境检疫害虫之一，严重危害豆类、禾谷类及其制品、花生仁、花生饼、干果、坚果和棉籽等，还可蛀食奶粉和鱼粉等动物性食品。对谷物造成的损失率为5%~30%，有时高达50%。

在国内分布较广、可对豆类造成危害的其他甲虫还有：大谷盗（*Tenebroides mauritanicus*），除危害豆类外，还危害原粮及其加工制品、油料、干果、糕点、酒曲、肉类等，喜食种子的胚部；长角扁谷盗（*Cryptolestes minutus*），除危害豆类外，还危害已破碎和损伤的稻谷、油料、面粉、酒曲、干果、可可等，以对粉类和油料造成的危害为最严重。

（2）蛾类：鳞翅目（*Lepidoptea*）中的蛾类通常出没于干燥食品中。可对豆类造成危害的蛾类有螟蛾科中的粉斑螟蛾（*Cadra cautella*），分布于全世界，国内除西藏外均有分布。幼虫除危害豆类外，还危害稻谷、玉米、高粱、小麦、大麦、花生、大米、面粉和干果；印度谷螟（*Plodia interpunctella*）分布于全世界，国内以华北和东北地区为特别严重。幼虫除危害豆类外，还危害玉米、小麦、油料、谷物、谷粉、大米、米面制品、奶粉、糖果、香料、干果、干菜、蜜饯等食品，以豆类、禾谷类、油料及谷粉被害最为严重。幼虫吐丝，将食品连缀成团块或长茧，排出的粪便有臭味，对食品造成严重污染。

（3）蟑螂：蜚蠊目（*Blattaria*）中的蜚蠊俗称蟑螂（cockroach），呈世界性分布，是全世界食品厂和饮食服务场所内最常见的一类害虫，约有4000多种，国内有168种，其中德国小蠊（*Blattella germanica*）和美洲大蠊（*Periplaneta americana*）为全国性分布，密度大，危害重。蟑螂通常于夜间活动，白天隐藏在暖和无光的狭缝、靠近水的场所，主要滋生于食品厂、储藏间、食品店、食堂、饭店、居室。蟑螂为杂食性昆虫，嗜食黄豆、饭莱、糕点、水果、白糖等新鲜食品、变质食品，以及人类排泄物、昆虫尸体、腐烂物等，在摄取食物时毁坏食品，排粪污染食品。而且蟑螂常携带志贺菌、伤寒杆菌、霍乱弧菌、沙门菌、变形杆菌、脊髓灰质炎病毒和其他食物中毒病原菌等50多种微生物、蛔虫卵、钩虫卵、蛲虫卵等寄生虫卵，以及阿米巴和贾第虫包囊等，通过接触食品、食具和食品加工用具而传播病原体，危害人类健康。

（二）卫生安全管理

应该按照《中华人民共和国农产品质量安全法》及相关法律法规的要求，加强包括干豆在内的食用农产品生产环节的监督管理，从源头上保证其卫生安全。按照 GB 31621-2014《食品经营过程卫生规范》的相关规定，加强采购、运输、验收、贮存、销售，特别是储存和运输环节的管理。

1. 产地管理　农产品产地是指植物、动物、微生物及其产品生产的相关区域。农产品产地安全，是指农产品产地的土壤、水体和大气环境质量等符合生产质量安全农产品要求。县级以上地方人民政府农业行政主管部门应当建立健全农产品产地安全监测管理制度，加强农产品产地安全调查、监测和评价工作，健全农产品产地安全监测档案；省级以上人民政府农业行政主管部门应当分别设置国家和省级监测点，监控农产品产地安全变化动态。农产品产地有毒有害物质不符合产地安全标准，并导致农产品中有毒有害物质不符合农产品质量安全标准的，应当划定为农产品禁止生产区。县级以上人民政府农业行政主管部门应当制定农产品产地污染防治与保护规划，采取生物、化学、工程等措施，对农产品禁止生产区和有毒有害物质不符合产地安全标准的其他农产品生产区域进行修复和治理。禁止在有毒有害物质超过规定标准的区域生产、采集食用农产品和建立农产品生产基地。禁止任何单位和个人向农产品产地排放或者倾倒废气、废水、固体废物或者其他有毒有害物质。农业生产用水和用作肥料的固体废物，应当符合国家规定的标准。农产品生产者应当合理使用肥料、农药、农用薄膜等农业投入品。禁止使用国家明令禁止、淘汰的或者未经许可的农业投入品。

2. 农业投入品的管理　对可能影响农产品质量安全的农药等农业投入品实行许可制度。国务院农业行政主管部门和省、自治区、直辖市人民政府农业行政主管部门应定期对可能危及农产品质量安全的农药等农业投入品进行监督抽查。县级以上人民政府农业行政主管部门应当加强对农业投入品使用的管理和指导，建立健全农业投入品的安全使用制度。农业科研教育机构和农业技术推广机构应当加强对农产品生产者质量安全知识和技能的培训。农产品生产者应当合理使用农业投入品,严格执行农业投入品使用安全间隔期的规定,防止危及农产品质量安全。禁止在农产品生产过程中使用国家明令禁止使用的农业投入品。

3. 建立农产品生产记录制度　农产品生产企业和农民专业合作经济组织应当建立农产品生产记录,如实记载下列事项:①使用农业投入品的名称、来源、用法、用量和使用、停用的日期;②植物病虫草害的发生和防治情况;③收获的日期。农产品生产记录应当保存2年。禁止伪造农产品生产记录。

4. 农产品质量安全市场准入制度　农产品批发市场应当设立或者委托农产品质量安全检测机构,对进场销售的农产品质量安全状况进行抽查检测。发现不符合农产品质量安全标准的,应当要求销售者立即停止销售,并向农业行政主管部门报告。

5. 农产品包装和标识的管理　农产品生产企业、农民专业合作经济组织以及从事农产品收购的单位或者个人销售的获得无公害农产品、绿色食品、有机农产品等认证的农产品及省级以上人民政府农业行政主管部门规定的其他需要包装销售的农产品,须经包装或者附加标识后方可销售。包装应当符合农产品储藏、运输、销售及保障安全的要求。包装物或者标识上应当标明品名、产地、生产者、生产日期、保质期、产品质量等级等内容;使用添加剂的,还应当按照规定标明添加剂的名称。

包装农产品的材料和使用的保鲜剂、防腐剂、添加剂等物质必须符合国家强制性技术规范要求。

属于农业转基因生物的农产品,应当按照有关规定进行标识。销售获得无公害农产品、绿色食品、有机农产品等质量标志使用权的农产品,应当标注相应的标志和发证机构。

6. 农产品质量安全的监测　县级以上人民政府农业行政主管部门应当按照保障农产品质量安全的要求,对生产中或者市场上销售的农产品进行监督抽查。监督抽查检测委托符合规定条件的农产品质量安全检测机构进行。

农产品生产企业和农民专业合作经济组织,应当自行或者委托检测机构对农产品质量安全状况进行检测;经检测不符合农产品质量安全标准的农产品,不得销售。

农产品批发市场应当设立或者委托农产品质量安全检测机构,对进场销售的农产品质量安全状况进行抽查检测。发现不符合农产品质量安全标准的,应当要求销售者立即停止销售,并向农业行政主管部门报告。

7. 农产品质量安全的监督检查　县级以上人民政府农业行政主管部门在农产品质量安全监督检查中,可以对生产、销售的农产品进行现场检查,调查了解农产品质量安全的有关情况,查阅、复制与农产品质量安全有关的记录和其他资料;对经检测不符合农产品质量安全标准的农产品,有权查封、扣押。

8. 农产品质量安全的风险分析及信息的发布　国务院农业行政主管部门设立由有关方面专家组成的农产品质量安全风险评估专家委员会,对可能影响农产品质量安全的潜在危害进行风险分析和评估。国务院农业行政主管部门根据评估结果采取相应的管理措施,并及时通报国务院有关部门。

国务院农业行政主管部门和省、自治区、直辖市人民政府农业行政主管部门应当按照职责权限,发布有关农产品质量安全状况的信息。

9. 建立农产品质量安全责任追究制度　县级以上人民政府农业行政主管部门在农产品质量安全监督管理中发现:①含有国家禁止使用的农药或者其他化学物质的;②农药等化

学物质残留或者含有的重金属等有毒有害物质不符合农产品质量安全标准的;③含有的致病性寄生虫、微生物或者生物毒素不符合农产品质量安全标准的;④使用的保鲜剂、防腐剂、添加剂等材料不符合国家有关强制性技术规范的;⑤其他不符合农产品质量安全标准的农产品,按照农产品质量安全责任追究制度的要求,查明责任人,依法予以处理或者提出处理建议。

10. 推广实施良好农业规范 良好农业规范(good agricultural practices,GAP)是针对初级农产品生产的操作规范,它关注种植、采收、清洗、包装、储藏和运输过程中的有害物质和有害微生物危害的控制。

我国于 2004 年开始了良好农业规范国家系列标准的研究工作。国家标准化管理委员会于 2005 年 12 月 31 日发布了《良好农业规范》系列国家标准(11 项)。2006 年 1 月 24 日,国家认证认可监督管理委员会发布了《良好农业规范认证实施规则(试行)》,作为认证试点和建立良好农业规范认证示范基地的依据,并通过第三方认证的方式来推广实施 GAP。《中国良好农业规范系列国家标准》(通用部分)适用于认证机构开展包括豆类在内的作物生产的良好农业规范认证活动。

11. 仓储的卫生安全管理 干豆的仓储除了应符合 GB 31621-2014《食品经营过程卫生规范》的相关规定外,更应注意控制豆温、含水量、库温、相对湿度,抑制呼吸,建立和完善干豆的仓储和烘干设备,应用仓储技术和烘干技术进行综合管理。在干豆入仓前,加强清理、烘干参数的控制,清除豆粒中夹带的杂草、树叶、豆叶等易发生腐烂和增加水分的杂质,采用日晒、机械烘干的方法降低含水量。但过度的干燥会引起"石豆"的产生。在储存的过程中,应对豆温和水分进行监测和分析,将含水量控制在安全水分(11%~13%)以下,并控制储存的温度在 0~10℃、相对湿度在 70% 以下,以抑制豆粒的呼吸作用,是防止质变的关键。可采用自然通风和机械通风、全仓密闭和单包密闭储存的方法降低储存的温度、湿度,密闭储存还可以创造缺氧的环境,既可以抑制大豆的呼吸,也可以抑制微生物和仓储害虫的繁殖。另外,还应加强仓内卫生清理和灭菌工作。

12. 运输过程的安全卫生管理 豆类的运输应符合 GB 31621-2014《食品经营过程卫生规范》的规定。具体地说,应注意以下方面:运输豆类应使用专用运输工具,严禁与农药、化肥、化工产品及其他有毒有害物质混装,也不得使用运输过上述物质的车船等运输工具,防止交叉污染。运输工具应具备防雨、防尘设施,最好采用封闭式的车厢和船舱。运输工具应具备相应的预防机械性损伤的保护性设施,并保持正常运行。运输过程操作应轻拿轻放,防止包装材料破损,使豆类受到污染、损失和机械性损伤。运输工具和装卸豆类的容器、工具和设备应保持清洁,定期消毒。在运输过程中应符合保证食品安全所需的温度。应采用符合国家相关法律法规及标准的食品容器或包装材料进行密封包装后运输,防止运输过程中受到污染。

二、豆制品

(一) 因污染带来的卫生问题

豆制品的卫生问题主要包括各种有毒有害物质的污染、掺杂使假带来的卫生问题、原辅料自身的毒性。污染主要来源于 3 个方面:原辅料受到污染、加工过程中受到污染、储存运输过程中受到污染。

1. 微生物污染 传统非发酵豆制品豆腐、豆腐干、千张的营养丰富,含水量高,是微生物繁殖的天然培养基,一旦受到污染,微生物的生长繁殖非常迅速,极易引起腐败变质。

豆制品常见的卫生问题是菌落总数、大肠菌群超标。2004年12月卫生部通告的非发酵豆制品的抽检结果如下:据上海等11个省级卫生行政部门报告,经对351份非发酵豆制品的菌落总数、大肠菌群、致病菌等卫生安全指标进行抽检,依据GB 2711-2003《非发酵豆制品及面筋卫生标准》判定,143份合格,合格率为40.7%,菌落总数超标是不合格的主要原因。在208份不合格样品中,190份菌落总数超标,占91.3%;137份大肠菌群超标,占65.9%;117份菌落总数和大肠菌群均超标,占56.3%。梁青2008年报道,对郑州市中原区加工、销售的143份非发酵性豆制品的检测结果为:在不合格的75份样品中,菌落总数、大肠菌群均超标的54份,占不合格样品的72.0%;单项菌落总数超标的7份,占不合格样品的9.3%;单项大肠菌群超标的14份,占不合格样品的18.7%。曹玮等2012年报道,对北京市西城区373家餐饮单位自制凉菜进行菌落总数、大肠菌群及金黄色葡萄球菌、沙门菌、志贺菌检测的结果为,共检测熟制豆类或坚果样品179件,合格的156份,合格率为87.15%,导致样品不合格的原因为菌落总数和/或大肠菌群超标,均未检出致病菌。对吴江市2004~2008年各类食品进行菌落总数和大肠菌群检测的结果是,在571份豆制品样品中,菌落总数不合格的313份,大肠菌群不合格的299份,合格率分别为54.8%和52.4%,且各年份间无显著差异。2010年国家质检总局共抽查了北京等15个省、直辖市136家企业生产的140种豆制品产品,有10种产品大肠菌群、菌落总数检验结果不符合相关标准的规定。2013年国家食品质量监督检验中心(上海)发布的《我国豆制品行业质量调研报告》揭示,大城市豆制品的微生物指标抽检结果明显好于全国总体水平,在上海市2011年抽检的40批次中,仅1个批次菌落总数超标,合格率为97.5%,而在同期国家质检总局对16个省市的抽查中,有13种产品菌落总数不合格,合格率为88.8%。

导致豆制品菌落总数、大肠菌群超标的原因主要有:在简陋的作坊中生产,基本卫生设施不完善,生产设备只清洗不消毒,加工场所距离猪圈、垃圾场等污染源很近;从业人员无健康证,卫生意识差,不洗手而接触豆浆、辅料和器具;加热温度等工艺参数模糊;点浆时通过凝固剂带入微生物(有的品牌葡萄糖酸-δ-内酯使豆浆中的细菌总数增加1.3×10^4 CFU/ml,盐卤中含耐盐微生物高达6.3×10^4 CFU/ml,甚至用病人用过的石膏点浆);直接从田间收获的原料大豆携带大量的土壤微生物,特别是芽胞杆菌,未经筛选即使用;在常温下储存、运输、销售过程中的二次微生物污染。

传统发酵豆制品的微生物污染包括霉菌、致病菌及其毒素的污染。豆豉的制曲条件很适合黄曲霉产毒,采用天然制曲法制取曲霉曲生产豆豉,易受黄曲霉的污染。据调查,农户自制的豆豉,黄曲霉毒素的污染率高达22%~57%。对成熟后的豆豉进行$AFTB_1$检测发现,46份样品中,64.7%的样品$AFTB_1$的含量大于$15\mu g/kg$。GB 2761-2011《食品中真菌毒素限量》规定了腐乳类、纳豆、豆豉、豆豉制品等发酵豆制品中$AFTB_1$的限量指标($5.0\mu g/kg$)。采用天然制曲法制取细菌曲生产豆豉,由于厌氧作用,易使肉毒梭菌生长,产生肉毒毒素。西昌、新疆均发生过因食用豆豉引起肉毒毒素中毒的事件。

2. 化学性污染 在加工过程中使用的食品添加剂质量不合格或量过大可对豆制品造成污染。豆制品生产过程中使用的凝固剂、消泡剂、着色剂、膨胀剂、防腐剂等食品添加剂,若质量不合格可造成铅、砷等重金属污染。由于海洋,特别是沿海海水受污染越来越严重,浓缩后盐卤中的有害物质不仅含量高,而且成分复杂,常含有汞、铅、砷、钡等,成为豆制品的卫生问题。但包括国家质检总局2010年抽查在内的多项调查均未发现豆制品中重金属超标。

因传统非发酵豆制品中微生物极易繁殖,有些企业为了延长产品的保质期常超范围或过量使用防腐剂,如超范围使用苯甲酸钠、山梨酸钾。豆腐类制品的生产加工不允许使用漂白剂,而有些企业为了使产品外观洁白好看,超范围使用漂白剂亚硫酸钠(可用于腐竹类)。吊白块(甲醛次硫酸氢钠)除了有漂白作用外,还可以保鲜、增加韧性、提高产品得率,这种非法添加物也被有些企业用于豆制品的生产加工中。对张家港市14家豆制品加工厂调查发现,有4家生产真空包装豆腐干的工厂使用了苯甲酸钠,其余10家豆制品厂中有5家使用油脚作消泡剂。在苏州市35个农贸市场和超市随机抽取的6种豆制品共167件样品中,检出吊白块的有28件,检出率达16.77%,尤其是腐竹和豆腐皮,检出率分别为28.13%和29.63%。2010年国家质检总局在15个省的140种豆制品产品中发现,有10种产品超量或超范围使用食品添加剂苯甲酸、山梨酸、糖精钠、甜蜜素、柠檬黄。《我国豆制品行业质量调研报告》揭示,豆制品行业仍然存在滥用苯甲酸、山梨酸、脱氢乙酸、甜蜜素等食品添加剂,非法使用吊白块的情况。

豆制品的脂肪含量较高,氧可使脂肪发生氧化褐变,产生过氧化产物,不但因异味而使豆制品失去食用价值,还会产生毒性作用。

豆制品的种类繁多,制作方式各异,使用的包装材料也大不相同。包装材料陶瓷、玻璃中所含的重金属,塑料、复合包装材料中所含的单体等低分子化合物、添加剂的迁移所带来的安全性问题见相关章节。

(二) 抗营养因子

豆制品的卫生安全问题还有抗营养因子的问题。虽然抗营养因子不是污染物而天然存在于大豆原料中,但加工过程中未能完全消除也是一个不可忽视的卫生问题。国家标准GB 22570-2014《辅食营养补充品》要求,用大豆类及其加工制品作为原料应经过高温等工艺处理消除抗营养因子。

豆制品中主要的抗营养因子是胰蛋白酶抑制剂、植物红细胞凝集素、脂肪氧化酶,特别是胰蛋白酶抑制剂的热稳定性是豆制品加工最为关注的问题。因为在80℃时,脂肪氧化酶的活性已基本丧失,但胰蛋白酶抑制剂的活性仍保留80%以上,而且延长热处理时间并不能降低它的活性。提高温度,如采用100℃以上的温度处理,虽然它的活性降低很快,但温度过高,会使赖氨酸等碱性氨基酸的氨基和还原糖发生美拉德反应,减少游离氨基酸精氨酸、胱氨酸、蛋氨酸、异亮氨酸的含量,还会使蛋白质以化学交联的形式形成聚合体,降低蛋白质的营养价值。

(三) 卫生安全管理

多项调查结果表明,豆制品的卫生问题主要来源于原辅料,加工、运输和销售过程的污染,特别是微生物污染。因此,除了应按照国家食品安全标准GB 31621-2014《食品经营过程卫生规范》对豆制品的原料采购、运输、验收、贮存、销售等经营过程中的食品安全要求进行管理外,还应重点对豆制品的加工过程进行管理。

在豆制品的加工过程中,应对原料豆进行充分的浸泡、脱皮、加热,以去除有毒有害物质和特有的豆腥味;改进手工操作方式,减少生产经营过程中的污染,采取洗刷、蒸煮等消毒灭菌措施,降低豆制品中微生物的含量;严格按照《食品添加剂使用标准》中规定的品种和使用量正确选用食品添加剂。

应采用GMP和HACCP等一些先进的现代化管理方式加强豆制品加工过程的标准化及

卫生安全管理,建立相关的管理制度,如从业人员健康管理制度、从业人员食品安全知识培训制度、进货查验记录制度、库房管理制度、有毒有害物质管理制度、设备设施检修制度、场所设施设备清洁制度、虫害灭除/控制制度、卫生检查制度、出厂检验记录制度、投诉处理制度、食品安全突发事件应急处置方案及各生产加工环节的操作规范等。豆制品加工企业应严格执行相关的管理制度,从业人员应搞好个人卫生,严格按照规定的程序更衣、洗手、消毒,穿戴工作衣帽。加工用的机械设备、工具与容器,如浆渣分离机、模具、包布等应严格清洗、消毒。此外,还应搞好加工场所的卫生,合理安排加工车间的布局,增设排风降温措施,保持车间内外环境的清洁,以免造成交叉污染和二次污染。

应按照 HACCP 的要求对加工豆制品的各个工序进行危害分析,确定关键控制点和关键限值。以豆腐为例,采用 HACCP 技术进行卫生安全管理的核心应包括以下方面。

1. 各工序的危害分析

(1) 选料:原料大豆在收割、储存期间水分含量过高可导致霉菌生长,发生霉变,产生霉菌毒素。大豆在种植时过量使用农药可造成农药残留、重金属(铅、镉、铬)超标,污水灌溉也可使重金属超标。使用不合格的水可造成致病菌污染。使用不合格的食品添加剂可造成重金属超标。

(2) 除杂:将原料大豆中的物理性杂质去除,此工序不会新增危害。

(3) 浸泡:使用不合格的水可造成致病菌污染。浸泡时间和温度控制不当,微生物易繁殖,易发酸变质。浸泡过程可减少胰蛋白酶抑制剂等抗营养因子而不新增有害物质,此工序不会增加新的物理性危害和化学性危害。

(4) 磨浆:使用不合格的水可造成致病菌污染。设备和工具清洗不干净会造成微生物污染。使用新铲修的石磨,如果碎石屑脱落,易新增物理性污染,但这只是偶然的。

(5) 滤浆:生浆法滤浆易造成微生物污染。设备和工具清洗不干净会造成微生物污染。

(6) 煮浆:加热可杀菌消毒,清除抗营养因子。消泡剂的选择和使用如果不符合标准会引入化学性危害。此工序不会引入物理性危害。温度低于90℃不能完全杀灭有害微生物。

(7) 凝固:凝固剂的选择和使用如果不符合国家标准易导致化学性危害。此工序不新增物理性和生物性危害。

(8) 成型:模具、包布等器具清洗不干净可能导致微生物生长繁殖。

(9) 调味:辅料不合格会造成危害。温度过高易产生多环芳烃。

(10) 包装:包装过程易发生微生物二次污染。

2. 显著的危害分析

(1) 生物性危害:①原料大豆在收割、储存期间水分含量过高可能导致霉菌生长,产生霉菌毒素。②使用不合格的水可造成致病菌污染。③浸泡时间过长、温度过高,微生物易繁殖。④设备和工具清洗不干净会造成微生物污染。⑤生浆法滤浆易造成微生物污染。⑥煮浆的温度低于90℃不能完全杀灭有害微生物。⑦模具、包布等器具清洗不干净可能导致微生物生长。⑧包装过程易发生微生物二次污染。

(2) 化学性危害:①大豆在种植的过程中使用农药、用污水灌溉可使农药、重金属超标。②使用不合格的食品添加剂可造成重金属超标,滥用食品添加剂可损害健康。③调味温度过高易产生多环芳烃。

(3) 物理性危害:原料在接收前即有杂质。

3. 控制措施

（1）生物性危害：①对每批原料大豆的水分进行检测，加强储存期间的水分管理，使大豆的水分在安全水分以下。②使用的水应符合 GB 5749《生活饮用水卫生标准》。③正确掌握大豆浸泡的时间、温度。④设备和工具应清洗干净。⑤采用较先进的卧式离心筛滤浆。⑥煮浆温度必须达到90℃以上。⑦避免包装过程的二次微生物污染。

（2）化学性危害：①采购大豆原料、食品添加剂等原辅料应当查验供货者的许可证和产品合格证明文件；对无法提供合格证明文件的原辅料应当检验；不采购或者使用不符合食品安全标准的原辅料。②对消泡剂、凝固剂等辅料制定控制措施，详细记录使用情况。

（3）物理性危害：除杂。

4. 关键控制点及关键限值的确定

（1）原料接收：农药、重金属、霉菌毒素、水分含量的限值分别按照国家标准 GB 2763-2016《食品中农药最大残留限量》、GB 2762-2017《食品中污染物限量》、GB 2761-2017《食品中真菌毒素限量》、GB 1352-2009《大豆》的规定执行。要求供货者提供检验合格证明。

（2）除杂：杂质含量应<1%。

（3）煮浆：煮浆温度必须达到90℃以上。

（4）包装：控制工器具消毒的时间间隔、乙醇浓度。

第四节　豆类食品的加工与卫生安全

如前所述，按照豆制品的工艺特点，将其分为传统豆制品和新兴豆制品。传统豆制品按加工方式分为手工作坊式、单机组合式和配套生产线式。近年来，随着食品质量及卫生安全日益受到重视，豆制品的加工正在向生产机械自动化、生产工艺科学化、生产管理标准化、生产品种多样化、产品包装规范化的方向发展，实现了流水线标准化操作，自动连续煮浆装置、全自动无菌豆浆灌装机、自动豆腐切割机、大豆食品挤压膨化机等先进设备的应用，解决了泡豆、磨浆、煮浆、压榨、卤制等过程的工艺自动控制问题，为提高产品的质量和卫生质量，保障食用安全奠定了基础。

一、传统豆制品中非发酵制品的工艺与卫生安全

传统的非发酵豆制品包括豆腐、干豆腐（豆腐干、千张）等，都是高度水化的大豆蛋白质凝胶制品，生产这类豆制品的过程就是制取不同性质的蛋白质胶体的过程。除腐竹外，传统非发酵豆制品的工艺流程基本相同，包括选料→除杂→浸泡→磨浆→滤浆→煮浆→凝固→成型→调味→包装，这类产品，称为豆腐类制品。

（一）豆腐类制品

1. 选料

（1）大豆：大豆是生产传统豆制品的主要原料。大豆的品质不仅关系到豆制品的产量、质量，也是影响豆制品卫生安全的首要因素。所以，用来制作豆制品的原料大豆应该是色泽光亮、颗粒饱满、粒大皮薄、表皮无皱、无虫蛀、无鼠咬、无霉变、无杂质，未经热变性处理，在良好条件下储存3~9个月的新大豆。要求大豆豆脐色浅、含油量低、蛋白质含量高、植酸含量低。研究认为，凝固剂中的钙离子优先与植酸结合，影响产品的得率，并对产品的质地产生影响。应按照大豆质量和检验标准要求进行农药残留量检验。用这样的优质大豆制得的

产品得率高、质地细嫩、弹性强、口感好、卫生安全。而用储存时间过长的大豆加工出来的产品质地粗糙、弹性差,持水性也差,且色泽暗淡。蛋白质含量是比较重要的指标,水溶性蛋白的含量应≥35%,否则影响产品的得率。

刚刚收获的大豆,籽粒尚未完全成熟,蛋白质含量比成熟大豆低,用其加工豆腐,不仅得率低,而且筋力较差。为了达到与新大豆相似的效果,采用电解还原的方法处理质量较好的陈大豆,即采用60~120V、0.5~1.5A的直流电,在特别的浸泡槽中对陈大豆电解处理2~10h,可使蛋白质的溶出率提高5%~10%,且制得的豆腐品质也较好。但应注意浸泡槽和电极的质量,否则,易造成有毒金属和有机物的污染。一般要求电解槽应采用可用于食品容器的合格塑料制成,电极采用优质的不锈钢。用低温豆粕或冷榨油饼做原料时,要求蛋白质保持低变性,使蛋白质具有良好的水溶性和分散性。

(2) 水:水是豆制品生产中必不可少的,水质的好坏直接关系到大豆蛋白质的溶解提取、凝固剂的使用量、产品的产量和质量,必须符合GB 5749《生活饮用水卫生标准》。比较研究结果显示,为了提高产品的质量和产量,最好使用经过处理后的软水。另外,水的pH应为中性或弱碱性,避免使用酸性或碱性较强的水。

(3) 食品添加剂:豆制品加工使用的食品添加剂有消泡剂、凝固剂、防腐剂、膨松剂等,它们不但应符合食品添加剂使用标准的规定,还要符合相应的质量要求,要检测铅、砷、汞、有效成分的含量。

1) 消泡剂:可用于豆制品加工的消泡剂应是GB 2760-2014《食品添加剂使用标准》允许使用的品种。

该标准的"表A.1 食品添加剂的允许使用品种、使用范围以及最大使用量或残留量"中规定,聚氧乙烯(20)山梨醇酐单月桂酸酯(又名吐温20)、聚氧乙烯(20)山梨醇酐单棕榈酸酯(又名吐温40)、聚氧乙烯(20)山梨醇酐单硬脂酸酯(又名吐温60)、聚氧乙烯(20)山梨醇酐单油酸酯(又名吐温80)可作为消泡剂用于豆类制品,最大使用量为0.05g/kg(以每千克黄豆的使用量计);作为抗结剂的二氧化硅,可在豆制品工艺中用于复配消泡剂,最大使用量为0.025g/kg(以每千克黄豆的使用量计);山梨糖醇可用于豆制品工艺,常与其他消泡剂复配,可按生产需要适量使用。该标准的"表C.2 需要规定功能和使用范围的加工助剂名单"中规定,聚二甲基硅氧烷及其乳液可作为消泡剂,用于豆制品工艺的最大使用量为0.3g/kg(以每千克黄豆的使用量计);矿物油、蔗糖脂肪酸酯也可用作豆制品加工的消泡剂。

在GB 2760-2011修订的过程中,中国食品添加剂和配料协会反映,聚氧丙烯甘油醚、聚氧丙烯氧化乙烯甘油醚和蔗糖聚丙烯醚这3种物质作为加工助剂过去主要在大豆制品生产和发酵产品生产过程中起消泡作用,近年来由于有更好的替代产品,相关食品生产企业已不再使用以上3种加工助剂,也无企业生产上述物质,因此以上3种加工助剂在食品加工过程中已经不具有工艺必要性,建议从GB 2760中删除以上3种加工助剂品种及其使用规定。但在GB 2760-2014中仍允许这3种加工助剂作为消泡剂用于发酵工艺。

硅有机树脂和脂肪酸甘油酯也曾被推荐用作消泡剂,但它们均不是国标允许使用的品种,应禁用。

传统工艺常使用油脚或油角膏(用酸败油脂和氢氧化钙混合制成的膏状物)消泡。因油脚杂质较多,油脚膏含有酸败油脂,我国已禁止使用。

2) 凝固剂:凝固剂主要分为两类,一类是盐类,如硫酸钙、氯化镁、硫酸镁、氯化钙,促使蛋白质产生胶凝的机制在于它们在豆浆中可解离出Ca^{2+}、Mg^{2+},置换两性蛋白质粒子中的

H⁺或蛋白质钠盐中的 Na⁺,将肽链像搭桥一样连接起来,形成立体网状结构,即所谓的桥联作用,并将水分子包含在网络中,形成豆腐脑。桥联作用的实质是静电相互作用,钙桥和镁桥的形成可加快蛋白质形成胶凝的速度,增加蛋白质网状结构的稳定性,增强凝胶体的强度和硬度。另一类是酸类,一般用有机酸,如醋酸、乳酸、柠檬酸、苹果酸、葡萄糖醛酸-δ-内酯。酸类在熟豆浆中可解离成 H⁺ 和酸根离子,弱酸性的蛋白质负离子易俘获 H⁺ 而呈电中性。蛋白质粒子俘获 H⁺ 的胶凝作用主要是由氢键和二硫键及疏水基团的相互作用、偶极相互作用将多肽链连接起来。这样形成的网状结构较离子键的桥联作用弱,制成的豆腐强度和硬度差,且缺乏弹性和韧性,容易碎散,口感也不如用钙盐或镁盐作凝固剂生产的豆腐。GB 2760-2014《食品添加剂使用标准》均允许它们在豆制品生产中使用。但仅硫酸钙、氯化镁、葡萄糖醛酸-δ-内酯为允许使用的凝固剂,硫酸镁、氯化钙、醋酸、乳酸均为可在各类食品加工过程中使用、残留量不需限定的加工助剂(在表 C. 1 中),柠檬酸、苹果酸是可在各类食品中按生产需要适量使用的酸度调节剂(在表 A. 2 中)。

传统工艺使用的凝固剂是硫酸钙和盐卤。南豆腐一般以硫酸钙做凝固剂,生产出的豆腐比较光滑细嫩,含水分多,稍有甜味,但因难免残留少量的硫酸钙,使豆腐带有一定的苦涩味,缺乏大豆的香味。北豆腐一般使用盐卤作凝固剂,制作出的豆腐比较硬,含水较少,具有香味。

硫酸钙(calcium sulfate),又名石膏,主要成分是硫酸钙。由于结晶水含量不同,分生石膏($CaSO_4 \cdot 2H_2O$)、半熟石膏($CaSO_4 \cdot H_2O$)、熟石膏($CaSO_4 \cdot 1/2H_2O$)、过熟石膏($CaSO_4$)。GB 2760-2014 规定,硫酸钙在豆类制品中按生产需要适量使用。对豆浆的凝固作用最快的是生石膏,但由于凝固速度太快,不易掌握,实际生产中常用熟石膏。理论上说,硫酸钙的使用量应为大豆蛋白的 0.04%,但实际生产中往往要增加用量。通常为每 100kg大豆用石膏粉 2.2 ~ 2.8kg。推荐用氯化钙取代硫酸钙,GB 2760-2014《食品添加剂使用标准》规定其按正常生产需要使用。实际生产中,氯化钙的用量约为石膏的一半,制得的豆腐洁白细嫩,且无苦涩味,出品率还可提高 1/4 ~ 1/3。另外,有人认为,醋酸钙做凝固剂效果也很好,但不是 GB 2760-2014 允许使用的品种。

盐卤,又称卤水,是海水制盐后的副产品,有固体和液体两种。无论是固体还是液体,使用时均需调成氯化镁含量为 13% ~ 15% 的溶液。盐卤的主要成分是氯化镁,还含有一定量的氯化钙、氯化钠、氯化钾、硫酸镁、硫酸钙等。由于海洋,特别是沿海海水受污染越来越严重,浓缩后的盐卤中的有害物质不仅量大,而且成分复杂,成为豆制品的卫生问题。国标规定使用氯化镁,可按生产需要适量使用。所以应改用精制的氯化镁。但与盐卤相比,用精制品制得的豆制品风味相对较差。

葡萄糖酸-δ-内酯(glucono delta-lactone,GDL)在 GB 2760-2014 的“表 A. 2 可在各类食品中按生产需要适量使用的食品添加剂名单”中,是允许使用的凝固剂。这种凝固剂由美国、日本率先生产和使用。它是一种白色结晶,易溶于水,溶解后渐渐分解,产生葡萄糖酸。加热时,该凝固剂的分解速度加快,pH 升高也有利于其分解。分解后产生的葡萄糖酸使蛋白质胶凝而成内酯豆腐。用葡萄糖酸-δ-内酯作为生产豆腐的凝固剂有利于工业化生产,自动化程度高,卫生,便于储存、运输和销售,但产品品种单一。这种凝固剂的使用量一般为豆浆的 0.25% ~ 0.35%。

内酯豆腐的生产流程是,将豆浆冷却后,加入葡萄糖酸-δ-内酯混合,灌装和封装,加热至85 ~ 90℃并持续 15 ~ 20 分钟,使豆浆蛋白质在包装内凝胶而成豆腐并达到消毒杀菌的目的。所以,内酯豆腐不仅弹性好,质地润滑爽口,而且清洁卫生,储存期长。但是,内酯豆腐的口味平淡,且略带酸味。所以,为了改善其风味和凝固的质量,往往还添加一定量的改良品质剂。常用的有磷酸氢二钠、磷酸二氢钠、酒石酸钠、复合磷酸盐(焦磷酸盐占41%,偏磷酸钠占29%,碳酸钠占1%,聚磷酸钠29%)。但仅碳酸钠在"表A.2 可在各类食品中按生产需要适量使用的食品添加剂名单"中,作为酸度调节剂使用,可用于豆制品的生产,虽然其他的一些品种既是酸度调节剂,又是凝固剂,但国标没有允许它们在豆制品中使用。

GB 2760-2014 规定,作为凝固剂,谷氨酰胺转氨酶可用于豆类制品,最大使用量为0.25g/kg;可得然胶也可作为凝固剂用于豆腐类的生产,可按生产需要适量使用。

使用的凝固剂应符合相应的质量要求,否则,混入的杂质在凝固后难以清除,产品有牙碜感。另外,应掌握好凝固剂的使用量,石膏过量,产品有涩味;盐卤过量,产品有苦味;葡萄糖酸-δ-内酯过量,产品酸味较重。

随着豆制品的生产向工业化、自动化、规模化方向发展,一些新型的复合凝固剂不断地被研制、开发和应用。如英国研制出一种带涂覆膜的有机酸颗粒凝固剂,其涂覆膜在常温下呈固态,但在40~70℃时即熔化,包裹在其中的有机酸释放出来而发挥凝固蛋白质的作用。表面的涂覆膜通常是动物脂肪、植物油脂、各种甘油酯、山梨糖醇酐脂肪酸酯、丙二醇脂肪酸酯、动物胶、纤维素衍生物、脂肪酸及其盐类等。有机酸包括山梨酸、柠檬酸、异柠檬酸、乳酸、琥珀酸、富马酸、葡萄糖酸及其内酯和酐类。为了使颗粒中的有机酸能够均匀地分散在豆浆中,往往加一些可食性表面活性剂如卵磷脂等。日本生产的复合凝固剂是将固态脂涂于硫酸钙颗粒表面。美国的复合凝固剂较为复杂,主要成分有葡萄糖酸内酯、磷酸氢钙、酒石酸钾、磷酸氢钠、富马酸和玉米淀粉等。我国也研制出 BYL 型凝固剂,有关使用、管理的相关研究和方法正在进行中。自制复合凝固剂时,应符合国家标准 GB 26687-2011《复配食品添加剂通则》的要求。

3)防腐剂:在豆制品中允许使用的防腐剂有丙酸及其钠盐和钙盐(最大使用量2.5g/kg)、ε-聚赖氨酸盐酸盐(最大使用量0.30g/kg),山梨酸及其钾盐可在豆干再制品中使用(最大使用量1.0g/kg),双乙酸钠可在豆干类、豆干再制品中使用(最大使用量1.0g/kg)。

4)膨松剂:一般使用硫酸铝钾(又名钾明矾)、硫酸铝铵(又名铵明矾),可按生产需要适量使用。在豆制品中允许使用的膨松剂还有羟丙基淀粉、乳酸钠、碳酸钙、碳酸氢铵、碳酸氢钠,它们都是可在各类食品中按生产需要适量使用的食品添加剂。

5)甜味剂:麦芽糖醇和麦芽糖醇液、山梨糖醇和山梨糖醇液可用于豆制品工艺,按生产需要适量使用。糖精钠、甜蜜素可用于熟制豆类,最大使用量均为1.0g/kg。在豆制品中允许使用的甜味剂还有赤藓糖醇、罗汉果甜苷、木糖醇、乳糖醇,它们都是可在各类食品中按生产需要适量使用的食品添加剂。

2.除杂 大豆在收获、储存和运输的过程中难免混入一些杂质,如草屑、泥土、砂石、石块,甚至金属碎屑等。这些杂质不仅可对加工机械造成一定程度的损害,而且影响产品的质量,特别是砂石、石块、金属碎屑可对人的消化道制成损伤,因此必须将其清除干净。通常采用湿选法,即利用大豆与杂物相对密度的差异,先用水漂洗出相对密度较小的草屑、豆秆、霉粒等,再用淌槽、振动式洗料机或旋水分离器去除相对密度较大的泥土、沙石、石块、金属碎屑等。通过上述两道工序,一般可以保证原料大豆的质量。也可采用干选法,经过筛选、风选、密度去石、磁选,除杂比较彻底,但需要的投资大、设备多,占地面积也大。

3.浸泡 大豆蛋白质存在于子叶的蛋白体中。蛋白体有一层皮膜,主要成分是纤维素、半纤维素及果胶。浸泡的目的是使豆粒吸水溶胀,以便能够充分提取大豆蛋白质。在成熟的大豆籽粒中,这层皮膜较坚硬,当大豆浸水时,蛋白体的皮膜吸水溶胀,大豆籽粒的体积增大,质地由硬变脆,最后变软。经过浸泡,蛋白体受到机械应力时很容易破碎,蛋白质也能够最大限度地溶出。因此,大豆必须经过浸泡方可加工。浸泡还能使胰蛋白酶抑制剂的活力降低。

要注意浸泡时间和温度的控制,还要注意用水量和水质。浸泡时间不足,蛋白体的皮膜仍然较硬,不利于蛋白体的机械破碎;浸泡时间过长,制成的豆制品组织松散,没有弹性,保水性差,且容易发酸,导致出品率下降,影响产品的质量及卫生。浸泡时间又与浸泡温度密切相关,温度越高,浸泡所需时间越短。但温度不宜过高,否则不仅因大豆自身呼吸增强而消耗营养成分,也为微生物的繁殖创造了条件,易引起腐败变质。较理想的浸泡温度为15~20℃,浸泡时间为10~15h。在实际生产中,多采用自然水温泡豆,因水温受季节、气候、所处地理位置的影响较大,浸泡时间应灵活掌握,及时调整。一般冬季为16~20小时,春秋季为8~12小时,夏季为6小时。大豆的品种、产地、储存时间不同,即使是在同样的环境中,浸泡时间也应不同。

大豆的吸水量约为其质量的1~1.2倍,即经过浸泡,大豆的质量增加到原来的2.0~2.2倍,因而豆与水的比例以1.0:2.0~1.0:2.2为宜。加水过少,大豆吸水不足,不利于蛋白体皮膜的溶胀和蛋白质的溶出;加水过多,造成浪费。最好不要一次将水加足。第一次加水,以水超过料面15cm左右为宜,经过3~4小时的浸泡,待水位降至料面以下6~7cm后,再加入剩余的水。水质以软水、纯净水为最佳,但必须符合GB 5749《生活饮用水卫生标准》

4. 制浆　制浆包括磨浆、滤浆和煮浆3道工序。虽然经过浸泡,蛋白体的皮膜变得脆软,但不经过破碎,蛋白质很难溶出。破碎蛋白体的皮膜由磨浆工序完成。在磨浆过程中,蛋白体的皮膜受到摩擦、剪切等机械力的作用而破碎,蛋白质被释放出来,分散于水中,形成蛋白质溶胶。这种浆渣混合的蛋白质溶胶称为豆糊。经过磨浆,一般可使大豆蛋白质的85%左右溶出,其余的15%左右残留在豆渣中。磨浆通常用石磨、钢磨和砂轮磨,以砂轮磨为最好。使用新铲修过的石磨,如果在磨浆时石磨的碎石屑脱落混在豆浆中,难以滤出,会使产品碜牙。不论用哪种磨浆方法,均需加入一定量的水,用于携带大豆入磨并起一定的润滑作用。加入冷水可降低磨内温度,避免发热。采用砂轮磨生产效率高,研磨得均匀,在以后的滤浆工序中浆渣易分离,且不会因豆糊升温引起蛋白质变性而降低溶出率,影响产品的得率。

磨浆时应注意以下几个方面:①掌握磨碎的程度。磨得过细,大豆中的纤维会随蛋白质一起到豆糊里,不但产品粗糙,色泽灰暗,发硬,而且还会因纤维堵塞筛孔,影响滤浆效果,降低产品得率。一般制作老豆腐,以豆浆的细度为80目,过滤的细度为100目为宜;制作嫩豆腐,以豆浆的细度为100~110目,过滤的细度为130~140目为宜。②研磨得应均匀。否则,豆渣中蛋白质的残存量多,降低产品的得率。③注意加水量。一般以100kg大豆加180kg水为宜。加水的水压要恒定,水的流量要稳,要与进料速度、磨的转速相配合。水的流量过大,会缩短大豆在磨片间的停留时间,因出料快,磨不细,豆糊中有掺粒;水流过小,大豆在磨片间的停留时间长,出料慢,致使磨片发热,导致蛋白质变性,影响产品的得率。

滤浆又称为过滤或分离,目的是将豆糊中的豆渣除去,得到以蛋白质为主要分散质的溶胶体——生豆浆。滤浆应选择恰当的滤网,如采用尼龙滤网,第一道过滤用100目,第二、第三道过滤用80目。在滤浆过程中,应根据豆糊的浓度及产品的要求掌握加水量,一般以1kg

豆糊加 4~5kg 水为宜。滤浆有两种方法:熟浆法和生浆法。前者是先将豆糊煮沸,然后过滤;后者是先将豆糊中的豆渣除去,然后煮沸。前者的优点是灭菌及时,不易变质,产品有韧性;缺点是煮过的豆糊黏度大,过滤困难,豆渣中残留的蛋白质多,产品的保水性差,适合于生产含水量少的产品如老豆腐、豆腐干、千张等。后者操作方便,过滤容易,豆渣中残留的蛋白质少,产品的保水性好,口感滑润,适合于制作嫩豆腐。但生浆法的工艺卫生条件要求高,否则过滤后的生豆浆易受微生物污染而变质,使产品色暗,表面缺乏光泽感。

传统的滤浆方法主要是采用吊包滤浆或刮包滤浆。工业化生产的滤浆方法则用卧式离心筛滤浆、平筛滤浆、圆筛滤浆及挤渣滤浆,其中卧式离心筛滤浆是较先进、理想、应用广泛的滤浆方法。

在磨浆和滤浆工序,除了应注意进一步清除杂质外,主要是要注意及时清洗所用的设备和工具,以免造成微生物的污染。

煮浆也对产品的质量有重要的影响。通过加热,不仅可使蛋白质变性,还使一部分蛋白质转化为小肽和氨基酸。但由于氨基酸的生成,使胶凝作用减弱,降低了蛋白质的凝固率。加热还可以杀菌消毒,延长产品的保质期,并且可以清除大豆中的天然有害成分。因此,加热不彻底的豆浆可引起食物中毒的发生。但过分加热也影响产品的质量,使产品的色泽发暗。在滤过的豆浆中添加水,以降低豆浆的浓度,可减慢蛋白质凝固的速度,且凝固物网络的形成变慢,并可减少水分和可溶物的包裹,有利于压榨时水分排出畅通。

煮浆的方法主要有土灶铁锅煮浆法、敞口罐蒸气煮浆法、封闭式间歇煮浆法和封闭式溢流煮浆法。土灶铁锅煮浆法在一些小型的手工作坊使用,简便易行,产品有独特的豆香味,但如果火力掌握得不好,易焦糊,产品有苦涩味。敞口罐蒸气煮浆法和封闭式间歇煮浆法在中小型企业应用比较广泛。在工业化生产中,采用封闭式溢流煮浆法较为科学合理。无论是哪种煮浆方法,均应严格控制温度和时间。实验表明,加热至 70℃,在凝固成型时豆浆不凝固;加热至 80℃,豆浆凝得极嫩;至 90℃持续 20 分钟,可以制成豆腐,但韧性差,且豆腥味较重;在 100℃加热 5 分钟,制得的豆腐弹性好,脂肪氧化酶的活性完全丧失,香味纯正;加热温度超过 100℃,制得的豆腐发硬,弹性差。故一般认为,加热到 100℃并保持 3~5 分钟最好。采用土灶铁锅煮浆法总的煮浆温度应控制在 95~100℃,开锅后不要再注入生水、生豆浆。煮浆的时间不应超过 15 分钟,并应做到"三起三落",即泡沫第一次浮起,立即降温使其下沉;第二次浮起,见中间有裂缝后降温;再煮沸一次。由于大豆中有皂苷而产生泡沫,煮浆时易出现假沸现象。豆浆煮到 80℃时最容易出现假沸。此时停止加热,豆浆尚未煮熟,易使产品的颜色发红。

点浆时泡沫影响凝固剂的分散,不利于生产操作,常需使用消泡剂,应选择 GB 2760 允许使用的品种。

5. 凝固　凝固是热变性蛋白在凝固剂的作用下由溶胶状态变成凝胶状态的过程。在生产过程中,通过点脑和蹲脑两道工序完成。

点脑也称点浆,就是按照一定的比例和方法把凝固剂加到热豆浆中,使蛋白溶胶变为凝胶,使豆浆变为豆腐脑(又称豆腐花)。凝胶是由网状结构的大豆蛋白质和充填在其中的水构成的。凝胶中的水分有结合水和自由水。结合水主要是与蛋白质凝胶网络中残留的亲水基团以氢键相结合,一般 1g 蛋白质可结合 0.3~0.4g 水。结合水比较稳定,不会因外力作用从凝胶中排出。自由水是依靠毛细管表面能的作用而存在,在成型时受到外力的作用可流出。所谓豆腐的保水性,主要是指豆腐脑受到外力作用时,凝胶网络中自由水的保持能力。一般情况下,凝胶网状结构的网眼较大,交织得比较牢固,制得的豆腐保水性就好,且柔软细腻,产品得率也高。

在点浆前,应经过闷浆过程,即将熟豆浆静置、冷却。闷浆有助于蛋白质多肽链的舒展,使球蛋白的疏水性基团(如-SH)充分暴露在分子的表面。-SH 和-S-S-可强化蛋白质分子间的网状结构,有利于形成热不可逆的凝胶。

当豆浆的温度降至 80~90℃时,即可点浆。点浆是传统豆制品制作过程中最关键的工序,是否适当,对产品的得率、口感等感官品质、卫生影响较大,也直接关系到产品的质量。影响因素很多,除了豆的品种和质量、水质外,还有豆浆的熟化程度、温度、浓度、pH 值、搅拌方法、凝固剂的种类和添加量等,特别是搅拌方法和凝固剂的使用。

点浆时豆浆的温度与蛋白质凝固的速度密切相关。温度高,蛋白质胶粒的内能大,较容易逾越能垒,凝集的速度快,凝胶易收缩,网状结构的网眼较小,保水性差,制得的豆制品弹性小、发硬;温度低,蛋白质胶粒的内能小,逾越能垒困难,凝集速度慢,形成的凝胶网眼大,产品保水性好,弹性也好。但温度过低,易使凝胶的含水量过高,产品缺乏弹性、易碎不成型。在豆制品生产中,应根据产品的特点灵活掌握,要求保水性好的产品,如水豆腐,点浆温度宜偏低一些,常在 75~80℃;要求保水性低的产品,如豆腐干,点浆温度宜偏高一些,常在85℃。不同的凝固剂有不同的凝固温度,石膏、盐卤、葡萄糖酸-δ-内酯的适宜凝固温度分别为 75~90℃、70~85℃、75~85℃。

熟豆浆的浓度与网状结构的形态也有关系。豆浆浓,蛋白质胶粒之间接触的概率高,有利于形成比较均匀细密的网状结构,从而提高了产品的保水性。豆浆的浓度低,点浆后形成的凝胶太小,保不住水,产品发硬,没有弹性和韧性,产品得率也低。但浓度过高,凝固剂与豆浆一接触,即迅速形成大块凝胶,故蛋白质的提取率低,得到的豆腐脑嫩,产品不易成型,且易因上下翻动不均而出现白浆等后果。不同产品对豆浆浓度的要求大致如下:南豆腐8%~9%,北豆腐 7.5%~8%,豆腐干 7%~8%,干豆腐 7%~7.5%。

熟豆浆 pH 过低,加入凝固剂后,一部分蛋白质迅速凝固,而一部分蛋白质则不易凝固,凝胶组织易收缩,产品质地粗糙;pH 过高,蛋白质凝固缓慢,易造成蛋白质的流失,形成的凝胶过分柔软,包不住水,不易成型。轻度的酸化有助于蛋白质的胶凝,提高蛋白质的凝固率。pH 一般控制在 6.5。

搅拌的速度和时间直接影响到凝固的效果。搅拌的速度应依据品种而定,搅拌的时间应视凝固的情况而定。速度慢,不但凝固剂的使用量多,凝固速度也缓慢;反之,不但可减少凝固剂的使用量,还可使凝固速度加快。豆腐花已经达到凝固的要求,就应立即停止搅拌,这样豆腐花的组织状况好,产品细腻柔嫩,弹性好,得率高。如果搅拌时间没有达到凝固的要求,豆腐花的组织结构不好,产品不易成型,得率低。而搅拌时间超过凝固的要求,豆腐花的组织就被破坏,凝胶的保水性差,产品粗糙,得率低,口味也不好。同时,还应上下翻转,使凝固剂均匀一致地分布,蛋白才能充分凝固。否则,会使一部分蛋白质因凝固剂多而组织粗糙,而另一部分蛋白质则因凝固剂不足而凝固不好或不凝固。要勤搅拌,但也要防止乱搅。当豆浆的浓度出现异常时,对凝固剂的用量要进行调整。

蹲脑又称为涨浆或养花,是大豆蛋白质凝固过程的继续。点浆操作结束后,蛋白质的凝固过程仍在继续进行,网络结构尚不牢固,经过一段时间的静置,凝固才能完成,网络组织结构才能稳固。当豆浆出现芝麻大小的颗粒、形成豆腐脑时停点,盖上盖保温、静置,经过蹲脑,完善和巩固蛋白质凝胶网络的形成。蹲脑时间的长短应该适当。太短,凝固不充分;太长,凝胶温度降低太多,不利于以后的成型等工序的正常进行,也有损于产品的质量。一般情况下,蹲脑的时间如下:嫩豆腐约为 30 分钟,老豆腐为 20~25 分钟,油豆腐类为 10~15 分钟,干豆腐为 7~10 分钟。蹲脑过程宜静不宜动。否则,已经形成的凝胶网络结构会因振动而遭破坏,凝固无力,产品会出现裂隙,外形不整,特别是嫩豆腐表现得更为明显。蹲脑后,豆腐水应为澄清的淡黄色。豆腐水为深黄色,则脑老;为暗红色,则为过脑;为乳白色,则为脑嫩。如果脑嫩,可适当增加凝固剂。

6. 成型 大豆蛋白凝固后,要在一定的模具中加压成型而制成各种产品。当浆温降至 70℃左右时,将经过蹲脑强化的凝胶装模,适当加压,排出一定量的自由水,使豆腐脑密集地结合在一起,成型后即可获得具有一定形状、弹性、硬度和保水性的凝胶体——豆制品。除了嫩豆腐外,加工其他豆制品在装模成型前要把由豆浆变成的豆腐脑破碎,不同程度地打散豆腐脑中的网络结构,这样既有利于打破网络放出自由水,又能使豆腐脑均匀地摊在包布上,使制出的产品质地紧密,避免厚薄不匀、空隙较多。这个工序称为破脑。破脑程度既要依据产品质量的需要,又要满足浇制工艺的要求。老豆腐只需轻轻破脑,使脑花团块的大小为 8~10cm,豆腐干破脑的程度稍重,使脑花团块为 0.5~0.8cm,而千张则需将豆腐脑打成碎木屑状。

各种豆制品的成型工序大致相同。豆腐主要包括上脑、拢包、压榨、出包、冷却、划块等工序;豆腐干主要包括上板、压榨、出包、切块、冷却等工序;千张主要包括浇制、压榨、脱布、冷却等工序。豆腐上脑时,要撇出黄浆水,摆正榨模,上脑的数量要准,拢包要严,压榨时间为 15~20 分钟。成型后,要立即出包,翻板要快,放板要轻,揭包要稳。将压成的整板豆腐坯平铺于板上,冷却后划成小块,是为冷划。也可热划。刚压榨出来的豆腐坯的温度一般为 60℃。趁热划块,称为热划。

豆腐干的成型工艺如下:先将包布铺在模具中,再将豆腐脑加在包布上,这样一层豆腐脑一层布地加。豆腐脑要铺匀,厚度以 5~6cm 为宜,并注意每批的厚薄要一致。然后将包布扎紧,加压成型。上压时要先轻后重,压力均匀,正压不偏,压榨时间一般在 20~30 分钟。拆下包布,用刀将豆腐干按格子印割开,放在清水中浸泡 30 分钟左右取出。

水分含量对豆制品的品质来说是比较重要的指标。加压的目的是将产品中的水挤压出去,起脱水的作用,通过调整加压的时间和加压的压力可以控制白坯的含水量。在成型阶段,应注意模具、包布等器具的清洁卫生状况。

7. 调味 成型后的豆制品可以作为成品,也可以作为原料,配以植物油、调味料、香辛料、糖、盐等辅料,经油炸、卤制进行再加工,制成熟制的素制品,包括油炸制品、卤制品、炸卤制品、熏制品等。调味对这些熟制豆制品的感官品质特别是口味影响很大,对产品的质量和卫生质量均有影响。配方的合理性也至关重要。使用的植物油和其他辅料均应符合国家标准的规定。

在油炸过程中,控制好油温不仅有利于保证产品的质量,也有利于保证产品的卫生质量。如制作油豆腐,在炸制时,宜采用两步法:第一步用较低的油温(120~150℃),使豆腐坯内部的水分汽化膨大,表面缓慢失水,形成有韧性的软膜;第二步用较高的油温(180℃)定型,使豆腐坯在初步膨胀的基础上充分膨胀,并使表面的水分尽量挥发掉,表面的软膜变得坚硬,达到定型的目的。油温过低,产品膨胀不好,定型差;油温过高,不但产品易焦糊,而且炸油也易变质。

在卤制的过程中,要注意监控卤制的温度与时间,并注意充分翻动,使产品的色泽、口味均匀一致。卤制的温度一般以保持在 60~80℃为宜,待颜色和滋味进入白坯内部,即可捞出晾干。在熏制的过程中,也应控制好温度,以避免产生多环芳烃。

8. 包装 包装对成品的微生物安全性影响较大。调味后的产品微生物的含量很低,但包装过程中的二次污染是成品微生物的主要来源。包装过程的操作卫生、工器具的消毒、空气的过滤是包装工序的主要影响因素。工作服每班应洗涤一次,工器具每15分钟应用75%的乙醇消毒一次,空气过滤应达到10万级。杀菌是微生物控制的最后一道防线,目的是杀死包装产品内存在的微生物。杀菌的温度与时间是最主要的影响因素。可采用真空包装法,通过减少包装袋中氧气的含量来抑制好氧菌的繁殖。

最后值得一提的是,整个生产过程中应加强卫生管理,注意保持良好的卫生状况,设备、管道不洁,如包布、压榨设备没有及时清洗、消毒、晾晒,微生物极易在其中繁殖,会使产品产生馊味和酸腐味。

(二) 腐竹

腐竹也是传统的非发酵豆制品,是煮沸后的豆浆经一定时间的保温,其表面形成的蛋白质膜,烘干而成。膜内包裹着脂肪,蛋白质含量约50%,脂肪含量约25%。研究表明,腐竹是由热变性蛋白质分子依靠活性反应基团形成的次级键结成的蛋白质膜,其他成分在蛋白质膜形成的过程中被包埋在蛋白质网络结构中。

1. 生产原理 豆浆是以大豆蛋白质为主体的溶胶体,大豆蛋白质以蛋白质分子集合体——胶粒的形式分散于豆浆中,大豆脂肪以脂肪球形式悬浮在豆浆中。豆浆煮沸后,蛋白质受热变性,蛋白质胶粒进一步聚集,并且疏水性相对增强,有向豆浆表面运动的趋势。当豆浆保持在较高的温度下,一方面豆浆表面的水分不断蒸发,使豆浆表面的蛋白质浓度相对增高,另一方面蛋白质胶粒获得了较高的内能,运动加剧,蛋白质胶粒间的接触、碰撞机会增加,次级键容易形成,聚合度加大,以致形成薄膜。随着时间的推移,薄膜越结越厚,到了一定的程度,揭起烘干,即为腐竹。

腐竹包含高组织层和低组织层。高组织层在表面,质地细腻而致密;低组织层靠近浆液,质地粗糙而杂乱。两者的厚度随着薄膜形成时间的延长而增加,但经15~20分钟、高组织层达 $20\mu m$ 左右后,厚度不再增加,而低组织层的厚度可继续增加。高质量的腐竹应高组织层最厚、低组织层最薄。

2. 工艺及卫生安全 腐竹的制作工艺流程是,在豆腐、豆腐干等传统豆制品制作过程的煮浆工序后,增加揭竹和烘干两道工序,最终产品为微黄色,含水量为7%~8%,因含水量低,便于储存。

(1) 脱皮:大豆最好在浸泡前破瓣脱皮。可用脱皮机、石磨或钢磨进行脱皮处理,再用鼓风机将豆皮、豆瓣(子叶,豆仁)分开。脱皮后得到的豆仁色泽黄白,不但蛋白质的利用率和出品率得到提高,而且除去了纤维成分,使产品色泽光亮,细滑可口。

脱皮时,应注意大豆的含水量不超过13%。否则,脱皮困难。应干燥后再脱皮。干燥的方法有晒干、烘干和风干。

(2) 制浆:用于生产腐竹的豆浆浓度应控制在6.5%~7.5%,蛋白质含量为2%~3%。豆浆的浓度过低,蛋白质胶粒间碰撞机会减少,不易聚合,薄膜形成的速度慢,甚至不能形成薄膜;豆浆的浓度过高,虽然结膜速度快,但会影响产品质量,出现颜色深、灰暗、浓浆现象。在豆浆中添加乳化剂磷脂可促进脂-蛋白膜的形成,提高产品的得率,改善质量,减少干燥后的腐竹在储运过程中的碎裂。在 GB 2760-2014 的"表 A. 2 可在各类食品中按生产需要适量使用的食品添加剂名单"和"表 C.1 可在各类食品加工过程中使用,残留量不需限定的加工助剂名单"中,均有磷脂。在"表 A.2"中,允许磷脂作为乳化剂使用,改性大豆磷脂、酶解大豆磷脂均可作为乳化剂使用。

（3）揭竹:揭竹在腐竹成型锅中进行。成型锅是一个长方形浅槽,槽内每 50cm 为一格（锅）,格板上下皆通,槽底和四周是夹层,用于通蒸气加热。注入锅内的豆浆仅 2cm 厚即可。揭竹应该注意的因素是:温度、时间、pH、通风条件。温度过高,例如处于微沸状态,成型锅底易起锅巴,产品易起"鱼眼",颜色较深,得率低,质量差;温度低,结成速度慢,生产周期长;温度过低,则不能形成完整的皮膜。揭竹时,温度应严格控制,以(82±2)℃为宜,并应保持恒定,不能忽高忽低,否则,会影响腐竹的质量和产率。

揭竹时,每支腐竹的成膜时间掌握在 3~5 分钟较为适宜。时间太短,皮膜过薄,缺乏韧性,揭起的湿腐竹易断;时间过长,皮膜过厚,产品质地硬,质量差。

在保温揭竹的过程中,浆液的 pH 因有机物的分解而逐步降低,温度越高,降低得越快。pH 降至 6.2 时,浆液便呈黏稠状,表面结的皮龟裂而不成片,pH 降至 6.17 以下,浆液开始出现凝聚絮状物。如果温度始终在 80℃左右,浆液的 pH 即使降到 6.07,也不会出现凝聚现象。

通风良好也是提高产品质量和生产效率的必要条件。通风不好,成型锅上方的水蒸气过多,浆面的水分不易蒸发,膜的形成自然就慢。

一般一锅浆液可揭竹 16 次,前 8 次为一级品,9~12 次为二级品,13~16 次为三级品。将剩余的浆液在锅内摊成 0.8cm 的薄片,即为甜片。当甜片基本成干饼时,从锅内铲出,重新注入豆浆,循环揭竹。

（4）烘干:湿腐竹被揭起后,应搭在竹竿上沥尽豆浆,及时烘干。有两种烘干方法:暖房烘干和机械烘干。在实际生产中,大部分企业都采用前者。应准确地掌握烘干的温度(74~80℃)和时间(6~8 小时)。温度过高,产品易焦黄;温度过低,水分不易蒸发,产品易发霉。采用 3 次烘干生产的腐竹内外干燥得均匀,不易断裂,支条不扭曲:①在 60℃左右的暖房内烘 30 分钟左右,腐竹的表面不粘后,从暖房取出,稍凉后从竹竿上取下,平摊在竹棚上。②再进同一暖房,在同一温度下继续烘干 120 分钟左右,待水分降至 15%~20%,出暖房。③进另一暖房,不需通风,温度控制在 45~50℃,持续烘干 5h,水分即可降至 7%~8%。

有的企业为了改善腐竹的色泽、增加透明感、防腐、提高产品的韧性和产量,非法添加吊白块(甲醛次硫酸氢钠);或超范围使用防腐剂山梨酸及其钾盐。

二、传统大豆制品中发酵制品的工艺与卫生安全

传统发酵大豆制品,如腐乳、豆豉、豆酱、酱油等,是我国特有的、历史久远的风味佐餐食品,不仅制作工艺独特,品种繁多,而且滋味鲜美,营养丰富,可长久储存。其风味是在发酵过程中由微生物引起的一系列生化反应形成的,包括蛋白质等大分子物质的分解和新物质的形成(如蛋白质降解为多肽和氨基酸)。代表性的产品是腐乳和豆豉。前者以豆腐坯为原料,后者以整粒大豆为原料,经发酵而制成。

（一）腐乳

1. 腐乳的种类　腐乳是以大豆制成的豆腐坯为原料,经微生物发酵、腌制、加调味料后发酵等工序而制成,是我国特有的传统发酵食品,可以佐餐,也可以调味,全国各地均有生产,其品种、风味、制作工艺多样。按照发酵所使用的微生物的不同分为细菌型和霉菌型腐

乳;按照颜色和风味的不同分为红、白、青、酱腐乳及各种花色腐乳;按照产品规格的不同分为大方、中方、丁方和棋方腐乳(见表9-4-1)。

表 9-4-1　我国腐乳的主要品种

品种	产地	特　　　点
红腐乳	南北各地	表面红曲着色,断面杏黄,质地细腻
白腐乳	南方为主	颜色表里一致,或乳黄,或青白,或淡黄。含盐少,发酵期短,成熟快
青腐乳(臭豆腐)	北京各地	具刺激性臭味,表里颜色均为青色或豆青色
酱腐乳	全国各地	表里均为红褐或棕褐色,后期发酵以酱曲为主要辅料
花色腐乳		
辣味腐乳	南方为主	在红、白、青腐乳中加辣椒或辣椒油
甜香型腐乳		添加花果香料(糖桂花或糖玫瑰)和甜味料(食糖或面酱曲)
香辛型腐乳		添加植物香料八角、花椒、茴香、丁香、肉桂等
鲜咸型腐乳		添加肉、禽、水产品、食用菌等辅料
糟方腐乳		以酒酿糟或酒酿卤为辅料
霉香腐乳	长江以南	含盐低,氨基酸含量高,有微量硫化物,产品有独特的霉香气味
醉方腐乳	长江以南	以纯黄酒为辅料,有浓厚的酒香、醇香
大方腐乳		每块 7.2cm×7.2cm×2.4cm
中方腐乳		每块 4.2cm×4.2cm×1.6cm
丁方腐乳		每块 5.5cm×5.5cm×2.2cm
棋方腐乳		每块 2.2cm×2.2cm×1.2cm

2. 腐乳的制作工艺及其卫生安全　腐乳的制作工艺主要包括制胚→接种→前发酵→搓毛→腌胚→装坛、加汤料→后发酵→成品包装等一系列工序。与卫生安全有关的主要有以下工序。

(1) 选料:生产腐乳的原料为豆腐坯,在质量上要求洁白有弹性,均匀紧密,块型整齐,厚薄一致,表面平整,切口光滑无蜂窝,含水量65% ~75%,规格因品种不同而异。

生产腐乳使用的辅料较多。

1) 糯米:糯米是生产腐乳的主要辅料,应选择质地柔软、粳性少、产酒率高、残渣少的糯米。

2) 食盐:选用的食盐应符合 GB 2721-2015《食用盐卫生标准》的要求,特别是砷、铅、镉、汞、钡、氟等指标。

3) 酒类:酒精可以抑制杂菌的生长,也是香气的重要组分酯类的前驱物质。生产腐乳用的酒类有白酒、黄酒及其酒酿卤、酒酿糟,以黄酒或其酒酿卤为佳。使用的白酒应选用纯粮或淀粉酿制的纯质白酒,酒精含量在 50% 左右,无浑浊、无异味。根据腐乳的品种决定配料中酒精的含量。

4）面糕:面糕也称面曲,用面粉经米曲霉发酵而成,含有大量的酶,可以增加腐乳的香味和鲜味。

5）着色剂:着色剂应是 GB 2760-2014 规定可以使用的品种,如红曲米、红曲红等,可在各类食品中按生产需要适量使用的食品添加剂高粱红、甜菜红也可用于腐乳的着色。

6）甜味剂、增味剂:甜味剂、增味剂也应是 GB 2760-2014 规定可以使用的品种。

7）香辛料:生产腐乳使用的香辛料很多,有胡椒、花椒、八角茴香、小茴香、桂皮、五香粉、辣椒、姜等,利用其所含的芳香油和刺激性辛辣成分调味,提高腐乳的风味,防腐,抗氧化。

（2）前发酵:制作腐乳的霉菌主要是毛霉属(Mucor Micheli exFries)的一些种。毛霉是接合菌亚门(Zygomycota)接合菌纲(Zygomycetes)毛霉目(Mucorales)毛霉科(Mucoraceae)中的一个大属,特点是分泌的蛋白酶多,生产出的腐乳味美、质优。毛霉的菌丝浓密、柔软,在腐乳的表面形成一层柔软、细密、坚韧的皮膜,使腐乳的块型完整,质地嫩滑,不易破碎。如果菌丝生长不均匀,则成品的被膜就不完整,腐乳一经碰撞即破碎。

毛霉不耐高温,生长温度一般不超过 35℃。生产中使用的菌种主要有:①腐乳毛霉(Mucor sufu):菌丝初期为白色,后期呈灰黄色;②总状毛霉(Mucor racemosus):菌丝初期为白色,后期呈黄褐色;③五通桥毛霉(Mucor wutungkiaoFang):菌丝初期为白色,后期稍黄;④雅致放射毛霉(Actinomucor elegans):菌丝呈棉絮状,白色或浅橙黄色。

在传统的自然发酵产品中,由于各生产环节都是开放的,微生物的种类复杂,难以控制,卫生问题较多。即使是工业化生产,如果仍然采用自然发酵工艺,因环境微生物入侵的机会多,产品中的微生物仍然较为繁杂。有人从腐乳中分离出多种微生物,包括曲霉、青霉、交链孢霉等霉菌及杆菌、球菌等细菌,尽管其中大部分微生物无害,但也难免出现质量和卫生问题。如沙雷菌分泌的灵菌素色素可使豆腐坯上出现红色斑点,并发黏,有异味,可产生恶臭。嗜温性芽胞杆菌不仅使豆腐坯发黏,还使豆腐坯表面出现黄汗,发亮,俗称"黄衣"或"黄身",且有刺鼻气味。因此,最好采用纯菌种发酵工艺。

当豆腐坯的温度降至 40℃ 以下时,即可接种。制种时,要保证菌种纯洁。所用的菌种可以是菌粉,也可以是菌悬液。接种时,不仅要注意接种量,使豆腐坯的前后左右及顶部各个面都均匀地接种到,而且要注意容器、工具、操作过程和环境的清洁;要使用新鲜的菌粉或菌悬液。菌液放置的时间不能过长,特别是夏天;使用前,要看菌种有无被杂菌污染,菌丝的生长是否旺盛,发现异常,必须处理或丢弃;要很好地控制发酵室的卫生和通风状况、温湿度。否则,不仅产品的质量不好,还可引起卫生问题。

毛霉适宜于低温培养,培菌室的温度应控制在 20～24℃,相对湿度保持在 90%。高温季节可采用根霉菌种。在毛霉菌丝布满整个豆腐坯后,要及时搓毛、腌制,防止因臭屉而产生卫生问题。搓毛,就是用人工的方法将豆腐坯间相互粘连的菌丝分开,并将菌丝体搓倒,使其贴附在豆腐坯表面,形成一层有韧性的薄膜,将豆腐坯包裹起来。要做到坯与坯之间不粘连,以利于腌坯。

（3）腌坯和后发酵:腌坯,就是加盐腌制,使菌丝和坯块失水而收缩,坯体变硬而不易在后发酵中散烂。食盐不但使腐乳有咸味,高浓度的盐还可以抑制腐败菌的繁殖、蛋白酶水解的速度,并有利于香气的形成,可谓一举多得。

各地腌坯的方法不尽相同。腌坯设备有传统的陶瓷大缸、竹罗,也有水泥或不锈钢腌坯池。水泥池应内衬水磨石或瓷砖,表面应喷涂石蜡,以防因食盐的腐蚀而造成有害金属等的污染。一般池高为80～90cm,池长和池宽则根据生产需要确定。池底应略微倾斜,以便排水。加盐量和腌制时间因地点、季节和风味的不同而异。坯块的氯化钠含量应控制在15%以下,腌制时间控制在8d左右。加盐量过大和腌制时间过长会使坯块的含盐量过高,既不利于酶解,又可使坯过度缩水变硬(腌煞坯),生产的腐乳粗硬、咸苦、不鲜。

后发酵,就是利用毛霉、曲霉、酵母菌等分泌的酶,使腐乳的坯体产生一系列的呈色呈味物质,再加上辅料的作用,生成特有的色香味,从而生产出富有特色、味道鲜美的成品。腐乳的色泽和风味主要是在后发酵形成和完善的。不同的品种,添加的辅料不同。后发酵的时间一般为3～6个月,可采用人工控温发酵,也可在室外自然发酵。

腐乳外部的红色是着色剂呈现的,内部的淡黄色是豆腐坯中的黄酮类色素在儿茶酚氧化酶的催化下缓慢氧化的产物呈现的。该酶属于氧化还原酶,在游离氧存在时可催化腐乳中的酪氨酸,使其氧化成醌,醌可聚合为黑色素。故在后发酵以及储、运、销过程中,容器应密封,以免影响产品的颜色。

腐乳的香气主要来自醇、醛、酯、酚、有机酸类挥发性成分,这些成分来源于微生物的作用和添加的辅料。微生物分泌的内肽酶可切断蛋白质分子肽链内部的肽键,生成小分子的胨和多肽,分泌的端肽酶则可从多肽的游离羧基末端和氨基末端逐一切断肽键,生成氨基酸。这样,不但蛋白质的溶解度增加,使豆腐坯变得柔嫩,这些小分子蛋白质分解产物还呈现出鲜、甜、酸、苦、咸不同的味道,如谷氨酸鲜味浓厚,谷氨酸-天冬氨酸、谷氨酸-丝氨酸等二肽也有鲜味;甘氨酸、丙氨酸、苏氨酸、丝氨酸、脯氨酸具有甜味;亮氨酸、酪氨酸、蛋氨酸、精氨酸具有苦味。微生物产生的淀粉酶作用于原料中的淀粉等碳水化合物,生成糊精、麦芽糖,最终生成葡萄糖、果糖、半乳糖,使腐乳具有甜味。发酵过程产生的乳酸、琥珀酸会增加酸味。而微生物产生的脂肪酶则将原料中少量的脂肪水解为甘油和脂肪酸,甘油具有甜味,脂肪酸被进一步分解为各种低分子脂肪酸、醛类、酮类、醇类,低分子脂肪酸还可与甘油结合为低分子酯类,与辅料中的乙醇形成小分子酯类。这些挥发性的酯类、醛类、酮类是腐乳具有芳香味的原因。所使用的增味剂与原料中蛋白质分解产生的氨基酸及核酸分解产物可增加产品的鲜味,并有协同作用。

后发酵的时间一般较长,方法也各有不同,但必须注意两点:①后发酵通常是在装坛密封的条件下进行的,坛子必须符合卫生要求。坛口必须密封,保证无氧发酵。密封不严,会造成杂菌污染;②辅料的质量及制作必须符合卫生要求,以防止有害物质的污染。

(二) 豆豉

豆豉是以整粒大豆为原料,经润水蒸煮、制曲发酵、加盐、加酒、干燥而制成的干态或半干态的颗粒状发酵豆制品,其工艺过程与腐乳相似,但要简单一些。

1. 豆豉的种类　豆豉的种类较多,按原料的不同分为黄豆豆豉和黑豆豆豉;按口味的不同分为咸豆豉、淡豆豉和酒豆豉;按发酵微生物的不同分为毛霉型豆豉(与腐乳相同)、曲霉型豆豉(常用的有米曲霉、红曲霉、酱油曲霉)、根霉型豆豉、细菌型豆豉(主要有豆豉芽胞杆菌、枯草芽胞杆菌、乳酸菌和微球菌等);按含水量的不同分为干豆豉和湿豆豉;按辅料的不同分为酒豉、姜豉、椒豉、茄豉、瓜豉、香豉、酱豉、葱豉、香油豉。

2. 豆豉的工艺及其卫生安全　不管是何种豆豉,工艺主要包括原料的处理、制曲、洗曲、拌料、发酵、后处理。

(1) 选料:生产豆豉应选择蛋白质含量高、新鲜、颗粒饱满的小型大豆,以黑豆为最佳,因其种皮较厚,制出的成品颗粒松散,色黑,不易破皮烂瓣。黑豆更应注意新鲜程度。长期储存的黑豆种皮中的单宁及配糖体受酶的水解和氧化,会使苦涩味增加,表面的角质蜡状物因受酶的作用而油润性变淡,失去光泽。辅料生姜、大蒜应新鲜、无变质、无霉烂,植物油、食盐、白砂糖以及谷氨酸钠等应符合国家标准的要求。花椒等香辛料应风干,无霉变,粉碎成粉末。

（2）原料的处理:浸泡后大豆的含水量一般以45%左右为宜。低于40%,不利于微生物的生长,发酵不成功,生产出的豆豉坚硬而不松软,口感差,俗称"生核";高于55%,大豆因吸水过多而胀破,失去完整性,制曲温度难以控制,且不均匀,往往出现"烧曲"现象,杂菌乘机侵入,使曲料酸败、发黏,发酵后不仅豆豉发苦、质量差,而且易霉烂,引起卫生问题。蒸煮不仅可使大豆软化,蛋白质适度变性,以利于酶的作用,还可以杀灭杂菌,提高制曲的安全性。

（3）制曲:制曲,就是让霉菌或细菌在蒸熟的豆粒上生长繁殖并产生相应的酶系,为发酵创造条件。制曲的方法有天然制曲和接种制曲,各有利弊。天然制曲靠空气中的微生物自然落入,在主要微生物生长的同时,还会有其他微生物繁殖,应掌握温度、时间、通风条件。通风时,5~10℃培养15~20天,为毛霉曲;26~30℃培养5~6天,为曲霉曲。用稻草或南瓜叶覆盖,20℃培养3~4天,为细菌曲。天然制曲微生物较杂,故产生的酶系复杂,生产出的产品风味好,但较难控制,质量不稳定。接种制曲,就是在曲料(蒸好冷却的大豆)中接种人工培养的种曲培养,并尽量避免其他微生物的繁殖。接种制曲进行纯培养,酶系较单一,产品风味较差。毛霉培养时间过长,其分泌的酞酰酪氨酸水解酶集聚过多,加之后发酵中又使用食盐及其他添加剂,抑制了其他酶系的作用,致使蛋白质分解产生过多的酪氨酸并析出,使豆粒表面出现白点,影响豆豉的感官质量。用天然霉菌制曲,应防止黄曲霉毒素的污染。在生产中可接种多种菌种,如用生香酵母、米曲霉、毛霉混合制曲,来提高产品质量。

（4）洗曲:制曲完成后,要经过洗曲,即用清水将成曲表面附着的大量菌丝、孢子和污物清洗干净,否则,产品会有强烈的苦涩味和霉味,且豆豉晾晒后干瘪、暗淡无光。整个过程应控制在10分钟左右,以免成曲吸水过多而溃烂。水洗后,成曲的含水量应控制在30%~35%。洗曲时应尽可能降低成曲的脱皮率。

（5）发酵:发酵,就是利用制曲过程中产生的酶,分解豆中的蛋白质和碳水化合物,产生一定量的氨基酸、糖类,赋予豆豉固有的风味,多采用室温自然发酵。发酵容器有木桶、缸、坛等,最好采用陶瓷坛。豆豉颜色形成的主要途径是美拉德反应,是一种非酶褐变反应。原料中的淀粉经微生物分泌的淀粉酶水解为葡萄糖后,葡萄糖第二个碳原子上的羟基与氨基酸的氨基反应,生成氨基糖,呈棕红色。提高温度和延长发酵时间均可促进氨基糖的形成。

三、新兴大豆制品的工艺与卫生安全

新兴大豆制品主要包括蛋白类制品、全豆制品、油脂类制品。蛋白类制品包括脱脂大豆粉、大豆浓缩蛋白、大豆分离蛋白、大豆组织蛋白,主要作为价廉、营养和保健价值高的蛋白质原料,用于其他食品的加工;全豆制品主要有豆乳、豆乳粉。油脂类制品参见第十五章食用油脂。

（一）脱脂大豆粉

大豆粉分为脱脂大豆粉和全脂大豆粉。脱脂大豆粉一般是用低温脱脂大豆粕生产的。

1. 分类根据油脂含量的不同,将脱脂大豆粉分为:①高脂大豆粉:用脱脂大豆粕与精炼大豆油混合制成,也可用大豆部分脱脂制成。脂肪含量一般在15%,蛋白质含量在45%以上。②低脂大豆粉:生产方法基本上与高脂大豆粉相同。脂肪含量一般为5%,蛋白质含量在45%以上。③脱脂大豆粉:用脱脂豆粕粉碎制成。脂肪含量一般低于1.0%,蛋白质含量高于50%。④磷脂大豆粉:在脱脂发豆粉中添加大豆磷脂制成。磷脂含量在15%左右,蛋白质含量在45%以上。

2. 工艺及卫生安全　脱脂大豆粉的生产工艺较简单:粉碎、分级、包装。脱脂大豆粉的工艺性能取决于脂肪含量、氮溶解度指数(nitrogen solubility index,NSI)。

卫生问题主要包括:原辅料的微生物污染和重金属、农药等化学性污染。特别应注意的是,在加工过程中因从业人员个人卫生状况不良、设备和工具及生产环境不洁、温度等工艺参数不当,易使腐败微生物大量繁殖而引起产品变质,或产品受到致病微生物污染而对人体健康产生危害。

用脱脂大豆粉为原料加工不同的食品时,应根据不同的要求选择不同工艺性能的脱脂大豆粉。

(二) 大豆浓缩蛋白

大豆浓缩蛋白(soy protein concentrate)是以脱脂大豆粉或低变性脱脂大豆粕为原料,去除可溶性低分子非蛋白成分,如可溶性糖、肽类、灰分和有关呈味成分等,而制成的大豆蛋白产品,蛋白质含量在70%以上。其生产原理是,在一定的条件下使大豆蛋白变性,从而分离出蛋白并除去水溶性成分,经冲洗、离心分离、杀菌、均质、干燥等工序,得到成品。大豆浓缩蛋白用作生产面制品、肉制品、饮料等食品的原料。工业化生产主要有以下几种方法。

1. 稀酸沉淀法　利用蛋白质在等电点沉淀的原理,用盐酸调节 pH 至4.2~4.6,使蛋白质在其等电点沉淀析出。

用粉碎机将脱脂大豆粉或低变性脱脂大豆粕粉碎,过 100 目筛,装入酸洗罐。加入 8~9 倍的 40~50℃ 热水,搅拌均匀,加入盐酸调节 pH。为了防止酸溶性蛋白流失以提高产量,往往加入一定量的植物胶与其形成不溶性络合物而阻止其流失。有的企业还加入一定量的漂白剂和消泡剂。50~60 分钟后,将酸洗罐中的物料泵入卧式螺旋卸料离心机离心分离。将分离出的凝乳状物料装入水洗罐,加入 8~9 倍的 40~50℃ 热水搅拌,用盐酸调节 pH 至4.2~4.6,水洗 50~60 分钟,再泵入卧式螺旋沉降分离机离心分离。

将分离出的物料在解碎机中解碎,送入中和罐,罐的夹套内通入冷却水,使物料的温度降至 25~28℃,加入 NaOH 溶液,调节 pH 至 7.0 左右。在 0.5MPa 的压力下使物料进入杀菌器,130~140℃加热 15 秒。用闪蒸罐进行真空浓缩,真空度为 0.08~0.09MPa,温度为40~50℃。

将浓缩后的浆液用高压泵在 18~20MPa 的压力下均质,并以此压力打入喷雾干燥塔,用150~170℃的热风脱水干燥。收集的大豆浓缩蛋白粉风送至布袋过滤器,沉降至振动筛,筛分后包装。

用此法生产的产品色泽浅,异味小,NSI 大,功能性好,应用范围广,但蛋白质的得率较低,操作难度较大,成本较高。

主要的卫生问题是添加剂的使用。在 GB 2760-2014《食品添加剂使用标准》中,HCl、NaOH 均是允许使用的加工助剂。该标准允许使用的植物胶、消泡剂很多,应选择可以使用的品种,但漂白剂不允许在此类产品中使用。

2. 乙醇洗涤法　用含水 60%~75% 的乙醇,以豆粕与乙醇的质量比为 1:7 的比例在50℃的条件下于洗涤罐中搅拌洗涤 30~60 分钟,使蛋白质变性失去可溶性,而一部分可溶性成分溶于乙醇中。抽出乙醇洗液,再泵入80%～90%的乙醇,在70℃的条件下第二次搅拌洗涤30分钟。放出乙醇洗液,用隔膜泵将经第二次洗涤后的淤浆状物料送入真空干燥机,在压力为21.3～20kPa、温度为60～70℃的条件下干燥60分钟,使水分降至7%以下。经粉碎、筛分即得成品。

用此法生产的产品色泽浅,异味小,但因蛋白质发生了变性,应用范围有限。

3. 湿热浸提法　用120℃左右的蒸气加热豆粕粉15分钟,或将豆粕粉与2～3倍的水混合,边搅拌边加热,然后冻结,在-2～-1℃下冷藏,使70%以上的蛋白变性,经过滤或离心分离,最后真空干燥或喷雾干燥得到成品。

由于大豆蛋白发生了不可逆的热变性,用途受到了限制。加热会引起褐变,故产品的颜色较深,且有一定的异味。

(三) 大豆分离蛋白

大豆分离蛋白(soy protein isolate)是以脱皮、脱脂大豆为原料,同时去除大豆粉中可溶性低分子非蛋白成分和不溶性高分子成分制得的高纯度大豆蛋白制品,蛋白质的含量在90%以上,粗纤维、灰分的含量较低。产品具有优良的乳化性、凝胶性、吸油性、吸水性,比脱脂大豆粉和大豆浓缩蛋白的应用范围更广,在畜类、禽类、鱼类、蟹类等细碎肉制品、乳制品中应用广泛,也可用于冷冻点心、冰激凌、固体饮料中。但由于在制取过程中发生了氧化反应,使蛋氨酸、胱氨酸等含硫氨基酸遭到了破坏。

国内外的生产工艺主要有以下几种:

1. 碱提酸沉法　该法是国内外主要的生产工艺。原料经粉碎,过100目筛。在第一萃取罐以1:9的比例加水搅拌均匀后,用NaOH溶液调节pH为7.1左右,在温度为50℃、转速为80r/min的条件下萃取15～20分钟,离心分离出萃取液和豆渣。将豆渣送入第二萃取罐中,加入5～6倍的水,用NaOH溶液调节pH为7.1左右,进行第二次萃取,离心分离。通过二次浸提去除不溶性成分。合并两次萃取液,送至酸沉淀罐,用盐酸调节pH为4.4～4.6,在温度为45～50℃、转速为60r/min的条件下沉淀30分钟,去除可溶性成分。有的企业也加入一定量的漂白剂和消泡剂。

将经离心获得的物料用解碎机解碎,送入中和罐。罐的夹套内通入冷却水,使物料温度降至25～28℃,加入NaOH溶液将pH调回至7.0左右,以提高蛋白的分散性及产品的实用性。应在30分钟内完成这一中和操作,否则会降低产品的氮溶解度指数。中和液经过滤后,在灭菌器中灭菌,通入的水蒸气压力为0.5MPa,温度为130～140℃,时间为15s。经浓缩、均质、干燥、筛分,得到成品。

采用该工艺生产的产品纯度相对较低,NSI小,蛋白质的得率较低。如果将萃取液的pH从7.0提高到9.0,蛋白质的提取率可增加33.0%,pH从9.0提高到11.0,蛋白质的提取率仅增加3.16%。但pH过高,易引起蛋白质变性,使蛋白质的氨基酸碳链断裂,还会因"胱赖反应"产生有毒的赖丙氨酸,不仅影响产品的风味,更重要的是使产品失去食用价值。

提高萃取温度也可提高蛋白质的提取率,但蛋白质易发生热变性,一般应控制在30～50℃。用酶处理,可增加蛋白质的提取率,用蛋白酶、纤维素酶、淀粉酶组合的复合酶效果更好。应使用GB2760-2014《食品添加剂使用标准》中允许使用的酶制剂。该标准允许使用的消泡剂很多,应选择规定可以使用的品种。但漂白剂不能在此类产品的生产中使用。

2. 超滤法　超滤技术(ultrafiltration,UF)是近年来发展起来的膜分离技术,在包括食品在内的很多领域得到了广泛的应用。超滤法又称膜分离法,突出的优点是不需加热,故可节约能源,且对分离物不产生影响,避免有害物质的形成。该法用于大豆分离蛋白的生产,不仅可有效地改善产品的质量,如风味、色泽和溶解度等,而且可以大大地提高蛋白质的得率,采用反渗析膜回收低分子产物如低分子蛋白、低聚糖等,可减少对环境的污染。

超滤法是以压差为动力,用高分子超滤膜使提取液中的蛋白质与低分子物质分开,再经喷雾干燥得到成品。主要工艺是:将原料粉碎过100目筛,在萃取罐中加10倍的水搅拌均匀,用NaOH将pH调至9.0,43~45℃萃取40分钟,离心,豆渣在同样条件下第二次萃取。合并两次萃取液,用NaOH将pH调至7.0,经超滤膜进行超滤处理,当截留液浓缩至固形物的浓度为13%~15%时,通过喷雾干燥得到成品。

超滤法生产使用的超滤膜材料不仅影响产品的质量,也影响产品的卫生质量。超滤膜材料都是聚合材料(表9-4-2),它们的性能不一,应注意选择。

表 9-4-2　常用的超滤膜材料

材料	pH 范围	最高温度(℃,pH=7)	耐氯性	酸溶解性
醋酸纤维	4.5~9.0	55	好	不好
聚酰胺	3.0~12.0	80	不好	好
聚矾	0.0~14.0	80	好	好
聚丙烯腈	2.0~12.0	60	好	不好
聚呋喃	2.0~12.0	90	不好	好

膜污染是造成产品卫生质量变化的主要因素。长期使用后,一些营养物质会吸附在膜上,微生物利用这些营养物质生长繁殖,在膜的表面形成一层生物膜,不仅侵蚀膜表面,使膜的性能降低,而且会使产品受到微生物污染。若原料大豆残留有农药,酸性的农药会侵蚀膜表面,并对产品造成污染。各种膜对氯的耐受性不同,水中的余氯不仅会影响膜的质量,还会沉积在膜上,从而使产品受到氯的污染,进而损害人体健康。

3. 离子交换法　该法制备大豆分离蛋白的原理和碱提酸沉一样,工艺过程也基本一致,所不同的是,萃取液经过带OH⁻的阴离子树脂时,由于离子交换而使OH⁻进入萃取液,因萃取液呈碱性而使蛋白质溶解。过滤去渣后,再通过含H⁺的阳离子树脂交换,使pH达到蛋白质的等电点,蛋白质沉淀而被分离。

用这种方法生产的大豆分离蛋白产品纯度高,灰分少,色泽浅,明显好于采用碱提酸沉法生产的产品,但生产周期较长。

(四) 大豆组织蛋白

大豆组织蛋白(textured soy protein)也被称为人造肉,是以大豆蛋白为原料,加入一定量的水,在专用的膨化设备中加温、加压,使蛋白质分子发生定向排列,形成类似瘦肉的纤维组织并富有咀嚼感,可根据需要添加相应的调料制成不同口味的产品。

用作生产大豆组织蛋白原料的可以是低温脱脂大豆粕、高温脱脂大豆粕、冷榨大豆粕、脱脂大豆粉、脱皮大豆粉、大豆浓缩蛋白、大豆分离蛋白,但从成本考虑,用豆粕较好。大豆组织蛋白和以其他植物蛋白为原料用这种工艺生产的产品统称为组织化植物蛋白。工业生产大豆组织蛋白的方法主要有以下两种。

1. 挤压膨化法　该法的原理是,在高温、高压等定向力的作用下,大豆蛋白的分子发生定向排列,再通过较大的压力差和蒸气的喷爆作用,便形成多孔的大豆组织蛋白。

其生产工艺相对比较简单,在原料粉中加适量的水、添加剂等调和成面团后,用膨化机挤压膨化,经干燥即得成品。从生产工艺考虑,原料蛋白质的含量越高,氮溶解指数越高,脂肪越少,越宜于组织化和生产的顺利进行。

进口膨化机要求原料蛋白质的 NSI≥50%,脂肪的含量≤1%。国产膨化机对原料的要求宽松一些,蛋白质的 NSI 在 15% 左右,脂肪的含量≤6% 即可。加水量是调和工序的关键,若加水适量,挤压膨化时进料顺利,产量高,组织化效果好。不同的原料、不同的季节、不同的机型,适宜的加水量有所不同。一般应使原料粉的水分达到 20%～30%。

挤压膨化是整个工艺的关键,应控制好加热温度和进料量。一般膨化机的出口温度应不低于 180℃,入口温度应控制在 80℃ 左右。出口温度低于 140℃,产品会有硬芯,高于340℃,产品颜色深,并有焦糊味。

对该法特别要注意的卫生问题是添加剂的使用。为了改善产品的组织结构,同时又不影响口感,常添加 1.0%～2.5% 的碳酸氢钠和碳酸钠(两者均在 GB 2760-2014 的"表 A.2 可在各类食品中按生产需要适量使用的食品添加剂名单"中);为了生产出仿真度高的产品,常加入一些着色剂、调味料等。使用的添加剂必须符合 GB 2760-2014 的规定及相关的质量标准。

2. 纺丝黏结法　该法的原理是将大豆蛋白溶解在碱溶液中,通过有数千个小孔的隔膜,挤入含食盐的醋酸溶液中凝固成丝,并使这些丝定向排列成纤维,再将纤维黏结压制,就可得到类似肌肉的大豆组织蛋白。工艺主要包括调浆、纺丝、黏结成型、干燥等过程。从卫生角度考虑,对该法的工艺过程特别要注意以下两点。

(1) 纺丝液的调制是将大豆蛋白溶解在碱溶液中,并在一定的温度下老化一定的时间。如果 pH 达到 10 以上,蛋白质就会发生水解,并生成溶胞丙氨酸等有毒物质,pH 越高,时间越长,温度越高,产生的有毒物质越多。因此,老化的时间以不超过 1h 为好。为了解决在老化的过程中因蛋白质的黏度过分下降而使纺丝质量下降的问题,往往加入硫键阻断剂,如半胱氨酸(添加量为 0.3～3.0mg/100g)、亚硝酸钠或亚硫酸钾(5.0～50mg/100g)、巯基乙醇(0.4～40mg/100g)等。半胱氨酸在 GB 2760-2014 的"表 B.3 允许使用的食品用合成香料名单"中,可以使用;亚硝酸钠是护色剂,不允许在豆类制品中使用;亚硫酸钾、巯基乙醇不是GB 2760-2014 允许使用的食品添加剂。

(2) 在黏结成型时,需加入黏合剂,如蛋清蛋白、淀粉、糊精、海藻胶、羧甲基纤维素钠等。为了改善口感和风味,还要加入着色剂、风味剂、品质改良剂等。因此,同样应注意添加剂的使用要符合 GB 2760-2014 的规定。

(五) 豆乳制品

豆乳制品是 20 世纪 70 年代后发展起来的一类蛋白饮料,包括豆乳以及豆乳进一步加工的产品酸豆乳、豆乳粉、豆乳晶、豆炼乳等。这类产品的生产源于我国传统的豆制品——豆浆,但采用了现代化的加工技术和设备,使豆浆口感粗糙、有明显豆腥味的感官性状得到了改善,具有特殊的色、香、味,也克服了豆浆营养单一的缺点,营养组成更加科学合理。

1. 豆乳　豆乳是以大豆及其他豆类为原料加工而成,实际上是在豆浆的基础上采用了腥味和涩味脱除技术、提高产品稳定性技术、提高原料豆中营养成分提取率技术、改善产品色泽技术、提高产品耐储存技术发展起来的高蛋白饮料。按照饮料的分类标准,豆乳属于植物蛋白饮料类。

豆乳的生产充分利用了大豆蛋白质的乳化性、吸油性、吸水性等功能特性和磷脂的强乳化性。变性后的大豆蛋白质分子的疏水基团大量地暴露在分子表面,分子表面的亲水基团相对较少。磷脂是两性物质,分子的一端是亲水的极性基团,另一端是疏水的非极性基团。中性脂肪是非极性的疏水性物质。它们三者混合,经过均质或超声波处理,相互间发生作用,形成二元或三元缔合体,具有极高的稳定性,在水中可形成均匀的乳状分散体系,即豆乳。豆乳的前期生产工艺与豆浆的生产工艺基本相同,制成豆浆后,经过真空脱臭、调制、均质、杀菌、灌装等工序,制成成品。与卫生有关的主要有以下工序。

(1)大豆的预处理:生产豆乳的大豆要经过筛选、风选、密度去石、磁选及人工拣选等干选手段,而不经过水洗达到除杂的目的。

脱皮是豆乳生产的关键工序。通过脱皮,可减少从土壤中带来的耐热细菌;缩短钝化脂肪氧化酶所需的时间,降低苦涩物质的含量,改善豆乳的风味;降低豆乳的起泡性;降低蛋白的热变性;防止非酶褐变;赋予豆乳良好的色泽。对脱皮工序总的要求是:脱皮率要高(95%以上),脱皮损失要小,蛋白质变性要低。

脱皮的方法有:①简易脱皮法:又称冷脱皮法。当大豆的含水量低于12%时,可直接破碎脱皮,适合于小规模生产。②烘干脱皮法:大豆经烘干,使水分降到10%左右,用破碎机破碎,再通过筛理和风选除去豆皮。③热脱皮法:在流化床上用干燥的热空气烘干大豆,使其水分在很短的时间内降低1%~3%。然后将大豆破成两半,利用多级吸风分离器将豆皮吹出,再经风选和筛理分出豆仁和豆皮。④湿脱皮法:大豆浸泡后经机械摩擦脱皮,用水漂洗除去豆皮。

脱皮工序应与后续的酶钝化工序紧密地衔接起来,切不可储存脱皮豆,因为致腥的脂肪氧化酶多存在于靠近大豆表皮的子叶中,脱皮后,油脂即可在该酶的作用下氧化生成腥味物质。

(2)制浆与灭酶:与传统豆制品不同的是,豆乳的制浆工序必须与灭酶工序相结合,既要最大限度地溶出大豆中的有效成分,又要尽可能地抑制浆体中产生异味物质。

灭酶的方法不同,磨浆的方法也略有差异。在豆乳的生产中,豆仁的浸泡与传统的豆制品生产有所不同,可浸泡,也可不浸泡。浸泡灭酶:采用高温快速浸泡法(85℃,30分钟),还要添加一定量的碱(碳酸氢钠),将 pH 调至 7.5~8.0,以有效地钝化脂肪氧化酶。不浸泡灭酶:豆仁与1%的碳酸氢钠溶液一同进入灭酶机,95℃灭酶1分钟,然后进入磨浆机。

磨浆工序总的要求是:磨得细,滤得精,浓度固定。要求豆糊的细度在 120 目以上,豆渣的含水量在 85%以下,豆浆的浓度为 8%~10%。

(3)真空脱臭:真空脱臭的目的是最大限度地消除灭酶以后豆浆中含有的异味物质。先用高压蒸气(600kpa)将豆浆迅速加热到 140~150℃,然后将热浆体导入真空冷凝室,突然抽真空,使豆浆的温度骤然降至 70~80℃,体积膨胀,部分水分急剧蒸发,发生所谓的爆破现象,豆浆中的异味物质随着水蒸气迅速排出。

(4)调制:豆浆经过调制,可以生产出不同品种的豆乳。调制,就是按照产品配方和标准的要求,将豆浆、营养强化剂、食品添加剂加入调制缸中,充分搅拌均匀,并用水调整到规定的浓度。

为了使豆乳的营养更加全面均衡,常添加一些营养强化剂。应按照食品安全国家标准 GB 14880-2012《食品营养强化剂使用标准》的要求选择营养强化剂。

甜味剂宜选用双糖,最好用蔗糖。如用单糖,则在加热杀菌时易发生非酶褐变,使产品的色泽发暗。生产奶味豆乳可选用国家标准允许使用的香料香兰素,但最好用奶粉或鲜奶。生产果味豆乳最好用果汁,或用国家标准允许使用的香精、酸度调节剂调配。酸度调节剂最好选用有机酸,如柠檬酸、乳酸、冰乙酸、L-苹果酸。

为了掩盖豆腥味,可将植物油和小麦粉混合,经短时间加热处理,按 0.1% ~5% 的比例与豆乳混合。加入热凝固的鸡蛋白、棕榈油、环状糊精、荞麦粉、核桃仁、紫苏、胡椒、芥末也可起到掩盖豆腥味的作用。

在豆乳中加入油脂可改善口感和色泽。油脂的添加量为 1.5% 左右,宜选用亚油酸含量高的植物油,如豆油、花生油、菜籽油、棉籽油、玉米油等。

豆乳中的油脂易上浮,形成"油线",添加乳化剂提高乳化稳定性可以消除。国家标准规定可用于豆乳的乳化剂很多,如磷脂、改性大豆磷脂、八乙酸蔗糖酯、海藻酸丙二醇酯、琥珀酸单甘油酯、聚甘油脂肪酸酯、聚氧乙烯(20)山梨醇酐单月桂酸酯(又名吐温 20)、聚氧乙烯(20)山梨醇酐单棕榈酸酯(又名吐温 40)、聚氧乙烯(20)山梨醇酐单硬脂酸酯(又名吐温 60)、聚氧乙烯(20)山梨醇酐单油酸酯(又名吐温 80)、可溶性大豆多糖、麦芽糖醇和麦芽糖醇液、山梨醇酐单月桂酸酯(又名司盘 20)、山梨醇酐单棕榈酸酯(又名司盘 40)、山梨醇酐单硬脂酸酯(又名司盘 60)、山梨醇酐三硬脂酸酯(又名司盘 65)、山梨醇酐单油酸酯(又名司盘 80)、山梨糖醇和山梨糖醇液、双乙酰酒石酸单双甘油酯、辛,癸酸甘油酯、硬脂酰乳酸钠、硬脂酰乳酸钙、蔗糖脂肪酸酯、单,双甘油脂肪酸酯、甘油、酪蛋白酸钠、柠檬酸脂肪酸甘油酯、乳酸脂肪酸甘油酯以及乙酰化单、双甘油脂肪酸酯等,可选择使用。在实际生产中,使用磷脂、蔗糖脂肪酸酯的较多。蔗糖脂肪酸酯还可以防止豆乳中的蛋白质分层沉淀。

在蔬菜汁豆乳中,蛋白质与单宁作用易沉淀,要加入一定量的稳定剂。应选择国家标准允许使用的品种。

(5)均质:均质处理是改善豆乳的口感和稳定性的关键工序。均质机的工作原理是:将加压后的豆乳经过均质阀的狭缝突然放出,豆乳中的油滴颗粒在剪切力、冲击力及空穴效应的共同作用下微细化,形成均一的分散液,促进了液-液乳化、固-液分散,提高了豆乳的稳定性。工艺参数为:压力,13 ~23MPa;温度,70℃以下。增加均质次数可提高效果,实际生产一般采用 2 次均质。

(6)杀菌:未经杀菌的调制豆乳,在 50℃ 存放 2 小时,繁殖的细菌就会使 pH 下降,再经加热,蛋白质就会凝固。

杀菌的方式有常压杀菌、高温高压杀菌、超高温瞬时杀菌(ultra high temperature treated, UHT)。常压杀菌只能杀灭不耐热的繁殖型致病菌和腐败菌,而不能杀灭耐热菌,特别是芽胞,适用于生产当日销售的豆乳。玻璃瓶和复合蒸煮袋包装的豆乳一般采用高温高压杀菌,可在常温下存放 6 个月以上。高温高压杀菌的规程为:121℃,15 ~20 分钟,虽然可杀灭全部耐热型的芽胞,但易引起脂肪析出及蛋白质沉淀。UHT 是将未包装的豆乳在 130℃ 以上的高温下经数十秒,然后迅速冷却、灌装,可以有效地杀灭豆乳中的所有微生物,既可使产品的保质期延长,又不破坏产品的风味和色泽。UHT 分为蒸气直接加热法和间接加热法。我国普遍采用的是板式热交换器间接加热,分为预热阶段、超高温杀菌阶段和冷却阶段,整个过程均在板式热交换器中完成。无菌包装技术就是超高温瞬时杀菌技术与无菌灌装技术相结合发展起来的,国内的大部分大中型豆乳生产企业都采用无菌包装。

2. 豆乳粉　豆乳粉是在豆乳的基础上,进一步杀菌、真空浓缩和干燥而成的粉末状产品,用沸水冲开即可食用。其生产工艺包括豆乳的制备、配料、粉体制造三大部分。配料的不同,决定了豆乳粉品种的变化。豆乳粉生产方法的不同主要体现在豆乳制备方法上。豆乳制备方法主要有半干湿法、湿法。

(1) 豆乳的制备:半干湿法采用干法灭酶、湿法磨浆。采用半干湿法磨浆,大豆不经浸泡,在干燥机中通入 105 ~ 110℃ 的热空气,干燥处理 20 ~ 30 分钟灭酶,冷却后用脱皮机脱皮。加入热水进行湿法磨浆,超微粉碎,经浆渣分离后得到豆乳。该法在国内最常用。

湿法是将大豆浸泡后磨浆,浆渣分离后得到豆乳。该法生产的产品豆腥味较重,且经过浸泡约有 5% 的可溶性固形物损失,蛋白质的提取率低,生产周期长。消除豆腥味的方法是:浸泡前进行闪蒸灭酶,即用高压蒸气处理,然后在碱溶液中浸泡。

(2) 配料:为增加豆乳粉的速溶性,一般要添加 30% ~ 40% 的砂糖和 10% 的饴糖(以干物质计),生产的产品为甜豆乳粉。先将豆乳加热并真空浓缩,在浓缩结束时将浓度为 65% 的砂糖溶液(预先在 80℃ 以上的温度下加热 10 ~ 15 分钟,冷却到 60 ~ 70℃)吸入浓缩器,与豆乳混合。大豆磷脂、环状糊精也可增加豆乳粉的速溶性。酪蛋白酸钠与蔗糖脂肪酸酯有协同作用,同时使用增加豆乳粉速溶性的效果更好。其他辅料如营养强化剂、乳化剂、稳定剂等,根据配方和热敏性,在杀菌前或杀菌后加入。

豆乳的黏度受温度和干物质含量的影响很大。随着温度的升高和水分的蒸发,豆乳的黏度明显增加。糖的加入也会增加豆乳的黏度,因而为了充分杀菌和防止浓缩时黏度过大,应在浓缩结束时加糖。生产淡豆乳粉时,则添加 20% ~ 40% 的鲜牛奶或奶粉(以干物质计)。杀菌处理既可杀灭豆乳中的微生物,又可破坏残存的酶类和抗营养因子,但应尽量不要使蛋白质变性,故要严格控制杀菌的工艺条件。用板式杀菌器时,温度为 95 ~ 98℃ ,时间为 2 ~ 3 分钟;用超高温杀菌器时,温度为 130 ~ 150℃ ,时间为 0.5 ~ 4 秒。

(3) 粉体制造:采用真空浓缩的方法使豆乳中的一部分水分汽化排出,以提高固形物的含量,温度为 50 ~ 55℃ ,真空度为 80 ~ 93kPa。真空浓缩后,应迅速降温,以免豆乳的黏度增加。在浓缩过程中,随着豆乳浓度的增加,黏度也增加,但固形物含量由 5% 上升到 15% ,黏度增加缓慢,而超过 15% 以后,黏度迅速上升。一般情况下,固形物的含量很难超过 15% 。

为便于喷雾干燥,需降低豆乳的黏度。pH 为 4.5 时黏度最大,但 pH 偏碱时黏度也增大,且产品色泽灰暗,口味也差,pH 为 6.5 时,蛋白质的溶出量最大,可达 85% ,故应用 10% 的 NaOH 将 pH 调在 6.5 ~ 7.0。

半胱氨酸、蛋白酶、维生素 C、亚硫酸盐均可破坏大豆蛋白的二硫键或将蛋白质水解成相对分子质量较小的肽,降低黏度,但国家标准不允许亚硫酸盐在豆乳粉的生产中使用。均质可降低黏度,增加乳化性,使产品口感细腻。

采用喷雾干燥法干燥,雾化后的微细乳滴中的水分瞬间被蒸发,温度不会超过 60℃ ,再喷涂大豆磷脂,可保证蛋白质不会明显变性,制得的豆乳粉复水后风味、色泽、溶解度与鲜豆乳大体相似。

第五节　豆类食品的质量及卫生安全要求

在豆类食品的生产加工过程中,除了应严格按照既定的工艺流程组织生产,采纳和严格执行 GMP 和 HACCP 对整个生产过程进行全程控制外,还要严格执行产品的质量标准、卫生标准和食品安全标准,严格对原辅料把关,使其符合相应的标准和有关规定,并对产品进行出厂检验和型式检验,使产品符合标准的要求。

食品安全法要求国务院卫生行政部门对现行的食用农产品质量安全标准、食品卫生标准、食品质量标准和有关食品的行业标准中强制执行的标准内容予以整合,统一公布为食品安全国家标准。这项工作尚未全部完成。这项工作全部完成后,食品卫生标准将被食品安全标准代替。故即便是整合后的食品安全标准,也存在引用食品卫生标准的情况。因而在执行标准时,应当注意标准引用的规范性和文件的时效性,凡是没有注日期的引用文件,应当以其最新版本(包括所有的修订单)为准。另外,应当注意标准本身的时效性。

食品安全标准对食品中具有的与人类健康相关的质量要素和技术要求及其检验方法做出了规定,是强制执行的标准,因而是保证食品安全的基本要求,对于具体的产品而言,没有对生产加工过程的卫生要求、标志、标签、包装、运输和贮存等作出全面的规定。对这些方面的要求,通过相关的标准和规定体现。生产加工企业可以根据自身产品的特点制定严于食品安全国家标准、行业标准和地方标准的企业标准,除了将质量要求、卫生要求纳入其中外,对产品的技术要求、生产加工过程的卫生要求、检验方法、检验规则、标志、标签、包装、运输和贮存也应作出全面的规定,报当地省级卫生行政部门备案后执行。

我国已经建立了一套完善的豆类食品标准体系,包括国家标准、行业标准、地方标准及企业标准。这一系列的标准,对豆类食品的质量、卫生、安全要求做出了具体的规定。限于篇幅,本节仅摘要介绍与豆类食品有关的标准及相关的要求,详细内容可查阅标准全文。

一、通用标准对豆类食品的要求

(一) 食品添加剂使用要求

食品安全国家标准 GB 2760-2014《食品添加剂使用标准》的"表 A.1 食品添加剂的允许使用品种、使用范围以及最大使用量或残留量"规定可以用于豆类食品的食品添加剂见表 9-5-1。

表 9-5-1　可用于豆类食品的食品添加剂

添加剂名称	功能	食品类别(名称)	最大使用量(g/kg)
硫酸钙(又名石膏)	稳定剂和凝固剂、增稠剂、酸度调节剂	豆类制品	按生产需要适量使用
氯化钙	稳定剂和凝固剂、增稠剂	豆类制品	按生产需要适量使用
氯化镁	稳定剂和凝固剂	豆类制品	按生产需要适量使用
谷氨酰胺转氨酶	稳定剂和凝固剂	豆类制品	0.25
可得然胶	稳定剂和凝固剂、增稠剂	豆腐类	按生产需要适量使用
吐温 20、吐温 40、吐温 60、吐温 80	乳化剂、消泡剂、稳定剂	豆类制品	0.05(每 kg 黄豆的用量)
二氧化硅	抗结剂(复配消泡剂用)	其他(豆制品工艺)	0.025(每 kg 黄豆的用量)
司盘 20、司盘 40、司盘 60、司盘 65、司盘 80	乳化剂	豆类制品	1.6(以每千克黄豆的使用量计)
双乙酰酒石酸单双甘油酯	乳化剂、增稠剂	熟制豆类	2.5
蔗糖脂肪酸酯	乳化剂	调味品	5.0

续表

添加剂名称	功能	食品类别(名称)	最大使用量(g/kg)
纽甜	甜味剂	醋	0.012
甘草酸铵,甘草酸一钾及三钾	甜味剂	调味品	按生产需要适量使用
环己基氨基磺酸钠(又名甜蜜素),环己基氨基磺酸钙	甜味剂	熟制豆类	1.0(以环己基氨基磺酸计)
		腐乳类	0.65(以环己基氨基磺酸计)
麦芽糖醇和麦芽糖醇液	甜味剂、稳定剂、水分保持剂、乳化剂、膨松剂、增稠剂	熟制豆类	按生产需要适量使用
		其他(豆制品工艺)	按生产需要适量使用
山梨糖醇和山梨糖醇液	甜味剂、膨松剂、乳化剂、水分保持剂、稳定剂、增稠剂	调味品	按生产需要适量使用
		其他(豆制品工艺)	按生产需要适量使用
		其他(酿造工艺)	按生产需要适量使用
三氯蔗糖(又名蔗糖素)	甜味剂	腐乳类	1.0
		醋	0.25
		酱油	0.25
		酱及酱制品	0.25
糖精钠	甜味剂、增味剂	新兴豆制品(大豆蛋白及其膨化食品、大豆素肉等)	1.0(以糖精计)
		熟制豆类	1.0(以糖精计)
阿斯巴甜	甜味剂	醋	3.0
天门冬酰苯丙氨酸甲酯乙酰磺胺酸	甜味剂	调味品	1.13
		酱油	2.0
甜菊糖苷	甜味剂	调味品	0.35(以甜菊醇当量计)
安赛蜜	甜味剂	调味品	0.5
		酱油	1.0
苯甲酸及其钠盐	防腐剂	醋	1.0(以苯甲酸计)
		酱油	1.0(以苯甲酸计)
		酱及酱制品	1.0(以苯甲酸计)
丙酸及其钠盐、钙盐	防腐剂	豆类制品	2.5(以丙酸计)
		醋	2.5(以丙酸计)
		酱油	2.5(以丙酸计)
对羟基苯甲酸酯类及其钠盐(对羟基苯甲酸甲酯钠,对羟基苯甲酸乙酯及其钠盐)	防腐剂	醋	0.25(以对羟基苯甲酸计)
		酱油	0.25(以对羟基苯甲酸计)
		酱及酱制品	0.25(以对羟基苯甲酸计)

续表

添加剂名称	功能	食品类别(名称)	最大使用量(g/kg)
ε-聚赖氨酸盐酸盐	防腐剂	豆类	0.3
		调味品	0.5
乳酸链球菌素	防腐剂	醋	0.15
		酱油	0.2
		酱及酱制品	0.2
山梨酸及其钾盐	防腐剂、抗氧化剂、稳定剂	豆干再制品	1.0(以山梨酸计)
		新兴豆制品(大豆蛋白及其膨化食品、大豆素肉等)	1.0(以山梨酸计)
		醋	1.0(以山梨酸计)
		酱油	1.0(以山梨酸计)
		酱及酱制品	0.5(以山梨酸计)
双乙酸钠(又名二醋酸钠)	防腐剂	豆干类	1.0
		豆干再制品	1.0
		调味品	2.5
脱氢乙酸及其钠盐	防腐剂	发酵豆制品	0.3(以脱氢乙酸计)
赤藓红及其铝色淀	着色剂	酱及酱制品	0.05(以赤藓红计)
红花黄	着色剂	调味品(12.01 盐及代盐制品除外)	0.5
红曲米,红曲红	着色剂	腐乳类	按生产需要适量使用
		调味品(12.01 盐及代盐制品除外)	按生产需要适量使用
姜黄	着色剂	调味品	按生产需要适量使用
焦糖色(加氨生产)	着色剂	醋	1.0
		酱油	按生产需要适量使用
		酱及酱制品	按生产需要适量使用
焦糖色(普通法)	着色剂	醋	按生产需要适量使用
		酱油	按生产需要适量使用
		酱及酱制品	按生产需要适量使用
焦糖色(亚硫酸铵法)	着色剂	酱油	按生产需要适量使用
		酱及酱制品	10
辣椒红	着色剂	调味品(12.01 盐及代盐制品除外)	按生产需要适量使用

续表

添加剂名称	功能	食品类别（名称）	最大使用量（g/kg）
萝卜红	着色剂	醋	按生产需要适量使用
亮蓝及其铝色淀	着色剂	熟制豆类	0.025（以亮蓝计）
柠檬黄及其铝色淀	着色剂	熟制豆类	0.1（以柠檬黄计）
日落黄及其铝色淀	着色剂	熟制豆类	0.1（以日落黄计）
叶绿素铜钠盐,叶绿素铜钾盐	着色剂	熟制豆类	0.5
诱惑红及其铝色淀	着色剂	熟制豆类	0.1（以诱惑红计）
栀子黄	着色剂	调味品（12.01 盐及代盐制品除外）	1.5
栀子蓝	着色剂	调味品（12.01 盐及代盐制品除外）	0.5
L-丙氨酸	增味剂	调味品	按生产需要适量使用
琥珀酸二钠	增味剂	调味品	20
淀粉磷酸酯钠	增稠剂	调味品	按生产需要适量使用
甲壳素（又名几丁质）	增稠剂、稳定剂	醋	1.0
羧甲基淀粉钠	增稠剂	酱及酱制品	0.1
皂荚糖胶	增稠剂	调味品	4
硫酸铝钾（又名钾明矾），硫酸铝铵（又名铵明矾）	膨松剂、稳定剂	豆类制品	按生产需要适量使用（铝的残留量≤100mg/kg,干样品,以 Al 计）
硫酸亚铁	其他	发酵豆制品（仅限臭豆腐）	0.15（以 $FeSO_4$ 计）

　　该标准"表 A.2 可在各类食品中按生产需要适量使用的食品添加剂名单"中共有 75 种食品添加剂,均可在豆类制品中按生产需要适量使用。

　　该标准"表 B.2 允许使用的食品用天然香料名单"中的 393 种天然香料和"表 B.3 允许使用的食品用合成香料名单"中的 1477 种合成香料均允许在豆类制品中按生产需要适量使用。

　　该标准"表 C.1 可在各类食品加工过程中使用,残留量不需限定的加工助剂名单（不含酶制剂）"中的 38 种加工助剂和"表 C.3 食品用酶制剂及其来源名单"中的 54 种酶制剂均可在豆类制品中按生产需要适量使用。

　　该标准"表 C.2 需要规定功能和使用范围的加工助剂名单（不含酶制剂）"中的添加剂共 77 种,可用于豆类制品加工的有:

　　作为消泡剂,聚二甲基硅氧烷及其乳液（最大使用量 0.3g/kg）、蔗糖脂肪酸酯可用于豆制品加工工艺,高碳醇脂肪酸酯复合物可用于发酵工艺、大豆蛋白加工工艺。

　　作为提取溶剂,正己烷可用于大豆蛋白加工工艺。

　　聚二甲基硅氧烷及其乳液（最大使用量 0.1g/kg）、聚氧丙烯甘油醚、聚氧丙烯氧化乙烯甘油醚、聚氧乙烯(20)山梨醇酐单月桂酸酯(又名吐温 20)、聚氧乙烯(20)山梨醇酐单棕榈酸酯(又名吐温 40)、聚氧乙烯(20)山梨醇酐单硬脂酸酯(又名吐温 60)、聚氧乙烯(20)山梨醇酐单油酸酯(又名吐温 80)、聚氧乙烯聚氧丙烯胺醚、聚氧乙烯聚氧丙烯季戊四醇醚、矿物油、蔗糖聚丙烯醚作为消泡剂,离子交换树脂作为脱色剂、吸附剂,乙二胺四乙酸二钠(EDTA)作为吸附剂、螯合剂,镍作为催化剂,可用于豆制品发酵工艺。

(二)营养强化剂使用要求

食品安全国家标准 GB 14880-2012《食品营养强化剂使用标准》规定可用于豆类食品的营养强化剂见表 9-5-2。

表 9-5-2　可以用于豆类食品的营养强化剂

营养强化剂	食品分类号	食品类别(名称)	使用量
维生素 A	02.01.01.01	植物油	4000～8000μg/kg
	04.04.01.07	豆粉、豆浆粉	3000～7000μg/kg
	04.04.01.08	豆浆	600～1400μg/kg
维生素 D	04.04.01.07	豆粉、豆浆	15～60μg/kg
	04.04.01.08	豆浆	3～15μg/kg
维生素 E	02.01.01.01	植物油	100～180mg/kg
	04.04.01.07	豆粉、豆浆粉	30～70mg/kg
	04.04.01.08	豆浆	5～15mg/kg
维生素 B_1	04.04.01.07	豆粉、豆浆粉	6～15mg/kg
	04.04.01.08	豆浆	1～3mg/kg
	06.04	杂粮粉及其制品	3～5mg/kg
维生素 B_2	04.04.01.07	豆粉、豆浆粉	6～15mg/kg
	04.04.01.08	豆浆	1～3mg/kg
	06.04	杂粮粉及其制品	3～5mg/kg
维生素 C	04.04.01.07	豆粉、豆浆粉	400～700mg/kg
烟酸	04.04.01.07	豆粉、豆浆粉	60～120mg/kg
	06.04	杂粮粉及其制品	40～50mg/kg
	04.04.01.08	豆浆	10～30mg/kg
铁	04.04.01.07	豆粉、豆浆粉	46～80mg/kg
	06.04	杂粮粉及其制品	14～26mg/kg
	2.04	酱油	180～260mg/kg
钙	04.04.01.07	豆粉、豆浆粉	1600～8000mg/kg
	06.04	杂粮粉及其制品	1600～3200mg/kg
	12.03	醋	6000～8000mg/kg
锌	04.04.01.07	豆粉、豆浆粉	29～55.5mg/kg
	06.04	杂粮粉及其制品	10～40mg/kg
硒	06.04	杂粮粉及其制品	140～280μg/kg
磷	04.04.01.07	豆粉、豆浆粉	1600～3700mg/kg
L-赖氨酸	06.04	杂粮粉及其制品	1～2g/kg

续表

营养强化剂	食品分类号	食品类别(名称)	使用量
牛磺酸	04.04.01.07	豆粉、豆浆粉	0.3~0.5g/kg
	04.04.01.08	豆浆	0.06~0.1g/kg
γ-亚麻酸	02.01.01.01	植物油	20~50g/kg
酪蛋白钙肽	06.04	杂粮粉及其制品	≤1.6g/kg
酪蛋白磷酸肽	06.04	杂粮粉及其制品	≤1.6g/kg

(三) 真菌毒素限量

食品安全国家标准 GB 2761-2017《食品中真菌毒素限量》规定了食品中黄曲霉毒素 B_1、黄曲霉毒素 M_1、脱氧雪腐镰刀菌烯醇、展青霉素、赭曲霉毒素 A 及玉米赤霉烯酮的限量指标。与豆类食品有关的真菌毒素限量指标见表9-5-3。

表9-5-3　与豆类食品有关的真菌毒素限量指标

真菌毒素	食品类别(名称)	限量(μg/kg)
黄曲霉毒素 B_1	发酵豆制品[a]	5.0
	大豆油(植物油脂)	10
	酱油、醋、酿造酱	5.0
	婴儿配方食品[b]	0.5(以粉状产品计)
	较大婴儿和幼儿配方食品[b]	0.5(以粉状产品计)
赭曲霉毒素 A	豆类[c]	5.0

[a]腐乳类、纳豆、豆豉、豆豉制品等；[b]以大豆及大豆蛋白制品为主要原料的产品；[c]干豆、以干豆磨成的粉。

(四) 污染物限量

食品安全国家标准 GB 2763-2017《食品中污染物限量》规定了食品中铅、镉、汞、砷、锡、镍、铬、亚硝酸盐、硝酸盐、苯并[a]芘、N-二甲基亚硝胺、多氯联苯、3-氯-1,2-丙二醇的限量指标。与豆类食品有关的污染物限量指标见表9-5-4。

表9-5-4　与豆类食品有关的污染物限量指标

污染物	食品类别(名称)	限量(mg/kg)
铅(以 Pb 计)	豆类蔬菜	0.2
	豆类[a]	0.2
	豆类制品(豆浆除外)[b]	0.5
	豆浆	0.05
	大豆油	0.1
	调味品(醋、酱油、酱及酱制品)	1.0
	食用淀粉(豆类提取的淀粉)	0.2
	淀粉制品(豆类提取的淀粉)	0.5
	蛋白饮料类	0.3(mg/L)

续表

污染物	食品类别(名称)	限量(mg/kg)
	婴幼儿配方食品	0.15
	婴幼儿罐装辅助食品	0.25
	膨化食品	0.5
镉(以 Cd 计)	豆类蔬菜	0.1
	豆类[a]	0.2
	婴幼儿罐装辅助食品	0.02
砷(以 As 计)	大豆油	0.1(总砷)
	调味品(醋、酱油、酱及酱制品)	0.5(总砷)
	婴幼儿罐装辅助食品	0.1(无机砷)
锡(以 Sn 计)	采用镀锡薄板容器包装的豆类罐头	250
镍(以 Ni 计)	氢化植物油及氢化植物油为主的产品	1.0
铬(以 Cr 计)	豆类[a]	1.0
亚硝酸盐、硝酸盐	婴儿配方食品	100(以 $NaNO_3$ 计,以粉状产品计)
	较大婴儿和幼儿配方食品	100(以 $NaNO_3$ 计,以粉状产品计)
	特殊医学用途婴儿配方食品	2.0(以 $NaNO_2$ 计,以粉状产品计),100(以 $NaNO_3$ 计,以粉状产品计)
	婴幼儿罐装辅助食品	200(以 $NaNO_3$ 计,以粉状产品计)
苯并[a]芘	大豆油	10(μg/kg)
3-氯-1,2-丙二醇	醋、酱油等液态调味品[c]	0.4
	酱及酱制品等固态调味品	1.0

[a]干豆、以干豆磨成的粉。[b]豆类制品包括非发酵豆制品(例如,豆浆、豆腐类、豆干类、腐竹类、熟制豆类、大豆蛋白膨化食品、大豆素肉等);发酵豆制品(例如,腐乳类、纳豆、豆豉、豆豉制品等);豆类罐头。[c]仅限于添加酸水解植物蛋白的产品。

无论是否制定污染物限量,食品生产和加工者均应采取控制措施,使食品中污染物的含量达到最低水平。

(五) 农药最大残留限量

食品安全国家标准 GB 2763-2016《食品中农药最大残留限量》规定了食品中 2,4-滴等 387种农药 3650 项最大残留限量,与豆类食品有关的主要是杀虫剂(表 9-5-5)、除草剂(表 9-5-6)、杀菌剂(表 9-5-7),还有杀螨剂、熏蒸剂、杀线虫剂、杀软体动物剂、植物生长调节剂、增效剂(表9-5-8)。除了大豆毛油、大豆油外,该标准主要规定了豆类食品原料的农药最大残留限量。

表 9-5-5　豆类食品杀虫剂的最大残留限量

序号	农药名称	食品类别(名称)	最大残留限量(mg/kg)
1	保棉磷	大豆	0.05
		豆类蔬菜、芽菜类蔬菜	0.5
2	倍硫磷	大豆油	0.01
		豆类蔬菜、芽菜类蔬菜	0.05

续表

序号	农药名称	食品类别(名称)	最大残留限量 (mg/kg)
3	苯线磷	豆类蔬菜、芽菜类蔬菜	0.02
4	敌百虫	豆类蔬菜、芽菜类蔬菜	0.2
5	敌敌畏	杂粮类[a]、大豆	0.1
		豆类蔬菜、芽菜类蔬菜	0.2
6	地虫硫磷	豆类蔬菜、芽菜类蔬菜	0.01
7	毒死蜱	大豆	0.1
		菜豆	1
8	对硫磷	杂粮类[a]、大豆	0.1
		豆类蔬菜、芽菜类蔬菜	0.01
9	多杀霉素	大豆	0.01
		豆类蔬菜	0.3
10	二嗪磷	菜豆、食荚豌豆	0.2
11	氟氰戊菊酯	杂粮类:绿豆、赤豆,大豆	0.05
12	氟酰脲	杂粮类[a]	0.1
		菜豆	0.7
		菜用大豆	0.01
13	甲胺磷	豆类蔬菜、芽菜类蔬菜	0.05
14	甲拌磷	大豆	0.05
		豆类蔬菜、芽菜类蔬菜	0.01
15	甲基毒死蜱	杂粮类[a]、大豆	5*
16	甲基对硫磷	豆类蔬菜、芽菜类蔬菜	0.02
17	甲基硫环磷	豆类蔬菜、芽菜类蔬菜	0.03*
18	甲基异柳磷	杂粮类[a]、大豆	0.02*
		豆类蔬菜、芽菜类蔬菜	0.01*
19	甲萘威	大豆、豆类蔬菜、芽菜类蔬菜	1
20	甲氰菊酯	大豆	0.1
21	久效磷	豆类蔬菜、芽菜类蔬菜	0.03
22	抗蚜威	杂粮类[a]	0.2
		大豆	0.05
		豆类蔬菜	0.7
23	克百威	大豆	0.2
		豆类蔬菜、芽菜类蔬菜	0.02
24	乐果	大豆、大豆油	0.05*
		豆类蔬菜:豌豆、菜豆、蚕豆、扁豆、豇豆、食荚豌豆	0.5*
25	联苯菊酯	杂粮类[a]、大豆	0.3
26	磷胺	豆类蔬菜、芽菜类蔬菜	0.05
27	硫丹	大豆	1*
		大豆毛油	2*
28	硫环磷	豆类蔬菜、芽菜类蔬菜	0.03*
29	螺虫乙酯	杂粮类[a]	2*

续表

序号	农药名称	食品类别(名称)	最大残留限量（mg/kg）
		豆类蔬菜	1.5*
30	氯氟氰菊酯和高效氯氟氰菊酯	大豆	0.02
31	氯菊酯	豆类蔬菜	0.2
		杂粮类[a]、大豆	2
		豆类蔬菜(食荚豌豆除外)	1
		食荚豌豆	0.1
32	氯氰菊酯和高效氯氰菊酯	杂粮类[a]、大豆	0.05
		豌豆、菜豆、蚕豆、扁豆、豇豆、食荚豌豆	0.5
33	氯唑磷	豆类蔬菜、芽菜类蔬菜	0.01*
34	马拉硫磷	杂粮类[a]、大豆	8
		菜豆、豌豆、蚕豆、扁豆、豇豆、食荚豌豆	2
35	醚菊酯	杂粮类[a]	0.05
36	灭蝇胺	豌豆、菜豆、蚕豆、扁豆、豇豆、食荚豌豆	0.5
37	氰戊菊酯和S-氰戊菊酯	大豆	0.1
38	杀虫单	菜豆	2
39	杀虫脒	豆类蔬菜、芽菜类蔬菜	0.01*
40	杀螟硫磷	杂粮类[a]、大豆	5*
		豆类蔬菜、芽菜类蔬菜	0.5*
41	特丁硫磷	豆类蔬菜、芽菜类蔬菜	0.01
42	涕灭威	豆类蔬菜、芽菜类蔬菜	0.03
43	辛硫磷	杂粮类[a]、大豆、豆类蔬菜、芽菜类蔬菜	0.05
44	溴氰菊酯	杂粮类[a](豌豆、小扁豆除外)	0.5
		豌豆、小扁豆	1
		大豆	0.05
		豆类蔬菜	0.2
45	亚砜磷	杂粮类[a]	0.1
46	氧乐果	大豆	0.05
		豆类蔬菜、芽菜类蔬菜	0.02
47	乙基多杀菌素	豆类蔬菜:豇豆	0.1*
48	乙酰甲胺磷	大豆	0.3
		豆类蔬菜、芽菜类蔬菜	1
49	蝇毒磷	豆类蔬菜、芽菜类蔬菜	0.05
50	治螟磷	豆类蔬菜、芽菜类蔬菜	0.01
51	艾氏剂	杂粮类[a]	0.02
		大豆、豆类蔬菜、芽菜类蔬菜	0.05
52	滴滴涕	杂粮类[a]、大豆、豆类蔬菜、芽菜类蔬菜	0.05
53	狄氏剂	杂粮类[a]	0.02
		大豆、豆类蔬菜、芽菜类蔬菜	0.05
54	毒杀芬	杂粮类[a]、大豆	0.01*

续表

序号	农药名称	食品类别(名称)	最大残留限量 (mg/kg)
		豆类蔬菜、芽菜类蔬菜	0.05*
55	六六六	杂粮类[a]、大豆、豆类蔬菜、芽菜类蔬菜	0.05
56	氯丹	大豆、大豆油、豆类蔬菜、芽菜类蔬菜	0.02
		大豆毛油	0.05
57	灭蚁灵	杂粮类[a]、大豆、豆类蔬菜、芽菜类蔬菜	0.01
58	七氯	杂粮类[a]、大豆、大豆油、豆类蔬菜、芽菜类蔬菜	0.02
		大豆毛油	0.05
59	异狄氏剂	杂粮类[a]、大豆	0.01
		豆类蔬菜、芽菜类蔬菜	0.05

[a]杂粮类:包括绿豆、豌豆、赤豆、小扁豆、鹰嘴豆等。

* 为临时限量

表 9-5-6　豆类食品中除草剂的最大残留限量

序号	农药名称	食品类别(名称)	最大残留限量 (mg/kg)
1	2,4-滴和2,4-滴钠盐	大豆	0.01
2	阿维菌素	豇豆	0.05
		菜豆	0.1
3	百草枯	杂粮类[a]、大豆	0.5
		芽菜类蔬菜	0.05
4	吡氟禾草灵和精吡氟禾草灵	大豆	0.5
5	丙炔氟草胺	大豆	0.02
6	敌草快	大豆油	0.05
7	氟吡禾灵	杂粮类:豌豆	0.2
		杂粮类:鹰嘴豆	0.05
8	氟吡甲禾灵和高效氟吡甲禾灵	大豆	0.1
		大豆油	1
9	氟磺胺草醚	大豆	0.1
10	氟乐灵	大豆、大豆油	0.05
11	甲草胺	大豆	0.2
		豆类蔬菜、芽菜类蔬菜	0.01*
12	甲羧除草醚	大豆	0.05
		菜用大豆	0.1
13	甲氧咪草烟	大豆	0.1*
14	精二甲吩草胺	杂粮类[a]、大豆	0.01
15	喹禾灵和精喹禾灵	大豆	0.1
		菜用大豆	0.2
16	绿麦隆	大豆	0.1
17	氯嘧磺隆	大豆	0.02
18	咪唑喹啉酸	大豆	0.05
19	咪唑乙烟酸	大豆	0.1

续表

序号	农药名称	食品类别(名称)	最大残留限量 (mg/kg)
20	灭草松	杂粮类^a、大豆	0.05
		利马豆(荚可食)	0.05
		豌豆(鲜)	0.2
21	灭多威	大豆	0.2
22	嗪草酮	大豆	0.05
23	乳氟禾草灵	大豆	0.05
24	噻吩磺隆	大豆	0.05
25	三氟羧草醚	大豆	0.1
		菜豆	0.1
26	烯草酮	杂粮类^a	2
		大豆	0.1
		豆类蔬菜	0.5
27	烯禾啶	大豆	2
28	乙草胺	大豆	0.1
29	乙羧氟草醚	大豆	0.05
30	异丙草胺	大豆、菜用大豆	0.1*
31	异丙甲草胺和精异丙甲草胺	大豆	0.5
		菜用大豆	0.1
32	异噁草酮	大豆	0.05
33	唑嘧磺草胺	大豆	0.05*

^a杂粮类:包括绿豆、豌豆、赤豆、小扁豆、鹰嘴豆等。

*为临时限量

表 9-5-7　豆类食品中杀菌剂的最大残留限量

序号	农药名称	食品类别(名称)	最大残留限量 (mg/kg)
1	百菌清	绿豆、赤豆、大豆	0.2
2	苯醚甲环唑	大豆	0.05
		食荚豌豆	0.7
3	丙环唑	大豆	0.2
4	丙硫菌唑	杂粮类^a、大豆	1
5	代森锰锌	豆类蔬菜:菜豆、扁豆、豇豆、食荚豌豆	3
6	多菌灵	杂粮类^a、菜豆	0.5
		大豆	0.2
		食荚豌豆	0.02
7	氟硅唑	大豆	0.05
		大豆油	0.1
8	腐霉利	大豆油	0.5
9	福美双	大豆	0.3
10	甲霜灵和精甲霜灵	食荚豌豆	0.05
11	嘧霉胺	杂粮类:豌豆	0.5
		豆类蔬菜:菜豆	3

续表

序号	农药名称	食品类别(名称)	最大残留限量 (mg/kg)
12	嗪氨灵	菜豆	1
13	三唑酮	豆类蔬菜:豌豆	0.05
14	五氯硝基苯	杂粮类(豌豆除外)	0.02
		豌豆、大豆	0.01
		菜豆	0.1
15	戊唑醇	杂粮类[a]	0.3
		大豆	0.15

[a]杂粮类:包括绿豆、豌豆、赤豆、小扁豆、鹰嘴豆等。

表9-5-8　豆类食品中其他农药的最大残留限量

序号	农药名称	主要用途	食品类别(名称)	最大残留 限量(mg/kg)
1	哒螨灵	杀螨剂	大豆	0.1
2	甲硫威	杀软体动物剂	杂粮类:豌豆,食荚豌豆	0.1
3	乐果	杀虫剂	大豆、大豆油	0.05*
			豆类蔬菜:豌豆、菜豆、蚕豆、扁豆、豇豆、食荚豌豆	0.5*
4	联苯肼酯	杀螨剂	杂粮类[a]	0.3
			豆类蔬菜	7
5	联苯菊酯	杀螨剂	杂粮类[a]、大豆	0.3
6	磷化铝	杀虫剂	杂粮类[a]、大豆	0.05
7	氯化苦	熏蒸剂	杂粮类[a]、大豆	0.1
8	灭线磷	杀线虫剂	豆类蔬菜、芽菜类蔬菜	0.02
9	萘乙酸和萘乙酸钠	植物生长调节剂	大豆	0.05
10	内吸磷	杀虫/杀螨剂	豆类蔬菜、芽菜类蔬菜	0.02
11	溴甲烷	熏蒸剂	杂粮类[a]、大豆	5
12	溴螨酯	杀螨剂	菜豆	3
			豆类蔬菜	0.2
13	增效醚	增效剂	杂粮类[a]、大豆	0.2

[a]杂粮类:包括绿豆、豌豆、赤豆、小扁豆、鹰嘴豆等。

* 为临时限量

（六）致病菌限量

GB 29921-2013《食品中致病菌限量》规定了沙门菌、单核细胞增生李斯特菌、大肠埃希菌 $O_{157}:H_7$、金黄色葡萄球菌、副溶血性弧菌等 5 种致病菌限量和检验方法,适用于预包装食品,不适用于罐头类食品。即食豆类制品中的致病菌限量见表9-5-9。

表9-5-9　即食豆类制品中致病菌限量

食品类别	致病菌指标	采样方案及限量				检验方法
		n	c	m	M	
即食豆类制品	沙门菌	5	0	0	—	GB4789.4
	金黄色葡萄球菌	5	1	100CFU/g	1000CFU/g	GB4789.10 第二法
即食调味品（酱油、酱及酱制品）	沙门菌	5	0	0	—	GB4789.4
	金黄色葡萄球菌	5	2	100CFU/g	10000CFU/g	GB4789.10 第二法

n为同一批次产品应采集的样品件数；c为最大可允许超出m值的样品数；m为致病菌指标可接受水平的限量值；M为致病菌指标的最高安全限量值。

n＝5，c＝0，m＝0，即在被检的5份样品中，不允许任一样品检出沙门菌。

该标准的应用原则是，无论是否规定致病菌限量，食品生产、加工、经营者均应采取控制措施，尽可能降低食品中的致病菌含量水平及导致风险的可能性。非预包装食品的生产经营者应当严格生产经营过程卫生管理，尽可能降低致病菌污染风险。豆类罐头食品应达到商业无菌要求，不适用于该标准。

二、原料的质量及卫生安全要求

（一）大豆

1. GB 1352-2009《大豆》　该标准适用于收购、储存、运输、加工和销售的商品大豆，不适用于该标准分类规定以外的特殊品种大豆。

（1）质量要求：大豆质量指标应符合表9-5-10的规定。高油大豆质量指标应符合表9-5-11的规定。高蛋白质大豆质量指标应符合表9-5-12的规定。

表9-5-10　大豆质量指标

等级	完整粒率（%）	损伤粒率（%）		杂质含量（%）	水分含量（%）	气味、色泽
		合计	其中：热损伤粒			
1	≥95.0	≤1.0	≤0.2			
2	≥90.0	≤2.0	≤0.2			
3	≥85.0	≤3.0	≤0.5	≤1.0	≤13	正常
4	≥80.0	≤5.0	≤1.0			
5	≥75.0	≤8.0	≤3.0			

表9-5-11　高油大豆质量指标

等级	粗脂肪含量（干基,%）	完整粒率（%）	损伤粒率（%）		杂质含量（%）	水分含量（%）	气味、色泽
			合计	其中：热损伤粒			
1	≥22.0						
2	≥21.0	≥85.0	≤3.0	≤0.5	≤1.0	≤13	正常
3	≥20.0						

表 9-5-12　高蛋白质大豆质量指标

| 等级 | 粗脂肪含量（干基,%） | 完整粒率（%） | 损伤粒率(%) | | 杂质含量（%） | 水分含量（%） | 气味、色泽 |
			合计	其中:热损伤粒			
1	≥44.0						
2	≥42.0	≥90.0	≤2.0	≤0.2	≤1.0	≤13	正常
3	≥40.0						

（2）卫生要求:食用大豆按 GB 2715《预包装食品标签通则》、GB 19641《食品安全国家标准 食用植物油料》及国家有关规定执行。饲料用大豆按 GB 13078 及国家有关规定执行。其他用途大豆按国家有关标准和规定执行。植物检疫按国家有关标准和规定执行。

（3）标签标识:除应符合 GB 7718 的规定外,还应符合以下条款:凡标识"大豆"的产品均应符合本标准。应在包装物上或随行文件中注明产品的名称、类别、等级、产地、收获年度和月份。转基因大豆应按国家有关规定标识。

2. GB 2715-2016《食品安全国家标准 粮食》　该标准适用于供人食用的原粮和成品粮,包括禾谷类、豆类、薯类等,不适用于加工食用油的原料。该标准中的真菌毒素限量指标被食品安全国家标准 GB 2761-2017《食品中真菌毒素限量》中的相应指标代替。农药最大残留限量部分被食品安全国家标准 GB 2763-2016《食品中农药最大残留限量》中相应指标替代。

豆类的感官要求:应具有正常的色泽、气味,清洁卫生,霉变粒≤2%;有毒有害菌类、植物种子指标:麦角不得检出,曼陀罗籽及其他有毒植物的种子≤1 粒/kg;污染物限量指标:铅≤0.2g/kg,镉≤0.2g/kg,无机砷≤0.2g/kg。

3. GB 19641-2015《食品安全国家标准 食用植物油料》　该标准规定了制取食用植物油脂所需植物油料大豆的卫生指标和检验方法。

豆类的感官要求:霉变粒应≤1%;有毒有害菌类、植物种子指标:曼陀罗籽及其他有毒植物的种子≤1 粒/kg,麦角不得检出。

4. GB 14932-2016《食品安全国家标准 食品加工用粕类》　该标准适用于大豆经浸出法（预榨浸出或直接浸出）制得的适合食品加工用的松散的富含蛋白质的物料。

（1）原料要求:应符合相应的标准和有关规定。

（2）感官指标:片粒状,具有豆粕固有的色泽和气味,无霉变,无蛀虫和杂物,无异嗅异味。

（3）理化指标:应符合表 9-5-13 的规定。

表 9-5-13　大豆粕理化指标

项目	指标	项目	指标
水分/(g/100g)≤	13	总砷（以 As 计）/(mg/kg)≤	0.5
灰分（以干重计）/(g/100g)≤	8	铅（Pb）/(mg/kg)≤	1
蛋白质（以干重计）/(g/100g)≥	46	脲酶活性指数（pH 值）≥	0.02
溶剂残留量/(mg/kg)≤	500		

5. GB 14891.8-1997《辐照豆类、谷类及其制品卫生标准》　该标准规定了辐照豆类、谷类及其制品的辐照剂量、卫生要求和检验方法。适用于以杀虫为目的,采用^{60}Co 或^{137}Cs 产生

的 γ 射线,或能量低于 10MeV 的电子束照射处理的豆类、谷类及其制品。

（1）剂量限制与照射要求:辐照平均吸收剂量:豆类不大于 0.2kGy;照射均匀,剂量准确,平均吸收剂量的不均匀度≤1.5。

（2）感官指标:应具有正常粮食的色泽、气味和滋味,无虫蛀。

（3）理化指标:理化指标应符合 GB 2715《粮食卫生标准规定》。

（4）昆虫指标:保存期内不得检出活虫及活虫卵。

（二）杂豆

1. **国家标准**　国家有关杂豆的质量标准有:GB/T 10459-2008《蚕豆》、GB/T 10460-2008《豌豆》、GB/T 10461-2008《小豆》、GB/T 10462-2008《绿豆》等。

2. **行业标准**　由农业部发布的农业行业标准 NY/T 565-2006《豇豆》、NY/T 598-2002《食用绿豆》、NY/T 599-2002《红小豆》、NY/T 285-2012《绿色食品 豆类》,国家粮食局发布的粮食行业标准 LS/T 3103-1985《菜豆(芸豆)、豇豆、精米豆(竹豆、揽豆)、扁豆》等。

三、豆类制品的质量及卫生安全要求

（一）豆制品

食品安全国家标准 GB 2712-2014《豆制品》适用于预包装豆制品,不适用于大豆蛋白粉。该标准所称的豆制品是指以大豆或杂豆为主要原料,经加工制成的食品,包括发酵豆制品、非发酵豆制品和大豆蛋白类制品。

（1）原料要求:原料应符合相应的食品标准和有关规定。

（2）感官要求:感官指标应符合表 9-5-14 的规定。

表 9-5-14　感官要求

项　目	指　标	检验方法
色泽	具有产品应有的色泽	液体样品取适量试样置于 50ml 烧杯中,固体样品取适量试样置于白色瓷盘中,在自然光下观察色泽和状态。闻其气味,用温开水漱口,品其滋味
滋味、气味	具有产品应有的滋味和气味,无异味	
状态	具有产品应有的状态,无霉变,无正常视力可见的外来异物	

（3）理化指标:豆浆的脲酶试验应为阴性。

（4）污染物限量和真菌毒素限量:污染物限量应符合 GB 2762 的规定。真菌毒素限量应符合 GB 2761 的规定。

（5）微生物限量:致病菌限量应符合 GB 29921 的规定。即食豆制品中的微生物限量还应符合表 9-5-15 的规定。

表 9-5-15　微生物限量

项　目	采样方案[a]及限量				检验方法
	n	c	m	M	
大肠菌群/(CFU/g 或 CFU/Ml)	5	2	10^2	10^3	GB4789.3 平板计数法

[a]样品的采样及处理按 GB 4789.1 执行。

（6）食品添加剂：食品添加剂的使用应符合 GB 2760 的规定。

（二）辅食营养补充品

食品安全国家标准 GB 22570-2014《辅食营养补充品》适用于 6 月至 36 月龄婴幼儿及 37 月至 60 月龄儿童食用的辅食营养补充品。

与豆类有关的包括：①辅食营养素补充食品：以大豆、大豆蛋白制品、乳类、乳蛋白制品中的一种或以上为食物基质，添加多种微量营养素和（或）其他辅料制成的辅食营养补充品。食物形态可以是粉状或颗粒状或半固态等，且食物基质可提供部分优质蛋白质。②辅食营养素补充片：以大豆、大豆蛋白制品、乳类、乳蛋白制品中的一种或以上为食物基质，添加多种微量营养素和（或）其他辅料制成的片状辅食营养补充品，易碎或易分散。

（1）原料要求：大豆类及其加工制品应经过高温等工艺处理以消除抗营养因子，如胰蛋白酶抑制物等。

（2）感官要求：色泽、滋味、气味、组织状态应符合相应产品的特性，不应有正常视力可见的外来异物。

（3）必需成分：蛋白质含量应不低于 25g/100g，检验方法应符合 GB 5009.5 的要求，蛋白质含量的计算应以氮（N）×6.25。其他营养素和可选择成分的含量应符合相应的要求。

（4）污染物限量：污染物限量应符合表 9-5-16 的规定。

表 9-5-16　污染物限量

项目	指标	检验方法
铅/(mg/kg)≤	0.5	GB 5009.12
总砷/(mg/kg)≤	0.5	GB/T 5009.11
硝酸盐（以 NaNO3 计）[a]/(mg/kg)≤	100	GB 5009.33
亚硝酸盐（以 NaNO2 计）[b]/(mg/kg)≤	2	GB 5009.33

[a] 不适用于添加蔬菜和水果的产品。[b] 仅适用于乳基产品。

（5）真菌毒素限量：应符合表 9-5-17 的规定。

表 9-5-17　真菌毒素限量

项目	指标	检验方法
黄曲霉毒素 M_1 [*]（μg/kg）≤	0.5	GB 5009.24
黄曲霉毒素 B_1 [**]（μg/kg）≤	0.5	

[*] 黄曲霉毒素 M_1 仅适用于含乳类的产品。

[**] 黄曲霉毒素 B_1 仅适用于含谷类、坚果和豆类的产品。

（6）微生物限量：微生物限量应符合表 9-5-18 的规定。

表 9-5-18　微生物限量

项　目	采样方案[a]及限量（若非指定，均以 CFU/g 表示）				检验方法
	n	c	m	M	
菌落总数	5	2	1000	10000	GB 4789.2
大肠菌群	5	2	10	100	GB 4789.3 平板计数法
沙门菌	5	0	0/25g	—	GB 4789.4

[a] 样品的分析及处理按 GB4789.1 执行。

（7）食品添加剂和营养强化剂：食品添加剂的使用应符合 GB 2760 的规定。营养强化剂的使用应符合 GB 14880 的规定。其中,乙二胺四乙酸铁钠的每日份添加量以铁计不应超过 2.8mg。食品添加剂和营养强化剂的质量规格应符合相应的标准和有关规定。

（8）脲酶活性：含有大豆成分的产品中脲酶活性定性应为阴性。

（三）豆乳类饮料

GB 7101-2015《食品安全国家标准 饮料》适用于以大豆及植物果仁、果肉为原料,经加工、调配后,再经高压杀菌或无菌包装制得的乳状饮料,包括豆乳类饮料,即以大豆为主要原料,经磨碎、提浆、脱腥等工艺制得的浆液中加入水、糖液等调制而成的乳状饮料,如纯豆乳、调制豆乳、豆乳饮料。

（1）原料要求：应符合相应的标准和有关规定。

（2）感官要求：具有该产品应有的色泽、香气、滋味,不得有异味、异臭以及肉眼可见的杂质。可允许有少量脂肪上浮及蛋白质沉淀。

（3）理化指标：理化指标应符合表 9-5-19 的规定。

（4）微生物指标：以罐头加工工艺生产的罐装产品应符合商业无菌的要求。其他包装的产品应符合表 9-5-20 的规定。

<table>
<tr><th colspan="2">表 9-5-19　理化指标</th></tr>
<tr><th>项目</th><th>指标</th></tr>
<tr><td>总砷（以 As 计）（mg/L）≤</td><td>0.2</td></tr>
<tr><td>铅（Pb）（mg/L）≤</td><td>0.3</td></tr>
<tr><td>铜（Cu）（mg/L）≤</td><td>5.0</td></tr>
<tr><td>蛋白质（g/100mL）≥</td><td>0.5</td></tr>
<tr><td>脲酶试验</td><td>阴性</td></tr>
</table>

<table>
<tr><th colspan="2">表 9-5-20　微生物指标</th></tr>
<tr><th>项目</th><th>指标</th></tr>
<tr><td>菌落总数（CFU/mL）≤</td><td>100</td></tr>
<tr><td>大肠菌群（MPN/100mL）≤</td><td>3</td></tr>
<tr><td>霉菌和酵母（CFU/mL）≤</td><td>20</td></tr>
<tr><td>致病菌（沙门菌、志贺菌、金黄色葡萄球菌）</td><td>不得检出</td></tr>
</table>

（四）酿造酱

食品安全国家标准 GB 2718-2014《酿造酱》适用于酿造酱,不适用于半固态复合调味料。该标准所称的酿造酱是指以谷物和（或）豆类为主要原料经微生物发酵而制成的半固态的调味品,如面酱、黄酱、蚕豆酱等。

（1）原料要求：豆类应符合 GB 2715 的规定。其他原辅料应符合相应的食品标准和有关规定。

（2）理化指标：理化指标应符合表 9-5-21 的规定。

<table>
<tr><th colspan="3">表 9-5-21　理化指标</th></tr>
<tr><th>项　目</th><th>指　标</th><th>检验方法</th></tr>
<tr><td>氨基酸态氮（g/100g）≥</td><td>0.3</td><td>GB/T 5009.40</td></tr>
</table>

（3）微生物限量：致病菌限量应符合 GB 29921 的规定。微生物限量应符合表 9-5-22 的规定。

表 9-5-22 微生物限量

项 目	采样方案[a]及限量				检验方法
	n	c	m	M	
大肠菌群(CFU/g 或 CFU/Ml)	5	2	10	10^2	GB 4789.3 平板计数法

[a]样品的分析及处理按 GB 4789.1 和 GB/T 4789.22 执行。

（五）膨化食品

以豆类为主要原料制成的膨化食品应符合食品安全国家标准 GB 17401-2014《膨化食品》的相关要求。

（1）原料要求:原料应符合相应的食品标准和有关规定。

（2）理化指标:理化指标应符合表 9-5-23 的规定。

表 9-5-23 理化指标

项 目	指 标		检验方法
	含油型	非含油型	
水分(g/100g)≤		7	GB 5009.3
酸价(以脂肪计)(KOH)(mg/100g)	5	—	GB/T 5009.56
过氧化值(以脂肪计)(g/100g)	0.25	—	GB/T 5009.56

（3）微生物限量:致病菌限量应符合 GB 29921 中熟制粮食制品类的规定。微生物限量应符合表 9-5-24 的规定。

表 9-5-24 微生物限量

项 目	采样方案[a]及限量(若非指定,均以 CFU/g 表示)				检验方法
	n	c	m	M	
菌落总数	5	2	10^4	10^5	GB 4789.2
大肠菌群	5	2	10	10^2	GB 4789.3 平板计数法

[a]样品的分析及处理按 GB 4789.1 执行。

（六）炒货食品

大豆、蚕豆、豌豆等生干、熟制籽类食品(属于传统称谓的炒货食品)应符合食品安全国家标准 GB 19300-2014《坚果与籽类食品》的相关要求。

与豆类食品有关的国家质量标准有 GB/T 23494-2009《豆腐干》,商业行业标准有 SB/T 10453-2007《膨化豆制品》、SB/T 10527-2009《臭豆腐(臭干)》、SB/T 10527-2009《纳豆》、SB/T 10632-2011《卤制豆腐干》、SB/T 10633-2011《豆浆类》、SB/T 10649-2012《大豆蛋白制品》,农业行业标准 NY/T 1052-2014《绿色食品豆制品》等。

（高永清）

第 十 章

蔬菜水果类食品

　　蔬菜和水果是我国居民膳食的重要组成部分。2002年中国居民营养与健康状况调查结果表明，按平均标准人日消费量计，蔬菜为276.2g，水果为45g。与1992年相比，居民蔬菜摄入量略有下降，水果摄入量变化不大。它们不仅为人体提供丰富的维生素（维生素C和β胡萝卜素）和矿物质（Ca^{2+}、K^+、Na^+、Mg^{2+}）。近年来的研究还证实，蔬菜水果中的芳香物质、色素和皂苷、生物类黄酮、鞣酸、单宁类物质等具有很强的抗突变等生物学活性。特别是蔬菜水果作为大宗食物，可为人类长期提供有效的生物活性物质，在预防肿瘤及心血管疾病发生上具有其他食物不可替代的作用。但是蔬菜、水果的食用部分多为根、茎、叶、花、果实，在其生长过程中直接暴露在环境中，容易受到来自各方面有害因素的污染。特别是那些可以生食的蔬菜和水果，一旦受到严重污染就可能对食用者的健康和生命安全造成威胁。所以微生物、寄生虫、重金属和其他有害化学物质对蔬菜的污染，以及农药、霉菌及其毒素对水果污染的潜在危害需要受到高度重视。

第一节　新鲜蔬菜水果的卫生及管理

一、蔬菜水果生产过程的卫生

（一）栽培方式

　　任何一种蔬菜水果的生长发育都需要一定的温度、湿度、光照、水分以及土壤和气体条件。目前，蔬菜、水果的栽培方式主要分为两类。

　　1. 露地栽培　利用自然土壤和气候条件选择适宜蔬菜水果品种的生产方式称为露地栽培。露地栽培受季节和地域的影响，蔬菜水果品种的选择余地小，容易造成供求矛盾。

　　2. 保护地（设施）栽培　在不适于露地栽培蔬菜水果的季节和地区，利用特定的保护设施创造适合其生长发育的小气候进行生产的方式称为保护地（设施）栽培。保护地栽培的类型和形式多样，有无土、温床、温室和塑料棚栽培等。由于蔬菜生长迅速，病虫害多，农药污染的机会也多。尤其是保护地栽培，复种指数高，轮作倒茬困难，加之棚室内常年处于高温高湿状态，极易发生病虫害。因此，从土壤消毒、除草、浇水、施肥到防治病虫害和生理病害的整个过程中，所使用的农药、化肥的数量都远大于露地栽培。对于水果而言，设施栽培改变了果树生长的温度、湿度、光照、二氧化碳等环境因素，使果树在品种选择，栽培技术和土、肥、水管理，虫害防治等方面均有别于露地栽培。

（二）栽培的主要环节

1. 整地施肥　配合作垄或作畦，对土壤深耕细耙，施足腐熟的人畜粪尿或其他农家肥作基肥。未经腐熟的人畜粪尿是蔬菜污染细菌和寄生虫卵的主要来源。

2. 播种育苗　选取抗病力强、优质高产的品种适时播种。一些蔬菜种子、果树苗可以携带病害，在播种前进行的药剂浸种或拌种、为防治地下害虫在播种的同时播下毒饵的行为，都可能造成化学污染。

3. 定苗或定植/果树栽植　定苗是指条播或穴播在出苗后留选壮苗的过程，定植是指将在育苗床上发芽并形成一定数量叶片的幼苗，按特定株行距要求移栽的过程。果树栽植前还需要进行果园规划。

4. 田间/林间管理　包括除草、浇水、追肥以及病虫害和气象灾害的防治过程。该过程是造成多种污染的主要环节。

5. 收获　收获方式一般分为一次性收获和多次连续性收获。一次性收获主要适于蔬菜，例如大白菜、萝卜（大萝卜、水萝卜、胡萝卜）、马铃薯、山药、菠菜、芹菜、莴苣、芫荽、茴香、茼蒿、洋葱、大葱、大蒜、甘蓝、花椰菜、油菜等。多次连续性收获，主要有苹果、桃、柑橘类等水果、各种茄果类、瓜类、豆荚类蔬菜以外，还有蕹菜、荠菜、菊花脑、落葵、紫苏、韭菜等叶菜类。收获方式对农药安全间隔期有重要意义。连续性收获的蔬果常常难以保障农药的安全使用。

（三）常见污染物及其预防

1. 细菌污染　现阶段大多数研究一般检测市场销售或农田中生长的新鲜蔬果中细菌总数、大肠菌群、致病细菌（主要为大肠杆菌 $O_{157}:H_7$ 和沙门菌）的数量、性质以及明确食用新鲜果蔬引起的食源性疾病的原因。新鲜蔬菜体表除了植株正常的寄生菌外，多半来自环境的污染。动物是大多数致病细菌的最初来源，致病细菌会随动物的粪便排泄出去，而动物的粪便又是有机肥的主要原料。许多蔬菜和水果都可以通过施于土壤中的含菌粪肥而携带大肠杆菌 $O_{157}:H_7$ 和沙门菌。另外蔬果还可以因野生动物或昆虫而携带致病细菌。野生动物本身就是病原菌的携带者，昆虫由于其活动规律，是病原菌传播的重要途径之一。除了动物外，水源也是致病细菌的污染来源。蔬果在栽培过程中用生活污水灌溉被污染的情况较为严重。被大肠杆菌 $O_{157}:H_7$ 污染的土壤里种植的菠菜未检出大肠杆菌 $O_{157}:H_7$，但由污染的水灌溉的菠菜却检出了大肠杆菌 $O_{157}:H_7$。表皮破损严重的水果中大肠埃希氏菌检出率也较高。且很多致病细菌能在土壤中存活较长的时间。土壤中致病细菌的来源一般是农业投入品（水、肥和种子等）和被污染的作物残骸，环境因素有时也会给土壤带来致病性细菌。土壤环境、土壤类型、外界温度等是影响致病菌在蔬果中存活的重要因素，较高的温湿度有利于其在蔬果中存活与生长。

预防措施：

（1）蔬果生产过程中应采取措施防止动物进入，更要防止未经处理的动物粪便污染，以保障蔬果产品的安全。

（2）在蔬果生产过程中加强灌溉用水的监测。灌溉方式也会影响污染率，直接作用于蔬果本身的灌溉方式其污染率要高于沟灌的方式。

（3）清水洗涤可以清除许多污染的细菌，如新摘取的豌豆，一次洗涤即可除去72% ~ 94%的细菌。

2. 霉菌及其毒素污染　多数水果由于酸度大，细菌难于生长，主要问题是真菌及其毒素污染。自 20 世纪 70 年代起,国内外相继有人在市售果汁、果酒、果酱等多种水果制品中检出展青霉素(patutin)。由于展青霉素是真菌的次生代谢产物,对人具有影响生育、致癌和免疫的毒性作用,可引起恶心、呕吐、便血、惊厥和昏迷等症状及体征。

我国学者从部分地区的霉烂苹果、梨中检出展青霉素,其中霉烂苹果的阳性率为 48.5%,毒素含量平均为 656μg/kg,最高含量达 5150μg/kg。中国预防医学科学院等单位对我国水果制品展青霉素的污染情况进行调查的结果显示:水果制品的原汁、原酱等半成品展青霉素的检出率达 76.9%,水果制品的成品中展青霉素的检出率达 19.6%。此外在梨、山楂、葡萄等水果制品中也检出展青霉素,说明其他水果也可能被霉菌污染而产生展青霉素。

展青霉素为水溶性物质,在水分较高的水果中极易扩散。苹果除去霉烂的部分后,外观正常的部分仍有较多的展青霉素,其含量约为霉烂部分的 10% ~ 15%。用这样的水果作为原料加工而成的水果制品势必有展青霉素的存在。零售摊贩将腐烂水果削去霉烂部分进行出售不是安全的处理方法。

产生展青霉素的霉菌包括青霉菌(扩展青霉、皮落青霉、圆弧青霉、产黄青霉)、曲霉属(土曲霉)和雪白丝衣霉(Byssochlamysnives Westling)。我国从 4 个地区的苹果、梨的霉烂部分进行霉菌分离鉴定的结果表明,扩展青霉为优势菌(64.5% ~ 87.5%),在所有展青霉素阳性样品中扩展青霉的检出率为 94.1%,说明扩展青霉是导致水果霉烂和产生扩展青霉素的主要霉菌。扩展青霉及其孢子广泛存在于土壤中,各种水果极易遭受污染。在采摘、运输、贮存过程中果皮受到任何损伤,孢子便可通过伤口侵入果肉形成褐色腐斑,同时产生毒素使水果染毒。

预防措施:

(1) 水果特别是体型较小的水果如山楂、大枣,应避免用打落或摇落的方式采摘;改良包装,防止果皮损伤和集中长久堆放。

(2) 物理法控制水果及其制品中的展青霉素,是指采用各种物理手段来减少水果在贮藏期感染致病霉菌或降低已经产生的展青霉素含量。如调控水果及制品的贮藏条件(低温贮藏、气调贮藏等),加强水果的人工拣选和清洗,果汁澄清处理及加热加压处理,物理吸附水果制品中的展青霉素,水果及其制品的微波处理及辐照处理、超声波处理等。

(3) 使用杀菌剂(如噻菌灵、咪鲜胺、克菌丹、抑霉唑等)防止水果由致病霉菌引起的腐烂,采用臭氧、使用添加剂及巯基类物质降解水果及制品中的展青霉素等。但杀菌剂长期和大量使用严重污染环境,故利用拮抗酵母菌生物降解展青霉素以降低水果及其制品中霉菌毒素的含量已成为国际学术界研究的热点。

(4) 制定水果制品中展青霉素限量标准:我国《食品中真菌毒素限量》(GB 2761-2017)规定,以苹果、山楂为原料制成的产品,包括水果及其制品、果蔬汁和酒类,展青霉素限量标准为 50 霉素限量标。

3. 寄生虫污染　食源性寄生虫病是一类严重危害消费者健康和生命安全的疾病。在世界卫生组织热带病研究和培训特别规划署(WHO Special Program for Research and Training in Tropical Diseases,WHO/TDR)要求重点防治的 7 类热带病中,除麻风病、结核病外,其余 5 类都是寄生虫病。寄生虫病在发展中国家是严重危害人民健康的公共卫生问题之一。生食蔬菜水果是我国感染寄生虫病的途径之一。据李凤琴等对六省市售可生食蔬菜中寄生虫幼虫及虫卵的调查资料,在 221 份试样中 73 份检出各种寄生虫幼虫及虫卵,检出率为 33.03%;在各类蔬菜中以嫩叶、花苔类污染较严重(39.39%),其次为根茎类(48.98%),瓜类污染最轻(9.09%)。在虫种构成比上以蛔虫卵检出率最高,占 48.98%;其次是钩虫卵(钩幼),占 22.45%;鞭虫卵最低,占 4.08%。

除检出蛔虫、钩虫、鞭虫等肠道蠕虫和虫卵外,还检出猪绦虫卵和土源性线虫,特别是草莓受土源性线虫污染严重。

生菜受污染的主要来源为含有虫卵而未经无害化处理的人畜粪便及土壤。嫩叶、花苔类及根茎类蔬菜由于贴近地面或深入土壤表层生长,因此污染较为严重。以往曾有人报道在水生植物荸荠、红菱、茭白中检出姜片虫卵。预防措施同霉菌及其毒素污染。

预防措施:

(1) 人畜粪便应经无害化处理后再施用,可采用沼气池,不仅杀灭寄生虫卵,还可提高肥效,增加能源途径;

(2) 生活或工业污水必须先经沉淀去除寄生虫卵方可用于灌溉;

(3) 蔬菜、水果在生食前应清洗干净或消毒处理;加工过鲜品的刀具及砧板必须清洗消毒后方可再使用。

(4) 蔬菜水果在运输、销售过程中应剔除烂根残叶、腐败变质或破损部分,推行清洗干净后小包装上市。

4. 农药污染　近年来,由于农药品种剧增、销售渠道混乱、指导监督不力,加之农民缺乏科学使用农药的知识或受经济利益驱动,乱用或滥用农药的情况十分普遍。目前在我国登记使用的国内外农药已达 300 余种,常见的农药也在 150 种左右。除了以往使用的杀虫剂、杀菌剂、杀螨剂之外,更增加了除草剂、植物生长调节剂等,各大类农药也增加了许多新品种、新剂型,例如,仅杀虫剂中氨基甲酸酯类和拟除虫菊酯类就有几十个品种,上百个剂型。其中一些高效低毒低残留农药品种在蔬菜水果栽培中广泛应用。我国自 1981 年起明令禁止在蔬菜栽培中使用六六六、DDT 以来,食物中有机氯类农药残留已呈现下降趋势。但是,各地区蔬菜中有机磷类农药仍有较高的检出率,甚至能检测到国家禁用的有机磷农药(甲胺磷、毒死蜱和氧化乐果等)。

不同类型蔬菜的农药残留状况不同,豆类、绿叶类和茄果类蔬菜的农药残留检出率最高。农产品监测中心的统计显示,农残合格率从低到高依次是豆类、茄果类、白菜类、绿叶蔬菜、芋薯根菜类、葱蒜类、瓜类、食用菌类。北京、杭州等地的检测结果发现农药残留与季节性发生的病虫害有关,总体来说,春、冬季节农药残留偏低,夏秋偏高。蔬菜水果中的农药残留不仅能引起食物中毒,而且某些农药本身或其降解物可以产生潜在的慢性危害,如有机磷农药的乐果具有蓄积毒性,迟发神经毒性和胚胎毒性;氨基酸甲酸酯类农药在胃内酸性条件下可与亚硝酸盐反应生成亚硝基化合物;二硫化氨基甲酸酯类杀菌剂中的代森锌、代森胺等降解物乙撑硫脲具有致突变作用;苯骈咪唑类杀菌剂多菌灵在大剂量时对胎鼠有致畸作用等。故农药在蔬菜水果中的残留需要引起高度重视。

预防农药污染,确保食用者安全,要切实执行以预防为主,综合防治的方针,具体措施包括:

(1) 选用抗病品种、合理轮作、种子消毒、加强田间管理,最大限度地减少病虫害的发生;积极采用各种有效的非化学方法防治病虫害。

(2) 若使用农药,则必须严格按照我国农药合理使用准则的有关规定执行,不得任意扩大农药品种范围、使用剂量、次数以及缩短安全间隔期限。

(3) 为保证安全合理使用农药,应建立与联产承包责任制相适应的植保专业服务系统和体制,开展有针对性的科学知识宣传教育,在宣传内容上,不仅应该包括避免作物药害、施药者安全,还应该包括农药污染对食用者的危害。

(4)制定蔬菜水果农药残留限量标准及与之配套的法定检测方法。2014 年 8 月 1 日起施行农业部与国家卫生计生委联合发布的《食品中农药最大残留限量》(GB 2763-2014)。此标准大幅增加了蔬菜、水果等鲜食农产品中农药残留限量指标。新标准为 115 个蔬菜种(类)和 85 个水果种(类)制定了 2495 项限量指标,比《食品中农药最大残留限量》(GB 2763-2012)增加了 904 项,占总新增限量指标的 67%。新标准还首次制定了果汁、果脯、干制水果等初级加工产品的农残限量值。《食品安全国家标准 食品中农药最大残留限量》(GB 2763-2016)又替代了 GB 2763-2014

5. 其他污染

(1)有害重金属污染:蔬菜水果中的有害重金属主要来自被重金属污染的土壤。土壤中的重金属来源主要可分为自然源(如成土母质等)和人类活动源。人类活动源主要有工业三废排放和含重金属的农用物资不合理利用两种。中国东部的辽宁、河北及天津等省(市)菜地土壤重金属含量升高甚至超标,均与不合理地用污水灌溉直接相关。不同的蔬菜种类由于外部形态及内部结构不一,吸收重金属元素的生理生化机制各异,故其重金属元素的累积量差异较大。各蔬菜的吸附能力依次为:叶菜类>根茎类>茄果类>豆类。而叶菜类的菠菜、芹菜和白菜吸附能力最强,根茎类的萝卜对铅(Pb)的吸附能力最弱。同一蔬菜品种对不同重金属的富集能力不同。杨晖等对丽水市水阁工业园区蔬菜基地的镉(Cd)污染的研究表明,7 种蔬菜型作物(番茄、油冬菜、白菜、卷心菜、花椰菜、萝卜、鲜玉米)对不同重金属的富集能力表现为锑(Sb)>镉(Cd)>钡(Ba)>铅(Pb)>砷(As)。污染区内选取富集能力弱的蔬菜种类、品种进行栽培,可以减轻污染。

(2)多环芳烃类化合物污染:一般来说,植物对多环芳烃类化合物(polycyclic aromatic hydrocarbons,PAHs)无富集作用,但是来自工矿区烟尘吸附的 PAHs 可使大叶蔬菜受到污染。此外,蔬菜根部可从受污染的土壤中吸收 PAHs。这些 PAHs 既可来自烟尘,也可以来自汽车轮胎和沥青路面的磨损(沥青和橡胶添加剂炭黑中均含有大量的 PAHs)。

为防止重金属和 PAHs 的污染,将蔬菜生产基地转移到中远郊区或偏远农村是有效的措施。

(3)硝酸盐污染:王翠红等对长沙市郊的苋菜和空心菜硝酸盐进行检测,结果表明,达高度污染的为 70% 和 57%,严重污染的为 25% 和 14%。李梅等对佛山市郊部分蔬菜生产基地的蔬菜硝酸盐与亚硝酸盐累计状况进行分析,结果表明,30.3% 的蔬菜超过 3100mg/kg 的四级严重污染标准。可以看出,我国蔬菜硝酸盐污染严重。偏施、滥施和重施氮肥是造成我国蔬菜硝酸盐污染的主要原因。此外,氮肥种类、施肥方式及施肥时间、温度与贮藏时间、光照等都影响蔬菜中硝酸盐的累积。可通过培育低硝酸盐的优良蔬菜品种、科学施肥、合理灌溉、适期采收等措施调控蔬菜的硝酸盐污染。

二、蔬菜水果贮藏的卫生

蔬菜水果贮藏对调剂季节余缺,繁荣市场,提高居民生活水平具有重要意义。所谓贮藏,就是人为地创造一种特定的环境,使蔬菜水果维持缓慢而正常的生命活动,并在营养价值、感官性状如外观、风味、质地等方面保持新鲜状态。采摘后的蔬菜水果,新陈代谢特征是在酶参与下进行的以分解为主的生物氧化过程,吸收氧气,排出二氧化碳。一般来说,呼吸强度越大,耐藏性越低,凡直接或间接影响呼吸过程的因素均可以影响贮藏的效果和期限。

(一) 影响贮藏的因素

1. 蔬菜水果的种类品种　在相同条件下,各种蔬菜的呼吸强度不同,以绿叶蔬菜为最高,茄果类次之,根茎类最低;水果则以核果类为最高,仁果类和柑橘类次之,葡萄最低。因此,叶菜和核果类水果不宜久藏。

2. 成熟度与采收时机　茄果类蔬菜和水果以果实作为食用部分,其成熟程度分为采收成熟度、食用成熟度和过熟。采收成熟度是果实已完成生长和物质积累过程,种子已经发育成熟,风味尚未达最佳的状态,但是经过后熟或采用催熟措施,其外观、色泽、风味和芳香可以完全显现出来。此种成熟度适应于长期贮藏和长途运输。食用成熟度果蔬适于现食,而过熟只适于制种。

3. 温度　温度是影响果蔬酶活性和呼吸强度最主要的环境因素之一,在一定范围内,呼吸强度随温度降低而降低。创造适宜的低温条件是目前较为普遍采用的贮藏方法。不同种类和品种的蔬果对低温的适应程度不同。一般来说,原产于热带或亚热带或夏季成熟的水果对低温适应性差。例如绿色香蕉贮藏温度应在12℃以上,柑橘应在2~7℃,而秋苹果可以在−1~1℃久藏。

低温贮藏应防止冻害和结冰。不适宜的低温可引起果蔬的生理失调,如香蕉在低于12℃下久藏就可能出现质地变硬,不能完成后熟过程。结冰形成的冰凌可破坏细胞壁,造成细胞液外逸,也可造成原生质脱水凝固,从而使果蔬失去原有的外观和风味。受冻害的果蔬还因失去对微生物的抵抗力而加速腐败变质。

4. 湿度　蔬菜水果含水量高,一般在90%以上,环境相对湿度对其水分的保持起重要作用。相对湿度越低,果蔬的水分蒸发越快,丢失水分的果蔬因细胞的膨压降低而发生萎缩。此时酶活性增强,有机质分解加速,同时对微生物的抵抗力降低。湿度过大,而温度又降至露点时果蔬表面会形成水珠,俗称发汗。果蔬发汗给微生物生长和繁殖创造了良好的条件,极易引起腐败变质。

5. 气体成分环境氧(O_2)和二氧化碳(CO_2)含量　与蔬菜水果的呼吸强度有密切的关系,当O_2含量高时,呼吸作用增强,而O_2含量过低或CO_2浓度过高时果蔬将进行无氧代谢,除了消耗大量的营养物质外,还会造成乙醇、乙酸和乙醛等有害化合物的积聚,引起细胞中毒和生理病害的发生。因此,适应的贮藏气体条件应合理控制环境O_2和CO_2含量并保持一定的比例,国标 GB/T 23244-2009 中有对蔬菜水果气调贮藏规程与技术要求的详细规定。

6. 机械损伤　任何机械损伤都会导致组织液外逸,诱发酶活性增高,造成呼吸作用增强。表皮的破损极易遭受微生物的侵染,加速腐烂变质。因此果蔬在采摘、运输及贮藏中,应尽量防止机械损伤,在贮藏过程中及时将破损果蔬剔除。

理想的贮藏方法是控温、控湿和气调相结合的方法。

(二) 贮藏中化学制剂的应用与卫生

果蔬贮藏中除了控制环境条件外,植物生长调节剂(生长素类、赤霉素类、细胞分裂素类、茉莉酸甲酯等)、防腐杀菌剂(咪鲜胺、异菌脲等)等的应用也越来越普遍。例如冬贮白菜在收获5~15天喷洒30~50mg的2,4-D对水1kg配成的溶液,或0.1%~0.15%的青鲜素以防贮藏中脱帮;休眠期马铃薯每1000kg喷洒0.7%氯苯胺灵粉剂1.4kg,利用升华成气态起到抑芽作用;贮藏的番茄(多为白熟果)上市前6~7天用0.1%~0.2%乙烯制剂蘸果实,在室温20~25℃下催熟着色;柑橘采收前用0.025%的2,4-D钠和0.1%的甲基托布津浸渍处理防止冷藏前发生腐烂及蒂腐病等。防腐剂在国内外水果贮运保鲜中早有应用,如用噻唑苯并咪唑使柑橘、香蕉保鲜防腐。防霉剂富马酸二甲酯(Dimethylfumarate,DMF)对各种霉菌有极强的抑制作用,以其药纸包装柑桔防霉效果极佳。而且果肉、果皮中DMF的残留量小于0.025于有极强的,仅相当于最大容许量的千分之一。

化学制剂是蔬菜水果贮藏综合措施的组成部分,有利于提高保藏效果,延长贮藏期限,但是也增加了食品污染的机会。目前我国已经颁布了《食品安全国家标准　食品中农药最大残留限量》(GB 2763-2016),其中规定了咪鲜胺、异菌脲、2,4-D钠、乙烯制剂如乙烯利、乙烯菌核利等制剂的最大残留限量,但其他化学制剂未在农药范围内,并无相应规范,随着化学制剂在贮藏方面的广泛应用,其安全性将成为今后食品卫生的一项重要任务。

第二节　干菜、干果的卫生及管理

干菜、干果是一类以新鲜蔬菜水果为原料经干燥脱水等工艺加工而成的食品。除了传统土特产外,还包括利用现代工艺生产的适应不同烹调要求、使用方便的新品种,如各种果蔬块状、片状、颗粒状、粉状干制食品。

一、生产过程及卫生

干菜、干果的生产工艺可分为自然干制和人工干制两类。

(一) 自然干制

包括晒干、风干、阴干等利用自然环境条件的干燥食品的方法,在各国民间广泛采用。我国许多著名土特产品,如红枣、柿饼、葡萄干、干金针菇、干黄花菜、玉兰片(笋片)、萝卜干、梅菜等均为自然干制法生产。自然干制法所需时间与食品种类和气候条件有关,短者需10余天,长者达3~4周,在干制期间易因阴雨天气而发生腐烂变质,且易遭受蝇、蛾类及鼠类侵害。因此自然干制要求场地向阳、通风并最好有一定的坡度。场地还应远离厕棚、厕所、粪池和污水坑。自然干制应有悬挂架或透气的晒盘、晒席以及应急防雨、防鼠、防尘设施。

(二) 人工干制

人工干制是在常压下利用各种热传导方式或在减压下利用水沸点降低、水晶体升华加速水分蒸发达到干制目的的加工方法,包括热空气对流干燥、滚筒干燥,以及远红外线微波干燥、真空干燥、冷冻干燥(真空冷冻干燥)、热泵干燥、气调干燥、组合干燥等新工艺、新技术。干菜干果制品随新工艺的应用在品种、数量上不断增加。目前已有苹果、香蕉等水果,胡萝卜、马铃薯、洋葱、大蒜、青豆等蔬菜的块状、片状、颗粒状干制品,以及橙汁、柠檬汁、葡萄柚汁、苹果汁、葡萄汁等各种果蔬汁、浆的粉状制品。

由于食物中酶的活性、微生物的生长繁殖均与水分含量有密切关系,因此控制终产品的水分含量至关重要。可以确保干制食品不发生腐败变质的水分含量一般称为安全水分。各类食物成分与性质不同,其安全水分有很大的差异。一般来说,水果的干制品安全水分在15%~25%,个别品种如柿饼可高达35%。蔬菜除甜瓜、胡萝卜、马铃薯、甘薯等干制品略高外,其他应低于6%。果蔬汁干粉通常需将水分含量降至3%~4%以下。我国干果食品卫生标准(GB 16325-2005)规定,桂圆、荔枝水分≤25%,葡萄干≤20%,柿饼≤35%,其他水果和干菜尚无规定。为保证产品质量达到要求,完全依靠降低水分来达到使酶失去活性是困难的,一般在干制前采用湿热或化学钝化,如用预煮、漂烫、添加二氧化硫〔使用量应低于食品添加剂使用标准(GB 2760-2014)中规定的最大使用量〕等处理。这些方法不仅可使酶失活,而且还可起到杀灭或抑制微生物、寄生虫卵的作用。

二、干菜、干果包装贮藏的卫生

干菜、干果的耐藏性主要取决于环境中的相对湿度。当干制品的水分低于环境温度及相对湿度所对应的平衡水分时,干制品就会从环境中吸收水分,相差越大,吸收水分越多,直至达到平衡水分为止。此时环境的相对湿度若以小数表示就是该食品的水分活度。食品的水分活度为0.65以下时,几乎所有微生物的生长都受到抑制。因此,干菜、干果最好贮藏在相对湿度65%以下的环境中。实际上,若能在这样的环境条件下,采用不透气的塑料-金属(通常为铝箔)复合膜密封包装,就可以不受环境限制,保持长久不变质。

第三节　酱腌菜类的卫生及管理

酱腌菜是以新鲜蔬菜为主要原料,经腌渍或酱渍加工而成的各种蔬菜制品,如酱渍菜、盐渍菜、酱油渍菜、糖渍菜、醋渍菜、糖醋渍菜、虾油渍菜、发酵酸菜、和糟渍菜等。由于各地区采用的原辅材料和制作方法不同,从而使酱腌菜形成了许多具有地方特色的产品。根据发酵与否,可将其分为两大类:非酵性咸菜和酵性咸菜。

一、非酵性咸菜的卫生

非发酵性咸菜的特点是食盐用量大,在腌制的过程中,没有或仅有极轻微的乳酸发酵过程。包括咸菜、酱菜、糟渍、醋渍数个品种,诸如,梅菜、咸雪里蕻、咸萝卜、酱黄瓜、糖醋蒜等皆属此类产品。食盐在腌制食品中起抑菌防腐作用。当浓度为1%～3%时,大多数细菌的生长受到抑制;当浓度为10%～15%时,只有少数细菌、霉菌和酵母能够生长;当浓度超过20%时,几乎所有的微生物都会停止生长。一般来说,球菌比杆菌、非致病菌比致病菌耐盐性强。民间盐腌制品的食盐几乎是唯一的防腐剂,盐溶液的浓度必须在15%～29%,才能达到防腐的作用。具体盐浓度应根据蔬菜品种(含水量)、环境温度、产品的风味特点等加以选择。食盐常常带有嗜盐菌、霉菌和酵母,它们是腌制品腐败变质的重要原因。因此,腌制品要求最好用精制盐,若用大粒晒盐,则需将盐水加热沉淀去杂质后使用。工厂化生产的低盐非发酵咸菜,常用苯甲酸钠、山梨酸钾、EDTA、糖精钠、麦芽糖醇等食品添加剂,应符合《食品安全国家标准食品添加剂使用标准》(GB 2760-2014)的有关规定。

二、酵性咸菜的卫生

酵性咸菜是指在低盐或无盐条件下,利用微生物分解糖类产生乳酸(可能包括醋酸),使食品带有明显酸味的制品。包括天津冬菜、发酵酸菜和各种发酵泡菜等。

发酵一般指在缺氧条件下糖分解产生乳酸的过程,亦称乳酸发酵。发酵性咸菜生产工艺的关键是控制食盐溶液浓度和温度,创造适于乳酸发酵的环境条件。乳酸菌可耐受10%～18%的盐液浓度,而常见的腐败菌在2.5%的盐溶液中生长就会受到明显的抑制。在盐液浓度为2.0%～3.5%,温度为26～30℃及缺氧的环境下,乳酸杆菌极易生长繁殖和产酸。因此,发酵性腌菜在腌制时应将蔬菜洗净或漂烫冷却后装满容器,压紧压实,再用低浓度盐水浸没,最后进行密封。一般泡菜在10～25℃下,5～10d即可食用。温度若超过30℃,

可促进丁酸梭状芽胞杆菌活动产生丁酸,常使腌制食品产生不良风味。利用温度是控制丁酸发酵的重要因素。

根据我国《食品安全国家标准 酱腌菜》(GB 2714-2015)规定,作出以下卫生要求:

1. 原料要求 蔬菜原料应新鲜,应符合相应的食品标准和有关规定。

2. 感官要求 取适量样品于白色瓷盘中,在自然光下观察色泽和状态,无霉变,无霉斑白膜,无正常视力可见的外来异物。闻其气味,用温开水漱口后品尝其滋味,无异味、无异嗅。

3. 污染物限量 应符合《食品安全国家标准 食品中污染物限量》(GB 2762-2017)的腌渍蔬菜规定,如酱腌菜中铅应≤1.0mg/kg。

4. 致病菌限量 应符合《食品安全国家标准 食品中致病菌限量》(GB 29921-2013)中即食果蔬制品(含酱腌菜类)的规定。除此之外,除非灭菌发酵型产品外,按照 GB4789.3 平板计数法,应满足大肠菌群≤10CFU/g。

5. 添加剂限量 应符合《食品安全国家标准食品添加剂使用标准》(GB 2760-2014)中腌渍蔬菜或发酵蔬菜制品的规定。

三、关于酱腌菜的亚硝酸盐

酱腌菜的亚硝酸盐含量是一个重要的卫生问题。吴亚丽对市售 9 种腌制蔬菜中亚硝酸盐含量测定未发现有超标;宁夏地区 2010 ~ 2012 年期间酱腌制蔬菜亚硝酸盐超标率仅为1.8%;笔者对成都市售 190 种酱腌菜中亚硝酸盐含量测定未发现有超标。而燕平梅等人选用大型超市中出售的其中 20 个发酵菜品种检测其亚硝酸盐含量,结果表明:市场上发酵泡菜中亚硝酸盐的含量依次为辣椒类(30.44mg/kg) > 萝卜类(27.45mg/kg) > 白菜类(26.92mg/kg) > 黄瓜类(14.65mg/kg)。

腌酱菜中亚硝酸盐含量的多少随腌制时间而变化,其峰值出现在 7 ~ 10 天内,10 天以后明显下降。此外,亚硝酸盐含量还与蔬菜产地、品种、维生素 C 含量及腌制的条件有关,根茎类、盐碱地区,温度过高以及有腐败菌污染的 NO_2^- 含量高。富含维生素 C 的蔬菜在腌制过程中,维生素 C 能还原 NO_2^- 为 NO,故在咸菜中 NO_2^- 含量较低。腌制时食盐浓度的高低影响亚硝峰出现的早晚,盐度低,亚硝峰出峰早,峰值高;盐度高,亚硝峰出峰晚,峰值低。对发酵泡菜而言,在发酵初期,能迅速形成较高酸度的各种措施,都能降低泡菜中亚硝酸盐的含量;发酵后成品酸度越高,亚硝酸盐含量越低。我国《酱腌菜卫生标准》(GB 2714-2015)规定,亚硝酸盐不应超过 20mg/kg(以 $NaNO_2$ 计)。

(李鸣 刘艺)

第十一章

畜禽肉类食品

　　肉是适合人类食用的动物组织,一般认为,畜禽宰后经去血、皮、蹄、内脏,处于冷却和成熟阶段的胴体为肉。人类食用的肉主要来源于人工饲养的畜肉(猪、牛、羊肉)和禽肉(鸡、鸭、鹅肉)。此外,还有飞禽走兽等野生动物的肉。肉制品是肉及部分内脏等副产品经加工而成的,种类繁多并各具独特的风格,主要有腌腊(咸肉、火腿、腊肉、板鸭、风鸡等)、干制(肉松、干肉等)、灌肠(香肠、红肠、粉肠、香肚等)和熟肉(卤肉、叉烧、肴肉和各种烧烤)等四大类制品。

第一节　肉与肉制品的卫生问题

一、肉类的卫生问题

(一) 畜禽肉的"自溶"和腐败变质

　　鲜畜肉如保存不当,虽然肉组织中无细菌存在,但组织中酶的活动仍然在进行,蛋白质在酶的分解下,使肉组织"自溶"(autolysis),放出硫化氢等挥发性物质。硫化氢与血红蛋白或肌红蛋白中的铁作用,形成暗绿色的硫化血红蛋白斑点,呈现在肌肉的深层和脂肪的表层上,且使肌肉松弛、缺乏弹性。内脏的"自溶"比肌肉更快,因组织结构适宜于酶的活动,且酶的含量也比肌肉更多。对发生"自溶"变化的肉食品,轻者尚可高温处理,重者则不可食用。

　　牲畜不健康或过度劳累时屠宰的肉,由于宰杀时就有细菌进入,同时这种畜肉糖原含量低、pH值较高,起不到杀菌作用,因此肉组织迅速遭到细菌分解。随着时间的延长和细菌的大量繁殖,使肌肉中的蛋白质、脂肪、糖类分解,产生吲哚、硫化氢、硫醇、粪臭素、尸胺、醛类等具有强烈刺激性的挥发性物质,恶臭难闻。肉组织表现松弛、没有弹性、粘手、色暗无光或带有青灰色的斑点。这种变化的肉就是腐败变质的肉,也是"自溶"的畜肉进一步遭到细菌分解的结果。

　　宰后禽体的"自溶"与腐败常从肛门附近开始,且在禽尸上呈现各种色斑。因为禽体表面细菌约为50%～60%能产生颜色。

(二) 畜禽肉导致的食源性疾病

　　1. 人畜共患传染病(anthrop zoonoses)　人畜共患传染病是指那些在人类和脊椎动物之间自然传播的疾病和感染。也可理解为由共同的病原体所引起的人类和脊椎动物的疾病,包括隐性感染。目前世界上已被证实的人畜共患疾病达200多种,已知有34种在世界

许多国家流行,在我国常见的人畜共患传染病主要有以下几种:

（1）炭疽（anthrax）:由炭疽杆菌引起,菌体在形成芽胞前抵抗力弱,在55～58℃经10～15分钟死亡,形成芽胞后抵抗力很强（在空气中6小时形成芽胞）,在土壤中能存活15年以上,多发动物为牛、羊、马、驴、骡、猪（隐性、慢性、局部型）,多属地方性散发,一年四季均可发生,尤以洪水过后多发。

宰前主要症状是:潜伏期1～5天;最急性者:突然发病,高热,步态不稳倒地,出血,腹胀,尸僵不全;急性期:出现眼结膜淤血、蓝色或出血,呈血泪,兴奋不安,嚎叫,抽搐,胸腹、会阴部浮肿。猪可出现咽喉部（或前胸、颈）发生浸润浮肿,呼吸高度困难,应窒息而死亡。

宰后（凡宰前认为是炭疽病者禁止屠宰）主要剖检病变是:皮下结缔组织黄色胶样浸润,全身淋巴结肿大出血,暗红色或紫黑色,大部分实质脏器呈现出血性变化,浆膜、黏膜有淤血点或淤血斑,血液呈黑色,血凝不全,脾脏肿大两倍以上,甚至破裂,脾髓黑色（如鱼石脂软膏状）,易刮落。猪呈隐性慢性者宰后见颚（颌）下淋巴结肿大,硬固砖红色（如建筑上用的砖红色）,脾肿大。

肠型者则出现肠系膜淋巴结肿大,砖红色,刀切有坚实感。肺型者则肺脏出现肿胀,胸型较少见。

人感染的途径是:都是在屠宰病畜,或整理畜产品,或食用病畜肉时感染。人感染炭疽的表现可分为三型:皮肤型、肠型、肺（胸）型。以皮肤型较常见,呈炭疽表现（红肿硬痛、中间带黑点）,破溃后又出现新水疱、结节,发生高热,严重者死于败血症。肠型的主要症状为严重的类出血性肠炎。肺（胸）型的主要症状为急性胸膜肺炎或支气管肺炎（加工羊毛、猪鬃时吸入芽胞）,病死率高达98%以上。

防治措施是:注意洪水后牛、马、羊等突然死亡的情况;屠宰时要注意头部颚下淋巴结检查;抓好胴体检疫,场地可用20%漂白粉乳剂或5%有效氯漂白粉澄清液消毒,亦可用强氧化剂2%高锰酸钾或用5%氢氧化钠、5%甲醛进行消毒;病畜就地焚烧深埋;同群牲畜应立即用炭疽芽胞菌苗和免疫血清作预防注射,并隔离观察;屠宰接触人员用2%甲酚皂溶液消毒手和衣服,进行青霉素预防注射。

（2）结核:由结核杆菌引起。多发动物为牛（尤以乳牛）、羊和猪。

宰前主要症状是:多全身消瘦、贫血、咳嗽、呼吸困难,肺音粗、有啰音,气候变化时咳嗽明显,运动后肺啰音明显。颚（颌）下、乳房及其他淋巴结肿大硬固。肠结核时,有顽固性（或出血）腹泻。

宰后主要剖检病变是:局部结核,如肺结核,肺内有大小不一的结节,呈干酪化、石灰化或化脓等,肺门淋巴结亦有结核表现。全身性结核,多个脏器淋巴结发生结核,胸膜或腹膜（或两膜）或横膈膜出现明显珍珠症。猪多发颌下淋巴结核,呈脓肿或切面类细砂团状态。

人感染途径及表现是:主要经由乳、肉感染;呈肺结核或肠结核等不同症状。

主要防治措施是:加强交通检疫。在外地采购的牛只,应定期进行结核或肠结核菌素试验（特别是乳牛）。加强肉检工作。

（3）布氏菌病:由布氏杆菌引起,多发动物为牛、羊、猪、马。

宰前主要症状是:母畜传染性流产,阴道炎,流黄色或脓样腐臭液体,关节炎,猪、羊后肢、后躯有麻痹表现。公畜睾丸或附睾丸发炎,公牛有时出现阴茎红肿,并有小结节。马多为流产而无生殖器官症状,仅见项部或鬐甲部有脓肿。

宰后主要病变是:牛呈现阴道、子宫、睾丸炎。羊除上述病变外,尚有关节炎,肾或有荞麦样小结节。猪除阴道、子宫、睾丸炎外，还有化脓性关节炎、骨髓炎。各主要淋巴结肿胀、出血或坏死。

人感染途径及表现：经皮肤接触感染，亦可经黏膜及呼吸道感染；突出症状为波状型发热、寒战、盗汗、头痛、神经衰弱、关节肿痛，孕妇发生流产，男性出现睾丸肿大。

主要防治措施：加强检疫，疫苗接种，淘汰病畜。

（4）口蹄疫、传染性水疱性皮炎：由口蹄疫病毒及传染性水疱性皮炎病毒引起，口蹄疫多发动物为牛、羊、猪等偶蹄动物，而传染性水疱性皮炎仅发生于猪。

这两种病的宰前症状相似，不易区别，主要表现为口角流长涎，口腔黏膜、齿龈、舌、颊、鼻腔、乳房、趾间、蹄冠出现小水疱，中间有黄色透明液，破坏后成烂斑，重者蹄匣脱落，幼畜常呈急性胃肠炎症状。

宰后主要病变：除口、蹄等特殊症状外，心脏脂肪变性呈虎皮状斑纹，心包有出血点。胃肠有时出现出血性炎症。

人感染途径及突出症状是：以接触感染为主，小孩较敏感；可能出现发热，吞咽困难，流涎，口腔黏膜充血，炎症或出现小水疱，成年人于趾、指间等较嫩皮肤处出现小水疱。

主要防治措施是：加强检疫，病畜要立即屠宰，同群者也要全部宰杀。严格隔离封锁，栏圈、场地、用具、包装运输工具等用2%苛性钠，或2%福尔马林，或30%热草木灰水进行消毒。

对体温升高的病畜的肉、内脏和副产品应高温处理。对体温正常的病畜的肉应去骨后肉尸和内脏经加热产酸处理，即在0~5℃经48h，或6℃以上36h，或10~20℃24小时无害化处理后食用。

（5）巴氏杆菌病：由多杀性巴氏杆菌引起的，是发生于各种家畜、家禽、野生动物和人的一种传染病的总称。特征是急性型呈败血症变化，故又称出血性败血症；慢性型表现为皮下组织、关节、各脏器的局灶性化脓性炎症，多与其他传染病混合感染或继发。猪患此病后全身抵抗力下降，其肌肉及内脏有沙门菌属的继发感染，容易造成人的沙门菌食物中毒，故要特别注意其内脏处理。凡肉尸、内脏显著病变者销毁，轻度病变者高温处理后食用，并应在24小时内处理完毕。

2. 食源性寄生虫病

（1）囊虫病：病原体在猪为有钩绦虫，在牛为无钩绦虫。猪、牛是绦虫的中间宿主，其幼虫在猪和牛肌肉组织内形成囊尾蚴，故本病亦称囊尾蚴病。囊尾蚴多寄生于猪、牛的舌肌、咬肌、臀肌、深腹肌、颈肌和膈肌内，肉眼可见白色、绿豆大小、半透明的水泡状包囊，包囊一端为乳白色不透明头节。受感染的猪肉称"米猪肉"或"豆肉"，若吃下未熟透含有囊尾蚴的肉就会受到感染。囊尾蚴在人的肠上固着，逐渐发育成为成虫并长期寄生于人的肠内，通过粪便不断排出节片、虫卵，成为绦虫的终宿主。另一途径，住肠壁六钩蚴进入血循环到达全身成为囊尾蚴，并在肌肉、皮下组织、脑、眼等处寄生。含有虫卵和受到粪便污染的手指或蔬菜亦可使人感染。

预防绦虫病的措施是加强肉品卫生检验，不吃未彻底熟透的肉类，更主要的是加强粪便管理，防止牲畜吃人粪和人畜污染的饲料和饮水。

病畜肉的处理：凡在40cm²面积肌肉上发现囊尾蚴少于3个的可以用冷冻或盐腌法处理。冷冻处理应使肉内部达-10℃，然后放于-12℃下10天，或在-12℃后再-13℃放4天。盐腌法处理是将肉切成2.5kg以下，厚度不超过8cm，腌20天。如40cm²内有4~5个囊尾蚴,经高温处理。如 40cm^2 内有 6～10 个的,工业用或销毁处理。

（2）旋毛虫:病原体为旋毛虫。多寄生于猪、狗、野猪、鼠等体内。主要寄生部位为膈肌、舌肌、心肌,尤以膈肌最常见。肉眼检查可见针头大小白点。低倍镜检见包囊内具有 S 重叠状,人吃未熟的生肉可能受到感染。

病肉处理:在 24 片样品中发现旋毛虫不超过 5 个者,可高温处理后食用。超过 5 个者不能食用。脂肪和内脏因无旋毛虫寄生,一般可食用。

3. 可传播性海绵状脑病　　可传播性海绵状脑病（transmissble spongiform encephalopathies,TSE）,又称疯牛病,是一类侵袭人类及多种动物中枢神经系统的退行性脑病,潜伏期长,致死率 100%。此类疾病患者的中枢神经组织具有对同种甚至异种个体明显的传染性。其感染因子目前认为是一种不含核酸、具有自我复制能力的感染性蛋白质粒子——朊病毒（prion）,此类疾病又称之为朊病毒病（prion disease）或朊病毒相关疾病（prion associated disease）。

病牛临床表现为精神、行为异常,运动障碍和感觉障碍。精神异常主要表现为不安、恐惧、狂暴、精神恍惚、共济失调、颤抖,病牛步态呈"鹅步"状,多数病牛食欲正常,体重减轻,产奶量减少,体温偏高,呼吸频率增加。

疯牛病感染因子可通过消化道进入人体,在局部消化道淋巴组织中增殖,然后进入脾脏、扁桃体、阑尾等淋巴器官,最后定位于中枢神经系统。食用由疯牛病感染因子污染的食品被认为是疯牛病传播给人的重要途径。作为人类主要的食物来源,牛肉不可能从人类食物链中剔除,同时由于目前的检测手段的限制,尚不能直接从牛肉及其相关产品中发现特异性感染物质,因此食品的安全问题显得尤其突出。

本病尚无有效疗法。为了减少 TSE 病原在动物中的传播,应采取以下措施:根据世界动物卫生组织（OIE）编著的《陆生动物卫生法典》的建议,建立 TSE 的持续监测和强制报告制度;禁止用反刍动物源性饲料饲喂反刍动物;禁止从 TSE 发病国或高风险国进口活牛、牛胚胎和精液、脂肪、肉骨粉或含肉骨粉的饲料、牛肉、牛内脏及有关制品。

我国尚未发现该病,应加强国境检疫,严防传入。一旦发现可疑病牛,立即隔离并报告当地动物防疫监督机构,力争尽早确诊。确诊后扑杀所有病牛和可疑病牛,甚至整个牛群,尸体焚毁或深埋。根据流行病学调查结果进一步采取措施。

（三）污染畜禽肉的有害物质

污染畜禽肉的有害物质主要有农药、兽药、激素、重金属。畜禽处在食物链的上端,环境中的有毒有害物质通过空气、饮水、饲料等进入禽畜体内。这些有毒有害物质不能完全被动物吸收利用,部分以游离的形式残留于器官、组织或肉、蛋、奶中,也有部分以结合的形式存留于组织,在体内蓄积。另外,饲养过程中在使用药物预防或治疗动物疾病后,药物的原形或其代谢产物可能蓄积、贮存在动物体内,造成兽药在禽畜体内的蓄积,例如有机磷、有机砷、抗生素、瘦肉精等。

目前用于畜禽治疗和预防疾病的抗生素、抗寄生虫药、激素及生长促进剂等比较普遍。常用的抗生素类有青霉素、头孢菌素、庆大霉素、卡那霉素、链霉素、新霉素、土霉素、金霉素、四环素、强力霉素、红霉素、螺旋霉素、氯霉素、新生霉素以及磺胺类、喹啉酮类、硝基呋喃类;抗寄生虫药有潮霉素 B、偏端霉素 A、链绿霉素、莫能菌素、盐霉素等;激素有己烯雌酚、雌二醇、黄体酮等。这些药物无论是大剂量短时间治疗还是小剂量在饲料中长期添加使用,在畜禽肉类中都有残留,都能对人体健康造成不同程度的危害。

（四）掺伪

肉类掺伪的主要目的表现在增重和掩盖劣质，牟取暴利。正常生猪宰杀出肉率为60%～65%，灌水1～2次出肉率增加7%～10%，灌水3～4次出肉率增加8%～13%，而开膛从主动脉插入乳胶管直接灌水的出肉率高达109%，增加38%。经灌水后的肌肉呈淡红色，组织多汁柔软，脏器充血、水肿。有的在前后腿肌肉厚实的部分注射盐水增重，此肉可见局部组织脱水，呈灰白色，结缔组织呈黄色胶冻样浸润，嗅之有咸味。光鸭泡水增重也较常见。

二、肉制品的卫生问题

（一）滥用食品添加剂

不按照《食品添加剂使用标准》（GB 2760-2014）的规定，任意扩大使用范围和使用量。比较突出的是滥用发色剂硝酸盐或亚硝酸盐。滥用着色剂也是比较突出的问题，还有在肉制品中滥用防腐剂和营养强化剂的。也有不少在肉制品中滥用香料和着色剂掩盖其变性，而造成食物中毒事故。吴达莘对厦门农贸市场肉制品抽检的结果显示，16.7%的肉制品中检出硼砂等非法添加物、胭脂红等超范围使用的食品添加剂。

（二）多环芳烃和亚硝胺类的污染

多环芳烃的代表性化合物是苯并[a]芘，具有很强的致癌性，各种有机物、汽油、柴油、煤气等燃烧时都能产生，并大量存在于燃烧不完全的烟气中。苯并[a]芘在熏、烤、烧的肉制品中含量较高，如香肠在加工前为 $0.1\mu g/kg$，经熏制后即增高至 $1.66\mu g/kg$。烘烤加工除直接接触燃烧产物中的苯并[a]芘造成污染，也可由于烘烤时温度较高，有机物质受热分解，经环化、聚合而形成苯并[a]芘，使食品中的含量增加。烘烤加工过程中苯并[a]芘对食品的污染程度，与加工温度、加工时间及燃料的种类有关，一般烘烤温度在400℃左右，正常情况下烘烤对食品的污染不严重，当食物被烤焦或炭化时，苯并[a]芘含量显著增高，在烘烤过程中滴下来的油经测定苯并[a]芘含量比产品中的含量增加10～70倍。避免火焰与食品直接接触、低温长时间烹饪肉以及用低脂肉烹调，可减少苯并[a]芘的产生。油炸肉制品，由于油脂经反复加热，使脂肪氧化分解，也可产生苯并[a]芘而污染食品。

亚硝胺是带有很强毒性的化学物质，可诱使有机体突变，对神经和肾脏有害，并且具有致畸性和致癌性，对肉制品的污染也与加工方法有关。由于生成亚硝胺的前体物质二级胺和亚硝酸盐在自然界分布很广，而且亚硝酸钠是肉制品不可完全替代的多功能食品添加剂，因此肉制品也易被污染。目前食品中已检测出的亚硝胺可分为两大类：

（1）由仲胺亚硝基化形成的特有的亚硝胺；

（2）亚硝基胺基化合物或 N-亚硝基脲和 N-亚硝基胍的更为细致的衍生物。肉制品中存在的亚硝胺类主要有 N-二甲基亚硝胺（N-Nitrosodimethylamine，NDMA）、N-亚硝基二乙胺（n-nitrosodiethylamine，NDEA）和 N-亚硝基吡咯烷（N-Nitrosopyrrolidine，NPYR）。肉制品中亚硝胺的形成与自由氮的浓度、温度、时间、氢离子浓度、添加剂（包括抑制剂和催化剂）及微生物（包括真菌类和霉菌类）有关，其中，在加工过程中肉制品中亚硝胺的水平受原料（包括种类、年龄、环境、微生物和储藏等）和加工工艺的影响。目前已发现多种天然或合成的食品中的组分对亚硝胺的生成有阻断作用，抗坏血酸是最大的阻断者（阻断率达到90%），其他依次是异抗坏血酸、山梨酸、羟基丁酸、没食子丙酸（合成的食品添加剂）及咖啡酸和单宁酸（天然的酚类化合物）。尽管抗坏血酸钠和异抗坏血酸是肉制品腌制液的两种重要添加物，但腌制液中的其他成分如氯化钠、蔗糖和多聚磷酸钠对亚硝胺的形成起促进作用,所以肉制品加工过程中应注意各种添加剂的剂量。

(三) 利用未经兽医检疫和病死、毒死的肉类

随着城乡集市贸易的全部放开,畜禽及畜禽产品大量上市。由于上市的畜禽及畜禽产品来源广,流通渠道多,导致有的鲜肉和肉制品卫生质量大为下降,大量未经检验的病死畜禽肉、注水肉及其威胁人身健康的肉制品涌入市场。不法商户利用未经兽医检疫和病死、毒死的家畜、家禽加工成肉制品出售,已成为我国细菌性食物中毒的重要中毒食品之一。

第二节　肉畜屠宰卫生与肉品检验

屠宰的目的是为取得肉类食品和畜产工业原料(如用于制作皮革的皮毛和用于提取药品的内脏)。现代屠宰方式有剥皮屠宰的方法(如宰牛、羊、猪、兔等)和机械或人工刮毛带皮屠宰的方法(如带皮猪、羊肉)两类。市场有剥皮肉,也有带皮肉,因当地消费习惯和畜产原料的需要而异。

一、肉畜屠宰卫生

供人类食用的畜肉必须在具有一定设备和良好卫生条件的肉类加工厂或屠宰场(点)进行屠宰。

(一) 设计和设施的卫生要求

在设计和设施上应参照《食品企业通用卫生规范》(GB 14881-2013)和《肉类加工厂卫生规范》(GB 12694-2016)的规定并应重点注意以下方面:

1. 场(厂)址的选择　一方面要避免污染城市环境,另一方面还要便于屠畜及产品的运输、销售。应选在城镇近郊,距离交通要道、公共场所、居民区、学校、医院、水源至少500m以上,位于居民区主要季风的下风处和水源下游,地势较平坦,且具有一定的坡度。地下水位应低于地面0.5m以下。有充足的并符合国家饮用水卫生标准的供水和完善的排污系统。

2. 建筑布局和卫生设施　应按规模大小、加工生产能力的不同进行设计。总体设计需遵循病、健隔离,原料、产品、副产品、废物的转运互不交叉的原则。一般屠宰场应有屠畜验收检疫、饲养候宰、屠宰(电麻、放血、泡烫、刮毛或剥皮)、脏器整理(包括头、蹄)、冷藏和其他综合利用(多种肉食制品、制药、皮毛整理等)等生产部门。还应按少数民族风俗习惯,建立专用牛、羊屠宰场。

3. 屠宰场内部构筑物要求　厂房与设施需结构合理、便于清洗与消毒,设有防烟雾、灰尘,防蚊蝇、鼠及其他害虫的设施;厂房地面墙壁应防水、防滑、不吸潮、可冲洗、耐腐蚀,坡度为0.01~0.02,有排水系统,排水口需设网罩,墙面贴瓷砖并使顶角、墙角、地角呈弧形,便于清洗;天花板应表面光滑,不易脱落,防止污物积聚;厂房门窗应装配严密,安装纱门、纱窗,或压缩空气幕,内窗下斜45°或采取无窗台结构。

4. 污水粪便处理　屠宰场有机污水量大,易污染环境和水源,必须经过生物的或化学的方法集中处理,符合国家排放标准后才能排放出去。对屠宰后留下的粪便、尿液也应集中进行无害化处理后才能供农田利用,以防疾病传播。

5. 屠宰场病畜隔离圈、急宰间、无害化处理间和化制站的设置　这些专用场所应与正常屠宰加工车间有一定的距离,并有围墙等隔离,或者为独立的构筑物和操作场所。尤其是

化制站,要选择对环境无影响的地点。内部墙地要用不渗水材料,便于清洗消毒。有单独的排水系统,污物集中消毒。各加工间应有清洗消毒需要的不同温度的供水。进出口均有消毒池。

(二)屠宰过程的卫生要求

1. **候宰**　即进场屠畜的饲养,等待屠宰。要求宰前12~24小时休息,停止喂饲(猪12小时,牛羊24小时),宰前3小时停止饮水。宰间要求地面干燥,排水良好。面积应为牛1.5~3m²/头,羊0.5~0.7m²/头,猪0.6~0.9m²/头。地下水位不高于0.5m。候宰间要与屠宰间接近,有下水道或排水沟,地、墙用不渗水材料,门口有消毒池。

2. **宰前检验**　即在屠畜到达宰场休息24小时后,进行的健康检查。按肉品卫生要求,屠宰必须进行宰前检验,这是为了确定病畜或疑似病畜,防止恶性传染病畜混入屠宰而污染健康畜体。通过宰前检查做出判断和处理,包括准宰、急宰、缓宰、留养、扑杀销毁等。检查方法有测量体温(正常温度:猪38~40℃,牛37.5~39.5℃,羊38.5~40℃)、触诊、叩诊、临床观察。凡发现炭疽、气肿疽、恶性水肿、鼻疽、狂犬病、牛瘟、马流行性淋巴管炎等烈性传染病,均不准屠宰,其病死畜应送化制站处理。其余同群牲畜应立即逐头测温,体温不正常者急宰,并认真检验,正常者先进行隔离、观察、缓宰。

3. **淋浴**　屠宰前须经过一次清水淋浴,冲洗皮毛上的污秽,以防止污染宰后肉品。

4. **屠宰**

(1)电麻放血:屠宰场(点)均应经电麻后倒挂放血,以保证血液流尽,防止宰后细菌沿血管流至畜体各部,影响肉品质量。

(2)泡烫刮毛:主要对宰猪而言,有的地区羊也有刮毛的。刮毛与水烫相连,水温一般在65℃左右,浸透5~7分钟。水温太高,有损皮肉,影响质量。烫水要定时更换,保持清洁。

(3)体表检查:基于大多数猪传染病常在肉尸体表显示病变,因此经体表检查一般可作出诊断。一旦发现异常,当按规定检验顺序仔细剖检,亦可暂移出正常生产线,留待鉴定。对剥皮猪体表检验,可在放血后剥皮前进行,但受皮毛影响,不如刮毛后的肉尸容易观察。

(4)剥皮:指剥皮屠宰法。应置畜尸于剥皮架上,剥去除头、蹄、尾以外的皮。要求各项设备工具清洁,操作技术熟练,尽可能避免鲜肉被污染。

(5)开膛:要求在泡烫刮毛后立即悬挂开膛,否则体温散发缓慢,细菌容易繁殖。开膛后,首先应从肛门、直肠将内脏完整取下,严禁粪便或肠内容物污染肉尸。然后充分冲洗胸腔、腹腔,做到"四不带"(毛、血、粪、病肉和淋巴结)。

(6)肉尸劈半:用电锯或肉斧将肉尸沿脊髓对半分开,成为两片肉尸,以便鲜肉冷冻储藏。

(7)修整:对经过检验合格的肉尸、内脏必须要经过一个专设的修整工序,以保证清洁、整齐、符合肉品卫生要求。

肉畜经屠宰、除鬃毛、内脏、头尾、四肢下部后的躯体即为胴体。

二、肉品卫生检验

在畜、禽屠宰以后,要对其头、胴体、内脏和动物其他部分进行宰后检验,以判定动物是否健康和适合人类食用。宰后检验主要以感官检验为主,常用的方法有视检、剖检、触检和嗅检。必要时进行细菌学、血清学、病理学等检验。检验合格后需盖上兽医检验合格章。

（一）头部检验

猪一般在放血后，剥皮或泡烫刮毛前进行头部检验。即在放血后6分钟左右，血已流尽的情况下，剖视左右颌下淋巴结，重点检查有无局灶性结核、炭疽病变或化脓病变及其他病变。如发现颚下淋巴结呈砖红色、肿胀出血，淋巴结周围结缔组织呈黄色胶样浸润，即可疑有炭疽病，应将病变材料进一步检验确诊。剖切左右咬肌，以检查有无囊尾蚴寄生。检验后摘除甲状腺。头部检验应设置足够的灯光，保证肉眼观察病变的需要。

（二）淋巴结检验

各种病原微生物进入畜体后，首先是在淋巴结上发生各种特殊变化，因此淋巴结检查在肉品检验中有着重要的意义。如猪瘟病猪的淋巴结，呈边缘性或网状出血（大理石样）病变。患猪丹毒时淋巴结呈樱红色充血，肿胀多液。患猪出血性败血症（猪肺疫）的淋巴结呈红色或暗红色、出血肿胀等。根据淋巴结病变情况，结合其他肉尸、内脏的特殊病变，一般可作出鉴别诊断。

（三）肉尸检验

包括皮肤、皮下、肌肉、脂肪、胸腹膜等。观察皮肤有无充血、溃疡、脓疡、疹块等体征；皮下有无胶样浸润；肌肉的色泽、光泽、弹性，有无异物生长、小囊泡（囊尾蚴）等；脂肪是否变色，有无黄疸；胸膜有无纤维附着，有无肺炎粘连出血；胸腹膜有无珍珠状表现。疹块型猪丹毒可凭皮肤大小不等的方形、不正方形、菱形、圆形高出皮肤的疹块做出诊断。皮肤普遍点状出血，尤以四肢、股内侧显著的，可能是猪瘟。

（四）内脏检验

包括肺、心、肝、胆囊、脾、肾、胃、肠、膀胱等。先观察外表、形态、大小、色泽有无异常，有无充血、出血，必要时切开检查有无结节、梗死、肿胀、萎缩等变化。检验后割除肾上腺。一般在患全身性传染病时，其心、肝、脾、肺、肾、胃肠、胆囊、膀胱等脏器，均有普遍性点状出血。内脏要求连在肉尸上进行检验，便于对照，一旦发现患传染病的病畜，也便于集中处理，缺点是剖检不方便；也有内脏离体放在肉尸上在同步移行的专用不锈钢盘内检验的。

（五）寄生虫检验

检验内脏时，割取左右横膈膜脚肌两块，每块约10g，剪成米粒大小24块，压在二块玻璃中，按肉尸编号，在低倍镜下进行旋毛虫检验。囊尾蚴主要检查猪咬肌、深腰肌、膈肌和心肌、肩胛外侧肌和股部内侧肌；牛为咬肌、舌肌、深腰肌和膈肌；羊为膈肌、心肌。猪肉孢子虫，镜检膈肌膜、肌脚；黄牛仔细检验腰肌、腹斜肌及其他肌肉；水牛检验食管、腹斜肌及其他肌肉。

（六）复检

经修整后的肉尸、内脏，必须经过一次复检，看是否肉检有遗漏。经复检后，肉尸加盖卫生检验合格印戳。冷却后，或以鲜肉供应市场，或作为冷冻原料，进库速冻。

三、屠宰与肉品检验的关键控制

我国有关法规规定，无论作为鲜肉市售或者作为肉制品加工原料，均须经过兽医卫生检验合格，并具有证明或印戳标志。因此，肉食安全由兽医把关是很重要的，但由于屠宰工艺流程中的操作环节多，不可能各环节都作为重点进行卫生控制，只能对肉品质量有主要影响的环节设立兽医检验岗作为关键控制点。主要有以下几方面：

（一）宰前检验

作用在于确定屠宰畜的健康状况,分清病畜、疑似病畜、健畜,以便分别处理,防止恶性传染病畜混入屠宰,污染健康胴体,并减少病原体通过血、肉、脏器、粪尿的扩散,避免屠宰工人接触感染。宰前检验一般按兽医卫生检验规程,应用兽医临床诊断方法进行。

（二）宰后检验

经过宰前检验准宰的屠畜基本属于健畜,但屠宰后仍须进行严格的宰后检验,防止疏漏,发现宰前不能检出的病变,并得到及时处理,以确保肉品质量。现代宰后检验多与屠宰工艺结合,以生猪屠宰为例,生猪宰后检验一般包括:头部检验、皮肤检验(包括淋巴结)、内脏检验、寄生虫检验、肉尸检验、复检,此六项检验均为屠宰加工过程中卫生检验的关键控制点。

（三）屠宰过程中的关键控制

1. 候宰　为了使屠畜在宰杀解体时不因胃肠膨胀而破裂并得到充分放血的效果,必须在宰前对屠畜进行饥饿管理。

2. 泡烫刮毛　水温、泡烫时间、烫水清洁与否和刮毛过程等都对肉品质量有一的定影响。要防止烫生、烫老、破皮污染。

3. 开膛去内脏　要在放血后 0.5 小时内进行开膛,完整取出内脏,防止划破胃肠、膀胱、胆囊。对摘取甲状腺、肾上腺、病变淋巴结及其他病变部位等,应定岗定人,不得遗漏,并妥善保管。

（四）实验室检验

在宰前、宰后检验中发现的可疑情况均须进一步做出实验室诊断。必须依照卫生部门制定的《食品卫生检验方法》(微生物部分和理化部分)以及兽医实验室诊断规程的规定方法进行检验。对留待取得检验报告后处理的肉尸或脏器应隔离冷藏。

第三节　肉类的贮藏、运输和销售

一、肉类的贮藏

肉类的贮藏方法很多,贮藏期间不但要求保持肉的新鲜度,而且还要使肉中的营养成分不受破坏和损失。常用的贮藏方法有:干燥法、盐渍贮藏法、低温贮藏法、高温杀菌法和辐照法。其中,低温贮藏法是现代原料肉贮藏最常用的方法。这种方法不会引起动物组织的根本变化,却能抑制微生物的生命活动,延缓由组织酶、氧和光的作用而产生的化学的和生物化学的变化过程,可以较长时间保持肉的品质。低温贮藏法根据采用的温度不同,而分为冷却法和冷冻法两种。

（一）肉的冷却贮藏

使肉深处的温度降低到 $0 \sim 1\text{℃}$,然后在 0℃ 左右贮藏的方法即冷却法。此种方法不会使肉内的水分冻结(肉的冰点为 $-1.2 \sim -0.8\text{℃}$)。由于在此温度下仍有一些嗜低温菌可以生长,因此贮藏期不长,一般猪肉可以贮藏 1 周左右。冷却处理后肉的颜色、风味、柔软度变好,这也是肉的"成熟"过程。这一过程是生产高档肉制品必不可少的。现在发达国家消费的大部分生肉均是这种冷却肉。

1. 冷却方法　肉类冷却一般采用空气作为介质。冷却的速度取决于肉体的厚度和热传导性能,胴体越厚的部位冷却越慢。胴体在入库前,应先把冷却间的温度降到$-3 \sim -2$℃,进肉后经$12 \sim 24$小时的冷却,待肉的温度达到0℃时(一般以后腿最厚部位的中心温度为准),使冷却间的温度保持在$0 \sim 1$℃。在空气温度为0℃左右的自然循环条件下所需的冷却时间为:猪、牛胴体及副产品24小时,羊胴体18小时,家禽12小时。冷却间的湿度一般保持在$90\% \sim 95\%$。冷却过程中库温升高幅度不应超过0.5℃。进入冷却室的胴体,应保持清洁,胴体间距$3 \sim 5$cm,不同批不能同置一室冷却,尽可能少开门,以保持冷却条件和减少微生物污染。

2. 延长冷却肉贮藏期的方法　由于冷却室内的温度和湿度对微生物只有抑制作用,因此,虽然肉尸处于低温状态,也不能长期存放。存放时间的长短除取决于温湿度外,还取决于牲畜宰前的状态和胴体或分割肉最初被微生物污染的程度。延长冷却肉贮藏期的方法有CO_2、抗生素、紫外线、放射线、臭氧的应用及用气态氮代替空气介质等。目前实际应用的有以下几种:

(1)　CO_2的应用:在温度为0℃和CO_2浓度为$10\% \sim 20\%$的条件下储藏冷却肉,储藏期可延长$1.5 \sim 2.0$倍。但CO_2大于20%时,肉的颜色会变暗。

(2)　紫外线照射:要求空气温度为$2 \sim 8$℃,相对湿度为$85\% \sim 95\%$,循环空气速度为$2m/min$。用紫外线照射的冷却肉,其贮藏期能延长1倍。但这种方法只能使肉表面灭菌,且还会造成维生素损失、肉色变暗、氧化过程显著增强等。

(二)　肉的冻结贮藏

肉经过冷却后(温度在0℃以上)只能作短期储藏。如果要长期储藏,需要对肉进行冻结,即将肉的温度降低到-18℃以下,肉中的绝大部分水分(80%以上)形成冰晶,该过程称为肉的冻结。冻结的目的是使肉类保持在低温下,防止肉体内部发生微生物的、化学的、酶的以及一些物理的变化,借以防止肉类的品质下降。

1. 冻结方式　主要采用空气冻结法,即以空气作为与氨蒸发管之间的热传导介质。一般采用的温度为$-25 \sim -23$℃(国外多采用$-40 \sim -30$℃),相对湿度为90%左右,风速为$1.5 \sim 2m/s$,冻肉的最终温度以-18℃为宜。

2. 冻结肉的冻藏　冻结肉在冻藏过程中会发生一系列变化,如冻结时形成的冰晶在冻藏过程中会逐渐变大,破坏细胞结构,使蛋白质变性,造成解冻后汁液流失,风味和营养价值下降,同时冻藏过程中还会造成一定程度的干耗。要克服这些问题,除采用快速深度冻结外,在冻藏中温度也应尽量降低、减少变动,特别要注意避免在-18℃左右温度的变动。为了防止冻结肉在冻藏期间质量变化,必须要使冻结肉体的中心温度保持在-15℃以下,冻藏间的温度在$-20 \sim -18$℃(± 1℃),相对湿度为$95\% \sim 98\%$,空气以自然循环为好。

(三)　冷库的卫生管理

进入冷库进行冷却、冷冻、冷藏的胴体必须保证质量,不合格的产品不准进库。检查兽医检验讫章和产品检验合格证明,检查胴体有无生霉、污垢、干膜、腐败和融化现象,确定是否按规定进行卫生学检验。凡发现有霉迹,被粪、泥、肠内容物污染,未修割及包装不清洁的胴体,均不能入库。

冷库的温度、湿度、通风、消毒、卫生要有专人负责,经常清洁,保持库内卫生。

冷库中的真菌,特别是霉菌,在-10℃时仍能生长繁殖。因此,霉菌是冷库的主要卫生问题之一。常见的真菌有白霉菌、青霉菌、念珠菌等。这些真菌在肉表面形成白色天鹅绒样的圆形菌落,直径$1 \sim 5$mm,独立继而成片,这是第一型,易从表面擦除。第二型是侵入肉内

2～3mm 的灰色或暗绿色、低平的圆形菌落,此型须用刀将染菌的肉切去一层才能除菌。第三型是厚苔状白色或灰绿色菌落,仅在肉表面繁殖,不侵入深部组织,因此,易从表面去除。第四型的黑色圆形菌落,呈漏斗状侵入肉组织 1cm,此型对肉质有一定影响。

冷库除霉所用的药物,应无毒、无害、无气味,在低温下能具有灭菌效果。常用的消毒方法有以下几种:

1. 紫外线照射　每立方米用 0.33～3W 的紫外线灯距离 2m 照射 6 小时。但紫外线穿透力弱,只对照射的部分有效,而且会促使脂肪氧化。

2. 臭氧法　每立方米空气含 1～3mg 臭氧时即可杀灭霉菌,并能除臭,但会使肌肉变色和脂肪氧化。

3. 次氯酸法　用 4% 浓度的漂白粉洗刷,消毒效果较好,但氯气不易挥发,易被肉尸吸附而变味,并使脂肪氧化。

4. 二氧化碳法　在 0℃ 时,室内 CO_2 浓度达 10%,可使保存期延长 1 倍以上。但此方法不能杀死霉菌,仅能抑制和延缓霉菌的生长,而且会促使血红蛋白变性而导致肉尸变色。

5. 甲醛熏蒸法　只用于空库,因甲醛的毒性和气味大,被肉吸收就不能食用。每立方米容积用 15ml 甲醛液,消毒几小时后,用氨水吸收甲醛,并通风排气,完全消除甲醛后才能使用。

肉尸入库后,要经常检查,如发现肉质变化应立即进行如下的处理。

1. 肉面出现霉菌,尚未侵入深部,可用浸有稀高锰酸钾溶液的抹布擦净肉面。并迅速出库利用,不能继续贮藏。

2. 若霉菌已侵入组织,但无其他变化,煮沸无不良气味,要立即出库利用。

3. 若肌肉变色,有异味,必须做新鲜度试验,有轻度不良变化,可作为条件可食肉利用,迅速处理;有严重变化的,不能食用。

胴体在冷库中存放应做到分类分架,隔墙离地,先入先出,并进行出库检验,经兽医检验合格后才能出库。

库房工作人员的工作服、靴、工器具应保持干净,工器具可用 2% 氢氧化钠溶液或热碱水清洗消毒。

(四) 肉制品的贮藏

对肉制品贮藏的卫生控制关键是低温贮藏和生熟分开。一般熟肉制品应在 0～4℃ 的条件下贮藏;腊腌制品要在 20℃ 以下,相对湿度为 80%～85% 的条件下贮藏;而肉干、肉松则需贮藏在低温、干燥通风的库房中。

二、肉类的运输

1. 运输肉类应做到专车专用,合格鲜肉或冻肉与条件可食肉和熟肉必须分车装运,并有明显的标志。不运送污染度高的肉。

2. 运输合格鲜肉或冻肉力求应用密闭冷藏车,车厢内应保持 0～5℃ 的温度、80%～90% 的湿度,避免温度超过 10℃,以及与外界空气接触的情况;敞车只做短途运输并应上盖下垫。运输熟肉制品必须要有专用冷藏车。

3. 合格鲜肉或冻肉严禁与熟肉、其他食品、有毒有害物品、清洁用品等同车运输。肉品不得与内脏混合。

4. 运输车的材质应为不易腐蚀的金属制品;运输车辆及盛载容器每次使用前后都应洗刷干净或消毒,保持清洁卫生。

5. 运输车的装卸尽可能使用机械;运输病畜、鲜肉、熟肉等的操作人员应明确分工,严格分开,不能混用。

6. 装载方法:胴体肉应使用垂吊式,分割肉应避免高层垛起,最好库内有货架或使用集装箱装箱,并且留出一定的空间,以便于冷气顺畅流通。

三、肉类销售

1. 进入市场的肉品必须是经检验合格的鲜肉或冻肉,并盖有国家统一制定的兽医验讫印戳,盖在肉尸的臀部。

2. 肉类销售应备有清洁的鲜肉台架,并定期进行消毒。

3. 销售冻肉随卖随解冻,内脏与胃肠应设专柜、专摊,与肉品分开销售。

4. 绞肉原料应用合格新鲜的肉,经洗净后再绞。并要专柜、专用工具容器,每次用后清洗干净,专人负责。由于细菌在肉馅上的繁殖速度比在完整鲜肉上快 3~4 倍,销售不完的绞肉,应保存在冰箱里并不得超过 6 小时,提倡随绞随卖,日产日清。

第四节　主要肉制品的加工

一、肉制品加工原料的卫生要求

(一) 肉品

供肉制品加工的肉品,要求感官、理化、微生物等方面的指标必须达到新鲜肉和次新鲜肉的要求。病死、毒死、死因不明、患有人畜共患传染病和急宰的畜禽肉以及变质肉都不能作为肉制品加工的原料。

不同制品需要不同的原料肉,不同加工工艺需要不同部位的肉品。一般的分类及用途如下。

1. 纯肌肉产品　肉松、方圆火腿、猪肉干、叉烧、牛肉干等。原料为纯肌肉。

2. 肌肉与脂肪混合产品　香肠、灌肠等。原料为分离的肌肉和脂肪重新组合而成。

3. 原形产品　金华火腿、烤肉、酱肉、咸肉等。原料为肉品原形,不去脂肪。

一般来说,肌肉质量的好坏在于老嫩程度、夹层脂肪和筋膜等结缔组织的多寡、色泽是否鲜艳等。上乘肉的肉质细嫩、色泽鲜艳、夹层脂肪和筋膜少,脂肪洁白、厚实。就肌肉而言,里脊肉质量最好,其次为大排肌肉、后腿肌肉、前腿肌肉。就脂肪而言,大排脂肪最好,其次是后腿脂肪、前腿脂肪。

原料肉的分割、整理应在较低温度下采用流水操作,每一环节要建立验收制度和散热、防积压措施,随时检出可疑和变质原料,摘除残留腺体。流水线应连续操作,不应中途停留。

(二) 辅料

在肉制品加工生产过程中,为了改善和提高肉制品的感官特性及品质,延长肉制品的保存期和便于加工生产,常须添加一些其他可食性物料,这些物料为辅料。肉制品加工中常用的辅料有调味料、香辛料、增稠剂等添加剂。

1. 调味料　糖、盐、酱、醋等是肉制品加工的主要调味料,这些调味料都是传统的调味料,应使用符合各自质量标准的产品。盐的浓度达 17% 时,还可起防腐剂作用。糖可改变风味,柔软肉质,缓冲咸味,保持肉色鲜红。

2. 香辛料　常用的香辛料有胡椒、丁香、肉豆蔻、肉桂、咖喱粉、葱、蒜、姜、桂皮、茴香、陈皮等。香辛料可掩盖不良气味，增加特殊风味，有的还具有健脾胃功能，增进食欲，促进消化。但由于香辛料多为直接利用的天然香料，往往有较多的耐热细菌、大肠杆菌和虫害，成为肉制品腐败变质的原因。

3. 食品添加剂　肉制品加工中，常用的食品添加剂有增味剂、发色剂、发色助剂、防腐剂、抗氧化剂等。味精的常用量为 $0.02\% \sim 0.15\%$。硝酸盐或亚硝酸盐是肉品加工中常用的发色剂，不仅可使肉制品色泽鲜艳，并能抑制肉毒杆菌等细菌的生长，起防腐作用。但硝酸盐或亚硝酸盐在加工过程中会与二级胺结合生成具有致癌性的有害物质亚硝胺。硝酸盐或亚硝酸盐若使用过多，还会引起急性中毒。因此我国规定残留量以亚硝酸盐计，肉罐头不得超过 50mg/kg，肉制品不得超过 30mg/kg。目前有的采用维生素 C、葡萄糖加山梨酸钾等复合食品添加剂代替硝酸盐或亚硝酸盐。

4. 品质改良剂　品质改良剂通常包括增稠剂、乳化剂、膨松剂等，也属于食品添加剂的范畴。在香肠和火腿等预制肉制品的生产中，为了使制品形态完整、色泽好、质嫩、切面光滑，需掺入一些磷酸盐做品质改良剂。磷酸盐有助于调味料、香辛料向组织渗透，提高肉的黏着力，保持水分，改善产品外观和色泽，使肉质柔软。肉制品中常用的有焦磷酸钠、三聚磷酸钠和六偏磷酸钠。焦磷酸钠与六偏磷酸钠，最高用量一般不超过 1g/kg，三聚磷酸钠最高用量一般控制在 2g/kg，可单独使用也可配合（成混合磷酸盐）使用，混合磷酸盐的添加量一般为 $0.1\% \sim 0.4\%$，且应严格控制用量，避免过量使用。

另外还有使用色素、山梨酸及其钾盐、苯甲酸及其钠盐、维生素 C、维生素 E、淀粉、明胶、琼脂、豆粉、奶制品、肠衣等。这些辅料大多属于食品添加剂，有的本身就是食品原料，在肉制品加工中的应用须符合各自的使用标准和安全标准，不得滥用。

二、主要肉制品的加工工艺

（一）腌腊制品

腌腊制品是最常见的肉制品。有名的产品有金华火腿、广东腊肉、南京板鸭、去骨火腿（方火腿）、灌肠等。

腌制品是用食盐、硝酸盐、砂糖和香辛料等辅料加工而成的肉制品。腊制品是腌制品经过晾晒烘烤或熏制加工而成的肉制品。常见腌腊制品的工艺流程和工艺要点如下。

1. 南京板鸭

（1）工艺流程

选鸭(1.5kg/只) $\xrightarrow{}$ 催肥 $\xrightarrow{3\sim4w}$ 断食 $\xrightarrow{12\sim24h}$ 宰杀 $\xrightarrow{5min\,后}$ 浸烫 $\xrightarrow[62\sim65℃]{3\sim5min}$ 去四件 $\longrightarrow$ 开膛 $\longrightarrow$ 清膛 $\longrightarrow$ 浸泡 $\xrightarrow{3h}$ 腌制(擦盐 $\xrightarrow{12\sim18h}$ 抠卤 $\longrightarrow$ 复卤 $\xrightarrow{18h}$) $\longrightarrow$ 叠坯 $\xrightarrow{2\sim4d}$ 晾挂 $\xrightarrow{2\sim3w}$ 板鸭

（2）工艺要点

1）催肥是用稻谷喂食 3～4 周，使肉质细嫩、洁白、脂肪熔点增高，使加工的板鸭不淌油变味。

2）盐卤经四、五次腌制后要煮沸，加盐，以消除污物。

2. 金华火腿

（1）工艺流程

猪后腿（5～8kg/只）──→修理──→腌制（敷盐①$\xrightarrow[24h]{15\%～20\%}$敷盐②$\xrightarrow[3d]{50\%～60\%}$敷盐③$\xrightarrow[4～5d]{55\%}$敷盐④$\xrightarrow[4～5d]{5\%}$敷盐⑤$\xrightarrow[15～20d]{5\%}$）──→浸洗$\xrightarrow[②10℃,4h]{①10℃,10～12h}$晾晒$\xrightarrow{3～4h}$整形──→晾晒──→发酵$\xrightarrow{堆2～3m}$分级堆放──→火腿

（2）工艺要点

1）选健康无病、腿部无损伤和瘢痕,且皮薄、脂肪少的鲜后腿5～8kg为原料,过大不易腌透,过小易损失水分、不易发酵。

2）外形修整完美,清除血管中的淤血,防止腌制时腐败。

3）最佳腌制气温为3～8℃,肉温4～5℃,用盐量为鲜腿重的9%～10%。若气温上升,应增加用盐量,腌制时间根据腿的大小等而定,一般为40d。

4）只有经过发酵鲜化,才能使肉质发生质的变化,才具有独特的颜色和芳香气味,要通风,掌握库温,控制发酵。

3. 腊肉

（1）工艺流程

猪肋条$\xrightarrow{65～75℃}$清洗──→沥干──→腌制$\xrightarrow[6～8h]{加食盐,硝酸盐}$烘烤$\xrightarrow[72h]{65℃}$包装$\xrightarrow{（防潮）}$腊肉

（2）工艺要点

1）清洗是为了去除油污,使肌肉温度上升,加快腌制配料的渗透,缩短腌制时间。

2）烘烤温度不宜过高,火力不宜过强,以免滴油,加速脂肪氧化,以肉温44℃为宜。

（二）干制品

干制品利用脱水来保存肉制品的工艺生产。

采用脱水生产的干制品比其他加工工艺生产的制品,在营养成分含量相等的条件下,体积小,重量轻,便于携带、运输、贮藏,具有能适应军用等特种工种需要的特点。

这是一种古老的贮藏方法,随着食品科学技术的发展,除自然干燥外,还有人工干燥和低温冷冻升华干燥法。目前多采用真空低温干燥、远红外干燥和微波干燥加上严密包装。低温可使产品较长期地保存。

因加工原料不同,有牛肉松、猪肉松、兔肉松、鱼肉松等;因工艺和配方不同,有太仓肉松和福建肉松、五香牛肉干和咖喱牛肉干、靖江猪肉脯和上海猪肉脯等;因形状不同,有絮状、绒状、颗粒状、片状、条状、块状等。常见干制品的工艺流程和工艺要点如下。

1. 太仓肉松

（1）工艺流程

猪后腿──→修割$\xrightarrow[0.5kg肉块]{净膘,去皮、筋、膜、骨}$配料$\xrightarrow[酱油2\%,味精0.1\%]{加盐2\%,糖8\%,酒1\%,姜0.5\%}$煮制──→炒松$\xrightarrow{达含水量20\%}$肉松

（2）工艺要点

1）炒松火力要适中,当肌纤维含水量达20%时,肌纤维松散,只需将肌纤维铺开,整理即可。

2）煮制过程中的撇油不可少,若撇油不干净,就不易炒干,并容易焦锅。

2. 咖喱牛肉干

（1）工艺流程

$$牛肉 \longrightarrow 修割 \xrightarrow[0.5kg\ 肉块]{去脂、筋、骨} 浸泡 \xrightarrow[撇油]{1.5\sim2h} 切丁 \xrightarrow{加辅料} 煮沸 \longrightarrow 翻炒 \longrightarrow$$

$$烘烤 \xrightarrow[达含水量\ 10\%\sim15\%]{50\sim60℃} 肉干$$

（2）工艺要点

1）初煮时间为 1.5 小时，水温为 90℃，待冷却后，将筋腱切除，切成 $1cm^3$ 肉丁。

2）烘房温度以 50～60℃ 为宜，每隔 1～2 小时翻倒烤筛和肉干，经 7 小时烘烤即可。

3. 靖江猪肉脯

（1）工艺流程

$$猪后腿 \longrightarrow 修割 \xrightarrow{去骨、脂、筋} 浸泡 \xrightarrow{10℃} 装模 \longrightarrow 速冻 \xrightarrow{-2℃} 切片 \xrightarrow{65℃} 烘干 \xrightarrow[5\sim6h]{} 烘烤 \xrightarrow{150℃}$$

肉脯

（2）工艺要点

1）装模后入冷冻室冷冻至中心温度-2℃时，用切片机切成薄片。

2）将在 65℃ 烘房中烘干的半成品放入 150℃ 高温炉中烘至出油，呈棕红色。再经压平，切片即成。

（三）酱卤制品

酱卤制品是我国传统的熟肉制品，产品酥松，有卤汁，家家都会制作。因各地消费习惯和加工方式的不同，就有各式各样的品种，如苏州酱汁肉、河南道口烧鸡、北京月盛斋酱牛肉、无锡肉骨头等；因调味料的不同，又可分为酱汁制品、蜜汁制品、糖腊制品、五香制品和卤制品等。常见酱卤制品的工艺流程和工艺要点如下。

1. 苏州酱肉

（1）工艺流程

$$肋条肉 \longrightarrow 修割 \xrightarrow[0.5kg\ 肉块]{去毛、血污} 浸泡 \longrightarrow 沥干 \xrightarrow{加盐、硝酸盐} 腌制 \xrightarrow[1\sim2d]{5℃} 煮制（\xrightarrow{配料} 大火 \xrightarrow{加酒}$$

$$小火 \xrightarrow[2h]{加糖}）\longrightarrow 酱肉$$

配料：酱油4%，白糖5%，盐3%～4%，红曲米1.2%，葱1%，姜0.2%，桂皮0.2%，黄酒3%，硝酸钠<50g/100kg。

（2）工艺流程

1）先将盐、硝抹在肉料上，经5～6小时后，转入盐卤中腌制，室温20℃时12小时，冬季需1～2天。

2）煮制时将老汤洗去，再投配料煮，先用大火烧开，加酒，再用小火焖2小时，出锅前半小时加糖即可。

2. 无锡肉骨头

（1）工艺流程

$$猪肋骨、胸腔骨 \longrightarrow 切割 \xrightarrow{11cm×7cm} 腌制 \xrightarrow{1d} 煮制（\xrightarrow{配料} 大火 \xrightarrow{30min} 小火 \xrightarrow{加糖} 旺火收汁）\longrightarrow 酱排骨$$

（2）工艺要点

1）腌制后的肉料先进清水锅煮沸,后用清水冲净,清汤要撇去血沫,再加入用纱布包好的香料和食盐、黄酒、酱油。

2）待肉酥时加白糖。

（四）熏烤制品

熏烤制品有特殊的风味,能引起人们的食欲。熏烤产品的种类很多,主要有熏腿、培根、熏猪排等。

熏烤是利用木材、木屑、茶叶、甘蔗皮等材料的不完全燃烧所产生的烟气来熏制肉品。通常分为生熏（15～25℃）、温熏（30～35℃）、热熏（50～80℃）、焙熏（90～120℃）。常见熏烤制品的工艺流程和工艺要点如下。

1. 熏腿

（1）工艺流程

$$猪后腿（3.7～7kg）\longrightarrow 整理\xrightarrow[0.4～0.7kg]{注射盐水}腌制\xrightarrow[2h]{4\%盐+0.2\%硝酸盐}湿腌\xrightarrow[15～16d]{波美15～16℃}清水浸$$

$$泡\xrightarrow{2～3h}烟熏\longrightarrow 熏腿、培根（西式咸肉）$$

（2）工艺要点

1）用相当原料重4%的食盐和0.2%硝酸钠混合揉擦原料外表,经24小时后再放入盐卤中腌制。为加快腌制,每只后腿注射0.7kg盐水。每隔5～6天翻倒一次,约15～16天内呈鲜红色,即腌制完成。

2）用无松香的硬柴生火,上盖木屑,徐徐发烟,待表皮呈金黄色即可。

2. 熏鸡

（1）工艺流程

$$选料\longrightarrow 宰杀\longrightarrow 浸泡\xrightarrow{10h}沥干\xrightarrow[3～4h]{100℃}初煮\longrightarrow 熏制\xrightarrow{10～15min}熏鸡$$

（2）工艺要点

1）将沥干的鸡放在煮开的老汤中煮10～15分钟,使鸡肌肉的表面呈蛋白质变性收缩,可消除异味,易吸收配料。

2）糖与锯末3∶1混合,放入熏锅,干烧锅底而发烟;在煮制的鸡体上刷一层芝麻油和白糖,经过10～15分钟的熏烤,鸡体呈红色即可。

（五）灌肠制品

灌肠制品是将肉类切成肉丁和肉糜,加入辅料,混匀后灌入动物或人造肠衣内,经过烘烤、煮制、熏烟等加工而成的肉制品。灌肠制品多为熟食,携带方便,易于保存,因调味料的不同可制成各种各样的灌肠。香肠也归于灌肠类,常见的灌肠制品有腊肠（广式香肠）、小红肠（热狗）、大红肠（茶肠）、香肚等,其工艺流程和工艺要点如下。

1. 广式香肠

（1）工艺流程

$$瘦肉（猪前后腿肉）+肥膘（猪背）\longrightarrow 切割\longrightarrow 浸泡\longrightarrow 沥干\longrightarrow 绞肉\longrightarrow 拌馅$$

$$\xrightarrow{配料+水}灌肠\longrightarrow 烘烤（\xrightarrow[24h]{61～62℃}翻①\xrightarrow[24h]{60℃}翻②\xrightarrow[28h]{59℃}）\longrightarrow 香肠$$

（2）工艺要点

1）以新鲜的精瘦肉为原料,因新鲜肉的黏着力强,可提高产品的保水能力。

2）肠衣用羊小肠，用前洗净，泡在清水中变软后沥干使用。

3）配料：2.5%盐，7%糖，2%曲酒，2.5%酱油，0.05%硝酸盐，味精少许。加水量为肉重的10%～15%。

4）除烘烤外，还可晾晒，隔3～5小时翻动一次，一般日晒1～2天。

2. 小红肠

（1）工艺流程

$$牛肉+猪瘦肉+肥膘 \longrightarrow 整理 \longrightarrow 腌制 \xrightarrow[3 \sim 4d]{0 \sim 5℃} 绞碎、搅拌 \xrightarrow[<10℃]{20\%冰水} 灌装 \longrightarrow 烘烤$$

$$\xrightarrow[40 \sim 60min]{60 \sim 80℃} 煮制 \xrightarrow[胭脂红0.04\%]{80±1℃,10 \sim 15min} 熏制 \xrightarrow[15h]{40℃} 热狗$$

（2）工艺要点

1）统一配方是：牛肉27.5kg，猪瘦肉1kg，膘油12.5kg，精盐1.75kg，胡椒粉90g，干淀粉2.5kg，亚硝酸钠1.3g。

2）将绞碎的肉馅进行搅拌，使肉馅斩碎、乳化，肌肉细胞被破坏，释放出更多的蛋白质，达到最好的黏结性，并起配料搅拌的作用。最好使用真空搅拌机，可以避免打入空气，减少产品中的细菌数，防止脂肪氧化，释放更多蛋白质，达最佳乳化效果，稳定肌红蛋白的颜色，保持最佳色泽。

3）熏制的染料不用含树脂的栎木、椴木。柞木等，在燃烧的木材堆上覆盖锯末产生熏烟。

3. 南京香肚

（1）工艺流程

$$瘦肉（70\%）+肥肉（30\%） \longrightarrow 切割 \longrightarrow 配料搅拌 \xrightarrow{20min} 装馅 \longrightarrow 扎口 \longrightarrow 晾晒 \xrightarrow[16℃]{2 \sim 3d} 发酵$$

$$鲜化 \xrightarrow{40d} 叠缸 \longrightarrow 香肚$$

（2）工艺要点

1）应用的肚皮是去筋、脂肪、腌制加工后待用的猪膀胱。

2）扎口可根据肚皮干湿的不同，采用别扦扎口或非别扦扎口（麻绳扎口）。

（六）肉罐头

肉罐头是传统的耐藏、风味良好的肉制品，食用方便。因原料和调味的不同有各种各样的产品，如午餐肉、咖喱牛肉等；因包装材料的不同又可分为金属、玻璃、复合薄膜罐头等。常见肉罐头的工艺流程和工艺要点如下。

1. 午餐肉工艺流程

$$瘦肉（70\%）+肥肉（30\%） \longrightarrow 修割 \longrightarrow 剁细 \xrightarrow{配料+淀粉} 装罐 \longrightarrow 排气密封 \longrightarrow 杀菌 \longrightarrow$$

$$保温 \xrightarrow[7d]{37℃} 装箱$$

2. 咖喱牛肉工艺流程

$$牛肉 \longrightarrow 修割 \xrightarrow{去骨、筋、膜、脂} 配料 \longrightarrow 烹调 \longrightarrow 装模（复合薄膜13mm） \longrightarrow 灭菌$$

$$\xrightarrow[1.5 \times 10^5 Pa]{120℃,30min} 冷却 \longrightarrow 装箱$$

3. 肉罐头工艺要点

（1）根据不同肉罐头的内容物和包装材料严格控制灭菌温度和时间，以保证产品质量。

（2）要严格进行保温和检验工作，防止胖听、瘪听、锈听和漏听。

第五节 肉与肉制品的卫生评价

肉与肉制品的卫生质量控制的关键主要在于认真贯彻执行国家颁布的有关管理办法、规范（GMP）和标准，运用 HACCP 进行企业管理。

一、评价依据

我国颁布的肉与肉制品卫生评价依据，即现行的主要法规如下。

1.《生猪屠宰管理条例》（2007 年 12 月 19 日国务院第 201 次常务会议修订通过，自 2008 年 8 月 1 日起施行）

2.《生猪屠宰管理条例实施办法》（2008 年 7 月 16 日商务部第 9 次部务会议审议通过，自 2008 年 8 月 1 日起施行。）

3.《肉类加工厂卫生规范》（GB 12694-2016）

4.《畜禽肉水分限量》（GB 18394-2001）

5.《食品安全国家标准 鲜（冻）畜、禽产品》（GB 2707-2016）

6.《食品安全国家标准 食品中污染物限量》（GB 2762-2017）

7.《食品安全国家标准 食品中致病菌限量》（GB 29921-2013）

8.《食品安全国家标准 腌腊肉制品》（GB 2730-2015）

9.《食品安全国家标准 熟肉制品》（GB 2726-2016）

10.《食品安全国家标准 罐头食品》（GB 7098-2015）

11.《食品安全国家标准 食用动物油脂》（GB 10146-2015）

二、感官检查

肉与肉制品在卫生质量上的变化，往往是感官性状首先发生变化，因此进行感官评价是很重要的方法。

经兽医卫生检验合格，允许市场销售的鲜（冻）猪肉、牛肉、羊肉和兔肉应符合表 11-5-1 的感官性状。经兽医卫生检验合格，允许市场销售的鲜（冻）鸡、鸭、鹅应符合表 11-5-2 的感官性状。

表 11-5-1 主要鲜肉和冻肉的感官性状

项目	鲜猪肉	冻猪肉	鲜牛肉、羊肉、兔肉	冻牛肉、羊肉、兔肉
色泽	肌肉有光泽,红色均匀,脂肪乳白色	肌肉有光泽,红色或暗红色,脂肪白色	肌肉有光泽,红色均匀,脂肪白色或微黄色	肌肉有光泽,红色或暗红,脂肪洁白或微黄色
组织状态	纤维清晰,有坚韧性,指压后凹陷立即恢复	肉质紧密,有坚韧性,解冻后指压凹陷恢复较慢	纤维清晰,有坚韧性,指压后凹陷立即恢复	肉质紧密、坚实,解冻后指压凹陷恢复较慢

续表

项目	鲜猪肉	冻猪肉	鲜牛肉、羊肉、兔肉	冻牛肉、羊肉、兔肉
黏度	外表湿润,不粘手	外表湿润,切面有渗出液,不粘手	外表微干或湿润不粘手,切面湿润	外表微干或有风干膜或外表湿润不粘手,切面湿润不粘手
气味	具有鲜猪肉固有的气味,无异味	解冻后具鲜猪肉固有气味,无异味	具有鲜牛、羊、兔肉固有气味,无臭味,无异味	解冻后具有牛、羊、兔肉固有气味,无臭味,无异味
煮沸后肉汤	澄清透明,汤表面聚大量油滴	澄清透明或稍有浑浊,汤表面聚大量油滴	澄清透明,汤表面聚大量油滴,具特有香味	澄清透明或稍有浑浊,汤表面聚大量油滴,具特有香味

表 11-5-2　鲜(冻)鸡、鸭、鹅的感官性状

项目	一 级 鲜 度	二 级 鲜 度
眼球	眼球平坦饱满,冻品或稍有凹陷	眼球皱缩,晶体稍浑浊
色泽	皮肤有光泽,呈淡黄色、乳白色或淡红色。肌肉切面有光泽	皮肤无光泽,肌肉切面有光泽
黏度	皮肤稍湿润,不粘手	表皮干燥或粘手,鸡肉切面湿润
弹性	肌肉有弹性,指压凹陷不明显	肌肉弹性差,指压后凹陷恢复慢
气味	具有鸡、鸭、鹅肉固有气味	有轻度异味
煮沸后肉汤	透明澄清,汤表面聚大量油滴,具特有香味	稍有浑浊,脂肪呈小滴浮于汤表面,香味差或无鲜味

不同的肉制品由于原料和加工方法的不同在感官上各具独特的性状和风味。如火腿类应呈深玫瑰红色或桃红色,组织致密结实,切面平整,具有特有的香味,无异味;肉灌肠类应为肠衣(肠皮)干燥完整并与内容紧密结合,坚实而有弹力,无黏液及霉斑,切面坚实而湿润,肉呈均匀的蔷薇红色,脂肪为白色,无腐臭,无酸败味;酱卤肉类应为肉质新鲜,无异物附着,无异味,无异臭;烧烤肉类应为肌肉切面紧密鲜艳有光泽,压之无血水,皮脆,微红色,脂肪呈浅乳白色(鸭、鹅呈浅黄色),无异味;肴肉应为皮白,肉呈微红色,肉汁透明晶体状表面湿润有弹性,无异味,无异臭;肉松应为浅黄色、浅黄褐色或深黄色,福建肉松呈红褐色,咸甜适口,无油涩味,无焦臭味,无哈喇等异味。

三、理化检验

理化评价指标是根据肉与肉制品的特点而定的,主要影响卫生质量变化的指标,如腐败变质、食品添加剂和加工工艺过程中可能的污染指标等。不同产品的主要评价指标见表11-5-3、表11-5-4、表11-5-5、表11-5-6。

表 11-5-3　鲜（冻）肉类理化指标

项　目	指标
挥发性盐基氮（mg/100g）	≤15
铅（Pb）（mg/kg）	≤0.2
总砷（mg/kg）	≤0.5
镉（Cd）（mg/kg）	≤0.1
总汞（以 Hg 计）（mg/kg）	≤0.05

表 11-5-4　腌腊肉理化指标

项　目	指标
过氧化值（以脂肪计）（g/100g）	
火腿、腊肉、咸肉、香（腊）肠	≤0.50
腌腊禽制品	≤1.50
三甲胺氮（mg/100g）	
火腿	≤2.5
苯并[a]芘[a]（μg/kg）	≤5.0
铅（Pb）（mg/kg）	≤0.5
总砷（mg/kg）	≤0.5
镉（Cd）（mg/kg）	≤0.1
总汞（以 Hg 计）（mg/kg）	≤0.05
亚硝酸盐残留量（以亚硝酸钠计）（mg/kg）	≤30.0

[a]仅适用于经烟熏的腌腊肉制品

表 11-5-5　熟肉制品理化指标

项　目	指标
水分（g/100g）	
肉干、肉松、其他熟肉干制品	≤20.0
肉脯、肉糜脯	≤16.0
油酥肉松、肉松粉	≤4.0
复合磷酸盐[a]（以 PO3-4 计）（g/kg）	
熏煮火腿	≤8.0
其他熟肉制品	≤5.0
苯并[a]芘[b]（μg/kg）	≤5.0
铅（Pb）（mg/kg）	≤0.5
总砷（mg/kg）	≤0.5
镉（Cd）（mg/kg）	≤0.1
总汞（以 Hg 计）（mg/kg）	≤0.05
亚硝酸盐（以亚硝酸钠计）（mg/kg）	
西式火腿（熏烤、烟熏、蒸煮火腿）类	≤70
其他熟肉制品	≤30

[a]复合磷酸盐残留量包括肉类本身所含磷及加入的磷酸盐，不包括干制品。[b]限于烧烤和烟熏肉制品

表 11-5-6　肉类罐头食品理化指标

项目	指标
总砷(mg/kg)	≤0.5
铅(Pb)(mg/kg)	≤0.5
锡(Sn)(mg/kg)	
镀锡罐头	≤250
总汞(以 Hg 计)(mg/kg)	≤0.05
镉(Cd)(mg/kg)	≤0.1
亚硝酸盐(以亚硝酸钠计)(mg/kg)	
西式火腿罐头	≤70
其他腌制类罐头	≤50
锌(Zn)(mg/kg)	≤100
苯并[a]芘[a](μg/kg)	≤5.0

[a]苯并[a]芘仅适用于烧烤和烟熏肉罐头

四、微生物检验

微生物指标主要是评价熟肉类制品。对鲜(冻)肉类由于必须加工熟制后才能食用,因此以微生物评价没有卫生学意义。除肉类罐头食品应符合商业无菌要求外,主要熟肉制品可依据表 11-5-7 进行评价。

表 11-5-7　熟肉制品微生物评价指标

项目	指标
菌落总数(CFU/g)	
烧烤肉、肴肉、肉灌肠	≤50 000
酱卤肉	≤80 000
熏煮火腿、其他熟肉制品	≤30 000
肉松、油酥肉松、肉粉松	≤30 000
肉干、肉脯、肉糜脯、其他熟肉干制品	≤10 000
大肠菌群(MPN/100g)	
肉灌肠	≤30
烧烤肉、寻煮火腿、其他熟肉制品	≤90
肴肉、酱卤肉	≤150
肉松、油酥肉松、肉粉松	≤40
肉干、肉脯、肉糜脯、其他熟肉干制品	≤30
致病菌(CFU/g)	
金黄色葡萄球菌	≤100
(沙门菌、单核细胞增生李斯特菌、大肠埃希菌 $O_{157}:H_7$)	不得检出

第六节　肉与肉制品卫生管理

一、原料管理

肉制品指以畜禽肉、畜禽内脏为主要原料,经酱、卤、熏、烤、腌、蒸煮等任何一种或多种加工方法而制成的即食生肉制品(预制肉制品)或熟肉制品。加工肉制品的原料肉应来自肉类屠宰加工生产企业,附有兽医卫生检验检疫合格证明,并经验收合格。进口的原料肉应来自经国家注册的国外肉类生产企业,并附有出口国(地区)官方兽医部门出具的检验检疫证明副本和进境口岸检验检疫部门出具的入境货物检验检疫证明。

(一) 畜肉的卫生及管理

1. 畜肉的卫生及管理　牲畜宰杀后,从新鲜至腐败变质要经僵直(rigor)、后熟(after ripening)、自溶(autolysis)和腐败(putrefaction)四个过程。畜肉处于僵直和后熟过程的为新鲜肉。不适当的生产加工和贮藏条件,也会使肉类腐败变质。肉类的腐败变质主要由微生物引起,其原因如下:

(1) 健康牲畜在屠宰、加工、运输、销售等环节被微生物污染。

(2) 病畜宰前就有细菌侵入,并蔓延至全身各组织。

(3) 牲畜因疲劳过度,宰后肉的后熟力不强,产酸少,难以抑制细菌生长繁殖,导致肉的腐败变质。

引起肉的腐败变质的细菌出现的顺序是:最初在需氧条件下于肉的皮层出现各种球菌,以后为大肠杆菌、普通变形杆菌、化脓性球菌、兼性厌氧菌(产气夹膜杆菌、产气芽胞杆菌),最后是厌氧菌。因此根据菌相的变化,可确定肉的腐败变质阶段。

2. 常见人畜共患传染病畜肉的处理

(1) 炭疽(anthrax):发现炭疽病畜后,必须在 6 小时内立即采取措施,隔离消毒,防止芽胞形成。病畜一律不准屠宰和解体,应整体(不放血)高温化制或 2m 深坑加石灰掩埋,同群牲畜应立即隔离,并进行炭疽芽胞疫苗和免疫血清预防注射。若屠宰中发现可疑患畜,应立即停宰,将可疑部位取样送检,当确证为炭疽时,患畜前后邻接的畜体均须进行处理。屠宰人员的手和衣服用 2% 甲酚皂消毒,并接受青霉素预防注射。饲养间、屠宰间用 20% 有效氯,5% 氢氧化钠或 5% 甲醛消毒。

(2) 鼻疽(glanders):鼻疽病畜处理同炭疽。

(3) 口蹄疫(aphtae epizooticae,food and mouth diseases):凡确诊或疑似口蹄疫的牲畜应急宰,为杜绝疫源传播,同群牲畜均应全部屠宰。体温升高的病畜肉,内脏和副产品应高温处理。体温正常的病畜肉尸和内脏经后熟过程,即 0～6℃ 48 小时,或 6℃ 以上 30 小时,或 10～12℃ 24 小时,方可食用。

(4) 猪水疱症:对病猪及同群猪应急宰,病猪的肉尸、内脏和副产品(包括头、蹄、血、骨等)均应经高温处理后,方可出厂。

(5) 猪出血性败血症:肉尸和内脏有显著病变时,工业用或销毁。有轻微病变的肉尸和内脏应在 24 小时内经高温处理后出厂,若超过 24 小时,需延长高温处理半小时,内脏改工业用或销毁;其血液工业用或销毁,猪皮消毒后可利用,脂肪炼制后可食用。

(6) 结核病(tuberculosis):全身结核且消瘦的病畜全部销毁;未消瘦者,切除病灶部位销毁,其余部分高温处理后可食用。个别淋巴结或脏器有病变时,局部废弃,肉尸不受限制。

(7) 布氏杆菌病(brucellosis):病畜生殖器和乳房必须废弃,肉尸及内脏均应经高温处理或盐腌后方可食用。高温处理是使肉的中心温度达80℃以上,一般肉块切成小于2.5kg、8cm厚,煮沸2小时可达到。盐腌时,肉块小于2.5kg,干腌用盐量是肉重的15%,湿腌盐水浓度为18°~20°。对血清学诊断为阳性,无临床症状,宰后又未发现病灶的牲畜,除必须废弃生殖器和乳房外,其余不受限制。

3. 常见人畜共患寄生虫病畜肉的处理

(1) 囊虫病:我国规定猪肉、牛肉在规定检验部位上:40cm²面积上有了3个或3个以下囊尾蚴和钙化虫体,整个肉尸经冷冻或盐腌处理后出厂;在40cm²面积上有4~5个虫体者高温处理出厂;6~10个工业用或销毁,不允许做食品加工厂的原料。羊肉在40cm²虫体小于8个者,不受限制出厂,9个以上虫体,而肌肉无任何病变,高温处理或冷冻处理出厂,若发现40cm²有9个以上虫体,肌肉又有病变时,做工业用或销毁。

冷冻处理方法是使肌肉深部温度达-10℃,在-12℃放置10天,或达-12℃后在-13℃放4天即可。盐腌要求肉块小于2.5kg。厚度小于8cm,在浓食盐溶液中浸3周。为检查处理后畜肉中的囊尾蚴是否被杀死,可通过囊尾蚴活力检验,即取出囊尾蚴,在37℃加胆汁孵化1小时,未被杀死的囊尾蚴的头节将从囊中伸出。

(2) 旋毛虫病:取病畜横膈膜肌脚部的肌肉,在低倍镜下检查,在24个检样中有包囊或钙化囊5个以下时,肉尸高温处理后可食用,超过5个者则销毁或工业用,脂肪可炼食用油。

4. 情况不明死畜肉的处理　牲畜死后解体者为死畜肉。未经放血或放血不全的,外观为暗红色,肌肉间毛细血管淤血,切开后按压时,可见暗紫色淤血溢出,切面呈豆腐状,含水分较多。死畜肉可来自病死(包括人畜共患疾病)、中毒和外伤等急性死亡。对死畜肉应特别注意,必须在确定死亡原因后,才考虑采取何种处理方法。如确定死亡原因为一般性疾病或外伤,且肉未腐败变质,弃内脏,肉尸经高温处理后可食用;如系中毒死亡,则应根据毒物的种类、性质、中毒症状及毒物在体内分布情况决定处理原则;确定为人畜共患传染病者的死畜肉不能食用;死因不明的死畜肉,一律不准食用。

(二) 禽肉的卫生及管理

禽肉的微生物污染主要有两类:一类为病原微生物,如沙门菌、金黄色葡萄球菌和其他致病菌,这些菌侵入肌肉深部,食前未充分加热,可引起食物中毒;另一类为假单胞菌,能在低温下生长繁殖,引起禽肉感官改变甚至腐败变质,在禽肉表面可产生各种色斑。因此必须加强禽肉的卫生质量检验并做好下列工作:加强卫生检验,在宰前发现病禽应及时隔离、急宰,宰后检验发现的病禽肉尸应根据情况做无害化处理;合理宰杀,宰前24小时停食,充分喂水以清洗肠道;宰后冷冻贮藏,禽肉在-30~-25℃、相对湿度80%~90%下冷藏,可贮藏半年。

(三) 原料贮藏要求

原料的入库和使用应本着先进先出的原则,贮藏过程中随时检查,防止风干、氧化、变质。肉品在贮藏过程中,应采取保质措施,并切实做好质量检查与质量预报工作,及时处理有变质征兆的产品。用于原料贮藏的冷库、常温库应保持清洁、卫生。肉品贮藏应按入库的先后批次、生产日期分别存放,并做到包装物品与非包装物品分开,原料肉与杂物分开。清库时应做好清洁和消毒工作,但不得使用农药或其他有毒物质杀虫、消毒。冻肉、禽类原料应储藏在-18℃以下的冷冻间内,同一库内不得贮藏相互影响风味的原料。冻肉、禽类原料在冷库贮藏时在垫板上分类堆放并与墙壁、棚顶、排管有一定间距。鲜肉应吊挂在通风良好、无污染源、室温 0~4℃ 的专用库内。

二、工艺管理

（一）熟肉制品加工的卫生质量控制

熟肉制品的品种较多,从工艺上可分为高温加热处理和低温加热处理两大类。其中低温加热处理的产品工艺要求高,质量不易控制。下面以低温三明治火腿加工工艺为例,介绍熟肉制品加工卫生要求和质量控制。

1. 工艺操作要求

（1）原料肉验收:对每批原料肉依次按照原料验收标准验收合格后方可接收。

（2）原料肉的贮藏:经过冷冻后的肉品放置在温度 -18℃ 以下,具轻微空气流动的冷藏间内。应保持库温的稳定,库温波动不超过 1℃。

（3）冷冻肉的解冻:采取自然解冻,解冻室温度为 12~20℃,相对湿度为 50%~60%。加速解冻时温度控制在 20~25℃,解冻时间为 10~15 小时。

（4）原料肉的修整:控制修整时间,修整后如果不立即使用应及时转入 0~4℃ 左右的暂存间。

（5）腌制、绞制:腌制温度 0~4℃,肉温应不超过 7℃,腌制 18~24 小时。控制绞制前肉馅的温度,绞制后肉馅的温度不宜超过 10℃。

（6）混合各种原料成分:按工艺要求,混合均匀。

（7）灌装、成型:控制灌装车间的温度为 18~20℃。三明治火腿灌装后立即装入定型的模具中,模具应符合食品用容器卫生要求。烤肠灌装后立即结扎。

（8）热加工处理:按规定的数量将三明治火腿装入热加工炉进行蒸煮,控制产品蒸煮的温度、时间及控制产品的中心温度。

（9）冷却:控制冷却水温、冷却时间、产品中心温度。

（10）贴标、装箱贮藏:控制包装车间温度 ≤20℃。贴标前除去肠体上的污物。

（11）运输:装货前对车厢清洗、消毒,车厢内无不相关物品存在,在 0~8℃ 条件下冷藏和销售。

2. 质量控制

（1）原料、辅料的卫生要求:用于加工肉制品的原料肉,须经兽医检疫检验合格,符合 GB 18394、GB 2707 和国家有关标准的规定;原料、辅料在接收或正式入库前必须经过对其卫生、质量的审查,对产品生产日期、来源、卫生和品质、卫生检验结果等项目进行登记验收后,方可入库。未经卫生行政部门许可不得使用条件可食肉进行熟肉制品加工;食品添加剂应按照 GB 2760 规定的品种使用,禁止超范围、超标准使用食品添加剂;加工用水的水源要求安全卫生。使用城市公共用水,水质应符合国家饮用水标准。使用自备水源,在投产前应对水源和水质进行评估,确保不存在对水源造成污染的因素,保证所采取的清洗消毒措施使水质符合饮用水标准。

（2）加工要求和质量控制:工厂应根据产品特点制定配方、工艺规程、岗位和设备操作责任制以及卫生消毒制度。严格控制可能造成污染的环节和因素。应确定加工过程中各环节的温度和加工时间,缩短不必要的肉品滞留时间。加工过程中应严格按各岗位工艺规程进行操作,各工序加工好的半成品要及时转移,防止不合格的堆叠和污染。各工序所使用的工具、容器不应给所加工的食品带来污染。各工序的设计应遵循防止微生物大量生长繁殖的原则,保证冷藏食品的中心温度在 0 ~ 7℃、冷冻食品在-18℃以下、杀菌温度达到中心温度70℃以上、保温储存肉品中心温度保持60℃以上、肉品腌制间的室温控制在2 ~ 4℃。加工人员应具备卫生操作的习惯,规范、有序地进行加工、操作,随时清理自身岗位及其周围的污染物和废物。在加工过程中,不得使原料、半成品、成品直接接触地面和相互混杂,也不得有其他对产品造成污染或对产品产生不良影响的行为。食品添加剂的使用应保证分布均匀,并制定保证腌制、搅拌效果的控制措施。加工好的肉制品应摊开凉透,不得堆积,并尽量缩短存放时间。各种熟肉产品的加工均不得在露天进行。

(二) 肉罐头食品加工的卫生质量控制

1. 工艺流程　根据原料的不同,肉类罐头可分为纯肉罐头、肉制品罐头、内脏罐头、肉菜罐头、禽肉罐头等,主要工艺过程如下。

(1) 原料的预处理:原料肉有鲜肉和冻肉两种,分别需要经过成熟处理和解冻方能加工使用。经过成熟和解冻的原料肉需进行洗涤、修割、剔骨、去皮、去肥膘及整理等预处理。

(2) 预煮和油炸:预煮时间一般为 30 ~ 60 分钟,加水量以淹没肉块为准,一般为肉重的1.5 倍。预煮后,即可油炸。油炸温度 160 ~ 180℃,时间 1 ~ 5 分钟。

(3) 装罐:趁热装罐,装罐时需留一定的顶隙。

(4) 排气和密封:密封前要尽可能将罐内顶隙间由装罐时带入的和原料组织细胞内的空气排除。密封要求严密。

(5) 杀菌:杀死食品中所污染的致病菌、产霉菌、腐败菌,并破坏食品中的酶。

(6) 冷却:冷却水应达到饮用水标准,冷却必须充分。

(7) 检验:按照标准对罐头产品进行随机抽样,分别进行内容物检验、空罐检验和商业无菌检验,经检验合格后才能出厂销售。

2. 质量控制

(1) 原料要求:用于加工罐头的原料肉应新鲜清洁,在加工时应清洗、修割干净,严禁使用次鲜肉或变质肉。加工罐头所使用的食品添加剂应符合《食品添加剂使用标准》,加工用水必须符合现行的《生活饮用水卫生标准》。

(2) 控制微生物污染:杀菌、排气和密封操作环节是控制微生物的关键控制点,必须严格按照操作规程进行。另外,在前道的预处理等环节,也要注意控制微生物的污染。

(3) 防止重金属污染:罐头食品加工过程中,接触各种金属加工机械、管道,罐头包装容器大量使用马口铁罐,较易造成成品中锡、铜、铅等金属的污染。

要求罐头容器所使用的材料必须是化学上比较稳定、不与食品起任何化学反应、不使食品感官性质发生改变、并不得含有对人体有害的物质。如果用马口铁罐包装,马口铁中镀锡应为"九九锡",以控制铅的污染。镀锡应均匀完整,焊锡不能与食品直接接触。

(4) 防止爆节和物理性胀罐

1) 防止罐头爆节:畜禽肉带骨装罐时,骨内(特别是关节部分)含有大量空气。当排气不够充分、冷却操作不当时,罐身接缝处常会爆裂,这种现象称为爆节。因此,畜禽切块时,最好折断关节部分,以便空气逸出。带骨的畜禽罐头封口时宜采用排气封口的方法,在充分排气以后及时密封。冷却降温时外压要逐步降低,避免外压失落过快造成爆节。

2) 防止物理性胀罐:罐头食品装得过多,顶隙小或几乎没有,罐头本身排气不良,真空度较低等因素,都有可能造成罐头在杀菌、运输和销售过程中因内容物膨胀而胀罐,这种现象称为物理性胀罐。装罐时应注意罐头顶隙度的大小是否合适,空罐容积是否符合规定。对带骨生装的产品应注意测定罐内压力,以确定杀菌后冷却时反压的大小。预煮加热时间要控制得当,块形大小要尽可能一致。提高排气时罐内的中心温度,排气后应立即密封。在使用真空封罐机时,可以适当提高真空室的真空度。灌盖打字可采用反字方法,以免造成感觉上的物理性胀罐。

(三)腌腊制品的质量控制

以腊肉为例进行质量控制的介绍。

1. 工艺特点　腊肉制品是以鲜、冻肉为主要原料,经过选料修整,配以各种调味料,经过腌制、晾晒或烘焙等方法加工而成的产品,食用前一般需加热熟化。腊肉有"带骨腊肉"和"去骨腊肉"两种,它的特点是,皮色金黄,肥肉似蜡,瘦肉橙红,咸淡适宜,风味独特。腊肉的加工工艺流程如下。

(1) 修肉条:生产带骨腊肉时,将卫生合格、表皮干净的猪肉按质量 0.8～1kg 左右、厚度为 4～5cm 的标准分切成带皮带肋骨的条形肉。生产去骨腊肉时应剔除脊椎骨和肋骨,切成的肉条为长 33～35cm、厚度 3～3.5cm、宽 5～6cm、重约 0.5kg 左右的带皮无骨条形肉。

(2) 腌制:腌制所用的调料主要有食盐、硝、花椒、白糖、白酒、酱油等。气温高时,调料用量多些,气温低时,调料用量少些。腌制有干腌、湿腌及混合腌制三种方法。干腌时将干腌调料往肉条上充分擦抹,然后放入缸或池中腌制,3 天后进行转缸,再腌制 3～4 天即完成。湿腌主要是用于去骨腊肉,将肉条浸入腌制液中,腌制 15～18 小时,并翻缸 2 次。混合腌制是将肉条先干腌再湿腌的方法,混合腌制时,应控制食盐的含量不超过 6%。

(3) 洗肉坯:对于带骨腊肉,由于其腌制时间较短,肉表面及内部腌制料分布不均,因此在进入下一道工序前,应对肉坯进行漂洗。

(4) 晾水:晾水就是将肉坯表面的水晾干,一般带骨肉晾 1d。晾干过程中应注意卫生、风速及气温。

(5) 熏制:常用的熏烟材料为松木、梨木、瓜子壳、玉米芯等。开始烟熏时,烟熏室的温度为 70℃,3～4 小时后,温度下降到 50～55℃,在此温度下再熏制 30 小时左右,烟熏结束。熏制过程中应保持肉坯之间有一定的间距,保证烟熏均匀,上下一致。

2. 质量控制

(1) 过氧化值的控制:过氧化值是脂肪酸败最早期的指标,《食品安全国家标准 腌腊肉制品》(GB 2730-2015)中规定火腿、腊肉、咸肉、香(腊)肠的过氧化值(以脂肪计)≤0.5g/100g,腌腊禽制品的过氧化值(以脂肪计)≤1.5g/100g。

(2) 三甲胺氮的控制:在《食品安全国家标准 腌腊肉制品》(GB 2730-2015)中规定火腿的三甲胺氮含量应≤2.5mg/100g。

(3) 亚硝酸盐的控制:腌腊制品在加工过程中常加入硝,即硝酸盐和亚硝酸盐。硝的加入可起到发色、抑菌作用,并有助于形成腌腊制品固有的腊香味。但硝加入肉制品后可能引起一些危害,这些危害包括亚硝酸盐的急性中毒、可能形成致癌物亚硝胺。为了控制硝的使用对人体的危害,《食品安全国家标准 食品添加剂使用标准》(GB 2760-2014)对其使用量和残留量都做了明确的规定:腌腊肉制品中硝酸盐最大使用量为 0.5g/kg,残留量(以亚硝酸钠计)≤30mg/kg,亚硝酸盐最大使用量为 0.15g/kg,残留量(以亚硝酸钠计)≤30mg/kg。

(4) 霉变的防治:腌腊制品保管不善,如仓库潮湿,不通风或制品堆积,常会引起霉变。霉变在表层,可以经处理后利用,霉变到深层或表层不能抹去的则不能食用。霉变多发生于散装产品,真空包装产品如封口不严或包装袋破裂也易霉变。

防止霉变的措施:散装产品应晾挂在通风良好、干燥的室内,晴天打开窗户通风透气,雨天则关闭窗户。真空包装和除氧包装应保持包装完整,储存时要控制仓库的温度和湿度。

三、设施管理

肉制品屠宰加工企业应建在远离污染源、周围环境清洁卫生的区域。交通方便,便于运输,水源清洁充足。厂区内不得兼营、生产、存放有碍食品卫生的其他产品。厂区主要道路应铺设适于车辆通行的混凝土或沥青路面,路面平整、易冲洗,无积水,设活动物进厂、成品出厂的专用门或通道。

屠宰厂应有足够大的面积,设有畜禽待宰区、可疑病畜观察区、病畜隔离区、急宰间、动物运输车辆和工具清洗、消毒的专门区域和无害化处理设施。厂区整洁卫生,没有与生产无关的杂物。卫生设施齐全,易于清洗并保持清洁。排水、废水、废料的处理和排放设施齐全,不会对厂区环境造成污染。工厂的待宰、屠宰、分割、加工、储存等车间及加工流程应设置合理。各功能区之间不会造成交叉污染。

屠宰车间必须设有兽医卫生检验设施,包括同步检验、对号检验、旋毛虫检验、内脏检验、化验室等。待宰车间的圈舍内防寒、隔热、通风,并设有饲喂、宰前淋浴等设施。

车间布局合理,排水畅通,无交叉污染,加工车间的面积、高度应与生产能力和设备的安置相适应,具有充足的自然采光或照明,光线以不改变被加工物的本色为宜。检验岗位的照明强度应保持540lx以上,生产车间应在220lx以上,宰前检验区域应在220lx以上,预冷间、通道等其他场所应在110lx以上。车间内墙壁、屋顶、门、窗和天花板应使用无毒、浅色、防水、防霉、不脱落、易于清洁的材料修建。车间具有良好的、易于清洁的排水和通风装置,具有良好的防鼠、防蝇、防虫及防尘等设施。

车间内要设置工器具和设备清洗、消毒的专用区域,其操作对加工过程和产品不会造成污染。要设有与生产能力相适应并与车间相连接的更衣室、卫生间、淋浴间,其设施和布局不得对产品造成潜在的污染。车间入口处,卫生间及车间内适当的位置应设置水温适宜的洗手消毒和干手设施、鞋靴消毒设施。

车间内的设备、工器具和容器,应采用无毒、无气味、不吸水、耐腐蚀、不生锈、易清洗消毒、坚固的材料制作。其结构应易于拆洗,表面应平滑、无凹坑和缝隙。加工设备的位置应便于安装、维护和清洗消毒,并按工艺流程合理排布,防止加工过程中交叉污染。加工车间的工器具应在专门的房间进行清洗消毒,清洗消毒间应备有冷、热水及清洗消毒设备和良好的排气通风装置。屠宰线的每道工序以及其他生产线的适当位置应配备带有82℃以上热水的刀具、电锯等的消毒设备。加工用水(冰)应符合国家生活饮用水标准或者其他相关标准的要求。屠宰、分割、加工和无害化处理等场所应配备热水供应系统。

屠宰间面积充足,各功能间分开,设备设施应符合卫生要求,工艺布局应做到脏、净分开,流程合理,避免交叉污染。另外,不得在同一屠宰间,同时屠宰不同种类的动物。浸烫、脱毛、刮毛、燎毛或剥皮应在与宰杀明显分开的区域进行。动物宰杀后,对胴体的修整应悬挂进行,悬挂的动物不得接触地面。间内应留有足够的空间以便实施宰后检验。

肉制品加工车间应分别设置原料肉、成品储藏间或冻结间以及专用的辅料存放间。原料肉包拆除间、解冻间、切割间、配料间、腌制间、熟制间、冷却间、包装间等不同清洁卫生要求的功能区应分别设置,生产流程应符合卫生要求,生、熟加工应严格分开,以确保产品安全卫生。预冷间、冻结间、冷藏库应配备自动温度记录装置,车间温度应按照产品工艺要求控制在规定的范围内。预冷间设施温度控制在 0~4℃;腌制间温度控制在 0~4℃;分割间、肉制品加工间温度控制在 12℃以下;冻结间温度不高于−28℃;冷藏库温度不高于−18℃。肉制品加工按工艺要求执行。

企业应制定严格的防护措施,原料、辅料、半成品、成品以及生熟产品应分别存放,防止污染,防止交叉污染和环境污染。加工检验使用的工器具、设备,如宰杀、去角设备、头部检验刀具、开胸和开片刀具、同步检验盛放内脏的托盘等,每次使用后,都应使用 82℃以上的热水进行清洗消毒。

四、产品管理

(一)冷却肉

1. 肉冷却的卫生要求　冷却室应保持清洁,定期消毒,有条件者,室内安装紫外线灯。胴体之间应保持 3~5cm 的间距,如在平行轨道上,胴体按"品"字形排列,以利空气流通。不同等级、不同种类的肉要分开冷却,以确保在相近的时间内冷却完成。同一等级而体重差异十分显著的肉,应将大的吊挂在靠近风口处,以加快冷却。根据不同的冷却方法,选择相应的温度、湿度和空气流速。冷却过程中应尽量减少开门次数和人员出入。

2. 冷却肉的贮藏　冷却肉不能及时销售时,应移入冷藏间进行冷藏。冷藏一般指食品在冷却状态下处于近冰点的温度,以保持食品的质量。根据国际制冷学会的推荐,贮藏温度和贮藏期限见表 11-6-1。

表 11-6-1　冷却肉的贮藏期

品种	温度/℃	相对湿度/%	贮藏期/d
牛肉	−1.5~0	90	28~35
羊肉	−1~0	85~90	7~14
猪肉	−1.5~0	85~90	7~14
腊肉	−3~−1	80~90	30
腌猪肉	−1~0	80~90	120~180
去内脏鸡	0	85~90	7~11

冷却肉在冷藏期间,要随时检查冷藏室的冷藏条件,严格控制空气温度和湿度,随时注意观察常见的肉片发黏、发霉、脂肪氧化变色、异味等变化,要加强卫生管理,使胴体表面保持干燥。一旦发现异常,要及时采取措施。

(二)冻肉

1. 贮藏冻肉的卫生要求　冻结好的肉应及时转移到冷库冻藏。冻藏时,一般采用堆垛的方式,以节省冷库容积。堆垛的最底层用枕木垫起,垛与垛、垛与墙、垛与顶排管之间均应留有一定的距离,货物之间留 1.2~1.5m 的通道。堆放密度,猪肉应不低于 450kg/m³,牛肉应不低于 420kg/m³,羊肉应不低于 350kg/m³。禽肉在冷库的堆放形式分为有包装和无包装两种。有包装的禽肉一般是以 100 箱为一堆;无包装的光禽,冻结完后将其堆成垛。

冷库的温度应保持在−18℃,相对湿度在 95%以上,空气流动速度应以自然循环为宜。

在冻藏过程中库温不得有较大的波动。在正常情况下，一昼夜内温度升降的幅度不要超过1℃。进出库时，库温波动不超过3℃。温度波动大，会引起重结晶等现象，不利于冻肉的长期贮藏。

由外地调运的冻结肉，如肉的中心温度低于-8℃，可以直接入冷库，高于-8℃的，须经过复冻后，再入冷库。经过复冻的肉，在色泽和质量方面都有变化，不宜久存。

2. 冷冻肉的贮藏期　国际制冷学会推荐的冻结肉类的贮藏期见表11-6-2。

表 11-6-2　冻结肉类的贮藏期

品种	温度/℃	贮藏期/月
牛肉	-12	5～8
牛肉	-15	8～12
牛肉	-24	18
包装肉片	-18	12
小牛肉	-18	8～10
羊肉	-12	3～6
羊肉	-18～-12	6～10
羊肉	-23～-18	8～10
羊肉片	-18	12
猪肉	-12	2
猪肉	-18	5～6
猪肉	-23	8～10
猪肉	-29	12～14
猪肉片（烤肉片）	-18	6～8
碎猪肉	-18	3～4
猪大腿肉（生）	-23～-18	4～6
内脏（包装）	-18	3～4
猪腹肉（生）	-23～-18	4～6
猪油	-18	4～12
兔肉	-23～-20	<6
禽肉（去内脏）	-12	3
禽肉（去内脏）	-18	3～8

（三）腌腊肉制品的贮藏卫生

1. 贮藏　贮藏室的温度保持在 0～5℃。室内保持清洁、干燥、通风，并采取有效的防潮、防霉、防虫、防鼠、防蝇措施。腌腊制品在贮藏室中的放置方法有晾挂法和盘叠法两种。当成品有干燥现象时可盘叠起来保存，发生回潮现象时要及时晾挂通风。

2. 定期检查　腌腊制品在贮藏期间要定期检查，一般每周一次。注意有无黏液、霉斑和虫害,如发现有异常现象,应及时处理。在正常情况下,各种腌腊肉品的保藏期限为 3~4 个月。成品仓库质量检验人员应严格执行先进先出的原则,不能使成品超期限积压,以确保产品质量。

较干的或易回潮的腌制品,贮藏期间常见的虫害有酪蝇、火腿甲虫、火腿螨、白腹皮蠹、红带皮蠹。有时还可以见到以腐食酪螨为食的齿蠊螨。检查这些害虫,可于黎明前在火腿、腊肉等堆放处静听和观察,若有虫存在常发出沙沙声,发现成虫就可能有幼虫存在。蝇蛆的检查主要是利用白天观察有无飞蝇逐臭现象,若有,可翻堆进一步查明。对于上述甲虫除敲打驱除外,可用植物油封闭虫眼。对蝇蛆可再次投入卤水中,使其致死漂浮。

(四) 肉罐头贮藏的卫生要求

1. 贮藏仓库温度以 20℃ 为宜,避免温度骤然升降,仓库内保持通风良好,相对湿度一般不超过 75%。在雨季应做好罐头的防潮、防锈和防霉工作。

2. 罐头成品箱不得露天堆放或与潮湿地面直接接触。底层仓库内堆放罐头成品时应用垫板,垫板与地面间距离 150mm 以上,箱与墙壁之间距离 500mm 以上。

3. 罐头成品在储藏过程中,不得接触和靠近潮湿、有腐蚀性或易于发潮的货物,不得与有毒的化学药品和有害物质放在一起。

五、流通管理

(一) 运输管理

在产品的运输过程中也要充分注意卫生管理。运输的工具要严格执行清洁消毒制度,严禁使用装载过农药、化肥或其他有毒有害物品的容器和运输工具装运食品。尽量缩短产品的运输时间,做到生熟产品分开,严防交叉污染和熟制品的二次污染。食品与非食品分别装运。肉品运输应做到快装、快运、快卸、减少周转环节。

供应鲜肉应用封闭的防尘、防热、防晒、防冻的专用车或冷藏车,在常温下运输时间不应超过 4 小时;在 0~4℃ 的条件下运输时间不得超过 12 小时。

冷却肉运输更加严格,在运输、贮藏、销售过程中,应始终保持"冷藏链"运作。在装运前,应该将产品温度降低到 0~4℃ 的范围内。将冷却肉从一个保鲜库运送到另一个保鲜库或从保鲜库到零售商的过程中,运输时间不应超过 4 小时,运输设备应能使产品保持在 0~4℃。

冻肉在装运前,应该将产品中心温度降低到 -15℃ 或者更低。将冻肉从一个冷库运送到另一个冷库的过程中,运输时间不超过 12 小时的,可采用保温车运输,但应加冰块以保持车厢温度;运输时间长于 12 小时的,运输设备应能使产品保持在 -15℃ 或更低的温度。在产品运输给零售商的过程中,应该使温度上升的速度维持在最低水平,不应使产品中心温度上升至 -12℃。

西式低温肉制品应在 10℃ 以下的温度条件下保存和流通。因此,需要有一条从加工到消费者食用前各个环节都存在的冷链,保证制品在适宜的低温条件下流通。装卸货物要注意卫生,用清洁的专用食品冷藏车运输,最好制品用纸箱包装,以防止阳光直射的影响。保持流通过程中,制品都在 10℃ 以下,尤其是在装卸货时要迅速,减少冷损失。

肉罐头在运输时,运输工具必须清洁干燥,不得与毒物混装、混运。运输温度应控制在 0~38℃ 之间,避免骤然升降。运输一般不得在雨天进行,如遇特殊情况,必须用防雨布严密遮盖。搬运中不得损伤包装。

（二）销售管理

凡从事肉品销售的单位和个人,必须从定点屠宰场(厂)购入经检验合格的肉品,其销售过程必须符合卫生要求,严禁销售霉烂、变质、不符合卫生要求的肉品。售卖的肉馅必须用合格新鲜的肉加工,做到无毛、无血、无异物,绞肉机使用前后应洗刷,保持干净。

销售熟肉制品的单位必须有符合卫生要求的场所,要有上下水、防尘、防蝇、防鼠、清洗消毒、冷藏等设施,最好装有空调,所有工具容器等每天销售前后都要清洗消毒,货款分开,用工具销售,包装材料符合食品卫生要求,人员固定并经体检合格。销售的产品应采取以销定量,以销进货,快销勤取,及时售完的原则。对销售不完的熟肉制品应根据季节变化做好保藏和回锅,严禁销售变质肉制品和滥用食品添加剂。

（李鸣 刘艺）

第十二章

蛋 类 食 品

第一节 概　述

一、蛋的分类

蛋类包括鲜蛋和蛋制品。鲜蛋主要指鸡、鸭、鹅、鹌、鸽、火鸡等生产的，未经加工的蛋。各种蛋的结构和营养价值基本相似，其中食用最普遍、销量最大的是鸡蛋。蛋制品是以鲜蛋为原料加工制成的产品，有皮蛋、咸蛋、糟蛋、冰蛋、全蛋粉、蛋白粉、蛋黄粉等。

二、禽蛋的结构

禽蛋的结构见图 12-1-1 所示，主要由蛋黄、蛋清（又叫蛋白）及蛋壳三部分组成。

蛋黄：位于蛋中央稍上部，富含脂肪。包围蛋黄的薄膜称为卵黄膜；蛋黄两端起固定作用的韧带，称为卵黄系带。在蛋黄上部还有胚座及胚胎，胚胎未受精者较小，受精后较大。

蛋清（蛋白）：位于蛋黄与内壳膜之间，主要成分是蛋白质，作用是供应孵育幼禽的营养，兼有保护胚胎的功能，同时也能缓和外界温度的急剧变化。

蛋壳：是蛋与外界水分或气体交换的孔道，亦是微生物入侵引起蛋类变坏的渠道。若将气孔封闭，蛋很难孵化，但有利于蛋的保存。其内面紧接着两层膜，分别叫内壳膜和外壳膜。

气室在蛋的钝端，成因主要是温度改变引起蛋内容物收缩，使内外两层壳膜分离。蛋在母禽生殖腔中时，体温较外界温度高，蛋生出后，在空

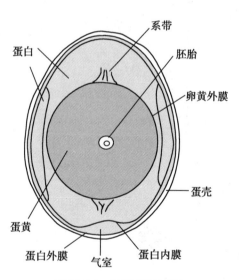

图 12-1-1　蛋的切面示意

气环境，温度较低，蛋内容物渐渐收缩，形成气室。刚生下的蛋，气室体积甚小，仅为全蛋总容量的 1/60，若贮藏时间长久，蛋内水分逐渐蒸发掉，蛋内容物收缩增加，气室亦逐渐扩大。因此，气室的大小，可作为衡量蛋的鲜度的指标之一。

蛋壳的表面还有一层胶质，由内腔部分泌的黏液干燥而成，使蛋壳具有光泽感，并有遮

盖蛋壳空隙的作用,有防止外界细菌的侵入及蛋内水分急剧蒸发的效能。

第二节 禽蛋的卫生问题

一、微生物的污染

(一) 禽蛋微生物污染的来源

1. 产前污染 微生物可通过不健康的母禽感染禽蛋。健康的家禽,卵巢及输卵管等处是无菌的,其所产的蛋的蛋液内不会有细菌;但是不健康的家禽,生殖器官的杀菌作用减弱,来自肠道中的细菌,可以侵入该部,使蛋内容物有染各种细菌的机会;其次病禽的卵巢及输卵管等器官中往往有病原体侵入,那么禽蛋内便有可能污染各种病原体。如鸡患鸡白痢时,鸡白痢沙门菌便能在卵巢内存在,其所产的蛋,便能染上鸡白痢沙门菌。常见的致病菌是沙门菌,如鸡白痢沙门菌、鸡伤寒沙门菌等。鸡、鸭、鹅都易受到病菌感染,特别是鸭、鹅等水禽的感染率更高。当用水禽蛋作为糕点原料时要彻底加热,防止由细菌引起的食物中毒。水禽蛋必须煮沸 10 分钟以上方可食用。

2. 产后污染:通过禽类的生殖腔、不洁的产蛋场所及储放容器等污染。常见的细菌有假单胞菌属、无色杆菌属、变形杆菌属、沙门菌等 16 种之多。受污染蛋壳表面的细菌可达 400 万 ~ 500 万个,污染严重者可高达 1 亿个以上。常见的真菌有分支孢霉、黄霉、曲霉、毛霉、青霉、白霉等。微生物是由气孔进入蛋内的。当禽蛋刚产下来,蛋温的自然冷却,有助于微生物进入蛋内,因为此时蛋的内容物收缩,经蛋壳上的气孔,向蛋内抽吸空气,微生物因此随空气侵入。细菌通过蛋壳气孔和蛋壳而侵入蛋内的过程,要比霉菌缓慢,因为霉菌的菌丝,能很快地浸入蛋内,而细菌则须将内蛋壳膜及蛋白膜溶解后,才能进入蛋内。霉菌在温度升高的时候,更容易繁殖,即使放在气温零度的场合,如果湿度很高,霉菌也能发育生长。霉菌的菌丝一般在靠近气室部分的蛋壳气孔进入蛋内,并在壳膜上生长。禽蛋洗涤后,壳面胶质(即外蛋壳膜)被洗去,气孔暴露,这些微生物便更容易侵入蛋内。

(二) 禽蛋污染微生物后的变化

微生物的污染可使禽蛋发生变质、腐败。新鲜蛋的蛋清中由于含有杀菌素,因而新鲜蛋中微生物不多。一般新鲜蛋内仅有 10% 可检出活菌。杀菌素的杀菌作用在低温下可保持较长时间,而在较高温度下,很快失去杀菌作用,以致微生物大量繁殖,促使蛋白质腐败变质。蛋白质在细菌蛋白水解酶的作用下,逐渐被分解,使蛋黄系带松弛和断裂,导致蛋黄移位,如果蛋黄贴在壳上称为"贴壳蛋";随后蛋黄膜分解,使蛋黄散开,形成"散黄蛋";如果条件继续恶化,则蛋清和蛋黄混为一体,称为"浑汤蛋"。这类变质、腐败蛋若进一步被细菌分解,蛋白质则变为蛋白胨、氨基酸、胺类和羧酸类等,某些氨基酸则分解形成硫化氢、氨和胺类化合物以及粪臭素等产物,而使禽蛋出现恶臭味。禽蛋受到真菌污染后,真菌在蛋壳内壁和蛋膜上生长繁殖,形成肉眼可见的大小不同暗色斑点,称为"黑斑蛋"。

(三) 与禽蛋微生物污染有关的因素

禽蛋内的微生物污染与其新鲜程度有关,新鲜禽蛋污染的细菌少,甚至无菌,陈旧蛋和腐败变质的蛋的染菌率与染菌数较多。朱曜等将新鲜程度不同的鸡蛋 52 枚,作细菌数的检验,所得结果,如表 12-2-1 所示。

表 12-2-1　不同品质的鸡蛋内染菌数试验表

鸡蛋类别	检验枚数	每克蛋液内平均染菌数	每克蛋液内染大肠杆菌数	备　　注
新鲜头等蛋	28	–	–	
陈旧蛋	5	4	–	室内放存一个月,内有一蛋染菌
孵化蛋	2	–	–	孵化 2~3 日,仅见胚胎略增大
孵化蛋	4	3	–	孵化 4~5 日,胚胎增大,并见血管
腐蛋	1	无法计数	10 000 以上	内容腐败而臭
破壳蛋	4	1104	10	壳破而内容完整
黏壳蛋	2	481	100	
黏壳蛋	3	48	10	
霉蛋	3	58	100	

备注:
1. 大肠杆菌系蛋液稀释倍数内,培养为阳性者,乳糖肉汤发酵培养后,再做鉴别培养等。
2. 试验蛋经壳外消毒后,无菌手续取出蛋液供检验。

　　该试验证明新鲜蛋的蛋液是无菌的,如蛋已陈旧或已变质,细菌和大肠杆菌的污染,便随着变质的程度而增加。

　　1956 年朱曜复将不同新鲜程度的鸡蛋作细菌检验,在 1469 组(每组 5 枚)鸡蛋中,不同类鸡蛋的染菌率如下:未变质的新鲜鸡蛋 18.72%,接近变质蛋 57.73%,变质蛋 62.91%。由此可知,鸡蛋的新鲜程度,与染菌率关系很大,鸡蛋愈陈旧甚至变质者,其染菌率愈高。

　　鸡蛋的洁净与否或破损与否,对细菌的污染也有密切关系。检验 662 组(每组 5 枚)不同洁净或破损度鸡蛋,染菌率如下:净壳蛋 28.49%,污壳蛋 41.82%,损壳蛋(蛋液未流出)80.55%。由此可知,染菌率损壳蛋>污壳蛋>净壳蛋,这些染菌率高的蛋,实在由于蛋壳上或外界的细菌,容易侵入蛋液内所致。

　　除了新鲜及洁净程度,禽蛋的微生物污染还与存放季节与时间有关。以鸡蛋的沙门菌污染为例,冬季的蛋变质较小,沙门菌的染菌率也较少;夏季的蛋变质最大,沙门菌的染菌率也较多;7、8、9 三个月,鸡蛋的染菌率可达 45%、52%、52%。

　　禽蛋存放的时间越久,则其对沙门菌的染菌率也越高。萨加夫斯克氏研究,就鸭蛋存放的时间不同,对鼠伤寒沙门菌的染菌率,结果如表 12-2-2 所示。

表 12-2-2　鸭蛋贮存期间对鼠伤寒沙门菌污染试验表

蛋检数	蛋保存日数自带菌日计	鼠伤寒沙门菌污染蛋数			阳性数	阳性率
		蛋壳	蛋白	蛋黄		
100	1~7	18	–	4	22	22%
50	7~14	16	–	6	22	44%
50	14~21	10	2	10	22	44%
50	21~28	8	6	12	26	52%

该试验表明蛋的内部与蛋壳上都污染有鼠伤寒沙门菌,随着蛋保存的日期增加,蛋内沙门菌染菌率会逐渐增高,而蛋壳上的沙门菌染菌率则反而减少。同时又说明蛋黄的沙门菌染菌率比蛋白要高。

二、蛋的化学物污染

(一) 禽蛋的农兽药、抗生素残留问题

禽蛋农药、激素和抗生素残留直接与家禽受农兽药污染有关。农药残留主要是由于家禽摄入了含农药的饲料。如:当鸡饲料中滴滴涕(DDT)含量为 0.05mg/kg 时,所产蛋中 DDT 含量可达 0.06mg/kg。值得特别注意的是禽肉和蛋类食品中有机氯农药的残留问题。由于有机氯长期使用,可在土壤中蓄积,使农作物中含量不断增高,并通过食物链使禽肉和蛋类食品中有大量残留。鸭蛋问题更大,有的地区鸡肉中六六六(HCB)含量超过卫生标准,这些残留农药将随禽肉和蛋类进入人体,造成危害。此外,汞在蛋类中也有一定量的残留,亦应注意。为了保证人类健康,应采取必要措施,设法降低有机氯和有机汞农药在食品中的残留。通过饲料添加或治疗疾病时使用的兽药及一些抗生素可残留在禽蛋中。FDA 对各种抗生素在蛋品中的允许残留量有相关规定,其中,氯霉素和青霉素不得检出。我国国家标准(GB 2763-2016)规定蛋类(鲜蛋,整枚去壳)中农药最大残留限量杀虫剂硫丹和杀菌剂五氯硝基苯均为 0.03mg/kg;对于一些已禁用但还长期存在环境中的持久性农药,制定其再残留限量,杀虫剂艾氏剂、林丹、DDT、狄氏剂、六六六均为 0.1mg/kg,氯丹为 0.02mg/kg,七氯为 0.05mg/kg。

(二) 重金属的污染

养殖场周围环境较差,重金属、杀虫剂、农药、工业"三废"中有机氯、磷、汞、镉、砷、铅等,直接污染水源、饲料等使金属在畜禽内蓄积,从而在蛋品中残留;蛋品的特殊加工方式也可能导致重金属残留问题,如:皮蛋的生产过程中需添加黄丹粉(PbO),引起铅污染问题。我国国家标准(GB 2762-2017)对蛋类食品中铅、镉、汞等污染物允许的最大含量作了规定,其中蛋与蛋制品(皮蛋、皮蛋肠除外)铅限量为 0.2mg/kg,皮蛋、皮蛋肠铅限量 0.5mg/kg;蛋及蛋制品镉限量 0.05mg/kg;鲜蛋总汞限量 0.05mg/kg,甲基汞不得检出。

(三) 微量元素过量问题

目前,市场上的微量元素强化蛋,如高硒蛋、高锌蛋等,是通过在饲料中添加微量元素,以提高蛋品中相应微量元素的含量,提高其营养价值。如果蛋中微量元素超过一定标准,反而给人体带来危害。

(四) 其他化学物质污染

一些不法商贩人为地向蛋品中添加一些化学物质以达到以假乱真等目的。如:人造蛋是用碳酸钙做蛋壳,蛋黄和蛋清则是用海藻酸钠、明矾、明胶、食用氯化钙加水、色素等制成;"红心"鸭蛋曾以其好"卖相"而热销,这是不法商人在鸭饲料中添加"苏丹红"所致。苏丹红(sudan)有Ⅰ、Ⅱ、Ⅲ、Ⅳ号 4 种,属于工业染料。2005 年初英国和欧盟报道食品被苏丹红Ⅰ污染。2006 年 11 月我国披露河北等地鸭蛋、鸡蛋等中检出苏丹红Ⅳ,"红心鸭蛋"中苏丹红Ⅳ含量最高达到了 0.137mg/kg。因这类物质或其代谢物有致癌性,我国和很多国家规定禁止在食品中应用。我国国家标准(GB 2760-2014)对蛋及蛋制品中被膜剂、防腐剂、着色剂、抗结剂等食品添加剂的最大使用量作了相关规定,其中鲜蛋中不得添加食品用香料、香精。

三、其他因素的影响

（一）异味

鲜蛋是一种有生命的个体,可不停地通过气孔进行呼吸,因此它具有吸收异味的特性。如果在收购、运输、储存过程中与农药、化肥、煤油等化学物品以及蒜、葱、鱼、香烟等有异味或腐烂变质的动植物放在一起,就会使鲜蛋产生异味,影响食用。

（二）禽蛋在保藏过程中自身的变化

从禽蛋的结构来看,蛋壳、壳外膜和壳内膜既能阻止外界微生物的侵入,又可减缓蛋内水分的蒸发,对蛋本身具有一定的保护作用。但这种保护作用是有一定限度的,特别是壳外膜很容易被水溶解而失去作用。总体来说,蛋在贮藏过程中,除了上面提到的微生物学变化,还易发生物理、化学及生理等方面的变化,使鲜蛋变为陈蛋,甚至变质。

1. 物理变化

（1）蛋重:鲜蛋在贮藏期间重量会逐渐减轻,贮存时间越长,减重越多,其变化量与保存条件有关。不同的保存方法(如涂膜法、谷物贮存法等)其失重也各有不同。

（2）气室:气室是衡量蛋新鲜程度的一个重要标志。在贮藏过程中,气室随贮存时间的延长而增大。气室的增大是由于水分蒸发,蛋内容物干缩所造成。

（3）水分:随着贮存时间延长,蛋白质中的水分由于不断通过气孔向外蒸发,同时通过蛋黄膜向蛋黄渗透,其含量不断下降,可降至71%以下。而蛋黄中的水分则逐渐增加。

（4）pH:新鲜蛋黄的 pH 为 $6.0 \sim 6.4$,在贮存过程中会逐渐上升而接近或达到中性。刚形成蛋时,蛋白的 pH 为 $7.5 \sim 7.6$;蛋产出后,蛋白的 pH 迅速上升达 8.7;贮存一段时间(10d 左右)后,蛋白 pH 不断上升,可达 9 以上。但当蛋开始接近变质时,则蛋白 pH 有下降的趋势,当蛋白 pH 降至 7.0 左右时尚可食用,若继续下降则不宜食用。

2. 化学变化　鲜蛋在贮存过程中,各蛋白质比例将发生变化,其中卵类黏蛋白和卵球蛋白的含量相对增加,而卵白蛋白和溶菌酶减少;蛋黄中卵黄球蛋白和磷脂蛋白的含量减少,而低磷脂蛋白的含量增加;由于微生物对蛋白质的分解作用,会使蛋内含氮量增加,贮存时间越长,蛋液中含氮量越高,甚至会产生对人体有害的一些挥发性盐基氮类物质。

刚产的蛋,其脂肪中游离脂肪酸含量很低,随贮藏时间延长,接触空气后,脂肪酸败速度加快,使游离脂肪酸含量迅速增加。在冰蛋贮藏时,尤其要注意这一点。蛋在贮藏期间,溶菌酶逐渐减少,碳水化合物也逐渐减少。

3. 生理学变化　禽蛋在保存期间,较高温度(25℃以上)会使其胚胎发生生理学变化,使受精卵的胚胎周围产生网状血丝、血圈、甚至血筋,称为胚胎发育期;使未受精卵的胚胎有膨大现象,称为热伤蛋。蛋的生理学变化,常常引起蛋的质量降低,耐贮性也随之降低,甚至引起蛋的腐败变质。控制保藏温度是防止蛋生理学变化的重要措施。

第三节　蛋的品质鉴别

一、鲜蛋的品质分级

鲜蛋在检查时或投放市场之前,应根据蛋的外表的一般情况和内部情况,做出综合判断。分级时应特别注意蛋的清洁度、色泽、气室的大小、重量和形状等。蛋的内部情况应注意蛋的新鲜度。

世界各国对蛋的分级级别、分级标准及分级方法不尽相同。有的按重量分,有的按蛋壳、气室、蛋白、蛋黄及胚胎等分,也有按哈夫单位分的。

(一) 美国鲜蛋的品质分级

美国对蛋的品质有一个判定基准,称为蛋类品质的美国标准。其方法包括:

1. 在光线透视下,蛋黄的位置;

2. 气室大小的测定;

3. 蛋壳有无破损及污染程度;

4. 平板上卵黄系数的判定。图 12-3-1,图 12-3-2 及表 12-3-1,表 12-3-2 列出一些测定与检查基准供参考。

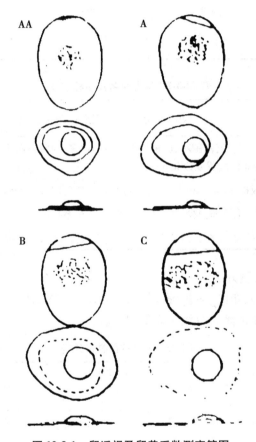

图 12-3-1 卵透视及卵黄系数测定简图

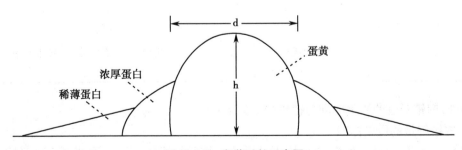

图 12-3-2 卵黄系数示意图

表 12-3-1　卵透视检查标准表

品格	透视检查基准			
	卵壳	气室	卵白	卵黄
AA	清洁,无破损,正常	位置正常,高在 1/8 吋以下	透明,黏稠	卵黄位于中心,轮廓分明,易于辨认
A	清洁,无破损,正常	位置正常,高在 2/8 吋以下	透明,大体黏稠	大体上位于中心,轮廓可以辨认,没有异常
B	清洁率较低,有污染及破损等异常现象	位置移动,高在 3/8 吋以下	透明但已稀薄化	卵黄已不位于中心,轮廓难以辨认,微有异常现象
C	有相当程度之污染、破损及异常	位置自由移动,高在 3/8 吋以下	透明,稀薄化,微有血样之小斑点	卵黄不位于中心,卵黄膨胀或扁平,有胚胎发育现象,可见血液,或其他异常现象,轮廓混浊不明

表 12-3-2　卵黄系数测定标准表

品格	卵内容物外观检查基准(蛋黄系数)
AA	卵内容物在平板上扩流范围小,卵黄周围浓厚卵白多,稀薄卵白少,卵黄系数(平板上之蛋高 h 除以蛋黄半径 d 称蛋黄系数 h/d)大
A	卵内容物在平板扩流较大,相当多量之浓厚卵白,稀薄卵白中等程度,卵黄系数较小
B	卵内容物扩流大,浓厚卵白少,卵黄扁平、扩大,卵黄系数更小
C	卵内容物混浊、扩大,浓厚卵白几乎没有,完全是稀薄卵白,卵黄扁平异常,卵黄系数最小

(二) 我国鲜蛋的品质分级

我国农业部 2009 年发布的《鲜蛋等级规格》(NY/T 1758-2009)按感官把蛋类分为特级、一级、二级和三级,鲜鸡蛋的感官分级见表 12-3-3。

表 12-3-3　鲜鸡蛋感官分级

项目	指标			
	特级	一级	二级	三级
蛋壳	清洁无污物,坚固,无损	基本清洁,无损	不太清洁,无损	不太清洁,有粪污,无损
气室	高度小于4mm,不移动	高度小于6mm,不移动	高度小于8mm,略能移动	高度小于9.5mm,移动或有气泡
蛋白	清澈透明且浓厚	透明且浓厚	浓厚	稀薄
蛋黄	居中,不偏移,呈球形	居中或稍偏,不偏移,呈球形	稍偏移,稍扁平	移动自如,偏移,稍扁平

另外,内销鲜蛋的质量标准与销售分级如下:

1. 内销鲜蛋的质量标准

(1) 一级蛋:鸡蛋、鸭蛋、鹅蛋均不分大小,以新鲜、清洁、干燥、无破损为主要标准(仔鸭蛋除外)。在夏季,鸡蛋虽有少量小血圈、小血筋,仍可作一级蛋收购。

(2) 二级蛋:质量新鲜,蛋壳上的泥污、粪污。血污面积不超过50%。

(3) 三级蛋:新鲜雨淋蛋、水湿蛋(包括洗白蛋)、仔鸭蛋(每10个不足400g不收)和污壳面积超过50%的鸭蛋。

2. 销售分级

(1) 一级蛋:鸡蛋、鸭蛋、鹅蛋不分大小,凡是新鲜、无破损的均按一级蛋销售。

(2) 二级蛋:指碴窝蛋、粘眼蛋、穿眼蛋(小口流清)、头照蛋(指未受精蛋)、穿黄蛋和靠黄蛋等。

(3) 三级蛋:指大口流清蛋、红贴皮蛋、散黄蛋、外霉蛋等。

二、鲜蛋的重量分级

以鲜鸡蛋为例,鲜蛋的重量分级(根据出口鸡蛋分级标准)如下:

1. 一等鲜蛋:单个重60g以上,10个蛋的重量不少于600g;

2. 二等鲜蛋:单个重50g以上,10个蛋的重量不少于500g;

3. 三等鲜蛋:单个重38g以上,10个蛋的重量不少于380g。

三、劣质蛋及制品的判定与处理原则

鲜蛋的检验方法很多,如感官检验、灯光透视检验、气室高度测定、盐水密度测定、卵黄指数测定等方法。目前在禽蛋收购和加工上常采用感官检验和灯光透视检验相结合的方法。

(一) 感官检查

利用视觉、听觉、触觉和嗅觉来观察蛋的形状、大小、色泽、清洁度,并敲击检查有无裂纹。

1. 眼看　观察蛋大小、形状、颜色、表面是否清洁、长霉、裂纹及光滑程度。新鲜蛋蛋壳应完整,颜色正常,略有一点粗糙,蛋壳上有一层霜状物。如果蛋壳颜色变灰变黑,说明蛋内容物已腐败变质。如果蛋壳表面光滑,说明该蛋已孵化过一段时间。

2. 手摸　用手摸蛋的表面、试重量、试重心。如果蛋壳手摸光滑,则一般为孵化蛋;蛋放在手中掂重量,若较轻则说明蛋因存放过久而水分蒸发为陈蛋,若较重则说明蛋为熟蛋或水泡蛋。把蛋放在手心翻转几次,若始终为一面朝下,则为贴壳蛋。

3. 耳听　把蛋与蛋轻轻相互碰撞,若发出清脆声,则为鲜蛋;哑声则为裂纹蛋;空空声则为水花蛋;嘎嘎声则为孵化蛋。

4. 鼻闻　用嘴对蛋壳哈一口气,再用鼻子闻其味,若有臭味则为黑腐蛋;若有酸味则为泻黄蛋;若有霉味则为霉蛋;若有青草味或异味,则说明蛋与青饲料放在一起或在有散发特殊气味的环境中贮藏。不清洁的蛋极易腐败变质。即使完全新鲜的蛋,由于清洁度差,其商品价值也受到很大影响。

(二) 灯光透视检查

通过灯光透视,可以确定气室的大小,蛋黄、蛋白、系带、胚珠和蛋壳的状态及透光程度,以鉴别蛋的质量。现将各种常见的不同质量的蛋,在灯光透视下的形态和产生原因等分别叙述如下:

1. 鲜蛋　新鲜的蛋,蛋壳清洁、鲜明、无裂纹,气室小而固定(高度不超过7mm);蛋白清亮,呈淡黄色;蛋黄位于中心,或稍偏,蛋黄不见或略见阴影,与蛋白无明显界限,呈橘红色。系带粗浓,看不见胚胎,无发育现象。蛋内无深色斑点或斑块。鲜蛋适合长期贮存、日常食用和食品加工。

2. **破损蛋**　是指鲜蛋在收购、包装、贮存过程中受到机械伤而造成的。常见的有以下几种:

(1) 流清蛋:壳破损,蛋膜破裂,蛋液外溢,蛋黄完整良好。短期内食用或加工制成冰蛋或蛋粉。

(2) 硌窝蛋:蛋壳局部破裂凹陷,壳膜未破,蛋液不外流。短期可供食用和加工制冰蛋或蛋粉。

(3) 裂纹蛋(哑子蛋):鲜蛋受到轻微撞击,致使蛋壳破裂,当仅有裂纹,蛋内膜未受损,蛋白也未流出。轻微的裂纹蛋不易检出,但敲击时有沙哑声,灯光检查也可发现裂纹。此类蛋可表明品质,短期可供食用或加工,但不宜久藏,可加工冰蛋或蛋粉。

3. **陈蛋**　又称陈旧蛋,由于鲜蛋在经营中,存放时间过久,蛋内水分蒸发,透视时,气室较大,蛋黄阴影较明显,不在蛋的中央,蛋黄膜松弛,蛋白稀薄。打开后蛋黄平坦。可供食用,不宜久藏。

4. **热伤蛋**　鲜蛋因长时间受热,胚珠变大,但胚胎未发育(胚胎死亡或未受精)。照蛋时可见胚珠增大,但无血管。蛋清稀薄,蛋黄增大,短期可加工冰蛋或蛋粉。

5. **血圈蛋**　受精蛋因受热致使胚胎发育,呈现鲜红色小血圈。受热时间较久者,蛋黄上有阴影。将蛋打开后,蛋黄中呈现大血环,环中和周围有血丝,蛋白稀薄无异味。短期可供食用,不宜久藏。

6. **血筋蛋**　由血圈蛋继续发育形成,灯光透视蛋黄呈网状血丝。可食用不宜久藏。

7. **血环蛋**　由血筋蛋胚胎死亡形成,蛋壳发暗,手摸有光滑感,用灯光透视检查,蛋黄上呈现血环,环中和边缘可见少许血丝,蛋黄透光度增强,周围有阴影。可供食品厂作高温食品原料,或充分煮透后食用,不可炒食。

8. **孵化蛋**　受精蛋经孵化使胚胎发育成形,照蛋时气室增大,胚胎呈黑影。将蛋打开后,可见鸡胚已形成长大。此类蛋可按地区习惯处理,不变质不发臭可供食用,但不可作加工用。

9. **靠黄蛋**　蛋黄已离开中心,靠近蛋壳但尚未贴在蛋壳上,故称靠黄蛋。可供食用,不宜久藏。

10. **红贴壳蛋**　蛋黄黏贴在蛋壳上,是由于存放过久又未及时翻动,蛋白变稀,系带松弛,蛋黄上浮的结果。根据贴壳的程度又分为轻度红贴和重度红贴壳蛋。轻度红贴壳蛋在壳内粘着绿豆大小的红点又称为"红丁",如果用力转动,蛋黄会因惯性作用离开蛋壳变为靠黄;重度红贴壳蛋的蛋黄在壳内黏着的面积较大,又称"红搭",且牢固地贴在蛋壳上,透视时的阴影很明显。处理原则同血环蛋。

11. **黑贴壳蛋**　红贴壳蛋形成日久,贴壳处霉菌侵入,生长变黑。照蛋时,蛋壳粘壳部分呈黑色阴影,其余部分蛋黄仍呈红色。打开后可见粘壳处有黄中带黑的粘连痕迹,蛋白变稀,蛋黄与蛋白界限分明,无异味。如粘壳部分超过蛋黄面积的1/2以上,蛋液有异味,可加工成冰蛋或蛋粉。

12. **散黄蛋**　蛋贮存时间过久或受剧烈振动,或贮存时空气不流通,受热受潮,在酶的作用下,蛋白变稀,水分渗入蛋黄而膨胀,使蛋黄膜破裂,蛋黄液流出而混入蛋白内。照蛋时蛋黄不完整或散如云状。打开后黄白相混,但无异味。可高温加工或整只煮熟后食用。

13. 泻黄蛋 系蛋贮存条件不良,在蛋内微生物作用下,引起蛋黄膜破裂而形成的。照蛋时黄白不清,呈灰黄色。打开后蛋液呈灰黄色,变稀浑浊,有不愉快的气味。此类蛋不得供食用及加工用。

14. 霉蛋 分为轻度霉蛋和重度霉蛋。系蛋在运输和保管中受潮或雨淋后,霉菌侵入所致。轻度霉蛋蛋壳外表有霉迹,照蛋时壳膜内壁有霉点,打开后蛋液内无霉点,蛋黄蛋白分明,无异味,此种蛋近期内可加工冰蛋或蛋粉。霉变严重,照蛋时蛋壳及蛋内部均有黑点或黑块,打开后蛋膜及蛋液内均有霉斑,蛋白液呈胶冻样霉变,并带有严重霉气味的为重度霉蛋。此类蛋不能供食用。

15. 异物蛋 蛋内有寄生虫或异物。蛋内寄生虫大多为前殖腺吸虫,其他异物为血块、卵黄磷块或系带片等。照蛋时可见随蛋白转动而移动的点状黑影。剔除异物后可高温处理食用。

四、常用的蛋品质鉴别方法

(一) 感官鉴定法

如上所述,结合眼观、手摸、耳听、鼻嗅的方法鉴别蛋的品质。

(二) 光照鉴别法

感官鉴定法虽简单易行,从表面可粗略区分蛋的品质,但准确度较差,光照鉴别法便可弥补感官鉴定之不足。

1. 灯光照蛋法 是用铁皮做成长 25～30cm 的圆筒,内装电灯泡,在一端开一个或数个直径为 3.5cm 的圆洞。照蛋时,将蛋紧贴洞口观看,如见蛋壳坚固、完整、无裂纹、无污斑和破损、气室小、蛋体透明呈淡橘红色者为鲜蛋。陈旧蛋蛋壳色较暗,透光性较鲜蛋差,气室稍大,蛋白和蛋黄黏度降低,二者界限分明,可见蛋黄暗影并见其随蛋的旋转而转动;散黄蛋的蛋黄形状不正常,气室大小不定;腐败蛋的全蛋不透光,蛋内呈水样弥漫状,蛋壳上有黑色斑点,内容物发臭。

2. 机动荧光照蛋法 上述几种鉴别禽蛋品质的方法效率较低,工作量大,只适用于规模小的禽场和家庭养禽。目前,收购、销售和加工上需大量照蛋时,可应用光谱鉴别检测或机动荧光照蛋法。这种方法,不仅快速准确,而且工艺先进,可自动上蛋→送蛋→照蛋→分蛋→下蛋→装箱,一次完成。其原理是利用蛋壳的变化和蛋内腐败时氨的增加而引起光谱的变化,进行鉴别检测。鲜蛋在荧光灯的影照下光谱呈深红色,次鲜的蛋呈红色,一般陈蛋呈淡红色,变质腐败蛋则呈紫色、青色或淡紫色,并可通过人工或电子自动剔除而进行蛋的分级装箱。

(三) 比重鉴定法

一只禽蛋壳有近万个气孔,随着贮存时间的增加。蛋壳胶质薄膜会消失,蛋内水分会不断蒸发,气室逐步扩大,蛋重减轻。因此,可采用不同比重的盐水来测定蛋的新鲜度。测定时,配制比重为 1.080、1.073、1.060、1.050 的即约含盐量11% 、10% 、8% 、6% 的四种盐水溶液,然后将待检的蛋放入上述盐水溶液中,观察其浮沉情况,在比重 1.080 的盐水中下沉的为最新鲜,而那些直至移入比重为 1.050 的盐水中才下沉的为陈蛋,若此时仍呈悬浮状态,则表明蛋已趋于变质腐败。

比重鉴定法操作简便,但是蛋的比重与蛋壳厚薄有关,因而往往会产生鉴定误差,有时腐败和变质的蛋液不能检出。另一缺点是鲜蛋遇水后,会使它在保存期赖以保持新鲜状态的蛋壳表面上的胶质膜溶解而失去保鲜功能,使蛋不能久藏,故此法在生产实践中较少使用。

(四) 内容物鉴定法

把待检蛋打开,观察其内容物品质。优质鲜蛋的浓蛋白多于稀蛋白;蛋黄凸起,其指数高,蛋黄膜裹得很紧;蛋白 pH 8~9,蛋黄 pH 6.2;黏度大;在蛋黄两端有较粗的白色系带。

次鲜蛋的浓蛋白和稀蛋白量大致相等,黏度减低,蛋黄完整而扁平。散黄蛋的蛋黄与蛋白混合呈黄色或淡黄色,黏性小。但此种蛋未变质,尚可食用。

腐败蛋的蛋壳和蛋的内容物有黑色斑点,腐败发臭,此种蛋已无食用价值。

随着先进科学技术的发展,在蛋的品质鉴定方面,还采用了扫描法、表面张力测定法、哈氏单位测定法、黏度测定法和化学鉴定蛋内成分法等。这些都提高了禽蛋品质鉴定的速度和准确度,增加了禽蛋生产的效益。

第四节　蛋的包装、贮藏及运输

一、蛋的包装

鲜蛋的包装,乃是运送鲜蛋前应注意的事项。

鲜蛋包装,因地区及包装材料的不同而异,我国华东、中南、华北及东北各地便有不同的方法。在华东及中南,包装鲜蛋,大多用竹篓,内铺稻草或谷糠,华北及东北,因竹篓稻草缺乏,包装鲜蛋大多用木箱,内铺垫麦秆,上面两种方法包装鲜蛋,若处理得法,都能收到良好的效果。竹篓富有弹性,质地柔软,故用以包装鲜蛋比较适宜,木箱、麦秆质硬,且乏弹性,故较易振动,容易使蛋破损,因此在包装技术上必须格外谨慎。其他更有用纸板包装的,把纸板做成纸匣,匣内装有蛋形大小的纸格,每格放一蛋,这种包装法,可以在运输途中少受破损。我国现在出口的鲜蛋,差不多都是此法包装的。

鲜蛋包装方法,先用切断的草秆铺垫在箱或篓底,把鲜蛋有次序地排列在草秆上,每一个蛋的周围,最好也垫些短草秆,蛋排好一层后,再铺一层短草秆,这样装满为止。最上层亦用草秆铺垫好,然后加上盖便成。竹篓不外圆形或方形,每篓可装蛋 70 市斤左右,约合 700~800 枚。木箱长方立体形,每箱约装 360~460 枚,也有装至 1000 枚左右的。用竹篓或木箱装蛋,应注意的事项如下:

1. 包装材料如用竹篓、木箱等,必须坚固、清洁、干燥,否则鲜蛋受到潮湿,容易发霉腐坏。竹篓的支柱尤宜坚硬,其盖用木板制成,能接受较大的压力,而不致破损者为佳。

2. 包装的鲜蛋,必须干燥完整,潮湿而有破损的蛋,切忌装入。

3. 鲜蛋装入木箱或竹篓中,最好能竖立起来安放,因为鸡蛋纵轴承受压力较大,不易受上下的压迫而破碎,最忌横竖乱装,因为横竖乱装,蛋所承受的压力不同,容易破损。

4. 包装鲜蛋,必须选择富有弹性而柔软的材料铺垫,并且要清洁干燥阴凉。

5. 铺垫的草秆或谷糠等,应松紧适宜,太紧则有堵塞内部空气交流,使鸡蛋发热败坏之弊。太松则又易受冲击,使鲜蛋容易破损之弊。

6. 包装材料,决不可有异臭,因为鲜蛋有吸收异臭的特性。

7. 包装的木箱或竹篓,不可与外界密不透风,要使里面与外界空气有交换的机会,在冬季天气过于寒冷的地方(如华北和东北地区),可以不受此约束。

二、蛋的贮藏

由于鲜蛋在贮存中会发生各种理化、生理学和微生物学变化,促使蛋内容物的成分分解,降低蛋的质量。所以,在蛋的贮藏中,应因地制宜地采用科学的贮藏方法。鲜蛋贮藏方法很多,一般根据贮藏量、贮藏时间及经济条件等来选择合适的贮藏方法。

1. 民间简易贮蛋法 在鲜蛋的贮藏方面,我国民间积累了不少很好的经验和方法。包括用谷糠、小米、豆类草木灰、松木屑等与蛋分层共贮等方法。其优点是简便易行,适于家庭少量鲜蛋的短期贮藏。

贮藏方法:在容器中放一层填充物,排一层鲜蛋,直到装满容器为止,然后加盖,置于干燥、通风、阴凉的地方存放。卫生要求是:容器和填充物要干燥、清洁,贮藏的蛋要新鲜、清洁、无破损,不受潮,每隔半个月或1个月翻动检查1次,一般可保存5~6个月。

2. 巴氏杀菌贮藏法 也是一种经济、简便、适用于多雨潮湿地区的少量短期贮藏法。其处理方法是:先将鲜蛋放入特制的铁丝或竹筐内,每筐放蛋100~200枚为宜,然后将蛋筐沉浸在95~100℃的热水中5~7秒后取出。待蛋壳表面的水分沥干,蛋温降低后,即可放入阴凉、干燥的库房中存放1.5~2个月。

鲜蛋经巴氏杀菌后,能杀死蛋壳表面的大部分细菌,同时,靠近蛋壳的一层蛋白的凝固,能防止蛋内水分、二氧化碳的逸失及外界微生物的侵入,达到贮藏的目的。

3. 冷藏保鲜法 冷藏保鲜法是我国目前应用最广的一种鲜蛋贮存方法。其优点是鲜蛋的理化性质变化小,从而保持蛋的原有风味和外观。本法能大规模贮存鲜蛋,费用也较低。

冷库温度保持在0℃左右,每昼夜温度的波动不得超过±1℃,相对湿度在80%~85%。为了保持库温恒定,鲜蛋在入库前要进行预冷,使蛋温降至2~3℃再入库冷藏;每次进库量不超过总容量的15%;要严格控制制冷设备的运转,以适应增多贮藏后对制冷的要求。

4. 石灰水贮藏法 是一种操作简便、费用低廉、效果较好、贮藏期较长的贮藏方法,适宜于大量贮藏,但蛋壳外观差,在煮制时蛋壳易破裂。

此法需先配制石灰水溶液,即用50kg清水加入1~1.5kg生石灰,搅拌后静置,任其沉淀、冷却。待石灰水澄清、温度下降到10℃以下时,取出澄清液倒入放有鲜蛋的水池或缸中,使溶液淹没蛋面5~10cm即可。

石灰水贮藏法一定要选择质量优良的鲜蛋,否则,次劣蛋混入后,随着蛋的腐败变质,微生物借助石灰水传播扩散,导致石灰水发浑变质。贮藏期间还应尽量降低库温及石灰水温,夏季库温不可超过23℃,水温不高于20℃,冬季不可结冰,贮藏间温度越低,蛋的变化就越小,鲜蛋的耐贮时间较长,一般可贮藏4~5个月不变质。

5. 表面涂膜法 即利用国家规定的食品级涂料在蛋壳表面,使蛋壳上形成一层人工保护膜,能降低蛋内二氧化碳和水分的逸散,同时可防止外界微生物进入蛋内,从而达到保鲜的目的。但是,如果原料蛋不新鲜,蛋内已受到微生物污染,则涂膜后蛋内的微生物仍可继续繁殖而造成蛋的变质。用于贮存蛋的涂膜剂有水溶性涂料、乳化剂涂料和油质性涂料等,如液体泡花碱、石蜡、聚乙烯醇、蔗糖脂肪酸酯、动植物油等。目前常用液体泡花碱(Na_2SiO_3)和石蜡涂膜保鲜蛋。

6. 气体贮藏法 气体贮藏法是一种贮藏期长、贮藏效果好、既可少量也可大批量贮藏的方法。常通过填充二氧化碳、氮气、臭氧等气体来降低氧气的比例,抑制微生物活动,减缓蛋内容物的各种变化,从而保持蛋的新鲜状态。利用化学保鲜剂(一般是由无机盐、金属粉和有机物质组成)通过化学脱氧也可获得气调效果,达到贮蛋保鲜目的。

三、蛋的运输

鲜蛋的运输,多取水、陆两路,水路运送,费事较久,若天气炎热,因时间的延搁,容易使蛋腐坏,但此种运送方法,比较安全,不易受到重大冲击,蛋的破损较少;陆路运送,乃指火车或汽车运送而言,凡是火车或汽车运送,比较迅速,天气炎热的影响较少,但是蛋容易受到冲击,以致破损较大,上述运送方法,各有优缺点,因此在寒冷的季节里,以水路运送为宜,气候炎热,则以火车运送为宜,不管用何种方法运输鲜蛋,其应注意的事项如下:

1. 包装好了的鲜蛋,必须争取时间,从速运输。

2. 装卸蛋箱或蛋篓,必须谨慎细心,轻装轻卸,以免撞破鸡蛋。

3. 将蛋箱或蛋篓装入交通工具内,不可暴露,以免日光直射,或雨水淋漓,更须放在干燥通风处。

4. 冬季运输鸡蛋,要注意保温;夏季运输要注意阴凉。

四、防止蛋类变质及保鲜的措施

防止蛋类变质及保鲜,应注意以下几个方面:

1. 保持蛋壳和壳外膜的完整性　蛋壳是蛋本身具有的一层最理想的天然包装材料。分布在蛋壳上的壳外膜可以将蛋壳上的气孔封闭,但这层膜很容易被水溶解而失去作用。所以,无论用什么方法贮存鲜蛋,都应尽量保持蛋壳和蛋壳膜的完整性。

2. 防止微生物的接触和侵入　在禽蛋的贮存和流通过程中,要尽量控制环境,减少和外界微生物的接触。同时采取各种方法,防止外界微生物的侵入。如在贮存前把严重污染的蛋挑出,另行处理;贮藏库严格杀菌消毒;用具有抑菌作用的涂料涂抹蛋壳;将蛋浸入具有杀菌作用的溶液中,使蛋与空气隔绝等。

3. 抑制微生物的繁殖　蛋在放置过程中不可避免地会被各种微生物污染,污染过程视包装容器和库房的清洁程度而异。鲜蛋在贮藏时应尽量设法抑制这些微生物的繁殖,如对蛋壳进行消毒或低温贮藏等。

4. 保持蛋的新鲜状态　蛋在产出之后,会不断地发生理化和生物学变化。如水分损失、能量的消耗、二氧化碳的溢出及氧气的渗入、蛋液的 pH 值的升高、浓蛋白变稀、蛋黄膜弹性降低、蛋的品质下降等。鲜蛋的贮藏过程中应尽量减缓这些变化。通过低温或气调贮藏均可收到良好的效果。

5. 抑制胚胎发育　胚胎发育会降低蛋的品质,所以在蛋的贮藏中必须要想办法抑制胚胎发育。最好采用低温贮藏,尤其是在夏季,控制库温非常重要,如库温超过23℃,就有胚胎发育的可能。

第五节　蛋制品的加工及其卫生

一、蛋制品概述

蛋制品是以鸡蛋、鸭蛋和鹅蛋等禽蛋为原料制成的产品,主要包括冰蛋品、干蛋品和再制蛋,它们能较长期贮存,调节市场供应,便于运输,且能增加风味,易于消化吸收,因而蛋制品在动物性食品加工业中占有一定的地位。除冰蛋品和咸蛋在食用前需加热烹调外,其他蛋制品一般为直接食用的食品。蛋制品按加工过程的不同具体分类见表12-5-1。

表 12-5-1 蛋制品的种类及定义

种 类	定 义
巴氏杀菌冰全蛋	以鲜蛋为原料,经打蛋、过滤、巴氏低温杀菌、冷冻制成的蛋制品
冰蛋黄	以鲜蛋的蛋黄为原料,经加工处理、冷冻制成的蛋制品
冰蛋白	以鲜蛋的蛋白为原料,经加工处理、冷冻制成的蛋制品
巴氏杀菌全蛋粉	以鲜蛋为原料,经打蛋、过滤、巴氏低温杀菌、干燥制成的蛋制品
蛋黄粉	以鲜蛋的蛋黄为原料,经加工处理、干燥制成的蛋制品
蛋白片	以鲜蛋的蛋白为原料,经加工处理、发酵、干燥制成的蛋制品
皮蛋	以鲜蛋为原料,经用生石灰、碱、盐等配制的料液(泥)或氢氧化钠等配制的料液加工而成的蛋制品
咸蛋	以鲜蛋为原料,经用盐水或含盐的纯净黄泥、红泥、草木灰等腌制而成的蛋制品
糟蛋	以鲜蛋为原料,经裂壳、用食盐、酒精及其他配料等糟腌渍而成的蛋制品

皮蛋和咸蛋都属于再制蛋,是最常见的蛋制品。

二、皮蛋

皮蛋因表面具有形似松花的氨基酸结晶,也称松花皮蛋。由于加工时食盐和强碱渗透到蛋内部后,使蛋白质凝固;成熟以后,又由于碱的作用而使蛋白质和脂肪发生分解,形成独特的风味和外观。加工过程中温度高则所需的时间短,但风味较差;低温加工的皮蛋风味较好,但形成皮蛋的时间较长。一般夏季需15天,冬季需30天左右。

皮蛋制作过程中由于烧碱作用,可使维生素B族破坏,但维生素A和维生素D含量与鲜蛋接近。皮蛋于20℃室温下,可存放2个月。皮蛋中铅的含量是值得注意的卫生问题。如果经常食用铅含量较高的皮蛋,有机会引起铅中毒。皮蛋贮存过久,由于水分蒸发过多,可使皮蛋硬如橡皮而不易消化。另外,如皮蛋已破损则不能食用,以防沙门杆菌等微生物污染。

(一) 皮蛋加工的卫生要求

皮蛋的制作方法大致有三种工艺。一是生包法,就是把调制好的料泥直接包在蛋壳上,硬心皮蛋加工采用此法,溏心皮蛋加工也有采用此法的;二是浸泡法,就是把辅料调制成料液,将鲜蛋浸渍在料液中加工而成,溏心皮蛋大多采用此法,三是涂抹法,即先制成皮蛋粉料,然后将皮蛋粉料经调制后均匀地涂抹在蛋壳上来制作皮蛋,快速无铅皮蛋采用此方法的较多。

(1)原料蛋的挑选:加工皮蛋的原料蛋一般选用鸭蛋,也有用鸡蛋和鹅蛋的。原料蛋质量的好坏直接关系着成品皮蛋的质量,因此,在加工皮蛋前必须对原料蛋进行认真地挑选。挑选的方法一般采用感官检验、照蛋检验和大小分级。

(2)辅料的卫生要求:鲜蛋在辅料的作用下,通过一系列的化学反应后而成为皮蛋。加工皮蛋的辅料主要有纯碱(生石灰或烧碱)、食盐、红茶末、植物灰(或干黄泥)、谷壳。加工含铅皮蛋时,还有氧化铅(黄丹粉)作为辅料。所有辅料都必须保持清洁、卫生。氧化铅的加入量要按有关规定执行,以免皮蛋中铅超出国家卫生标准,危害人体健康。目前已有氧化铅的代用物质,其中 EDTA 和 FWD 的使用效果较好。使用 EDTA(乙二胺四乙酸)时,其它辅料配方和加工工艺不变,只要剔除氧化铅,继而用 EDTA 代替即可。

(二) 皮蛋质量的评定

1. 外观鉴别 皮蛋的外观鉴别主要是观察其外观是否完整,有无破损、霉斑等。也可用手掂动,感觉其弹性,或握蛋摇晃听其声音。

①良质皮蛋:外表泥状包料完整、无霉斑,包料刮掉后蛋壳亦完整无损,去掉包料后用手抛起约30cm高自然落于手中有弹性感,摇晃时无动荡声;②次质皮蛋:外观无明显变化或裂纹,抛动试验弹动感差;③劣质皮蛋:包料破损不全或发霉,剥去包料后,蛋壳有斑点或破、漏现象,有的内容物已被污染,摇晃后有水荡声或感觉轻飘。

2. 灯光透照 皮蛋的灯光透照鉴别是将皮蛋去掉包料后按照鲜蛋的灯光透照法进行鉴别,观察蛋内颜色,凝固状态、气室大小等。

①良质皮蛋:呈玳瑁色,蛋内容物凝固不动;②次质皮蛋:蛋内容物凝固不动,或有部分蛋清呈水样,或气室较大;③劣质皮蛋:蛋内容物不凝固,呈水样,气室很大。

3. 内容物检验 皮蛋的打开鉴别是将皮蛋剥去包料和蛋壳,观察内容物形状及品尝其滋味。

(1) 组织状态

1) 良质皮蛋:整个蛋凝固、不粘壳、清洁而有弹性,呈半透明的棕黄色,有松花样纹理,将蛋纵剖可见蛋黄呈浅褐色或浅黄色,中心较稀;

2) 次质皮蛋:内容物或凝固不完全,或少量液化贴壳,或僵硬收缩,蛋清色泽暗淡,蛋黄呈墨绿色;

3) 劣质皮蛋:蛋清黏滑,蛋黄呈灰色糊状,严重者大部分或全部液化呈黑色。

(2) 气味与滋味

1) 良质皮蛋:芳香,无辛辣气;

2) 次质皮蛋:有辛辣气味或橡皮样味道;

3) 劣质皮蛋:有刺鼻臭味或有霉味。

三、咸蛋

咸蛋又称盐蛋、腌蛋等,以原料蛋经照蛋、敲蛋、分级、提浆裹灰(或浓盐水浸泡)而制成。加工方法有盐泥涂布法和盐水浸泡法等,目的都是使食盐溶液浸入蛋内,起防腐作用。腌制2个月后,蛋黄渗出油脂较多,3个月后渗油现象逐渐消失,可保存2~4个月。

咸蛋的营养成分与鲜蛋无大差别,易消化,咸蛋中钠、钙、铁、硒等矿物质元素含量丰富,比鲜蛋高,特别是钠含量高,折算成含盐量,每只咸蛋含盐在 6g 以上。世界卫生组织建议,每人每天摄入的盐低于6g,而一只咸蛋所含的盐就可能接近或超过建议的摄入量。长期高盐摄入是造成高血压、胃黏膜受损等疾病的原因,因而平时不宜多吃或常吃咸蛋。另外,如果腌制时使用了劣质的盐,还可能引起急性中毒。

(一) 咸蛋加工的卫生要求

1. 原料蛋的挑选 加工咸蛋的原料应选择蛋壳完整的新鲜蛋,只有用新鲜的原料蛋才能加工出品质优良的咸蛋。因此,加工咸蛋用的鲜蛋应经过严格检验,具体检验方法与皮蛋加工的原料蛋挑选方法相同。

2. 辅料的卫生要求 咸蛋加工的主要辅料是食盐。食盐的作用是增加蛋的耐藏性,并使其具有一定的风味,因而咸蛋便由贮蛋方法变成了加工再制蛋的方法。黄泥和草木灰能使食盐在较长的时间内均匀地向蛋内渗透,并可阻止微生物向蛋内进入,也有助于防止咸蛋在贮存、运输、销售过程中的破损。

加工咸蛋的食盐要求纯净,氯化钠含量高(96%以上),必须是食用盐,禁止使用工业盐加工咸蛋。草木灰和黄泥要求干燥,无杂质,受潮霉变和杂质多的不能使用。加工用水达到生活饮用水卫生标准。

(二) 咸蛋质量的评定

1. 外观鉴别 ①良质咸蛋:包料完整无损,剥掉包料后或直接用盐水腌制的可见蛋壳亦完整无损,无裂纹或霉斑,摇动时轻度水荡漾感觉;②次质咸蛋:外观无显著变化或有轻微裂纹;③劣质咸蛋:隐约可见内容物呈黑色水样,蛋壳破损或有霉斑。

2. 灯光透视鉴别 ①良质咸蛋:蛋清凝结、呈橙黄色且靠近蛋壳,蛋清呈白色水样透明;②次质咸蛋:蛋清尚清晰透明,蛋黄凝结呈现黑色;③劣质咸蛋:蛋清浑浊,蛋黄变黑,转动蛋时蛋黄黏滞,蛋质量更低劣的,蛋清蛋黄都发黑或全部溶解成水样。

3. 打开鉴别 ①良质咸蛋:生蛋打开可见蛋清稀薄透明,蛋黄呈红色或淡红色,浓缩黏度增强,但不硬固,煮熟后打开,可见蛋清白嫩,蛋黄口味有细沙感,富于油脂,品尝则有咸蛋固有的香味;②次质咸蛋:生蛋打开后蛋清清晰或白色水样,蛋黄发黑粘固,略有异味,煮熟后打开蛋清略带灰色,蛋黄变黑,有轻度的异味;③劣质咸蛋:生蛋打开或蛋清浑浊,蛋黄已大部分溶化,蛋清蛋黄全部呈黑色,有恶臭味,煮熟后打开,蛋清灰暗或黄色,蛋黄变黑或散成糊状,严重者全部呈黑色,有臭味。

四、其他

(一) 其他再制蛋

糟蛋是选用新鲜鸭蛋或鸡蛋经裂壳后,放入糯米酒中浸渍而成的一种再制蛋。由于糟蛋是冷食佳品,所以,对其内容物的外观特征、色泽、气味和滋味要求较为严格。

1. 良质糟蛋 蛋形完整,蛋膜不破,蛋壳脱落或基本脱落;蛋白呈乳白色的胶冻状,蛋黄呈黄色或橘红色的半凝固状;醇香味浓厚,稍带甘味。

2. 次质糟蛋 常见矾蛋、水浸蛋和软糟蛋。

①矾蛋:其特征是在开罐后见表层糟蛋膨胀变形,酒糟变成糊状或与蛋混杂粘连,坚硬难分,形成一团如燃烧过的矾石。

②水浸蛋:因酒糟含醇量低,蛋黄虽变硬,而蛋白未凝固,蛋内大部分或全部仍为液态,有异味。

③嫩糟蛋:系加工时间短,形成未成熟蛋。可见蛋黄已凝固或凝固不良,而蛋白仍呈液态,但无异味。

(二) 冰蛋品

冰蛋品是鲜蛋去壳、过滤后经低温冷冻制成的蛋品。有冰鸡全蛋、冰鸡蛋白、冰鸡蛋黄、巴氏杀毒冰鸡全蛋等。其加工方法基本一致,只是原料不同。

加工冰蛋品的原料必须是感官检验和光源透视检查合格的鲜蛋。鲜蛋经清洗、消毒和晾干后送往打蛋车间。人工打蛋的生产人员应穿戴整洁的工作衣帽、口罩、胶靴,洗手、消毒后进行打蛋。打出的蛋液及时搅拌、过滤,迅速装听、冷冻。生产车间保持清洁卫生,室内温度及通风按规定控制。加工用的机械、设备、容器、包装材料等,严格按卫生要求处理。原料和成品及时处理。生产人员应身体健康,严格遵守操作规程。

(三) 干蛋品

干蛋品是鲜蛋去壳后将蛋液中水分蒸发干燥而成的蛋制品,分鸡全蛋粉、巴氏消毒鸡全蛋粉、鸡蛋黄粉和鸡蛋白片等。

干蛋品的加工卫生与冰蛋品基本相同。但应注意防止加工过程中的微生物尤其是沙门菌的污染,如严格蛋壳消毒,打蛋工具、容器及制作干蛋品的管道的消毒。蛋粉不得在空气中暴露时间过长,应采用专用包装材料,以防受潮和蛋粉中脂肪氧化。

冰蛋品和干蛋品的感官指标、理化指标及细菌学指标的检验按这些标准执行:GB 5009.228-2016、GB 5009.17-2014、GB 4789.2-2016、GB 4789.3-2016 和 GB 4789.4-2016。

(朱惠莲　黄碧霞)

第十三章

乳 类 食 品

乳类是一种营养素齐全、容易消化吸收的优质食品,不仅能够满足初生幼仔迅速生长发育的需要,也是各年龄组人群的理想食品,已经成为一种大众化食品,是优化我国人民膳食结构的主要食物之一。

现代乳品工业的快速发展,使乳制品的种类日益繁多,极大丰富和满足了人们对乳制品的需求,消费总量逐年上升。目前我国已是乳类食品生产、加工和消费大国,然而,在生产工艺过程中还存在一定的卫生问题,究其原因主要有两个方面,一是乳类食品本身营养成分丰富,是微生物良好的天然"培养基",容易腐败变质;二是乳类产业链较长,从乳源到成品的过程环节非常多,极易受到污染,影响产品质量。因此,既要积极倡导乳类食品生产企业加强行业自律和科学管理,也要加强对乳类食品生产企业的技术指导和监督,从而提升行业信誉,促进我国乳类食品产业的健康发展。

第一节　乳源的卫生及其管理

一、乳畜卫生

乳畜易患结核病、布鲁菌病、炭疽病、狂犬病和口蹄疫等传染性疾病和乳腺炎等非传染性疾病。当乳畜患有结核病、布鲁菌病及乳腺炎时,致病菌可通过乳腺使乳受到污染,如果处理不当,还可使人感染患病。尤其是乳牛结核病、布鲁菌病(以下简称"两病"),对乳制品质量的影响极大。世界动物卫生组织和我国都将"两病"列为二类动物疫病,规定必须强制报告疫情。近年来,随着国家"放心奶"工程的实施,乳制品消费量迅速上升。但是,在全国乳牛大流通,交易频繁的背景下,乳牛"两病"的发生率呈上升趋势。

为了防止这些致病菌对乳制品的污染,预防人兽共患传染病的传播,对乳畜应定期进行预防接种及检疫。对检出的病畜必须做到隔离饲养,接触病畜的工作人员及所用器具等均须与健康乳畜严格分开,从病畜、健康乳畜所挤出的乳必须分别存放和加工处理,不得混合在一起。任何单位和个人,一旦发现动物染疫或者疑似染疫,都要按照《中华人民共和国动物防疫法》的规定,立即向当地兽医主管部门、动物卫生监督机构或者动物疫病预防控制机构报告,并采取隔离等控制措施,防止动物疫情扩散。对各种病畜所产乳,均应进行卫生学处理。

(一) 结核病畜乳的处理

结核病是牲畜的易患疾病之一。乳牛结核杆菌多侵害肺、乳房和肠道,因侵害部位不同,临床症状也不一样。肺结核病牛病初症状不明显,随着病情的发展,症状才逐渐显露出来。

对结核菌素试验阳性,并有明显结核症状的乳畜所产乳,应禁止食用,就地消毒销毁。对结核菌素试验阳性,但无临床症状的乳畜所产乳,因存在不定期排菌的可能,需经过传统巴氏消毒或 5 分钟煮沸杀菌后,方可加工成乳制品。

（二）布鲁菌病畜乳的处理

布鲁菌病在性成熟后的母牛中多发。人接触病牛流产或分娩时的胎衣、胎水等材料、食用病牛的生乳或制品后,均可感染该病。对检出病菌的乳牛,应隔离饲养并逐步淘汰,其所产乳必须在隔离场内经煮沸杀菌 5 分钟,或在 80℃下加热 30 分钟后方可利用。对凝集反应阳性而无临床症状的乳牛,其乳经巴氏杀菌法处理后,允许供食品工业用,但不得用于制作奶酪。

羊布鲁菌对人易感性强、威胁大,因此,凡有症状的乳羊,均应禁止挤乳并淘汰。

（三）炭疽病畜乳的处理

乳畜场发生炭疽病时,对污染或可能污染的乳,均应在进行严格的消毒处理后废弃。预防接种炭疽减毒活疫苗后,乳畜所产的乳在煮沸灭菌后可放心饮用。

（四）口蹄疫病畜乳的处理

乳畜场内发生口蹄疫时,对最初发生的个别患畜要立即捕杀,并对环境和用具等进行严格的消毒处理,及早消灭传染源。

在疾病已蔓延成群时,应在严格控制下对病畜乳分别处理。凡乳房外出现口蹄疫病变(如水疱)的病畜所产乳,应禁止食用,就地进行严格消毒处理后废弃;对体温正常的病畜所产乳,在严格防止污染的情况下,经煮沸 5 分钟或巴氏杀菌后,允许喂饲牛犊。

（五）乳房炎病畜奶的处理

乳房炎是乳牛最常见、危害最严重的疾病之一,占乳牛各种疾病的发病率之首,它不仅影响产乳量,造成经济损失,而且影响乳的品质,危及人的健康。该病可由多种非特定的病原微生物引起,如链球菌、葡萄球菌、大肠杆菌、副伤寒杆菌、绿脓杆菌、产气杆菌及变形杆菌等,其中主要是金黄色葡萄球菌和无乳链球菌。此外,结核杆菌、放线菌、布氏杆菌及口蹄疫病毒也能引发乳房炎。在乳牛机体营养不良、抵抗力低下,或乳房出现物理性损伤如挤乳操作技术不规范、仔畜吸吮咬伤乳头等原因造成乳头创伤时,上述病原菌很容易侵入乳腺引发乳房炎。不论是由于全身疾病(如口蹄疫病所致乳房病变)导致乳畜在乳房局部表现有炎症,还是因乳畜的乳房本身受感染出现各种不同性质的炎症,这些乳畜所产乳均不得利用,应予消毒废弃。

（六）其他病畜乳的处理

凡患有牛瘟、传染性黄疸、恶性水肿和沙门菌病等疾病的病畜所产乳,均严禁供食用,应予严格消毒后废弃。

二、挤奶卫生

挤奶的操作是否规范直接影响到乳的卫生质量。

（一）挤奶前的准备工作

1. 清扫场所　将挤奶场所打扫干净,保持良好的通风状况,消除异味。

2. 停喂饲料　挤奶前半小时至 1 小时应停喂干饲料,不要投入气味浓厚的青饲料,以免挤出的乳带有明显的饲料味。尤其要严禁使用被污染的饲料喂养乳畜。

3. 清洁乳房　对乳房周围的体毛和尾毛要经常修剪、清洗,去除污物。挤奶前先用45～50℃的水清洗乳房,再用0.1%高锰酸钾或0.5%漂白粉温水给乳房消毒,并用消毒毛巾擦干。最好每头牛都有专属毛巾或用一次性纸巾,毛巾用后要蒸煮消毒。

4. 容具合格　对挤奶使用的容具、用具,用前都应进行彻底清洗、杀菌消毒,达到相应的卫生要求。挤奶桶和过滤布可用蒸气消毒或用过氯乙酸浸泡,晾干后备用,挤奶桶应采用小口桶。

5. 挤奶员健康　挤奶人员要经过健康检查并取得健康合格证,挤奶前要穿戴好清洁的工作服,佩戴工作帽、口罩等,并洗手至肘部。

（二）挤奶时的注意事项

挤奶时要把乳牛尾巴夹住,不让其随意摆动。应将每次开始挤出的第一、二把乳废弃,以防乳头部位的细菌污染乳。挤奶时若发现乳中有干酪或凝块、脓块,则要把该乳牛所产乳与其他正常乳分开处理。乳牛在兽药休药期内所产乳和产犊前15天内的末乳应废弃。患有乳腺炎等疾病的乳牛所产乳要单独存放,严格按规定要求进行处理。

随着奶牛饲养规模的扩大和牧业养殖小区的发展,机械化挤奶已取代人工挤奶,成为主要挤奶手段,这是现代农业安全生产农产品的基本要求,国家农业部门已明确规定要实行机械化挤奶。机械化挤奶设备主要分为厅式挤奶设备、管道式挤奶设备和移动式挤奶车三大类。大型挤奶设备已经实现自动化、智能化,挤奶机器人还可借助光学传感器、测电导率来检测牛奶的质量。

采用机械化挤奶方式的卫生要求与人工挤奶基本相同,特别要注意对所用挤奶杯、集乳器、输奶管等部件进行清洗和消毒处理。

三、收乳及乳运输卫生

（一）收乳卫生

挤出后未被加工的乳称为生乳(raw milk),一般是指从符合国家有关要求的健康乳畜的乳房中挤出的无任何成分改变的常乳。为保证生乳的质量和新鲜度,应在尽可能短的时间里送到收奶站。采用多层灭菌纱布过滤或离心法净化和冷却处理后,存入贮乳缸或及时送去加工。

刚挤出乳的温度约在36℃左右,是微生物生长繁殖的最适宜温度,但乳中的乳素具有抑制细菌生长的作用,一般生乳的抑菌时间在0℃时为48小时,5℃时为36小时,10℃时为24小时,25℃时为6小时,30℃时为3小时,37℃时为2小时,所以,挤出的乳应及时冷却,要求在挤奶后两小时内将乳温降低至0～4℃保存。

牧场应自设收奶点,乳品厂可在乳源集中的地区设立收奶点或收奶站。收奶站应设有与收购牛乳数量相适应的制冷设备和冷却罐(器)、相应的辅助设施和收奶所必需的工具和设备。生乳经检验、过滤、计量、冷却后送入具有保温绝热层的贮奶缸或带冷却夹套的冷缸中等待运输。

1. 生乳的食品安全国家标准　生乳应符合GB 19301-2010《食品安全国家标准 生乳》的规定。其质量要求如下:

（1）感官要求:生乳呈乳白色或微黄色,具有乳固有的香味,无异味,呈均匀一致液体,无凝块、无沉淀、无正常视力可见异物。

（2）理化指标:包括污染物限量和真菌毒素限量在内的理化指标,见表13-1-1。

表 13-1-1　生乳的理化指标

项目	指标	项目	指标
相对密度(20℃/4℃)	≥1.027	铅(以 Pb 计)(mg/kg)	≤0.05
蛋白质(g/100g)	≥2.8	汞(以 Hg 计)(mg/kg)	≤0.01
脂肪(g/100g)	≥3.1	砷(以 As 计)(mg/kg)	≤0.10
杂质度(mg/kg)	≤4.0	铬(以 Cr 计)(mg/kg)	≤0.30
非脂乳固体(g/100g)	≥8.1	黄曲霉毒素 M1(μg/kg)	≤0.50
酸度(°T)			
牛乳	12 ~ 18		
羊乳	6 ~ 13		

（3）微生物限量:生乳中菌落总数≤$2×10^6$CFU/g(ml)。

2. **掺杂掺假现象**　验收生乳时应注意是否存在掺杂掺假现象。典型案例是发生在 2008 年的于乳制品中掺入三聚氰胺的重大事件。三聚氰胺是一种化工原料,俗称"蛋白精",对身体有害,不得在食品加工中作为添加物。由于食品蛋白质含量测试方法存有缺陷,违法分子将三聚氰胺非法添加于乳制品中,使其蛋白质含量指标貌似合格。

我国《刑法》规定,在产品中掺杂、掺假是指在产品中掺入杂质或者异物,致使产品质量不符合国家法律、法规或者产品明示质量标准所规定的质量要求,降低、失去应有使用性能的行为。在不同历史时期,总有食品生产经营者人为地向乳品中掺杂、掺假,从而谋取不当利益,以致损害消费者健康。

向生乳中掺入非法物质的目的各不相同,常见的有以下几类:

（1）水:这是最常见、廉价、简便的掺伪方式,加入量一般为 5% ~ 30% ,其目的是增加生乳质量。

（2）电解质类:食盐、芒硝、亚硝酸钠可增加生乳密度。碳酸钠、氢氧化钠、石灰水可中和生乳酸度、消除凝块,以掩盖腐败变质。

（3）非电解质类:生乳被掺水后,其密度下降,再掺入白糖、尿素、三聚氰胺等,可以增加密度,使蛋白质测定值虚高。

（4）胶体物质:如米汤、豆浆、明胶等,以胶体溶液、乳浊液形式存在,其黏度、密度与生乳的物理性质相近,掺这类物质可增加生乳的稠度和体积。

（5）防腐剂:掺入具有抑菌和杀菌作用的物质,如防腐剂苯甲酸、硼酸、过氧化氢、焦亚硫酸钠、水杨酸、甲醛等。

（6）其他杂质:掺入洗衣粉可使生乳在掺水后仍保持其表面活性。还有掺入白陶土,滑石粉,人尿、牛尿、陈旧乳、病畜乳等杂质,以调节生乳的密度和感官性状。

（二）乳的运输

乳的运输包括把乳运送至加工厂以及在工厂各道工序之间的输送。

1. **乳桶**　在少量生乳的运输时最好是使用不锈钢桶或铝桶,尽量少用挂锡桶、塑料桶等。乳桶应经久耐用,内壁光滑,转角做成圆弧形,便于清洗,内壁材质应对乳无污染。桶盖既要开启方便,又要密封性好。桶的外形尺寸要符合机械化洗桶设备的要求。

使用乳桶装乳因不同季节而有差异。在夏季要尽量装满,防止因震荡引起乳组织状态的改变,从而使乳脂互相撞击形成乳酪团。在冬季则不要装得太满,以防由于乳的冻结使乳桶破裂而被污染。

2. 乳槽车　大量生乳的运输最好用带有保温层的不锈钢乳槽车,以免受不同季节环境温度的影响。

乳桶和乳槽车在使用后要及时清洗并严格消毒。最好把乳桶倒置晾干。

3. 奶泵　奶泵是把乳在各工序之间进行输送的机械,应选用全封闭不锈钢卫生泵,其材料应对人体无害,表面要光洁,便于拆装和清洗。

第二节　乳制品的卫生及其管理

乳制品是以生乳及其加工制品为主要原料,加入或不加入辅料、调整或不调整某些营养成分,在法律法规及标准所规定的条件下加工制作的产品。乳制品包括液态乳(巴氏杀菌乳、灭菌乳、调制乳、发酵乳)、乳粉(全脂乳粉、脱脂乳粉、部分脱脂乳粉、调制乳粉等)和其他乳制品(炼乳、奶油、干酪等)。

各类乳制品及所用原料乳、食品添加剂等均应符合相应的食品安全国家标准等,不得掺杂、掺假。另外,产品包装必须严密完整,食品标签所载信息要准确、齐全,符合相应的食品安全法律法规,严禁伪造和假冒。

一、液态乳

液态乳是指用健康乳畜所产生的生鲜乳作原料,加入或不加入其他辅料,以有效的加热杀菌方式处理后,经发酵或不发酵,密封包装出售的、呈流体状态的乳制品。为了保障乳制品质量,我国将《巴氏杀菌、灭菌乳卫生标准》修订为《巴氏杀菌乳》、《灭菌乳》、《调制乳》三个食品安全国家标准,此外,还有《发酵乳》食品安全国家标准。所以,液态乳包括巴氏杀菌乳、灭菌乳、调制乳、发酵乳四大类。

1. 巴氏杀菌乳　巴氏杀菌乳(pasteurized milk)包括全脂巴氏杀菌乳,即以牛(羊)乳为原料,经巴氏杀菌制成的液体产品;部分脱脂巴氏杀菌乳,即以牛(羊)乳为原料,脱去部分脂肪,经巴氏杀菌制成的液体产品;脱脂巴氏杀菌乳,即以(羊)乳为原料,脱去全部脂肪,经巴氏杀菌制成的液体产品。

2. 灭菌乳　灭菌乳(sterilized milk)包括超高温灭菌乳(ultra high-temperature milk),即以生牛(羊)乳为原料,添加或不添加复原乳,在连续流动的状态下,加热到至少132℃并保持很短时间(4~10s)的灭菌,再经无菌灌装等工序制成的液体产品;保持灭菌乳(retort sterilized milk),即以生牛(羊)乳为原料,添加或不添加复原乳,无论是否经过预热处理,在灌装并密封之后经灭菌等工序制成的液体产品。

3. 调制乳　调制乳(modified milk)是指以不低于80%的生牛(羊)乳或复原乳为主要原料,添加其他原料或食品添加剂或营养强化剂,采用适当的杀菌或灭菌等工艺制成的液体产品。

4. 发酵乳　详见后述。

(一) 生产工艺的卫生要求

液态乳的生产过程主要有原料乳的收集、冷却、净乳、再次冷却、均质、消毒杀菌、灌装、贮存、检验等生产过程,各个环节都有其相应的卫生要求,以保障乳制品质量。

1. 验收　收购生鲜乳时要严格按照标准进行感官检查、酸度检验、酒精试验、杂质度检验、理化检测、抗生素试验等,检测合格后方可收入。对用于制作发酵乳的原料乳,必须做抗生素和防腐剂检测。

2. 净乳　净乳主要是为除去乳中的杂质,减少微生物数量而增进杀菌效果。净乳可采用过滤法和离心法,净乳温度为 20～30℃。

(1) 过滤法:是净乳的简便、粗滤方法,可以除去原料乳中的干草、饲料、毛发等杂质。该方法是在受奶槽上装过滤网并铺上 3～4 层纱布,用于对验收合格的生乳进行过滤,或者在输送乳的管道中连接一个过滤筒或在管路的出口一端安放一布袋进行过滤,应注意过滤器在进出口的压力差不宜超过 68.67kPa。随着通过滤袋中乳量的增加,滤袋中杂质增多,微生物也逐渐增加,因此,滤布或过滤筒通常在连续过滤 5000～10 000L 原料乳后更换,分别用 0.5% 的碱水和清水洗涤,再煮沸 10～20 分钟或用蒸汽消毒,以免发生堵塞、降低过滤效果。一般准备两个(套)过滤器具交替使用,清洗、消毒后的滤布、滤器应放置在清洁干燥处备用。

(2) 离心法:离心净乳是乳制品生产中最适宜、最常用的方法。不同物质的比重不同,离心净乳机通过强大离心力作用除去机械杂质、乳腺体细胞和某些微生物。例如在脱脂牛奶的加工过程中,根据对乳的不同需求,选择不同的离心机,分别达到除菌、脂肪标准化和脱脂的效果。离心净乳一般设在粗滤之后进行。

3. 冷却　对原料乳净化后需进行冷却,使其温度立即降至 4～10℃,目的在于抑制细菌生长繁殖,保证后续加工之前生乳的质量。冷却方式有直接冷却和间接冷却两种。直接冷却是用制冷剂(氨或氟利昂)通过蒸发器直接与乳进行热交换。间接冷却是通过载冷剂(水、冰水或盐水)来冷却乳。使用不锈钢冷却设备时宜使用冷水,不宜使用含氯离子、硫酸根离子溶液。所用冷却水应符合 GB 5749-2006《生活饮用水卫生标准》的规定。

4. 贮乳　为保证连续生产,乳品生产企业必须有一定数量的原料乳贮存量,一般为生产能力的 50%～100%。贮乳容器有卧式和立式不锈钢罐(缸),其结构要有良好的绝缘层或冷却夹套,并带搅拌器、视孔、人孔及温度计、液位计和自动清洗装置。

5. 标准化　标准化就是按照多去少补的原则,调整原料乳中脂肪和非脂乳固体之间的比例关系,在脂肪不足时要添加稀奶油,脂肪过高时要添加脱脂乳或用分离机除去一部分稀奶油。标准化的目的是为了保证乳中含有规定的脂肪含量,使其符合产品中脂肪与非脂乳固体比值。

6. 均质　均质是乳品生产过程中重要的加工过程,经均质处理后的乳品质量会更加稳定。乳中含有大小不等的脂肪粒,由于脂肪密度小于水的密度,如果不作处理,脂肪粒会上浮,使乳出现分层现象。均质是利用高压突然释放压力的原理,把乳中的脂肪颗粒击碎,将它们分散成较小的脂肪球,均匀分散在乳中。优质的均质机甚至能将脂肪颗粒粉碎至 1 微米以下,直径差不多是一根头发的几十分之一。对原料乳进行均质时的温度宜控制在 50～65℃,在此温度下脂肪处于熔融状态,均质效果好。

7. 消毒杀菌　消毒杀菌的目的是杀灭致病性微生物、杂菌,破坏或抑制乳中的酶类,如氧化还原酶、磷酸酶等。对原料乳进行消毒杀菌可采用以下几种方法:

(1) 巴氏消毒法(pasteurization):亦称低温消毒法,是一种利用较低的温度来杀死致病菌且能保持乳中营养物质和风味不变的消毒法。该方法较为常用,又可分为以下两种:

1) 传统巴氏消毒法:将生乳加热到 62～65℃,保持 30 分钟。采用这一方法可杀死乳中各种生长型致病菌,灭菌效率可达97.3%~99.9%,经消毒后残留的只是部分嗜热菌、耐热性细菌以及芽胞等,但这些细菌多数是乳酸菌,乳酸菌不但对人无害反而有益于健康。

采用这一方法时应注意,在杀菌搅拌过程中要尽量避免产生严重泡沫,以免影响杀菌效果;开启杀菌缸的盖子时,要妥善处理出口处一段的乳;杀菌乳应在15分钟内冷却;每次使用后都要对杀菌缸进行彻底清洗和杀菌。

2)高温短时巴氏消毒法:将生乳加热到72~75℃,保持15~16秒,或在80~85℃加热,保持10~15秒。该法杀菌时间很短,生产效率更高。在杀菌温度的有效范围内,一般温度每升高10℃,乳中细菌芽胞的破坏速度可增加10倍,而乳发生褐变的反应速度仅增加约2.5倍,故该法较为常用。

巴氏消毒法是一种低温杀菌方法,可使乳中营养成分基本不发生变化,但却不能有效地杀灭芽胞菌,所以,巴氏消毒乳的保质期较短,需要冷藏,在产品销售上具有一定局限性。

(2)超高温瞬时灭菌法(ultra high temperature sterilization method,UHT):即将生乳在130~150℃下保持0.5~3秒。该方法既能有效地杀灭乳中所有微生物并钝化酶类,又能保持乳品的风味和营养成分。采用该法和无菌包装生产的灭菌乳可以在常温下保存数月,产品销售范围大,尤其适合于销往偏远地区和广大农村。因此,该法被广泛应用。

(3)保持灭菌法:即将生乳加热到120℃,保持10分钟。该法使乳的营养成分损失较大,理化性质变化也较明显。与UHT法相比,采用该法生产时,企业投资较少,产品保存期较长,因此还有不少企业采用该法。

(4)煮沸消毒法:将生乳直接加热煮沸,保持10分钟。该法非常简单,但对乳的理化性质和营养成分都有较大影响,且煮沸时泡沫部分温度低,会影响消毒效果。若泡沫层温度提高3.5~4.2℃,可达到预期消毒效果。

(5)蒸汽消毒法:将瓶装生乳置于蒸汽箱或蒸笼中,加热至蒸汽上升后维持10分钟,乳温可达85℃,采用该法时乳的营养损失较小,适宜于在无巴氏消毒设备的条件下使用。

8. 冷却 杀菌后的乳要尽快冷却至4℃,冷却速度越快越好,主要是预防磷酸酶的激活。

9. 灌装 灌装所用的包装材料应无毒无害;避光和密封性好;有一定抗压强度;便于运输、携带、开启。为了保证产品质量合格,灌装工人要保持良好的个人卫生状况,严格按照规程操作,防止在灌装过程中对灭菌乳造成再次污染。

10. 贮存 灌装后的巴氏杀菌乳要尽快送到4~6℃的冷库中保藏。冷库内的温度在各处要保持均匀,乳品堆放应有一定间隙。在巴氏杀菌乳的贮存和分销过程中,必须保持冷链的连续性,对这一容易出现问题的薄弱环节应给予高度重视。灭菌乳于低温下保存可减缓品质的不良变化过程。

11. 检验 按照相关国家标准的要求,对液态乳进行各项严格检验,产品经批次检查合格后方可出厂销售。

(二)卫生问题

液态乳的卫生问题有可能出现在原料、生产加工过程、运输等环节,其中主要是原料乳的卫生问题,包括微生物污染、化学性污染、掺伪等。

1. 微生物污染　乳类富含多种营养成分,适宜微生物的生长繁殖,是其天然的培养基。微生物在乳中大量繁殖并分解营养成分,导致乳品腐败变质,例如,乳糖分解成乳酸,使乳的 pH 值下降而呈酸味,且导致蛋白质凝固和分解;蛋白质分解产物,如硫化氢、吲哚等可使乳具有臭味。乳品的腐败变质严重影响其感官性状,使之不再具有食用价值。

乳中微生物污染可分为一次污染和二次污染。一次污染是指生乳在挤出之前受到了微生物污染,例如当乳牛患乳腺炎和传染病时,会导致挤出的生乳中存在大量病原菌。二次污染是指在挤乳过程或生乳挤出后被微生物污染,这些微生物主要来源于乳畜体表、环境、容器、加工设备、挤乳工人的手和蝇类等。

污染乳的微生物主要有以下种类:

(1) 腐败菌:可引起乳类腐败变质。主要有乳酸菌、丙酸菌、丁酸菌、芽胞杆菌属、肠杆菌科等,其中乳酸菌是乳和乳制品中最常见且数量最多的一类微生物。

(2) 致病菌:可引起人患食源性疾病。如细菌性食物中毒,消化道传染病(伤寒、痢疾),人兽共患疾病(炭疽),其中许多细菌是引发乳畜乳腺炎的病原体。

2. 化学性污染　乳类中残留的有毒有害化学物质主要包括来自环境中的有害金属、农药、放射性物质和在生产加工过程中所用的饲料添加剂、食品添加剂以及抗生素、驱虫药、激素等兽药。

3. 掺伪　掺伪是指人为地、有目的地向食品中加入一些非固有的成分,以增加其重量或体积而降低成本;或改变某种质量,以低劣的色、香、味来迎合某些消费者贪图便宜心理的行为。不法食品生产经营者除了向生乳中掺水外,还会掺入其他多种物质,详见第一节。

为了保障乳品的卫生质量,应该采取如下综合性措施以避免这些问题的发生。

(1) 科学饲养乳畜:要落实做好乳畜的防病措施,尽量减少兽药用量,特别是要杜绝使用高残留药物,从源头上把好关,确保收集的原料乳质量合格。

(2) 完善监管体系:要做好各个加工环节的卫生管理,尤其应对生产环境、设备、管道、容器、包装机械和包装材料等进行卫生控制,并有相关记录,使之保持清洁和完好状态。对工作人员进行健康检查,做到持证上岗。

(3) 广泛宣传教育:通过对乳品知识的广泛宣传,使人们认识到乳品安全的重要性,增加生产者和经营者责任感,提高消费者的自我保护和举报监督意识。

(4) 加大执法力度:切实贯彻执行相关法律法规,认真做好生乳检疫和乳制品出厂检验;加强兽药管理,规范兽药的生产、销售和使用;坚决杜绝各种违禁药物和饲料添加剂的使用以及掺杂掺假现象。

(5) 增强环保意识:加大对工业"三废"的治理,保护生态环境和自然资源,限制农药和化肥用量,积极研发高效、低毒、无残留、无公害的天然饲料、食品添加剂和药物,防止饲料和水源污染。

(三) 食品安全国家标准

1. 巴氏杀菌乳　巴氏杀菌乳应符合 GB 19645-2010《食品安全国家标准 巴氏杀菌乳》的规定,该标准适用于全脂、脱脂和部分脱脂巴氏杀菌乳。其质量要求如下:

(1) 感官性状:呈乳白色或微黄色;具有乳固有的香味,无异味;呈均匀一致的液体,无凝块、无沉淀、无视力可见异物。

(2) 理化指标:包括污染物限量和真菌毒素限量在内的理化指标,见表13-2-1。

表 13-2-1 巴氏杀菌乳的理化指标

项目	指标	项目	指标
脂肪[a](g/100g)	≥3.1	铅(以 Pb 计)(mg/kg)	≤0.05
蛋白质(g/100g)		汞(以 Hg 计)(mg/kg)	≤0.01
牛乳	≥2.9	砷(以 As 计)(mg/kg)	≤0.1
羊乳	≥2.8	铬(以 Cr 计)(mg/kg)	≤0.3
非脂乳固体(g/100g)	≥8.1	黄曲霉毒素 M_1(μg/kg)	≤0.5
酸度(°T)			
牛乳	12~18		
羊乳	6~13		

[a]仅适用于全脂巴氏杀菌乳。

（3）微生物要求：见表 13-2-2。致病菌不得检出。

表 13-2-2 巴氏杀菌乳的微生物限量

项目	采样方案及限量(若非指定,均以 CFU/g 或 CFU/ml 表示)			
	n	c	m	M
菌落总数	5	2	50 000	100 000
大肠菌群	5	2	1	5
金黄色葡萄球菌	5	0	0/25g(ml)	–
沙门菌	5	0	0/25g(ml)	–

（4）标签标识：应在产品包装主要展示面上紧邻产品名称的位置,使用不小于产品名称字号且字体高度不小于主要展示面高度五分之一的汉字标注"鲜牛(羊)奶"或"鲜牛(羊)乳"。

2. 灭菌乳 灭菌乳应符合 GB 25190-2010《食品安全国家标准 灭菌乳》的规定,该标准适用于全脂、脱脂和部分脱脂灭菌乳。其质量要求如下：

（1）感官性状：同巴氏杀菌乳。

（2）理化指标：同巴氏杀菌乳。

（3）微生物要求：应符合商业无菌的要求,即经过杀菌后,乳品中既不含有致病性微生物,也不含有在通常温度下能在其中繁殖的非致病性微生物。

（4）标签标识：仅以生牛(羊)乳为原料的超高温灭菌乳应在产品包装主要展示面上紧邻产品名称的位置,使用不小于产品名称字号且字体高度不小于主要展示面高度五分之一的汉字标注"纯牛(羊)奶"或"纯牛(羊)乳"。

全部用乳粉生产的灭菌乳应在产品名称紧邻部位标明"复原乳"或"复原奶"。

在生牛(羊)乳中添加部分乳粉生产的灭菌乳应在产品名称紧邻部位标明"含××% 复原乳"或"含××% 复原奶"。"××%"是指所添加乳粉占灭菌乳中全乳固体的质量分数。

"复原乳"或"复原奶"与产品名称应标识在包装容器的同一主要展示版面;标识的"复原乳"或"复原奶"字样应醒目,其字号不小于产品名称的字号,字体高度不小于主要展示版面高度的五分之一。

3. 调制乳 调制乳应符合 GB 25191-2010《食品安全国家标准 调制乳》的规定,该标准适用于全脂、脱脂和部分脱脂调制乳。其质量要求如下:

(1)感官性状:呈调制乳应有的色泽,具有调制乳应有的香味,无异味。呈均匀一致的液体,无凝块、可有与配方相符的辅料的沉淀物、无正常视力可见异物。

(2)理化指标:脂肪≥2.5g/100g(适用于全脂产品),蛋白质≥2.3g/100g。污染物限量和真菌毒素限量与巴氏杀菌乳相同。

(3)微生物要求:采用灭菌工艺生产的调制乳应符合商业无菌的要求。

二、发酵乳

发酵乳(fermented milk)是一种液态乳,系指以生牛(羊)乳或乳粉为原料,经杀菌、发酵后制成的 pH 值降低的产品。发酵乳对人体健康具有特殊的生理作用,已越来越受到人们的关注。因其生产工艺独特,故在此另列详述。

发酵乳种类繁多,按组织状态分为凝固型、搅拌型、饮料型;按成品风味分为天然酸乳、加糖酸乳、调味酸乳、果料酸乳、复合酸乳、疗效酸乳;按脂肪含量分为全脂酸奶(≥3.0%)、部分脱脂酸奶(0.5%~3.0%)、脱脂酸奶(≤0.5%);按加工工艺分为浓缩酸奶、冷冻酸奶、充气酸奶、酸奶粉;按菌种种类分为酸奶(仅含保加利亚乳杆菌和嗜热链球菌)、双歧杆菌酸奶、干酪乳杆菌酸奶、嗜酸乳杆菌酸奶。在食品安全国家标准中,发酵乳分为以下两种:

1. 酸乳 酸乳(yoghurt)是指以生牛(羊)乳或乳粉为原料,经杀菌、接种嗜热链球菌和保加利亚乳杆菌(德氏乳杆菌保加利亚亚种)发酵制成的产品。

2. 风味酸乳 风味酸乳(flavored yoghurt),是指以 80% 以上生牛(羊)乳或乳粉为原料,添加其他原料,经杀菌、接种嗜热链球菌和保加利亚乳杆菌(德氏乳杆菌保加利亚亚种)发酵前或后添加或不添加食品添加剂、营养强化剂、果蔬、谷物等制成的产品。

(一)生产工艺的卫生要求

发酵乳的生产工艺流程同巴氏杀菌乳、灭菌乳很相近,所用原料乳要经过净化、脂肪含量标准化、预热、均质、杀菌、冷却等处理。杀菌常采用高温巴氏杀菌法,将乳加热至 90 ~ 95℃,保持 5 分钟,杀灭原料乳中的大部分杂菌和全部致病菌,为发酵剂创造杂菌少、利于生长繁殖的环境。另外,还有配料、预热、接种、灌装(用于凝固型酸奶)、发酵、冷却、搅拌(用于搅拌型酸奶)、包装和后熟几道工序。以酸乳为例,其特殊工序的卫生要求如下:

1. 配料 在酸乳生产过程中,对脂肪进行标准化后,有一配料工序。酸乳的生产原料主要有原料乳、发酵剂、稳定剂、甜味剂、果料等。

(1)原料乳:制作酸乳的原料乳比制作一般乳制品的要求更高,酸度应在 18°T 以下,杂菌数不高于 5×10^5 CFU/ml,总乳固体含量不低于 11.5%,其中非脂乳固体不少于 8.5%,否则会影响蛋白质的凝乳作用。严禁使用残留有抗生素、杀菌剂、防腐剂的乳制作酸乳。

(2)发酵剂:发酵剂是制作酸乳所用的特定微生物培养材料,在酸乳生产过程中的作用非常重要,是酸乳产品产酸和产香的基础和主要原因。液体酸乳发酵剂由于其品质不稳定且易受杂菌污染,已经逐渐被大型酸乳厂家所淘汰,改用直投式酸乳发酵剂。在把制备好的发酵剂接种到乳中时,必须注意规范接种操作,避免杂菌污染。

(3)稳定剂:在搅拌型酸乳生产中,常添加稳定剂,添加量应控制在 0.1%~0.5%。稳定剂有明胶、果胶、琼脂、变性淀粉及复合型稳定剂等。

（4）甜味剂：一般用蔗糖、葡萄糖或蜂蜜等作为甜味剂，目的是使产品具有良好风味，缓和其酸度，提高干物质含量和乳的黏度，利于稳定酸乳的凝固性。常见的卫生问题一是蔗糖受杂菌污染，质量不合格，故应选用符合卫生标准的蔗糖，二是加糖量过多，致使乳液黏度过高，添加蔗糖量以5%～8%为宜。

2. 酸乳的贮藏和运输　酸乳在出售之前应冷藏在2～8℃的仓库里或冰箱里，贮存时间不应超过72小时。冷藏可促使香味物质的产生，改善酸乳的硬度，并延长保质期。酸乳运输时，应采用冷藏车运输，保持冷链的连续性，在无冷藏车的情况下，须采取保温隔热措施。

（二）卫生问题

酸乳的卫生问题可能出现在原料、生产过程、运输等环节，主要也是微生物污染、化学物质污染和掺伪等卫生问题，参见液态乳的卫生问题。

需要特别注意的是，用于酸乳生产的设备及盛装酸乳的容器要彻底清洗，用氯水消毒后，还需要蒸汽杀菌5～10分钟后方可使用。要注意避免清洗剂和杀菌剂的残留，以保证酸乳生产的正常发酵过程。制作风味酸乳所用的食品添加剂、营养强化剂、果蔬、谷物等，必须符合相应食品安全标准，对果蔬料要进行杀菌处理。

（三）食品安全国家标准

发酵乳应符合GB 19302-2010《食品安全国家标准 发酵乳》的规定，该标准适用于全脂、脱脂和部分脱脂发酵乳。其质量要求如下：

1. 感官性状　酸乳色泽均匀一致，呈乳白色或微黄色；具有发酵乳特有的滋味、气味；组织细腻、均匀，允许有少量乳清析出。风味酸乳具有与添加成分相符的色泽、滋味和气味；组织细腻、均匀，允许有少量乳清析出，具有添加成分特有的组织状态。

2. 理化指标　见表13-2-3。污染物限量和真菌毒素限量同巴氏杀菌乳。

3. 微生物要求　见表13-2-4。

表13-2-3　发酵乳的理化指标

项目		指标	
		酸乳	风味酸乳
脂肪[a]（g/100g）	≥	3.1	2.5
蛋白质（g/100g）	≥	2.9	2.3
非脂乳固体（g/100g）	≥	8.1	—
酸度（°T）	≥	70.0	

[a] 仅适用于全脂产品。

表13-2-4　发酵乳的微生物限量

项目	采样方案及限量（若非指定，均以 CFU/g 或 CFU/ml 表示）			
	n	c	m	M
大肠菌群	5	2	1	5
金黄色葡萄球菌	5	0	0/25（ml）	—
沙门菌	5	0	0/25（ml）	—
酵母		100		
霉菌		30		

4. 乳酸菌数　乳酸菌数≥1×10^{6}CFU/g(ml)。发酵后经热处理的产品对乳酸菌数不作要求。

5. 标签标识　发酵后经热处理的产品应标识"××热处理发酵乳"、"××热处理风味发酵乳"、"××热处理酸乳/奶"或"××热处理风味酸乳/奶"。

全部用乳粉生产的产品应在产品名称紧邻部位标明"复原乳"或"复原奶"。

在生牛(羊)乳中添加部分乳粉生产的产品应在产品名称紧邻部位标明"含××%复原乳"或"含××%复原奶"。"××%"是指所添加乳粉占产品中全乳固体的质量分数。

"复原乳"或"复原奶"与产品名称应标识在包装容器的同一主要展示版面;标识的"复原乳"或"复原奶"字样应醒目,其字号不小于产品名称的字号,字体高度不小于主要展示版面高度的五分之一。

三、乳粉

乳粉(milk powder)是以生牛(羊)乳为原料或为主要原料,以加热方法除去乳中水分,加入其他原料,添加或不添加食品添加剂和营养强化剂,经加工制成的一种干燥粉末状乳制品。与原料乳相比,乳粉含水量极低,体积为原来的1/7,质量为原来的1/8。乳粉具有营养丰富、贮藏期长、便于运输、食用方便等优点。

根据加工原料和加工工艺可分为全脂乳粉、脱脂乳粉、速溶乳粉、配方乳粉、加糖乳粉、乳清粉、调制乳粉(formulated milk powder)等。在食品安全国家标准中,乳粉分为以下两种:

1. 乳粉　是指以生牛(羊)乳为原料,经加工制成的粉状产品。

2. 调制乳粉　是指以生牛(羊)乳或及其加工制品为主要原料,添加其他原料,添加或不添加食品添加剂和营养强化剂,经加工制成的乳固体含量不低于70%的粉状产品。

(一) 生产工艺的卫生要求

乳粉的生产工艺流程包括原料乳的验收、预处理(过滤和净乳)、标准化、均质、杀菌、浓缩、喷雾干燥、出粉、冷却、筛粉、晾粉、包装、检验等过程。根据乳粉的加工工艺,其生产过程中的卫生要求如下:

1. 验收和预处理　收购原料乳的验收要求、过滤、净乳工序同液态乳。

2. 标准化　标准化处理就是通过调整原料乳中脂肪和非脂乳固体之间的比例关系,使其符合产品的要求,之后才能进行加工。若不能及时加工则要冷却至5℃左右暂存。

3. 均质　目的是击碎脂肪颗粒,使其更加微小,能够分散在乳中形成均匀的乳浊液。以经过均质的原料乳制成的乳粉,冲调后复原性更好。

4. 杀菌　常采用高温短时间巴氏消毒法或超高温瞬时灭菌法。因为采用这两种方法杀菌后的乳粉其营养成分破坏程度小,乳粉的溶解度及保藏性良好,其中超高温瞬时灭菌法,杀菌效果更好,能杀死乳中几乎全部微生物。

为了取得满意的杀菌效果,要做到以下几点:杀菌过程中所使用的设备、管路、阀门、贮罐、滤布等器具,必须经过彻底清洗、杀菌。无论使用板式杀菌器、列管式杀菌器还是直接喷射式杀菌器,都要遵守操作规程。杀菌过程中要配以计温、计时装置,保证杀菌效果,记录要注明生产日期和班次,记录资料应保存至超过该批产品的保存期限。

5. 浓缩　经过杀菌后,把乳立即泵入真空蒸发器进行减压(真空)浓缩,通过浓缩工序可除掉乳中70%~80%的水分,即浓缩至原体积的1/4左右。浓缩工序结束后,要对使用的设备、容器进行彻底清洗和杀菌,要有清洗消毒记录,对操作人员也要加强卫生控制。

6. 喷雾干燥 这是乳粉生产中的关键环节,直接影响产品质量的好坏。喷雾干燥可以使浓缩乳中的水分在短时间内迅速蒸发,这一过程速度快、受热时间短、温度低,可以保证乳中热敏性成分的品质正常。另外,该工序在密闭、负压状态进行,既保证产品卫生,又防止粉尘飞扬,并且机械化程度高,有利于生产连续化和自动化。在喷雾干燥过程中应该注意以下两点:

(1) 控制时间和温度:浓缩乳在经中间平衡槽直接进行喷雾时,要控制在平衡槽中停留的时间和温度,防止细菌繁殖和毒素的产生。

(2) 设备符合生要求:所用设备必须达到卫生要求,杜绝设备对物料的二次污染。干燥室最好采用不锈钢结构,室外壁覆以保温材料,内壁接缝要求平整、光滑、严密,以便于清洗,防止积垢,以保证产品质量。干燥所用的介质——空气必须经充分过滤和高温杀菌。热风温度不宜过高,以防风筒周围产生焦粉。

7. 出粉、冷却、筛粉、晾粉 这一系列工序的连续化、自动化、密闭化,对于防止乳粉污染和品质变化十分重要。喷出的乳粉应尽快送出干燥室,迅速冷却至30℃以下,避免由于受热时间过长,导致蛋白质变性、脂肪氧化,乳粉结块,进而影响色泽、滋味、气味、溶解度等性状。

8. 包装 乳粉需降到25℃以下才能进行包装,否则热量很难散发出去,必然会影响乳粉的质量。包装是乳粉生产的最后一道工序,分为小包装(装袋、罐)和大包装(装箱),对小包装卫生要求更为严格。包装质量的好坏直接影响到乳粉的卫生指标、保藏性及商品的外观。

(1) 小包装间的卫生要求:小包装间要保持密闭、干燥,相对湿度为75%以下,温度为18~20℃;空气杂菌数符合相关要求;配置负离子发生器、紫外线灯、空气调温调湿设施等设备;每天工作前,小包装间必须经紫外线照射30分钟进行灭菌。

(2) 工作人员的卫生要求:工作人员要穿戴清洁整齐的工作衣、帽和口罩,双手需洗净、消毒后,才能经过风淋浴缓冲间进入小包装间。

(3) 包装封口的卫生要求:包装封口时,应防止乳粉外溢或飞扬,排气要充分,封口要严密,标记要清楚,外包装要牢固。

9. 贮存 包装好的乳粉应放在专用库房中贮存,库房应有相应的降湿、降温、排风等设施,保持通风良好、干燥、清洁,并且在通风口装铁丝网以防鼠害。乳粉堆放贮存时要离地30cm以上、离墙20cm以上,垛与垛之间要保持一定间隔。不同品种、不同日期的乳粉要分开存放。

10. 检验 检验人员严格按照国家食品安全标准对每批产品都要进行检验,尤其是要对乳粉的限量指标进行检测,如铅、砷、铬、亚硝酸盐、黄曲霉毒素等。检验合格后方可出厂。

(二) 卫生问题

乳粉的卫生问题同样可能会出现在原料、生产过程、运输等环节,主要是微生物污染、化学物质污染和掺伪等卫生问题,参见液态乳的卫生问题。食品添加剂和营养强化剂的质量和使用均应符合相应的食品安全国家标准和有关规定。

毋庸置疑,由乳制品引发的食品安全事件较为频繁且危害面广,由此造成的经济损失也十分巨大。2000年日本雪印公司所产乳制品引发的葡萄球菌肠毒素食物中毒、2004年安徽省阜阳市出现的劣质乳粉所致营养不良的"大头娃娃"、2008年三鹿牌婴幼儿配方乳粉中所含三聚氰胺导致婴儿肾结石病例等重大食品安全事件给人们敲响了警钟。因此,对乳粉的质量安全与卫生问题应该给予足够重视,严格加以防范。

（三）食品安全国家标准

乳粉应符合 GB 19644-2010《食品安全国家标准 乳粉》的规定,该标准适用于全脂、脱脂、部分脱脂乳粉和调制乳粉。其质量要求如下:

1. 感官性状　乳粉呈均匀一致的乳黄色;具有纯正的乳香味;呈干燥均匀的粉末状。调制乳粉具有应有的色泽、滋味、气味;呈干燥均匀的粉末状。

2. 理化指标　包括污染物限量和真菌毒素限量在内的理化指标,见表 13-2-5。

3. 微生物要求　见表 13-2-6。

表 13-2-5　乳粉的理化指标

项目		指标	
		奶粉	调制奶粉
蛋白质(%)	≥	非脂乳固体[a]的34%	16.5
脂肪[b](%)	≥	26.0	—
复原乳酸度(°T)			
牛乳	≤	18	—
羊乳	≤	7～14	—
杂质度(mg/kg)	≤	16	—
水分(%)	≤	5.0	
铅(mg/kg)	≤	0.5	
砷(mg/kg)	≤	0.5	
铬(mg/kg)	≤	2.0	
亚硝酸盐(mg/kg)	≤	2.0	
黄曲霉毒素 M_1(μg/kg)	≤	0.5	

[a]非脂乳固体(%)=100%-脂肪(%)-水分(%);[b]仅适用于全脂乳粉。

表 13-2-6　乳粉的微生物限量

项目	采样方案[a]及限量(若非指定,均以 CFU/g 表示)			
	n	c	m	M
菌落总数[b]	5	2	50 000	200 000
大肠菌群	5	1	10	100
金黄色葡萄球菌	5	2	10	100
沙门菌	5	0	0/25g	—

[a]样品的分析及处理按 GB 4789.1 和 GB 4789.18 执行。
[b]不适用于添加活性菌种(好氧和兼性厌氧益生菌)的产品。
n 为同一批次产品应采集的样品件数;c 为最大可允许超出 m 值的样品数;m 为微生物指标可接受水平的限量值;M 为微生物指标的最高安全限量值。

四、炼乳

炼乳(condensed milk)是一种浓缩乳制品,是将生乳经过杀菌处理后,蒸发除去其中大部分水分而制成的产品。在食品安全国家标准中,炼乳分为以下三种:

1. 淡炼乳 淡炼乳(evaporated milk)指以生乳和(或)乳制品为原料,添加或不添加食品添加剂和营养强化剂,经加工制成的黏稠状产品。

2. 加糖炼乳 加糖炼乳(sweetened condensed milk)指以生乳和(或)乳制品、食糖为原料,添加或不添加食品添加剂和营养强化剂,经加工制成的黏稠状产品。

3. 调制炼乳 调制炼乳(formulated condensed milk)指以生乳和(或)乳制品为主料,添加或不添加食糖、食品添加剂和营养强化剂,添加辅料,经加工制成的黏稠状产品。

(一) 生产工艺的卫生要求

不同种类炼乳的生产工艺有所不同,但都包括原料乳的验收、净乳、冷却、标准化、真空浓缩、均质、杀菌、冷却、装罐、包装、贮藏等过程。各主要工序的卫生要求如下:

1. 原料

(1) 原料乳:原料乳应符合 GB 19301-2010《食品安全国家标准 生乳》的质量要求,并进行预处理。杀菌过程要采取有效的方式杀灭原料乳中的致病菌、杂菌及病毒,破坏和钝化酶的活力,以保证产品卫生并提高其保存性。在预热杀菌时,淡炼乳可用 95 ~ 100℃保持 10 ~ 15 分钟;甜炼乳常采用 75℃保持 10 ~ 20 分钟及 80℃保持 5 ~ 10 分钟。杀菌时也都可以采用 135℃保持 2 ~ 5 秒的 UHT 法。

(2) 食糖:加入食糖的目的是赋予产品甜味并可抑制微生物生长。砂糖应符合 GB 317-2006《白砂糖》优级品的规定。

(3) 食品添加剂和食品营养强化剂:食品添加剂和食品营养强化剂分别按照 GB 2760-2014《食品安全国家标准 食品添加剂使用标准》和 GB 14880-2012《食品安全国家标准 食品营养强化剂使用标准》的规定使用。

2. 浓缩 在炼乳生产中,主要采用真空浓缩,即减压加热蒸发。要防止真空浓缩过程中因真空度过低和停电、停水等原因造成的沸腾突然停止及倒灌现象。当浓缩结束后,应立即对浓缩设备中接触物料的部件,如间歇式单效盘管式真空浓缩锅的锅体、加热盘管和雾沫分离器等部位进行清洗和杀菌。在浓缩锅再次进料前再以饱和蒸汽杀菌 10 分钟。

3. 装罐 炼乳常用铁听和玻璃瓶灌装,这些容器和材料要符合相应的卫生标准,无毒无害。

装炼乳的空罐与罐盖在使用前要作高温杀菌,如在 90℃以上的温度下进行 10 分钟的蒸气杀菌。由于甜炼乳灌装后不再杀菌,所以,对与甜炼乳接触的灌装机和容器都要进行严格杀菌。淡炼乳需要在灌装后进行高温杀菌,故对罐装和封罐操作要求很高,要保证容器和封条能够承受杀菌时的高温及高压,防止罐头发生裂漏现象。

罐装甜炼乳时要尽量装满,不得留有空隙,防止霉菌和球菌污染导致罐盖上乃至罐内甜炼乳中产生"纽扣"状凝块。应注意罐装温度的适宜性,尽量使炼乳温度接近大气温度,避免生锈和形成胖听。

灌装淡炼乳时不得太满,因封罐后要高温杀菌,必须留有顶隙。装罐后进行真空封罐,以减少气泡及顶隙中残留空气,防止假胖听。封罐后应及时灭菌,以防变质。

4. 贮藏 炼乳应贮藏在阴凉、干燥的环境中,库温要恒定,不得高于 15℃,空气湿度不高于 85%。存放时应离开墙壁和保暖设施 30cm 以上。加糖炼乳在贮藏过程中,每月应翻罐 1 ~ 2 次,防止糖沉淀的形成。

(二) 卫生问题

炼乳的卫生问题可能会出现在原料、生产过程、储藏、运输等环节,尤其要注意在贮藏期间检查有无出现微生物性胖听和物理性胖听。

（三）食品安全国家标准

炼乳应符合 GB 13102-2010《食品安全国家标准 炼乳》的规定，该标准适用于淡炼乳、加糖炼乳和调制炼乳。其质量要求如下：

1. **感官性状**　呈均匀一致的乳白色或乳黄色，有光泽，调制炼乳具有辅料应有的色泽；具有乳的滋味和香味，甜炼乳甜味纯正，调制炼乳具有乳和辅料应有的滋味和气味；组织细腻，质地均匀，黏度适中。

外观应无胖听、漏听、锈听等情况，炼乳若出现变稠或褐变凝结成膏状呈咖啡样物质浮于液面，有异臭味，应禁止食用，并应立即销毁。

2. **理化指标**　包括污染物限量和真菌毒素限量在内的理化指标，见表13-2-7。

表 13-2-7　炼乳的理化指标

项目		指标			
		淡炼乳	加糖炼乳	调制炼乳	
				调制淡炼乳	调制加糖炼乳
蛋白质（g/100g）	≥	非脂乳固体[a]的34%		4.1	4.6
脂肪（X）（g/100g）		$7.5 \leqslant X < 15.0$		$X \geqslant 7.5$	$X \geqslant 8.0$
乳固体[b]（g/100g）	≥	25.0	28.0	–	–
蔗糖（g/100g）	≤		45.0		48.0
水分（%）	≤	–	27.0	–	28.0
酸度（°T）	≤	48.0			
铅（以 Pb 计）（mg/kg）	≤	0.3			
黄曲霉毒素 M_1（μg/kg）	≤	0.5			

[a] 非脂乳固体（%）= 100% −脂肪（%）−水分（%）−蔗糖（%）。
[b] 乳固体（%）= 100% −水分（%）−蔗糖（%）。

3. **微生物要求**　淡炼乳、调制淡炼乳应符合商业无菌的要。加糖炼乳、调制加糖炼乳应符合表13-2-8的规定。

表 13-2-8　加糖炼乳、调制加糖炼乳的微生物限量

项目	采样方案[a]及限量（若非指定，均以 CFU/g(ml)表示）			
	n	c	m	M
菌落总数	5	2	30 000	100 000
大肠菌群	5	1	10	100
金黄色葡萄球菌	5	0	0/25g(ml)	–
沙门菌	5	0	0/25g(ml)	–

[a] 样品的分析及处理按 GB 4789.1 和 GB 4789.18 执行。
n 为同一批次产品应采集的样品件数；c 为最大可允许超出 m 值的样品数；m 为微生物指标可接受水平的限量值；M 为微生物指标的最高安全限量值。

4. **标签标识**　产品标签上应标示"本产品不能作为婴幼儿的母乳代用品"或类似警语。

五、奶油

生乳在静置一段时间之后，其中密度较低的脂肪便会浮升到顶层，利用分离机可以将其

提取出来,这样得到的黄色或白色的脂肪性半固体食品称为稀奶油(cream),剩余部分就是脱脂乳。对稀奶油进一步采用杀菌、发酵、成熟、搅拌、压炼等工艺手段,可以制成多种奶油制品。

奶油的种类很多,根据制作方法的不同可分为甜性奶油、酸性奶油、重制奶油、脱水奶油和连续式机制奶油。在食品安全国家标准中,奶油分为以下三种:

1. 稀奶油 指以乳为原料,分离出的含脂肪的部分,添加或不添加其他原料、食品添加剂和营养强化剂,经加工制成的脂肪含量10.0%~80.0%的产品。

2. 奶油 又称黄油(butter),指以乳和(或)稀奶油(经发酵或不发酵)为原料,添加或不添加其他原料、食品添加剂和营养强化剂,经加工制成的脂肪含量不小于80.0%产品。

3. 无水奶油 又称无水黄油(anhydrous milk fat),指以乳和(或)奶油或稀奶油(经发酵或不发酵)为原料,添加或不添加食品添加剂和营养强化剂,经加工制成的脂肪含量不小于99.8%的产品。

(一) 生产工艺的卫生要求

奶油制品的主要生产加工过程及其卫生要求如下:

1. 原料乳 原料乳应符合相应的安全标准,其预处理过程及卫生要求同其他乳制品。

2. 杀菌 在奶油生产过程中,对原料乳或稀奶油一般采用85~90℃的巴氏杀菌法,在杀灭其中病原菌、腐败菌和酵母等微生物的同时,也可破坏脂肪酶,防止脂肪酶分解脂肪而产生酸败,提高奶油的耐保藏性和风味。

3. 洗涤 成熟后的稀奶油需要经搅拌形成奶油,在此过程中会放出酪乳,其中含蛋白质和乳糖,有利于微生物的生长,因此要对稀奶油进行洗涤,尽量减少这些成分。洗涤就是除去奶油颗粒表面的酪乳,调整奶油的硬度,消除不良气味,以延长奶油的保存期。

4. 包装 包装所用的材料都应符合相应的卫生安全标准。

(1) 餐桌用奶油:可直接涂抹在面包上食用,要求小包装,其材料强韧柔软,不透气,不透水,具有防潮性;不透油、无味、无臭、无毒,能遮蔽光线。

(2) 烹调用奶油或食品工业用奶油:一般都用较大型的马口铁罐、木桶或纸箱包装。

5. 贮藏 奶油包装后一般在-15℃以下冷冻和贮藏,冷冻速度越快越好,贮藏时间不宜超过6个月,如需较长期保藏时应在-23℃以下冷冻。奶油出冷库后在常温下放置时间越短越好,在4~6℃条件放置最好不得超过7天。

(二) 卫生问题

奶油的卫生问题可能出现在原料乳、杀菌、洗涤、贮藏等环节,尤其应精选健康乳牛产的牛乳作原料,不宜采用初乳和末乳。加工时要着重控制微生物指标;洗涤要干净;包装时切勿用手接触奶油,要用消毒后的专用工具;不能留有空隙,以免氧化变质或出现霉斑。产品包装要密封,必须在冷冻或低温下保藏。

(三) 食品安全国家标准

奶油应符合GB 19646-2010《食品安全国家标准 稀奶油、奶油和无水奶油》的规定。其质量要求如下:

1. 感官性状 奶油应呈均匀一致的乳白色、乳黄色或相应辅料应有的色泽。具有稀奶油、奶油、无水奶油或相应辅料应有的滋味和气味,无异味。组织均匀一致,允许有相应辅料的沉淀物,无肉眼可见异物。

次质奶油的香味很平淡,色泽不均匀,有轻度的异味或酸味,可作为食品加工原料。变质奶油的形状发生改变,油脂外溢,色泽不均匀,表面凹陷不平、有霉斑或局部霉变,切面不光滑,有较明显的异味如鱼腥味、肥皂味、苦味,故不得食用。

2. 理化指标　包括污染物限量和真菌毒素限量在内的理化指标,见表 13-2-9。

表 13-2-9　奶油的理化指标

项目		指标		
		稀奶油	奶油	无水奶油
水分(%)	≤	–	16.0	0.1
脂肪[a](%)	≥	10.0	80.0	99.8
酸度[b](°T)	≤	30.0	20.0	–
非脂乳固体[c](%)	≤	–	2.0	–
铅(mg/kg)	≤		0.3	
黄曲霉毒素 M_1(μg/kg)	≤		0.5	

a 无水奶油的脂肪(%) = 100% − 水分(%)。
b 不适用于以发酵稀奶油为原料的产品。
c 非脂乳固体(%) = 100% − 脂肪(%) − 水分(%)(含盐奶油还应减去食盐含量)。

3. 微生物要求　以罐头工艺或超高温瞬时灭菌工艺加工的稀奶油产品应符合商业无菌的要求。其他产品应符合表 13-2-10 的规定。

表 13-2-10　奶油的微生物限量

项目	采样方案[a]及限量(若非指定,均以 CFU/g 或 CFU/mL 表示)			
	n	c	m	M
菌落总数[b]	5	2	10 000	100 000
大肠菌群	5	2	10	100
金黄色葡萄球菌	5	1	10	100
沙门菌	5	0	0/25g(mL)	–
霉菌	≤		90	

a 样品的分析及处理按 GB 4789.1 和 GB 4789.18 执行。
b 不适用于以发酵稀奶油为原料的产品。
n 为同一批次产品应采集的样品件数;c 为最大可允许超出 m 值的样品数;m 为微生物指标可接受水平的限量值;M 为微生物指标的最高安全限量值。

六、干酪

干酪(cheese)又称奶酪,是指在乳中加入适量的凝乳酶或其他凝乳剂,使乳、脱脂乳、部分脱脂乳、稀奶油、乳清稀奶油、酪乳中一种或几种原料的蛋白质凝固或部分凝固,排出凝块中的部分乳清,将凝块压成所需形状而制成的乳制品。干酪是一种营养价值很高的食品,尤其富含蛋白质。干酪中的蛋白质经过凝乳酶及微生物中蛋白酶的分解作用,形成胨、肽、氨基酸等,很容易被人体消化吸收。

干酪的品种极多,世界上已有 800 多种,人们很难按其实际意义进行分类。国际乳品联合会提出以含水量为标准,将干酪分为硬质干酪、半硬质干酪、软质干酪、再制干酪四大类,其中硬质干酪最受人们欢迎,其产量约占干酪总产量的 90% 以上。国际上通常把干酪分为天然干酪、融化干酪和干酪食品三大类：

1. **天然干酪** 是指由乳及其制品为原料,直接加工制成的产品,也有少部分是由乳清或乳清和牛乳混合制成。

2. **融化干酪** 是指将同一种类或不同种类的两种以上的天然干酪,经粉碎、加乳化剂、加热搅拌、充分乳化后而制成的产品。

3. **干酪食品** 是指用天然干酪或融化干酪,经粉碎、混合、加热融化、添加香料、调味料和其他食品而制成的产品。

在食品安全国家标准中,干酪分为以下三种：

1. **成熟干酪** 指生产后不能马上使(食)用,应在一定温度下储存一定时间,以通过生化和物理变化产生该类干酪特性的干酪。

2. **霉菌成熟干酪** 指主要通过干酪内部和(或)表面的特征霉菌生长而促进其成熟的干酪。

3. **未成熟干酪** 是指生产后不久即可使(食)用的干酪。

(一) 生产工艺的卫生要求

干酪的生产过程主要包括原料乳的预处理、杀菌、冷却、添加发酵剂、调整酸度、加氯化钙、加色素、加凝乳酶、凝块切割、搅拌、乳清排出、成型压榨、腌渍、成熟、上色挂蜡、包装等过程,主要卫生要求如下：

1. 原料

(1) 原料乳:必须是健康乳畜分泌的新鲜优质乳,经过感官检查、酸度和抗生素等指标检验合格后方可使用。验收后的原料乳要经过净乳、标准化、杀菌、冷却等预处理。生产中多采用加热至 72～75℃,保持 15 秒的高温短时巴氏杀菌法。

(2) 发酵剂:须采用纯乳酸菌或霉菌发酵剂。

(3) 凝乳酶:常用皱胃酶或胃蛋白酶。

(4) 其他:食盐、色素、石蜡等物质都应符合相应的卫生安全标准。

2. 消毒 在生产过程中所用的工具、容器和机械设备,使用前要严格消毒,使用后要彻底清洗。

3. 包装 包装材料应无毒无害,符合相应的卫生安全标准。包装必须严密完整,防止霉变。

4. 检验 对每批干酪都要严格按照相关卫生安全标准进行各项指标的检验,检验合格后方可出厂。检验结果不符合标准要求时,可取样复验。

5. 贮藏 干酪在仓库、商业网点和冷库的贮存温度应为 2～10℃。以包装箱形式贮存时,应当整齐堆垛,离地面至少 10cm,垛与垛之间距离为 0.8～1.0m。当硬质干酪表面长霉时,可取出洗净、擦干,再重新包装和堆放。

(二) 卫生问题

干酪的卫生问题可能出现在原料、生产过程等环节,在生产中特别要防止微生物的污染。

1. **恶臭味** 干酪中如存在厌氧性芽胞杆菌,蛋白质被分解生成硫化氢、硫醇等物质,使干酪产生恶臭味。

2. **酸败** 微生物污染干酪后可分解乳糖或脂肪,生成丁酸及其衍生物,导致干酪酸败。

3. **液化** 干酪中存在有液化酪蛋白的微生物时,可使干酪表面出现液化现象。

4. 变色　干酪可与铁、铅等金属发生化学反应而黑色硫化物,在不同质地的干酪上呈现绿色、灰色和褐色等颜色,加工既要注意设备和模具的洁净度,还要防止外部污染。

(三) 食品安全国家标准

干酪应符合 GB 5420-2010《食品安全国家标准　干酪》的规定。该标准适用于成熟干酪、霉菌成熟干酪和未成熟干酪。其质量要求如下:

1. 感官性状　干酪呈白色或淡黄色,有光泽。具有不同干酪特有的滋味和气味,无异味。组织细腻,质地均匀,具有不同干酪应有的硬度。

凡带有腐败味、霉味、化学药品味和石油味等异味及检出致病菌的干酪均应废弃。

2. 理化指标　GB 2762-2017《食品安全国家标准　食品中污染物限量》规定,乳制品中铅 $\leqslant 0.3mg/kg$,GB 2761-2017《食品安全国家标准　食品中真菌毒素限量》规定,乳制品中黄曲霉毒素 $M_1 \leqslant 0.5\mu g/kg$。

干酪中绝大多数营养成分显著超过原料乳,蛋白质含量一般为 28g/100g,脂肪为 24g/100g,碳水化合物不多,约为 3.5g/100g。

3. 微生物要求　应符合表 13-2-11 的规定。

表 13-2-11　干酪的微生物限量

项目	采样方案[a]及限量(若非指定,均以 CFU/g 表示)			
	n	c	m	M
大肠菌群	5	2	100	1000
金黄色葡萄球菌	5	2	100	1000
沙门菌	5	0	0/25g	—
单核细胞增生李斯特氏菌	5	0	0/25g	—
酵母[b]	$\leqslant$		50	
霉菌[b]	$\leqslant$		50	

[a] 样品的分析及处理按 GB 4789.1 和 GB 4789.18 执行。
[b] 不适用于霉菌成熟干酪。
n 为同一批次产品应采集的样品件数;c 为最大可允许超出 m 值的样品数;m 为微生物指标可接受水平的限量值;M 为微生物指标的最高安全限量值。

(赵长峰)

第十四章

水 产 品

　　水产品是对出产自海洋和淡水中的具有食用价值的动植物、藻类及其加工制品的统称。水产品种类繁多,主要有鱼、虾、蟹、贝等,包括鲜活品、冷冻品、干制品、腌制品、熏制品、罐制品、鱼糜和鱼露等制品。

　　我国水产资源非常丰富,也是水产养殖大国,海洋鱼类达1500多种,淡水鱼中已开发的经济鱼类有600多种。近年来,我国渔业发展迅速,产量大幅度增长,水产制品日益呈现多样化、方便化,消费量很大,由此带来的卫生问题也随之增多,水产品中的污染物既有可能来自于水产原料,也有可能来自于生产加工过程。所以,应该采取有效的保鲜贮藏措施,加强水产品在生产加工、运输和销售等环节的质量控制,确保食用安全。

第一节　水产品的卫生问题

　　水产品富含蛋白质和水分,酶的活性强,加上其捕捞、保藏、运输、销售等环节复杂,且周期长,被污染的机会多,容易腐败变质,危害消费者健康。据统计,我国在2000年至2013年间,引起食物中毒的水产品超过17种,其中较多的是螺类。水产品的卫生问题可归纳为生物性污染、化学性污染、物理性污染三大类。

一、生物性污染

　　生物性污染是水产品的主要卫生问题,包括致病菌、病毒和寄生虫污染,以及自身所含生物毒素。

(一) 致病菌

　　1. 自身原有致病菌　　主要有副溶血性弧菌、霍乱弧菌和李斯特菌等,它们广泛分布于世界各地的水环境中。副溶血性弧菌和霍乱弧菌常见于大多数港湾和温热带海岸线区域的海产食品中,故夏秋季节常见的食物中毒多由副溶血性弧菌引起。

　　2. 非自身原有细菌　　主要有沙门菌、大肠杆菌、志贺菌和金黄色葡萄球菌等。水产品受非自身原有细菌的感染常与水资源污染和在不卫生条件下加工贮运有关,最常见的来源是人畜粪便、生活污水、带菌的食品加工者。水生生物愈靠近海滩,受各种肠道致病菌污染的程度愈重。

　　我国水产品卫生应控制的病原微生物主要是肠道致病菌和副溶血性弧菌。

(二) 腐败菌

　　一般引起海水鱼腐败变质的细菌有假单胞菌属、无色杆菌属、黄杆菌属、摩氏杆菌属等。

引起淡水鱼腐败变质的细菌,除上述细菌以外,还有产碱杆菌属、产气单胞杆菌属和短杆菌属等。当鱼死亡后,由于鱼体内细菌和酶的作用,鱼体发生严重腐败变质。

水产品在贮藏过程中会有一种特征菌群生长,其中部分菌群与水产品的腐败变质有关。在自然存放的水产品中,优势腐败菌是革兰氏阴性发酵菌,而在冷藏存放的水产品中,优势腐败菌则为革兰氏阴性嗜冷菌。气调贮藏(含 CO_2)可以抑制需氧腐败菌的生长,在使用这种方法贮藏的水产品中,主要腐败菌是嗜冷发光杆菌。盐渍或发酵产品中引起变质的优势菌落是革兰氏阳性、嗜盐或耐盐的小球菌、酵母、芽胞杆菌、乳酸菌和霉菌。

(三) 病毒

存在于水产品中的少数病毒会引起一些食源性疾病,如甲型肝炎病毒、诺沃克病毒、雪山力病毒、小杯病毒、星型病毒等。水产品中的病毒源自带病毒的食品加工者或者被污染的水域。滤食性贝类(如牡蛎)滤水量较大,其体内会富集更多的病毒,食用不当时患病风险更高。

双壳软体动物是导致病毒性疾病暴发的主要载体。已报道的所有与水产品有关的病毒感染事件中,绝大多数都是因食用生的或未经充分加热的贝类所引起,例如 1988 年上海市暴发的甲型肝炎,波及人数达 29 万,就是由被甲肝病毒感染而又没有被充分加热的毛蚶所引起。

诺沃克病毒被认为是引起非细菌性肠道疾病的主要原因,诺沃克病毒感染者、被污染的环境、水和食物均为病毒的传播媒介。通过充分加热水产品和防止加热后的交叉污染,可以避免该病毒对消费者造成健康损害。

(四) 寄生虫

在自然环境中,有许多寄生虫是以淡水鱼、螺、虾、蟹等水产动物作为中间宿主,以人作为中间宿主或终宿主。人们会因食用生的或未经烹调加热的水产品而感染这类寄生虫病,其中对人体危害较大的寄生虫有华支睾吸虫、肺吸虫、广州管圆线虫等。华支睾吸虫的囊蚴寄生在淡水鱼体内,肺吸虫的囊蚴常寄生在蟹体内,广州管圆线虫成虫寄生在鼠的肺血管内,幼虫寄生在福寿螺、非洲巨螺、圆田螺等螺类体内。

(五) 生物毒素

生物毒素是指在通常环境中正常生长的生物所具有的毒素。水产品中的生物毒素有水生生物自然合成的,也有通过饵料转移、蓄积于鱼、贝类体内的。生物毒素是导致人类食用水产品中毒的重要因素。水产品中常见的生物毒素有鱼类毒素(如河豚毒素、西加毒素等)、贝类毒素(如麻痹性贝毒、腹泻性贝毒、神经性贝毒、失忆性贝毒等)。

1. 河豚毒素　河豚毒素(tetrodotoxin, TTX)是一种非蛋白质神经毒素,无色针状结晶,微溶于水,易溶于稀醋酸,对热稳定,煮沸、盐腌、日晒均不能将其破坏。

河豚毒素存在于除了鱼肉之外的所有组织中,其中以卵巢毒素最强,肝脏次之。其毒力强弱会随品种、季节、生长水域等因素的不同而有差异。例如,一般情况下,河豚的肌肉中大多不含毒素或仅含少量毒素,但产于南海的河豚,其肌肉中也含有毒素。需要指出的是,所谓人工养殖的河豚鱼不含有河豚毒素之说是不可靠的。

关于河豚毒素的来源,目前有内因说和外因说两种假说。内因说认为河豚毒素是河豚鱼胚胎的产物,外因说则认为河豚毒素来源于摄食,通过研究推断河豚毒素的最初生产者是某些海洋细菌。目前,大多数学者认为,河豚体内的河豚毒素是受食物链和微生物双重影响的结果。

河豚毒素除了对胃肠道有刺激作用以外,还可以选择性地阻断细胞膜对钠离子的通透性,使神经传导阻断,全身逐渐呈麻痹状态。

2. 海洋藻类毒素　海洋中有众多的食藻动物,而某些藻类往往会产生一些使食藻动物拒食或毒化的次级代谢物——化学毒素。含有毒素的藻类主要是单细胞微藻,可通过食物链毒化海洋鱼类、贝类,人类因摄食被毒化的海产品而发生食物中毒,最常见的是贝类毒素中毒。食用热带和亚热带海域的某些鱼类可导致西加毒素中毒。

(1) 麻痹性贝类毒素:因人食用含有毒素的贝类后出现神经麻痹症状而得名。麻痹性贝类毒素是由水体中浮游植物藻类(如双鞭甲藻、膝沟藻科的藻类等)或微生物产生的一类水溶性的小分子次生代谢产物。目前已从贝类中分离出石房蛤毒素(saxitoxins,STX)、新石房蛤毒素、膝沟藻毒素及脱氨甲酰基石房蛤毒素4大类(共18种)毒素。其中石房蛤毒素最早被发现,毒性最强,是一种白色、溶于水、耐热、分子量较小的非蛋白质毒素,不被消化酶所破坏,而易被胃肠道吸收。该毒素对酸稳定,在碱性条件下发生氧化而失去毒性。美国FDA规定,新鲜、冷冻和生产罐头食品的贝类中,石房蛤毒素最高允许含量不应超过$80\mu g/100g$。

麻痹性贝类毒素是一种神经毒素,可以阻断细胞膜钠离子通道,造成神经系统传导障碍而产生麻痹作用。

(2) 腹泻性贝类毒素:包括鳍藻毒素(又称翅甲藻毒素)、大田软海绵酸、扇贝毒素等。腹泻性贝类毒素存在于贝类中肠腺,对大型贝类而言,如除去该部位即可避免中毒。被腹泻性贝类毒素毒化的贝类仅限于双壳贝类,其中以扇贝、紫贻贝更容易引起中毒。人食用含有这类毒素的贝类会产生以腹泻为主要特征的中毒表现,中毒机制主要是腹泻性贝类毒素的活性成分软海绵酸(英文,OA)能够抑制细胞质中磷酸酶的活性,导致蛋白质过磷酸化,从而影响多种生理功能。

虽然到目前为止没有中毒死亡病例报道,但大田软海绵酸和鳍藻毒素被认为是一类潜在的肿瘤促进因子,有部分研究结果还显示,其活性成分软海绵酸可能具有遗传毒性,故其长期毒性效应值得关注。

(3) 神经性贝类毒素:主要来自于短裸甲藻、剧毒冈比甲藻等藻类。神经性贝类毒素常被巨蛎和帘蛤等贝类富集,人食用后可以引起以神经麻痹为主要临床特征的食物中毒。中毒机制与麻痹性毒素相似,作用于钠通道,引起钠通道维持开放状态,从而引起钠离子内流,造成神经细胞膜去极化。

神经性贝类毒素是贝类毒素中唯一可以通过呼吸道吸入导致中毒的毒素,人在赤潮区吸入含有有毒藻类的气雾后,会引起气喘、咳嗽、呼吸困难等中毒症状。

(4) 失忆性贝类毒素:是一种由海洋硅藻——拟菱形藻产生的神经性毒素,化学成分是软骨藻酸。人食用含这类毒素的贝类后,几乎都会出现短期记忆丧失,故名。该毒素是一种兴奋性氨基酸类似物,对人的毒性效应主要表现在中枢和外周神经系统,它与L-谷氨酸和L-精氨酸竞争地与兴奋性氨基酸受体结合,且其亲和力更强,使钠离子通道开放,导致钠离子内流及膜的去极化,此外还促使钙离子内流,最终导致细胞死亡,使中枢神经系统海马区和丘脑区与记忆有关的区域严重受损。

(5) 西加毒素:西加毒素(ciguatoxin,CTX)又叫雪卡毒素,是生活于珊瑚礁附近的多种深海底栖微藻类分泌的毒素,被热带或亚热带食草性鱼类蓄积并在鱼体内被氧化而成的一种脂溶性聚醚类毒素。西加毒素无色无味,不溶于水,耐热,不易被胃酸破坏,主要存在于珊瑚鱼的内脏、肌肉中,其毒性非常大,比河豚毒素强100倍。

西加毒素是很强的钠通道激活毒素,能增强细胞膜对钠离子的通透性,延长钠通道开放时间,引起神经肌肉兴奋性传导发生改变,如使机体释放大量去甲肾上腺素,影响对温度的感觉,使中枢神经对体温的调节不敏感。西加毒素中毒最显著的特征是有干冰的感觉和热感颠倒,即触摸热的东西会感觉冷,把手放入水中会有触电或摸干冰的感觉。

在热带和亚热带海区珊瑚礁周围摄食剧毒纲比甲藻和珊瑚碎屑的鱼类,特别是刺尾鱼、鹦嘴鱼等,以及捕食这些鱼类的肉食性鱼类如海鳝、石斑鱼、沿岸金枪鱼、红斑鱼、青星九棘鲈等,常引起西加毒素中毒。我国南部沿海地区如广东、香港等地属热带和亚热带海域,位于全球西加鱼毒主要流行区域的边缘地带,因而西加毒素中毒事件时有发生。目前对西加毒素中毒尚无特效治疗方法,主要以预防为主,要避免进食体重 1.5kg 以上的珊瑚礁鱼,不吃内脏、鱼头、鱼皮,尤其是卵巢、肝脏。

海洋藻类毒素均为非蛋白质类毒素,其性质很稳定,难以通过蒸煮、烟熏、腌渍和干燥等常规方式加以破坏,亦无法依据鱼肉、贝肉表面特征作出是否存在毒素的判断。一般是通过从捕捞区和贝类such床取样检查并分析毒素,用鼠类生物试验检测和化学分析方法予以证实,进而预防贝类毒素中毒,如发现毒素含量异常,应暂停商业性捕捞,以避免含有海洋藻类毒素的水产品流入市场。

(六) 组胺

组胺是一种生物胺,是鱼体中的游离组氨酸在组氨酸脱羧酶的催化作用下,发生脱羧反应而形成的一种毒性物质,可导致支气管平滑肌强烈收缩,局部或全身的毛细血管扩张。食用含有大量组胺的鱼类食品可引起过敏性的组胺中毒。

海产鱼中的青皮红肉鱼类,如鲣鱼、鲐鱼、竹夹鱼、金枪鱼、沙丁鱼等鱼体中含有较多的组氨酸,当鱼体不新鲜或腐败时,因产生自溶作用,组氨酸就会被释放出来。另外据调查,生活中经常食用的鱼类,有些也含有少量的组胺,按含量的多少依次为鲤鱼、鲫鱼、胖头鱼、黄花鱼、带鱼和虾。若某些细菌如组胺无色杆菌、摩氏摩根菌污染鱼体时,细菌产生的脱羧酶可使组氨酸脱羧基形成大量的组胺。

(七) 致敏原

虾、龙虾、蟹和其他贝类等水生生物常含有致敏原,这些致敏原都属于蛋白质,是一种水溶性糖蛋白,相对分子质量在 10 000 ~ 60 000 之间。这类食源性疾病的发生常与个体免疫力强弱有一定关系。

二、化学性污染

水产品在生长过程中的化学性污染与周围的环境状态有密切关系。农药使用、工业废料堆积、生活和工业污水的直接排放,均会使水体受到污染,有毒有害的化学物质在水中会以各种方式进入到水生生物体内,并通过生物富集作用和生物放大作用,使这些化学物质含量增加。另外,水产品在生产加工中常使用一些化学添加剂,用以防腐、发色、保水等,以提高水产品的性状和质量,但若使用不当,也会对水产品构成污染。

(一) 化学农药

农业生产施用农药和农药厂排放废水都会污染池塘、江、河、湖水,使生活在污染水域的鱼及其他水生生物不可避免地摄入农药并在体内蓄积。相比较而言,淡水鱼受污染程度高于海水鱼。尤其是已禁止使用的有机氯农药如六六六、滴滴涕等,在环境中不易降解,依然残存在水体和土壤中,进而富集于水产品中,人体摄入达到一定程度后就会产生慢性毒性和

"三致"毒性。控制农药污染,应严格执行相关规定,科学合理地使用农药。

（二）药物及非法添加物残留

为了防治水生动物的疾病,渔药被大量使用,因而水产品中常会有抗生素、渔药等药物的残留,如氯霉素和硝基呋喃类药物。食用抗生素含量超标的水产品,可使病原菌对多种抗生素产生耐药性,造成机体肠道菌群失调,甚至使过敏体质者出现过敏反应。长期摄入含残留渔药的水产品,有可能致畸、致癌、致突变。

在养鱼场和水产品批发市场还普遍存在非法使用违禁药物的现象,如非法使用孔雀石绿等。根据广东省佛山市农业局发布的农产品质量安全风险监测情况,在鱼类产品中非法添加孔雀石绿的现象屡禁不止,2013 年曾 4 次查出孔雀石绿残留。我国早在 2002 年就将孔雀石绿列入《食品动物禁用的兽药及其化合物清单》中,禁止用于所有食品动物。但是,由于没有低廉有效的替代品,在水产品的养殖过程中,很多渔民仍然用它来预防鱼的水霉病、鳃霉病、小瓜虫病等;在运输过程中,为了使鳞受损的鱼延长存活时间,即使鱼死亡后颜色也很鲜亮,鱼贩也常使用孔雀石绿。孔雀石绿在鱼体内残留时间长,具有高毒素、高残留、致癌、致畸、致突变等毒性作用。

（三）有毒金属

养殖和捕捞环境的恶化,使水产品中有毒金属的污染程度日益加剧。甲壳类和贝类水产品具有底栖、滤食等生活习性,更容易积累有毒金属及其他有毒物质。水产品中常见的有毒金属主要有砷、铅、汞、镉、铬、锡等,虽然其来源、毒性和引起的症状各不相同,但危害性都较大。目前缺少高效的去除水产品中有毒金属的方法,只能依据抽样检测结果来对原料进行挑选。通过强有力的控制有毒金属污染源的措施、才能保障水产养殖和捕捞环境的安全性,从根本上解决有毒金属超标的问题。

（四）有机物

水产品中的常见有机物包括多氯联苯、二噁英、多环芳烃类化合物等,人体摄入受污染的水产品可使这些有机物在体内积累,达到一定程度时导致相应症状。

除上述化学物质以外,水产品本身鲜度下降甚至变质,也可能产生化学性污染物质。不新鲜的鱼类中常含有二甲胺、三甲胺等;在鱼露、腌鱼制品、干鱼制品等鱼类加工过程中,所用原料鱼不新鲜,使用含有大量硝酸盐的粗盐,或用硝酸盐作为防腐剂和护色剂时,在一定条件下就会生成具有致癌作用的亚硝胺类物质。此外,在水产品的冷藏保鲜、生产加工、运输等环节中还会受到甲醛、杂环胺等其他有害化学物质的污染。

三、物理性污染

水产品的物理性污染主要包括放射性核素污染和杂物污染。

（一）放射性核素

在核工业、医学、科研等部门对放射性核素的应用以及放射性矿产资源的开采和利用等过程中,以废物形式排放进入水体中的放射性核素可溶解于水中,或以悬浮状态存在较长时间。偶发核事故泄漏的放射性核素对环境的污染程度更加广泛和久远。

2011 年 3 月 11 日,日本发生九级大地震,对福岛第一核电站造成了设备损毁、堆芯熔毁、辐射释放等灾害事件,泄漏的污染物中含有 ^{131}I 和 ^{137}Cs 两种放射性核素。在核电站排水口附近海域采集海水样本检测后发现,放射性 ^{131}I 的浓度达到法定限值的 3355 倍,说明放射性物质已大面积且严重污染海水。有研究人员对采集样品进行检测发现,海岸附近的浮游生物被检测出了最高 669Bq/L 的^{137}Cs,离岸 10 公里处海域浮游生物的^{137}Cs 活度最高值降至 6Bq/L;从海底生物蛇尾(属于棘皮动物)中检测出的^{137}Cs 活度为 137Bq/L,据此研究人员预测,海底生物会吸收沉淀在海底的放射性物质,随着时间推移,海底生物体内^{137}Cs 活度可能还要升高。

水生动物和藻类对放射性核素具有很强的富集能力,人们摄入这类水生生物可能会蓄积放射性物质,导致机体免疫和生殖功能减退,甚至出现致癌、致畸、致突变等严重危害。

(二) 杂物

水产品的杂物污染来源可能是在生产、保藏、运输、销售等过程和生产经营者的掺杂掺假行为。消费者误食杂物后可能造成感官不适、窒息、外伤和其他不利于健康的问题。例如,在养殖过程中,鱼类误食的铁丝、铁针等;捕捞时残留体内的鱼钩、铅块等;加工时混入作业船上、设备、容器的损坏物件等。预防物理性污染主要通过规范水产品养殖、捕捞、加工操作过程,并提高异物检测水平。

第二节　生鲜水产品的保鲜贮藏、运输和销售的卫生要求

水产品营养丰富,味道鲜美,深受人们的喜爱。由于生鲜水产品中蛋白质和水分含量高、组织酶活力强、自身携带大量微生物,容易发生腐败变质,因此,要采取措施确保水产品的质量与安全。

一、保鲜贮藏

水产品的基本形状和鲜度是反映其品质优劣的重要指标,也是决定其营养价值和销售价格的主要因素。为了保持水产品应有的形状和鲜度,关键是要抑制酶的活力,防止微生物的污染和生长繁殖,延缓其自溶和腐败变质的发生。对水产品保鲜可采用物理保鲜、化学保鲜和生物保鲜三种方法。

(一) 物理保鲜

1. 低温保鲜　低温保鲜方法可以有效地抑制水产品体内酶的活性和微生物的生长繁殖,能最大限度地保持水产品原有的品质,因此应用最广泛,研究最深入,是最常用的保鲜方法。

(1) 冷藏保鲜:又称冰藏、冰鲜,即用天然冰或机制冰把新鲜水产品的温度降低到冰点(0℃左右),但不冻结。常用于刚捕获的鱼、虾、贝类的保藏,但不能长期保持水产品固有的形状。一种是干冰法也叫撒冰法,即将符合国家标准的天然或人造碎冰块直接撒到水产品体表面使之冷却。另一种是水冰法,即先用冰把清水或清海水降温(清水 0℃,海水-1℃),然后把水产品浸泡在水冰中进行冷却保鲜,待冷却到 0℃时取出,改用干冰法保藏。

(2) 冻结保鲜:即将鱼类的中心温度降到-15℃以至更低的温度,放置在冷库内保藏的方法。常用的冻结方法有空气冻结、盐水浸渍冻结、平板冻结和单体冻结 4 种。

鱼类的冻结保鲜要注意挑选经过质量检查的活鱼或冷藏保鲜鱼,剔除不新鲜、已变质或受到损伤的鱼。淡水鱼及部分海水鱼还须经过放血、去鳞、去鳃、去内脏等过程。把经过清洗的水产品放入洁净的盘中,低温快速冷冻,然后镀冰衣,即把冻结的水产品迅速浸在冷却的水中或者将水喷淋在产品表面而形成 3~5mm 厚的冰层。镀冰衣所用水应符合生活饮用

水卫生标准。在 $-18 \sim -15℃$ 的冷藏条件下,贮存期不应超过 $6 \sim 9$ 个月,因鱼体脂肪酶在 $-23℃$ 以下低温时才受到抑制。对多脂鱼类冻品,可在镀冰衣用水中加入抗氧化剂,如维生素 C、维生素 E 等,以延长产品贮藏期。

(3) 微冻保鲜:微冻是将水产品温度冷却到低于其冰点 $1 \sim 2℃$ 的低温条件下进行轻度冷冻保藏的方法。在微冻状态下,水产品体内的部分水分发生冻结,微生物体内的水分也发生冻结,使细菌死亡或降低其活性,使其几乎不能繁殖,从而使水产品在较长时间内保持鲜度,保鲜期是冰藏保鲜法的 $1.5 \sim 2$ 倍,即 $20 \sim 27$ 天。该法适用于所有鱼类、虾类、贝类及藻类的保鲜。

(4) 超冷保鲜:超冷保鲜是要求鱼体窒息与贮藏初期的快速冷却同时实现的保鲜方法,可以最大限度地保持鱼体的鲜度和鱼肉的品质,明显抑制鱼体死后的生物化学变化。

2. 气调保鲜 气调保鲜是在适宜的低温条件下,充入某一种惰性气体(如 CO_2,N_2 等)或混合气体,改变贮藏库或包装内的空气组成,降低 O_2 含量,增加 CO_2 含量,以减弱鲜活水产品的呼吸强度,抑制微生物的生长繁殖,延缓腐败变质的发生,保持水产品的新鲜色泽,延长水产品的货架期。

3. 辐照保鲜 用 Co^{60} 的 γ 射线和高能电子束对水产品进行照射杀菌,可延长其贮藏时间,且不会破坏水产品的结构、营养成分和外观品质。

4. 超高压保鲜 即水产品用塑料袋真空热封后,再经过 $100MPa$ 以上的高压杀菌处理,同时杀灭大部分寄生虫,并能较好地保持原有品质。

（二）化学保鲜

1. 盐渍保鲜 利用食盐溶液的渗透脱水作用,使水产品水分降低,抑制微生物生长繁殖和酶活力,包括固体食盐干腌法、食盐溶液湿腌法和混合腌渍法。

2. 烟熏保鲜 烟熏保鲜是利用熏烟中的酚、醇、醛、有机酸等多种具有防腐作用的化合物,对水产品进行烟熏,并与加热处理相结合,杀灭鱼体中的微生物,从而达到保鲜的目的。烟熏保鲜可分为直接烟熏法和间接烟熏法。

3. 食品添加剂保鲜 利用抗氧化剂、防腐剂等食品添加剂的抗氧化、杀菌等作用,达到对水产品的保鲜效果。

（三）生物保鲜

生物保鲜是利用从动植物、微生物体内提取的天然或经过加工改造的生物成分作为保鲜剂,对水产品进行保鲜的方法。国内外用于水产品保鲜的植物源性生物保鲜剂主要有蜂胶、茶多酚、丁香提取液、桂皮提取液等;动物源性生物保鲜剂主要有壳聚糖和抗菌肽等;微生物源保鲜剂主要有乳酸链球菌素和双歧杆菌等;酶类保鲜剂主要有葡萄糖氧化酶、溶菌酶、谷氨酰胺转氨酶、甘油三酯水解酶等。其中常用的生物保鲜剂有壳聚糖、茶多酚、溶菌酶、乳酸链球菌素等,将它们与其他保鲜技术(冷藏保鲜、冰温保鲜)相结合应用,在水产品保鲜中取得了显著效果。把多种生物保鲜剂经合理配比而制成复合生物保鲜剂,其保鲜效果明显优于单一保鲜剂。

与传统保鲜方法相比,水产品的生物保鲜技术具有毒副作用小、高效率、专一性强、对水产品的内在质量影响小等优点。随着基因工程、发酵工程、蛋白质工程和细胞固定化技术的发展,生物保鲜技术在食品保鲜中将有更广阔的应用前景,进而满足现代人对健康、天然、安全食品的追求。

二、运输

应根据不同水产品的特征,采取不同的运输方式。运输工具应该经常清洗,保持清洁卫生。外运供销的水产品应达到规定的鲜度,尽量冷冻调运,用冷藏车船装运。

（一）影响鲜活水产品运输的因素

1. 水产品　水产品自身的健康程度及对运输环境的承受能力等因素,对鲜活水产品的成活率至关重要。在运输前两天左右,应该停止投饵,减少排泄物,防止水环境污染,从而减少微生物的生长繁殖。

2. 温度　温度越高,水产品新陈代谢越快,耗氧量、营养物质消耗及排泄物都将增加。因此,要维持低温环境,降低新陈代谢的速率,减少对氧的消耗,并抑制二氧化碳、氨、乳酸等物质的生成和微生物的生长。

3. 水质　在运输过程中,鲜活水产品产生的排泄废物如二氧化碳、氨氮、有机物等会在水体中积累,既可对其产生直接毒害作用,又可导致水体中微生物增殖、水体 pH 值改变、溶解氧含量降低等,进而影响水产品存活率。通过加入 pH 缓冲盐和杀菌剂,以及利用循环水过滤除污、活性炭吸附等方法,可以达到净化水质的目的。

（二）鲜活水产品的主要运输方法

鲜活水产品运输的关键是减弱活体水产品新陈代谢的强度、改善水环境、清除毒性代谢产物。

水产品可通过水、陆、空进行运输。常用的水产品鲜活运输技术主要有带水运输法、干湿运输法、低温保活法、麻醉保活法、活鱼无水保活法、模拟冬眠系统法。现在,综合应用现代科学技术而设计的鲜活产品运输车又名活鱼运输车、海鲜运输车,正在发挥着重要作用。

活鱼运输车系运用生物学、水环境工程学、水产养殖学、养殖水处理工程学等原理,与自动控制、高效除污、高压增氧、生物过滤等多项现代化高新技术结合而开发的一款特种车型。适用于海产和淡水鱼、虾、蟹、贝类等水产动物的高密度、长时间、长距离活体运输,具有运输效率高、运输成本低、水产品存活率高等优点。

三、销售

为了保证水产品的卫生质量,在供销各环节均应建立质量检收制度,验收合格的水产品才能进一步加工、销售。要求切实做到不销售变质、有毒、未经过或未通过卫生检验的水产品,严禁销售河豚鱼,如有混杂应剔出并集中妥善处理。不销售已经死亡的黄鳝、甲鱼、乌龟、河蟹、青蟹、蟛蜞、小蟹等贝类水产品,对死亡后的虾类应及时加工处理。对含有天然毒素的鲨鱼等水产品,必须在去除肝脏等含毒脏器后才可以销售。鲜鱼、咸鱼应分摊柜销售。销售生食水产品和熟制水产品时,所用容器和工具等要分开,注意防止交叉污染。在销售鲜活水产品时,应避免日晒雨淋,并要采用适宜的冷藏手段。对未销售的鲜活水产品应尽快送入冷库中保存,当发现有市场滞销情况时,应及时进行加工处理,不能重复冷冻保藏,以免降低品质。

第三节　水产品加工卫生要求

对水产品进行机械、物理、化学或微生物学处理的过程称为水产制品加工,包括干制、腌制、罐制、调味料、鱼糜加工等。水产制品加工是渔业生产活动的延续,可提高产品的耐保藏性、营养价值及食用价值。改进和规范水产品的加工工艺,使之符合相应的卫生要求,可视作对水产品进行食品安全监督管理的重要组成部分。

一、水产干制品

水产干制品是通过将水产品原料直接或经过盐渍、预煮后在自然或人工条件下干燥、脱水而制得的。在干制过程中除去了原料中微生物生长增殖所必要的水分,抑制各种酶的活性,从而防止水产品变质,使其得以长期保存。

水产品的干燥系由原料表面的水分蒸发和内部水分向表面扩散后再蒸发而实现,分为天然干燥法和人工干燥法。前者有日光干燥和风干,后者有热风干燥、冷冻干燥、远红外干燥、真空干燥等。按加工工艺可将水产干制品分为生干品、煮干品、盐干品和调味干制品。常见水产干制品有墨鱼干、鲍鱼干、干海参、竹荚鱼干、海米、海带等。

各类水产干制品加工过程中的主要卫生要求如下:

1. 原料与方法 所选用的原料必须符合相应的食品安全标准,鱼贝类必须鲜活。要针对不同的水产品,选择适宜的方法加工成不同干制品,如含脂肪较高的水产品不宜用日光干燥法,以防止脂肪酸发生过氧化反应。

2. 原料大小 对于体型小、肉质薄、易于干燥的水产品,如墨鱼、鱿鱼、紫菜等,可以直接以整体进行干燥制得生干品。对于大型和厚型水产品若制成生干品,须先剖开再干燥。鱼贝类一般要先用清水洗净,除去盐分后再干燥。

3. 工艺选择 煮干品是将新鲜原料经煮熟后再进行干燥而制得,如鱼干、虾皮、虾米等。对含酶多的水产品,如海参、鲍鱼、鲐鱼等,要先煮熟或焙烤破坏酶的活性后再干燥。盐干品是在盐渍后再行干燥的制品,要根据原料的鲜度、大小、脂肪含量、生产季节等因素来确定用盐量和盐腌时间。调味干制品指原料经调味料浸渍后再进行干燥的制品,或者是先将原料干燥至半干后浸渍调味,最后再行干燥。原料一般选用中上层鱼类、海产软体动物、鲜销不太受欢迎的低值鱼类如鲨鱼、小杂鱼等。

4. 温度控制 生干品和盐干品在其干燥初期的温度不能过高,否则,原料中的微生物及自溶酶类在高水分及适温情况下很活跃,容易发生肉质软化、内脏溶解等现象,影响产品品质。而且,温度过高可促使表面水分蒸发过速,物料表面干燥过快,发生表面硬化现象,抑制内部水分的扩散,致使干燥效果不佳。

二、水产腌制品

水产腌制品是用食盐或食盐溶液对水产品进行腌渍,经过渗透脱水后的制品,包括盐腌制品(如咸鲅鱼、咸带鱼等)、糟腌制品(如香糟海鳗、香糟带鱼、糟鲳鱼、糟黄鱼等)、发酵腌制品(如虾蟹酱、酶香鱼等)。盐渍可使水产品组织中水分活度降低,渗透压升高,进而抑制微生物的生长繁殖和酶的活性,防止水产品腐败变质。

(一)盐渍方法

1. 干腌法 是将固体食盐均匀地撒在水产品表面,利用干盐和水产品自身渗出的水分所形成的食盐溶液而进行盐渍的方法。该方法操作简便,脱水效率高,但是食盐浸透不均匀,使盐渍效果不一致,加之因为盐水不能很快形成,水产制品与空气接触面积大,易于发生油脂氧化,出现"油烧"现象,使产品质量降低。

2. 湿腌法　又称盐水腌渍法,先将食盐配制成溶液,再用溶液腌制水产品。该方法食盐渗透较均匀,水产制品不与空气接触,不会发生油脂氧化,并且盐度可以调节,能制得质量较好的制品。注意水产品自身析出的水会使盐溶液的浓度降低,需要及时补充加盐。

3. 混合盐渍法　是干盐渍法和盐水渍法的复合方法,该方法食盐渗透均匀,盐渍初始也不易变质,能抑制脂质的氧化,制品外观较好。

4. 低温盐渍法　主要包括冷却盐渍法和冷冻盐渍法。冷却盐渍法是将原料鱼预先在冷库中冷却或加入碎冰,使其温度达到 0～5℃时再进行盐渍的方法,可以阻止鱼肉组织的自溶作用和细菌作用。冷冻盐渍法是预先将鱼体冻结再进行盐渍,随着鱼体解冻,盐分渗入,盐渍逐渐进行,可以防止在盐渍过程中鱼肉深处发生变质,主要用于盐渍大型而肥壮的贵重鱼品。

(二) 水产腌制品加工过程的卫生要求

1. 原料　应经过相关的卫生检验,剔除有毒、变质的水产品原料,选择鲜度高者。在盐腌前要充分清洗,必要时需去除内脏。对大型的或肌肉较厚的鱼和易产生组胺的鱼类,还应先剖开其背部等肌肉丰厚的部分后再进行腌制。

2. 食盐及溶液　所用食盐应该符合食品安全标准,不得重复使用再结晶盐块。盐分含量为 15% 左右的制品具有一定的贮藏性。要根据水产品的品种、鲜度、贮存时间、温度等因素确定用盐量。在盐水腌渍期间,要保持食盐溶液能淹没水产品,以隔绝空气,防止油脂氧化。如果发现溶液温度升高、混浊、色泽发黑、有异味,或者鱼肉松软、腹部充气等现象,要及时更换食盐溶液。

3. 抗氧化剂　为了防止油脂氧化,可以在腌制时使用二丁基羟基甲苯、丁基羟基茴香醚等抗氧化剂。

4. 器具　在腌制过程中使用的设备、用具、腌制池等均应符合相应的食品安全标准,并经常清洗干净。

5. 包装　水产腌制品如咸鱼在包装外运时,需要在表面继续拌盐,或按层盐层鱼的办法进行包装,以延长保藏时间。

三、水产熏制品

将水产原料作盐渍、沥水、风干等预处理,再进行熏制干燥,即为具有特殊风味和保藏性的水产熏制品。熏制适用于脂肪含量较高的水产品。

(一) 熏制原理及方法

熏制是以不完全燃烧的熏材所产生的熏烟对水产原料进行处理,使熏烟成分沉积于原料表面的加工过程。熏烟是植物性材料缓慢燃烧或不完全氧化时产生的由气体、树脂和固体微粒共同构成的混合体,主要含有酚类、醛类、酮类、醇类、有机酸类、酯类和烃类等成分,其中醛类和酚类具有杀菌、干燥作用,酚类还有抗氧化功效,并形成特有的烟熏味;羰基化合物对形成制品的色泽和芳香味起重要作用;有机酸可以使表面蛋白凝固;醇类可作为挥发性物质的载体。

根据熏室温度的不同,主要分为冷熏法、温熏法、热熏法。其他还有液熏法和电熏法,后者费用较高,难以普及。

(二) 水产熏制品加工过程的卫生要求

水产品原料要经过卫生检验,符合相应的食品安全要求。要根据水产原料的品种、体形、切块大小等因素合理选择熏制方法。熏制时燃料火焰不能直接接触水产品,二者相距2m 为宜。若用木材为燃料,应使用含脂少的木材,忌用松杉类等含脂多的木材。熏制时应保持熏室通风。

在熏制过程中还要注意减少多环芳烃类的产生及其对产品的污染,如选用产生多环芳烃较少的苹果木、山草等作熏材;改直接烟熏为间接烟熏,或加用熏烟过滤装置;用液熏法取代木熏法,选用不含苯并[a]芘和二苯并(a,h)蒽的液体烟熏制剂,都可以减少熏制食品中致癌物质的含量。

四、水产罐制品

罐制品是指将符合要求的原料经过预处理、装罐、密封、杀菌,或无菌装填、密封等工序,达到商业无菌要求,在常温下能较长时间保存的食品。主要分为清蒸类罐头(如清蒸鲅鱼、清蒸对虾)、调味类罐头(如红烧、茄汁、五香、豆豉等)和油浸(熏制)类罐头(如油浸鲅鱼、油浸烟熏带鱼罐头)等。

(一) 水产罐制品常见的卫生质量问题

1. 漏气引起腐败变质 引起罐头漏气的原因主要有罐体密封不严、锈蚀等,微生物经漏气处污染食品,使之发生腐败变质。

2. 营养成分减少 在加工和贮藏过程中,高温杀菌可引起罐内食品中蛋白质变性凝固,肌肉中蛋白质成分减少,维生素遭受破坏。长期贮藏还会引起脂肪的氧化和分解,使其酸价升高。

3. 色泽改变 水产类罐头在高温杀菌时,其蛋白质中蛋氨酸、胱氨酸、半胱氨酸分解形成硫化氢,与罐内壁的锡、铁作用而产生棕黑色硫化锡和黑色硫化铁,使罐内食品变黑色。

(二) 水产罐制品加工过程的卫生要求

1. 原料和辅料 水产罐头加工对原料的鲜度、种类、规格要求较高,加工前必须对原料进行仔细挑拣,去掉不可食部分,并且充分清洗。加工中所用水、辅料、食品添加剂等都应符合食品安全标准。

2. 容器 罐制品的容器材料包括金属罐、玻璃罐和复合塑料薄膜袋等,容器材质、内涂料、接缝补涂料及密封胶等均应符合食品安全标准。装罐前要清洗消毒,避免容器上附着微生物、油脂、污物和残留药物等。

3. 装罐和排气 经预处理的原料或半成品应迅速装罐,不要堆积过多,以减少微生物的污染和繁殖,装罐时要严防异物混入罐内,并留有适当顶隙,以免在杀菌或冷却过程中出现鼓盖、胀裂或罐体凹陷。装罐后应立即排气,将罐内顶隙、食品原料组织细胞内的气体排除,通过排气造成罐内部分真空和乏氧,减少杀菌时罐内产生的压力,防止罐头变形损坏、脂肪氧化酸败、内壁氧化腐蚀,防止或减轻维生素等营养成分的破坏。

4. 密封 排气后应迅速密封,采用封罐机将罐身和罐盖的边缘紧密卷合,使罐内食品与外界完全隔绝,免受微生物污染。

5. 杀菌和冷却 主要采用高压杀菌法。该法比较方便、可靠,还有增进食品风味,软化食品组织的作用。但由于杀菌温度高、时间长,对大多数鱼类食品的营养和风味成分都有一定破坏作用。杀菌后应尽快使罐内温度下降,防止金属罐生锈及嗜热芽胞杆菌的生长繁殖。所用冷却水应加氯消毒或采用其他方法消毒。

6. 成品检验 要检查容器有无缺口、折裂、碰伤、锈蚀、穿孔、泄漏、胀罐、有无浊音等情况。应在 37℃±2℃下保温 7 天。对外观检查和保温试验均正常的成品,要按照相应的食品安全标准进行感官检查、理化和微生物检验,不符合质量标准的产品不得出厂销售。

五、其他(鱼糜制品、海蜇)

(一) 鱼糜制品

鱼糜制品是指将鱼肉绞碎,经配料、擂溃,使之成为黏稠的鱼肉浆,做成一定形状后经水煮、油炸、焙烤、烘干等加热或干燥处理而制成的食品。鱼糜制品既可以作为食品制造业的原料、辅料,也可以作为餐饮业的食品原料。包括鱼香肠、鱼肉香肠、模拟虾肉、模拟蟹肉、模拟贝柱、鱼糕、鱼卷、竹轮等。

鱼糜制品原料来源丰富,不受鱼种、大小的限制,可以调配成不同口味、做成任意形状。与其他水产品相比,鱼糜制品更具灵活性及可开发性,并且营养价值高,携带、食用方便。

鱼糜制品的生产包括原料鱼处理、清洗、采肉、漂洗、绞肉、擂溃、成型、加热凝胶化、冷却、包装等工艺流程,现在基本上都由专用加工机械操作完成。其生产过程中的卫生要求主要有:

1. 原料和辅料 原料鱼的鲜度要高,加工中所用的淀粉、食盐、糖、胡椒粉、五香粉、食品添加剂等辅料均应符合食品安全标准。

2. 原料预处理 对原料鱼要充分洗涤,以除去体表上的污物和大部分细菌,去掉鳞、头、尾、皮、内脏后再次彻底洗涤干净。

3. 采肉 采下的鱼肉应盛放于洁净的专用容器内,置 10℃以下环境中保藏。

4. 漂洗 漂洗既可以除去刚采下的碎鱼肉中含有的皮下脂肪、血液、腥臭味等,又可除去妨碍弹性生成的部分水溶性蛋白质,提高鱼糜制品的弹性、质量和保藏性。漂洗完后必须进行脱水处理。

5. 擂溃 擂溃前要进行绞肉,破坏纤维组织使鱼肉细碎。擂溃可使鱼肉更加细碎,加入适量食盐可以促进鱼肉中盐溶性蛋白质的溶出,加热后可形成富有弹性的凝胶体,提高制品的弹性。擂溃时要将温度控制在 10℃左右。擂溃好的鱼糜要及时成型或冷藏。

6. 加热凝胶化 采用各种成型机加工鱼糜成型后,需在较低温度下放置一段时间,以增加鱼糜制品的弹性和保水性,这一过程称作凝胶化。加热设备有自动蒸煮机、自动烘烤机、鱼丸和鱼糕油炸机等。加热可以使鱼糜制品中蛋白质变性凝固并起到杀菌作用,进而延长保质期。

7. 器具 加工过程中使用的机械、用具、容器等,在使用前后都要彻底清洗、消毒,不得有残留。各工序所用的容器应有明显标志,易于识别,不可混用。

(二) 海蜇

海蜇是生活在海洋中的一种腔肠软体动物,半球状,可食用,上面呈伞状,白色,称为海蜇皮,下有八条口腕,其下有丝状物,灰红色,为海蜇头。海蜇体内含水量极多,若只用食盐腌渍,其分解腐败速度要比食盐的渗透作用快很多,不能达到保藏目的,因此,常用明矾和食盐混合腌渍,利用明矾的凝固蛋白质作用,使海蜇加速脱水。

海蜇的加工过程主要包括切割、漂洗、腌渍、提干等工序,其卫生要求如下:

1. 原料和辅料 海蜇要新鲜并清洗干净。食盐和明矾及其他用料均应符合食品安全标准。

2. 切割和漂洗 捕获海蜇后,用竹刀除去红衣和表面黏液后,切割成大小适宜的块状,充分漂洗干净。

3. 三矾盐渍 一般采用三次矾盐浸渍,这样加工过的海蜇俗称三矾提干海蜇。要注意控制好每次浸渍用盐、矾混合物的配比和浸渍时间。

4. 提干 将三矾海蜇取出后,用原卤水或备制盐水洗净,垫高堆垛以加速沥卤,在沥卤期间将海蜇翻转几次。要注意勿使成品接触沥下的汁液,否则易发酥变质。

5. 成品 盐渍海蜇皮要求色泽正常,有光泽,无蜇须、无红衣、无泥沙等,肉质厚实均匀、有韧性,口感松脆、无异味。

(三) 鱼露

鱼露又称鱼酱油、虾油,是以低值鱼虾或水产品加工下脚料为原料,利用鱼体所含的蛋白酶及其他酶,在多种微生物共同参与下,对原料中的蛋白质,脂肪等成分进行发酵分解、酿制而成的液态调味品。鱼露味咸、鲜美,营养丰富,含有必需氨基酸和牛磺酸,以及钙、碘等多种矿物质和维生素。

鱼露加工过程中的主要卫生要求如下:

1. 原料 原料鱼类、贝类、虾类和食盐、调味品等用料均应符合食品安全标准。

2. 盐腌 一般在常温下按层盐层鱼堆放,当池内出现卤水时,加石压鱼。根据品种、季节等因素合理选择用盐量。

3. 发酵成熟 通常以自然发酵为主,使蛋白质水解成氨基酸,分解完毕后,移入缸中露晒,逐渐产生香气而趋于成熟。

4. 抽滤 原料经发酵成熟后,将鱼渣过滤分离出来,鱼渣可用作化肥或饲料。

5. 晒制 一般日晒鱼露 3 ~ 5 天,用以改善和提高鱼露的色、香、味。

6. 调制和包装 调配成品时,要根据不同鱼露的色香味和氨基酸含量进行。调制的鱼露应装入符合卫生要求的容器内。

7. 成品 鱼露多为橙黄色或橙红色,具有独特的香味,澄清透明,无异味和腐臭味、无悬浮物。

另外,水产加工制品还有鱼油、鱼粉等。鱼油泛指鱼体油、鱼肝油以及水产哺乳动物油,含有大量的二十碳五烯酸和二十二碳六烯酸,可以防治心脑血管疾病。鱼粉一般是以食用价值较低的鱼类以及水产食品厂的废弃物为原料制得,蛋白质含量在 50% ~ 70%。人类不食用鱼粉,主要将其用于生产动物饲料。

第四节 水产品的卫生学评价

在水产品的收购、运销、加工过程中,需要对其鲜度和卫生学状况进行鉴别,进而判定其品质及加工适性如何。水产品的卫生学评价方法包括感官检查、理化检验和微生物检验,但是,这些检验指标及其测定方法各有其适用范围和应用限制。所以,要结合具体的水产品特点,选择适宜的指标进行综合性分析评价,以作出准确判定。

一、感官检查

水产品的感官检查主要是通过人们的视觉、味觉、嗅觉和触觉对水产品的体表形态进行综合评价。活鱼、活虾、活蟹的动作快速有力,对外界刺激反应机敏,其鲜度自然很高。对死亡水产品,则要根据体表形态、洁净程度、色泽、气味、肉质弹性等感官指标来确定其鲜度并划分质量等级。该法简便、快捷、实用。

（一）鱼类的感官检查

对鲜度不同的鱼需要作相应的烹饪、加工或处理。新鲜鱼能保持活体的固有状态、无异味，可用各种方法烹饪后食用。次鲜鱼在除去不新鲜部位后，经油炸或红烧仍可食用。不得食用腐败的鱼类。

鱼类鲜度的感官评价标准见表14-4-1。

表14-4-1　鱼类的感官评定标准

部位	新鲜鱼	次鲜鱼	腐败鱼
眼部	眼球饱满突出，有弹性，角膜透明、清亮	眼球不突出，角膜起皱，稍变浑浊，有时眼内溢血发红	眼球塌陷或干瘪，角膜皱缩或有破裂，混浊，眼腔被血浸润
腮部	口鳃紧闭，色泽鲜红，腮丝清晰，黏液透明无异味	口鳃微启，颜色变暗，呈灰红色或灰紫色，黏液略有腥臭味	呈褐色至灰白色，附有浑浊黏液，带有酸臭陈腐味
肌肉	坚实有弹性，指压后凹陷立即消失，肌肉横断面有光泽，无异味	稍松软，指压后凹陷缓慢消失，稍有酸腥味，横断面无光泽	松软无弹性，指压后凹陷不能消失，骨骼易分离，有霉味及酸味
体表	有透明黏液，鳞片鲜明有光泽，贴附鱼体牢固不易脱落（鲳鱼、鲥鱼除外）	黏液变稠、不透明，有酸腥味，鱼鳞光泽较差，容易脱落	黏液污秽，鳞片易脱落，并有腐味
腹部	形态完整、不膨胀，肛门内缩凹陷，剖开后内脏清晰可辨，无异味	形态完整、膨胀不明显，剖开后内脏清晰，稍具腥味	不完整、表面呈暗灰色或有淡绿色斑点，变软凹下，膨胀破裂，流出内脏，肛门突出或破裂，有明显腥臭味
水煮实验	汤汁透明，可见带油亮光，气味鲜美，汤内无碎肉	汤汁稍浑浊，脂肪稍乳化，鲜味不浓	汤汁浑浊，脂肪乳化，肉质发糜，有氨臭气味

（二）虾、蟹、贝类的感官检查

虾、蟹、贝类的感官评价标准见表14-4-2。腐败变质者颜色变深，肢体连接不牢固，有浓重的腐臭气味，不可食用。

表14-4-2　其他水产品的感官评定标准

种类	新鲜	次鲜
虾类	头尾完整，有一定的弯曲度；外壳有光泽、半透明，青白色；肉质紧密有弹性，甲壳紧密附着虾体；气味正常；煮熟后呈红色，香味浓，身体呈弯曲状态	头部发红，易与虾体分离，不能保持原来的弯度；外壳失去光泽、浑浊；肉质松软无弹性，甲壳与虾体分离；发散出氨臭味
蟹类	背壳呈青灰色，纹理清晰而有光泽；腹部甲壳和中央沟部洁白，有光泽；鳃丝清晰，白色或稍带浅褐色。肢体连接紧密，提起时不松弛，不下垂；气味正常	背壳纹理不清，色泽微暗；腹部中央沟色泽变暗；鳃丝尚清晰，色变暗；无异味。提起时蟹脚下垂，开始脱落；体轻，肉质松软，脐变黑
贝壳类	外壳紧密；肉质新鲜，色泽正常，无臭味，手触有爽滑感，弹性好	外壳展开；壳内部有黑色斑出现；贝肉色泽减退或无光泽，有酸味，手感发黏，弹性差

二、理化检验

（一）物理检验

水产品的电特性参数（电导率、电容、电阻）、肌肉僵硬指数、色差等物理学参数皆随着水产品鲜度的下降而改变，因此可以利用这些指标对水产品进行卫生学评价。

1. 电导率 电导率可反映电解质溶液中离子的导电能力，与离子溶度成正比。水产品的脂肪、蛋白质等物质在微生物和酶的作用下，分解为有机酸、氨基酸、短链脂肪酸等小分子，使水产品浸出液的离子浓度增加，电导率也增加。该法简便、快速，并且灵敏度高。

2. 僵硬指数 僵硬指数（R）可以通过测定鱼体尾部下垂程度与开始时的下垂程度相比较而得到。先测出鱼体长的中点，将鱼体放在水平板上，使鱼体长的前1/2放在平板上，后1/2自然下垂。测定水平板表面水平延长线至鱼尾根部（不包括尾鳍）的垂直距离 L 和 L'。L 是鱼体刚死后的垂下值，L' 是鱼体各时间的垂下值。将 L 和 L' 值代入公式 $R=(L-L')\times100\%$，即得僵硬指数。鱼类死后肌肉会出现僵硬，达到极限后，逐渐软化。鱼体的僵硬初期、僵硬期、解硬期均可用僵硬指数 R 进行判定。R 的重现性良好，同种鱼的 R 变化曲线是相似的。僵硬指数上升到20%和70%所需的时间分别为达到初僵和全僵的时间。鱼种及保藏温度不同，僵硬指数 R 变化大不相同。该法简便、快捷、重现性好。

此外，还可以通过测量电容、电阻、色差、眼球水晶体混浊度，以及应用近红外光谱技术、激光法、生物传感器技术、纳米技术等手段对水产品进行评价。

（二）化学检验

水产品的腐败产物可作为卫生学评价指标。

1. 挥发性盐基总氮 挥发性盐基总氮（total volatile basic nitrogen，TVBN）是评价水产品新鲜程度的常用指标。鱼、虾类在腐败过程中，组织蛋白质分解产生的一些具有挥发性的氨、伯胺、仲胺及叔胺等碱性含氮物质，会随着腐败程度的加剧而增多。但是对于蛋白质含量较低、糖类含量较高的贝类，该法的灵敏度要低得多，也不能反映低温条件下水产品本身鲜度的变化。

TVBN 的测量方法有半微量定氮法、微量扩散法、全自动凯氏定氮仪法、分光光度法、反射光谱法以及氨气敏电极法等，操作技术较易掌握，稳定性和重现性都较好，可利用该方法准确地对鱼类的鲜度作出界定。鱼肉的 TVBN 值越小，表明其鲜度越高，在 5～10mg/100g 范围内的鱼肉属于极新鲜。对海水鱼，TVBN 值为 15～25mg/100g 时属于一般新鲜，30mg/100g 以上时属于初期腐败。对淡水鱼，TVBN 值为 15～20mg/100g 时属于一般新鲜，20mg/100g 以上时属于初期腐败。但本方法对于含有大量尿素和氧化三甲胺的板鳃类不适用。

2. 三甲胺 三甲胺是水产品体内存在的氧化三甲胺经兼性厌氧菌的还原作用而产生的挥发性含氮物质。新鲜的鱼虾等水产品不含有三甲胺，随着其鲜度的下降而逐渐增加，且变化有规律。三甲胺与 TVBN 相比有较好的相关性。对于海产鱼类，三甲胺指标较为灵敏，而对于淡水鱼及贝类，三甲胺随鲜度变化的灵敏性较差。可采用苦味酸分光光度法比色测定三甲胺。

3. K 值 水产品死亡后，体内三磷酸腺苷（ATP）按以下途径逐渐分解：ATP→ADP（二磷酸腺苷）→AMP（一磷酸腺苷）→IMP（肌苷酸）→HxR（肌苷）→Hx（次黄嘌呤）。K 值是以核苷酸的分解产物作为水产品的卫生学评价指标，系指 ATP 分解的低级产物肌苷（HxR）和次黄嘌呤（Hx）之和占 ATP 分解物总量（ATP+ADP+AMP+IMP+HxR+Hx）的百分比。

K值的测量方法有高效液相色谱法(HPLC)、极谱法、酶电极传感器法和柱层析简易测定法等。极谱法和酶电极传感器法测得的K值与高效液相色谱法有很好的相关性。K值主要用于鉴定鱼类的早期新鲜度,K值越小表明产品越新鲜,一般新鲜鱼的K值为10%以下。

4. pH值 水产品死亡后,在微生物和酶的作用下,糖原分解产生乳酸,使肌肉pH下降,随着蛋白质的分解,碱性物质生成,pH值再升高。当鱼类的pH值大于7时,标志着鱼类开始腐败。但是,pH值无法如实反映低温淡水鱼冻藏过程中鲜度的变化程度,不适用于评价淡水鱼加工原料。

5. 丙二醛 水产品中脂肪含量较少,但其体内不饱和脂肪酸(如十四烯酸、棕榈油酸、二十碳五烯酸、二十二碳六烯酸等)的比例较高,容易氧化分解为醛、酮类及羧酸类等低分子物质,使水产品的颜色、气味、营养价值等发生变化。其中,不饱和脂肪酸的氧化产物丙二醛常作为海产鱼及部分脂肪含量高的淡水鱼早期腐败的评价指标。可采用硫代巴比妥酸分光光度法测定丙二醛。另外,过氧化值和酸价等脂肪氧化指标也可以作为水产品的卫生学评价指标。

6. 吲哚 吲哚是蛋白质中色氨酸在细菌脱羧酶作用下的分解产物,随着水产品腐败程度的加剧而增多,常作为虾类的卫生学评价指标。另外,也可以用来评价色氨酸含量高的鱼类,如鱿鱼、黄鱼、带鱼、鲫鱼、青鱼等。

水产品的化学评定除了以上指标,还可测定铅、砷、汞、多氯联苯、农药残留等含量值,用于作为水产品的评价指标。

三、微生物检验

微生物是引起水产品腐败变质的主要因素,常用菌落总数、大肠菌群等作为卫生学评价指标,需要严格按照食品安全国家标准方法进行检测。

虽然上述微生物数量指标可以反映水产品的清洁程度,但传统的检验方法耗时较长,难以用其结果对水产品进行即时卫生学评价。随着现代生物技术的发展,生物技术检测方法以其简单、快速、专一、微量、准确等优点,在水产品的微生物检测方面显示了很大的应用潜力,多种快速检测技术如聚合酶链式反应技术(PCR)、酶联免疫吸附技术(ELISA)、免疫磁珠分离法(IMS)、基因芯片技术等方法,都可以对微生物进行快速检测。以适当的快速检测方法结合数学模型,能够将水产品的贮藏条件如温度、处理方式与菌落数量及货架期时间有效地关联起来,因而使评价结论更加客观准确。

四、食品安全国家标准

近年来,我国加大了对水产品的食品安全监督和管理力度,同时对原有涉及鲜、冻动物性水产品、腌制和干制海产品、熟制鱼糜制品及虾蟹调味料的若干水产品卫生标准进行了整合,制定和修订了各类水产品的食品安全标准。

(一) 鲜、冻动物性水产品

鲜、冻动物性水产品应符合GB 2733-2015《食品安全国家标准 鲜、冻动物性水产品》和GB 2762-2017《食品安全国家标准 食品中污染物限量》的规定。其质量要求如下:

1. 感官指标 具有水产品应有的色泽、气味、组织状态,肌肉紧密、有弹性。

2. 理化指标 应符合表14-4-3要求。

表 14-4-3 鲜、冻动物性水产品的理化指标

项 目		指标
挥发性盐基氮[a]（mg/100g）		
海水鱼虾	≤	30
海蟹	≤	25
淡水鱼虾	≤	20
冷冻贝类	≤	15
组胺[a]（mg/100g）		
高组胺鱼类[b]	≤	40
其他海水鱼类	≤	20
铅（以 Pb 计）（mg/kg）		
鲜、冻水产动物（鱼类、甲壳类、双壳类除外）	≤	1.0（去除内脏）
鱼类、甲壳类	≤	0.5
双壳类	≤	1.5
无机砷（以 As 计）（mg/kg）		
鱼类	≤	0.1
其他水产动物	≤	0.5
甲基汞（以 Hg 计）（mg/kg）		
食肉性鱼类（鲨鱼、旗鱼、金枪鱼、梭子鱼等）	≤	1.0
其他水产动物	≤	0.5
镉（以 Cd 计）（mg/kg）		
鱼类	≤	0.1
甲壳类	≤	0.5
双壳类、腹足类、头足类、棘皮类	≤	2.0（去除内脏）
铬（以 Cr 计）（mg/kg）		
水产动物	≤	2.0
多氯联苯[b]（mg/kg）		
水产动物	≤	0.5

[a] 不适用于活的水产品；[b] 以 PCB28、PCB52、PCB101、PCB118、PCB138、PCB153 和 PCB180 总和计。

冷冻产品应包装完好地贮存在 -18 ~ -15℃ 的冷库内,贮存期不超过 9 个月,禁止与有毒、有害、有异味物品同库贮存。

（二）动物性水产制品

动物性水产制品是指以鲜、冻动物性水产品为主要原料,添加或不添加辅料,经相应工艺加工制成的水产制品,包括即食动物性水产制品、预制动物性水产制品及其他动物性水产制品,不包括动物性水产罐头制品。

动物性水产制品应符合 GB 10136-2015《食品安全国家标准 动物性水产制品》和 GB 2762-2017《食品安全国家标准 食品中污染物限量》的规定。其质量要求如下:

1. 感官指标 具有产品应有的色泽、滋味、气味、性状和组织状态、无外来杂质,无霉变、无虫蛀。

2. 理化指标 应符合表 14-4-4 的要求。

表 14-4-4 动物性水产制品的理化指标

项 目		指标
过氧化值(以脂肪计)(g/100g)		
腌渍鱼(鳓鱼、鲅鱼、鲑鱼)	≤	4.0
腌渍鱼(不含鳓鱼、鲅鱼、鲑鱼)	≤	2.5
预制水产干制品	≤	0.6
组胺(mg/100g)		
腌渍鱼(高组胺鱼类[a])	≤	40
腌渍鱼(不含高组胺鱼类)	≤	20
挥发性盐基氮(mg/100g)		
腌制生食动物性水产品	≤	25
预制动物性水产制品(不含干制品和腌渍制品)	≤	30
铅(以 Pb 计)(mg/kg)		
水产制品(海蜇制品除外)	≤	0.5
海蜇制品	≤	2.0
无机砷(以 As 计)(mg/kg)		
鱼类制品	≤	0.1
其他水产动物制品	≤	0.5
甲基汞(以 Hg 计)(mg/kg)		
食肉性鱼类(鲨鱼、旗鱼、金枪鱼、梭子鱼及其他)制品	≤	1.0
其他水产动物制品	≤	0.5
镉(以 Cd 计)(mg/kg)		
鱼类罐头(凤尾鱼、旗鱼罐头除外)	≤	0.2
凤尾鱼、旗鱼罐头	≤	0.3
其他鱼类制品(凤尾鱼、旗鱼罐头除外)	≤	0.1
凤尾鱼、旗鱼	≤	0.3
铬(以 Cr 计)(mg/kg)		
水产制品	≤	2.0
苯并[a]芘(μg/kg)		
熏、烤水产品	≤	5.0
N-二甲基亚硝胺(μg/kg)		
水产制品(水产品罐头除外)	≤	4.0
多氯联苯[a](mg/kg)		
水产动物制品	≤	0.5
PCB153(mg/kg)	≤	0.5

[a] 以 PCB28、PCB52、PCB101、PCB118、PCB138、PCB153 和 PCB180 总和计。

3. 农药残留和兽药残留限量　动物性水产制品中农药残留应符合 GB 2763-2016《食品安全国家标准 食品中农药最大残留限量》的规定,兽药残留应符合国家有关规定和公告。

4. 微生物和寄生虫指标　GB 10136-2015《食品安全国家标准 动物性水产制品》中规定了即食生制动物性水产制品的菌落总数和大肠菌群限量,并要求吸虫囊蚴、线虫幼虫、绦虫裂头蚴不得检出。

(三) 水产调味品

水产调味品应符合 GB 10133-2014《食品安全国家标准 水产调味品》的规定,该标准适用于以鱼、虾、蟹、贝类等水产品为原料,经相应工艺加工制成的调味品,如鱼露、虾酱、虾油和蚝油等。其质量要求如下:

1. 感官指标 无异味,无正常视力可见霉斑,无外来异物。

2. 理化指标 污染物限量应符合 GB 2762-2017《食品安全国家标准 食品中污染物限量》的规定,鱼类调味品中镉(以 Cd 计)(mg/kg)≤0.1,无机砷(以 As 计)(mg/kg)≤0.1;水产调味品(鱼类调味品除外)中无机砷(以 As 计)(mg/kg)≤0.5。

3. 微生物指标 致病菌限量应符合 GB 29921-2013《食品安全国家标准 食品中致病菌限量》的规定。微生物限量见表 14-4-5。

表 14-4-5 水产调味品的微生物限量

项目	采样方案[a]及限量(若非指定,致病菌均以/25g 或 ml 表示)			
	n	c	m	M
菌落总数(CFU/g 或 CFU/ml)	5	2	10 000	100 000
大肠菌群(CFU/g 或 CFU/ml)[b]	5	2	10	100
沙门菌(CFU/g 或 CFU/ml)	5	0	0	—
金黄色葡萄球菌(CFU/g 或 CFU/ml)	5	2	100	10 000
副溶血性弧菌(CFU/g 或 CFU/ml)	5	1	100	1000

[a]样品的分析及处理按 GB 4789.1 和 GB 4789.22 执行。

[b]检验方法按 GB 4789.3 平板计数法。

n 为同一批次产品应采集的样品件数;c 为最大可允许超出 m 值的样品数;m 为微生物指标可接受水平的限量值;M 为微生物指标的最高安全限量值。

另外,GB 29921-2013《食品安全国家标准 食品中致病菌限量》规定了熟制水产品、即食生制水产品、即食藻类制品中沙门菌、副溶血性弧菌、金黄色葡萄球菌三种致病菌的限量值。GB 2763-2016《食品安全国家标准 食品中农药最大残留限量》规定了水产品中滴滴涕、六六六的限量值。

(赵长峰)

第十五章

食 用 油 脂

第一节 概 述

油脂是油和脂的总称,是由一分子甘油和三分子各类脂肪酸相结合的甘油三酯混合物。一般常温下呈液态者称油(oil),呈固态或半固态者称为脂肪(fat,简称脂)。食用油脂是食物组成中的重要部分,能增加食物的滋味,增进食欲,也是产能最高的营养素,1g 油脂氧化可产生能量 37kJ。成人每日需进食 50~60g 油脂,提供每日总能量的 20%~30%。但摄入过量油脂,会增加肥胖、高血脂、高血压等慢性疾病及乳腺癌、肠癌等恶性肿瘤的风险,故应注意控制油脂的摄入量。

一、化学结构与分类

油脂的基本结构为含一分子甘油和三分子各类脂肪酸的甘油三酯,可用分子式 $C_3H_5(RCOO)_3$ 表示,结构式如下:

$$CH_2-COOR_1$$
$$CH-COOR_2$$
$$CH_2-COOR_3$$

R_1、R_2、R_3 表示脂肪烃基,可以相同也可以不同,可以是饱和的或不饱和的。

油脂的分类方法很多,可按原料来源、不饱和程度、加工工艺和标准等进行如下分类。

(一) 按原料来源

油脂可分为植物油脂和动物油脂两大类。植物油脂是指从植物根、茎、叶、花、果实或胚芽组织中提取的油脂,如大豆油、花生油、菜籽油、芝麻油、米糠油、玉米油、茶籽油、红花籽油等,常温下一般为液态,称为油。动物油脂主要来源于动物的脂肪组织和奶油,如猪、牛、羊、鱼油等,常温下一般呈固态,称为脂。

(二) 按脂肪酸的多少和不饱和程度

一般称不饱和脂肪酸占多数的油脂为不饱和油脂,饱和脂肪酸占多数的油脂称为饱和油脂。

一些油在空气中放置可生成一层具有弹性而坚硬的固体薄膜,这种现象称为油脂的干化。根据干化的程度不同,可将油脂分为干性、半干性和不干性油。

1. 干性油 含高不饱和脂肪酸,碘价大于 130,如桐油、亚麻籽油为干性油。

2. 半干性油 含有油酸和较多的亚麻酸,碘价为 100~130,如葵花籽油、棉籽油、大豆油、杏仁油。

3. 不干性油　含大量油酸,其他不饱和脂肪酸的含量较少,碘价小于100,如花生油、蓖麻油、橄榄油等。

（三）按脂肪酸的成分

1. 月桂酸类　主要来源于棕榈类植物如棕榈树、椰子树、巴巴苏树的种子,含有大量的月桂酸,含油酸、亚油酸等不饱和脂肪酸极少,熔点较低,可作为人造奶油的原料。

2. 油酸及亚油酸类　主要来源于植物种子如花生、棉籽、葵花籽和树的果实如橄榄,主要由不饱和脂肪酸组成,饱和脂肪酸含量低于20%,常温下为液态,可氧化生成各种硬度的塑性脂肪。

3. 芥酸类　源自植物种子,含44%～55%的芥酸,少量的亚麻酸和二十碳烯酸,黏度高、稳定性好。常见的有菜籽油。

4. 亚麻酸类　源自植物种子,除含油酸和亚油酸外,还含大量的亚麻酸。为半干性油。

5. 高度不饱和脂肪酸类　各种鱼油、鲸油,含多不饱和脂肪酸较多。

（四）按加工情况和成品规格

1. 原油(毛油)　仅经初级制取未进行精炼等加工处理的油脂,含有较多杂质,其色泽较深,浑浊,不宜直接食用,只能作为加工成品油的原料。

2. 成品油　是指经过精炼加工达到了食用标准的油脂产品,根据加工工艺又分为压榨成品油和浸出成品油。压榨成品油是指用机械挤压方法提取原油加工的成品油;浸出成品油是指用符合卫生要求的溶剂,采用浸出工艺提取的原油加工的成品油。成品油按质量从高到低分为一级、二级、三级、四级四个等级,分别相当于色拉油、高级烹调油、一级油、二级油。

3. 硬化油　是经过深加工或二次加工制得的食品油脂制品,如食用氢化油、起酥油、人造奶油、代可可脂等。

二、主要理化性质

油脂的理化性质是代表其本身特征的重要指标,也是鉴定油脂的种类和质量的基本依据,主要由组成油脂的各种甘油三酯的性质和种类决定,油脂中含量较少的非甘油三酯的其他类酯,对其性质也有一定影响。

常用表示油脂理化性质的指标如下:

1. 密度和相对密度　油脂单位体积内的质量称为油脂的密度。油脂在20℃时密度与水在4℃时的密度之比称为油脂的相对密度(比重)。油脂的相对密度小于1,一般在0.91～0.95之间,各种油脂有自己独特的密度范围。油脂的密度和相对密度均随温度升高而下降。

2. 折光指数　指20℃时,光线由空气进入油脂时入射角正弦与其折射角正弦之比。也是油脂及脂肪酸的一个重要物理常数,一般在1.448～1.474之间。不同的油脂所含脂肪酸碳链长短和饱和度不同,其折光指数也不相同,油脂的折光指数随分子量增大而增大,随双键的增加而升高。有共轭双键存在的油脂,比同类非共轭化合物有更高的折光指数。测定折光指数可迅速了解油脂组成的大概情况,用来鉴别各种油脂的类型及质量。一般用阿贝氏折光计测定。

3. 黏度　黏度是分子间内摩擦力的一个量度,表示液体流动时发生抵抗的程度。油脂具有较高的黏度,油脂的黏度随温度增高而很快降低。在制油过程中,对料坯进行加热蒸炒,其目的就是降低油脂的黏度,增加油脂的流动性,提高出油率。

4. 熔点和凝固点　天然油脂是甘油三酯等的混合物,由于各种甘油三酯的熔点和凝固点各不相同,油脂的熔点及凝固点是一个温度范围,与组成油脂的脂肪酸有关,含饱和脂肪酸较多的油脂其熔点范围较高,含不饱和脂肪酸较多的油脂则其熔点范围较低。把油脂分解生成的脂肪酸从液体逐渐冷却到固态时,会放出一定的结晶热,当液体降温生成的凝固物不再降温,相反却瞬时升温而达到的最高温度称为脂肪酸的凝固点。一般的化合物熔点与凝固点相等,但油脂黏度较高,具有同质多晶现象,其凝固点比其熔点低 $1\sim5℃$。脂肪酸的凝固点与脂肪酸碳链长短、不饱和度、异构化程度等有关,一般脂肪酸碳链越长,双键越少,异构化越少,则凝固点越高,对同分异构体而言,反式比顺式凝固点高。脂肪酸凝固点是鉴别各种油脂的重要常数之一。

5. 沸点　脂肪酸及其酯类的沸点是按下列顺序排列的:甘油三酯>甘油二酯>甘油一酯>脂肪酸>脂肪酸的低级一元醇酯。甘油酯的蒸气压低于脂肪酸的蒸气压。通常食用油的沸点一般都在200℃以上。其中豆油的沸点为230℃,花生油、菜籽油高达335℃,多数油脂在温度达到沸点前就会分解。

6. 烟点、闪点和燃点　烟点是油脂在与空气接触加热时,开始冒烟时候的温度,是衡量其热稳定性的重要指标,可反映其精炼程度。油脂中含有较多杂质,其水分、酸值、过氧化值增加,将使其烟点降低。闪点是油脂在加热时油脂挥发的蒸气和空气混合物与火源接触能够闪出火花但不能持续燃烧的最低温度。燃点又称发火点,是指油品在规定的加热条件下,接近火焰后不但有闪火现象,而且还能继续燃烧 5 秒以上时的最低温度(表 15-1-1)。

表 15-1-1　常见食用油脂的烟点、闪点和燃点

油脂名称	烟点/℃	闪点/℃	燃点/℃
玉米胚芽油(粗制)	178	294	346
玉米胚芽油(精制)	227	326	389
豆油(压榨油粗制)	181	296	351
豆油(萃取油粗制)	210	317	351
豆油(精制)	256	326	356
橄榄油	199	321	361

7. 酸价(acid value)　中和1g 油脂中游离脂肪酸所需氢氧化钾的质量(mg)称为酸价。酸价的高低,表示油脂中游离脂肪酸含量的多少,是鉴别油脂质量的重要指标之一。油脂酸败使其酸值升高,油脂的酸价高,说明油脂的质量较差或贮存的油脂不新鲜。油脂精炼中的碱炼脱酸,就是根据毛油酸价来确定中和所需碱的消耗量的。

8. 碘价　氯化碘或溴化碘的醋酸溶液与油脂作用,卤元素可定量地被吸收为卤化油脂,每100g 油脂吸收碘的质量(g)称为碘价。碘价的高低反映了油脂的不饱和程度,油脂的碘价越高,其不饱和程度越大,越容易引起酸败或产生化学聚合。

9. 皂化价　油脂是酯类化合物,容易水解,在碱性溶液中水解后产生的脂肪酸盐即肥皂,此现象称皂化。1g 油脂充分水解形成脂肪酸盐所需的氢氧化钾(KOH)的质量(mg)称为该油脂的皂化价。单位质量脂肪酸分子数越多,即脂肪酸碳链越短,这种油脂的皂化价越

高。各种油脂的脂肪酸组成是一定的,故它们的皂化价也是一定的。普通油脂的皂化价为180~200。油脂的氧化程度、游离脂肪酸含量也是影响皂化价的因素,油脂中不皂化物含量越高,皂化价越低。

10. 不皂化物　油脂经皂化后其中尚有一些物质,主要是甾醇类及维生素等不溶于水而溶于有机溶剂,统称为不皂化物。普通油脂中不皂化物含量在1%左右,米糠油中不皂化物含量较高。不皂化物对成品脂肪酸有一定的影响。

11. 酯值　酯值是指皂化1g油脂中所含酯类物质所需要的氢氧化钾的质量(mg)。中性油脂的皂化值等于酯值,油脂中含有游离脂肪酸时,酯值等于皂化值减去酸价。

12. 油脂异构化　异构化分为顺反异构和位置异构两种。常见的天然不饱和脂肪酸,绝大多数是顺式结构,在光、热、各种催化剂(如硫、硒、碘、硫醇、亚硝酸)及还原镍等作用下,顺式可转变成反式,此反应称反化反应。油酸在氢氧化钠作用下加热到200℃时,双键会逐步向羧酸端移动,直至生成a-烯酸。亚油酸和亚麻酸则容易异构化成共轭形式。碱异构化是测定多不饱和脂肪酸的重要分析方法基础,因为所生成的共轭化合物在紫外光范围内有吸收峰,可很容易用分光光度法测定。碘及碘化物、羰基铁、羰基铬等也可用于催化共轭化。在油脂空气氧化、催化氢化及磺化等反应中,都会发生部分顺反异构化及位置异构化,因而产生部分反式脂肪酸和共轭酸异构体。

13. 油脂环化　桐酸、亚油酸、亚麻酸等在加热、碱异构化与催化氢化等反应中,会发生自环化,生成环化脂肪酸。亚麻酸酯在二氧化碳气流中加热到275℃下并保持12h,得到单环化合物。亚麻酸酯在乙二醇溶液加热到225~295℃,所得产物含有一定量的1,2-双取代环己二烯。环化物有毒,因此加热到220℃以上亚麻油不能食用。

14. 油脂聚合　加热二烯酸或二烯酸酯能发生聚合,空气氧化也能产生聚合,这两种聚合反应导致干性油干燥成膜。聚合反应分为热聚合和氧化聚合。氧化聚合与空气的自动氧化反应是一致的,也是链式自由基反应,只是反应结束阶段产物不一样,不是分解酸败,而是形成聚合物。

第二节　食用油脂的主要卫生问题

一、油脂酸败

油脂由于含有杂质或在不适宜条件下久藏而发生一系列化学变化和感官性状恶化,称为油脂酸败(oil rancidity)。油脂的氧化和水解,都会导致油脂的酸败变质。油脂酸败变质除与包装形式和长时间贮存有关外,也与油脂中含有某些微量杂质及油脂精炼程度等因素相关。

(一) 油脂酸败的原因

包括生物因素和化学因素。由生物学因素引起的酸败是一种酶解过程,即来自动植物组织残渣和食品中微生物的酯解酶等使甘油三酯水解成甘油和脂肪酸。油脂酸败的化学过程主要是水解和自动氧化,即由氧、紫外线、水等外界因素作用下所引起的脂肪酸自身氧化断裂,生成酮、醛和醇等物质。自身氧化一般发生在不饱和脂肪酸,特别是多不饱和脂肪酸。铜、铁、锰等金属离子和温度38℃加速酶的作用,从而催化油脂的氧化过程,天然抗氧化物质的存在(如维生素E等)能减缓油脂的氧化过程。在油脂酸败过程中,酶解和化学过程常同时发生,但油脂的自身氧化是引起油脂酸败的主要原因。

1. 水分　油脂是疏水物质,含水量很少。油脂在生产、运输和储藏过程中,因各种原因使水分增加,不仅会使油脂水解作用加强,游离脂肪酸增多还会增加酶的活性,有利于微生物生长繁殖。

2. 杂质　油脂中,特别是未精炼的毛油中,常含有各种杂质,如磷脂、蛋白质、蜡、种皮以及其他不溶于油的固体物等。这些杂质都是亲水物质,可以吸收水分,有利于微生物的生长繁殖,能加速油脂的酸败,对油脂安全储藏十分不利。通常油脂中杂质含量超过0.2%时,就容易引起油脂分解酸败,杂质含量越多,油脂水解酸败速度就越快,也就越容易促使油脂酸败变质,失去食用价值。因此,杂质多的油脂不耐储藏。

3. 空气　空气中的氧是引起油脂氧化变质的主要因素。油脂氧化变质的速度与接触空气表面积的大小、时间的长短以及油脂的组成成分有密切关系。通常油脂接触空气的表面积大、时间长,就容易氧化酸败;反之,装入密闭容器或储存在惰性气体中的油脂,则能提高储藏稳定性,一般不易氧化酸败。

4. 温度　温度升高,可以加速油脂的氧化反应,增强脂肪酶的活性,促进微生物生长繁殖,加速氧化分解、酸败变质。温度越高,高温时间越长,油脂酸败变质就越快(在60～100℃范围内,一般每升高10℃,油脂酸败速度约可增加一倍)。

5. 日光　日光中的紫外线有利于氧的活化,能促使油脂氧化酸败变质。油脂暴露于日光中时,在紫外光的照射下,常能形成少量臭氧。当油脂中不饱和脂肪与臭氧作用时,在其双键处能形成臭氧化物。臭氧化物在水分影响下,会进一步分解成醛、酮类物质而使油脂产生哈喇味,失去食用价值。与此同时,在日光照射下,油脂中所含的维生素E受到破坏,抗氧化的功能减弱,因而也会加快油脂氧化酸败的速率。

(二) 常用的卫生学评价指标

1. 酸价　中和1g油脂中游离脂肪酸所需的KOH的mg数,称为酸价(acid value,AV)。油脂酸败时游离脂肪酸增加,酸价也随之增高,可用酸价来评价油脂酸败的程度。我国《食用植物油卫生标准》(GB 2716-2005)规定食用植物油AV应≤3mg/g,《食品安全国家标准食用动物油脂》(GB 10146-2015)规定猪油AV≤1.5mg/g,牛、羊油AV≤2.5mg/g,《食用植物油煎炸过程中的卫生标准》(GB 7102.1-2003)规定食用植物油煎炸过程中AV≤5mg/g。

2. 过氧化值　过氧化值(peroxide value,POV)指油脂中不饱和脂肪酸被氧化形成过氧化物的量,一般以100g被测油脂使碘化钾析出碘的克数表示。POV是油脂酸败的早期指标。当POV上升到一定程度后,油脂开始出现感官性状上的改变。值得注意的是,POV并非随着酸败程度的加剧而持续升高,当油脂由哈喇味变辛辣味、色泽变深、黏度增大时,POV反而会降到较低水平。一般情况下,当POV超过0.25g/100g时,即提示酸败。我国规定食用植物油POV≤0.25g/100g(《食用植物油卫生标准》GB 2716-2005)。食用动物油脂POV≤0.2g/100g(《食品安全国家标准食用动物油脂》(GB 10146-2015))。

3. 羰基价　羰基价(carbonylgroup value,CGV)指油脂酸败时产生的含羰基的化合物(醛、酮类化合物),其聚积量就是羰基价。对食用油脂中羰基价的测定,国家标准检验方法为2,4-二硝基苯肼比色法。其原理是:羰基化合物和2,4-二硝基苯肼作用生成苯腙,在碱性情况下形成醌离子,呈褐红色或葡萄酒红色,测定吸光度与标准比较。通常是以被测油样(相当1g或100mg)经处理后在440nm下的吸光度表示,或以相当1kg油样中羰基的mEq数表示。大多数酸败油脂和加热劣化油的CGV超过50mEq/kg,有明显酸败味的食品可高达

70mEq/kg。我国《食用植物油煎炸过程中的卫生标准》(GB 7102.1-2003)规定食用植物油煎炸过程中 CGV≤50mEq/kg。

4. 丙二醛　丙二醛(malondialdehyde,MDA)是油脂氧化的最终产物,通常用来反映动物油脂酸败的程度。一般用硫代巴比妥酸(TBA)法测定,以 TBA 值表示丙二醛的浓度。与 POV 不同,MDA 值可随着油脂氧化的进行而不断增加,我国规定食用动物油脂的 MDA≤0.25mg/100g(GB 10146-2015)。

(三) 防止油脂酸败的措施

油脂酸败除了引起感官性状的变化外,还会使油脂中的不饱和脂肪酸、维生素等营养成分遭到破坏,降低油的营养价值。油脂酸败产物还会影响人体正常代谢,危害人体健康,因油脂酸败而引发的食物中毒在国内外均有报道。要采取措施防止油脂的酸败。

1. 确保油脂纯度　油脂中水分过多可促进微生物繁殖和酶的活动,应控制水分含量,防止微生物污染。我国规定食用油脂的含水量不得超过 0.2%。无论何种方法制取的毛油都须经过精炼,以除去动、植物组织残渣。长期储藏的油脂,须设法使各种杂质含量降至 0.2% 以下,以保持油脂的储藏稳定性,确保安全储藏。

2. 采用正确的贮存方法　油脂适宜的贮存条件是密封、隔氧、避光、低温。在加工和贮存过程中应避免重金属污染。

3. 添加抗氧化剂　添加油脂抗氧化剂是防止食用油脂酸败的重要措施。我国常用的抗氧化剂有丁基羟基茴香醚(BHA)、二丁基羟基甲苯(BHT)、没食子酸丙酯(PG),其最大使用量分别为 0.2g/kg、0.2g/kg、0.1g/kg,若以上三种混合使用时,BHA、BHT 总量应小于 0.1g/kg,PG 应小于 0.05g/kg。维生素 E 对热稳定,与 BHA、BHT 一起使用效果更好,其添加量在动物脂肪为 0.001% ~ 0.5%、植物油为 0.03% ~ 0.07%。

二、油脂污染和天然存在的有害物质

1. 霉菌毒素　动植物油料被霉菌及其毒素污染后制出的油脂中亦含有毒素。各类油料种子在生长、收获、储运过程中易受霉菌及所产毒素的污染。最常见的是被黄曲霉菌污染并产生黄曲霉毒素,其中黄曲霉毒素 B_1 是确认的极毒和致癌物质,对人和动物具有强烈的毒性和致癌性,主要导致对肝脏的损害。各类油料种子中,花生最易受到污染,其次为棉籽和油菜籽。被该毒素污染的原油,必须去除毒素后经检验合格才能食用。黄曲霉毒素 B_1 为脂溶性,可通过碱炼法和吸附法进行有效去毒。吸附法操作简便油耗损少,可使油中的黄曲霉毒素 B_1 的含量降低 99%,对油的食用价值无影响,也不产生新的卫生问题。常用的吸附剂有活性白陶土和活性炭。碱炼法去毒处理后的油较易酸败,不宜长期贮存。我国规定花生油、玉米胚油中黄曲霉毒素 B_1≤20μg/kg,其他食用油≤10μg/kg。

2. 多环芳烃类化合物　油脂在生产和使用过程中,可受到多环芳烃类化合物的污染。污染来源包括环境中多环芳烃污染导致油料生长过程的污染、油料种子直接用火烤烟熏的方法烘干、浸出溶剂残留、压榨时润滑油的混入等。反复使用的油脂在高温下热聚合也是造成多环芳烃类化合物含量增高的一个原因。多环芳烃类化合物 3,4-苯并[a]芘毒性很强并有致癌性。对比分析发现,产自工业区的油料制取的菜籽油比产自农业区的油料制取的菜籽油苯并[a]芘含量高出 10 倍以上,不经干燥的鲜果生产的椰子油中不含苯并[a]芘,而经烟熏干制的椰子油中苯并[a]芘含量为 43.7μg/kg,经严重烟熏干制的椰子油中苯并[a]芘的含量可高达 400μg/kg。在油脂制取过程中使用的润滑油及机油中苯并[a]芘的含量高达

5000 ~ 26 000μg/kg。因此,生产油脂时选用符合卫生标准的原辅料、采用合理的加工方法、避免加工过程中的机油污染等是减少油脂中苯并[a]芘含量的有效措施。我国《食用植物油卫生标准》(GB 2716-2005)规定植物油脂中苯并[a]芘含量不得超过10μg/kg。油脂中的苯并[a]芘可通过活性炭吸附、脱色处理和精炼而降低。

3. **棉酚**　棉籽的色素腺体内含有多种毒性物质,如棉酚、棉酚紫和棉酚绿,其中棉酚有游离型和结合型之分,具有毒性作用的是游离棉酚。棉酚紫是棉酚和氨基结合而成,在热处理和加酸水解时失去氨基,可转化为游离棉酚。游离棉酚是一种原浆毒,可损害心、肝、肾等实质脏器,对生殖系统也有明显的损害。一次大量食用冷榨法生产的棉籽油可引起急性中毒,长期少量食用可引起亚急性或慢性中毒。食用含游离棉酚的棉籽油引起的急性中毒症状表现为头痛、头晕、恶心、呕吐、腹痛、腹泻、四肢无力及行走困难。江西的"湖口病"、湖北、安徽、陕西及新疆的"烧热病"及"怕热病"均与食用粗制棉籽油引起的慢性棉酚中毒有关。主要表现为惊慌、头痛、头晕、皮肤烧灼、无汗或少汗、四肢无力并有麻木感,严重者还有恶心、呕吐、晕倒甚至死亡。棉酚对男性生殖系统造成危害为男性性欲减退、早泄、精子质量下降和不可恢复的不育。对女性的危害表现为月经不调或闭经及子宫缩小等症。

棉籽油中的游离棉酚因加工方法而异,冷榨生产的棉籽油中游离棉酚的含量很高,可达0.8%以上,热榨时棉籽经蒸炒加热,游离棉酚与蛋白质作用形成结合棉酚,压榨时大多数保留在棉籽饼中,故热榨法生产的棉籽油游离棉酚的含量大大降低,仅为冷榨法的5% ~ 10%,毛油再经过碱炼,使其中棉酚形成溶于水的钠盐,再用温水洗油而除去。我国规定食用棉籽油中游离棉酚的含量≤0.02%(GB 10146-2015),一般机榨精炼油或浸出精炼油游离棉酚含量在0.015%左右,符合国家标准。

4. **芥子苷**　普遍存在于十字花科植物中,油菜籽中含量较多。芥子苷在植物组织上葡萄糖硫苷酶的作用下可水解为硫氰酸酯、异硫氰酸酯和腈。腈的毒性很强,能抑制动物生长或致死,硫氰化物具有致甲状腺肿作用,其机制为阻断甲状腺对碘的吸收,使甲状腺代偿性肿大。但这些硫化物大多为挥发性物质,在加热过程中可去除。

5. **芥酸**　是一种二十碳单不饱和脂肪酸,凡十字花科植物的种子油,如菜油、辣油都含有较多的芥酸。普通菜籽油中的芥酸约占脂肪酸总量的20% ~ 50%。动物实验表明,芥酸可使脂肪在多种动物心肌中聚积,导致心肌单核细胞浸润和纤维化,心肌坏死并形成瘢痕,发生心脏疾病,对肝、肾等器官也有不同程度的损害,还可导致动物生长发育障碍和生殖功能下降。欧盟及香港均规定食用油脂芥酸含量不得超过5%,美国将芥酸含量2%以下定为符合GRAS标准(Generally Recognized As Safety)。我国南方一些地区的居民有食用高芥酸菜油的习惯,目前尚未发现其急性或慢性危害,我国《食用植物油卫生标准》(GB 2716-2005)未对芥酸含量作出相应规定。目前我国已培育出低芥酸菜籽,其中的芥酸为油酸所代替,可使芥酸含量低于5%。

6. **反式脂肪酸**　常见的天然不饱和脂肪酸,绝大多数是顺式结构,在光、热、各种催化剂作用下,顺式可转变成反式。氢化植物油及其制品中的反式脂肪酸占总脂肪酸组成的60%左右,对人体健康有较大的危害。含反式脂肪酸较多的食物主要有奶油蛋糕、饼干、油炸食品、冰淇凌等。

三、高温加热产生的有害物质

油脂反复高温煎炸(200℃以上)不但使油脂颜色变深变黑,影响感官性状,还会使油脂中的必需脂肪酸和脂溶性维生素遭到破坏,降低油脂的消化吸率,使其营养价值降低,而且可发生水解作用,产生游离脂肪酸和大量的降解产物。油脂高温加热时,甘油和脂肪酸经脱水生成丙烯醛和低分子碳氢化合物,这些物质有强烈的刺激性臭味,随着油烟一起挥发对人体带来危害。反复循环加热油脂,油脂中不饱和脂肪酸可发生热聚合作用,即两个或两个以上的不饱和脂肪酸相互聚合,形成二聚体、三聚体等聚合物和多环芳烃化合物。研究表明,油脂长期高温深度氧化产生的环氧化物、聚合物和多环芳烃化合物可导致动物和人体肝大、生育功能障碍和生长发育停滞,还对动物和人类有致癌作用,并且阻碍对其他食物中营养成分的吸收。碘价是油脂中脂肪酸不饱和度的主要标志,油脂长时间高温加热,易发生热聚合和热氧化反应,使油脂的不饱和双键减少,碘价降低。有学者认为碘价测定方便,能间接反映油脂的聚合度,建议将其作为煎炸油卫生质量控制指标。高分子量、非挥发性物质是最稳定的煎炸油检测指标。目前最常用的是极性物质(PC)检测。油脂在煎炸期间,PC 不断产生,不饱和度越高的油,越易产生 PC。测定 PC 的方法具有准确性、简便性和重复性。随着 PC 的增加,其导电性增强,可通过检测其导电性推算 PC 含量。有研究表明,油的色值与油的品种、煎炸时间、煎炸的食品也有一定的关系,不少国家采用感官指标监测煎炸油,如利用色阶监控煎炸油的卫生质量,技术人员依据比色管所显示的颜色变化来判断煎炸油能否继续使用。

不少国家对煎炸油的使用都作出了相应的规定,目前各国制定的煎炸油卫生质量指标主要包括感官指标(色、烟、滋气味)、物理指标(烟点、黏度、导电性)及化学指标(游离脂肪酸、酸价、极性组分、石油醚不溶成分、聚合物、羰基价、过氧化值)。日本规定煎炸油的酸价应小于 1.8,食用油回炸不能超过 3 次。德国规定煎炸油的烟点 ≥170℃,游离脂肪酸 ≤2%,酸价 ≤2mg/g,极性组分 ≤24%,石油醚不溶成分 ≤7%。我国《食用植物油煎炸过程中的卫生标准》(GB 7102.1-2003)规定煎炸油的酸价 ≤5mg/g,羰基价 ≤50mEq/kg,极性组分 ≤27%。

为防止高温加热油脂产生的毒性对人体健康的影响,应选用发烟温度较高的油脂,精炼的植物油烟点都较高,约为 230℃ 以上。在使用过程中,尽量控制油炸油煎温度不超过 190℃,这种烹调温度下一般不产生聚合物。减少反复使用次数,随时添加新油并注意过滤清除漂浮的食物碎屑和底部沉渣,防止聚合物的大量生成。

四、有机溶剂的残留

采用浸出法生产的植物油,可因溶剂质量不合格或在生产过程中蒸发设备和操作技术不良,真空脱臭工艺不过关等原因,使溶剂残留过多。这种植物油不但有异味,且含有过量的芳烃类有毒有害物质,影响人体健康。

第三节 食用油脂的生产工艺卫生

一、原料卫生要求

生产食用油脂的各种原辅材料和所用的溶剂质量直接影响油脂的质量,因此对各种原料必须有一定的卫生要求。严禁使用受工业"三废"、放射性元素和其他有毒、有害物质污染而不符合国家有关卫生标准的原料及腐败变质的原料。食品添加剂和生产用水也必须符合

617

相关标准的规定。

（一）动植物油料

动物性油脂原料应来源于经兽医卫生检验认可的动物的板油、肉膘、网膜或附着于内脏器官的纯脂肪组织，无污秽不洁及腐败变质现象。植物种子要求不得发霉、变质、生虫、出芽，注意清除其中的有毒杂草籽及其他异物，保证种子的破碎粒、未成熟粒、发芽粒及杂质含量在规定的范围内。我国《植物油料卫生标准》（GB 19641-2015）规定：大豆油料的霉变粒不得大于1%，其他植物油粒的霉变粒不得大于2%。大豆、油菜籽中曼陀罗籽及其他有毒动植物种子不得大于1粒/kg，油菜籽中的麦角不得大于0.05%，其他植物油料中不得检出麦角。铅、无机砷均不得超过0.02mg/kg，黄曲霉毒素 B_1 除花生仁、玉米不得超过20μg/kg外，其他均不得超过5μg/kg。农药残留均应符合《食品安全国家标准 食品中农药最大残留限量》（GB 2763-2016）的规定。

转基因产品的安全性一直是个备受争议的问题，由于转基因大豆、菜籽等具有脂肪含量高、抗虫害且价格低廉等特点，较受油脂加工企业的欢迎。我国食用油质量国家标准要求对转基因产品进行标识，让消费者有更多的知情权和选择权。

（二）浸出溶剂

由于用有机溶剂浸出法生产植物油的出油率远远高于物理榨油法，浸出法在油脂加工中应用非常广泛。浸出溶剂如沸点过低会造成工艺上不安全且溶剂大量消耗，沸点过高则会增加溶剂残留。为保证油脂的安全，一方面必需使用纯度和安全性符合标准要求的浸出溶剂，防止浸出溶剂中苯和多环芳烃等有害物质污染，另一方面应选用沸点范围较窄的溶剂、提高加工技术，使溶剂残留符合卫生要求。我国自2009年6月1日正式实施新的标准：《植物油提取溶剂》（GB 16629-2008），对提取溶剂的馏程、硫含量、苯含量和不挥发物等进行了更为严格的规定。

（三）抗氧化剂

为保护油脂不被氧化，油脂加工时常使用抗氧化剂，主要品种有丁基羟基茄香醚（BHA）、二丁基羟基甲苯（BHT）和没食子酸丙酯（PG）。可单独使用或混合使用。工厂在采购和使用这类抗氧化剂时，必需遵守《食品安全国家标准 食品添加剂使用卫生标准》（GB 2760-2014）的规定。

（四）原料预处理

动物油脂原料除来源可靠符合卫生要求外，在炼制前应清洗干净，清除附着的肌肉、淋巴结、胰脏、肠管，取纯脂肪组织切成小块。植物油籽原料在投料前应通过风力、磁力、过筛等方法清除杂质、泥土、砂石、有毒种子、破碎粒屑等杂质，对保证油的品质，防止油的氧化酸败有重要的作用。烘焙、蒸炒是植物油料预处理的重要工序，有利于提高出油率。

二、油脂的加工方法

（一）传统油脂

食用油脂的加工方法因原料不同而异。常用的粗提方法主要有：熬炼法、蒸煮法、压榨法、浸出法、超临界液体萃取法及水溶剂法等。从油料中分离出的初级油脂产品为"毛油"，含有较多的杂质，需经过精制才可食用。

1.油脂的制取

（1）熬炼法：熬炼法是制取动物油脂最常用的方法，分干法熬炼和湿法熬炼。干法熬炼

(干炼法)是在加工过程中不加水或者水蒸气,将动物脂肪组织置于特制的锅(罐)内,在常压、真空和压力下直接加热熔炼,使脂肪释出,分离残渣后获取油脂。湿法熬炼(湿炼法)是将动物脂肪组织在水分存在的条件下加热,通常在压力300~525kPa,蒸气温度120~145℃条件下熬煮脂肪组织,脂肪细胞壁在压力下被蒸气破坏,脂肪释出。湿法熬炼通常温度较干炼法低,得到的产品着色较浅,风味柔和。经过熬炼,动物组织中的脂肪酶和氧化酶完全被破坏,不会因氧化酶的作用而酸败。

(2) 压榨法:是采用物理压榨方式从油料中分离油脂的方法,分热榨和冷榨,主要用于植物油脂的制取。热榨是先将油料种子焙炒后再进行机械压榨,分离出毛油。这种方法出油率较高,因为加热破坏了种子内的酶类、抗营养因子和有毒物质,毛油中杂质少。冷榨是种子不经加热直接压榨分离毛油,这种方法出油率较低,杂质较多,但能较好地保留油饼中蛋白质的理化性质,有利于粕饼资源的开发利用。

压榨法制油工艺流程(以花生仁为例):清理→剥壳→破碎→轧胚→蒸炒→压榨→花生原油

(3) 浸出法:也称溶剂萃取法,是应用萃取原理,利用食用级有机溶剂将油料中的油脂分离出来,然后再将有机溶剂去除,制得毛油。浸出法又分直接浸出法和预榨浸出法,直接浸出法是将原料经预处理后直接加入浸出器提取毛油。预榨浸出法实际上是将压榨法和浸出法结合起来的方法,用压榨法制油时,压榨后的"油饼"内存留着一定量的油脂,再用浸出法就可以充分将其提取出来,两种方法互补,既充分利用了原料,又减少了溶剂的用量,并且出油率较高,产品质量较纯,是目前国内外普遍采用的技术。

浸出法制油工艺流程(以大豆为例):清理→破碎→软化→轧胚→浸出→蒸发→汽提→大豆原油

浸出法使用的抽提溶剂应当符合以下条件:①化学性质稳定,对机械设备腐蚀作用小;②极性与油脂接近,能选择性地把油脂从油料中萃取出来;③挥发性好,在较低温度下容易与油脂分离;④使用安全,不易着火或爆炸;⑤沸程范围小,溶剂容易蒸脱回收;⑥在水中的溶解度小而且无毒。若沸点过低会增加溶剂的消耗量及工艺上的不安全,沸点过高则会导致残留量增加。我国以前常用的溶剂6号浸出溶剂的沸程为60~90℃,没有干点温度,90℃时仅能保证98%的回收率。新的《食用植物油卫生标准》(GB 2716-2005)规定,浸出使用的抽提溶剂应符合《植物油抽提溶剂》(GB 16629-2008)的规定。相较于之前的《6号抽提溶剂油》,其馏程范围改为61~76℃(干点),有利于减少油脂中的溶剂残留。我国规定浸出油溶剂残留不得超过50mg/kg。

(4) 超临界流体萃取法:超临界流体萃取(supercritical fluid extraction,SFE)即用超临界状态下的流体作为溶剂对油料中的油脂进行萃取分离的技术,实际上也属于浸出法。目前油脂工业常用超临界的CO_2作为萃取剂,具有安全、无有机溶剂残留、操作条件温和、油脂和粕饼质量好、节能及低成本等优点。

(5) 水溶剂法:即以水为溶剂,根据油料的特性,采取一些加工技术将油脂提取出来的方法,包括水代法和水剂法,主要适用于含油量高的油料如花生、芝麻等。

水代法制油工艺流程(以芝麻为例):芝麻→筛选→漂洗→炒子→扬烟→吹净→磨酱→对浆搅油→振荡分油→芝麻油

(6) 酶解法:利用蛋白酶对蛋白质进行水解,破坏蛋白质和脂肪的结合,从而释放出油脂的方法。目前酶解法主要用于一些功能性油脂(亚麻籽油、葡萄籽油等)的提取,在动物油脂方面,提取最多的是鱼油。

2. 油脂的精炼　毛油中一般都含有一定的杂质,分为四大类,即机械杂质(如动物组织、泥沙、豆粕粉末等)、胶溶性杂质(如磷脂、蛋白质等)、脂溶性杂质(如游离脂肪酸、甾醇类等)以及水分。除去这些杂质总的工艺过程叫油脂的精炼。

化学精炼工艺流程:原油→过滤→脱胶(水化)→脱酸(碱炼)→脱色→脱臭→脱蜡→成品油

物理精炼工艺流程:原油→过滤→脱胶(酸化)→脱色→脱酸(水蒸气蒸馏)→脱臭→脱蜡→成品油

(1)过滤:主要是通过沉降、过滤和离心分离等物理方法去除毛油中的机械杂质。常见的安全问题与机械设备的性能和质量有关,如设备制造材料不合格或破损导致过滤不充分等。

(2)脱胶:脱胶的目的是除去粗油中的胶体杂质,主要是一些磷脂、糖脂、固醇、蛋白质、氨基酸等。脱胶的方法有很多种,主要是通过加水、加酸、加碱、白土及上述脱胶类型的组合来完成脱胶过程。目前主要采用的是酸炼脱胶法,可用的酸主要有硫酸、柠檬酸和磷酸等。脱胶过程中会引入水、酸、碱等化学物质,再加上加工流程较长,可能产生的安全问题包括化学物质残留、不适当的温度造成的油脂变质和化学物质变质,也可能因水质及操作环境卫生不合格导致微生物污染。

(3)脱酸:毛油中游离脂肪酸较高,除使油品有苦味和皂味,影响油脂风味外,还会加速油脂的水解酸败,为保证油的质量,需要去除游离脂肪酸和油中易引起氧化的成分,即进行脱酸处理。常用的方法有蒸馏法、溶剂萃取法、酯化脱酸法和中和脱酸法(碱炼)。可能产生的食品卫生问题包括溶剂残留及营养成分的损失。

(4)脱色:油脂脱色是生产高品质食用油的必需工序,脱色的目的是脱除油脂中的色素、过氧化物、微量金属、残皂和磷脂等成分,并可防止成品油的回色,提高货架期。常用的油脂脱色法为物理化学吸附法,主要通过加入中性或酸性白土完成,也可加入少量活性炭,它们能吸附色素和某些油脂降解产物。

(5)脱臭:脱臭就是在高温真空下,借助水蒸气蒸馏并汽提脱除油中的氧化酸败产物游离脂肪酸、醛类、酮类、低级酸类、过氧化物等臭味物质。高温条件下油脂的氧化稳定性降低,不饱和脂肪酸自动氧化速度加快,产生醛、酮、酸等物质,随着高温时间延长,氧化分解产物逐步积累,过氧化值、羰基价、丙二醛和酸价等指标都会明显升高。高温也会对天然的抗氧化剂维生素 E 造成较大的破坏,还导致脂肪酸产生异构反应(由顺式结构变为反式结构),而反式脂肪酸对人体健康会产生不利影响。进行脱臭处理时,应根据设备的类型、油脂的种类及成品油的要求合理选择温度和时间。

(6)米糠油、棉籽油、芝麻油、玉米胚油及小麦胚油等油脂均含有一定量的蜡质,以结晶状微粒分散在油脂中,使油脂的透明度下降,影响其外观和品质。蜡质的主要成分是高级脂肪醇,对热、碱稳定,一般采用低温结晶的方法除去。

(二)新型油脂(人造奶油及代可可脂)

1. 人造奶油　"天然奶油"是从奶里面经过提炼所得,一般油脂含量占 80% 左右,其余为水分或者奶的其他成分,吃起来口感香醇。但"天然奶油"较贵,产量有限。人造奶油(Margarine)是把植物油经过加氢处理后,加入一些辅助原料,经乳化、急冷、匀质等工艺制成,用以代替"天然奶油"。

人造奶油的加工工艺为:首先制成油相和水相两种混合物,油相混合物由食用油和各种油溶辅料组成,水相混合物是由水和所有水溶性辅料(包括乳化剂、色素、香精、食盐、食糖、维生素、防腐剂、抗氧化剂等),然后将两种混合物放入容器内剧烈搅拌使之乳化,水相以小水滴均匀地分布到油相中,再快速冷却、均质。为达到人造奶油的可塑性、涂布性、稠度和熔点等要求,油相需选用氢化油(包括大豆油、玉米油、菜籽油、椰子油、棕榈油等)或动物油。

各种植物油氢化成固体脂,酸价有所升高,生产的人造奶油酸价进一步上升,引起产品稳定性降低,过氧化值升高,导致酸败变质。因此,生产人造奶油的原料油脂酸价要控制在0.2~0.3,人造奶油产品的酸价控制在0.5以下为宜。若人造奶油成品酸价超过0.5,产品不易保存或在保存期内质量下降。

人造奶油产品的质量主要取决于其乳化的质量,乳化的目的是使水相均匀分散在油相中,形成油包水的稳定乳状液。水相的分散程度及水粒的大小对人造奶油的品质和风味影响很大,加之微生物的繁殖是在水相中进行的,一般细菌的大小为$1~5\mu m$,乳化中必须控制水相颗粒于$1~5\mu m$范围内,这样不仅可提高人造奶油的风味,而且可抑制细菌的繁殖,防止人造奶油腐败变质。可通过选择适当的乳化剂和提高乳化速度来实现上述乳化目的。

2. 代可可脂 可可脂是制造巧克力的原料之一,用可可豆经溶炒、破碎、分离成可可豆仁,再经磨碎成可可膏而制成可可脂。代可可脂系将食用油脂氢化后,精炼调理而成,是一类能迅速熔化的人造硬脂,可采用不同类型的原料油脂进行加工,分为月桂酸型硬脂和非月桂酸型硬脂。其甘油三酯的组成与天然可可脂完全不同。代可可脂的结构与天然可可脂大为不同,是一种非常复杂的脂肪酸。由代可可脂制成的巧克力产品口感较差,没有香味,通常溶点要比可可脂高一些,不会因温度差异产生表面霜化。

第四节 食用油脂的卫生评价

对食用油脂进行卫生评价的主要依据是国家颁布的《食用植物油卫生标准》(GB 2716-2005)、《食用动物油脂卫生标准》(GB 10146-2015)、《食用植物油煎炸过程中的卫生标准》(GB 7102.1-2003)、《食用油脂制品》(GB 15196-2015)。

(一)感官检查

纯净的油脂(甘油三酸酯)是无色的。各种天然油脂中,都含有少量的色素,因此形成特定的颜色。食用油脂应具有其正常的色泽、透明度、滋气味,无焦臭、酸败及其他异味。动物油脂应为白色或带微黄色泽、组织细腻、呈软膏状态,融化后微黄色、澄清透明,具有动物固有的滋气味。

食用植物油的色泽主要来自种子的色素,一般为橙黄色,但颜色有浅有深,花生油为淡黄色至橙黄色,大豆油为黄色至橙黄色,菜籽油为黄色至棕色,精炼棉籽油为棕黄色或棕色。毛油中因含有各种杂质成分,故而更加深了其色泽。油脂在精炼过程中,除去杂质,并脱除部分色素,从而获得色泽更浅的油脂产品。冷榨油和精制油颜色较淡,色拉油基本无色,油中磷脂较多时会使油呈褐色。正常油脂在液体状态时应为透明,如含有水分、磷脂、蜡以及油脂变质后产生的高熔融点物质,或加工时有未除尽的机械性杂质均能降低油脂的透明度或发生浑浊现象。

检验油脂的色泽时,应将样品混合并过滤,倒入50mm×100mm烧杯中,测量高度不得小于5mm,在室温下先对着自然光观察,然后置于白色背景前借其反射光线观察,可见白色、灰白色、柠檬色、淡黄色、黄色、橙色、棕黄色、棕色、棕红色、棕褐色等。

天然油脂都有一些气味,如花生油有花生香味、芝麻油有芝麻香味。影响油脂气味的因素有原料、加工方法、精制程度、贮存条件和贮存时间等。用发芽、发霉和炒焦的种子制成的油,带有苦味、霉味、焦糊味等异味,油脂酸败变质则带有酸味和哈喇味,溶剂残留超标的浸出油带有溶剂的气味。所以优质油脂应无焦臭味、霉味、酸味和哈喇味。浸出油脂若带有所油味,不得销售和食用。冷榨油几乎没有气味,热榨油往往带有各种油的特有气味。正常的油脂不带有任何滋味,贮存条件不适宜,油脂容易变质,带有酸味或辛辣味。

检验油脂气味及滋味时,可将样品倒入150mL烧杯中,置于水浴上,加热至50℃,以玻璃棒迅速搅拌,嗅其气味,并蘸取少许样品,用舌尖辨尝其滋味,然后用正常、焦糊、酸败、苦辣等词进行相应的描述。

人造奶油应为淡黄色固体,均匀细致,无水泡、杂质、霉斑,具有奶油香味,切面整齐。变质的人造奶油外观污秽不洁,有油渗出,表面有霉斑,有油脂酸败味。

代可可脂应为白色固体,组织紧密,无不良气味,无污秽不洁。劣质代可可脂有溶剂味,色深。

(二) 理化指标

1. 酸价 天然油脂也含少量游离脂肪酸,油脂酸败时游离脂肪酸增加,酸价随之增高,故可用酸价来评价油脂酸败的程度。我国规定食用植物油酸价≤3mg/g,动物油酸价≤3mg/g,人造奶油酸价≤1mg/g,食用植物油煎炸过程中酸价≤5mg/g。

油脂酸败后产生醛类的脂肪酸,可与间苯三酚作用生成红色物质,实际工作中常用酸败定性试验作为快速检测和判定的方法。呈明显酸败反应的油脂不能食用。

2. 过氧化值 POV是油脂酸败的早期指标,当POV上升到一定程度后,油脂开始出现感官性状上的改变。但POV并非随着油脂酸败程度的增加而持续升高,当油脂由哈喇味变辛辣味、色泽变深、黏度增大时,POV反而会降至较低水平。一般情况下当POV超过0.25g/100g时,即表示油脂酸败。我国规定食用植物油POV≤0.25g/100g 动物油≤0.20g/100g,人造奶油≤0.13g/100g。

3. 溶剂残留 以浸出法制取油脂,应在生产过程中将浸出溶剂完全除去,但在实际上往往因生产工艺限制难以将溶剂完全除去,在油脂中有一定的残留。WHO建议在生产工艺好的条件下,溶剂残留不应超过10mg/kg,法国规定溶剂残留≤50mg/kg,其他国家均要求除尽浸出溶剂残留。我国规定溶剂残留≤50mg/kg,大多数企业实际生产的油脂溶剂残留可达到≤10mg/kg。

4. 游离棉酚 游离棉酚是棉籽油中的有害物质,要求在加工过程中除去,在食用油中达不到显示有害作用的残留量。我国规定棉籽油中游离棉酚含量不得超过0.02%。

5. 有害元素 油脂中的砷、铅主要是原料来源及运输过程中受到各种污染、生产过程中使用不符合食品卫生要求的工具和设备等造成的。我国规定食用植物脂中砷、铅浓度均不得超过0.1mg/kg,食用动物油中总砷不得超过0.1mg/kg,铅不得超过0.2mg/kg。镍是生产人造奶油的氢化植物油原料中的催化剂,必须加以限量。我国规定人造奶油中镍的含量不得超过1mg/kg。

6. 极性组分 极性组分是评价煎炸油质量的重要卫生指标,包括甘油三酯的氧化产物(含酮基、醛基、羟基、过氧化氢基的甘油三酯)以及含上述基团的甘油三酯的聚合物、游离脂肪酸甘油二酯和甘油一酯。我国规定煎炸油中极性组分不得超过27%。

7. 农药 食用油脂中各种农药残留限量应符合《食品安全国家标准 食品中农药最大残留限量》(GB 2763-2016)的要求。

8. 微生物 食物油脂中仅《食用油脂制品》(GB 15196-2015)对微生物指标标准进行了要求,规定菌落总数≤200cfu/g,大肠菌群≤30MPN/100g,霉菌≤50cfu/g,不得检出致病菌。

第五节 食用油脂的卫生管理

一、监督管理的法律依据

我国食用植物油监督管理的依据是《食用植物油厂卫生规范》(GMP)(GB 8955-2016),这个规范适用于全国炼油及油脂加工企业。动物油脂加工国家没有建立 GMP,但所有食品加工企业均应遵守《食品企业通用卫生规范》(GB 14881-2013),加强生产过程中的质量控制和管理。并应建立和严格实施危害分析关键控制点(HACCP)管理体系,确保产品安全卫生。

生产加工食用油脂的各种原、辅材料必须符合国家有关的食品卫生标准或规定。植物油料的选用应符合《植物油料卫生标准》(GB 19641-2015),食品添加剂必须采用国家允许使用的、定点生产的食用级食品添加剂,并应符合《食品安全国家标准 食品添加剂使用标准》(GB 2760-2014)。严禁采用受工业"三废"、放射性元素和其他有毒、有害物质污染而不符合国家有关卫生标准的原、辅材料,以及浸、拌过农药的油料种子,混有非食用植物的油脂、油料和严重腐败变质的原、辅材料。生产食用油脂的溶剂必须符合卫生标准。生产食用油脂使用的水必须符合《生活饮用水卫生标准》(GB 5749-2006)。生产过程应防止润滑油和矿物油对食用油脂的污染。

食用油脂生产工厂必须建在交通方便,水源充足,无有害气体、烟雾、灰尘、放射性物质及其他扩散性污染源的地区。厂房与设施必须结构合理、坚固、完好,锅炉房应远离生产车间和成品库。生产食用油脂的加工车间一般不宜加工非食用油脂。但由于某些原因加工非食用油脂后,应将所有输送机、设备、中间容器及管道、地坑中积存的油料或油脂全部清出,还应在恢复加工食用油脂的初期抽样检验,符合食用油脂的质量、卫生标准后方能视为食用油;不合格的油脂应作为工业用油。用浸出法生产食用植物油的车间,其设备、管道必须密封良好,空气中有害物质的浓度应符合现行的《工业企业设计卫生标准》,严禁溶剂跑、冒、滴、漏。生产食用植物油或食用植物油制品的从业人员,必须经健康检查并取得健康合格证后方可上岗。工厂应建立员工健康档案。

食用油脂成品须经严格检验,达到国家有关质量、卫生标准后才能进行包装。对食用油脂进行卫生检验和评价的重要依据是国家颁布的《食用植物油卫生标准》(GB 2716-2005)、《食品安全国家标准 食用动物油脂》(GB 10146-2015)、《人造奶油卫生标准》(GB 15196-2003)、《食品安全国家标准 食品中真菌毒素限量》(GB 2761-2011)、《食品安全国家标准 食品中污染物限量》(GB 2762-2011)、《食品安全国家标准 食品中最大农药残留限量》(GB2763-2016)、《花生油》(GB 1534-2003)、《大豆油》(GB 1535-2003)、《菜籽油》(GB 1536-2003)、《棉籽油》(GB 1537-2003)、《葵花籽油》(GB 10464-2003)、《油茶籽油》(GB 11765-2003)、《玉米油》(GB 19111-2003)、《米糠油》(GB 19112-2003)。包装容器上的标签应遵守《食品安全国家标准 预包装食品标签通则》(GB 7718-2011)和《食品安全国家标准预包装食品营养标签通则》(GB 28050-2011)，表明品名、等级、规格、毛重、净重、生产单位、生产日期、营养成分表等。根据国家《农业转基因生物安全条例》，在产品标签中应对是否使用转基因原料和原料产地进行明确标识。

贮存、运输及销售食用油脂均应有专用的工具、容器和车辆，以防污染，并定期清洗，保持清洁。为防止与非食用油相混，食用油桶应有明显标记，分区存放。贮存、运输、装卸时要避免日晒、雨淋，防止有毒、有害物质污染。

二、加强生产企业的自身管理

生产企业是食品质量的第一责任人，为确保正常生产和产品品质，必须有具备一定的生产条件，包括必备的生产场所、生产设备以及掌握相应技术的生产人员和管理人员。

（一）生产场所和生产设备

1. 生产场所　企业应建在无有害气体、烟尘、灰尘、放射性物质及其他扩散性污染源的地区。厂房应根据油脂的生产方法合理设计和建造，能满足生产流程的各项要求。不同性质的场所能满足各自的生产要求，厂房具有足够空间，以利于设备、物料的贮存与运输、卫生清理和人员通行。厂区道路应采用便于清洗的混凝土，沥青及其他硬质材料铺设，防止积水和尘土飞扬。厂房与设施必须严格防止鼠、蝇及其他害虫的侵入和隐匿。生产区域(原料库、成品库、加工车间等)应与生活区分开。

2. 必备的生产设备　根据生产工艺设计的需要配置相应的生产设备。

（1）采用压榨法制油生产的企业：应具备①筛选设备；②破碎设备(需要破碎时)；③软化设备(需要软化时)；④轧胚设备(需要轧胚时)；⑤蒸炒设备(需要蒸炒时)；⑥压榨设备；⑦剥壳设备(需要剥壳时)；⑧离心分离设备(需要离心分离时)；⑨其他必要的辅助设备。

（2）采用浸出法制油生产的企业：应具备①筛选设备；②破碎设备；③软化设备；④轧胚设备；⑤浸出器；⑥蒸发器；⑦汽提塔；⑧蒸脱机；⑨其他必要的辅助设备。

（3）采用水代法制油的生产企业：应具备①水洗设备；②烘炒设备；③碾磨设备；④搅拌振荡设备；⑤过滤设备。

（4）油脂精炼设备：包括①过滤设备；②脱胶设备(炼油锅，离心机)；③碱炼设备(炼油锅，离心机)；④脱色设备(脱色塔)；⑤脱臭设备(脱臭器)；⑥脱蜡设备(需要进行脱蜡时)；⑦包装设备；⑧其他必要的辅助设备。

（5）油脂分提工艺设备：包括①冷却结晶罐；②分离设施(过滤、吸滤或离心设备)；③冷媒系统。

（6）食用植物油分装企业：应具备①储油罐；②自动或半自动定量灌装设备；③其他必要的辅助设备。

3. 必备的出厂检验设备

（1）罗维朋比色计(橄榄油除外)；

（2）电炉(可调温式)；

（3）分析天平(0.1mg)；

（4）温度计(分度值0.1℃，标准中规定了熔点项目时，有此要求)；

（5）气相色谱仪(溶剂残留量项目委托检验的，此设备可不作要求)。

（二）建立HACCP体系进行危害分析和管理

HACCP体系是预防性食品安全控制体系，具有简单、实用、经济的特点，应用于油脂生产过程中,可成为油脂加工过程中的质量控制和产品安全性的重要保障。企业应掌握 HACCP 管理方法,确实做到企业自身管理,从根本上抓住食用油脂生产的关键控制环节,进行危害分析,使 HACCP 管理手段在食用油脂生产过程中发挥显著的作用。表 15-5-1 为油脂生产中最重要的危害分析和关键控制点实例。

表 15-5-1　油脂生产中最重要的危害分析和关键控制点举例

危害分析	关键控制点
1. 原料来源 原料在其生长过程中可能会产生的污染,如农药残留、黄曲霉毒素污染、重金属污染等	1. 避免从有污染的地区采购原料 2. 严格执行原料的国家标准《植物油料卫生标准》(GB 19641-2005) 3. 原料的筛选,剔除有腐败变质迹象的食用植物油种子原料
2. 原料水分、有无虫害	1. 原料入库后要进行干燥处理,加强倒仓,促进水分蒸发 2. 各种方法控制虫害,加强监测,加速周转 3. 防止黄曲霉毒素污染原料
3. 运输环节上可能造成的二次污染	1. 运输工具必须是粮食专用,严禁与运输农药或其他工业化学物质的车辆混用 2. 合理的包装或覆盖,防止雨淋
4. 设备和工艺过程中的缺陷 (1) 浸出法的溶剂质量和溶剂残留 (2) 没有经过合适的精炼和脱色加工 (3) 油脂加工处理后受到微生物或理化毒物污染 (4) 添加的抗氧化剂不符合卫生标准 (5) 添加抗氧化剂时没有混合均匀导致局部添加剂浓度过高 (6) 天然存在有害物质的处理	更新设备,改进工艺 (1) 浸出法所用溶剂是否符合国家标准,溶剂残留是否符合国家标准 (2) 严格控制精炼脱色的工艺条件 (3) 规范作业流程,防止微生物及其他理化污染 (4) 严格按照《食品安全国家标准食品添加剂使用标准》(GB 2760-2014)使用抗氧化剂,从工艺上保证抗氧化剂的均匀添加
5. 包装材料	包装材料,应符合《食品安全国家标准 食品接触用金属材料及制品》(GB 4806.9-2016)、《食品安全国家标准 食品接触用塑料材料及制品》(GB 4806.7-2016)、《聚乙烯吹塑容器》(GB/T 13508-2011)、《包装容器钢桶》(GB/T 325.1-2008)的要求
包装过程中产生的污染	严格控制包装车间环境及人员、工作流程的卫生,产品包装应严密、整齐、无破损

为保证 HACCP 系统正常工作,应当对每个关键控制点进行监测,当发现所设定的控制标准未达到时,应当立即采取补救措施,确保 HACCP 系统正常运行。

（三）建立完善质量评价和出产检验体系

生产加工食用油脂的企业都必须建立健全质量检验机构,做好原料、半成品和成品的质量检验工作,要有专人负责质量管理,检验人员发现问题应及时向质量管理部门汇报,以找出原因加以改进。成品应逐批抽取代表性样品,按相应标准进行出厂检验,凭检验合格报告入库和放行销售,检验不合格的产品应禁止生产和销售。成品还应留样,存放于专设的留样室内,按品种、批号分类存放,并有明显标识。表 15-5-2 为油脂出厂检验和监督检查时应检验的项目清单。

表 15-5-2　食用植物油质量检验项目

序号	检验项目	监督	出厂	备注
1	色泽	√	√	
2	气味、滋味	√	√	
3	透明度	√	√	
4	水分及挥发物	√		
5	不溶性杂质(杂质)	√		
6	酸值(酸价)	√	√	橄榄油测定酸度
7	过氧化值	√	√	
8	加热试验(280℃)	√	√	
9	含皂量	√		
10	烟点	√		
11	冷冻试验	√		
12	溶剂残留量	√	√	此出厂检验项目可委托检验
13	铅	√	*	
14	总砷	√	*	
15	黄曲霉毒素 B_1	√	*	
16	棉籽油中游离棉酚含量	√	*	棉籽油
17	熔点	√	√	棕榈(仁)油
18	抗氧化剂(BHA、BHT)	√	*	

注:*检验项目根据相应的产品标准而定。

(四) 建立且实施可追溯性系统

食用油脂生产企业应建立且实施可追溯系统,以确保能够识别产品批次与原料批次、生产和交付记录的关系,按规定的期限保存可追溯性记录,以便对体系进行评估,使潜在的不安全产品得以召回。

三、食品安全监督管理部门的监督管理

《中华人民共和国食品安全法》规定,县级以上人民政府食品药品监督管理、质量监督部

门履行各自食品安全监督管理职责,有权采取下列措施,对生产经营者遵守本法的情况进行监督检查:

(1) 进入生产经营场所实施现场检查;

(2) 对生产经营的食品、食品添加剂、食品相关产品进行抽样检验;

(3) 查阅、复制有关合同、票据、账簿以及其他有关资料;

(4) 查封、扣押有证据证明不符合食品安全标准或者有证据证明存在安全隐患以及用于违法生产经营的食品、食品添加剂、食品相关产品;

(5) 查封违法从事生产经营活动的场所。

（杨年红）

第十六章

酒 类 食 品

我国是世界最古老的酿酒发源地之一,以高粱等谷物为原料酿造酒的技术已有6000余年历史。我国与发明葡萄酒酿造技术的古巴比伦和发明啤酒酿造技术的埃及一起被称为世界三大酒文化古国。在现代社会中,酒类已经发展成为世界性的含酒精饮料,是人们生活难以或缺的食品之一。近30年来,随着我国经济的快速发展,我国酒精消费量也快速上升。从2003年到2005年,中国人均酒精消费量为4.9L,5年后这项数据增加到6.7L。目前,中国饮酒人群的人均酒精消费量为15.1L,已经超过了其他传统酒类的消费国,如爱尔兰(14.7L)、澳大利亚(14.5L)、美国(13.3L),法国(12.9L)和意大利(9.9L)。

酒的种类多,原料也非常丰富,诸如富含糖类的水果和富含淀粉的粮食等。酒类食品的卫生不仅关系到与酒类食品相关产业的发展,也对人民的身体健康有重要影响。但是在酒类生产过程中,从原料选择到加工工艺各个环节都有可能引入有毒有害因素,对饮用者健康造成危害。

第一节 生产工艺与卫生要求

酒的基本成分是乙醇和水。酒类生产工艺的基本原理是借助酶的催化作用,将原料中糖类化合物首先发酵分解为寡糖或单糖,然后使用乙醇发酵菌种将其转化为乙醇。酒类食品有多种分类方法,如按酿酒原料、酒精度和生产工艺分类,其中按照生产工艺分类在技术特性上一致性好,便于卫生质量管理。酒类按照制造工艺基本上可分为三大类:发酵酒、蒸馏酒和配制饮料酒。

一、发酵酒

发酵酒也称酿造酒,指用谷物、果汁、乳类等为原料,经发酵或部分发酵后不经过蒸馏而制成的酒类,通常需要在一定容器内经过一定时间的窖藏,乙醇含量低,一般在20%以下。根据原料和具体工艺的不同,又可分为果酒、啤酒和黄酒。

(一) 果酒

果酒以水果为原料,经发酵酿制而成,其乙醇含量一般在20%(v/v)以下,具有水果的固有的风味和色泽。果酒的原料很多,如仁果类(苹果、梨等)、核果类(桃、杏等)和浆果类(葡萄、猕猴桃等)。各类果酒中以葡萄酒最为常见,品种最多。葡萄酒是指纯由葡萄经破碎、分离、发酵、陈酿制成的低度酒。仅使用葡萄果汁或香精等不经发酵而配成的酒类,不能称为葡萄酒。

酿酒用的果实应新鲜成熟,采购果实时,了解农药使用情况并做好记录,收割前 15 天不得喷洒任何农药;果实应贮存在阴凉、通风、无异常气味的洁净场所,避免雨淋日晒;不准使用腐烂、生霉、变质、变味的果实;果酒发酵前调整酸度的酸味剂,起防腐、澄清、增酸、抗氧化作用的焦亚硫酸钾、焦亚硫酸钠等,其使用量应符合《食品添加剂使用卫生标准》(GB 2760-2014)的要求;用于调兑果酒的酒精,必须经脱臭处理,符合酒精国家标准二级以上酒精指标的食用酒精;酿酒用的酵母菌,投入生产之前必须严格检查,不准使用变异或不纯的菌种;要建立严格的菌种管理制度,定期更新,以保证菌种的纯净,不准使用变异或不纯菌种。

酿酒用的设备、工具、容器等必须是耐侵蚀、无异味、与果品和果酒不起化学变化的材质制成;塑料、橡胶管道必须使用食品级;发酵酿酒用的容器,使用前要洗净消毒;对被霉菌污染的容器,应用 2% 硫酸溶液浸泡数日后,以水冲刷干净,再经硫黄烟熏消毒 12h 以上或其他有效方法处理后方可使用;发酵贮酒容器内壁如需涂覆涂料时,应使用符合国家卫生标准的无毒涂料;洗滤棉必须用热水洗净消毒,达到无臭、无味;酒瓶必须洗刷干净,达到内外透明,无杂物,控净余水;如果使用回收旧瓶,必须严格挑选,先进行预刷,严格消毒;严禁使用装过油类、农药及有毒药品的旧瓶;运输酿酒原料的车、船等工具要保持清洁,防止污染。

(二) 啤酒

啤酒是用麦芽、啤酒花、水为主要原料,经酵母发酵而产生的含有二氧化碳的,起泡的低酒精度饮品的总称,其乙醇含量一般在 2.5% ~ 7.5% (v/v)之间。啤酒生产过程主要包括制备麦芽汁、前发酵、后发酵、过滤等工艺环节。根据酵母的品种、生产工艺和麦汁浓度等,啤酒有多种分类。按发酵工艺分为底部发酵啤酒和顶部发酵啤酒:底部发酵啤酒,如黑啤酒、干啤酒、淡啤酒、窖啤酒和慕尼黑啤酒等十几种;顶部发酵啤酒,如淡色啤酒、苦啤酒、黑麦啤酒、苏格兰淡啤酒等十几类。按照消毒方式分为未经巴氏消毒,但采用其他除菌方式达到酒中生物稳定性的生啤酒,未经巴氏消毒的新鲜啤酒和经巴氏消毒的熟啤酒。

酿酒所用的大麦、大米、麦芽等粮食类原料必须符合《食品安全国家标准 粮食》(GB 2715-2016)的要求,不得采购腐败变质的原辅材料;酒花或酒花制品必须成熟适度,气味正常,不变质;生产用水必须符合《生活饮用水卫生标准》(GB 5749-2006)的要求;酿制啤酒所用的压缩空气,使用前必须经过过滤。

制麦芽汁车间的发芽箱、管道、工器具、设备及地面应保持清洁,车间内不得有霉味、异味;发芽周期结束后必须用漂白粉液冲洗消毒;应有避免翻拌机油污染大麦、麦芽的有效措施。

糖化设备、管道、工器具等,用过后应立即刷洗干净,每周彻底清洗一次,间断生产时,生产前必须彻底刷洗。麦汁冷却工序的管路、设备、工具等,使用前应用热水循环灭菌;使用后必须刷洗干净;每周用热碱水、热水循环刷洗、灭菌。地面每周至少用漂白粉液消毒一次。

前发酵时发酵室、酵母洗涤室、酵母培养室的设备、工器具、管路、墙壁、地面应保持清洁,避免生长霉菌和其他杂菌;繁殖池、发酵池、酵母桶、酵母缸、酵母添加器使用后应经过清水冲洗-甲醛或酒精灭菌-无菌水冲洗进行消毒;酵母培养室、发酵室应定期进行空气灭菌;酒管、酵母添加管路每次用完后应经过清水冲洗-消毒液浸泡-清水冲洗-无菌水冲洗进行消毒;无菌水柜每月至少刷洗一次,砂滤器每周至少刷洗一次;发酵室地面应定期用漂白粉液消毒。

后发酵贮酒室内的贮酒罐灌满酒后,应立即将室内彻底冲洗,并用硫黄熏蒸;室内的机械设备、工具、管路、墙壁、地面应经常保持清洁,每周用漂白粉液消毒一次,避免生长霉菌、杂菌。滤酒室、洗棉室的墙壁、地面以及机械设备、工器具、管路应经常保持清洁;工器具和管路用甲醛或过氧乙酸溶液消毒灭菌;墙壁和地面每周至少用漂白粉液消毒一次。

(三) 黄酒

黄酒主要以大米、玉米等粮食为主要原料,经蒸煮、加麦曲、酒药(或麸曲)、酒母、糖化发酵而成的低酒精度的发酵酒,主要代表为我国的黄酒和日本的清酒。我国的黄酒是世界上最古老的酒类之一,与啤酒、葡萄酒并称世界三大古酒,其酒精含量一般在14% ~20%之间。制酒过程一般包括浸米、蒸饭、摊(淋)饭、糖化发酵和压滤等环节。按原料、酒曲和含糖量可以有多种划分,如按含糖量由低到高,可以分为干黄酒、半干黄酒、半甜黄酒和甜黄酒。黄酒富含酚类、低聚糖和 γ-氨基丁酸(GABA)等生物活性物质,具有一定的保健功效。

酿造黄酒的主要原料必须符合国家标准(GB 2715-2016)的要求,不得使用发霉、变质或含有毒、有害物以及被有毒、有害物污染的原料。麦曲和麸曲的色泽和香味需正常,培养用菌种应采用纯种,不得有杂菌污染。生产酒母用原、辅料,包括某些化学试剂、乳酸等及生产过程均应符合食品卫生要求。糖化发酵过程中不能以石灰中和降低酒石酸酸度,但为了调味在压滤前允许加入少量澄清石灰水,同时需要保证成品酒中氧化钙含量不超过0.5%。

培菌、制曲、酒母间及一切设备、工器具等必须定期冲洗、消毒。培养容器、器皿及培养基在使用前须严格灭菌。接种前无菌室须用紫外线消毒,操作人员必须洗手、消毒。进入无菌室,必须穿戴工作衣帽、口罩,保证接种在无菌条件下进行。压滤机、压滤布、压滤橡胶板用前须清洗,并用沸水或75%酒精消毒。成品酒应按巴氏消毒的工艺进行消毒。

二、蒸馏酒

蒸馏酒是以粮谷、薯类、水果、乳类等为主要原料,经糊化、糖化、发酵、蒸馏、勾兑而成的饮料酒。常见蒸馏酒有我国的白酒、法国的白兰地、英国的威士忌、荷兰的金酒、俄罗斯的伏特加、古巴的兰姆酒、墨西哥的特其拉酒(龙舌兰酒)等。我国的白酒也称烧酒,乙醇含量一般在18% ~60%(v/v)之间。白酒中酸、酯、醇、醛等微量有机物尽管仅占总量的1%到2%,但是决定白酒的香味、风格和质量。因酿酒原料、糖化剂、发酵剂和生产工艺不同,白酒品种繁多,风味不一。按生产过程中发酵和蒸馏时酿酒材料的形态可分为固态法白酒、固液结合法白酒和液态法白酒;按糖化发酵剂的不同,可分为大曲酒、小曲酒和麸曲酒;按香型分为酱香型(茅香型)、浓香型(窖香型)、清香型(汾香型)、米香型(蜜香型)和兼香型。

酿酒原料必须符合国家有关的食品安全标准或有关规定;必须新鲜、干燥、洁净,对夹杂物较多和水分超标的原材料经过筛选或分级干燥处理后仍达不到标准的,不能使用。使用的辅料(填充料)必须是农作物脱粒后的或粮食加工后的物质。使用的食品添加剂必须符合国家食品添加剂使用标准(GB 2760-2014)的要求。

培菌室、曲种室、纯种微生物的制曲车间、酒母车间,必须按规定定期冲洗、消毒、灭菌所有培养器皿、培养容器、设备、工器具、培养物质使用前,必须严格消毒灭菌。培菌接种操作必须保证在无菌条件下进行;使用新菌种制酒时,必须经卫生部门鉴定,证明不产毒,方可投入生产;已退化、变异、污染的菌种,必须进行分离、复壮或购置新菌种,保证菌种优良、健壮。

曲种操作必须保证在无菌条件下进行,不同曲种应在不同的曲种室内培养,防止相互污染;根据菌种培养的特定工艺要求,须控制曲种室的培养温度和湿度,保证曲种在无污染和良好的环境中生长、繁殖。

发酵容器、管道、工具等应根据特定工艺技术要求进行清理,去除不应有的残留物后,方可进行白酒发酵。白酒蒸馏须严格采取适当的蒸馏排杂措施,保证白酒卫生质量符合标准,如"截头去尾",选取中段酒,降低成品中的甲醇和杂醇油含量。

三、配制饮料酒

配制酒是以蒸馏酒、发酵酒和(或)食用酒精为酒基,加入可食用的辅料或食品添加剂,进行调配、混合或再加工制成的,已改变了其原酒基风格的饮料酒。配制酒又叫再制酒,改制酒和露酒等。在饮料酒分类标准中,将配制酒按添加物来源的不同又分为四类,即植物类配制酒、动物类配制酒、动植物类配制酒和其他类配制酒。

但是关于这类酒的名称存在争议,有学者提出这类酒可以统称为再制酒,同时根据添加其他物质性质以及添加目的的不同,再制酒又分为露酒和配制酒,前者包括植物类配制酒、动物类配制酒、动植物类配制酒,如竹叶青酒、五加皮酒、三鞭酒等,而后者如加水的果酒、鸡尾酒等。露酒最显著的特点是在原酒基的基础上,通过浸泡或复蒸馏使动物、植物或动植物混合有效成分进入到酒中,而不仅是在原酒基中加入水或食品添加剂。

配制酒所使用的原辅材料必须符合相关卫生标准,食品添加剂必须符合 GB 2760-2014 的要求。配制酒感官要求、理化指标和污染物和真菌毒素限量需要满足《食品安全国家标准蒸馏酒及其配制酒》(GB 2757-2012)和《食品安全国家标准 发酵酒及其配制酒》(GB 2758-2012)的要求,不得使用工业酒精和医用酒精作为酒基。

第二节　酒类的卫生与管理

一、蒸馏酒与配制酒的卫生问题

(一) 甲醇

1. 甲醇为无色、透明、易流动、易挥发的可燃液体。其理化性质与乙醇极为相近,具有与乙醇相似的气味,人在饮用时仅凭口感无法区分。甲醇在人体氧化分解很慢,经呼吸道、胃肠道吸收后,可迅速分布在机体组织内,尤其在脑脊液、血、胆汁和尿中含量最高。甲醇在人体内氧化所生成的甲醛和甲酸不易排出体外,易于发生蓄积毒性。甲醇具有较强的毒性,一次摄入 4～10g 即可使人引起严重中毒。甲醇作用的靶器官主要是神经系统和血液系统,摄入 5～10ml 就能导致失明,甲醇对机体的毒性作用,主要是侵害视神经。甲醇在体内形成甲醛,再氧化成甲酸,从而抑制了氧化磷酸化过程,干扰了线粒体电子传递,ATP 合成受到限制,致使细胞发生退行性变发生中毒性视神经病变,以致视力丧失。此外,对肝、肾和肺也有一定的损害。甲醇可以引起机体酸碱平衡失调,造成酸中毒。严重中毒时,颅内血管扩张或痉挛,甚至引起脑出血使组织功能紊乱,以致局部瘫痪、深度麻痹、体温下降、衰竭死亡。

2. 酒中甲醇主要来自酿造原料中含有的果胶物质,果胶物质受糖化和发酵微生物的作用,其中甲氧基的分解而产生甲醇,可以完全被蒸馏到成品酒中。尤以谷糠、薯类和水果为原料酿造的酒中的甲醇含量更高,用工业酒精配制的假冒伪劣产品,其甲醇含量远高于限量要求。控制甲醇含量方法:选择使用果胶含量低的原料酿酒,如用谷类原料酿酒则酒中的甲醇含量较低,用薯类、糠麸、腐败的水果及橡子等酿酒,则酒中甲醇含量较高。在生产过程中应对原辅料进行清蒸排杂,由于甲醇、杂醇油在不同浓度下蒸发系数不同,一般在蒸馏过程中,尾馏分和初馏分甲醇含量大于中馏分,而杂醇油则初馏分大于中馏分和尾馏分。因此,采用中馏分可以大大降低甲醇和杂醇油的含量,液态法制酒采用甲醇分馏塔可以有效降低甲醇含量。

3. 蒸馏酒卫生标准(GB 2757-2012)规定粮谷类的蒸馏酒或其配制酒中甲醇限量为≤0.6g/L(以100% vol 酒精度计),即0.036g/100ml(以60% vol 酒精度计);以其他为原料生产的蒸馏酒或其配制酒中甲醇限量为≤2.0g/L(以100% vol 酒精度计),即0.12g/100ml(以60% vol 酒精度计)。

（二）氰化物

1. 氰化物指带有氰基(CN)的化合物,其中碳原子和氮原子通过三键相连接。氰化物有剧毒,氰基是其发挥毒性的关键基团。人口服50~100mg 氰化物几乎可以立即呼吸停止,造成骤死。氰化物可以抑制40多种酶反应,氰离子同细胞色素氧化酶的铁结合,破坏酶递送氧的能力,使组织呼吸作用无法正常进行,机体陷入窒息状态,导致急性中毒。轻度中毒者,早期可出现乏力、头晕、头痛、胸闷、流涎、呕吐、腹泻、血压增高、脉搏加快,皮肤黏膜呈红色,心律不齐,严重时出现呼吸困难,阵发性和强直性抽搐、昏迷。长期低剂量接触,会造成慢性中毒。

2. 酒中氰化物主要来源于酿酒的原料(如用木薯或代用品酿酒),由于原料中含有苦杏仁苷,苦杏仁苷经水解就产生有剧毒的氰化物。由于氢氰酸分子量低,具有挥发性,在蒸馏过程中可以随水蒸气一起进入酒中。降低氢氰酸的方法:用水充分浸泡原料,蒸煮时尽量排汽挥发;在原料中加入20%左右黑曲,保持40%左右水分,50℃左右搅拌均匀,堆积保温12h,清蒸45min。

3. 蒸馏酒卫生标准(GB 2757-2012)规定含有氰化物的酒的原料不作分类,其限量指标以 HCN 计为≤8.0mg/L(以100% vol 酒精度计),即≤4.8mg/L(以60% vol 酒精度计)。

（三）锰

1. 锰是一种灰白色、硬脆、有光泽的金属,广泛存在于自然界中。它是人体正常代谢必需的微量元素,但过量的锰进入机体可引起中毒。在锰的化合物中,锰的原子价愈低,毒性愈大,Mn^{2+} 比 Mn^{3+} 毒性大 2.5~3 倍,Mn^{4+} 比 Mn^{6+} 毒性大 3~3.5 倍;溶解度大的二氯化锰毒性大于溶解度小的二氧化锰;锰为阳离子时的毒性比为阴离子时大。锰慢性中毒早期以神经衰弱综合征为主,后期则表现为锥体束受损症状,可使脑血管内膜增厚,血栓形成导致中枢缺血,在过量锰的作用下,脑皮质的突触、脊髓运动神经元、周围神经的突触与肌纤维均可产生程度不同的变性。临床表现为头痛、头晕、乏力、睡眠障碍、记忆力减退等类神经症,腱反射亢进,四肢肌张力增高、手颤、轮替动作迟缓、性功能减退等,严重者有行走困难。

2. 酒中的锰主要是在酿造过程中使用高锰酸钾处理酒中杂色及异味时残留下来。若使用方法不当或不经过复蒸馏可导致酒中残留较高的锰。降低酒中锰残留的方法:在处理前预先测定高锰酸钾需要量,以减少高锰酸钾的用量;处理后的酒再蒸馏,以除去酒中的锰离子;液态法白酒在酒精精馏的过程中,可连续均匀地向精馏塔下层滴加高锰酸钾碱性溶液,减少锰离子在精馏塔上层产品酒中锰离子残留量。

3. 在蒸馏酒卫生标准(GB 2757-1981)中,酒中残留量(以 Mn 计)为≤2.0mg/L(以60% vol 酒精度计),而在卫生管理按添加剂使用标准(GB 2760-2011)不仅规定高锰酸钾在酒类中最大使用量为 0.5g/kg,而且规定酒中残留量(以 Mn 计)为≤2.0mg/L(以 60% vol 酒精度计)。由于工艺的改进,无须在制酒过程中使用高锰酸钾,目前已经撤销高锰酸钾作为酒类中的食品添加剂。

(四)铅

1. 人类对铅的开采、冶炼和应用已有 5500 多年历史。铅是地球上分布广泛、含量丰富的元素之一,但也是严重的环境污染物之一。急性铅中毒的临床表现为恶心、呕吐、口中金属味、腹绞痛、大便带血、剧烈头痛、极度疲乏、失眠、周围神经麻痹,严重者脑水肿而出现惊厥、昏迷、肝大、黄疸指数及转氨酶明显升高。慢性铅中毒的主要特征是神经肌肉综合征,症状主要包括周围性运动原神经麻痹,δ-氨基乙酰丙酸合成酶(ALAS)、δ-氨基乙酰丙酸脱水酶(ALAD)、线粒体硫化酶和亚铁络合酶受抑制而导致的贫血,肾损伤,不育,胎儿发育和神经发育不正常等。

酒中铅主要来自于蒸馏器、冷凝器、导管和贮酒容器中铅的溶解。设备铅含量越高,酒中总酸含量越高,则铅从设备溶解到酒中的量越多。降低酒中铅的方法:改进生产设备,尽量采用不锈钢或铝制的冷凝、蒸馏器、导管、贮运酒容器等;在制酒过程中,尽量降低操作温度,减少产酸细菌的繁殖,降低铅的溶出;采用化学药物法和生物化学法来降低酒中铅的含量。

2. 发酵酒国家标准(GB 2758-2005)规定啤酒和黄酒铅限量为≤0.5mg/L(以 Pb 计),葡萄酒和果酒为≤0.2mg/L(以 60% vol 酒精度计)。最新国家标准(GB 2578-2012)取消铅限量,按食品中污染物限量标准(GB 2762-2017)执行,其中蒸馏酒、黄酒铅限量为≤0.5mg/kg(以 Pb 计),其他酒类为≤0.2mg/kg。

(五)杂醇油

1. 杂醇油是发酵法生产酒精的副产物,是酒的一种芳香成分。它是一类比乙醇碳链长的多种高级醇混合物,颜色呈黄色或棕色,有特殊气味,包括正丙醇、异丙醇、正丁醇、异丁醇、正戊醇、仲戊醇、己醇、庚醇等,以异戊醇和异丁醇为主。异戊醇一般可占杂醇油总量的45% 以上,甚至高达 65% 以上。杂醇油毒性和麻醉作用比乙醇强,毒性随分子量增大而加剧,其中以异丁醇和异戊醇的毒性较大。与乙醇相比,杂醇油在体内氧化速度慢,停留时间长,能使中枢神经系统充血,引起头痛。

2. 杂醇油由原料和酵母中蛋白质、氨基酸及糖类在制酒过程中分解和代谢而来,主要形成途径是蛋白质经水解生成氨基酸后,在酵母分泌的脱羧酶和脱氨基酶的作用下脱氨脱羧。由于杂醇油沸点高于乙醇,在蒸馏时,应掌握蒸馏温度,进行"掐头去尾",减少成品酒中杂醇油含量。

3. 蒸馏酒及配制酒卫生标准(GB 2757-1981)规定杂醇油含量以异丁醇和异戊醇计应≤0.20g/100mL(以 60% vol 酒精度计),但由于对杂醇油在酒中的作用存在争议,加上国际上并未设置其卫生标准,目前最新蒸馏酒及配制酒食品安全国家标准(GB 2757-2012)已经取消杂醇油的限量标准。

(六)醛类

1. 酒中醛类分为低沸点醛类和高沸点醛类,前者包括甲醛、乙醛等,后者包括糠醛、丁醛、戊醛等。醛类的毒性大于醇类,其中甲醛毒性较大,是甲醇毒性的 30 倍左右。甲醛是一种原生质毒物,能使蛋白质凝固,10g 甲醛可使人死亡。发生急性中毒症状表现为咳嗽、胸痛、灼烧感、头晕、意识丧失以及呕吐等现象。乙醛具有较强还原性,与乙醇的二乙酰乙醛氧化物一起可以引起脑细胞供氧不足和头痛,同时乙醛被认为是导致酒瘾的主要原因。糠醛毒性较大,是乙醛的 83 倍,仅次于甲醛,当使用谷皮、玉米芯和糠麸做辅料时,产品酒中糠醛含量较高。

酒中醛类是在发酵过程中,由脱氢酶对相应醇的氧化形成。为减少酿酒过程中醛类的生成,应做好消毒卫生,减少杂菌污染;少用谷糠、稻壳作为辅料或对辅料预先进行清蒸处理;由于大部分醛类多在酒头出现,可采用"掐头去尾"的蒸馏排醛方法,降低醛类含量。最新发酵酒卫生标准(GB 2757-2012)规定啤酒中甲醛含量应≤2.0mg/L。

2. 食品添加剂 酒中所使用食品添加剂的目的是为改善酒类食品的品质和色、香、味,以及防腐和保鲜等,包括防腐剂、甜味剂、着色剂和香料等。添加剂不应对人体产生任何健康危害;不应掩盖食品腐败变质;不应掩盖食品本身或加工过程中的质量缺陷或以掺杂、掺假、伪造为目的而使用添加剂;不应降低食品本身的营养价值;在达到预期效果的前提下,应尽可能降低在食品中的使用量。食品添加剂使用标准(GB 2760-2014)已明确规定酒类食品中允许使用的添加剂种类、使用范围和最大使用量。

二、发酵酒卫生问题

(一) 二氧化硫

1. 二氧化硫为无色透明气体,有刺激性臭味。它是一种杀菌剂,可以抑制、甚至杀死各种微生物,其中细菌最敏感,而酿酒酵母耐二氧化硫的能力较强。在果酒的生产过程中,加入一定量的二氧化硫,可以减少其他微生物对酵母的影响,确保发酵顺利完成;在果酒储藏过程中,可以防止果酒二次发酵和腐败。此外,二氧化硫还有抗氧化、改善果酒风味和增酸作用。动物试验表明,二氧化硫的急性毒性不强,然而慢性毒性研究发现用含 1.5gSO2/kg 的饲料喂养动物后,子代动物出现硫胺素缺乏现象;胃部发生组织病变和生长缓慢。研究也提示二氧化硫可能会增加哮喘发生的风险。

2. 在正常情况下,二氧化硫在发酵过程中会自动消失,不会对人体健康造成伤害。但是如果使用量超标或发酵时间过短,就会导致二氧化硫残留。我国发酵酒卫生标准(GB 2758-2005)规定果酒中总二氧化硫(SO_2)应≤250mg/L。最新发酵酒卫生标准(GB 2758-2012)取消二氧化硫卫生标准,其卫生标准按食品添加剂使用标准(GB 2760-2014)中规定执行,例如二氧化硫和亚硫酸盐在葡萄酒和果酒中的最大使用量为≤0.25g/L(以二氧化硫计),啤酒和麦芽饮料中为≤0.01g/L。

(二) N-二甲基亚硝胺

1. N-二甲基亚硝胺,也叫 N-亚硝基二甲胺,属于亚硝胺类化合物,是一种浅黄色油状液体。N-二甲基亚硝胺是啤酒的主要卫生问题之一。亚硝胺类化合物具有强烈的致癌性,是目前世界公认的几大致癌物之一,其致癌机制是作为烷化剂加成在 DNA 上使 DNA 烷基化,促进细胞癌变。动物试验表明 N-二甲基亚硝胺可以使各种受试动物产生肿瘤,最低剂量为0.1mg/kg。

2. 在啤酒生成过程中,采用直接用火烘干大麦芽,会使含络氨酸的大麦碱被烟气中的氮氧化物(NO 和 NO_2)亚硝基化,形成 N-二甲基亚硝胺。1981 年版的发酵酒及配制酒卫生标准(GB 2758)中规定 N-二甲基亚硝胺含量为 $\leq 3\mu g/L$(以 60% vol 酒精度计)。目前我国大部分啤酒生产已不采用火直接烘干,改为采用热空气干燥,已明显减少 N-二甲基亚硝胺的形成。鉴于此,目前发酵酒卫生标准(GB 2758-2012)已经取消 N-二甲基亚硝胺的限量规定。

(三)霉菌毒素

1. 霉菌毒素是丝状真菌产生的一大类次级代谢产物,大多为低分子量化合物,化学性质稳定,毒性与结构变化大。目前已发现 500 多种霉菌毒素,大部分由曲霉属、青霉属和镰刀菌属真菌产生,其中最常见,而且毒性最大的是黄曲霉毒素、赭曲霉毒素和单端孢酶稀族类化合物等。研究显示这些毒素均可导致动物的急慢性伤害,其中最受关注的是肝损伤和肝肿瘤。黄曲霉毒素 B_1(AFB_1)是所发现的所有黄曲霉毒素中最为常见、毒性最强,也是研究最多的一种霉菌毒素。

2. 发酵酒是农作物的下游加工制品,是不经蒸馏的酒类,如果酿酒原料如麦类、大米、玉米、水果等在生产、运输和储存过程中发生霉变,霉菌生成的霉菌毒素就可能最终进入到成品酒中,造成污染。为防止霉菌毒素污染,需要采取合适的管理措施避免原料发霉变质;超过霉菌毒素允许量的原料不可直接使用;发酵菌种需确认不被霉菌污染,不产生毒素方可使用。

3. 发酵酒国家标准(GB 2578-2012)未对霉菌毒素含量做出规定,但食品中真菌毒素限量标准(GB 2761-2017)对霉菌毒素含量做出限制,如玉米类、大米类和麦类食品中黄曲霉毒素 B_1 的限量值分别为 $20\mu g/kg$、$10\mu g/kg$ 和 $5.0\mu g/kg$。

(四)农药

1. 与霉菌毒素一样,发酵酒中农药主要来自于酿酒原料在生产、运输和储存过程中的农药残留。由于毒性大或化学性质稳定,有机磷和有机氯农药值得关注。为防止酒中农药污染,要加强对原材料的农药检测,保证农药残留达到相关卫生标准;在原料生产、运输和储存过程中,要合理使用农药,积极推广高效低毒农药或生物防治等无毒无害的灭虫方法;在原料储存中,积极推广低温缺氧保存,少用药剂熏蒸。

2. 发酵酒国家标准未对农药做出规定,但我国食品中农药最大残留限量标准(GB 2763-2016)对农药残留量做出限制,如倍硫磷在稻谷、小麦、浆果类水果和仁果类水果等食品中最大残留量应 $\leq 0.05mg/kg$;滴滴涕(DDT)在稻谷和麦类食品中再残留限量 $\leq 0.1mg/kg$;六六六(HCB)在稻谷和麦类食品中再残留限量 $\leq 0.05mg/kg$。

(五)微生物

1. 发酵酒(啤酒、黄酒和果酒)含有多种氨基酸、糖、维生素、无机盐和微量元素,而且乙醇含量低,是微生物生长繁殖的良好基质,而酿造中许多开放式环节都可能导致非酿造酵母类微生物的污染。微生物污染是发酵酒生产过程中的重要问题。啤酒、黄酒和果酒由于相似的生产工艺,因此具有相似的微生物污染来源、类型和发生污染的生产环节。由于到啤酒在发酵酒中所占比例最大,关于啤酒中微生物污染物的研究最多。

2. 啤酒污染的微生物包括细菌、真菌、野生酵母、真菌或霉菌,可以改变啤酒的口味,导致啤酒浑浊和出现沉淀。啤酒酿造过程中污染微生物可以发生在糖化与麦汁分离、发酵、灌装、过滤和罐装等阶段,主要来源于冷却麦汁、酿造用水、空气(通入物料的无菌空气,包括使用 N_2、CO_2 和环境空气)、各种酿造用具和操作人员、物料输送管道、阀门、各工序所用容器、种酵母(或种酵母泥)、硅藻土和各种添加剂、包装容器、瓶盖等。啤酒酿造各阶段常见污染微生物种类见表 16-2-1。

表 16-2-1　啤酒酿造过程中常见污染微生物类型

啤酒酿造过程	微生物类型
糖化与麦汁分离	片球菌属、芽孢杆菌属、拉恩氏菌属、柠檬酸杆菌属、克雷伯菌属
发酵	野生酵母属、片球菌属、月形单胞菌属、嗜发酵菌属、拉恩式菌属、肥杆菌属
灌装	梳状菌属、巨球形菌属、乳酸菌属
成品啤酒	乳酸菌属、片球菌属、梳状菌属、巨球形菌属、发酵单胞菌属、微球菌属

3. 为降低啤酒生产过程中有害微生物的污染,需要了解啤酒污染的微生物的种类、特性,特别是容易造成啤酒污染的有害微生物的特点,能快速而准确地检查出有害微生物的方法,以便对生产起指导作用;掌握生产过程控制关键点,监督有害微生物污染的控制效果;做好酿造过程中的日常卫生管理工作,降低有害微生物的污染风险。我国发酵酒卫生标准(GB 2758-2012)规定同一批次产品采集 5 份样品时,每一份样品中均不能检出沙门菌和金黄色葡萄球菌。

三、酒类的卫生管理

国家将酒类产品卫生标准提升为安全标准,更显标准的重要性和强制性。配制酒按其酒基分开,变成两个标准及其分析方法,即"发酵酒及其配制酒(以发酵酒为酒基)"、"蒸馏酒及其配制酒(以蒸馏酒为酒基)"。在《食品安全国家标准蒸馏酒及其配制酒》(GB 2757-2012)和《食品安全国家标准发酵酒及其配制酒》(GB 2758-2012)中,给出理化指标和微生物(仅对于发酵酒及其配制酒)限量值,污染物限量应符合食品中污染物限量标准(GB 2762-2017),真菌毒素限量应符合食品中真菌毒素限量标准(GB 2761-2017),食品添加剂的使用应符合食品添加剂使用标准(GB 2760-2014)的规定。这些食品安全基础标准是强制性标准,适用性较广。

制酒原料应符合相应的标准和有关规定,不限于各种原料的产品标准,还包括食品安全基础标准中的相关内容,如原料大麦、大米、小麦、玉米粉等在 GB 2761-2017、GB 2762-2017 和 GB 2763-2017 中都有一些具体指标的规定。成品酒感官要求应符合相应产品标准的有关规定,如 GB 4927-2008 对啤酒感官有明确的要求。标签除需以"% vol"为单位标示酒精度,标示"过量饮酒有害健康"和标示保质期(酒精度大于或等于 10% vol 的饮料酒除外)外,还需遵守《食品安全国家标准　预包装食品标签通则》(GB 7718-2011)中的要求。

我国从 1988 年相继颁布啤酒厂、黄酒厂、葡萄酒厂、果酒厂和白酒厂五个酒类加工厂的卫生规范,从原材料采购、运输和贮藏,工厂设计与设施,工厂卫生管理,个人卫生与健康要求,制酒过程卫生,成品贮藏、运输卫生和卫生与质量检验管理全方位地给出具体措施、要求和规定,保证制酒过程的质量和卫生。国家卫生部、国家技术监督局、农业部和部分地方也制定了对白酒、黄酒和葡萄酒等酒类食品的标准,同时给出分析酒类食品中理化指标和微生物指标的标准检测方法。此外,1997 年国家经贸委、国家技术监督局等机构联合颁布《进口酒类国内市场管理办法》,对进口酒类实施卫生监督管理,包括口岸卫生监督检验和国内生产、经营卫生监督管理。这些法律法规都为监督和保证酒类产品质量卫生提供了充分的技术支持和法律依据。

（王和兴　何更生）

第十七章

罐 头 食 品

第一节 罐头食品概述

罐头食品(canned food)是指以水果、蔬菜、食用菌、畜禽肉、水产品等为原料,经加工处理、装罐、密封、杀菌等工序加工而成的商业无菌、能在通常条件下长期保存的罐装食品。商业无菌是指罐头食品经过适度的杀菌后,不含有致病性微生物,也不含有在通常温度下能在其中繁殖的非致病性微生物的状态。

罐头食品的生产至今已有200多年的历史,随着生产和技术的进步,其种类已愈来愈多。

一、罐头食品的分类

随着罐头加工技术的不断发展,罐头品种也越来越多。罐头食品的分类方法很多,传统的分类方法有下列几种:

1. **按食物原料不同** 分为肉类、禽类、水产类、水果类、蔬菜类、其他类(包括坚果类、汤类)罐头。

2. **包装材料不同** 分为金属罐头、玻璃罐头和软罐头。金属罐中目前使用涂料最多的是镀锡铁罐和镀铬铁罐。软罐头即软包装罐头,是指容器采用软质材料(如复合塑料薄膜袋)代替金属罐或玻璃罐来装制食品,并经杀菌后能长期保存的袋装食品。

3. **加工及调味方法不同** 分为油浸(熏制)类、调味类、清蒸类、腌制类、汤类、(糖水类、糖浆类、果酱类)水果罐头、果蔬汁类等。

4. **罐头的酸度** 可分为低酸性罐头($pH \geqslant 5.0$)、中酸性罐头($pH\ 4.6 \sim 5.0$)、酸性罐头($pH\ 3.7 \sim 4.6$)和高酸性罐头($pH \leqslant 3.7$)等。

5. **按食用方法** 可分为即食罐头(开罐后加热或不加热直接食用)和原料性产品如清水马蹄、青豆、水煮牛肉等可作为原料或半成品,需两次加工后食用。

二、罐头食品的生产加工过程

罐头食品的生产加工过程包括原料及原料的处理和加工、装罐、排气、密封、杀菌、冷却、成品检验、包装、入库等生产环节。

1. **原料的要求** 生产加工罐头食品的各类原料均应符合食品安全的要求,并经过分选、清洗等预处理。

2. **用水的要求** 罐头食品的生产用水应符合《生活饮用水卫生标准》(GB 5749-2006)

的规定。

3. 包装容器的要求 空罐内壁涂料、玻璃瓶盖垫圈均应符合国家卫生标准。由于罐装容器上附着微生物、油脂、污物等,在装罐之前必须进行清洗和消毒。

4. 加工过程的要求 经检验合格的半成品要及时装罐,不要堆积过多,否则容易造成微生物的生长繁殖。装罐后所有罐头食品都必须经过排气、密封、杀菌、冷却这四个工艺流程。排气是罐头生产的重要技术措施,装罐后排气要充分,以防止罐头在高温杀菌时发生损坏,防止或减轻金属罐头内壁氧化腐蚀,防止脂肪氧化酸败,抑制罐内需氧微生物的繁殖,防止或减轻维生素等营养成分的破坏。罐头食品杀菌是指商业无菌,即杀死罐头中的致病菌和腐败菌,并不是杀灭一切微生物。

三、罐头食品的特点

罐头食品系使用农产品为原料加工而成,是安全保存食品的一种科学方法,罐头食品具有如下特点:

1. 安全卫生,营养丰富 罐头食品加工过程中经过密封和高温杀菌,利于食物长期保存,较好的保持了内容物原有的特色和营养价值,且易消化,但某些品质和营养价值不及新鲜食品。

2. 经久耐藏,便于运输和携带 罐头食品是密封包装的调温杀菌制品,延长了食物的保存期,且无须冷藏等特殊的保存条件,可在常温条件下运输,普通仓库、货架即可安全地保存,可节约能源和降低成本。还可调节地区和季节的需求。

3. 食用方便 罐头食品大多可开罐即食,有的仅需直接加热即可食用,特别适于旅游、野外作业及军需。原料性产品或半成品还可有效调节季节和地区差异的需要。

4. 包装和容器成本 罐头食品需要密封包装,对包装容器有特殊要求,金属罐头的制作及容器成本较高。与金属及玻璃罐头相比,软罐头具有质量轻、体重小、传热快、杀菌时间短、封口简便且牢固、密封性能好、开启方便、包装美观等优点。但软包装罐头的包装材料强度低,某些材料不易降解,对生态环境有一定的危害。

第二节 罐头食品原辅料与容器材料卫生

一、原辅材料

罐头生产中的原材料种类繁多,主要可分为植物性和动物性原料。无论何种原料,都应有可靠来源并符合相应的食品安全标准及有关规定,污染物应符合《食品安全国家标准 食品中污染物限量》(GB 2762-2017),农药应符合《食品安全国家标准 食品中农药最大残留限量》(GB 2763-2017)规定。使用前都应经过分选和洗涤,剔除不适合的或腐败变质的部分,保证原料的质量。

(一) 果蔬类

果蔬原料的成熟度是决定罐头产品质量的重要因素之一,它不仅影响产品的色泽、组织形态、风味、汁水等重要特点,也影响工艺过程的生产效率及原料利用率。不同种类和品种的果蔬罐头对其原料成熟度的要求各不相同,确定成熟度的方法也不一样,可根据果蔬的大小、色泽、形状、硬度等依据实际经验来判断,也可测定糖酸比例、淀粉含量等指标进行判断。

果蔬组织脆嫩多汁,采收后常温下其鲜度和品质下降很快,对风味、组织、色泽均产生明显的影响,应使用新鲜度良好的原材料,在规定的时间内完成加工,防止积压。对已腐败变质的原料不能继续使用。

果蔬原料的处理包括分选和洗涤、去皮和修整、热烫和漂洗。分选和洗涤对所有原材料均属必要,目的在于剔除不合适的和腐败变质的部分,并按原材料的大小和质量进行分级,洗涤可除去果蔬表面的泥沙、尘土、化学制剂、部分微生物。根据情况可采用不同的洗涤方法,如浸洗法、翻洗法、喷淋法等。为了提高洗涤效率,可适当提高水温和使用符合卫生要求的洗涤剂。去皮是去除果蔬表皮组织,方法很多,包括手工去皮、机械去皮和化学去皮等。去皮过程也去除了可能残存在皮上的农药和微生物。有的果蔬原料不需要去皮,如青豆、杨梅、樱桃等,只要洗涤和适当的分选即可。有些果蔬装罐前需要热烫处理,目的是破坏酶的活性、稳定色泽、改善风味与组织状态。一般采用将果蔬放入蒸气中进行短时间加热处理的方法。加热还有助于排除原料中的气体、使终产品具有较高的真空度、减弱空气中氧对产品中的某些成分和金属材料的氧化作用、杀灭部分附着于原料上的微生物、软化组织和脱除水分,便于装罐。果蔬原料经过热烫后应立即冷却以保其脆嫩,一般采用流水漂洗冷却。洗涤、热烫和冷却的用水均应符合《生活饮用水卫生标准》(GB 5749-2006)。

(二) 畜、禽和水产品

用于罐头生产的畜肉原料应来自非疫区的健康牲畜,屠宰前须按动物检疫规程检疫并出具《动物检疫合格证明》。动物被屠宰后,还应对其胴体及各部位组织、器官进行检疫,合格者方可使用。凡宰前或宰后检疫不合格者,应按国家有关规定处理。畜、禽屠宰后一段时间内,肉会依次经历僵直、后熟、自溶、腐败的过程,僵直后处于后熟阶段的为新鲜肉,为防止肉尸发生自溶和腐败,宰后的肉尸应及时降温和冷藏。使用冰冻原料时,要求缓慢解冻,一般畜肉解冻温度 8~15℃,相对湿度开始时 90%,最后降至 70%~80%,持续时间 14~30 小时。解冻后要求肉色鲜红、富有弹性、无肉汁析出、无冰结晶、气味正常。禽肉解冻温度以15~20℃,10 小时左右为宜。罐头加工时原料应分批解冻,边解冻边使用,以保持原料的良好新鲜度。

水产类主要指鱼、虾、蟹、贝等原料。水产类种类繁多,原料的新鲜度检验包括感官检验、理化检验和微生物检验。由于微生物污染受环境条件影响,微生物检验差异很大,一般以感官和理化检验为主。依据我国《鲜、冻动物性水产品的卫生标准》(GB 2733-2015)规定,海水鱼、虾、头足类的挥发性盐基总氮≤30mg/100g,海蟹≤25mg/100g,淡水鱼、虾≤20mg/100g,海水贝类≤15mg/100g,淡鱼、牡蛎≤10mg/100g;鲐鱼的组胺≤100mg/100g,其他鱼类的组胺≤30mg/100g。原料的清洗主要是去除原料外表面的泥沙、黏液、杂质、腹腔内的血污、黑膜等。清洗方法因原料种类而异,鱼类、软体类一般用机器或人工清洗或刷洗,贝类、蟹和虾等用刷洗或淘洗,蛏子等贝类洗涤后还需要用 1%~1.5% 盐水浸泡,使其充分吐沙,对鱿鱼、墨鱼、虾等易变质的原料,洗涤时还需要采取加冰方式。

(三) 辅料

罐头生产中所用的辅料包括各种调味品(糖、盐、醋、酱油等)、香辛料(葱、姜、蒜、胡椒、桂皮等)和食品添加剂(防腐剂、发色剂、食用色素、抗氧化剂等)。这些辅料本身的质量必须符合相应的卫生要求,在实际使用时,对调味品和香辛料通常不做特别限制,但各种食品添加剂的使用量和范围必需遵守《食品安全国家标准 食品添加剂使用卫生标准》(GB 2760-2014)。

1. 防腐剂　多用于果蔬类罐头、果汁类罐头等。防腐剂的使用受酸度影响较大，如酸度较高，防腐效果较好。不同防腐剂联合使用可以起到协调防腐效果，加工过程中不能因使用防腐剂而降低对原料的要求和工艺条件。

2. 抗氧化剂　防止油脂氧化的抗氧化剂有丁基羟基茴香醚（BHA）、二丁基羟基甲苯（BHT）、没食子酸丙酯（PG）等，常用于畜、禽和水产品类罐头和其他含油脂较高的罐头食品。异抗坏血酸钠常用于果蔬罐头、果汁的护色保鲜。抗氧化剂应在食品保持良好鲜度时及时使用，适当采用一些抗氧化增效剂，如柠檬酸、磷酸等，使用后产品应采用充氮或二氯化碳或抽真空除氧的方法，避免阳光直射。

3. 护色剂　硝酸钠和亚硝酸钠主要是用于肉类罐头和肉制品的护色。

4. 漂白剂　多数是还原剂，除了漂白作用外，还具有一定的防腐和抗氧化作用。亚硫酸钠、低亚硫酸钠、焦亚硫酸钠等均可作为漂白剂用于食品工业。亚硫酸盐不用于加工肉、鱼等动物性食品，因其残留气味可掩盖肉、鱼等的腐败味，同时还会破坏其中的硫胺素。

5. 着色剂　色素在罐头食品中主要用于果蔬罐头、果汁罐头等，只有红曲米、高粱红等少数天然色素允许用于肉制品罐头。

二、容器材料

罐头容器材料分为金属、非金属和复合膜材料，它们均必须符合以下基本要求：

1. 安全性　罐头容器同食品直接接触时不能产生或溶出有毒有害物质，以保证食品安全和符合食品卫生要求。

2. 阻隔性和密封性　罐头容器应具有可靠的阻隔性能和密封性能，防止气体和水的渗透，避免氧气渗入发生氧化作用，保证罐头食品在贮藏运输过程中不会被环境中的各种生物性和化学性污染物污染。

3. 抗腐蚀性　由于罐头食品含有有机酸、蛋白质等有机物质以及一些无机盐，容易使容器产生腐蚀。罐头容器应有较好的抗腐蚀性，容器材料不会被食品的某些成分腐蚀，能耐受加工过程中的高温高压。

4. 机械强度和印刷适性　罐头容器应有良好的机械强度和印刷适性，以满足加工、包装、运输、贮存及销售的需要。

（一）金属罐

金属罐使用的材料主要是镀锡薄钢板（马口铁）、镀铬薄钢板、铝材。

1. 镀锡薄钢板　镀锡薄钢板具有良好的耐腐蚀性、展延性、刚性和加工性能，广泛用于各种罐头的生产。镀锡薄钢板用来装制带有酸性的番茄酱、果汁等食品或含硫蛋白高的肉、鱼、贝类食品时，易产生腐蚀现象，导致食品质量问题。在镀锡薄钢板与食品接触面涂一层有机涂料、经干燥成膜后用来装食品，可以避免上述问题发生。可做罐头涂料的有机材料品种很多，常用的抗酸涂料有环氧酚醛树脂、环氧脲醛树脂等，抗硫涂料有 C-铀瓷涂料，防黏涂料有合成蜡等。

2. 镀铬薄钢板　镀铬薄钢板是表面镀有金属铬层和水合氧化铬层的薄钢板，与镀锡薄钢板有相似的耐腐蚀性，加工成形性能与强度也好，涂膜的附着力也较好，且比镀锡薄钢板价格便宜。

3. 铝合金薄板　是铝镁、铝锰等合金经铸造、热轧、冷轧、退火等工序制成的薄板。其优点为轻便、美观、不易生锈。用于鱼类和肉类罐头，无硫化铁和硫化斑；用于啤酒罐头，无发浑和风味变化等现象。缺点是焊接困难,对酸和盐耐蚀性较差,需涂料后使用。

金属罐按制造工艺过程可分为:①接缝焊锡罐:俗称三片罐,由罐身、罐盖、罐底三部分焊接密封而成。焊接罐的主要卫生学问题是接缝处不能外露,必须补涂料,防止腐蚀。②冲压罐:是金属材料经模具挤压拉伸而成形,罐身和罐底连成一体,装入食品后加盖密封,俗称二片罐。铝材多制成冲压罐。制作罐盖使用的密封填料,应具有良好的密封性能与热稳定性,并对人体无毒无害、无异味,符合食品卫生要求。③高频电阻焊罐:粘接罐要求粘接剂必需无毒无害,符合卫生学要求。

(二) 玻璃罐(瓶)

玻璃罐(瓶)是以玻璃材料制成的,玻璃的主要成分是硅酸盐,其特点是化学稳定性好,和一般食品不发生反应,具有良好的耐腐蚀性,无毒、无臭、无味,阻隔性能好,不透气,对食品的风味、香气保持良好。玻璃透明、温度耐受性好,可高温杀菌,也可低温贮藏。其缺点是质地脆、易破碎,不能承受骤冷骤热的变化。重量大,印刷性能差。玻璃罐可重复使用,经济环保。玻璃罐头瓶盖部分的密封面、热圈等材料须符合卫生要求。

(三) 软罐头

软罐头采用的是复合包装材料,主要有三层结构,包括聚酯、铝箔、聚烯烃等。有时为了增加强度,在铝箔和聚烯烃之间增加一层尼龙,各层之间由耐热性好的黏合剂黏合。外层聚酯具有耐高温和增大强度的作用;中层铝箔起避光、防透气、防透水的作用;内层聚烯烃材料直接接触食品,必须无毒、无害、无异味,能热封,符合食品卫生要求。其他各层材料及粘接剂也应安全无害,以免有害物质在加工贮存期间迁移到食品中。

根据软罐头用包装材料的耐热性不同,可分为普通蒸煮袋、高温蒸煮袋和超高温杀菌蒸煮袋,分别可耐受 100 ~ 121℃、121 ~ 135℃、135 ~ 150℃的高温。应根据包装食品的种类、杀菌温度和保存条件的不同,选择适宜的软包装材料。

第三节　罐头食品加工过程的卫生

一、生产场所

罐头工厂应建在交通方便、水源充足、环境卫生、空气新鲜的场所。厂址选择应避开化学工业区、重工业区或产生废气、废水、有害粉尘的工业区,产区内要设立专门的废料堆放场地,并与生产车间间隔相当距离,避免污染。生产车间内地面要求采用防水、防渗漏、防滑、防腐蚀、无毒、易于清洗消毒的材料,有适当的坡度和良好的排水系统。内墙和天花板应能防潮、防霉、易清洗,表面涂料层不易脱落。墙裙应有 2m 以上瓷砖或相当的材料。墙角地角呈圆弧形便于清洁。车间内应有防蝇防虫防鼠设施,如纱窗纱门、排水口网罩、强力风幕、灭蝇灯等。还应设置有效的通风装置,排除油烟、蒸气等。车间进口处要设洗手设置和鞋靴消毒池。

根据生产加工罐头食品的工艺和工序,设置相对独立的操作间进行原料处理、配料、半成品处理、容器和包装材料处理、成品加工包装等操作,避免各中原料和半成品及包装材料对成品的污染。车间内各操作间与通道隔开,人流通道与物流通道分开,防止外界污染物进入车间,防止交叉污染。

二、生产设备

设备的选择应符合食品卫生要求,采用无毒、耐腐蚀、易清洗的材料制作。罐头食品中的微量金属往往来自设备、工具、容器等,我国对罐头食品中有害重金属的含量有严格的要求,依据《食品安全国家标准 食品中污染物限量》(GB 2762-2017)标准,锡不超过250mg/kg,砷不超过0.5mg/kg。如果设备、工具等使用不合格的金属材料,易使有害金属混入食品中,导致食品重金属等含量超过规定的标准,因此,在选用设备时,不宜选择铜制浓缩锅、铜丝筛网等。

凡与食品直接接触的设备,应有光滑的表面,耐腐蚀,易于拆装以便清洗、检查和维修。空气管道设置过滤装置,筛网尽可能采用有孔的不锈钢材料,较长封闭式运输带和槽,应设活络板,以便开放清洗。

罐头食品在加工过程中与工具、容器、设备等发生直接接触,它们的清洁卫生状况关系到产品质量。食品的种类很多,性质各异,但均含有各种营养素,加工过程中残留或沉淀到加工工具、容器、设备中的食物残渣和残液容易导致微生物的生长和繁殖,因此,加工前后进行工具、容器和设备的清洗消毒对保证食品品质是非常重要的。应使用符合国家卫生标准的洗涤剂和消毒剂,并按规定要求清洗。

三、加工过程

罐头的生产工艺流程一般为原料加工及调配、装罐、排气、封口、灭菌、冷却、成品检验、包装、入库贮藏。

1. 原料的卫生　用于各类罐头的原料及辅料应新鲜、质优、清洁、无污染,禁止使用次质或变质原料。

2. 罐头容器的卫生　生产罐头容器的材质、助剂及罐内层用的涂料和罐头底盖用的胶圈,必须符合国家卫生要求,应有良好的密封性,无毒,耐腐蚀,热稳定性好,软罐头使用的复合塑料薄膜袋无分层现象。

3. 装罐、排气和封口的卫生　经加工处理后的原料或半成品应立即装罐,以防止微生物生长繁殖。装罐主要有人工或机械装罐的方法,装罐时应严格执行工艺规程的要求,按规定控制装罐量和留有顶隙。软罐头应保持封口区的清洁,以避免在灭菌、冷却时发生凸起、爆裂和瘪罐。食品装罐后密封前,应将罐内顶隙间的空气尽可能立即排除,使罐内形成部分真空和缺氧条件。排气的目的是:

(1) 阻止需氧菌和霉菌的生长发育;

(2) 防止或减轻加热杀菌时空气膨胀而使容器变形或破损,特别是引起卷边受压过大影响其密封性;

(3) 控制或减轻罐头食品贮藏中出现的罐内壁腐蚀;

(4) 避免或减轻食品色、香、味的变化;

(5) 避免维生素和其他营养素遭受破坏;

(6) 有助于避免将假膨胀罐头误认为腐败变质性胀罐。

常用的排气方法有三种:加热排气、真空封罐排气和蒸气喷射排气。加热排气是借助水及蒸气的加热作用达到排气目的,适用于半液体食品及烧汤汁食品。真空封罐排气是利用真空封罐机在抽除空气的同时进行密封的排气方法,能在短时间内使罐头获得较高的真空度,因为减少了受热环节,能较好地保存维生素等营养成分。蒸气喷射排气是在封罐时向罐头顶隙内喷射蒸气,将空气驱走后封盖,这种方法只能排除顶隙中的空气,对食品组织中和溶液中残留的空气作用很小,只能适用于食品中溶解、吸附的空气较少的种类。

密封是罐头生产中十分重要的一个环节,经过密封杀菌后,罐内食品与外界隔绝,不受外界微生物污染而得以长期保存。

4. 杀菌　罐头食品在装罐、排气、密封后,罐内仍有微生物存在,会导致内容物腐败变质,故在封罐后必须迅速杀菌。罐头食品的杀菌也称商业杀菌,目的在于杀灭罐头食品中能引起疾病的致病菌和能在罐头内环境中生长引起食品腐败变质的微生物,并不要求达到绝对无菌。杀菌的温度和时间是根据各种影响因素综合考虑而定的,包括食品的特性、组织情况、酸度、空罐大小、工艺过程、微生物的特性等。既要杀死罐内的致病菌和腐败菌,又使食品不致加热过度,保持较好的形态、色泽、风味和营养价值。

罐头加热杀菌采用常压水杀菌、加热蒸气杀菌和加压水杀菌。常压水杀菌是将罐头放入常压热水或沸水中进行杀菌,杀菌温度不得超过水的沸点。常压杀菌适用于水果、果酱类和果汁类罐头。加压蒸气杀菌是将罐头放在密闭的杀菌器内,通过一定压力的蒸气,排出锅内空气及冷凝水后,使锅内温度升高至预定的杀菌温度并保持一定时间达到杀菌目的。加压蒸气杀菌的温度可达 100℃,肉类和家禽类罐头多采用这种方法。加压水杀菌是将罐头放入水中进行加压杀菌的方法,加压后的水沸点可达 100℃ 以上,当气压升高至 $2.11kg/cm^2$ 时,沸点升至 121℃。可根据罐头杀菌温度要求,控制气压使水达到要求的杀菌温度。水产和肉类的玻璃罐头多采用加压水杀菌方法,这种方法也用于铝罐及其他食品罐头的生产。

罐头杀菌装置很多,按结构和密闭性的不同分为开口式与密封式,按杀菌时的连续性分为间歇式或连续式,根据结构类型不同又分为立式或卧式。目前推行连续式回转杀菌、高温短时杀菌及无菌罐装。

5. 冷却　罐头杀菌完毕后就迅速冷却,以免罐内食品仍然保持相当高的温度继续加热,使食品的色泽、风味和组织结构受到影响。某些酸度较高的罐头继续受热,会促使罐头内壁腐蚀加速,高温阶段停留时间长,还会促进嗜热菌繁殖。罐头食品杀菌后应立即冷却,使其内部温度降至 30～40℃,以保证食品的质量。常用的冷却方法有空气和水冷却。水具有较高的热交换能力,冷却方式有喷淋冷却和浸渍冷却等。可采用常压和加压冷却。

第四节　罐头食品的检验、包装、贮藏及运输

一、成品检验和出厂前的检验

(一) 成品检验

成品检验一般包括外观、真空度和保温试验。

合格罐头外观应洁净,封口完好无损,罐底和盖稍凹陷,无缺口、折裂、碰伤等缺陷、无锈迹、胀罐、穿孔、泄漏或密封不良等情况。罐内容物无杂质,无变色变味现象,可允许有少量的硫化物斑存在,若硫化物斑分布较多且色深者,禁止食用。

真空度检查是鉴别罐头质量的一种简单有效的方法,检查时用特制的棒敲击罐盖和罐底,可以从发出的声音及传给手上的感觉来鉴别罐头的真空度。一般说坚实清脆的叮叮声是好的,浑浊的卟卟声是差的。当罐头排气不充分、密封性不好、罐内食物充填过满以及罐头受细菌或其他化学性因素作用产气等,真空度发生变化(检查时发出浊音),要视具体情况结合其他检验决定如何处理。

将罐头放于 86℃±1℃ 的温水容器中,观察 1～2 分钟,若发现有小气泡不断上升,则表

明漏气,如确认为漏气应销毁。

胖听(swelling)是指罐头的底、盖或底盖均凸起的现象,可分为物理性胖听、化学性胖听和生物性胖听。

(1) 物理性胖听:又称假胖。主要由装罐过多、真空度太低、外界气温与气压变化所引起。物理性胖听通常是一批罐头均发生膨胀,可通过37℃,7天保温试验,若胖听消失,确定为物理性胖听者可以食用。

(2) 化学性胖听:又称氢胖,多见于樱桃、杨梅、草莓等酸性较低的水果罐头,主要是由于酸性内容物腐蚀金属罐壁产生大量氢气而引起胖听,也有因内容物发生羰氨反应或抗坏血酸的分解而产生大量的 CO_2 引起的化学性胖听。能确认为化学性胖听者,若罐头无裂损的可按正常罐头限期出售。

(3) 生物性胖听:由于杀菌不彻底,罐内微生物大量繁殖产气而引起的胖听。这类罐头不得食用。如不能判定为哪类性质的胖听,均按生物性胖听处理。

保温试验是检查成品杀菌效果的重要手段,方法是将成品罐头堆放在保温室中,维持一定温度和时间,如果罐头食品杀菌不当则罐内微生物繁殖产气使内压增高,发生膨胀;如果罐头密封不良就会产生泄漏,通过此方法可将不合格罐头剔除。保温试验可按一定比例抽样进行,如果试验结果符合要求,同批产品可视为合格。也可将罐头产品全部进行保温试验。肉、禽类、水产类及蔬菜类罐头保温试验条件为37℃±2℃,保温7天。直接取自杀菌冷却至40℃的罐头,即时进行保温试验,保温时间可减为5天。糖水水果类及果汁类罐头可在不低于20℃条件下保温7天,25℃保温5后天进行检查。含糖量超过50%的果酱、糖浆水果罐头类、干制品罐头可不进行保温试验。

经保温试验后,外观正常者方可进行产品质量检验和卫生检验。

(二) 出厂前的检验

应按国家规定的检验方法抽样,进行感官、理化和微生物等方面的检验。凡不符合标准的产品一律不得出厂。检验方法可参照《食品安全国家标准 食品 pH 值的测定》(GB 5009. 237-2016),《食品安全国家标准 食品微生物学检验 商业无菌检验》(GB 4789. 26-2013)等进行。

1. 物理检验　包括容器外观、重量、真空度、容器密封性、容器内壁的检查。

2. 感官检验　主要检查内容物组织、形态、色泽、风味和香味。

3. 理化指标检验　包括净重、pH 值、可溶性固形物、汁液浓度、酸度、重金属、食品营养成分、残留农药、食品添加剂等。

4. 微生物检验　包括致病菌、腐败微生物、细菌总数、大肠菌群、霉菌数等。

二、包装

罐头的包装是罐头制造的最后一道工序,包括成品标签及装箱。标签内容应按《食品安全国家标准 预包装食品标签通则》(GB 7718-2011)的要求,标明食品名称、配料表、净含量及固形物含量、生产商和(或)经销商的名称、地址和联系方式、生产日期和保质期、贮存条件、食品生产许可证号、产品标准号及其他需要特殊标示的内容。还应根据《食品安全国家标准 预包装食品营养标签通则》(GB 28050-2011)的要求,标明食品的营养信息,包括能量和蛋白质、脂肪、碳水化合物和钠的含量及其占营养素参考值(NRV)的百分比。当食品配料含有或生产过程中使用了氢化和（或）部分氢化油脂时，还应标示出反式脂肪（酸）的含量。

罐头食品的外包装箱可采用瓦楞纸箱，质量要求应符合《瓦楞纸箱标准》（GB/T 6543-2008）的规定。罐头装箱时，排列要紧密，防止松动和相互碰撞，玻璃罐箱内四周应用瓦楞纸隔垫，两层罐头间、纸箱底盖处加衬草纸板。

三、贮藏

罐头的成品箱不得在露天堆放或与潮湿地面直接接触，仓库的选址和设计要便于进出和损伤管理，远离火源、保持清洁，有防潮措施。底层仓库存放罐头食品时，应使用支架垫起，保证底层货物与地面间距150mm以上，成品箱与墙壁间应相距500mm以上。箱的堆放高度以产品耐压情况以箱不变形为准。箱子堆放整齐，箱垛之间保持适当距离，保留搬运通道。

贮存温度对罐头食品的贮存很重要，温度的不正常变化是加快罐头食品变质的重要原因。贮存温度越低，质量变化越少，贮存时间越久，但不能低到冻结状态。一般情况下，仓库温度以20℃左右为宜，相对湿度一般不超过75%，应避免温度骤然升降，保持良好的通风，必要时设置调温设备。在仓库贮存过程中可见罐头表面出现水珠，这种现象称为出汗，是由空气中的水气凝聚而成，当罐头表面温度达到露点（水蒸气达到饱和时的温度）或露点以下时，与罐头表面接触的空气温度也下降，空气中的水蒸气达到饱和及过饱和状态，凝结为水珠附着于罐头表面。罐头出汗会导致罐头金属锈蚀甚至发生穿孔，并可能使标签皱缩脱落。在罐头贮存时，应防止湿热空气注入库内，避免含腐蚀性的灰尘进入。

对贮存的罐头应经常进行检查，及时发现并检出损坏漏罐，避免污染好罐。

四、运输

运输罐头食品的车辆等交通工具必须清洁干燥，符合卫生要求。敞开式的运输工具必须用不透水的材料遮盖，运输中温度宜保持在0~38℃之间，避免温度骤然升降，避免在烈日下暴晒，不得接触和靠近潮湿、有腐蚀性的货物，不得与有毒有害货物混装、混运。搬运货物一般不得在雨天进行，如遇特殊情况，必须用不透水的防雨布严密遮盖。装运作业应轻拿轻放，避免强烈震荡、撞击，防止损坏罐头容器和包装。

第五节 罐头食品的卫生管理

罐头食品的卫生管理包括生产企业自身的卫生管理及食品安全监管部门的监督管理。企业自身的管理是保证产品卫生质量的关键。

企业的卫生管理包括加工场所、原辅料、生产设备、加工过程、包装贮存全过程的卫生管理，企业应有相应的卫生管理机构和人员、依据卫生管理制度及食品安全标准对生产过程进行管理并对产品质量进行检验。

企业的食品卫生管理机构有如下职责：制订有关卫生制度，如原辅料检验制度、生产操作制度、清洗消毒流程、入库和保管制度、个人卫生制度。对执行这些规章制度的情况进行检查，对生产的各个环节进行检查，对原辅料、半成品、成品进行检验；组织生产人员定期进行健康检查，定期组织培训生产经营人员，提高卫生知识水平。协助食品安全监管部门的卫生监督工作。

食品生产企业应通过执行良好的生产工艺危害分析关键控制点来保证食品的卫生质量。

罐头食品必须经抽样检验合格才能出厂。商业无菌的检验按《食品安全国家标准　食品微生物学检验　商业无菌检验》(GB 4789.26-2013)的要求进行。

（杨年红）

第十八章

冷冻饮品与饮料

第一节 冷冻饮品

一、概述

冷冻饮品(frozen drinks)是以饮用水、食糖、乳、乳制品、果蔬制品、豆类、食用油脂等为主要原料,添加或不添加其他辅料、食品添加剂、食品营养强化剂,经配料、巴氏杀菌或灭菌、凝冻或冷凝等工艺制成的固态或半固态食品。根据冷冻饮品的原料、生产工艺及产品性状,分为冰激凌类、雪糕类、冰棍类、雪泥类、食用冰、甜味冰六大类。

冰激凌是以饮用水、乳和(或)乳制品、蛋制品、水果制品、豆制品、食糖、食用植物油等一种或多种为原辅料,添加或不添加食品添加剂和(或)食品营养强化剂,经混合、灭菌、均质、老化、凝冻、硬化等工艺制成的体积膨胀的冷冻饮品。软冰激凌无须硬化工艺。冰激凌可分为全乳脂冰激凌,半乳脂冰激凌和植脂冰激凌。全乳脂冰激凌主体部分乳脂含量为8%以上(不含非乳脂)的冰激凌;半乳脂冰激凌主体部分乳脂含量大于等于2.2%的冰激凌;植脂冰激凌主体部分乳脂含量低于2.2%的冰激凌。软冰激凌按产品中脂肪种类和含量不同进行分类,分为全乳脂软冰激凌和非全乳脂软冰激凌,再根据脂肪的含量分为高脂、中脂和低脂软冰激凌。

雪糕类是以饮用水、乳和(或)乳制品、食糖、食用油脂等为主要原料,可添加适量食品添加剂,经混合、灭菌、均质或凝冻、冻结等工艺制成的冷冻饮品。

冰棍类(棒冰类)是以饮用水、食糖为主要原料,可添加适量的食品添加剂,经混合、灭菌、硬化、成型等工艺制成的冷冻饮品。

雪泥类是以饮用水、食糖为主要原料,可添加适量的食品添加剂,经混合、灭菌、凝冻、硬化等工艺制成的冰雪状的冷冻饮品。

食用冰类是以饮用水为原料,经灭菌、注模、冻结、脱模、包装等工艺制成的冷冻饮品。

甜味冰类是以饮用水、食糖为主要原料,可添加适量的食品添加剂,经混合、灭菌、灌装、硬化等工艺制成的冷冻饮品。如甜橙味甜味冰、菠萝味甜味冰等。

二、工艺卫生

冷冻饮品的基本生产工艺流程如下:

原料验收→配料→杀菌→均质→冷却→老化→凝冻→成型→包装。冰棍、食用冰、甜味冰的生产基本流程无均质、老化、凝冻三个步骤。雪泥类的生产基本流程无均质步骤。生产关键控制环节为配料、灭菌和老化(适用于冰激凌、雪糕、雪泥)。

　　容易出现的主要质量安全问题为感官质量缺陷如冰结晶,组织粗糙;蛋白质、脂肪、总糖含量不达标;甜味剂、微生物指标和重金属指标超标。在国家食品中污染物限量标准(GB 2762-2017)中规定冷冻饮品中铅≤0.3mg/kg;微生物含量应符合冷冻饮品国家标准 GB 2759-2015 规定,菌落总数和大肠菌群的可接受水平的限量值分别为 $2.5×10^4$ 和 10CFU/g;食品中致病菌限量国家标准 GB 29921-2013 中的规定沙门菌不得检出,金黄色葡萄球菌可接受水平限量值为 100CFU/g;食品添加剂的品种和使用量应符合国家食品添加剂使用卫生标准 GB 2760-2014。

　　冷冻饮品的生产加工过程的卫生要求应符合饮料企业良好生产规范,控制好生产工艺尤其是关键工序是防止出现卫生问题的关键。

(一) 原、辅料卫生

　　主要危害因素主要有奶粉、糖等超过保质期,或发霉、变质、混有异物;使用的食品添加剂重金属含量不符合要求等;水源水质达不到饮用水卫生标准和要求,存在潜在致病菌危害。冷冻饮品中含有营养丰富的乳品、蛋品以及淀粉类原料,如在生产中不讲究卫生和操作制度,易造成微生物的繁殖和变质,所以冷冻饮品生产所使用的原、辅料必须符合冷冻饮品生产管理要求(GB/T 30800-2014)。原料用水应符合现行的生活饮用水标准。

(二) 杀菌冷却

　　原料中的奶类、蛋类及果品均含有大量微生物,在冷冻饮品生产过程中,要准确地按工艺操作要求进行操作,严格按杀菌的时间和温度条件进行控制。能否杀灭致病菌,是保证产品质量的关键控制点之一。如在雪糕生产中,熬料温度应该控制在80℃以上,保持20分钟,灭菌后要求在4小时内将温度降至20℃以下,以防止微生物大量繁殖造成污染,又不破坏营养成分。

(三) 设备管道卫生

　　冷冻饮品是直接入口的食品,为防止污染,冷冻饮品生产中所接触的设备管道,其材质应符合国家有关容器、包装材料卫生标准。生产所需的各种设备、容器、管路、工具最好采用不锈钢材料制作,禁止使用镀锌、镀镍材料。各种设备、容器在使用后及时清洗,使用时严格进行清洗和消毒。例如规定具体清洗时段,停机2小时以上;连续生产24小时后再生产时和生产结束后。设备、管道的清洗、消毒是防止微生物污染的重要环节,建议对设备、管道采用自动清洗系统。

(四) 包装

　　生产车间的设计与设施应符合卫生要求,包装间的空气应每日进行紫外线照射消毒。冷冻饮品的包装材料及容器必须符合卫生标准及有关规定。操作人员要有严格的个人卫生与健康要求,需经体检培训合格后上岗。人工包装操作需保持双手的清洁,严防食品污染。定型包装的标识要求应符合有关规定。每批产品必须检验感官指标、细菌指标及重量规格,检验合格后方可出厂。

(五) 贮存和运输

　　成品宜存放于-10℃的专用库或冰箱内。仓库事先必须清洗、消毒,成品堆积必须离地、离墙。运输应采用冷藏车,运输工具要清洁卫生。

第二节 饮 料

一、概述

饮料（beverage,drinks），又叫饮品，是经过定量包装的，供直接饮用或按一定比例用水冲调或冲泡饮用的，乙醇含量（质量分数）不超过 0.5% 的制品。也可为饮料浓浆或固体形态。饮料浓浆是以食品原辅料和（或）食品添加剂为基础，经加工制成的，按一定比例用水稀释或稀释后加入二氧化碳方可饮用的制品。

二、各类饮料

饮料的品种众多，可按照性状和加工工艺进行分类。

按饮料不同性状进行分类：按照其物理形态可分类为液态饮料和固态饮料；按照其是否含有酒精可分类酒精饮料和非酒精饮料；按照其是否含有二氧化碳可分类碳酸饮料和非碳酸饮料。

按饮料的加工工艺可分为：采集型是采集天然资源，不加工或有简单的过滤、杀菌等处理的产品，如天然矿泉水；提取型是天然水果、蔬菜或其他植物经破碎、压榨或浸提、抽提等工艺制取的饮料，如果汁、菜汁或其他植物饮料；配制型是以天然原料和添加剂配制而成的饮料，包括充二氧化碳的汽水；发酵型包括酵母、乳酸菌等发酵制成的饮料，包括杀菌和不杀菌的。

按国家标准分类，我国主要根据饮料性状和特色进行分类，国家《饮料通则》（GB/T 10789-2015）将饮料分为包装饮用水、果蔬汁类及其饮料、蛋白饮料、碳酸饮料（汽水）、特殊用途饮料、风味饮料、茶（类）饮料、咖啡（类）饮料，植物饮料、固体饮料和其他饮料类，各类的定义和分类如下：

（一）包装饮用水

包装饮用水是以直接来源于地表、地下或公共供水系统的水为水源，经加工制成的密封于容器中可直接饮用的水。主要包括以下几种：

1. 饮用天然矿泉水 从地下深处自然涌出的或经钻井采集的，含有一定量的矿物质、微量元素或其他成分，在一定区域未受污染并采取预防措施避免污染的水；在通常情况下，其化学成分、流量、水温等动态指标在天然周期波动范围内相对稳定。

2. 饮用纯净水 以直接来源于地表、地下或公共供水系统的水为水源，经适当的水净化加工方法，制成的制品。纯净水如蒸馏水，因其不含有对人体有益的微量元素，建议老年人和儿童不宜长期和大量饮用。

3. 饮用天然泉水和饮用天然水 饮用天然泉水以地下自然涌出的泉水或经钻井采集的地下泉水，且未经过公共供水系统的自然来源的水为水源，制成的制品。而饮用天然水是指以水井、山泉、水库、湖泊或高山冰川等，且未经过公共供水系统的自然来源的水为水源，制成的制品。除饮用天然泉水和饮用天然水外，还有其他饮用水如以直接来源于地表，地下或公共供水系统的水为水源，经适当的加工方法，为调整口感加入一定量矿物质，但不得添加糖或其他食品配料制成的制品。

（二）果蔬汁类及其饮料

果蔬汁类及其饮料是以水果和（或）蔬菜（包括可食的根、茎、叶、花、果实）等为原料，经加工或发酵制成的液体饮料。根据国家标准 GB/T 31121-2014 果蔬汁类及其饮料分为：

1. 果蔬汁（浆）　以水果或蔬菜为原料，采用物理方法（机械方法、水浸提等）制成的可发酵但未发酵的汁液、浆液制品；或在浓缩果蔬汁（浆）中加入其加工过程中除去的等量水分复原制成的汁液、浆液制品。GB/T 31121-2014 要求果汁（浆）或蔬菜汁（浆）含量（质量分数）为 100%，或符合复原果蔬汁和复原果蔬浆的最小可溶性固形物要求。可溶性固形物含量不含添加糖（包括食糖、淀粉糖）、蜂蜜等带入的可溶性固形物含量。

（1）原榨果汁（非复原果汁）：以水果为原料，采用机械方法直接制成的可发酵但未发酵的、未经浓缩的汁液制品。采用非热处理方式加工或巴氏杀菌制成的原榨果汁（非复原果汁）可称为鲜榨果汁。

（2）果汁（复原果汁）：在浓缩果汁中加入其加工过程中除去的等量水分复原而成的制品。

（3）蔬菜汁：以蔬菜为原料，采用物理方法制成的可发酵但未发酵的汁液制品，或在浓缩蔬菜汁中加入其加工过程中除去的等量水分复原而成的制品。

（4）果浆/蔬菜浆：以水果或蔬菜为原料，采用物理方法制成的可发酵但未发酵的浆液制品，或在浓缩果浆或浓缩蔬菜浆中加入其加工过程中除去的等量水分复原而成的制品。

（5）复合果蔬汁（浆）：含有不少两种果汁（浆）或蔬菜汁（浆）或果汁（浆）和蔬菜汁（浆）的制品。

2. 浓缩果蔬汁（浆）　以水果或蔬菜为原料，从采用物理方法制取的果汁（浆）或蔬菜汁（浆）中除去一定量的水分制成的、加入其加工过程中除去的等量水分复原后具有果汁（浆）或蔬菜汁（浆）应有特征的制品。含有不少于两种浓缩果汁（浆）或浓缩蔬菜汁（浆），或浓缩果汁（浆）和浓缩蔬菜汁（浆）的制品为浓缩复合果蔬汁（浆）。可溶性固形物的含量与原汁（浆）的可溶性固形物含量之比≥2。

3. 果蔬汁（浆）类饮料　以果蔬汁（浆）、浓缩果蔬汁（浆）为原料，添加或不添加其他食品原辅料和（或）食品添加剂，经加工制成的制品。如果蔬汁饮料、果肉（浆）饮料、复合果蔬汁饮料、果蔬汁饮料浓浆、发酵果蔬汁饮料、水果饮料等。

（1）果蔬菜汁饮料：以果汁（浆）、浓缩果汁（浆）或蔬菜汁（浆）、浓缩蔬菜汁（浆）、水为原料，添加或不添加其他食品原辅料和（或）食品添加剂，经加工制成的制品。果汁饮料：果汁（浆）含量（质量分数）≥10%；蔬菜汁饮料：蔬菜汁（浆）含量（质量分数）≥5%。

（2）果肉（浆）饮料：以果浆、浓缩果浆、水为原料，添加或不添加果汁、浓缩果汁、其他食品原辅料和（或）食品添加剂，经加工制成的制品。果浆含量（质量分数）≥20%。

（3）复合果蔬汁饮料：以不少于两种果汁（浆）、浓缩果汁（浆）、蔬菜汁（浆）、浓缩蔬菜汁（浆）、水为原料，添加或不添加其他食品原辅料和（或）食品添加剂，经加工制成的制品。果汁（浆）或蔬菜汁（浆）含量（质量分数）≥10%。

（4）果蔬汁饮料浓浆：以果汁（浆）、蔬菜汁（浆）、浓缩果汁（浆）或浓缩蔬菜汁（浆）中的一种或几种、水为原料，添加或不添加其他食品原辅料和（或）食品添加剂，经加工制成的，按一定比例用水稀释后方可饮用的制品。按标签标示的稀释倍数稀释后果汁（浆）或蔬菜汁（浆）含量（质量分数）≥10%。

（5）发酵果蔬汁饮料：以水果或蔬菜、或果蔬汁（浆）、或浓缩果蔬汁（浆）经发酵后制成的汁液、水为原料,添加或不添加其他食品原辅料和(或)食品添加剂的制品,如苹果、橙、山楂、枣等经发酵后制成的饮料。经发酵后液体的添加量折合成果蔬汁(浆)(质量分数)≥5%。

(6) 水果饮料:以果汁(浆)、浓缩果汁(浆)、水为原料,添加或不添加其他食品原辅料和(或)食品添加剂,经加工制成的果汁含量较低的制品。果汁(浆)含量(质量分数)≥5%且<10%。

(三) 蛋白饮料

蛋白饮料是以乳或乳制品,或其他动物来源的可食用蛋白,或含有一定蛋白质的植物果实、种子或种仁等为原料,添加或不添加其他食品原辅料和(或)食品添加剂,经加工或发酵制成的液体饮料。可分为含乳饮料,植物蛋白饮料,复合蛋白饮料等。

1. 含乳饮料　以乳或乳制品为原料,添加或不添加其他食品原辅料和(或)食品添加剂,经加工或发酵制成的制品。如配制型含乳饮料、发酵型含乳饮料、乳酸菌饮料等。

(1) 配制型含乳饮料:以乳或乳制品为原料,加入水,以及白砂糖和(或)甜味剂、酸味剂、果汁、茶、咖啡、植物提取液等的一种或几种调制而成的饮料。成品中乳蛋白质含量不低于1.0%。

(2) 发酵型含乳饮料:以乳或乳制品为原料,经乳酸菌等有益菌培养发酵制得的乳液中加入水,以及白砂糖和(或)甜味剂、酸味剂、果汁、茶、咖啡、植物提取液等的一种或几种调制而成的饮料,如乳酸菌乳饮料。根据其是否经过杀菌处理分为杀菌(非活菌)型和未杀菌(活菌)型。发酵型含乳饮料也可称为酸乳(奶)饮料、酸乳(奶)饮品。成品中乳蛋白质含量不低于1.0%。

(3) 乳酸菌饮料:以乳或乳制品为原料,经乳酸菌发酵制得的乳液中加入水,以及白砂糖和(或)甜味剂、酸味剂、果汁、茶、咖啡、植物提取液等的一种或几种调制而成的饮料。根据其是否经过杀菌处理区分为杀菌(非活菌)型和未杀菌(活菌)型。成品中乳蛋白质含量不低于0.7%。属于发酵过程产生的苯甲酸不超过0.03g/kg。

国家标准GB/T 21732-2008要求发酵型含乳饮料和乳酸菌饮料中属于发酵过程产生的苯甲酸不超过0.03g/kg。乳酸菌指标为杀菌(活菌)型发酵型含乳饮料及未杀菌(活菌)型乳酸菌饮料的乳酸菌活菌指标要求出厂期不低于1×10^6 CFU/mL。

2. 植物蛋白饮料　以一种或多种含有一定蛋白质的植物果实、种子或种仁等为原料,添加或不添加其他食品原辅料和(或)食品添加剂,经加工或发酵制成的制品。如豆奶(乳)、豆浆、豆奶(乳)饮料、椰子汁(乳)、杏仁露(乳)、核桃露(乳)、花生露(乳)等。

(1) 豆奶(乳):以大豆为原料,经磨碎、提浆、脱腥等工艺制成无豆腥的制品。按照产品配料特性分为豆奶(乳)、豆奶(乳)饮料。豆奶产品按照工艺分为原浆豆奶、浓浆豆奶、调制豆奶、发酵豆奶;其中发酵豆奶按照特性又分为发酵原浆豆奶、发酵调制豆奶。豆奶饮料产品按照工艺分为调制豆奶饮料、发酵豆奶饮料。发酵型产品根据是否经过杀菌处理分为杀菌(非活菌)型和未杀菌(活菌)型。

原浆豆奶(豆乳),也可称为豆浆,是以大豆为主要原料,不添加食品辅料和食品添加剂,经加工制成的产品。当总固形物含量不低于8.0g/100ml,蛋白质不低于3.2g/100g,脂肪不低于1.6g/100g时为浓浆豆奶(豆乳),也可称为浓豆浆。以大豆为主要原料添加营养强化剂、食品添加剂、其他食品辅料,经加工制成的产品为调制豆奶(豆乳)。

发酵原浆豆奶(豆乳)是以大豆为主要原料,可添加食糖,不添加其他食品辅料和食品添加剂,经发酵制成的产品,也可称为酸豆奶或酸豆乳。而发酵调制豆奶(豆乳)是指以大豆为主要原料,可添加营养强化剂、其他食品辅料,经发酵制成的产品,也可称为调制酸豆奶或调制酸豆乳。

豆奶中原浆豆奶、调制豆奶和发酵豆奶总固形物不低于 4.0g/100ml。蛋白质不低于2.0g/100g,脂肪不低于 0.8g/100g。

(2) 豆奶(乳)饮料:调制豆奶(豆乳)饮料是指以大豆、豆粉、大豆蛋白为主要原料,可添加营养强化剂、食品添加剂、其他食品辅料,经加工制成的、大豆固形物含量较低的产品。可经发酵制成发酵豆奶(豆乳)饮料。豆奶饮料中调制豆奶饮料和发酵豆奶饮料总固形物不低于 2.0g/100ml。蛋白质不低于 1.0g/100g,脂肪不低于 0.4g/100g。

(3) 椰子汁(乳):椰子汁(乳)是以新鲜椰子果肉为原料,经加工制得的饮料。可溶性固形物(20℃,以折光计)≥8.0%,蛋白质≥0.5g/100g,脂肪≥1.0g/100g。

(4) 杏仁露(乳):以杏仁为原料,经浸泡、磨碎等工艺制得的浆液调制而成的饮料。pH为 6.6~8.5,可溶性固形物(20℃,以折光计)≥8.0%,蛋白质≥0.5g/100g,脂肪≥1.0g/100g。棕榈烯酸/总脂肪酸≥0.7%,(花生酸+亚麻酸)/总脂肪酸≤0.25%,山嵛酸/总脂肪酸<0.05%。

(5) 核桃露(乳):以核桃仁为原料,可添加食品辅料、食品添加剂,经加工、调配后制得的植物蛋白饮料。核桃露(乳)原料中去皮核桃仁的添加量在产品中的质量比例应大于3%。蛋白质的含量要≥0.55g/100g,脂肪≥2.0g/100g,脂肪酸要符合核桃特定脂肪酸的比例要求,油酸/总脂肪酸≤28%,亚油酸/总脂肪酸≥50%,亚麻酸/总脂肪酸≥6.5%,(花生酸+山嵛酸)/总脂肪酸≤0.2%。

(6) 花生露(乳):指以花生为原料,经加工制得的饮料。pH为 6.0~8.0,可溶性固形物(20℃,以折光计)≥8.0%,蛋白质≥0.8g/100g,脂肪≥1.0g/100g。砷≤0.2mg/L,铅≤0.3mg/L,铜≤5.0mg/L。

以两种或两种以上含有一定蛋白质的植物果实、种子、种仁等为原料,添加或不添加其他食品原辅料和(或)食品添加剂,经加工或发酵制成的制品也称为复合植物蛋白饮料,如花生核桃、核桃杏仁、花生杏仁复合植物蛋白饮料。

3. 复合蛋白饮料　以乳或乳制品,和一种或多种含有一定蛋白质的植物果实、种子或种仁等为原料,添加或不添加其他食品原辅料和(或)食品添加剂,经加工或发酵制成的制品。复合蛋白饮料原料中,乳或乳制品的添加量对产品蛋白质贡献率应不小于 30%。产品声称的植物蛋白的添加量对产品蛋白质的贡献率应不小于 20%。对于采用发酵工艺制成的产品,未杀菌(活菌)型产品出厂期乳酸菌活菌数应不低于 1×10^6 CFU/ml。

4. 碳酸饮料(汽水)　碳酸饮料(汽水)是以食品原辅料和(或)食品添加剂为基础,经加工制成的、在一定条件下充入一定量二氧化碳气体的液体饮料,不包括由发酵自身产生二氧化碳气的饮料。成品中 CO_2 的气容量(20℃时容积倍数)不低于 1.5 倍。根据其配料不同可分为:

(1) 果汁型碳酸饮料:含有一定量果汁的碳酸饮料,如橘汁汽水、橙汁汽水、菠萝汁汽水或混合各汁汽水等。果汁含量(质量分数)不低于 2.5%。果汁型碳酸饮料应标明果汁含量。

（2）果味型碳酸饮料：以果味香精为主要香气成分，含有少量果汁或不含果汁的碳酸饮料，如橘汁味汽水、柠檬味汽水等。

（3）可乐型碳酸饮料：以可乐香精或类似可乐果香型的香精为主要香气成分的碳酸饮料。

除上述三类以外的碳酸饮料，还有其他碳酸饮料如苏打水、盐汽水、姜汁汽水、沙士汽水等。

（四）特殊用途饮料

加入具有特定成分的适应所有或某些人群需要的液体饮料，如运动饮料、营养素饮料、能量饮料和电解质饮料等。

1. 运动饮料　营养成分及其含量能适应运动或体力活动人群的生理特点，能为机体补充水分、电解质和能量，可被迅速吸收的制品。主要指标为钠 $50 \sim 1200mg/L$，钾 $50 \sim 250mg/L$。抗坏血酸不超过 $120mg/L$，硫胺素及其衍生物为 $3 \sim 5mg/L$，核黄素及其衍生物为 $2 \sim 4mg/L$。不得添加世界反兴奋剂机构最新版规定的禁用物质。

2. 营养素饮料　添加适量的食品营养强化剂，以补充机体营养需要的制品，如营养补充液。

3. 能量饮料　含有一定能量并添加适量营养成分或其他特定成分，能为机体补充能量，或加速能量释放和吸收的制品。

4. 电解质饮料　添加机体所需要的矿物质及其他营养成分，能为机体补充新陈代谢消耗的电解质、水分的制品。

（五）风味饮料

以糖（包括食糖和淀粉糖）和（或）甜味剂、酸度调节剂、食用香精（料）等的一种或者多种作为调整风味的主要手段，经加工或发酵制成的液体饮料。如茶味饮料、果味饮料、乳味饮料、咖啡味饮料、风味水饮料和其他风味饮料等。以茶叶的水提取液或其浓缩液、茶粉等为主要原料，可以加入水、糖、酸味剂、食用香精、果汁、乳制品、植（谷）物的提取物等，经加工制成的液体饮料为茶味饮料。不经调色处理、不添加糖（包括食糖和淀粉糖）的苏打水饮料、薄荷水饮料和玫瑰水饮料等属风味水饮料。

（六）茶（类）饮料

以茶叶或茶叶的水提取液或其浓缩液、茶粉（包括速溶茶粉、研磨茶粉）或直接以茶的鲜叶为原料，添加或不添加食品原辅料和（或）食品添加剂，经加工制成的液体饮料。如原茶汁（茶汤）/纯茶饮料、茶浓缩液、茶饮料、果汁茶饮料、奶茶饮料、复（混）合茶饮料、其他茶饮料等。按产品风味分为茶饮料（茶汤）、调味茶饮料、复（混）合茶饮料、茶浓缩液。调味茶饮料可分为果汁茶饮料、果味茶饮料、奶茶饮料、奶味茶饮料、碳酸茶饮料、其他调味茶饮料。茶（类）饮料因具有茶叶的独特风味，含有天然茶多酚、咖啡因等茶叶有效成分，兼有营养、保健功效，是清凉解渴的多功能饮料。

1. 原茶汁（茶汤）/纯茶饮料和茶浓缩液　茶汤是以茶叶的水提取液或其浓缩液、茶粉等为原料，经加工制成的，保持原茶汁应有风味的液体饮料，可添加少量的食糖和（或）甜味剂。可分为红茶饮料、绿茶饮料、乌龙茶饮料、花茶饮料、其他茶饮料。根据 GB/T 21733-

2008 茶龙饮料的理化指标要求茶多酚含量不低于红茶 300mg/kg,绿茶 500mg/kg,乌龙茶 400mg/kg,花茶 300mg/kg,其他茶 300mg/kg。咖啡因含量不低于红茶 40mg/kg,绿茶 60mg/kg,乌浓茶 50mg/kg,花茶 40mg/kg,其他茶 40mg/kg。茶浓缩液是采用物理方法从茶叶水提取液中除去一定比例的水分经加工制成,加水复原后具有茶叶汁应有风味的液态制品。

2. 果汁茶饮料和果味茶饮料　果汁茶饮料和果味茶饮料是以茶叶的水提取液或其浓缩液、茶粉等为原料,加入果汁、食糖和(或)甜味剂、食用果味香精等的一种或几种调制而成的液体饮料。茶多酚含量不低于 200mg/kg,咖啡因含量不低于 35mg/kg。果汁茶饮料果汁含量(质量分数)不低于 5.0%。

3. 奶茶饮料和奶味茶饮料　奶茶饮料和奶味饮料是以茶叶的水提取液或其浓缩液、茶粉等为原料,加入乳或乳制品、食糖和(或)甜味剂、食用奶味香精等的一种或几种调制而成的液体饮料。茶多酚含量不低于 200mg/kg,咖啡因含量不低于 35mg/kg。奶茶饮料蛋白质含量(质量分数)不低于 0.5%。

4. 复(混)合茶饮料　复(混)合茶饮料是以茶叶和植(谷)物的水提取液或其浓缩液、干燥粉为原料,加工制成的,具有茶与植(谷)物混合风味的液体饮料。茶多酚含量不低于 150mg/kg,咖啡因含量不低于 25mg/kg。

5. 碳酸茶饮料　碳酸茶饮料是以茶叶的水提取液或其浓缩液、茶粉等为原料,加入二氧化碳气体,食糖和(或)甜味剂、食用香精等调制而成的液体饮料。茶多酚含量不低于 100mg/kg,咖啡因含量不低于 20mg/kg。二氧化碳气体含量(20℃ 容积倍数)不低于 1.5。

(七)　咖啡(类)饮料

以咖啡豆和(或)咖啡制品(研磨咖啡粉、咖啡的提取液或其浓缩液、速溶咖啡等)为原料,添加或不添加糖(食糖、淀粉糖)、乳和(或)乳制品、植脂末等食品原料和(或)食品添加剂,经加工制成的液体饮料,如浓咖啡饮料、咖啡饮料、低咖啡因咖啡饮料、低咖啡因浓咖啡饮料等。咖啡固形物 ≥1g/100mL,咖啡因 ≥200mg/kg 为浓咖啡饮料;咖啡固形物 ≥0.5g/100mL,咖啡因 ≥200mg/kg 为咖啡饮料;咖啡固形物 ≥0.5g/100mL,咖啡因 ≤50mg/kg 为低咖啡因咖啡饮料;咖啡固形物 ≥1g/100mL,咖啡因 ≤50mg/kg 为低咖啡因浓咖啡饮料。咖啡豆及咖啡制品等原料及辅料应符合相应的国家标准、行业标准等有关标准。咖啡固形物为来源于咖啡提取液或其浓缩液的干物质成分。

(八)　植物饮料

以植物或植物提取物为原料,添加或不添加其他食品原辅料和(或)食品添加剂,经加工或发酵制成的液体饮料,如可可饮料、谷物类饮料和草本饮料等。植物提取物来源于植物(包括可食的根、茎、叶、花、果、种子)的水提取液或其浓缩液或粉。

1. 可可饮料　以可可豆、可可粉为原料,添加或不添加其他食品原辅料和(或)食品添加剂,经加工制成的饮料。

2. 谷物类饮料　以谷物为原料,添加或不添加其他食品原辅料和(或)食品添加剂,经加工制成的饮料。

3. 草本(本草)饮料　以国家允许使用的植物(包括可食的根、茎、叶、花、果、种子)或其提取物的一种或几种为原料,添加或不添加其他食品原辅料和(或)食品添加剂,经加工制成的饮料,如凉茶、花卉饮料等。

4. 食用菌饮料 以食用菌和(或)食用菌子实体的浸取液或浸取液制品为原料,或以食用菌的发酵液为原料,添加或不添加其他食品原辅料和(或)食品添加剂,经加工制成的饮料。

5. 藻类饮料 以藻类为原料,添加或不添加其他食品原辅料和(或)食品添加剂,经加工制成的饮料,如螺旋藻饮料。

(九) 固体饮料

固体饮料是相对饮料的物理状态而言,是饮料中的一个特殊品种。与液体饮料相比,固体饮料具有重量轻、体积小,运输与携带方便,且易冲溶,特别因其含水量低,具有良好的保藏性。水分要求应不高于7.0%。以糖(包括食糖和淀粉糖)和(或)糖浆、食用油脂等为主要原料,添加或不添加乳或乳制品等食品原辅料、食品添加剂,经加工制成的粉状产品为植脂末。

1. 风味固体饮料 以食用香精(料)、糖(包括食糖和淀粉糖)、甜味剂、酸味剂、植脂末等一种或几种物质作为调整风味主要手段,添加或不添加其他食品原辅料和食品添加剂,经加工制成的固体饮料。风味固体饮料可包括果味固体饮料、乳味固体饮料、茶味固体饮料、咖啡味固体饮料和发酵风味固体饮料等。

2. 果蔬固体饮料 以水果和(或)蔬菜(包括可食的根、茎、叶、花、果)或其制品等为主要原料,添加或不添加其他食品原辅料和食品添加剂,经加工制成的固体饮料。包括水果(果汁)粉,蔬菜(蔬菜汁)粉,果汁固体饮料,蔬菜汁固体饮料以及复合果蔬粉及其固体饮料等。水果粉中果汁(浆)含量或蔬菜粉中蔬菜汁(浆)含量为100%。果汁固体饮料中果汁(浆)含量大于等于10%,蔬菜汁固体饮料中蔬菜汁(浆)含量大于等于5%。

3. 蛋白固体饮料 以乳和(或)乳制品,或其他动物来源的可食用蛋白,或含有一定蛋白质含量的植物果实、种子或果仁或其制品等为原料,添加或不添加其他食品原辅料和食品添加剂,经加工制成的固体饮料。包括含乳蛋白固体饮料,植物蛋白固体饮料,复合蛋白固体饮料等。按照标签标示的冲调或冲泡方式稀释后,含乳固体饮料中乳蛋白质含量大于等于1%,植物蛋白固体饮料中蛋白质含量大于等于0.5%,复合蛋白固体饮料中蛋白质含量大于等于0.7%。

4. 茶固体饮料 以茶叶的提取液或其提取物或直接以茶粉(包括速溶茶粉、研磨茶粉)为原料,添加或不添加其他食品原辅料和食品添加剂,经加工制成的固体饮料。速溶茶(速溶茶粉)是以茶叶的提取液或其浓缩液为主要原料,或采用茶鲜叶榨汁,不添加其他食品原辅料,可添加食品添加剂,经加工制成的固体饮料。抹茶和超微茶粉是研磨茶粉,是以茶叶或茶鲜叶为原料,经过干燥、研磨或粉碎等物理方法制得的粉末状固体饮料。按照标签标示的冲调或冲泡方式稀释后,速溶茶粉或研磨茶粉中绿茶的茶多酚含量大于等于500mg/kg,青茶的茶多酚含量大于等于400mg/kg,其他茶的茶多酚含量大于等于300mg/kg。

调味茶固体饮料是以茶叶的提取液或其提取物或直接以茶粉(包括速溶茶粉、研磨茶粉)为原料,添加其他食品原辅料和食品添加剂,经加工制成的固体饮料。如果汁茶固体饮料,奶茶固体饮料。按照标签标示的冲调或冲泡方式稀释后,茶多酚含量大于等于200mg/kg,果汁茶中果汁含量(质量分数)大于等于5%,奶茶中乳蛋白质含量(质量分数)大于等于0.5%。

5. **咖啡固体饮料**　以咖啡豆及咖啡制品(研磨咖啡粉、咖啡提取液或其浓缩液、速溶咖啡等)为原料,添加或不添加其他食品原辅料和食品添加剂,经加工制成的固体饮料。包括速溶咖啡、研磨咖啡(烘焙咖啡),速溶/即溶咖啡饮料等。按照标签标示的冲调或冲泡方式稀释后,咖啡因含量应大于等于200mg/kg。声称低咖啡因的产品咖啡因含量小于50mg/kg。

6. **植物固体饮料**　以植物及其提取物(水蔬菜、茶、咖啡除外)为主要原料,添加或不添加其他食品原辅料和食品添加剂,经加工制成的固体饮料。包括谷物固体饮料、草本固体饮料、可可固体饮料等。其中草本固体饮料是指以药食同源或国家允许使用的植物(包括可食的根、茎、叶、花、果)或其制品的一种或几种为主要原料,添加或不添加其他食品原辅料和食品添加剂,经加工制成的固体饮料如凉茶固体饮料、花卉固体饮料。巧克力固体饮料属可可固体饮料。

7. **特殊用途固体饮料**　通过调整饮料中营养成分的种类及其含量,或加入具有特定功能成分适应人体需要的固体饮料,如运动固体饮料、营养素固体饮料、能量固体饮料、电解质固体饮料等。

三、工艺卫生

饮料工艺卫生涉及饮料原料、半成品和成品的加工过程和方法,需要将生产过程中的物理、化学、生物学之间发生的变化和工艺技术参数联系到一起,主动地进行控制,以求达到工艺和卫生的标准。液体饮料的生产工艺关键工序包括水处理、糖浆或果汁杀菌过滤、空瓶清洗、消毒沥干、混合灌装、压盖等。液体饮料生产中,必须搞好原料、设备、包装容器及车间卫生,同时控制好杀菌工序。原料必须经过严格检验,符合饮料生产原辅材料的要求。水是液体饮料的主要成分,其质量好坏直接影响产品质量和风味。生产用水除符合生活饮用水卫生标准外,还应符合饮料用水标准饮料。包装材料和容器必须符合食品安全法有关规定。各类包装容器使用前必须经过消毒、清洗。生产操作间应与配料间隔开,防止交叉污染。饮料生产设备、工器具和容器,必须符合卫生要求,在生产前凡接触饮料的必须彻底消毒、清洗。饮料生产应采用自动或机械灌装、压盖,如用人工封盖,必须严格消毒。饮料在贮运过程中,必须防止暴晒雨淋,严禁与有毒或有异味的物品混储、混运。运输工具必须清洁、卫生,搬运时应轻拿轻放、严禁碰撞。饮料宜贮存于阴凉、干燥、通风的仓库中,不得露天堆放。饮料在贮藏期间应定期检查产品质量,保证成品的安全性。下面介绍几种常见的饮料生产工艺和卫生要求。

(一)饮用天然矿泉水、瓶(桶)装饮用水

1. **基本生产工艺**　饮用天然矿泉水、瓶(桶)装饮用水的基本生产流程为水源水经过粗滤、精滤、杀菌,然后灌装封盖,制成成品。

2. **卫生要求**　根据饮用天然矿泉水加工工艺要求,饮用天然矿泉水应在保证天然矿泉水原水卫生安全和符合 GB 16330 规定的条件下进行开采、加工与灌装。在不改变饮用天然矿泉水水源水基本特性和主要成分含量的前提下,允许通过曝气、倾析、过滤等方法去除不稳定组分;允许回收和填充同源二氧化碳;允许加入食品添加剂二氧化碳,或者除去水中的二氧化碳。不得用容器将原水运至异地灌装。

饮用天然矿泉水是以含对人体有益的矿物质、微量元素、CO_2 气体为其特征,需要达到国

际标准《饮用天然矿泉水》(GB 8537-2008)中感官要求,即色度≤15(不得呈现其他异色),浑浊度≤5,具有矿泉水特征性口味,不得有异臭、异味。允许有极少量的天然矿物盐沉淀,但不得含其他异物。GB 8537 要求应有一项(或一项以上)指标符合表 18-2-1 的界限指标规定。

表 18-2-1 天然矿泉水主要界限指标要求(引自 GB 8537-2008)

项目	要求
锂(mg/L)	≥0.2
锶(mg/L)	≥0.20(含量在 0.2~0.4mg/L 时,水源水温应在 25℃以上)
锌(mg/L)	≥0.2
碘化物(mg/L)	≥0.2
偏硅酸(mg/L)	≥25.0(含量在 25.0~30.0mg/L 时,水源水水温应在 25℃以上)
硒(mg/L)	≥0.01
游离二氧化碳(mg/L)	≥250
溶解性总固体(mg/L)	≥1000

限量指标包括:硒<0.05mg/L,锑<0.005mg/L,砷<0.01mg/L,铜<1.0mg/L,钡<0.7mg/L,镉<0.003mg/L,铬<0.05mg/L,铅<0.01mg/L,汞<0.001mg/L,锰<0.4mg/L,镍<0.02mg/L,银<0.05mg/L,溴酸盐<0.01mg/L,硼酸盐(以 B 计)<5mg/L,硝酸盐(以 NO_3^- 计)<45mg/L,氟化物(以 F^- 计)<1.5mg/L,耗氧量(以 O_2 计)<3.0mg/L,^{226}镭放射性<1.1Bq/L。

微生物指标要求不得检出:大肠菌群(MPN/100ml),粪链球菌(CFU/250ml),铜绿假单胞菌(CFU/250ml),产气荚膜梭菌(CFU/50ml)。

污染物指标要求:挥发酚(以苯酚计)<0.002mg/L,氰化物(以 CN^- 计)<0.010mg/L,阴离子合成洗涤剂<0.3mg/L,矿物油<0.05mg/L,亚硝酸盐(以 NO_2^- 计<0.1mg/L,总β放射性<1.50Bq/L)。

需要标示天然矿泉水水源点名称。标示产品达标的界限指标,溶解性总固体含量以及主要阳离子(K^+、Na^+、Ca^{2+}、Mg^{2+})的含量范围。当氟含量大于 1.0mg/L 时,应标注"含氟"。

(二) 碳酸饮料

1. 基本生产工艺流程 碳酸饮料的生产有现调式和预调式两种。现调式工艺是一种古老的调和方式,目前比较少用。现调式工艺是先将配好的调味糖浆灌入包装容器,然后再灌装碳酸水调和而成汽水,又称二次灌装工艺,一般用于含有果肉的汽水或小型生产线。预调式工艺是将调味糖浆和水先按一定比例混合,再经冷却碳酸化后一次灌入包装容器中的生产工艺,也称一次灌装工艺。预调式工艺是目前汽水厂尤其是大型汽水厂采用的生产工艺,工艺流程如下图 18-2-1。

2. 卫生要求 与卫生密切相关的工艺是饮用水处理、配制糖浆和容器洗刷消毒三大部分。

(三) 果(蔬)汁及果(蔬)汁饮料

1. 基本生产工艺流程 果(蔬)汁及其饮料不仅具有果蔬的风味和芳香,还含有多种

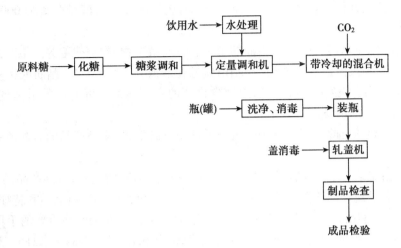

图 18-2-1 碳酸饮料工艺流程

营养成分如维生素、矿物质和膳食纤维等,因此备受广大消费者喜欢。果(蔬)汁饮料种类较多,工艺也不尽相同,如澄清汁需要澄清和过滤,以干果为原料还需要浸提工序;混浊汁需要均质和脱气;果肉饮料需要预煮与打浆,其他工序与混浊汁一样;浓缩汁需要浓缩;果汁粉需要脱水干燥等。水浸提为以不宜采用机械方法直接制取汁液、浆液的干制或含水量较低的水果或蔬菜为原料,直接采用水浸泡提取汁液或经水浸泡后采用机械方法制取汁液、浆液的工艺。混浊型果蔬汁基本生产工艺流程见图 18-2-2。

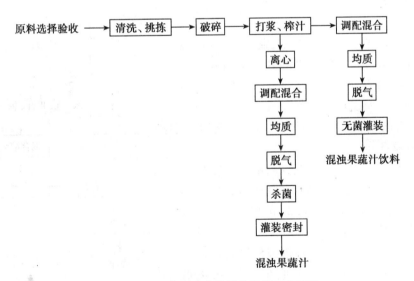

图 18-2-2 混合型果蔬汁及其饮料工艺流程

2. 卫生要求 原料应新鲜、完好,并符合相关法规和国家标准等,可使用物理方法保藏的,或采用国家标准及有关法规允许的适当方法(包括采后表面处理方法)维持完好状态的水果、蔬菜或干制水果、蔬菜。

(1)原料:果蔬汁加工时应该选用多汁、甜酸适宜、芳香纯正浓郁,色泽鲜艳和风味宜人,出汁率高、成熟、清洁、新鲜的原料。由于果蔬原料属大宗农产品,目前国内的采收质量普遍不高,易滋生大量的微生物,是产品的主要污染源之一。原料的微生物污染主要有酵母菌、乳酸菌、霉菌及其他耐热菌等,主要控制指标有腐烂率≤3%,酵母菌≤20 000 个/g,霉菌≤2000 个/g。

(2) 清洗:清洗可以去除果蔬表面的尘土、泥沙、微生物、农药残留等。果蔬的清洗方法可分为手工清洗和机械清洗两大类。可用1%柠檬酸或0.1%～0.2%脂肪酸系列洗涤剂浸泡清洗,然后再用清水强力喷淋冲洗,以减少果蔬的农药残留。可通过采用臭氧、超声波等技术提高果蔬原料的清洗消毒效果与效率。

(3) 超滤:超滤可除去果蔬汁中的大分子物质及微生物,避免产品的后浑浊并达到冷杀菌的目的。

(4) 调配:果蔬汁饮料调配用水的水质及其pH值的调整也会影响到产品的质量。

(5) 杀菌:果汁的杀菌以热杀菌为主。加热杀菌可以改善饮料品质和特征、提高饮料中营养成分的可消化性和可利用率、延长贮存期,是保证饮料安全的最重要的手段。杀菌温度应根据果蔬汁饮料的pH值及浑浊程度来设定,一般采用95℃/38s 及 121℃/3s。超高温杀菌通常的杀菌温度在135℃以上,3～15s。

(6) 灌装:灌装工序是产生危害的重要环节之一,无菌灌装环境的破坏及消毒不彻底的包装材料均可导致二次污染,包装材料消毒剂的残留也会直接产生危害。

(7) 标识:加糖(包括食糖和淀粉糖)的果蔬汁(浆)产品,应标明"加糖"字样。

(四) 含乳饮料

1. 基本生产工艺　配制型含乳饮料的主要品种有咖啡乳饮料、可可乳饮料、果汁乳饮料等。配制型含乳饮料基本生产工艺是将植物提取液或果蔬汁与色素、香精、增稠剂等调和,然后通过过滤、均质、灌装、杀菌、冷却后制成成品。

发酵型含乳饮料是指以乳或乳制品为原料,经乳酸菌等有益菌培养发酵制得的乳液中加入水以及食糖和(或)甜味剂、酸味剂、果汁、茶、咖啡、植物提取液等的一种或几种调制而成的乳蛋白质含量不小于1%的饮料。发酵型含乳饮料基本生产工艺见图18-2-3。

2. 卫生要求　配制型含乳饮料的卫生指标应符合GB 11673的规定;发酵型含乳饮料及乳酸菌饮料的卫生指标应符合GB 16321的规定。发酵菌种应使用德氏乳杆菌保加利亚亚种(保加利亚杆菌)、嗜热链球菌等其他国家标准或法规批准使用的菌种。未杀菌(活菌)型产品应在2～10℃的低温条件下运输和贮存。

(1) 原辅料杀菌:奶粉原料一般用全脂奶粉、脱脂奶粉二者的混合物比较好,有较好的风味和稳定性。发酵型乳饮料在原料选择及混合后首先进行杀菌操作,以杀灭原料乳中的杂菌,确保乳酸菌的正常生产和繁殖,杀菌条件一般为90～95℃ 5min。微生物超标,在后段工序中有可能影响灭菌

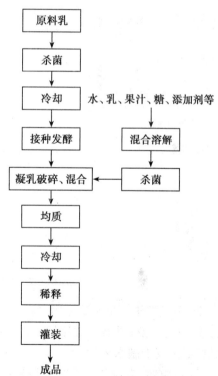

图18-2-3　发酵型活菌型含乳饮料工艺流程

效果;化学性残留物超标,会导致产品指标不合格。配制型含乳饮料的卫生指标应符合 GB 7101-2015 的规定;发酵型含乳饮料及乳酸菌饮料的卫生标准应符合 GB 7101-2015 的规定 致病菌不得检出,大肠菌群数为≤3MPN/100ml。GB/T 21732 规定发酵型含乳饮料及乳酸菌饮料的苯甲酸≤0.03g/kg。

（2）物料发酵:物料发酵是发酵型乳料生产的关键技术。发酵菌种应使用德氏乳杆菌保加利亚亚种(保加利亚乳杆菌)、嗜热链球菌等其他国家标准或法规批准使用的菌种。培养基、试验工具、操作人员和试验室的灭菌工作是否达标是影响检测结果的直接因素。

（3）灌装封口:它是饮料生产中控制微生物污染的最后环节,一定要注意灌装室的灭菌工作和良好的封口密封性,避免生物污染。

（五）植物蛋白饮料

1. 基本生产工艺流程　植物蛋白饮料是以富含蛋白质的植物(如黄豆、葵花籽、杏仁等)为主要原料加工制成的饮料,不仅蛋白质含量较高,而且还富含不饱和脂肪酸、矿物质、和多种维生素以及植物化合物等营养成分。生产工艺流程主要为首选通过原料精选,浸泡(脱皮、脱苦、脱毒),然后加水磨浆,浆渣分离,再通过脱臭,调和,均质,最后真空脱气,灌装,杀菌,冷却后制成成品。

2. 卫生要求

（1）原料选择和预处理:原料的选择要符合相关质量标准要求的无虫蛀、无霉变、清洁度高的新鲜或干制原料,如黄豆、杏仁等。清洗是为了去除表面附着的尘土和微生物。不同的植物蛋白饮料,应针对其原料性质采用适当的预处理措施。如黄豆,一般须浸泡、脱皮,脱皮的目的是减轻豆腥味,提高产品白度,从而提高豆乳品质;花生须经烘烤、去皮后再浸泡;而杏仁浸泡时对水的 pH 有较严格的要求。

（2）调配:调配过程要确保配料的准确,以保证饮料的蛋白质含量、饮料的色香味感官品质及产品的稳定性。

（3）杀菌:一般采用热杀菌,杀菌的工艺参数为 110～120℃、10～15 秒。可杀灭部分微生物,破坏大豆中的抗营养因子,也有助于脱臭。

（4）灌装密封生产线需采用无菌包装系统,以防杀菌后的二次污染。根据灌装工艺,选择合适的包装进行灌装。

（何更生）

第十九章

烘 焙 食 品

第一节 概　述

一、分类

焙烤食品(baked food)泛指面食制品中采用焙烤工艺的一大类产品。它是以面粉、酵母、食盐、砂糖和水为基本原料,添加适量食用油脂、乳品、鸡蛋、食品添加剂等,经一系列复杂的工艺手段烘焙而成的方便食品。它不仅具有丰富的营养,而且品类繁多,形色俱佳,应时适口,已渐渐的成为年轻上班族人群的主食。本文主要涉及糕点、饼干和面包。在 GB/T 30645 中,将糕点分为以下几类:

(一) 按生产工艺分类

1. 热加工糕点　以烘烤、油炸、蒸煮、炒制等加热熟制为最终工艺的糕点。

(1) 烘烤糕点:以烘烤为最终熟制工艺的糕点。

酥类　用较多的食用油脂和糖等调制成可塑性面团,经成形、烘烤而成的不分层次,口感酥松的糕点。如京式的核桃酥、苏式的杏红酥、西式糕点中的小西饼、塔、排等。

松酥类　用较少的食用油脂、较多的糖,辅以蛋品、乳品等并加入膨松剂,调制成具有一定韧性、良好可塑性的面团,经成型、烘烤而成的糕点。如京式的冰花酥、苏式的香蕉酥、广式的德庆酥、西式糕点中司康等。

松脆类　用较少的食用油脂,较多的糖浆或糖调制成糖浆面团,经成形、烘烤而成的口感松脆的糕点。如广式的薄脆、苏式的金钱饼等。

酥层类　用水油面团包入油酥面团或食用油脂、经反复压片、折叠、成形后,烘烤而成的具有多层次的糕点。如广式的千层酥,西式面点中的清酥类产品糖面酥、咖喱胶等。

酥皮类　用水油面团包油酥面团或固体油制成酥皮,经包馅、成形后,烘烤而成的饼皮分层的糕点。如京八件、苏八件、广式的莲蓉酥等。

松酥皮类　用较少的食用油脂、较多的糖,辅以蛋品、乳品等并加入膨松剂,调制成具有一定韧性,良好可塑性的面团,经制皮、包馅、成形、烘烤而成的口感松酥的糕点。如京式的状元饼、苏式的猪油松子酥、广式的莲蓉甘露酥及西式糕点中小松饼等。

糖浆皮类　用糖浆面团制皮,然后包馅,经成形、烘烤而成的柔软或韧酥的糕点。如京式的提浆月饼、苏式的松子枣泥麻饼、广式月饼等。

硬皮类　用较少的糖和饴糖、较多的食用油脂和其他辅料制皮,经包馅、成形、烘烤而成的外皮硬酥的糕点。如京式的自来红、自来白月饼等。

水油皮类　用水油面团制皮,然后包馅、成形、烘烤而成的制品。如福建礼饼、春饼等。

发酵类　用发酵面团,经成形或包馅成形后,烘烤而成的口感柔软或松脆的糕点。如京式的切片缸炉、苏式的酒酿饼、广式的大饼等。

烤蛋糕类　以谷物粉、蛋品、糖等为主要原料,经打蛋、注模或包馅、烘烤而成的组织松软的糕点。如苏式的桂花大方蛋糕、广式的莲花蛋糕、西式糕点中的清蛋糕、油蛋糕、烤芝士蛋糕等。

烘糕类　以谷物粉等为主要原料,经拌粉、装模、炖糕、成形、烘烤而成的口感松脆的糕点。如苏式的五香麻糕、广式的淮山鲜奶饼、绍兴香糕等。

烫面类　以水或牛奶加食用油脂煮沸后烫制小麦粉,搅入蛋品,通过挤糊、烘烤、填馅料等工艺而制成的糕点。如哈斗和爱克来。

其他类　除上述类别以外的烘烤糕点。如酥皮泡芙、酥皮蛋糕等。

(2) 油炸糕点:以油炸为最终熟制工艺的糕点。

酥皮类　用水油面团包入油酥面团或者食用油脂制成酥皮,经包馅、成形后,油炸而成的饼皮分层次的糕点。如京式的酥盒子、苏式的花边饺、广式的莲蓉酥角等。

水油皮类　用水油面团制皮,然后包馅、成形、油炸而成的糕点。如京式的一品烧饼等。

松酥类　用水油面团包入油酥面团或者食用油脂制成酥皮,经包馅、成形后,油炸而成的饼皮分层次的糕点。如京式的开口笑、苏式的炸食、广式的炸多呋、西式糕点中美式糖纳子等。

酥层类　用水油面团包入油酥面团或者食用油脂,经反复、折叠、成形后,油炸而成的多层次的糕点。如京式的马蹄酥等。

水调类　以小麦粉、水等主要原料制成韧性面团,经成形、油炸而成的口感松脆的糕点。如京式的炸大排等。

发酵类　用发酵面团,经成形或包馅成形后,油炸而成的口感柔软或松脆的糕点。如广式的大良等。

其他类别　除上述类别以外的油炸糕点。如西式面点中油炸泡芙类产品。

(3) 蒸煮糕点:以水蒸、水煮为最终熟制工艺的糕点。

蒸蛋糕类　以谷物粉、蛋品、糖等为主要原料,经打蛋、调糊、入模、蒸制而成的组织松软的糕点。如京式的百果蛋糕、苏式的夹心蛋糕、广式的莲蓉蒸蛋糕、西式糕点中蒸布丁等。

印模糕类　以熟或生的原辅料,经拌合、印模成形、蒸制而成的口感松软的糕点。

韧糕类　以糯米粉、糖等为主要原料,经蒸制、成形而成的韧性糕点。如京式的百果年糕、苏式的猪油年糕、广式的马蹄糕等。

发糕类　以小麦粉或米粉为主要原料调制成面团,经发酵、蒸制、成形而成的带有蜂窝状组织的松软糕点。如京式的白蜂糕、苏式的米枫糕、广式伦教糕等。

松糕类　以粳米粉、糯米粉等为主要原料调制成面团,经包馅(或不包馅)、成形、蒸制而成的口感松软的糕点。如苏式的松子黄千糕、高桥式的百果松糕等。

粽子类　以糯米和其他谷类等为主要原料,裹入或不裹入馅料,用粽叶包扎成形,煮(或蒸)至熟而成的糕点。

水油皮类　用水油面团制皮,然后包馅、成形、熟制而成的糕点。

片糕类　以糯米和其他谷类等为主要原料,经拌粉、装模、蒸制或炖糕,切片成形而制成口感绵软的糕点。

　　其他类　除上述类别以外的水蒸、水煮糕点。

　　（4）炒制类糕点：以炒制为最终熟制工艺的糕点。

　　（5）其他类：以除烘烤、油炸、蒸煮、炒制以外的热加工方式为最终熟制工艺的糕点。

　　2. 冷加工糕点　在各种加热熟制工艺后，在常温或低温条件下再进行二次加工的糕点。

　　（1）熟粉糕类：将米粉、豆浆或小麦粉等预先熟制，然后与其他原辅料混合而成的糕点。

　　热调软糕类　用糕粉、糖和沸水等调制成有较强韧性的软质糕团，经成形制成的糕点。

　　冷切韧糕类　用糕粉、糖浆等调制成具有较强韧性的软质糕团，经成形制成的糕点。

　　冷调松糕类　用糕粉、糖浆等调制成具有松散性的糕团，经成形制成的糕点。

　　印模糕类　以熟制的米粉为主要原料，经拌和、印模成形而成的口感松软或松脆的糕点。

　　挤压糕点类　以小麦粉或豆浆粉等为主要原料，以食用植物油、食用盐、白砂糖、辣椒或剁辣椒等为主要辅料，经挤压熟化、切分、拌料、包装等工艺加工制成的具有甜、咸、柔韧、香辣等特色的糕点。

　　其他类　除上述类别以外的熟粉糕点，将米粉、豆粉或小麦粉等预先熟制、调制、成形而成的其他熟粉糕点。

　　（2）西式装饰蛋糕类：以谷物粉、蛋品、糖等为主要原料，经打蛋、调糊、入模成形、烘烤后，再在蛋糕坯表面或内部添加奶油、蛋白、可可、果酱等的糕点。

　　（3）上糖浆类：以谷物粉为原料，加入水、蛋液等调制、成形，经油炸后再搅拌（或浇、浸、喷）如糖浆制成的口感松软或酥脆的糕点。

　　（4）夹心（注心）类：在2块熟制糕点产品中通过夹心工序添加芯料而制成的糕点。

　　（5）糕团类：以糯米粉、粳米粉等谷物粉为主要原料，经包馅（或不包馅）及熟制工艺后成形的糕点。

　　生制糕团类：以糯米粉等谷物粉为主要原料，滚粘或包制馅料后成形的糕点。

　　（6）其他类：除熟粉糕点、西式装饰蛋糕、上糖浆类以外的其他冷加工糕点。

　　（二）按产品区域特色分类

　　1. 中式糕点　具有中国传统风味和特色的糕点。

　　（1）京式糕点：以北京地区为代表，具有重油、轻糖，酥松绵软，口味纯甜、纯咸等特点的糕点。如京八件、自来红、自来白和提浆饼等。

　　（2）苏式糕点：以苏州地区为代表，馅料多用果仁、猪板油丁，常用桂花、玫瑰花调香。糕柔糯、饼酥松、口味清甜等特点的糕点。如苏式月饼、苏式麻饼和猪油年糕等。

　　（3）广式糕点：以广州地区为代表，造型美观、用料重糖轻油，馅料多用榄仁、耶丝、莲蓉、蛋黄、糖渍肥膘等，具有皮薄馅多，米饼硬脆清甜，酥饼分层飞酥等特点的糕点。如广式月饼、炒米饼、白绫酥饼、年糕等。

　　（4）扬式糕点：以扬州和镇江地区为代表，馅料以黑芝麻、蜜饯、芝麻油为主，具有麻香风味突出等特点的糕点，代表品种有淮扬八件和黑麻椒盐月饼。

　　（5）闽式糕点：以福州地区为代表，馅料多用虾干、紫菜、桂圆、香菇、糖腌肉丁等，具有口味甜酥油润，海鲜风味突出等特点。如福建礼饼和猪油饼等。

　　（6）潮式糕点：以潮汕地区为代表，馅料以豆沙、糖冬瓜、糖肥膘为主，具有葱香风味突出等特点的糕点，如朥饼、老婆饼、水晶皮月饼和春饼等。

（7）宁绍式糕点:以宁波、绍兴地区为代表,辅料多用苔菜、植物油、具有海藻风味突出特点的糕点。如苔菜月饼和绍兴香糕等。

（8）川式糕点:以成渝地区为代表,糯米制品较多,馅料多用花生、芝麻、核桃、蜜饯、猪板油丁,具有重糖、重油,软糯润滑酥脆等特点。如汤麻饼、桃片和米花糖等。

（9）高桥式糕点:以上海高桥镇为代表,米制品居多,馅料以赤豆、玫瑰花为主,具有轻糖、轻油,口味清香酥脆、油而不腻、香甜爽口、糯而不粘等特点的糕点。如松饼、松糕、薄脆、一捏酥等。

（10）滇式糕点:以昆明地区为代表,用小麦粉、荞麦粉、宣威火腿、食用鲜花,如云腿鸡枞饼、鲜花饼、云腿果仁饼等。

（11）秦式糕点:以西安地区为代表,以小麦粉、糯米、红枣、糖、板油丁等为原料,具有皮酥、饼清香适口、糕粘甜味美、枣香浓郁等特点的糕点。如水晶饼、陕西甑糕等。

（12）晋式糕点:以山西地区为代表,以小麦粉、燕麦粉、荞麦粉、亚麻籽油、绵白糖等为主要原料,以玫瑰、桂花、瓜子、芝麻等为辅料,搅拌制皮,经包馅、成形、刷浆、烘烤、晒制、包装加工而成的,如太谷饼、双糖油食、孟封饼、煮饼、蛋月烧月饼、郭杜林月饼等。

（13）哈式糕点:以哈尔滨地区为代表,其主要品种有哈式月饼、川酥月饼、满口酥、长白糕等。

（14）豫式糕点:融合了南方糕点与北方糕点的特点,具有中原的特色,口味有咸、甜、复合诸味之分,以油酥、水调、发酵糕点为主。如拓城鸡爪麻花、安阳燎花等。

（15）鲁式糕点:起源于山东、烟台一带。其产品特点是酥类制品较多,重油。如油旋、糖酥煎饼等。

（16）徽式糕点:以合肥为代表,地方特色突出,如墨子酥、合肥麻饼等。

（17）冀式糕点:以保定、唐山、承德等地区为代表,如白肉罩火烧、血馅饼等。

（18）湘式糕点:以长沙、衡阳、邵阳等地区为代表,长沙牛奶法饼、浏阳茴饼、衡阳酥薄月饼等。

（19）台式糕点:以台湾地区为代表,如凤梨酥、绿豆凸等。

2. 西式糕点　具有西方民族风格和特色的糕点,如德式糕点、法式糕点、俄式糕点、美式糕点等。其代表产品有裱花蛋糕、西式清蛋糕、西式油蛋糕、乳酪蛋糕、慕斯蛋糕、奶油起酥糕点、奶油混酥糕点、蛋挞、西式小点心、蛋白点心、泡芙类糕点等。

（1）清酥类:是在冷水面团和油酥面团或食用油脂互为表里,经反复擀叠、冷冻形成新坯的基础上加工而成的一类层次清晰、松酥的点心。其成品特点是层次清晰,酥、松、略脆。而坯通过加馅可以制成甜、咸口味的各式点心。如鲜肉酥卷,奶油三角酥,奶油羊角酥等。

（2）混酥类:是在小麦粉、蛋品、砂糖、食用油脂等主要原料调制而成的酥性面团基础上,经擀制、成形、成熟、装饰等工艺而制成的一类酥而层次的点心,其成品特点是酥、松。加馅可以制作甜、咸口味的派、塔、排等干点心,又可加工成小型茶点等。如三色酥饼、水果塔、豆沙排等。

（3）蛋糕类:是以蛋品、糖、小麦粉、食用油脂等为主要原料,配以水果、奶酪、巧克力、果仁等辅料,经过搅打、成形、成熟制成的松软点心。其特点是松软、气孔均匀、呈细腻的海绵状。如清蛋糕、油蛋糕、艺术蛋糕和风格蛋糕等。

（4）泡芙类:是将食用油脂、水（牛奶）煮沸后,烫制小麦粉、搅入蛋品制作面糊,再通过成形烘烤（或油炸）而成的制品。其特点是外脆、内软、中间空、外壳薄、表面略有龟裂状,以夹馅定其口味。目前,我国大部分地区根据其形态称之为泡芙或爱克来。如巧克力鲜奶爱克来、鲜奶泡芙等。

（5）装饰造型类:是指用可食用原料,经构思、创意,运用技术手段与艺术性造型、装饰,将食用价值与欣赏价值完美结合表现的一种创作品种。如庆典蛋糕等。

3. 其他类　以上类别以外的糕点。

二、主要卫生问题

糕点类食品种类繁多,原辅料成分多样,制作过程机械化程度低,从原料到成品的各个加工环节,都可能被污染。

首先,是微生物污染。糕点类食品营养丰富,适宜微生物生长繁殖,从而造成糕点变质。例如面粉的含水量在15%以上,霉菌就很易繁殖,受污染的面粉若被制成糕点、面包,虽经烘烤仍能残存霉菌,霉菌在30℃环境中贮存4天即可大量滋生。奶油存放过程中,更易受各种霉菌污染,如黑曲霉、毛霉、黄曲霉等。制作糕点的其他食用油脂,如猪油、豆油、花生油、葵花籽油、芝麻油等存放时间过长或与阳光、空气接触,环境潮湿,都可引起酸败。用这种酸败油脂制作的糕点,食后往往出现胃部不适,恶心呕吐、腹痛腹泻等中毒症状。其中尤以葵花籽油加工的糕点更易酸败,食后中毒的也最多,这可能与其不饱和脂肪酸含量特别高,容易氧化有关。糕点辅料中的核桃仁、花生仁、松子仁、瓜子仁、芝麻等不饱和脂肪酸的含量也比较高,因此,也易发生酸败或霉变。已加工成的糕点也随时可能受到污染,例如含奶油的点心和蛋糕,因营养丰富,水分含量高,最适宜葡萄球菌繁殖,这种细菌可在蛋糕中生存很长时间,遇到适宜的温度、湿度,便能很快产生肠毒素,毛霉和根霉的污染,则可在蛋糕表面生成毛发状长菌丝,食后均可发生中毒事故。其次,原辅料的污染,可被带入糕点中,如重金属污染,农药残留。第三,食品添加剂的不当使用等。

（一）原、辅料的卫生问题

面粉是糕点生产的主要原料,但由于贮存不当容易受到仓储害虫的污染,仓库害虫种类很多,世界上发现有300多种,我国发现有50多种,它们不但使面粉受到污染,而且可使面粉带有不良的气味,降低质量,在微生物的进一步作用下,可造成发霉变质。油脂受阳光、空气、温度的影响,可造成油脂酸败变质。糕点加工厂未对原料进行检验,或使用不符合国家卫生标准的原、辅料,将变质、生虫、酸败油的原料掺入使用;糕点所用的鸡蛋未经照验,不清洗、不消毒;使用的食品添加剂超过了使用范围和使用量,或使用工业级添加剂,或者,糕点生产用的水等未经有效处理,未达到《生活饮用水卫生标准》等,均可影响糕点的卫生质量。

（二）生产过程中的卫生问题

生产加工场所缺乏防蝇、防尘、防鼠等设施;生产时不能做到机械化的连续性生产,而是半机械化或手工操作;所用工具、容器未获卫生部门批准,或未经卫生部门检验合格的产品,或使用前未经清洗消毒,或清洗消毒不符要求;从业人员未经过食品卫生法及食品卫生知识的培训,不按规定进行健康检查,有的甚至患有肠道传染病及其他有碍食品工作的疾病上岗操作。

（三）贮藏运输中的卫生问题

贮藏场所无防潮、防鼠设施,且存放在潮湿无光线的地方;运输车辆不专用,未经清洗消毒,无防日晒与雨淋设施;装糕点的容器不清洁,下不垫纸上不加盖,且直接放在地面上;外包装上未注明生产日期,不能做到现生产,现出售;含水分在9%以上的糕点存放在塑料袋内。这些因素均可造成糕点出现卫生问题。

（四）销售过程中的卫生问题

未经包装的糕点小食品在无防蝇、防尘设施的条件下进行销售;销售时不采用售货工具取货,用未经消毒的双手直接取货于纸袋中,货款不分,纸袋不经消毒,用手张袋,或用嘴吹开袋口;销售单位无冷藏设施,使含蛋、奶的糕点容易受到细菌繁殖,特别易受葡萄球菌繁殖并产生毒素,使食用者发生中毒。

综上情况,糕点变质主要表现为霉变和酸败。霉变的主要原因是糕点含水分较高,没有烘透,同时还与生产条件和工艺,糕点包装和存放条件有关。酸败主要是由于存放时间过长(有时食品未冷却就装盒、桶,也易造成酸败),所含油脂在阳光、空气和温度等因素作用下发生变化,脂肪水解为甘油和脂肪酸,脂肪酸氧化产生醛或酮类化合物。含果仁糕点的脂肪酸败往往是由于使用存放过久或已酸败的果仁,轻度酸败的果仁在加工过程中受温度和湿度影响会加重酸败。

第二节　烘焙类食品生产过程中的卫生要求

GB 7099 中规定了糕点、面包的指标要求,食品添加剂、生产加工过程的卫生要求,包装、标识、贮存及运输要求。适用于以粮食、油脂、食糖、蛋等为要原料,添加适量的辅料,经配制、成型、熟制等工序制成的各种糕点及面包类食品。同时对糕点厂的原材料采购、运输、贮藏,工厂的设计与设施,工厂的卫生管理,个人卫生及健康要求,糕点加工过程的卫生要求,成品贮藏、运输的卫生和卫生与质量检验管理等作了详细的规定。

一、制作环境卫生规范

（一）加工场所

糕点加工场所应该远离污染源和厕所,经常保持车间的环境清洁,并设有防尘防蝇防鼠设备;位于加工糕点上方的照明灯具,应有防护罩,以免破碎后混入食品中;生产加工尽量采用机械化生产,保持生产的连续性,减少手工操作对糕点造成污染。

（二）墙壁、地面

加工车间的墙壁、地面应采用不透水、不吸潮、易冲洗的材料建造。墙壁高 3m 以上,下有 1.5m 的墙裙,地面应有 1% 的坡度,利于清洗。下水口应有翻腕或鼻盖。墙角、地面和顶角呈弧形。

（三）工具、用器、设备

生产加工时直接接触食品的操作台、机器设备、工具容器等应用硬质木材或对人体无毒无害的其他材料组成,表面光滑,无凹痕及裂痕。使用前必须清洁消毒。

二、原料、辅料的卫生要求

（一）面粉

面粉、淀粉类原料,要求无杂质、霉变、粉螨。贮存时要有防霉措施,进货应该进行验货,化验报告的各项指标均应符合国家规定的卫生标准。贮存量不宜太多,周转期要短,如发现有结块现象应剔除。使用前必须过筛,在过筛装置中应增加磁铁装置,以便吸附金属杂质。磁铁在使用期间要经常检查有无磁性,凡是磁性减退的应及时充磁或者更换。为了保证产品的卫生质量,其淀粉原辅料必须过筛清除杂质后才能使用。

(二) 糖类

所选用的糖必须经过过筛,糖浆应经煮沸,且煮沸后应经过滤后再使用。砂糖、饴糖应有固有的外形、颜色、气味和滋味,无昆虫残骸和沉淀物。饴糖根据制作方法不同,分为麦芽饴糖和化学饴糖。化学饴糖的生产过程主要是利用盐酸将淀粉水解糖化,然后再用碳酸钙中和过多的盐酸。在质量不好的盐酸中加入了过多的重金属杂质,因而使饴糖中的砷铅等重金属含量也随之增加。所以尽可能选择麦芽饴糖而不是化学饴糖。砂糖、饴糖以及其他淀粉浆在使用前亦应过滤。

(三) 食用油脂

食用油脂应无杂质无酸败以便于保存,对加工含油脂较高而需要长时间存放的食品如压缩饼干等所用的油脂,最好加入适量抗氧化剂。挥发性脂肪酸较多的油脂以及有特殊油料味道的油脂,如芝麻油等在生产糕点上应尽量少用。油炸类糕点,由于油脂的反复高温使用,也可能产生聚合物而污染糕点,而且对健康造成危险。因此,煎炸油不能长期使用,应每天过滤,并不断补充新油。同时,要加强管理,防止矿物油、桐油等非食用油的混入。

(四) 奶及奶制品

糕点生产中使用的奶及奶制品,使糕点容易受到葡萄球菌的污染,葡萄球菌在含有奶及奶制品的糕点上繁殖并形成毒素,因此作为糕点原料的奶及奶制品应先经巴氏消毒,奶和奶油均应冷冻保存,临用前从冰箱取出。凡不能饮用的奶,不得作为糕点的原料。

(五) 蛋及蛋制品

糕点生产中使用的蛋及蛋制品,使糕点容易受到沙门菌的污染,因此使用蛋类前应该在打蛋之前先清除掉变质蛋与碎蛋壳,然后进行洗涤消毒。蛋壳消毒可用 0.4% 氢氧化钠溶液或漂白粉溶液浸泡 5 分钟。打蛋之前,操作人员应洗手。若使用冷冻蛋,临用前进行解冻,将冰蛋箱放在水浴内,使其融化后再使用;否则冰蛋融化后,其中细菌可迅速繁殖,易腐败变质。水禽蛋往往带有沙门菌,所以不能作为糕点的原料,高温复制冰蛋不能作为糕点的原料。

(六) 食品添加剂

糕点中常用的膨化剂面团改良剂、乳化剂、增稠剂、香精、香料和色素必须采用国家允许使用的品种,使用量必须符合食品添加剂使用标准的规定。面点中加入某些香精、香料以增加或修饰原有的风味,应尽量少用,且不能改变糕点原有的风味。糕点生产过程,经常使用滑石粉以防止糕点与用具和手粘连,但是,滑石粉不仅对消化道有刺激作用,而且还会因为质量差造成铅、砷等化学物污染,所以对滑石粉应有一定的卫生要求,规定铅、砷的含量应在 2.5mg/kg 以下,而在成品中滑石粉的含量不得超过 0.25%。为了减少有害物质的污染,现在,我国一般已采用淀粉来代替滑石粉作为防粘剂。

三、操作人员的卫生要求

(一) 个人卫生

糕点在生产和销售过程中,由于工作人员不注意卫生,如不洁的双手接触食物、谈话、打喷嚏、咳嗽均可使糕点受到微生物污染。国内外均有工作人员因鼻咽腔内的金黄色葡萄球菌污染糕点而引起食物中毒的报道。因此,养成良好的个人习惯显得尤为重要,同时要做到工作人员大小便前后洗手消毒,从事加工裱花蛋糕的人员,在进行蛋糕裱花时,必须在专间内使用专用的工具容器,并戴上口罩。

(二) 健康要求

从业人员每年要求至少进行一次健康检查,必要时接受临时检查。新参加或临时参加工作人员,必须经健康检查,取得健康合格证后方可工作。凡患有病毒性肝炎,活动性肺结核、痢疾、伤寒等消化道传染病、化脓性渗出性皮肤病、疥疮、手有外伤以及其他有碍食品卫生疾病的,不得参加糕点制作。

四、加工过程的卫生要求

(一) 加工

糕点加工时的温度和时间与卫生质量密切有关。烘烤油炸糕点时,温度过高,相对湿度过低时,易造成成品不熟。对有馅心的糕点,如月饼尤其是鲜肉月饼,不宜制作太厚,以防止烘烤不透造成外熟里生,为此,要求中心温度应保持在90℃以上,一般糕点的中心温度应达到85℃。

(二) 冷却

糕点加工完毕,其表层与中心部的温差很大,散热迟缓,为防止糕点的破裂与外形收缩,必须冷却后再包装,否则,不仅水分不易蒸发,油脂也易氧化酸败,糕点容易发生霉变而不能食用。因此,糕点应充分冷却后再包装,冷却最适宜的温度是30~40℃,室内相对湿度应是70%~80%。

(三) 包装

直接包装糕点用的纸塑料袋必须符合相应的国家标准,以免污染糕点。包装糕点应该在专用车间内进行,凡属定型包装的糕点,其标志应按国家法律、法规的规定执行,标出品名、产地、厂名、生产日期、批号、规格、配方或主要成分,保质期限,食用方法等。散装糕点必须放在洁净的木箱或塑料箱内贮存,箱内须有垫纸。

五、成品运输、贮存的卫生要求

(一) 运输

糕点运输车应专用,做到定期冲洗,经常保持清洁,运输时应遮盖严密、防雨、防晒、防尘并不得与其他货物运输,避免污染。装卸时应做到轻装轻卸,不散不漏。

(二) 贮藏

贮藏仓库应做到专用,禁止存放其他货物。库内必须通风良好,定期消毒,保持清洁,并设防潮、防鼠、防霉、防蝇、防虫、防污染措施。避免阳光直射,夏季库温应控制在24℃以下,相对湿度70%~80%为宜。原辅料与成品应分库存放,液态原料应使用密封罐;固态原辅料及糕点成品离地20cm,离墙30cm以上,分类定位,并有明显的标志,标明品名及生产日期,做到先入先出。

第三节　HACCP在糕点生产过程中的作用

糕点在整个生产过程中,保持无菌状态是不可能的。虽然包装可以防止二次重复污染,但由此想阻止内部的细菌繁殖是不可能的。只有通过采取危害分析和关键控制点系统方法,才能有效保证糕点的卫生质量,避免食用糕点引发的食物中毒或其他食源性疾病的发生。

一、HACCP 体系应用于糕点类食品生产的必要性

糕点类食品是以面粉或米粉、糖、油脂等为主要原料,配以蛋、乳品、馅料、调味料等辅料,经成型、烤(蒸)、炸等方式加工制成,如月饼、桃酥、蛋糕、面包、饼干等,目前这些糕点已成为人们日常生活中不可缺少的餐点。纵观国内糕点食品市场,糕点类食品质量参差不齐,这些质量问题集中体现在糕点的可食性不符合质量要求,即有焦糊状;有异物;有辛辣的哈喇味或其他异味;有发霉、发黏等现象,如果食用这些糕点会对人体造成危害。这些质量问题主要是企业在生产工艺中控制不当所造成的。为此,将 HACCP 体系应用于糕点类食品生产,采取预防措施,提高质量水平,对确保糕点类食品的质量安全有着重要的意义。

二、HACCP 体系在糕点类食品生产中的应用

(一) 糕点类食品生产的基本工艺流程

原辅料→配料→调粉(和面)→成形→醒发→熟制(烘烤、蒸煮或油炸等)→冷却→包装→贮存→销售。

(二) 危害分析

危害分析是对糕点类食品的原料、生产、贮存等环节产生的实际和潜在的危害及严重程度进行分析和判定,根据糕点类食品生产工艺流程和常见的"异味异物、发霉变质及砷、铅、铝等卫生指标超标"等质量问题,糕点类食品的生产主要在以下 4 个方面存在实际和潜在的危害:

(1) 使用不合格的原辅料会造成"砷、铅"等卫生指标超标;发霉的原辅料会造成"黄曲毒素霉 B_1"等指标超标;变质油脂或果仁的"酸价及过氧化值"指标超标,会产生辛辣的哈喇味等异味,这是由于油脂酸败后所产生的酸、醛、酮类以及各种氧化物造成的;使用非食用原料如工业染料等;以上情况均可对人体造成严重危害。

(2) 配料时将绳头、包装碎片、沙土或鸡蛋皮带进去产生异物;食品添加剂超量、超范围使用,会导致多种疾病的发生,有些还可能有致癌作用。如超量使用明矾膨松剂导致铝含量超标、如超量使用甜味剂导致甜味不正常、超量使用苏打类膨松剂导致味发苦发涩等。

(3) 烘烤或油炸的温度和时间不够会导致产品夹生,在保质期内容易发霉变质,而烘烤或油炸过度导致产品的焦糊,对人体胃黏膜有损伤,甚至能导致胃癌的发生;

(4) 由于糕点是直接入口的食品,因此,包装材料应符合国家相关食品包装卫生要求,不合格包装材料会对食品造成异味和有害物质的污染,乃至致癌的作用;同时生产环境和员工个人卫生也应符合食品生产相关要求,否则,由于卫生原因致使"菌落总数、大肠菌群、致病菌"等微生物指标的不合格,可对人体造成严重的危害。

(三) 关键控制点的确定

针对上述实际和潜在的危害分析,在糕点类食品生产的基本工艺流程中,将其中的原辅料、配料、熟制、包装四个工序作为关键控制点,进行合理的预防和控制。

(四) 关键控制点的控制限值

1. 原辅料　生产用水应符合 GB 5749 生活饮用水卫生标准,应选用合格的面粉、糖、油、蛋、食品添加剂等原辅料,进行入出库和使用前的检验和验证,并索取供应商有效的资质证明、产品检验报告和食品生产许可证等材料以备追溯;不使用非食用原料。

2. 配料 确保配料秤计量准确,工器具洁净;按工艺要求准确称量原辅料进行配料,食品添加剂不得超量添加;不得将绳头、包装碎片、沙土、鸡蛋皮等异物带入配料容器。

3. 熟制 生产设备上的温度和时间控制器应经过检定合格,确保量值准确,这是确保熟制工序正常工作的基础;根据工艺要求设置合理的熟制温度和时间,在熟制过程中认真观察温度和时间的数值,如有异常及时处理,采取预防和控制措施。

4. 包装 包装材料应符合国家相关食品包装卫生要求,同原辅料一样也应有相应的质量证明材料;包装材料在包装前应经过紫外线或臭氧的杀菌消毒,包装时应确保包装材料洁净,封口严密无破损;环境洁净,员工健康检查合格并有良好的个人卫生习惯;不得将不合格的产品作为成品进行包装。

（五）建立关键控制体系,采取纠正措施,并进行验证

1. 制定关键控制点生产作业指导书,明确控制参数和限值,监测频率、纠正措施和操作员工的职责。

2. 强化三检制度,即本工序自检、下工序检查上工序、品控员对各工序的监督检查,原则是预防为主,及时纠正,杜绝不合格品进入下工序,达到减少和避免不合格品的目的。

3. 质检员按相关标准进行原辅料入库和产品出厂的检验,如有指标不符合要求,应及时反馈采购部门和生产车间,以便采取纠正措施;产品检验合格后才可出厂,并且每年至少两次应进行出厂检验报告和质量技术监督等部门的监督检验报告的比对工作,用以证明出厂检验能力是否符合要求。

（六）建立并保存 HACCP 相关的全部记录

1. 原辅料检验记录、关键控制点记录、品控员对生产过程的监督检验记录、产品出厂检验记录等。

2. 以上记录保存三年,以备查验。

第四节　糕点类食品卫生监督管理

一、原料的卫生监督

（一）面粉

检查面粉的进货日期、储存时间,有无出现霉变、结块、生虫现象;包装是否完整,有无破损撒漏造成污染的现象;贮存仓库中,堆放是否离地离墙,仓库内是否有保持干燥通风等措施及防潮和防鼠设施。

（二）油脂

了解糕点所用油脂的来源品种,检查化验报告单的各项指标是否符合国家食用油脂卫生标准;感官检查油脂的卫生质量,包括是否有酸败味,是否贮存在较低的温度下;油脂外包装上是否有可供食用的明显标志等。

（三）糖及其他辅助原料

糖及有关的辅助原料外包装是否清洁完整,有无破损,内容物是否外露,有无污染途径。所用蛋品、奶品、添加剂等是否符合各自的食品卫生标准,冰蛋和鲜奶,炼奶等奶制品是否冷藏保存,有无防止储存保管不当造成污染变质的措施。添加剂是否为食用级,所用名单是否已经列入食品添加剂使用卫生标准中。

（四）生产用水

生产用水是否符合生活饮用水标准的规定,查看检验报告单。采用河水、塘水、井水作为生产用水的,检查是否经沉淀、过滤、消毒处理等措施。

二、加工过程的卫生监督

（一）原料处理过程的卫生监督

生产加工糕点、饼干、面包所用的原料品种较多,为防止杂质混入食品中。检查粉状原料是否过筛,液体原料是否过滤,固体原料是否经挑选使用。落地原料是否集中后另行处理。所用的润滑油是否为食品级。糕点所用的鸡蛋是否在破壳前经清洗并严格消毒。

（二）加工过程中的卫生监督

在糕点的制作过程中,特别是裱花蛋糕过程中是否采取严格的防污染措施。有无防蚊、防蝇、防尘,保持室温在25℃以下的专用操作间,是否使用专用工具容器及专人操作,所用工具是否严格做好清洗消毒工作。专用消毒间内是否设有洗手消毒和冷藏设备。所用的裱花原料是否为当天配制,当天使用;添加剂是否为食用级,使用剂量是否符合食品添加剂使用卫生标准的规定。

（三）加工工艺过程的卫生监督

1. 烘焙　检查烘焙的温度,时间是否因加工糕坯的类型大小厚薄不同而异;同一烘烤的糕坯类型是否相同,受热是否均匀,是否可能造成生熟不匀。采用明火烘焙时是否有防止煤灰污染的设施。检查出炉的成品是否熟透,特别是以肉为馅心的糕点,中心温度达到90℃以上,一般糕点的中心温度达到85℃以上。

2. 油炸　检查加工所用油脂是否做到每天过滤,沥去油渣,不断充加新油。油炸糕点是否炸熟或炸焦现象。

3. 蒸制　还应检查成品在冷却过程中是否符合卫生要求。

（四）工具容器的卫生监督

生产中所用的工具、容器、糕点箱等是否定期清洗消毒,清洁程度是否符合要求,有无油垢、残留的面团糕屑。盛装糕点的容器是否专用。

（五）个人卫生监督

检查生产从业人员是否留长指甲、戴戒指等,是否涂指甲油,进入车间前有无做到洗手消毒,操作时是否穿戴着同一浅色清洁的工作服、工作帽、头发不外漏,专间裱花的从业人员是否戴口罩。同时检查是否有穿着工作衣进厕所等不洁场所的不良卫生习惯存在。此外,还检查从业人员的健康证,是否有不按规定进行健康检查而上岗的人员,并了解近期内有无患腹泻及呼吸道感染的人员在岗位上工作。

三、成品质量的卫生监督

（一）感官检验

检查各种糕点、饼干、面包是否具有正常的色泽气味和滋味等感官性状。是否有霉变、生虫及其他外来污染物和杂质等的问题存在。是否有霉味、油脂酸败味及其他异味存在。

（二）检验报告的检查

检查每批产品是否经检验合格出厂,检查的检验报告是否按国家标准规定的项目进行检验,各项指标是否符合要求。如有疑问,可进一步检查配方及投料记录,作进一步的检验。

四、包装、运输、销售的卫生监督

（一）包装卫生监督

检查成品是否充分冷却后包装。糕点、饼干、面包的包装材料是否符合相应的卫生要求，有无使用非食品用塑料袋、盒、罐或装过化学物品、污秽不洁的箱、盒、废旧纸包装糕点、饼干、面包。包装时所用的黏合剂是否符合卫生要求，有无污染食品的可能性。盛装糕点是否做到下垫纸上加盖。烘焙的糕点是否严密，是否起到防止受潮，脂肪酸败的目的。包装上是否注明品名、厂名、产地、生产日期、批号或者代号、规格、配方，或者主要成分，保质期限等。包装标识是否清楚，容易辨识。

（二）运输卫生监督

糕点、饼干、面包的运输车辆是否专用、密闭或具有防日晒、雨淋设施。装运时糕点箱、盒是否直接接触地面。包装是否完整，有无破损，有无防止成品在运输过程受到污染的措施。

（三）销售卫生监督

销售场所检查是否有防蝇防尘设施；销售散装糕点时是否使用清洁、消毒的夹子、钳子、铲拿取糕点；是否使用符合卫生要求的食品级包装纸。售货员是否用手直接接触糕点和纸袋内部，或用嘴吹纸袋装货，价目牌是否直接接触糕点，夹子、钳子、铲子是否有专门存放。营业员收货装箱，加货上盘，整理糕点柜橱时是否经洗手消毒。糕点箱、盖是否直接接触地面。还应检查柜、厨陈列的样品是否新鲜，糕点的储存保管是否做到下垫上盖，勤进勤销，现入现销。是否有防鼠、灭鼠措施。

（张瑞娟）

第二十章

糖与糖果食品

第一节　糖类的卫生

糖类是自然界中广泛分布的一类有机化合物,是一切生命体维持生命活动所需能量的主要来源,是饮料、糖果、蜜饯、糕点及乳制品生产的重要原辅材料。

一、食糖的卫生

食糖(sugars)包括以甘蔗、甜菜为原料生产的原糖、白砂糖、绵白糖、赤砂糖、红糖,以及经进一步加工而成的方糖和冰糖等,主要成分为蔗糖。

原糖是以甘蔗汁经清净处理、煮炼结晶、离心分蜜制成的带有糖蜜、不供作直接食用的蔗糖结晶,主要供作精炼糖厂再加工用的原料糖;红糖是以甘蔗为原料,经提取糖汁、清净处理后,直接煮制不经分蜜的棕红色或黄褐色的糖;赤砂糖是以甘蔗为原料,经提取糖汁、清净处理等工艺加工制成的带蜜的棕红色或黄褐色砂糖;白砂糖是以甘蔗、甜菜或原糖为原料,经提取糖汁、清净处理、煮炼结晶和分蜜等工艺加工制成的蔗糖结晶;绵白糖是以甜菜或甘蔗为原料,经提取糖汁、清净处理、煮炼结晶、分蜜并加入适量转化糖浆制成的晶粒细小、颜色洁白、质地绵软的糖;方糖是由粒度适中的白砂糖,加入少量水或糖浆,经压铸等工艺制成小方块的糖;冰糖是砂糖经再溶、清净处理后重结晶而制得的大颗粒结晶糖。

(一)原辅料的卫生

1. 原料　生产食糖所用的原料必须符合相应的卫生标准和有关规定,其中糖料甘蔗应符合《糖料甘蔗》(GB/T 10498-2010)的规定,糖料甜菜应符合《糖料甜菜》(GB/T 10496-2002)的规定,不得使用变质发霉或被有毒有害物质污染的原料,严格控制夹杂物,并符合《食品安全国家标准　食品中农药最大残留限量》(GB 2763-2016)的规定。精制所用原料糖应符合《原糖》(GB 15108-2006)的要求。

原料在贮存过程失水、枯萎和腐烂变质影响食糖产量和质量。甘蔗产于热带或亚热带地区,生长期 8～16 个月不等,如安排得当,可做到随收获随加工,不必长期贮存。以甘蔗为原料生产蔗糖,多分两步进行,即先生产原糖(粗糖),再以原糖作为原料进一步加工成白砂糖、绵白糖、赤砂糖。甜菜多为秋季一次性收获,有时需贮存。原料贮存场所应避免有毒有害物质的污染。应控制储藏时间和温度,发现霉变及时剔除。冷藏温度以 1～3℃为宜,冻藏堆温宜-12℃以下,冷藏时堆内用自然通风或强制通风,冻藏时防止冻化。堆藏前撒放熟石灰粉是消毒防霉的方法之一。

2. 水　食糖生产用水的水质必须符合《生活饮用水卫生标准》(GB 5749-2006)的规定。

3. 添加剂　食糖加工过程中所使用的添加剂和食品工业用加工助剂的品种和数量,必须符合《食品安全国家标准　食品添加剂使用标准》(GB 2760-2014)的规定,并符合相应卫生标准和质量要求。用于漂白的二氧化硫、焦亚硫酸钾、焦亚硫酸钠、亚硫酸钠、亚硫酸氢钠、低亚硫酸钠的最大使用量(以二氧化硫残留量计)为 0.1g/kg。应加强生产助剂的使用控制,减少助剂残留。

(二) 食糖生产的卫生

食糖加工过程应符合《食品企业通用卫生规范》(GB 14881-2013)的规定,按良好生产规范(GMP)组织生产。

食糖生产工艺主要包括:糖汁提取(渗浸或压榨)、糖汁清净、糖汁加热与蒸发、蔗糖结晶与成糖,其中一些工艺过程可能带来卫生问题。

1. 浸出汁或压榨汁过程的卫生　渗汁或榨汁含有多种营养成分,是微生物的良好培养基。由于浸出温度较低,浸出时间较长,常可造成微生物大量繁殖。浸出汁中常见的污染微生物为多种霉菌、黏液菌中的白念珠菌;嗜热性脂肪芽胞杆菌、嗜热性梭状芽胞杆菌、枯草杆菌,乳酸菌、酵母菌和大肠杆菌等。这些微生物来自于甜菜附带的泥土、浸出用水、浸出设备的死角,预防亦应以这三个方面入手,即加强原料洗涤,防止泥土进入浸出汁;浸出用水必须符合《生活饮用水卫生标准》(GB 5749-2006)和加强设备卫生管理。此外,应用药剂杀菌也是重要措施。

2. 糖汁清净过程的卫生　浸出汁或压榨汁除了蔗糖外还含有多种非糖分,如有机酸、果胶、皂苷、色素、蛋白质、游离氨基酸、生物碱和无机盐等,这些成分影响食糖结晶和产品纯度。因此,不能直接进行蒸发和煮糖,必须事先加以去除。清除浸出汁或压榨汁中非糖分的过程称为糖汁清净。

清净方法有多种,主要有石灰法清净技术、亚硫酸法清净技术、碳酸法清净技术。石灰法是用石灰作为主要澄清剂,其工艺过程简单,有少数糖厂用石灰法生产赤砂糖。亚硫酸法除了加石灰外,又增加了一种澄清剂即二氧化硫(由硫磺燃烧产生),其清净效果优于石灰法。目前我国广泛采用双碳酸法,其基本原理是通过向浸出汁中加入石灰(CaO)产生的碱性环境使非糖分凝聚和沉淀,然后再通入 CO_2,通过在糖汁中生成大量碳酸钙沉淀吸附非糖分,以提高糖汁纯度。经碳酸法清净的浸出汁尚需经硫漂,目的是降低糖汁的色值和黏度,为煮糖和分蜜做准备。硫漂所使用的 SO_2 来自硫磺的燃烧,硫黄可能是成品糖砷、铅污染的重要来源,因此对其质量必须有严格要求,即含硫应在98%以上,含砷在0.03%以下。硫黄燃烧的温度必须严格控制,一般为 320～350℃之间。若温度过高就会产生大量 SO_3 和初生态氧,不仅妨碍脱色和蔗糖结晶,并导致废蜜增加,还会使硫黄中混杂的砷、铅等有害成分逸出进入糖汁。

近年来离子交换技术的应用,不仅大大简化了传统清净工序,而且还可以获得高度清净的糖汁,其产品得糖率提高,卫生指标优于传统产品的白砂糖、绵白糖。

生产经营过程中所用的工具、容器、机械、管道、包装用品、车辆等应符合相应的卫生标准要求,并应做到经常消毒,保持清洁。与在制品或产品接触的运转设备应使用食品级润滑油。

3. 设备和器具　接触产品的器具、手套和内外包装材料等应清洁、卫生和安全。

4. 包装和贮藏　食糖产品自身质量是决定耐藏性重要因素,特别是食糖的原水分。当水分含量高时,常可因为环境温度、湿度变化而造成结块或潮解。采用密封包装,产品将可长期贮存。

包装和贮存环境条件与微生物和螨类污染有关。螨类属节肢动物门蜘蛛纲,大多对营养要求不高,并可在高渗透压基质中生长繁殖。螨为外来异物,在食糖中发现的螨类多为糖螨和矮粉螨。螨类可侵袭皮肤,引起螨性皮炎,悬浮于空气中的螨,如果被吸入呼吸系统,可引起肺螨病。活螨、螨的尸体、螨的组织成分和排泄物作为致敏源,可致变态反应性疾病,如螨性哮喘、过敏性鼻炎或过敏性皮炎。食用含有螨的食品,可导致消化道疾患。我国《食品安全国家标准　食糖》(GB 13014-2014)中规定,食糖中不得检出螨类。

大包装的食糖必须采用二层包装袋(内包装为食品包装用塑料袋)包装后方可出厂。积极推广小包装,包装容器和材料应符合相应的标准和有关规定;标签按《预包装食品标签通则》(GB 7718-2011)的规定执行。

(三) 食糖的卫生标准

食糖应符合《食品安全国家标准　食糖》(GB 13104-2014)的规定。

1. 感官要求　具有产品应有的色泽。味甜,无异味,无异嗅。具有产品应有的状态,无潮解,无正常视力可见外来异物。

2. 理化指标　不溶于水杂质(仅适用于原糖)≤350mg/kg。

3. 污染物限量　应符合表 20-1-1 的规定。

表 20-1-1　淀粉糖的污染物限量

项目	要求
铅(以 Pb 计)/(mg/kg)	≤0.5
总砷(以 As 计)/(mg/kg)	≤0.5

4. 农药残留限量　原糖的农药残留量应符合《食品安全国家标准　食品中农药最大残留限量》(GB 2763-2016)及国家有关规定和公告。

5. 生物指标　螨类:不得检出。

二、淀粉糖的卫生

淀粉糖(corn sweetner)是以淀粉或淀粉质为原料,经酶法、酸法或酸酶法加工制成的产品。按其组成成分,淀粉糖可分为葡萄糖、果糖、麦芽糖、麦芽糊精、低聚糖、糖醇、复合糖(醇)、其他类(如木糖、核糖、甘露糖、赤藓糖、改性葡萄糖、葡萄糖酸盐及其衍生物)。按其物理形态,淀粉糖分为液体淀粉糖和固体淀粉糖。液体淀粉糖,如葡萄糖浆、麦芽糖浆、果葡糖浆;固体淀粉糖,如结晶葡萄糖、全糖粉、结晶麦芽糖、结晶果糖、麦芽糊精。

淀粉糖的生产基本工艺过程包括原料处理、调浆、液化、糖化(异构化)、脱色、离子交换、真空浓缩、成品。

(一) 原辅料的卫生

1. 原料　应符合相应的食品标准和有关规定。若直接用淀粉做原料,必须为食用淀粉。

2. 水　生产用水的水质必须符合《生活饮用水卫生标准》(GB 5749-2006)的规定。

3. 添加剂　淀粉糖加工过程中所使用的添加剂和食品工业用加工助剂的品种和数量,必须符合《食品安全国家标准　食品添加剂使用标准》(GB 2760-2014)的规定,并符合相应卫生标准和质量要求。水解用酸、酶应为食品级。

（二）淀粉糖生产的卫生

1. 淀粉糖的离子交换 应在离子交换工序中将原料带入的重金属离子以及由异构过程中加入的盐类辅料中的金属离子浓度降低到可接受水平。应制定交换树脂再生的条件和操作要求，确保离子交换后的电导率符合规定。

2. 液体淀粉糖的蒸发浓缩 蒸发浓缩环节的浓缩温度若不符合要求，可导致灭菌不彻底。应对蒸发浓缩的温度和时间进行控制。

3. 灌装与包装 淀粉糖产品灌装与包装，应在洁净厂房并达到一定洁净度的灌装包装区域进行。

4. 贮存 包装桶、储糖罐灭菌不彻底可致糖浆染菌。应严格执行操作规程，对包装桶、储糖罐进行有效的清洗和灭菌。

（三）淀粉糖的卫生标准

淀粉糖应符合《食品安全国家标准 淀粉糖》（GB 15203-2014）的规定。

1. 感官要求 应符合表 20-1-2 的规定。

表 20-1-2 淀粉糖的感官要求

项目	液体淀粉糖	固体淀粉糖
色泽	无色、微黄色或棕黄色	白色或略带浅黄色
滋味[a]、气味	甜味温和、纯正，无异味	甜味温和、纯正，无异味
状态	黏稠状透明液体，无正常视力可见外来异物	粉末或结晶状态，无正常视力可见外来异物

[a]麦芽糊精滋味为不甜或微甜

2. 污染物限量 应符合表 20-1-3 的规定。

表 20-1-3 淀粉糖的污染物限量

项目	指标
铅（以 Pb 计）（mg/kg）	≤0.5
总砷（以 As 计）（mg/kg）	≤0.5

三、蜂蜜的卫生

（一）蜂蜜的主要成分

蜂蜜（honey）是蜜蜂采集植物的花蜜、分泌物或蜜露，与自身分泌物混合后，经充分酿造而成的天然甜物质，具有蜜源植物特有的色、香、味。

蜂蜜的主要成分是糖类，此外，尚含有少量矿物质、维生素、酸类、酶类、芳香物质等。

蜂蜜中的糖分以单糖即葡萄糖和果糖为主，其次为双糖即少量蔗糖和麦芽糖，此外还有少量多糖。葡萄糖和果糖占蜂蜜总糖分的 85%～95%，占蜂蜜总物质的 70%～85%，是蜂蜜的主要甜味成分和重要质量特性指标，蔗糖含量一般为 3% 左右。故食用加工蜂蜜的还原糖即果糖和葡萄糖含量应不低于 60%，桉树蜂蜜、柑橘蜂蜜、紫苜蓿蜂蜜、荔枝蜂蜜、野桂花蜜的蔗糖含量应不高于10%,其他蜂蜜的蔗糖含量应不高于5%。

蜂蜜中的酸类包括有机酸,无机酸和氨基酸。蜂蜜的 pH 值为 4～5 之间。虽然蜂蜜属于低酸高糖物质,但这些酸类物质仍赋予蜂蜜特殊的风味,若酸味异常则发酵产酸的可能性增加。

蜂蜜的水分含量反映蜂蜜的固形物含量和蜂蜜在巢脾中酿造的成熟度,也是影响蜂蜜保质期的一个重要因素。水分含量被列为蜂蜜主要质量指标之一。蜜源不同水分含量略有差异,因贮存条件不同水分可能改变,不应超过 23%。随着水分的增加,当温度适宜时(25～30℃),蜂蜜中的酵母会加速繁殖,分解蜂蜜中的糖分,产生二氧化碳和乙醇,在有氧的情况下,乙醇进一步分解成醋酸和水,使蜂蜜酸度增加,品质变劣。较轻微的发酵,引起蜂蜜嗅味和口味的变化,严重发酵则形成明显的发泡和泡沫。应生产成熟蜂蜜,控制水分含量,并采用适宜的热处理,低温(-12℃)贮存,抑制发酵。

蜂蜜中含有多种矿物质,其含量差异很大,这些矿物质主要来自于花蜜,还与植物生长的土壤中矿物质含量有关,例如,土壤中缺乏钙时,蜂蜜中钙的含量也低。

蜂蜜含有转化酶(蔗糖酶)、淀粉酶、葡萄糖氧化酶、过氧化氢酶、磷酸酶、还原酶等多种酶,这些酶主要来自于蜜蜂的唾液。酶对热不稳定,长期贮存,酶的活性会降低。

蜂蜜在常温下呈透明或半透明黏稠状液体,贮存时间较长或较低温度下可出现结晶。结晶时,蔗糖的晶体可以很大,葡萄糖的晶体比较细小。结晶的蜂蜜,其液态部分水分含量增加,往往易于发酵。因此,蜂蜜结晶会缩短保质期。

(二) 蜂蜜的卫生问题

1. 农药残留和兽药残留　化学农药的使用可引起环境、农产品及蜂产品农药残留。此外,在蜜蜂养殖中使用的广谱驱虫和杀螨剂有些属于农药,如果用量过大被蜜蜂吸收或直接污染蜂产品,均可引起蜂产品农药残留。

蜂蜜中抗生素等违禁兽药主要来源于养蜂防治蜂病过程中使用的蜂药。蜜蜂病虫害的防治应使用国家允许的无污染的低毒蜂药,严格遵循休药期的管理,在采蜜期严禁使用抗生素。蜂蜜中的兽药残留限量应符合相关标准及规定。

2. 有毒花蜜　蜜蜂采集植物的花蜜、分泌物或蜜露必须安全无毒,不得来源于有毒蜜源植物。雷公藤、博落回、狼毒、昆明山海棠、闹羊花、曼陀罗等蜜源植物含有多种生物碱,人食用以该花粉为蜜源的蜂蜜可引起中毒。因此,放蜂地点应远离有毒植物,以免蜂蜜采集有毒花粉。

《食品安全国家标准 食品中污染物限量》(GB 2762-2017)规定,蜂蜜中铅≤1mg/kg。

3. 微生物污染　耐渗透压的酵母是导致蜂蜜发酵变质的主要微生物,能引起葡萄糖和果糖分解产生乙醇和二氧化碳,前者在厌氧条件下进而分解为乙酸,使蜂蜜出现大量气泡,变酸。蜂蜜结晶之后更易发酵。蜂蜜加工的后期,应进行适宜的热处理,密闭后冷藏。

蜂蜜可能会污染肉毒梭菌,肉毒梭菌芽胞检出率高的地区蜂蜜的肉毒梭菌污染率也高。有文献报道婴儿肉毒中毒可能与进食含有肉毒梭菌的蜂蜜有关,我国目前尚无相关报道。目前我国蜂蜜卫生标准中尚未将肉毒梭菌列入微生物指标中。

4. 蜂蜜外来物质　蜂蜜中不得添加任何其他物质,即不得添加或混入来自蜂蜜以外的其他物质,包括可食用物质。不得添加或混入任何防腐剂、澄清剂、增稠剂等。如果在蜂蜜中添加任何其他物质,则不应以蜂蜜或蜜作为产品名称或名称主词。

蜂蜜主要掺入的物质有蔗糖、果葡糖浆、饴糖、甜蜜素、色素、香精,以及通过酶水解或酸水解的方式将糖浆水解为葡萄糖和果糖。

（三）蜂蜜的卫生标准

蜂蜜应符合《食品安全国家标准　蜂蜜》（GB 14963-2011）的要求。

1. 感官要求　应符合表 20-1-4 的规定。

表 20-1-4　蜂蜜的感官要求

项目	要求
色泽	依蜜源品种不同,从水白色(近无色)至深琥珀色
滋味、气味	具有特有的滋味、气味,不得有异味
状态	常温下呈黏稠流体状,或部分及全部结晶
杂质	不得含有蜜蜂肢体、幼虫、蜡屑及正常视力可见杂质

2. 理化指标　应符合表 20-1-5 的规定。

表 20-1-5　理化指标

项目	要求
水分(g/100g)	≤23
果糖和葡萄糖(g/100g)	≥60
蔗糖(g/100g)	
桉树蜂蜜,柑橘蜂蜜,紫苜蓿蜂蜜, 　荔枝蜂蜜,枧属蜂蜜(野桂花蜜)	≤10
其他蜂蜜	≤5

3. 污染物限量　铅（以 Pb 计）≤1.0mg/kg。

4. 兽药残留限量和农药残留限量　兽药残留限量应符合相关标准及规定;农药残留限量应符合 GB 2763-2014 及相关的规定。

5. 微生物限量　应符合表 20-1-6 的规定。

表 20-1-6　蜂蜜的微生物限量

项目	要求
菌落总数(CFU/g)	≤1000
大肠菌群(MPN/g)	≤0.3
霉菌计数(CFU/g)	≤200

第二节　糖果的卫生

一、糖果及其类别

糖果（candy）是以食糖、淀粉糖等甜味料和（或）允许使用的甜味剂为主要原料,按一定工艺加工而成的固态、半固态食品。含糖量(以单糖和双糖计)≤0.5g/100g(固体)或100mL(液体)的糖果,可称为无糖糖果(sugar-free candy)。根据原料组成、加工工艺、产品质构和卫生学特点,我国《食品安全国家标准 糖果》(GB 17399-2016)中,将糖果分为硬糖、半软糖、软糖。

(一) 硬糖

硬糖(hard candy)是以食糖或糖浆或甜味剂等为主要原料,经相关工艺制成的硬、脆固体糖果。为水分含量不超过6%的硬粒糖、夹心糖、酥脆糖等硬质糖果。

硬糖是一类相对平衡湿度值较低的糖果。硬糖的标准相对平衡湿度应不超过30%。超过这一限度,制品将不同程度地从外环境中吸收水分,当水分到一定程度时,糖体表面逐渐发黏和浑浊,甚至糖体变形或溶化,糖果行业称之为发烊。发烊的糖果在周围相对湿度降低时,或由于水分的散失,处于溶解状态的糖分子将重新结晶,使糖果失去原有的透明外观,此种现象被称为返砂。含水量高的凝胶糖果和充气糖果倾向于水分释放。因此,果糖应及时包装,各种糖果都应根据其标准的平衡相对湿度来选择应有的保藏条件。

夹心糖(filled candy)是以糖体为外衣,再以其他原料为馅芯体,经相关工艺制成的糖果,包括酥芯糖、粉芯糖、酱芯糖。酥芯类以富含油脂的物料和部分硬质糖果糖膏做馅芯,充填在硬质糖果糖膏的外皮中制成,馅芯用量占总用料重量的65%以上,有果仁味、芝麻味、可可味、咖啡味等品种;粉芯类以糖粉和香料、粉粒状等辅料做馅芯,充填在硬质糖果糖膏的外皮中制成,馅芯体用量占总用料重量的8%以上,有水果味、可可味、酒味等品种;酱芯类的馅心以果酱、果冻等辅料做馅芯,充填在硬质糖果糖膏的外皮中制成,馅芯用量占总用料重量的10%以上,有水果味、花香味等品种。

夹心糖果生产的机械化程度较低,原料的卫生、工作人员的个人卫生和操作间的环境卫生对产品的微生物指标都可能产生影响。

(二) 半软糖

半软糖(half-soft candy)为水分含量在6%至15%之间的糖果,是以砂糖、淀粉糖、油脂、乳制品、蛋制品(卵蛋白干)、明胶等为主要原料,经一定工艺加工而成的含乳糖果,又包括焦香糖果(caramel candy)和充气糖果(aerated candy)两类若干品种,如属于前者有胶质型的卡拉蜜尔糖、太妃糖,砂质型的勿奇糖;属于后者的有高度充气的希马洛糖,中度充气的牛轧糖和低度充气的明胶奶糖等。

此类糖果中脂肪、蛋白质、水分含量较高。油脂含量随具体品种差异很大,少者1% ~2%,多者可达15% ~20%。由于乳脂容易发生脂肪酸败,可可脂价格昂贵,目前多以氢化植物油代替乳脂和可可脂。含乳糖果和充气糖果,由于加入了奶制品,容易造成微生物指标超标。

(三) 软糖

软糖(gelatinous candy)为水分含量在16%至25%之间的软冻状糖果,亦称凝胶糖果,是以食糖或糖浆或甜味剂、食用胶(或淀粉)为主要原料,经相关工艺制成具有弹性和咀嚼性糖果,例如果胶软糖、明胶软糖、淀粉软糖、饴糖等。

淀粉软糖所使用的淀粉需做变性处理,合乎要求的变性淀粉其流度应为60% ~70%,pH值5.0 ~5.5之间。湿的变性淀粉可直接用来制造成软糖,余者如将水分降至14%以下,可在低温下贮存备用。软糖糖体黏稠,浇模成型时必须有防粘剂做模粉,以便脱模。模粉不得使用滑石粉,以避免重金属污染,淀粉须经事先烘(或炒)熟,烘后的淀粉水分含量不可超过8%,并应有专门的容器盛放。软糖受环境温湿度影响很大,相对湿度低时将因失水而导致糖体干缩变形,相对湿度高时则容易发生变质。尤其是含酸量低的软糖,糖体表面可因霉菌的生长而变质。因此,对此类糖果,有必要在生产工艺上采取杀灭和抑制微生物的技术条件,对其包装贮存应有更为严格的要求,并且宜在10~18℃、环境相对湿度60%~76%的条件下贮藏。

二、糖果的卫生

(一) 原辅料的卫生

1. 原料　必须符合相关食品安全卫生要求和有关规定。

2. 水　生产用水、冰、汽等应符合食品安全卫生要求。溶糖用水及与糖果接触的设备用品的清洗用水,必须符合《生活饮用水卫生标准》(GB 5749-2006)的规定。

3. 食品添加剂　食品添加剂的类别、数量必须符合《食品安全国家标准　食品添加剂使用标准》(GB 2760-2014)的规定和国家相关法律法规要求。

糖果生产中不得使用滑石粉做防粘剂,使用淀粉做防粘剂应先烘(炒)熟后才可使用并用专门容器盛放。

4. 营养强化剂　必须符合《食品安全国家标准　食品营养强化剂使用标准》(GB 14880-2012)的规定。

(二) 糖果生产的卫生

1. 过滤　若使用过滤装置,应监控储料罐过滤网是否破损,保证除去直径≥1.0mm 的水不溶性杂质。

2. 设备与工具洗涤消毒　直接接触食品的设备和工具应由无毒、无异味、不污染食品的材料制成。生产结束后及生产前必须对生产设备、管道、容器进行彻底的清洗消毒。所用洗涤剂必须符合《食品安全国家标准　洗涤剂》(GB 14930.1-2015)的要求,洗涤消毒剂必须符合《食品安全国家标准　消毒剂》(GB 14930.2-2012)的有关规定。

3. 包装、储存　直接接触食品的包装材料与容器,按国家有关产品标准和卫生标准要求执行。单粒包装工序应提高机械化程度,减少人员直接接触机会。内包装过程应清洁卫生。包装与储存环境的温度低于25℃,相对湿度控制在60%~65%。

三、糖果的卫生标准

糖果应符合《食品安全国家标准　糖果》(GB 17399-2016)的要求。

1. 感官要求　具有产品应有的色泽,无异味,无异嗅,无玻璃屑、金属屑及塑料屑等正常视力可见的外来异物。

2. 污染物限量　铅(以 Pb 计)≤0.5mg/kg。

3. 微生物限量　应符合表20-2-1 的规定。

表 20-2-1　糖果的微生物限量

项目	采样方案[a]及限量			
	n	c	m	M
菌落总数（CFU/g）				
硬糖	5	1	7.5×10^2	10^5
半软糖	5	1	2×10^4	10^5
软糖	5	1	10^3	10^5
大肠菌群（CFU/g）	5	1	10	10^2

[a]样品的分析及处理按 GB 4789.1 执行。

n 为同一批次产品应采集的样品件数；c 为最大可允许超出 m 值的样品数；m 为微生物指标可接受水平的限量值；M 为微生物指标的最高安全限量值。

第三节　巧克力、代可可脂巧克力及其制品的卫生

巧克力是以可可制品（可可脂、可可块或可可液块/巧克力浆、可可油饼、可可粉）和（或）白砂糖为主要原料，添加或不添加乳制品、食品添加剂，经特定工艺制成的在常温下保持固体或半固态状态的食品。

巧克力制品是由巧克力与其他食品按一定比例制成的食品，其中巧克力成分含量应≥25%。包括夹心巧克力（如果仁巧克力）、涂层夹心巧克力（如威化巧克力）、糖衣夹心巧克力（如巧克力豆）等。

代可可脂巧克力是以白砂糖和（或）甜味剂、代可可脂为主要原料（按原始配料计算，代可可脂添加量超过 5%），添加或不添加可可制品（可可脂、可可块或可可液块/巧克力浆、可可油饼、可可粉）、乳制品及食品添加剂，经特定工艺制成的在常温下保持固体或半固体状态，并具有巧克力风味及形状的食品。

代可可脂巧克力制品是由代可可脂巧克力与其他食品按一定比例制成的食品，其中代可可脂添加量超过 5%。

巧克力、代可可脂巧克力及其制品常使用香兰素、乙基香兰素、麦芽酚等香料，可以按生产需要选择用量。除香料外，巧克力常用添加香味料的方法改善其口味，如添加杏仁、榛子仁、腰果、花生等，在选料时应注意其无霉变、无虫蛀、无酸败。巧克力的水分活性（aw）在 0.37～0.50 之间，对环境温度和相对湿度均较敏感。温度过高或相对湿度过大，都可以导致产品表面发生霉变，出现砂糖花白或脂肪花白现象。

一、原辅料及其制品生产的卫生

巧克力、代可可脂巧克力及其制品应符合《食品安全国家标准 巧克力、代可可脂巧克力及其制品》（GB 9678.2-2014）的要求。

（一）原辅料的卫生

1. 原料　必须符合相关食品安全卫生要求和有关规定。

2. 水　生产用水、冰、汽等应符合食品安全卫生要求。接触食品的器具、手套和内外包装材料等应清洁、卫生和安全。

3. 食品添加剂　食品添加剂的类别、数量必须符合《食品安全国家标准 食品添加剂使用标准》（GB 2760-2014）的规定和国家相关法律法规要求。

4. 营养强化剂　必须符合《食品安全国家标准　食品营养强化剂使用标准》(GB 14880-2012)的规定。

（二）巧克力、代可可脂巧克力及其制品生产的卫生

1. 化油工艺　巧克力生产的化油工艺应控制化油相应参数,防止油脂过氧化值超过规定限值。

2. 设备与工具洗涤消毒　直接接触食品的设备和工具应由无毒、无异味、不污染食品的材料制成。生产设备和管道相连接的,应安装能自动对生产设备和管道进行清洗消毒的装置。不相连接的生产设备、周转容器、管道、工具容器及巧克力模板应采取相应的方法,在生产结束后及生产前必须对生产设备、管道、容器进行彻底的清洗消毒。所用洗涤剂必须符合《食品安全国家标准　洗涤剂》(GB 14930.1-2015)的要求,洗涤消毒剂必须符合《消毒剂》(GB 14930.2-2012)的有关规定。

3. 包装、储存　直接接触食品的包装材料与容器,按国家有关产品标准和卫生标准要求执行。内包装过程应清洁卫生。巧克力浇模成型车间和包装车间温度一般宜不超过25℃,相对湿度在55%以下;巧克力涂层室温度宜控制在不超过15.5℃,相对湿度在45%～55%之间。

储存环境的温度应低于25℃,相对湿度控制在60%～65%。

二、巧克力、代可可脂巧克力及其制品的卫生标准

巧克力、代可可脂巧克力及其制品应符合《食品安全国家标准　巧克力、代可可脂巧克力及其制品》(GB 9678.2-2014)的规定。

1. 感官要求　具有产品应有的色泽、滋味、气味,常温下呈固态或半固态,无正常视力可见的外来异物。

2. 污染物限量　巧克力、代可可脂巧克力及其制品的污染物限量应符合表 20-3-1 的规定。

表 20-3-1　巧克力、代可可脂巧克力及其制品的污染物限量

项目	指标
铅(以 Pb 计)(mg/kg)	≤0.5
总砷(以 As 计)(mg/kg)	≤0.5

3. 微生物限量　巧克力、代可可脂巧克力及其制品的微生物限量必须符合表 20-3-2 的规定。

表 20-3-2　巧克力、代可可脂巧克力及其制品的致病菌限量

项目	采样方案及限量			
	n	c	m	M
沙门菌(CFU/g)	5	0	0	—

注:n 为同一批次产品应采集的样品件数;c 为最大可允许超出 m 值的样品数;m 为致病菌指标可接受水平的限量值;M 为致病菌指标的最高安全限量值。

n=5,c=0,m=0 意为被检的 5 份样品中,不允许任一样品检出沙门菌。

（郭　英）

第二十一章

调 味 品 类

第一节 概　述

一、调味品的种类

调味品（seasonings）是指赋予食物咸、甜、酸、鲜、辛辣等特定味道或特定风味的一大类天然或加工制品，常用于食品加工、食物烹调或直接用于餐桌佐餐，包括食用盐、鲜味剂和助鲜剂、醋、酱油、酱及酱制品、调味料酒、香辛料类（包括香辛料及粉、香辛料油、香辛料酱如芥末酱、青芥酱等）、水产调味品（包括鱼类调味品例如鱼露等、其他水产调味品例如虾酱、蚝油、虾油等）、复合调味料等。

复合调味料是指用两种或两种以上的调味品为主要原料，添加或不添加辅料，经相应工艺加工而成的调味料。按产品形态可分为固态复合调味料（如固体汤料、鸡精、鸡粉等）、半固态复合调味料（如复合烧烤酱、沙拉酱、蛋黄酱、风味酱、火锅调料等）、液态复合调味料（如浓缩汤、肉汤、骨汤、调味清汁以及以往的术语"配制食醋"、"配制酱油"等）。

以往的产品"配制食醋"，是指以酿造食醋为主要原料（以乙酸计不得低于50％），与食用冰乙酸、食品添加剂等混合配制的调味品，适用复合调味料等相关标准进行管理，不得以"醋"为食品名称。禁止生产和销售以冰乙酸为主体配制或勾兑食醋。

以往的产品"配制酱油"，是指以酿造酱油为主体（以全氮计不得少于50％），与酸水解植物蛋白调味液、食品添加剂等配制的调味品，适用复合调味料等相关标准进行管理，不得以"酱油"为食品名称。酸水解植物蛋白调味液是以食用植物蛋白的脱脂大豆、花生粕、菜籽粕、小麦蛋白或玉米蛋白为原料，经盐酸水解、碱中和制得，应符合《酸水解植物蛋白调味液》（SB 10388-2000）的要求。要求控制该类复合调味料产品中3-氯-1,2-丙二醇为≤0.4mg/kg。严禁使用酸水解动物蛋白氨基酸生产该类复合调味料。

调味品按生产来源可分为天然调味品和加工生产的调味品。加工类调味品按其基本加工工艺可分为发酵类和非发酵类。发酵调味品包括以大豆或谷类等其他植物性食物为原料，经微生物发酵制成的制品，如酱油（生抽、老抽）、酱、醋；以动物性食物如鱼、虾、蟹、牡蛎等为原料经发酵加工制成的制品，如鱼露、虾酱、虾油、蚝油、蟹油等；还有一类是以谷类为原料经发酵以获得谷氨酸，再经纯化而获得谷氨酸钠的结晶，如味精。非发酵加工调味品包括甜味剂中的食糖、咸味剂中的食盐。

二、调味品的卫生管理

大多数调味品需经加工生产,有些调味品直接用于餐桌佐餐。因此,调味品加工生产或工艺中可能存在的卫生问题值得重视。

保证调味品安全性的最好途径是通过对原料、产品设计和加工过程的控制,以及在生产、加工、批发、贮存、销售、制备和食用过程中应用良好管理规范和 HACCP 系统。

调味品生产过程中存在的危害主要包括生物性、化学性和物理性危害。生物性危害如黄曲霉毒素和细菌污染如沙门菌、金黄色葡萄球菌、副溶血弧菌等;化学性危害如生产原料豆类或谷类在生长和贮存过程中使用的杀虫剂、杀菌剂等农药残留,环境危害以及食品添加剂不规范使用、清洁消毒剂、重金属污染等;物理性危害如碎玻璃、砂石等。因此,危害分析的预防措施应涉及从原料到调味品灌装前的每一个步骤。

生产加工调味品的原料应无霉变、无污染、无杂质,具有其原料应有的感官性状,符合相应的食品标准和有关规定。生产用水应符合《生活饮用水卫生标准》(GB 5749-2006)。使用食品添加剂的品种和使用量应符合《食品添加剂使用卫生标准》(GB 2760-2014)的规定,食品添加剂的质量应符合相应的标准和有关规定;调味品生产要不断改革工艺,使机械化、密闭化生产逐步代替手工操作。使用新菌种时,应按《新资源食品卫生管理办法》进行审批后,方能投产;调味品生产车间应整洁、不积水,地面墙裙应用不透水材料建筑;制曲车间应便于洗刷和定期消毒,所使用的菌种应定期进行鉴定,防止污染和变异产毒;生产、加工、储存、运输、销售过程中所用的容器、用具、管道、包装用品和涂料必须符合相应的卫生标准;机械润滑油采用食品级;容器、用具应经常洗刷、消毒;食用盐成品应有包装,防止污染;酱油、食醋成品应采用有效的消毒措施;不得用味精废液配制酱油。碘缺乏病地区,应根据卫生部门的要求,在食盐中加入适量碘,加碘食盐应有小包装,并在标签上注明加碘量;食品卫生监督机构对生产经营者应加强经常性卫生监督。

三、调味品中添加剂使用卫生标准

调味品中使用的食品添加剂包括防腐剂、甜味剂、酸度调节剂、增味剂、着色剂、抗氧化剂、抗结剂、乳化剂、增稠剂、稳定剂、凝固剂、水分保持剂等。调味品中使用的食品添加剂应符合相应的质量要求。

(一) 防腐剂

调味品的原料一般水分、氨基态氮、还原糖等含量较高,适合微生物的生长与繁殖,所以易于受到微生物如霉菌、酵母等侵袭;并且一些半产品以手工操作为主,采用开放式生产方法,敞口发酵,因此在制作完毕后,仍有大量微生物存在,可继续发酵、产酸、产气,不仅影响调味品的质量,同时还大大缩短产品的保质期。因此,调味品生产中常应用防腐剂。

防腐剂是防止食品腐败变质、延长食品储存期的物质。根据《食品安全国家标准　食品添加剂使用标准》(GB 2760-2014)的规定,苯甲酸及其钠盐可应用于醋、酱油、酱及酱制品、复合调味料、半固态复合调味料;山梨酸及其钾盐、乳酸链球菌素可应用于醋、酱油、酱及酱制品、复合调味料;丙酸及其钙盐可应用于醋、酱油;脱氢乙酸及其钠盐(又名脱氢醋酸及其钠盐)可应用于复合调味料;对羟基苯甲酸酯类及其钠盐、对羟基苯甲酸甲酯钠、对羟基苯甲酸乙酯及其钠盐醋、酱油、酱及酱制品;ε-聚赖氨酸盐酸盐可应用于调味品;双乙酸钠(又名二醋酸钠)可应用于调味品、复合调味料。

(二) 甜味剂

甜味剂是赋予食品甜味的物质,还具有掩盖杂味、协调各种风味、令口感圆润等作用。

调味品生产中常用的甜味剂有蔗糖、结晶葡萄糖、果糖、饴糖、罗汉果甜苷、赤藓糖醇、木糖醇可在除盐及盐代用品中按生产需要适量使用。

乳糖醇(4-β-D 吡喃半乳糖-D-山梨醇)、麦芽糖醇和麦芽糖醇液、山梨糖醇和山梨糖醇液、N-[N-(3,3-二甲基丁基)]-L-α-天门冬氨-L-苯丙氨酸-1-甲酯(又名纽甜)、甘草酸铵、甘草酸一钾及三钾、环己基氨基磺酸钠(又名甜蜜素)、环己基氨基磺酸钙、三氯蔗糖(又名蔗糖素)、甜菊糖苷、天门冬酰苯丙氨酸甲酯(又名阿斯巴甜)、天门冬酰苯丙氨酸甲酯乙酰磺胺酸、乙酰磺胺酸钾(又名安赛蜜)、糖精钠等甜味剂在调味品中的应用,应符合《食品安全国家标准　食品添加剂使用标准》(GB 2760-2014)的要求,参见表 21-1-1。

表 21-1-1　调味品中食品添加剂使用卫生标准

食品添加剂种类	食品添加剂名称	食品名称	最大使用量（g/kg）	备注
防腐剂	苯甲酸及其钠盐	醋	1	以苯甲酸计
		酱油	1	以苯甲酸计
		酱及酱制品	1	以苯甲酸计
		复合调味料	0.6	以苯甲酸计
		半固态复合调味料	1	以苯甲酸计
	山梨酸及其钾盐	醋	1	以山梨酸计
		酱油	1	以山梨酸计
		酱及酱制品	0.5	以山梨酸计
		复合调味料	1	以山梨酸计
	丙酸及其钠盐、钙盐	醋	2.5	以丙酸计
		酱油	2.5	以丙酸计
	脱氢乙酸及其钠盐(又名脱氢醋酸及其钠盐)	复合调味料	0.5	以脱氢乙酸计
	对羟基苯甲酸酯类及其钠盐、对羟基苯甲酸甲酯钠、对羟基苯甲酸乙酯及其钠盐	醋	0.25	以对羟基苯甲酸计
		酱油	0.25	以对羟基苯甲酸计
		酱及酱制品	0.25	以对羟基苯甲酸计
	ε-聚赖氨酸盐	调味品	0.5	
	乳酸链球菌素	醋	0.15	
		酱油	0.2	
		酱及酱制品	0.2	
		复合调味料	0.2	
	双乙酸钠(又名二醋酸钠)	调味品	2.5	
		复合调味料	10	

续表

食品添加 剂种类	食品添加剂 名称	食品名称	最大使用量 （g/kg）	备注
漂白剂、防腐 剂、抗氧化剂	二氧化硫、焦亚硫酸钾、 焦亚硫酸钠、亚硫酸钠 （保险粉）、亚硫酸氢钠、 低亚硫酸钠	半固体复合调 味料	0.05	最大使用量以二氧 化硫残留量计
抗氧化剂	维生素 E（dl-α-生育酚，d- α-生育酚，混合生育酚浓 缩物）	复合调味料	按生产需要适 量使用	
	茶多酚（又名维多酚）	复合调味料	0.1	以油脂中儿茶酚计
	丁基羟基茴香醚（BHA）	固体复合调味料 （仅限鸡肉粉）	0.2	以油脂中的含量计
	没食子酸丙酯（PG）	固体复合调味料 （仅限鸡肉粉）	0.1	以油脂中的含量计
	乙二胺四乙酸二钠钙	复合调味料	0.075	
稳定剂、凝固 剂、抗氧化 剂、防腐剂	乙二胺四乙酸二钠	复合调味料	0.075	
甜味剂	N-[N-（3，3-二甲基丁 基）]-L-α-天门冬氨-L-苯 丙氨酸-1-甲酯（又名组 甜）	醋	0.012	
		香辛料酱（如芥 末酱、青芥酱）	0.012	
		复合调味料	0.07	
	甘草酸铵、甘草酸一钾及 三钾	调味品	按生产需要适 量使用	
	环己基氨基磺酸钠（又名 甜蜜素）、环己基氨基磺 酸钙	复合调味料	0.65	以环己基氨基磺 酸计
	三氯蔗糖（又名蔗糖素）	醋	0.25	
		酱油	0.25	
		酱及酱制品	0.25	
		香辛料酱（如芥 末酱、青芥酱）	0.4	
		复合调味料	0.25	
	甜菊糖苷	调味品	0.35	以甜菊醇当量计
	天门冬酰苯丙氨酸甲酯 （又名阿斯巴甜）	醋	3	
		固体复合调味料	2	

食品添加剂种类	食品添加剂名称	食品名称	最大使用量（g/kg）	备注
甜味剂		半固体复合调味料	2	
		液体复合调味料（不包括醋、酱油）	1.2	
	天门冬酰苯丙氨酸甲酯乙酰磺胺酸	调味品	1.13	
		酱油	2	
	乙酰磺胺酸钾（又名安赛蜜）	调味品	0.5	
		酱油	1	
甜味剂、增味剂	糖精钠	复合调味料	0.15	以糖精计
甜味剂、稳定剂、乳化剂、增稠剂	乳糖醇（4-β-D 吡喃半乳糖-D-山梨醇）	香辛料类	按生产需要适量使用	
甜味剂、稳定剂、水分保持剂、乳化剂、增稠剂	麦芽糖醇和麦芽糖醇液	半固体复合调味料	按生产需要适量使用	
		液体复合调味料（不包括醋、酱油）	按生产需要适量使用	
	山梨糖醇和山梨糖醇液	调味品	按生产需要适量使用	
着色剂	焦糖色（普通法）	醋	按生产需要适量使用	
		酱油	按生产需要适量使用	
		酱及酱制品	按生产需要适量使用	
		复合调味料	按生产需要适量使用	
	焦糖色（加氨法）	醋	1	
		酱油	按生产需要适量使用	
		酱及酱制品	按生产需要适量使用	
		复合调味料	按生产需要适量使用	
	焦糖色（亚硫酸铵法）	酱油	按生产需要适量使用	

食品添加剂种类	食品添加剂名称	食品名称	最大使用量（g/kg）	备注
着色剂		酱及酱制品	10	
		复合调味料	50	
	β-阿朴-8′-胡萝卜素醛	半固体复合调味料	0.005	以阿朴-胡萝卜素醛计
	赤藓红及其铝色淀	酱及酱制品	0.05	以赤藓红计
		复合调味料	0.05	以赤藓红计
	番茄红素（合成）	半固体复合调味料	0.04	以纯番茄红素计
	核黄素	固体复合调味料	0.05	
	红花黄	调味品（盐及代盐制品除外）	0.5	
	红曲米,红曲红	调味品（盐及代盐制品除外）	按生产需要适量使用	
	β-胡萝卜素	固体复合调味料	2	
		半固体复合调味料	2	
		液体复合调味料（不包括醋、酱油）	1	
	姜黄	调味品	按生产需要适量使用	
	姜黄素	复合调味品	0.1	
	辣椒橙	半固体复合调味料	按生产需要适量使用	
	辣椒红	调味品（盐及代盐制品除外）	按生产需要适量使用	
	萝卜红	醋	按生产需要适量使用	
		复合调味料	按生产需要适量使用	
	亮蓝及其铝色淀	香辛料及粉	0.01	以亮蓝计
		香辛料酱（如芥末酱、青芥酱）	0.01	以亮蓝计

689

食品添加剂种类	食品添加剂名称	食品名称	最大使用量（g/kg）	备注
着色剂		半固体复合调味料	0.5	以亮蓝计
	柠檬黄及其铝色淀	香辛料酱（如芥末酱、青芥酱）	0.1	以柠檬黄计
		固体复合调味料	0.2	以柠檬黄计
		半固体复合调味料	0.5	以柠檬黄计
		液体复合调味料（不包括醋、酱油）	0.15	以柠檬黄计
	日落黄及其铝色淀	固体复合调味料	0.2	以日落黄计
		半固体复合调味料	0.5	以日落黄计
	苋菜红及其铝色淀	固体汤料	0.2	以苋菜红计
	单,双甘油脂肪酸酯（油酸、亚油酸、棕榈酸、山嵛酸、硬脂酸、月桂酸、亚麻酸）	香辛料类	5	
乳化剂、稳定剂	聚甘油蓖麻醇酸酯	半固体复合调味料	5	
乳化剂、稳定剂、增稠剂	卡拉胶	香辛料类	按生产需要适量使用	
	果胶	香辛料类	按生产需要适量使用	
乳化剂、消泡剂、稳定剂	聚氧乙烯（20）山梨醇酐单月桂酸酯（吐温20），聚氧乙烯（20）山梨醇酐单棕榈酸酯（吐温40），聚氧乙烯（20）山梨醇酐单硬脂酸酯（吐温60），聚氧乙烯（20）山梨醇酐单甘油酸酯（吐温80）	固体复合调味料	4.5	
		半固体复合调味料	5	
		液体复合调味料（不包括醋、酱油）	1	
乳化剂、稳定剂、增稠剂、抗结剂	聚甘油脂肪酸酯	调味品（仅限用于膨化食品的调味料）	10	

食品添加剂种类	食品添加剂名称	食品名称	最大使用量（g/kg）	备注
乳化剂、稳定剂、增稠剂、抗结剂		固体复合调味料	10	
		半固体复合调味料	10	
乳化剂、抗结剂	硬脂酸钙	固体复合调味料	20	
		香辛料及粉	20	
	硬脂酸钾	香辛料及粉	20	
	胭脂虫红	复合调味料（除半固体复合调味料）	1	以胭脂红酸计
		半固体复合调味料	0.05	以胭脂红酸计
	胭脂红及其铝色淀	半固体复合调味料（蛋黄酱、沙拉酱除外）	0.5	以胭脂红计
	胭脂树橙（又名红木素，降红木素）	复合调味品	0.1	
	诱惑红及其铝色淀	固体复合调味料	0.04	以诱惑红计
		半固体复合调味料（蛋黄酱、沙拉酱除外）	0.5	以诱惑红计
	栀子黄	调味品（盐及代盐制品除外）	1.5	
	栀子蓝	调味品（盐及代盐制品除外）	0.5	
	紫胶红（又名虫胶红）	复合调味品	0.5	
增味剂、着色剂	辣椒油树脂	复合调味品	10	
增味剂	氨基乙酸（又名甘氨酸）	调味品	1	
	L-丙氨酸	调味品	按生产需要适量使用	
	琥珀酸二钠	调味品	20	
增稠剂	淀粉磷酸酯钠	调味品	按生产需要适量使用	

续表

食品添加剂种类	食品添加剂名称	食品名称	最大使用量（g/kg）	备注
增稠剂	海藻酸钠（又名褐藻酸钠）	香辛料类	按生产需要适量使用	
	决明胶	半固体复合调味料	2.5	
		液体复合调味料（不包括醋、酱油）	2.5	
	羧甲基淀粉钠	酱及酱制品	0.1	
	皂荚糖胶	调味品	4	
增稠剂、稳定剂	甲壳素（又名几丁质）	醋	1	
增稠剂、乳化剂、稳定剂	海藻酸丙二醇酯	半固体复合调味料	8	
稳定剂、增稠剂	黄原胶（汉生胶）	香辛料类	按生产需要适量使用	
稳定剂、凝固剂、抗氧化剂、防腐剂	乙二胺四乙酸二钠	复合调味料	0.075	
乳化剂、增稠剂	双乙酰酒石酸单双甘油酯	香辛料类	0.001	
		半固体复合调味料	10	
		液体复合调味料（不包括醋、酱油）	5	
乳化剂	丙二醇脂肪酸酯	复合调味料	20	
	蔗糖脂肪酸酯	调味品	5	
抗结剂	亚铁氰化钾、亚铁氰化钠	盐及代盐制品	0.01	以亚铁氰根计
	二氧化硅	盐及代盐制品	20	
		香辛料类	20	
		固体复合调味料	20	
	硅酸钙	盐及代盐制品	按生产需要适量使用	
抗结剂		香辛料及粉	按生产需要适量使用	
		复合调味料	按生产需要适量使用	
	柠檬酸铁铵	盐及代盐制品	0.025	

续表

食品添加剂种类	食品添加剂名称	食品名称	最大使用量（g/kg）	备注
被膜剂,增稠剂	普鲁兰多糖	复合调味料	50	
酸度调节剂	L(+)-酒石酸,dl-酒石酸	固体复合调味料	10	以酒石酸计
酸度调节剂、防腐剂	乙酸钠(又名醋酸钠)	复合调味料	10	
酸度调节剂、抗氧化剂、乳化剂、稳定剂和凝固剂	乳酸钙	复合调味料(仅限油炸薯片调味料)	10	
水分保持剂、膨松剂、酸度调节剂、稳定剂、凝固剂、抗结剂	磷酸、焦磷酸二氢二钠、焦磷酸钠、磷酸二氢钙、磷酸二氢钾、磷酸氢二铵、磷酸氢二钾、磷酸氢钙、磷酸三钙、磷酸三钾、磷酸三钠、六偏磷酸钠、三聚磷酸钠、磷酸二氢钠、磷酸氢二钠、焦磷酸四钾、焦磷酸一氢三钠、聚偏磷酸钾、酸式焦磷酸钙	复合调味料	20	可单独或混合使用,最大使用量以磷酸根(PO_4^{3-})计
		其他固体复合调味料(仅限方便湿面调味料包)	80	可单独或混合使用,最大使用量以磷酸根(PO_4^{3-})计
其他	氯化钾	盐及代盐制品	350	

节选自 GB 2760-2014《食品安全国家标准 食品添加剂使用标准》

（三）增味剂

增味剂是指补充或增强食品原有风味的物质,包括氨基酸类(如谷氨酸钠、甘氨酸、L-丙氨酸)、呈味核苷酸盐(包括肌苷酸盐、鸟苷酸盐)、肽类、有机酸(如琥珀酸二钠)。氨基酸类、呈味核苷酸、肽类及琥珀酸尚可在发酵中自然产生。为了防止米曲霉分泌的磷酸酯酶分解核苷酸,通常将发酵的成品灭菌后加入呈味核苷酸盐。呈味核苷酸盐、琥珀酸二钠常与谷氨酸钠配合使用。

按照 GB 2760-2014《食品安全国家标准 食品添加剂使用标准》的规定,氨基乙酸(甘氨酸)、L-丙氨酸、琥珀酸二钠可用于各种调味品;谷氨酸钠、5′-呈味核苷酸二钠、5′-肌苷酸二钠、5′-鸟苷酸二钠可按生产需要适量用于除盐及盐代用品、香辛料类外的调味品中。

（四）着色剂

着色剂是使食品赋予色泽和改善食品色泽的物质,按来源分为食用天然色素和食用合成色素。GB 2760-2014《食品安全国家标准 食品添加剂使用标准》规定,柑橘黄、高粱红、天然胡萝卜素、甜菜红可按生产需要适量用于除盐及盐代用品、香辛料类外的各类食品;调味品中允许使用的食用天然色素包括核黄素、红花黄、红曲米,红曲红、姜黄、姜黄素、辣椒橙、辣椒红、萝卜红、胭脂虫红、胭脂树橙(又名红木素,降红木素)、栀子黄、栀子蓝、紫胶红(又名虫胶红)、焦糖色、辣椒油树脂等。其中,辣椒油树脂兼做增味剂。

焦糖色,亦称焦糖,俗称酱色,是以碳水化合物(包括果糖、果葡糖浆、葡萄糖及母液、木糖及母液、蔗糖、麦芽糖、糖蜜、淀粉水解物等)为主要原料,采用普通法(不加氨法)、苛性亚硫酸盐法、氨法、亚硫酸铵法制成的黑褐色稠状液体或粉粒状具有一定焦香味的色素,最适合用于强调以酱油和酱为基调的调味品的着色,通常在醋、酱油、酱、各种调味汁(液)及粉末产品中使用。

我国目前允许普通法、氨法和亚硫酸铵法生产的焦糖色用于调味品,并规定普通法生产的焦糖色可按生产需要适量用于醋、酱油、酱及酱制品、复合调味料;氨法生产的焦糖色可用于醋、酱油、酱及酱制品、复合调味料;亚硫酸铵法生产的焦糖色可用于酱油、酱及酱制品、复合调味料。

生产焦糖时加入铵盐作为催化剂可以加速反应,但氨法生产的焦糖色素含有 4-甲基咪唑。4-甲基咪唑为一种致惊厥物质,过量摄入对人体健康不利。WHO/FAO、国际食品添加剂联合专家委员会均已确认焦糖色素的安全性,但对 4-甲基咪唑含量作了限量规定。我国规定焦糖色中 4-甲基咪唑 ≤200mg/kg。

食用合成色素是以从煤焦油中分离出来的苯胺染料为原料制成,在使用中应严格控制使用范围和用量。《食品安全国家标准 食品添加剂使用标准》(GB 2760-2014)允许不同调味品中使用的食用合成色素包括赤藓红及其铝色淀、胭脂红及其铝色淀、诱惑红及其铝色淀、柠檬黄及其铝色淀、日落黄及其铝色淀、亮蓝及其铝色淀等。

不同调味品中着色剂的使用,参见表21-1-1。

(五) 酸度调节剂

酸度调节剂是用以维持或改变食品酸碱度的物质,其中食用最多的是用于调整口味的酸味剂。常用的酸味剂有柠檬酸、醋酸、乳酸、酒石酸、苹果酸和磷酸。在调味品生产中,食用冰醋酸常用于生产配制食醋。乳酸在多种调味品中应用,可使口味更加温和。柠檬酸是最常用的酸味剂,与柠檬酸钠共用味感更佳。酒石酸较少单独使用,主要与柠檬酸、苹果酸复配使用。

《食品安全国家标准 食品添加剂使用标准》(GB 2760-2014)规定,食用冰乙酸(又名冰醋酸)、柠檬酸、柠檬酸钠、柠檬酸钙、L-苹果酸、DL-苹果酸钠、葡萄糖酸钠、乳酸、乳酸钠、碳酸钾、碳酸钠可在除盐及盐代用品、香辛料类外的调味品中按生产需要适量使用;酒石酸、磷酸可用于复合调味料,乙酸钠(醋酸钠)可兼做酸度调节剂、防腐剂,用于复合调味料;乳酸钙可兼做酸度调节剂、抗氧化剂、乳化剂、稳定剂和凝固剂,用于复合调味料;磷酸、焦磷酸二氢二钠、焦磷酸钠、磷酸二氢钙、磷酸二氢钾、磷酸氢二铵、磷酸氢二钾、磷酸氢钙、磷酸三钙、磷酸三钾、磷酸三钠、六偏磷酸钠、三聚磷酸钠、磷酸二氢钠、磷酸氢二钠、焦磷酸四钾、焦磷酸一氢三钠、聚偏磷酸钾、酸式焦磷酸钙,可兼做酸度调节剂、水分保持剂、抗结剂,用于复合调味料。

(六) 抗氧化剂

抗氧化剂能防止或延缓油脂或食品成分氧化分解、变质,提高食品稳定性。调味品中含有蛋白质、脂肪、多糖等成分,因微生物、水分、光线、热等反应作用,易于氧化和加水分解,产生腐败、褪色、褐变,降低其质量和营养价值,甚至引起食物中毒。防止调味品的氧化,除了应着重原料新鲜、加工工艺、保藏保鲜环节的措施控制外,可使用安全性高、效果良好的抗氧化剂。

我国允许除盐及盐代用品、香辛料类外的食品中按生产需要适量使用 D-异抗坏血酸及其钠盐、抗坏血酸(又名维生素 C)、抗坏血酸钠、抗坏血酸钙。此外,维生素 E(dl-α-生育酚,d-α-生育酚,混合生育酚浓缩物)、茶多酚(又名维多酚)、乙二胺四乙酸二钠钙可应用于复合调味料;丁基羟基茴香醚(BHA)、没食子酸丙酯可应用于鸡肉粉。

(七) 抗结剂

抗结剂又称抗结块剂,主要是用于防止颗粒或粉状食品聚集结块,保持其松散或自由流动的物质。调味品生产中可用的抗结剂有亚铁氰化钾、亚铁氰化钠、二氧化硅、硅酸钙、柠檬酸铁铵、微晶纤维素。

(八) 增稠剂

增稠剂是可以提高食品的黏稠度或形成凝胶,从而改变食品的物理性状,赋予食品黏润、适宜的口感,并兼有乳化、稳定或使其呈悬浮状态的物质。一些酿造调味品如豆酱、甜面酱、鱼子酱、虾酱、肉酱,以及一些复合调味品如蚝油、辣椒酱、番茄酱、沙司等,为了提高黏度,需要添加一定量的增稠剂。

我国目前批准可按生产需要适量用于除盐及盐代用品、香辛料类外的增稠剂包括:阿拉伯胶、醋酸酯淀粉、瓜尔胶、果胶、海藻酸钾(又名褐藻酸钾)、海藻酸钠(又名褐藻酸钠)、槐豆胶(又名刺槐豆胶)、黄原胶(又名汉生胶)、甲基纤维素、结冷胶、聚丙烯酸钠、卡拉胶、磷酸酯双淀粉、明胶、羟丙基二淀粉磷酸酯、羟丙基甲基纤维素、琼脂、酸处理淀粉、羧甲基纤维素钠、氧化淀粉、氧化羟丙基淀粉、乙酰化二淀粉磷酸酯、乙酰化双淀粉己二酸酯。此外,淀粉磷酸酯钠、皂荚糖胶可用于调味品;海藻酸钠可用于香辛料类;决明胶可用于半固体复合调味料、羧甲基淀粉钠可用于酱及酱制品;黄原胶可兼做增稠剂、稳定剂用于香辛料类、甲壳素可兼做增稠剂、稳定剂用于醋;双乙酰酒石酸单双甘油酯可兼做增稠剂、乳化剂用于香辛料类和半固体复合调味料;海藻酸丙二醇酯可兼做增稠剂、乳化剂、稳定剂用于半固体复合调味料。

(九) 稳定剂和凝固剂

稳定剂和凝固剂是使食品结构稳定或使食品组织结构不变,增强黏性固形物的物质,主要用于半固态调味品。我国目前允许葡萄糖酸-δ-内酯可兼做稳定剂和凝固剂,环状糊精可兼做稳定剂和增稠剂,微晶纤维素可兼做稳定剂、抗结剂、增稠剂,均可按生产需要适量用于除盐及盐代用品、香辛料类。调味品中尚可应用的稳定剂和凝固剂,参见表 21-1-1。

(十) 乳化剂

乳化剂是能改善乳化体中各种构成相之间的表面张力,形成均匀分散体或乳化体的物质,在调味品生产中主要作为水不溶物的增溶剂与分散剂。

我国目前批准除盐及盐代用品、香辛料类外的食品中,可按生产需要适量使用的乳化剂包括单、双甘油脂肪酸酯(油酸、亚油酸、亚麻酸、棕榈酸、山嵛酸、硬脂酸、月桂酸)、改性大豆磷脂、酶解大豆磷脂、酪蛋白酸钠(又名酪朊酸钠)、柠檬酸脂肪酸甘油酯、乳酸脂肪酸甘油酯、辛烯基琥珀酸淀粉钠、酰化单甘油脂肪酸及酯酰化双甘油脂肪酸酯。调味品中尚可应用的乳化剂,参见表 21-1-1。

第二节 食用盐的卫生及管理

一、食用盐的来源及生产

食用盐(edible salt)简称食盐,是从海水、地下岩(矿)盐沉积物、天然卤(咸)水获得的以氯化钠为其主要成分的经过加工而成的食用盐,按来源分为海盐、湖盐、井矿盐;按加工程度分为原盐(粗盐、大粒盐)、粉碎洗涤盐(crushed and washed salt)、日晒盐(solar salt)、精制盐(refined salt);按用途分为加碘盐(iodized salt,iodated salt)、低钠盐(low sodium salt)等。

卤水是由浓缩海水、溶解石盐矿石制得的或自然形成的以氯化钠为主的水溶液;海盐以海水(含沿海地下卤水)为原料制成;湖盐是从盐湖中采掘的盐或以盐湖卤水为原料制成的盐;井矿盐以石盐或地下天然卤水(不含沿海地下卤水)为原料制成,其中,井盐以含盐井水为卤原直接制盐;矿盐的生产过程包括采卤和制盐两个过程,先从矿石采卤,通常情况下,以淡水冲洗含盐矿床而获得卤原,经冷冻法或机械法脱硝、蒸发、脱水、干燥制成。

原盐是将海水纳潮入池,经日晒蒸发结晶析出的颗粒粗大的产品;粉碎洗涤盐以海盐或湖盐为原料,经饱和盐水洗涤,再粉碎甩干制得;日晒盐以日晒卤水方式制得;精制盐是以原盐为原料,用真空制盐工艺或粉碎、洗涤、干燥工艺制得的食盐。

二、食用盐的卫生

(一)原料

我国井盐、矿盐产区所用的原料大致有三种,即硫酸钙型岩盐卤水、硫酸钠型岩盐卤水和天然卤水。井盐、矿盐的成分较复杂,需除去其中含有的能影响产品品质甚至对人体有害的成分。如矿盐中通常含有较高的硫酸钠,使食盐有苦涩味道,并在肠道影响食物的消化吸收,应通过脱硝工艺去除;矿盐和井盐都含有重金属盐如钡盐,长期摄入可溶性钡盐可导致神经损害。对含钡高的食盐,应除钡后方可食用。《食盐卫生标准》(GB 2721-2015)规定钡含量(以钡元素计)应≤15mg/kg。

(二)添加剂

应根据相关法规的要求合理添加碘酸钾、抗结剂亚铁氰化钾等添加物,防止添加量超标。

1. 抗结剂 为防止食盐遇潮结块,可加入抗结剂。抗结剂的品种及使用量应符合《食品安全国家标准 食品添加剂使用标准》(GB 2760-2014)的规定和相应的质量标准要求。

目前我国允许在食用盐中添加的抗结剂有亚铁氰化钾(或钠)、二氧化硅、硅酸钙和柠檬酸铁铵。《食品安全国家标准 食品添加剂使用标准》(GB 2760-2014)规定,食用盐中亚铁氰化钾的最大使用量(以 $K_4Fe(CN)_6$ 计)为 10mg/kg,二氧化硅的最大使用量为 20mg/kg,柠檬酸铁铵的最大使用量为 0.025mg/kg,硅酸钙可按生产需要适量使用。

2. 碘酸钾 食用盐中加入的碘强化剂包括碘酸钾、碘化钾和海藻碘。根据《食盐加碘消除碘缺乏危害管理条例》(中华人民共和国国务院令第 163 号)第二章第八条的规定,应主要使用碘酸钾。《食品安全国家标准 食用盐碘含量》(GB 26878-2011)规定,在食用盐中加入碘强化剂后,食用盐产品(碘盐)中碘含量的平均水平(以碘元素计)为 20~30mg/kg,食用盐中碘含量的允许范围为碘含量平均水平±30%。各省、自治区、直辖市根据人群实际碘营养水平,选定适合本地的食用盐碘含量平均水平,使人群碘营养处于适宜水平。应严格按照工艺操作规程配制碘酸钾溶液和加碘过程,以使食盐中碘含量符合规定。食用盐碘含量应符合表21-2-1的规定。

表 21-2-1 食用盐碘含量(mg/kg)

所选择的加碘水平	允许碘含量的波动范围
20	14～26
25	18～33
30	21～39

3. 钾、镁 氯化钾代替氯化钠,可制成低钠盐。低钠盐以碘盐为原料,添加一定量钾盐(氯化钾),添加或不添加镁盐(硫酸镁或氯化镁)用物理方法混合制成。添加不同量的钾盐、镁盐是为了替代部分钠盐并调节口感,改善人体内的钠、钾的平衡状态。

低钠盐组分必须是食用级别产品,达到食品要求,应符合相应的质量规格要求。

4. 营养强化剂 食盐化学性质稳定,摄入量相对恒定,可作为营养素强化剂的载体。但由于近年营养调查结果显示,我国居民食盐摄入量过高,高血压等慢性病的发病率也有升高趋势。同时,食用盐中碘的使用另有 GB 26878-2011《食品安全国家标准 食用盐碘含量》的标准规定,为了配合国家的减盐行动,避免居民过多摄入食盐,GB 14880-2012《食品营养强化剂使用标准》中不再允许食盐添加除碘之外的营养强化剂。

(三) 食用盐加工的卫生

1. 蒸发/重结晶 为控制产品中重金属、杂质等含量,应控制蒸发/重结晶的温度、时间及卤水浓度。

2. 包装、贮存、运输 亚硝酸盐与食用盐的外观极其相似,为避免亚硝酸盐对食用盐的污染,食用盐不得用接触过亚硝酸盐容器包装或盛放。不得与亚硝酸盐同处贮存。不得与亚硝酸盐混装运输。

三、食用盐的卫生标准

食用盐必须符合 GB 2719 和 GB 5461 及其相关要求。

1. 感官要求 应白色、味咸,无异味,无明显的与盐无关的外来异物。

2. 理化指标 食用盐的理化指标应符合表21-2-2的要求。

表 21-2-2 食用盐的理化指标

项目	指标
氯化钠	按 GB 5461 规定执行
总砷(以 As 计)(mg/kg)	≤0.5
铅(以 Pb 计)(mg/kg)	≤2
钡(以 Ba 计)(mg/kg)	≤15
镉(以 Cd 计)(mg/kg)	≤0.5
总汞(以 Hg 计)(mg/kg)	≤0.1
碘(I)[a]	按 GB 26878-2011 规定执行

注: [a] 仅适用于强化碘的食用盐。

第三节 食醋的卫生

食醋是单独或混合使用各种含有淀粉、糖类的物料或食用酒精,经微生物发酵酿制而成的液体调味品。醋的种类很多,按照原料分有粮食醋或米醋、薯干醋、果醋、糖醋、酒醋等;按醋酸发酵方式分为固态发酵醋和液态发酵醋;按颜色可分为浓色醋(有的地区称为黑醋)、淡色醋、白醋;以往曾按生产工艺分为酿造食醋和配制食醋。

以往的术语"配制食醋",是指以酿造食醋为主要原料,与食用冰乙酸、食品添加剂等混合配制而成,适用复合调味料等相关标准进行管理,不得以"醋"为食品名称。

一、食醋生产工艺

食醋生产工艺包括传统酿醋工艺、纯种固体制醋工艺和纯种液体制醋工艺。基本工序过程包括原料处理、种曲和制曲、液化及糖化、酒精发酵、醋酸发酵、淋醋、调配、灭菌处理和灌装(包装)。各种醋在罐装前,多用糖、盐、花椒、茴香、桂皮、生姜等香辛料调味。不同的食醋具有不同的芳香和风味,主要为发酵过程中所形成低级脂肪酸酯(如醋酸乙酯)、醇类、糖类及有机酸的共同作用。

二、食醋的卫生

(一)原辅料的卫生

1. 原料 必须符合相关食品安全卫生要求和有关规定,其中粮食类原料应符合《食品安全国家标准 粮食》(GB 2715-2016)的规定,其农药残留量必须符合《食品安全国家标准 食品中农药最大残留限量》(GB 2763-2016)的规定,污染物含量必须符合《食品安全国家标准 食品中污染物限量》(GB 2762-2017)的规定,真菌毒素含量必须符合《食品安全国家标准 食品中真菌毒素限量》(GB 2761-2017)的规定。当原料为干物时,应干燥、无霉变;原料为湿料时,应新鲜、不霉变,不腐败变质。食用酒精应符合《食用酒精》(GB 10343-2008)的要求。香辛料原料必须纯净、无潮解、无杂质,无杂异味,并应符合相应国家标准的要求。药食同源食品的食用应符合国家相应法律法规和标准的要求

2. 水 加工用水的水质必须符合《生活饮用水卫生标准》(GB 5749-2006)的要求。

3. 食用盐 应符合《食品安全国家标准 食用盐》(GB 2721-2015)和《食用盐》(GB/T 5461-2016)的要求。

4. 糖类 应符合相应的国家标准或行业标准的要求。

5. 添加剂 按《食品安全国家标准 食品添加剂使用标准》(GB 2760-2014)的要求使用食品添加剂,食品添加剂的品质应符合相关国家标准或行业标准。

《食品安全国家标准 食品添加剂使用标准》(GB 2760-2014)规定,食醋可使用的防腐剂包括苯甲酸及其钠盐、山梨酸及其钾盐、丙酸及其钠盐/钙盐、对羟基苯甲酸酯类及其钠盐、对羟基苯甲酸甲酯钠、对羟基苯甲酸乙酯及其钠盐、ε-聚赖氨酸盐酸盐、乳酸链球菌素、双乙酸钠(二醋酸钠)。

(二)食醋生产的卫生

食醋生产应按《食品安全国家标准 食品生产通用卫生规范》(GB 14881-2013)及《食醋厂卫生规范》(GB 8954-1988)执行。

1. 原料处理 目前,酿醋按糖化方法的差异可分为生料发酵法、煮料发酵法、蒸料发酵法、酶法液化发酵法。除生料发酵法原料不蒸煮外,其余3种方法均进行原料蒸煮。淀粉质原料在高温条件下蒸煮,淀粉糊化后,在糖化时更易被淀粉酶水解,并可减少酿醋过程中杂菌污染的机会。应严格控制蒸料的温度和时间等条件参数,彻底杀灭原料中的病原微生物。

2. 菌种管理 食醋生产中,主要采用三大类菌种,即用于糖化的曲霉、用于酒精发酵的酵母菌和用于醋酸发酵的醋酸菌。生产中使用的菌种应符合相关国家标准或规定的要求,并需定期纯化及鉴定,防止因多次传代引起菌种变异。

3. 种曲、制曲、酿造 严格控制不同时期的培养基成分、培养温度和培养时间,防止杂菌生长。制曲过程应控制曲层厚度、温度、相对湿度和制曲时间,防止杂菌生长。菌种的移种必须按无菌操作规范进行,防止杂菌及其可能产生的毒素污染食醋。酿造过程应控制盐水的浓度和伴曲水量;控制酿造时的温度和通风量,防止杂菌污染。

4. 杀菌与防腐 食醋生产过程可污染醋虱和醋鳗,耐酸霉菌也能生长而形成霉膜,故食醋常添加适量防腐剂,并需严格杀菌,搞好容器及环境卫生。食醋成品应采取有效的灭菌措施,控制灭菌的温度和时间。食醋可以采用巴氏杀菌或高温杀菌。所有容器和工具使用前后必须彻底清洗消毒,做到清洁、无菌。

5. 调味 溶糖时应采用热处理,减少酵母污染。

6. 容器、包装 选用符合卫生要求的包装材料。食醋含较多有机酸,具有一定腐蚀性,故不可采用金属容器或不耐酸的塑料容器酿制或盛装食醋,以免溶出有害物质污染食品。食醋产品在灭菌后应在密封状态下灌装。生产瓶装食醋必须采用有效的自动或半自动洗瓶、消毒设备,采用有效的自动或半自动瓶装灌装设备。

三、食醋的卫生标准

食醋必须符合《食品安全国家标准 食醋》(GB 2719-2003)及其相关要求。

1. 感官要求 应具有产品应有的颜色和光泽,具有食醋特有的香气,酸味柔和,尝味不涩,无异味,澄清,可有少量沉淀,无异物。

2. 理化指标 食醋的理化指标应符合表 21-3-1 的规定。

表 21-3-1 食醋的理化指标

项目	指标
游离矿酸	不得检出
总酸(g/100mL,以乙酸计)	≥3.5

3. 污染物限量 食醋的污染物限量,见表 21-3-2。

表 21-3-2 食醋的污染物限量

项目	指标
铅(mg/kg,以 Pb 计)	≤1.0
总砷(mg/kg,以 As 计)	≤0.5

4. 真菌毒素限量　黄曲霉毒素 $B_1 \leqslant 5\mu g/kg$。

5. 微生物限量　食醋的微生物限量见表 21-3-3。

表 21-3-3　食醋的微生物限量

项目	采样方案[a]及限量			
	n	c	m	M
菌落总数	5	2	1000CFU/ml	10 000CFU/ml
大肠菌群	5	2	10CFU/ml	100CFU/ml

注：[a]样品的分析及处理按 GB 4789.1 执行。

n 为同一批次产品应采集的样品件数；c 为最大可允许超出 m 值的样品数；m 为微生物指标可接受水平的限量值；M 为微生物指标的最高安全限量值。

第四节　酱油的卫生

一、酱油的种类及其生产工艺

酿造酱油是以大豆和(或)脱脂大豆、小麦和(或)小麦粉和/或麦麸为原料，经微生物发酵制成的具有特殊色、香、味的液体调味品。基本工艺步骤包括原料处理、制醅发酵、抽、浸或压取酱油、灭菌配兑、灌装。酿造酱油分为天然酿造酱油和人工酿造酱油。天然酿造酱油是利用微生物的酶分解大豆蛋白质，经压榨或淋出而获得低分子含氮浸出物丰富的液态呈鲜味基质，再添加适量食盐、色素，调味而制成。与天然发酵不同，人工酿造酱油在发酵时需接种专用曲菌，有控制地进行发酵酿制。

因着色力不同，酿造酱油有老抽、生抽之别，前者的着色力更强，一般用以提色；生抽主要用以增鲜。

以往的术语"配制酱油"，是指以酿造酱油为主体，与酸水解植物蛋白调味液、食品添加剂等配制而成，适用复合调味料等相关标准进行管理。酿造酱油一旦添加了酸水解植物蛋白调味液就不能称之为酿造酱油。

铁强化酱油是按照标准在酱油中加入一定量的乙二胺四乙酸铁钠(NaFeEDTA)制成的营养强化调味品。

酱油和酱类的鲜味主要来自于蛋白质经发酵酿造分解生成的一些低分子含氮浸出物(如氨基酸、核苷酸等)。氨基酸含量在酱油和酱的标准中以氨基酸态氮表示，其含量是衡量其品质的重要标志。《食品安全国家标准　酱油》(GB 2717-2003)规定，酱油中氨基酸态氮≥0.4g/100ml。

二、酱油的卫生

(一) 原辅料的卫生

1. 原料　必须符合相关食品安全卫生要求和有关规定，其中的大豆、脱脂大豆、小麦、小麦粉、麦麸等应符合《食品安全国家标准　粮食》(GB 2715-2016)的规定，其农药残留量必须符合《食品安全国家标准　食品中农药最大残留限量》(GB 2763-2016)的规定，污染物含量应符合《食品安全国家标准　食品中污染物限量》(GB 2762-2017)的规定，真菌毒素含量必须符合《食品安全国家标准 食品中真菌毒素限量》(GB 2761-2017)的规定。加强原料贮存期间的水分控制,使各种原料的水分含量保持在适宜的限值之下。

酿造酱油不得添加酸水解植物蛋白调味液。

2. 水 加工用水的水质必须符合《生活饮用水卫生标准》(GB 5749-2006)的要求。

3. 食用盐 酱油生产用盐必须符合《食品安全国家标准 食用盐》(GB 2721-2015)和《食用盐》(GB/T 5461-2016)的规定。

食盐既是最常用的调味料之一,又是诸多调味品生产中常用的咸味剂,是制作酱油的重要原料之一。食盐使酱油具有适当的咸味,并与氨基酸共同形成酱油的鲜味,起到调味的作用。适当的食盐浓度对非耐盐性的细菌、酵母有一定的抑制作用。原盐用水溶解后,应经过滤沉淀,待澄清后方能使用。

4. 添加剂与营养强化剂 酱油使用的添加剂主要为防腐剂、色素、增鲜剂,必须符合《食品安全国家标准 食品添加剂使用标准》(GB 2760-2014),其质量还应符合相应的食品添加剂的产品标准。营养强化剂的使用应符合《食品安全国家标准 食品营养强化剂使用标准》(GB 14880-2012)。

(1) 防腐剂:酱油含丰富的可被微生物利用的营养物质和水分,又是一种低酸食品,易受微生物污染,因此,须经灭菌处理。但若酱油在长期储存中产生二次污染,仍易发生霉变。为防止腐败变质,延长储存期,常在灭菌后添加防腐剂。GB 2760-2014《食品安全国家标准 食品添加剂使用标准》规定,酱油可使用的防腐剂包括苯甲酸及其钠盐、山梨酸及其钾盐、丙酸及其钠盐/钙盐、对羟基苯甲酸酯类及其钠盐、对羟基苯甲酸甲酯钠、对羟基苯甲酸乙酯及其钠盐、ε-聚赖氨酸盐酸盐、乳酸链球菌素、双乙酸钠(二醋酸钠)。

(2) 着色剂:焦糖色是与酱油色调相似的一种食品着色剂,可用以增加、改善酱油的色泽。我国目前允许普通法、加氨法和亚硫酸铵法生产的焦糖色用于酱油生产,未批准苛性亚硫酸盐法生产的焦糖色用于酱油。其质量应符合《食品安全国家标准 食品添加剂 焦糖色》(GB 1886.64-2015)的要求。

(3) 增鲜剂:酱油成品中往往添加谷氨酸钠、5′-呈味核苷酸二钠,它们对酱油起增鲜作用,可按生产需要适量使用。

(4) 营养强化剂:铁强化酱油项目是继食盐加碘后的又一个国家大众营养改善项目。铁强化酱油是按照标准在酱油中加入一定量的乙二胺四乙酸铁钠(NaFeEDTA)制成的营养强化调味品。NaFeEDTA 是以三价铁无机盐与乙二胺四乙酸钠盐为原料反应生成的食品添加剂,作为铁营养强化剂使用。1999 年和 2002 年,卫生部分别批准 NaFeEDTA 作为铁营养强化剂并批准在酱油中强化应用。根据规定,NaFeEDTA 在酱油中使用量范围为 175 ~ 210mg/100ml。NaFeEDTA 的质量应符合《食品添加剂 乙二胺四乙酸铁钠》(GB 22557-2008)的规定。

(二) 酱油生产的卫生

按照《食品生产通用卫生规范》(GB 14881-2013)及《酱油厂卫生规范》(GB 8953-1988)执行。生产操作应符合安全、卫生的原则,在尽可能减低有害微生物生长速度和食品污染的监控条件下进行。

1. 原料处理 应严格控制蒸料的温度和时间等条件参数,彻底杀灭原料中的病原微生物。冷却前对冷却场所、设备、器具进行彻底的清洗消毒,并加强冷却过程操作的规范管理。应尽量缩短冷却和散凉时间,降至规定的温度时应立即接入种曲。

2. 菌种与培养

（1）应选用安全、不产毒的优良菌种。菌种应贮存在通风、干燥、低温、洁净的专用室内。定期对菌种进行筛选、纯化和鉴定,防止杂菌污染、菌种退化和变异产毒。如果发现菌种变异或受污染,应该立即停止使用;

（2）菌种移接时应做到无菌操作,在无菌室或超净工作台中进行。无菌室或超净工作台应定期消毒灭菌,无菌室内的用具、试管、三角瓶、接种环等应消毒灭菌;

（3）接触菌种人员应穿戴经严格清洗消毒的工作服、工作帽、工作鞋等,接种过程应进行无菌操作。

3. 种曲　种曲过程中应严格控制杂菌污染,种曲室在投料前应清扫干净,必要时进行消毒。

4. 制曲

（1）投料前应将制曲室清扫干净,出曲后清扫曲池、地面,保持干净;

（2）严格控制制曲过程的温度、通风、翻曲等条件和措施。

5. 酿造

（1）发酵的容器（池、罐、桶、缸）边缘应高出地面,防止清洗时污水流入容器内;

（2）使用水浴保温的发酵池,保温用水应定期更换;

（3）根据工艺要求控制酱醪的含盐量,保持均匀合适的温度,抑制有害微生物的繁殖。

6. 浸淋压榨、澄清（沉淀）、过滤

（1）淋油压榨装置应保持清洁卫生,以防杂菌、异物污染。贮罐、化（溶）盐池、盐水罐（槽）、淋油池应及时清理,保持清洁;

（2）控制沉淀周期不超过 40 天,超过要对半成品进行复检;

（3）滤材要及时清洗、更换,残液要及时清除。

7. 配兑

（1）用沸水溶解添加物,并经过滤处理;

（2）配兑容器应清洗、消毒、保洁。

8. 灭菌

（1）产品灭菌:酱油生产周期长,影响产品质量的因素较多,生产过程中易受到细菌、霉菌等的污染,故生酱油中常含有一定量的微生物。在较高温度下,由于耐盐的产膜酵母的污染,酱油表面可出现白色的斑点,继而加厚,会形成皱膜（又称为生醭、生花、长白）,颜色由白色变成黄褐色,此即酱油生霉,生霉的酱油颜色变淡,鲜味降低,营养成分被杂菌消耗,严重影响酱油的质量。目前一般采用加热灭菌、添加防腐剂抑菌的措施。应严格控制加热温度与维持时间或流量,以彻底杀灭细菌、酵母等微生物。高温短时瞬间灭菌法的灭菌效果好,且热效率高,耗能低。超高压杀菌技术具有更好的保鲜和灭菌效果。辐照产品应按国家相关法律法规、标准执行。酱油灭菌后,必须保持清洁,防止再污染。

（2）管道与设备消毒灭菌:管道与设备使用前采用蒸汽消毒。定期使用高温水对管道设备进行冲洗灭菌。

（3）包装材料的清洗、消毒:严格执行包装材料的清洗、消毒措施。玻璃容器一般采用蒸汽灭菌,塑胶包材采用药物消毒。应严格控制蒸汽灭菌的温度和时间。严格按照规程要求配制和使用洗涤剂、消毒剂,严格控制药物消毒的时间。

9. 灌装

（1）贮存酱油的专用容器应符合食品卫生的要求；

（2）酱油灌装容器必须选用无毒、无异味的材料制作，应符合食品卫生要求；

（3）酱油产品在灭菌后应在密封状态下灌装。生产瓶装酱油必须采用有效的自动或半自动洗瓶、消毒设备，采用有效的自动或半自动瓶装灌装设备；

（4）灌装场所应具有空气消毒和净化设施。

（三）酱油卫生标准

酱油必须符合《酱油卫生标准》（GB 2717-2003）及其相关要求。

1. 感官要求　具有特有的色泽，具有该品种应有的滋味和气味，无不良气味，不得有酸、苦、涩等异味和霉味，不混浊，无异物，无霉花浮膜。

2. 理化指标　酱油的理化指标应符合表 21-4-1 的规定。

表 21-4-1　酱油的理化指标

项目	指标
氨基酸态氮（g/100ml）	≥ 0.4
铅（mg/kg，以 Pb 计）	≤ 1.0
总砷（mg/kg，以 As 计）	≤ 0.5

3. 真菌毒素限量　黄曲霉毒素 $B_1 \leq 5\mu g/kg$。

4. 微生物限量　酱油的微生物限量见表 21-4-2。

表 21-4-2　酱油的微生物限量

项目	采样方案[a]及限量			
	n	c	m	M
菌落总数	5	2	5000CFU/ml	50 000CFU/ml
大肠菌群	5	2	10CFU/mL	100CFU/mL
沙门菌	5	0	0	—
金黄色葡萄球菌	5	2	100CFU/ml	10 000CFU/ml

注：[a] 样品的采样及处理按 GB 4789.1 执行。

n 为同一批次产品应采集的样品件数；c 为最大可允许超出 m 值的样品数；m 为微生物指标可接受水平的限量值；M 为微生物指标的最高安全限量值。

第五节　酱的卫生与管理

酿造酱是以谷物和（或）豆类为主要原料经微生物发酵而制成的半固态的调味品，按其原料不同可分为豆酱（黄豆酱、蚕豆酱、杂豆酱）、面酱。

一、原辅料的卫生

1. 原料　必须符合相关食品安全卫生要求和有关规定，其中谷物、豆类应符合《食品安全国家标准　粮食》（GB 2715-2016）的规定，其他原辅料应符合相应的食品标准和有关规定。农药残留量必须符合《食品安全国家标准　食品中农药最大残留限量》（GB 2763-2016）的规定，污染物含量应符合《食品安全国家标准　食品中污染物限量》（GB 2762-2017）的规定,真菌毒素含量必须符合《食品安全国家标准　食品中真菌毒素限量》（GB 2761-2017）的规定。

2. 水　加工用水的水质必须符合《生活饮用水卫生标准》（GB 5749-2006）的要求。

3. 食盐　食盐是酱类酿造的重要原料,不但能使酱醅安全成熟,而且又是制品咸味的来源,并与氨基酸共同形成酱的鲜味,在发酵过程及成品中有一定防腐作用。酱类常直接食用,故食盐溶解后的盐水必须经过沉淀除去沉淀物后再用。拌入成熟酱醅的食盐必须选择含杂质少的精盐。所用食盐必须符合 GB 2721-2015 和 GB/T 5461-2016 的规定。由于工艺的发展,已不需要食盐作为防腐手段,并且高盐对人体健康也有一定的影响。由于我国居民实际食盐摄入量普遍偏高,因此,GB 2760-2014《食品安全国家标准　酿造酱》取消了食盐最低含量的指标要求。

4. 添加剂与营养强化剂　食品添加剂必须符合《食品安全国家标准　食品添加剂使用标准》（GB 2760-2014）,营养强化剂应符合《食品安全国家标准　食品营养强化剂使用标准》（GB 14880-2012）。

二、酱生产的卫生

1. 原料处理　应严格控制蒸料的温度和时间等条件参数,彻底杀灭原料中的病原微生物。

2. 菌种管理　生产中使用的菌种应符合相关国家标准或规定的要求,并需定期纯化及鉴定,防止因多次传代引起菌种变异。

3. 产品灭菌与防腐　酱类须经灭菌,应有效控制灭菌的温度和时间。同时为了延长保藏时间,多使用防腐剂进行防腐。《食品安全国家标准　食品添加剂使用标准》（GB 2760-2014）规定,可用于酱的防腐剂包括苯甲酸及其钠盐、山梨酸及其钾盐、对羟基苯甲酸酯类及其钠盐、对羟基苯甲酸甲酯钠、对羟基苯甲酸乙酯及其钠盐、ε-聚赖氨酸盐酸盐、乳酸链球菌素、双乙酸钠（又名二醋酸钠）。

4. 容器与工具清洗消毒　所有容器和工具使用前后必须彻底清洗消毒,做到清洁、无菌。

5. 包装　选用符合卫生要求的包装材料。严格执行包装材料的清洗、消毒措施。

三、酿造酱的卫生标准

必须符合《食品安全国家标准　酿造酱》（GB 2718-2014）的要求。

1. 感官要求　无异味,无异嗅,无正常视力可见霉斑及外来异物。

2. 理化指标　氨基酸态氮≥0.3g/100g。

3. 污染物限量　应符合表 21-5-1 的规定。

表 21-5-1　酿造酱的污染物限量

项目	指标
铅（mg/kg,以 Pb 计）	≤1.0
总砷（mg/kg,以 As 计）	≤0.5

4. 真菌毒素限量　黄曲霉毒素 B_1≤5μg/kg。

5. 微生物限量　必须符合表 21-5-2 的规定。

表 21-5-2　酿造酱的微生物限量

项目	采样方案[a] 及限量			
	n	c	m	M
大肠菌群	5	2	10CFU/g	100CFU/g
沙门菌	5	0	0	—
金黄色葡萄球菌	5	2	100CFU/g	10 000CFU/g

注:[a]样品的分析及处理按 GB 4789.1 和 GB/T 4789.22 执行。

n 为同一批次产品应采集的样品件数;c 为最大可允许超出 m 值的样品数;m 为微生物指标可接受水平的限量值;M 为微生物指标的最高安全限量值。

第六节　水产调味品的卫生

水产调味品是以鱼、虾、蟹和贝类等水产品为主要原料,经相应工艺加工制成的调味品,如鱼露、虾酱、虾油和蚝油等。水产调味品依据其加工方法的不同,可分为萃取型和分解型两大类。萃取型是以水产品或水产类的加工副产品等为原料,经煮汁、分离、混合、浓缩等工序制成的富有特色香气的调味品;分解型是用富含蛋白质的水产动植物原料,加酸、碱或蛋白酶进行分解,形成富含氨基酸、肽类、无机盐的调味液。

水产调味品鱼露、虾油、蚝油常用于餐桌直接佐餐,卫生问题及管理尤其重要。

一、原辅料的卫生

1. 原料　水产原料一般含有较高的水分和较少结缔组织,极易因外伤而导致微生物的侵入。水产动物所含与死后变化有关的组织蛋白酶类的活性均高于陆产动物,因而水产动物一旦死亡极易腐败变质。水产调味品的鱼类、虾类、蟹类、贝类等原料应品质新鲜,符合《食品安全国家标准　鲜、冻动物性水产品》(GB 2733-2015),禁止用不新鲜甚至腐败的水产品加工水产调味品。

水产品的安全性易受海水、淡水水域环境污染的影响以及药物在水产加工中使用的影响,水产品中的污染物限量和农药残留量的控制至关重要。加工水产调味品的原料必须来自无污染的水域,符合《食品中污染物限量标准》(GB 2762-2017)的要求。来源于养殖水产品必须经过停药期的处理,其药物残留量符合《动物性食品中兽药最高残留限量》的规定。各种水产品原料均不得检出氯霉素、孔雀石绿、喹乙醇、己烯雌酚、甲基睾酮、硝基呋喃代谢物(AOZ、AMOZ、AHD、SEM)。农药残留量应符合《食品安全国家标准 食品中农药最大残留限量》(GB 2763-2016)的规定。

氯丙醇主要存在于盐酸水解法生产的酸水解植物蛋白调味液中。水产调味品可因添加酸水解植物蛋白调味液而含有氯丙醇。在氯丙醇类污染物中,以 3-氯-1,2-丙二醇为主。

氯丙醇是对人体有害的污染物。大多数国家参考国际食品化学法典委员会、美国食品药品监督管理局及欧洲委员会的标准,将酱油中的氯丙醇量定为 0.1~1mg/L 左右。目前我国《食品安全国家标准 食品中污染物限量》(GB 2762-2017)规定,添加酸水解植物蛋白的液态产品中,3-氯-1,2-丙二醇≤0.4mg/kg;固态调味品中,3-氯-1,2-丙二醇≤0.1mg/kg。

2. 食用盐、食糖、淀粉、味精　应符合相应食品标准和有关规定。若使用酸水解植物蛋白调味液,则必须符合 SB 10338 标准要求。

3. 水　保证与食品接触的水或用来制冰的水的安全性。加工用水的水质必须符合《生活饮用水卫生标准》(GB 5749-2006)的要求。制冰、破碎、运输均应在严格的卫生条件下进行。

4. 添加剂　食品添加剂的使用应符合 GB 2760-2014 的规定,还应符合相应的食品添加剂的产品标准。

二、水产调味品生产的卫生

水产品原料应经过清洗、去污处理,去除鱼体内脏器等前处理。

蒸料环节一般应控制蒸料压力 0.1~0.15MPa 维持 30~40 分钟。冷却环节应在冷却前对冷却场所的环境进行彻底消毒。

机械润滑油采用食品级,以降低化学性污染的风险。

容器管道应进行消毒,成品应进行灭菌处理后装罐出售。开罐后未食用完时应冷藏。

三、水产调味品的卫生标准

水产调味品必须符合《食品安全国家标准 水产调味品》(GB 10133-2014)的要求。

1. 感官要求　无异味,无正常视力可见霉斑,无外来异物。

2. 污染物限量　应符合表 21-6-1 的规定。

表 21-6-1　水产调味品的污染物限量

项目	指标
铅(mg/kg,以 Pb 计)	≤1.0
无机砷(mg/kg,以 As 计)	
水产调味品(鱼类调味品除外)	≤0.5
鱼类调味品	≤0.1
镉(mg/kg,以 Cd 计)	
鱼类调味品	≤0.1
3-氯-1,2-丙二醇[a](mg/kg)	
液态调味品	≤0.4
固态调味品	≤0.1

注:[a]仅限于添加水解植物蛋白的产品

3. 微生物限量　水产调味品常用于餐桌直接佐餐,微生物是重要的卫生指标,必须符合《食品安全国家标准 水产调味品》(GB 10133-2014)和《食品安全国家标准 食品中致病菌限量》(GB 29921-2013)的规定。微生物限量应符合表21-6-2的规定。

表 21-6-2 水产调味品的微生物限量

项目	采样方案[a]及限量			
	n	c	m	M
菌落总数	5	2	10 000CFU/g(ml)	100 000CFU/g(ml)
大肠菌群	5	0	10CFU/g(mL)	100CFU/g(mL)
沙门菌	5	0	0	—
金黄色葡萄球菌	5	2	100CFU/g(ml)	10 000CFU/g(ml)
副溶血性弧菌	5	1	100MPN/g(ml)	1000MPN/g(ml)

注:[a]样品的分析及处理按 GB 4789.1 和 GB/T 4789.22 执行。

n 为同一批次产品应采集的样品件数;c 为最大可允许超出 m 值的样品数;m 为微生物指标可接受水平的限量值;M 为微生物指标的最高安全限量值。

（郭　英）

第二十二章

保 健 食 品

第一节 概 述

一、保健食品的定义及基本要求

(一) 保健食品的定义

《食品安全国家标准 保健食品》(GB 16740-2014)将保健食品(health food)定义为声称具有特定保健功能或者以补充维生素、矿物质为目的的食品。即适宜于特定人群食用,具有调节机体功能,不以治疗疾病为目的,并且对人体不产生任何急性、亚急性或者慢性危害的食品。

《中华人民共和国食品安全法实施条例(修订草案送审稿)》再次明确保健食品的定义,保健食品是指声称具有保健功能或者以补充维生素、矿物质等营养物质为目的,能够调节人体功能,不以治疗疾病为目的,含有特定功能成分,适宜于特定人群食用,有规定食用量的食品。

关于保健食品的名称和定义国际上尚未统一。欧洲和美国对声称具有特定保健功能的这类食品称为"健康食品"(health food)、"功能性食品"(functional food)、"膳食补充剂"(dietary supplement)等,日本则称之为"特定保健用食品"(food for specified health use)。

(二) 保健食品的基本要求

保健食品声称保健功能,应当具有科学依据,不得对人体产生急性、亚急性或者慢性危害。这是对保健食品的基本要求。

1. 科学性 保健食品声称保健功能,应当具有科学依据,要建立在科学研究的基础上,有充足的研究数据和科学共识作为支撑,不能随意声称具有保健功能。

2. 安全性 保健食品不得对人体产生急性、亚急性或者慢性危害。与药品不同,保健食品最基本的要求是安全,不允许有任何毒副作用,不得对人体产生任何健康危害。保健食品所使用的原料应当能够保证对人体健康安全无害,符合国家标准和安全要求。国家规定不可用于保健食品的原料和辅料、禁止使用的物品等不得作为保健食品的原料和辅料。

二、保健食品分类

按照食用目的保健食品可以分为功能类产品和营养素补充剂类产品。

(一) 功能类产品

功能类产品以调节人体功能为目的,其功能包括以下 27 类:①增强免疫力;②辅助降血脂;③辅助降血糖;④抗氧化;⑤辅助改善记忆;⑥缓解视疲劳;⑦促进排铅;⑧清咽;⑨辅助降血压;⑩改善睡眠;⑪促进泌乳;⑫缓解体力疲劳;⑬提高缺氧耐受力;⑭对辐射危害有辅助保护功能;⑮减肥;⑯改善生长发育;⑰增加骨密度;⑱改善营养性贫血;⑲对化学性肝损伤的辅助保护作用;⑳祛痤疮;㉑祛黄褐斑;㉒改善皮肤水分;㉓改善皮肤油分;㉔调节肠道菌群;㉕促进消化;㉖通便;㉗对胃黏膜损伤有辅助保护功能。目前同一配方的保健食品最多允许申请两个功能。

（二）营养素补充剂类产品

1. 营养素补充剂定义 营养素补充剂是指以补充维生素、矿物质等营养物质保健功能而不以提供能量为目的的产品。其作用是补充膳食供给的不足,预防营养缺乏和降低发生某些慢性退行性疾病的风险。

国家食品药品监督管理总局负责组织制定《营养素补充剂种类和用量》、《营养素补充剂化合物化合物名单及质量要求》、《营养素补充剂名单及质量要求(婴幼儿类)》、《保健食品允许使用的辅料名单》。

2. 营养素补充剂产品的要求 营养素补充剂产品应当符合以下要求:①营养素的种类和用量应当符合《营养素补充剂种类和用量》的规定;②营养素的化合物种类和质量要求应当符合《营养素补充剂化合物名单及质量要求》的规定。适宜人群为 3 岁以下婴幼儿的营养素补充剂,维生素、矿物质化合物种类和质量要求应当符合《营养素补充剂化合物名单及质量要求(婴幼儿类)》的规定。从食物的可食部分提取的营养素,不得含有达到作用剂量的其他生物活性物质。鼓励保健食品生产企业制定严于国家规定的原料质量要求;③辅料应当仅以满足产品工艺和质量需要或改善产品色、香、味为目的。辅料及其用量应当符合《保健食品允许使用的辅料名单》的规定;④产品主要形式为片剂、胶囊、颗粒剂、粉剂或口服液等。固体制剂每日食用量不得超过 20g,液体制剂每日食用量不得超过 30ml。

三、保健食品特征

（一）保健食品的基本特征

1. 保健食品属于食品的范畴,符合《食品安全法》对食品的基本要求。但是保健食品和普通食品具有明显的区别,是介于普通食品和药品之间的一类特殊食品。

2. 保健食品具有普通食品无法比拟的功效作用,能调节人体的功能。

3. 保健食品不是药品,不以治疗疾病为目的。

（二）保健食品与普通食品的区别

保健食品和普通食品的共性是都能提供人体生存必需的基本营养物质(食品第一功能),都具特定色、香、味、形(食品第二功能)。其主要区别为:

1. 功能声称 保健食品含一定量功效成分(生理活性物质),能调节人体功能,具有特定功能(食品的第三功能),因此允许单个产品声称功能;而普通食品不强调特定功能(食品的第三功能),不允许单个产品声称功能。

2. 适用人群 保健食品浓缩或添加纯度较高的某种生理活性物质,使其在人体内达到发挥作用的浓度,从而具备了食品第三功能,调节人体功能。因此,保健食品一般有特定食用范围,其适用人群为特定的亚健康人群,而普通食品的作用则是维持生存,适用所有人群。

3. 生产原料 《食品安全法》规定列入保健食品原料目录的原料只能用于保健食品生产,不得用于其他食品生产。该法条将保健食品与其他食品进行区别。

4. 法规管理　根据《食品安全法》,保健食品按照"特殊食品"严格监管。

（三）保健食品与药品的区别

药品是治疗疾病的物质,而保健食品的本质仍是食品,虽有调节人体某种功能的作用,但它不是人类赖以治疗疾病的物质。其主要区别为:

1. 功能声称　保健食品声称的功能是降低疾病风险,而药品则是预防、诊断、治疗疾病。

2. 适用人群　保健食品主要适用亚健康人群,调节人体功能,而药品则适用患有特定疾病的人群,主要作用是治疗疾病。

3. 法规管理　《食品安全法》适用保健食品,而《药品法》适用药品。

总之,保健食品是食品的一个种类,具有一般食品的共性,能调节人体的功能,适于特定人群食用,但不能治疗疾病。

四、保健食品标识

（一）基本概念

1. 保健食品标识　是指用以表达产品和企业基本信息的文字、符号、数字、图案等总称,如说明书、标签、标志等。

2. 保健食品标签　是指依附于产品销售包装上的用于识别保健食品特征、功能以及安全警示等信息的文字、图形、符号及一切说明物。

3. 保健食品说明书　是指由保健食品注册人或备案人制作的单独存在的、进一步解释说明产品信息的材料。

4. 保健食品标志　是指统一的依附于产品并足以与其他食品相区分的符号。中国保健食品标志为天蓝色图案,下有保健食品字样,如图 22-1-1。

（二）保健食品标识的内容及要求

1. 保健食品标识的内容　保健食品标识应当注明生产企业信息、产品信息、使用信息、贮存信息以及法律法规规定的其他信息等。

2. 保健食品标识内容的要求

（1）企业信息:标识的企业信息应当包括①依法登记注册的生产企业名称、生产许可证地址、生产许可证编号、生产企业联系方式;②委托生产的保健食品,应当分别标注委托企业及联系方式、受委托企业的名称和地址以及受委托企业的生产许可证编号;③联系方式除标注地址外,还应当标注电话、传真、网络联系方式等内容中的至少一项内容。

图 22-1-1　保健食品标志

（2）产品信息:标识的产品信息应当包括①产品名称,应当由商标名(产品独有的、表明产品区别于其他同类产品的名称)、通用名(采用主要功能性原料命名或其他方式命名)和属性名(采用产品剂型或食品属性命名)组成,保健食品名称不得使用虚假、夸大或绝对化的词语、明示或者暗示治疗作用的词语、明示或者暗示保健功能的词语、人名、地名、汉语拼音、字母及数字,维生素及国家另有规定的含字母及数字的原料除外、除"®"之外的符号、消费者不易理解的词语及地方方言、庸俗或带有封建迷信色彩的词语、人体组织器官等词语、同一申请人申报的不同产品,使用相同通用名和属性名(需要标注颜色、口味、特定人群的除外)、一个产品名称使用多个商标名、未经批准的保健食品名称,或产品名称擅自添加其他商标或者商品名、其他误导消费者的词语,通用名不得使用已经批准注册的药品名称,配方为单一原料并以原料名称命名的除外,或者与已经批准注册的药品名称音、形相似的名称、特定人群名称、功能名称或者与表述产品功能相关的文字、擅自简写原料命名、营养素补充剂产品,以部分维生素或矿物质命名;②原料和辅料,应当按照批准或备案内容与顺序分别列出全部原料和辅料名称。原标准证书内容未包括全部原辅料名称的,应当根据实际生产情况按照加入量的递减顺序分别列出原料和辅料;③功效成分/标志性成分及含量,应当按照标准内容标注功效成分/标志性成分名称、规定单位质量或体积产品中的功效成分/标志性成分含量;④保健功能,应当采用规范的功能名称;⑤保健食品标志,应当为国家食品药品监督管理总局规定的图案;⑥保健食品批准文号或备案登记号,应当为《保健食品注册证书》上载明的批准文号或备案时获得的登记号;⑦产品规格和净含量,产品规格为最小制剂单位质量或体积,净含量为销售包装中所含产品质量或者体积;⑧生产日期和保质期,生产批号;⑨经辐照的保健食品或使用了经辐照原辅料的,应当标示"本产品经辐照"或者"××原料经辐照"内容;⑩营养素补充剂产品应当标示"营养素补充剂"字样,并在保健功能项中标示"补充××营养素";使用了转基因原料的保健食品应当按照有关规定标注;⑪使用了转基因原料的保健食品应当按照有关规定标注。

(3) 使用信息:标识的使用信息应当包括①食用方法及食用量;②适宜人群、不适宜人群;注意事项;③"本品不能代替药物"的声明;④备案产品还应当标示"本品未经食品药品监督管理部门评价"。

(4) 贮存信息:标识的贮存信息应当包括贮藏温度、湿度等贮藏条件、方法的信息。

(5) 其他信息:保健食品标识还应当标注按照法律、法规或者食品安全国家标准规定需要标明的其他事项或信息。

(6) 说明书标签内容:保健食品说明书标签内容要求有①说明书内容应当包括产品名称、原料和辅料、功效成分/标志性成分及含量、保健功能、适宜人群、不适宜人群、食用量与食用方法、规格、保质期、贮藏方法和注意事项等。标签已涵盖说明书全部内容的,可不另附说明书;②保健食品说明书和标签对应的内容应当一致,涉及保健食品批准证书内容的,应与批准内容一致;③保健食品生产经营企业应当加强上市后保健食品的安全性、保健功能的监测,需要对保健食品说明书标签等标识内容进行修改的,应当及时按照规定进行变更。

(7) 被动变更:根据科学研究的进展、新出现的食品安全情况、技术标准规范的改变,国家食品药品监督管理总局也可以要求企业修改保健食品标识内容。企业应当按照国家食品药品监督管理总局有关要求办理标识内容变更的注册或备案。

(三) 保健食品标识的形式要求

1. 印刷要求 保健食品标识内容应当清晰、醒目、持久、易于辨认和识读。

2. 文字要求 保健食品标识内容应当使用国家语言工作委员会公布的规范化汉字,需要同时使用汉语拼音、少数民族文字或者外文的,应当与汉字内容有直接对应关系,且书写准确。

3. 字体要求 标识的文字、符号、数字的字体应当符合以下要求包括①字体高度不得小于1.8mm;②汉语拼音、少数民族文字或者外文,字体应当小于或等于相应的汉字字体;③标识使用除产品名称以外商标的,字体以单字面积计不得大于产品名称字体的二分之一;④不适宜人群、贮藏方法、注意事项、"本品不能代替药物"以及备案产品"本品未经食品药品监督管理部门评价"的声明,应当显著标注,字体大于"适宜人群"字体。

4. 颜色要求　标识的颜色要求包括①字体、背景和底色应当采用对比色，并且亮度对比应当在70%以上；②产品名称中通用名、属性名字体的颜色应当一致；③"本品不能代替药物"、备案产品"本品未经食品药品监督管理部门评价"的声明内容应当采用与周围文字不同、效果更为突出的颜色。

5. 版面要求　保健食品标识版面形式要求包括：①保健食品标志、产品名称和批准文号应当标注在保健食品包装物（容器）上容易被观察到的版面（以下称主要展示版面）；②保健食品标志，应当按照国家食品药品监督管理总局规定的图案等比例标注在版面的左上方，清晰易识别。当版面的表面积大于100cm²时，保健食品标志最宽处的宽度不得小于2cm。当版面的表面积小于等于100cm²时，保健食品标志最宽处的宽度不得小于1cm。保健食品批准文号应当标注在保健食品标志下方，并与保健食品标志相连，清晰易识别；③不适宜人群、有特殊要求的贮藏方法、注意事项、"本品不能代替药物"以及备案产品"本品经食品药品监督管理部门备案"的声明，应当紧邻"适宜人群"并列在其后标注；④产品净含量及规格应当在主要展示版面标注，且应当与主要展示版面的底线相平行；⑤营养素补充剂产品，应当在主要展示版面的产品名称附近标注"营养素补充剂"；⑥经辐照保健食品，应当在主要展示版面的产品名称附近标注"本品经辐照"。

6. 保健食品标识标注内容要求　保健食品标识标注的内容应当符合以下要求：①销售包装最大表面面积小于10cm²的，应当至少标注保健食品标志、产品名称、批准文号、规格、保质期、注意事项、贮存条件、生产企业、生产许可证编号、产品标准、生产日期、生产批号；②非单独销售的包装至少应当标注保健食品名称、净含量、生产日期、生产企业名称；③一个销售单元包装中含有不同产品、多个独立包装可单独销售的产品，每件独立包装的标识应当分别标注；④若外包装易于开启识别或透过外包装能清晰识别内包装物上标注内容的，可不在外包装物上重复标注相应内容；⑤销售包装内含有多个独立可单独销售产品包装时，在标注净含量的同时还应当标注单独小包装规格。当单件小包装产品标注的生产日期及保质期不同时，外包装上标注的保质期应当按最早到期的单件小包装产品计算；外包装上标注的生产日期应当为最早生产的单件小包装的生产日期；⑥功效成分或者标志性成分及含量，以每100g或100ml或最小制剂单位的产品标示其含量；⑦产品规格应当按照最小制剂单位标注，如：g/片、g/粒、ml/瓶；⑧生产日期和保质期应当按年、月、日或者年、月的顺序标注日期，如果不按此顺序标注，应注明日期标注顺序。保质期可标示为"××个月"。

7. 免费使用商品　供消费者免费使用的保健食品，其标识规定与生产销售的产品一致。

8. 计量单位要求　计量单位应当采用国家法定计量单位。

9. 面积计算要求　版面面积和包装表面积按照国家有关规定计算。

10. 标签标识不得存在下列情形　①与包装物（容器）分离；②印字脱落或者粘贴不牢等现象；③以剪切、涂改等方式进行修改或者补充；④擅自变更可能影响产品安全、功能的内容。

11. 标签标识不得标注下列内容　①明示或者暗示具有预防、治疗疾病作用的内容；②虚假、夸大、使消费者误解或者欺骗性的文字或者图形；③"××监制"、"××合作"、"××推荐"等非生产企业信息的内容；④具有欺骗性、夸大宣传的描述以及违反广告法、商标法的内容；⑤虚假夸大标注原辅料、功效成分/标志性成分及含量、保健功能的；⑥伪造、冒用他人名称、地址的；⑦封建迷信、色情、违背科学常识的内容；⑧法律法规和标准规范禁止标注的内容。

第二节 保健食品的历史沿革

一、行业发展历程

祖国医学中有"药食同源"的理论,自古以来就有各类药酒、药膳等饮食养生习俗,传统的养生概念扩展、衍生出现代意义上的保健食品。我国保健食品行业始于 20 世纪 80 年代,其发展历程主要经过了自发起步、快速发展、发展低谷、全新发展和标准规范的过程,由"发展中规范"向"规范中发展"转变,呈现螺旋上升态势。

(一) 自发起步阶段(1980—1986 年)

中国保健品产业形成的里程碑阶段。保健品主要是以滋补品类为主,主要以蜂王浆、维生素剂各种营养口服液为主,而且凡是保健品厂生产的宣传具有辅助治疗作用的产品均被称为保健品,无保健食品和保健药品之分。保健品生产经营企业自身的生产技术、管理水平和市场营销,以及消费者对保健食品的认同程度,都处于较低水平。1984 年保健品生产经营企业 100 家左右,上市的保健食品已达 1000 个左右,年销售额约 16 亿元人民币,保健品产业初具规模。同年,中国保健食品协会和中国保健食品科技学会成立。

(二) 快速发展阶段(1987—1994 年)

中国保健食品产业第一个高速发展阶段。1987 年,以杭州保灵为代表的蜂王浆产品拉开了我国保健食品市场的帷幕。同年,卫生部发布《中药保健药品的管理规定》,指出各省级卫生行政部门可以审批中药保健药品,我国"药健字"制度开始施行。1988 年,广东太阳神集团有限公司、杭州娃哈哈集团有限公司分别以"生物健口服液"和"哇哈哈儿童营养液"掀起国内保健食品市场的第一轮消费热潮。1989 年,"振华851"的畅销给我国保健品市场的消费热潮又增添新的活力。1990 年,沈阳飞龙以"飞燕减肥茶"起步,并凭借"延生护宝液"在保健食品市场上崭露头角。1991 年巨人集团开发的"脑黄金"掀起了保健食品市场发展的一个高潮。1992 年,深圳太太保健食品有限公司"太太口服液"迅速红遍中国。1993 年,马家军为"中华鳖精"作形象代言,带动了保健食品市场继续升温。1994 年,红桃 K 技术工艺列入国家科委火炬计划项目,"三株口服液"在济南问世。在这一阶段,由于保健食品高额利润和相对较低的政策壁垒、技术壁垒,商家都关注这一行业,保健食品生产厂家已由最初不到 100 家增加至 3000 多家。保健品市场上产品质量良莠不齐,虚假广告、保健品价格昂贵,产品类同、品种泛滥高达 2.8 万种,年产值达 300 多亿元。

(三) 发展低谷阶段(1995—1998 年)

1995 年和 1996 年间,《食品卫生法》、《保健食品管理办法》、《保健食品评审技术规程》和《保健食品功能学评价程序和方法》,相继颁布,保健食品纳入法制管理,建立在广告宣传和庞大的营销攻势基础上的保健食品产业在规范中经历了一个漫长的低谷期。1995 年,益生堂"三蛇胆胶囊"被指控混淆了食品与药品的广告用语而被罚款 6 万元。卫生部对 212 种口服液进行抽查,宣布合格率仅 30%,保健食品市场开始从顶峰滑落,生产企业减少到不足 1000 家,年产值跌至 100 多亿元。1997 年原国家技术监督局实施《保健(功能)食品通用标准》。面对更加严格规范的技术标准,不少保健食品企业因无法达标而大量退出这个产业。这一阶段,国家对保健食品开始实行规范管理,消费者对保健食品的信任危机导致保健食品市场在经历短暂的繁荣后,随即就开始出现大幅滑坡。这说明保健食品行业是一个需要高技术含量,高水平生产管理的行业,只有这样的基础,才能健康发展。

(四) 发展中规范阶段(1999—2008 年)

1999 年,太阳神推出"风景减肥胶囊"。同年 7 月,无锡健特药业的"脑白金"问世,以独特营销模式热销市场,并再次掀起保健食品市场销售热潮。1999 年 10 月,卫生部下发了禁止保健食品夸大宣传的紧急通知。从 2000 年 5 月开始,卫生部展开了对保健食品市场的整顿工作,这一年,生产厂家恢复到 3000 多家,年产值超过 500 亿元,企业数量和年产值都达到了历史最高点。2001 年脑白金仅 1 月份单品销量就高达 2 个多亿元,创下了中国保健食品产业单品单月的销售新纪录。2002 年安利纽崔莱销量高达 30 亿元,占中国保健食品总销售量的 1/6,成为中国保健品市场的领军企业,从此掀起一股营养补充剂类保健食品的竞争热潮。虽然如此,自 2000 年开始,保健食品行业连续出现负面事件,使保健食品行业再次面临"信任危机",2001 年和 2002 年保健食品销售额持续下降。

2003 年一场突如其来的"非典",在给人们带来恐慌的同时,使我国保健食品市场规模在经历多年连续下跌的情况下,奇迹般地大幅度提升,保健食品销售额出现了较大幅度的增长。同年 5 月,卫生部颁布实施《保健食品检验与评价技术规范》新标准。6 月,保健食品审批职能由卫生部移交国家食品药品监督管理局。为进一步提高保健食品入市门槛,国家食品药品监督管理局取消了保健食品注册终身制,开始实行五年一审批的动态管理。10 月,中国保健食品协会被民政部注销,原保健科技协会更名为中国保健协会,成为新的保健行业协会。2005 年连续发布《保健食品注册管理办法(试行)》、《直销管理条例》、《保健食品广告审查暂行规定》等多项法规和部门规章,从准入、生产到流通三大环节的政策框架基本建立。中国保健协会从 2006 年开始制定保健食品有关的标准,国家从企业注册、GMP 认证、市场监管、直销管理等方面采取新措施加强保健食品规范化管理。2007 年的"诚信年"活动,不仅提升了保健食品企业的公信力,而且还关注慈善事业、民生发展。互联网的普及促使保健食品企业营销模式开始低调转型,这种转型,给保健食品产业带来了又一次的繁荣。据统计截止到 2007 年底,我国已审批保健食品 8900 多种,年产值达 1000 多亿元。

(五) 规范中发展阶段(2009 年—至今)

2009 年,《食品安全法》的实施给整个保健食品行业带来新的机遇,更加有利于市场和行业的规范与健康发展。保健食品企业加强自律,严格执行法规,采用高于国家标准的要求规范企业各个环节,同时,以互联网为代表的新的交易购物方式日渐成熟,并显现出强大的生命力。这种变化不仅使业内企业重新振作起来,而且吸引了外部资本的高度关注和快速进入。据测算,2010 年,保健食品的产业规模超过 1600 亿元。2010 年,中国将保健食品发展纳入国家食品工业"十二五"发展规划,指出大力发展天然、绿色、环保、安全有效的食品、保健食品和特殊膳食食品,以及用于补充人体维生素、矿物质的营养素补充剂;结合传统养生保健理论,充分利用我国特有动植物资源和技术开发具有民族特色和新功能的保健食品,到 2015 年,营养与保健食也品产值达到 1 万亿元,年均增长 20%,我国保健食品行业将走上稳步、有序、快速发展的轨道。

2015 年新修订的《中华人民共和国食品安全法》再次加强保健食品的管理规定,有利于整肃保健食品非法生产、非法经营、非法添加和非法宣传等乱象,助推保健食品行业规范发展,也有助于消费者科学选择、理性消费保健食品。

二、法规标准体系的沿革历程

（一）法规的沿革历程

从《中华人民共和国食品卫生法》、《保健食品管理办法》、《保健食品注册管理办法（试行）》、《食品安全法》到新修订的《食品安全法》和《保健食品注册与备案管理办法》，我国保健食品监督管理的法制建设不断完善。

保健食品最初没有法律地位，1987年卫生部颁布《中药保健药品的管理规定》，对中药保健药品进行受理审批。1990年卫生部颁布《新资源卫生管理办法》，以新资源食品的形式进行管理。

1995年10月30日颁布的《食品卫生法》，首次赋予保健食品的法律地位，将保健食品的生产经营纳入了法制化管理轨道，明确了保健食品的卫生管理要求和法律责任。

1996年3月15日，根据《食品卫生法》的有关规定，卫生部发布了《保健食品管理办法》，并于同年6月1日起正式实施。《保健食品管理办法》是《食品卫生法》有关健康食品部分的具体实施办法，对保健食品的定义、申报要求、审批程序和保健食品的生产、经营、标签、说明书及广告内容、监督、管理等作了详细的说明和严格的规定。

根据《食品卫生法》和《保健食品管理办法》，卫生部陆续制定并发布实施了一系列规章和规范性文件以及标准，对《食品卫生法》和《保健食品管理办法》进行细化和补充。

1996年国务院14号文件《国务院办公厅关于继续整顿和规范药品生产经营秩序加强药品管理工作的通知》中，限定1996年5月25日停止保健药品审批。同年7月18日，卫生部颁布《保健食品通用卫生要求》、《保健食品功能学评价程序和检验方法》（卫监发［1996］38号）及《保健食品标识规定》，规定了保健食品感官、理化指标、微生物指标、功能要求及标识方法，并确定保健食品可申报12项保健功能和保健食品评价的统一程序和检验方法。

1997年5月1日，原国家技术监督局发布的强制性国家标准《保健（功能）食品通用标准》（GB 16740-1997）正式实施。7月1日，《卫生部关于保健食品管理中若干问题的通知》（卫监发［1997］第38号）规定保健食品功能在原先12项基础上增加12种功能声称，为24项功能声称。

1998年5月26日，卫生部发布《保健食品功能学评价程序和检验方法》修订项目（卫监发［1998］第23号），对免疫调节等5项功能进行修订。

1999年1月1日卫生部发布的《保健食品良好生产规范》（GB 17405-1998）正式实施。这些法规和标准的实施解决了当时保健食品市场质量参差不齐的混乱局面，对保健食品质量、生产、销售环节进行规范，进一步加强对保健食品法制化管理。1999年3月15日卫生部颁布了《卫生部健康相关产品评审委员会章程》、《卫生部健康相关产品检验机构工作制度》、《卫生部健康相关产品检验机构认定与管理办法》、《卫生部健康相关产品审批工作人员守则》。3月26日颁布了《卫生部健康相关产品审批工作程序》，4月13日颁布了《卫生部保健食品申报与受理规定》等系列规章和规范性文件，基本构建了保健食品审批框架，解决审批机制问题。

2000年1月14日，卫生部发布的《卫生部关于调整保健食品功能受理和审批范围的通知》，取消了2项功能，允许申报的保健食品功能声称为22项。2000年3月，原国家药监局发布《关于开展中药保健药品整顿工作的通知》，全面启动中药保健药品的整顿工作，"药健字"字号退出保健品市场。

2001年3月23日卫生部颁布《真菌类保健食品评审规定》、《益生菌类保健食品评审规定》，以规范真菌类和益生菌类保健食品评审工作，确保保健食品的食用安全。6月7日，卫生部颁布《卫生部关于限制以野生动物及其产品为原料生产保健食品的通知》。7月5日，《卫生部关于限制以甘草、麻黄草、苁蓉和雪莲及其产品为原料生产保健食品的通知》。9月14日，卫生部颁布的《卫生部关于不再审批以熊胆粉和肌酸为原料生产的保健食品的通告》。

2002年1月23日，卫生部颁布《卫生部关于印发核酸类保健食品评审规定的通知》。2月28日，卫生部颁布《卫生部关于进一步规范保健食品原料管理的通知》。4月14日，卫生部颁布《卫生部关于印发以酶制剂等为原料的保健食品评审规定的通知》，公布了可用及禁用于保健食品的物品名单，在源头上控制了保健食品产品食用安全性。

2003年2月14日，卫生部颁布《卫生部关于印发<保健食品检验与评价技术规范>(2003版)的通知》(卫监发[2003]42号)，规定保健食品功能声称为27项，沿用至今。《保健食品检验与评价技术规范(2003版)》为我国保健食品市场健康有序发展发挥重要作用。

2003年根据国务院机构改革方案和《国务院办公厅关于印发国家食品药品监督管理局主要职责内设机构和人员编制规定的通知》(国发办[2003]31号)，原由卫生部承担的保健食品审批职能划转国家食品药品监督管理局。2004年6月正式启动"国食健字"保健食品注册审评工作。

2005年4月30日，《保健食品注册管理办法(试行)》经国家食品药品监督管理局局务会审议通过，自2005年7月1日起施行，同时《保健食品管理办法》废止。针对保健食品行业存在的问题，国家严把保健食品准入关，强化保健食品的审评，将保健食品改革为注册管理制度。国家食品药品监督管理局不仅出台了《保健食品注册管理办法》，还加强了保健食品的广告审查，颁布了保健食品命名、产品现场核查、营养素补充剂申报与审评等一系列部门规章，保障了注册制度的顺利实施。

2005年5月20日，根据《保健食品注册管理办法(试行)》，为规范、统一营养素补充剂等申报与评审行为，国家食品药品监督管理局又制定了《营养素补充剂申报与评审规定(试行)》、《真菌类保健食品申报与审评规定(试行)》、《益生菌类保健食品申报与审评规定(试行)》、《核算类保健食品申报与审评规定(试行)》、《野生动植物类保健食品申报与审评规定(试行)》、《氨基酸螯合物等保健食品申报与审评规定(试行)》、《应用大孔吸附树脂分离纯化工艺生产的保健食品申报与审评规定(试行)》、《保健食品申报与审评补充规定(试行)》8个与保健食品申报与审批相关的规定，以及《保健食品注册申报资料项目要求》、《保健食品样品试制和试验现场的核查规定》，进一步补充完善《保健食品注册管理办法》，上述规定于2005年7月1日起正式实施。

2009年，新颁布的《食品安全法》和《食品安全法实施条例》规定对保健食品实行严格监管。仅原则规定对保健食品实行严格监管，具体管理办法由国务院规定。由于《保健食品监督管理条例》未能出台，导致保健食品行政许可法律地位不明，生产许可、监管法规缺失、注册与监管脱节。

为此，国家食品药品监督管理局加强了对保健食品功能性和安全性等技术的规范要求，对再注册技术审评要点、产品技术要求规范、注册申报资料项目要求补充等出台了部门规章和规范性文件,制定了《保健食品审评专家管理办法》,规范强化专家学者的职能。

2011年在保健食品注册检验方面配套了复核检验管理办法、复核检验规范、注册检验机构遴选管理办法和规范等。

2015年修订的《食品安全法》,明确保健食品立法地位,确立保健食品实行注册和备案相结合的基本管理制度,为实施注册制度改革,健全监管法规体系奠定基础。

为了贯彻落实新《食品安全法》有关保健食品产品注册与备案管理的新模式和新要求,进一步落实行政审批制度改革精神,规范和加强保健食品注册备案管理工作,2016年3月1日,国家食品药品监督管理总局出台《保健食品注册与备案管理办法》,进一步强调了将保健食品产品上市的管理模式由原来的单一注册制调整为注册与备案相结合的管理模式。

(二) 标准化工作情况

1. 国家标准　《食品安全国家标准　保健食品》(GB 16740-2014)代替《保健(功能)食品通用标准》(GB 16740-1997)于2015年5月24日实施,适用于各类保健食品,为保证该类产品质量提供了依据。该标准与GB 16740-1997相比,标准名称修改为"食品安全国家标准　保健食品",修改了范围、术语和定义、技术要求、标签标识的要求,删除了产品分类、基本原则、试验方法。《食品安全国家标准　保健食品》(GB 16740-2014)是中国监管保健食品类食品质量的强制性国家标准,该类标准还有《保健食品良好生产规范》(GB 17405-1998)、《食品安全国家标准　保健食品中α-亚麻酸、二十碳五烯酸、二十二碳五烯酸和二十二碳六烯酸的测定》(GB 28404-2012)等。

保健食品国家标准除了上述强制性国家标准,还有推荐性国家标准,诸如《保健食品中大豆异黄酮的测定方法　高效液相色谱法》(GB/T 23788-2009)、《保健食品中维生素 B_{12} 的测定(GB/T 5009. 217-2008)、《保健食品中葛根素的测定》(GB/T 22251-2008)、《保健食品中绿原酸的测定》(GB/T 22250-2008)等一系列保健食品中营养素和功能因子检测方法的标准。

2. 行业标准　产品的差异化是保健食品企业在与对手竞争中获得优势的重要手段,因此有些保健食品虽然功能相同,但配方相同的产品很少,产品缺乏可比性,保健食品制定统一行业标准有难度。虽然如此,制定出中国保健食品行业规范化、科学实用性、法律化的行业标准势在必行。目前保健食品行业标准主要有《保健食品中六价铬的测定　离子色谱-电感耦合等离子体质谱法》(SN/T 2210-2008)、《进口保健(功能)食品检验规程》(SN/T 1568-2005)、《进口保健食品中伐地那非、西地那非、他达那非的检测方法　液相色谱-质谱/质谱法》(SN/T 1951-2007)、《出口保健茶检验通则》(SN/T 0797-1999)等项目。

中国保健食品的国家标准和行业标准主要是关于试验与检验以及生产经营等方面,其他方面的标准仍然是借鉴或采用普通食品标准的国家标准或行业标准。保健食品的质量标准在国家标准或行业标准方面存在着较严重的缺失,从而制约了统一制定保健食品质量标准的进程。目前,中国保健食品质量标准仍是保健食品生产企业按照国家法律法规,在研发保健食品过程中收集有关文献资料,整理分析,确定各项参数,并进行一定的试验验证,在综合研究的基础上编写的企业标准。

第三节　保健食品的管理现状

一、保健食品注册

（一）定义

保健食品注册，是指食品药品监督管理部门根据注册申请人申请，依照法定程序、条件和要求，对申请注册的保健食品的安全性、保健功能和质量可控性等相关申请材料进行系统评价和审评，并决定是否准予其注册的审批过程。

（二）保健食品原料目录

保健食品原料直接关系到保健食品产品的质量、保健食品行业的健康发展以及消费者的切身利益，因此保健食品原料采购和使用管理对确保保健食品质量安全至关重要。

为规范保健食品原料管理，根据《中华人民共和国食品卫生法》，《卫生部关于进一步规范保健食品原料管理的通知》（卫法监发〔2002〕51号）发布了三个名单：《既是食品又是药品的物品名单》、《可用于保健食品的物品名单》和《保健食品禁用物品名单》。规定：①申报保健食品中涉及的物品（或原料）是我国新研制、新发现、新引进的无食用习惯或仅在个别地区有食用习惯的，按照《新资源食品卫生管理办法》的有关规定执行；②申报保健食品中涉及食品添加剂的，按照《食品添加剂卫生管理办法》的有关规定执行；③申报保健食品中涉及真菌、益生菌等物品（或原料）的，按照我部印发的《卫生部关于印发真菌类和益生菌类保健食品评审规定的通知》（卫法监发【2001】84号）执行；④申报保健食品中涉及国家保护动植物等物品（或原料）的，按照我部印发的《卫生部关于限制以野生动植物及其产品为原料生产保健食品的通知》（卫法监发【2001】160号）、《卫生部关于限制以甘草、麻黄草、苁蓉和雪莲及其产品为原料生产保健食品的通知》（卫法监发【2001】188号）、《卫生部关于不再审批以熊胆粉和肌酸为原料生产的保健食品的通告》（卫法监发【2001】267号）等文件执行；⑤申报保健食品中含有动植物物品（或原料）的，动植物物品（或原料）总个数不得超过14个。如使用《既是食品又是药品的物品名单》之外的动植物物品（或原料），个数不得超过4个，使用《既是食品又是药品的物品名单》和《可用于保健食品的物品名单》之外的动植物物品（或原料），个数不得超过1个，且该物品（或原料）应参照《食品安全性毒理学评价程序》（GB 15193.1-1994）中对食品新资源和新资源食品的有关要求进行安全性毒理学评价。⑥以普通食品作为原料生产保健食品的，不受限制。

2015年新修订的《食品安全法》对保健食品的监督管理实行注册与备案双轨制，保健食品原料目录是保健食品实施注册或者备案管理的重要依据。保健食品原料目录是指经安全性评价和功能性评价，可用于保健食品的物质及其对应的相关信息列表，分为补充维生素、矿物质等营养物质的原料目录和其他保健功能的原料目录，主要内容包括原料名称、配伍、用量、允许声称的保健功能、质量标准、功效成分和检验方法及相关说明等。目录中的"原料"不再是单一物质，而是产生某一功效的单一物质或者是多种物质的组合、配伍。用量是指保证保健食品安全性和具备相应保健功能应当达到的最低和最高限量。保健食品原料目录从单一物质的名单扩充为包括原料名称、用量和对应的功效的完整目录，以保障产品的安全和保健功能。列入保健食品原料目录的原料及用量和对应的功效只能用于保健食品生产,不能用于其他食品生产。

保健食品原料目录由国务院食品药品监督管理部门会同国务院卫生行政部门、国家中医药管理部门制定、调整并公布。为规范保健食品原料目录管理,依法开展保健食品备案管理工作,国家食品药品监督管理总局组织起草了保健食品原料目录(第一批)—保健食品中营养补充剂原料目录。

(三) 保健食品功能目录

新修订《食品安全法》规定保健食品声称保健功能应当具有科学依据,科学合理的功能声称有利于保健食品行业健康发展,便于消费者理解和正确选择保健食品,同时也可以解决保健食品虚假宣传等问题。

保健食品功能目录是指经过系统评价和验证、具有明确的评价方法和判定标准、允许保健食品声称的保健功能信息列表,包括保健功能名称及说明等,由国务院食品药品监督管理部门会同国务院卫生行政部门、国家中医药管理部门制定、调整并公布。保健食品功能目录拟进行动态管理,即每种保健食品功能经过系统评价和验证,具有明确的评价方法和判定标准,即可纳入保健食品功能目录,实现保健食品的每个功能有一个科学、严谨、通俗、易懂的释义,并改进提高保健功能学评价方法。

(四) 保健食品注册的范围及申请人主体

1. 生产和进口下列产品应当申请保健食品注册:①使用保健食品原料目录以外的原料(简称目录外原料)的保健食品;②首次进口的保健食品(属于补充维生素、矿物质等营养物质的保健食品除外);③首次进口的保健食品是指同一国家、同一企业、同一配方申请中国境内上市销售的保健食品。

2. 产品声称的保健功能应当已经列入保健食品功能目录。

3. 国产保健食品注册申请人应当是在中国境内登记的法人或者其他组织;进口保健食品注册申请人应当是上市保健食品的境外生产厂商。申请进口保健食品注册的,应当由其常驻中国代表机构或者由其委托中国境内的代理机构办理。境外生产厂商是指产品符合所在国(地区)上市要求的法人或者其他组织。

(五) 保健食品注册应当提交的材料

依法应当注册的保健食品,注册时应当提交保健食品的研发报告、产品配方、生产工艺、安全性和保健功能评价、标签、说明书等材料及样品,并提供相关证明文件。具体材料如下:

1. 保健食品注册申请表,以及申请人对申请材料真实性负责的法律责任承诺书。

2. 注册申请人主体等级证明文件复印件。

3. 产品研发报告,包括研发人、研发时间、研发过程、中试规模以上的验证数据,目录外原料及产品安全性、保健功能、质量可控性的论证报告和相关科学依据,以及根据研发结果综合确定的产品技术要求等。

4. 产品配方材料,包括原料和辅料的名称及用量、生产工艺、质量标准,必要时还应当按照规定提供原料使用依据、使用部位的说明、检验合格证明、品种鉴定报告等。

5. 产品生产工艺材料,包括生产工艺流程简图及说明,关键工艺控制点及说明。

6. 安全性和保健功能评价材料,包括目录外原料及产品的安全性、保健功能试验评价材料,人群食用评价材料;功效成分或者标志性成分、卫生学、稳定性、菌种鉴定、菌种毒力等试验报告,以及涉及兴奋剂、违禁药物成分等检测报告。

7. 直接接触保健食品包装材料种类、名称、相关标准等。

8. 产品标签、说明书样稿;产品名称中的通用名与注册的药品名称不重名的检索材料。

9. 三个最小销售包装样品。

10. 其他与产品注册审评相关的材料。

11. 申请首次进口保健食品注册,除提交上述材料外,尚需提交以下材料:①产品生产国(地区)政府主管部门或者法律服务机构出具的注册申请人为上市保健食品境外生产厂商的资质证明文件;②产品生产国(地区)政府主管部门或者法律服务机构出具的保健食品上市销售一年以上的证明文件,或者产品境外销售以及人群食用情况的安全性报告;③产品生产国(地区)政府主管部门或者法律服务机构出具的保健食品上市销售一年以上的证明文件,或者产品境外销售以及人群食用情况的安全性报告;④产品在生产国(地区)上市的包装、标签、说明书实样。

12. 由境外注册申请人常驻中国代表机构办理注册事务的,应当提交《外国企业常驻中国代表机构登记证》及其复印件;境外注册申请人委托境内的代理机构办理注册事项的,应当提交经过公证的委托书原件以及受委托的代理机构营业执照复印件。

(六)保健食品注册受理要求

保健食品注册受理机构收到申请材料后,应当根据下列情况分别做出处理:

1. 申请事项依法不需要取得注册的,应当即时告知注册申请人不受理。

2. 申请事项依法不属于国家食品药品监督管理总局职权范围的,应当即时做出不予受理的决定,并告知注册申请人向有关行政机关申请。

3. 申请材料存在可以当场更正的错误的,应当允许注册申请人当场更正。

4. 申请材料不齐全或者不符合法定形式的,应当当场或者在 5 个工作日内一次告知申请人需要补正的全部内容,逾期不告知的,自收到申请材料之日起即为受理。

5. 申请事项属于国家食品药品监督管理总局职权范围,申请材料齐全、符合法定形式,注册申请人按照要求提交全部补正申请材料的,应当受理注册申请。受理或者不予受理注册申请,应当出具加盖国家食品药品监督管理总局行政许可受理专用章和注明日期的书面凭证。

6. 受理机构应当在受理后 3 个工作日内将申请材料一并送交审评机构。

(七)保健食品注册审评要求

1. 审评机构应当组织审评专家对申请材料进行审查,并根据实际需要组织查验机构开展现场核查,组织检验机构开展复核检验,在 60 个工作日内完成审评工作,并向国家食品药品监督管理总局提交综合审评结论和建议。特殊情况下需要延长审评时间的,经审评机构负责人同意,可以延长 20 个工作日,延长决定应当及时书面告知申请人。

2. 审评机构应当组织对申请材料中的下列内容进行审评,并根据科学依据的充足程度明确保健功能声称的限定用语。

(1)产品研发报告的完整性、合理性和科学性。

(2)产品配方的科学性,及产品安全性和保健功能。

(3)目录外原料及产品的生产工艺合理性、可行性和质量可控性。

（4）产品技术要求和检验方法的科学性和复现性。

（5）标签、说明书样稿主要内容以及产品名称的规范性。

3. 审评机构在审评过程中可以调阅原始资料。审评机构认为申请材料不真实、产品存在安全性或者质量可控性问题，或者不具备声称的保健功能的，应当终止审评，提出不予注册的建议。

4. 审评机构认为需要开展现场核查的，应当及时通知查验机构按照申请材料中的产品研发报告、配方、生产工艺等技术要求进行现场核查，并对下线产品封样送复核检验机构检验。

5. 保健食品审评涉及的试验和检验工作应当由国家食品药品监督管理总局选择的符合条件的食品检验机构承担。

6. 核查报告认为申请材料不真实、无法溯源复现或者存在重大缺陷的，审评机构应当终止审评，提出不予注册的建议。复核检验结论认为测定方法不科学、无法复现、不适用或者产品质量不可控的，审评机构应当终止审评，提出不予注册的建议。

7. 审评机构认为申请材料真实，产品科学、安全、具有声称的保健功能，生产工艺合理、可行和质量可控，技术要求和检验方法科学、合理的，应当提出予以注册的建议。

8. 审评机构提出不予注册建议的，应当同时向注册申请人发出拟不予注册的书面通知。注册申请人对通知有异议的，应当自收到通知之日起 20 个工作日内向审评机构提出书面复审申请并说明复审理由。复审内容仅限于原申请事项及申请材料。审评机构应当自受理复审申请之日起 30 个工作日内做出复审决定。改变不予注册建议的，应当书面通知注册申请人。

9. 审评机构做出综合审评结论及建议后，应当在 5 个工作日内报送国家食品药品监督管理总局。

10. 国家食品药品监督管理总局应当自受理之日起 20 个工作日内对审评程序和结论的合法性、规范性以及完整性进行审查，并做出准予注册或者不予注册的决定。

11. 现场核查、复核检验、复审所需时间不计算在审评和注册决定的期限内。

12. 国家食品药品监督管理总局做出准予注册或者不予注册的决定后，应当自做出决定之日起 10 个工作日内，由受理机构向注册申请人发出保健食品注册证书或者不予注册决定。

13. 注册申请人对国家食品药品监督管理总局做出不予注册的决定有异议的，可以向国家食品药品监督管理总局提出书面行政复议申请或者向法院提出行政诉讼。

14. 保健食品注册人转让技术的，受让方应当在转让方的指导下重新提出产品注册申请，产品技术要求等应当与原申请材料一致。审评机构按照相关规定简化审评程序。符合要求的，国家食品药品监督管理总局应当为受让方核发新的保健食品注册证书，并对转让方保健食品注册予以注销。受让方除提交注册申请材料外，还应当提交经公证的转让合同。

（八）保健食品注册查验要求

1. 查验机构应当自接到通知之日起 30 个工作日内完成现场核查，并将核查报告送交审评机构。

2. 复核检验机构应当严格按照申请材料中的测定方法以及相关说明进行操作，对测定方法的科学性、复现性、适用性进行验证,对产品质量可控性进行复核检验,并应当自接受委托之日起 60 个工作日内完成复核检验,将复核检验报告送交审评机构。

3. 首次进口的保健食品境外现场核查和复核检验时限,根据境外生产厂商的实际情况确定。

(九) 保健食品注册变更和延续

1. 保健食品注册证书及其附件所载明内容变更的,应当由保健食品注册人申请变更并提交书面变更的理由和依据。注册人名称变更的,应当由变更后的注册人申请变更。

2. 已经生产销售的保健食品注册证书有效期届满需要延续的,保健食品注册人应当在有效期届满 6 个月前申请延续。获得注册的保健食品原料已经列入保健食品目录,并符合相关技术要求,保健食品注册人申请变更注册,或者期满申请延续注册的,应当按照备案程序办理。

3. 申请变更国产保健食品注册的,除提交保健食品注册变更申请表(包括申请人对申请材料真实性负责的法律责任承诺书)、注册申请人主体登记证明文件复印件、保健食品注册证书及其附件的复印件外,还应当按照下列情形分别提交材料:

(1) 改变注册人名称、地址的变更申请,还应当提供该注册人名称、地址变更的证明材料。

(2) 改变产品名称的变更申请,还应当提供拟变更后的产品通用名与已经注册的药品名称不重名的检索材料。

(3) 增加保健食品功能项目的变更申请,还应当提供所增加功能项目的功能学试验报告。

(4) 改变产品规格、保质期、生产工艺等涉及产品技术要求的变更申请,还应当提供证明变更后产品的安全性、保健功能和质量可控性与原注册内容实质等同的材料、依据及变更后 3 批样品符合产品技术要求的全项目检验报告。

(5) 改变产品标签、说明书的变更申请,还应当提供拟变更的保健食品标签、说明书样稿。

4. 申请延续国产保健食品注册的,应当提交下列材料:

(1) 保健食品延续注册申请表,以及申请人对申请材料真实性负责的法律责任承诺书;

(2) 注册申请人主体登记证明文件复印件;

(3) 保健食品注册证书及其附件的复印件;

(4) 经省级食品药品监督管理部门核实的注册证书有效期内保健食品的生产销售情况;

(5) 人群食用情况分析报告、生产质量管理体系运行情况的自查报告以及符合产品技术要求的检验报告。

5. 申请进口保健食品变更注册或者延续注册的,除提交上述材料,还应该提交保健食品注册应当提交的相关材料。

6. 变更申请的理由依据充分合理,不影响产品安全性、保健功能和质量可控性的,予以变更注册;变更申请的理由依据不充分、不合理,或者拟变更事项影响产品安全性、保健功能和质量可控性的,不予变更注册。

7. 申请延续注册的保健食品的安全性、保健功能和质量可控性符合要求的,予以延续注册。申请延续注册的保健食品的安全性、保健功能和质量可控性依据不足或者不再符合要求,在注册证书有效期内未进行生产销售的,以及注册人未在规定时限内提交延续申请的,不予延续注册。

8. 接到保健食品延续注册申请的食品药品监督管理部门应当在保健食品注册证书有效期届满前做出是否准予延续的决定。逾期未做出决定的,视为准予延续注册。

9. 准予变更注册或者延续注册的,颁布新的保健食品注册证书,同时注销原保健食品注册证书。

10. 保健食品变更注册与延续注册的程序未作规定的,可以适用保健食品注册的相关规定要求。

（十）保健食品注册证书的要求

1. 保健食品注册证书应当载明产品名称、注册人名称和地址、注册号、颁发日期及有效期、保健功能、功效成分或者标志性成分及含量、产品规格、保质期、适宜人群、不适宜人群、注意事项。保健食品注册证书附件应当载明产品标签、说明书主要内容和产品技术要求等。产品技术要求应当包括产品名称、配方、生产工艺、感官要求、鉴别、理化指标、微生物指标、功效成分或者标志性成分含量及检测方法、装量或者重量差异指标(净含量及允许负偏差指标)、原辅料质量要求等内容。

2. 保健食品注册证书有效期为 5 年。变更注册的保健食品注册证书有效期与原保健食品注册证书有效期相同。

3. 国产保健食品注册号格式为:国食健注 G+4 位年代号+4 位顺序号;进口保健食品注册号格式为:国食健注 J+4 位年代号+4 位顺序号。

4. 保健食品注册有效期内,保健食品注册证书遗失或者损坏的,保健食品注册人应当向受理机构提出书面申请并说明理由。因遗失申请补发的,应当在省、自治区、直辖市食品药品监督管理部门网站上发布遗失声明;因损坏申请补发的,应当交回保健食品注册证书原件。国家食品药品监督管理总局应当在受理后 20 个工作日内予以补发。补发的保健食品注册证书应当标注原批准日期,并注明"补发"字样。

二、保健食品的备案

（一）保健食品备案的定义

保健食品备案是指保健食品生产企业依照法定程序、条件和要求,将表明产品安全性、保健功能和质量可控性的材料提交食品药品监督管理部门进行存档、公开、备查的过程。

（二）保健食品备案范围及备案人主体

1. 生产和进口下列保健食品应当依法备案:

（1）使用的原料已经列入保健食品原料目录的保健食品。

（2）首次进口的属于补充维生素、矿物质等营养物质的保健食品。首次进口的属于补充维生素、矿物质等营养物质的保健食品,其营养物质应当是列入保健食品原料目录的物质。

2. 国产保健食品的备案人应当是保健食品生产企业,原注册人可以作为备案人;进口保健食品的备案人,应当是上市保健食品境外生产厂商。

3. 备案的产品配方、原辅料名称及用量、功效、生产工艺等应当符合法律、法规、规章、强制性标准以及保健食品原料目录技术要求的规定。

(三) 保健食品备案需要提交的材料

实行备案管理的保健食品也应当提交相关材料,以备食品药品监督管理部门实行事后的监督检查。备案时提交的材料包括产品配方、生产工艺、标签、说明书以及表明产品安全性和保健功能的材料。具体材料如下:

1. 保健食品备案登记表,以及备案人对提交材料真实性负责的法律责任承诺书。

2. 备案人主体登记证明文件复印件。

3. 产品技术要求材料。

4. 具有合法资质的检验机构出具的符合产品技术要求全项目检验报告。

5. 其他表明产品安全性和保健功能的材料。

6. 申请进口保健食品备案的,除提交上述材料,还应该提交保健食品注册应当提交的相关材料。

7. 食品药品监督管理部门收到备案材料后,备案材料符合要求的,当场备案;不符合要求的,应当一次告知备案人补正相关材料。

8. 食品药品监督管理部门应当完成备案信息的存档备查工作,并发放备案号。对备案的保健食品,食品药品监督管理部门应当按照相关要求的格式制作备案凭证,并将备案信息表中登载的信息在其网站上公布。

9. 国产保健食品备案号格式为:食健备 G+4 位年代号+2 位省级行政区域代码+6 位顺序编号;进口保健食品备案号格式为:食健备 J+4 位年代号+00+6 位顺序编号。

10. 已经备案的保健食品,需要变更备案材料的,备案人应当向原备案机关提交变更说明及相关证明文件。备案材料符合要求的,食品药品监督管理部门应当将变更情况登载于变更信息中,将备案材料存档备查。

11. 保健食品备案信息应当包括产品名称、备案人名称和地址、备案登记号、登记日期以及产品标签、说明书和技术要求。

三、保健食品的监督

国家对保健食品实行比普通食品更加严格的监督管理,主要表现在注册或者备案制度以及生产质量管理体系。生产普通食品只要求取得食品生产许可,并不需要进行产品注册或者备案,而生产保健食品、除需要取得食品生产许可外,还要进行产品或者配方的注册或者备案。国家鼓励普通食品生产经营企业符合良好生产规范要求,实施危害分析与关键控制点体系,不强制要求。但是对生产保健食品的企业,要求按照良好生产规范的要求建立与所生产食品相适应的生产质量管理体系。

(一) 保健食品注册与备案监督管理

1. 国家食品药品监督管理总局制定并公布保健食品注册申请服务指南和审查细则。

2. 承担保健食品审评、核查、检验的机构和人员对出具的审评意见、核查报告、检验报告负责。保健食品审评、核查、检验机构和人员应当依照有关法律、法规、规章的规定,恪守职业道德,按照食品安全标准、技术规范等对保健食品进行审评、核查和检验,保证相关工作科学、客观和公正。

3. 参与保健食品注册与备案管理工作的单位和个人,应当保守在注册或者备案中获知的商业秘密。属于商业秘密的,注册申请人和备案人在申请注册或者备案时应当在提交的资料中明确相关内容和依据。

4. 食品药品监督管理部门接到有关单位或者个人举报的保健食品注册受理、审评、核查、检验、审批等工作中的违法违规行为后,应当及时核实处理。

5. 除涉及国家秘密、商业秘密外,食品药品监督管理部门应当自完成注册或者备案工作之日起 20 个工作日内根据相关职责在网站公布已经注册或者备案的保健食品目录及相关信息。

6. 国家食品药品监督管理总局根据利害关系人的请求或者依据职权,在下列情况下可以撤销保健食品注册证书:①行政机关工作人员滥用职权、玩忽职守做出准予注册决定的;②超越法定职权或者违反法定程序做出准予注册决定的;③对不具备申请资格或者不符合法定条件的注册申请人准予注册的;④注册人以欺骗、贿赂等不正当手段取得保健食品注册的,国家食品药品监督管理总局应当予以撤销。

7. 国家食品药品监督管理总局在下列情形下应当依法办理保健食品注册注销手续:①保健食品注册有效期届满,注册人未申请延续或者国家食品药品监管总局不予延续的;②保健食品注册人申请注销的;③保健食品注册人依法终止的;④保健食品注册依法被撤销,或者保健食品注册证书依法被吊销的;⑤根据科学研究的发展,有证据表明保健食品可能存在安全隐患,依法被撤回的;⑥法律、法规规定的应当注销保健食品注册的其他情形。

8. 食品药品监督管理部门在下列情形下应当取消保健食品备案:①备案材料虚假的;②备案产品生产工艺、产品配方等存在安全性问题的;③保健食品生产企业的生产许可被依法吊销、注销的;④备案人申请取消备案的;⑤依法应当取消备案的其他情形。

（二）保健食品标识监督

保健食品的标签、说明书不得涉及疾病预防、治疗功能,内容应当真实,与注册或者备案的内容相一致,注明适宜人群、不适宜人群、功效成分或者标志性成分及其含量等,并声明"本品不能代替药物"。保健食品的功能和成分应当与标签、说明书相一致。

（三）保健食品广告监督

1. 保健食品广告涉及注册或者备案内容的,应当与注册或者备案的内容一致,不能进行虚假、夸大宣传。食品生产经营者对食品广告内容的真实性、合法性负责。

2. 在保健食品广告中必须声明"本品不能代替药物"。其内容应当经生产企业所在地省、自治区、直辖市人民政府食品药品监督管理部门审查批准,取得保健食品广告批准文件。省、自治区、直辖市人民政府食品药品监督管理部门应当公布并及时更新已经批准的保健食品广告目录以及批准的广告内容。

3. 新修订的广告法对保健食品广告做出了专门规定,明确保健食品广告不得含有下列内容:①表示功效、安全性的断言或者保证;②涉及疾病预防、治疗功能;③声称或者暗示广告商品为保障健康所必需;④与药品、其他保健食品进行比较;⑤利用广告代言人作推荐、证明;⑥法律、行政法规规定禁止的其他内容。广播电台、电视台、报刊音像出版单位、互联网信息服务提供者不得以介绍健康、养生知识等形式变相发布保健食品广告。

（四）保健食品原料监督管理

1. 监督管理要求

（1）保健食品生产企业应当严把进货关，加强原料采购管理，对采购的原料质量负责。要严格按照《保健食品良好生产规范》的要求，切实承担产品质量第一责任人的责任，严禁采购和使用来源不明、假冒伪劣的原料。

（2）应当与原料供应商签订采购合同，明确质量责任。采购合同中应当包括原料质量控制要求和质量指标、检验方法等质量责任方面的内容。

（3）应当对原料供应商进行审查，包括对原料供应商资质审核、重点原料供应商生产情况的定期现场核查等内容，并建立审查档案，做好审查记录。

（4）应当建立健全检验制度，加强检验能力建设，强化原料进厂检验，并将检验报告留档备查。

（5）应当建立健全原料采购档案，严格执行索证索票制度，确保使用原料来源可追溯。

（6）委托生产的，委托方和被委托方要签订合同，委托方为产品质量安全第一责任人，被委托方要按照《保健食品良好生产规范》的要求对生产使用的原料严格把关，并承担相应责任。原料需要委托提取的，其原料提取工艺、质量控制指标等应当与产品注册批准的内容一致。

2. 监督检查重点

各省级食品药品监督管理部门应当采取切实措施，落实省以下各级食品药品监督管理部门监管责任，加强保健食品生产企业采购和使用原料的监管。

（1）重点加强对采购和使用蜂胶、阿胶等价格昂贵、产量有限、动植物提取物、标示进口原料、缺乏特征性控制指标原料的保健食品生产企业的监督检查。

（2）重点加强对辖区内保健食品生产企业采购原料审查和建档情况、原料采购、检验和使用等方面的监督检查。对于不符合要求的，责令限期整改。

（3）结合辖区保健食品生产企业实际，提出重点监管的保健食品原料名单，实施重点监管，增加日常检查频次，保证保健食品质量安全。

3. 行政各级食品药品监督管理部门对监督检查中发现的违法违规行为，尤其是使用假冒伪劣原料生产保健食品的违法行为，一律依法严肃处理；对存在安全隐患的产品，一律暂停生产经营，向社会公布有关信息，通知销售者停止销售，告知消费者停止使用，并采取责令下架等行政措施。

（五）保健食品生产经营监督

1. 生产保健食品的企业，应当按照良好生产规范的要求建立与所生产食品相适应的生产质量管理体系，定期对该体系的运行情况进行自查，保证其有效运行，并向所在地县级人民政府食品药品监督管理部门提交自查报告。

2. 保健食品生产经营日常监管，规范保健食品生产经营秩序，保障保健食品安全质量。

（1）保健食品生产企业的监督检查

1）检查内容：保健食品生产企业的合法性、《保健食品良好生产规范》执行情况以及保健食品标签标识情况等。

2）检查重点：①违法添加行为。重点检查易发生违法添加行为的辅助降血糖、减肥类等产品生产企业，查堵可能发生问题的生产漏洞。②《保健食品良好生产规范》执行情况。重点检查保健食品生产企业生产及质量管理人员资质是否符合要求；厂房、设备和设施是否按规范要求设置及使用；原料验收与使用环节是否符合要求；生产产品的配方和工艺是否与批准的内容一致；生产记录是否真实完整；产品留样制度和出厂检验制度是否建立。③保健食品委托加工行为。重点检查保健食品批准证书持有者对产品质量负总责的责任是否明确，委托双方产品质量责任是否明确；原料验收与使用环节是否符合要求；生产产品的配方和工艺是否与批准的内容一致；生产过程是否符合《保健食品良好生产规范》的各项要求。④保健食品标签标识。重点检查保健食品产品的标签标识、说明书是否与批准证书一致。

（2）保健食品经营企业的监督检查

1）检查内容：销售产品合法性、进货渠道、标签说明书、索证制度、各种记录、销售台账及出厂检验报告等。

2）检查重点：①企业是否持有所经营产品的《保健食品批准证书》复印件。②索证索票制度执行情况和各种记录台账是否符合要求，产品的进货渠道是否可追溯等。③经营产品的标签标识、说明书内容是否与批准证书一致，是否符合《保健食品标识规定》。④销售的保健食品产品是否在有效期内。

（闻颖　白鸿）

第二十三章

辐 照 食 品

第一节 辐照食品的概论

一、食品辐照定义

食品辐照(food irradiation)是利用电离辐射在食品中产生的辐射化学与辐射生物学效应而达到抑制发芽、延迟或促进成熟、杀虫、消毒、防腐或灭菌等实用目的的辐照过程。食品辐照技术利用的辐照源主要有 ^{60}Co 或 ^{137}Cs 产生的 γ 射线、电子加速器产生的能量不高于 10MeV 的电子束以及电子加速器产生的能量不高于 5MeV 的 X 射线。

二、食品辐照的目的

利用原子能射线的辐照能量处理食品的目的是:对谷物、水产品、肉类、水果、蔬菜、调味料等产品进行杀菌、杀虫、抑制发芽、延迟后熟等处理,从而可以最大限度地减少食品的损失,使它在一定时期内不发芽、不腐败变质,不发生食品的品质和风味的变化,由此可以增加食品的供应量,延长食品的保质期。此外,电离辐射也能够作为植物卫生措施应用于控制虫害(即作为检疫计划的组成部分)。辐照范围国际上已经基本上取得一致意见,辐照食品除预包装食品外还包括辐照处理的食品原料、半成品。目前世界上已经有 57 个国家批准使用,可用于八类产品(豆类、谷物及其制品,干果果脯类,熟畜禽肉类,冷冻包装畜禽肉类,香辛料类,新鲜水果、蔬菜类及水产品等 8 类)。CAC、欧盟规定,辐照只有在合理的工艺需要时,能够提出无健康危害,对消费者有益,不以替代卫生健康规范或者良好生产规范为目的使用时才能够被批准。

三、食品辐照的应用领域

(一) 杀菌

香料、香草和蔬菜调味料的价值,在于其独特的味道、颜色和香味。不过,环境及生产过程往往令这类食品受到微生物污染。辐照技术除了可提高不同食物的卫生质量外,还可用来消除草药中的微生物污染。而且由于食物的温度在辐照过程中不会大幅提高,辐照技术对于控制海产、新鲜农产品和冷藏肉类产品等引起的食源性疾病也很有优势。

(二) 延长保质期

辐照处理可延长多种水果、蔬菜、肉类、家禽、鱼类和海产的保质期。只要辐照剂量适当,食物经辐照后在感官上几乎没有或只有轻微变化。因此,利用辐照技术改善农产品在成熟、发芽和老化方面的正常生理变化,对新鲜农产品收割后的品质控制尤其重要。已证实低剂量辐照可以减慢香蕉、芒果和木瓜的成熟速度、控制草莓因真菌引致腐烂的情况,以及抑制马铃薯、洋葱球、大蒜及其他会发芽的食用植物发芽。

（三）杀虫

^{60}Co-γ 射线具有穿透力强的特性,可均匀地穿透谷粒、包装产品内部,杀灭其中的害虫,对谷物储藏保鲜的效果比较明显。Huang 等研究了动态电子辐照对散粮中米象和谷蠹的影响,经过 0.3kGy 辐照的小麦,贮藏 60 天后,未发现活的成虫和幼虫;当剂量为 0.6kGy 时,30 天后检查的害虫死亡率为 100%,无虫卵孵化现象。辐照技术能有效解决农作物的虫害问题,还可取代甲基溴这种最常用的杀虫熏蒸剂。

（四）其他可应用的范围

研究指出,辐照处理除了可提高食物的卫生质量外,还可减少或消除不良或有毒的物质,例如降解真菌毒素、农药残留。另一方面,亦证实辐照处理可改善含低亚硝酸盐肉类制品和低盐发酵食品的色泽。另外,电离辐照可破坏植物油中叶绿素 b,因此可用于食用油加工业,以防止植物油氧化及避免变色。

第二节 辐照食品的卫生安全性

一、辐照食品的微生物学安全

辐照通过直接或间接的作用引起生物体 DNA、RNA、蛋白质、脂类等有机分子中化学键的断裂、蛋白质与 DNA 分子交联、DNA 序列中的碱基的改变,可以抑制或杀灭细菌、病毒、真菌、寄生虫,从而使食品免受或减少导致腐败和变质的各种因素的影响,延长食品储藏时间。在辐照的具体实施过程中,可以选择不同的剂量达到不同的目的。在不严重影响食品营养素损失的前提下,选择合适的辐射剂量可有效控制生物性因素对食品安全造成的危害。但是,微生物长期接受辐照存在一个安全隐患,主要是辐照可能诱发微生物遗传变化,突变的概率变大。微生物的遗传发生变化,可能出现耐辐射性高的菌株,使辐照的效果大大降低。此外,可能加速致病性微生物的变异,使原有的致病力增强或产生新的毒素,从而威胁人类的身体健康。迄今为止,这些认为可能出现的生物学安全性问题还没有得到证实,也没有相关的文献报道,仅仅是担心可能出现的一个安全隐患。

二、辐照食品的毒理学安全

食品接受辐照后,可以产生辐解产物,其中包括一些有毒物质如醛类。为了更好地评价辐照食品的安全性,应做毒理学评价。从研究辐照食品开始起,许多国家都开展了辐照食品的毒理学试验。到 1980 年,FAO/WHO/LAEA 联合专家委员会根据长期的毒理学结果宣布:总平均剂量不超过 10kGy 辐照的任何食品是安全的,不存在毒理学上的危害,不需要对经过该剂量辐照处理的食品再作毒理实验。因此,有关辐照食品的毒理学试验大都集中在 20 世纪 70～80 年代,近些年的报道很少。

三、辐照食品的营养学安全

辐照引起食品营养价值改变取决于多项因素:辐照剂量、食物种类、辐照时的温度及空气环境、包装和储存时间。一般来说矿物质经辐照是稳定的,辐照对维生素含量的影响较大,尤其是维生素 A、B₁、E 和 K 对辐照敏感。但人体每日摄入的经辐照食品只占日常饮食的一部分,所以食用辐照食品对个别营养素的总摄取量影响较轻。

四、辐照食品的放射性安全

在辐照过程中,食物按设定速度通过辐照区,借以控制食物吸收的能量和辐射剂量。在控制的环境下,食物绝对不会直接接触辐照源。物质在经过射线照射后,可能诱发放射性,称为感生放射性。射线必须达到一定的阈值,才可能诱发感生放射性。美国军方研究表明:16MeV 的能量所诱发的感生放射性可以忽略。而现在辐照食品常用的辐射源能量都在10MeV 以下,辐照食品不可能诱发感生放射性或者诱发的感生放射性可以忽略不计。

电离辐照有助于控制食品的致病细菌和寄生虫,延长易腐败食品的保质期。国际已进行各项研究,评估辐照食品的安全性和营养充足程度,虽然辐照加工会引起化学变化和营养素流失,但如食物按照建议的方法进行辐照加工,而且加工过程符合良好生产规范,辐照食品的安全性和营养素质量与其他传统食品加工方法相同。

第三节 辐照食品的法规及标准现状

一、国际辐照食品的相关法规标准

国际食品法典委员会(Codex Alimentarius Commission,CAC)关于辐照食品的法规主要有:《国际辐照食品通用标准》(CODEX STAN 106-1983,REV. 1-2003)和《食品辐照加工操作规范》(CAC/RCP 19-1979,REV. 2-2003)。可以说这两项标准奠定了食品辐照技术的合法性。最初其辐照食品通用标准中规定辐照处理的安全剂量不得高于 10kGy,但随着辐照技术的发展和应用研究的深入,2003 年修订为"食品辐照处理的最大吸收剂量不应大于10kGy,如果是为了需要达到一个合理的技术目的除外"。这意味着在能够解释说明 10kGy以上的辐照是安全而且合理的情况下,可以使用 10kGy 以上的剂量进行食品辐照处理。

2001 年 CAC 第 24 届会议上批准的"辐照食品鉴定方法"的国际标准,是由欧盟提出并在欧盟标准基础上建立的。该标准给出了 5 种辐照食品的鉴定方法:对于含有脂肪的辐照食品采用气相色谱测定碳水化合物的方法;对于含有脂肪的辐照食品采用气质联机测定 2-环丁酮含量的方法;对于含有骨头的食品采用电子自旋共振仪(ESR)分析方法;对于含有纤维素的食品采用电子自旋共振仪(ESR)分析方法;对于可分离出硅酸盐矿物质的食品采用热释光方法。该标准的提出为辐照食品标识的规定和标准的执行提供了方法保证。

CAC 的《预包装食品标签通用标准》(CODEX STAN 1-1985)中规定了辐照食品标识方面的要求:经电离辐射处理食品的标签上,必须在紧靠食品名称处用文字指明该食品经辐照处理;配料中有辐照食品也必须在配料表中指明。有关辐照食品的标识问题虽然在此国际标准中早有规定,但由此引起的争论从来没有停止过。支持的人认为消费者有知情权,辐照处理了必须标明;反对者认为既然辐照处理经多年的研究认为是一种安全的、物理的食品加工方法,就像热加工处理一样,没必要标注,标注不利于辐照食品的发展,也确实有食品商家和生产厂家对经辐照处理的食品担心消费者对"辐照"标识错误的理解而没有标识。随着消费者对辐照食品的逐步接受,相信标识的问题会得到消费者的理解。

二、欧盟组织辐照食品的相关法规标准

在欧盟成员国中,对食品辐照的意见各有不同,主要持严格和谨慎态度。欧盟有关食品辐照的指令有两个,即"离子照射处理的食品"的框架指令1999/2/EC和执行指令1999/3/EC。1999/2/EC规定了实施辐照处理的总体概念和技术要求,辐照食品的标示和辐照设施的授权的有关要求(食品辐照的控制框架,包括总则和技术方面的规定、标识规定、辐照食品批准原则等),允许使用食品辐照的成员国建立主要的辐照规则,但不强制德国等国家放弃其对食品辐照的禁令。该指令涵盖辐照食品和食品配料的制造、营销和进口,对于食品辐照的条件、设施、放射源、辐照剂量、标识、包装材料等都做出了相关规定。第二个指令是"执行"指令,规定了可以在欧洲辐照及销售的产品清单。在欧盟允许辐照的食品种类为药草、香料和植物调味料,目前只有这三类辐照产品容许在欧盟自由贸易。任何规定或授权之外的辐照食品在欧盟都是不允许。如2008年6月13日,英国食品标准局通报了我国上海某公司出口的酵母粉经过辐照违反了英国法规,货物被要求下架。

总体而言,欧盟对辐照食品持相当严格和谨慎的态度。2003年,CAC修订标准拟取消10kGy的辐照剂量限制时,欧盟等国家也以辐照含脂肪食品产生的环丁酮类物质的安全性没得到证实以及10kGy以上剂量无实际应用为由,坚持不同意去掉10kGy辐照剂量上限。欧盟还先后建立了10种辐照食品的鉴定标准,其中包括4种筛选标准(见表23-3-1)。有些已被国际食品法典委员会(CAC)认可为国际标准。辐照食品鉴定已成为国际贸易新的技术壁垒手段之一(欧盟对辐照食品的鉴定,造成了包括中国在内的辐照产品的退回)。辐照产品的退回除了产品本身在欧盟不允许辐照外,还有另一个原因,即欧盟境外的辐照设施,若要为出口到欧盟的食品提供辐照的服务,必须列入欧盟批准的名单中。截至2010年,欧盟共将10个辐照设施列入批准名单中,其中包括2002年批准的3个南非的辐照设施、2004年批准的土耳其1个和瑞士1个辐照设施、2006年批准的泰国两个辐照设施、2010年3月批准的印度3个辐照设施。

表23-3-1 欧盟辐照食品标准分析方法

序号	标准号	标准名称	适用
1.	EN 1784:2003	含脂肪的辐照食品的测定—碳氢化合物的气相色谱分析法	脂肪类食品
2.	EN 1785:2003	含脂肪的辐照食品的测定—2-烷基环丁酮的气相色谱/质谱分析法	脂肪类食品
3.	EN 1786:1996	含骨的辐照食品的测定—ESR分光光度法	含骨食品
4.	EN 1787:2000	用ESR分光光度法检测经过辐射的含纤维素食品	含纤维素食品
5.	EN 1788:2001	含硅酸盐矿质的辐照食品的热释发光检测法	含硅酸盐矿物质的食品
6.	EN 13708:2001	ESR光谱法分析含晶体糖的辐照食品	含晶体糖食品
7.	EN 13751:2002	辐照食品的光激发光检测法	含硅酸盐矿物质的食品
8.	EN 13783:2001	辐照食品的直接外荧光滤光技术/有氧板计数法(DEFT/APC)筛选检测法	草药、香料和生的碎料
9.	EN 13784:2001	辐照食品的DNA彗星分析法—筛选法	含DNA食品
10.	EN 14569:2004	LAL/GNB微生物筛选法鉴别辐照食品	

三、世界各主要国家辐照食品的法规标准

世界各国对于辐照食品的法规基本类似,各国根据情况会批准可以辐照的食品目录,并对辐照剂量和操作过程进行规范,为了更好地保护消费者的知情权,对于辐照的食品原辅料或成品需要在标签上明确标识,并强制或推荐使用统一辐照食品标志。欧盟除以上要求外,还对辐照机构采取认证制,我国目前没有任何一家通过欧盟辐照机构的认证。日本是唯一一个经过辐照危害的国家,因此对于辐照一直处于反对态度,且在口岸加强对进口食品辐照检测。

(一)美国

美国作为最先对食品辐照进行研究和开发利用的国家之一,辐照食品比较普遍。为确保其农产品和食品的安全性和国际贸易的进行,美国非常重视食品辐照在提高食品安全性和植物安全性方面的研究和法规建设,并成功地进行了辐照食品的商业化应用。美国的食品辐照国家标准是根据市场需求按品种逐项批准的。美国联邦管理法规第 21 篇(Code of Federal Regulations,CFR)中第 179 章《食品生产、加工和处理中的辐照》对不同用途的辐照源、食品种类、辐照目的、辐照剂量、辐照标识、辐照包装等均做出了相应的规定。辐照标识方面,美国的标准规定应该对辐照产品进行标识,但是辐照作为原料处理手段时不用标识。美国没有制定辐照食品的鉴定标准,但由于食品药品管理局(FDA)认为有必要将食品经过辐照的事实告知消费者,因此市场上的辐照产品均有明确的标识。2007 年,由于"辐照"一词容易引起消费者的误解,根据标识规定的原则,美国修改了有关标准,即经过辐照处理的食品可以标识为"冷巴士德杀菌"。

(二)加拿大

加拿大政府对食品辐照的控制基于两个方面:安全和标识。《食品药品法规》认可食品辐照为一种食品加工过程,并对辐照食品的标识做出了规定。加拿大卫生部负责规定可以辐照的食品种类和允许的处理水平。加拿大食品检验局(Canada Food Inspection Agency,CFIA)则负责管理辐照食品的标识。CFIA《商业进口食品指南》中也规定了允许辐照的食品种类、经过辐照和含辐照配料食品的标识,并强调在加拿大销售的辐照食品必须符合《食品药品法规》。

目前加拿大《食品药品法规》B 部分第 26 章规定的允许辐照的食品品种包括:土豆和洋葱控制发芽;小麦、面粉和全麦粉的辐照防虫;香料和脱水调味品的辐照杀菌;辐照芒果杀虫;辐照新鲜禽肉和冷冻禽肉控制病源菌及延长货架期;辐照鲜、干或预处理的虾和冷冻的虾控制病源菌及延长货架期;辐照冷藏的碎牛肉控制病源菌及延长货架期。

加拿大卫生部还会同加拿大食品监督署制定了一份食品辐照建议操作规范(Recommended Canadian Code of Practice for Food Irradiation),供企业参考使用。

(三)澳大利亚和新西兰

总体上也是持严格和谨慎的态度。随着研究的深入以及该技术的广泛应用,澳大利亚和新西兰取消了 1989 年以来对食品辐照的禁令。1999 年下半年澳大利亚新西兰食品标准委员会(ANZFSC)核准了澳新食品主管局(ANZFA)提出的辐照食品标准。澳新食品法典标准中 1.5.3(IRRADIATION OF FOOD)规定了食品、配料或成分辐照的规定,不经本标准批准,不得允许食品辐照。食品的辐照处理必须在经过一定的审批程序,并经登记后的设备才可用于食品辐照。标准以表格的形式规定了可辐照的食品名单,内容包括剂量、包装材料、

批准的场地或设备。标准也规定了辐照加工不能作为良好生产规范的替代措施,辐照处理的食品包装上必须有经过离子辐照处理的字样。

（四）日本

日本对于食品辐照一直持谨慎态度,目前只允许对马铃薯进行辐照以抑制发芽,剂量为0.15千戈瑞,必须在标签上标明。日本法规要求食品不得使用放射线照射,在具体执行过程中,按厚生劳动省公布的《关于被射线照射的食品的检知法(TL 试验法)》进行检测,检出即判定为不合格。2008 年 6 月 5 日,日本厚生劳动省通报从富士岛(厦门)食品加工有限责任公司一批输日干香菇中检出放射性残留之后,日本厚生劳动省加强了对进口调味料、蔬菜和茶叶中放射性残留的检测。

（五）韩国

韩国食品法典第 2 章规定了辐照食品标准,规定了 ^{60}Co 的 X 射线和电子射线可作为辐照源,并规定了作为抑制发芽、消毒和控制食品中微生物时各类允许辐照食品的最高辐照剂量,涉及食品类别包括:马铃薯、洋葱、大蒜、栗子、新鲜和干制蘑菇、蛋粉、谷类、豆类及其粉制品、干制香辛料等。法规规定使用辐照原料生产的食品不可二次辐照。

四、我国辐照食品的法规标准现状

在《食品安全法》发布实施之前,我国辐照食品安全管理法规标准主要是由辐照食品卫生管理办法、辐照食品卫生标准、工艺标准以及部分规范标准构成。从 1984 年起,我国先后批准了 8 项辐照食品国家卫生标准、18 项辐照食品工艺标准和 3 项规范标准(见表 23-3-2)。此外,我国还制定了《辐照加工剂量学术语》(GB/T 15446-2008)以及部分辐照食品检验鉴定标准。

表 23-3-2　国内现行辐照食品标准

序号	标准编号	标准名称
1.	GB 14891.1-1997	辐照熟畜禽肉类卫生标准
2.	GB 14891.2-1994	辐照花粉卫生标准
3.	GB 14891.3-1997	辐照干果果脯类卫生标准
4.	GB 14891.4-1997	辐照香辛料类卫生标准
5.	GB 14891.5-1997	辐照新鲜水果、蔬菜卫生标准
6.	GB 14891.6-1994	辐照猪肉卫生标准
7.	GB 14891.7-1997	辐照冷冻包装畜禽肉类卫生标准
8.	GB 14891.8-1997	辐照豆类、谷类及其制品卫生标准
9.	GB/T 18525.1-2001	豆类辐照杀虫工艺
10.	GB/T 18525.2-2001	谷类制品辐照杀虫工艺
11.	GB/T 18525.3-2001	红枣辐照杀虫工艺
12.	GB/T 18525.4-2001	枸杞干葡萄干辐照杀虫工艺
13.	GB/T 18525.5-2001	干香菇辐照杀虫防霉工艺
14.	GB/T 18525.6-2001	桂园干辐照杀虫防霉工艺
15.	GB/T 18525.7-2001	空心莲辐照杀虫工艺
16.	GB/T 18526.1-2001	速溶茶辐照杀菌工艺
17.	GB/T 18526.2-2001	花粉辐照杀菌工艺
18.	GB/T 18526.3-2001	脱水蔬菜辐照杀菌工艺

续表

序号	标准编号	标准名称
19.	GB/T 18526.4-2001	香料和调味品辐照杀菌工艺
20.	GB/T 18526.5-2001	熟畜禽肉类辐照杀菌工艺
21.	GB/T 18526.6-2001	糟制肉食品辐照杀菌工艺
22.	GB/T 18526.7-2001	冷却包装分割猪肉辐照杀菌工艺
23.	GB/T 18527.1-2001	苹果辐照保鲜工艺
24.	GB/T 18527.2-2001	大蒜辐照抑制发芽工艺
25.	NY/T 1206-2006	茶叶辐照杀菌工艺
26.	NY/T 1256-2006	冷冻水产品辐照杀菌工艺
27.	GB/T 18524-2001	食品辐照通用技术要求
28.	SN/T 1887-2007	进出口辐照食品良好辐照规范
29.	SN/T 1890-2007	进出口冷冻肉类辐照规范

《辐照食品卫生管理办法》曾是我国辐照食品管理主要参照的管理规定,但随着《食品卫生法》被《食品安全法》代替,2010年国家卫生和计划生育委员会(原卫生部)发布第78号令废止了该管理办法。这部管理办法中的管理要求将归入食品安全国家标准体系中予以规定,《食品安全国家标准辐照食品》以及《食品安全国家标准 食品辐照加工卫生规范》都初步完成。根据其上网公开征求意见的标准文本和编制说明中所规定内容,可知辐照食品的辐照源、剂量、食品类别、辐照原则、操作规范等方面的要求都已有体现,如严禁用辐照加工手段处理劣质不合格的食品;一般情况下食品不得进行重复照射;食品(包括食品原料)的辐照加工必须按照规定的生产工艺进行,并按照辐照食品卫生标准实施检验,凡不符合卫生标准的辐照食品,不得出厂或者销售。

此外,我国2011年发布的《食品安全国家标准预包装食品标签通则》(GB 7718-2011)还规定了:经电离辐射线或电离能量处理过的食品,应在食品名称附近标示"辐照食品";经电离辐射线或电离能量处理过的任何配料,应在配料清单中标明。

第四节 辐照食品的鉴定检测方法

一、辐照食品检测的目的与原理

辐照食品检测的目的主要有四方面:一是便于政府监管和贯彻国家法律法规的执行,包括辐照食品是否正确粘贴标签、防治食品辐照与否的虚假声明。二是促进公平贸易,包括进出口食品是否满足进口国辐照要求、辐照加工企业为获得利润没有辐照处理食品或者随意增减辐照剂量;三是提供辐照与否纠纷的仲裁依据;四是保护消费者的知情权。

辐照食品检测的原理主要基于辐照处理食品能够引起食品中某些物质的细微变化。这些细微变化包括:分子激发或电离(损失电子)、化学键破裂、产生有极端活性的自由基、微生物变化,由于自由基或者化学键的进一步反应,产生新的辐解产物。

目前检测辐照食品主要依据微生物数量的变化、食品所含物质微观形态结构的变化、辐照食品是否存在特异辐解产物(unique radiolytic products,URPs)。其中研究辐照食品是否存在URPs是特别有效直观的方法,但是辐照食品(剂量10kGy)产生的辐解产物浓度一般在

300mg/L 以下,这些辐解产物是由非常多且复杂的物质组成,所以相对每种物质的浓度是极低的。化学分析表明:大多数辐解产物要么在相同或类似的食品中天然存在,要么经过罐藏、冷冻等加工处理产生。辐照食品与未辐照食品差异很小,或者根本没有差异,所以要检测或分析标志性的辐解产物是极其富有挑战的。

二、辐照食品鉴定检测方法的现状

国内外鉴定辐照食品的方法主要是定性检测方法,只能对该原料或成品是否经过辐照进行鉴别。定量方法只是在实验室层面进行探索,但由于多种因素的影响,还没有可行的定量检测方法出台。对食品辐照剂量的控制只能依靠食品辐照企业和产品生产者的诚信。

辐照食品鉴定检测方法的研究有物理方法、化学方法和生物方法。物理方法的研究主要有电子自旋共振(ESR)法、热释光(TL)法、光释光(PSL)法、黏度法、电阻抗法和近红外光谱法等;化学方法的研究主要有挥发性碳氢化合物法、过氧化值法、2-烷基环丁酮法、σ-酪氨酸法和单细胞凝胶电泳法等;生物方法有直接表面荧光过滤技术/平板计数(DEFT/APC)法、内毒素/革兰阴性菌(LAL/GNB)法和种子发芽抑制法等。表 23-4-1 中给出了已广泛应用检测方法优缺点的对比分析。

表 23-4-1 主要检测辐照食品的方法比较

方法	优点	缺点
电子自旋共振法	检测速度快(30min);重复测试不破坏样品;适用于含骨类、结晶糖类和纤维素类食物	贮藏湿度和时间对结果有影响;灵敏度依赖于结晶结构的类型和数量;设备昂贵
热释光法	非常准确和灵敏(检测剂量<1kGy);适用于可分离硅酸盐的所有食物;发光信号经数年不衰减	需备用放射源,用作两次优化;必须能从样品分离处一定量的硅酸盐;灵敏度依赖于硅酸盐的类型和数量
光释光法	快速筛查;需用样品量少;花费小;样品可重复利用;适用于粘附有矿物粒的食物	多数情况下,需用第二种方法证实假阳性或阴性结果;灵敏度依赖于表面黏附矿物粒的类型和数量;贮藏和重复测试对结果有影响
DNA 变异法	可结合多种测试方式:DNA 碱基损伤检测、DNA 过滤碎片法、DNA 彗星法、线粒体 DNA 电泳法;很有潜力适用于所有食物	其他非辐照加工手段也可引起 DNA 类似的变化,多数需采用第二种方法验证
挥发性碳氢化合物法	常规实验室 GC 检测;适用于含脂类食物	非辐照特异性产物,其他天然食物中也存在;灵敏度依赖于产物量的类型和数量
2-烷基环丁酮法	该类产物是辐照食物特异性产物;常规 GC-MS 可检测;适用于含脂类食物	灵敏度依赖于食物中脂肪的类型和数量

续表

方法	优点	缺点
直接表面荧光过滤技术/平板计数法	操作简单;费用少;可同时了解产品卫生质量	非辐照加工过程也会出现类似结果;灵敏度依赖于食物初始含菌的数量
内毒素/革兰阴性菌法	操作简单;费用少;可同时了解产品卫生质量	非辐照加工过程也会出现类似结果;灵敏度依赖于食物初始含菌的数量和菌体内毒素的含量

综上可以发现,目前还不存在一种方法适用于所有的辐照食品检测,现有的方法也各有优劣。

对于辐照食品检测的研究欧盟位于世界前列,而且欧盟颁布的辐照食品检测标准也是最多最全面,欧盟颁布的辐照食品检测标准有 10 个,多数被食品法典委员会(CAC)采纳,其他各国根据自身情况也适当采纳了欧盟相关检测标准。

三、我国已开展的相关工作进展

我国可以算作世界上辐照食品种类批准最早、最多的国家,但相应的辐照食品检测方法标准的制定却有所滞后。自 2006 年以来,我国目前已颁布的辐照食品检测标准有 10 个,其中有 3 个是筛选方法(见表 23-4-2)。基本上已经涉及 2001 年 CAC 第 24 届会议上批准的"辐照食品鉴定方法"的国际标准给出的 5 种辐照食品的鉴定方法:对于含有脂肪的辐照食品采用气相色谱测定碳水化合物的方法;对于含有脂肪的辐照食品采用气质联机测定 2-环丁酮含量的方法;对于含有骨头的食品采用电子自旋共振仪(ESR)分析方法;对于含有纤维素的食品采用电子自旋共振仪(ESR)分析方法;对于可分离出硅酸盐矿物质的食品采用热释光方法。但国家级别的检测标准仍有待加强。2013 年,我国开展了食品标准清理工作,其中对辐照食品检验方法,分别给出了修订或整合为食品安全国家标准,如 3 个筛选检验方法将整合为《食品安全国家标准　辐照食品筛选判定方法》。

表 23-4-2　我国现行辐照检测方法标准情况

标准号	标准名称	适用
GB/T 21926-2008	辐照含脂食品中 2-十二烷基环丁酮测定气相色谱/质谱法	含脂食品
GB/T 23748-2009	辐照食品的鉴定 DNA 彗星试验法筛选法	生鲜肉类、原粮、干果、蔬菜以及香辛料
SN/T 2522.1-2010	进出口辐照食品检测方法微生物学筛选法	冷冻禽肉、畜肉、水产品等各类生鲜食品
SN/T 2910.1-2011	出口辐照食品检测方法第 1 部分:电子自旋共振波谱法	含纤维素类、含骨类食品

标准号	标准名称	适用
SN/T 2910. 2-2011	出口辐照食品的鉴别方法第 2 部分:单细胞凝胶电泳法(筛选法)	含 DNA 食品
NY/T 1207-2006	辐照香辛料及脱水蔬菜热释光鉴定方法	香辛料和脱水蔬菜产品
NY/T 1390-2007	辐照新鲜水果、蔬菜热释光鉴定方法	新鲜水果、蔬菜
NY/T 1573-2007	辐照含骨类动物源性食品的鉴定-ESR 法	含骨类动物源性食品
NY/T 2211-2012	含纤维素辐照食品鉴定电子自旋共振法	含纤维素类食品
NY/T 2214-2012	辐照食品鉴定光释光法	贝类、中草药、香辛料和调味品

为了规范和科学指导辐照食品的加工、消费和贸易行为,尤其是进口辐照农产品或食品的管理,我国急需强化研究辐照食品检测技术,为制定国家级别的辐照食品鉴定标准提供数据,完善辐照食品检测法规体系。

第五节 辐照食品的卫生监督管理

一、辐照食品加工企业资质

CAC 通过的《食品辐照加工操作规范》(CAC/RCP 19-1979,REV. 2-2003)是国际上普遍认可的辐照设施操作方面的规范性指导文件。欧盟规定所有食品辐照必须在经过欧盟注册的辐照设施上进行。对于欧盟进口的辐照食品,其生产国家的食品辐照设施也必须经过欧盟的注册。美国则要求需经过 FSIS 认证评估。而我国对辐照设施的管理还停留在辐射防护和行业指导的水平,尚不能对辐照设施、设备的设计、建造、维护及卫生管理制度是否符合要求做出评价。

由于辐照站不是一个独立的食品生产厂家,仅仅参与食品生产过程中的一个环节,其管理机构不是十分明确,目前在国家层面上没有明确的辐照食品质量安全管理领导机构或部门。这也是我国尚无辐照机构通过欧盟辐照机构认证的一个关键因素。欧盟对申请第三国辐照装置的要求:一是辐照装置应在政府的有效管理下,建立辐照装置的审批机制并且实施、控制并检查经过审批的辐照装置,对经过审批的辐照装置建立撤销资格和整改机制;二是被批准的辐照机构应符合 CAC《食品辐照加工操作规范》(CAC/RCP 19-1979,REV. 2-2003)的要求;三是有能满足要求的辐照剂量检测服务;四是辐照装置运行 HACCP 体系。为保证我国辐照食品出口欧盟,我国辐照装置也曾申请欧盟第三国辐照装置注册。2009 年 2 月 24 日至 3 月 2 日,欧盟下属食品与兽医办公室接受了我国 4 个辐照装置的申请,并组成了三人审核小组,对这 4 个辐照装置实施了为期一周的现场审核。最后审核结论为:一是没有一个申请的辐照公司符合指令 1999/2/EC 的要求;二是没有获得官方对辐照食品管理的证据。这样的结论表明我国辐照机构申请欧盟第三国辐照装置注册受阻。将严重阻碍我国辐照食品企业走入国际市场。

我国已经发布了一些关于辐照装置的标准,如《γ辐照装置的辐射防护与安全规范》(GB 10252-2009)、《能量为 300keV ~ 25MeV 电子束辐射加工装置剂量学导则》(GB/T

16841-2008)、《γ辐照装置设计建造和使用规范》(GB 17568-2008)等。但辐照装置的管理与辐照食品加工安全性的管理,仍缺少对接,可以说负责辐照装置安全的部门仅依据相关法规标准审核装置的安全性,尚未能对食品辐照过程进行监督管理。例如,辐照装置应配备足够的经过训练合格的工作人员;辐照装置的过程控制应保存完备的记录(含剂量的定量测量);设施和记录应对主管部门公开以备检查;应根据《食品辐照加工操作规范》(CAC/RCP 19-1979,REV. 2-2003)进行过程控制等等。我国目前医疗用品辐照消毒灭菌已有一套完整的认证体系,而食品则缺乏跟国际接轨的认证。

二、辐照食品的监管风险

长期以来,我国食品辐照行业的老程序是客户送来产品,要求辐照企业达到杀菌的要求;若辐照后达不到客户的要求,辐照企业就要安排再次辐照。部分企业盲目追求灭菌或保鲜效果,随意加大辐照剂量,大大超过限定标准。而且由于消费者的喜好影响,很多企业并不按规定对辐照食品进行标识。由于食品辐照环节的监管权责不明确,辐照食品的相关法规标准未得到很好落实,不科学辐照,甚至违法辐照现象较为突出。

因此,我国辐照食品的安全管理,急需明确该食品加工环节的监管责任,并尽快完善相关安全标准法规,细化辐照剂量、标识等规定,并制定有效的违规处罚措施,从而加强对辐照食品的管理,切实做到有效监管。

(邵　懿)

第二十四章

转基因食品及其管理

第一节　转基因技术的发展史

一、转基因技术和转基因生物

转基因技术是指将人工分离和修饰过的基因导入到生物体基因组中,使生物体获得新的性状,如抗虫、抗除草剂等。通过转基因技术改变基因组构成的生物就是转基因生物(genetically modified organism,GMO),包括转基因植物、转基因动物和转基因微生物。

二、转基因技术的发展史

转基因技术是科学发展到一定阶段的产物,是人类对基因的认识不断深化的结果。自1856 年奥地利科学家孟德尔揭示了生物的遗传规律,到 1910 年美国科学家摩尔根建立了基因学说,再到 1953 年沃森和克里克发现了 DNA 双螺旋结构,这些伟大的发现是转基因技术诞生的科学基础。1973 年,人类正式掌握了基因克隆技术。随后,世界上第一个真正的转基因作物——含有抗生素抗性基因的转基因烟草于 1983 年培育成功,标志着人类对现代生物技术的利用进入了一个崭新的阶段。1994 年美国批准了世界上首个商品化转基因食品——转基因延熟番茄。1996 年之后,转基因棉花、转基因大豆和转基因玉米等作物相继实现了商业化种植。自此,转基因技术迅速发展,越来越多的新基因、新性状和新产品进入公众视线,如转人乳铁蛋白基因奶牛、转人抗凝血酶基因山羊和转植酸酶玉米等。

三、转基因作物的发展历程

转基因技术具有传统育种技术无法比拟的优越性,使人类可以有选择地将某个优良性状基因导入受体生物体内从而实现对受体生物进行定向改良,这是转基因技术诞生和发展的内在推动力。目前转基因技术在作物改良领域的研究和发展最为成熟,应用也最为广泛。总的来说,转基因作物的发展经历了 3 代:第 1 代转基因作物是以改良农艺性状为主,如培育具有抗除草剂、抗虫、抗病、抗旱、抗盐碱及延熟等特性的转基因作物。这类转基因作物研发的目的是提高产量、降低农田生产成本及减少农药的使用等,但产品在外观、风味和营养价值上与传统的非转基因作物没有明显区别,因此对于消费者来说没有直接好处,只能通过减少农药使用、保护生态环境而获得间接利益;第 2 代转基因作物主要是改良作物品质,包括提高作物中必需氨基酸、有益脂肪酸、微量元素及植物化学物等有益成分的含量,以及改善风味特征等,例如高赖氨酸玉米、高蛋氨酸土豆、富集 β-胡萝卜素的大米等;第 3 代转基因作物主要是作为生物反应器应用于生物医药和健康保健领域,如生产高附加值的药物蛋白、营养保健蛋白等因子以及用于疾病预防和治疗的疫苗、抗体等。此外,包含两种或多种特征的复合性状转基因作物也成为近年新型转基因作物的研究热点,可能成为未来转基因作物的发展趋势。

第二节 转基因食品及其安全性

一、转基因食品

转基因食品(genetically modified food,GMF),是指以转基因生物作为食品或为食品原料加工生产的食品,例如转基因番茄,转基因木瓜,用转基因大豆加工而成的大豆油、大豆蛋白和豆腐,以及利用转基因微生物生产的奶酪等。根据来源的不同,可分为植物性转基因食品、动物性转基因食品和微生物性转基因食品 3 大类。

转基因技术在食品领域的应用起源于改良用于食品发酵的菌种以及酶制剂工业,如对酵母菌进行改造以制造无酒精啤酒,给酵母菌转入葡萄糖淀粉酶基因使之高表达,或生产奶酪工业中使用的凝乳酶等。迄今为止市场上还未出现供直接食用的转基因微生物,它们主要作为生物反应器用于生产酶制剂、维生素、激素和抗生素等产品。自 20 世纪 80 年代开始,转基因技术又逐渐发展到对植物和动物性食品的改良中。由于人类对植物的研究相对清晰,同时以植物作为实验对象易管理,因此,转基因植物逐渐成为转基因生物中研究最为多样、数量最多、类别最广的生物。2009 年全球已有 25 个国家种植转基因作物,种植面积达1.33 亿公顷,其中美国占 48% 左右,其次是巴西、阿根廷、印度、加拿大和中国。2010 年转基因作物种植国家增至 29 个,种植面积 1.48 亿公顷。到 2013 年转基因作物的种植面积达到1.75 亿公顷,自 1996 年以来的 17 年间增长了 100 倍。目前获准商业化种植的转基因植物包括玉米、大豆、油菜、番木瓜、水稻、小麦、马铃薯、番茄、甜菜等。尽管科学家们对动物的基因改造并不晚于植物,但主要集中在医药领域,如建立人类疾病的动物模型,生产器官移植的异种供体,作为生物反应器生产药品和营养保健品等,在食品领域的研究相对较少。美国批准了转生长激素基因三文鱼,但目前还没大规模商业化。大部分用于食品领域的转基因动物正处于不同的研发阶段,包括生长速度快、产量高的禽畜,抗病能力增强的转基因禽畜(如转抗乳腺炎基因奶牛),肉质改善(如脂肪减少、瘦肉率增加)的转基因禽畜,能够提高产品营养价值的转基因禽畜(如转人乳铁蛋白基因奶牛、富含不饱和脂肪酸的转基因猪)等。

随着转基因技术的发展,其在食品领域的应用也不断深入。在经历了早期以提高产量、增加食品供应数量为目的的转基因作物改良后,研究者又将目光投向了食品品质改良的层面,以增加食品营养、减少食品中不利成分和改善食品味道等为目的对作物进行改良。这类转基因食品可以为消费者带来直接的健康利益。现阶段,以增加食品中的功能因子和增强食品的免疫学功效为目标的功能性转基因食品的研发逐渐成为研究热点。这类转基因食品具有较大的经济附加值,能够给商业性食品生产者带来可观的经济效益,如转胰岛素基因番茄、转人乳铁蛋白基因水稻、转人乳铁蛋白基因奶牛和可食疫苗等功能性食品。这类转基因食品在提高某些特定人群的生活质量和改善人类的健康水平方面具有广阔的应用前景。

二、转基因食品的安全性问题及其评价

（一）转基因食品的安全性问题

与传统育种方法不同,转基因育种技术打破了物种间的生殖隔离屏障,能够将来自不同物种的基因片段引入某受体生物基因组中以改变其遗传性状,使得动物、植物和微生物之间实现了遗传物质的相互交流。在进行基因操作的过程中,有可能会将某些对人体健康具有危害的基因转入受体生物,或引起受体生物原基因组发生改变从而产生某些对人体健康不利的非预期变化。为此,自转基因技术和转基因食品问世以来,其安全性便受到国际组织、各国政府、学术界和公众的普遍关注。从转基因技术涉及的一系列基因操作过程来看,转基因食品可能存在的健康风险主要有以下几个方面:

1. 外源基因表达产物的毒性　转基因生物与其亲本生物相比最显著的区别就是外源基因片段的引入。外源基因表达的产物的安全性是首先需要考虑的问题,包括该表达产物是否具有安全的食用历史、外源基因的供体生物本身是否含有毒素、重组 DNA 结构中是否含有病毒活动序列,是否会编码病原体或毒素等。外源基因表达产物的毒性可通过一系列毒理学试验进行评价。

2. 外源基因表达蛋白的致敏性　外源基因表达蛋白的致敏性是转基因食品重要的安全性问题之一。如果转入的外源基因所编码的蛋白质是已知的人类致敏原,或与已知致敏原在氨基酸序列上具有同源性,又或者其所属的蛋白家族中有某些成员是人类致敏原,那么该外源基因表达蛋白就有可能引起过敏反应。因此,在评价转基因食品的安全性时,必须对外源基因表达的新蛋白质进行致敏性评价。

3. 抗生素标记基因　在转基因操作过程中,常常利用抗生素标记基因帮助进行转化子的筛选和鉴定。消费者食用含有抗生素标记基因的转基因食品后,存在抗生素抗性基因水平转移至肠道上皮细胞或致病菌基因组中的可能性,会生产抗生素耐药性的问题,虽然目前倾向于认为这种情况发生的概率较小,但在进行转基因食品食用安全性评价时,仍应考虑抗生素标记基因的潜在健康风险。

4. 营养成分的改变　外源基因的转入可能导致转基因食品的成分发生改变,包括营养成分的改变和抗营养因子的变化。同时要考虑有毒成分的变化情况,这些改变也是转基因食品值得被关注的方面。

5. 非预期效应　转基因食品的“非预期效应”目前在科学上还没有获得广泛共识的答案。有学者认为,“非预期效应”是指当转基因食品/作物与其相对应的传统食品/作物在同样生长环境下,由于转基因操作中外源基因插入受体基因组位点而导致的转基因食品/作物在表现型和成分上的除目的基因所表达出的预期效应外的其他效应;也有学者认为,“非预期效应”主要是指由于转基因操作中外源基因插入受体基因组位点的不确定性所带来的效应,有可能导致转基因生物体内发生一系列不可预期的变化。部分学者更是将这种非预期效应分为两类,可解释的非预期效应(predictable unintended effects)和不可解释的非预期效应(unpredictable unintended effects)。在进行食用安全性评价时,虽然对受体生物的关键成分、抗营养成分或/和代谢产物的含量变化进行分析,对外源基因的特性分析也可以在一定程度上说明代谢特征等方面的变化,由于外源基因“非预期效应”的不可预见性,对外源基因

组与植物基因组之间可能存在的复杂的相互作用以及由此产生的非预期的效应也了解很少。在进行转基因食品食用安全性评价中，转基因食品的"非预期效应"，是转基因食品安全评价学术领域的一个最有争议的概念，也是安全评价方面的科学难题。在进行风险评估时，可解释的"非预期效应"和不可解释的"非预期效应"都必须考虑在内。然而需要注意的是，"非预期效应"是在科学研究中经常出现的，或在某种程度上说，是在创新的科学研究中有时不能避免的。在农业领域，"非预期效应"并非只出现在转基因食品的研究中，在传统作物的研究中同样会出现像染色体倒位、缺失等"非预期效应"，而且并没有证据表明与传统作物相比，转基因植物表现出更高的非预期效应率。同样，即使存在"非预期效应"，并不等同于这种转基因食品的"非预期效应"会对消费者的健康造成损害。有些"非预期效应"与健康毫无关系，甚至不排除有些"非预期效应"会降低毒性物质的含量。一般认为，只有当转入目的基因表达蛋白的功能、结构发生改变以至于增加了潜在的过敏或中毒的可能性时，才会造成健康危害。

由于常规的特定成分分析难以准确测定"非预期效应"，因此目前对非预期效应的检测方法主要包括采用基因组学、蛋白质组学、代谢组学等组学技术手段。基因组学研究是指对目的对象的结构基因群、调控性序列群和非编码 DNA 片段群及其表达产物（mRNA 群）的研究，基因组学研究方法包括 DNA 测序技术、实时 PCR 技术、限制性片段长度多态性分析、等位基因特异性寡聚核苷酸杂交术等。蛋白质组学可以描述所有各种蛋白质所具有的特征，包括翻译后修饰、蛋白质-蛋白质互动等的研究，这方面的资料是对基因组学的重要补充，蛋白质组学技术既包括传统的生物化学和免疫化学技术，也包括仪器科学发展而来的质谱技术。代谢物组学主要研究机体内所感兴趣的代谢物，这些代谢物是比蛋白质和多核苷酸分子小的物质，代谢组学技术包括质谱分析方法、核磁共振质谱分析方法等。采用组学的研究方法进行转基因食品"非预期效应"的研究，可以对转基因食品在基因表达和化学组成上进行总体的评价，而不是只针对某些特定基因，蛋白和代谢物。采用这种技术，会生成海量数据，生物信息学和计算机科学的参与可以将"组学"技术和危害识别和安全性评价联系在一起，这种成分或差别的存在与数量可能会很好的显现出来，这样无疑会得出一个更加完整的食品/作物研究数据库，对海量数据谨慎的解读，可以增加对复杂代谢网络和植物生理学的了解，又能够优化对转基因食品特定成分的分析。目前最大的难题就是对数据的解读极其有限。目前对"非预期效应"的检测现在还没有公认的方法、在各国家或国际组织也没有推荐的指南，然而明确并且规范化的技术方法应该是值得提倡并且是很有必要的，因为这有可能回答什么是转基因食品的"非预期效应"、如何评价"非预期效应"。

（二）转基因食品的安全性评价

鉴于转基因食品可能存在的潜在健康风险，每一个转基因食品上市前必须经过系统全面的安全性评价，明确其是否可能给消费者带来健康损害。转基因食品不同于以往评价的有显著特征和已知纯度且没有营养价值的化学物质（如工业化工产品、药物等），以及作为传统食品原料评价的新食品原料、食品添加剂等。转基因食品的全食品是由复杂植物化学成分和营养素组成的混合物，在可能的最大剂量下一般不产生作用，膳食中的比例较高（通常>10%），不易增加剂量，很难产生急性作用，具有营养价值，代谢过程复杂，很难找到剂量反应关系等，因此传统的食品毒理学评价方法并不能完全适用于转基因食品。为形成专门适用于转基因食品安全性评价的程序方法,国际组织和世界各国科学家在长期探索研究工作的基础上,逐渐形成了一些被国际社会普遍认可的评价原则和评价内容。

针对转基因食品可能存在的安全性问题,联合国粮农组织(Food and Agriculture Organization,FAO)和世界卫生组织(World Health Organization,WHO)对其安全性和营养方面给予了持续关注,不断探索先进的评价方法,努力建立行之有效的转基因食品安全性评价体系。FAO/WHO设立转基因生物工作特别工作组负责对转基因食品的安全性和评价方法等问题进行讨论研究、并形成系列技术指南。1990年第一届FAO/WHO联合专家咨询会首次提出生物技术食品和食品添加剂的安全性评价策略,建议安全性评价应基于被评价食品/食品成分的分子结构、生物和化学特征,并根据这些特征决定开展传统毒理学评价的必要性和范围。1993年经济合作与发展组织(Organization for Economic Cooperation and Development,OECD)率先提出了"实质等同性(substantial equivalence)"概念,并被社会各界广泛认可和采纳作为转基因食品安全性评价的基本原则。实质等同性原则的含义是指在评价通过生物技术手段生产的新食品和食品成分的安全性时,现有食品或其来源生物可作为比较的基础。这种比较法是基于如下理念:某种新食品的安全性在很大程度上取决于该食品与具有安全食用史的传统对照食品相比有多少差异。存在的任何差异都需进行评价以明确其可能导致的健康效应。

FAO/WHO下属的国际食品法典委员会(Codex Alimentarius Commission,CAC)是制定食品安全国际标准的唯一权威机构,其2003年发布的《现代生物技术食品风险分析的原则》为转基因食品的风险分析提供了基本框架。文件指出在评价来源于现代生物技术的新型食品时,应以具有安全食用史的传统对照食品作为基线,以等同性分析作为起点,以风险分析原则、科学原则、个案原则和逐步原则为指导。CAC认为评价转基因食品的安全性并不是要识别出其可能存在的所有食用安全隐患,而是要重点识别与传统对照食品相比新出现的或发生改变的危害,并进一步评价这些危害可能导致的健康风险,根据风险类型采取相应的管理措施。之后CAC以上述原则为指导先后发布了《重组DNA植物来源食品的安全性评价指南》(CAC/GL 45-2003)、《重组DNA微生物生产的食品安全性评价指南》(CAC/GL 46-2003)和《重组DNA动物生产的食品安全性评价指南》(CAC/GL 68-2008)分别用来指导对转基因植物、微生物和动物来源的食品进行安全性评价。

除FAO/WHO外的其他国际组织及部分发达国家同样针对转基因食品的安全性问题开展了大量研究工作,提出了一些评价方法。尽管各方提出的指导方案在细节上不完全相同,但基本评价程序和内容基本一致,主要关注基因供体、基因受体、载体及基因重组过程的安全性,新表达物质的毒性和致敏性,插入基因导致的非预期效应,转基因食品的营养学改变以及毒性和致敏性成分含量/性质的改变,加工烹调过程对其产生的影响等方面。

我国的转基因食品安全性评价工作与国际主要国家和国际机构基本上是同步开展的,农业部组织专家研究制定了《转基因植物安全评价指南》(以下简称《指南》),作为指导技术规范,用于指导和规范我国转基因植物安全性评价工作。《指南》同样遵循转基因食品安全性评价的国际通用原则,包括实质等同性原则、个案评价原则、分阶段原则、科学原则和熟悉原则,从新表达物质毒理学评价和致敏性评价及转基因食品的营养性评价等方面进行重点评估。

根据转基因食品安全性评价的各项原则及需要考虑的各种健康相关因素,转基因食品的安全性评价主要应着眼于以下几个方面:

1. 外源基因的供体、受体、载体以及基因重组过程是否存在可能影响健康的有害因素,如供体/受体生物是否含有毒素、过敏原或抗营养因子,重组 DNA 结构是否含有病毒活动序列,是否会编码病原体、毒素、致敏原或引起生长调节紊乱的物质等。

2. 新表达物质的毒性和致敏性评价

(1) 毒性评价:对于蛋白质类表达产物,应进行其与已知毒蛋白和抗营养因子在氨基酸序列及蛋白构象方面的相似性分析;对热、加工过程的稳定性及消化稳定性分析。若外源基因表达产物为某种新蛋白质,还需要进行经口毒性试验。对于非蛋白质类表达产物,若无安全食用史,可根据其分子结构特征、生物学作用及膳食暴露情况等按照传统毒理学方法进行食用安全性评价,如代谢物分析、毒代动力学、亚慢性毒性试验、慢性毒性试验、繁殖试验和致畸试验等。

(2) 致敏性评价:任何一个单独的试验都不能准确预测一种新表达蛋白的致敏性,故需要通过整体、逐步和个案分析的方法来进行致敏性评价。转基因食品致敏性评价的基本策略已经形成,主要体现在国际食品生物技术委员会和国际生物技术研究所(IFBC/ILSI)于1996 年发展的树形判定法,以及 FAO/WHO 先后于 2000 年和 2001 年发布的改进后的判定树。CAC 发布的《转基因食品安全性评价指南》中也包含了评价潜在致敏性的附件,评价内容包括:新表达蛋白是否来源于致敏原基因;新表达蛋白与已知致敏原氨基酸序列的同源性;新表达蛋白对热、消化和加工过程的稳定性;特异性血清学试验等。最近在 ILSI 健康和环境科学学会组织的研讨会上还提出了从五项新的领域进行外源基因表达蛋白的致敏性评价,即蛋白结构/活性,血清筛检,动物模型,定量蛋白质组学和机制学。

3. 食品成分分析,即分析与非转基因对照食品相比,转基因食品中的关键营养素、抗营养因子、毒性物质和致敏性物质的种类和数量是否发生了改变。一旦发现改变,就需要采用毒理学、营养学、免疫学等各种方法对这些改变可能带来的健康效应进行评价。

4. 评价储存、加工和烹调等过程对转基因食品安全性的影响,主要是分析储存过程及加工条件是否会影响转基因食品中关键营养素的生物利用率以及食品安全相关成分(如毒性物质等)的含量和存在形式。转基因植物食品中代谢物的评价,主要观察转基因植物食品代谢水平和代谢物积累效应可能对人体健康存在潜在的有害作用,转基因植物食品中代谢的残留及代谢物水平,评价食品营养的改变情况。对于新的或含量改变的代谢产物的安全评价,可参照传统的毒理学方法来进行。转基因植物食品加工方式,评价加工条件(工业化生产和家庭式制作)对转基因植物食品关键营养素生物利用率的改变或对涉及食品安全的一些成分的影响。

5. 营养学评价　以改变营养素的品质和功能为目的的转基因植物食品要进行额外的营养学评估,主要是营养素摄入与健康的关系的评估,在转基因植物食品的营养成分的生物学利用率发生改变的或其成分没有对应的传统对等物的,在进行评价时需采用动物喂养试验。对含有健康有益的成分的转基因植物食品,在进行评价时应采用营养学、毒理学及其他适当的实验方法。营养学成分发生较大改变的,营养学评估是一个重要的方面,如当转基因植物食品营养特征与传统对等物相差较大时,应与其营养特征近似的传统食品进行比较,当转基因植物食品的营养特征与传统对等物的营养特征差异较大时,对其评价应考虑消费该食品人群的整体营养状况,营养特征发生改变后,应考虑营养成分的生物利用率及在加工、贮藏等过程中的稳定性。

6. 除上述评价内容外,还应注意转基因食品中耐药基因转移的可能性,农药、重金属等外来化合物的蓄积情况等。如在转基因植物食品中出现了外来化合物(如农药等)的蓄积、代谢的改变,可参照传统毒理学方法来评价其对健康的影响。如果转基因植物食品中含有耐药性的标记基因应对耐药性进行评估。评估时考虑该微生物在临床或兽药中使用的重要性。转基因食物中的酶如果能降解抗生素,应对其降解能力做出评估。评估时应考虑抗生素的口服剂量,食品进入胃肠道之前的酶含量,胃中的 pH 值及与酶活性有关的辅酶。

转基因食品的暴露评估是风险评估的重要基础,对评估物质摄入量评估应考虑一般摄入量和最大摄入量对健康的影响,还应考虑特殊人群,如婴儿、儿童、孕产妇、慢性病和免疫状态低下等特殊人群。

尽管目前转基因食品安全性评价的主要内容已基本达成共识,但在实施过程中应根据具体的转基因事件进行个案分析。安全性评价的终点是得出被评价的转基因食品与非转基因对照食品是否具有相同的安全性。安全性评价的目的是为该转基因食品的管理提供科学依据。

第三节　转基因食品的安全管理

世界各国对转基因食品的管理并没有统一的模式,有的国家将转基因食品纳入现有的法律框架中进行管理,如美国;而有的国家或地区则针对转基因食品制定了专门的法律,如欧盟和澳大利亚等。不同国家对转基因食品的管理细节和严格程度也有所差别。归纳起来,国际上对转基因生物和转基因食品的安全管理大致分为 3 种类型:以产品为基础的美国模式、以过程为基础的欧盟模式和介于二者之间的中间模式。其中欧盟模式较为严格,美国模式相对宽松,中间模式的严格程度则介于前两者之间,采用的国家较多,包括加拿大、澳大利亚、日本、巴西、印度和我国等,但在具体管理措施上都不完全相同,各有各的特点。

在标识管理方面,目前全球对转基因产品实行标识管理的国家和地区包括欧盟、澳大利亚、新西兰、巴西、中国(包括香港地区和台湾地区)、加拿大、日本、俄罗斯、美国和墨西哥等。标识制度主要分为强制标识和自愿标识两种类型。采用自愿标识的国家主要有美国、加拿大、阿根廷和中国香港地区,其他国家和地区大多采用强制标识,如欧盟、澳大利亚和中国大陆等。实行强制标识制度的国家和地区大都设定了食品中转基因成分的标识阈值,如欧盟为 0.9%,韩国为 3%,日本为 5%。

不同国家和地区对转基因生物及其产品在管理模式上的差异是其经济贸易、文化背景和政治因素等综合作用的结果。下面分别对全球最具代表性的美国和欧盟的转基因食品管理模式,以及我国的管理模式进行介绍。

一、美国对转基因食品的管理

美国对转基因食品实行的是以产品为基础的管理模式,对转基因食品管理的基本态度体现在 1986 年颁布的《生物工程产品管理框架性文件》中,认为转基因产品与传统产品并无本质区别,对转基因产品的管理应基于产品本身而非生产过程,并认为现有法律体系对转基因产品的安全性提供了充分保证。因此,美国未对转基因生物及其产品专门立法,而是将其纳入现有的法律体系中进行管理,即在原有法规(主要是《联邦食品、药品和化妆品法》)中增加了关于转基因产品的相应条款。在安全性管理方面,一般只要求转基因食品达到与传统食品相同的安全标准,但对于一些安全性还缺乏充分认识的转基因生物及其产品(如质量性状、多基因和复合性状的转基因作物,及医药和工业用转基因植物)则有十分严格的管理规定。

美国《生物工程产品管理框架性文件》规定的对转基因技术及其产品进行安全管理的机构主要有 3 个:美国农业部(United States Department of Agriculture,USDA)、美国环保署(Environmental Protection Agency,EPA)和美国食品和药品管理局(Food and Drug Administration,FDA),它们依据各自职能对不同用途的转基因技术及其产品的相关问题进行分工管辖,其中转基因食品的安全性管理主要由 FDA 负责。

在转基因食品标识方面,美国采取的是以产品为基础的自愿标识管理模式,与传统食品同等对待。对转基因食品不设阈值限制,生产者或销售者可根据市场趋势或消费者偏好,自行决定是否对产品加以标识。美国对转基因食品的标识管理由 FDA 负责。FDA 指出,只有与食品本身特征有关的信息才是食品的实质性信息,而食品的制造方法(包括转基因技术),不属于需要在标签上披露的实质性信息。只有当转基因食品的成分、营养价值和致敏性方面与同类传统食品存在较大差异时,才需要加贴特殊标签。这种相对宽松的管理模式为美国转基因产业的发展提供了足够的空间,促使美国成为目前世界上种植、生产和出口转基因食品第一大国。除美国外,对转基因食品采取自愿标识制度的还有加拿大、阿根廷和中国香港地区。

二、欧盟对转基因食品的管理

欧盟对转基因食品采取的是以过程为基础的管理模式,着眼于研制过程中是否采用了转基因技术,认为转基因技术本身具有潜在风险。因此,欧盟采取单独立法的形式建立了转基因生物和转基因产品安全管理的法规体系。欧盟对转基因生物及其产品的安全管理经历了一个比较复杂的变化过程,其管理法规和管理机构先后发生了较大变化。现行关于转基因生物安全管理的主要法规包括《转基因微生物封闭使用指令》(98/81/EC)、《转基因生物有意环境释放指令》(2001/18/EC)、《转基因食品及饲料管理条例》(1829/2003 号)及其实施细则(641/2004 号)、《转基因生物追溯性及标识办法以及含转基因生物物质的食品及饲料产品的溯源性条例》(1830/2003 号)。其中 1829/2003 号条例规定了保护人类和动物健康的措施及如何对转基因食品进行审批和标识;1830/2003 号条例适用于转基因食品市场投放的各个阶段,规定了转基因食品的可溯源性和标识方面的详细要求,以及违反后的管理和制裁措施。另外,欧盟 2004 年颁布的 65/2004 号条例提出对上市的每一个转基因生物建立唯一识别符以便进行管理。

自 2004 年开始欧盟对转基因生物及其产品实行了集中管理,取消了各成员国进行风险评估和审批的权利,统一由当时新成立的欧洲食品安全局(European Food Safety Authority,

EFSA)负责。EFSA成立的10个风险评估科学小组中有一个是专门针对转基因生物进行评估的GMO科学小组,主要职责是评估和传达与转基因食品相关的所有风险,并为风险管理者制定政策和决定提供科学建议。欧盟境内申请进口或销售转基因食品的企业必须向有关成员国提出申请并递交一系列详细数据和资料,该成员国将申请材料转交给EFSA,再由EFSA对转基因食品对人类健康或生态环境可能造成的潜在风险进行科学评估。即所有转基因食品,无论是否已在国外批准上市,均要经过EFSA的风险评估和欧盟委员会的批准后才允许在欧盟上市。

欧盟是最早实行转基因食品标识管理的地区,对转基因食品和食品成分实行强制标识规定。1829/2003号条例规定对转基因成分含量大于0.9%的食品必须进行标识,而之前的49/2000号法规规定的转基因成分标识量为大于1%,表明其对转基因食品的安全管理更趋严格。

三、我国对转基因食品的管理

我国是转基因作物研究的大国,1992年成为转基因作物种植的国家,种植的是双价转基因(CMV、TMV)的烟草。我国非常重视转基因作物和转基因产品的管理,1993年12月24日,国家科委就颁布实施了《基因工程安全管理办法》。1996年7月10日,国家农业部颁布实施了《农业生物基因工程安全管理实施办法》。该实施办法就农业生物基因工程的安全等级和安全性评价、申报和审批、安全控制措施以及法律责任等都做了较为详细的规定。2001年6月6日国务院颁布了《农业转基因生物安全管理条例》(以下简称《条例》),《条例》明确规定不得销售未标识的农业转基因生物,其标识应当载明产品中含有转基因成分的主要原料名称;有特殊销售范围要求的,还应当载明,并在指定范围内销售。之后,我国农业部又相继签发了三个农业法令——《农业转基因生物安全评价管理办法》、《农业转基因生物进口安全管理办法》和《农业转基因生物标识管理办法》,要求从2002年3月20日起,含有转基因成分的大豆、番茄、棉花、玉米、油菜等5种农作物及其产品(如大豆油)需要标明转基因成分才能加工和销售。

2002年4月8日我国卫生部颁布了《转基因食品卫生管理办法》,该管理办法主要对其食用安全性和营养质量的危险性评估做了规定,明确规定了申报与审批、标识以及监督管理等内容。由于管理职责的改变,卫生部的管理办法不再执行,2010年出台的《新资源食品管理办法》取消了《转基因食品卫生管理办法》。我国的农业转基因管理就由农业部依据《农业转基因生物安全管理条例》,实施管理了。

农业部对转基因的安全管理依据的技术支撑是由相关部门推荐专家组成的国家生物安全委员会,卫生部也派人参加了该委员会。农业部下设转基因安全管理办公室,具体负责转基因的有关工作,由农业转基因生物安全委员会负责农业转基因生物的安全评价工作,从实验研究、中间试验、环境释放、生产性试验和申请领取安全证书五个阶段进行管理,最后农业部根据安委会评价意见进行审批。转基因环境安全性和食品食用检验由农业部认可的相应的环境和食品安全检验机构进行。

任何国家的转基因管理都是发展变化的,中国也不例外。随着各中条件和环境的变化,转基因食品管理的范围和力度都会发生改变。2015年10月颁布的《中华人民共和国食品安全法》也对转基因食品的管理提出新的要求,作为主管该项工作的农业部,也会修改出台新的管理办法和技术法规。

四、小结

生物安全问题由来已久,随着现代生物技术的快速发展,转基因生物和转基因食品的安全性问题逐渐成为国际社会和广大消费者普遍关注的热点和焦点。实际上,转基因作为一种先进技术,是科学发展到一定阶段的产物,其本身是中性的,安不安全的关键在于如何正确利用和严格监管。因此,对于社会上广泛存在的转基因问题争论,应当以科学理性的视角看待,遵循风险分析原则,系统全面地评价所研发的每一种转基因食品的安全性。同时,也要做好科普宣传和风险交流,使转基因技术更好地服务于农业、服务于人类健康。

（徐海滨　王小丹）

第二十五章

特殊膳食用食品

与普通食品不同,特殊膳食用食品(food for special dietary uses)是针对特定人群的特殊营养需求而加工或配方的食品。国际组织和很多发达国家,包括国际食品法典委员会、美国、欧盟和澳大利亚、新西兰,都有明确的特殊膳食用食品的定义、类别和管理规定。

在《中华人民共和国食品安全法》(以下简称《食品安全法》)颁布之前,我国尚没有明确特殊膳食用食品的定义以及框架体系。随着 2009 年《食品安全法》的正式发布和食品安全国家标准体系的进一步完善,我国特殊膳食用食品的框架逐渐清晰,特殊膳食类食品的产品标准和配套基础标准也日益完善。

第一节　我国特殊膳食用食品

一、定义和管理现状

根据我国国家标准 GB 13432-2013《预包装特殊膳食用食品标签》中的定义,特殊膳食用食品是指"为满足特殊的身体或生理状况和(或)满足疾病、紊乱等状态下的特殊膳食需要,专门加工或配方的食品。这类食品的营养素和(或)其他营养成分的含量与可类比的普通食品有显著不同"。该定义是根据特殊膳食用食品的特点,参考国际法典委员会(CAC)、美国、欧盟等国家和组织对特殊膳食用食品的定义而规定的。这类食品的适宜人群、营养素和(或)其他营养成分的含量要求等有一定特殊性,对其标签内容如能量和营养成分、食用方法、适宜人群的标示等有特殊要求。

对于特殊膳食用食品的管理,根据《食品安全法》的要求,我国制定了相应产品的产品标准,同时配套制定了特殊膳食用食品的标签基础标准。在标准的制修订过程中,遵循"安全性、特殊性、规范性、可操作性"的原则。

1. 体现《食品安全法》立法宗旨,突出安全性要求。特殊膳食用食品的目标人群为敏感人群,如婴幼儿、特殊医学状况人群等,其安全性需要特别关注。因此,特殊膳食用食品标准在制修订过程中严格遵循《食品安全法》规定,突出与目标人群健康密切相关的安全性要求。

2. 满足目标人群的特殊营养需求。根据目标人群的具体情况和特点,分别确定相应产品的营养要求,满足目标人群的营养需求。

3. 突出各类特殊膳食用食品使用规定。要求在各类产品在标签中针对不同产品的特点增加标识,如规定在特殊医学用途婴儿配方食品产品标签中注明特殊医学用途婴儿配方食品的类别和使用的医学状况等,明确标识"请在医生或临床营养师指导下使用"。

4. 充分参照和借鉴国际管理经验并结合我国国情。在标准制修订过程中,参考和借鉴了国际食品法典委员会、美国、欧盟等国际组织、国家和地区的法规和标准,以及国内外权威论著。同时,充分考虑我国国情,结合我国生产水平,在保证标准与国际接轨的同时保证其可操作性。

生产企业按照食品安全国家标准的要求组织生产经营,其产品应符合相应产品标准和基础标准的要求。质量监督和食品药品监督管理部门分别对该类食品进出口和食品生产、流通实施监督管理。

二、主要类别

根据《食品安全法》的要求,2013 年我国发布了《食品安全国家标准 预包装特殊膳食用食品标签》(GB 13432-2013)。该标准附录 A 中明确规定了我国特殊膳食用食品的分类,只有符合该标准附录 A 的产品才属于特殊膳食用食品。

GB 13432-2013《预包装特殊膳食用食品标签》附录 A"特殊膳食用食品的类别"主要包括以下几类:

1. 婴幼儿配方食品
(1) 婴儿配方食品;
(2) 较大婴儿和幼儿配方食品;
(3) 特殊医学用途婴儿配方食品。
2. 婴幼儿辅助食品
(1) 婴幼儿谷类辅助食品;
(2) 婴幼儿罐装辅助食品。
3. 特殊医学用途配方食品(特殊医学用途婴儿配方食品涉及的品种除外)。
4. 除上述类别外的其他特殊膳食用食品(包括辅食营养补充品、运动营养食品,以及其他具有相应国家标准的特殊膳食用食品)。

三、各类特殊膳食用食品的要求及特点

各类特殊膳食用食品根据其适用人群和使用目的不同各有特点。

(一) 婴幼儿配方食品

婴幼儿配方食品包括婴儿配方食品、较大婴儿和幼儿配方食品以及特殊医学用途婴儿配方食品。

1. 定义 婴儿配方食品及较大婴儿和幼儿配方食品,都是以乳类及乳蛋白制品和(或)大豆及大豆蛋白制品为主要原料,加入适量的维生素、矿物质和(或)其他辅料,仅以物理方法生产加工制作成的液态或粉状产品。两类产品的原料、产品构成以及形态都十分相似。

特殊医学用途婴儿配方食品是针对患有特殊紊乱、疾病或医疗状况等特殊医学状况婴儿的营养需求而设计制成的粉状或液态配方食品。由于该类产品的适用人群特殊,因此需在医生或临床营养师的指导下使用。

婴幼儿配方食品是一种母乳代用品。母乳是婴儿最好的食品,这是哺乳动物经过长期进化而赋予婴儿最理想的食物。如果乳母身体健康,没有传染病等不适合哺乳的原因,应坚持母乳喂养。只有当条件不允许时,可以选择婴幼儿配方食品代替母乳来满足婴幼儿生长

发育的营养需求。

2. 适用范围　婴儿配方食品、较大婴儿和幼儿配方食品分别适用于 0 ~ 12 月龄、6 ~ 36 月龄的正常婴儿，特殊医学用途婴儿配方食品则适用于患有特殊紊乱、疾病或医疗状况等特殊医学状况的 0 ~ 12 月龄的婴儿。对于 0 ~ 6 月龄的婴儿来说，婴幼儿配方食品应能满足其生长发育的需求。

3. 食品安全国家标准的技术要求　对于该类食品，我国分布制定了食品安全国家标准《婴儿配方食品》（GB 10765-2010）、《较大婴儿和幼儿配方食品》（GB 10767-2010）和《特殊医学用途婴儿配方食品》（GB 25596-2010）。

三个标准均对婴儿生长发育所必需的必需成分进行了详细的规定，包括能量、蛋白质、脂肪、碳水化合物、维生素和矿物质的来源、含量范围、对应的检测方法和（或）计算方法。同时，还规定了可选择性成分的含量范围、检测方法，产品标签标识等方面的内容。

对于《婴儿配方食品》和《较大婴儿及幼儿配方食品》，两者对技术要求的规定较为相似。根据其适用人群范围不同，考虑到较大婴儿和幼儿有辅助食品的能量和营养补充，两者在营养成分的含量、种类要求上有所不同。

《特殊医学用途婴儿配方食品通则》规定："特殊医学用途婴幼儿配方食品的配方应以医学和营养学的研究结果为依据，其安全性、营养充足性以及临床效果均需要经过科学证实，单独或与其他食物配合使用时可满足 0 ~ 6 月龄特殊医学状况婴儿的生长发育需求"，这是根据特殊医学用途婴儿配方食品特点做出的具体规定，突出此类产品的配方设计应该经过科学证实，能提供终产品的安全性、营养充足性、针对性的资料，以及产品临床喂养评价结果。

特殊医学用途婴儿配方食品的必需成分参照正常足月婴儿营养要求制定。由于特殊医学状况婴儿的能量、营养素需求与正常足月婴儿相比有较大差别，因此标准中对能量、营养素进行了适当调整。同时，由于该标准比较复杂，为方便企业生产和有效市场监管，我国卫生计生委（原卫生部）于 2012 年 2 月配套发布了该标准的官方问答，就生产使用和监管等过程中遇到的问题进行了解答，基本解决了实际操作过程中存在的主要问题。

4. 标签标识　在标签标识中，三类产品均属于特殊膳食用食品，因此需符合 GB 13432《预包装特殊膳食用食品标签》的规定，标识产品的配料、营养标签等信息。同时，根据产品特点及适用人群的不同，还应标识相关内容。对于特殊医学用途婴儿配方食品需标识适用的特殊医学状况等信息。

（二）婴幼儿辅助食品

辅助食品，即通常所说的"辅食"，指婴幼儿在 6 月龄后继续母乳喂养的同时，为了满足营养需要和向食物多样化转化而添加的食品。在我国标准中，婴幼儿辅助食品包括了婴幼儿谷类辅助食品和婴幼儿罐装辅助食品两类。

针对这两类食品，我国分别制定了食品安全国家标准《婴幼儿谷类辅助食品》（GB 10769-2010）和《婴幼儿罐装辅助食品》（GB 10770-2010）。两个标准分别规定了适用于 6 ~ 36 月龄婴幼儿辅助食品的相应内容，由于该类产品是作为一种辅助食品来食用，因此相比较婴幼儿配方食品，该类产品标准较为简单。

1. 婴幼儿谷类辅助食品　婴幼儿谷类辅助食品是指以一种或多种谷物（如：小麦、大米、大麦等）为主要原料，且谷物占干物质组成的 25% 以上，添加适量的营养强化剂和（或）其他辅料，经加工制成的适于 6 月龄以上婴儿和幼儿使用的辅助食品。

本标准将产品分为四类,即婴幼儿谷物辅助食品、婴幼儿高蛋白谷物辅助食品、婴幼儿生制类谷物辅助食品、婴幼儿饼干或其他婴幼儿谷物辅助食品。这四类产品基本上涵盖了目前我国生产的以谷物为主要原料加工制成的婴幼儿辅助食品。

标准规定了该类产品的原料要求、感官要求、基本的营养成分指标(如蛋白质、脂肪等)、可选择的营养成分指标(如维生素 E、烟酸等)、碳水化合物添加量、其他指标、污染物限量、标签标识等内容。同时,为避免通过谷类摄入过多的碳水化合物影响婴幼儿生长发育,本标准特别规定了碳水化合物添加限量指标,规范蔗糖、果糖等碳水化合物的添加。

2. 婴幼儿罐装辅助食品　婴幼儿罐装辅助食品是指食品原料经处理、灌装、密封、杀菌或无菌灌装后达到商业无菌,可在常温下保存的适于 6 月龄以上婴幼儿食用的食品。该类产品的共性是具有罐装食品的包装形式和商业无菌的特点。

标准根据产品形状(性状),将该类产品分为三类,即泥(糊)状罐装食品、颗粒状罐装食品、汁类罐装食品,并对其原料要求、感官指标、理化指标、污染物指标、标签等内容进行了规定。

由于该类产品原料丰富,品种多样化,在理化指标中针对不同配料的产品规定了不同的含量要求。对于番茄酱与番茄汁产品,还规定了霉菌的限量要求。

(三) 特殊医学用途配方食品

1. 定义　特殊医学用途配方食品(formula foods for special medical purposes)是为了满足进食受限、消化吸收障碍、代谢紊乱或特定疾病状态人群对营养素或膳食的特殊需要,专门加工配制而成的配方食品。该类产品必须在医生或临床营养师指导下,单独食用或与其他食品配合使用。

当目标人群无法进食普通膳食或无法用日常膳食满足其营养需求时,特殊医学用途配方食品可以作为一种营养补充的途径,起到营养支持作用。同时,该类产品是一种定型包装食品,其产品形态与普通食品相似,食用方便,可接受程度高,是进行临床营养支持的一种有效途径。但是该类产品仅仅是为临床病人提供营养支持的途径之一,为临床的营养支持提供了一种选择方式。其他方式(如临床营养师的特定食谱、医院自制的匀浆膳等)也是进行疾病营养支持的重要途径。需要强调的是,该类产品不是药品,不能替代药物的治疗作用。

另外,特殊医学用途配方食品针对的人群是特定疾病状态下人群,为了充分保证其使用的安全性和科学性,该产品必须在医生或临床营养师的指导下使用。

2. 范围　特殊医学用途配方食品适用于 1 岁以上有特殊医学状况、对营养素有特别需求的人群。特殊医学用途婴儿配方食品则适用于 1 岁以下有特殊医学状况的婴儿。针对不同疾病的特异性代谢状态,特殊医学用途配方食品对相应的营养素含量也做出了特别规定,能更好地适应特定疾病状态或疾病某一阶段的营养需求,为患者提供有针对性的营养支持。

3. 食品安全国家标准的技术要求　国际上,特殊医学用途配方食品在临床上得到了广泛应用,有较长的使用历史,并且取得了很好的临床效果。但由于我国此前一直没有相关标准,此类产品生产、销售与管理缺乏法律法规依据。因此为了满足国内临床营养的需求,完善我国食品安全国家标准体系,指导和规范此类产品的生产和使用,我国于 2013 年制定并发布了食品安全国家标准《特殊医学用途配方食品通则》(GB 29922-2013)。

(1) 产品分类:根据不同临床需求和适用人群,借鉴国际食品法典委员会(CAC)和欧盟对特殊医学用途配方食品的分类方法,该标准将此类产品分为三类,即全营养配方食品、特定全营养配方食品和非全营养配方食品。这三类产品基本涵盖了目前临床上需求量大、研究证据充足的产品。

全营养配方食品适用于需对营养素进行全面补充且对特定营养素没有特别要求的人群。符合全营养配方食品技术要求的产品单独食用时即可满足目标人群的营养需求。

特定全营养配方食品适用于特定疾病或医学状况下需对营养素进行全面补充的人群,并可满足人群对部分营养素的特殊需求。在特定疾病状况下,当全营养配方食品无法适应疾病的特异性代谢变化,不能满足目标人群的特定营养需求时,需要对其中的某些营养素进行调整。特定全营养配方食品是在相应年龄段全营养配方食品的基础上,依据特定疾病的病理生理变化,对部分营养素进行适当调整的一类食品,单独食用时即可满足目标人群的营养需求。

非全营养配方食品则适用于需要补充单一或部分营养素的人群,仅可满足目标人群的部分营养,因此不能作为单一营养来源,需要与其他食品配合使用。

（2）技术要求:基于特殊医学用途配方食品的产品特点,标准中规定"特殊医学用途配方食品的配方应以医学和（或）营养学的研究结果为依据,其安全性及临床应用（效果）均需要经过科学证实"。生产或进口企业应充分了解产品配方原理、临床应用有关的安全性和科学性的证据,科学设计产品配方使其符合特定疾病类型目标人群的营养特殊需求,确保该类产品可以起到为目标人群提供适宜的营养支持的作用。

在此基础上,标准分别对全营养配方食品、特定全营养配方食品和非全营养配方食品三类产品的营养成分进行了详细的规定。

对于全营养配方食品,根据不同年龄段人群对营养素的需要量不同,将其分为 1～10 岁和 10 岁以上人群两类进行分别规定。这两类产品应分别适用于 1～10 岁儿童和 10 岁以上人群在特定疾病或状况下对营养素或膳食的特殊需要。因此,标准中对其蛋白质、脂肪、碳水化合物、维生素和矿物质的含量都进行了非常详细的规定。

对于特定全营养配方食品,其配方应在相应年龄段全营养配方食品的基础上,依据特定疾病的病理生理变化而对部分营养素进行适当调整。标准附录 A 中列出了 13 种常见的特定全营养配方食品,包括糖尿病全营养配方食品、呼吸系统疾病全营养配方食品、肾病全营养配方食品、肿瘤全营养配方食品、肝病全营养配方食品、肌肉衰减综合征全营养配方食品、创伤、感染、手术及其他应激状态全营养配方食品、炎性肠病全营养配方食品、食物蛋白过敏全营养配方食品、难治性癫痫全营养配方食品、胃肠道吸收障碍、胰腺炎全营养配方食品、脂肪酸代谢异常全营养配方食品和肥胖、减脂手术全营养配方食品。

对于非全营养配方食品,按照该类产品的组成特征,标准将其分为营养素组件、电解质配方、增稠组件、流质配方和氨基酸代谢障碍配方五个类别。因该类产品仅可满足目标人群的部分营养需求,不能作为单一营养来源,需与其他食品配合使用,因此标准中仅规定了主要技术要求。医生或临床营养师应根据患者个体的医学状况和临床特殊需求使用。

为了更好地理解和使用该标准,卫生计生委发布了《特殊医学用途配方食品通则》问答,针对监管和使用中可能遇到的问题进行了进一步解释说明。此外,针对目前科学证据充分、应用历史长的 8 种特定全营养配方食品,包括糖尿病病人用全营养配方食品、慢性阻塞性肺疾病（COPD）病人用全营养配方食品、肾病病人用全营养配方食品、恶性肿瘤（恶病质状态）病人用全营养配方食品、炎性肠病病人用全营养配方食品、食物蛋白过敏病人用全营养配方食品、难治性癫痫病人用全营养配方食品、肥胖和减脂手术病人用全营养配方食品,明确了其在全营养配方食品基础上可调整的营养素含量技术指标。

4. 标签标识　除需要标示食品名称、配料表、生产日期和保质期、贮存条件等信息外,考虑到该类产品适用人群、营养素要求等方面的特殊性，对其标签标识还有特殊的要求，包括标签中应对产品的配方特点或营养学特征进行描述，并应标示产品的类别和适用人群，同时还应标示"不适用于非目标人群使用"；在醒目位置标示"请在医生或临床营养师指导下使用"；标示"本品禁止用于肠外营养支持和静脉注射"等。这些规定都是充分考虑了该类产品适用人群的特殊性，为保证产品使用的安全性而规定的。

（四）其他特殊膳食用食品

目前，纳入该类的产品包括辅食营养补充品、运动营养食品和孕妇及乳母用营养补充食品等。随着科学的不断发展和进步，我国特殊膳食用食品体系也会不断完善。

目前，《食品安全国家标准　辅食营养补充品》（GB 22570-2014）于 2014 年正式发布，《食品安全国家标准　运动营养食品通则》（GB 24154-2015）和《食品安全国家标准　孕妇及乳母营养补充食品》（GB 31601-2015）于 2015 年正式发布。

1. 辅食营养补充品　辅食营养补充品是一种含多种微量营养素（维生素和矿物质等）的补充品，其中含或不含食物基质和其他辅料，添加在 6～36 月龄婴幼儿即食辅食中食用，也可用于 37～60 月龄儿童的食品。

我国于 2014 年颁布的《食品安全国家标准　辅食营养补充品》（GB 22570-2014）对辅食营养补充品的分类、营养成分的含量、每日推荐摄入量以及标签标识都进行了详细的规定。

辅食营养补充品包括辅食营养素补充食品、辅食营养素补充片和辅食营养素撒剂。辅食营养素补充食品和辅食营养素补充片都是以大豆、大豆蛋白制品、乳类、乳蛋白制品中的一种或以上为食物基质，添加多种微量营养素和（或）其他辅料制成的。辅食营养素补充食品的食物形态比较多样，可以是粉状或颗粒状或半固态等，且食物基质可提供部分优质蛋白质，而辅食营养素补充片则为片状，易碎或易分散。辅食营养素撒剂则由多种微量营养素混合成的粉状或颗粒状辅食营养补充品，可不含食物基质。

根据产品形式的不同，标准中规定了各类食品的每日推荐摄入量。辅食营养素补充食品可提供部分优质蛋白质，因此推荐量相对较高，为 10.0～20.0g。辅食营养素补充片和辅食营养素撒剂则分别为 1.5～3.0g 和 0.8～2.0g。与其他食品比较，该类产品的摄入量是非常少的。

此外，标准还对该类产品的营养素含量进行了详细规定，并要求辅食营养补充品的食物基质是可即食的食物原料。由此可见，辅食营养补充品是一种高密度的微量营养素补充品，可直接添加在普通餐食中，为目标人群补充所需的营养素。

辅食营养补充品是我国进行贫困地区儿童营养干预的重要手段。从 2012 年开始，我国就以 8 个贫困片区 10 个省的 100 个县作为试点，组织实施了"贫困地区儿童营养改善项目"，由中央财政提供项目经费 1 亿元人民币，为 6 个月至 2 岁的婴幼儿每天提供营养包。2013—2015 年，改善项目范围扩大到 21 个省的 300 个县，中央财政专项补助经费也不断增加，以全力改善贫困地区儿童营养健康状况。辅食营养补充品标准的发布为项目的顺利开展提供了技术保障，为改善我国贫困地区婴幼儿和儿童营养健康状况提供了强有力的支持。

2. 运动营养食品　运动营养食品是为满足运动人群（指每周参加体育锻炼 3 次及以上、每次持续时间 30 分钟及以上、每次运动强度达到中等及以上的人群）的生理代谢状态、运动能力及对某些营养成分的特殊需求而专门加工的食品。

在我国国家标准《运动营养食品通则》（GB 24154-2015）中，按特征营养素将运动营养食品分为补充能量类、控制能量类和补充蛋白质类，按运动项目分为速度力量类、耐力类和运动后恢复类，对其特征营养素的含量、可选择添加的成分等进行了规定。

3. 孕妇及乳母营养补充食品 是指添加优质蛋白质和多种微量营养素(维生素和矿物质等)制成的适宜孕妇及乳母补充营养素的特殊膳食用食品。

该类产品与辅食营养补充品相似,是为孕妇和乳母提供营养补充的一种重要途径。相信随着标准的发布和市场产品的丰富,这类产品在预防我国孕妇、乳母营养缺乏中将会发挥重要作用。

第二节 特殊膳食用食品国外管理现状

针对特殊膳食用食品,很多发达国家和国际组织,包括国际食品法典委员会(CAC)、美国、欧盟和澳大利亚新西兰,都制定了各自的特殊膳食用食品管理体系。

一、特殊膳食用食品的定义

国际食品法典委员会(CAC)、美国、欧盟和澳新对特殊膳食用食品都有非常明确的定义。表25-2-1 列出了部分国家(组织)的特殊膳食用食品的定义。从表25-2-1 可以看出,CAC 和美国都将特殊膳食用食品称为 Food for special dietary uses,欧盟则命名为 Food stuffs for particular nutritional uses,以突出该类食品的营养特点,澳新则命名为 Special Purpose Food。

表 25-2-1 部分国家(组织)特殊膳食用食品的定义

国家(组织)	名称	定 义
国际食品法典委员会(CAC)	Food for special dietary uses	Food for special dietary uses are those foods which are specially processed of formulated to satisfy particular dietary requirements which exist because of a particular physical or physiological condition and/or specific diseases and disorders and which are presented as such. The composition of these foodstuffs must differ significantly from the composition of ordinary foods of comparable nature, if such ordinary food exist.
美国	Food for special dietary uses	Special dietary uses, means particular (as distinguished from general) uses of food, as follows: (i) Uses for supplying particular dietary needs which exist by reason of a physical, physiological, pathological or other condition, including but not limited to the conditions of diseases, convalescence, pregnancy, lactation, allergic hypersensitivity to food, underweight, and overweight; (ii) Uses for supplying particular dietary needs which exist by reason of age, including but not limited to the ages of infancy and childhood; (iii) Uses for supplementing or fortifying the ordinary or usual diet with any vitamin, mineral, or other dietary property. Any such particular use of a food is a special dietary use, regardless of whether such food also purports to be or is represented for general use.

续表

国家（组织）	名称	定义
欧盟	Foodstuffs for particular nutritional uses	Foodstuffs for particular nutritional uses are food stuffs which, owing to their special composition or manufacturing process, are clearly distinguishable from foodstuffs for normal consumption, which are suitable for their claimed nutritional purpose and which are marketed in such a way as to indicate such suitability.
澳大利亚/新西兰	Special purpose Foods	A food specially processed or formulated to satisfy particular dietary requirements that exist because of（1）a particular physical or physiological condition；or（2）A special disease or disorder；or（3）both such a condition and a disease or disorder；and are presented as such.

虽然各国（组织）用词有所不同，但是在各自的定义中都突出了该类食品是为了满足特殊身体或生理状况（particular physical or physiological），或满足疾病、紊乱（specific diseases and disorders）而专门加工或配方（specially processed of formulated，special composition or manufacturing process）的食品。

二、国外特殊膳食用食品的分类

对于特殊膳食用食品的管理，很多国家和国际组织都制定了各自的特殊膳食用食品的标准，并形成了较为完善的标准体系。根据不同类别特殊膳食用食品目标人群和使用目的的不同，在其标准中对营养素的含量、食品添加剂营养强化剂的使用以及标签标识进行了相应的规定。

（一）国际食品法典委员会（CAC）

在国际食品法典中食品分类体系中，第13类为特殊膳食用食品，包括了婴幼儿配方食品、婴幼儿辅助食品、特殊医学用途配方食品、控制体重食品和其他特殊膳食用食品。针对这些食品，CAC制定了相应的产品标准和配套的基础标准（表25-2-2）。各产品标准对相应产品的定义、营养素的含量、标签标识等内容进行了规定。基础标准中包含了特别针对特殊膳食用食品制定的标签和声称标准，此外还有营养强化剂使用的指导原则等。

表25-2-2　CAC特殊膳食用食品相关标准

标准号	标准名称
CODEX STAN 72-1981	Standard for Infant Formula and Formulas for Special Medical Purposes Intended for Infants
CODEX STAN 73-1981	Standard for canned baby foods
CODEX STAN 74-1981	Standard for processed cereal-based foods for infants and young children
CODEX STAN 156-1987	Standard for Follow-up formula
CODEX STAN 181-1991	Standard for Formula Foods for Use in Weight Control Diets

续表

标准号	标准名称
CODEX STAN 203-1995	Standard for Formula Foods for Use in Very Low Energy Diets for Weight Reduction
CODEX STAN 118-1981	Standard for Foods for Special Dietary Use for Persons Intolerant to Gluten
CAC/GL 8-1991	Guidelines for Formulated Complementary Foods for Older Infants and Young Children
CAC/GL 55-2005	Guidelines for Vitamin and Mineral Food Supplements
CAC/GL10-1979	Advisory Lists of Nutrient Compounds for Use in Foods for Special Dietary Uses intended for Infants and Young Children
CODEX STAN 180-1991	Standard for Labelling of and Claims for Foods for Special Medical Purposes
CODEX STAN 146-1985	General Standard for the Labelling of and Claims for Prepackaged Foods for Special Dietary Uses

（二） 欧盟

欧盟的特殊膳食用食品目前共包括了五类产品,分别是婴幼儿配方食品、婴幼儿谷类辅助食品、特殊医学用途配方食品、限制能量/体重控制代餐类食品以及运动食品等。对于各类特殊膳食用食品,欧盟同样制定了相应标准,对其营养素含量、标签标识、食品添加剂和营养强化剂的使用行了详细的规定。

（三） 美国

美国特殊膳食用食品包括了婴儿配方食品、低能量膳食食品、低钠食品、特殊医学用途配方食品和其他特殊膳食用食品五类。美国 FDA 发布的《联邦规章典集》(Code of Federal Regulations,CFR)中第 21 章是对食品与药品的规定,其中对特殊膳食用食品有详细的规定,同样包括各类产品中营养素的含量等内容。

（四） 澳新

与 CAC 和欧盟不同,特殊膳食用食品是澳新食品体系中的第 9 类,包括了婴儿配方食品、婴儿食品、辅助食品、运动营养食品、特殊医学用途配方食品等。澳新食品标准局(Food Standards Australia New Zealand,FSANZ)对各类特殊膳食用食品都制订了相应的产品标准(表 25-2-3)。各标准对各类产品的定义、营养素含量、必需成分和可选择成分等进行了详细的规定。

表 25-2-3　澳新特殊膳食用食品标准

标准号	名　　称
Standard 2.9.1	Infant formulae products
Standard 2.9.2	Foods for infants
Standard 2.9.3	Formulated meal replacements and formulated supplementary foods
Standard 2.9.4	Formulated supplementary sports foods
Standard 2.9.5	Food for special medical purposes
Standard 2.9.6	Reserved(Food formulated for special diets)
Standard 2.9.7	Reserved(Macronutrient modified foods)

综上所述,国际组织和许多国家都有各自的特殊膳食用食品体系,虽然存在细微差别,但是各国都制定了特殊膳食用食品的一些标准,涵盖了婴幼儿配方食品、婴幼儿辅助食品、特殊医学用途配方食品等。在各产品标准中,对各类产品的营养素含量、标签标识、添加剂营养强化剂的使用等都做了详细的规定。

（韩军花　梁栋）

第二十六章

其 他 食 品

第一节 蜂 蜜

蜂蜜(honey)为蜜蜂采集植物的花蜜、分泌物或蜜露,与自身分泌物混合后,经充分酿造而成的天然甜物质。其主要成分是葡萄糖和果糖(65%~81%),此外,尚含有少量的蔗糖、糊精、矿物质、有机酸、芳香物质和维生素等。

一、蜜源

《食品安全国家标准 蜂蜜》(GB 14963-2011)对蜜源要求如下:蜜蜂采集植物的花蜜、分泌物或蜜露应安全无毒,不得来源于雷公藤、博落回、狼毒等有毒蜜源植物。

二、感官要求

GB14963-2011 要求蜂蜜感官要求应符合表 26-1-1 的规定。

表 26-1-1　蜂蜜感官要求

项 目	要 求	检验方法
色泽	依蜜源品种不同,从水白色(近无色)至深色(暗褐色)	按 SN/T 0852 的相应方法检验
滋味、气味	具有特有的滋味、气味,无异味	在自然光下观察状态,检查其有无杂质
状态	常温下呈黏稠流体状,或部分及全部结晶	
杂质	不得含有蜜蜂肢体、幼虫、蜡屑及正常视力可见杂质(含蜡屑巢蜜除外)	

三、理化指标

GB14963-2011 要求蜂蜜理化指标应符合表 26-1-2 的规定。掺假、造假一直是蜂蜜的最主要卫生问题,包括用白糖、饴糖、果葡糖浆、大米糖浆等冒充蜂蜜,同时为使感官上更接近真蜂蜜,进一步加入色素、香精、防腐剂、澄清剂、增稠剂等物质,更有甚者用甜蜜素和色素直接勾兑。

表 26-1-2 蜂蜜理化指标

项 目	指 标	检测方法
果糖和葡萄糖(g/100g)	≥60	
蔗糖(g/100g)		
桉树蜂蜜,柑橘蜂蜜,紫苜蓿蜂蜜,荔枝蜂蜜,野桂花蜜	≤10	GB/T 18932.22
其他蜂蜜	≤5	
锌(Zn)(mg/kg)	≤25	GB/T 5009.14

还原糖是分子结构中含有还原性基团(如游离醛基或游离羰基)的糖,如葡萄糖、果糖、麦芽糖、乳糖。所有单糖(除二羟丙酮)都是还原糖,此外,大部分双糖也是还原糖,但蔗糖除外。蜂蜜中的还原糖主要为葡萄糖和果糖,占蜂蜜总糖的 85%～95%,如掺入其他非还原性糖浆如蔗糖,则还原糖浓度降低。非还原糖掺假、造假不仅影响蜂蜜的营养价值,还会对糖尿病、心血管疾病等非传染性慢病患者健康造成影响。故 GB14963-2011 严格规定了蜂蜜中葡萄糖、果糖及蔗糖的限量标准。

然而,通过蜂蜜中掺进由甘蔗、玉米、大米等加工而成的果葡糖浆,可令其中果糖与葡萄糖的含量及比例与天然的蜂蜜非常相似,其理化指标也能达到国家标准,但营养价值大大降低,且增加了慢病的发病和进展风险。而 GB14963-2011 对掺入果葡糖浆未设定相关的标准,这也是《食品安全国家标准 蜂蜜》(GB14963-2011)急需完善的问题之一。目前,可使用高效液相色谱法检测果糖、葡萄糖等还原糖的比例及使用同位素质谱法对 C4-植物糖及 C3-植物糖进行测定,以判断其是否使用果葡糖浆进行蜂蜜掺假、造假。

另一种恶劣的造假为"白糖变蜜糖",所谓"白糖变蜜糖"就是在白糖中加入水与硫酸,再加热,利用强酸的作用将构成白糖的双糖分子转化为单糖。通过硫酸裂解白糖而成的蜂蜜含有多种有毒物质,食用之后对肝肾等解毒器官影响明显。

四、环境污染物

根据《食品安全国家标准 食品中污染物限量》(GB 2762-2017)要求,蜂蜜中铅含量限量为 1.0mg/kg,而花粉为 0.5mg/kg,检测方法参照 GB 5009.12-2017。

五、兽药和农药残留

GB 14963-2011 规定蜂蜜中兽药残留限量应符合相关标准的规定,农药残留限量应符合 GB2763 及相关规定。GB 14963 在兽药和农药残留限量方面的规定较为简单笼统,没有对蜂蜜中可能存在的药物残留做出严格的限量要求及制定出标准、可行的检测方法。

参考主要相关兽药规定:中华人民共和国农业部已将四环素、氯霉素从《中华人民共和国兽药典 2000 年版》中删除,列为禁药。中华人民共和国农业部公告第 235 号《动物性食品中兽药最高残留限量》(2002 年)明确规定氯霉素及其盐和酯等 31 类为禁止使用的药物,在动物性食品中不得检出;规定甲硝唑等 9 类药物为允许做治疗用,但不得在动物性食品中检出的药物。中华人民共和国农业部公告第 193 号《食品动物禁用的兽药及其他化合物清单》(2011 年)将氯霉素及其盐和酯、硝基呋喃类等 8 类药物做出禁止所有用途的规定,将林丹、呋喃丹等 13 类药物禁用作杀虫剂、抗菌剂、促生长剂等。

兽药、农药残留和掺假、造假一样,是限制我国蜂蜜出口的最主要壁垒。我国蜂蜜中主要农药残留问题多集中于四环素、氯霉素、沙星类、甲硝唑、硝基呋喃的残留。其来源一方面是防治植物病虫害而在植物中应用农药,进而通过蜜蜂转移到蜂蜜;另一方面源于防治蜂群的病虫害,个别养蜂者应用一些抗生素,从而导致蜂蜜中高残留。在养蜂业中,四环素类抗生素常被用于防止蜜蜂感染幼虫腐臭病,氯霉素因对革兰氏阴性和阳性菌均具有较强抑制作用,也曾广泛应用于养殖业。四环素类抗生素对肝脏有一定损害作用,并具有抑制骨骼和牙齿生长作用,还可抑制蛋白质合成。氯霉素也具有诸多副作用,如抑制人体骨髓造血机能,导致血小板减少性紫癜、溶血性贫血、粒状白细胞缺乏症等。此外,若长期食用抗生素高残留蜂蜜,还可能导致肠道菌群失调,以及令致病菌产生耐药性等问题。

六、微生物指标

《食品安全国家标准 蜂蜜》(GB 14963-2011)要求蜂蜜微生物限量应符合表26-1-3 规定,GB 14963-2011 与旧版相比,增加了嗜渗酵母计数要求。蜂蜜微生物污染不仅会导致品质下降,还可能影响消费者健康。在蜂蜜生产工艺中,以下几方面更易滋生微生物:其一,各种蜂蜜制品生产中,若待加工的原料蜜在生产及收集过程中污染了微生物,即使经过分离、浓缩、精制、干燥这些不利于细菌生长的工艺过程,微生物的繁殖仍会导致产品的变质,尤其是在高温高湿条件下,很多原料蜜保鲜期短,若保存不当极易腐败变质而产生污染源。其二,生产线长时间运行未进行及时清理,使微生物局部滋生。其三,产品水分含量高,高水分的产品在高温高湿条件长时间储存,为微生物的生长及繁殖提供了理想条件。

表26-1-3 蜂蜜微生物限量

项　目	指　标	检测方法[a]
菌落总数(CFU/g)	≤1000	GB 4789.2
大肠菌群(MPN/g)	0.3	GB 4789.3
霉菌计数(CFU/g)	200	GB 4789.15
嗜渗酵母计数(CFU/g)	200	GB 14963—2011 附录 A
沙门菌	0/25g	GB 4789.4
志贺菌	0/25g	GB 4789.5
金黄色葡萄球菌	0/25g	GB 4789.10

[a] 样品的分析及处理按 GB 4789.1 执行。

七、食品添加剂及违禁添加

《食品安全国家标准 食品添加剂使用标准》(GB 2760-2014)规定蜂蜜中不得添加食用香料、香精,并且我国所有法定允许使用的食品添加剂的使用范围均不包含蜂蜜。而国家食品药品监督管理总局抽样结果表明,市售蜂蜜中存在乙酰磺胺酸钾(安赛蜜)甜味剂及苯甲酸、山梨酸防腐剂在蜂蜜中超范围使用现象。此外,其他多种色素、香精、防腐剂、澄清剂、增稠剂等物质在蜂蜜的掺假和造假中也普遍存在滥用现象。

八、其他

非成熟蜜(浓缩蜜)冒充成熟蜜:非成熟蜜是指蜜蜂采集花蜜仅自身酿造了1~2天,蜂农就取出来,这个时候的蜂蜜还很稀,这样的非成熟蜜容易发酵变质。成熟蜜是指蜜蜂采集花蜜经过5~7天的充分酿造,由蜜蜂天然酿造成熟的蜜,此时的蜂蜜浓稠、醇香,营养丰富。成熟蜜才是真正的优质蜂蜜。然而,有些蜂蜜加工厂采用机器浓缩的办法将非成熟蜜脱水,使之成为感观浓稠的"蜂蜜"来冒充成熟蜜。

低价杂花蜜冒充高价单花蜜等问题:我国对单一花种蜂蜜的纯度要求不明确,市场上以次充好的情况较严重。所谓单一花种蜂蜜,例如洋槐蜜,即是蜜蜂采集洋槐花蜜经过充分酿造,才能被称为洋槐蜜。如果其中混入了大量的油菜花蜜,就不能被称为洋槐蜜,应该称为多花种蜂蜜。欧美、日韩等发达国家对单一花种蜂蜜的纯度有着较高的要求。而中国的标准对单一花种的要求比较低,使得中国市场上多种混合蜜被称为洋槐蜜。

第二节　茶　　叶

一、分类

根据《茶叶分类》(GB/T 30766-2014),茶叶(tea)以加工工艺、产品特征为主,结合茶树品种、鲜叶原料、生产地域进行分类。主要分为绿茶、红茶、黄茶、白茶、乌龙茶、黑茶、再加工茶。

1. 绿茶(green tea)　以鲜叶为原料,经杀青、揉捻、干燥等加工工艺制成的产品。包括炒青绿茶、烘青绿茶、晒青绿茶、蒸青绿茶。

2. 红茶(black tea)　以鲜叶为原料,经萎凋、揉捻、发酵、干燥等加工工艺制成的产品。包括红碎茶、工夫红茶、小种红茶。

3. 黄茶(yellow tea)　以鲜叶为原料,经杀青、揉捻、闷黄、干燥等生产工艺制成的产品。包括芽型、叶芽型、多叶型。

4. 白茶(white tea)　以特定茶树品种的鲜叶为原料,经萎凋、干燥等生产工艺制成的产品。包括芽型、叶芽型、多叶型。

5. 乌龙茶(oolong tea)　以特定茶树品种的鲜叶为原料,经萎凋、做青、杀青、揉捻、干燥等特定工艺制成的产品。包括闽南乌龙茶、闽北乌龙茶、广东乌龙茶、台式(湾)乌龙茶、其他乌龙茶。

6. 黑茶(dark tea)　以鲜叶为原料,经杀青、揉捻、渥堆、干燥等加工工艺制成的产品。包括湖南黑茶、四川黑茶、湖北黑茶、广西黑茶、云南黑茶、其他黑茶。

7. 再加工茶(reprocessing tea)　以茶叶为原料,采用特定工艺加工的、供人们饮用或食用的产品。包括花茶、紧压茶(又称砖茶或边销茶)、袋泡茶、粉茶。

二、感官指标

《茶叶感官审评方法》(GB/T 23776-2009)适用于各类茶叶的感官审评,规定了茶叶感官审评的审评条件、审评方法及审评结果与判定。其中名优茶和初制茶审评因子:按照茶叶的外形(包括形状、嫩度、色泽、匀整度和净度)、汤色、香气、滋味和叶底"五项因子"进行。精制茶审评因子:按照茶叶外形的形态、色泽、匀整度和精度,内质的汤色、香气、滋味和叶底"八项因子"进行。审评因子的审评要素包括:

1. 外形　干茶的形状、嫩度、色泽、匀整度和净度。形状指产品的造型、大小、粗细、宽窄、长短等;嫩度指产品原料的生长程度;色泽指产品的颜色与光泽度;匀整度指产品的整碎的完整程度;净度指茶梗、茶片及非茶叶夹杂物的含量。压制成块、成个的茶(如沱茶、砖茶、饼茶)的外形审评产品压制的松紧度、匀整度、表面光洁度、色泽和规格。分里、面茶的压制茶,审评是否起层脱面,包心是否外露等。茯砖加评"金花"是否茂盛、均匀及颗粒大小。

2. 汤色　茶汤的颜色种类与色度、明暗度和清浊度等。

3. 香气　香气的类型、浓度、纯度、持久性。

4. 滋味　茶汤的浓淡、厚薄、醇涩、纯异和鲜钝等。

5. 叶底　叶底的嫩度、色泽、明暗度和匀整度(包括嫩度的匀整度和色泽的匀整度)。

此外,还涉及几项与茶叶感官审评相关的其他重要国家标准,包括《茶叶感官审评室基本条件》(GB/T 18797-2012)、《茶取样》(GB/T 8302-2013)、《生活饮用水卫生标准》(GB 5749)等。

三、理化指标

不同种类茶叶国家标准中理化指标及限量要求不尽相同,主要的理化指标包括水分、总灰分、碎末茶、粉末、水浸出物、粗纤维等。具体细则请查阅表26-2-1所列国家标准。

表 26-2-1　不同种类茶叶及其国家标准代码

	茶叶种类	国家标准代码
绿茶	第1部分:基本要求	GB/T 14456.1-2008
	第2部分:大叶种绿茶	GB/T 14456.2-2008
红茶	第1部分:红碎茶	GB/T 13738.1-2008
	第2部分:工夫红茶	GB/T 13738.2-2008
	第3部分:小种红茶	GB/T 13738.3-2012
黄茶		GB/T 21726-2008
白茶		GB/T 22291-2008
乌龙茶	第1部分:基本要求	GB/T 30357.1-2013
	第2部分:铁观音	GB/T 30357.2-2013
	第3部分:黄金桂(暂无)	GB/T 30357.3-2015
	第4部分:水仙(暂无)	GB/T 30357.4-2015
	第5部分:肉桂(暂无)	GB/T 30357.5-2015
紧压茶	第1部分:花砖茶	GB/T 9833.1-2013
	第2部分:黑砖茶	GB/T 9833.2-2013
	第3部分:茯砖茶	GB/T 9833.3-2013
	第4部分:康砖茶	GB/T 9833.4-2013
	第5部分:沱茶	GB/T 9833.5-2013
	第6部分:紧茶	GB/T 9833.6-2013
	第7部分:金尖茶	GB/T 9833.7-2013

续表

	茶叶种类	国家标准代码
	第8部分：米砖茶	GB/T 9833.8-2013
	第9部分：青砖茶	GB/T 9833.9-2013
茶制品	第1部分：固态速溶茶	GB/T 31740.1-2015
袋泡茶		GB/T 24690-2009

四、环境污染物

1. 重金属超标　茶叶的主要卫生问题之一为重金属超标。GB 2762-2017 对镉、汞、砷等多种污染物在不同食品类别做了限量要求，但其中涉及茶叶的仅有铅。《食品安全国家标准　食品中污染物限量》（GB 2762-2012）规定茶叶中铅的限量为 5.0mg/kg，苦丁茶铅的限量为 2.0mg/kg，茶饮料铅的限量为 0.3mg/L。茶叶中铅的主要来源为大气中气铅、尘铅、土壤中有效态铅及茶叶加工机械合金中的铅。

茶叶中的稀土残留问题是近年来人们关注的又一热点。稀土具有低毒（或中毒）性，因其对动植物生理生化反应的"激活"、"类雌激素"作用，所以在工业、农业、医药等领域得到广泛应用。茶叶种植中使用稀土元素的化肥和农药致使土壤中稀土含量远高于本底值。茶叶对稀土具有较高的富集性，最终造成一些茶叶中稀土残留量增加。《食品安全国家标准　食品中污染物限量》（GB 2762-2012）有关稀土限量指标仍按原 GB 2762-2005 执行，规定茶叶中稀土限量指标为 2.0mg/kg。《食品安全国家标准　食品中污染物限量》（GB 2762-2017）与 GB 2762-2012 相比，删除了稀土元素限量要求。

2. 砖茶含氟超标　所谓砖茶又称紧压茶或边销茶，包括黑砖茶、茯砖茶、花砖茶、青砖茶、康砖茶、紧茶、金尖茶、米砖茶、沱茶等。根据《砖茶含氟量》（GB 19965-2005）要求，每 1kg 砖茶允许含氟量≤300mg。茶树富氟能力很强，能选择性地从土壤、大气中吸收氟，尤其是叶片，原料越老，氟含量越高，骨干枝上老叶的氟含量一般在 2000mg/kg 以上。研究显示，采摘鲜叶时老叶的带入是导致砖茶中氟超标的主要原因，这可能与生产加工不规范及过分追求经济利益有关。此外，砖茶含氟超标也与工业性污染有关。慢性氟中毒可导致氟骨症、氟斑牙，并可能引起神经系统损害。

五、农药残留

农药残留超标一直是影响中国茶叶品质的首要因素。茶叶农药污染直接原因是农药滥用，包括不合理的施药方法、用量、时期，使用违禁农药，除此以外还与农药的环境污染有关。而我国茶叶绝大部分是个体化生产，茶农普遍文化水平不高，且从经济角度出发，更易选择高毒或不合格农药。《食品安全国家标准　食品中农药最大残留限量》（GB 2763-2016）中规定了有关茶叶总计 26 项农药最大残留限量（表 26-2-2）、2 项再残留限量（表 26-2-3），包括 20 项杀虫剂、5 项杀螨剂、3 项除草剂、2 项杀菌剂。再残留限量是针对一些已禁用的持久性农药，它们早期的应用及难以降解的特性导致其还将长期存在环境中，从而再次可能在食品中形成残留，为控制这类农药残留物对食品的污染而制定其在食品中的残留限量即为再残留限量。GB2763-2016 明确规定茶叶农残测定部位是全茶。三氯杀螨醇为禁止在茶树中使用的农药,但是国家食品药品监督管理总局多次抽样结果表明市售茶叶存在三氯杀螨醇不合格项目。此外,还存在草甘膦等不合格项目。

表 26-2-2 食品安全国家标准茶叶中农药最大残留限量

序号	农药名称	主要用途	残留物	茶叶中最大残留限量(mg/kg)
1	苯醚甲环唑	杀菌剂	苯醚甲环唑	10
2	吡虫啉	杀虫剂	吡虫啉	0.5
3	草铵膦	除草剂	草铵膦	0.5(该限量为临时限量)
4	草甘膦	除草剂	草甘膦	1
5	除虫脲	杀虫剂	除虫脲	20
6	哒螨灵	杀螨剂	哒螨灵	5
7	丁醚脲	杀虫剂/杀螨剂	丁醚脲	5(该限量为临时限量)
8	多菌灵	杀菌剂	多菌灵	5
9	氟氯氰菊酯和高效氟氯氰菊酯	杀虫剂	氟氯氰菊酯(异构体之和)	1
10	氟氰戊菊酯	杀虫剂	氟氰戊菊酯	20
11	甲氰菊酯	杀虫剂	甲氰菊酯	5
12	喹螨醚	杀螨剂	喹螨醚	15
13	联苯菊酯	杀虫/杀螨剂	联苯菊酯(异构体之和)	5
14	硫丹	杀虫剂	α-硫丹和 β-硫丹及硫丹硫酸酯之和	10(该限量为临时限量)
15	氯氟氰菊酯和高效氯氟氰菊酯	杀虫剂	氯氟氰菊酯(异构体之和)	15
16	氯菊酯	杀虫剂	氯菊酯	20
17	氯氰菊酯和高效氯氰菊酯	杀虫剂	氯氰菊酯(异构体之和)	20
18	氯噻啉	杀虫剂	氯噻啉	3(该限量为临时限量)
19	灭多威	除草剂	灭多威	3
20	噻虫嗪	杀虫剂	噻虫嗪	10
21	噻螨酮	杀螨剂	噻螨酮	15
22	噻嗪酮	杀虫剂	噻嗪酮	10
23	杀螟丹	杀虫剂	杀螟丹	20
24	杀螟硫磷	杀虫剂	杀螟硫磷	0.5(该限量为临时限量)
25	溴氰菊酯	杀虫剂	溴氰菊酯(异构体之和)	10
26	乙酰甲胺磷	杀虫剂	乙酰甲胺磷	0.1

表 26-2-3　食品安全国家标准茶叶中农药再残留限量

序号	农药名称	主要用途	残留物	再残留限量（mg/kg）
1	滴滴涕（DDT）	杀虫剂	p,p′-滴滴涕、o,p′-滴滴涕、p,p′-滴滴伊和 p,p′-滴滴滴之和	0.2
2	六六六（HCB）	杀虫剂	α-六六六、β-六六六、γ-六六六和 δ-六六六之和	0.2

六、微生物指标

（一）真菌毒素污染

研究显示黑茶、红茶、绿茶等都可能受到多种真菌毒素的污染,尤其普洱茶等经过微生物发酵茶叶的真菌毒素污染已引起关注。产毒真菌分布广泛,茶园土壤和加工车间等都有存在,茶叶加工可能受到产毒真菌污染,虽然干燥环节可能杀灭红茶、绿茶等茶叶中的大多数微生物,但干燥之后由于包装、贮藏不当,尤其茶叶吸湿受潮之后,可能会受到真菌和真菌毒素污染。而普洱茶、茯砖茶等黑茶后发酵过程及产品中本身存在曲霉属、青霉属等多种真菌菌种,也可能受真菌毒素污染。但目前我国《食品安全国家标准 食品中真菌毒素限量》（GB 2761-2017）未对茶叶做出明确限量要求。有关茶叶真菌毒素残留的风险评估及标准制定的工作亟须深入开展。

（二）细菌污染

国家食品药品监督管理总局多次全国抽检情况数据显示,个别茶企产品存在菌落总数、大肠菌群超标现象。

七、食品添加剂及违禁添加

多项不同种类茶叶食品安全国家标准,包括《绿茶》（GB/T 14456-2008）、《红茶》（GB/T 13738-2008）、《乌龙茶》（GB/T 13738-2013）等,均明确规定:"不得含非茶类夹杂物,不着色、无任何添加剂"。然而一些茶叶生产者及销售商为了牟取更高利润,非法使用添加剂及其他非食用色素原料,以次充好,欺骗消费者。其中的"铅铬绿"是一种工业颜料,也称"美术绿"、"翠铬绿"或"油漆绿",色泽鲜艳,主要用于油漆、涂料、塑料、纸浆生产,具有很强的着色能力,不易褪色,但铅铬绿中铅、铬等重金属含量高,具有毒性,摄入人体可对中枢神经、肝、肾等器官造成极大危害,并引发多种病变。中华人民共和国国家卫生和计划生育委员会2011 年公布的《食品中可能违法添加的非食用物质名单》中即包括茶叶中添加铅铬绿。此外,柠檬黄、日落黄、胭脂红等着色剂在茶叶中超范围使用现象也较为普遍。

八、种植、生产及贮存

《茶叶生产技术规范》（GB/Z 26576-2011）规定了茶叶生产的基本要求,包括基地选择和管理（如环境空气质量、灌溉水质量、土壤质量等）、投入品管理（如农药、肥料）、生产技术管理（土壤管理、施肥、采摘）、有害生物综合防治、劳动保护、档案记录等。

《茶叶贮存》（GB/T 30375-2013）对茶叶产品、库房、包装材料、管理（入库、堆码、库检、温度和湿度控制、卫生管理、安全防范）、保质措施（库房、包装、温度和湿度）、试验方法均做出明确规定。其中库检项目包括:①货垛的底层和表面水分含量变化情况。②包装件是否有霉味、串味、污染及其他感官质量问题。③茶垛里层有无发热现象。④仓库内的温度、相对湿度、通风情况。库检周期要求每月应不少于 1 次,高温、多雨季节应不少于 2 次,并做好记录。建议的贮存温度及湿度见表 26-2-4。

表 26-2-4　茶叶贮存的适宜温度及湿度

品　种	温　度	湿　度
绿茶	10℃以下	50%以下
红茶	25℃以下	50%以下
乌龙茶*	25℃以下	50%以下
黄茶	10℃以下	50%以下
白茶	25℃以下	50%以下
花茶	25℃以下	50%以下
黑茶	25℃以下	70%以下
紧压茶	25℃以下	70%以下

＊注:对于文火烘干的乌龙茶贮存,宜控制温度 10℃以下

第三节　无公害农产品

一、概述

(一) 概念

无公害农产品(non-environmental pollution food)是指使用安全的投入品,按照规定的技术规范生产,产地环境、产品质量符合国家强制性标准并使用特有标志的安全农产品。

(二) 标志

无公害农产品标志图案由麦穗、对勾和无公害农产品字样组成(图 26-3-1)。麦穗代表农产品,对勾表示合格,金色寓意成熟和丰收,绿色象征环保和安全。现阶段,稻谷、小麦、大豆、加工原料用玉米及甜菜;生鲜牛乳、生猪、活牛、活羊、活禽;非包装上市的活鱼、活虾、鲜海参及贝类等 14 类暂不适宜使用标识的产品,且在"无公害农产品认证信息登录表"备注栏标注"不用标"的,可以不申订使用标识。

(三) 认证及监管

无公害农产品的定位是保障消费安全、满足公众需求。无公害农产品认证是政府行为,采取逐级行政推动。无公害农产品认证包括产地认定和产品认证两个方面。产地认定是产品认证的前提和必要条件,是由省级农业行政主管部门组织实施,认定结果报农业部农产品质量安全中心(以下简称中心)备案、编号;产品认证是在产地认定的基础上对产品生产全过程的一种综合考核评价,

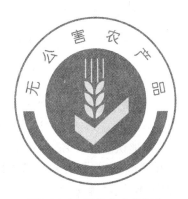

图 26-3-1　无公害食品标志

由中心统一组织实施,认证结果报农业部、国家认监委公告。

(四) 产品种类

为规范无公害农产品认证工作,推动无公害农产品健康发展,根据《农产品质量安全法》和《无公害农产品管理办法》,中华人民共和国农业部国家认证认可监督管理委员会 2013 年 12 月对《无公害农产品认证产品目录》进行调整,将 567 个食用农产品列入《无公害农产品认证产品目录》(中华人民共和国农业部公告第 2034 号)。主要包括:

1. 种植业产品 412 项(粮食类 47 项、油料类 4 项、糖料类 2 项、蔬菜类 159 项、食用菌 44 项、果品类 104 项、茶叶类 9 项、其他类 43 项);

2. 畜牧业产品 41 项(畜类 12、禽类 16 项、鲜禽蛋 6 项、蜂产品 4 项、生鲜乳 3 项);

3. 渔业产品 114 项(淡水鱼 52 项、淡水虾 3 项、淡水蟹 1 项、淡水贝 3 项、海水鱼 24 项、海水虾 6 项、海水蟹 3 项、海水贝 11 项、藻类 6 项、海参 1 项、海蜇 1 项、蛙类 1 项、龟鳖类 2 项)。

二、实施标准

2001 年 10 月 1 日起,我国开始正式实施 8 项关于农产品安全质量的国家标准,它们分别为:《农产品安全质量 无公害蔬菜安全要求》(GB 18406.1-2001)、《农产品安全质量 无公害水果安全要求》(GB 18406.2-2001)、《农产品安全质量 无公害畜禽肉安全要求》(GB 18406.3-2001)、《农产品安全质量 无公害水产品安全要求》(GB 18406.4-2001)、《农产品安全质量 无公害蔬菜产地环境要求》(GB/T 18407.1-2001)、《农产品安全质量 无公害水果产地环境要求》(GB/T 18407.2-2001)、《农产品安全质量 无公害畜禽肉产地环境要求》(GB/T 18407.3-2001)、《农产品安全质量 无公害水产品产地环境要求》(GB/T 18407.4-2001)。但是,《食品安全法》(2015 修订版)规定:食品安全标准是强制执行的标准。除食品安全标准外,不得制定其他食品强制性标准。食品安全国家标准由国务院卫生行政部门会同国务院食品药品监督管理部门制定、公布,国务院标准化行政部门提供国家标准编号。故依法,国家质检总局国家标准委于 2014 年 12 月发布"中华人民共和国国家标准公告 2014 年第 31 号",宣布自 2015 年 3 月 1 日起正式废除 8 项无公害农产品国家标准。此外,农业部 2013 年 6 月发布"中华人民共和国农业部公告第 1963 号",宣布决定废止《无公害食品 葱蒜类蔬菜》等 132 项无公害食品农业行业标准,此 132 项标准自 2014 年 1 月 1 日起停止施行。

三、申请与审查

根据《无公害农产品管理办法》、《无公害农产品产地认定程序》和《无公害农产品认证程序》规定,并结合《无公害农产品认证审查分工调整实施意见》,无公害农产品认证工作程序简述如下(图 26-3-2)。

(一) 无公害农产品产地认定工作程序

1. 产地认定申请 申请人向所在地县级以上人民政府农业行政主管部门申领《无公害农产品产地认定申请书》和相关资料,或者从中国农业信息网站(www.agri.gov.cn)下载获取。申请人向产地所在地县级人民政府农业行政主管部门(以下简称县级农业行政主管部门)提出申请,并提交以下材料:

(1)《无公害农产品产地认定申请书》;产地的区域范围、生产规模;

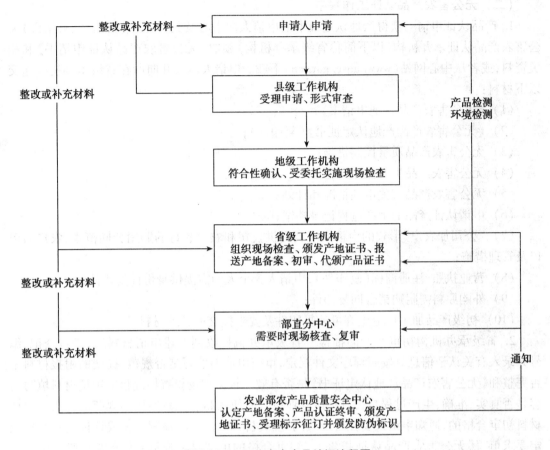

图 26-3-2 无公害农产品认证流程图

注:北京、天津、上海、重庆等直辖市和计划单列市及实行"省管县"的地区,地市级工作合并到县级完成。县、地市级工作机构的审查工作内容按各省具体规定执行

(2) 产地环境状况说明;无公害农产品生产计划;无公害农产品质量控制措施;

(3) 专业技术人员的资质证明;保证执行无公害农产品标准和规范的声明;

(4) 要求提交的其他有关材料。

2. 产地认定材料审查和现场检查 县级农业行政主管部门自受理之日起 30 日内,对申请人的申请材料进行形式审查。符合要求的,出具推荐意见,连同产地认定申请材料逐级上报省级农业行政主管部门。省级农业行政主管部门应当自收到推荐意见和产地认定申请材料之日起 30 日内,组织有资质的检查员对产地认定申请材料进行审查。材料审查符合要求的,省级农业行政主管部门组织有资质的检查员参加的检查组对产地进行现场检查。

3. 环境检测 申请材料和现场检查符合要求的,省级农业行政主管部门通知申请人委托具有资质的检测机构对其产地环境进行抽样检验。检测机构应当按照标准进行检验,出具环境检验报告和环境评价报告,分送省级农业行政主管部门和申请人。

4. 产地认定评审及颁证 省级农业行政主管部门对材料审查、现场检查、环境检验和环境现状评价符合要求的,进行全面评审,并做出认定终审结论。符合颁证条件的,颁发《无公害农产品产地认定证书》。

（二）无公害农产品认证工作程序

1. 产品认证申请　获得产地认定证书的申请人向中心及其所在省（自治区、直辖市）无公害农产品认证承办机构（以下简称省级承办机构）领取《无公害农产品认证申请书》和相关资料，或者从中心网站（www.aqsc.gov.cn）下载。申请人填写并向所在省级承办机构递交以下材料：

（1）《无公害农产品认证申请书》；

（2）《无公害农产品产地认定证书》（复印件）；

（3）无公害农产品质量控制措施；

（4）无公害农产品生产操作规程；

（5）无公害农产品有关培训情况和计划；

（6）申请认证产品的生产过程记录档案；

（7）"公司加农户"形式的申请人应当提供公司和农户签订的购销合同范本、农户名单以及管理措施；

（8）营业执照、注册商标（复印件），申请人为个人的需提供身份证复印件；

（9）外购原料需附购销合同复印件；

（10）初级产品加工厂卫生许可证复印件及要求提交的其他材料。

2. 省级承办机构初审及产品抽检　省级承办机构收到上述申请材料后，进行登记、编号并录入有关认证信息。按照程序文件规定，审查申请书填写是否规范、提交的附报材料是否完整和《无公害农产品产地认定证书》是否有效。根据现场检查情况核实申请材料填写内容是否真实、准确，生产过程是否有禁用农业投入品使用和投入品使用不规范的行为。申请材料初审合格的，通知申请人委托有资质的检测机构进行抽样、检测。完成认证初审并按规定要求填写《无公害农产品认证报告》。初审合格的申请材料连同《无公害农产品认证报告》以"报审单"形式按规定报中心所属三个专业认证分中心，同时将《认证信息登录表》报中心审核处。

3. 专业认证分中心复审　各专业认证分中心接收省级承办机构报送的认证申请材料及《无公害农产品认证报告》后复查省级承办机构初审情况和相关申请材料。

（1）审查生产过程质量控制措施的可行性；

（2）审查生产记录档案和产品《检验报告》的符合性；

（3）根据审查过程中发现的问题，通知省级承办机构或申请人补充相关材料，必要时组织现场核查；

（4）按照审查分工完成认证材料的复审工作，并按规定要求填写《无公害农产品认证报告》；

（5）及时将认证申请审查情况和《无公害农产品认证报告》以"报审单"形式报中心审核处。

4. 中心终审及颁证　中心接受三个专业认证分中心报送的"报审单"和《无公害农产品认证报告》等材料后，根据三个专业认证分中心审查推荐情况，组织召开无公害农产品认证评审专家会对材料进行终审。符合颁证条件的，由中心主任签发《无公害农产品认证证书》，并核发认证标志。《无公害农产品认证证书》有效期为 3 年，期满后需要继续使用的，证书持有人应当在有效期满前 90 日内按照上述程序重新办理。

第四节　绿　色　食　品

一、概述

（一）概念

绿色食品（green food）是指产自优良环境，按照规定的技术规范生产，实行全程质量控制，产品安全、优质，并使用专用标志的食用农产品及加工品。

（二）标志

绿色食品商标已在国家工商行政管理局注册的有以下四种形式（图26-4-1）：绿色食品标志图形、中文"绿色食品"四字、英文"GREENFOOD"、上述中英文与标志图形的组合形式。绿色食品标志图形由三部分构成：上方的太阳、下方的叶片，和中心的蓓蕾，象征自然生态；颜色为绿色，象征着生命、农业、环保；图形为正圆形，意为保护。绿色食品标志图形描绘了一幅明媚阳光照耀下的和谐生机，告诉人们绿色食品正是出自优良生态环境的安全、优质食品，能给人们带来蓬勃的生命力。同时，还提醒人们要保护环境，通过改善人与自然的关系，创造自然界新的和谐。绿色食品标志使用证书是申请人合法使用绿色食品标志的凭证，其有效期三年。

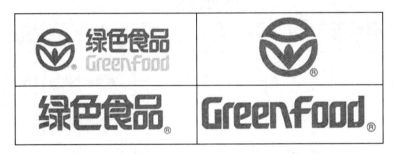

图26-4-1　中国绿色食品标志

（三）认证及监管

根据《绿色食品标志管理办法》，中国绿色食品发展中心（以下简称中心）负责全国绿色食品标志使用申请的审查、颁证和颁证后跟踪检查工作。省级人民政府农业行政主管部门所属绿色食品工作机构（以下简称省级工作机构）负责本行政区域绿色食品标志使用申请的受理、初审和颁证后跟踪检查工作。绿色食品产地环境、生产技术、产品质量、包装贮运等标准和规范，由农业部制定并发布。承担绿色食品产品和产地环境检测工作的技术机构，应当具备相应的检测条件和能力，并依法经过资质认定，由中心按照公平、公正、竞争的原则择优指定并报农业部备案。

（四）产品种类

按产品级别分类，包括初级产品、初加工产品、深加工产品；按产品类别分类，包括农林产品及其加工品、畜禽类、水产类、饮品类和其他产品。2012—2014年绿色食品产品结构如表26-4-1。

表 26-4-1 2012—2014 年我国绿色食品产品结构

产品类别	2012 年		2013 年		2014 年	
	产品数（个）	比重（%）	产品数（个）	比重（%）	产品数（个）	比重（%）
农林及加工产品	12 336	72.0	14 097	73.9	15 703	74.2
畜禽类产品	1150	6.7	1170	6.1	1095	5.2
水产类产品	608	3.6	660	3.5	698	3.3
饮品类产品	1602	9.4	1656	8.7	1946	9.2
其他产品	1429	8.3	1493	7.8	1711	8.1
合计	17 125	100.0	19 076	100.0	21 153	100.0

二、实施标准

申请使用绿色食品标志的产品,应当符合《中华人民共和国食品安全法》和《中华人民共和国农产品质量安全法》等法律法规规定,在国家工商总局商标局核定的范围内,并具备

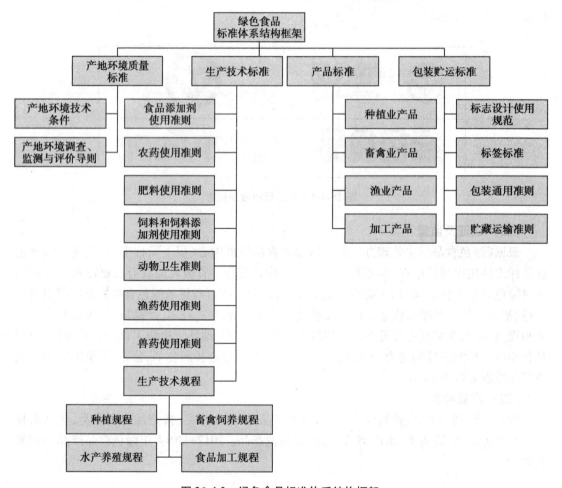

图 26-4-2 绿色食品标准体系结构框架

下列条件:①产品或产品原料产地环境符合绿色食品产地环境质量标准;②农药、肥料、饲料、兽药等投入品使用符合绿色食品投入品使用准则;③产品质量符合绿色食品产品质量标准;④包装、贮运符合绿色食品包装贮运标准。

　　绿色食品标准是推荐性农业行业标准。绿色食品标准体系中现行有效标准126项(图26-4-2、表26-4-2),包括绿色食品产地环境质量标准、生产技术标准、产品标准和包装贮藏运输标准四部分,贯穿绿色食品生产全过程。

表26-4-2　现行有效使用绿色食品标准目录

序号	标准编号	标准名称	序号	标准编号	标准名称
1	NY/T 391-2013	绿色食品　产地环境质量	24	NY/T 421-2012	绿色食品　小麦及小麦粉
2	NY/T 392-2013	绿色食品　食品添加剂使用准则	25	NY/T 422-2006	绿色食品　食用糖
			26	NY/T 426-2012	绿色食品　柑橘类水果
3	NY/T 393-2013	绿色食品　农药使用准则	27	NY/T 427-2007	绿色食品　西甜瓜
4	NY/T 394-2013	绿色食品　肥料使用准则	28	NY/T 429-2000	绿色食品　黑打瓜籽
5	NY/T 471-2010	绿色食品　畜禽饲料及饲料添加剂使用准则	29	NY/T 431-2009	绿色食品　果(蔬)酱
			30	NY/T 432-2014	绿色食品　白酒
6	NY/T 472-2013	绿色食品　兽药使用准则	31	NY/T 433-2014	绿色食品　植物蛋白饮料
7	NY/T 473-2001	绿色食品　动物卫生准则	32	NY/T 434-2007	绿色食品　果蔬汁饮料
8	NY/T 658-2002	绿色食品　包装通用准则	33	NY/T 435-2012	绿色食品　水果、蔬菜脆片
9	NY/T 755-2013	绿色食品　渔药使用准则	34	NY/T 436-2009	绿色食品　蜜饯
10	NY/T 896-2004	绿色食品　产品抽样准则	35	NY/T 437-2012	绿色食品　酱腌菜
11	NY/T 1054-2013	绿色食品　产地环境调查、监测与评价导则	36	NY/T 654-2012	绿色食品　白菜类蔬菜
12	NY/T 1055-2006	绿色食品　产品检验规则	37	NY/T 655-2012	绿色食品　茄果类蔬菜
13	NY/T 1056-2006	绿色食品　贮藏运输准则	38	NY/T 657-2012	绿色食品　乳制品
14	NY/T 1891-2010	绿色食品　海洋捕捞水产品生产管理规范	39	NY/T 743-2012	绿色食品　绿叶类蔬菜
			40	NY/T 744-2012	绿色食品　葱蒜类蔬菜
15	NY/T 1892-2010	绿色食品　畜禽饲养防疫准则	41	NY/T 745-2012	绿色食品　根菜类蔬菜
16	NY/T 273-2012	绿色食品　啤酒	42	NY/T 746-2012	绿色食品　甘蓝类蔬菜
17	NY/T 274-2014	绿色食品　葡萄酒	43	NY/T 747-2012	绿色食品　瓜类蔬菜
18	NY/T 285-2012	绿色食品　豆类	44	NY/T 748-2012	绿色食品　豆类蔬菜
19	NY/T 288-2012	绿色食品　茶叶	45	NY/T 749-2012	绿色食品　食用菌
20	NY/T 289-2012	绿色食品　咖啡	46	NY/T 750-2011	绿色食品　热带、亚热带水果
21	NY/T 418-2014	绿色食品　玉米及玉米粉	47	NY/T 751-2011	绿色食品　食用植物油
22	NY/T 419-2014	绿色食品　稻米	48	NY/T 752-2012	绿色食品　蜂产品
23	NY/T 420-2009	绿色食品　花生及制品	49	NY/T 753-2012	绿色食品　禽肉

序号	标准编号		标准名称	序号	标准编号		标准名称
50	NY/T 754-2011	绿色食品	蛋及蛋制品	82	NY/T 1323-2007	绿色食品	固体饮料
51	NY/T 840-2012	绿色食品	虾	83	NY/T 1324-2007	绿色食品	芥菜类蔬菜
52	NY/T 841-2012	绿色食品	蟹	84	NY/T 1325-2007	绿色食品	芽苗类蔬菜
53	NY/T 842-2012	绿色食品	鱼	85	NY/T 1326-2007	绿色食品	多年生蔬菜
54	NY/T 843-2009	绿色食品	肉及肉制品	86	NY/T 1327-2007	绿色食品	鱼糜制品
55	NY/T 844-2010	绿色食品	温带水果	87	NY/T 1328-2007	绿色食品	鱼罐头
56	NY/T 891-2014	绿色食品	大麦及大麦粉	88	NY/T 1329-2007	绿色食品	海水贝
57	NY/T 892-2014	绿色食品	燕麦及燕麦粉	89	NY/T 1330-2007	绿色食品	方便主食品
58	NY/T 893-2014	绿色食品	粟米及粟米粉	90	NY/T 1405-2007	绿色食品	水生类蔬菜
59	NY/T 894-2014	绿色食品	荞麦及荞麦粉	91	NY/T 1406-2007	绿色食品	速冻蔬菜
60	NY/T 895-2004	绿色食品	高粱	92	NY/T 1407-2007	绿色食品	速冻预包装面米食品
61	NY/T 897-2004	绿色食品	黄酒				
62	NY/T 898-2004	绿色食品	含乳饮料	93	NY/T 1506-2007	绿色食品	食用花卉
63	NY/T 899-2004	绿色食品	冷冻饮品	94	NY/T 1507-2007	绿色食品	山野菜制品
64	NY/T 900-2007	绿色食品	发酵调味品	95	NY/T 1508-2007	绿色食品	果酒
65	NY/T 901-2011	绿色食品	香辛料及其制品	96	NY/T 1509-2007	绿色食品	芝麻及其制品
66	NY/T 902-2004	绿色食品	瓜子	97	NY/T 1510-2007	绿色食品	麦类制品
67	NY/T 1039-2014	绿色食品	淀粉及淀粉制品	98	NY/T 1511-2007	绿色食品	膨化食品
68	NY/T 1040-2012	绿色食品	食用盐	99	NY/T 1512-2014	绿色食品	生面食、米粉制品
69	NY/T 1041-2010	绿色食品	干果	100	NY/T 1513-2007	绿色食品	畜禽可食用副产品
70	NY/T 1042-2014	绿色食品	坚果				
71	NY/T 1043-2006	绿色食品	人参和西洋参	101	NY/T 1514-2007	绿色食品	海参及制品
72	NY/T 1044-2007	绿色食品	藕及其制品	102	NY/T 1515-2007	绿色食品	海蜇及制品
73	NY/T 1045-2014	绿色食品	脱水蔬菜	103	NY/T 1516-2007	绿色食品	蛙类及制品
74	NY/T 1046-2006	绿色食品	焙烤食品	104	NY/T 1709-2011	绿色食品	藻类及其制品
75	NY/T 1047-2014	绿色食品	水果、蔬菜罐头	105	NY/T 1710-2009	绿色食品	水产调味品
76	NY/T 1048-2012	绿色食品	笋及笋制品	106	NY/T 1711-2009	绿色食品	辣椒制品
77	NY/T 1049-2006	绿色食品	薯芋类蔬菜	107	NY/T 1712-2009	绿色食品	干制水产品
78	NY/T 1050-2006	绿色食品	龟鳖类	108	NY/T 1713-2009	绿色食品	茶饮料
79	NY/T 1051-2014	绿色食品	枸杞及枸杞制品	109	NY/T 1714-2009	绿色食品	婴幼儿谷粉
80	NY/T 1052-2014	绿色食品	豆制品	110	NY/T 1884-2010	绿色食品	果蔬粉
81	NY/T 1053-2006	绿色食品	味精	111	NY/T 1885-2010	绿色食品	米酒

序号	标准编号	标准名称	序号	标准编号	标准名称
112	NY/T 1886-2010	绿色食品　复合调味料	121	NY/T 2108-2011	绿色食品　熟粉及熟米制糕点
113	NY/T 1887-2010	绿色食品　乳清制品	122	NY/T 2109-2011	绿色食品　鱼类休闲食品
114	NY/T 1888-2010	绿色食品　软体动物休闲食品	123	NY/T 2110-2011	绿色食品　淀粉糖和糖浆
115	NY/T 1889-2010	绿色食品　烘炒食品	124	NY/T 2111-2011	绿色食品　调味油
116	NY/T 1890-2010	绿色食品　蒸制类糕点	125	NY/T 2112-2011	绿色食品　渔业饲料及饲料添加剂使用准则
117	NY/T 2104-2011	绿色食品　配制酒			
118	NY/T 2105-2011	绿色食品　汤类罐头	126	NY/T 2140-2012	绿色食品　代用茶
119	NY/T 2106-2011	绿色食品　谷物类罐头			
120	NY/T 2107-2011	绿色食品　食品馅料			

（一）绿色食品产地环境标准（NY/T 391-2013）

根据农业生态的特点和绿色食品生产对生态环境的要求,充分依据现有国家环保标准,对控制项目进行优选。分别对生态环境、空气、农田灌溉水、养殖用水和土壤质量等基本环境条件做出了严格规定。

1. 生态环境要求　绿色食品生产应选择生态环境良好、无污染的地区,远离工矿区和公路铁路干线,避开污染源。应在绿色食品和常规生产区域之间设置有效的缓冲带或物理屏障,以防止绿色食品生产基地受到污染。建立生物栖息地,保护基因多样性、物种多样性和生态系统多样性,以维持生态平衡。应保证基地具有可持续生产能力,不对环境或周边其他生物产生污染。

2. 空气质量要求　明确限定界值的检测项目包括总悬浮颗粒物、二氧化硫、二氧化氮、氟化物。

3. 水质要求

（1）农田灌溉水质要求:农田灌溉用水,包括水培蔬菜和水生植物,明确限定界值的检测项目包括 pH、总汞、总镉、总砷、总铅、六价铬、氟化物、化学需氧量（CODcr）、石油类、粪大肠菌群。

（2）渔业水质要求:明确限定界值的检测项目包括色臭味、pH、溶解氧、生化需氧量（BOD5）、总大肠菌群、总汞、总镉、总铅、总铜、总砷、六价铬、挥发酚、石油类、活性磷酸盐。

（3）畜禽养殖用水要求:明确限定界值的检测项目包括色度、浑浊度、臭和味、肉眼可见物、pH、氟化物、氰化物、总砷、总汞、总镉、六价铬、总铅、菌落总数、总大肠菌群。

（4）加工用水要求:包括食用菌生产用水、食用盐生产用水等。明确限定界值的检测项目包括 pH、总汞、总砷、总镉、总铅、六价铬、氰化物、氟化物、菌落总数、总大肠菌群。

（5）食用盐原料水质要求:明确限定界值的检测项目包括总汞、总砷、总镉、总铅。

4. 土壤质量要求

（1）土壤环境质量要求:按土壤耕作方式的不同分为旱田和水田两大类,每类又根据土壤pH的高低分为三种情况,即pH<6.5,6.5≤pH≤7.5,pH>7.5。每种具体类型土壤明确限定界值的检测项目包括总镉、总汞、总砷、总铅、总铬、总铜。

（2）土壤肥力要求:分别对旱地、水田、菜地、园地、牧地的有机质、全氮、有效磷、速效钾、阳离子交换量分三级做了限量要求。

（3）食用菌栽培基质质量要求:土培食用菌栽培基质按上述土壤环境质量要求,其他栽培基质对总汞、总砷、总镉、总铅另做了严格规定。

（二）绿色食品生产技术标准

根据国内外相关法律法规、标准,结合我国现实生产水平和绿色食品的安全优质理念,分别制定了生产资料基本使用准则和生产认证管理通则,包括肥料使用准则、农药使用准则、兽药使用准则、食品添加剂使用准则等和畜禽饲养防疫准则、海洋捕捞水产品养殖规范等。同时依据上述基本准则,制定具体种植、养殖和加工对象的生产技术规程。

1. 肥料使用准则(NY/T 394-2013)

（1）肥料使用原则:①持续发展原则:绿色食品生产中所使用的肥料应对环境无不良影响,有利于保护生态环境,保持或提高土壤肥力及土壤生物活性。②安全优质原则:绿色食品生产中应使用安全、优质的肥料产品,生产安全、优质的绿色食品。肥料的使用应对作物(营养、味道、品质和植物抗性)不产生不良后果。③化肥减控原则:在保障植物营养有效供给的基础上减少化肥用量,兼顾元素之间的比例平衡,无机氮素用量不得高于当季作物需求量的一半。④有机为主原则:绿色食品生产过程中肥料种类的选取应以农家肥料、有机肥料、微生物肥料为主,化学肥料为辅。

（2）不应使用的肥料种类:①添加有稀土元素的肥料;②成分不明确的、含有安全隐患成分的肥料;③未经发酵腐熟的人畜粪尿;④生活垃圾、污泥和含有害物质(如毒气、病原微生物、重金属等)的工业垃圾;⑤转基因品种(产品)及其副产品为原料生产的肥料;⑥国家法律法规规定不得使用的肥料。

（3）可使用的肥料种类:AA级绿色食品生产可使用:①农家肥料:就地取材,主要由植物和(或)动物残体、排泄物等富含有机物的物料制作而成的肥料。包括秸秆肥、绿肥、厩肥、堆肥、沤肥、沼肥、饼肥等。②有机肥料:主要来源于植物和(或)动物,经过发酵腐熟的含碳有机物料,其功能是改善土壤肥力、提供植物营养、提高作物品质。③微生物肥料:含有特定微生物活体的制品,应用于农业生产,通过其中所含微生物的生命活动,增加植物养分的供应量或促进植物生长,提高产量,改善农产品品质及农业生态环境的肥料。

A级绿色食品生产可使用:①AA级绿色食品生产可使用的肥料种类。②有机-无机复混肥料:含有一定量有机肥料的复混肥料(注:其中复混肥料是指,氮、磷、钾三种养分中,至少有两种养分标明量的由化学方法和(或)掺混方法制成的肥料)。③无机肥料:主要以无机盐形式存在,能直接为植物提供矿质营养的肥料。④土壤调理剂:加入土壤中用于改善土壤的物理、化学和(或)生物性状的物料,功能包括改良土壤结构、降低土壤盐碱危害、调节土壤酸碱度、改善土壤水分状况、修复土壤污染等。

2. 农药使用准则(NY/T 393-2013)

（1）农药选用:①所选用的农药应符合相关的法律法规,并获得国家农药登记许可。②应选择对主要防治对象有效的低风险农药品种,提倡兼治和不同作用机理农药交替使用。③农药剂型宜选用悬浮剂、微囊悬浮剂、水剂、水乳剂、微乳剂、颗粒剂、水分散粒剂和可溶性粒剂等环境友好型剂型。④AA 级绿色食品生产应按照表 26-4-3 的规定选用农药及其他植物保护产品。⑤A 级绿色食品生产应优先从表 26-4-3 中选用农药,在表 26-4-3 所列农药不能满足有害生物防治需要时,还可适量使用 NY/T 393-2013 中严格规定的其他农药。

表 26-4-3　AA 级和 A 级绿色食品生产均允许使用的农药和其他植保产品清单

类　　别	名称和组分
1. 植物和动物来源	楝素(苦楝、印楝等提取物,如印楝素等)、天然除虫菊素(除虫菊科植物提取液)、苦参碱及氧化苦参碱(苦参等提取物)、蛇床子素(蛇床子提取物)、小檗碱(黄连、黄柏等提取物)、大黄素甲醚(大黄、虎杖等提取物)、乙蒜素(大蒜提取物)、苦皮藤素(苦皮藤提取物)、藜芦碱(百合科藜芦属和喷嚏草属植物提取物)、桉油精(桉树叶提取物)、植物油(如薄荷油、松树油、香菜油、八角茴香油)、寡聚糖(甲壳素)、天然诱集和杀线虫剂(如万寿菊、孔雀草、芥子油)、天然酸(如食醋、木醋和竹醋等)、菇类蛋白多糖(菇类提取物)、水解蛋白质、蜂蜡、明胶、具有驱避作用的植物提取物(大蒜、薄荷、辣椒、花椒、薰衣草、柴胡、艾草的提取物)、害虫天敌(如寄生蜂、瓢虫、草蛉等)
2. 微生物来源	真菌及真菌提取物(白僵菌、轮枝菌、木霉菌、耳霉菌、淡紫拟青霉、金龟子绿僵菌、寡雄腐霉菌等);细菌及细菌提取物(苏云金芽胞杆菌、枯草芽胞杆菌、蜡质芽胞杆菌、地衣芽胞杆菌、多粘类芽胞杆菌、荧光假单胞杆菌、短稳杆菌等);病毒及病毒提取物(核型多角体病毒、质型多角体病毒、颗粒体病毒等);多杀霉素、乙基多杀菌素;春雷霉素、多抗霉素、井冈霉素、(硫酸)链霉素、嘧啶核苷类抗生素、宁南霉素、申嗪霉素和中生菌素;S-诱抗素
3. 生物化学产物	氨基寡糖素、低聚糖素、香菇多糖;几丁聚糖;苄氨基嘌呤、超敏蛋白、赤霉酸、羟烯腺嘌呤、三十烷醇、乙烯利、吲哚丁酸、吲哚乙酸、芸苔素内酯
4. 矿物来源	石硫合剂、铜盐(如波尔多液、氢氧化铜等)、氢氧化钙(石灰水)、硫黄、高锰酸钾、碳酸氢钾、矿物油、氯化钙、硅藻土、粘土(如斑脱土、珍珠岩、蛭石、沸石等)、硅酸盐(硅酸钠,石英)、硫酸铁(3 价铁离子)
5. 其他	氢氧化钙、二氧化碳、过氧化物类和含氯类消毒剂(如过氧乙酸、二氧化氯、二氯异氰尿酸钠、三氯异氰尿酸等)、乙醇、海盐和盐水、软皂(钾肥皂)、乙烯、石英砂、昆虫性外激素、磷酸氢二铵

注1:该清单每年都可能根据新的评估结果发布修改单。
注2:国家新禁用的农药自动从该清单中删除。

(2) 农药使用规范:应在主要防治对象的防治适期,根据有害生物的发生特点和农药特性,选择适当的施药方式,但不宜采用喷粉等风险较大的施药方式;应按照农药产品标签或 GB/T 8321 和 GB 12475 的规定使用农药,控制施药剂量(或浓度)、施药次数和安全间隔期。

(3) 绿色食品农药残留要求:①绿色食品生产中允许使用的农药,其残留量应不低于 GB 2763 的要求。②在环境中长期残留的国家明令禁用农药,其再残留量应符合 GB 2763 的要求。③其他农药的残留量不得超过 0.01mg/kg,并应符合 GB 2763 的要求。

3. 兽药使用准则(NY/T 472-2013)

(1) 基本原则:①生产者应供给动物充足的营养,应按照 NY/T 391 提供良好的饲养环境,加强饲养管理,采取各种措施以减少应激,增强动物自身的抗病力。②应按《中华人民共和国动物防疫法》的规定进行动物疾病的防治,在养殖过程中尽量不用或少用药物;确需使用兽药时,应在执业兽医指导下进行。③所用兽药应来自取得生产许可证和产品批准文号的生产企业,或者取得进口兽药登记许可证的供应商。④兽药的质量应符合《中华人民共和国兽药典》、《兽药质量标准》、《兽用生物制品质量标准》、《进口兽药质量标准》的规定。⑤兽药的使用应符合《兽药管理条例》和农业部公告第 278 号等有关规定,建立用药记录。

(2)不应使用药物种类:①不应使用表 26-4-4 中的药物以及国家规定的其他禁止在畜禽养殖过程中使用的药物;产蛋期和泌乳期还不应使用表 26-4-5 中的兽药。②不应使用药物饲料添加剂。③不应使用酚类消毒剂,产蛋期不应使用酚类和醛类消毒剂。④不应为了促进畜禽生长而使用抗菌药物、抗寄生虫药、激素或其他生长促进剂。⑤不应使用基因工程方法生产的兽药。

表 26-4-4　生产绿色食品不应使用的药物目录

序号	种　类		药物名称	用　途
1	β-受体激动剂类		克仑特罗、沙丁胺醇、莱克多巴胺、西马特罗、特布他林、多巴胺、班布特罗、齐帕特罗、氯丙那林、马布特罗、西布特罗、溴布特罗)、阿福特罗、福莫特罗、苯乙醇胺 A 及其盐、酯及制剂	所有用途
2	激素类	性激素类	己烯雌酚、己烷雌酚及其盐、酯及制剂	所有用途
			甲基睾丸酮、丙酸睾酮、苯丙酸诺龙、雌二醇(estradiol)、戊酸雌二醇、苯甲酸雌二醇及其盐、酯及制剂	促生长
		具雌激素样作用的物质	玉米赤霉醇类药物、去甲雄三烯醇酮、醋酸甲孕酮及制剂	所有用途
3	催眠、镇静类		安眠酮及制剂	所有用途
			氯丙嗪、地西泮(安定)及其盐、酯及制剂	促生长
4	抗菌药类	氨苯砜	氨苯砜及制剂	所有用途
		酰胺醇类	氯霉素及其盐、酯(包括:琥珀氯霉素)及制剂	所有用途
		硝基呋喃类	呋喃唑酮、呋喃西林、呋喃妥因、呋喃它酮、呋喃苯烯酸钠及制剂	所有用途
		硝基化合物	硝基酚钠、硝呋烯腙及制剂	所有用途
		磺胺类及其增效剂	磺胺噻唑、磺胺嘧啶、磺胺二甲嘧啶、磺胺甲噁唑、磺胺对甲氧嘧啶、磺胺间甲氧嘧啶、磺胺地索辛、磺胺喹噁啉、三甲氧苄氨嘧啶及其盐和制剂	所有用途
		喹诺酮类	诺氟沙星、氧氟沙星、培氟沙星)、洛美沙星及其盐和制剂	所有用途
		喹噁啉类	卡巴氧、喹乙醇、喹烯酮、乙酰甲喹及其盐、酯及制剂	所有用途
		抗生素滤渣	抗生素滤渣	所有用途

续表

序号	种 类		药物名称	用 途
5	抗寄生虫类	苯并咪唑类	噻苯咪唑、阿苯咪唑、甲苯咪唑、硫苯咪唑、磺苯咪唑、丁苯咪唑、丙氧苯咪唑、丙噻苯咪唑及制剂	所有用途
		抗球虫类	二氯二甲吡啶酚、氨丙啉、氯苯胍及其盐和制剂	所有用途
		硝基咪唑类	甲硝唑、地美硝唑、替硝唑及其盐、酯及制剂等	促生长
		氨基甲酸酯类	甲奈威、呋喃丹(克百威)及制剂	杀虫剂
		有机氯杀虫剂	六六六、滴滴涕(DDT)、林丹(丙体六六六)、毒杀芬(氯化烯)及制剂	杀虫剂
		有机磷杀虫剂	敌百虫、敌敌畏、皮蝇磷、氧硫磷、二嗪农、倍硫磷、毒死蜱、蝇毒磷、马拉硫磷及制剂	杀虫剂
		其他杀虫剂	杀虫脒(克死螨)、双甲脒、酒石酸锑钾、锥虫肿胺、孔雀石绿、五氯酚酸钠、氯化亚汞(甘汞)、硝酸亚汞、醋酸汞、吡啶基醋酸汞	杀虫剂
6	抗病毒类药物		金刚烷胺、金刚乙胺、阿昔洛韦、吗啉(双)胍(病毒灵)、利巴韦林等及其盐、酯及单、复方制剂	抗病毒
7	有机胂制剂		洛克沙胂、氨苯胂酸(阿散酸)	所有用途

表 26-4-5 产蛋期和泌乳期不应使用的兽药目录

生长阶段	种 类		兽药名称
产蛋期	抗菌药类	四环素类	四环素、多西环素
		青霉素类	阿莫西林、氨苄西林
		氨基糖苷类	新霉素、安普霉素、越霉素 A、大观霉素
		磺胺类	磺胺氯哒嗪、磺胺氯吡嗪钠
		酰胺醇类	氟苯尼考
		林可胺类	林可霉素
		大环内酯类	红霉素、泰乐菌素、吉他霉素、替米考星、泰万菌素
		喹诺酮类	达氟沙星、恩诺沙星、沙拉沙星、环丙沙星、二氟沙星、氟甲喹
		多肽类	那西肽、粘霉素、恩拉霉素、维吉尼霉素
		聚醚类	海南霉素钠
	抗寄生虫类		二硝托胺、马杜霉素、地克珠利、氯羟吡啶、氯苯胍、盐霉素钠
泌乳期	抗菌药类	四环素类	四环素、多西环素
		青霉素类	苄星邻氯青霉素
		大环内酯类	替米考星、泰拉霉素
	抗寄生虫类		双甲脒、伊维菌素、阿维菌素、左旋咪唑、奥芬达唑、碘醚柳胺

4. 食品添加剂使用准则（NY/T 392-2013）　该准则规定了在任何情况下，绿色食品不应使用表 26-4-6 所列食品添加剂。并明确规定：①生产 AA 级绿色食品应使用天然食品添加剂。②生产 A 级绿色食品可使用天然食品添加剂。在这类食品添加剂不能满足生产需要的情况下，可使用表 26-4-6 以外的化学合成食品添加剂。使用的食品添加剂应符合 GB 2760 规定的品种及其适用食品名称、最大使用量和备注。③同一功能食品添加剂（相同色泽着色剂、甜味剂、防腐剂或抗氧化剂）混合使用时，各自用量占其最大使用量的比例之和不应超过 1。④复配食品添加剂的使用应符合 GB 26687 规定。

表 26-4-6　生产绿色食品不应使用的食品添加剂

功能类别	食品添加剂名称
酸度调节剂	富马酸一钠
抗结剂	亚铁氰化钾、亚铁氰化钠
抗氧化剂	硫代二丙酸二月桂酯、4-己基间苯二酚
漂白剂	硫黄
膨松剂	硫酸铝钾（又名钾明矾）、硫酸铝铵（又名铵明矾）
着色剂	新红及其铝色淀、二氧化钛、赤藓红及其铝色淀、焦糖色（亚硫酸铵法）、焦糖色（加氨生产）
护色剂	硝酸钠、亚硝酸钠、硝酸钾、亚硝酸钾
乳化剂	山梨醇酐单月桂酸酯（又名司盘 20）、山梨醇酐单棕榈酸酯（又名司盘 40）、山梨醇酐单油酸酯（又名司盘 80）、聚氧乙烯山梨醇酐单月桂酸酯（又名吐温 20）、聚氧乙烯山梨醇酐单棕榈酸酯（又名吐温 40）、聚氧乙烯山梨醇酐单油酸酯（又名吐温 80）
防腐剂	苯甲酸、苯甲酸钠、乙氧基喹、仲丁胺、桂醛、噻苯咪唑、乙奈酚、联苯醚（又名二苯醚）、2-苯基苯酚钠盐、4-苯基苯酚、2,4-二氯苯氧乙酸
甜味剂	糖精钠、环己基氨基磺酸钠（又名甜蜜素）及环己基氨基磺酸钙、L-a-天冬氨酰-N-(2,2,4,4-四甲基-3-硫化三亚甲基)-D-丙氨酰胺（又名阿力甜）
增稠剂	海萝胶
胶基糖果中基础剂物质	胶基糖果中基础剂物质

注：对多功能的食品添加剂，表中的功能类别为其主要功能。

（三）绿色食品产品标准

根据国内外相关产品标准要求，坚持安全与优质并重，先进性与实用性相结合的原则，针对具体产品制定相应的品质和安全性项目和指标要求，是绿色食品产品认证检验和年度抽检的重要依据。绿色食品产品标准主要分为种植业产品、畜禽业产品、渔业产品、加工产品四大类，每大类再细化至具体产品（图 26-4-2、表 26-4-2）。

（四）绿色食品包装贮藏运输标准

为确保绿色食品在生产后期包装和运输过程中不受外界污染而制定一系列标准，主要包括标志设计使用规范、标签标准、包装通用准则和贮藏运输准则（图 26-4-2、表 26-4-2）。

三、申请与审查

（一）申请需提交的材料

根据《绿色食品标志许可审查程序》规定，申请人至少在产品收获、屠宰或捕捞前三个月，向所在省级工作机构提出申请，完成网上在线申报并提交下列文件：

1.《绿色食品标志使用申请书》及《调查表》；

2. 资质证明材料，如《营业执照》、《全国工业产品生产许可证》、《动物防疫条件合格证》、《商标注册证》等证明文件复印件；

3. 质量控制规范；

4. 生产技术规程；

5. 基地图、加工厂平面图、基地清单、农户清单等；

6. 合同、协议，购销发票，生产、加工记录；

7. 含有绿色食品标志的包装标签或设计样张（非预包装食品不必提供）；

8. 应提交的其他材料。

（二）申报流程

申请人完成网上在线申报并提交上述文件后，省级工作机构应当自收到规定的申请材料之日起十个工作日内完成材料审查。在材料审查合格后四十五个工作日内组织完成现场检查（受作物生长期影响可适当延后）。现场检查前，应提前告知申请人并向其发出《绿色食品现场检查通知书》，明确现场检查计划。现场检查工作应在产品及产品原料生产期内实施。现场检查中，在实地检查环节检查组应当对申请产品的生产环境、生产过程、包装贮运、环境保护等环节逐一进行严格检查。现场检查完成后，检查组应当在十个工作日内向省级工作机构提交《绿色食品现场检查报告》。省级工作机构依据《绿色食品现场检查报告》向申请人发出《绿色食品现场检查意见通知书》，现场检查合格的，需进一步进行产地环境、产品检测和评价。

省级工作机构应当自收到《绿色食品现场检查报告》、《环境质量监测报告》和《产品检验报告》之日起二十个工作日内完成初审。初审合格的，将相关材料报送中心，同时完成网上报送；不合格的，通知申请人本生产周期不再受理其申请，并告知理由。中心应当自收到省级工作机构报送的完备申请材料之日起三十个工作日内完成书面审查，提出审查意见，并通过省级工作机构向申请人发出《绿色食品审查意见通知书》。审查合格的，中心在二十个工作日内组织召开绿色食品专家评审会，并形成专家评审意见。中心根据专家评审意见，在五个工作日内做出是否颁证的决定，并通过省级工作机构通知申请人。同意颁证的，进入绿色食品标志使用证书颁发程序；不同意颁证的，告知理由。

绿色食品标志使用证书有效期三年。证书有效期满，需要继续使用绿色食品标志的，标志使用人应当在有效期满三个月前向省级工作机构提出续展申请，同时完成网上在线申报。标志使用人逾期未提出续展申请，或者续展未通过的，不得继续使用绿色食品标志。

四、质量安全预警管理

为加强绿色食品质量安全预警管理，有效实施认证及证后监管，防范行业性重大质量安全风险，依据《农产品质量安全法》、《食品安全法》和《绿色食品标志管理办法》等有关法律法规及管理规定,制定了《绿色食品质量安全预警管理规范》(试行)。该规范适用于对绿色食品认证和获证后可能存在的质量安全风险的防范工作。中国绿色食品发展中心(以下简称"中心")负责组织开展绿色食品质量安全预警工作,中心科技与标准处(以下简称"科技处")承担质量安全预警的日常工作。质量安全预警工作以维护绿色食品品牌安全为目标,坚持"重点监控,兼顾一般;快速反应,长效监管;科学分析,分级预警"的原则。

(一) 质量安全信息收集

绿色食品质量安全信息主要分为使用违法违禁物质、违规使用农业投入品、违规使用食品添加剂等。绿色食品质量安全信息主要来源于绿色食品专业监测机构和绿色食品质量安全预警信息员(以下简称"信息员"),以及有关政府部门质量安全监管等。绿色食品专业监测机构通过分析有关监测数据,结合对行业生产现状的调研情况,编写《季度行业质量安全信息分析报告》,于下季度第一个月的15日前报送科技处,对于突发性或重大的行业质量安全信息,随时上报。信息员通过企业调查、市场调查或其他方式和渠道收集相关质量安全信息,在确认信息真实性后,及时采用传真或电子邮件等方式报送科技处。中心网站负责日常收集有关政府网站的质量安全信息,并及时向科技处通报。

(二) 质量安全信息分析评价

质量安全信息分为红色风险、橙色风险和黄色风险三个级别:

1. 红色风险　指发生在整个行业内的危害,并可能造成全国性或国际性影响的、大范围和长时期存在的严重质量安全风险。

2. 橙色风险　指发生在行业局部或可能造成区域范围内、有一定规模和持续性的危害风险。

3. 黄色风险　指发生在行业内个别企业或可能造成省域内、小规模和短期性的危害风险。

(三) 风险处置

风险处置部门由标志管理处、认证处、科技处、综合处和省级绿色食品管理机构组成,根据质量安全信息分级,分别采取处置措施:

1. 红色级别风险处置

(1) 立即对相关企业的产品进行专项检测或检查,确认质量问题后取消其绿色食品标志使用权;

(2) 暂停受理该行业产品的认证;

(3) 对该行业获得绿色食品标志使用权的产品进行专项检查,并对问题及时做出相应处理;

(4) 跟踪风险动态,及时采取应对措施以避免风险扩大。(注:经中心领导班子审核批准后,综合处负责将相关红色风险信息情况上报农业部农产品质量安全监管局。)

2. 橙色级别风险处置

(1) 暂停受理相关区域内的该行业产品认证;

(2) 对其他地区的该行业申请认证产品加检风险项目,并加强现场检查;

(3) 对相关区域内的该行业获得绿色食品标志使用权的产品进行专项检查,并对问题及时做出处理;

(4) 继续跟踪风险动态,及时采取应对措施以避免风险扩大。

3. 黄色级别风险处置　要求所在省加强对同行业企业的认证检查、产品检测及证后监管,以避免风险扩大。

第五节　有机食品

一、概述

（一）概念

有机食品(organic food)指来自于有机农业生产体系,根据有机农业生产的规范生产加工,并经独立的认证机构认证的食品。有机食品是有机产品的一类,有机产品还包括棉、麻、竹、服装、化妆品、饲料(有机标准包括动物饲料)等"非食品"。

为了保证有机产品的"纯洁",如已经使用过农药或化肥的农场要想转换成为有机农场,需按有机标准的要求建立有效的管理体系,并在停止使用化学合成农药和化肥后,还要经过 2 ~ 3 年的过渡期后才能正式成为有机农场。在转换期间生产的产品,只能叫"有机转换产品"。

（二）标志

中国有机产品认证标志有两种:中国有机产品标志、中国有机转换产品标志(图 26-5-1)。获得有机产品或有机转换产品认证的,应当在获证产品或者产品的最小销售包装上,加施中国有机产品或中国有机转换产品认证标志。但是,初次获得有机转换产品认证证书一年内生产的有机转换产品,只能以常规产品销售,不得使用有机转换产品认证标志及相关文字说明。获证产品在使用中国机产品认证标志同时,还应当在获证产品或者产品的最小销售包装上,标准该枚有机产品认证标志的其唯一编号(有机码)和认证机构名称或者其标识。

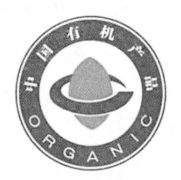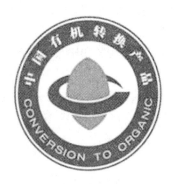

图 26-5-1　中国有机产品、有机转换产品认证标志

我国有机产品标志的含义:形似地球,象征和谐、安全,圆形中的"中国有机产品"和"中国有机转换产品"字样为中英文结合方式,既表示中国有机产品与世界同行,也有利于国内外消费者识别;标志中间类似种子图形代表生命萌发之际的勃勃生机,象征了有机产品是从种子开始的全过程认证,同时昭示出有机产品就如同刚刚萌生的种子,正在中国大地上茁壮成长;种子图形周围圆润自如的线条象征环形的道路,与种子图形合并构成汉字"中",体现出有机产品植根中国,有机之路越走越宽广。同时,处于平面的环形又是英文字母"C"的变体,种子形状也是"O"的变形,意为"China Organic";转换产品认证标志的褐黄色:代表肥沃的土地,表示有机产品在肥沃的土壤上不断发展;有机产品认证标志的绿色:代表环保、健康,表示有机产品给人类的生态环境带来完美与协调。橘红色代表旺盛的生命力,表示有机产品对可持续发展的作用。

为保证有机产品的可追溯性,国家认证认可监督管理委员会(简称国家认监委)要求认证机构在向获得有机产品认证的企业发放认证标志或允许有机生产企业在产品标签上印制有机产品认证标志前,必须按照统一编码要求赋予每枚认证标志一个唯一编码,该编码由17位数字组成,其中认证机构代码3位、认证标志发放年份代码2位、认证标志发放随机码12位,并且要求在17位数字前加"有机码"三个字。每一枚有机标志的有机码都需要报送到"中国食品农产品认证信息系统"(网址 http://food.cnca.cn),任何个人都可以在该网站上查到该枚有机标志对应的有机产品名称、认证证书编号、获证企业等信息。

（三）认证及监管

国家认监委负责有机产品认证活动的统一管理、综合协调和监督工作。地方质量技术监督部门和各地出入境检验检疫机构(统称地方认证监督管理部门)按照各自职责依法对所辖区域内有机产品的认证活动实施监督检查。

开展监督检查的方式主要有:对认证机构开展监督检查,对获得认证企业进行现场检查,对获得认证的产品进行监督抽检,对产品标志使用情况进行检查等。

按照相关规定,需经国家认监委批准后才能开展有机产品认证。截止到2015年6月,经批准可以开展有机产品认证的机构共有56家(有机产品认证机构最新情况可通过 food.cnca.cn 网站查询)。

（四）产品种类

国家认监委在各认证机构已认证产品的基础上,按照风险评估的原则,组织相关专家制定了《有机产品认证目录》(2012年3月1日起施行)。该目录产品包括:谷物、蔬菜、水果与坚果、豆类与其他油料作物、花卉、香辛料作物产品、制糖植物、其他类植物(青饲料植物、纺织用的植物原料、调香的植物、野生采集的植物、茶)、种子与繁殖材料、植物类中药、活体动物、动物产品或副产品、水产类、肉制品及副产品加工、水产品加工、加工或保藏的蔬菜、果汁和蔬菜汁、加工和保藏的水果和坚果、植物油加工、植物油加工副产品、经处理的液体奶或奶油、其他乳制品、谷物磨制、淀粉与淀粉制品、加工饲料、烘焙食品、面条等谷物粉制品、不另分类的食品(茶、代用茶、咖啡、保藏的去壳禽蛋及其制品、调味品、植物类中草药加工制品)、白酒、葡萄酒和果酒等发酵酒、啤酒、纺纱用其他天然纤维、服装。

二、法规标准

有机产品认证相关的法规和标准等主要包括:《有机产品认证管理办法》(国家质检总局2014年第155号公告)、《有机产品认证实施规则》(国家认监委2011年第34号公告)、《有机产品认证目录》(国家认监委2012年第2号公告)、《有机产品国家标准(GB/T 19630-2011)》、《关于国家有机产品认证标志印制和发放有关问题的通知》(国认注[2005]34号)、《关于进一步加强国家有机产品认证标志管理的通知》(国认注[2011]68号)、《关于国家有机产品认证标志备案管理系统有关事项的通知》(国家认监委2012年第9号公告)、《农田灌溉水标准(GB 5084)》、《土壤环境质量标准(GB 15618)》、《农田灌溉水质标准(GB 5084)》、《环境空气质量标准(GB 3095)》、《保护农作物的大气污染物最高允许浓度(GB 9137)》、《渔业水质标准(GB 11607)》、《畜禽养殖业污染物排放标准(GB 18596)》、《食品企业通用卫生规范(GB 14881)》、《生活饮用水卫生标准(GB 5749)》、《食品添加剂使用卫生标准(GB 2760)》、《食品中真菌毒素限量(GB 2761)》、《食品中污染物限量(GB 2762)》、《食品中农药的最大残留限量(GB 2763)》、《生态纺织品技术要求(GB/T 18885)》、《纺织染整工业水污染物排放标准(GB 4287)》等。

其中《有机产品认证实施规则》(国家认监委2011年第34号公告)规定了有机产品认证机构如何开展认证的程序和基本要求;《有机产品国家标准(GB/T 19630-2011)》是有机产品生产、加工、标识、销售和管理应达到的技术要求。《有机产品认证管理办法》(国家质检总局第67号令)是规范在中华人民共和国境内从事有机产品认证活动以及有机产品生产、加工、销售活动的规章。

《有机产品》(GB/T 19630.1-19630.4-2011)分为四部分,主要内容包括:有机产品第1部分:生产;有机产品第2部分:加工;有机产品第3部分:标识与销售;有机产品第4部分:管理体系。《有机产品》(GB/T 19630.1-19630.4-2011)由中华人民共和国国家质量监督检验检疫总局,中国国家标准化管理委员会发布。

(一) 生产

《有机产品第1部分生产》(GB/T 19630.1-2011)通则做出如下要求:

1. 生产单元范围 有机生产单元的边界应清晰、所有权和经营权明确,并且已按照GB/T 19630.4的要求建立并实施了有机生产管理体系。

2. 转换期 由常规生产向有机生产发展需要经过转换,经过转换期后播种或收获的植物产品或经过转换期后的动物产品才可作为有机产品销售。生产者在转换期间应完全符合有机生产要求。

3. 基因工程生物/转基因生物 不应在有机生产体系中引入或在有机产品上使用基因工程生物/转基因生物及其衍生物,包括植物、动物、微生物、种子、花粉、精子、卵子、其他繁殖材料及肥料、土壤改良物质、植物保护产品、植物生长调节剂、饲料、动物生长调节剂、兽药、渔药等农业投入品。同时存在有机和非有机生产的生产单元,其常规生产部分也不得引入或使用基因工程生物/转基因生物。

4. 辐照 不应在有机生产中使用辐照技术。

5. 投入品

(1) 生产者应选择并实施栽培和(或)养殖管理措施,以维持或改善土壤理化和生物性状,减少土壤侵蚀,保护植物和养殖动物的健康。

(2) 在栽培和(或)养殖管理措施不足以维持土壤肥力和保证植物和养殖动物健康,需要使用有机生产体系外投入品时,可以使用GB/T 19630.1规定的有机植物生产中允许使用的投入品(表26-5-1)、有机动物养殖中允许使用的物质(表26-5-2),并按规定的条件使用。当表26-5-1、表26-5-2涉及的有机农业中用于土壤培肥和改良、植物保护、动物养殖的物质不能满足要求的情况下,可以参照GB/T 19630.1规定的评估准则对有机农业中使用除表26-5-1、表26-5-2以外的其他投入品进行评估。

表26-5-1 有机植物生产中允许使用的投入品

类 别	名称和组分
一、土壤培肥和改良物质	
1. 植物和动物来源	植物材料(秸秆、绿肥等);畜禽粪便及其堆肥(包括圈肥);畜禽粪便和植物材料的厌氧发酵产品(沼肥);海草或海草产品;木料、树皮、锯屑、刨花、木灰、木炭及腐殖酸类物质;动物来源的副产品;蘑菇培养废料和蚯蚓培养基质;食品工业副产品;草木灰;泥炭;饼粕

续表

类　别	名称和组分
2. 矿物来源	磷矿石;钾矿粉;硼砂;微量元素;镁矿粉;硫黄;石灰石、石膏和白垩;粘土(如珍珠岩、蛭石等);氯化钠;石灰;窑灰;碳酸钙镁;泻盐类
3. 微生物来源	可生物降解的微生物加工副产品,如酿酒和蒸馏酒行业的加工副产品;天然存在的微生物提取物
二、植物保护产品	
1. 植物和动物来源	楝素(苦楝、印楝提取物)、天然除虫菊素(除虫菊科植物提取液)、苦参碱及氧化苦参碱(苦参等提取物)、鱼藤酮类(如:毛鱼藤)、蛇床子素(蛇床子提取物)、小檗碱(黄连、黄柏等提取物)、大黄素甲醚(大黄、虎杖等提取物)、植物油(如:薄荷油、松树油、香菜油)、寡聚糖(甲壳素)、天然诱集和杀线虫剂(如:万寿菊、孔雀草、芥子油)、天然酸(如:食醋、木醋和竹醋)、菇类蛋白多糖(蘑菇提取物)、水解蛋白质、牛奶、蜂蜡、蜂胶、明胶、卵磷脂、具有驱邪作用的植物提取物(大蒜、薄荷、辣椒、花椒、薰衣草、柴胡、艾草的提取物)、昆虫天敌(如:赤眼蜂、瓢虫、草蛉等)
2. 矿物来源	铜盐、石硫合剂、波尔多液、氢氧化钙(石灰水)、硫黄、高锰酸钾、碳酸氢钾、液状石蜡、轻矿物油、氯化钙、硅藻土、粘土、硅酸盐(硅酸钠、石英)、硫酸铁(3价铁离子)
3. 微生物来源	真菌及真菌提取物(如:白僵菌、轮枝菌、木霉菌等)、细菌及细菌提取物(如:苏云金芽胞杆菌、枯草芽胞杆菌、蜡质芽胞杆菌、地衣芽胞杆菌、荧光假单胞杆菌等)、病毒及病毒提取物(如核型多角体病毒、颗粒体病毒等)
4. 其他	氢氧化钙、二氧化碳、乙醇、海盐和盐水、明矾、软皂(钾肥皂)、乙烯、石英砂、昆虫性外激素、碳酸氢二铵
5. 诱捕器、屏障	物理措施(如:色彩诱器、机械诱捕器)、覆盖物(网)
三、清洁剂和消毒剂	
	醋酸(非合成)、醋、乙醇、异丙醇、过氧化氢、碳酸钠和碳酸氢钠、碳酸钾和碳酸氢钾、漂白剂(包括次氯酸钙、三氧化氯或次氯酸钠)、过乙酸、臭氧、氢氧化钾、氢氧化钠、柠檬酸、肥皂、皂基杀菌剂和除雾剂、高锰酸钾

表26-5-2　有机动物养殖中允许使用的物质

类　别	名称和组分
一、添加剂和用于动物营养的物质	铁、碘、钴、铜、锰、锌、钼、硒、钠、钙、磷、镁、硫、维生素、微生物、酵母、酿酒酵母、酶、山梨酸、甲酸、乙酸、乳酸、丙酸、柠檬酸、硬脂酸钙、二氧化硅、海盐、粗石盐、乳清、糖、甜菜渣、谷物粉
二、动物养殖允许使用的清洁剂和消毒剂	钾皂和钠皂、水和蒸汽、石灰水(氢氧化钙溶液)、石灰(氧化钙)、生石灰(氢氧化钙)、次氯酸钠、次氯酸钙、三氧化氯、高锰酸钾、氢氧化钠、氢氧化钾、过氧化氢、植物源制剂、柠檬酸、过乙酸、蚁酸、乳酸、草酸、异丙醇、乙酸、酒精、碘(如碘酒)、硝酸、磷酸、甲醛、用于乳头清洁和消毒的产品、碳酸钠
三、蜜蜂养殖允许使用的疾病和有害生物控制物质	甲酸(蚁酸)、乳酸、醋酸、草酸、薄荷醇、天然香精油(麝香草酚、桉油精或樟脑)、氢氧化钠、氢氧化钾、氯化钠、草木灰、氢氧化钙、硫黄、苏云金杆菌、漂白剂(次氯酸钙、三氧化氯或次氯酸钠)、蒸气或火焰、琼脂、杀虫剂(维生素D)

（3）作为植物保护产品的复合制剂的有效成分应是表26-5-1列出的物质，不应使用具有致癌、致畸、致突变和神经毒性的物质作为助剂。

（4）不应使用化学合成的植物保护产品。

（5）不应使用化学合成的肥料和城市污水、污泥。

（6）获得认证的产品中不得检出有机生产中禁用物质。

（二）加工

1. 通则 《有机产品第2部分加工》（GB/T 19630.2-2011）通则做出如下要求：

（1）应当对本部分所涉及的加工及其后续过程进行有效控制，以保持加工后产品的有机完整性，具体表现在如下方面：①配料主要来自GB/T 19630.1所描述的有机农业生产体系，尽可能减少使用非有机农业配料，有法律法规要求的情况除外；②加工过程尽可能地保持产品的营养成分和原有属性；③有机产品加工及其后续过程在空间或时间上与非有机产品加工及其后续过程分开。

（2）有机产品加工应当符合相关法律法规的要求。有机食品加工厂应符合GB 14881的要求，有机饲料加工厂应符合GB/T 16764的要求，其他有机产品加工厂应符合国家及行业部门有关规定。

（3）有机产品加工应考虑不对环境产生负面影响或将负面影响减少到最低。

2. 食品和饲料

（1）配料、添加剂和加工助剂：①来自GB/T 19630.1所描述的有机农业生产体系的有机配料在终产品中所占的质量或体积不少于配料总量的95%。②当有机配料无法满足需求时，可使用非有机农业配料，但应不大于配料总量的5%。一旦有条件获得有机配料时，应立即用有机配料替换。③同一种配料不应同时含有有机、常规或转换成分。④作为配料的水和食用盐应分别符合GB 5749和GB 2721的要求，且不计入上述所要求的配料中。⑤对于食品加工，可使用表26-5-3所列的食品添加剂和加工助剂，使用条件应符合GB 2760的规定。⑥对于饲料加工，可使用表26-5-4所列的饲料添加剂，使用时应符合国家相关法律法规的要求。⑦对于食品加工，需使用其他物质时，首先应符合GB 2760的规定，并参见GB/T 19630.2-2011中规定的程序对该物质进行评估。⑧在下列情况下，可以使用矿物质（包括微量元素）、维生素、氨基酸：a 不能获得符合本标准的替代物；b 如果不使用这些配料，产品将无法正常生产或保存，或其质量不能达到一定的标准；c 其他法律法规要求的。⑨不应使用来自转基因的配料、添加剂和加工助剂。

表26-5-3 有机食品加工中允许使用的食品添加剂、助剂和其他物质

类　别	名称和组分
一、食品添加剂	阿拉伯胶、刺梧桐胶、二氧化硅、二氧化硫、甘油、瓜尔胶、果胶、海藻酸钾、海藻酸钠、槐豆胶、黄原胶、焦亚硫酸钾、L(+)-酒石酸和酒石酸、酒石酸氢钾、卡拉胶、抗坏血酸（维生素C）、碳酸氢钙、硫酸钙（天然）、氯化钙、氯化钾、氯化镁（天然）、明胶、柠檬酸、柠檬酸钾、柠檬酸钠、苹果酸、氢氧化钙、琼脂、乳酸、乳酸钠、碳酸钙、碳酸钾、碳酸钠、碳酸氢铵、硝酸钾、亚硝酸钠、胭脂树橙（红木素、降红木素）
二、加工助剂	氮气、二氧化碳、高岭土、固化单宁、硅胶、硅藻土、活性炭、硫酸、氯化钙、膨润土、氢氧化钙、氢氧化钠、食用单宁、碳酸钙、碳酸钾、碳酸镁、碳酸钠、纤维素、盐酸、乙醇、珍珠岩、滑石粉

类　别	名称和组分
三、调味品	香精油(以油、水、酒精、二氧化碳为溶剂通过机械和物理方法提取的天然香料)、天然烟熏味调味品、天然调味品(应根据 GB/T19630.2-2011 规定的评估有机添加剂和加工助剂的准则来评估认可)
四、微生物制品	天然微生物及其制品(基因工程生物及其产品除外)、发酵剂(生产过程中未使用漂白剂和有机溶剂)
五、其他配料	饮用水、食用盐、矿物质(包括微量元素)和维生素(法律规定应使用,或有确凿证据证明食品中严重缺乏时才可以使用)

表 26-5-4　有机饲料加工中允许使用的添加剂

名　称	名　称
铁、碘、钴、铜、锰、锌、钼、硒、钠、钙、磷、镁、硫	山梨酸、甲酸、乙酸、乳酸、丙酸、柠檬酸
维生素	硬脂酸钙
微生物	二氧化硅
酶	

(2) 加工:①不应破坏食品和饲料的主要营养成分,可以采用机械、冷冻、加热、微波、烟熏等处理方法及微生物发酵工艺;可以采用提取、浓缩、沉淀和过滤工艺,但提取溶剂仅限于水、乙醇、动植物油、醋、二氧化碳、氮或羧酸,在提取和浓缩工艺中不应添加其他化学试剂。②应采取必要的措施,防止有机产品与非有机产品混合或被禁用物质污染。③加工用水应符合 GB 5749 的要求。④在加工和储藏过程中不应采用辐照处理。⑤不应使用石棉过滤材料或可能被有害物质渗透的过滤材料。

(3) 有害生物防治:①应优先采取以下管理措施来预防有害生物的发生:a 消除有害生物的滋生条件;b 防止有害生物接触加工和处理设备;c 通过对温度、湿度、光照、空气等环境因素的控制,防止有害生物的繁殖。②可使用机械类、信息素类、气味类、黏着性的捕害工具、物理障碍、硅藻土、声光电器具,作为防治有害生物的设施或材料。③可使用下述物质作为加工过程需要使用的消毒剂:乙醇、次氯酸钙、次氯酸钠、二氧化氯和过氧化氢。消毒剂应经国家主管部门批准。不应使用有毒有害物质残留的消毒剂。④在加工或储藏场所遭受有害生物严重侵袭的紧急情况下,提倡使用中草药进行喷雾和熏蒸处理;不应使用硫黄熏蒸。

(4) 包装:①提倡使用由木、竹、植物茎叶和纸制成的包装材料,可使用符合卫生要求的其他包装材料;②所有用于食品包装的材料应是食品级包装材料,包装应简单、实用,避免过度包装,并应考虑包装材料的生物降解和回收利用;③可使用二氧化碳和氮作为包装填充剂;④不应使用含有合成杀菌剂、防腐剂和熏蒸剂的包装材料;⑤不应使用接触过禁用物质的包装袋或容器盛装有机产品。

(5) 储藏:①有机产品在储藏过程中不得受到其他物质的污染。②储藏产品的仓库应干净、无虫害,无有害物质残留。③除常温储藏外,可采用以下储藏方法:a 储藏室空气调控;b 温度控制;c 干燥;d 湿度调节。④有机产品应单独存放。如果不得不与非有机产品共同存放,应在仓库内划出特定区域,并采取必要的措施确保有机产品不与其他产品混放。

(6)运输:①运输工具在装载有机产品前应清洁;②有机产品在运输过程中应避免与常规产品混杂或受到污染;③在运输和装卸过程中,外包装上的有机产品认证标志及有关说明不得被玷污或损毁。

三、申请与审查

中国有机产品认证的流程如图26-5-2所示,想要获得有机产品认证,需要由有机产品生产或加工企业或者其认证委托人向具备资质的有机产品认证机构提出申请,按规定将申请

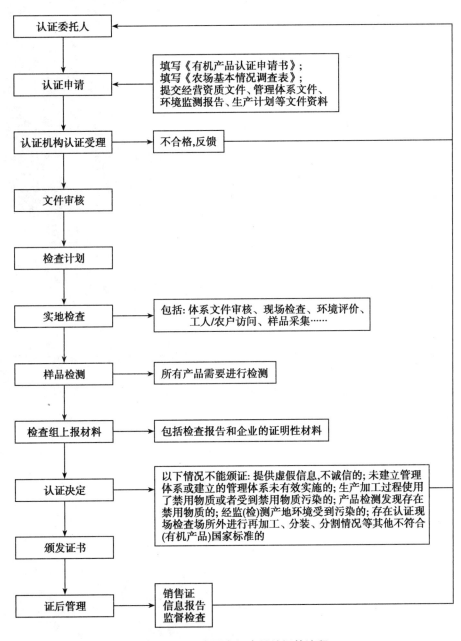

图26-5-2 中国有机产品认证的流程

认证的文件,包括有机生产加工基本情况、质量手册、操作规程和操作记录等提交给认证机构进行文件审核,评审合格后认证机构委派有机产品认证检查员进行生产基地(养殖场)或加工现场检查与审核,并形成检查报告,认证机构根据检查报告和相关的支持性审核文件做出认证决定,颁发认证证书等过程。获得认证后,认证机构还应进行后续的跟踪管理和市场抽查,以保证生产或加工企业持续符合《有机产品国家标准》和《有机产品认证实施规则》等规定要求。进行现场检查的有机产品认证检查员应当经过培训、考试、面试并在中国认证认可协会(CCAA)注册。

(李　丹)

第二十七章

新食品原料

第一节　概　述

一、新食品原料管理的意义

新食品原料作为无安全食用历史或仅在局部地区有食用历史的非传统食品原料,由于对其安全性认识不足,为保证消费者健康,我国和欧盟、加拿大、澳大利亚、美国等国家均制定了对新食品原料的管理办法,我国原卫生部早于1990年就制定颁布了对新食品原料的管理相关规定,对于没有食用历史或仅在局部地区有食用历史的新食品原料即食品新资源和食品新资源生产的食品,实行上市前的安全性评估和审批,以确保消费者食用新食品原料和新食品原料生产的食品的安全性。

二、我国新食品原料管理法规的发展历史

1995年颁布实施的中华人民共和国《食品卫生法》第二十条规定,利用新资源生产的食品、食品添加剂的新品种,生产经营企业在投入生产前,必须提出该产品卫生评价和营养评价所需的资料;利用新的原材料生产的食品容器、包装材料和食品用工具、设备的新品种,生产经营企业在投入生产前,必须提出该产品卫生评价所需的资料。上述新品种在投入生产前还需提供样品,并按照规定的食品卫生标准审批程序报请审批。依据食品卫生法的规定,我国早于1990年制定颁布了《新资源食品卫生管理办法》,在该办法中规定新资源食品管理包括食品新资源即新食品原料也包括以食品新资源制成的食品,食品新资源是指在我国新研制、新发现、新引进的无食用习惯或仅在个别地区有食用习惯的,符合食品基本要求的物品,以食品新资源生产的食品称新资源食品。审批部门有省级卫生行政部门和原卫生部,省级卫生行政部门进行初审,审批有试生产和正式生产两个过程,新资源食品试生产期为两年。对食品新资源和新资源食品批准后,向生产企业发放"新资源食品卫生审查批件"。

随着食品新工艺、新技术的不断发展,新资源食品的概念和含义需要拓展,其安全性评价所需要的资料也更加严格。特别是随着我国加入WTO,食品贸易的国际化,新资源食品的定义也需要与国际接轨,因此原卫生部对1990年颁布实施的《新资源食品卫生管理办法》进行了修订,形成《新资源食品管理办法》,并于2007年12月1日开始实施。在该管理办法中,将新资源食品定义进行了分类,新资源食品是指在我国无食用习惯的动物、植物、微生物;从动物、植物、微生物中分离的在我国无食用习惯的食品原料;在食品加工过程中使用的

微生物新品种;因采用新工艺生产导致原有成分或结构发生改变的食品原料。即新资源食品是指在我国无食用习惯的新的食品原料,不包括以新原料生产制成的终产品,批准的新资源食品以原料名单进行公布,公告内容包括基本信息、生产工艺简述、食用量、质量规格等内容。

2009年6月1日新的《中华人民共和国食品安全法》颁布实施,第四十四条要求申请利用新的食品原料从事食品生产或者从事食品添加剂新品种、食品相关产品新品种生产活动的单位或者个人,应当向国务院卫生行政部门提交相关产品的安全性评估材料。鉴于《食品安全法》将原《食品卫生法》中对新资源食品的管理修改为对新食品原料的管理,且重点是对其作为食品原料的安全性进行审查,因此原卫生部在对《新资源食品管理办法》修订时,将2007年12月1日实施的《新资源食品管理办法》修订为《新食品原料安全性审查管理办法》,并于2013年10月1日实施。

2015年4月24日颁布了新修订的《中华人民共和国食品安全法》,并已于2015年10月1日正式实施,仍然加强了新食品原料的安全审查,第三十七条要求利用新的食品原料生产食品,或者生产食品添加剂新品种、食品相关产品新品种,应当向国务院卫生行政部门提交相关产品的安全性评估材料。国务院卫生行政部门应当自收到申请之日起六十日内组织审查;对符合食品安全要求的,准予许可并公布;对不符合食品安全要求的,不予许可并书面说明理由。

第二节　新食品原料管理现状

一、定义

现行的《新食品原料安全性审查管理办法》于2013年10月1日由国家卫生和计划生育委员会实施,在该管理办法中将新原料定义为在我国无传统食用习惯的物品,包括动物、植物和微生物;从动物、植物和微生物中分离的成分;原有结构发生改变的食品成分;其他新研制的食品原料。新食品原料应当具有食品原料的特性,符合应当有的营养要求,且无毒、无害,对人体健康不造成任何急性、亚急性、慢性或者其他潜在性危害。新食品原料应当经过卫生计生委安全性审查后,方可用于食品生产经营。卫生计生委负责新食品原料安全性评估材料的审查和许可工作。卫生计生委所属卫生监督中心承担新食品原料安全性评估材料的申报受理、组织开展安全性评估材料的审查等具体工作。

二、申报资料要求

新食品原料的申报资料要求包括新食品原料研制报告;安全性评估报告;生产工艺;执行的相关标准(包括安全要求、质量规格、检验方法等);标签及说明书;国内外研究利用情况和相关安全性评估资料;有助于评审的其他资料。另附未启封的产品样品1件或者原料30克。其中申请进口新食品原料的,除提交第六条规定的材料外,还应当提包括出口国(地区)相关部门或者机构出具的允许该产品在本国(地区)生产或者销售的证明材料和生产企业所在国(地区)有关机构或者组织出具的对生产企业审查或者认证的证明材料。

(一)新食品原料研制报告应当包括的内容

1. 新食品原料的研发背景、目的和依据。

2. 新食品原料名称　包括商品名、通用名、化学名、英文名、拉丁名等。

3. 新食品原料来源

（1）动物和植物类：产地、食用部位、形态描述、生物学特征、品种鉴定和鉴定方法及依据等。

（2）微生物类：分类学地位、生物学特征、菌种鉴定和鉴定方法及依据等资料。

（3）从动物、植物、微生物中分离的成分以及原有结构发生改变的食品成分：动物、植物、微生物的名称和来源等基本信息，新成分的理化特性和化学结构等资料。原有结构发生改变的食品成分还应提供该成分结构改变前后的理化特性和化学结构等资料。

（4）其他新研制的食品原料：来源、主要成分的理化特性和化学结构，相同或相似的物质用于食品的情况等。

4. 新食品原料主要营养成分及含量，可能含有的天然有害物质（如天然毒素或抗营养因子等）。

5. 新食品原料食用历史：国内外人群食用的区域范围、食用人群、食用量、食用时间及不良反应资料。

6. 新食品原料使用范围和使用量及相关确定依据。

7. 新食品原料推荐摄入量和适宜人群及相关确定依据。

8. 新食品原料与食品或已批准的新食品原料具有实质等同性的，还应当提供上述内容的对比分析资料。

（二）安全性评估报告应当包括的内容

1. 成分分析报告　包括主要成分和可能的有害成分检测结果及检测方法。

2. 卫生学检验报告　3批有代表性样品的污染物和微生物的检测结果及方法。

3. 毒理学评价报告

（1）国内外均无传统食用习惯的（不包括微生物类），原则上应当进行急性经口毒性试验、三项遗传毒性试验、90天经口毒性试验、致畸试验和生殖毒性试验、慢性毒性和致癌试验及代谢试验。

（2）仅在国外个别国家或国内局部地区有食用习惯的（不包括微生物类），原则上进行急性经口毒性试验、三项遗传毒性试验、90天经口毒性试验、致畸试验和生殖毒性试验；若有关文献材料及成分分析未发现有毒性作用且人群长期食用历史而未发现有害作用的新食品原料，可以先评价急性经口毒性试验、三项遗传毒性试验、90天经口毒性试验和致畸试验。

（3）已在多个国家批准广泛使用的（不包括微生物类），在提供安全性评价材料的基础上，原则上进行急性经口毒性试验、三项遗传毒性试验、28天经口毒性试验。

（4）国内外均无食用习惯的微生物，应当进行急性经口毒性试验/致病性试验、三项遗传毒性试验、90天经口毒性试验、致畸试验和生殖毒性试验。仅在国外个别国家或国内局部地区有食用习惯的微生物类，应当进行急性经口毒性试验/致病性试验、三项遗传毒性试验、90天经口毒性试验；已在多个国家批准食用的微生物类，可进行急性经口毒性试验/致病性试验、二项遗传毒性试验。

（5）大型真菌的毒理学试验按照植物类新食品原料进行。

（6）根据新食品原料可能的潜在危害：选择必要的其他敏感试验或敏感指标进行毒理学试验，或者根据专家评审委员会的评审意见，验证或补充毒理学试验。

4. 微生物耐药性试验报告和产毒能力试验报告。

5. 安全性评估意见:按照危害因子识别、危害特征描述、暴露评估、危险性特征描述的原则和方法进行。

（三）生产工艺应当包括的内容

1. 动物、植物类　对于未经加工处理的或经过简单物理加工的,简述物理加工的生产工艺流程及关键步骤和条件,非食用部分去除或可食部位择取方法;野生、种植或养殖规模、生长情况和资源的储备量,可能对生态环境的影响;采集点、采集时间、环境背景及可能的污染来源;农业投入品使用情况。

2. 微生物类　发酵培养基组成、培养条件和各环节关键技术参数等;菌种的保藏、复壮方法及传代次数;对经过驯化或诱变的菌种,还应提供驯化或诱变的方法及驯化剂、诱变剂等研究性资料。

3. 从动物、植物和微生物中分离的和原有结构发生改变的食品成分　详细、规范的原料处理、提取、浓缩、干燥、消毒灭菌等工艺流程图和说明,各环节关键技术参数及加工条件,使用的原料、食品添加剂及加工助剂的名称、规格和质量要求,生产规模以及生产环境的区域划分。原有结构发生改变的食品成分还应提供结构改变的方法原理和工艺技术等。

4. 其他新研制的食品原料　详细的工艺流程图和说明,主要原料和配料及助剂,可能产生的杂质及有害物质等。

（四）执行的相关标准应当包括的内容

新食品原料的感观、理化、微生物等的质量和安全指标,检测方法以及编制说明。

（五）标签及说明书应当包括的内容

新食品原料名称、主要成分、使用方法、使用范围、推荐食用量、保质期等;必要的警示性标示,包括使用禁忌与安全注意事项等。

进口新食品原料还应提供境外使用的标签及说明书。

（六）国内外的研究利用情况和相关安全性评估资料应当包括的内容

1. 国内外批准使用和市场销售应用情况;

2. 国际组织和其他国家对该原料的安全性评估资料;

3. 在科学杂志期刊公开发表的相关安全性研究文献资料。

三、安全性评价要求

新原料安全性评价采用危险性评估和实质等同原则,卫生计生委组织新食品原料评估专家委员会负责新食品原料安全性评价工作。评估专家委员会应当重点从以下 8 个方面要求进行审查:

1. 研发报告应当完整、规范,目的明确,依据充分,过程科学。

2. 生产工艺应当安全合理,加工过程中所用原料、添加剂及加工助剂应当符合我国食品安全标准和有关规定。

3. 执行的相关标准(包括安全要求、质量规格、检验方法等)应当符合我国食品安全标准和有关规定。

4. 各成分含量应当在预期摄入水平下对健康不产生影响。

5. 卫生学检验指标应当符合我国食品安全标准和有关规定。

6. 毒理学评价报告应当符合《食品安全性毒理学评价程序和方法》(GB 15193)规定。

7. 安全性评估意见的内容、格式及结论应当符合《食品安全风险评估管理规定》的有关规定。

8. 标签及说明书应当符合我国食品安全国家标准和有关规定。

新原料安全性评价是新原料的特征、食用历史、生产工艺、质量标准、主要成分及含量、使用范围和使用量、推荐摄入量、适宜人群、卫生学、毒理学资料、国内外相关安全性文献资料的综合评价。一种新的原料或成分能否作为新原料，其安全性评价应涉及包括毒理学试验资料在内的多个方面，如原料来源的安全性；传统食用历史情况，包括食用人群、食用剂量、食用频率、食用的人群有无不良反应报道；生产工艺是否安全合理，是否有有害物质生成和溶剂残留；质量标准中理化指标和微生物污染指标及杂质是否符合国家有关标准；其成分中是否含有对人体有害的成分及含量如何；该食品原料的用途、在食品中的应用范围是否科学合理；毒理学试验资料，包括急性、致突变试验、亚急性和亚慢性及慢性试验资料、致癌试验、繁殖和致畸试验等及相关安全性文献检索资料是否提示其有急性、慢性、致突变、致癌、致畸及生殖发育等毒性作用，微生物的安全性评价还要对其生物学特征、遗传稳定性、致病性和毒力试验资料等进行评估。新食品原料技术评审过程中，根据需要评估专家委员会可到现场进行核查。通过以上多方面的综合评估，最终确定新原料在一定摄入水平下作为食品的食用安全性。

四、审批及结果公布

对不具有食品原料特性的、不符合应当有的营养要求的、安全性不能保证的、申报材料或样品不真实的、其他不符合我国有关法律、法规规定的原料不予批准，对批准允许用作新食品原料批准的卫生计生委以名单进行公告。根据新食品原料的不同特点，公告内容包括名称、来源、生产工艺、主要成分、质量规格要求、标签标识要求等相关内容。

第三节　国外部分国家新资源食品管理法规

国际上一些国家如欧盟、加拿大、澳大利亚也非常注重对新资源食品的管理，制定了相应的新资源食品法规，要求新资源食品在上市前均应经过系统安全性评估，并建立了市场前的安全性评估和审批体系。

一、欧盟

欧洲早于1989年提出了第一个关于在全欧洲范围内控制新资源食品、食品成分和加工过程的议案，成员国没能在有关细节上达成一致。1990年英国、比利时和荷兰开始制定国内的审评体系。1996年9月美国转基因大豆和玉米的污染导致了欧洲权威机构和议会的恐慌，1996年10月议案在议会里迅速通过。1997年1月27日通过欧盟258/97法案，对新资源食品和食品成分的审批、标签做出相关规定。1997年5月生效。

（一）定义

1997年5月15日以前没有在市场上消费的食品和食品成分，包括：含有转基因生物的食品和食品成分；由转基因生物生产的食品和食品成分；主要结构是新的或者有目的改造的食品和食品成分；含有或从微生物、真菌或藻类分离的食品或食品成分；含有或从具有安全食用史的传统动、植物中分离的食品或成分；新的食品加工过程，可能显著改变食品和食品成分的结构和成分，影响了食品营养价值。

在 1997 年 5 月 15 日以前消费的食品、食品添加剂、调味品和提取溶剂不属于新资源食品。

（二）安全评价需要提交的资料

名称;来源(动物、植物和微生物或化学合成);生产和加工方法;食用史;质量标准;成分分析包括营养成分分析,天然毒素和抗营养因子等;目的和预期用途;营养评价包括生物利用度、营养素摄入水平;毒理资料包括毒物动力学、遗传毒性、致敏性、微生物致病性、90 天喂养实验、繁殖和致癌研究、人群试食试验。

（三）审批及结果公布

首先向拟销售的成员国提交,同时向欧盟委员会提交申请副本。先由拟销售的成员国初审,再由各成员国循环评审,欧洲委员会进行终审。如果申报的新资源食品与已批准的新资源食品具有实质等同性(从来源、成分、工艺、营养价值和预期应用等方面),则可简化审批程序。首先向拟销售成员国递交证明与市场上已批准的新食品实质等同性的资料,认可后通知欧盟委员会,欧盟委员会再通知其他成员国认可。

欧盟对审批通过和未通过的产品以决议的形式公布在欧共同体的官方杂志上,同时将结果以信件的形式发给企业。公布内容大致分三部分,第一部分为产品的审批过程,包括名称、审批过程及食品科学委员会的评价、食品执行委员会做的有关产品的决议;第二部分为食品执行委员会做的产品决议内容,包括产品的使用范围、对标签提出的要求和生产厂家、厂址;第三部分为附件,包括产品的特性和特殊成分表等。

二、加拿大

加拿大新资源食品管理法规于 1998 年颁布实施。

（一）定义

新资源食品是指过去没有使用历史或者传统食品改造或新食品加工方法生产的食品,包括微生物在内没有安全食用史的物质;以前没有使用的新工艺生产、加工、储存或包装的食品,并导致食品大的改变。来源于转基因植物、动物或微生物的食品,使得食品特征部分或完全改变,或赋予新的特征。

（二）安全性评价资料要求

根据加拿大食品药品法第 28 部分,加拿大要求新资源食品申请的基本申请资料有:你销售的新资源食品的通用名;制造商的名称和总部办公地址,或进口商的名称和总部办公地址(如果地址在加拿大以外);对该新资源食品的描述,包括:

(1) 该新资源食品发展的信息;

(2) 该新资源食品加工、配制、腌渍、包装和贮藏的细节;

(3) 主要改变的细节;

(4) 有关其目的用途和使用说明指导的信息;

(5) 有关加拿大以外的国家作为食品使用的历史的信息;

(6) 该新资源食品可以安全消费的信息;消费者消费该新资源食品的估计限量;与该新资源食品相关联的全部标签的文本。

（三）审批

加拿大卫生部负责对新资源食品的审批,在卫生部内部由新资源食品部、食品理事会和食品管理委员会负责新资源食品的审批。新资源食品部具体负责同申请人联系,接收申请人递交的关于新资源食品的通知及申请材料,并将该新资源食品的资料分发到食品理事会。食品理事会内分别设有化学安全处、科学营养处、微生物危害处,它们分别进行各自范围内的安全性评审,食品管理委员会将根据食品理事会的评审情况对新资源食品做出最终的评价。

(四) 审批结果公布

加拿大卫生部对审批通过的产品以文件的形式公布在卫生部网站上,同时将报告发给企业。公布的内容有产品背景和结论两部分,背景包括对产品的介绍(如企业名称、使用范围、审批经过)、产品信息(如分子结构、特性、自然属性)、产品的膳食暴露量、产品的营养状况和化学或毒理学研究。

三、美国

"一般认为安全物质"(generally recognized as safe,GRAS)是美国独特的食品法规。由企业自主申请,由具备专业培训和丰富经验及有资质的专家,以科学的评估程序,对于直接或间接加入到食品中物质的安全性进行评估。新原料在对拟定用途完成 GRAS 自身确定后即可进入市场。企业向美国食品药品管理局(FDA)提交通报是自愿的。如企业向美国 FDA 提出 GRAS 通报,美国 FDA 回复及通报将发布 FDA 的 GRAS 通报网站上。GRAS 确定不需要监管部门的审核和通过。

(一) GRAS 定义及分类

美国关于 GRAS 的定义是指基于具备科学培训和丰富经验的专家的评估其安全性,且通过科学程序(或:对于 1958 年 1 月 1 日前用于食品中,通过科学程序或者基于普遍使用的经验)在预期用途条件下一般认为是安全的物质。一般包括以下几种:天然生物来源的物质,1958 年前已经食用对健康无不良影响,1958 年后使用的工艺已经改变的。

1. 天然生物来源的物质　1958 年前已经食用对健康无不良影响,1958 年后通过育种或筛选成分发生显著改变。

2. GRAS 物质的馏分、分离、提取物和提取物的浓缩。

3. GRAS 物质的反应产物。

4. 非天然的生物来源的物质,但等同于同类的天然的生物来源的 GRAS 物质。

天然生物来源的物质,营养特性以外的用途。

5. 对于不属于 GRAS,也未经先前的法定文件批准的某种食品配料,在被直接或间加入食品之前,须通过符合有关食品添加剂法规的相关规定。

(二) 申报资料要求

GRAS 基本资料包括原料的特征描述(生产方法、食品级规格);膳食摄入量(特定的预期用途、预估的暴露量);支持性的安全数据(已发表文献、流行病学、安全使用历史、毒理学资料等)。具体资料包括如下:

1. 物质的描述种类　普通或常用名称;化学名称;化学文摘服务机构登记号(CAS);分子式;结构式;作为食用级物料的技术指标;成分定量数据;生产工艺。

2. 该物质的用途　开始使用的日期;过去用于食品的资料和报告或其他数据;适用的食品及在这些食品中的用量及其使用的理由。

3. 食品中该物质的检测方法　定性和定量测定方法的有关文献,包括所用分析程序的类型;这些方法的灵敏度和重现性。

4. 确定该物质在食品中的安全性和功效性的有关资料　公开发表的科学文献;可证明该物质为等同于天然生物来源的 GRAS 物质;可作为安全性依据的其他证据资料,但也应当包括任何持相反观点的资料或消费者的抱怨或申诉,在来提供文件的完整副本的情况下,必须提供全部的文献目录。

5. 在申请报告上签字的专家　知识全面,具有代表性和公正性的看法;对该物质的安全性和功能性有异议的资料也需进行中肯、客观的评价。

6. 若涉及非临床的实验室研究结果,则作为该申请的依据,每一项非临床研究附加相关的资料和数据。

（三）安全性评估

对食品中物质是否为 GRAS 的确定,一般基于具备专业培训和丰富经验的专家对于直接或间接加入到食品中物质进行的安全性评估,而专家的意见主要基于:

1. 科学的评估程序

（1）科学程序确定的一般公认安全物质,也需依据食品添加剂相关法规判断获准的配料的数量和质量。经科学程序确定如依据公开发表、公开研究和其他技术数据及资料研究报告证实的物质方可确定为一般公认安全物质。

（2）基于科学评估程序的 GRAS 确定要求提供和获得食品添加剂批准同质同量的科学证据。

（3）在科学界"普遍可用"的关键性数据。

2. 1958 年以前已在食品中普遍使用的情况

（1）仅需要较少的科学证据。

（2）显著大量的消费者中食用该物质的历史资料证据。

（3）在美国境外的食品中的普遍使用:两个相对独立的资料证实该物质的使用历史和使用情况。

3. 专家小组会议讨论 GRAS 确定的科学依据

（1）学术界普遍使用的数据才可用作支持 GRAS 的确定。

（2）仅仅证明安全是不够的,必须是"公认"安全(在经同行评议的杂志上发表的关键性研究)。

（3）证据表明专家意见的"一致性"。

（4）具有一定资格的专家支持其预期使用的安全性(如:专家小组意见、权威报告等)。

（5）专家必须具有资格(经过科学培训且具有丰富的经验)。

4. 在专家达成一致后,将签署一项声明确定该原料在其预期使用条件下是一般认为安全的。

（四）通报

GRAS 的通报遵循自愿原则,美国 FDA 回复及通报将发布其官方网站上。

四、澳大利亚和新西兰

（一）定义

新资源食品定义为非传统食品,即没有被澳大利亚广泛食用的食品。包括:膳食宏量成分,植物、动物和微生物提取物,单一食品成分和活的微生物。但不包括转基因食品,转基因食品依照另外法规进行管理。新资源食品的法规仅考虑其安全性,不允许健康声称,健康声称不是评估的内容。

（二）申报资料要求

1. 产品信息　包括新资源食品的性质和用途;适当情况下可提供制备方法/规格;食用的国家或人群组;烹饪和加工稳定性;使用前的加工或烹饪要求。

2. 膳食摄入量　推荐的食用方式;预测普通消费者和特殊消费者的暴露水平;预测特殊目标人群的暴露水平。

3. 营养数据　一般来说,获取营养数据的目的是确保消费者的营养状况不会由于食用新资源食品或低营养食品代替品而有所降低。

4. 毒理学数据。

（三）审批

澳新食品标准局负责新资源食品的安全性评估和审批,评估后被列入食品标准(Food Standard)1.5.1标准名单中的物质方可到市场上销售,澳新标准局成立了一个咨询委员会,负责决定是否属于非传统食品。安全性评估需要考虑的因素包括:对人体潜在的负面影响;品的成分或结构;食品的制备过程;食品来源;食品消费的模式和级别等。

（四）公告

澳新食品标准局对审批通过的产品以文件的形式公布在其官方网站上。

总之,新食品原料由于是没有食用历史,一些国家制定了关于新食品原料的管理法规,尽管各国新食品原料/新资源食品定义及相关规定有不同,但实质内容是相似的,均需要对新食品原料/新资源食品上市前的安全性进行评估。随着食品工业的发展,新的食品原料不断增加,按照我国《新食品原料安全审查管理办法》,任何在我国没有食用历史的物质均需要到卫生计生委进行申报和审批,卫生计生委批准公告的新食品原料方能作为食品原料应用。

（李　宁）

第二十八章

新技术食品及其卫生学问题

食品新技术也称为食品的高新技术,目前尚无准确的定义,一般是指为了克服传统生产食品方法中的某些缺陷、提高食品的产量、尽可能地保持食品原有的品质,在食品生产工业中不断更新和发展,并代表当今科技发展水平和食品加工业发展趋势的技术或方法。

在工业革命之前,农副产品的生产方式主要是自给自足。1763—1870年的第一次工业革命推动了农业的迅速发展,使农业生产力大大提高,导致食品工业的诞生。1870—1945年的第二次工业革命出现了电、内燃机和电气化等现代化技术并应用于食品工业中,为食品工业的发展奠定了物质和技术基础,促进了食品经济的快速增长和食品贸易的迅速发展。从20世纪50年代开始,大量的工业新技术不断涌现,并被广泛用于食品加工业中,如食品的微胶囊技术、膜分离技术、酶工程技术、超高压技术、微波技术和生物工程技术等。

我国20世纪80年代末期才开始引进食品新技术,面对国外日益激烈的市场竞争和人们对食品越来越高的要求,我国政府高度重视新技术在食品工业中的应用,90年代中期我国的食品新技术呈现高速发展之势。尽管目前我国食品工业科技发展水平呈现出先进与落后并存的不平衡局面。但是随着我国改革开放的深入、现代经济的发展和人们生活水平的提高,人们对食品的要求从数量型转向质量型。"新鲜、营养、方便、安全"是21世纪人们对食品追求的目标,也是食品工业的主旋律。因此,食品新技术的广泛应用和快速发展成为必然趋势。

第一节　膜分离技术

一、膜分离技术简介

膜分离(membrane separation)是指在分子水平上不同粒径分子的混合物在通过半透膜时,利用流体中各组分对半透膜渗透率的差别,以外界能量或化学位差为动力,实现组分分离的技术。根据过程推动力的不同,可分为以压力为推动力的膜分离过程(超滤和反渗透)和以电力为推动力的膜分离过程(电渗析)两类。膜分离技术也可以和常规的分离方法结合使用,使分离技术投资更为经济。

膜分离技术的基本原理是利用高分子膜的选择透过性,以浓度差梯度,压力梯度或电势梯度作为推动力,达到分离不同组分的目的。膜分离技术具有以下优点:不发生相变化,能耗低;在常温下进行,适用于热敏性物质如果汁、酶和药品;适用于有机物和无机物的分离、许多特殊溶液体系的分离以及一些共沸物或近沸点体系的分离等;装置简单、操作容易、易于控制和维修。

二、食品膜分离技术的生产工艺

膜分离食品的生产工艺各异。生产工艺中的设备包括膜分离器又称膜组件、泵、阀门、管路、过滤器和仪表等。其中,膜分离器是系统中的核心部分。将膜以某种形式组装在一个基本单元设备内,这个基本单元设备就是膜分离器。所用的膜可以是气相、液相和固相膜。有均相和非均相膜、对称型或非对称型膜、中性或荷电性膜之分,膜的厚度从不足一微米到几毫米。常用的膜分离器主要有板式、管式、卷式和中空纤维式四种类型。

通常按照分离的目的选择主件的配置方式。合理的工艺配置会延长膜元件的使用寿命。在膜分离工艺流程中常以"段"与"级"为一个基本单元。样品液不经泵自动流动过程中,每经一组膜组件为一段;样品液经泵每进入下一组膜组件为一级。膜分离装置通常为多级多段,有连续式与循环式之分。常见的膜分离工艺为:一级一段连续式、一级一段循环式、一级多段连续式、一级多段循环式、多段锥形排列和多级多段配置等。

三、膜分离技术在食品工业中的应用

利用膜分离技术生产的食品称为膜分离食品。膜分离技术以其优越性得到了食品工业愈来愈广泛的应用:用于乳品加工领域的牛奶浓缩、乳清分离和软干酪制造;发酵工业领域的微滤除菌、酒及酒精饮料的超滤精制、提高葡萄酒的甜度;饮料生产领域的苹果汁、番茄汁等果汁和蔬菜汁的澄清和浓缩;还在茶叶、甜菊糖、大豆蛋白、酱油、醋的加工方面有很好的应用。

(一) 乳品加工

1. 牛奶浓缩制奶粉 用超滤除去牛奶中70%~80%的水,余下的水用蒸发法将水脱到喷雾所需浓度,再用喷雾干燥,这样的流程最节省能源。

2. 乳清的分离 用牛奶制干酪,分离后得到乳清,其中含许多可溶蛋白质、矿物质等营养物质,但也含大量的难消化的乳糖。用超滤法回收其中的蛋白质,可使蛋白质含量从3%增加到50%以上,甚至高达80%。国外用反渗透处理干酪制造中产生的乳清。直接用反渗透处理,浓缩后再干燥成乳粉。

3. 软干酪的制造 直接将脱脂乳超滤浓缩,去除水分和一些小分子物质后再行凝固,制得软干酪,蛋白质回收率较高,整个流程能耗较低,且可节约多达50%的凝乳酶。

(二) 发酵

1. 微滤除菌 用微滤膜可对发酵工业中的用水和产品实现无菌化。目前各酒业公司已广泛使用$0.45\mu m$滤芯对成品酒进行终端过滤替代原有的热杀菌技术,节省能耗,避免高温给产品带来的煮熟味。

2. 超滤精制 用超滤膜能除去酒及酒精饮料中引起沉淀混浊的物质,如残存的酵母菌、杂菌及胶体等,从而使酒的澄清性得到改善,并获得良好的保存性。除此以外,还能使生酒具有成熟味,因而缩短了酒的熟化期酒经超过滤处理,酒的风味有所改善,变得清爽而又醇香延绵。因此,采用超过滤对酒和酒精饮料的精制已在美国、意大利、日本等国得到应用,所处理的酒类有啤酒(特别是扎啤)、葡萄酒、威士忌、果子酒、烧酒、清酒等。用超过滤法对酒和酒精饮料的精制,避免了酒的热杀菌而易形成的浑浊成分的析出,而这些浑浊成分通常是用硅藻土或纸板、棉饼过滤机除去的。

近年美国提出了硅藻土的毒性问题,而采用膜过滤可避免,同时简化了过滤设备。但是用超过滤膜对酒和酒精饮料的处理需要注意两个问题:一是膜材料的选择,由于酒是醇类,所以膜材料要有对醇的稳定性;二是膜要有适宜的孔径和孔分布,以便使酒的有效成分能通过膜,而有害成分被膜截留。

3. 低醇/无醇果酒制作 目前低醇/无醇果酒的开发在国外业已成功,产品很受欢迎。其生产方式主要有 3 种:三效蒸发、离心分子膜蒸发和常温膜分离技术。三效蒸发的方法由于高能耗和影响产品品质的缺陷而逐渐被膜技术所部分以至全部取代。

在美国,研究人员以葡萄为原料,进行完全发酵,过滤后,送入旋转蒸气加热槽内,由离心分子膜蒸发器进行处理,从而使发酵后的葡萄酒在酒槽内做旋转运动,使酒精在热空气的作用下蒸发。用此工艺制成的"雷金思"葡萄酒,色香味与白葡萄酒一样,酒精的最高含量仅0.49%。此外,科学家还发明了一种可透过乙醇而不透过水和其他成分的分离膜,只需在膜的透过侧抽取真空,几乎在常温下进行,能耗极低。透过膜的乙醇可以经冷凝后再回收,这种方法称为渗透汽化。目前普遍应用在制备纯净水方面的反渗透膜也可以达到脱除乙醇,截取酒体中有益成分的作用。需要注意的是,在乙醇与水共同透过膜之后酒体会被浓缩,有必要向其中补充适当的纯水,以保持酒体的平衡。

4. 控制酒的甜度 为了提高葡萄酒的甜度,日本酿酒业已应用反渗透膜设备生产葡萄酒,用于分离溶液成分中的水,使酒浓缩而达到所需的甜度,生产出优质天然葡萄酒。其优点是:不需加热,因而不会产生煮熟味,不发生色素分解和褐色现象;不经过蒸发过程,不损失营养成分,保持良好的酒质和香气;耗能低。

生产过程中调整酒中成分,提高酿酒效率和品质。用任何工艺酿制成的葡萄酒,都会或多或少地含有酚类、无机盐类、氧化酶等有害物质及不稳定成分。因此在酿制过程中和包装之前,必须提高并且稳定葡萄酒的质量,为此可采取如下技术:应用半透膜过滤装置,透过酒液成分中的水和无机盐类等较小分子,但不透过胶态分子和高分子物质,可大大缩短酿造时间并减少工序,不但节省能源,还能提高酒的质量。酒类及饮料用反渗透纯水机设备是将自来水(井水)通过合理、高效的预处理系统去除水中颗粒、杂质、胶体、余氯以后,再利用高科技的反渗透膜分离技术去除水中的细菌、病毒等微生物和绝大部分对人体有害的重金属等离子,直接用于酒类勾兑生产。使用这种纯水,不但可保留啤酒、葡萄酒特有的醇香,还可减少工艺流程。

(三) 果汁和蔬菜汁加工

1. 苹果汁加工 用一般的醋酸纤维素膜反渗透技术浓缩苹果汁,可以得到高质量25°Brix 的浓缩苹果汁。维生素 C、氨基酸及香气成分的损失比真空蒸馏浓缩要少得多。若用高脱盐率和低脱盐率两种复合膜螺旋式反渗透膜组件,采用多级浓缩工艺流程,则可以获得4045°Brix 的高浓度苹果汁。

2. 橘子汁加工 用膜分离生产高质量浓缩橘子汁的技术已经成熟。美国 Du Pont 公司在 20 世纪 80 年代末已出售反渗透橘子汁浓缩装置,用的是中空纤维反渗透组件,操作压力为 10.514.0MPa。可以生产浓度为 45°Brix 的橘子汁。若用氮气保护,生产温度小于 10℃,则可以将浓度提高到 55°Brix。

3. 番茄汁加工 1984 年意大利建立了世界上第一条反渗透浓缩番茄汁生产线。把4.5°Bx 番茄汁浓缩到 8.5°Bx,再用蒸发进一步去水到 28°Bx。

4. 山楂加工 山楂含果胶较高、色素(花色素)热稳定性差,用传统方法加工有一定难度。我国已成功用反渗透和超滤技术对山楂进行加工的工艺流程。于 1997 年用于工业化生产。日处理山楂 22 吨,该工艺能从鲜果中获得 3% 的果胶干粉和 40°Brix。成本低、产量高、质量好。

5. 其他果汁加工 用膜分离浓缩葡萄汁、佛手柑汁,澄清柠檬汁等亦取得很好的效果。

(四) 食品添加剂生产

1. 柠檬酸 柠檬酸是食品工业应用最多、最广泛的一种有机酸。过去主要由发酵法生产,工艺流程长,劳动强度大,环境污染严重,产品得率低(60% ~70%)。我国 20 世纪 90 年代用电渗析技术改进柠檬酸的生产工艺,柠檬酸的平均得率为 92.71%,每千克柠檬酸平均耗电 0.75kW·h;质量符合美国药典(1980 版)标准。随着液膜分离技术的发展,液膜萃取法也用于柠檬酸的提取。在液膜内加入可流动的载体,它能迅速地与柠檬酸形成络合物,促进它在有机膜相中的溶解和扩散,通过液膜而得到分离和浓缩。与传统工艺相比较,该技术工艺简单、提取率高、成本低、不产生污染、易于工业化,并且过程中的破乳后油相可重复使用,从而降低了处理成本,是一种更有前途的柠檬酸生产工艺,具有显著的环境效益和经济效益。

2. 甜菊糖 甜菊糖是一种广泛使用的食品添加剂。超滤工艺在甜菊糖生产中,对离子交换树脂脱色液的效果较好;压滤液经适当处理后进行超滤也能获得良好的效果。超滤脱水工艺的产品质量稳定,性能提高,能耗降低,成本减少,效益明显。

(五) 水处理

1. 海水的淡化 膜分离技术中的反渗透技术是 20 世纪 50 年代为海水淡化而开发的,现在已经成为海水淡化最经济的方式。反渗透分离法是一种光谱脱除法,在淡化过程中不仅把海水中大部分的盐截留在浓缩的海水中,而且也把水中大部分的致畸致癌致突变的有机物质如氯气消毒过程产物的卤代烷、病毒、细菌等截留下来,淡化水中也无农药、除草剂、洗涤剂等。因而淡化水水质非常优良,由于一般的自来水水质。目前该方法已经步入供水产业化。

2. 苦咸水的淡化 苦咸水淡化是解决淡水资源匮乏地区居民饮用水供水紧张的重要途径之一。例如,河北沧州地区地下水的储量丰富,但是含盐量高达 10 000 ~20 000mg/L,且成分复杂。该地区采用反渗透技术进行苦咸水淡化,可将 NaCl 浓度为 13 000mg/L 左右的苦咸水脱盐至 500mg/L,淡水水质符合 GB 5749-2006 生活饮用水卫生标准。

3. 纯净水生产 利用反渗透方法,将水中的有机物、无机盐、重金属、颗粒物、胶体粒子、细菌和病毒去除,即获得无杂质的纯净水。

(六) 其他食品

1. 茶饮料 深圳用 DDS 公司板式反渗透装置(复合膜)建成了生产线,生产速溶乌龙茶等系列化产品远销日本。用超滤、反渗透联合工艺流程,在常温下从低档茶中浓缩分离得到的茶叶汁,保色保香好。它也可直接用作制造瓶装饮料或茶叶食品的原料,是解决我国滞销积压的低档茶的一个加工途径。

2. 甜菊糖 甜菊糖是一种广泛使用的食品添加剂。超滤工艺在甜菊糖生产中,对离子交换树脂脱色液的效果较好;压滤液经适当处理后进行超滤也能获得良好的效果。超滤脱水工艺的产品质量稳定,性能提高,能耗降低,成本减少,效益明显。

3. 大豆蛋白 传统的生产技术采用醇法和酸碱法。产品得率低,工艺复杂,废水污染环境。膜分离技术用于大豆蛋白的提取有以下优点：提取率高、工艺简单、投资少、酸碱消耗少、产品功能特性好、无废水污染。它的技术难点是膜的污染问题，美国已有少数工厂掌握，但其关键技术严格保密。

4. 酱油、醋　传统的酱油灭菌、澄清方法多采用巴氏消毒法辅之板框过滤。这种方法往往达不到国家规定的卫生指标，而且浊度高，随着时间延长，常有大量沉淀产生。利用超滤技术，可直接澄清来自发酵缸的酱油。不仅卫生达标且长期存放也不会有沉淀产生。酱油偏酸性，富含蛋白质。所以，选用氢氧化钠溶液加酶作为膜的清洗剂，可以有效地除去沉积在膜上的蛋白质，使膜的透量得到恢复。用膜分离技术对酱油进行脱色可制造白酱油，经脱色后的酱油，对热和氧的稳定性显著提高，Fe、Mn、Zn含量有所降低。醋的发酵液也可用膜技术直接过滤，除去酵母、细菌和杂质。与传统生产工艺相比，膜法制醋可以简化生产工艺，提高醋的透明度、延长保质期。

四、食品膜分离技术可能存在的卫生学问题

膜分离技术在一定程度上能防止食品的污染，在膜分离过程中，膜污染是造成膜分离食品质量变化的主要因素。

膜污染是处理物料中的微粒、胶体离子或溶质大分子，由于与膜存在物理化学相互作用和机械作用而引起的在膜表面或膜孔内发生吸附沉积，造成膜孔径变小或堵塞，使膜的透过通量与分离特性出现不可逆变化。膜表面和膜孔内的选择透过性造成膜表面浓度高于处理液浓度，这种现象称之为浓度差极化，在许多场合下，浓度差极化是膜污染的主要原因。实际上，对于膜污染来说，一旦料液与膜接触，污染就开始了。

膜在长期使用时，尽管操作条件保持不变，但其通量仍会逐渐下降。膜污染和浓度差极化都会引起膜性能的变化，使膜的实用性能降低，使膜分离食品出现卫生问题。

（一）微生物污染

食品的生物性污染包括微生物和寄生虫的污染。微生物依靠吸附在膜上的腐殖质、聚糖、聚酯和细菌菌体中的营养物质进行生长和繁殖，最后在膜的表面形成一层生物膜，侵蚀膜表面，影响膜的质量。如微生物的存在会使醋酸纤维素膜的乙酰基含量下降，导致膜的质量下降。在膜被污染之后若继续使用，会使食品受到微生物污染，严重的污染会引起食物中毒。

（二）化学性污染

膜分离食品的化学性污染主要是有毒有害物质污染、农药污染和氯污染。

1. 有毒有害物质污染　随着工农业生产的发展，生产所导致的空气、水和土壤都受到了污染，而且日常使用的化学物日益增多，这些对食品造成了直接或间接的污染。另外，食品在加工、储存、运输和销售过程中使用或接触的机械、管道、容器以及添加剂中含有的有毒有害物质导致食品的污染。

2. 农药污染　农药一般呈酸性，若食品原料中残留有农药，则会在生产膜分离食品的时候腐蚀膜，造成膜的质量迅速下降，从而使得食品受到污染。许多农药是大分子的有机化合物，膜对这些物质具有截留作用，它们就沉积在膜面上，随着处理量的增加，造成难以清除的结垢，膜孔堵塞，从而导致食品质量严重下降。所以，以植物为原料生产膜分离食品，若不进行预处理，则容易将残留的农药带入成品。

3. 氯污染　膜分离过程中，有时为了除去水中的微生物会使用氯进行消毒，但是，各种

膜对于氯的耐受程度有限,一旦杀菌后的余氯过量,不但会影响膜的质量,还使氯沉积在膜上,从而使食品受到氯污染。人食用氯含量过多的食品,会有头晕、头疼、无力、心率快、伴有恶心、呕吐、腹泻等症状。

(三) 其他污染

利用膜分离技术处理的食品大部分是液态食品。进行包装后,包装材料的气味渗透性使得食品中的挥发性芳香物质流失,导致风味变化。由于部分包装材料的透氧性、透气性会引发食品氧化、褐变以及腐败变质,从而导致食品质量降低。同时包装材料含有的小分子物质也会向食品中转移,可能对食品造成污染。

第二节　超高压技术

一、超高压技术简介

食品超高压技术(ultra-high pressure processing,UHP)简称高压技术或高静水压技术,是将包装好的食品放入装有液体介质的高强度容器中,保持 100 ~ 1000MPa 压力一段时间,以杀灭食品中微生物的一种冷杀菌技术。杀菌的基本原理就是基于食品中各物质的压缩效果,在高的压力下生物材料发生了不可逆的变化。食品中的微生物因细胞膜受到破坏、酶的活性被抑制和 DNA 等遗传物质受损而死亡。食品超高压处理过程是一个纯物理过程,具有瞬间压缩、作用均匀、操作安全和能耗低的特点,有利于生态环境保护。超高压加工技术除节约能源、减少污染、保证食品在微生物方面的安全等优点外,其最大优越性在于这种技术是目前人们发现的能最好保持食物天然色、香、味和营养成分的加工方法。

二、食品超高压技术的生产工艺

国外常见的高压食品加工装置的主体部分,即其加压装置是由高压容器和压力发生器(或称加减压系统)两大部分组成,高压容器是整个装置的核心,它承受的操作压力可高达数百甚至上千兆帕,对其技术要求也较高。一般是采用液体压缩装置产生高压,而不用高压气体装置。液压又分为泵加压式和活塞加压式,泵加压式的高压容器和高压发生装置分别独立,活塞加压式的压力容器与加压装置是直接连在一起,加压的媒体直接通过活塞使加压容器受压,其结构较简单,但其主机体积较大。

超高压食品的生产工艺大体可分为两类,分别是超高压静态处理和超高压动态处理。

超高压静态处理是将食品置于特定超高压的容器中,以水或液体为加压介质,升压到设定值时压力(300 ~ 700MPa)静态保持一定时间(10 ~ 30 分钟)。目前在所有超高压设备中,超高压静态处理设备占多数。加压装置由高压容器和压力发生器(或称加减压系统)两大部分组成,高压容器承受的操作压力可高达数百甚至上千兆帕。一般采用液体压缩装置产生高压,液压又分为泵加压式和活塞加压式。

超高压动态处理方式是将液态或液固混合物食品直接加压到预定压力(100 ~ 360MPa),然后通过超高压对撞发生装置,直接进行超高压力释放。它的优点是用比超高压静态处理压力低得多的压力获得相同的效果,大大降低能耗,可以连续生产。它的不足是不能加工固体物料和不能流动的黏稠物料。超高压动态装置是利用容器上部空气的抽空将液体食品吸入到高压容器内,实现了连续性生产。

三、超高压技术在食品工业中的应用

经过超高压处理的食品称作超高压食品。超高压食品种类较多,有固体食品也有液体食品。其中,生鲜食品有蛋、鱼、肉、大豆蛋白、水果和香料等;液体食品有牛奶、豆浆、天然果汁和矿泉水等;发酵类食品有酱菜、果酱、豆酱、酱油、啤酒和果酒等。

(一) 水果蔬菜类

超高压技术目前主要广泛应用于果酱、果汁等食品的加工工艺中。水果饮料中,果汁含量为 100% 的天然果汁,要尽可能保持其水果特有的新鲜的香味、颜色及营养成分。不使其变质,保持新鲜度非常重要。依据食品安全法,几乎所有的清凉饮料都必须经过加热杀菌处理。目前,在果汁的生产工序中,使用的大多是加热法,目的是对果汁进行杀菌,使酶失去活性或浓缩(真空蒸发法)。在这个过程中,很容易产生加热异味或使一些具有特征风味的物质挥发,褐变及营养成分的流失,造成不可避免的品质下降。若用超高压技术处理果汁,在 300～400MPa 下可以杀死引起变质的酵母和霉菌,而果汁成分不会受到影响,颜色和香味都得到了保持。pH 低的果汁一般不会产生耐热性强的细菌孢子。即使不能完全杀死细菌孢子,也可以达到商业无菌标准,可见果汁饮料特别适合采用超高压处理方式。

日本、美国的一些饮料厂家已开始利用这项新技术。日本的 Meidi-Ya 公司于 1990 年 4 月生产了第一个高压食品-果酱,之后又有果味酸奶、果冻、色拉和调味料等面市。明治屋食品公司于 1991 年 4 月推出了高压处理果酱 7 种,将草莓、猕猴桃、苹果酱软包装后,在室温下以 400～600MPa 的压力处理 10～30min,不仅达到了杀菌的目的,而且促进了果实、砂糖、果胶的胶凝过程和糖液向果肉的渗透,保持了果实原有的色泽、风味、具有新鲜水果的口感,维生素 C 的保留量也大大提高,果汁的质量得到提高。小川浩史等人分别对柑橘类果汁在 pH 为 2.5～3.7 范围内,进行加压范围为 100～600MPa,保持 5～10min 的高压灭菌试验。结果表明一般细菌和酵母、霉菌数都随着压力的提高而减少。经过超高压处理的果汁可以达到商业无菌状态,处理后果汁的风味、组成成分都没有发生改变。在室温下可以保存数月。所以,对果汁进行超高压处理是原果汁长期保存的有效方法。

尽管目前高压处理食品的费用比高温杀菌高,但是产品质量的改善使顾客愿意购买,而且超高压处理比高温处理要节约能量,它在常温条件下就可取得高温下相同的灭菌效果,特别是对于果汁和含挥发性香味的食品,这种方法更为优越。超高压食品除超高压果酱系列外,超高压调味汁、超高压饮料等也相继在国外市场上问世。

(二) 肉类、鱼类

实验证明肉类食品经过 300MPa 以上的超高压处理,不仅可杀死寄生虫和微生物,而且保持了肉品的营养、新鲜度及生鲜风味。因此,可以直接作为一种食品烹调的手段,开辟食品加工的新途径。

有研究对猪肉、狗肉、麦穗鱼中的菌落总数和大肠菌群进行了不同压力和时间下杀伤作用的观察。发现菌落总数在 200MPa 20 分钟开始减少,在 300MPa 20 分钟时作用显著;大肠菌群在 100MPa 20 分钟开始减少,在 300MPa 20 分钟作用显著,减少到每 100g 小于 30 个。参照国家现行肉类食品卫生标准,这三种经超高压 300MPa 45 分钟处理的生鲜肉类,在菌落总数和大肠菌群方面是安全的。

另外,动物性食品易携带寄生虫,寄生虫病流行广泛,危害严重,仅肠道寄生虫病感染率就高达 62.68%。该病绝大部分是寄生虫经口或通过食物感染所致,严重危害人类健康。超高压对肉中寄生虫杀灭作用的研究发现,华支睾吸虫囊蚴在 300MPa、旋毛虫在 200MPa 时,囊壁凹凸不平,虫体结构模糊,表现为不运动状态。经动物感染和活力测定表明,华支睾吸虫在压力达到 300MPa 时虫体的回收率即为 0;旋毛虫 200MPa 20 分钟时繁殖能力指数为 0;猪囊尾蚴 200MPa 40 分钟对头节伸出数为 0。

(三) 其他食品

超高压杀菌技术在乳制品、鸡蛋、水产品、高黏性食品如蜂蜜等领域的应用研究已经广泛展开,并取得良好的成果与应用前景。例如可以通过超高压杀菌技术杀灭对鸡蛋和畜肉品质有重要影响的冰核菌(ice-nucleating bacteria,X campertris INXC-1);用阻隔性材料包装的食品经超高压处理后,能保持其原有风味特征;以 -20℃,400MPa 的低温高压处理贝类水产品,获得满意结果,并成为专用体系加以开发,还可利用超高压加工可可豆,利用超高压进行可可脂的调和及可可豆的发酵;利用超高压还可以对高黏度食品和食品材料进行杀菌,且保持其品质不受破坏;利用超高压与 100℃ 以下热联合杀菌的绿茶饮料具有清香透明和功能性好的特点;与 60℃ 加热处理同等杀菌作用的 300～400MPa 压力处理乳酸饮料,开发出新型发酵乳。

超高压技术不仅被应用于各种食品的杀菌,而且在食品低温速冻、淀粉的糊化、肉类品质的改善、钝化食品中酶类、烹调加工和疫苗的制备等领域也有了成功的应用。

四、食品超高压技术可能存在的卫生学问题

超高压食品所涉及的食品种类很多,几乎包括所有的常见食品。食品从农田到餐桌的整个过程中的各个环节,都有可能接触有害因素,使食品受到污染,以致降低食品卫生质量或对人体健康造成不同程度的危害。食品的污染物按其性质可分成生物性污染、化学性污染和物理性污染。

(一) 生物毒素污染

超高压技术是一种冷杀菌技术,在正常情况下,采用适合的工艺和杀菌条件能够全部杀灭细菌、寄生虫、昆虫及病毒。但是对于这些有害生物所产生的毒素是否能够破坏,还需要深入的研究。因此超高压食品可能存在生物毒素的污染。

(二) 微生物污染

作为一种较好的杀菌技术,超高压在食品领域的应用有着广阔的前景。研究发现不同的压力和作用时间对食品中微生物杀灭的效果不同。总的趋势是压力越高时间越长,杀灭微生物效果越好。微生物的耐压能力由弱到强的顺序依次是:真菌、革兰阴性菌、革兰阳性菌、耐热芽胞杆菌。杀菌效果还受到加压时温度、食品的化学组成、pH 值、盐浓度和糖浓度等环境因素的影响。为了保持食品新鲜,需要精心设定压力、温度条件和时间,以避免引起食品的物性变化。

(三) 化学性污染

目前未见超高压杀菌技术能分解或破坏食品中化学污染物的研究报道。从超高压杀菌技术最大限度地保留了食品的营养成分和食品风味成分来看,超高压杀菌技术不能降解食品中的化学污染物,因此超高压食品可能存在化学性污染。食品化学性污染涉及范围较广,情况也较复杂。主要包括:①农药、兽药、有毒金属、致癌物等;②食品容器和包装材料的有害溶出物质;③滥用食品添加剂。

此外,由于食品原料和食品包装的物理性污染问题,超高压食品也可能存在物理性污染。

第三节　酶工程技术

一、酶工程技术简介

酶(enzyme)是由活细胞产生的生物催化剂。它可以改变食品组织内的化学反应速度,而自身不起变化。所有的生命活动都有酶的参与,因而酶成为生物工程的核心。迄今为止,已被鉴定的酶约2500多种,但是由于大多数酶脱离生理环境后极不稳定,而且分离纯化酶的技术烦琐、复杂,成本高,不利于广泛应用。真正在生产中应用的商品酶只有100多种。酶工程技术是解决这些问题的重要手段,被看作是现代生物技术的重要组成部分。酶工程技术又称酶反应技术,是指在一定的生物反应器内,通过对酶制剂的改组、修饰、固定或创造新的酶类制品等途径,改善酶制剂的稳定性、催化能力、专一性、调节性及使用条件,寻求和开发耐极端条件(如耐高温、耐酸碱、耐盐、耐有机溶剂)的酶产品。

酶工程技术在食品工业中不仅可以提高产量,而且用于食品质构的改善、食品配料的制备和食品功能因子的制备。

酶工程食品是指利用酶工程技术改造或创造的酶产品,或以酶工程产品进行加工处理所获得的食品及食品添加剂。酶工程食品种类众多,在食品工业中占有重要地位。酶工程食品主要应用于淀粉加工、蛋白质交联、面粉烘烤加工、乳糖水解、果汁澄清、食品保鲜、肉的嫩化、L-氨基酸生产和低聚糖生产等领域。

二、食品酶工程技术的生产工艺

随着现代科学技术的飞速发展,人们对酶工程技术的了解越来越深入,分离纯化得到的酶越来越多,酶工程的研究内容在不断地扩大和更新,酶工程技术也更广泛地应用于各个领域。酶工程食品种类也很多,生产工艺各异,主要包括酶的生产工艺和应用酶生产其他食品的工艺。在此介绍四种常见的酶生产工艺。

(一) 酶的改组技术

也称为酶的定向进化技术,是基于对酶分子的空间结构、结构与功能关系等方面信息的认识,通过定点诱变的方法,改变酶的氨基酸序列,尤其是改变活性中心氨基酸的种类,以改变其稳定性、催化性和专一性。酶的改组技术是以一个或多个已经存在的天然酶的主链为蓝本,按照三种技术路线进行酶的改造,包括定点突变、突变筛选和分子杂合。

(二) 酶的修饰技术

酶的修饰技术是通过对酶蛋白主链的剪接、切割和侧链的化学修饰对酶分子进行改造的一种技术。化学修饰是通过化学反应,在酶的侧链上接上某种基因,或改变酶侧链上原有基团的结构,导致酶蛋白构象和特性发生改变,创造出天然酶不具备的某些优良性状。主要采用的技术路线是酶的表面化学修饰、酶分子的内部修饰和酶分子的金属取代。

(三) 酶的固定技术

酶的固定技术是将酶固定于一定空间内,或连接于一定的支持物上,使其在使用中不能自由流动的技术。固定化酶能与反应的产物分开,使反应后的酶可以回收,重复使用,并且产物中没有酶的残留,简化了产品提纯的工艺。因此更适合于多酶反应。主要技术路线包括酶制剂的固定技术和细胞的固定技术等。其中,细胞的固定技术可将分子生物学技术改良或新开发的工程菌或工程细胞直接用做酶制剂,大大简化了酶的表达、分离和纯化等步骤。

(四) 模拟酶技术

模拟酶又称人工酶或酶模型,是采用有机化学和生物化学等方法,设计和合成一些具有天然酶主导结构和催化功能,构成比较简单的蛋白质或非蛋白质分子。

三、酶工程技术在食品行业中的应用

(一) 淀粉加工

以淀粉为原料,通过酶转化法生产低聚麦芽糖、低聚异麦芽糖,具有原料来源广、价格低、入口香甜、风味独特等优点。麦芽寡糖酶水解淀粉后,通过絮凝、脱色、离交、纯化制成3~8个葡萄糖分子组成的新型淀粉糖,它不仅是一种科学的、合理的、具有生物功效的高能营养品,还具有易消化、低甜度、低渗透等优点。现在国内外葡萄糖的生产绝大多数是采用 α-淀粉酶将淀粉液化成糊精,再利用糖化酶生成葡萄糖。果葡糖浆是利用葡萄糖异构酶催化葡萄糖异构化生成果糖,而得到含有葡萄糖和果糖的混合糖浆。目前世界上淀粉糖的产量已达1000多万吨,其中有一半是果葡糖浆。

(二) 烤食品加工

酶应用在烘烤食品方面,可以增大面包体积,改善面包表皮色泽,改良面粉质量,延缓其变陈,提高柔软度,延长保存期限。经试验表明,向面粉中添加0.1%的淀粉酶,就可以使面粉变得完善,大大改进产品的质量,因此,国内外都把面粉中的淀粉酶活力作为面粉质量的指标之一。制作面包时,当面质很硬或需要面团具有特别的柔韧性和延伸时加入蛋白酶,能改善面团的物理性质和面包的质量,使面团易于延伸,较快成熟。在生产蛋糕过程中,鸡蛋液是主要的关键原料,要求具有良好的乳化性和持泡性,通过添加蛋白酶制剂可有效地改善鸡蛋液的乳化性和持泡性。脂肪氧化酶添加于面粉中,可以使面粉中的不饱和脂肪酸氧化,同胡萝卜素发生氧化作用而将面粉漂白。乳糖酶也可应用于加脱脂奶粉的面包制造中,它可以分解乳糖生成可发酵性的糖,促进酵母发酵,改善面包色泽。

(三) 蛋白质加工

蛋白酶能将蛋白质水解为肽和氨基酸,提高和改善蛋白质的溶解性、乳化性、起泡性、黏度、风味等。利用蛋白酶制剂可以避免酸水解、碱水解对氨基酸的破坏作用,保证蛋白质的营养价值不受影响。在豆乳的生产中,传统工艺中存在着原材料利用率低、稳定性差、复溶性不好等缺点。利用蛋白酶的作用,豆乳中的蛋白质和碳水化合物被降解,这样就可以提高原材料利用率,增加产品的稳定性,改进产品的营养价值。

(四) 乳品加工

酶应用于乳品加工主要有以下几个方面:乳糖酶分解乳糖;凝乳酶制造干酪;溶菌酶添加婴儿奶粉中杀菌消毒;过氧化氢酶牛奶消毒;多酶生物传感器等,将固定化酶系统与微电流计连接能快速准确的测定乳糖的含量,这对乳制品生产中质量控制具有重大意义。其中以乳糖酶和凝乳酶的应用最为重要,凝乳酶是生产干酪不可缺少的制剂,其产值占整个酶制剂总产值的15.5%;乳糖酶可以将乳品中含量较多的乳糖水解为半乳糖和葡萄糖,提高乳品的可消化性,防止引起乳糖不耐症。全世界大约有1/4牛奶用于生产干酪,生产用的凝乳酶主要由大肠杆菌来生产。脂肪酶的使用有助于乳制品特有香味的挥发和保持。因为脂肪酶能使乳品加工中产生的香味挥发物质,如脂肪酸、醇、醛、酮、脂、胺等增加。

（五）果蔬加工

水果蔬菜加工用酶中最常用的有果胶酶,纤维素酶,半纤维素酶,淀粉酶,阿拉伯糖酶等。其中果胶酶已成为许多国家果汁、蔬菜汁加工的常用酶之一。利用果胶酶可以明显提高果汁澄清度,增加果汁出汁率,降低果汁相对黏度,提高果汁过滤效果。随着人们对天然健康食品的不断需求,近年来,采用果胶酶和其他的酶(如纤维素酶等)处理可以大大提高出汁率,简化工艺步骤,并且可制得透明澄清的蔬菜汁。再经过种种调配就可以制成品种繁多的饮料食品,如胡萝卜汁、南瓜汁、番茄汁、洋葱汁饮料等。葡萄糖氧化酶可用于果汁脱氧化,国内外对其生产及固定化方法进行了深入的研究。特别是近年来,随着葡萄糖酸钙、酸锌、酸铁等葡萄糖酸系列产品的兴起,需求日益增加,因而开发性能优良的固定化葡萄糖氧化酶用以氧化葡萄糖生产葡萄糖酸,具有实际意义。

（六）食品保鲜

1. 用葡萄糖氧化酶保鲜　葡萄糖氧化酶(glucose oxidase)是一种氧化还原酶,它可催化葡萄糖与氧反应,生成葡萄糖酸和双氧水,有效地防止食品成分的氧化作用,起到食品保鲜作用。葡萄糖氧化酶可以在有氧条件下,将蛋类制品中的少量葡萄糖除去,而有效地防止蛋制品的褐变,提高产品的质量。

葡萄糖氧化酶可直接加入到啤酒及果汁、果酒和水果罐头中,不仅起到防止食品氧化变质的作用,还可有效防止罐装容器的氧化腐蚀。含有葡萄糖氧化酶的吸氧保鲜袋也已在生产中得到广泛应用。

2. 利用溶菌酶保鲜　通常是采用加热杀菌和添加化学防腐剂等方法防止食品的腐败。但在食品安全问题呼声日益高涨的今天,对食品质量或人体健康产生不良影响的传统方法正在受到人们的抵制,利用溶菌酶杀菌等酶法保鲜也应运而生。溶菌酶对人体无害,可有效防止细菌对食品的污染,用途广泛。

用一定浓度的溶菌酶溶液进行喷洒,即可对水产品起到防腐保鲜效果。既可节省冷冻保鲜的高昂的设备投资,又可防止盐腌、干制引起产品风味的改变,简单实用,易于推广。

在干酪、鲜奶或奶粉中,加入一定量的溶菌酶,可防止微生物污染,保证产品质量,延长贮藏时间。

溶菌酶可替代水杨酸防止清酒等低浓度酒中火落菌的生长,起到良好的防腐效果。在香肠、奶油、生面条等其他食品中,加入溶菌酶也可起到良好的保鲜作用。

（七）酿酒工业

麦芽是生产啤酒的主要原料。麦芽质量欠佳或大麦、大米等辅助原料使用量较大时,会造成淀粉酶、葡聚糖酶、纤维素酶的活力不足,使糖化不能充分、蛋白质降解不足,从而影响啤酒的风味和收率。使用微生物淀粉酶、蛋白酶、葡聚糖酶等制剂,可补充麦芽中酶活力不足的缺陷。

四、食品酶工程技术可能存在的卫生学问题

酶工程技术以基因工程技术和细胞工程技术为主,因此酶工程食品存在基因工程和细胞工程所带来的安全卫生问题。食品酶制剂、酶制剂来源菌种和稳定剂等成分的食用安全性是应该注意的问题。

（一）食品酶制剂的卫生学问题

1. 酶天然存在毒性　从本质上讲,酶是一种蛋白质,有一些种类的蛋白质对人体有毒,

甚至有的毒性是致命的。因此,在开发酶制剂时,对酶进行食品毒理学安全性评价是十分必要的。

2. 酶工程产品中存在基因改造序列　外源性基因表达产物与已知的食物毒性成分、致敏性成分或抗营养因子的同源性越高,对人体健康的威胁越大。外源性基因和受体基因如果发生变异,其后果不可预测。

3. 酶工程产品中存在氨基酸序列修饰成分　修饰过的新氨基酸与已知的毒性成分、致敏性成分的序列同源性高或结构相似,作用机制或与其他成分的亲和能力等因素,都能使新的氨基酸序列对人体产生危害。

4. 稳定和难降解酶的残留　酶工程产品改造的方向之一是增加其稳定性,即对抗各种环境因素的耐受力。稳定和难降解的酶在食品中长期存在,在人体内也不被消化和降解,因此它们可能是人体的毒性成分或致敏性成分。

5. 酶催化时产生的副产物　在酶工程食品的生产过程中可能产生副产物。副产物的产生既涉及工程菌的变异产物,也涉及多酶系统催化反应及多级代谢反应的复杂性。因此,所产生副产物的种类和数量是难以预测的,其中含有多少有毒副产物也无法估计。因此,对酶工程食品的生产过程进行实时监测很重要。

（二）食品酶制剂来源菌种的安全性

1. 菌种产生毒素　通常经口中毒的微生物毒素是由特定的细菌和特定的放线菌产生,酵母一般不产生此类毒素。细菌产生的经口生物毒素可以引起食物中毒,这些毒素多以蛋白质类物质的形式存在,能够引起快速的反应。目前科学家已经纯化了引起食物中毒的主要的细菌毒素,确定了与毒素性质相关的基因序列,认识了那些产毒素细菌和放线菌的特征。

2. 菌种有潜在的致病性　如果人类致病菌在食品酶制剂的生产中应用,并且菌种在酶工程食品中大量存活,则可能对人有潜在致病性。一般是采用动物模型方法来确定未知微生物潜在的致病危害。

3. 菌种改造后新出现的危害　已确定的无致病性、不产生毒素的菌种,尤其是那些在安全用于食品酶制造方面具有悠久历史的微生物,经过传统改造或导入 DNA 改造后,可能会改变其安全性,因此对菌种改造后应评价其安全性。

（三）其他

微生物来源的食品酶制剂,除了包括酶蛋白本身以外,还含有微生物的无毒代谢产物和添加的稳定剂。在这个复杂的体系中,酶、代谢产物和稳定剂与其他食品成分之间可能发生反应,生成一些对人体有害的物质,可见酶工程食品的安全性需要重点关注。

第四节　微胶囊化技术

一、微胶囊化技术简介

微胶囊化技术,或称微胶囊(microcapsule)造粒技术,是一项比较新颖、用途广泛、发展迅速的新技术。微胶囊化技术是在传统胶囊化技术基础上诞生的。所谓的微胶囊化是将一种物料包裹在另一种物料之中,被包裹的物料称为芯材,而包裹芯材的物料称为壁材。从理论上讲,大多数气体、液体、固体均可以被包裹。为达到不同的包裹效果,可以根据芯材的物理性质和胶囊的应用要求来选择壁材。随着壁材性质以及制备微胶囊产品方法的不同,微胶囊的形状和结构变化较大,典型微胶囊包括单油滴或单心、絮集或模块形式、多膜微胶囊等。微胶囊的直径一般为 1~1000μm。1954 年,微胶囊化技术被用于生产无碳复写纸,20 世纪 70 年代应用于食品加工领域。

通过微胶囊化技术可以达到以下目的:①改变物质的物理性状如液态物质通过微胶囊化后,可得到细粉状产物,在相同浓度下,其黏度较低;②实现有效成分的控制释放如立即释放、延时定时释放和适当的长效释放等;③保护芯材免受环境影响如提高抗氧化性、减少吸收空气中水分的机会、抑制挥发;④屏蔽味道和气味;⑤活性成分物质的隔离,阻止两种活性成分之间的化学反应。

食品微胶囊化技术是指为了保护食品营养物质、控制风味物质释放、改善加工性能和延长货架寿命,将一种食品物料包裹在另一种物料之中的食品加工技术。利用微胶囊技术生产的食品为微胶囊食品。微胶囊技术在食品工业中应用广泛,如粉末油脂微胶囊化、粉末酒类微胶囊化、粉末添加剂微胶囊化(香精、食用色素、抗氧化剂、甜味剂、酸味剂、防腐剂等)、膳食纤维微胶囊化、双歧杆菌微胶囊化和微量元素微胶囊化等。

二、微胶囊化食品的生产工艺

微胶囊化食品常采用的生产工艺有喷雾干燥法、喷雾冷却法、粉末床法、空气悬浮成膜法、包结络合法、锐孔凝固浴法、界面聚合法、原位聚合法、凝聚相分离法等,下面简要介绍几种:

(一) 喷雾干燥法

喷雾干燥(spray drying)法是最常用的微胶囊制备方法。在喷雾干燥过程中,由芯材和壁材组成的均匀物料被雾化成小液滴,在干燥室液滴表面形成一层网状结构的半透膜,将体积大的芯材分子滞留在网内,小分子物质(溶剂)顺利逸出网膜,从而完成包埋,成为粉末状的微胶囊粒。

(二) 喷雾冷却法

首先都是将芯材均匀地分散于液化的壁材中,用喷雾方法使液滴雾化,在设定条件下使壁膜较快地固化。与喷雾干燥法不同的是,喷雾冷却法是通过加热手段使壁材呈熔融的液体状,而喷雾干燥法是将壁材溶解在某种溶剂中形成溶液;喷雾冷却法是通过在干燥室内通入循环冷风,使原来熔融状态的壁材(油脂类或蜡类)冷凝成微胶囊,或利用冷的有机溶剂脱溶剂作用而干燥来完成的,而喷雾干燥法是利用加热手段使溶解壁材的溶剂蒸发去除从而使壁膜固化。对于香料等易挥发或对热特别敏感的囊芯适合采用低温下脱除溶剂,使壁材凝聚成微胶囊的方法。

(三) 粉末床法

是利用细小的固体粉末可以黏附在液滴周围,形成一定厚度壁膜的原理来制备微胶囊,这种方法制得的微胶囊颗粒在毫米级范围。该法中使用的成膜材料为邻二甲酸醋酸纤维酯、硬脂酸钙、乙酰水杨酸铝、明胶、酪蛋白、糊精、葡萄糖等细粉末状态的物质。

(四) 空气悬浮成膜法

空气悬浮成膜法是应用流化床技术把囊芯粉末悬浮在空气中,壁材以溶液或熔融状态喷雾到流化床上的固体颗粒上,在悬浮滚动的状态下重复对囊芯进行包埋、干燥或冷凝操作,直至得到一定厚壁的微胶囊。该法也以美国威斯康星大学发明者 Wurster 教授的名字命名。

（五）包结络合法

包结络合法是针对 β-环糊精有疏水性内腔的特点，利用其疏水作用以及空间体积匹配效应，与具有适当大小、形状和疏水性的分子通过非共价键相互结合形成稳定的包合物。形成包合物的反应一般在水存在时才能进行，形成的微胶囊有隔绝潮湿、防止紫外线、氧气等外界因素破坏的优点，不足之处是原料价格较高。该方法适用于香料、色素及维生素等的微胶囊化。

（六）锐孔凝固浴法

锐孔凝固浴法是用可溶性高聚物包覆囊芯材料，然后通过注射器等具有锐孔的器具形成微小液滴，进入另一液相池，并在池中发生反应，使高分子材料凝结成固态囊壁，完成微胶囊包埋。锐孔凝固浴法不是通过单体聚合反应成膜的，而是在凝固浴中固化形成微胶囊，固化过程可能是化学反应，也可能是物理变化。锐孔凝固浴法把包埋囊芯与壁材的过程分开进行，有利于控制微胶囊的大小、壁材的厚度。

（七）界面聚合法

界面聚合法是一种比较新颖的微胶囊造粒方法，它是利用分别溶解在不同溶剂中的两种活性单体，当一种溶液分散在另一种溶液中时，两种活性单体相互间在界面发生聚合反应从而形成了胶囊壁。利用界面聚合法，既可以使疏水材料的溶液或分散液微胶囊化，也可使亲水材料的水溶液或分散液微胶囊化。

（八）原位聚合法

在原位聚合法微胶囊造粒过程中，单体及催化剂全部位于芯材液滴的内部或者外部。单体是可溶的，它仅由分散相或仅由连续相供给，而聚合物是不可溶的。聚合反应在芯材液滴的表面发生，生成的薄膜覆盖住芯材液滴的全部表面。

在原位聚合法中，当芯材为固体时，形成聚合物薄膜的单体和催化剂位于微胶囊化介质中；当芯材为液体时，单体与催化剂或位于芯材液滴中，或位于微胶囊化的介质中。单体来自于微胶囊化介质，并在芯材表面形成聚合物薄膜，这是原位聚合法微胶囊的根据。可用来做微胶囊化的介质包括水、有机溶剂或气体，但形成的聚合物薄膜不应溶于各微胶囊化体系的介质中。

当芯材为疏水性液体或非水溶性固体粉末时，单体经常位于该芯材中。当芯材是水溶液或亲水性材料时，可用有机溶剂作为原位聚合反应的介质，所用的有机溶剂与水不相溶或与水不发生反应。当在气体介质中进行微胶囊化时，聚合反应体系通常充满着惰性气体或被抽为真空。

（九）凝聚相分离法

这是一种采用改变温度，在溶液中加入无机盐电解质或成膜材料，创造条件诱发两种成膜材料间相互结合等措施，使壁材和芯材混合液产生相分离的方法。分离后的混合液是一个壁材浓度高的富相，另一个是壁材浓度低的贫相，形成的富相具有流动性，能够稳定地环绕在囊芯的周围而形成微胶囊。这种制备微胶囊的工艺方便、简单、反应速度快、效果好，不需要昂贵复杂的设备，可以在常温下进行，避免了由于要求严格控制温度给操作带来的困难，但是成本较高。用此种方法制得的微胶囊粒径在 $2 \sim 1200\,\mu m$ 之间，比喷雾干燥法制得的微胶囊致密性要好且颗粒直径相对较小。

三、微胶囊化技术在食品行业中的应用

（一）在食品及原料中的应用

1. 粉末油脂微胶囊化　微胶囊化能够对油脂进行有效的保护,降低在保存过程中的氧化酸败,而且极大地提高了油脂的使用方便性。应用最广泛的粉末油脂是咖啡伴侣,产品的保值期可达一年。此外,深海鱼油、小麦胚芽油、γ-亚麻酸、DHA、EPA 等含高度不饱和脂肪酸的油脂极易氧化变质,而且带有特殊腥味或异味。微胶囊化使其成为固体粉末,不仅有效降低其氧化变质的可能,而且异味也得到掩蔽。

2. 粉末酒类微胶囊化　将酒类微胶囊化,去除酒中最大的组分——水,保留酒中有效成分——醇和酯,制成粉末状微胶囊形式,可以极大降低酒类产品的贮藏和运输成本,只需在饮用前加水溶解复原即可,非常适合于作为旅行食品等。粉末酒类除了饮用作用外,也可用作食品以及化妆品、饲料的原料,起到着香、矫味、防腐等作用。如酒心糖巧克力的含酒量仅为1%左右,而且巧克力表面容易起霜,降低了产品品质。使用粉末酒类不仅可使巧克力含酒量达到5%,而且不起霜。在糕点及面包中加入1%~5%的粉末酒,不仅能使烘烤后的蛋糕组织细腻,没有鸡蛋腥味,而且有较好的防腐性能。

（二）在食品添加剂中的应用

1. 粉末香精微胶囊化　粉末香精已广泛用于固体饮料、固体汤料、快餐食品和休闲食品中,能起到减少香味损失、延长留香时间的作用。焙烤制品在高温焙烤时香料易被破坏或蒸发,形成微胶囊后香料的损失大为减少,如果制成多层壁膜的微胶囊,而且外层为非水溶性壁材,那么在烘烤的前期香料会受到保护,仅在到达高温时才破解放出香料,因而可减少香料的分解损失。

2. 食用色素的微胶囊化　目前,国内外有关微胶囊化技术在食品色素中的应用研究报道较多。由乳化剂、乙醇、丙二醇等助剂加工所得的食用微胶囊色素,使用时计量很方便,且色素的稳定性提高及储藏性延长。利用微胶囊技术制成的成品,不仅增加了食用色素在水中的溶解性,而且提高了对光、热、氧的稳定性。

3. 抗氧化剂的微胶囊化

（1）维生素 E 的微胶囊化:近年来人们食用的饱和脂肪酸逐渐被不饱和脂肪酸所取代,但不饱和脂肪酸容易被氧化。维生素 E 可以作为抗氧剂,并在抗坏血酸作用下再生为未被氧化的形式。但在食品工业中,维生素 E 被溶解于脂相且不能与水溶性的抗坏血酸盐相互作用,因此需采用脂溶性的抗坏血酸盐衍生物。然而脂溶性的抗坏血酸盐衍生物需要在高温下才能发挥作用,这样增加了不饱和脂肪酸被氧化的危险。

抗坏血酸盐的溶解性问题及近年来对合成抗氧化剂的取缔,使人们想到应用脂质体对天然抗氧化剂(例如维生素 E)加以微胶囊化。为了增加其稳定性,用水包油的乳化系统对其加以乳化。维生素 E 已经进入脂质体的屏壁内,而抗坏血酸进入了脂质体中水相内部。将微胶囊系统加入到水相中,可以看到它聚集在水/油界面处。因此,可以保证抗氧剂聚集在氧化反应通常的发生处,并且会避免抗坏血酸与其他食品成分的反应。

（2）抗氧化剂 BHT 的微胶囊化:BHT(2,6-二叔丁基对甲酚)是广泛使用的食品抗氧化剂之一,但因其耐热性较差,在高温时极易分解而酸败,给加工和保藏带来了困难,且 BHT 的毒性问题也越来越引起人们的关注。将 BHT 进行微胶囊化处理,可防止由于氧气、光照等造成的 BHT 本身的氧化,便于食品加工和保藏,延长食品保存期。BHT 微胶囊化产品的

效果明显优于未微胶囊化的 BHT 的效果,且 BHT 用量明显降低。

4. 甜味剂的微胶囊化　食品工业中广泛应用了调味剂,例如甜味剂和各种调味品。在某些情况下如烹调和烘焙时有些调味品不稳定,易被破坏。微胶囊化是一种稳定食品添加剂的方法。在大多数微胶囊中活性组分不仅在制备过程中被保护,而且会在最终被消费者食用的食品中仍然被包裹。然后食品添加剂会在口腔或胃肠中通过扩散或涂层溶解而释放出来。

5. 酸味剂的微胶囊化　酸味剂有增加风味、延长保值期的作用,但有时酸味剂会与食品中的某些成分发生化学作用,使食品的风味损失,色素分解,淀粉食品的货架期缩短。茶叶中加入酸味剂后会与茶叶中的单宁起反应,并使茶叶褪色。将酸味剂制成微胶囊,使其与食品中其他成分隔离,对酸敏感的成分便可不受影响。酸味剂的微胶囊通常使用氢化油脂、脂肪酸等蜡质材料为壁材,在食品加工的后期加入食品中,微胶囊受热融化后才释放。

6. 防腐剂的微胶囊化　食品防腐剂微胶囊化可以达到缓释、延长防腐作用时间、减少对人毒性的目的。如山梨酸的酸性对食品性能会有影响,而且长期暴露在空气中易于氧化变色。采用硬化油脂为壁材形成微胶囊后,既可避免山梨酸与食品直接接触,又可利用微胶囊的缓释作用,缓慢释放出防腐剂起到杀菌作用。又如乙醇在低 pH 值条件下,即使量很低也有很好的防腐效果,例如 6% 浓度的乙醇配合乳酸、磷酸等天然物质,相互间的协同作用可以起到与 70% 浓度乙醇或 3% 浓度过氧化氢相同的防腐杀菌效果。将这些物质微胶囊化,附在食品包装内,其缓慢释放的蒸汽有很好的杀菌作用,而且对人体无任何毒害作用。

(三) 在其他食品中的应用

1. 在烘烤食品中的应用　随着人们生活水平的提高,日常饮食向精、细、白发展,使城市中患高血压、冠心病、糖尿病等疾病的人数日趋增加。膳食纤维能预防便秘、憩室炎、大肠癌和高胆固醇,可防治高血压、肥胖、糖尿病,因此,研究和开发高膳食纤维食品就显得更为重要。但将膳食纤维直接添加至焙烤食品中,不仅影响食品外观,更主要的是影响食品的内在组织结构和口感,降低消费者的食欲,同时也影响食品的保质期。而膳食纤维经微胶囊化处理后用于烘烤食品可改善制品的品质。例如,微胶囊化的甘薯纤维在面包中添加 5%(如果增加谷朊粉的质量分数为 5%,纤维添加量可提高到 10%)或在蛋糕中添加 10%,产品质量基本无影响。

2. 在乳品加工业中的应用　微胶囊化技术在乳品加工业中主要用于新型乳制品的开发和干酪生产所用微胶囊酶制剂的制取等。

(1) 果味奶粉的生产:把果汁等调味剂先包入微胶囊后再与奶粉等成分混合调配,可避免蛋白质与有机酸等物质的接触,从而也就克服了因为蛋白质的变性使奶粉结块等现象的发生,并且延长了果味奶粉的货架期。

(2) 姜汁奶粉的生产:姜汁直接与奶粉混合,很容易造成姜汁中香辛成分的挥发,姜汁中的某些成分还极易造成奶粉结块,影响该产品的外观和销售。把姜汁先行微胶囊化处理后,再和其他辅料一起与奶粉混合,不但可以保持姜汁奶粉独特的辛辣口感,而且还能使奶粉在整个保质期内无结块现象发生。

(3) 发泡奶粉的生产:把奶粉与柠檬酸及发泡剂碳酸氢钠等按常规方法直接混合,极易造成奶粉结块和产品冲调后缺乏泡沫等。若把柠檬酸先行微胶囊化后再与其他配料一起混合,则可免除奶粉的结块,并使产品在冲调后泡沫量充足持久,并使该产品在储存期内质量稳定。

（4）可乐奶粉的生产：可乐饮料中的香精和可乐膏剂等成分极易挥发，且磷酸又属液体。若将可乐饮料中的香精、膏剂及磷酸等先进行微胶囊化处理，再与奶粉及碳酸氢钠等发泡剂混合生产，则可既保存可乐奶粉的风味，防止奶粉结块，同时又可使奶粉冲调后泡沫丰富、细腻、持久。

（5）啤酒奶粉的生产：将大麦芽和啤酒花、酸味剂和啤酒香精等进行微胶囊化处理，然后再将这种微胶囊与奶粉及碳酸氢钠等发泡剂按照设计好的配方，混合均匀后再干燥包装，可生产出具有啤酒风味、冲调性好、泡沫洁白细腻持久的奶粉。

（6）粉末乳酒的生产：将白酒、酸味剂及食用香精与微胶壁材料等按照一定比例混合均匀后进行微胶囊化处理，即可得到微胶囊化的粉末酒。然后再将这种粉末酒与奶粉、蔗糖等调味剂按配方调配均匀，进行干燥包装，即可得到粉末乳酒。该产品既克服了液体酒不易保存运输的缺点，又具有冲调性好和口感宜人、活血化瘀等特点。

（7）补血奶粉的生产：将维生素C和亚铁盐等先进行微胶囊化处理，然后再将所制得的微胶囊按照一定的比例混入到奶粉中制成维生素C亚铁补血奶粉。该产品的储存期长达1年，在食用的过程中，维生素C可与亚铁离子形成可溶性的化合物，促进人体对铁的吸收。

（8）膨化乳制品的生产：将白酒、酸味剂、香精及壁材按照一定的比例混合均匀后进行微胶囊化处理，再将这种微胶囊与蔗糖、奶粉和适量的水混合均匀后进行膨化处理，即可制得膨化乳制品；若直接进行压片成型处理，还可制得酒味奶片。

（9）干酪的生产：用稳定的多相乳胶液，处理干酪生产中所用的微生物和酶制剂等具有生物活性的物质及其基料，并进行微胶囊化处理，制成微胶囊熟化剂。它可使干酪生产反应加速，从而促进了干酪的早熟，并合成风味化合物，还能使干酪中的硫化氢和甲硫醇等不需要的组分缓慢地释放出来。

另外，采用乳化凝聚法对免疫球蛋白进行微胶囊化处理，即可提高其在加工储存过程中的抗热稳定性，并显著提高它的耐酸性及对胃消化酶的抵抗能力。微胶囊化技术在乳品加工业中除了上述的一些应用外，近年来又被广泛地用在DHA（二十二碳六烯酸）和益生菌等的包埋处理中。DHA经过微胶囊化技术处理后，具有了不易氧化、质量稳定等特点，添加到乳制品中后可大大减轻乳品的腥味，从而提高了产品的口感。乳酸菌和双歧杆菌等益生菌经过蛋白质双层微胶囊化包裹处理后，保证了其在胃酸中不被溶解，而在肠液的中性环境下经过2min～3min瞬时释放出来，保证了益生菌在肠道中的定植。经过微胶囊化处理后的益生菌可以帮助病人解除腹泻和便秘之苦。总之，微胶囊化技术正被广泛地应用于各种功能性乳制品的开发。

3. 在酵母中的应用　酵母微胶囊可以看作构成表层的细胞壁成为微小容器，内部可封入各种有用素材，这是一种新概念的酵母利用方法，应用十分广泛。一般的微胶囊是直径为1μm至数百微米的微粒子，内部封入固体、液体或气体。酵母的细胞构造特征之一是表层有坚固的细胞壁覆盖，酵母细胞壁由以葡聚糖为主的内层及以甘露聚糖为主的外层构成，以多糖为主的球状壳，可视为一种微小容器，内部封入各种有用物质，这些有用物质称为芯材，酵母壳称为壁材。酵母微胶囊是直径5～8μm的极微小蛋形。酵母微胶囊与水几乎相同比重，可保持长时间的悬浊稳定状态，而人工微粒子调整比重较困难。酵母细胞壁为天然素材，兼备有很强的强韧度与柔软度，支持细胞壁物理强度的主体成分为β-1,3-葡聚糖，是难分解物质，即使经过高压锅中加压、加热处理或冻结、解冻处理，芯材也不会泄漏，用显微镜观察细胞壁内部的芯材没有变化，十分稳定。酵母微胶囊封入的芯材范围广，酵母微胶囊粒子小，离散小，耐热、耐压、耐冻等加工耐性好，芯材在水中的稳定性、芯材保持性及微胶囊在水中分散性均好。

4. 微量元素微胶囊　微胶囊技术还应用与微量元素的包埋，以便改善其不良口味，提高吸收利用。铁盐是重要的营养强化剂，主要使用硫酸亚铁、柠檬酸铁和富马酸亚铁。但是亚铁盐尤其是硫酸亚铁异味非常严重，难以直接入口，而且硫酸亚铁对胃壁有较强的刺激作用，一般需要硬化油脂包埋成微胶囊后食用。锌元素有提高味觉灵敏度，促进体内酶反应进行，帮助伤口愈合的作用，也有促进儿童生长发育、提高智力等作用，但锌盐有苦味和收敛作用，而且锌盐容易潮解，因此也需要包埋成微胶囊。

四、微胶囊化食品可能存在的卫生学问题

可能影响到微胶囊食品卫生质量的因素包括以下几个方面：芯材与壁材的卫生质量，微胶囊化加工过程的污染及工艺本身缺陷所导致的影响，以及包装运输过程中的污染。

（一）芯材的污染

用于微胶囊化食品的芯材主要为脂类和调味品类等。因此，组成芯材的食品原料应符合食品的卫生要求。最易受污染的是脂类，脂类很容易发生氧化酸败，也容易受到其他脂溶性化学物质的污染，直接导致微胶囊食品的芯材变质。

（二）壁材的污染

用于微胶囊化食品的壁材主要为多糖、脂肪、蛋白质、纤维及其衍生物和淀粉衍生物等。首先，壁材本身应该符合食品原料要求，无毒无害；其次，在储存时间较长或储存条件不良时，多糖、脂肪、蛋白质和淀粉类营养物质容易发生变性或受到多种微生物污染。例如阿拉伯胶（多糖类）是食品香料微胶囊化的常见壁材，其本身易潮解，且潮解后容易霉变，使整个微胶囊产品产生卫生安全隐患。

（三）加工过程中的污染

食品微胶囊化的方法种类繁多，生产工艺及设备各不相同，在生产过程中易受到仪器和人为因素的影响。喷雾干燥法和喷雾冷却法的温度控制非常关键，如果控制不好则会导致一些热敏性的芯材或壁材产生变化。例如在物料的喷雾干燥阶段结束后，如不及时对物料实施冷却，容易引起蛋白质变性；而且使脂肪类芯材处于超熔点状态，容易导致微胶囊破裂。这种微胶囊在包装过程中撞击与摩擦，脂肪容易渗出到表面而使游离脂肪量增多，在保藏阶段易发生氧化，从而引起脂肪的酸败，产生难闻的气味和味道。

（四）包装过程中的污染

微胶囊化食品大多为粉末状态，采用微胶囊化加工的食品主要为带有气味的物质，如调味品、香料、香精等，其包装一定要密封、无污染，包装材料应无毒无害，不与壁材物质发生化学反应，以保证香气物质的保留及产品使用的安全性。然而一些包装材料较易发生真菌污染，特别是纸质包装品和塑料包装材料。在包装材料的制造、储运和包装食品过程中，会受到环境空气中微生物的直接污染和器具的玷污。就外包装而言，由于被内包装物污染，包装操作过程的人工接触，黏附有机物，或吸湿或吸附空气中的灰尘等，都能导致真菌污染。因此，如果包装材料存放时间较长且环境较差，在包装操作前如不注意包装材料及容器的灭菌处理，包装材料的污染则成为包装的二次污染。

第五节　微波技术

一、微波技术简介

微波是指波长在 1～1000mm，频率在 300～30 000MHz 之间的电磁波。在食品工业中常用的频率 915MHz 和 2450MHz，其相应的波长分别为 328mm 和 122.5mm。微波技术是应用微波对物质的场作用来对食品进行加热、干燥、灭菌、膨化、解冻等处理的一种特殊的加工工艺。

微波食品（microwavable food）是指用微波技术加工的食品。微波加热的原理是在微波外电场的作用下食品中极性分子（水是食品中最易被极化的分子）有序地排列。当外电场方向反复变动时（2450MHz 微波的电场变化速度高达每秒 24.5 亿次），极性分子也相应随之反复转换，频繁地摆动而生热。由于微波加热的特性，并不是所有的食品都可用微波炉来加热烹制，因此微波食品在英文中常称为"microwavable food"或"microwaveovenable food"（微波炉食品）。"microwavable"就是我们通常所说的"可微波"特性，如"microwavable package material"，翻译来就是"可微波的包装材料"。按照上述概念，在食品加工过程中使用微波加热技术制备的食品，并不都是微波食品。如牛奶可以选用微波加热杀菌，面条可用微波加热来干燥，但用这种方法加工出的牛奶、面条并不就是微波食品，只不过是在食品加工的单元操作中，运用了微波加热技术。关于微波食品，有两个概念需要区分：一个是微波专用食品（microwave-only food），另一个是"双炉通用型"食品（dual-ovenable-food）。前者是指非微波炉加热不可的食品，如微波爆玉米花（microwave popcorn）；后者是指该食品既可以用传统的热力炉加热烹制，也可以使用微波加热烹制。实际上，这种食品也即"可微波"的食品。目前，在欧美国际市场中可见到很多这样的食品，在其外包装上印有一条波浪线，并配有"microwavable"的文字说明作为标志。从广义上来说，微波食品既包括微波专用食品，也包括双炉型的食品，除非特别加以说明。通常我们所见到的微波食品绝大多数指的是后者，既可以用微波加热又可以用传统方法加热的食品。

微波食品方便、卫生、快捷、节省能源、保鲜程度高，营养损失少。一般把微波食品分为两类：第一类是指常温下流通的食品，通常采用杀菌釜杀菌和无菌包装，常温下可贮藏半年到一年左右。这些食品经微波炉加热后直接食用，其主要以咖喱类、汤类和肉类居多；第二类是指低温贮运的食品，其大部分选用对微波炉适用的容器来包装，按照其贮藏方式的不同又分为冷藏和冻藏两种。

二、微波食品的生产工艺

在微波食品生产工艺中，微波加热器是核心部分，微波加热器大致可分为箱型、腔型、波导型、辐射型和慢波型（表面波型）等几种。这些类型各有各的特点和应用范围，必须根据被加热物品的类型以及它们的加热要求来选择使用。

（一）箱式微波加热器

箱式微波加热器是微波加热应用中较为广泛的一种，国内外已普及用于食品烹调方面的微波炉，就是一种典型箱式加热器。由于其对加工块状物体较适宜，因此这种加热器已广泛应用于试验品快速加热，食品的快速烹调以及快速消毒等。

箱式微波加热器的基本结构主要由腔体、微波系统、转拌器、炉门、观察窗、排湿孔等组成。腔体是用来加热物体的,考虑到成本,一般都用铝板做成;微波输入系统是由组装在一起的微波电源和波导馈送系统组成,微波通过波导口输入到腔体内;转盘是由低损耗介质板做成,可以用玻璃、陶瓷和塑料等材料;搅拌器是一种电磁场的模式搅拌器,主要使腔体内电磁场分布被打乱,以达到均匀地分布,搅拌器的电动机是用来带动搅拌器的;炉门实际是箱体的一边;观察窗是由铜丝网隔层做成的;排湿孔是用来排除加热产生的水蒸气。

(二) 隧道式箱型加热器

隧道式箱型加热器是把几个箱式微波加热器串接在一对被加工物品进行连续传输加热,又称为腔型加热器。为防止进出口处微波泄漏,必须装置微波漏能抑制器和吸收材料。

隧道式加热器主要由微波加热箱、微波源、能量输送波能抑制器、排湿装置、传输机构等组成。其加工特点是速度快、效率高、质量好。

(三) 波导型微波加热器

所谓微导型加热器即是在波导的一端输入微波,在波导的另一端有吸收剩余能量的水负载或其他负载,这样能使微波在波导内无反射的传输,构成行波场。所以这种加热器一样用得很普遍。有开槽波导、组合波导、V 型波导、并板波导、直波导等各种类型。

(四) 表面波加热器

表面波加热器是一种微波沿着导体表面传输的加热器。由于它所传送微波的速度要比在空间传送的慢,故又称为慢波加热器。这种加热器的另一特点是能量集中在电路里很窄的区域内传送,这样可得到很强的电场,以提高对某些材料的加热效率。其种类有:梯形波导加热器、螺旋线加热器、曲折线加热器、小时波导加热器等。

(五) 辐射型加热器

辐射型加热器是利用微波发生器所产生的微波通过一定的转换装置,再经辐射器(又称照射器、天线等)向外辐射的一种加热器。其结构简单,设计制造也较方便。一般用作医疗仪器。

三、微波技术在食品行业中的应用

微波技术主要用于食品的微波干燥、微波膨化、微波焙烤、微波杀菌、微波解冻和微波灭酶等。

(一) 微波干燥

微波干燥是指利用微波生热技术使物料脱水,从而降低物料中水分含量的干燥方法,可分为微博常压干燥和微波真空冷冻干燥两种方式。

1. 微波常压干燥

(1) 概念:微波常压干燥是指在常压下利用微波生热技术来干燥的一种方法。

(2) 微波常压干燥的优点:①干燥速度快、干燥时间短。由于微波能够深入到物料内部中而不依靠物料本身的热传导进行加热,因此,只需一般方法的 1/100 ～ 1/10 的时间就完成整个加热和干燥过程。②产品质量高。由于加热时间短,可以保持食品的色、香、味、营养素的缺失也少。③反应灵敏,易控制。用常规加热法不论使用的是电,还是热空气等,物料达到一定的温度都需要预热一段时间,当机器发生故障或停止加热时,物料的温度下降又需要较长的时间。而利用微波干燥,通过调整微波输出功率,物料的干燥情况可以立即瞬间改变,从而便于实现自动化控制。④干燥均匀。微波干燥是在物料的各个部位同时进行,避免了传统方法由外向内形成的温度梯度导致的物料表面的硬化或不均匀现象。⑤加热过程有自动平衡能力。当频率和电场强度一定时,物料在干燥过程中对微波功率的吸收主要决定于物料的介质损失。不同的物质介质损失不同,如水比干物质大,故吸收能量多,水分蒸发快。微波不会集中在已干的物质部分,就避免了物质的过热现象,具有自动平衡的能力,由此可以保证物质原有的特性。⑥热效率高、设备占地少。微波加热设备本身不耗热,热能绝大部分(>80%)作用在物料上,热效率高,对环境温度几乎没有影响。微波加热设备的体积比传统方法所用设备也小得多。

（3）微波常压干燥的应用:微波常压干燥主要用于谷物和各种米粉的干燥。

2. 微波真空冷冻干燥

（1）概念:微波真空冷冻干燥是集微波、真空、冷冻技术于一体的干燥技术,它是在真空冷冻干燥的基础上,应用微波能加热技术使物料水分在冻结状态下脱水,即从冰晶体直接升华成水蒸气,因此微波真空冷冻干燥脱水又称为微波真空升华干燥脱水。真空冷冻干燥技术目前在食品工业方面应用很广,但微波真空冷冻干燥技术应用还仅处于起步阶段。

（2）微波真空冷冻干燥的优点:①具有良好的感官质量。②效率高,时间少。③控制及时,没有热惯性。微波功率的大小可进行调节。当停止微波辐射,物料就得不到升华热,而加热板具有一定温度惯性。④结构完整性好。⑤复水性好。⑥无须冷藏。⑦干燥均匀。利用微波穿透加热为冻结食品提供热能,不会出现制品内外温差大的负效应,内部冰层得以迅速升华。微波可以打破干燥层的传热壁垒。而且微波辐射加热不受加热真空度的影响,而常规加热的热辐射在真空状态下热效率下降。⑧成本低。微波真空冷冻干燥所需的时间是普通冷冻干燥过程的 $1/9 \sim 1/3$,因此,综合加工成本低。

（3）微波真空冷冻干燥的应用:微波真空冷冻干燥技术在食品加工中主要用于制作速冻食品,长期储存的食品,如肉类、咖喱、海产品、蔬菜、调味品等。

（二）微波膨化

1. 概念　微波膨化是指微波能量到达物料深层转换成热能,使物料深层水分迅速蒸发形成较高的内部蒸汽压力条件,迫使物料膨化的一种方法。

2. 微波膨化的优点

（1）加工时间短,节能省时。

（2）营养成分保存率高:微波膨化可以最大限度地保存原料原有的营养成分,同时膨化使淀粉彻底熟化,膨化食品内多呈多孔状,水溶性质增加,有利于胃肠消化酶的渗入,提高了营养素的消化吸收率,便于消化吸收。

（3）膨化,杀菌,干燥同时完成。

（4）克服传统油炸膨化含油量高,能耗大等缺点。

3. 影响物料膨化效果的因素　影响物料膨化效果的因素很多,就物料本身而言,组织疏松、纤维含量高者不易膨化,而高蛋白、高淀粉、高胶原的物料,由于加热后这些化学组分"熟化",有较好的成膜性,可以包裹气体,产生发泡,干燥后将发泡的状态固定下来,可以得到很好的膨松制品。以支链淀粉为主要原料,再辅以蛋白质和电解质如食盐的基础食品配方可以得到理想的膨化效果。

微波加热过程再辅以降低体系压强的办法,可有效加工膨化产品。例如,首先用通常的方法加热干燥使物料水分达到 15% ~20%,然后,再用微波加热,同时快速降低微波加热系统压强,使物料内包裹的气体急速释放出来,由此而产生的制品体积较大。

4. 微波膨化的应用　微波膨化食品的加工应用主要有三个方面:淀粉膨化食品加工,蛋白质食品膨化加工,瓜果蔬菜食品的膨化加工。

(三) 微波焙烤

1. 概念　微波焙烤是指微波生热技术与焙烤工艺相结合进行食品加工的一种焙烤方法。

2. 微波焙烤的优点

(1) 能量转换率高,加热速度快。

(2) 焙烤温差小。

(3) 具有膨化作用。

(4) 杀菌和焙烤同时完成。

(5) 营养成分损失少。

(6) 使用操作方便。

(7) 改善生产环境。

3. 微波焙烤的应用

(1) 面制品的微波焙烤:由于微波加热的特殊性,单纯使用微波作为热源不能使焙烤制品形成良好表皮及其颜色,必须结合其他手段。它的好处是可以大大节省焙烤所需要的时间,缩短焙烤过程。如结合其他手段,在微波焙烤后,用200~300℃的高温烤炉再烘烤4~5分钟,即可以弥补表面形成和褐变方面的不足。微波能既可以与传统方法同时使用,也可以在传统方法之后使用。微波的频率可用916MHz或2450MHz。

发酵面制品采用微波焙烤技术时,可以降低对焙烤用面粉的品质要求。用微波焙烤可以改善高淀粉酶的含量(活力),低淀粉含量的面粉是不适合的。如高淀粉酶含量会使淀粉高度降解而使面包的体积小、弹性差、面包屑干硬等。微波加工可使面团迅速升温,减少了酶作用时间,也避免了淀粉的过度降解。用微波烤制手段时,面团的配方需做适当的调整,不能雷同传统的配方。

(2) 烧炙和油炸:微波烧炙和油炸主要用于家禽、肉馅饼、腊肉、面食、方便食品、再加热制品等。一般情况下,采用2.5Wk2450MHz的微波加工设备。若是一定规模化生产,需要采用80Wk2450MHz、50Wk2450MHz的微波加工设备配合使用。

(3) 坚果的焙烤:近年来,微波能应用技术正被广泛地应用到瓜子、花生、核桃等干果类焙烤。与传统加工方法相比,微波能焙烤有香脆可口、颗粒膨化饱满、色泽自然、外形美观,且具有杀菌灭菌的作用。用微波技术加工的坚果时,除可以克服传统焙烤过度、坚果本身变脆的缺点外,还可以增加其口味,改善了环境,又提高了制品的质量。

(四) 微波杀菌

1. 概念　微波杀菌就是将食品经微波处理后,使食品中的微生物丧失活力或死亡,从而达到延长保存期的目的。

2. 微波杀菌的优点

(1) 时间短,速度快。

(2) 低温杀菌保持营养成分和传统风味。

(3) 节约能源。

(4) 均衡彻底。

(5) 便于控制。

（6）设备简单，工艺先进。

（7）改善劳动条件，节省占地面积。

3. 微波杀菌的应用　微波杀菌主要用于天然营养食品、袋装食品、豆类制品、奶类制品、肉类制品、蔬菜、饮料等食品的杀菌。

（五）微波解冻

1. 概念　微波解冻是指将制品的温度由冻藏温度提高到一个较高的温度但仍然低于冰点，而不是升到环境温度，此时制品仍是硬的，但不再是冻结的固体的过程。

2. 微波解冻的优点

（1）解冻时间短。

（2）风味、新鲜度、营养成分保持率高。

（3）解冻均匀。微波能的穿透深度较深，保证冻结制品受热均匀。

（4）工作环境整洁，无污染，冻品不滴水。

3. 微波解冻的应用　近年来，微波解冻技术普及的很快，例如，选用分批间歇的微波解冻装置可以快速解冻各种冻肉，这方面应用最成功的是美国和日本肉食加工协会使用的915MHz微波发生器和解冻容器组合起来的微波解冻设备，取得了比较理想的效果。此外水饺、包子、锅贴、比萨、汉堡、盒饭等，都可以选用微波设备方便解冻加工。

（六）微波灭菌

1. 概念　微波灭酶就是将食品经微波处理后，使食品中的酶丧失活力或死亡，从而达到保持食品性状，延长保存期的目的。

2. 微波灭酶的优点

（1）时间短，升温速度快，对食品品质的影响较小。

（2）工艺先进，操作简便、运行可靠、节能显著。

3. 微波灭酶的应用　微波灭菌主要用于蔬菜水果、稻谷、小麦和面粉等的灭酶加工。

四、微波食品可能存在的卫生学问题

微波食品可能存在的卫生学问题有：农药、兽药的残留；容器、包装材料对微波食品的污染；微波食品微生物的残留；原料选购、食品生产、贮存、运输和销售过程中的一些卫生学问题；物理性污染等。

（一）农药、兽药的残留

传统烹调加工制作一般对食品中残留的农药等有害物质有一定的破坏、去除和稀释作用。有学者研究了加工、烹调对兽药、农药残留的影响，发现微波处理对于肉类食品中的兽药（磺胺二甲苯、左旋咪唑、克仑特罗）残留均无明显消除作用，微波加热1小时后的巴伦西亚柑果酱中杀真菌剂噻苯达唑残留量几乎不变，2-苯基苯酚的消除率较采用平底锅加热4小时低，残余抑霉唑经处理后甚至增加了50%。因此微波烹调过程对大部分农药、兽药残留的影响不大。

（二）容器、包装材料对微波食品的污染

微波烹调食品包装材料及加热容器造成食品污染的问题日益受到重视。微波加热对微波食品外包装物有特殊的要求，使用劣质微波包装材质或微波加热时选择不当的食品包装容器，可能引起化学污染物向食品中迁移。

微波食品选用微波包装材料的要求主要有：①包装材料要符合卫生标准；②材料介电系

数小,微波穿透性好;③具有耐热性,耐热程度需大于食品加热后的温度,能耐急速温度变化;④具有耐寒性,由于微波食品需低温流通,需耐20℃的温度;⑤耐油、水、酸、碱;⑥方便、价廉,符合环保要求。玻璃、陶瓷、纸张、塑料、金属和非金属以及这些材料的复合物,都能用作微波食品包装材料。

塑料包含稳定剂、阻氧化剂、润滑剂、增塑剂及聚合过程剩余物等成分,在接触食品时可能造成食品的污染,如填充型聚丙烯容器,填料多采用滑石粉,含有滑石粉的食品用包装材料在加热过程中可能向食品中迁移。另外,有人研究发现聚二氯乙烯/聚氯乙烯(pvdc/pvc)薄膜中的增塑剂邻苯二甲酸二壬酯(DOA)乙酰柠檬酸三丁酯(ATBC)可在微波烹调中转移到绞肉中,转移率与加热时间、肉类的脂肪含量以及薄膜中的增塑剂的初始浓度有关。因此,微波食品外包装物生产过程中使用的助剂迁移污染是主要因素。

(三) 微波食品微生物的残留

微波电磁场不仅对微生物具有热力作用,同时具有电磁辐射作用。在相同温度下,微波杀菌可以加速微生物的死亡。在相同条件下,微波杀菌致死的温度可比通常加热杀菌的温度低。但是在加热不彻底的情况下,微波食品可以残存微生物。研究发现使用微波炉烹制荷包蛋,若加热不完全导致蛋黄部分未完全凝固,则人工接种的六种血清型的沙门菌均可存活。其原因是微波能量在含盐量高的食物表面形成感应电流环流,使微波在没有深入到食物中心部位之前就被消耗,食物中心的细菌仍然存活。

(四) 其他

微波食品同其他普通食品一样,存在原料选购、食品生产、贮存、运输和销售过程中的一些卫生学问题;当微波食品烹调出现误操作时,会导致加工的微波食品温度过高或时间过长,从而产生有毒有害物质;微波加热时食品包装容器使用不当,可能造成包装容器如玻璃器皿、微波用纸等碎裂、烧焦,造成食品的物理性污染。

第六节　欧姆加热技术

一、欧姆加热技术简介

欧姆加热(Ohmic heating)技术,也叫电阻热(resistance heating)技术、焦耳加热(Joule heating)技术,电力加热(Electro heating)技术。早在19世纪初就提出了欧姆加热的概念,并逐渐有了利用电能加热物料的专利加工技术。20世纪初,美国生产出用于牛奶消毒的欧姆加热装置,但是由于没有合适的惰性电极材料而失败。20世纪90年代,英国的APV Baker公司开发了商用的欧姆加热装置,英国、法国、日本和美国均开始使用。欧姆加热技术在食品工业中主要应用于带颗粒食品的杀菌。欧姆加热技术是通过利用连续流动的导电液体的电阻热效应来进行加热以达到杀菌目的,适合于酸性和低酸性的黏性食品。随着食品加工技术的发展和生活水平的提高,人们要求最大限度地保留食品的色、香、味及营养成分。传统的食品加热技术在某些场合往往满足不了这种需要,而欧姆加热技术由于具有物料升温快、加热均匀、无污染、易操作、热能利用率高、加工食品质量好等优点,近年来,逐渐引起国内外食品科学工作者的关注。

二、欧姆加热食品生产工艺

欧姆加热技术是利用交流电流通过食品内部产生的热能来加热食品的。它克服了传统加热方式(对流加热、热传导、热辐射)中物料内部的传热速度取决于传热方向上的温度梯度等不足,实现了物料的均匀快速加热。欧姆加热系统是采用低频交流电(50—60Hz)配合特殊的惰性电极来提供电流的。当物料的两端施加电场时,物料中有电流通过,在电路中把物料作为一段导体,由于物料的电阻特性,利用它本身在导电时所产生的热量达到加热的目的。欧姆加热电导方式是离子的定向移动,如电解质溶液或熔融的电解质等。当溶液温度升高时,由于溶液的黏度降低,离子运动速度加快,水溶液中离子水化作用减弱,其导电能力增强。由于大多数食品含有可电离的酸和盐,当在食品物料的两端施加电场时,食品物料中通过电流并使其内部产生热量。当物料不导电时,此方法不适用。对于极低水分、干燥状态的食品,这种方法也不适用。

欧姆加热是物料直接将电能转化为热能,不需要物体表面和内部存在的温度差作为传热的推动力,而是在物料的整个体积内自身产生热量,故称为体积加热法,即内部加热法。与传统加热方式相比,欧姆加热具有以下特点:

1. 加热速度快、容易控制 加热速度即单位时间内物料升高的温度,它取决于单位时间内物料获得热量的多少。殷涌光等通过对液态食品加热速度与电导率的试验研究得出食品物料的电导率是影响加热速度的主要因素,电导率越大,加热速度越快;食品的 pH 值对加热速度也有一定的影响,pH 值越小,酸性越强,电导率越大,加热速度越快。欧姆加热的加热速度远远大于传统加热方式的加热速度。Segars 和 Kapsalis 用欧姆加热可以在 20min 内将一托盘食品由 23℃升高到 80℃。欧姆加热大大提高了加热速度,因此生产的食品质量更好,但是食品加热处理的时间不宜过长,否则会造成蛋白质类食品营养成分破坏而变性。

2. 加热均匀 欧姆加热是由导电溶液中电流的通过而使物料在整个体积内自身产生热量,特别是对于含有较大颗粒的液态物料或含有细小颗粒的固液混合物,由于食物块加热不经受从容器外层到中心的温度梯度,可实现固体和液体的同时升温,与传热加热相比,可避免液体部分的过热。周亚军等通过对含水果颗粒的液态食品的温度场进行研究,结果表明:含水果颗粒果汁加热中的温度分布接近于均匀温度场,因此采用欧姆加热时,食品不会遭受过热引起的损坏作用。杨玉娥等采用浸泡式通电加热实验装置对氯化钠溶液和肉块进行加热,通过测定其电导率,表明该加热方法可以使物料受热均匀。

3. 能量利用率高 传统加热方式要通过加热介质对物料进行加热,所以在加热的过程中有大量热量损失,而通电加热方式通过自身的电导特性直接把电能转化成热能,能量利用率高。在采用浸泡法对冷冻肉进行通电加热解冻试验中得出电能利用率为40%左右。在直接接触式通电加热装置中,由于没有浸泡介质消耗能量,故电能利用率更高,节约能源。当电源切断后加热过程没有滞后现象、热损失非常低。此外,通电加热可以对大体积和不规则物料进行均匀加热,而不损坏物料的品质。

三、欧姆加热技术在食品行业中的应用

欧姆加热技术是食品加工技术的一项新技术,可用于食品中的杀菌、解冻、漂烫。根据欧姆加热的特点,适合于带有一定黏度产品的加热和杀菌处理。目前,主要用于液体及固液混合物的杀菌、低酸性方便肉制品、整粒草莓、鱼糜制品、豆腐等的加工以及肉的解冻等。

(一) 杀菌

杀菌是欧姆加热技术在食品中的主要应用。早期,欧姆加热技术只用于罐头食品的灭

菌和一些产品的巴氏杀菌。但由于罐头食品灭菌操作时需要特制的罐,因此欧姆加热技术没能成功应用于罐头食品的生产。欧姆加热技术首先取得成功应用的是在乳品工业中,近年来,欧姆加热技术在带颗粒食品灭菌方面的应用和研究越来越多。欧姆杀菌技术适于处理黏度较高、并可以含有一些颗粒的液体物料,如肉汤、布丁的商业无菌处理。同时,这一技术还用于一些高黏度物料的消毒,如液态蛋制品和果汁的巴氏杀菌,并可与无菌灌装系统进行连用,以加强这些产品的货架稳定性。

（二）解冻

冷冻食品最终质量不仅取决于冷冻技术,而且还取决于解冻技术。传统的解冻方法是通过介质向食品传热实现解冻的,但传统的解冻方法有其局限性,如解冻速度很难提高。利用欧姆加热技术的方法解冻对虾、冻鱼、肉等方面的报道很多。欧姆加热解冻是利用冷冻食品的电导特性,电流通过冷冻食品物料内部,自身产生热量。一般冷冻食品中,仍有 5% ~ 10% 的水以较高浓度溶液的形式存在,这使通电加热具有可能性。利用欧姆加热技术解冻,加热速度不依赖于周围的环境温度,从而可以实现快速解冻。

欧姆加热解冻的方法是:在两电极之间放入物料,保证物料与电极接触良好,否则电极上会产生火花,然后给电极通电。对于那些形状不规则的物料,解冻更难,可在电极的一端装上弹簧以固定;或采取用热的电极边加热边解冻;或将物料浸入插有电极的溶液中。

（三）漂烫

欧姆加热技术用于食品漂烫主要是可缩短漂烫时间。20 世纪 70 年代,商业化烫漂的欧姆加热系统 OSCO 就已经成功开发。用 15kV,0.5Hz 的电流烫漂去皮的土豆,土豆在 3 分钟内温度升到 80℃;给浸在溶液中的玉米穗通以 380V 的电流后,所有的氧化酶在 3 分钟内全部失活,而在沸水中则要 17 分钟。

（四）淀粉糊化

对于淀粉欧姆加热发生糊化的研究是多种多样的。Halden 等研究了在淀粉悬浮液中淀粉和水的比率的问题,认为最佳比率为 1:5。有的研究集中在一些食品组分的影响上,例如直链淀粉、蛋白质、脂类以及单甘脂等。Halden 等通过研究,报道了土豆淀粉在通电加热中的加热速率,结果表明:淀粉糊化导致加热速率变化。食品的电导率受离子量、水分流动和食品物理结构的严重影响。欧姆加热在加热过程中由于具有加热速度快、加热均匀等特点,使得经过欧姆加热的产品具有较好的色、香、味等品质,还可用于食品物料的蒸发脱水、发酵等。

四、欧姆加热食品可能存在的卫生学问题

欧姆加热技术在美国、英国和日本正处于推广应用以及新型设备的开发研究阶段,而我国还处于刚刚起步阶段。欧姆加热有很多优点,但在推广应用过程中也存在着一些卫生学问题。

（一）食品的微生物污染

食品中富含多种营养成分,适宜微生物的生长繁殖,是天然的培养基。在原料准备、生产和成品储存等过程中极易遭受微生物和其他方面的污染,微生物污染食品后,大量繁殖并分解营养成分,造成腐败变质,失去食用价值。因此,欧姆加热杀菌能够有效杀灭微生物并最大限度地保留营养成分,使之达到商业无菌状态。

1. 食品原料污染　一般情况下,热力杀菌后微生物残留数量与原料乳中的微生物数量的比值成正比。如果原料乳受到污染,导致其中微生物含量过高,经过欧姆加热杀菌后就会残留大量的微生物,除强调原料乳中细菌总数外,还应特别重视以下几方面微生物,即芽孢、耐热性芽孢、嗜冷性细菌、引起乳房炎的细菌。这些菌在超高温条件下可以被杀死,但是它们产生的酶是相当耐热的,尤其是嗜冷菌产生的酶类,这些耐热的酶类分解蛋白和脂肪而产生一系列非微生物的质量缺陷,导致食品中蛋白质和脂肪被分解,影响欧姆加热杀菌食品的货架寿命。

另外,欧姆加热过程中要求必须控制产品的流速和温度以保证杀灭微生物。目前,加热温度的控制以及不同食物介质电流速度的控制还是我们应用中需要进一步解决的问题。因此,由于这些参数的设置和控制不当,可能会导致杀菌的不彻底。

2. 生产过程中存在的各种危害因素　由于忽视生产线的设计,造成了生产线设计不够合理、生产线上的设备简陋、管线施工质量不高,加之生产工艺不当、操作人员素质不高、操作不规范,工艺及卫生管理差等因素,导致生产过程中产品受到污染。

3. 后污染　后污染是指乳在灌装时主要由包装机、包装膜和无菌间及储存间的环境所引起的污染。

（二）食品的化学性污染

欧姆加热杀菌技术只是一种杀菌方法,不能排除乳中的化学性污染物。另外,在接触式欧姆加热中,应研制一种耐腐、无污染的电极与物料接触,否则可能存在着化学污染入由电极向物料迁移污染的现象。

第七节　纳　米　技　术

一、纳米技术简介

纳米技术是指在 $0.1 \sim 100nm$ 的空间范围内操纵原子和分子或原子团、分子团,对材料进行加工,制造出具有特定功能的产品,或对某物质进行研究,掌握其原子和分子的运动规律和特性的技术。纳米食品目前还没有确切的定义,其暂时的定义是指运用纳米技术对人类可食的天然物、合成物、生物生成物等原料进行加工制成的粒径小于 $100nm$ 的可用分子式表示的分子级物质,并根据人体健康所需进行不同配制的食品。食品经纳米化处理后感官性状和理化性质发生了变化,如纳米淀粉具有和脂肪类似的爽滑、细腻的口感,食品比表面积、吸水性和可溶性增加。纳米食品的吸收率、生物利用率和生物活性显著提高,甚至会产生新的功效。纳米食品是将生物技术、纳米技术和食品工程等技术结合起来,并综合这些学科的发展而运用于人类健康,提供给人类有效、准确、适宜的营养。纳米食品的存在形式,已不再是我们一日三餐进食的食物,而是以最方便被人体吸收的形式存在,如纳米级微胶囊等。随着科学技术的不断发展,还将有新的形式不断出现,它将给人类的饮食方式和结构带来巨大变化。

二、纳米食品生产工艺

纳米技术在纳米食品及纳米保健食品中的应用主要是利用纳米超微化技术将食品或保健品原料进行超细化,使人体易吸收或吸收更完全;利用其他纳米粒子的特殊功能提高和改善食品或保健品的功效。不同类型的纳米食品和纳米保健品有不同的制备方法,如食品纳米粒子的制备常用纳米超微化技术,纳米微胶囊的制备常选用纳米微胶囊技术。

（一）纳米超微化技术

超微粉碎技术是利用机械或流体动力的途径将物料颗粒粉碎的过程。许多可食动植物等原料都可用超微粉碎技术加工成超微粉,微细化的食品具有很强的表面吸附力和亲和力,因而具有很好的固香性、分散性和溶解性,特别容易消化吸收。此外,超微粉碎可以使有些食品加工过程或工艺产生革命性的变化,如速溶茶生产,传统的方法是通过萃取将茶叶中的有效成分提取出来,然后浓缩、干燥制成粉状速溶茶。现在采用超微粉碎仅需一步工序便可得到粉茶产品,大大简化了生产工艺。超微粉碎的机制一般包括对物料的冲击、碰撞、摩擦、剪切、研磨、同步断裂等作用。选择粉碎方法时,须视粉碎物料的性质和所要求的粉碎程度而定。一般来说,粒度较大或中等的坚硬物料采用压碎、冲击的方式;粒度较小而坚硬的物料采用压碎、冲击、碾磨方式;粉状或泥状的物料采用剪切、压碎、碾磨的方式;韧性材料采用剪切或快速打击的方式。

超微粉碎工艺依赖于超微粉碎设备,在食品加工中可根据超微粉碎的对象不同选择不同的超微粉碎设备,目前应用于食品加工业中的超微粉碎设备主要有旋转球（棒）磨式超微粉碎设备、胶磨机、气流式超微粉碎设备、高频振动式超微粉碎设备、冲击式超微粉碎设备、超声波粉碎机和均质乳化机。

（二）纳米微胶囊技术

纳米微胶囊技术是指利用纳米复合物、纳米乳化和纳米构造等技术在纳米尺度范围内对囊核物质进行包裹形成微型胶囊的新技术。其中,被包裹的物质称为芯材,用来包裹的物质称为壁材。纳米微胶囊是一种多相功能材料,由于其颗粒微小,易于分散和悬浮在水中形成均一、稳定的胶体溶液,外观上清澈透明,并且与传统微胶囊相比具有良好的靶向性和缓释作用,因而具有广阔的应用前景。

传统的微胶囊壁材主要包括天然高分子材料、半合成高分子材料和合成高分子材料,这些壁材在实际运用中存在一些问题,如天然高分子材料机械强度差,质量不稳定;半合成高分子材料容易水解,耐酸性差且不耐高温;而合成高分子材料具有一定的毒性,且成本较高。纳米微胶囊的主要优点表现在壁材不同于普通壁材,可防止外界环境中的水、pH、氧气等对芯材的影响,提高芯材的稳定性;保留易挥发的物质,减少香味成分的损失,掩盖不良风味的释放;有效减少生物活性成分的添加量和毒副作用。纳米微胶囊的粒径大小处于纳米尺度,纳米粒子的吸收能够有效地提高功能食品中的营养成分的生物利用率,特别是一些溶解度较低的物质,如功能性油脂、天然抗氧化剂等。纳米粒子还能透过毛细血管,穿过黏膜上皮层渗透进入组织（如肝脏）中,并被组织中的细胞吸收,从而将生物活性物质有效地输送到体内的靶细胞处,使芯材对靶细胞有精确的靶向性。纳米粒子尺寸的大小也决定了载体中生物活性物质的释放速率,并关系到最终被人体吸收的生物活性物质的数量。纳米粒子还可以制成缓释颗粒,延长药物疗效。

三、纳米技术在食品行业中的应用

（一）在食品保质、保鲜方面的应用

利用纳米粒子可除菌消毒,如纳米氧化锌有极强的化学活性,能与多种有机物发生氧化反应（包括细菌在内的有机物）,从而将大部分食品中的细菌和病毒杀死。

（二）在食品机械上的应用

目前纳米技术在食品机械中的应用主要是作为食品机械中的润滑剂、纳米磁制冷工质和食品机械原材料中橡胶和塑料的改性。食品生产离不开机械的运作，因此对润滑剂的要求较高，普通的润滑剂易损耗和污染环境。采用纳米技术润滑剂-磁性液体，能使这一现象得以有效改善；纳米技术在食品制冷上的应用也为食品冷冻和冷藏设备的研发开辟了新的途径，它和通常的压缩气体式制冷方式比较具有耗能低、噪声小、体积小、效率高、无污染等优点；橡胶和塑料是食品机械应用较多的原材料，纳米技术的应用使得橡胶和塑料的各项指标得到有效改善，工艺性能好且成本较低。

（三）纳米技术在食品加工中的应用

1. 纳米技术在果蔬汁中的应用　将苹果汁用天然脂类包装成纳米微粒，再添加到水中制成纳米苹果汁，它进入人体后具有缓释功能，且不受胃肠道各种生物因子（酶、蛋白等）的破坏，极利于人体彻底的吸收。

2. 纳米滤膜　纳米滤膜的孔径为几纳米，是介于超滤与反渗透之间的一种膜分离技术，采用纳米材料可开发出能分离仅在分子结构上有微小差别的多组分混合物的纳米滤膜。目前纳米滤膜多用于浓缩乳清及牛奶，调味液脱色，提取鸡蛋黄中免疫球蛋白，回收大豆低聚糖，浓缩果蔬汁，分离氨基酸等方面。

（四）纳米技术在食品包装上的应用

通过在食品包装材料中添加一些纳米材料可提高包装材料的硬度、改善阻透性、提高杀菌性等。传统的食品保鲜多采用紫外线照射的方法，然而长期的紫外线照射不仅会导致肉类食品因自动氧化而变质，而且会破坏食品中的纤维素和芳香类化合物，降低食品的营养价值。如果用$0.1\% \sim 0.5\%$的纳米TiO_2制成的透明塑料包装材料包装食品，既可防止紫外线对食品的破坏作用，还可以使食品保持新鲜。

（五）纳米技术在食品检测中的应用

食品在加工、储存和运输过程中，会由于外界环境及食品中微生物的活动而导致食品变质，而如何省时、省力、有效、方便地进行食品检测亦成为当务之急。纳米技术在食品检测中有理解和识别病原体、检测食物腐败等潜在应用。应用纳米技术与生物学、电子材料相结合，研制出生物纳米传感器在食品检测中发挥了主要的作用。如纳米"电子舌"味觉灵敏度高，可检测小含量化学物的污染，主要用于识别食物和水中的杂质、食物风味质量控制等方面；纳米传感器"电子鼻"主要用于识别食物中的病原体，判定食物是否腐败。

（六）纳米技术在开发新型食品上的应用

食品工业是纳米技术应用的一大领域，作为一种新型食品高新技术加工方法，在许多新型食品的开发加工上得到了广泛的应用。

1. 纳米微粒食品　采用纳米技术进一步细化食品，可开发新型食品。如广泛应用于食品工业的菊粉（一种低聚果糖），既可改善产品风味，又可增加产品的保健功能。每日摄食一定量的菊粉，对控制体重、改善肠胃功能、提高免疫力等均有帮助，若制成纳米级菊粉并将其添加到食品中去，将有益于人体的健康。

2. 纳米保健食品　保健食品在改善人体内环境、提高机体免疫力、抵抗疾病和延缓人体衰老等方面具有重要作用。如具有辅助治疗作用的特殊食品钙制剂、锌制剂、铁制剂等。然而在实际的食用过程中也遇到一些问题，如有些保健品难溶于水，不利于人体吸收；有些保健品存在着在体内的活性较低，保健功效不显著等问题。将纳米技术应用于其中可有效解决这些问题。此外,研究人员正在将生物技术、纳米技术和食品工程技术结合起来,研发各种新概念保健品。如口腔保健喷雾剂,即利用生物工程技术提取动植物中可食抗菌物质,经纳米化、食品化制成,具有清咽润喉、除味防蛀、消除口腔病菌、防止口腔溃疡等功效。该口腔喷雾剂采用纯天然成分,清新甘凉,且无任何毒副作用,安全可靠,效果显著。

3. 其他食品的开发　将纳米科技用于螺旋藻(一种最优质蛋白食品),对其进行破壁处理,不仅可以使资源得以最充分利用(包括细胞壁的营养成分),而且其应用范围会更加广泛。另外,在饮用茶的过程中,常规的冲泡方法不能使茶叶中的营养成分全部被人体吸收。一些难溶或不溶成分如维生素 A、维生素 E、维生素 K 及绝大部分蛋白质、矿物质等仍留于茶渣中。若采用纳米技术将茶叶进行粉碎,制成纳米级茶叶粉,则可大大提高营养成分的利用率,并利于消化吸收。

四、纳米食品可能存在的卫生学问题

(一)原料的主要卫生问题

目前,常见的纳米食品和保健食品有纳米钙、纳米硒、纳米茶、纳米芦荟、纳米花粉、纳米海参、纳米人参、纳米西洋参、纳米胡萝卜等,其制备原料存在的常见的卫生问题主要包括微生物污染、农药残留和有害毒物的污染。

(二)纳米食品性能稳定性问题

纳米食品,尤其是纳米保健品由于量子尺寸效应和表面效应,可能使其理化性质、生物活性等方面发生改变,可表现出常态下所没有的特性,其生理功效可发生改变。纳米状态下的保健食品功能有可能增强,也可能减弱,还有可能出现新功效,且其毒副作用程度亦可能有相应的变化,这种纳米化后保健食品有效成分和功能的不确定性,将给其质量控制带来隐患。

(三)纳米食品的质量与储存

纳米食品由于粒度超细,其表面效应和量子效应显著增强,使它的有效成分具备高能级的氧化或还原潜力,可能与环境中和食品中的其他成分发生反应,从而影响其稳定性,因而增加了保质和储存的困难。

(四)纳米食品的安全性

纳米技术作为引领下一代科技发展的崭新技术而备受期待,但是,当人们将宏观物体粉碎成纳米级超微颗粒后,虽然没有发生化学反应转变成其他物质,但是物质的强度、韧性、扩散率等很多方面的性质和宏观物质比较均发生根本性改变,具有许多与常规物质完全不同的性质。至少有两点需要引起重视,一是纳米颗粒甚小,它们有可能够进入人体中那些大颗粒材料所不能抵达的区域,如健康细胞;二是在纳米量级,材料的性质会有所不同。越来越多的证据显示,某些纳米材料会对环境、人体健康和安全造成危害。同样,纳米食品也可能对接触人群和环境产生危害,可能表现在以下几个方面。

1. 与人体直接接触或直接进入人体的纳米食品可能会导致特殊的生物效应,这些效应对生命过程和人体健康可能有害。

2. 游离的纳米颗粒可能会穿透细胞,产生毒性。

3. 纳米食品在生产过程中可能进入呼吸道,对肺部产生影响。

4. 纳米食品在生产过程中可能经皮接触,被皮肤吸附,对皮肤产生危害。

5. 残留在环境中的纳米食品由于粒子较小,使它的有效成分具备较高的氧化或还原潜力,极容易与环境中的其他物质发生反应,从而导致其稳定性发生改变,产生不良影响。

6. 纳米食品(尤其是颗粒纳米食品)生产过程可能会对生物链、大气、水体等环境产生影响,因为一种物质被"打碎"成纳米材料后,其性能可能发生意想不到的变化。

(那立欣)

第五篇

食源性疾病及其预防对策

第二十九章

食源性疾病概述

　　食源性疾病是当今世界上分布最广泛、最常见的疾病之一,保守估计全球平均每年患病人次至少十亿以上,我国每年食源性急性胃肠炎性疾病就诊人数就超过2亿,是当前导致全球人类发病和死亡的重要原因。尽管世界经济水平在不断提高,卫生环境与措施在不断完善,但全球食源性疾病的流行并没有随之得到有效的遏制。流行病学监测发现,即使是发达国家,由弯曲杆菌、单核细胞增生李斯特菌、肠出血性大肠杆菌、霍乱弧菌、沙门菌、志贺氏菌、耶尔森氏菌、诺如病毒、甲肝病毒、朊病毒、隐孢子虫和圆孢子虫等生物因素以及二噁英等化学因素所致食源性疾病,时常以跨地区"集中发生,分散发现"的形式暴发流行。在广大贫穷的发展中国家,形势更是严峻,一些食源性疾病经常卷土重来,局部甚至愈演愈烈,严重危及当地居民的健康和社会的发展

　　食源性疾病的暴发不仅直接影响每一个消费者的健康和广大公众的利益,也对社会政治、经济、贸易、旅游等产生诸多负面甚至破坏性的影响。据估计,美国每年因食源性疾病造成的经济损失高达近百亿美元,5000余例死亡病例;全球仅因腹泻病导致250万5岁以下儿童死亡,而且大多数发生在发展中国家。食品本身存在的致病因子是食源性疾病发生的客观因素,人类不良的饮食和生活习惯是食源性疾病流行的主观因素。随着经济日益全球化和国际食品贸易的日益扩大,食源性疾病的发生已经没有国界。食品及其原料生产与消费的全球化、新的食品加工技术的应用、饮食方式的改变,以及各种新的病原体和传播媒介的出现和流行等,导致食源性疾病时常在全球多地暴发肆虐,成为当今世界最为突出的公共卫生问题,是全球共同面临的严峻挑战。食源性疾病防范,已成为全球公共卫生领域迫在眉睫亟待解决的重要议题。

第一节　食源性疾病

一、概念

　　1. 定义与范畴　食源性疾病(foodborne disease,FBD),从词义分析,意指因食物引起的一类疾病,这类疾病通常是由食物中的病原物随着食物进入人体而引起的一类感染性或中毒性疾病。也就是说,只要是通过食物传播的方式或途径使病原物进入人体并引起的疾病统称为食源性疾病,不管该病是感染性质还是中毒性质的。

　　1984年世界卫生组织(WHO)把通过摄食方式进入人体的各种致病因子引起的、通常具有感染或中毒性质的一类疾病正式定义为食源性疾病。我国2015年新修订的《食品安全

法》规定食源性疾病是指食品中致病因素进入人体引起的感染性、中毒性等疾病。实际上，WHO 及我国对食源性疾病的定义并没有本质的不同，包括三个基本的要素或特征：①传播媒介（vehicle）为食物，即在食源性疾病暴发或传播流行过程中，食物起到了携带和传播病原物的媒介作用；②致病因子（pathogenic agents）是食物中所含有的各种病原物，包括生物性的、化学性的和物理性的致病因子；③临床特征：多以急性病理过程为主要临床特征的感染性或中毒性临床综合征。

随着人类对食源性疾病认识的深入，食源性疾病的范畴也在不断地扩大。食源性疾病不仅包括传统的细菌或真菌及其毒素引起、以及有毒动植物引起的食物中毒和化学性食物中毒，也包括经由食物传染的肠道传染病、人兽共患传染病、食源性寄生虫病以及因真菌毒素、化学性有毒有害污染物如农药兽药残留、重金属及环境持久性有机污染物（POPs）等污染食物或非法添加所引起的各种慢性疾病。此外，由于食物营养不平衡所造成的某些慢性退行性疾病（心脑血管疾病、肿瘤、糖尿病、肥胖症、高脂血症等）、食源性变态反应性疾病等也属于食源性疾病的范畴。甚至有学者主张凡与饮食相关的疾病都应归为食源性疾病。

2. 概念内涵的发展　食源性疾病的概念由"食物中毒"发展而来，但相较于食物中毒，食源性疾病有着更为丰富的内涵，因为食物中毒强调的是非传染性急性、亚急性中毒型或感染型疾病，尽管两者最先实际上指的是同一类疾病。

常言道："民以食为天，食以安为先"。由于食源性疾病通常以食物中致病菌和寄生虫污染引起的疾病为主，而这多与居民缺乏公共卫生知识和食品安全观念落后有关。从总体上看，公民个人卫生观念和习惯养成，国家的卫生状况与卫生体制的完善程度，是防治食源性疾病、增进公众健康的根本，同时也是衡量社会发展水平和社会文明程度的重要标尺。

"病从口入"，是古人对食源性疾病最为朴实的经验总结。《韩非子·五蠹》描述食物不卫生导致疾病："上古之世，民食果蓏蚌蛤，腥臊恶臭，伤肠胃，民多疾病。"东汉医圣张仲景在《金匮要略》中提出防治食源性疾病的措施："秽饭、馁肉、臭鱼，食之皆伤人。……六畜自死，皆疫死，则有毒，不可食之。"隋朝最早提出"饮食中毒"一词："凡人因饮食，忽然困闷，少时致甚，乃致死者，名为饮食中毒，"并提出食物"中毒说"、"相克说"、"食气相恶"和"食味不调"等观点，强调不吃腐败变质食物，指出饮食卫生的重要性，在唐朝还规定了处理腐败食品的法律准则。我国民间常用的盐腌、糖渍、烟熏、风干等保存食物的方法，实际上正是探索通过抑制微生物的生长而防止食物的腐烂变质的方法。然而，在 17 世纪以前，受当时科学技术条件的限制，以及"不干不净吃了没病"、"吃的邋遢做得菩萨"等传统观念的限制，人们对食物中毒与食源性疾病的认识仅停留在对发病现象的感性认识上，对其发病本质和确切病因缺乏科学深入的了解，公众的卫生意识并没有真正被肆虐无常、夺命无数的食源性疾病所唤醒。

17 世纪后叶至 19 世纪中叶，随着临床医学与流行病学的建立与发展，以及微生物科学的发展，人们逐步认识到环境中微生物的存在及其对食物的污染，阐明食物和饮水在疾病传播中的媒介作用，开始意识到食物中化学物质或非化学物质可以意外或人为地污染食物及其危害，对食品卫生终于有了较为全面的认识。1854 年，Snow J. 运用流行病学方法首次确定饮水与霍乱传播有关；1856 年，Budd W. 率先提出伤寒可通过人的粪便污染牛奶或饮水而传播;这些病因学假说后来陆续经病原学检验得到证实。1877 年,著名微生物学家巴斯德(Pasteur L.)首次证实炭疽杆菌是引起炭疽的病因,并于次年提出传播性疾病(communicable diseases)的细菌病原说。从 19 世纪中叶开始,众多学者应用 Koch R. 建立的细菌培养技术发现了几乎所有传播性疾病的病原体,极大地推动了传播性疾病的流行病学调查研究,并对 19 世纪后期以食物中毒或食源性疾病病原菌为主要研究内容的食品卫生学的建立与发展奠定了坚实的科学基础。

19 世纪中叶至 20 世纪医学检验技术的迅速发展,推动人们对以往认为是“有毒”的食物所含有的各种病原物质有了充分的认识,并按有关病原物质的性质和类别对中毒食物进行科学、系统地分类。这种以病原生物理论为基础的传染病预防和公共卫生的观念逐渐改变了传统的建立在经验和思辨推理上的疾病观,隔离、检疫、消毒、灭菌、讲究环境卫生等概念开始为人们所熟悉,并推动人类从“个人卫生学”到“社会卫生学”革命性转变,使人类在学习和提高自己对外部环境控制能力的现代化过程中催生了以政府为主导的现代公共卫生文明,食源性传播性疾病在全球尤其是发达国家得到了良好的控制。

随着人口不断增长和工业化、城市化的发展,加剧了资源的过度开发、生态的破坏和环境的污染,农用化学物质施加和工业废弃物的排放量不断增加,使人类的生存环境和食物的生产环境更加恶化,水体中有机物污染、重金属在农畜水产品中富集,通过食物进入人体而损害健康。农业和食品工业的一体化和科技的发展,以及全球化食品贸易的发展,食品的生产加工、流通和制作方式的改变,新原料、新技术、新工艺的应用等存在的食品安全风险将增加食源性疾病发生的危险性。一些传统病原体发生变异,更关键的是新发病原体如引起牛海绵状脑病(或“疯牛病”)和重症急性呼吸综合征(SARS)的朊病毒、冠状病毒 SARS-CoV 等不断出现,无论在发达国家还是在发展中国家,食源性疾病开始出现新的变化,一些曾经得到良好控制的传染性食源性疾病死灰复燃,卷土重来,局部地区甚至愈演愈烈并远距离迁徙传播,而新发食源性疾病似乎总是层出不穷,防不胜防。全球食品安全与公共卫生形势没有随着社会的发展而好转,食品因污染而产生的“隐形”慢性危害如致癌、致畸、致突变效应日益引起人们的关注,食源性疾病的内涵相对于食物中毒有了更多的扩展。

20 世纪中叶后,科学技术与现代工农业的迅猛发展使物质得到极大的丰富,给人类生活、生产带来巨大便利,推动了社会的进步,提高了人类生活质量,人们更加关注自身健康;但与此同时因吸烟、酗酒以及膳食结构不合理、不当的食物摄取方式和营养过剩等使人类罹患肥胖、糖尿病、心脑血管疾病、癌症的危险性大大增加,与饮食有关的非传染性慢性病已经或正在成为人类健康新的“杀手”。为此,食源性疾病的内涵进一步扩展,涵盖到营养相关性慢性非传染性疾病。

二、分类

如前所述,食源性疾病起源于食物中毒,但现代食源性疾病的范畴远远不止食物中毒,按照病症特别是病原物的性质,食源性疾病通常分为以下几种类型:

1. 食物中毒(food poisoning) 细菌或细菌毒素、真菌或真菌毒素污染食品后,可引起细菌性和真菌性食物中毒。细菌性和真菌性食物中毒统称为生物性食物中毒,症状可以是由微生物感染引起,也可以是其产生或分泌物细菌或真菌毒素引起,是食物中毒中最多见的类型。除此之外,还有化学性病原物如亚硝酸盐、农药或兽药残留引起的食物中毒和有毒动植物如河豚鱼、毒蕈、发芽马铃薯引起的食物中毒等。根据 WHO 的相关定义,食物中毒属于急性或亚急性非传染性食源性疾病。

2. 食源性肠道传染病(foodborne intestinal infectious diseases) 引起食源性肠道传染病的病原菌主要有弧菌科的霍乱弧菌和肠杆菌科的沙门菌、志贺菌等。人食用了被上述细菌污染了的食品后,可患肠道传染病,如霍乱、伤寒和副伤寒、痢疾。细菌污染食品后是引起肠道传染病还是食物中毒,取决于病原菌的传染性,同一属中不同种、甚至不同型的病原菌致病性和传染性不同,如伤寒、副伤寒沙门菌引起的具有传染性的伤寒和副伤寒属于肠道传染病,肠炎沙门菌引起的急性肠炎不具有传染性,属于食物中毒。除肠道症状外,有些病原菌还会引起一些其他的症状,如李斯特菌会引起脑膜炎、败血症和孕妇流产或死胎等,空肠弯曲菌会引起格林-巴利综合征,出血性大肠埃希菌 $O_{157}:H_7$ 会引起溶血性尿毒综合征。

3. 人兽共患传染病(anthropzoonoses) 系指人类和脊椎动物(主要为人类饲养的畜禽)之间自然感染与传播的一类疾病,病原体包括由病毒、细菌、衣原体、立克次体、支原体、螺旋体、真菌、原虫和蠕虫等,这些病原体既可存在于动物体内,也可存在于人体内;既可由动物感染给人,也可由人传染给动物。大多数人畜共患传染病都是由动物传染给人,由人传染给动物的比较少见。畜禽或野生动物患炭疽、鼻疽、结核、布氏杆菌病后,人类接触与食用可引起人体患病,通过摄入被朊病毒(prion)污染的食物可引起传播性人海绵状脑病和人类新型克-雅病。

4. 食源性寄生虫病(foodborne parasitic diseases) 是一类通过饮食传播的人体寄生虫病。广义的食源性寄生虫病即食(饮)用被感染期寄生虫污染的食物、水源而引起人体感染的寄生虫病。根据寄生和污染食物种类划分,大体可分为鱼源性寄生虫病、螺源性寄生虫病、肉源性寄生虫病、两栖类与爬行类寄生虫病、植物源性寄生虫病和昆虫类寄生虫病。

5. 食物过敏(food allergy) 又称食物超敏反应(food hypersensitivity),是指食物进入人体后,机体产生异常免疫反应,导致机体生理功能的紊乱和(或)组织损伤,进而引发一系列临床症状的过敏性疾病。食物过敏和食物不耐受(food intolerance)都属于食物引起的个体特异性的不良反应(adverse reaction to food),但两者的发病机制不同。食物过敏是人体对食物中抗原物质产生的由免疫介导的不良反应。而食物不耐受不涉及免疫机制,通常由消化酶缺乏所致,最常见的是乳糖不耐受。引起食物过敏的食物主要有奶类、蛋类、花生等坚果类、豆类、鱼类等。

6. 其他 由食物中有毒有害污染物所引起的慢性中毒性疾病,以及因膳食结构不合理、不当的食物摄取方式和营养过剩等使人类罹患肥胖、糖尿病、心脑血管疾病、癌症等也归属于食源性疾病的范畴。

三、引起食源性疾病的致病因子

目前已知有 200 多种疾病可以通过食物传播。食源性疾病的致病因子极其复杂多样,已报道的食源性疾病致病因子有 250 种之多,包括细菌、病毒、原虫、吸虫、绦虫、线虫、生物毒素及各种化学污染物等,其中大部分为细菌、病毒和寄生虫引起的感染性疾病。其他为毒素、金属污染物、农药等有毒化学物质引起的中毒性疾病。按照致病因子的化学性质,食源性疾病的致病因子可分为如下三大类。

1. 生物性致病因子　引起食源性疾病的生物性致病因子主要有微生物及其产生的毒素、寄生虫以及有毒动植物本身所含有的生物类毒素,其中以微生物尤其是细菌及其毒素最为常见。

（1）细菌及其毒素:细菌及其毒素是引起食源性疾病最重要的病原物。包括:①引起细菌性食物中毒的病原菌,如沙门菌、大肠埃希菌、副溶血弧菌、金黄色葡萄球菌等,可引起感染型或毒素型食物中毒;②引起人类肠道传染病的病原菌,如致痢疾的志贺菌、致霍乱的霍乱弧菌等;③引起人兽共患病的病原菌,如炭疽杆菌、鼻疽杆菌、结核杆菌、布鲁氏杆菌等,可通过其感染的食物进入人体而致病。

（2）寄生虫和原虫:可引起人兽共患寄生虫病的有囊尾蚴（绦虫的幼虫）、毛线虫（旋毛虫）、弓形虫、华支睾吸虫、肺吸虫、溶组织内阿米巴（entamoeba histolytica）原虫等。

（3）病毒和立克次体:是婴儿秋季腹泻的常见病毒,也是成人及其他人群食源性疾病的常见病原,如轮状病毒、柯萨齐病毒、埃可病毒、腺病毒、冠状病毒、诺如病毒、肝炎病毒、口蹄疫病毒、脊髓灰质炎病毒、朊病毒（蛋白性传染颗粒）等。

（4）有毒动物及其毒素:河豚鱼体内的河豚毒素、某些海鱼鱼体中的雪卡毒素、贝类中的石房蛤毒素等,除此之外,还包括动物食物储存时产生的毒性物质,如鱼体不新鲜或腐败时所形成的组胺。

（5）有毒植物及其毒素:如果仁中的有毒物质、苦杏仁及木薯中的氰苷类、粗制棉籽油中所含的毒棉酚、四季豆中的皂素、鲜黄花菜中的类秋水仙碱、马铃薯在贮存时其芽眼处产生的龙葵素、蔬菜不新鲜或低盐腌渍过程中产生的亚硝酸盐等。

（6）真菌毒素:包括黄曲霉毒素、伏马菌素、脱氧雪腐镰刀菌烯醇、雪腐镰刀菌烯醇、玉米赤霉烯醇、T-2 毒素、棕曲霉毒素以及展青霉毒素等。

2. 化学性致病因子　引起食源性疾病的化学性致病因子涉及范围广,污染情形复杂,所引起的食源性疾病也因污染物的性质与暴露剂量不同而有很大的差异,但不会引起传染性疾病。依来源或产生途径,化学性致病因子主要包括:①食品本身生产加工如腌渍、烟熏、烘烤、油炸等过程中产生的多环芳烃、N-亚硝基化合物、杂环胺、丙烯酰胺等有毒有害物质;②食品生产加工过程中非法添加的化学物（苏丹红、三聚氰胺）、滥用（超量、超范围）的食品添加剂、过度使用并残留在食品中的农药、兽药等;③环境污染物向食品迁移,如工业"三废"排放的有毒金属（铅、砷、镉、汞等）、有机污染物（多环芳烃、多氯联苯、二噁英、酚等）等对食品的间接污染;④生产加工设备、运输工具、食品容器、包装材料中的有毒有害物质迁入到接触的食品中。

3. 物理性致病因子　主要来源于放射性物质的开采、冶炼、国防以及放射性核素在生产活动和科学实验中使用时,其废物不合理的排放及意外性的泄漏,通过食物链的各个环节污染食品,尤其是半衰期较长的放射性核素^{131}碘、^{90}锶、^{89}锶、^{137}铯污染食品,引起人体慢性损害及远期的损伤效应。此外,物理性致病因子还包括食品及其原料生产、加工、储藏、运输、销售过程中混入的杂物,如农作物中混入的毒草籽及坚硬锋利的铁钉、钢针、砂石,以及食品掺杂制假时加入的有毒有害异物等。

常见食源性疾病的致病因子及临床表现、中毒食品如表 29-1-1 所示。

表 29-1-1 常见食源性疾病的致病因子、临床表现和中毒食品

致病因子	疾病类型	症状(潜伏期)	常见食物
产气荚膜梭菌	细菌性毒素介导的感染	剧烈腹痛和严重腹泻(8~22小时)	香料、肉汁和未正确冷却的食物(特别是肉类和油腻食物)
蜡样芽胞杆菌	细菌性中毒或毒素介导的感染	1)腹泻型:腹绞痛(8~16小时) 2)呕吐型:呕吐、腹泻、腹绞痛(30分钟~6小时)	1)腹泻型:肉、奶、蔬菜 2)呕吐型:米、含淀粉食物、谷类、加工后的谷类食品
产志贺样毒素大肠杆菌	细菌性感染或毒素介导的感染	血性腹泻,严重的病例出现肾衰竭和溶血性尿毒综合征(HUS)(12~72小时)	半熟的汉堡、生牛奶、未经巴氏消毒的苹果酒、莴苣
单核细胞增生李斯特菌	细菌性感染	1)健康成人:流感样症状 2)高危人群:败血症、脑膜炎、脑炎、先天缺陷 3)死产(1天~3周)	生牛奶及奶制品、生畜肉、冷藏的即食食品、热狗等经过加工的即食肉类食物、生蔬菜和海产品
弧菌属	细菌性感染	头痛、发热、寒战、腹泻、呕吐、严重的电解质丢失、胃肠炎(2~6小时)	生的或不正确的烹调的鱼类和甲壳类食物
金黄色葡萄球菌	细菌性中毒	恶心、呕吐、腹绞痛、头痛(2~6小时)	制备时与人接触的食物;经烹调或加工过的食物
空肠弯曲菌	细菌性感染	水性、血性腹泻(2~5天)	生鸡肉、生牛奶、生畜肉
沙门菌属	细菌性感染	恶心、发热、呕吐、腹绞痛、腹泻(6~48小时)	生畜肉、生禽肉、鸡蛋、牛奶、奶制品
志贺菌属	细菌性感染	细菌性痢疾、腹泻、发热、腹绞痛、脱水(1~7天)	制备时与人接触的食物:沙拉、生蔬菜、牛奶、奶制品、生禽肉、非饮用水、即食肉类食品
诺如病毒	病毒性感染	呕吐、腹泻、腹痛、头痛、低热(24~48小时)	污水、污染的饮用水;污染的沙拉配料、生蛤、牡蛎
甲型肝炎病毒	病毒性感染	发热、恶心、呕吐、腹痛、乏力、肝大、黄疸(10~50天)	制备时与手接触的食物;被污染的水
轮状病毒	病毒性感染	腹泻(婴幼儿尤其如此),呕吐,低热(潜伏期1~3天;症状持续4~8天)	污水、被污染的洁净水、沙拉配料及不熟的海产品
食物致敏原	变态反应,通常涉及皮肤、口腔、消化道或气道	皮肤:荨麻疹、皮疹和瘙痒 口腔:嘴唇和舌头肿胀和瘙痒 消化道:呕吐和腹泻 气道:呼吸困难、喘鸣	食物包括:牛奶、鸡蛋、小麦、坚果、鱼和甲壳类
组胺(鲭精毒素)	源自产组胺菌的青皮红肉鱼	眩晕、嘴部烧灼感、面部皮疹或荨麻疹、口中的辛辣味、头痛、瘙痒、流泪、流涕(1~30分钟)	金枪鱼、鲯鳅、竹荚鱼、沙丁鱼、凤尾鱼、琥珀鱼、鲍鱼

续表

致病因子	疾病类型	症状(潜伏期)	常见食物
霉菌毒素	中毒	1) 急性发作:出血、体液淤积,可能发生死亡 2) 慢性发作:长时间小剂量致癌	霉变的谷粒、玉米及其制品、花生、山核桃、核桃和牛奶
麻痹性贝类毒素	中毒	嘴唇、舌头、上下肢和颈部麻木;肌肉协调能力丧失(10~60分钟)	污染的贻贝、蛤、牡蛎、扇贝
雪卡毒素(ciguatoxin,CTX)	来源于热带水体中摄入有毒藻类的鱼类	眩晕,冷热交替,腹泻,呕吐(15分钟~24小时)	鲶鱼、梭鱼、红鳍笛鲷、狗鱼、鲭、鳞钝、礁鱼等有鳍鱼类
鼠弓形虫	寄生虫感染	轻病例会出现淋巴结肿大、发热、头痛和肌肉痛;严重病例会产生眼睛或脑部的损害	生畜肉、生蔬菜和水果
蓝氏贾第鞭毛虫	寄生虫感染	接触后1周内出现腹泻	被污染的水
小球隐芽胞虫	寄生虫感染	摄入后1周内出现严重的水性腹泻	被污染的水;被患病工人污染的食物
旋毛虫	蠕虫引起的寄生虫感染	恶心、呕吐、腹泻、出汗和肌肉酸痛(2~28天)	未熟透的猪肉制品和野生动物肉(熊,海象)
异尖属线虫	寄生虫感染	咳嗽、呕吐(1小时~2周)	生的或未熟透的海产品;特别是底栖鱼类
圆孢子虫	寄生虫感染	水性和暴发性腹泻、没有食欲和胀气(1周)	水、草莓、蓝莓和生蔬菜

四、食源性疾病的流行与监测

食源性疾病是当今世界上分布最广泛、最常见的疾病之一,无论在发达国家还是在发展中国家,食源性疾病都是一项重要的公共卫生问题。

1. 食源性疾病的流行情况　虽然多数国家都已建立了疾病报告系统,但针对食源性疾病监测并不完善,因此食源性疾病的全球发病率很难估计。美国是食源性疾病监测系统最完善、有关食源性疾病资料报道最多、最完整的国家。根据1996年建立的食源性疾病主动监测网络(foodborne diseases active surveillance network,FoodNet)报告数据,结合法定传染病监测系统(National Notifiable Disease Surveillance System)和公共卫生实验室信息系统(Public Health Laboratory Information System)等方面的信息,Mead PS估计美国当时每年有7600万人患食源性疾病,其中32.5万人因此住院,5000人因此死亡,约1400万病例由已知的病原体引起,6200个病例病原不明。

2011年美国针对31种主要病原物的主动和被动监测系统数据分析显示,每年食源性疾病发病940万例,住院55 961例,死亡1351人,诺瓦克病毒是最主要病原体,58%的发病由此引起;其次是沙门菌、产气荚膜杆菌,导致的发病人数比例分别是11%、10%;而沙门菌感染相关的住院率和死亡率最高(分别为35%和28%)。然而,同期未查明病原物的食源性疾病发病估计为3840万,住院患者和死亡患者分别为71 878人和1686人。

2015年,美国食品药品监督管理局(FDA)、疾病控制和预防中心(CDC)及美国农业部食品安全检验局(FSIS)针对沙门菌、大肠杆菌O_{157}、李斯特菌、弯曲杆菌四大食源性细菌的来源评估发布了联合研究报告。报告显示,在美国每年这四个病原体导致190万例食源性疾病。调查发现80%以上的大肠杆菌O_{157}疾病是由污染的牛肉和蔬菜类(叶菜类)引起。沙门菌病广泛来源于各类商品,77%涉及果实类的蔬菜(如西红柿)、鸡蛋、水果、鸡肉、牛肉、豆芽和猪肉。近75%的弯曲杆菌疾病来源于乳制品(66%)和鸡肉(8%),大多数疾病暴发来源于原奶或原料奶、生奶酪等。超过80%的李斯特菌来源于水果(50%)和乳制品(31%)。

我国于2001年建立了食源性疾病监测网,开始进行食源性疾病的全国性网络监测。2004—2006年监测网地区共收到食源性疾病事件报告1726起,累计发病39 043人,死亡173人;其中暴发事件1691起,累计发病39 008人,死亡160人。食源性疾病的致病原因,按事件数和患者数进行排位,其顺位为微生物性病因、化学物、动植物,其2006年微生物病因占暴发事件总数的48.3%、发病总人数的63.3%,化学物占暴发事件总数的24.8%、发病总人数的15.5%,动植物占暴发事件总数的23.5%、发病总人数的17.7%。

然而,根据WHO估计,世界各国食源性疾病的漏报率都很高,发达国家的漏报率为95%,发展中国家则更高。中国疾病预防控制中心通过分析2003—2008年中国细菌性食源性疾病监测结果,推算出当时监测漏报率为99.992%。卫计委2011年对上海、江苏、浙江、江西、广西、四川6省39 686人以家庭为单位进行每两周一次为期一年的调查,询问其腹泻发生情况与原因,发现急性胃肠炎的发病率为0.56次/人年,因食物引起的急性胃肠炎发病率为0.157次/人年。据此推测全国约有7.48亿人次发生急性胃肠炎,4.2亿人次因病就诊,其中2亿多人次(约三分之一)的急性肠胃炎由食物引起,相当于每6个人中有1人发生食源性疾病。

2. 食源性疾病高发的原因　食源性疾病高发,局部地区或年份呈现增加趋势,原因有以下几个方面:

(1) 环境污染使在食品(原料)生产、运输、储藏、加工、销售以及餐桌等环节受到生物性和化学性污染的机会明显增加。随着农用化学物质的大量施用和工业废弃物排放量的不断增加,随之带来的环境问题日益突出。大气污染、水体(包括地下水)污染、土壤污染、放射性物质污染等都势必影响到食品安全,导致食源性疾病的流行。水源病原微生物的污染曾数度引起霍乱、伤寒在全球大面积的暴发流行,近年来水源的重金属污染、农药污染、持久性有机物污染及水体的富营养化,已引起越来越多的关注。农药、化肥的大量施用,未经严格处理工业"三废"大量排放,导致大气和土壤污染日益严重。除直接污染外,大量的环境化学污染物可生物富集于各种动、植物性食物(原料),导致食源性疾病的普遍发生。

(2) 传统病原变异和新病原的不断出现,导致一些传统的食源性疾病"死灰复燃",新发食源性疾病不时暴发,全球食品安全形势依旧不容乐观。由于抗生素的不合理使用,近年来耐药菌越来越多,耐药程度越来越高,耐药菌感染的治疗和食源性疾病的防控面临极大挑战。如对氨基比林、氯霉素、链霉素、磺胺和四环素5种抗生素高度耐药的鼠伤寒沙门菌DT104曾在英、美等国数度肆虐。2013年3月至2014年7月,美国鸡肉耐药性海得尔堡禽沙门菌污染引起涉及29个州及波多黎各、634人感染、200多人入院治疗的严重疫情。该疫情调查历时 18 个月,成为美国 CDC 历史上最长的疫情调查之一。2004 年 9 月,我国细菌耐药性监测网(CHINET)正式运行。2012 年 CHINET 收集的 72 397 个临床菌株的监测结果发现,金黄色葡萄球菌和凝固酶阴性葡萄球菌中甲氧西林耐药株(MRSA 和 MRCNS)的检出率分别为 49.7% 和 77.1%,大肠埃希菌、克雷伯菌和奇异变形杆菌中产超广谱 β-内酰胺酶(ESBLs)的菌株分别为 55.3%、33.9% 和 20.7%,导致青霉素类、第三代头孢菌素类(头孢噻肟、头孢他啶、头孢哌酮、头孢曲松等)、单环 β-内酰胺类抗生素(氨曲南)耐药。一些新发现的病原物如 SARS 病毒、朊病毒等使食源性疾病的防控形势更趋严峻。

(3) 生活与消费方式的改变,易感人群的增加,也为食源性疾病的肆虐无常提供了便利。随着生活节奏的加快,越来越多的人选择外出就餐和街头食品,生食海鲜、鲜榨果蔬汁使食源性病原微生物感染的机会明显增加。据美国 CDC 报道,2013 年美国有 104 例因生食牡蛎或蛤蜊感染副溶血性弧菌,631 例患者因生食新鲜水果和蔬菜(沙拉)感染环孢子虫。尽管新鲜水果、蔬菜是健康饮食的重要组成部分,但也是大肠杆菌 $O_{157}:H_7$、单核细胞增生性李斯特菌和沙门菌的常见载体,直接生吃容易引起相应的感染。由于全球人口老龄化,营养不良、HIV 感染等导致免疫力低下或缺陷,食源性疾病易感人群迅速扩张。相对于其他健康人群,这类免疫力低下或缺陷人群对食源性感染更易感,且死亡率高。

(4) 贸易、旅游、食品(原料)供应全球化增加了食源性疾病跨地区、跨国界传播的危险性。食品是一种主要的贸易商品,也是食源性疾病传播的重要媒介。由于世界人口迅猛增长和分布不均,大量人口从农村流向城市、从贫国向富国迁徙,人口的快速流动与日益集中,以及移民、难民的涌入给当地生态系统、食物供应系统、废弃物处理系统带来巨大的压力,也给病原物在当地甚至全球迅速扩散以可乘之机,而地震、水灾等自然灾害则常使食源性疾病在局部暴发流行。

(5) 食品卫生监督手段的落后及政府投入的不足,经济与科技发展不足,影响到各种卫生措施的落实以及食源性疾病的及时发现和控制,导致食源性疾病暴发流行时应对不力、举措不当,也是发展中国家食源性疾病不断上升的重要原因之一。

3. 食源性疾病的监测　无论在发达国家还是在发展中国家,食源性疾病都是重要的公共卫生问题,而建立行之有效的食源性疾病监测系统,特别是主动监测系统,是解决日趋严重的食源性疾病的关键。目前,美国、丹麦、英国、德国、澳大利亚等发达国家已建立了完善的食源性疾病监测系统。

(1) 食源性疾病的常规监测系统:从 20 世纪初以来,许多国家或地区纷纷以立法的形式将本国或本地区具有重要公共卫生意义的传染病(包括经由食物传播引起暴发或流行的疾病)列为法定报告的疾病。食源性疾病的常规监测主要由临床病例报告、实验室病例报告和暴发事件调查报告 3 个互有联系又相对独立的监测系统组成。1962 年,美国 CDC 建立了沙门菌血清分型实验室监测系统,要求从临床分离的沙门菌必须送往州立公共卫生实验室进行血清分型。常规监测系统为追踪受监测的食源性疾病的大体发病趋势、发现已有病原体的暴发提供了一种费用低廉的网络。但是,这一系统对常见病原体的分散暴发不敏感,对散发病例提供的信息很少,且很难发现正在出现的病原体。此外,由于食源性疾病常规监测主要取决于病人是否就诊、医生或实验室是否及时提供诊治报告等一系列因素,其发现的食源性感染病人仅为“冰山一角”,年度报告中的食源性疾病的发病率难免出现人工假象。

(2) 食源性疾病主动监测系统:为了更全面准确地收集有关食源性疾病的发病资料,近年来人们采用主动监测的方法收集有关食源性疾病的发病信息。食源性疾病主动监测系统通常以实验室主动监测为基础,即要求采集的罹患某些病症(如腹泻)的所有就诊病人的临床样品进行某些病原菌的检验,并结合开展相关流行病学调查研究。监测内容包括临床医生有关病症诊治情况调查、临床实验室开展有关病原体分离鉴定工作调查、特定人群有关病症发生情况调查和暴露因素的病例-对照研究等几个方面。

(3) 病原体基因分型监测:1995 年,美国 CDC 应用病原菌的 DNA 指纹图分型检测技术——脉冲场凝胶电泳(Pulsed-Field Gel Electrophoresis,PFGE)分型技术(PFGE 法)组建了病原菌基因分型监测网(PulseNet),从分子和基因水平上开展部分食源性病原菌的监测工作。PulseNet 网络是利用标准化的细菌实验室分子分型技术,通过分布各地的网络实验室的实际检测和监测,建立网络平台及时交流和比对数据。PulseNet 有助于快速发现州内相关病例的聚集,有助于将调查资源集中用于相关最大的病例。其监测结果可用于确定发病与进食的因果关系,也可能使分散在几个州的相关病例联系起来,以发现共同的来源,同时为鉴别呈"分散暴发"和"多点暴发"的食源性疾病暴发事件提供科学依据。正因为如此,PulseNet 在识别发生与特定食物的调查暴发流行及鉴定,从而在食源性疾病暴发流行时的快速识别、分析与特定食物的因果关联和暴发来源,以及食源性疾的预警和控制措施改进中发挥着极为重要的作用。

(4) 跨国食源性疾病国际监测:为加强国际食源性疾病暴发事件的监测和预警的合作,欧盟于 1981 年在美国 Salm-net 的基础上增加了 E. Coli $O_{157}:H_7$ 的监测而建立了以肠道病原菌为主的食源性疾病国际监测协作网(Enter-net)。Enter-net 使国际暴发的识别和调查得以简化,目前该网络包含所有 27 个欧盟国家,以及澳大利亚、加拿大、日本、南非、瑞士和挪威等国。全球沙门菌的监测系统(GSS)是世界卫生组织(WHO)为了控制全球的食源性疾病及加强其成员对食源性疾病及食源性病原菌耐药性的监控能力,于 2000 年建立了全球沙门菌监测网。WHO GSS 由 WHO 的感染性疾病监测与反应部、WHO 食源性疾病监测合作中心、丹麦兽医实验室(Danish Veterinary Laboratory,DVL)等共同负责、运行,主要针对沙门菌及其耐药性进行全球性监测,目前包括了 148 个国家相关机构。

我国从 1952 年相继建立了传染病报告和食物中毒报告制度,2001 年建立了食源性疾病监测网,对食品中的沙门菌、肠出血性大肠杆菌 $O_{157}:H_7$、单核细胞增生李斯特菌、弯曲菌等进行连续主动监测。2004 年 9 月 PulseNet 工作正式启动。目前,我国已在各省(自治区、直辖市)80% 以上的县级行政区域设立食源性疾病监测的哨点医院(接近 2500 家),食品有害因素及污染物的监测网点已覆盖 2100 多个县级行政区域。此外,我国已初步搭建起国家食源性疾病分子溯源网络(TraNet),完成了国家数据库和 30 个省级数据库的建设和网络对接,实现了分子分型图谱的实时上报、在线分析和数据共享。作为食源性疾病监测报告网络的重要组成部分,TraNet 主要对食品中细菌、病毒等食源性疾病致病因素进行识别,不仅可对医院提供的患者标本进行识别,还可对包装食品污染引发的食品安全事件进行病原追踪,为跨省细菌、病毒等食源性疾病致病因素的识别、溯源和污染模式评价提供了坚实的网络平台。

第二节　食　物　中　毒

一、概念

食物中毒(food poisoning)是指摄入含有生物性、化学性有毒有害物质后或把有毒有害物质当作食物摄入后所出现的而非传染性的急性或亚急性疾病。食物中毒属于食源性疾病的范畴,是食源性疾病中最为常见的一大类疾病。

需要注意的是,食物中毒不包括因暴饮暴食而引起的急性胃肠炎、食源性肠道传染病(如伤寒)和寄生虫病(如旋毛虫),也不包括因一次大量或长期少量多次摄入某些有毒、有害物质而引起的以慢性损害为主要特征(如致癌、致畸、致突变)的疾病。

食物中毒的发生源于中毒食品的摄入。中毒食品是指含有有毒有害物质并引起食物中毒的食品。根据食物的属性和中毒食品中有毒有害物质的特点,中毒食品包括以下几类:

(1) 细菌性中毒食品:指含有细菌或细菌毒素的食品。

(2) 真菌性中毒食品:指被真菌及其毒素污染的食品。

(3) 动物性中毒食品,主要有两种类型:

1) 将天然含有有毒成分的动物或动物的某一部分当作食品;

2) 在一定条件下,产生了大量的有毒成分的可食的动物性食品(如鲐鱼等)。

(4) 植物性中毒食品,主要有三种类型:

1) 将天然含有有毒成分的植物或其加工制品当作食品(如桐油、大麻油等);

2) 在加工过程中未能破坏或除去有毒成分的植物当作食品(如木薯、苦杏仁等);

3) 通常情况下无毒可食,但在一定条件下产生了大量的有毒成分的植物性食品(如发芽马铃薯等)。

(5) 化学性中毒食品,主要有四种类型:

1) 被有毒有害的化学物质污染的食品;

2) 指误当作食品、食品添加剂、营养强化剂的有毒有害的化学物质;

3) 添加非食品级的或伪造的或禁止使用的食品添加剂、营养强化剂的食品,以及超量超范围使用食品添加剂、营养强化剂的食品;

4) 营养素发生化学变化的食品(如油脂酸败)。

二、食物中毒的发病特点

食物中毒的发生因食物中所含有的生物性或化学性病原物不同而原因各异,但其发病却具有如下共同特点:

1. 发病潜伏期短(一般数小时,短者甚至只有数分钟),来势急剧,短时间内可能有多人发病,很快形成发病高峰甚至呈暴发流行,但病程通常也较短。

2. 发病与食物有关,病人有食用同一有毒食物史,流行波及范围与有毒食物供应范围相一致,停止该食物供应后,流行即告终止。

3. 中毒病人临床表现基本相似,多以恶心、呕吐、腹痛、腹泻等胃肠道症状为主,也有些中毒患者表现出内脏毒性或神经毒性。

4. 一般情况下,人与人之间无直接传染。发病曲线呈突然上升之后又迅速下降的趋势,无传染病流行时的余波。

三、食物中毒的流行病学特点

作为最常见的一类食源性疾病,食物中毒的原因不同、症状也各异,但一般都具有如下流行病学特点:

1. 季节性　食物中毒发生的季节性与食物中毒的种类有关,如细菌性食物中毒主要发生在 6 ~ 10 月,而化学性食物中毒全年均可发生。2014 年国家卫生计生委通过突发公共卫生事件网络直报系统共收到 26 个省(自治区、直辖市)食物中毒类突发公共卫生事件(以下简称食物中毒事件)报告 160 起,中毒 5657 人,其中死亡 110 人。无论是报告起数、中毒人数,还是死亡人数,均以第三季度(7 ~ 9 月)最高,分别占全年总数的 43.1%、44.4% 和 38.2%。其中报告起数和中毒人数最多的月份是 9 月,分别占食物中毒事件总报告起数和中毒总人数的 17.5% 和 24.3%;死亡人数最多的月份是 6 月,占食物中毒事件死亡总人数的 29.1%。

2. 地区性　绝大多数食物中毒的发生有明显的地区性,如我国沿海省区多发生副溶血性弧菌食物中毒,肉毒中毒主要发生在新疆等地区,霉变甘蔗中毒多见于北方地区,农药污染食品引起的中毒多发生在农村地区等。但由于近年来食品的快速配送,食物中毒发病的地区性特点越来越不明显。

3. 发生原因分布　通常情况下,由微生物引起的食物中毒事件报告起数和中毒人数最多,其次为有毒动植物引起的食物中毒,再次为化学性食物中毒。例如,2014 年微生物性食物中毒事件的中毒人数最多,且均为由沙门菌、副溶血性弧菌、金黄色葡萄球菌及其肠毒素、蜡样芽胞杆菌、大肠埃希菌、肉毒毒素、椰毒假单胞菌、志贺菌、变形杆菌、弗氏柠檬酸杆菌等引起的细菌性食物中毒事件。化学性食物中毒事件的主要中毒因素为亚硝酸盐、毒鼠强、氟乙酰胺及甲醇等。其中,亚硝酸盐引起的食物中毒事件 10 起,占该类事件总起数的 71.4%,毒鼠强引起的食物中毒事件 2 起,氟乙酰胺和甲醇引起的食物中毒事件各 1 起。

4. 病死率　食物中毒的病死率一般较低,但因有毒动植物特别是毒蘑菇引起的高致死率需要予以特别关注。例如,2014 年全国中毒 5657 人,死亡 110 人,病死率为 1.9%;其中微生物、化学性、有毒动植物及毒蘑菇性及不明原因性食物中毒人数分别为 3831、237、780、809 人,死亡人数分别为 11、16、77、6 人,死亡率分别占总死亡人数的 10.0%、14.5%、70.0%、5.5%。由此可见,因有毒动植物及毒蘑菇引起的食物中毒事件死亡人数最多(其报告起数也仅稍低于微生物性食物中毒),病死率高达 9.9%,是食物中毒事件的主要死亡原因,主要中毒因素为毒蘑菇、未煮熟四季豆和豆浆、油桐果、蓖麻籽、河豚鱼、野生蜂蜜、织纹螺。其中,毒蘑菇引起的食物中毒事件占该类事件总起数的 68.9%。

5. 发生场所分布　食物中毒发生的场所多见于集体食堂、饮食服务单位和家庭。近些年,发生在家庭的食物中毒事件报告起数和死亡人数均最多,发生在集体食堂的食物中毒事件中毒人数最多。例如,2014 年卫生计生委关于全国食物中毒事件情况的通报显示发生在家庭的食物中毒事件报告起数和死亡人数分别占食物中毒事件总报告起数和死亡总人数的 50.6% 和 85.5%;发生在集体食堂的食物中毒事件中毒人数占食物中毒事件中毒总人数的 37.8%。

四、食物中毒的分类

引起食物中毒的原因很多,既有生物性因素,也有化学性因素。一般根据病原物的不同,可将食物中毒分为如下 5 类:

1. 细菌性食物中毒　因摄入被致病性细菌或其毒素污染的食物而引起的食物中毒。细菌性食物中毒是食物中毒中最为常见的一类,发病率通常较高,但病死率较低。发病率有明显的季节性,每年 5 ~ 10 月最多见。近年来在我国发生的食物中毒,细菌性病原物多以沙门菌、副溶血性弧菌、金黄色葡萄球菌及其肠毒素、蜡样芽胞杆菌、大肠埃希氏菌、肉毒毒素、椰毒假单胞菌等为主。

2. 真菌及其毒素食物中毒　食用被真菌及其毒素污染的食物而引起的食物中毒。真菌在食物中滋生繁殖并分泌毒素，一般烹调加热处理难以破坏，是引起真菌性食物中毒的根本原因。常见的真菌性食物中毒有黄曲霉毒素中毒、赤霉病麦中毒、霉变甘蔗中毒等。真菌及其毒素食物中毒发病率较高，死亡率也较高，发病的季节性及地区性均较明显，如霉变甘蔗中毒常见于初春的北方。

3. 动物性食物中毒　食用本身含有有毒成分的动物食品而引起的食物中毒，发病率及病死率较高。常见的动物性食物中毒有误食河豚中毒、食用腐败变质的鱼类导致组胺中毒等。

4. 植物性食物中毒　指食用本身含有有毒成分或由于贮存不当产生了有毒成分的植物食物引起的食物中毒，如含氰苷果仁、木薯、菜豆、毒蕈等引起的食物中毒。发病特点因引起中毒的食品种类而异，如毒蕈中毒多见于暖湿季节及丘陵地区，病死率较高。

5. 化学性食物中毒　指食用含有化学性有毒物质的食物引起的食物中毒。发病的季节性、地区性均不明显，但发病率和病死率均较高，如有机磷农药、鼠药、某些金属或类金属化合物、亚硝酸盐等引起的食物中毒。

（刘烈刚）

第三十章

细菌性食物中毒

第一节 概　　述

细菌性食物中毒(bacterial food poisoning),或细菌性食源性疾病(bacterial foodborne diseases),是指因机体摄入被致病性细菌和(或)其毒素污染的食物而引起的一类疾病。细菌性食物中毒是食物中毒中最常见的一类,约占食物中毒总数的一半左右。细菌性食物中毒的发病率通常较高,而病死率较低。

根据国家卫生计生委对全国食物中毒事件的通报,在 2014 年食物中毒事件报告中(160起,中毒 5657 人),微生物性食物中毒事件起数(68 起)和中毒人数(3831 人)最多,分别占食物中毒事件总起数和中毒总人数的 42.5% 和 67.7%,死亡人数 11 人;与 2013 年相比,微生物性食物中毒事件的报告起数(49 起)和中毒人数(3359 人)分别增加了 38.8% 和14.1%,死亡人数(1 人)增加 10 人。

细菌性食物中毒发生的原因可以概括为:①在宰杀或收割、运输、储存、销售过程中,食物受到致病菌的污染;②在适宜的温度、水分活性、pH 和营养条件下存放食物,使食物中的致病菌大量繁殖或产生毒素;③食物未经烧熟煮透、熟食受到食品容器和(或)加工工具的二次污染、生熟交叉污染以及食品从业人员带菌者的污染。食用受致病菌污染的食物达到中毒剂量时,可引起细菌性食物中毒的发生。

一、细菌性食物中毒的分类

(一) 按发病机制分类

根据细菌性食物中毒的发病机制,可将其分为感染型、毒素型和混合型三种类型。

1. 感染型细菌性食物中毒　感染型细菌性食物中毒(foodborne bacterial infection)是指机体摄入含有被某些致病菌(如沙门菌、嗜盐杆菌等)污染且在其中生长繁殖的食物而引起的,或由条件性致病菌(如大肠杆菌、变形杆菌、蜡样芽胞杆菌等)引起的食物中毒。

当机体摄入被致病菌污染的食物之后,致病菌在消化道内继续生长繁殖,依靠细菌的侵袭力附着在肠黏膜或侵入肠黏膜及黏膜下层,引起肠黏膜的充血、白细胞浸润、水肿、渗出等炎性病理变化,导致肠黏膜感染而出现腹痛、腹泻、呕吐等胃肠炎症状。变形杆菌食物中毒就是典型的感染型细菌性食物中毒。

进入肠黏膜固有层的某些病原菌(如沙门菌)可被巨噬细胞吞噬或杀灭,大量死亡的病原菌菌体裂解并能释放出内毒素,后者可作为致热源刺激体温调节中枢而引起体温升高。

内毒素也可与病原菌协同作用于肠黏膜。因此,感染型细菌性食物中毒的临床表现除胃肠道症状外,多伴有发热症状。沙门菌、副溶血性弧菌、变形杆菌、致病性大肠杆菌食物中毒等可引起此型细菌性食物中毒。

2. 毒素型细菌性食物中毒　毒素型细菌性食物中毒(foodborne bacterial poisoning)是指机体摄入被细菌污染且产生了肠毒素的食品后所引起的食物中毒。由于此类中毒是由肠毒素引起的,因此即使是在没有活的致病菌存在的情况下,也能同样导致发病。

某些病原菌(如肉毒梭菌)污染食物并在其中大量繁殖时,可产生引起胃肠炎反应的外毒素(exotoxin)。当达到中毒剂量的外毒素随食物进入机体后,经肠道吸收而导致中毒。毒素型细菌性食物中毒是否发病,取决于摄入的细菌外毒素的量,而与进入机体的病原菌的数量关系不大。毒素型细菌性食物中毒的临床表现,以上消化道综合征(如恶心、呕吐等)为主,很少有发热症状。

毒素型细菌性食物中毒又包括体外毒素型和体内毒素型两种。体外毒素型是指致病菌在食品内已大量繁殖并产生了毒素,机体食入后引起的食物中毒,例如,金黄色葡萄球菌肠毒素中毒、肉毒梭菌毒素中毒等;体内毒素型是指致病菌随食物进入机体肠道之后产生毒素所引起的食物中毒,例如,产气荚膜梭状芽胞杆菌食物中毒、产肠毒素性大肠杆菌食物中毒等。

3. 混合型细菌性食物中毒　混合型细菌性食物中毒(foodborne bacterial infection and poisoning)是指机体摄入含有被致病菌及其毒素污染的食物或致病菌在机体内产生毒素而引起的食物中毒。这类病原菌导致的食物中毒,是细菌对肠道的侵入与所产生的肠毒素协同作用的结果,其发病机制是混合型的。例如,副溶血性弧菌进入肠道后,除侵入肠黏膜引起炎性反应外,还可以通过产生的肠毒素引起急性胃肠道症状。

(二) 按致病菌分类

按照引起食物中毒的致病菌,可将细菌性食物中毒分为:葡萄球菌食物中毒、肠球菌食物中毒、李斯特菌食物中毒、沙门菌食物中毒、大肠埃希菌食物中毒、变形杆菌食物中毒、普罗威登斯菌食物中毒、摩根菌食物中毒、志贺菌食物中毒、小肠结肠炎耶尔森菌食物中毒、副溶血性弧菌食物中毒、河弧菌食物中毒、创伤弧菌食物中毒、气单胞菌食物中毒、类志贺邻单胞菌食物中毒、空肠弯曲菌食物中毒、椰毒假单胞菌酵米面亚种食物中毒、蜡样芽胞杆菌食物中毒、肉毒梭菌毒素食物中毒、产气荚膜梭菌食物中毒等。

(三) 按疾病性质分类

在临床上,可将细菌性食物中毒分为:胃肠型食物中毒与神经型食物中毒两大类。

1. 胃肠型食物中毒　是指食物中的致病菌或其毒素直接作用于胃肠道而引起的、以胃肠道综合征为主的中毒。胃肠型食物中毒一般在 5～10 月较多,7～9 月尤易发生,这与夏季气温高、细菌易于大量繁殖密切相关。常因食物不新鲜或病死牲畜肉储存或烹调不当、剩余食物未加热或加热不彻底、生熟食品交叉污染而引起。

2. 神经型食物中毒　是由于进食含有外毒素(如肉毒梭菌毒素)的食物而引起的急性中毒疾病。临床上以恶心,呕吐及中枢神经系统症状(如眼肌及咽肌瘫痪)为主要表现。如抢救不及时,病死率较高。

二、细菌性食物中毒的特点

(一) 潜伏期短,发病急骤

细菌性食物中毒的潜伏期为几小时到一昼夜,平均十几个小时,发病时间取决于摄入机体的致病菌数量。机体摄入病原体后，常呈突然地和集体地暴发，没有人传染人的现象。

潜伏期超过72小时的病例可基本排除食物中毒。侵袭性细菌（如沙门菌、副溶血弧菌、变形杆菌等）引起的食物中毒，潜伏期一般为16~48小时；金黄色葡萄球菌食物中毒由食物中的肠毒素引起，潜伏期1~6小时；产气荚膜杆菌进入人体后产生不耐热肠毒素，潜伏期8~16小时。

（二）发病率高，病死率差异大

在各类食物中毒中，细菌性食物中毒的发病率最高，其病死率因病原体而异。常见的细菌性食物中毒，如沙门菌、葡萄球菌、变形杆菌等食物中毒，病程短、恢复快、预后好、病死率低，多数在2~3日内自愈；而李斯特菌、小肠结肠炎耶尔森菌、肉毒梭菌、野毒假单胞菌酵米面亚种等引起的食物中毒的病死率通常较高（约为20%~100%），且病程长、病情重、恢复慢。

（三）症状典型，常伴有发热

多数表现为急性肠胃炎的症状，大部分伴有发热。发病者与食入同一被病原体污染的食物有明显关系，中毒原因排除后不再有新病例发生。

（四）发病季节明显，地区差异较大

细菌性食物中毒全年皆可发生，但一般在夏秋季节高发。随着全球气候变暖、自然灾害增多以及气候异常，一些新的病原菌引起的细菌性食物中毒的报道也在增加，且无明显的季节性差别，对人类健康构成极大威胁。

受环境因素、经济因素和地理位置的影响，各地区细菌性食物中毒的发生存在地域性差异。在我国东南沿海地区，由于水产品丰富，且居民有生食海鲜的习惯，致使副溶血性弧菌、河弧菌、霍乱弧菌等引起的细菌性食物中毒较多；沿海地区居民摄入动物性食品的机会较多，因此沙门菌属、变形杆菌属引起的细菌性食物中毒机会也较多。而在内陆地区，葡萄球菌、蜡样芽胞杆菌、大肠菌科引起的食物中毒较多。

（五）中毒食物多为动物性食品

引起细菌性食物中毒的食物主要为动物性食物，例如畜肉、禽肉、鱼、奶、蛋类等；豆制品、面粉类等在厌氧条件下的发酵制品，可引起肉毒梭菌食物中毒。此外，剩饭、米糕、米粉等植物性食品可引起金黄色葡萄球菌、蜡样芽胞杆菌等食物中毒。

三、细菌性食物中毒的临床表现及诊断

（一）临床表现

细菌性食物中毒的临床表现以急性胃肠炎为主，如恶心、呕吐、腹痛、腹泻等。腹泻严重者，可导致脱水、酸中毒、甚至休克。侵袭性细菌（如侵袭性大肠杆菌、空肠弯曲菌、耶尔森菌、鼠伤寒杆菌等）引起的食物中毒，常伴有发热、腹部阵发性绞痛和黏液脓血便。细菌毒素引起的细菌性食物中毒，常无发热。

例如，葡萄球菌食物中毒，患者呕吐比较明显，呕吐物含有胆汁，有时带血和黏液，腹痛以上腹部和脐周多见，腹泻频繁，多为黄色稀便和水样便。沙门菌食物中毒，患者体温可达38~40℃，可表现为恶心、呕吐、腹痛、无力、全身酸痛、头晕等；粪便可呈水样，有时有脓血、黏液；严重病例可发生抽搐、甚至昏迷；老、幼、体弱者若不及时抢救，可发生死亡。

再如，肉毒毒素食物中毒与一般细菌性食物中毒不同。肉毒中毒（botulism）的主要症状为头晕、头痛、视力模糊、眼睑下垂、张目困难、复视，随之出现吞咽困难、声音嘶哑等，最后可

因呼吸困难而死亡。患者消化道症状,如恶心、呕吐、腹痛等多不明显,而以中枢神经系统症状(如眼肌及咽肌瘫痪)为主要表现。患者一般体温正常、意识清楚。

(二) 诊断与鉴别诊断

细菌性食物中毒的诊断,主要依据流行病学资料、患者的潜伏期和中毒表现以及实验室诊断资料,查明引起中毒的食物及其具体原因。

1. 流行病学资料 符合细菌性食物中毒的流行病学特点。

(1) 发病有明显的季节性:多见于夏秋季,在 5 ~ 10 月较多,7 ~ 9 月尤易发生,这与夏季气温高、细菌易于大量繁殖密切相关。肉毒毒素中毒则多见于蔬菜供应淡季;

(2) 共同暴露史:发病急,短时间内同时发病。往往是共同用餐者一起发病,发病范围局限于食用某种中毒食品的人群。

2. 临床诊断资料 潜伏期和中毒表现符合细菌性食物中毒的临床特征。

(1) 胃肠型食物中毒:患者以恶心、呕吐、腹痛、腹泻等急性胃肠炎为主要特征,有时伴有发热;

(2) 神经型食物中毒:患者有特殊的神经系统症状与体征,如复视、斜视、眼睑下垂、吞咽困难,呼吸困难等。

3. 实验室诊断资料 对中毒食品、与中毒食品有关的物品或病人的吐泻物标本进行实验室检验。

通过细菌学、血清学检查和动物实验,获取实验证据。细菌学和血清学检查包括对可疑食物、患者呕吐物及粪便进行细菌学培养、分离鉴定菌型、血清凝集试验等综合分析判断。可疑时,尤其是怀疑细菌毒素中毒时,应通过动物实验检测细菌毒素的存在。

4. 鉴别诊断

(1) 胃肠型食物中毒:应与病毒性胃肠炎、急性菌痢、霍乱与副霍乱以及食用发芽马铃薯、苍耳子、苦杏仁、河豚鱼或毒蕈等中毒相鉴别;

(2) 神经型食物中毒:应与脊髓灰质炎、白喉、流行性乙型脑炎、急性多发性神经根炎、毒蕈及葡萄球菌肠毒素中毒等相鉴别。

四、细菌性食物中毒的防治原则

(一) 细菌性食物中毒的治疗原则

对中毒者采取紧急处理,并及时报告食品卫生监管部门;停止食用并控制中毒食品;及时采集中毒者吐泻物等标本,并及时送检;对病人采取急救治疗措施。

1. 查明病因,分类治疗 在细菌性食物中毒暴发流行时,应做好患者的分类工作。轻患在原单位集中治疗,重症患者应送往医院治疗。在发病之初,应及时收集资料,进行流行病学调查及细菌学检验工作,以查明中毒原因。

2. 对症治疗,排除毒物 患者应卧床休息,饮食宜清淡,多饮盐糖水。及时治疗呕吐、腹痛、腹泻,纠正水与电解质紊乱和酸中毒,抢救呼吸衰竭。呕吐、腹泻和腹痛剧烈者,应暂禁食,口服复方颠茄片或注射 654-2 针(山莨菪碱注射液)。对肉毒毒素中毒者,早期给予 1∶4000 高锰酸钾溶液洗胃,迅速排出毒物。

3. 特殊治疗,慎用抗生素 对于细菌性食物中毒患者,通常慎用抗菌药物,经对症治疗一般可以治愈。当症状较重考虑为感染性食物中毒或侵袭性腹泻时,应及时选用抗菌药物,如丙氟哌酸、呋喃唑酮、氯霉素、土霉素、庆大霉素等。但对金黄色葡萄球菌肠毒素引起的食物中毒患者,一般不使用抗生素,而以补液、调节饮食为主。

对肉毒毒素中毒者,应及早使用多价抗毒素血清。例如,在起病后 24 小时内或瘫痪发生前注射多价肉毒素(a、b、e 型),剂量为每次 5 万 ~ 10 万单位,必要时 6 小时后重复给予同剂量 1 次。

(二) 细菌性食物中毒的预防措施

细菌性食物中毒的预防措施应包括三个环节:防止污染、控制繁殖、彻底杀灭病原菌。由于某些细菌毒素耐热,如果食品中已经产生了大量的毒素,食用前加热也不能被破坏,因此,更应注意控制病原体的繁殖,使其不产生毒素。预防细菌性食物中毒的具体措施有以下几方面:

1. 健康教育与疾病监测　通过卫生宣传教育,使公众改变生食等不良饮食习惯;针对细菌性食物中毒季节性高发的特点,在夏秋季应重点监测,以防止细菌性食物中毒的发生。

2. 防止病原菌污染食物　能够引起食物中毒的细菌在自然界分布广泛,这些致病菌可以通过尘土、昆虫、粪便、食品加工、人的携带等方式传播。患肠道传染病、皮肤感染的人接触食品时能够造成食品污染,因此食品从业人员应该进行健康体检合格后方能上岗,如发现肠道传染病及带菌者应及时调离。应保持食品加工场所卫生,严格分开生熟食品加工用具,防止老鼠、苍蝇、蟑螂滋生。接触直接入口食品的工具、盛器和双手应彻底清洗消毒,防止污染。生、熟食品放置应严格分开,防止交叉污染。

3. 控制食品中的细菌繁殖　饭菜不能当餐食用完的,应及时冷藏。由于大部分细菌适宜的繁殖温度在 37℃ 左右,绝大部分细菌在 10℃ 以下繁殖缓慢,冰箱贮存的食物只能延缓细菌的繁殖生长,不能杀灭细菌。而某些致病菌,如李斯特菌、耶尔森菌等在 4℃ 左右仍能缓慢繁殖,因此食品不宜在冰箱中过久保存,食用前必须再次加热。盐腌、糖渍、干制都是控制细菌繁殖、改善食品风味的有效方法。卤制食品出锅后要尽快冷却,以免其中残留的细菌大量繁殖。

4. 充分加热,彻底杀灭病原菌　充分加热是杀灭食品中细菌的有效方法。厨房的刀具、案板、抹布要经常清洗、消毒。值得注意的是,一些细菌在食品上繁殖后并不使食品在外观、气味上有所改变,所以不能以食品腐烂、变味来判断是否能够食用。加热制作的食品应烧熟煮透,饭菜应尽量做到当餐加工、当餐食用,并缩短从制作完成至食用的时间间隔。

5. 加强卫生检疫和卫生管理　加强对食品生产加工企业的卫生检疫与卫生管理,对其生产、加工、储存和制备等过程进行科学管理,降低因食用预包装的方便食品、即食食品以及肉禽类、蛋类产品引起的食物中毒。特别要加强对屠宰厂宰前、宰后的检验和管理。禁止使用病死禽畜肉。食品加工、销售部门及食品饮食行业、集体食堂的操作人员应当严格遵守食品安全法,严格遵守操作规程,做到生熟分开。

6. 构建可靠的病原菌溯源技术　引起食物中毒的致病菌通常难以常规监测,多数情况下是在食物中毒发生后针对发病人群进行后期的致病菌溯源。对食物中毒致病性细菌的溯源追踪,可以查明细菌的来源和演化历史,以便对细菌性食物中毒进行有针对性的预防与控制。

通过对致病菌菌株生物遗传学特性、分子遗传特征相似性的比较,结合流行病学资料,分析细菌性食物中毒散发和暴发事件中的病原相关性,从本质上阐明病原菌的变化、追踪传播来源、确定扩散范围、预测发病趋势以及确认可疑食品,为快速及时地确认和处理大范围内呈散发特征的食物中毒事件提供参考资料。

细菌分型技术是食源性致病菌溯源技术的重要内容,利用表型分型和分子分型技术,结合特定的细菌性食物中毒,采取合适的诊断和溯源方法,准确溯源中毒病人体液、中毒原因食品和生产加工点中食源性致病菌的来源。此外,还可以采用其他分型技术,如生物学分型、随机扩增引物多态性(RAPD)、扩增片段长度多态性(AFLP)、多位点酶电泳(MLEE)、单链构象多态性(SSCP)、扩增核糖体 DNA 限制性分析(ARDRA)、温度梯度凝胶电泳(TGGE)、插入序列(IS)等,在分辨率、重复性、准确性、快速、经济等方面对细菌进行溯源。通过细菌分型,可以鉴定比较致病菌株是否一致,对于细菌性食物中毒的检测、传染源追踪、传播途径调查和识别等溯源调查具有重要意义。

第二节　葡萄球菌食物中毒

一、病原学

(一) 病原菌

葡萄球菌(*staphylococcus*)属微球菌科,有 19 个菌种。在人体中已检测出 12 个菌种,如金黄色葡萄球菌(*S. aureus*)、表皮葡萄球菌(*S. epidermidis*)、腐生葡萄球菌(*S. saprophyticus*)等。其中,金黄色葡萄球菌多为致病菌。

葡萄球菌为革兰阳性兼性厌氧,最适生长温度和 pH 值分别为 30 ~ 37℃和 7.4。葡萄球菌的抵抗力较强,在干燥条件下可生存数月;对热有较强的抵抗力,加热至 80℃经 30 分钟或 70℃经 1 小时才能被杀死;可以耐受较低的水分活性(0.86);耐盐,在高盐(10% ~ 15%氯化钠)或高糖浓度的食品中仍能生长繁殖。葡萄球菌对营养条件要求不高,在普通培养基上生长良好,如果在培养基中加入可被分解的碳水化合物则有利于毒素的形成。

金黄色葡萄球菌是引起食物中毒的最常见菌种。呈球形或椭圆形,直径为 0.5 ~ 1.0μm,菌体多呈葡萄串状排列,无鞭毛、无芽胞、多数无荚膜,革兰阳性。普通琼脂平板上长成的菌落具有圆形、表面光滑湿润、不透明的特点。典型菌株产生脂溶性的金黄色色素,因而菌落呈金黄色。金黄色葡萄球菌能产生溶血素,在血琼脂平板上菌落周围可以形成明显的透明溶血环。

(二) 肠毒素

金黄色葡萄球菌可产生多种致病物质,如肠毒素(*enterotoxins*)、剥脱毒素(*exfoliative toxin*)、毒性休克综合征毒素-1(*toxic shock syndrome toxin-1*,TSST-1)、杀白细胞素(*leucocidin*)、葡萄球菌溶素(*staphylin*)以及凝固酶(coagulase)等。其中,肠毒素是引起食物中毒的主要原因,一般的烹调加热方法只能杀死金黄色葡萄球菌菌体,但很难灭活其毒素。

肠毒素是一组对热稳定的单纯蛋白质,由单个无分枝的肽链组成,分子量 26 ~ 30kDa。易溶于水,难溶于乙醚、氯仿等有机物。已发现的肠毒素达 19 种之多,不同菌株包含不同肠毒素基因,同一菌株也可包含多种肠毒素基因。已鉴定出至少 10 个血清型:A、B、C_1、C_2、C_3、D、E、F、G、H。各型毒素均能引起食物中毒,其中 A、D 型较为多见,B、C 型次之,而 F 型主要引起毒性休克综合征。各型肠毒素的毒力也不相同,A 型肠毒素毒力较强,摄入 1μg 即可引起中毒,而 B 型肠毒素的毒力较弱,摄入 25μg 才能引起中毒。

在实验条件下,50% 以上的金黄色葡萄球菌菌株可产生肠毒素,且一个菌株能够产生两种或两种以上的肠毒素。能产生肠毒素的菌株,凝固酶试验常呈阳性。食物中的肠毒素耐热性强,一般烹调温度很难将其破坏。多数葡萄球菌肠毒素能耐受 100℃、30 分钟,并能抵抗胃肠道中蛋白酶的水解作用。因此,100℃加热食物 2 小时以上才能杀灭食物中存在的葡萄球菌肠毒素。

金黄色葡萄球菌在自然界分布广泛,存在于空气、水、灰尘及人和动物的排泄物中,对食品的污染机会较多。金黄色葡萄球菌是引起人类和动物化脓感染的重要致病菌之一,也是造成细菌性食物中毒的常见致病菌之一。据报道,每 100g 食物中含 18μg 葡萄球菌肠毒素时即能引起金黄色葡萄球菌食物中毒。

葡萄球菌食物中毒(staphylococcal food poisoning)是由于机体摄入含有大量被金黄色葡萄球菌肠毒素污染的食物所引起的毒素型食物中毒,是最常见的一种细菌性食物中毒之一。

在我国,由金黄色葡萄球菌引起的食物中毒报道较多,表 30-2-1 选择了 10 起金黄色葡萄球菌食物中毒事件,均无死亡病例。

表 30-2-1　国内公开报道的 10 起葡萄球菌食物中毒事件(2007—2003)**

时间	地点	病例	中毒食品	主要症状	病原体
2007.02	郑州市某饭店	6	速冻饺子	恶心、呕吐、上腹部疼痛、腹泻等	金黄色葡萄球菌*
2007.08	温州市某饭店	32	鱼饼	恶心、呕吐、腹痛、腹泻等	金黄色葡萄球菌,A 型肠毒素
2008.06	杭州市两家庭	9	外卖板鸭	呕吐、恶心、腹痛和腹泻,无发热	金黄色葡萄球菌及肠毒素
2010.05	厦门市某面馆	10	外卖拉面	恶心、呕吐、腹痛、腹泻等	金黄色葡萄球菌及肠毒素
2010.05	德阳市 10 所学校	70	统一提供的牛奶	恶心、呕吐,个别患者有腹痛、腹泻、发热	金黄色葡萄球菌及肠毒素
2010.10	广州市某中学	15	外卖"美式三文"治	腹痛、腹泻、呕吐等	金黄色葡萄球菌及肠毒素
2010.12	无锡市某学校	7	外卖老烧猪肝	腹痛、腹泻//头痛,部分伴有恶心、呕吐等	金黄色葡萄球菌
2011.04	珠海市某游轮码头	23	炒芹菜、烧肉片	恶心、呕吐、头晕和腹泻等	金黄色葡萄球菌,B 型肠毒素
2011.06	葫芦岛市某婚宴	38	扒鸡	恶心、呕吐、腹泻等	金黄色葡萄球菌,D 型肠毒素
2013.02	深圳市某公司	9	尖椒猪肉炒平菇	恶心、呕吐,部分患者伴有头晕、头痛等	金黄色葡萄球菌,A 型肠毒素

* 只报道了检出葡萄球菌,未鉴定其肠毒素类型。** 资料来源于中国知网·中国学术期刊网络出版总库。

二、流行病学

(一) 发病的季节性

葡萄球菌食物中毒全年皆可发生,但多发生于夏秋季节,具有明显的季节性特征。

（二）病原菌污染食品的途径

1. 葡萄球菌带菌者　一般健康人的鼻、咽、肠道内葡萄球菌带菌率为 20%～30%，人体携带病原菌可以污染各种食物。例如，患有化脓性皮肤病、急性上呼吸道炎症、口腔疾患的病人，或皮肤、头发、鼻腔和咽喉带有产肠毒素葡萄球菌的健康人，可经手或空气污染食品。

2. 带有病原菌的乳汁　例如，奶牛患有化脓性乳腺炎时，其乳汁中经常含有产生肠毒素的葡萄球菌。

3. 被污染的禽畜肉　禽畜肉的局部患有化脓性感染时，感染部位的葡萄球菌可以造成肉体其他部位的污染。例如，禽类加工厂屠宰后的鸡体表带菌率为 43.3%、鸭体表带菌率为 66.6%。

（三）易发生中毒的食品

1. 高营养并富含水分的食品　常见的中毒食品为剩饭、乳及乳制品、蛋及蛋制品、含有乳制品的冷冻食品（如糕点、冰淇凌）、含淀粉类食品等。

2. 熟食及其制品　主要是各类熟肉及其制品，偶见于鱼类及其制品。

（四）肠毒素形成的条件

1. 食物受污染的程度　食物受葡萄球菌污染的程度越严重，繁殖越快，越易形成肠毒素。

2. 食物存放的条件　适宜葡萄球菌繁殖的温度，也就有利于肠毒素的形成。在一定的适宜温度范围内，温度越高，产生肠毒素所需的时间越短。例如，在 37℃时，12 小时就可产生肠毒素；在 18℃时，需要 3 天才能产生肠毒素；在 4～7℃时，4 周也未见形成肠毒素。食物被葡萄球菌污染后，25～30℃温度下放置 5～10h 就能产生足以引起中毒的肠毒素。如果没有在适宜的温度下保存较长时间，就没有形成肠毒素的适合条件，则不能引起中毒。例如，食物虽经葡萄球菌污染，但在 10℃以下贮存，该菌不能繁殖，也就很少产生肠毒素。

此外，当通风不良、氧分压降低时，也有利于肠毒素的形成。例如，被葡萄球菌污染的剩饭，在通风不良的环境下存放，极易形成肠毒素。

3. 食物的种类和性质　淀粉、蛋白质、水分等能促进葡萄球菌的繁殖以及肠毒素的形成。通常情况下，富含蛋白质、水分较多以及含有一定淀粉的食物（如剩饭、奶油糕点、冰淇凌、凉糕等）或含油脂较多的食物（如油炸鱼罐头、煎蛋等），受葡萄球菌污染后易形成肠毒素。

三、中毒表现

发病急骤，潜伏期短，一般为 2～5 小时，多在 4 小时内发病，最短 1 小时，极少超过 6 小时。病程较短，一般 1～2 天痊愈，预后良好，很少出现死亡。罹患率为 30% 左右。

主要中毒表现为明显的胃肠道症状，如恶心、呕吐、上腹部不适或疼痛、腹泻等。以呕吐最为显著，可呈喷射状。呕吐物常含有胆汁、黏液或血液。腹泻次数不多（每日 3～4 次），为水样便或黏液便。剧烈吐泻可导致虚脱、肌肉痉挛、严重脱水、头晕、无力、意识不清，个别患者可出现血压下降或循环衰竭。体温大多正常或微热，一般不超过 38℃。

儿童对肠毒素比成人更为敏感，年龄越小对肠毒素越敏感，因此，儿童发生葡萄球菌食物中毒的较成人多，且中毒表现也更为严重。

四、诊断

按照《葡萄球菌食物中毒诊断标准及处理原则》（WS/T 80-1996）执行。

（一）流行病学特点和中毒表现

符合葡萄球菌食物中毒的流行病学特点及临床表现。

（二）实验室诊断

从中毒食品中是否分离培养出金黄色葡萄球菌，并不能作为实验室诊断的依据。从食品或吐泻物标本中检出葡萄球菌，并不表明含有肠毒素；而葡萄球菌分离培养阴性时，也不能否定含有肠毒素。因为食物中的葡萄球菌可因环境不适而死亡，但肠毒素可能依然存在，且不易被加热破坏，因此实验室诊断应以肠毒素鉴定为主，细菌学检验意义不大。

葡萄球菌肠毒素的检测，按照 WS/T 80-1996 中的"附录 A 葡萄球菌肠毒素检测方法"进行。

1. 从中毒食品中检出肠毒素，并确定其型别；

2. 采用《食品卫生微生物学检验　金黄色葡萄球菌检验》（GB 4789.10-2016）方法，从中毒食品、患者吐泻物中检出金黄色葡萄球菌，菌株再检出肠毒素，并证实为同一型别；

3. 从不同患者吐泻物中检测出金黄色葡萄球菌，其肠毒素为同一型别。

凡符合上述三项之一者，即可诊断为葡萄球菌食物中毒。

五、急救与治疗

（一）急救措施

按照一般急救处理原则，以补水和维持电解质平衡等对症治疗为主；必要时可以采用催吐、洗胃、清肠等措施；一般不需使用抗生素。

（二）对症治疗

对于轻症者，无须特殊治疗即可痊愈；对于重症者或出现明显菌血症者，除对症治疗外，应根据药物敏感性试验结果采用有效的抗生素，但不可滥用广谱抗生素。

六、预防

（一）防止食物被葡萄球菌污染

1. 防止带菌者对食物的污染　要定期对食品加工人员、饮食从业人员、保育员进行健康检查，手指化脓、化脓性咽炎、口腔疾病的人员应暂时调换其工作岗位。

2. 防止葡萄球菌对畜产品的污染　对患有乳腺炎、皮肤化脓性感染的奶牛应及时治疗，不食用患化脓性乳腺炎奶牛的乳及乳制品；在奶牛挤乳过程中，要严格遵守卫生要求，避免污染；健康奶牛的乳汁，应迅速冷却至 10℃ 以下，以防止葡萄球菌的繁殖和毒素的形成。此外，乳制品应以消毒乳为原料。

（二）防止肠毒素的形成

依据前述肠毒素形成的条件：①食物受污染的程度，②食物存放的条件，③食物的种类和性质，采取相应的控制措施，有效防止肠毒素的形成。

富含蛋白质、水分较多、含淀粉食物以及剩饭等易形成肠毒素的食物，应冷藏或置于阴凉、通风的地方，放置时间不宜超过 6h，尤其是气温较高的夏秋季节。剩饭菜在食用前还应彻底加热。

第三节　肠球菌食物中毒

一、病原学

肠球菌（enterococcus）属链球菌属，有 31 个菌种。肠球菌群包含粪肠球菌（E. faecalis）、屎肠球菌(*E. faecium*)等。肠球菌主要来源于人和动物的肠道,是肠道中的常居菌群。引起食物中毒的肠球菌主要是粪肠球菌。

肠球菌呈球形或卵圆形,在液体培养基中呈成对或短链。兼性厌氧,革兰阳性,不生芽胞,有时以鞭毛运动,没有明显的荚膜。通常在 10～45℃ 能生长(最适 37℃)。通常发酵乳糖。

肠球菌在不利环境下的生存能力较强,对冷冻和热的抗力很强,加热至60℃经30分钟也不能被杀灭;能在 10～45℃时发育繁殖;能在 6.5% 氯化钠、pH 9.6 的培养基内生长;可抵抗多种抗生素且已有多重耐药菌株出现。肠球菌易于在食品及食品加工设备上繁殖。

肠球菌广泛存在于自然界,特别脊椎动物的粪便中。与肠球菌有关的各种感染,临床上以尿道感染最为常见。由肠球菌导致的食物中毒,因其病程短、症状轻,且中毒食品或吐泻物中常含有葡萄球菌而被忽视。国内肠球菌引起的食物中毒报道较少,表 30-3-1 列出了国内公开报道的 10 起肠球菌食物中毒事件,均无死亡病例。

表 30-3-1　国内公开报道的 10 起肠球菌食物中毒事件(1988—2007)[**]

时间	地点	例数	中毒食品	主要症状	病原体
1988.03	山东省汶上县两个家庭	15	外卖扒鸡	腹部不适、腹泻、腹痛、恶心、呕吐等	肠球菌变种[*]
1991.06	内蒙古通辽市某家庭	2	外卖板鸭	恶心、呕吐、上腹不适继之腹痛、腹泻、头晕等	肠球菌[*]
1996.03	宁夏固原县某家庭	7	外卖烧鸡	腹部不适、腹泻、腹痛、恶心、呕吐等	肠球菌变种[*]
1998.06	内蒙古锡林浩特市工地食堂	66	加有炒青豆角的面条汤	腹痛、腹胀、恶心、呕吐、腹泻、乏力、周身不适等	肠球菌[*]
2001.08	广东省东莞市某公司食堂	143	熟猪肉	头痛、发热、恶心、呕吐、腹泻、腹痛、头晕等	粪肠球菌
2002.10	辽宁省大连市某企业食堂	73	拌豆腐卷	上腹部疼痛、腹泻、恶心、呕吐、发热等	粪肠球菌
2003.09	河南省郑州市某高校食堂	367	芹菜炒肉、凉拌包菜等	恶心、呕吐、腹痛、腹泻、发热等	鸡肠球菌
2005.03	江苏省无锡市某公司	22	快餐(土豆鸡块、扣肉等)	腹部不适、腹痛、腹泻、恶心、呕吐、乏力等	肠球菌[*]
2006.08	福建省福鼎市某酒店	169	卤猪小肠拌豆芽	腹痛、腹泻、恶心、呕吐、轻度脱水、少数发热等	屎、鹑鸡、铅黄肠球菌
2007.09	江西省赣州市某家庭	2	外卖包子	腹痛、头晕、呕吐等	粪肠球菌

[*] 只报道了检出肠球菌,未鉴定其具体菌种。[**] 资料来源于中国知网·中国学术期刊网络出版总库。

以往人们认为肠球菌是无害的,直到肠球菌被鉴定为医院感染的主要病原菌且病死率较高之后,才逐渐被重新认识。肠球菌通过食物、医院环境等多种途径可引起交叉污染,导致人类感染性疾病(包括食物中毒)的发生。随着近年来人们对肠球菌的日益关注,相关研究也取得了一定的进展,逐渐探明了肠球菌的生物学特性、耐药性、实验室诊断以及致病机制、治疗方法等。

二、流行病学

（一）发病的季节性

肠球菌食物中毒不仅可以发生在炎热的夏秋季，也可以发生在寒冷的冬季。

（二）病原菌污染食品的途径

人和动物的带菌者是食品污染的主要来源。食品、水、空气常被肠球菌所污染，例如，肠球菌污染熟肉高达85.6%，其中8.5%为粪肠球菌；在鲜牛奶、消毒牛奶和奶粉中，肠球菌的检出率分别为92%、14%和4%。可见，食品经加热后仍可能残存有肠球菌，甚至所有其他致病菌均被灭活后，仍可检出肠球菌。

（三）易发生中毒的食品

主要为熟肉类、奶及奶制品、豆制品，偶见酥鱼等。

（四）中毒发生的原因

动物性食品加热不彻底，或在加热后又被该菌污染；食物在较高的温度下保存较长时间，食前未能进行彻底加热，食后均可能发生食物中毒。此外，被肠球菌污染的食品，即使冷藏于冰箱内，食用后也可引起中毒。

三、中毒表现

潜伏期短，一般5～10小时，最短2小时，最长达20小时。病程短，1～2天即可痊愈，未见死亡病例。罹患率为60%～70%。

临床上主要表现为急性胃肠炎症状，如恶心、呕吐、上腹部不适或疼痛等。腹痛多呈痉挛性疼痛。少数患者可以出现头痛、头晕、发热、周身无力等症状。呕吐、腹泻严重者，可有脱水现象。

四、诊断

（一）流行病学特点

根据流行病学特点，引起肠球菌食物中毒的食品可以是室温下贮存的，也可以是冰箱冷藏的；食用者发病，而未食用者不发病。

（二）中毒表现

以急性胃肠炎为主要表现，尤其是腹痛较为剧烈。

（三）实验室诊断

从引起中毒的食品或患者吐泻物中分离出血清型相同的肠球菌。

五、急救与治疗

一般无须治疗。对脱水严重者，可适当补液。必要时，给予抗生素，如对肠球菌比较敏感的氯霉素、红霉素、氨苄西林等。

六、预防

参考葡萄球菌食物中毒和沙门菌食物中毒。

第四节　李斯特菌食物中毒

一、病原学

李斯特菌(listeria)是一种典型的胞内寄生革兰阳性、短小的无芽胞杆菌。包括单核细胞增生李斯特菌(L. monocytogenes, LM, 亦称产单核细胞李斯特菌)、伊氏李斯特菌(L. ivanovii, 亦称绵羊李斯特菌)、无害李斯特菌(L. innocua, 又名英诺克李斯特菌)、韦氏李斯特菌(L. welshmei)、西尔李斯特菌(L. seeligeri)、格氏李斯特菌(L. grayi)和莫氏李斯特菌(L. murrayi)等菌种。其中,引起食物中毒的主要是单核细胞增生李斯特菌(LM),在血液琼脂上可以产生 β-溶血素(李斯特菌溶血素 O)。

LM 为革兰阳性短小杆菌,兼性厌氧。无芽胞,直或稍弯,常呈 V 字形,通常成对排列,偶见双球菌。在营养肉汤中 20～25℃培养 24 小时可形成 4 根小鞭毛,有动力;36℃培养时无鞭毛,动力消失。此菌营养要求不高,在普通营养琼脂平板上 36℃培养 24 小时呈细小、半透明、微带珠光的露水样菌落,直径约 0.2～0.4mm,在斜射光下,菌落呈典型的蓝绿色光泽。在血平板上 36℃培养 24～96 小时,菌落呈 β 溶血。

LM 是一种人畜共患病的食源性致病菌,广泛存在于畜禽类产品、乳制品、水产品以及土壤中。在 5～45℃均可生长,最高生长温度为 45℃,最适生长温度为 36℃。值得注意的是,在 0～4℃的低温环境中,LM 仍可生长繁殖。该菌经 58～59℃经 10 分钟可被杀死,在-20℃可存活一年。

LM 对杀菌剂和蒸煮过程都具有很强的抵抗力,因此,食品一旦受到 LM 的污染,常规的消杀方法是很难将其彻底消除的。该菌耐碱不耐酸,在 pH 为 9.6 的条件下仍能生长,在含 10% NaCl 溶液中可生长,在 4℃的 20% NaCl 中可存活 8 周,在潮湿的土壤中可存活 295 天或更长。

LM 被 WHO 列为仅次于大肠杆菌 O_{157}、沙门菌、志贺菌后的第四大重要的食源性致病菌。李斯特菌引起食物中毒的机制主要为大量李斯特菌的活菌侵入肠道所致;此外,也与李斯特菌溶血素 O 有关。

20 世纪 80 年代,加拿大、美国等国家最早报道了由 LM 污染食品引起的食物中毒事件。1981 年,加拿大发生了由卷心菜沙拉引起的食物中毒事件;1983 年,美国马萨诸塞州发生一起由巴氏消毒奶引起的 49 例食物中毒事件;1985 年,美国加利福尼亚州放生一起由墨西哥式干酪中毒引起的 100 例食物中毒事件,死亡 52 人;1995 年,瑞士西部暴发了一起由于食用被李斯特菌污染的软质奶酪引起的 57 例食物中毒事件;1996 年,意大利发生一起因食用被李斯特菌污染的米饭和色拉而引起的 18 例食物中毒事件;2011 年,因食用被李斯特菌污染的香瓜,美国有 72 人患病,其中 16 人死亡。

国内公开报道的李斯特菌食物中毒事件还较为少见。2003 年 10 月,浙江省台州市某小学 140 余名 8～12 岁学生,因食用课间营养餐提供的"熟食喜蛋"后群体暴发食物中毒。发病 82 例,罹患率 58.6%,潜伏期 8～10h。患者主要表现为寒战、头痛、头昏、恶心、呕吐。其中 4 例严重者出现神志不清、不安、谵妄、脑膜刺激征,甚至出现神志昏迷等神经系统症状。经流行病学调查和对剩余食物、患者呕吐物的实验室检验,证实为李斯特菌污染所致。

二、流行病学

（一）发病的季节性

春季可发生李斯特菌食物中毒,在夏秋季发病呈季节性增高。

（二）病原菌污染食品的途径

病原菌污染食品的主要途径是人畜粪便。人、哺乳动物和鸟类的粪便均可携带李斯特菌,例如,人粪便带菌率为 0.6%~6%,人群中短期带菌者占 70%。牛乳中李斯特菌的污染主要来自人畜和鸟类的粪便,即使是消毒牛乳,其污染率也在 21% 左右。在禽畜屠宰和加工过程中,肉类及肉制品也易被 LM 污染;在销售过程中,食品可经人手造成 LM 污染,生肉和直接入口的肉制品中该菌污染率高达 30%;受热处理的香肠亦可再污染该菌。此外,有人在冰糕、雪糕中也检出了李斯特菌,检出率为 17.39%,其中单核细胞增生李斯特菌为 4.35%。

由于该菌能在冷藏条件下生长繁殖,故用冰箱冷藏食品,不能抑制它的繁殖。例如,美国 CDC 曾在抽查的 123 台家用冰箱中,64% 检出李斯特菌。

（三）易发生中毒的食品

引起李斯特菌食物中毒的主要食品:乳及乳制品、肉类制品、水产品、蔬菜及水果。尤以在冰箱中保存时间过长的乳制品、肉制品最为常见。

（四）中毒发生的原因

食物被带有 LM 的粪便污染,未经彻底加热,食用后引起中毒。例如,饮用未彻底杀死李斯特的消毒牛乳、直接食用冰箱内受到交叉污染的冷藏熟食品、乳制品,可引起李斯特菌食物中毒。

三、中毒表现

李斯特菌主要侵害孕妇、婴儿、50 岁以上人群、身体虚弱者和免疫功能低下人群(如艾滋病人)。研究报道,患艾滋病的男性感染李斯特菌的可能性较无艾滋病男性高 300 多倍。

李斯特菌食物中毒的临床表现有两种类型:腹泻型和侵袭型。

（一）腹泻型

潜伏期一般为 8~24 小时,主要症状为腹泻、腹痛、发热。

（二）侵袭型

潜伏期在 2~6 周之间。发病初期,患者常表现为胃肠炎症状,最突出的表现是败血症、脑膜炎、脑脊膜炎、发热,有时可引起心内膜炎。少数轻症病人仅有流感样表现。

孕妇、婴幼儿、免疫缺陷的人为易感人群,病死率高达 20%~50%。对于孕妇,可导致流产、死胎;对于幸存的婴儿,易患脑膜炎,导致智力缺陷或死亡;对于免疫系统有缺陷的人,易出现败血症、脑膜炎。

四、诊断

（一）流行病学特点

在李斯特菌食物中毒易发生的季节,符合本病的流行病学特点,在同一人群内短期发病,且进食同一可疑中毒食品。

（二）中毒表现

侵袭型李斯特菌食物中毒的临床表现,与常见的其他细菌性食物中毒的中毒表现有着明显的差别,突出表现为:脑膜炎、败血症、孕妇流产或死胎等。

(三) 实验室诊断

采用《食品卫生微生物学检验 单核细胞增生李斯特菌检验》(GB/T 4789.30-2016)方法,在病人血液、脑脊液、粪便中以及中毒食品中分离出同一血清型 LM,也可以通过检测患者血清中抗体效价来确定诊断。

五、急救与治疗

(一) 急救措施

按照《食物中毒诊断标准及技术处理总则》执行。

(二) 对症治疗

一般采取对症和支持治疗。当使用抗生素治疗时,可选择氨苄西林/舒巴坦、亚胺培南、莫西沙星、左氧氟沙星等。

六、预防

由于李斯特菌在自然界广泛存在,对杀菌剂有较强的抵抗力,应把重点放在减少和控制李斯特菌对食品的污染方面。食品生产、加工者,必须严格执行食品生产程序,并用危害分析与关键控制点(Hazard Analysis Critical Control Point,HACCP)监控食品生产过程。

此外,冰箱应定期清洗和消毒,在冰箱冷藏的熟肉制品及直接入口的方便食品、牛乳等,食用前要彻底加热。防止李斯特菌最有效的方法是不食用生牛奶、生肉以及由污染原料生产的食品。

第五节 沙门菌食物中毒

一、病原学

沙门菌(*salmonella*)是肠杆菌科中的一个菌属,其种类繁多,抗原复杂。国际上已鉴定出 2500 多种血清型,我国已发现 250 多种。可分为 6 个亚种:肠道亚种(*subsp. enterica*)、萨拉姆亚种(*subsp. salamae*)、亚利桑那亚种(*subsp. arizonae*)、双亚利桑那亚种(*subsp. diarizonae*)、豪顿亚种(*subsp. houtenae*)和英迪加亚种(*subsp. indica*)。其中,能引起人类和家畜疾病的几乎都是肠道亚种。常见的有鼠伤寒沙门菌(*S. typhimurium*)、肠炎沙门菌(*S. enteritidis*)、伤寒沙门菌(*S. typhi*)、副伤寒沙门菌 A(*S. paratyphi A*)、副伤寒沙门菌 B(*S. paratyphi B*)和猪霍乱沙门菌(*S. choleraesuis*)等。

沙门菌属是全球报道最多的导致细菌性食物中毒的首要病原菌。据估计,每年全世界有数千万人类沙门菌病病例,导致数十万人死亡。在我国,由鼠伤寒沙门菌和肠炎沙门菌引起的食物中毒占所有沙门菌感染病例的 75% 以上。

沙门菌为革兰阴性杆菌,需氧或兼性厌氧。除鸡沙门菌(*S. gallinarum*)、雏沙门菌(*S. pullora*)等个别菌种外,绝大部分具有周身鞭毛,能运动,一般无荚膜。生长繁殖的最适温度为 20 ~ 30℃。在普通琼脂平板上,形成直径 2 ~ 3mm 大小、圆形、湿润、无色半透明的 S 形菌落。沙门菌属不发酵乳糖和蔗糖,对葡萄糖、麦芽糖和甘露糖发酵,除伤寒沙门菌不产气外,其他沙门菌均产酸、产气。沙门菌属不分解蛋白质、不产生靛基质。

沙门菌属在外界的生存力较强。在水中虽不易繁殖,但可存活2~3周;在粪便中可生存1~2个月;在土壤中可过冬;在咸肉、鸡和鸭肉中也可存活很长时间。沙门菌无芽胞,对热的抵抗力不强,在55℃经1小时或60℃经30分钟或65℃经15分钟可将其杀灭。此外,水中的沙门菌经氯化物处理5分钟即可被杀死;在5%石炭酸或1:500升汞溶液中经5分钟也可死亡。

在我国,由沙门菌引起的食物中毒报道较多,表30-5-1选择了10起沙门菌食物中毒事件,均无死亡病例。

表30-5-1　国内公开报道的10起沙门菌食物中毒事件(2005—2013)*

时间	地点	病例	中毒食品	主要症状	病原体
2005.08	福建省上杭县某村宴	23	未确定具体食物	发热、腹痛、腹泻、全身酸痛、畏寒等	猪霍乱沙门菌
2008.07	江苏省江阴市某家庭	4	红烧肉、炒长豆角	呕吐、腹泻(水样便)、发热等	鼠伤寒沙门菌
2009.05	重庆市某餐厅	10	未采集到剩余食物	腹痛、腹泻、发热等	鼠伤寒沙门菌
2010.05	江苏省仪征市某饭店	24	牛肉	腹泻(水样便)、腹痛、头痛、呕吐、发热	阿姆德尔尼斯沙门菌
2010.08	广东省开平市某酒店	13	炒饭	恶心、呕吐、腹痛、腹泻(水样便)、发热等	伤寒沙门菌
2012.04	深圳市某酒楼	16	烧鸡、乳猪	腹痛、腹泻、发热等	肠炎沙门菌
2013.05	宁波市某企业	96	"厂庆蛋糕"	腹痛、腹泻、呕吐、发热、头晕、头痛	肠炎沙门菌
2013.06	东莞市某公司食堂	36	蛋炒饭	发热、呕吐、腹痛、腹泻等	肠炎沙门菌
2013.09	河北省滦县某村	11	熟鹌鹑蛋	恶心、呕吐、腹痛、腹泻等	肠炎沙门菌
2013.12	浙江省宁海县某村宴席	41	烤鸭	腹泻、腹痛、呕吐、畏寒、发热、头痛	鼠伤寒沙门菌

*资料来源于中国知网·中国学术期刊网络出版总库。

二、流行病学

(一) 发病的季节性与发病特征

全年皆可发生,但季节性较强,呈现明显的夏秋季高峰。5~10月发病起数和发病人数可占全年总数的80%。

沙门菌食物中毒发病率较高,占总食物中毒的40%~60%。引起沙门菌食物中毒所需的细菌数量,取决于该菌的致病性强弱、人的年龄以及个体易感性等因素。通常情况下,感染沙门菌$2×10^5$cfu/g即可发生食物中毒;沙门菌致病力强弱与菌型有关,致病性最强的是猪霍乱沙门菌,其次是鼠伤寒沙门菌和肠炎沙门菌,鸭沙门菌致病力较弱;对于幼儿、体弱老人及其他疾病患者等易感人群,即使是较少菌量或较弱致病力的菌型,仍可引起食物中毒。

发病点多、面广,暴发与散发并存,以水源性和食源性暴发较为多见。青壮年多发,职业以农民、工人为主。近年来,由于沙门菌耐药性增强,又缺乏有效的疫苗,加之人群免疫力低,易引起局部暴发。

(二) 病原菌污染食品的途径

1. **患病人畜的直接污染**　患沙门菌病的人、动物以及人畜带菌者排泄物,可直接污染食品。沙门菌属在人和动物中有广泛的宿主,其污染肉类食物的概率很高。健康家畜、家禽肠道沙门菌检出率为2%~15%,病猪肠道沙门菌检出率可高达70%。正常人粪便中沙门菌检出率为0.02%~0.2%,腹泻患者沙门菌检出率为8.6%~18.8%。

2. **活禽、畜感染和宰杀后污染**　活家禽、家畜在宰杀前已感染沙门菌,包括原发性和继发性感染,是肉类食品中沙门菌的主要来源。

(1) 原发性沙门菌感染:家畜、家禽在宰杀前已患有沙门菌病,如猪霍乱、牛肠炎、鸡白痢等。

(2) 继发性沙门菌感染:由于活禽、畜的肠道内沙门菌带菌率较高,当其患病、饥饿、疲劳或其他原因导致机体抵抗力下降时,肠道内的沙门菌即可经淋巴系统进入血液循环而引起继发性沙门菌感染。

(3) 宰杀后污染:在屠宰过程中或屠宰后,肉类和脏器被携带沙门菌的粪便、容器、污水等污染。

3. **乳类及其制品的污染**　患沙门菌病的奶牛,其乳汁中可能带菌。即使是健康奶牛的乳,在挤出后也容易受到沙门菌的污染。

4. **蛋类及其制品的污染**　蛋类及其制品感染或污染沙门菌的机会较多,尤其是鸭、鹅等水禽及其蛋类,其带菌率一般在30%~40%之间。禽蛋在经泄殖腔排出时,蛋壳表面可在肛门腔里被粪便沙门菌污染,沙门菌还可通过蛋壳气孔侵入蛋内。

5. **熟食的污染**　烹调后的熟食,可再次受到带菌容器、烹调工具等污染或食品从业人员带菌者的污染。

(三) 易发生中毒的食品

导致沙门菌食物中毒的食品主要为动物性食品,特别是畜肉类及其制品,也可由鱼类、禽肉类、蛋类及其制品、乳类及其制品引起。被粪便污染的蔬菜,也可导致沙门菌中毒的发生。

由于沙门菌属在肉类中不分解蛋白质、不产生靛基质,因此食物被其污染后并无感官性状的变化,易引起食物中毒。因此,对贮存较久的肉类,即使没有腐败变质,也应注意彻底加热灭菌,以防止食物中毒的发生。

(四) 中毒发生的原因

食品被沙门菌污染,在适宜的条件下,该菌在食品中大量繁殖,如果加热处理不彻底,未能杀灭沙门菌,就可以引起食用者发生中毒。已制成的熟食,虽然经彻底加热,但又被沙门菌重复污染,并在适宜温度下贮存较长时间,该菌又大量繁殖,食用前未加热处理或加热处理不彻底,同样可以引起食物中毒。

三、中毒表现

大多数沙门菌食物中毒,是沙门菌活菌对肠黏膜的侵袭而导致的感染型中毒。肠炎沙门菌、鼠伤寒沙门菌等可在小肠淋巴结和网状内皮系统中裂解而释放出肠毒素,导致呕吐、腹泻、发热等。

沙门菌食物中毒的潜伏期短,一般 6~72 小时,病程一般为 3~7 天,病死率低,通常为 0.3%~0.5%。

发病初期表现为头疼、恶心、食欲缺乏,继而出现呕吐、腹痛、腹泻(主要为水样便,少数带有黏液或血)等胃肠炎症状。体温升高,一般 38~40℃。多数患者在 2~3 天后胃肠炎症状消失。重者出现烦躁不安、昏迷、谵语、抽搐等中枢神经系统症状,可出现尿少、无尿、呼吸困难等症状。还可出现面色苍白、口唇青紫、四肢发凉、血压下降等周围循环衰竭症状,甚至休克,如不及时抢救可导致死亡。沙门菌食物中毒有多种临床表现,一般可分为 5 种类型:胃肠炎型、类伤寒型、类霍乱型、类感冒型、败血症型,其中以胃肠炎型最为常见。

1. 胃肠炎型 发病急,发热(38~40℃或以上),伴有恶性、呕吐、畏寒、腹泻、腹痛。吐泻严重者有脱水现象,严重者可出现感染性休克。此型主要是由鼠伤寒沙门菌、肠炎沙门菌等引起的。

2. 类伤寒型 胃肠炎症状不明显。病情缓和,突出地表现为高热,体温可高达 40℃或以上。伴有头痛、全身无力、四肢疼痛、腓肠肌痛或痉挛、腰痛以及神经系统功能紊乱等。在嘴唇周围、舌头上,有时会出现许多疱疹。此型主要是由甲、乙、丙型副伤寒沙门菌所引起的。

3. 类霍乱型 表现为剧烈的呕吐、腹泻,大便呈米汤样。体温升高、恶寒、全身无力、腹痛。可出现严重脱水并可导致循环衰竭。严重者有昏迷、抽搐、谵语等中枢神经系统症状。

4. 类感冒型 表现为上呼吸道感染症状,例如体温升高、恶寒、全身不适、四肢及腰部疼痛、鼻塞、咽喉炎等,需与流感鉴别。

沙门菌食物中毒以胃肠炎型多见,但多数病人是以不典型的形式出现的。其罹患率较高,一般为食用中毒食品的 40%~60%,甚至可达 80%~90%。

四、诊断

按照《沙门氏菌食物中毒诊断标准及处理原则》(WS/T 13-1996)执行。

(一)流行病学特点

符合沙门菌食物中毒的流行病学特点。同一中毒人群在短期内(4~48h)发病,且均食用过某些可疑食品,中毒食品多为动物性食品。发病呈暴发性,中毒表现相似。

(二)中毒表现

恶心、呕吐、腹胀、腹痛、腹泻、头晕、头痛、畏寒、冷汗、乏力、食欲缺乏等消化道症状,常伴有高热等全身症状。重者可引起痉挛、脱水、休克等。急性腹泻以黄色或黄绿色水样便为主,有恶臭。

(三)实验室诊断

1. 细菌学检验与血清学鉴定 按《食品卫生微生物检验 沙门氏菌检验》(GB 4789.4-2016)进行细菌培养与分离。采集可疑中毒食品、病人吐泻物直接接种或增菌后进行细菌的分离培养、鉴定;用分离出的沙门菌与已知 A~F 多价 O 血清及 H 因子进行玻片凝集试验,对沙门菌进行分型鉴定。从可疑食品和(或)病人吐泻物中检出血清学型别相同的沙门菌,作为确诊沙门菌中毒的实验室依据。

2. 沙门菌凝集试验 采集患者早期和恢复期的血清,分别与从可疑食品和(或)病人吐泻物中分离出的沙门菌做凝集试验,恢复期的凝集效价应比初期有所升高(一般约升高 4 倍)。

3. 快速诊断方法　除传统的细菌学诊断技术和血清学诊断技术外,有学者建立了多种快速诊断方法,如酶联免疫检测技术(ELISA)、胶体金检测技术、沙门菌属基因探针和 PCR 法检测等。但是,细菌学检验结果阳性仍是确诊沙门菌食物中毒的最有力依据。

如果无法获得可疑中毒食品或因各种原因无法进行细菌学检验,或在可疑中毒食品、病人吐泻物中均未检出沙门菌,但符合沙门菌食物中毒的流行病学特点和中毒表现时,应按《食物中毒诊断标准及技术处理总则》执行。

五、急救与治疗

(一) 急救措施

按照《食物中毒诊断标准及技术处理总则》、细菌性食物中毒的急救处理原则,及时抢救中毒者。

可以采用催吐、洗胃、导泻等措施(吐泻严重的病人除外)。及时补充水分和纠正电解质紊乱,并应贯穿于急救治疗的全过程。

(二) 对症治疗

沙门菌中毒的症状相对轻微,大部分情况下,患者无须治疗即可痊愈。对于某些病例(特别是幼儿和老年患者),沙门菌中毒引起的脱水可能会很严重并可威胁生命。对于重症、患菌血症和有并发症的患者,需进行抗生素治疗;腹痛、呕吐严重者,给予阿托品肌内注射;对烦躁不安者,给予镇静剂;如有休克,应进行抗休克治疗。

六、预防

(一) 防止污染

1. 防止生产环节的污染　在肉类食品的生产环节,特别是在禽畜屠宰场,应加强宰前检查,防止病禽畜混入;在屠宰过程中,要避免禽畜粪便、皮毛、污水、容器等对肉类和内脏的污染;禁止出售病死禽畜肉。

2. 防止流通环节的污染　在肉类食品的储藏、运输、加工、烹调或销售等各个环节,要防止生熟交叉污染,防止食品被容器或包装材料污染,防止熟肉类制品被食品从业人员带菌者污染。

(二) 控制繁殖

温度和贮存时间,是影响沙门菌繁殖的主要因素。

1. 低温贮存食品　沙门菌繁殖的最适温度为 37℃,但在 20℃以上就能大量繁殖,因此,低温储存食品是控制沙门菌繁殖的重要措施。

2. 缩短贮存时间　应尽可能缩短食品的贮存时间。烹调加工后的食品,保存时间应尽量缩短在 6 小时以内。

此外,适当浓度的食盐(8%～10%),也可以控制沙门菌的繁殖。

(三) 杀灭沙门菌

加热是杀灭沙门菌的重要措施,但是必须达到有效温度。肉块的深部温度至少要达到 80℃,并持续 12 分钟;经高温处理后可供食用的肉块,其重量应不超过 1kg,持续煮沸 2.5～3 小时;蛋类需煮沸 8～10 分钟,以便彻底杀灭食品中可能存在的各种沙门菌并灭活其毒素。

低温贮存的熟肉制品,应再次加热后食用。

第六节　大肠埃希菌食物中毒

一、病原学

埃希菌属(escherichia),俗称大肠杆菌属。从埃希菌属中能经常分离出来的大肠埃希菌(E. coli),主要存在于人和动物的肠道内,随粪便排出分布于自然界中,属于肠道的正常菌群,通常不致病。大肠埃希菌可以合成某些维生素,并能抑制分解蛋白质类细菌的繁殖。

大肠埃希菌为革兰阴性杆菌,兼性厌氧。多数菌株有周身鞭毛,能发酵乳糖及多种糖类,产酸产气。营养要求不高,在普通营养肉汤中呈浑浊生长。该菌在自然界生命力强,在土壤、水中可存活数月,其繁殖的最小水分活性为 0.94 ~ 0.96。

在大肠埃希菌中,也有致病性的,即病原性大肠埃希菌(enterotoxigenic E.),当人体抵抗力减弱或食入大量被病原性大肠埃希菌活菌污染的食品时,会引起食物中毒。

病原性大肠埃希菌的抗原结构较为复杂,主要由菌体(O)抗原、鞭毛(H)抗原、被膜(K)抗原三部分组成。其中,K 抗原又分为 A、B、L 三类,且主要为 B 抗原,少数为 L 抗原。一般有 K 抗原的菌株比没有 K 抗原的菌株毒力强,病原性大肠埃希菌菌株多数都带有 K 抗原。

引起食物中毒的病原性大肠埃希菌的血清型主要有:$O_{157}:H_7$、$O_{111}:B_4$、$O_{55}:B_5$、$O_{26}:B_6$、$O_{86}:B_7$、$O_{124}:B_{17}$ 等。目前已知的病原性大肠埃希菌包括如下 5 个型:

1. 肠产毒性大肠埃希菌(enterotoxigenic E. coli,ETEC)　能产生引起强烈腹泻的肠毒素,出现霍乱样急性胃肠炎症状,不侵入肠黏膜上皮细胞。ETEC 的毒力因子包括菌毛和毒素,致病物质是不耐热肠毒素(LT)和耐热肠毒素(ST)。ETEC 是发达国家"旅游者腹泻"的主要病原之一,是"成人霍乱综合征"的常见原因,也是小儿腹泻的重要病原,其发病率仅次于轮状病毒。

2. 肠侵袭性大肠埃希菌(enteroinvasive E. coli,EIEC)　具有与志贺菌和伤寒沙门菌类似的侵入肠黏膜上皮细胞的能力,并在细胞内繁殖,然后侵入固有层,出现菌痢样的症状,易误诊为菌痢。EIEC 不具有产生肠毒素的能力,主要侵犯少儿和成人。我国流行的 EIEC 也有一定的血清型,但波动较大。

3. 肠致病性大肠埃希菌(enterpathogenic E. coli,EPEC),或称致泻性大肠埃希菌　主要血清型有:O_{18}、O_{20}、O_{44}、O_{55}、O_{84}、O_{111}、O_{112}、O_{119}、O_{125}、O_{126}、O_{127}、O_{128}、O_{142}、O_{146}、O_{158}。EPEC 不产生肠毒素,但能产生一种与痢疾志贺样大肠杆菌类似的毒素,侵袭点是十二指肠、空肠和回肠上段,所致疾病类似菌痢,容易误诊。EPEC 是引起流行性婴儿腹泻的病原菌。

4. 肠出血性大肠埃希菌(enterohemorrhagic E. coli,EHEC)　主要血清型是 $O_{157}:H_7$、$O_{26}:H_{11}$。EHEC 不产生不耐热肠毒素(LT)和耐热肠毒素(ST),不具有侵入肠黏膜上皮细胞的能力,但可产生志贺样毒素,有极强的致病性,主要感染 5 岁以下儿童。临床特征是出血性结肠炎、剧烈的腹痛和便血,严重者出现溶血性尿毒症。

EHEC 可在 7 ~ 50℃ 的温度中生长,其最佳生长温度为 37℃。某些 EHEC 可在 pH 值达到 4.4 的酸性食品和最低水活度(Aw)为 0.95 的食物中生长。通过彻底煮熟食物,使食物的所有部分达到至少 70℃ 以上时可杀灭该菌。由于 EHEC 产生的毒素与志贺菌产生的毒素相似,故被称为类志贺毒素或肠毒素。

$O_{157}:H_7$是与食物中毒有关的最重要的 EHEC 血清类型。$O_{157}:H_7$的可疑宿主主要是反刍动物,例如牛、绵羊、山羊、鹿均被认为是重要宿主。此外,偶见其他哺乳动物(猪、马、兔子、狗、猫)和鸟类(鸡、火鸡)感染 $O_{157}:H_7$。

5. 肠黏附(集聚)型大肠埃希菌(*enteroaggregative E. coli*,EAggEC)　是一种能引起腹泻的大肠埃希菌,主要引起婴儿持续性腹泻。EAggEC 不侵袭肠黏膜上皮细胞,但能通过菌毛黏附并聚集在肠黏膜上皮细胞,形成砖状排列,阻止液体吸收,并能产生毒素。毒素为肠集聚耐热毒素和大肠埃希菌的 α 溶血素。

在我国,由病原性大肠埃希菌引起的食物中毒报道较多,表 30-6-1 选择了 10 起病原性大肠埃希菌食物中毒事件,均无死亡病例。

表 30-6-1　国内公开报道的 10 起病原性大肠埃希菌食物中毒事件(2005—2013)*

时间	地点	病例	中毒食品	主要症状	病原体
2005.06	四川省仁寿县某村宴	26	韭黄炒肉	头晕、乏力、恶心、呕吐、腹痛、腹泻等	侵袭性大肠埃希菌 $O_{29}:K_?$
2007.07	广西百色市某村宴	24	生猪血	恶心、呕吐、头晕、头痛、腹痛、腹泻等	肠产毒性大肠埃希菌
2008.05	吉林省蛟河市某乡	36	市售生猪肉	恶心、呕吐、腹痛、腹泻等	侵袭性大肠埃希菌
2008.10	兰州市某家庭	9	卤鸡	恶心、呕吐、腹痛、腹泻(水样便)等	肠致病性大肠埃希菌 O_{126} 和 O_{128}
2009.08	南京市某工地食堂	13	红烧鸭腿	腹痛、腹泻、发热、呕吐等	肠致病性大肠埃希菌
2010.04	湖南省衡东县某企业	10	米粉	腹痛、腹泻(水样便)、恶心、低烧等。	肠产毒性大肠埃希菌 $O_6:K_{15}$
2010.10	重庆市武隆县某食府	28	未确定食物	腹痛、腹泻、恶性、呕吐、发热、头痛、乏力等	肠致病性大肠埃希菌 $O_{127a}:K_{63}(B_8)$
2011.11	南昌市某幼儿园	56	未见剩余菜肴	发热、腹痛、腹泻(水样便)等	侵袭性大肠埃希菌 $O_{136}:K_{78}$
2012.08	湖北省郧县某酒店	26	凉拌火腿	腹痛、腹泻(水样便)、恶心、呕吐等	肠致病性大肠埃希菌 $O_{125}:K_{70}$
2013.09	河南省某高校	186	鸡腿	腹泻、发热、腹痛、恶性、头痛、头晕、呕吐等	肠黏附型大肠埃希菌

* 资料来源于中国知网·中国学术期刊网络出版总库。

二、流行病学

(一) 发病的季节性
大肠埃希菌食物中毒有明显的季节性,多发生在夏秋季节。

(二) 病原菌污染食品的途径
存在于人和动物的肠道内的病原性大肠埃希菌,随粪便排出而污染水源、土壤,受该菌污染的土壤、水、食品容器以及带菌者的手均可污染食品。健康人肠道病原性大肠埃希菌带菌率为 2%~8%，高者达 44%；成人肠炎、婴儿患腹泻患者的带菌率较健康人高，可达29%~52%；饮食行业的餐具、炊具等易被大肠埃希菌污染，其检出率高达 50%，病原性大肠埃希菌的检出率为 0.5%~1.6%；食品中病原性大肠埃希菌的检出率 1%~18%。

此外，在蔬菜、水果种植过程中，家畜或野生动物的粪便也可能造成食物的污染。

（三）易发生中毒的食品

引起食物中毒的食品主要是生的或未煮熟的碎肉制品、生鲜奶和受粪便污染的蔬菜。

值得关注的是，$O_{157}:H_7$ 所致食物中毒的主要食物包括：未煮熟的汉堡包、风干肠、未施行巴氏消毒的新鲜压榨苹果酒、酸奶、由生鲜奶制作的奶酪。在北美地区，通常将大肠埃希菌（尤其是 EHEC）所致食物中毒称为"汉堡病"，因为此病大多是由于汉堡烹调不当而引起的。此外，有些 EHEC 食物中毒还与食用水果和蔬菜（芽苗菜、菠菜、莴苣、酸卷心菜丝、生菜）有关。

（四）中毒发生的原因

同沙门菌食物中毒。

三、中毒表现

患者的临床表现可因病原性大肠埃希菌的类型不同而异，主要中毒表现有以下三种类型：

（一）急性胃肠炎型

主要是由肠产毒性大肠埃希菌（ETEC）引起的，是病原性大肠埃希菌食物中毒的典型症状。易感人群主要是婴幼儿和旅游者。潜伏期一般 10~15 小时，短者 6 小时，长者 72 小时。中毒者主要表现为腹泻、上腹痛、恶心、呕吐等。水样或米汤样便；部分中毒者腹痛剧烈，可呈绞痛；吐、泻严重者可出现脱水，甚至循环衰竭；发热（38~40℃）、头痛等。病程 3~5 天。

（二）急性菌痢型

主要是由肠侵袭性大肠埃希菌（EIEC）引起的。潜伏期一般 48~72 小时。主要表现为血便、脓黏液血便，里急后重、腹痛；部分患者有呕吐、发热（38~40℃），可持续 3~4 天。病程 1~2 周。

（三）出血性肠炎型

主要是由肠出血性大肠埃希菌（EHEC）中 $O_{157}:H_7$ 引起的，老人、儿童多见。潜伏期 3~8 天不等，平均为 3~4 天。主要表现为突发性腹部绞痛、腹泻，有时可出现血性腹泻（出血性大肠炎），还可出现呕吐、发热等。也可有呕吐、低热或不发热。病程一般 10 天左右，但是有少数病人（特别是幼儿和老年人）的感染可能发展为危及生命的疾病，例如溶血性尿毒症综合征（hemolytic uremic syndrome，HUS）。HUS 的特点是急性肾衰竭、溶血性贫血和血小板减少。HUS 是幼儿出现急性肾衰竭的最常见原因；25% 的 HUS 患者可出现神经系统并发症（如癫痫发作、中风和昏迷等）；大约 50% 的幸存者会患有通常是轻微的慢性肾病后遗症。据估计，10% 的 EHEC 感染者可发展为 HUS，病死率为 3%~5%。

四、诊断

按《病原性大肠埃希菌食物中毒诊断标准及处理原则》（WS/T 8-1996）执行。

（一）流行病学特点

符合病原性大肠埃希菌食物中毒的流行病学特点。引起中毒的常见食品为各类熟肉制品，其次为蛋及蛋制品，中毒多发生在 3~9 月，潜伏期 8~44 小时。

（二）中毒表现

符合病原性大肠埃希菌食物中毒的临床表现。因病原体菌型不同而呈现不同程度的中毒表现，主要为急性胃肠炎型、急性菌痢型及出血性肠炎型。

（三）实验室诊断

按《食品卫生微生物学检验　致泻大肠埃希菌检验》（GB 4789.6-2016），进行细菌学检验、血清学鉴定和肠毒素测定。

1. 细菌学检验　由可疑食品和患者吐泻物中均检出生化及血清学型别相同的大肠埃希菌。

2. 血清学试验　取经生化试验证实为大肠埃希菌的琼脂培养物，与肠致病性大肠埃希菌、肠侵袭性大肠埃希菌和肠产毒性大肠埃希菌多价 O 血清和肠出血性大肠埃希菌 O_{157} 血清进行凝集试验，凝集价有明显升高者，再进行血清分型鉴定。

3. 肠毒素试验　对于肠产毒性大肠埃希菌（ETEC），应进行肠毒素检测，才能做出诊断。

五、急救与治疗

（一）急救措施

按照《食物中毒诊断标准及技术处理总则》、细菌性食物中毒的急救处理原则，及时抢救中毒者。

（二）对症治疗

大肠埃希菌引起的食物中毒一般采取对症治疗和支持治疗，部分重症患者应尽早使用抗生素。首选药物为亚胺培南、美罗皮宁、哌拉西林+他唑巴坦。

六、预防

参考沙门菌食物中毒的预防。

第七节　变形杆菌、普罗威登斯菌、摩根菌食物中毒

一、病原学

（一）变形杆菌

变形杆菌属（*Proteus*），肠杆菌科。现有 5 个种：普通变形杆菌、奇异变形杆菌、产黏变形杆菌、潘氏变形杆菌和豪氏变形杆菌。其中普通变形杆菌（*P. vulgaris*）和奇异变形杆菌（*P. mirabilis*）与食物中毒关系较为密切。特别是奇异变形杆菌可引起败血症，病死率较高。

变形杆菌为革兰阴性小杆菌，需氧或兼性厌氧。呈明显的多形性，有球形和丝状形，无芽胞、无荚膜、周身鞭毛、运动活泼、两端钝圆。营养要求不高，在普通琼脂上生长良好，肉汤培养物均匀浑浊且有菌膜。在湿润的固体琼脂平板上常呈扩散生长，有迁徙生长现象（swarming growth phenomenon）。若在培养基中加入 0.1% 石炭酸或 0.4% 硼酸可以抑制其

扩散生长,形成一般的单个菌落。在 SS 平板上可以形成圆形、扁薄、半透明的菌落,易与其他肠道致病菌混淆。培养物有特殊臭味,在血琼脂平板上有溶血现象,能迅速分解尿素,在 4 ~ 7℃即可繁殖,属低温菌。变形杆菌对热抵抗力不强,加热 55℃持续 1 小时可被杀灭。变形杆菌属于腐败菌,一般不致病。

变形杆菌广泛存在于水、土壤腐败的有机物以及人和动物的肠道中。据报道,健康人肠道带菌率为 1.3% ~ 10.4%,其中奇异变形杆菌带菌率最高,可达半数以上,其次为普通变形杆菌;腹泻病人肠道带菌率更高,达 13.3% ~ 52.0%。人和食品中变形杆菌带菌率因季节而异,夏秋季较高,冬春季下降。变形杆菌为条件致病菌,多为继发感染,如慢性中耳炎、创伤感染、膀胱炎、婴儿腹泻、食物中毒等。此菌可以在低温储存的食品中繁殖,应引起重视。

在我国,由变形杆菌引起的食物中毒报道较多,表 30-7-1 选择了 10 起变形杆菌食物中毒事件,均无死亡病例。

表 30-7-1　国内公开报道的 10 起变形杆菌食物中毒事件(2007—2013)*

时间	地点	病例	中毒食品	主要症状	病原体
2007.06	湖北省咸宁市某村婚宴	68	卤鸭颈、水煮毛豆	发热、腹痛、腹泻、恶心、呕吐	变形杆菌
2008.05	四川省乐山市某宾馆婚宴	67	凉拌木耳	腹痛、腹泻、恶心、呕吐等	奇异变形杆菌
2008.08	南京市六合区某村宴	13	熟牛肉	腹痛、腹泻、恶心、呕吐、头痛、头晕等	普通变形杆菌
2010.06	山东省淄博市某宾馆	38	海鲜鸡蛋汤	腹痛、腹泻、头痛、恶心等	奇异变形杆菌
2011.06	河南省开封市某饭店	10	桶子鸡肉、豆腐干等	恶心、呕吐、腹痛、腹泻、发热等	奇异变形杆菌
2011.06	河南省博爱县某饭店	12	猪肉灌肠、蒸全鸡	恶心、呕吐、腹痛、腹泻(水样便)	奇异变形杆菌
2011.08	江苏省大丰市某饭店	11	牛肉	腹痛、腹泻、恶心、呕吐、乏力、头痛等	普通变形杆菌
2012.07	安徽省来安县某村宴	20	卤鹅脖、肉圆子	恶心、呕吐、上腹绞痛、腹泻等	奇异变形杆菌
2012.09	江苏省灌云县某小学食堂	35	豆制品	腹痛、恶心、呕吐、腹泻等	普通变形杆菌
2013.06	河北省唐山市某饭庄	44	酱牛肉	腹痛、腹泻、恶心、呕吐等	奇异变形杆菌

* 资料来源于中国知网·中国学术期刊网络出版总库。

(二) 普罗威登斯菌

普罗威登斯菌(providencia),原分类于变形杆菌属,称雷极氏变形杆菌(Proteus rettgeri), 1984 年版《Bergey 细菌分类学手册》把其分了出来,称为肠杆菌科普罗威登斯菌属 (providencia spp.)。常见的普罗威登斯菌有:产碱普罗维斯登菌(P. alcalifaciens)、雷氏普罗威登斯菌(P. rettgeri)、拉氏普罗威登斯菌(P. rustigianii)、斯氏普罗威登斯菌(P. stuartii)等。

普罗威登斯菌为革兰阴性直杆菌,兼性厌氧,以周生鞭毛运动,不出现集群,氧化脱氨苯丙氨酸和色氨酸。吲哚阳性(除海氏普罗威登斯菌之外),通常甲基红阳性,V-P 反应阴性。乳糖不发酵的菌落及在双糖铁培养基上的生长特点与沙门菌属和志贺菌属十分相似。

普罗威登斯菌在自然界分布较广泛,在粪便、污水、器具、食品中均可检出该菌,食物在加工、运输、销售过程中很容易受该菌污染。普罗威登斯菌为腐败菌,属于低温菌,可在低温贮存的食品上繁殖。普罗威登斯菌是人和动物肠道的正常菌群,为条件致病菌,但在人体免疫力低下的时候也会引起严重的疾病,能引起腹泻、肠道外感染和尿道感染等疾病,但食物中毒概率很低。据报道,市售的肉类食品中携带有普罗威登斯菌的情况比较普遍;产碱普罗威登斯菌常引起食物中毒、肠胃炎、腹泻等疾病;斯氏普罗威登斯菌常引起院内感染,尿道感染和重症感染等疾病。在国外,由普罗威登斯菌引起的肠道感染疾病、尿道感染越来越受到重视;国内由普罗威登斯菌引起的临床散发病例的报道也日益增多。

1996 年,日本曾经暴发过一次由拉氏普罗威登斯菌引起的严重的幼儿园食物中毒,中毒者出现的症状均为急性肠胃炎。

国内已有 2 例普罗威登斯菌食物中毒的公开报道。1999 年 7 月,山东省淄博市某建筑工地发生一起由雷氏普罗威登斯菌所致的 17 例食物中毒,中毒主要临床表现为:腹痛、腹泻、恶心、呕吐、发冷、发热、头晕、头痛、全身乏力等。2004 年 7 月,浙江省宁海县某宾馆餐饮部发生一起由雷氏普罗威登斯菌污染食物所引起的 5 例食物中毒,均以恶心、呕吐为主,其中 1 人出现轻度腹泻。

(三) 摩根菌

摩根菌(*Morganella morganii*),旧称"摩根变形杆菌",分类于变形杆菌属,由 Morgan 于 1906 年发现。由于"摩根变形杆菌"DNA 分子中的鸟嘌呤和胞嘧啶含量明显高于其他变形杆菌,所以已从变形杆菌属中分离出来,称为肠杆菌科摩根菌属(*Morganella*)。摩根菌属只有摩氏摩根菌一个种。

摩根菌为革兰阴性的两端钝圆的杆菌,不需氧或兼性厌氧菌。常有变异形体,有时呈球状,有时呈长而弯曲或长丝状体(10～30μm)。无荚膜及芽胞,有动力,具有周身鞭毛及菌毛。摩根菌的最适生长温度为 34～37℃,在 10～45℃之间也可发育,在 55℃水中 1 小时即可被杀死。培养要求不高,在普通培养基上生长良好,能在氰化钾培养基中生长,肉汤培养基内生长呈均匀混浊,表面有薄膜。在 SS 平板(强选择性培养基)上的菌落为圆形、扁薄、半透明,培养物有特殊臭味,能溶血,可产生吲哚,易与其他肠道致病菌相混淆。

摩根菌有 34 个"O"群和 25 种"H"抗原。以菌体抗原分群,再以鞭毛抗原分型,可分 66 个血清型。

摩根菌在自然界广泛分布,常存在于人及动物的肠道内。摩根菌为条件致病菌,在人体肠道内并不致病,当离开肠道进入到肺脏即可引起肺炎。摩根菌肺炎(Morganiipneumonia)是由摩根菌感染所致,国外报道该菌感染的发病率逐年增多,已成为医院获得性感染的常见致病菌之一。摩氏摩根菌可致泌尿道感染和伤口感染,有时可引起腹泻。

浙江省桐乡市曾于 2005 年 9 月发生了一起以腹痛、腹泻为主要症状的 23 例食物中毒。经对部分发病人员的流行病学调查、临床表现以及当日剩余食物、发病人员肛拭采样样品进行的实验室检测,确定为由摩氏摩根菌引起的食物中毒。

二、流行病学

(一) 发病的季节性

变形杆菌食物中毒、普罗威登斯菌食物中毒和摩根菌食物中毒全年均可发生,大多数发生在5~10月,7~9月最多。

（二）病原菌污染食品的途径

寄生于人和动物肠道内的变形杆菌、普罗威登斯菌和摩根菌污染食品的机会很多,均可经人畜粪便、人手、水以及食品容器、工具等途径直接或间接地污染食品,致使生肉类食品(尤其动物内脏)的带菌率较高。

在食品烹调加工过程中,处理生、熟食品的工具和容器未严格分开,被污染的食品工具、容器可污染熟制品;操作人员也可通过手接触熟食品而造成污染。此外,受污染的食品在较高温度下存放较长的时间,细菌大量生长繁殖,食用前不再回锅加热或加热不彻底,食用后可引起食物中毒。

（三）易发生中毒的食品

引起食物中毒的食品主要是动物性食品,特别是熟肉以及内脏的熟制品、病死禽畜肉、豆制品、凉拌菜等。

变形杆菌常与其他腐败菌(如雷氏普罗威登斯菌、摩氏摩根菌等)共同污染生食品,使食品发生腐败变质和感官性状的改变。值得注意的是,熟食品经过高温加热,可以杀灭其中的腐败菌,如果再发生变形杆菌污染,熟食品通常无感官性状的变化,极易被忽视而引起食物中毒。

（四）中毒发生的原因

同沙门菌食物中毒。

三、中毒表现

潜伏期一般为5~18小时,短者1~3小时,长者60小时。发病率较高,一般为50%~80%。病程较短,为1~3天,多数在24小时内恢复,预后一般良好。

主要中毒表现为腹痛、腹泻、恶心、呕吐、发冷、发热、头晕、头痛、乏力、肌肉酸痛等。重症者还可出现脱水、酸中毒、血压下降、惊厥、昏迷、腹痛剧烈(多呈脐周边阵发性剧烈绞痛或刀割样疼痛)。腹泻多为水样便,常伴有黏液、恶臭,一日数次。体温一般在38~39℃左右,重者可达40℃。

变形杆菌、雷氏普罗威登斯菌引起的食物中毒,较少出现死亡;而摩氏摩根菌食物中毒较严重的患者,可出现血便或便血,甚至导致死亡。

四、诊断

按《变形杆菌食物中毒诊断标准及处理原则》(WS/T 9-1996)执行。

（一）流行病学特点

符合变形杆菌食物中毒的流行病学特点。发病多在夏秋季节;引起中毒的食品主要是动物性食品、豆制品和凉拌菜等。

除具有一般细菌性食物中毒的流行病学特点外,变形杆菌食物中毒发病更为急骤、集中,但病程短,恢复也快。

（二）中毒表现

符合变形杆菌食物中毒的临床表现。患者以上腹部刀样绞痛和急性腹泻为主,常伴有恶心、呕吐、头痛、发热等。

（三）实验室诊断

按《变形杆菌食物中毒诊断标准及处理原则》(WS/T 9-1996)中的"附录A 变形杆菌食

物中毒检验方法(补充件)"进行实验室检验和判断。实验室检验的各项指标的检定结果,均应与变形杆菌的特点相符。

1. 细菌学检验 由于变形杆菌、雷氏普罗威登斯菌和摩氏摩根菌为条件致病菌,且在自然界广泛分布,因此在可疑中毒食品或患者吐泻物中检出时,尚不能肯定是由该菌引起的食物中毒,需进一步作血清学检验来加以验证。

2. 血清学凝集分型试验 血清学凝集分型试验可以确定可疑中毒食品中或患者吐泻物中检出的细菌是否为同一血清型。

3. 患者血清凝集效价测定 采集患者早期(2~3 天)及恢复期(12~15 天)血清,将其与从可疑食物中分离的变形杆菌进行抗原抗体反应,观察血清凝集效价的变化。恢复期凝集效价升高 4 倍有诊断意义。

4. 动物毒力试验 通常以检出菌株的 24 小时肉汤培养物为受试物,给予小白鼠进行皮下或腹腔注射,通过观察死亡情况和肝、脾、血液中的菌株以及脏器的器质性病变,来证实其毒力,从而进一步确定分离菌株的致病性,为明确诊断提供依据。

五、急救与治疗

(一) 急救措施

按照《食物中毒诊断标准及技术处理总则》、细菌性食物中毒的急救处理原则,及时抢救中毒者。

(二) 对症治疗

一般采取对症治疗和支持治疗,重症患者可选用抗生素治疗。根据药物敏感试验结果,可选择氯霉素或阿米卡星、庆大霉素等。头孢噻肟对奇异变形杆菌有效。

六、预防

参考沙门菌食物中毒的预防。

在预防工作中,应考虑到熟食经过加热处理后可杀灭腐败性细菌(如雷氏普罗威登斯菌、摩氏摩根菌等),使得食品在感官上没有腐败的迹象,但生食品被变形杆菌、雷氏普罗威登斯菌、摩氏摩根菌污染后常常发生感官性状的改变,因此不能只以熟食品感官性状的好坏来判断食品被污染的程度,或有无食物中毒的可能。

第八节 志贺菌食物中毒

一、病原学

志贺菌属(*shigella*)是人类细菌性痢疾(菌痢)最常见的病原菌,通称为痢疾杆菌(*bacillus dysenteriae*)。志贺菌属有菌体抗原(O 抗原)而无鞭毛抗原(H 抗原),个别菌型及新分离菌株有 K 抗原。依据其 O 抗原的性质,将其分为 4 群(种)40 余血清型(包括亚型)。

(1) A 群:痢疾志贺菌(*S. dysenteriae*),有 10 个血清型,其中 8 型尚可分 3 个亚型。该群是导致典型细菌性痢疾的病原菌,虽然很少数量的病原菌就可对易感人群致病,但一般不认为它是导致食物中毒的病原菌。

(2) B 群:福氏志贺菌(*S. flexneri*),有 13 个血清型(包括变型和亚型)。

(3) C 群:鲍氏志贺菌群(*S. boydii*),有 18 个血清型。

（4）D 群：宋内志贺菌（*S. sonnei*），抗原单一，只有一个血清型。

我国以福氏志贺菌（B 群）和宋内志贺菌（D 群）最为常见，是引起志贺菌食物中毒的主要病原体。

志贺菌为革兰阴性杆菌，无芽胞、无鞭毛、无荚膜，有菌毛。营养要求不高，在普通琼脂平板上多数志贺菌经过 24 小时形成直径 2mm、半透明的光滑菌落，而宋内志贺菌通常出现扁平的粗糙型菌落。在肠道鉴别培养基上形成无色、半透明的菌落。志贺菌能分解葡萄糖，只产酸不产气。除宋内志贺菌迟缓发酵乳糖（一般需 3~4d）外，其他志贺菌不发酵乳糖。

志贺菌在体外的生存能力比其他肠道杆菌弱，加热 58~60℃经 10~30 分钟即可死亡，光照下 30 分钟可被杀死。志贺菌对酸和一般消毒剂敏感。志贺菌在 10~37℃水中可生存 20 天，在牛乳、水果、蔬菜中也可生存 1~2 周，在粪便中（15~25℃）可生存 10 天。志贺菌耐寒，在冰块中能生存 3 个月。在志贺菌中，宋内志贺菌和福氏志贺菌在体外的生存力相对较强。

在适宜的温度下，志贺菌可在水及食品中繁殖，引起水源型或食物型的暴发流行。由于磺胺及抗生素的广泛运用，志贺菌的多重耐药性问题日趋突出，即使在边远地区分离的志贺菌也常见 4~8 种抗药谱，给志贺菌食物中毒的临床治疗带来一定困难。

在我国，由志贺菌引起的食物中毒报道较多，表 30-8-1 选择了 10 起志贺菌食物中毒事件，均无死亡病例。

表 30-8-1　国内公开报道的 10 起志贺菌食物中毒事件（2002—2010）*

时间	地点	病例	中毒原因	主要症状	病原体
2002.10	浙江省慈溪市某幼儿园	48	红烧芋芳	高热、腹泻、腹痛、恶心、呕吐等	4 型福氏志贺菌
2007.04	宁波市某高校	8	未确定具体食物	发热、恶心、呕吐、腹泻、腹痛等	2c 型福氏志贺菌
2007.09	甘肃省武威市某幼儿园	307	猪肉	发热、恶心、呕吐、腹痛、腹泻等	宋内志贺菌
2007.11	江苏省金坛市某小学食堂	20	未确定具体食物	腹痛、腹泻、恶心、呕吐等	4c 型福氏志贺菌
2009.04	北京市顺义区某学校	11	未确定中毒食物	发热、腹泻等	宋内志贺菌
2009.06	辽宁省朝阳市某中学食堂	47	食堂员工感染	腹痛、腹泻、发热等	5b 型福氏志贺菌
2009.06	河南省周口市某幼儿园	230	餐具	发热、恶心、呕吐、腹痛、腹泻等	4c 型福氏志贺菌
2010.06	辽宁省朝阳市某酒店	48	烧鸡	寒战伴高热、腹痛、腹泻等	5a 型福氏志贺菌
2010.07	辽宁省朝阳市某中学食堂	58	凉拌菜	腹痛、腹泻、发热等	5b 型福氏志贺菌
2010.07	天津市某学校食堂	63	未采集到食物	发热、呕吐、腹痛、腹泻等	宋内志贺菌

*资料来源于中国知网·中国学术期刊网络出版总库。

二、流行病学

（一）发病的季节性

志贺菌食物中毒（痢疾）全年均有发生，但夏、秋两季多见。

（二）病原菌污染食品的途径

志贺菌是通过粪-口途径传播的。痢疾患者和志贺菌带菌者的大便含有大量的志贺菌，是污染食品的主要途径。食品加工、集体食堂、饮食行业的从业人员患有痢疾或其带菌者，经手接触食品，造成食品污染。熟食品被志贺菌污染后，长时间存放在较高的温度下，该菌也会大量繁殖。

（三）易发生中毒的食品

中毒食品以冷盘（冷荤）和凉拌菜为主。

（四）中毒发生的原因

食品被志贺菌污染以及污染后的食品在较高温度下存放较长时间，志贺菌大量繁殖，食用后引起食物中毒。

三、中毒表现

潜伏期一般为 10～20 小时，短者 6 小时，长者 24 小时。

患者突然出现剧烈的腹痛、呕吐及频繁的腹泻。发病初期多为水样便，之后便中混有血液和黏液。还可表现为里急后重、恶寒、发热，体温高者可达 40℃ 以上，有的病人可出现痉挛。

四、诊断

（一）流行病学特点

符合志贺菌食物中毒的流行病学特点。在 7～10 月高发，食用了冷盘（冷荤）和凉拌菜后发病。

（二）中毒表现

符合志贺菌食物中毒的临床表现。患者有类似菌痢样症状，粪便中有血液和黏液等。

（三）实验室诊断

按《食品卫生微生物学检验 志贺氏菌检验》（GB 4789.5-2012）进行实验室检验。从剩余食物、病人吐泻物分离出志贺菌，并进行群和血清型的检验；宋内志贺菌凝集效价在 1：50 以上有诊断意义。

五、急救与治疗

（一）急救措施

按照《食物中毒诊断标准及技术处理总则》、细菌性食物中毒的急救处理原则，及时抢救中毒者。

（二）对症治疗

一般采取对症和支持治疗。抗生素治疗可选用磺胺脒和磺胺增效剂的复合片剂等多种药物。

六、预防

参考沙门菌食物中毒的预防。

可以采取特异性预防措施,例如,口服依赖链霉素株(Sd)制成的多价活疫苗有一定保护作用。

第九节　小肠结肠炎耶尔森菌食物中毒

一、病原学

耶尔森菌属(yersinia)属肠杆菌科,包括鼠疫耶尔森菌(Y. pestis)、假结核耶尔森菌(Y. pseudotuberculosis)、小肠结肠炎耶尔森菌(Y. enterocolitica)、弗氏耶尔森菌(Y. ferderiksenii)、中间耶尔森菌(Y. intermedia)、克氏耶尔森菌(Y. kristensenii)、伯氏耶尔森菌(Y. bercovieri)、莫氏耶尔森菌(Y. mollaretii)、罗氏耶尔森菌(Y. rohdei)、阿氏耶尔森菌(Y. aldovae)和鲁氏耶尔森菌(Y. ruckeri)等11种,前3种对人类有较强致病性。引起人类食物中毒和小肠结肠炎的主要病原菌是小肠结肠炎耶尔森菌。

鼠疫耶尔森菌,俗称鼠疫杆菌,是鼠疫的病原菌。鼠疫是一种人兽共患的自然疫源性传染病,人类鼠疫多为疫鼠的跳蚤叮咬而感染,是我国法定的甲类传染病。

假结核耶尔森菌是一种人兽共患的肠道病原菌。该菌导致的感染在人群中以散发为主,偶尔也会引起不同规模的暴发。假结核耶尔森菌病的流行病学特点与小肠结肠炎耶尔森菌很相似,但前者能够感染的动物种类更广泛,但感染率则低于小肠结肠炎耶尔森菌。由于该菌可在低温环境下生存,因此冰箱储存的食物是发生该菌感染的一个重要原因。

小肠结肠炎耶尔森菌广泛分布在陆地、湖水、井水和溪流水中,这些环境也是温血动物体内该菌的来源。该菌天然寄居在多种动物体内,如猪、鼠、家畜等,通过污染食物(牛奶、猪肉等)、水,经粪-口途径感染或因接触染疫动物而感染。小肠结肠炎耶尔森菌除了能引起胃肠道症状外,还可引起呼吸系统、心血管系统、骨骼结缔组织等疾患,甚至可引起败血症造成死亡。该菌是重要的食源性致病菌,很多国家都已将该菌列为进出口食品的常规检测项目。

小肠结肠炎耶尔森菌为革兰阴性小杆菌,有毒菌株多呈球杆状,无毒株以杆状多见。该菌对营养要求不高,能在麦康凯琼脂上生长,但较其他肠道杆菌生长缓慢。初次培养菌落为光滑型,通过传代接种后菌落可能呈粗糙型。与其他肠道菌相比,该菌繁殖一代所需要的时间较长,在4℃培养时需2周。最适生长温度为22~29℃,最适pH值为7~8。能在30℃以下运动,而在37℃以上不运动。该菌具有"嗜冷性",在0~5℃也可生长繁殖,因此,应特别注意该菌对冷藏食品的污染。据报道,该菌在冰箱中的检出率为8.23%,其中冷冻室为2.08%,冷藏室为6.25%。

小肠结肠炎耶尔森菌可产生耐热肠毒素,是引起腹泻的主要因素,121℃经30分钟不被破坏。肠毒素产生迅速,在25℃下培养12小时,培养基上清液中即有肠毒素产生,24~48小时达到高峰。该菌对酸碱稳定,pH在1~11之间不失活。

目前发现小肠结肠炎耶尔森菌的血清型有60多个,经证实对人有毒力的血清型有O:3、O:5、O:8、O:9、O:13a、O:13b、O:20、O:21等多种。我国已报道了58个血清型,致病性菌株的主要血清型为 O:3、O:9,主要的生物血清型为 3/O:3 型和 2/O:9 型,而国外流行的 4/O:3 型菌株则很少。

小肠结肠炎耶尔森菌是自 20 世纪 80 年代以来引起关注的一种人畜共患病的病原菌,由它引起的感染在人群中是比较常见的,属于全球性疾病。日本是世界上报告小肠结肠炎耶尔森菌病暴发流行最多的国家,1972 年至 1998 年在日本有记录的暴发流行就有 13 起。美国、加拿大、芬兰、前苏联、前捷克斯洛伐克等国也相继报告过不同类型规模的暴发流行,这些暴发流行多发生在学校和家庭等场所。

我国小肠结肠炎耶尔森菌病的流行形式多为散发,我国在 20 世纪 80 年代曾发生过两次由 O:3、O:9 两型耶尔森菌引起的暴发流行。1986 年,甘肃省兰州市某奶牛场暴发了一起因食用死牛肉而导致的耶尔森菌病,发病 107 人,占食用人数的 52.2%,是由 O:3 血清型小肠结肠炎耶尔森菌引起的;1987 年,辽宁省沈阳市某中学食堂发生了一起因食用自制冷小菜导致的暴发流行,发病 352 人,占食用人数的 49.8%,证实是由 O:9 血清型小肠结肠炎耶尔森菌引起的。

在我国,由小肠结肠炎耶尔森菌引起的食物中毒报道较少。1994 年 11 月,河北省承德市某幼儿园发生了一起因食用被小肠结肠炎耶尔森菌污染的猪肉馅包子而导致的食物中毒事件,470 名儿童中有 189 人发病,罹患率 41.2%。中毒儿童的主要临床症状以发烧、腹痛、腹泻为主。1998 年 12 月,四川省攀枝花市某学校食堂正常供应午餐,进餐人数为 79 人,25 人出现不同程度的腹痛、腹泻、发热等症状。经流行病学、临床及检验证实,该起食物中毒系由结肠炎耶尔森菌污染排骨所致。

二、流行病学

(一) 发病的季节性
小肠结肠炎耶尔森菌食物中毒多发生在春、秋凉爽季节。

(二) 病原菌污染食品的途径
患病的人畜、带菌者携带的病原体,主要是通过污染饮水和食品而经消化道传播。动物带菌率较高,且其粪便还可再次污染肉类;鼠类的带菌率更高,能污染肉类及其制品;带菌的苍蝇也能污染食品。此外,从冷水中也能分离出该菌,一些食品可受到含菌水的污染,如豆腐的制作过程可污染本菌。

(三) 易发生中毒的食品
引起小肠结肠炎耶尔森菌食物中毒的食物主要是动物性食品,如猪肉、牛肉、羊肉等,其次为生牛乳,尤其是 0~5℃ 低温运输或贮存的乳类或乳制品。

(四) 中毒发生的原因
同沙门菌食物中毒。

三、中毒表现

潜伏期较长,一般为 3~7 天,短者 1~3 天,长者 10 天。多见于 1~5 岁幼儿。病程 1~2 天,长者可达 2 周。

中毒表现主要为腹痛、腹泻(多为水样便)和发热,体温 38~39.5℃。此外,该菌也可引起结肠炎、阑尾炎、肠系膜淋巴结炎、关节炎及败血症等。

四、诊断

（一）流行病学特点

符合小肠结肠炎耶尔森菌食物中毒的流行病学特点，在春、秋季节高发。

（二）中毒表现

符合小肠结肠炎耶尔森菌食物中毒的临床表现。以腹痛、腹泻和发热为主要表现。

（三）实验室诊断

采集可疑中毒食品和患者吐泻物样品，按照《食品卫生微生物学检验 小肠结肠炎耶尔森菌检验》（GB 4789.8-2008）进行实验室检验鉴定。分离出的小肠结肠炎耶尔森菌，其生物型和血清型相同，有助于此病的诊断。

五、急救与治疗

（一）急救措施

按照《食物中毒诊断标准及技术处理总则》（GB 14938-1994）、细菌性食物中毒的急救处理原则，及时抢救中毒者。

（二）对症治疗

一般采取对症和支持治疗。重症病例可用抗生素。

六、预防

参考沙门菌食物中毒的预防。

此外，在冰箱冷藏的熟肉类制品，食用前一定要彻底加热；不宜生食豆腐等豆制品。

（范　春）

第十节　副溶血性弧菌食物中毒

一、病原学

副溶血性弧菌（*V. parahaemolyticus*）常呈弧状、杆状、丝状等，无芽胞，无荚膜，有鞭毛，运动活泼，为革兰阴性菌。副溶血性弧菌是一种嗜盐性细菌，在含氯化钠 3%～3.5% 的培养基中生长最佳，而在无盐的条件下不生长。在 10% 氯化钠的胰胨水中不生长或微弱生长，但有时从盐腌制食品中分离出的菌种，在含有 15% 氯化钠的基质中，也有见到能生长的。在自来水、井水等淡水存活时间一般不超过 2 天，而在海水中存活时间可超过 47 天。本菌在 pH 值 7.4～8.2、30～37℃ 的培养基上和食物中生长最佳。对酸敏感，pH 值低于 6 时停止生长，在含醋酸浓度为 1% 的食醋内经 5 分钟即死亡。不耐热，56℃ 加热 5 分钟或 90℃ 加热 1 分钟即可死亡。不耐低温，0～2℃ 经 24～48 小时可死亡。该菌繁殖的最小水分活性为 0.75。对一些化学消毒剂很敏感，在 25% 酒精、0.05% 石炭酸、0.1% 甲酚皂或 0.5P.P.M. 氯中，都可于 1 分钟死亡。

副溶血性弧菌有 845 个血清型，主要通过 13 种耐热的菌体抗原（O 抗原）鉴定，7 种不耐热的包膜抗原（K 抗原）可用来辅助鉴定。在流行病学调查方面，血清学分型是唯一可靠方法。副溶血性弧菌能使人或家兔的红细胞发生溶血，使血琼脂培养基上出现 β 溶血带，成为神奈川（Kanagawa）试验阳性。副溶血性弧菌的致病性可用神奈川试验来区分。在所有副溶血性弧菌中，多数毒性菌株为阳性，多数非毒性菌株呈阴性。神奈川试验阳性菌感染能力强，通常在感染人体后12h内出现食物中毒症状。近年来报道，神奈川现象阴性的副溶血性弧菌也能引起食物中毒。

神奈川现象阳性菌株能产生耐热直接溶血毒素（thermostable direct hemolysin，TDH）（100℃ 10分钟不被破坏），它由2个相同亚单位组成毒素蛋白，相对分子质量为42 000，具有溶血、细胞毒、心脏毒、肝脏毒及致腹泻作用。10%～15%患者分离的菌株，TDH检测阴性，但产生一种与TDH相关的溶血素，称为耐热相关溶血素（thermostable related hemolysin，TRH）。TRH除溶血活性外，具有与TDH相似的毒性作用，如致死作用和肠毒素作用。此外，副溶血性弧菌还可产生不耐热溶血毒素（thermolabile homolysin，TLH）。生化试验表明TLH不但溶解人的红细胞，而且溶解马的红细胞，但其功能和致病性仍不十分清楚。本菌与肠道传染病菌相比，致病力较弱，必须食入大量的活菌才能引起中毒。

二、流行病学

（一）地区性

副溶血性弧菌食物中毒在很多国家都有发生，如我国及日本沿海喜食海产品地区发病率较高。据调查，我国沿海水域、海产品中副溶血性弧菌检出率较高，尤其是气温较高的夏、秋季节。因此，沿海地区是我国副溶血性弧菌食物中毒的多发地区。但近年来，随着海产食品的市场流通，内地也有副溶血性弧菌食物中毒的散在发生。

（二）季节性

副溶血性弧菌食物中毒的季节较其他细菌性食物中毒更为明显，夏、秋季节是发病的高峰期，一般发生于5～11月份，在7～9月为最高，其原因除温度和湿度条件以外，最显著的特点是与海产品上市有关。夏季海产品平均带菌率高达94.8%，在冬季带菌率很低，甚至阴性。

（三）中毒食品

主要是海产品，其中以墨鱼、带鱼、黄花鱼、螃蟹、虾、贝、海蜇等居多；其次如咸菜、咸蛋、腌肉、熟肉类、禽肉及禽蛋、蔬菜等。在肉、禽类食品中，腌制品约占半数。在海产品中，以墨鱼带本菌率最高，为93.0%，梭子蟹为79.8%，带鱼、大黄鱼分别为41.2%～95.4%、29.3%。另据报道，熟盐水虾带本菌率为35.0%；咸菜带菌率15.8%。据报道，辽宁营口市售海产品本菌检出率为13.6%。

（四）食品被污染及中毒发生的原因

副溶血性弧菌是一种嗜盐性细菌，近岸海水、海底沉积物中副溶血性弧菌可对鱼、贝类等海产品及海域附近塘、河、井水造成污染。

人群带菌者对各种食品造成污染。不同职业健康人带本菌率为0.5%～5.4%，其中以水产加工业人员及渔区居民带菌率较高。肠道病患者带菌率为31.6%。另据报道，浙江某海岛旅游区急性腹泻病人粪便的本菌检出率高达88.4%。

生熟交叉污染。沿海地区炊具的带菌率为61.9%，若在操作过程中生熟不分，生食物（海产鱼、虾）中的副溶血性弧菌可通过食物容器、砧板、切菜刀等工具污染熟食物或凉拌菜。

被副溶血性弧菌污染的食物，在较高温度下存放，食用前没有烧熟煮透或生吃，或熟制品受到带菌者的污染或生熟交叉污染，食物中副溶血性弧菌随食物进入人体肠道，在肠道生长繁殖达到一定数量时,即可引起食物中毒。其产生的溶血毒素也是引起食物中毒的病因。

三、中毒表现

潜伏期为 2 ~ 40 小时,多为 14 ~ 20 小时。潜伏期短者病情较重。

本菌引起的食物中毒,其前驱症状为上腹部剧烈疼痛,亦有少数患者是以发热、腹泻、呕吐开始的,继之出现其他症状。

(一) 腹痛

约有 70% 的病人出现腹痛。一般在发病后 5 ~ 6 小时最重,以后逐渐减轻。腹痛部位多在上腹部、脐部附近,少数在回盲部,呈阵发性绞痛。腹痛大多持续 1 ~ 2 天,个别者持续数天或更长时间。

(二) 腹泻

绝大多数病人都有腹泻。开始为水样便或血水样便,后转为脓血便、黏液血便或脓黏液便。部分病人开始即为脓血、黏液或脓黏液便。多数病人每日腹泻少于 10 次,一般持续 1 ~ 3 天。少数病例有里急后重。部分病人便中带有血液、黏液或脓血,在散发感染时易被误诊为菌痢。

(三) 恶心和呕吐

35% ~ 100% 病人有恶心,半数病人有呕吐,呕吐多为胃内容物;2/3 病人在腹泻之后出现呕吐,1/3 病人则在腹泻之前;呕吐症状没有葡萄球菌食物中毒时严重,多数病人每日呕吐 1 ~ 5 次,少数病人达 10 次左右。

(四) 发热

40% ~ 60% 病人有发热,一般在吐、泻之后感到发冷或部分病人有寒战,继之发热。体温多在 37.7 ~ 39.5℃ 之间。发热比沙门菌食物中毒出现较晚。

(五) 脱水

由于吐、泻,30% 左右的病人有脱水现象,如口渴、皮肤干燥、眼窝凹陷等,重度脱水者可伴声哑和肌痉挛。

(六) 其他

除上述主要中毒表现外,尚有头痛、头晕、腓肠肌压痛等,严重者出现血压下降、面色苍白或发绀、意识不清、痉挛等循环和神经系统障碍现象。大多数病人白细胞数及中性粒细胞相对数增加。

大部分病人发病后 2 ~ 3 天恢复正常,一般预后良好,死亡率很低。仅少数重症患者出现腹泻脱水而虚脱、呼吸困难、血压下降而休克,如抢救不及时可死亡,发病率 35% ~ 90%。

四、诊断

按 WS/T 81-1996 副溶血性弧菌食物中毒诊断标准及处理原则执行。

(一) 流行病学特点

夏秋季节,有进食海产品(鱼、虾、蟹、贝类等及其制品)和直接或间接被副溶血性弧菌污染的其他食品史。

(二) 中毒表现

发病急,潜伏期短。大多数病人先泻后吐,粪便多为血水样便,或水样脓血便。腹痛多在上腹部、脐部附近,有时在回盲部,多呈阵发性绞痛。发热很少超过 40℃,且比其他症状出现较晚,往往是先有发冷或寒战,后有发热。其次尚有恶心、呕吐、头痛、发汗、口渴等症状。

散发的副溶血性弧菌食物中毒常被误诊为菌痢。临床鉴别时可参考下列几点:副溶血性弧菌食物中毒可有集体暴发的病史;有引起中毒的特定可疑食物,如海产食品。症状上常有上腹部和脐周剧烈疼痛,少有里急后重;而菌痢腹痛多在左下腹或脐周围,里急后重明显,有明显的脓血便。发热一般不如菌痢严重,但常有寒战,且出现较迟。脱水则较菌痢多见。循环障碍等中毒表现一般比较严重。白细胞数及中性粒细胞相对数都较菌痢高。

(三) 细菌学检验

按 GB 4789.7-2013 食品安全国家标准 食品微生物学检验 副溶血性弧菌检验操作。从剩余可疑中毒食品、炊具、食具与病人吐、泻物中检出生物学特性或血清型别一致的副溶血性弧菌。但中毒患者排菌时间比较短,多数病人第 2 天转为阴性,仅少数病人持续 2~4 天。因副溶血性弧菌不耐酸,不易在呕吐物中检出。

(四) 血清学试验

副溶血性弧菌食物中毒病人血清对本菌凝集时间出现较早,中毒初期 1~2 天凝集效价较高,一般为 1:40~1:320,一周后显著下降或消失。健康人的血清凝集效价通常在 1:20 以下。

(五) 动物试验

有条件时做动物(小白鼠)试验,将细菌学检验分离的副溶血性弧菌给小鼠腹腔注射,观察毒性反应。

(六) 快速检测

采用 PCR 等快速诊断技术,24 天内即可直接从可疑食物、呕吐物或腹泻物标本中确定是否存在副溶血性弧菌及其毒素。

五、急救与治疗

(一) 对症和支持治疗

补充水分、纠正电解质紊乱。

(二) 抗生素治疗

副溶血性弧菌对氯霉素敏感,除重症病人外一般不需抗生素。

六、预防

副溶血性弧菌食物中毒的预防应紧紧抓住防止污染、控制繁殖和杀灭致病菌三个主要环节。根据其流行病学特点,应特别注意以下几点:

1. 由于副溶血性弧菌不耐低温,在 2~5℃ 条件下便停止生长且逐渐死亡,在 10℃ 以下不能繁殖,所以水产品应低温保藏,特别对烹调后的鱼虾和肉类等熟食品,须在 10℃ 以下存放。

2. 对水产品烹调要格外注意,应煮熟煮透,不吃生的和未彻底煮熟的鱼、蟹、贝类等水产品,蒸煮蟹虾时,一般应在 100℃ 条件下加热半小时,以防止外熟里生;对于生食的海蜇等水产品宜用 40% 盐水(饱和盐水)浸渍保藏,也可有效地杀灭此菌,食前再用清水反复冲洗。由于副溶血性弧菌对酸的抵抗力较弱,可在洗净切后放入食醋浸泡 10 分钟或在 100℃ 沸水中漂烫数分钟以杀灭副溶血性弧菌。

3. 动物性食品,应切小块并充分煮熟煮透,防止外熟里生,未能完全杀灭深部污染的副溶血性弧菌,经一定时期的保存后副溶血性弧菌大量繁殖,则会引起中毒。

4. 避免生熟交叉感染,盛装生、熟食品的炊具要分开,注意洗刷、消毒,防止生食品污染熟食物。

5. 烹调后的食品应尽早吃完,不宜在室温下放置过久。隔餐或过夜饭菜,食前要回锅热透。

第十一节　河弧菌食物中毒

一、病原学

河弧菌(*V. fluvialis*)系弧菌属的一个种,是弧菌属中仅次于霍乱弧菌和副溶血性弧菌的致病菌。Fluvialis 是拉丁文"河"的意思。日本于 1982 年将河弧菌列为新的食物中毒病原菌。

河弧菌广泛分布于海水和稍带盐分的港湾水、河水中。河弧菌系革兰阴性短杆菌,为兼性厌氧菌,顶端单鞭毛,具动力。最适生长温度 37℃,5℃、43℃均不生长。适宜在偏碱、含盐较高的环境中生长,无盐培养基中生长差或不生长,在 1% ~ 8% 氯化钠中均能繁殖,在 6% 氯化钠的营养肉汤中生长良好,在 10% 氯化钠营养肉汤中不生长。

本菌分为两个生物型,即生物Ⅰ型、生物Ⅱ型。Ⅰ型多从腹泻病人粪便中分离出来,Ⅱ型多从牛、猪、兔粪便中分离出来,也有从人粪便分离出来的。Brenner 等 1983 年认为Ⅰ型与Ⅱ型相差较大,提出将生物Ⅱ型分类为一个新的弧菌种,叫弗尼斯弧菌(*V. furnissii*)。本菌有特异性的 O 抗原和共同的 H 抗原,根据本菌 O 抗原的不同进行血清型分型。菌株的血清型在流行病学调查和食物中毒病原学分析上具有重要意义。国内报道,从人粪便分离出来的本菌血清型有:FV_1、FV_7、FV_8、FV_9、FV_{11}、FV_{25}、FV_{28} 等。腹泻病人本菌带菌率为 3.75% ,健康人本菌带菌率为 0.25% 。

二、流行病学

1. 季节性　多发生在 6 ~ 10 月。

2. 中毒食品　主要是海产品,如鱼、虾、蟹、牡蛎、蛤、蚶、螺等,其次是被海产品或器具污染的熟食品。据国外报道,近海鱼的本菌带菌率为 1.5% ~ 30% 。

3. 食品被污染和中毒发生的原因　河弧菌广泛分布于水中(海水与港湾水),进而直接或间接污染食品。食用生鱼或海产品没有彻底加热,本菌未被杀死,或由于处理生、熟食品的工具、容器未严格分开,熟海产品又被本菌重复污染,本菌大量繁殖,食后可引起食物中毒。肉类熟食品受到海产品污染;或在烹调制作过程中,使用受本菌污染的工具和容器处理和盛装肉类熟食品引起交叉污染,均能致本菌食物中毒发生。

三、中毒表现

潜伏期短者 6 小时,一般 13 ~ 14 小时,长者 19 小时。

本菌中毒表现与霍乱的临床表现相似,以腹泻、呕吐为主。腹泻大多呈水样便,少数便中带有血液和黏液,腹泻可持续 1 ~ 4 天,大多 2 天左右。大多数病人因吐、泻有中度脱水。此外,尚有腹痛、发热等表现,但发热的病人不多。

四、诊断

1. 流行病学特点　有进食海产品史。

2. 中毒表现　以腹泻、呕吐为主,类似霍乱的临床表现。

3. 细菌学检验　按 GB 4789.7-2013 食品安全国家标准 食品卫生微生物学检验 副溶血性弧菌检验操作。从剩余可疑中毒食品与病人吐、泻物中分离出生物型或血清型相同的菌株。

五、急救与治疗

1. 抗生素治疗　河弧菌腹泻为自限性疾病,症状较轻的大部分病例可自愈。对病情较重者可选用对其敏感的氯霉素、庆大霉素、阿米卡星等。对新霉素、青霉素、氨苄西林、红霉素、麦迪霉素、头孢唑啉等耐药。

2. 脱水者应予补充水分,并注意纠正电解质紊乱。

六、预防

参见副溶血性弧菌食物中毒的预防。

第十二节　创伤弧菌食物中毒

一、病原学

创伤弧菌(*V. vulnificus*)系弧菌属的一个种,可引起人体败血症及伤口感染,此菌感染导致的病情严重,病程发展迅速。它分布于近海和海湾的海水、海底沉积物及内陆咸水湖中。创伤弧菌系革兰阴性,逗点状,单极端,单鞭毛,最适生长温度 37℃。该菌是一种嗜盐细菌,在无氯化钠的条件下不生长,在 1%~3% 氯化钠中生长良好,8%~10% 氯化钠蛋白胨水中不生长。此菌只生长于碱性的环境中,对酸性敏感。其生化特点与副溶血性弧菌、河弧菌不同的是能发酵乳糖。

二、流行病学

1. 季节性　多发生在 4~11 月。

2. 中毒食品　海产软体动物,特别是牡蛎。1995 年辽宁报道,在甲壳类、贝壳类海产品中本菌检出率为 2.8%。

3. 食品被污染和中毒发生的原因　主要是牡蛎等海产软体动物带染创伤弧菌。食入生的或半生不熟的牡蛎,或者食入不卫生或没有彻底加热熟制的水产品等食品引起本菌食物中毒,交叉污染亦可引起本菌食物中毒。

三、中毒表现

潜伏期 24~48 小时。

1. 胃肠炎型　恶心、呕吐、腹痛、腹泻、水样便,一般无发热、皮肤损害、低血压等表现,粪便内可培养出创伤弧菌,此型临床表现的患者无死亡的报道。本型不多见。

2. 凶险型　常见的临床表现为发热伴寒战、腹泻、恶心、腹部痉挛性疼痛、呕吐,继而出现典型的皮肤损害表现,小腿是最常见的部位,包括下肢剧烈疼痛、肿胀、局部红斑、淤斑坏死、大疱性皮肤损害、蜂窝组织炎、坏死性筋膜炎、肌炎等,病情进展迅速,患者出现高热、精神症状、低血压、休克,大多发展为多脏器功能障碍,死亡率高达 60%。

肝病患者(如肝硬化、酒精性肝病)及免疫功能低下者(血液病、慢性肾衰、滥用甾体类激素、器官移植受体等患者)易发生本菌食物中毒,他们感染创伤弧菌的危险性比一般人群高 80 倍,死亡率高 200 倍。

四、诊断

1. 流行病学特点　有进食生的或半生不熟的牡蛎等海产软体动物史。

2. 凶险型的中毒表现　患者有慢性肝脏病、慢性肾衰、消化性溃疡、滥用甾体类激素、器官移植等基础病史,发病前 1 周内有生吃牡蛎等海鲜史,出现发热、寒战、腹泻、恶心、呕吐、腹痛,典型的皮肤和软组织损害表现为下肢剧烈疼痛、肿胀、局部红斑、淤斑坏死、大疱型皮肤损害、蜂窝组织炎、坏死性筋膜炎、肌炎等,病情进展迅速,大多有低血压、休克的表现,最后出现多器官功能障碍综合征(MODS)。若其有接触海水、海鲜史时,也应怀疑本菌感染的可能性。

3. 细菌学检验　按 GB 4789.7-2013 食品安全国家标准 食品微生物学检验 副溶血性弧菌检验操作。从剩余可疑中毒食物中与病人粪便中检出形态、生化反应一致的菌株。

4. 血清学试验　①血清凝集试验　采取病人恢复期(15 天)血清与分离菌做凝集试验。②血清型别鉴定。

5. 动物(小白鼠)试验,具有毒性。

五、急救与治疗

1. 抗生素治疗　根据药敏试验结果,选用敏感的抗生素治疗。药敏试验前,可试用头孢噻肟、头孢曲松、头孢他啶等第三代头孢菌素,蜂窝织炎可试用第四代头孢菌素,如头孢立啶等。对本病的治疗越早越好,在发病 24 小时内使用有效抗生素有良好疗效。

2. 对症和支持治疗　增加饮水量,促进排泄,提高身体抵抗力,有利于康复。

六、预防

1. 慢性肝病、其他慢性病及免疫功能不全者应避免生吃海鲜及未煮熟的海鲜类食物,因伤口感染较难预防,在处理海鲜类食物时应戴手套以防止扎伤。

2. 低温储藏海产品。

3. 加强海产品食品卫生管理,不生食牡蛎或海蟹等海产品,加工海产品一定要烧熟煮透,烹调或调制海产品、拼盘时可加适量食醋。

4. 加工过程中生熟用具要分开,肉类食品或宰前的动物体尽量不要接触海水或海产品。

第十三节　气单胞菌食物中毒

一、病原学

气单胞菌(*Aeromonas*)属气单胞菌科,广泛地分布于自然,可以从淡水、污水、土壤、冷血动物、家禽和家畜等温血动物以及健康人和腹泻病人粪便中分离到。气单胞菌是革兰阴性短杆菌,需氧或兼性厌氧,在 pH 值 5.5～9.0 的范围内生长。4～45℃均能生长,最适生长温度为 30℃。能在无盐蛋白胨水中生长,在 6.5%氯化钠中不生长。

气单胞菌属现有 10 个种,主要有嗜水气单胞菌（A. hydrophila）、温和气单胞菌（A. sobria）、豚鼠气单胞菌（A. caviae）、杀鲑气单胞菌（A. salmonicida）、易损气单胞菌（A. trota）、舒伯特气单胞菌（A. schubertii）、中间气单胞菌（A. media）等。气单胞菌致病与其产生的毒素有关,包括肠毒素、溶血素等。国内已有数起嗜水气单胞菌、温和气单胞菌食物中毒报道。下面以嗜水气单胞菌食物中毒为例说明之。

二、流行病学

1. 季节性　中毒多发生于春、夏、秋季。

2. 中毒食品　熟肉类、淡水鱼、虾、蛋、牛奶、蔬菜等。淡水鱼体内带染本菌,可引起淡水鱼暴发性败血症。据报道,熟肉制品气单胞菌带菌率为 39.6%,其中嗜水气单胞菌为 23.8%、温和气单胞菌为 36.4%。另据报道,熟盐水虾的嗜水气单胞菌带菌率为 5%,淡菜（带壳）为 11.1%。从消毒奶中也分离出嗜水气单胞菌。据报道,在 85℃牛奶中,30 秒仍能生存,1 分钟才能完全被杀灭。

3. 食品被污染和中毒发生的原因　淡水及淡水鱼体内均可带染本菌。人群带菌者对食品造成污染,据报道,腹泻病人的嗜水气单胞菌检出率为 7.25%,销售熟肉从业人员手上气单胞菌检出率为 53.5%。在制作过程中熟肉制品可被炊具、餐具重复污染,砧板、盘子的气单胞菌检出率为 48.5%。被气单胞菌污染的食物,生吃或加工烹调过程中未被彻底加热以杀灭本菌,食后均可引起中毒。

三、中毒表现

潜伏期短者 1.5 小时,长者 20 小时,一般 8～13 小时。

可有 5 种临床表现:急性水样腹泻,常伴有呕吐;急性细菌性痢疾样腹泻,大便中伴有血和脓;慢性腹泻,常超过 10 天;霍乱样腹泻,有米泔水样粪便;似旅行者腹泻。发病率 50%左右。

四、诊断

1. 流行病学特点　有进食淡水鱼或其他水产品、熟肉制品史。

2. 中毒表现　主要表现为腹痛、腹泻,少数病人有恶心、呕吐、低热,病程短。

3. 细菌学检验　从剩余可疑中毒食品中与病人粪便中检出形态、生化反应一致的菌株。

4. 血清学检验

（1）血清凝集试验　采取病人急性期与恢复期（病后 2 周左右）血清做凝集试验,恢复期凝集效价比发病初期显著增高。

（2）交互吸收凝集试验　证实从中毒食品与病人粪便中分离出的菌株之间的抗原关系。

5. 动物（小白鼠）试验,具有毒性。

6. 对食品中嗜水气单胞菌可用 ELISA 法检测,对环境标本可用 PCR 法进行检测。

五、急救与治疗

1. 对症和支持治疗　治疗主要是维持体液和电解质平衡,预防和纠正脱水。
2. 抗生素治疗　一般无须抗生素治疗就可自愈。对重症病人、慢性或迁延型腹泻、或有肠外并发症的病人应给予抗生素治疗。参考河弧菌食物中毒的抗生素治疗。

六、预防

1. 不食生的或加热不彻底的淡水鱼、虾、肉与肉制品、蛋、牛奶、蔬菜等食品。
2. 防止淡水鱼交叉污染熟海产品、熟肉制品。若食用经过贮存的熟肉制品、熟海产品,一定要回锅彻底加热。

第十四节　类志贺邻单胞菌食物中毒

一、病原学

类志贺邻单胞菌(*P. shigelloides*)属于弧菌科邻单胞菌属,革兰阴性短杆菌,兼性厌氧,在 $30\sim41℃$ 均能生长,最适生长温度为37℃,在6.5%氯化钠肉汤中不生长。

类志贺邻单胞菌在自然界、动物中分布广泛。日本将本菌定为食物中毒病原菌,我国已有数起类志贺邻单胞菌引起食物中毒的报告,从腹泻病人、动物、水源、市售食品等都分离出本菌。

二、流行病学

1. 季节性　多发生在夏、秋季。
2. 中毒食品　淡水鱼、禽肉、畜肉以及被含本菌的淡水污染的海产品等。国外报道,淡水鱼本菌带菌率为10.2%。国内报道,9种淡水鱼本菌带菌率为44.1%;另有报道,农贸市场出售的鲢鱼的本菌带菌率为40%、鲫鱼为37.5%、草鱼为33.3%、海产品为8.4%、鸭肉为20.9%、鸡肉为13.9%、猪肉为4.3%。某海岛旅游区市售熟盐水虾的本菌带菌率为10%、熟梭子蟹为12.5%。总之,淡水鱼、鸭肉的本菌带菌率是较高的,所致食物中毒的可能性是很大的。另有报道,甲壳类、贝壳类海产品本菌带菌率为12.1%。
3. 食品被污染和中毒发生的原因　病人和带菌动物的粪便污染水源和环境,致使食品受到污染。据国内报道,腹泻病人本菌带菌率为1.7%,另有报道为2.9%。观赏动物带菌率为28.2%。生食污染本菌的食品或水产品加工过程中丢弃的内脏等可引起中毒。

三、中毒表现

潜伏期短者2.5小时,长者19小时,一般7小时左右。

主要表现为腹痛、腹泻、恶心、呕吐。腹泻为水样便,带黏液或为脓血便,轻者每日3~5次,重者10次左右,腹泻持续2~3天,也可长至7天。腹痛呈钝痛或绞痛,以脐周为主。少数病人有头晕、全身不适、发热等。

中毒表现轻微,病程一般为2~5天,个别较长,在2~3天内自愈,少数可并发败血症、脑膜炎及关节炎。发病率50%左右。

四、诊断

1. 流行病学和中毒表现　有食用淡水鱼及其制品或受其污染食品史,中毒表现轻微,以腹痛、腹泻、恶心、呕吐为主。

2. 细菌学检验　从剩余可疑中毒食品或炊具与病人粪便中分离出生化反应一致的菌株。

3. 血清学试验　用类志贺邻单胞菌 $O_1 \sim O_{50}$ 及多价血清进行分型。从中毒食品与病人粪便中分离出的本菌血清型相同。

4. 动物(小白鼠)试验,具有毒性。

五、急救与治疗

1. 对症和支持治疗　轻型属自限性疾病,可口服补液治疗。

2. 抗生素治疗　一般无须抗生素治疗。伴有高热的炎症腹泻或少数病程较长,或并发败血症者,需要积极抗菌治疗。如需抗生素治疗,可选用氯霉素、土霉素、卡那霉素、阿米卡星、庆大霉素、头孢菌素等,对其敏感。对青霉素、氨苄西林、红霉素、多粘菌素 B、氯林可霉素等有不同程度的耐药性。

六、预防

同气单胞菌食物中毒的预防。

第十五节　空肠弯曲菌食物中毒

一、病原学

弯曲菌属(*Campylobacter*)分类上归于螺旋菌科,弯曲菌属细菌为革兰阴性,弧形、"S"形或逗点状的细菌,系微嗜氧菌,需要少量的 O_2(2.5% ~5%),在含氧量达21%的情况下生长实际上被抑制,而在 CO_2 的含量约为 10% 时才能良好地生长。

弯曲菌属中与人类感染有关的菌种:胎儿弯曲菌胎儿亚种(*C. fetus*,subsp fetus)、空肠弯曲菌(*C. jejuni*)、大肠弯曲菌(*C. coli*)。

空肠弯曲菌在自然界分布十分广泛,已从多种动物中分离出本菌,动物是本菌的主要贮存宿主。本菌在含0.5%氯化钠培养基上能生长,3.5%氯化钠培养基上则不能生长。最适生长温度为 42 ~43℃,37℃也可生长。本菌对干燥、日光和一般消毒剂敏感,对冷、热均敏感,室温下(20 ~23℃)很快死亡,在30℃以下不繁殖。56℃ 5分钟可被杀死,巴氏消毒可将其杀死。该菌在水、牛奶中存活较久,如温度在4℃则存活3 ~4周,干燥环境中仅存活3天。

本菌抗原构造与肠道杆菌一样具有 O、H 和 K 抗原。根据 O 抗原,可把空肠弯曲菌分成45 个以上血清型。我国常见的本菌血清型为 36 型、4 型、9 型、2 型、1 型等。

空肠弯曲菌具有内毒素能侵袭小肠和大肠黏膜引起急性肠炎。本菌能产生细胞紧张性肠毒素(CE)、细胞毒素(C)和细胞致死性膨胀毒素(CDT),这些毒素都能对细胞产生不同程度损伤。由本菌引起的食物中毒,在日本、美国、英国均有很多报道。

二、流行病学

1. 季节性　全年均可发病,夏、秋季是发病的高峰。

2. 中毒食品　主要有牛奶及肉制品等。鸡肉表面本菌检出率为80%、鹅肉为50%、猪肉为5.6%。

3. 食品被污染和中毒发生的原因　与沙门菌食物中毒相似。本菌在猪、牛、羊、狗、猫、鸡、鸭、火鸡和野禽的肠道中广泛存在。据报道,鸡带菌率为57.7%、鸭为30.8%、鹅为63.4%、猪为58.8%、乳牛为29.4%。健康人带菌率为0%~1.3%,腹泻患者本菌检出率为5%~10.4%。有人调查了8个月以下婴儿带菌率为5%,9~24个月的婴儿为38%。显而易见,食品被本菌污染的重要原因是动物粪便,其次是本菌的健康带菌者和病人。病人和动物排出的该菌在一定时期内还能在环境和水中生长繁殖。

市售家禽、家畜的肉、奶、蛋类被污染,如食用前未彻底消毒时易发生空肠弯曲菌食物中毒。此外,被本菌污染的工具、容器等未经彻底洗刷消毒,亦可交叉污染熟食品。水源传播也很重要,本菌引起的腹泻患者有60%在发病前1周有喝生水史。

三、中毒表现

潜伏期短者1天,长者10天,一般3~5天。

中毒的初期症状为头痛、发热、肌肉酸痛,然后出现恶心、呕吐、腹痛、腹泻。腹痛可呈绞痛,部位常在脐周及左下腹,个别患者在右下腹,类似阑尾炎,腹痛持续时间平均为4.5天。腹泻一般为水样便或黏液便,重病人有血便或脓血便,腹泻带有腐臭味,每日腹泻数次至10余次,一般持续5~7天。发热38~40℃,特别是当有菌血症时出现高热,也有仅腹泻而无发热者。此外,还有头痛、倦怠、呕吐等,空肠弯曲菌感染也可出现菌血症,其发病率<1%,另外有引起脑膜炎、腹膜炎、胆囊炎、阑尾炎等报道,重者有死亡发生。多数病人1周左右即可康复,但20%的病人可有病情复发、迁延或加重。

集体暴发时,各年龄组均可发生,而在散发病例中,小儿较成人为多。儿童重症病人也可被误诊为肠套叠。

四、诊断

1. 流行病学调查。

2. 中毒表现。

3. 细菌学检验　按GB 4789.9-2014 GB食品安全国家标准 食品微生物学检验 空肠弯曲菌检验操作。采取剩余可疑中毒食品和病人粪便,在病人未服用抗生素前采取,并必须在2~3小时内检验。因本菌在25℃条件下,存活不到24小时或更少。因此,采样后应尽快送达实验室检测。此外,发热的病人可同时采血进行培养。

4. 血清学试验

(1) 采取病人急性期和恢复期血清,同时采健康人血清作对照。本菌食物中毒病人恢复期血清凝集效价明显升高,其凝集效价较健康者高达4倍以上。

(2) 血清学分型试验。

五、急救与治疗

1. 对症和支持治疗　空肠弯曲菌肠炎是一种自限性疾病,维持水和电解质平衡,是治疗弯曲菌感染性肠炎的基础措施。

2. 抗生素治疗　应谨慎应用抗生素,近来研究表明应用抗生素治疗儿童弯曲菌感染实际上增加了溶血性尿毒综合征(HUS)发生的危险性。但在某些特殊的临床情况下,如高热、血性便、病程延长(症状持续1周以上)、怀孕、HIV感染和其他免疫功能不全者,可用抗生素治疗。本菌对红霉素、庆大霉素、氯霉素敏感。

六、预防

1. 加强卫生防疫及人畜粪便管理,防止食品被各种动物粪便污染。各种肉及其制品在生产加工过程中防止被粪便污染。

2. 空肠弯曲菌是不耐热的细菌,可以在乳品巴氏灭菌的条件下被杀死。预防弯曲菌食物中毒要避免食物未煮透或灭菌不充分的食品,尤其是乳品。生吃的瓜果蔬菜必须彻底清洗消毒。

3. 注意饮水卫生,不喝生水,接触家禽、家畜后要洗手。

4. 参考沙门菌食物中毒的预防。

第十六节　椰毒假单胞菌酵米面亚种食物中毒

椰毒假单胞菌酵米面亚种食物中毒,东北地区原称之为臭米面食物中毒。是我国发现的一种致病性较强的细菌性食物中毒,主要是食用被该菌及其毒素污染的食物所致。本中毒发病急,发展迅速,病情复杂,病死率高,至今尚无特效的治疗方法。

一、病原学

椰毒假单胞菌酵米面亚种(*Pseudomonas cocovenenans subsp. Farinofermentans*)是我国发现的一种新的食物中毒菌。在20世纪50年代就有臭米面食物中毒的报道,但多年来病因都不清楚。1979年初次查明病因作用后曾暂命名为酵米面黄杆菌,直至1987年才命名臭米面食物中毒的病原菌为椰毒假单胞菌酵米面亚种。

椰毒假单胞菌酵米面亚种为革兰阴性杆菌,多形态,呈杆状、球杆状或稍弯曲,两端钝圆。生长温度为25～37℃,最适生长温度为37℃,最适产毒温度为26℃,pH值为5～7范围生长较好,不耐盐也不耐酸。菌体本身抵抗力弱,56℃5分钟即可被杀死,常用浓度的消毒剂均可在短时间内杀灭。但它可在食品中产生强烈的外毒素:米酵菌酸(bongkrekic acid)和毒黄素(toxoflavin)。米酵菌酸化学分子式为$C_{28}H_{38}O_7$;米酵菌酸为白色晶体,对热稳定,100℃煮沸和高压(121℃)也不被破坏,但日晒两日后可去除94%以上变质银耳中的毒素;米酵菌酸对人和动物均有强烈的毒性,小白鼠经口LD_{50}为3.16mg/kg。米酵菌酸是一种脏器毒,对细胞产生毒性,损害人的肝、脑、肾等器官。毒黄素为一种水溶性色素,耐热,不为一般烹调方法破坏,具抗生素作用。

椰毒假单胞菌酵米面亚种血清型,目前有O-Ⅲ、O-Ⅳ、O-Ⅴ、O-Ⅵ、O-Ⅶ、O-Ⅷ等。产毒与血清型有关,已知O-Ⅴ>O-Ⅳ>O-Ⅲ。

椰毒假单胞菌酵米面亚种在自然界分布广泛,在室内墙壁、地面及环境土壤中,产毒的椰毒假单胞菌检出率为1.1%。可见,污染粮食的机会是存在的。在玉米、臭米面、银耳、汤圆等都检出了本菌。

二、流行病学

(一) 季节性

本菌食物中毒一年四季均可发生,臭米面中毒以7、8月为最多;银耳中毒多发生在6、7月和11月。

(二) 地区性

除东北三省外,近年在广西、湖北、广东、四川、河北、江苏、山西、陕西等省(区)都有进食臭米面而发生本菌中毒的报道,山东、河南、河北等省因进食变质银耳也发生了本菌食物中毒。各省均多发生在农村,特别是山区、半山区发生较多,城镇也偶有发生。

(三) 中毒食品

引起椰毒假单胞菌酵米面亚种食物中毒的食物与居民的特殊饮食习惯有关。印尼为发酵椰子食物,在我国北方,传统的中毒食品是用臭米面(酵米面)制作的各种食品,如菜包、饺子、豆包、饼子、片汤、汤子(面汤)等;南方多为粘玉米或糯米泡制后做成的汤圆;山东、河南、河北等省有该菌引起的变质银耳食物中毒的报道。马铃薯淀粉、甘薯淀粉也是引起本菌食物中毒的食品。

臭米面又叫糟米面,用它制成的食品有叫臭碴子、酸汤子、格格豆等,在东北地区农村习惯食用已久。臭米面是将碎玉米、粘玉米、小米、大黄米、小黄米、高粱米、稗子米等其中一种或两种粮食用水浸泡,浸泡时间的长短因气温高低而不同,一般需1个月左右,气温高时只需10d左右,期间换水数次或不换水。浸泡程度以用手捻之易粉碎为准。经水淘洗数次后,磨成湿浆,以布袋过滤弃渣,滤浆沉淀后弃上清液,所得固形沉淀物称酵米面或臭米面。酵米面为灰白或微黄色、细腻有酸臭味之湿粉团,可当时食用或自然风干或晾晒成干品使用,是一种粗粮细做的方法。带湿存放或晾晒数日的酵米面常可引起食物中毒。不管哪种原料,也不论泡制过程如何,有时都会引起严重的食物中毒,中毒与原料种类并未有明显的关系。

(四) 食品被污染的原因

椰毒假单胞菌酵米面亚种广泛分布于寒温带到热带的土壤,很易污染食物或食物原材料。当空气和食物中湿度较大,食物中氧气较充足时,如带湿存放的酵米面、湿团粉、瓜干粉团等,该菌能大量生长繁殖。

据全国1986—1987年调查,玉米及臭米面中本菌检出率为0.09%,鲜银耳为4%,干银耳为0.4%;玉米及臭米面中米酵菌酸检出率为1.2%,鲜银耳为8.2%,干银耳未检出,其他粮食(糯米、黄豆)为1.5%。但是,1993年报道,北京市附近农贸市场上销售的玉米面,椰毒假单胞菌的检出率竟高达59.6%。据河北省报道,在因食变质银耳而发生本菌食物中毒的同批银耳中,本菌检出率为73.3%,米酵菌酸的检出率为46.7%;而未发生中毒的银耳,本菌检出率为50%,米酵菌酸检出率为25%,还有报道,在甘薯淀粉中也检出本菌。

(五) 中毒发生的原因

新臭米面制成后如立即食用并不引起中毒。受本菌污染的原料泡制成臭米面后,在易于产毒的条件下贮存,是中毒发生的重要原因,即引起中毒的臭米面均有贮存过程。

1. 贮存场所　多见于通风不良,阴暗潮湿的地方。

2. 贮存时间　长短不一,最短 4 天,一般都在 10 天以上,长者数月或隔年。

3. 贮存形式　多为含水分较高的湿面子、湿团子或外干里湿的假阴干面。真干粉引起中毒者尚未见到,但因贮存不当进水、变质后引起中毒,则屡见不鲜。

4. 贮存期气象条件　因臭米面泡制多在夏初,制成后贮存时的气温可达 20 ~ 25℃ 以上,相对湿度为80% ~ 90%。中毒的发生与气温、湿度有明显的关系,即制成的含水分高的臭米面在温度高、湿度大的环境中贮存,放置时间越长,引起中毒的机会就越多。特别是在阴雨连绵的条件下贮存,更易发生中毒。即使在冬、春季节发生的臭米面食物中毒,追溯其泡制、贮存过程,也都是在气温、湿度较高的夏、秋季贮存过的湿面子或是收藏的未彻底晾晒干燥的假阴干面。

银耳培植后期,遇天气骤然变冷时,早生的耳片软塌,影响后发出的耳片,整朵银耳出现一种不长的趋势。如再等待,银耳可全部烂完。如将此耳片采下淘洗后凉拌或烹炒或晾晒成半干银耳经水浸泡再凉拌或烹炒,食后均可引起食物中毒。其原因有人报告可能为椰毒假单胞菌酵米面亚种及其毒素。该菌生长所需条件与银耳培植后期所需条件一致,该菌易于生长繁殖,如遇天冷烂耳,采后晾晒过程中又遇阴雨天气,更加促进了该菌的生长繁殖并产生毒素。

（六）感官性状

经贮存引起中毒的臭米面多有明显的变质现象,肉眼可见有粉红、绿、黄绿、黑等各色斑迹,有明显的陈腐气味。变质鲜银耳色暗黄、发黏、耳片丧失弹性,有刺鼻气味,甚至糜烂。

（七）中毒与进食的关系

1. 食用方式　米酵菌酸耐热性强,通常的烹调方法加热不能将其破坏,因此不论制成哪种食品,也不论哪种日常的烹调方法,进食含有毒素的食品后都可引起中毒,如碴子、汤子、片汤、饼子、豆包、菜包(饺子)、汤圆等。

2. 中毒与进食餐次的关系　臭米面制成后不经贮存而立即食用很少会引起中毒。引起中毒的臭米面多是已食用过数次而剩余的部分,并有明显的变质。

3. 中毒与进食量的关系　一般进食量多、发病率高,病死率也高。最少有进食 25g 即引起中毒并死亡。据江苏省报道,在 2 份玉米面中检出米酵菌酸含量分别为 166.6mg/kg、83.3mg/kg,有 5 人进食前者粘玉米面汤圆,5 人均发病并死亡,人均摄入米酵菌酸 31mg;进食后者粘玉米面汤圆,虽发病但未死亡,人均摄入米酵菌 16mg。

（八）中毒与性别、年龄的关系

年龄、性别无明显差异。小儿、年老、体弱、长年多病者易死亡。

三、中毒表现

潜伏期短者 1 ~ 2 小时,长者 48 ~ 72 小时,一般 2 ~ 24 小时。因食用银耳引起的本菌食物中毒的潜伏期为 3 ~ 15 小时。因食用银耳或臭米面引起的本菌食物中毒,其中毒表现相同,只是前者较后者轻,且病死率也低。

发病初期,多为胃部不适(病人自诉心难受)、恶心、呕吐、头痛、头晕、全身无力、心悸等。体温一般不高,少数病人于发病后数小时有中度发热。稍晚则表现为肝、肾、脑、心等实质脏器受损害的症状。

（一）消化系统症状

临床上多以胃肠症状的出现为疾病的开始，常在进食后数小时出现。以胃部不适、恶心、呕吐、腹胀、食欲减退最为多见。呕吐物初为食物，后为黏液甚至咖啡色样物，伴腹胀、腹痛及腹泻。腹泻轻微，部分病人有便秘或血便，肠鸣音消失。

黄疸多在病后 2～3 天出现。此时肝脏肿大，伴有肝区痛、压痛。严重者黄疸，肝脏多不肿大，但表现为广泛性出血、肝功能受损严重，以致肝昏迷而死亡。

（二）神经系统症状

出现较早，可在进食后不久即出现，也可迟至 24～48 小时出现，最多见为头痛、头晕、精神不振。严重者嗜睡、意识模糊、狂躁不安、谵语、抽搐、惊厥或昏迷。部分病人有眼球突出、球结膜水肿、视神经乳头水肿和脑压升高等脑水肿表现。神经系统症状常与出血、休克伴随出现，为危重表现之一。

（三）循环系统症状

以休克、低血压为多见。初期可出现心悸、心音亢进，但也可很快就出现休克，大多死亡。也有个别出现血压升高者。部分病人出现心脏增大，有心脏杂音和期前收缩，以及各种心电图改变，如 T 波平坦、倒置，ST-T 变化，U 波出现，Q-T 间期延长，右侧束支传导阻滞，房室束支传导阻滞，结性心律等。

（四）泌尿系统症状

大多数病人有轻重不等的肾脏受损表现。一般在早期尿中出现红细胞、白细胞、蛋白及管型。重者继而出现少尿、尿闭和血尿，水肿，血压上升，血中非蛋白氮增加及电解质紊乱（以酸中毒为多见），最后出现肾衰竭，导致死亡。

（五）呼吸系统症状

发绀、呼吸困难、出现中枢性呼吸衰竭的症状。呼吸节律不整、双吸气、叹息样呼吸、抽泣样呼吸及下颌呼吸（不一定按此顺序出现），最后呼吸停止。后期也可有肺水肿。

（六）皮下及黏膜出血

消化道黏膜、脑膜、肝、肾等实质脏器均可出血。

上述各系统症状可以在一个病人身上先后出现，但并非每一个病人都出现上述各种系统症状。亦可以某一系统症状为主，兼有其他系统症状。单纯出现胃肠症状的病人，很少死亡。出现神经系统症状的病人多迅速发展到不可救治。出现单一的肝损害或肾脏损害，治疗得当常可争取一些时间，部分病人尚能恢复。出现两个系统以上症状者，尤以肝肾、肝脑、脑肾、或肝肾脑受损害时，治疗上互有矛盾，病势发展迅速，抢救多无显效，容易死亡。

为便于急救治疗，根据中毒表现程度，可区分为轻、中、重型：

1. 轻型　病人仅有胃区不适、恶心、呕吐、腹胀、腹泻或便秘等胃肠症状及头晕、头痛、全身无力等。轻度发热，轻微黄疸或无黄疸，肝、肾功能可无改变或轻度改变。

2. 中型　症状及体征均较明显。肝、肾功能出现一定程度的损害，但经急救治疗后多不继续加重，不至危及生命。

3. 重型　同时明显地损害多种脏器，表现为休克、无尿、抽搐、昏迷等，且严重。病情发展迅速，虽经抢救，多难免死亡。

以上三型是中毒从轻变重的不同进展阶段，不是截然分开的，是可以互相转变的。

因椰毒假单胞菌的毒性较强，且目前尚缺乏特效的解毒药，致使本菌食物中毒病死率高达 30%～50%。死亡最早发生于进食后 3～5 小时，一般多在发病后的 1～2 小时。个别病例可在发病数日后病情突然加重而死亡。影响预后的因素较多,其中最主要的是与中毒后发现的早晚和采取的急救措施有关。食后发现早,并及时彻底予以催吐、洗胃、清肠者预后较好,发现晚或洗胃、清肠不及时、不彻底者预后差。

四、诊断

按 WS/T 12-1996 椰毒假单胞菌酵米面亚种食物中毒诊断标准及处理原则执行。本菌食物中毒发病急,多种脏器损害,病情复杂,且进展快,病死率高,应及早做出诊断。在本菌食物中毒好发地区,应随时注意本菌食物中毒的发生。本菌食物中毒的初期中毒表现,往往比较隐匿,常常被误诊为"感冒"。儿童自诉能力差,更易误诊,故应提高对本菌食物中毒的警惕。因此,一旦发现可疑本菌食物中毒后,应立即进行现场流行病学调查。

1. 流行病学特点　有进食臭米面(酵米面)制作的食品、变质鲜银耳及其他变质淀粉类制品史,多发生在夏、秋季节,食品因潮湿、阴雨天气、贮存不当变质;中毒与进食量多少有关,未食用者不发病。

2. 中毒表现　初期表现有上腹部不适,恶心,呕吐(呕吐物为胃内容物,重者呈咖啡色样物),轻微腹泻等胃肠道症状,以及头痛、头晕、全身无力等神经系统症状。此两类症状可同时或先后出现。稍晚可出现肝、肾、脑、心等多种脏器损害的表现。病势发展很快,特别是儿童发病后多急重,更易发生死亡,或就诊途中,或入院不久即死亡。

3. 细菌学检验　按 GB/T 4789.29-2003 食品卫生微生物学检验 椰毒假单胞菌酵米面亚种检验操作,从可疑中毒食品中检出本菌,并进行血清学分型。

4. 米酵菌酸测定　按 GB/T 5009.189-2003 银耳中米酵菌酸的测定,从可疑中毒食品或菌株培养物中检出米酵菌酸。

5. 动物(小白鼠))试验,具有毒性。

五、急救与治疗

在本菌中毒发生后,应立即组织急救,将病人分成轻、中、重型,于不同病室分别进行急救与治疗,以免互相干扰。必须抓紧一切时机进行急救,要求做到专人守护,密切观察每个病人和进食者的病情变化。在急救与治疗过程中,一定要结合病人的病情进行具体分析,抓住主要矛盾,辨证施治。

根据现场经验,急救与治疗有以下三项原则:

第一,危重病人重点急救,轻症病人当重症治,未发病者当病人治。在本菌食物中毒现场,以往常常遇见进食臭米面而"未发病者"和中毒表现"轻者"忙于照看危重病人或处理死者丧事,医务人员又忽视了对其进行及时、彻底地洗胃和清肠,未发病者可突然发病或轻症者病情恶化,而造成死亡。这种沉痛的教训必须很好地吸取。因此,我们务必采取危重病人重点急救,轻症病人当重症治,未发病者当病人治的急救与治疗原则。

第二,排除毒物要及早、坚决和彻底。洗胃、清肠以排除本菌食物中毒病人体内的毒素,应当作为急救与治疗的首要措施。这项措施执行的早晚和彻底与否,与预后关系甚大。在臭米面食物中毒现场常见到进食量相同,中毒程度亦相近,其他条件也类似,其预后可以完全不同。洗胃、清肠越彻底,病死率可以大大降低。因此,一旦发生本菌食物中毒,凡进食者,不论其是否发病、程度轻重、发病早晚、发病迁延多久,甚至 2～3 天,只要是未有彻底排除毒物的,一律都要洗胃、清肠。但是,洗胃、清肠往往被忽视,一般又多认为中毒时间较久,毒素已吸收入体内,就无须洗胃、清肠了。实际不然,曾有进食臭米面食品后48小时和72小时死亡的病人,尸检时胃内仍有大量的臭米面食物。这可能与胃肠麻痹,胃肠排空能力降低有关。因此,我们在排毒措施上,一定要抓早、抓彻底,可以收到事半功倍的效果,提高治愈率。

第三,保肝、护肾、防止脑水肿是对症治疗的重点。本菌食物中毒病人,常出现不同程度的多种脏器损害。一旦出现肝、肾损害时,治疗上多有矛盾。因此,在保肝、护肾方面要早期采取措施,而不要等待症状出现后再给予处置。其中护肾尤为重要,如果一旦出现肾衰竭,各种药物的应用十分困难。

（一）排除毒物

发现本菌食物中毒者后,应立即令其用各种方法刺激咽部催吐,并及早、反复、彻底地洗胃。洗胃以用洗胃器(机)为宜,一定要把臭米面残渣和黏液彻底洗出来。在洗胃时,可用10%活性炭200～500ml,以吸附毒素。亦有人建议用碱性液体洗胃清肠,以增加米酵菌酸的解离度,降低其肠腔浓度而减少其吸收。此外,微囊活性炭血液灌流可吸附血中毒素。

洗胃后口服或注入硫酸钠25～30g,以便清肠。投予药物而未排便者,则应考虑重复给药。也可在洗胃同时用温肥皂水高位灌肠。油类泻剂以不用为宜。抗氧化药物如维生素E、触酶、还原型谷胱甘肽、巯基乙醇等可用以对抗毒黄素及米酵菌酸的部分毒性,及时使用,以降低其死亡率。

（二）对症治疗

1. 肝脏损害及肝昏迷的治疗。

2. 肾性损害的治疗。

3. 中毒性脑病的治疗。

4. 抗休克的治疗。

（三）控制感染

本菌食物中毒病人机体抵抗力大为降低,很容易发生感染,如一旦发生则很难控制,常迅速发展,引起死亡。对于插管、导尿必须注意严格消毒与无菌操作,对于呼吸道感染亦必须予以注意。

本菌食物中毒的重型病人,多有肾脏损害,在选用抗生素时,应选择对肾脏无明显毒性作用和不因药物蓄积而严重损害其他脏器的抗生素。

六、预防

1. 广泛宣传吃臭米面不仅有发生中毒的危险,而且浪费粮食,应劝阻制作、食用臭米面食物。即使制作,要勤换水,保持卫生、无异味产生,要现做现吃,不贮存,更不能带湿存放。

2. 银耳专业户在培养银耳时要注意无菌操作,覆盖纸要消毒,喷洒水要清洁,并要保证银耳生长的最适温度和湿度,使其茁壮生长,提高其抗病能力。如遇因温度骤然变冷而出现烂耳时,应及时剔出烂耳并销毁,不能食用,更不能凉拌食用。收获的银耳要立即晒干或烘干,如遇阴雨湿冷天气,可试用0.2%盐酸或1%丙酸溶液浸泡来保存鲜银耳。不食用鲜银耳或变质干银耳。提高鉴别良质与变质干银耳的能力。良质干银耳经水发制后,多形完整、弹性好、无异味,菌片呈白色或微黄色,弹性好,无异味;变质银耳不成形、发黏、无弹性,菌片呈深黄色或黄褐色。发好的银耳要充分漂洗,摘除银耳的基底部。

3. 保管好粮食。粮谷要贮存在干燥、清洁、通风良好的地方,严防潮湿、发霉变质。

4. 变质严重的粮谷,不宜做淀粉、加工粉条等处理食用。

第十七节　蜡样芽胞杆菌食物中毒

一、病原学

蜡样芽胞杆菌(*Bacillus cereus*)为革兰阳性、需氧或兼性厌氧芽胞杆菌,有鞭毛,无荚膜,是条件致病菌。该菌生长6小时后即可形成芽胞。芽胞不突出菌体,多呈链状排列。其最适生长温度为28~35℃,10℃以下不能繁殖。该菌繁殖体不耐热,加热100℃经20分钟即被杀死;而芽胞能耐受100℃ 30分钟,干热120℃经60分钟才能杀死。对酸碱不敏感,最适繁殖pH值为4.3~9.3。

本菌的血清学分型,是利用H抗原进行分型的。一般说来,具有长潜伏期、有腹泻症状等为特征的食物中毒菌株的血清型,与潜伏期短、有呕吐症状的食物中毒菌株的血清型有所不同。从腹泻型食物中毒样品分得的菌株,其血清型为2、6、8、9、10和12型;从呕吐型食物中毒样品分得的菌株,其血清型为1、3、4和5型,而与食源性疾病无关的菌株则往往不能分型。国内从食物中毒样品分得的菌株,绝大多数为5型。但从各种食品常规样品检出的菌株则多数不能分型。据报道,隔夜米饭检出的本菌有60.9%不能分型,酱豆腐为52.8%。

有的蜡样芽胞杆菌在发芽末期可产生两种肠毒素,分别为耐热性肠毒素与不耐热性肠毒素。耐热性肠毒素系低分子耐热肠毒素,相对分子质量小于5000,126℃加热90分钟不被破坏,对酸、碱、胃蛋白酶、胰蛋白酶均耐受。耐热性肠毒素常在米饭中形成,引起呕吐型食物中毒。不耐热性肠毒素是一种相对分子质量为55 000~60 000的蛋白质,45℃加热30分钟或56℃加热5分钟均可使其被破坏,对胰蛋白酶、链霉蛋白酶亦敏感,并可用尿素、重金属盐类、甲醛等灭活。不耐热性肠毒素可在包括米饭在内的各种食品中产生,引起腹泻型食物中毒。

自20世纪50年代初Hauge报道第一起本菌食物中毒以来,引起了世界各国对本菌食物中毒的重视。我国自1973年南京市卫生防疫站报道本菌食物中毒以来,各地陆续报告了多起本菌食物中毒。本菌广泛分布于土壤、尘埃、植物和空气中,并从多种市售的食品中检出。本菌是细菌性食物中毒中比较常见的致病菌。吃进少量的本菌不会引起食物中毒,只有本菌在食物中成指数生长才会产生肠毒素。一般认为本菌食物中毒属毒素型食物中毒。

二、流行病学

(一)季节性
有明显的季节性,以夏、秋季,尤其是6~10月为多。

(二)中毒食品
国外的中毒食品的范围相当广泛,包括乳及乳制品、畜禽肉类制品、蔬菜、菜汤、马铃薯、豆芽、甜点心、调味汁、色拉、米饭和油炒饭,以及偶见于酱、鱼、冰激凌等。国内主要是剩饭,特别是大米饭,因本菌极易在大米饭中繁殖;其次有小米饭、高粱米饭等剩饭;个别还有米粉、甜酒酿、月饼等。引起中毒的食品中可有大量的蜡样芽胞杆菌。在欧洲大多由甜点、肉饼、色拉和奶、肉类食品引起;在美国,炒米饭是引发蜡样芽胞杆菌呕吐型食源性疾病的主要原因。

需强调的是,发生本菌食物中毒时,除米饭有时微有发粘、入口不爽或稍带异味外,大多数食品的感官性状正常,这一点应引起我们十分注意。中毒食品之所以无感官性状的改变,是因为该菌主要分解糖类,不分解蛋白质,因此,食品在感官上无明显变化,无异味,很容易误食而发生中毒。

（三）食品被污染的原因

该菌在自然界分布广泛,常存在于土壤、灰尘、空气和腐草中,食品受本菌污染的机会很多。食品加工、运输、贮藏、销售过程中,通过灰尘、土壤、苍蝇、昆虫、不洁的用具与容器和不卫生的食品、从业人员污染食品,导致食物中毒发生。肉及肉制品带菌率为 13%～26%、乳与乳制品为 23%～77%、饼干为 12%、花生米为 67.7%～91%、米饭为 10%、炒饭为 24%、豆腐为 54%、蔬菜水果为 51%。

（四）中毒发生的原因

被蜡样芽胞杆菌污染的食物在较高温度（20℃以上）及通风不良条件下存放,其芽胞发芽、繁殖并产生毒素,食前不加热或加热不彻底,而引起食物中毒。诸如剩饭用热水或菜汤泡;油炒饭;剩饭未经任何加热处理直接掺入新饭中;新饭即将做好时,将剩饭倒在新饭上面或埋在其中等等,都不能使剩饭充分加热,未能杀死蜡样芽胞杆菌,以致食后引起中毒。

蜡样芽胞杆菌引起食物中毒是由于食物中带有大量活菌和该菌产生的肠毒素所引起。据研究,活菌多少与食物中毒有密切关系,食物中活菌量越多,产生的肠毒素越多。活菌还有促进中毒发生的作用。因此,蜡样芽胞杆菌食物中毒除毒素的因素外,细菌菌体也起一定的作用。本菌食物中毒时,食品中菌量的范围一般在 $10^6～10^8$ CFU/g,或更多。当然,这与菌株的型别和毒力、食品类别和摄入量、个体差异等有关。一般说来,本菌在食品中大于 10^5 CFU/g 时,即可能引起食物中毒。

三、中毒表现

蜡样芽胞杆菌食物中毒的中毒表现可分为呕吐型和腹泻型两类,或两型兼有。

（一）呕吐型

潜伏期短者 0.5 小时,长者 5 小时,一般 1～3 小时。主要表现为恶心、呕吐、腹痛,腹泻少见,无体温升高。此外,头昏、四肢无力、口干、寒战、结膜充血等症亦有发生。亦有人报道体温升高、手足抽搐和表现为Ⅲ型（免疫复合物型）变态反应的两侧眶骨膜浮肿表现,但少见。病程一般为 8～10 小时。国内报道的本菌食物中毒,多为此型。

此型主要是由剩米饭或炒饭引起的。本菌易在米饭中繁殖并产生耐热性肠毒素。此型蜡样芽胞杆菌食物中毒与葡萄球菌食物中毒在潜伏期、中毒表现方面非常相似,易混淆。

（二）腹泻型

潜伏期比呕吐型长。短者 6 小时,长者 16 小时,一般 10～12 小时。主要表现有腹泻、腹痛。水样便,一般无发热,可有轻度恶心,但呕吐罕见。但亦有报道有发热和胃痉挛等症状。病程稍长,16～36 小时。

此型主要是由蛋白性食品及果汁等引起的,主要是由于蜡样芽胞杆菌在各种食品中产生不耐热肠毒素所致。此型在潜伏期和中毒表现方面都与产气荚膜梭菌食物中毒相似,应注意鉴别。

本菌食物中毒发病率较高,一般为 60%～100%,预后良好,无死亡。但与金黄色葡萄球菌、副溶血性弧菌混合引起食物中毒时,可发生死亡。

四、诊断

按 WS/T 82-1996 蜡样芽胞杆菌食物中毒诊断标准及处理原则执行。

(一) 流行病学特点

进食剩米饭、米粉、甜酒酿、剩菜、甜点心及乳、肉类食品等,且多数在食用前保存温度较高(20℃以上)和放置时间较长,中毒表现多为恶心、呕吐、腹痛、腹泻等。

(二) 细菌学检验

按 GB/T 4789.14-2014 食品安全国家标准 食品微生物学检验 蜡样芽胞杆菌检验操作。按检验程序必须进行菌数测定,一般的要超过 10^5 CFU/g,才有可能引起食物中毒。从剩余的可疑中毒食品与病人呕吐物中或粪便中检出具有相同生化型和(或)血清型的蜡样芽胞杆菌。

(三) 血清学实验

1. 如有条件用蜡样芽胞杆菌 H 血清进行分型,可作为区别中毒表现类型的参考。

2. 采取病人发病初期和恢复期血清,观察凝集效价。恢复期血清凝集效价较发病初期有显著升高。

五、急救与治疗

1. 必要时进行催吐、洗胃和导泻,排除毒物。

2. 一般无须使用抗生素治疗。本菌对氯霉素、红霉素、庆大霉素敏感,较重者考虑给予。本菌对青霉素、磺胺类等耐药。

3. 对症治疗。

六、预防

1. 在食品加工过程中要实行食品良好生产规范(GMP),做好防鼠、防蝇、防尘工作,以降低本菌的污染率和菌量。

2. 食用剩饭、剩菜前应充分加热,一般100℃加热20分钟即可。剩饭的加热处理方法,参考葡萄球菌食物中毒的预防。

3. 肉类、奶类及其制品以及剩饭等熟食品必须在10℃以下短时间贮存。剩饭可于浅盘中摊开,快速冷却。必须在2小时内送往冷藏,如无冷藏设备,则应置于通风阴凉和清洁场所并加以覆盖,但不要放置过夜。

第十八节　肉毒梭菌食物中毒

一、病原学

肉毒芽胞梭菌(*C. botulinum*,简称肉毒梭菌)是芽胞梭菌属的一种,广泛分布于自然界,特别是土壤,新疆土壤中肉毒梭菌污染率为 14.7%、宁夏为 34.4%、青海为 8.6%、西藏为 12.3%。

肉毒梭菌食物中毒是由肉毒梭菌在厌氧环境中产生的外毒素即肉毒毒素(creatoxin)引起的。肉毒毒素是一种强烈的神经毒素,可引起特殊的神经中毒症状,病死率很高。肉毒梭菌食物中毒不仅是由被污染食物中肉毒毒素所引起,而且随同食物摄入的芽胞(或繁殖体)在肠道内发芽、繁殖、产生毒素亦可引起中毒。

根据肉毒毒素的抗原性,肉毒梭菌已有 A、B、Cα、Cβ、D、E、F、G 型,各型的肉毒梭菌分别产生相应型的毒素。其中 A、B、E、F 四型毒素对人有不同程度的致病性而引起食物中毒,C、D 型对人不致病,仅引起禽、畜中毒(表 30-18-1)。A 型毒素比 B 型、E 型毒素致死能力更强,与 B 型相关的死亡率比 A 型的死亡率低得多,即使血液中 B 型毒素相当高,患者仍有可能康复。我国肉毒梭菌食物中毒,以 A、B 型为主,近年来 E 型报告也有增加。

表 30-18-1　肉毒梭菌型别与致病性

型别	易感机体	所致疾病	致病物
A	人、鸡	人类食物中毒、鸡软颈病	家制发酵豆、谷制品,肉制品,罐头等
B	人、马、牛	食物中毒	家制发酵豆、谷制品,肉制品,罐头,饲料
Cα	水禽	鸡麻痹症、野鸭食物中毒	池沼腐败植物
Cβ	牛、马、貂	马、牛中毒	饲料,动物尸体,鲸肉
D	牛	非洲牛跛病	动物尸体
E	人	人类食物中毒	家制发酵豆、谷制品,鱼类,海生哺乳动物
F	人	人类食物中毒	鹿肉,家制发酵制品

肉毒梭菌系革兰阳性、厌氧杆菌,具有芽胞。当 pH 值低于 4.5 和超过 9 时,肉毒梭菌不能繁殖和形成毒素。提高食品中的酸度能抑制本菌的生长和毒素的形成,例如 2% 醋中芽胞不能发芽。食盐能抑制芽胞的形成和毒素的形成,但是不能破坏已形成的毒素。10% 食盐腌制的鱼中该菌不能发育。肉毒梭菌属于中温菌,发育最适温度为 25~37℃,产毒最适温度 20~35℃,当温度低于 15℃ 和高于 55℃,肉毒梭菌不能繁殖和形成毒素。但是 E 型肉毒梭菌嗜冷,在 3~5℃ 时即能生长和产生毒素。各肉毒梭菌芽胞对热抵抗力有一定差异,A、B 型耐热性强,E 型弱。但一般而言,对热抵抗力较强,食品中芽胞越多,在高温下越不易死亡。121℃ 高压蒸气加热 30 分钟,或 180℃ 干热加热 5~15 分钟,或 100℃ 湿热加热 5 小时才能杀死。本菌繁殖的最小水分活性为 0.95。

在适宜条件下(无氧、发酵、适宜的营养基质、18~30℃)下肉毒梭菌可迅速生长,大量繁殖,同时产生一种可溶性剧毒的肉毒毒素。肉毒毒素的毒性比氰化钾强 1 万倍,口服致死剂量为 8~10μg,是目前已知的化学毒物与生物毒素中毒性最强烈的一种。肉毒毒素是一种大分子蛋白质,A、B、E、F 各型毒素均含有两种蛋白质成分:神经毒素和无毒性的红细胞凝集素。提纯的 A、B、E、F 型神经毒素是由重链(H)和轻链(L)通过二硫键连接而成的双链分子和尚未断裂的单链分子的混合物。肉毒毒素对消化酶(胃蛋白酶、胰蛋白酶)、酸和低温很稳定,于正常胃液中 24 小时尚不能将其破坏,故吃了含有毒素的食品,毒素可被胃肠道吸收。肉毒毒素对碱和热敏感,pH>7.0 时可迅速分解,煮沸 1 分钟或 75~85℃ 加热 5~10 分钟即可失去毒性,暴露于日光下迅速失去活力。E 型和 B 型毒素可被胰酶激活而提高毒性。各型肉毒毒素的致病性虽相同,但不同型的外毒素只能被相应的抗毒素中和,无交叉免疫,这在抗毒素血清治疗上有重要意义。

二、流行病学

（一）季节性

一年四季均可发生，多发生在冬、春季，大部分发生在 4～5 月，1～2 月亦有发生。

（二）地区分布特点

肉毒梭菌广泛分布于土壤、水及海洋中，且不同的菌型其分布也有差异。A 型肉毒梭菌主要分布于山区和未开垦的荒地，如新疆察布查尔地区是我国肉毒梭菌中毒多发地区，未开垦荒地该菌检出率为 28.25%，土壤中为 22.2%；B 型多分布于草原区耕地；E 型多分布于土壤、湖海淤泥和鱼类肠道中，我国青海省发生肉毒梭菌中毒主要为 E 型；F 型分布于欧、亚、美洲海洋沿岸及鱼体。

（三）中毒食品

中毒食品的种类与不同国家和地区的饮食习惯有关。在我国，多为家庭自制的食盐浓度低并有厌氧条件的豆、谷类加工食品或发酵制品，如臭豆腐、豆瓣酱、豆豉和面酱等；以及厌氧条件下保存的肉类制品或罐头食品，如干牛羊肉、病死畜肉、花生米罐头、豇豆罐头。在国外，欧洲各国主要的中毒食品多为火腿、腊肠及其他肉类制品。美国主要为家庭自制的水果、蔬菜罐头、水产品和肉、奶类制品。日本 90% 以上是由家庭自制的鱼和鱼类制品引起。

（四）食品被污染的原因

肉毒梭菌广泛存在于土壤、植物界、动物粪便、海底、湖水、河水、鱼的肠道中。食品被肉毒梭菌污染的主要来源是土壤、尘埃及粪便，食品原料以及食品在加工制作、运输和贮存过程中随时可受到污染，就有可能带有肉毒梭菌或其芽胞。据新疆调查，原料粮、周围土壤和发酵制品中的肉毒梭菌检出率分别为 12.6%、22.2%、14.9%。据新疆塔城地区报道，该区蜂蜜肉毒梭菌检出率为 5%（A 型）。

（五）中毒发生的原因

被肉毒梭菌或其芽胞污染的食品原料在家庭自制发酵和罐头食品的生产过程中，加热的温度或压力不足以杀死肉毒梭菌的芽胞，且为肉毒梭菌芽胞的萌发与产生毒素提供了条件，如适宜的温湿度、不高的渗透压和酸度、以及密封即厌氧环境等。食品制成后，有不经加热或未进行彻底加热而食用的习惯，更容易引起中毒的发生。此外，按牧民的饮食习惯，冬季屠宰的牛肉密封越冬至开春，气温的升高为食品中存在的肉毒梭菌芽胞变成繁殖体及产生毒素提供了条件，生吃污染肉毒梭菌及其毒素的牛肉，极易引起中毒。

三、中毒表现

本菌食物中毒的潜伏期比其他细菌食物中毒潜伏期长。我国本菌食物中毒的潜伏期较国外报道的长。短者 6 小时，一般 12～48 小时，长者 8～10 天或更长，也有长达 60 天的。潜伏期越短，病死率越高；潜伏期长，病情进展缓慢。

我国肉毒梭菌食物中毒的典型临床特征表现为对称性脑神经受损，中毒表现出现的顺序具有一定的规律性。最初为头晕、无力，随即出现眼肌麻痹症状；继之张口、伸舌困难；进而发展为吞咽困难；最后出现呼吸肌麻痹等。

（一）前驱症状

由于食品中蛋白质分解产物的非特异性刺激，一般早期出现恶心、呕吐、全身无力、头痛等。继有腹胀、腹痛、便秘或腹泻等，不一定发热。

（二）主要症状

继前驱症状之后（或无前驱症状），即出现神经症状。其主要表现为眼症状、延髓麻痹和分泌障碍。

1. 眼症状　患者在初期均可出现。由于视神经麻痹，出现视力减弱、视力模糊、眼球震颤等。由于动眼神经、外展神经、内外眼肌麻痹出现本食物中毒特有的症状，如复视、眼睑下垂、斜视、眼球固定、瞳孔散大、对光反射迟钝或消失等。

2. 延髓麻痹　由于舌咽神经、面神经、耳神经、膈肌神经、迷走神经等麻痹，出现相应的症状。与眼症状出现的时间大致相同或稍后，出现软腭肌肉、舌肌、咽肌、喉肌麻痹，而致言语障碍、声音嘶哑直至失音、咀嚼障碍、舌运动不灵活或舌硬，吞咽困难，咽下的食物常常从鼻孔呛出，咳嗽无力；由于面部肌肉瘫痪，病人颜面苍白、无表情；耳神经障碍出现耳鸣、耳聋；膈神经麻痹致呼吸困难；胃肠肌肉轻瘫，引起肠运动功能障碍，出现顽固性便秘和腹胀。由于肌肉运动神经麻痹，患者颈软，不能抬头，头倒向前方或侧方，或任意摆布位置，四肢软瘫。

3. 分泌障碍　唾液分泌显著减少而变粘，口腔和咽喉干燥，舌面上呈现污秽的灰白舌苔，非常口渴；胃液和胆汁分泌减少，导致顽固性便秘；汗液分泌亦显著减少。

（三）体温

体温一般正常或稍低，但脉搏加快，即体温和脉搏成反比。这是本菌食物中毒除神经症状外，又一重要的诊断标志。如有体温升高，则多是吸入性肺炎所致。

（四）意识

肉毒梭菌毒素不侵害知觉，因此，患者一直到临终时意识仍然清楚，有恐惧感。

死亡者多发生在食后 4~8 天，快者 6~12 小时即死亡，病程超过 10 天而未死亡者，大多能生存。但亦有延续到 21 天才死亡者。死亡原因多见于呼吸中枢麻痹。在得不到肉毒抗毒素治疗的情况下，病死率较高，A 和 B 型为 70%，E 型为 30%~50%。近年，国内广泛采用多价肉毒抗毒素血清治疗本病，病死率较低，约 10% 左右。

患者恢复正常较为缓慢，语言和吞咽障碍可先行消失，而眼肌瘫痪则需要较长的时间才能消失。病人经治疗可于 4~10 天恢复健康，一般无后遗症。

婴儿肉毒梭菌食物中毒 1976 年在美国最先报道，我国至今尚未见中毒病例报告。发病婴儿年龄多在 6 个月以下，中毒症状不十分典型，主要症状为便秘、头颈部肌肉软弱、吸吮无力、吞咽困难、眼睑下垂，全身肌张力减退可持续 8 周以上。大多数 1~3 个月自然恢复，重症者可因呼吸麻痹致猝死。据美国调查发现，中毒患儿多有在发病前进食蜂蜜的历史。有关中毒的致病机制正在研究之中，多数学者认为，是由于婴儿食入了肉毒梭菌的芽胞后，芽胞在婴儿肠道内繁殖并产生肉毒毒素所致。

四、诊断

按 WS/T 83-1996 肉毒梭菌食物中毒诊断标准及处理原则执行。

（一）流行病学特点

有进食家庭自制豆、谷类发酵食品或其他食品（肉类和罐头食品）史。中毒多发生在冬春季，潜伏期一般为 1~7 天，病死率高。

（二）中毒表现

本菌食物中毒特有的神经症状如眼症状、延髓麻痹、分泌障碍等。

（三）微生物学检验

按 GB/T 4789.12-2016 食品卫生微生物学检验 肉毒梭菌及肉毒毒素检验操作,主要目的是检出肉毒毒素。从剩余可疑中毒食品中检出肉毒毒素并确定其型别,是重要的诊断依据。如未采取到可疑中毒食品,可采取患者粪便或血液检测肉毒毒素。只有检出毒素,才能争取时间,鉴别毒素类型,采取有效措施,防止食物中毒。

在食物中毒现场,主要是根据流行病学调查和特有的中毒表现进行诊断,而不要等待毒素检验和菌株的分离来进行诊断,以便及时救治。

五、急救与治疗

（一）清除胃肠道尚未吸收的毒素

立即催吐或用 0.05% 高锰酸钾溶液洗胃,硫酸钠导泻,使毒物尽快排出消化道。

（二）肉毒抗毒素治疗

诊断肉毒梭菌食物中毒时,不论检测肉毒毒素或分离肉毒梭菌,都需经过一定的时间,而肉毒抗毒素治疗要求越早越好,起病 24 小时内或瘫痪发生前注入最为有效,且用量要足够。因此,根据中毒表现和流行病学诊断为肉毒梭菌食物中毒后,应立即进行肉毒抗毒素治疗,不要等待检测肉毒毒素结果。

病情严重者应立即静脉注射,病情轻者可肌内注射。因为一种肉毒毒素只能被相应的抗毒素所中和,故中毒型别不清时,宜用 A、B、E 混合的多价肉毒抗毒素;第一次注射每型（A、B、E）肉毒抗毒素各 1 万～2 万 U,若中毒型别已确定,只注射同型肉毒抗毒素即可。以后根据病情每隔 5～10h 注射 1 万～2 万 U,直至病情开始好转方可酌情减少为 1/2、1/4、1/6 等剂量或延长间隔时间,在脑神经损害症状消失、肌力恢复正常后停药。儿童与成人剂量相同。静脉注射前,应将肉毒抗毒素在温水中加热至接近体温,以免因温度过低,引起不良反应。注射时速度要缓慢,开始不超过 1ml/min,以后也不得超过 4ml/min。静脉注射时发生异常反应,应立即停止,将全量肌内注射。

对于与发病者吃了同一可疑食物的人,虽然没有发病,为了安全,也应注射肉毒抗毒素给以预防。可皮下或肌内注射,一次注射每型（A、B、E）各 1000～2000U,若已确定中毒型别,则注射同型肉毒抗毒素 1000～2000U 即可。

液体肉毒抗毒素可直接使用;干燥制品用前按瓶签所载量,加入附带的稀释液,溶解摇匀后使用。使用抗毒素须特别注意防止过敏反应。注射前必须做过敏试验并详细询问既往过敏史,无过敏史者或过敏反应阴性者,可在严密观察下直接注射,过敏反应阳性者则应采用脱敏注射,并做好抢救准备。

过敏试验:吸取 0.1ml 血清制品,用生理盐水稀释到 1ml,在前臂掌侧皮内注入 0.1ml,注射后观察 10～30 分钟。注射后如有红肿、皮丘者为阳性反应,无红肿为阴性反应。

脱敏注射法:将血清制品稀释 10 倍,分小量数次皮下注射。每次观察 10～30 分钟。第一次注射 0.2ml。观察无气喘、发绀及显著呼吸短促、脉搏加速时,可酌情增量注射。共注射观察 3 次以上,如仍无异常反应,即可将全量作皮下或肌内注射。

必须在脑神经损害症状全部恢复、肌力全部正常后停药,以免发生后遗症,必要时进行对症治疗。

（三）一般对症和支持治疗

1. 病人应静卧休息,休息期限依病情轻重而定,注意保暖。

2. 吞咽困难、呛食者应鼻饲,保证足够水分、营养,除静脉补充液体外,还应从胃肠补充液体。

3. 应用大量的 B 族维生素和维生素 C 及 5% 葡萄糖盐水静脉滴注。

4. 呼吸肌麻痹、呼吸困难者应及时吸痰、吸氧;呼吸衰竭者应用呼吸兴奋剂,同时做人工呼吸。必要时做气管切开或气管插管,有条件者应用人工肺。

5. 便秘者应灌肠,一方面可缓和腹胀,另一方面又可加速排除毒物。

6. 为预防吸入性肺炎和继发性感染,给予抗生素。

六、预防

1. 人类肉毒梭菌食物中毒的发生,主要归结于外环境(土壤等)的污染,因此消灭疫源是解决肉毒梭菌食物中毒的根本措施。

2. 加强卫生宣传教育,建议牧民改变肉类的贮藏方式或生吃牛肉的饮食习惯。

3. 食品加工前应对食品原材料进行彻底清洁处理,除去泥土和粪便,用饮用水充分清洗;肉毒中毒多发地区,土壤及动物粪便的带菌率较高,所以在这些地区加工食品时,其原料的处理要更为严格。

4. 生产罐头食品时,必须严格执行 GB 8950-1988 罐头厂卫生规范以防止污染,装罐后要彻底灭菌。当发现有产气膨胀的罐头时,首先怀疑是由肉毒梭菌所引起的,有条件时要进行检验,无条件时则应煮沸后废弃。

5. 制作发酵食品时,发酵前对原料应进行彻底蒸煮,加热温度为 100℃,并持续 10 ~ 20 分钟,以破坏各型毒素。自制发酵酱类时,盐量要达到 14% 以上,并提高发酵温度,要经常日晒,充分搅拌,使氧气供应充足,不吃生酱。

6. 由于维生素 C 可以抑制肉毒毒素的产生,故可以向腌腊制品和肉罐头等原料中加入维生素 C 以代替部分发色剂即硝酸盐或亚硝酸盐。

7. 加工后的熟食品应避免再污染和在较高温度或缺氧条件下存放。对加工后,食前不再加热处理的食品,更应认真防止污染,使其迅速冷却并在低温环境中贮存,以杜绝肉毒梭菌芽胞变成繁殖体并产生肉毒毒素。

8. 对可疑的食品应作彻底加热处理后丢弃,加热温度一般为 100℃,10 ~ 20 分钟,可使各型毒素破坏。

第十九节　产气荚膜梭菌食物中毒

一、病原学

产气荚膜梭菌($C. perfringens$)在自然界分布很广,在土壤、污水、垃圾、人和动物的粪便、食品中及昆虫的体内都可检出此菌,在受无症状带菌者的粪便直接或间接污染的食品中也可检测出。

产气荚膜梭菌为革兰阳性粗大芽胞杆菌,无鞭毛,两端钝圆。在机体组织中菌体周围可形成明显荚膜,是芽胞梭菌属中唯一可形成荚膜的细菌。厌氧但不严格,对营养要求不高。其生长繁殖的最适温度为 37 ~ 45℃。该菌生长繁殖速度快,在适宜条件下分裂一次仅需 8

分钟。本菌在烹调的食品中很少产生芽胞,而在肠道中却容易形成芽胞。本菌芽胞耐热性较肉毒梭菌芽胞为低,一般在90℃经30分钟或在100℃时经5分钟即可破坏。但引起食物中毒的本菌芽胞的热抵抗力很强,由患者粪便分离的A型芽胞可耐受100℃ 1~4小时的加热。因此,被产气荚膜梭菌污染的食物即使在烹调加热后,其芽胞仍可在较高温度、长时间贮存的过程中生长、繁殖,随食物进入肠道并产生肠毒素,引起中毒。

产气荚膜梭菌能产生强烈的外毒素和酶。根据产气荚膜梭菌产生的外毒素分为A、B、C、D、E等5型。从前定为F型的产气荚膜梭菌,目前已归属C型。引起食物中毒的主要为A型,可引起人类气性坏疽,所产生的肠毒素引起食物中毒;其次为C型,可致急性坏死性肠炎;有人曾报告由D型引起的重症出血性坏死性肠炎。在自然环境分离的菌株有80%以上是A型的。

产气荚膜梭菌引起的食物中毒,是由于本菌产生的肠毒素所致。当产气荚膜梭菌在被污染的食品上大量繁殖,大量的活菌随同食品被食入后,在小肠内形成芽胞,同时产生肠毒素,引起食物中毒,此时病人粪便中排出耐热性芽胞,显而易见,本菌食物中毒属于机体内毒素型。

本菌肠毒素是一种蛋白质,其相对分子质量为36 000±4000,等电点4.3。对热抵抗力弱,加热至60℃经45分钟可被破坏,加热至100℃时立即灭活。耐碱性较强,耐酸性弱,在pH值4以下可被破坏。在空肠液中不被破坏,对胰蛋白酶、糜蛋白酶、木瓜蛋白酶等稳定。

二、流行病学

(一) 季节性

有明显的季节性,以夏、秋季气温较高季节为多。

(二) 中毒食品

主要是以畜肉、禽肉和鱼类及植物蛋白质性食品为多见。在日本也有鱼贝类、面类食品引起中毒的报道。牛奶引起中毒者亦可见到。如牛奶未充分煮沸时可有部分本菌芽胞残活,当在温暖房间内长时间存放,由于奶皮隔绝了空气,而使本菌迅速繁殖。据安徽省对街头食品的调查,卤牛肉的本菌检出率为17.65%、卤猪肉为14.89%,卤鸡鸭为11.11%。

本菌食物中毒的中毒食品无色、香、味等感官明显变化,即无腐败变质现象。中毒食品中产气荚膜梭菌的数量一般都超过 10^6 CFU/g。江苏省报道一起因食用卤鸡而发生的A型产气荚膜梭菌食物中毒,卤鸡中本菌的数量为 $4.8×10^6$ CFU/g。

(三) 食品被污染的原因

食品中产气荚膜梭菌的来源,一是人及动物的健康带菌者,与食品接触或通过昆虫、鼠类污染食品;另一途径是土壤中的本菌污染食品,以及畜禽在屠宰中的污染。因此,食品在生产、加工、贮藏、烹调、销售的各个环节均可受其污染。

(四) 中毒发生的原因

中毒食品(大块肉、整鸡、整鸭)往往都在食用前1天或数小时前预先烧煮,在室温下放置1天或超过5小时以上,冷食或加热不彻底就食入,因而发生食物中毒。因为本菌是厌氧菌,芽胞耐热性强,可耐受100℃经1~4小时的加热,烹调加热后本菌芽胞尚可残存一部分;食品经烹调后,其中的氧气减少,为残存的芽胞生长繁殖提供了厌氧条件;烹调后又多贮存于带盖的密闭容器内自然缓慢冷却,使厌氧条件得以持续,此时温度可缓慢冷却到50℃左右,为芽胞的生长繁殖提供了最适温度,使食品中残存的芽胞大量繁殖。在烹调过程中一部分芽胞可残活,当达到适宜的温度时,芽胞由于加热激活而繁殖并产生肠毒素;长时间缓慢冷却和非冷冻贮存都能促进其繁殖。

三、中毒表现

潜伏期多为8~24小时,短者3~5小时,长者可达24小时。发病较急,多呈急性胃肠炎症状,以腹泻、腹痛最为多见,每日腹泻数次至10余次,一般为稀便和水样便,偶混有黏液或血液,粪便有腐臭气味,并有大量气体产生。很少有恶心、呕吐。1%~2%病人有微热,体温不超过38℃。少有头痛。重症者虚脱、痉挛、意识障碍以及肠出血、坏死等症状,由A型产气荚膜梭菌引起的食物中毒,其中毒表现一般较轻,病程较短,患者多在1~2天内恢复健康,很少有死亡发生,发病率50%~60%。由C型引起的本菌食物中毒症状较重,其潜伏期仅数小时,以呕吐、剧烈腹痛、腹泻、出血性坏死性肠炎、便血为主要临床表现,可并发周围循环衰竭、肠梗阻、腹膜炎等,预后不良,病死率可高达40%。

四、诊断

按WS/T 7-1996产气荚膜梭菌食物中毒诊断标准及处理原则执行。

(一) 流行病学特点

有进食多为同批大量加热烹煮后在较高温度下长时间缓慢冷却,且不经再加热而直接供餐,或再加热不彻底的熟肉制品史。

(二) 中毒表现

中毒表现以腹泻为主,伴有腹痛,少有呕吐和发热。

(三) 细菌学检验

按GB 4789.13-2012食品安全国家标准 食品微生物学检验 产气荚膜梭菌检验操作。

1. 从可疑中毒食品与患者粪便(最好是发病2天内的)中检出血清型相同且数量异常多的产肠毒素型本菌。

2. 从患者粪便样品(同上)中检出本菌肠毒素(按WS/T 7-1996附录A操作)。

五、急救与治疗

(一) 对症治疗

病情较轻者一般无须治疗。腹泻严重者,应予补充水分及纠正电解质紊乱。

(二) 抗生素治疗

必要时,给予头孢孟多或头孢呋辛等第二代头孢菌素。

六、预防

1. 加强对食品加工、饮食行业的卫生监督管理。加强食品卫生监督管理,严格执行家畜和家禽屠宰、加工、运输、销售各个环节的卫生要求,防止受该菌的污染,是预防该菌食物中毒的重要措施,可参见沙门菌食物中毒的预防。对食品从业人员定期进行带菌检查,杜绝带菌者继续从事接触食品的工作。

2. 烹调加工食品可大大降低该菌的污染,因而做好烹调卫生工作是预防该菌食物中毒的基本环节。食用剩余的食品,食前应再次充分加热处理,烧熟煮透,以破坏繁殖型产气荚膜梭菌。

3. 经加热处理的熟肉类,应尽快使其降温,并应在低温下贮存,尽量缩短存放时间。同时注意防止切生肉的刀、容器等污染熟肉。

（耿珊珊　钟才云）

第三十一章

真菌毒素和霉变食品中毒

真菌毒素和霉变食品中毒是指食用被真菌及其毒素污染的食物而引起的食物中毒,简称为真菌性食物中毒。人类很早就注意到真菌毒素引起的中毒的现象。中世纪数度肆虐于欧洲和远东地区的麦角中毒(Ergotism)即由麦角真菌引起,是人类最早发现的霉菌中毒症,曾使数万人中毒致死或致残,即使是近代仍时有发生。但对真菌性食物中毒引起重视并展开深入研究,始于 20 世纪 60 年代初期。1960 年英国 10 万只火鸡因饲料中含有从巴西进口的发霉花生饼而导致中毒死亡。次年从这批发霉花生饼中分离出黄曲霉,并发现其产生的发荧光的毒素,命名为黄曲霉毒素(alfatoxin)。

经过半个多世纪的努力,随着检测手段和分析技术手段的提高,人们发现真菌毒素几乎存在于各种食品或饲料中,所污染的食品十分广泛,诸如粮食、水果、蔬菜、肉类、乳制品以及各种发酵食品。迄今为止,已分离和鉴定的真菌毒素有 300 多种,其中具有代表性的真菌毒素有黄曲霉毒素(Aflatoxin)、赭曲霉毒素 A(Ochratoxin A, OTA)、麦角生物碱(Ergot alkaloid)、单端孢霉烯族毒素(Trichothecenes)、玉米赤霉烯酮(Zearalenone)、伏马毒素(Fumonisin)、展青毒素(Patulin)、杂色曲霉毒素(Sterigmatocystin)、黄变米毒素(Yellow rice toxin)等。常见的霉菌毒素主要由 4 种霉菌属所产生:曲霉菌属(主要分泌黄曲霉毒素、赭曲霉毒素等)、青霉菌属(主要分泌橘霉毒素等)、麦角菌属(主要分泌麦角毒素)、镰孢菌属(主要分泌玉米赤霉烯酮、呕吐毒素、T-2 毒素、串珠镰孢菌毒素等)。青霉菌属、麦角菌属和镰孢菌属(梭霉菌属)通常在谷物油料作物采收前感染,最适合生长温度为 5~25℃,该类霉菌在低温环境中也会繁殖,阴冷潮湿的天气更易于这些霉菌的生长;曲霉菌属毒素最易在储存过程中生长,该类霉菌最适宜的生长温度为 25~30℃,相对湿度为 80%~90%。毒素污染可发生在农产品、食品生产、加工、流通等全过程中。

由于各地区的温度、湿度、日照、通风等情况不同,各种粮食、饲料中真菌及其毒素污染情况并不一致。据统计,全世界每年平均有 2% 的谷物由于霉变而不能食用,这不仅在经济上造成巨大损失,还可引起人畜急、慢性中毒。据检测,在霉变面粉中检出率最高的为青霉85%、曲霉 50%、芽枝霉 20%、交链孢霉 15%,其中青霉中以桔青霉 17.1%、点青霉 16.9%为最多,其他为赭色青霉 4.8%、局限青霉 4.6%、岛青霉 3.7%;而大米中,霉菌的检出率以曲霉为最高,其次为芽枝霉、根霉和毛霉;花生中检出的霉菌相有寄生曲霉、桔青霉、点青霉、谢瓦曲霉等。值得注意的是,部分花生检样中曲霉菌量不高,但黄曲霉毒素产量却很高,需要特别警惕。

真菌毒素和霉变食品中毒具有如下特点:

（1）无传染性和免疫性：真菌性食物中毒由真菌污染产生毒素所致，无传染性，真菌毒素多是非蛋白类的小分子有机化合物，不具有免疫原性；

（2）季节性和地区性：真菌繁殖和产毒需要一定的温度和湿度条件，因此真菌性食物中毒往往具有较为明显的季节性和地区性。

（3）可累及多个器官，主要损害实质器官：与细菌性食物中毒多表现为急性胃肠炎症状不同，真菌性食物中毒多表现出肝脏毒、肾脏毒、神经毒、造血系统毒、细胞毒、生殖系统毒等，甚至是多器官、多系统的联合毒性；

（4）真菌毒素对热较稳定：真菌毒素结构简单，相对分子质量小，对热稳定，一般的烹调方法和加热处理不能破坏；

（5）目前尚未发现特效治疗药物。

此外，食品中被产毒菌株污染，但没能检测出真菌毒素的现象比较常见，因为产毒菌株必须在适宜产毒的环境条件下才能产毒。当然，有时也从食品中检测出某种毒素存在，但分离不出产毒菌株，这往往是食品在储藏和加工过程中产毒菌株已死亡，而毒素不易破坏所致。

第一节　黄曲霉毒素中毒

黄曲霉毒素分布很广，污染食品或农产品种类多。早在 1915 年即已发现油料作物种子榨油后的油饼，发霉后用作饲料时会引起家畜中毒。1940 年发现黄曲霉的培养物能使动物中毒。1960 年 6 月至 8 月英国英格兰南部和东部地区，十万只火鸡因不知名的疾病（火鸡"X 病"）短期内迅速死亡，后经多方研究证实该病是由于饲料中源自巴西花生饼粕发霉导致黄曲霉毒素污染所致。

自此之后，许多国家对此特别关注，尤其是近 20 年来对黄曲霉毒素的污染、毒性、代谢、作用机制、生物合成及防霉去毒等方面都进行了大量的研究。黄曲霉毒素主要由寄生于花生、玉米、大米、小麦等谷物与油料作物的黄曲霉菌及其他曲霉菌和青霉菌产生。由于其极强的毒性特别是致癌性，1993 年被国际癌症研究中心（IRAC）划定为 1 类致癌物，是目前已知最强致癌物之一。历史上，黄曲霉毒素污染曾酿成数次严重的食品与饲料安全事件，包括急性中毒事件。

一、黄曲霉毒素污染及其中毒流行病学特点

黄曲霉毒素（aflatoxin, AFT）黄曲霉毒素主要是由黄曲霉菌、寄生曲霉菌等多种真菌产生的一组结构类似的化学物，即二呋喃香豆素衍生物，其基本结构为一个二呋喃环和一个氧杂萘邻酮，前者为基本毒性结构，后者与致癌性有关。自 1961 年发现以来，目前已分离鉴定出的黄曲霉毒素约 20 种，主要是黄曲霉毒素 B_1、B_2、G_1、G_2 及其降解和代谢产物如黄曲霉毒素 M_1、M_2、D_1、P_1、Q_1 等。

大量研究资料表明，黄曲霉毒素在花生、玉米，大米、小麦、豆类、坚果类、肉类、乳及乳制品、水产品、发酵食品等 100 多种农产品和食品中均有报道检出，其中以花生、玉米等农产品和食品污染相对较为严重。黄曲霉毒素污染主要分布在高温高湿的非洲（冈比亚、尼日利亚、刚果、肯尼亚、贝宁、几内亚、布基纳法索等）、东南亚（泰国、印度、马来西亚、菲律宾等）、南美洲（阿根廷、巴西等）等地区。我国也属于黄曲霉毒素污染较严重地区，其中南方地区农

产品食品中黄曲霉毒素污染重于北方,污染毒素以 AFB$_1$ 为主。林强等对 34 家个体花生油榨油作坊生产的 59 份成品油 AFB1 污染水平监测结果发现,AFB$_1$ 检出率高达 100% ,其中 39 份成品油样品的 AFB$_1$ 含量超过国家限量标准 GB 2761-2011,含量范围为 21.05 ～ 561.75μg/kg,超标率为 66.1%。刘秀梅等从重庆、福建、广东、广西、湖北、江苏、上海、浙江等地采集市售玉米、花生、大米、核桃、松子等样品 284 份,AFB$_1$ 检测结果表明,玉米的检出率为 70.27% ,14.86% 的样品含量超出国家限量标准,最高含量为 1098.36μg/kg;花生黄曲霉毒素检出率为 24.24% ,3.03% 样品中黄曲霉毒素含量超过国家限量标准,平均含量为 80.27μg/kg,最高为 437.09μg/kg;大米、核桃、松子的污染情况相对较轻。

然而,近几年黄曲霉毒素污染监控数据分析发现,黄曲霉毒素污染农产品或食品类别和范围有扩大趋势,从传统的谷物(大米、小麦、大麦、玉米、高粱等)和坚果(花生、阿月浑子果、杏仁、榛子、无花果等)向调料品、茶叶、水果、绿叶类蔬菜、鸡蛋以及乳制品等农产品或食品扩展。近年还发现乳制品、奶牛饲料等产品中黄曲霉毒素污染有上升趋势,黄曲霉毒素污染类型分别以黄曲霉毒素 M$_1$ 和黄曲霉毒素 B 族为主。Han 等对 2010 年中国奶牛饲料和原料乳中黄曲霉毒素污染状况进行了调查,10 个牛奶主产省 200 份饲料中,AFB$_1$ 与 AFB$_2$ 的检出率分别为 42% 和 36% ,但 AFB$_1$ 含量明显高于 AFB$_2$;200 份牛奶样品中,32.5% 检出 AFM$_1$,污染水平 5.2 ～ 59.6ng/L。周娜等对厦门市售液态奶中黄曲霉毒素污染状况分析发现,25% 样品检出 AFB$_1$,含量范围在 0.01 ～ 720μg/kg。75 份液态奶中 AFM1 含量在 0.0021 ～ 0.080μg/kg 之间。

黄曲霉毒素污染食品主要引起慢性中毒,最为突出的是其强烈的致癌性,但严重污染时也可导致动物甚至人类的急性中毒。人类急性中毒以 1974 年印度霉变玉米所致的中毒性肝炎暴发最为严重。当年 10 ～ 12 月底,印度西部 200 多个村庄的数千人暴发流行以一过性发热、厌食、黄疸及腹水、门脉高压为特征的急性重型肝炎,持续约两个月。其中重症患者 397 例,死亡 106 例。分析发现,患者食用的玉米中 AFB$_1$ 的污染水平为 6.25 ～ 15.6mg/kg,污染的玉米颗粒外观苍白、皱缩。由此计算,患者每日可能摄入黄曲霉毒素 2 ～ 6mg 达 1 个月之久。

二、中毒机制

黄曲霉毒素中毒经由饮食摄入黄曲霉毒素引起,包括急性中毒和慢性中毒。黄曲霉毒素是典型的剧毒类物质和目前已知的最强致癌物之一,其毒性为氰化钾的 10 倍,砒霜的 68 倍。多项研究表明:暴露剂量和暴露周期是影响黄曲霉毒素毒性的两个主要因素,可能引发一系列效应:高剂量可直接引发急性中毒性肝炎甚至死亡;慢性亚致病剂量可能导致营养不良和免疫抑制等;所有剂量都具致癌风险的累积性效应。

肝肾毒性:黄曲霉毒素的器官毒性主要表现为肝肾毒性。黄曲霉毒素的主要代谢场所在肝细胞,同时对肝细胞有特殊的亲和性,导致肝脏成为黄曲霉毒素的主要靶器官。动物摄入黄曲霉毒素后,绝大部分黄曲霉毒素均进入肝脏代谢,低浓度黄曲霉毒素可以通过肝细胞代谢而消除,若摄入的黄曲霉毒素的浓度过高则会抑制 DNA、RNA 合成,阻止和影响蛋白质、脂肪、线粒体、酶的合成与代谢,导致肝脏损伤和功能紊乱,诱导肝细胞坏死、突变和癌症发生。黄曲霉毒素通过抑制胆固醇及磷脂的合成,影响肝细胞的内质网功能和肝脏内的脂肪运输,脂蛋白合成能力下降,导致肝脏脂质蓄积、变性而引起肝脏肿大。黄曲霉毒素在肝脏细胞的代谢产物通过与 DNA 或蛋白质形成复合物,导致蛋白质合成功能障碍,进而引发肝细胞发生病变或坏死等病理症状。肝脏中的黄曲霉毒素浓度过高,导致肝微线粒体葡萄糖-6-磷酸酶的活性明显下降,进而造成肝脏功能紊乱,肝脏细胞破裂,导致血清中乳酸脱氢酶、谷丙转氨酶和谷草转氨酶水平等明显上升。AFB_1在肝脏代谢后的产物进入血液后主要通过肾脏以尿液的形式排出体外,当 AFB_1 浓度过高时则会导致其肝脏代谢产物浓度过高导致其可能在肾脏发生蓄积从而造成肾脏损伤。有研究表明,人体尿液中黄曲霉毒素 M_1(AFM_1)含量可反映过去 24 小时黄曲霉毒素暴露情况;黄曲霉毒素白蛋白加合物,可反映一段较长的时期内黄曲霉毒素暴露情况。

免疫毒性:动物实验证实 AFB_1 还能刺激胸腺萎缩,减少淋巴细胞功能和数量,降低吞噬细胞活性和补体活性。家禽、猪、大鼠等动物实验表明:长期膳食摄入黄曲霉毒素污染食物将导致细胞介导的免疫紊乱,还可引起胸腺和法氏囊萎缩、迟发性皮肤过敏反应损伤和移植物抗宿主反应。当实验鼠暴露于 0.75mg/kg AFB_1 时,脾脏细胞数量和白细胞介素产量明显减少。黄曲霉毒素对细胞功能的损害主要是通过对淋巴细胞和巨噬细胞产生的抗原数量以及介入吞噬作用的热稳定性的血浆的减少和缺乏所致。Turner 等发现冈比亚93%的免疫紊乱检测到黄曲霉毒素白蛋白加合物。Williams 等对加纳居民的研究发现,当黄曲霉毒素白蛋白加合物浓度大于 0.80pmol/mg 时,人体细胞免疫系统组成成分和功能将受到显著影响。

发育毒性:黄曲霉毒素进入动物或人体后,将对食物营养成分吸收产生影响,从而抑制其正常的生长发育。黄曲霉毒素可刺激畜禽类胃肠道,影响肠道上皮细胞对营养物质的吸收。用含有黄曲霉毒素的饲料饲喂火鸡后导致小肠黏膜出血。黄曲霉毒素会导致肠道上皮细胞的完整性和通透性,破坏肠道上皮细胞连接处的某些蛋白质,从而阻止小分子物质穿过肠道上皮细胞则严重影响肠道分泌消化酶的功能以及肠道上皮细胞对营养物质的吸收。食用 AFB_1 污染食品还会对机体血液中的矿物质和血细胞产生影响。雏鸡连续食用含有 AFB_1 的饲料后,血清中 Ca、Fe、Mg、Zn、Se 等金属含量均有下降,肝脏中维生素 A 浓度下降;同时引起鸡溶血性贫血,其主要症状是红细胞数量减少、血液中血红蛋白和血浆蛋白水平下降、血浆中氨基酸浓度下降以及破坏血液中的部分血凝素。此外,如被黄曲霉毒素污染的饲料,因黄曲霉毒素与饲料中酚类物质作用造成品质恶化和适口性降低,从而导致畜禽类采食量下降进而是其体重下降。

三、中毒表现

作为典型的剧毒类物质,黄曲霉毒素对鱼、鸡、鸭、鼠、兔、猫、猪、牛、猴及人等均具有极强的毒性。鸭雏、幼龄家兔、猫、猪和幼龄鳟鱼对 AFB_1 最为敏感,其次是初生大鼠、狗、豚鼠、猴等,幼年与成年大、小鼠及鸡等对 AFB_1 有较高的耐受性。基于分子生物学研究结果和已报告的 AFB_1 急性中毒流行病学数据外推,人类经口摄入 AFB_1 引起急性中毒半数致死量约为 5mg/kg。通常成人对 AFB_1 也具有较高耐受性,但儿童耐受性较差。已报道的急性中毒事件中,中毒死亡对象以儿童较为集中。

黄曲霉毒素对动物机体的危害主要表现为肝肾毒性、抑制生长发育、免疫系统功能紊乱、影响机体正常的生殖功能等。不同动物发生黄曲霉毒素中毒的临床表现差异非常明显。雏鸡发生黄曲霉毒素中毒后,主要表现为食欲欠佳、下痢排血色稀便、眼结膜充血肿胀以及严重时因呼吸困难而导致个体死亡。火鸡黄曲霉毒素中毒后食欲减退,发病后一直昏睡,一周后死亡。死时头向后背,脚向后伸,呈现出一种特殊死象。

表 31-1-1　不同动物 AFB_1 的经口急性毒性(半数致死剂量 LD_{50})

动物种属	$LD_{50}(mg/kg)$	动物种属	$LD_{50}(mg/kg)$	动物种属	$LD_{50}(mg/kg)$
鸭雏(1 日龄)	0.24	鳟鱼(9 月龄)	0.50	大鼠(雄 100g)	7.2
家兔(1 月龄)	0.30	豚鼠(成年)	1.4 ~ 2.0	大鼠(雌 100g)	17.9
猫(成年)	0.55	猴(成年)	2.2 ~ 3.0	小鼠	9.0
猪(幼年)	0.62	大鼠(初生)	0.56 ~ 1.0	火鸡	2.0
狗(成年)	1.00	大鼠(幼年)	5.5 ~ 7.4	鸡	6.5 ~ 16.5

獭兔在摄入黄曲霉毒素污染的饲料后,表现出行走僵硬、粪便干燥、过度兴奋以及鼻周围皮肤发绀,严重时则表现为在运动中发生猝死。猪在短时间摄入大量黄曲霉毒素污染的饲料后,出现急性中毒后可在运动中发生猝死;猪发生亚急性中毒后,主要表现为精神沉郁,食欲欠佳,粪便干燥、皮肤充血以及间歇性抽搐等;慢性中毒则以精神萎顿、习性怪癖以及兴奋不安狂躁等。

人 AFB_1 急性中毒主要表现为肝损伤、消化道紊乱等症状,严重者则导致肢体水肿、昏迷甚至死亡;AFB_1 慢性中毒,主要是由于长期的低剂量的摄入黄曲霉毒素污染的食品,主要以肝脏发生慢性损伤为主,如肝硬化、肝癌等。1974 年发生在印度西部的黄曲霉毒素急性中毒,早期表现为短暂性发热、胃部不适、腹胀、呕吐、不思饮食,继而出现黄疸;有些在 2 ~ 3 周内迅速出现腹水和下肢浮肿,少数病例出现肝肿大和压痛;脾肿大、质坚、无压痛;少数迅速发生侧支循环,腹壁静脉曲张明显,有些患者出现结膜瘀斑。病死率高,死亡多突然发生,多数先有胃肠道大出血。

肝脏病变是黄曲霉毒素急、慢性中毒最为突出的病理表现:肝脏出血性坏死,胆汁输送管增生,浮肿和昏睡。黄曲霉毒素中毒的畜禽类组织解剖发现,肝脏肿大及肝脏表面有网格状花纹,胆囊水肿;组织学发现肝细胞脂肪化,肝小叶发生部分坏死;电子显微可发现肝细胞细胞核形状改变、细胞膜扩张以及细胞内内质网数量下降等。1960 英国火鸡"X 病"死亡时,解剖肉眼可见肝出血、坏死,病理检查发现肝实质细胞退行性变、胆管上皮细胞异常增生。1974 年在印度西部的黄曲霉毒素急性中毒,肝脏病检可见广泛性胆管增生伴胆管周围纤维化,局部胆汁郁积明显;胆管沿肝细胞索生长,形成不规则的肝细胞岛;偶见多核巨细胞和泡沫样细胞。

肾脏也是黄曲霉毒素中毒的重要靶器官。雏鸭在摄入 AFB_1 含量超标的饲料后,发生急性中毒后发现其肾脏肿大或有出血点;组织切片发现肾血管球肿大,肾小管上皮细胞透明或有弥漫性颗粒,肾小管上皮细胞脱落以及细胞核固缩;电子显微可发现肾小管上皮细胞线粒体肿胀以及线粒体内腔致密化等。

此外,研究发现暴露于黄曲霉毒素的动物和人通常对食物的利用效率低于未暴露的动物和人,如暴露于黄曲霉毒素的家禽和猪对食物的转换效率要下降 7% ~ 10%。Marin 等研究发现断奶仔猪的增重迟缓与黄曲霉毒素暴露浓度存在相关性。

四、治疗与预防措施

1. 黄曲霉毒素中毒的治疗　目前关于黄曲霉毒素中毒尚无特效治疗药物,临床上以对症、保肝等综合治疗为主。急性轻度中毒可门诊或住院观察,对症治疗;急性重度中毒患者需住院治疗,按急性中毒性肝炎的方案治疗。具体治疗措施如下:

(1) 立即停止食用霉变食物,尽可能清除毒素:早期中毒者,可催吐、洗胃或导泻,必要时可灌肠,以促进毒素的排出。

(2) 保护肝肾功能:对急性中毒者,给予大剂量维生素 C 及 B 族维生素、能量合剂、肝泰乐等药物治疗。

(3) 对症治疗:解痉镇痛、利尿、纠正水电解质紊乱,必要时行血液透析治疗。

(4) 抗真菌药物的应用:如两性霉素 B,亦可选用灰黄霉素,制霉菌素等。

2. 黄曲霉毒素中毒的预防 显然,积极预防黄曲霉毒素中毒意义更为重要。具体的预防措施包括防止食物被产毒菌株污染和产毒、去除染毒食品中的毒素以及制定限量标准并严格监管实施。

(1) 食物防霉:防霉是预防原料及产品被霉菌及其毒素污染,预防产毒霉菌污染是防除黄曲霉毒素产生的关键。防霉主要措施有以下几方面:

1) 控制水分:即控制谷物等原料的水分和储存的环境相对湿度。①严格控制谷物等原料的水分:对谷物等原料的防霉必须从谷物在田间收获时开始做起,关键在于收获后使其迅速干燥,使谷物含水量在短时间内降到安全水分范围内。一般谷物含水量在13%以下,玉米在12.5%以下,花生仁在8%以下,霉菌不易繁殖。②严格控制原料和成品贮藏仓库的相对湿度:谷物贮藏前仓库要清洁干燥,散装库应有通风设备,密闭仓要使外界湿度不影响库内的谷物。

2) 低温贮藏:理想的贮存条件是将粮谷贮存于干燥低温状态。温度在12℃以下,能有效地控制霉菌繁殖和产毒。水分较高的原料和成品应贮藏在较低的温度下,如大米的水分在12%以下时,可在35℃下贮藏,而水分达14%时,应贮藏在20℃以内才安全。

3) 减少损伤,剔除破损籽粒:受损原料易被霉菌从伤口处污染,因此在收获和储存时,尽量减少籽粒的损伤,避免虫害、鼠啃和磨压,防止谷物、花生等表面受损;剔除破损籽粒。

4) 二氧化碳气体保存法:大多数霉菌是需氧的,无氧便不能生长繁殖。因此谷物在充有二氧化碳气体的密闭容器内,可保持数月不发生霉变。同时此法还有防虫作用。

5) 适时应用防霉剂:在潮湿和高温季节加工的食品及其原料极易发霉,应用防霉剂,可延长其保质期。常用防霉剂主要是有山梨酸、苯甲酸、丙酸及其盐类等30余种。

6) 尽量缩短保存期:食品原料和食品应采用先进先出的原则,在越短的时间用完越好;食品生产加工企业备料、加工时间不宜过长,以免在此过程中被菌污染和繁殖。日常生活中的预防方法家庭中不宜将粮食、食品、肉食、蔬菜、水果、调味品长期贮存,在梅雨季节注意通风防霉。

7) 保持设备的清洁:空气和粉尘中含有霉菌孢子,因此,应尽可能保持仓库和各个生产以及运输环节的清洁。

8) 选育抗浸染或抗产毒的作物品种:农作物的抗霉能力与遗传因素有关,培育和选用抗浸染或抗产毒的作物品种,可以利用其自身的抗性来控制黄曲霉毒素的污染提供一条简洁、有效的途径。

9）辐射防霉:利用辐射不仅可以防霉,同时还可提高饲料和粮食的新鲜度。美国农业部原子能研究所利用$1 \times 10^6 Rad$ γ-射线对粮食和饲料进行辐射后,在30℃,相对湿度80%以上的恶劣环境下存放45天不发霉。

（2）去除毒素:食品及其原料被霉菌和霉菌毒素污染后,应设法将其破坏和去除,其方法有:

1）剔除霉烂法:黄曲霉等产毒菌株在食物中的污染和产毒并不均匀一致,破损、虫蛀、变色的颗粒上通常污染最重,毒素含量最高。将其剔除,会明显降低食物中的毒素水平。该法适于大颗粒的花生、玉米等,拣出霉坏、破损、皱皮、变色、虫蛀等颗粒,可大大降低毒素含量（小单位及家庭）。

2）辐射法:紫外线或γ-射线可有效地杀死霉菌和破坏黄曲霉毒素的化学结构,以达到去毒的目的。用高压汞灯紫外线大剂量的照射,去毒率可达97%～99%。冯定远（1995）报道自然日光照晒30小时花生饼后,黄曲霉毒素B_1下降42.31%,G_1和G_2几乎完全去除。

3）水洗法:黄曲霉毒素不溶于水并且对热稳定,黄曲霉毒素在玉米等农作物中分布很不均匀,在表皮胚部存在的黄曲霉毒素总量可达80%以上,水洗法就是利用玉米等胚部和乳胚部在水中比重差异,将碾碎后浮在水面上的胚部或表皮除去而达到去除大部分毒素的目的。实验室和应用效果表明该法平均去毒率可达80%以上。受AF污染的花生籽仁多数比重较轻,在水中漂浮的籽仁多是AF污染仁,该法可除去88%的污染籽仁。

4）黏结剂法:目前使用黏结剂在体外的黏结黄曲霉毒素B_1功效已经得到肯定,主要的黏结剂有水合硅铝酸钠钙（HSCAS）,黏土、沸石、膨润土、活性炭、蒙脱土等黏结剂。但HSCAS在体内的黏结效果同体外一样。黏结剂对黄曲霉毒素的黏结要达到好的效果,对黏结剂的最起码要求是具有多孔性,且其孔径在$0.015 \sim 0.090mm$（$150 \sim 900\mu m$）范围内。

5）碾轧法:黄曲霉毒素大多分布于食物颗粒的表面,受污染的大米、玉米等通过碾轧和精加工,可去除表面和胚中的绝大部分毒素。

6）化学药物去毒法:一些化学制剂如次氯酸、次氯酸钠、过氧化氢、氨、氢氧化钠处理等对去除AF都有一定效果。黄曲霉毒素在碱性或过氧化物作用条件下,其结构中的内酯环被破坏形成水溶性的香豆素衍生物,可方便地通过水洗除去。需要注意的是,此反应具有可逆性,香豆素衍生物在酸性条件下可恢复为黄曲霉毒素结构。因此,水洗液应妥善处理,防止发酵酸败。

7）生物脱毒法:该法筛选某些微生物,利用其生物转化作用,使霉菌毒素破坏或转变为低毒物质。已经报道的微生物有无根根霉、米根霉、黑曲霉、枯草杆菌等对去除黄曲霉毒素有较好的效果。

8）添加维生素C:维生素C可阻断黄曲霉毒素B_1的环氧化作用从而阻止其氧化为活性形式的毒性物质。在食品中添加一定量的维生素C,再加上适当水平的氨基酸,是克服黄曲霉毒素中毒的有效方法。

（3）制定食品的黄曲霉毒素的限量标准,加强监测:限定各种食品中黄曲霉毒素含量,制定和遵守相应的限量标准,是控制黄曲霉毒素对人体危害的重要措施。以AFB_1为例,我国各类食品中黄曲霉毒素的限量标准具体如下:

表 31-1-2　食品中 AFB1 的限量标准（GB 2761-2017）

食品类别（名称）	AFB$_1$（μg/kg）
谷物及其制品	
玉米、玉米面及玉米制品稻谷[a]、糙米、大米	20
稻谷[a]、糙米、大米	10
小麦、大麦、其他谷物	5.0
小麦粉、麦片、其他去壳谷物	5.0
豆类及其制品	
发酵豆制品	50
坚果及籽类	
花生及其制品	20
其他熟制坚果及籽类	50
油脂及其制品	
植物油脂（花生油、玉米油除外）	10
花生油、玉米油	20
特殊膳食用食品	
婴幼儿配方食品	
婴儿配方食品[b]	0.5[c]
较大婴儿和幼儿配方食品[b]	0.5[c]
特殊医学用途婴儿配方食品	0.5[c]
婴幼儿辅助食品	
婴幼儿谷类辅助食品	0.5
调味品：酱油、醋、酿造酱（以粮食为主要原料）	5.0

注：[a]：以糙米计；[b]：按 GB 5009.24 测定（其他按 GB/T 18979 测定）；[c]：以粉状产品计。

第二节　赤霉病麦中毒

　　赤霉病麦中毒是指食用了被镰刀菌等浸染并发生赤霉病的麦类谷物等引起的食物中毒。禾谷类作物的赤霉病是一种世界性病害,也是我国麦类和玉米等谷物的重要病害之一,波及面广,特别在长江中下游地区。流行时,轻者减产 30% 左右,重者减产达 80% 以上,并往往引起大面积人畜中毒。我国乌苏里江地区发生的"昏迷麦"、"迷神麦"中毒,前苏联、北欧发生的"醉谷病",欧洲的"醉黑麦病"等都属于赤霉病麦中毒。美国、加拿大、日本等国也有赤霉病麦中毒报告。

　　赤霉病麦中毒是我国最重要的真菌性食物中毒之一,早在 20 世纪 30 年代我国就有赤霉病麦中毒的记载。许多省都发生过赤霉病麦中毒,尤其是长江以南各省,每隔 3~5 年就有一次较大的暴发。

一、流行病学特点

赤霉病在全国各地均有发生,但一般多发生于多雨、气候潮湿地区,以淮河和长江中下游一带最为严重。从赤霉病麦中分离的主要菌种是禾谷镰刀菌(无性繁殖期的名称,其有性繁殖期的名称叫玉米赤霉)。此外,还从病麦中分离出串珠镰刀菌、燕麦镰刀菌、木贼镰刀菌、黄色镰刀菌、尖孢镰刀菌等。这种霉菌分布很广,只要繁殖条件合适,如梅雨季节的高温(16~24℃),高湿(80%~100%),在麦类的扬花、灌浆甚至收割以后均可感染种籽并繁殖产毒,使麦子外观呈灰色带有红褐色斑点,麦粒皱瘪,重量减轻(小麦千粒重正常为30.05克,病麦为15.1克),出粉率下降(正常为75%~85%,病麦60%)。此外也可感染水稻和玉米等。

赤霉病麦中的主要毒性物质是这些镰刀菌产生的镰刀菌毒素,包括单端孢霉烯族化合物中的脱氧雪腐镰刀菌烯醇(deoxynivalenol,DON)、雪腐镰刀菌烯醇(nivalenol,NIV)、玉米赤霉烯酮(zearalenone,Zen)、T-2毒素等。但不同地区,不同农作物,污染菌株不同,毒素类型与分布也有着较大的差异。1985年河南省濮阳市郊,在小麦扬花期,由于阴雨连绵,致使小麦发生赤霉病害。经检查,收获的小麦,19份样品的病麦检出率在15.0%~76.0%之间。全部样品均检出DON,其中庆祖乡太平村的5份样品中DON的含量在1.0~8.0ppm之间,平均为5.0ppm;子岸乡孙河沟村2份样品测出DON的量为16.0ppm和26.7ppm,平均21.4ppm;海通乡武庙村12份样品,DON含量为2.0~40.0ppm,平均22.0ppm。19份样品中只有海通乡武庙村的1号和18号样品检出玉米赤霉烯酮,含量分别为0.25ppm和0.50ppm,全部样品未检出T-2毒素。

二、中毒机制

镰刀菌毒素对热稳定,一般的烹调方法不能将它们破坏而去毒,亦不被低浓度的酸、碱和氧化剂所破坏,在常温下库存6~7年仍保持其毒性。摄入的数量越多,发病率越高,病情也越严重。但不同的镰刀菌毒素,其中毒机制与临床表现也有所不同。

脱氧雪腐镰刀菌烯醇(DON):主要由禾谷镰刀菌、黄色镰刀菌和雪腐镰刀菌产生,是人类赤霉病麦中毒的主要病原物质,主要污染玉米、小麦和大麦等谷物。DON的毒作用主要是致呕吐,因此也称为致呕毒素(vomitoxin),猪对DON的致呕毒性最为敏感,引起呕吐的最小口服剂量为100μg/kg。DON具有很强的细胞毒性,对生长较快的细胞如胃肠道黏膜细胞、淋巴细胞、胸腺细胞、脾细胞和骨髓造血细胞等均有较强的损伤作用。此外,DON既是一种免疫抑制剂,也是一种免疫促进剂,具体效应取决于DON的作用剂量与作用时间。

玉米赤霉烯酮(Zen):是禾谷镰刀菌、粉红镰刀菌、尖孢镰刀菌、三线镰刀菌、串珠镰刀菌、黄色镰刀菌及雪腐镰刀菌等产生的一类结构相似的二羟基苯酸内酯化合物,也称F-2毒素。该毒素具有类雌激素样作用,表现出较为强烈的生殖毒性。猪为敏感动物,主要表现为雌猪外阴充血、乳房肿大、不育;雄性仔猪睾丸萎缩、乳腺肿大等雌性化倾向。

T-2毒素:为三线镰刀菌和拟枝镰刀菌产生的A型单端孢霉烯族类代谢产物,是食物中毒性白细胞缺乏症(ATA)的病原物质。T-2毒素主要破坏分裂迅速、增殖活跃的组织器官,导致多系统、多器官的损伤,尤其是骨髓、胸腺组织受损严重,表现为白细胞减少、凝血时间延长、骨髓坏死等。

雪腐镰刀菌烯醇(NIV):为 B 型单端孢霉烯族化合物,可引起恶心、呕吐、头痛、疲倦等症状,也可引起小鼠体重下降、肌肉张力下降、腹泻等。

三、中毒表现

赤霉病麦人类中毒潜伏期一般为30 分钟至1 小时,也有短者仅10 分钟,长者可至24 小时。主要临床表现为消化系统和神经系统症状,主要有恶心、呕吐、头晕、头痛、腹痛、腹泻、嗜睡、流涎、乏力、手足发麻、颜面潮红和醉酒样症状。症状一般持续2 小时至一天后逐渐恢复正常,缓慢者持续一周左右,预后良好。症状特别严重者,还有呼吸、脉搏、体温及血压等轻微波动,四肢酸软,步态不稳,形似醉酒,故有的地方称之为"醉谷病",但未见死亡报告。

镰刀菌除引起赤霉病麦以外,尚能引起食物中毒性白细胞缺乏症。第二次世界大战后期苏联因食用受 T-2 毒素污染的越冬小麦引起食物中毒白细胞缺乏病(旧称腐烂性咽颊炎)。

误食赤霉病麦对人和猴、狗、猫、马、鸽、鸭雏均能引起呕吐等中毒症状,而对牛、羊、成年鸡、鸭则无此现象,故狗、猪、猫、鸽和鸭雏可供赤霉病麦及其毒素的生物鉴定用。

四、治疗与预防措施

赤霉病麦中毒患者应立即停止食用霉变食品,一般患者无须治疗,数小时至一天内即可自愈,对呕吐严重者应补液和对症治疗。

预防赤霉病麦中毒的关键在于防止麦类、玉米等谷物受到镰刀菌等的浸染和产毒。加强田间和贮藏期间的防霉措施,包括选用抗霉品种、降低田间的水位、改善田间的小气候,使用高效、低毒、低残留的杀菌剂,及时脱粒、晾晒,使谷物的水分含量降至安全水分以下,贮存的粮食要勤加翻晒,并注意通风等,都是防止浸染的重要措施。此外,去除或减少粮食中的病粒或毒素,制定粮食中毒素的限量标准,加强粮食的卫生管理等工作也不容忽视。

第三节　霉变甘蔗中毒

霉变甘蔗中毒是由于食用了保存不当发生霉变的甘蔗而引起的急性中枢神经系统受损的食物中毒。霉变甘蔗中毒首次报道于1972 年,直至1986 年才由刘兴阶等证实是由节菱孢(Arlhrinium spp)产生的3-硝基丙酸(3-nitropropionic acid,3-NPA)所引起。1972—1987 年共发生霉变甘蔗中毒183 起,中毒人数825 人,死亡78 人。

甘蔗霉变主要是由于甘蔗在不良的条件下长期储存,如过冬,导致微生物大量繁殖所致。霉变甘蔗的质地较软,瓤部的色泽比正常甘蔗深,一般呈浅棕色,闻之有霉味,其中含有大量的有毒真菌及其毒素,这些毒素对神经系统和消化系统有较大的损害。

一、流行病学特点

1. 地区性　霉变甘蔗中毒具有典型的地区性,仅在我国有所报道,发病地区主要是我国北方常有发生,其中河北、河南、山东、山西等省报道较多。首例中毒报道是1972 年发生在河南郑州市郊。从1972—1987 年,我国河北、河南、山东、山西、内蒙古、陕西、宁夏、青海、新疆、贵州、江苏和湖北13 个省,共发生183 起,825 人中毒,死亡78 人。

刘勇等于1987 年在变质甘蔗中毒流行季节(2～3 月份)自高发病区河南省和河北省以

及非发病区即甘蔗产区)的广东、广西和福建五个省采集了 399 份样品,检测其中 3-NPA 水平,结果发现我国北方和南方各省甘蔗样品中 3-NPA 的阳性率并无明显大差别,分别为 12.7% ~ 22.2% 和 7.6% ~ 19.7%;然而在 3-NPA 的含量方面,差别显著,平均含量分别为 61.2 ~ 81.3μg/g 和 5.9 ~ 9.3μg/g。南方甘蔗产区,无病例报告。由此可见,在刚收割不久的甘蔗中有约 10% 已被节菱孢污染。但毒素的含量则是随贮存时间的延长而增加。刘兴阶等采用灵敏的薄层层析-酚试剂显色法检测北方发病区和南方甘蔗产区的市售 396 份甘蔗样品中 3-NPA 的含量,也发现南方甘蔗中 3-NPA 的污染(2 ~ 35μg/g)明显低于北方(3 ~ 400μg/g),引起中毒的甘蔗样品含毒量甚至高达 285 ~ 6660μg/g。

2. 季节性　明显的季节性是霉变甘蔗中毒的另一大特点。刘兴阶等对 545 例病人的调查证明,有 471 例病人(占 86.5%)发生于 2 月和 3 月份。99.1% 的病人发生于 2 ~ 4 月份。只有 5 例(0.9%)发生于 1 月下旬。5 ~ 12 月无一例病人发生。有明确资料记载的 502 例中毒者所食用的甘蔗皆经过了两个月以上的贮存期,所以变质甘蔗中毒的季节性主要与甘蔗的贮存期有关。实验证明,节菱孢在适宜的基质上、15 ~ 28℃ 条件下能产生大量 3-NPA 毒素。虽然南方的气温更适合于霉菌的生长繁殖和产毒,但南方甘蔗产区都不长期贮藏甘蔗,而是随割随卖。而北方往往是在甘蔗成熟期的 1 月份,购进大量甘蔗贮藏过冬,春季出售。

3. 产毒菌株　根据文献报道,除了节菱孢能产生 3-硝基丙酸外,还有一些曲霉如黄曲霉、米曲霉、白曲霉(A. candidus)、酱油曲霉(A. soyae)和青霉属(P. atrovenetum)、链霉菌(Streptomyces sp)也可产生 3-硝基丙酸,某些高等植物也含有 3-硝基丙酸。然而,刘兴阶等用从甘蔗分离出的节菱孢和串珠镰刀菌,以及从粮食中分离出的黄曲霉和某些黄曲霉群的曲种进行了产毒测毒试验。结果证明:9 株串珠镰刀菌、35 株黄曲霉、21 株米曲霉和 1 株酱油曲霉的培养物中皆未测出 3-NPA。唯有 41 株节菱孢的培养物中有 20 株测出 3-NPA,其中能产生 3-NPA 达 100ppm 以上的强毒株占测定菌株的 14.6%。罗雪云等从我国南方甘蔗产区和北方变质甘蔗流行区采取甘蔗样品 214 份,土壤样品 184 份进行霉菌的分离鉴定和节菱孢的产毒测定,共分离出节菱孢 1505 株,对其中 275 株进行产毒性能测定,发现有 75 株为产毒节菱孢,菌株产毒率为 27.3%。从南方甘蔗产区和北方变质甘蔗中毒流行区采集的甘蔗样品中均分离得到了节菱孢,但北方的甘蔗样品污染率为 56.4%,而南方的甘蔗样品污染率仅 7.6%,北方甘蔗污染节菱孢远较南方严重。菌株的产毒率南方为 72.9%,北方为 17.6%,说明虽然南方甘蔗产区分离到的节菱孢产毒率高,但因不长期贮存,节菱孢产毒株没有产毒的条件,故南方无中毒报告。土壤样品分离的结果,仅从北方的 3 份土样中分离到节菱孢(占 4%),说明自然界中该菌相对较少。另一项研究自甘蔗产地和发病区采集土壤、草类、秸秆、树皮等样品共 10 份,均未分离出节菱孢。由此说明节菱孢很少腐生于土壤或其他植物。通过对甘蔗的不同部位节菱孢的污染调查:从 51 份新鲜甘蔗,取其芽、根、叶和皮分别进行分离培养,结果从以上各个不同部位皆分离出节菱孢,不过检出率很低,其阳性率为 2.9%。节菱孢菌落数只占霉菌总数的 0.3%。因此可见,节菱孢在自然界和其他霉菌相比是一种不常见的霉菌,在外界环境中很少存在,少量腐生于甘蔗,但这种污染始于南方,并在北方贮存过程中繁殖并扩大浸染,现场调查证明甘蔗储藏期<30 天,节菱孢污染率为 0.7%;储藏期>30 天的污染率可增至 34.0%。另一项研究发现,将霉变甘蔗切成薄片,在显微镜下可见有真菌菌丝浸染,从霉变甘蔗中分离出的产毒真菌为甘蔗节菱孢霉。甘蔗新鲜时甘蔗节菱孢霉的浸染率仅为 0.7% ~ 1.5%,但经过 3 个月的储藏,浸染率可达 34% ~ 56%。因此,长期贮藏的甘蔗是节菱孢霉繁殖的良好培养基。

刘兴阶等对 163 株产毒节菱孢进行了分类鉴定。结果表明：98 株为甘蔗节菱孢（A. sacchari），占 60.1%，43 株为甘蔗生节菱孢（A. saccharicola），占 26.4%，22 株为暗孢节菱孢（A. phaeospermum），占 13.5%。李秀芳等对 34 株甘蔗节菱孢、2 株蔗生节菱孢和 2 株暗孢菱孢进行了产生 3-硝基丙酸能力的测定，其中有 17 株为产毒株，占 44.7%。产毒株有 15 株为甘蔗节菱孢，占 88.2%。21 株非产毒株中有 19 株为甘蔗节菱孢，占 90.5%，说明节菱孢的产毒株和非产毒株，甘蔗节菱孢均占优势。

4. 节菱孢产毒条件　从甘蔗分离的菌株中，48.5% 能产生 3-NPA，产毒株在实验室最佳的产毒条件是在适宜的基质上，20℃培养 21 天。刘江等用影响产毒的 5 种因素：产毒菌株、温度、培养基、培养时间和 pH 值以各因素的 4 个水平按正交设计进行实验，测定各样品的 3-NPA 含量来评价各因素对产毒的影响。实验结果证明，各因素影响程度的大小顺序为：菌株 > 温度 > 时间 > 培养基 > pH 值。最佳的产毒条件是培养于 20℃、经 21 天孵育，在麦芽汁—酵母膏培养基中，pH 为 4.5。

5. 节菱孢侵入甘蔗的途径　王玉华等对 18 份含有 3NPA 的变质甘蔗进行分段测定，结果证明，61.1% 的样品根部含毒量大于尖部，只有极少数样品（5.6%）尖端部的毒素含量高于根部。由此推测，节菱孢可能是主要从甘蔗的根部侵入。

二、代谢与中毒机制

3-NPA 为无色针状结晶，溶于水和有机溶剂。熔点为 66.7～67.5℃，溶于水、乙醇、乙酸乙酯、丙酮、乙醚和热的三氯甲烷，不溶于石油醚和苯。3-硝基丙酸对大鼠、小鼠、牛、羊、鸡、狗、猫、兔、猪等多种动物有毒性，对小鼠静脉注射的 LD_{50} 为 50mg/kg，灌胃的 LD_{50} 雄性为 100mg/kg，雌性为 68.1mg/kg。从中毒样品的含量推算，3-NPA 对人类的中毒剂量为 12.5mg/kg，人类对 3-NPA 的敏感性比大鼠高 5 倍以上。

3-NPA 经胃肠道吸收快（半吸收期为 4.53 分钟），血药浓度下降亦快，表明该毒素代谢消除快。用气相色谱分析-热能检定器法（GC-TEA 法）以及定位氚标记法研究 3-NPA 在机体内的分布与排泄，发现大鼠毒素灌胃后组织分布迅速、广泛，肾、肌肉、心、肝和脑都可检出。灌胃 5 分钟后，即可在不同脑区测出，说明 3-NPA 能迅速透过血脑屏障。灌胃 15 分钟后各组织中 3-NPA 达高峰。纹状体和海马的含毒量明显高于皮层，与患者临床发病特点及病变部位一致，说明中枢神经系统的病变可能是 3-NPA 或其代谢物在局部作用的结果。3-NPA 的 7%～9% 以原形自尿、粪排出，总放射性的排出量为 22.3%。体内无明显积蓄，1 小时后多数脏器均呈阴性。说明 90% 的 3-NPA 在体内已转化为其他代谢产物。

3-NPA 是一种强烈的嗜神经毒素，主要损害中枢神经系统 Hamition 分别经皮下给大鼠注射 10mg/kg 和 30mg/kg 的 3-NPA 后进行神经病理学检查。光学显微镜下观察，损伤的主要部位是尾-壳核，其次是海马、丘脑和第四脑室的顶部，而小脑皮层、下丘脑、中脑和延髓以及大脑皮层基本未受影响。尾-壳核周围结构如苍白球、屏状核、视前核、杏仁核、前联合和胼胝体等也出现异常。丘脑受损伤的神经核有腹核、外侧核、内侧核和后核等。3-NPA 对海马的损伤呈区域性选择，其中以锥体细胞层最为敏感，但 CA1～CA4 亚区无差异，分子层和方向层细胞也易受损伤，但齿状回颗粒细胞抵抗力较强，常在病灶区内保持正常。电镜观察神经元最早的改变是核染色质堆积，胞浆肿胀，透明度增加，线粒体轻度肿胀，嵴断裂消失，病变进一步发展时，细胞体肿胀更加明显，胞浆内容物成簇聚积在核周围。周围纤维网也出现肿胀，正常结构消失。胶质细胞以星形细胞受损较重，少突胶质细胞所受影响较轻。此外,病灶区毛细血管内有血栓形成,周围有蛋白渗出液。因此,3-NPA 对大鼠脑的主要损伤部位(尾-壳核)与变质甘蔗中毒病人的 CT 表现相似。3-NPA 中毒的大鼠血氧分压和动脉压均正常,但血中 HCO_3^- 浓度和血液 pH 值有所降低,提示 3-NPA 所致脑损伤可能与合并酸中毒有关,但与血氧分压和血压异常无密切关系。

3-NPA 中毒大鼠的主要神经损伤部位是尾-壳核,这与人类变质甘蔗中毒后遗症患者 CT 改变一致。糖酵解增加所致乳酸中毒和继发性血脑屏障破坏是神经病变出现的原因。这是因为 3-NPA 可抑制琥珀酸脱氢酶,干扰三羧酸循环,造成机体糖有氧氧化供能降低,糖酵解增强,乳酸产生增多,血中 pH 下降。3-NPA 对琥珀酸脱氢酶的抑制,可能缘于 3-NPA 与琥珀酸分子中的电子分布的相似性,使 3-NPA 可与琥珀酸脱氢酶发生不可逆的结合而使之失去活性。Alston 推测在生理 pH 条件下,约有 1% 的 3-NPA 转变成负碳离子,逐渐与酶的辅基黄素腺嘌呤二核苷酸(FAD)上的 N-5 共价结合,形成无活性的 FAD,从而不可逆地抑制酶的活性,阻碍三羧酸循环的进行。然而,这并不足以解释人类霉变甘蔗中毒患者 CT 和动物神经病理所显示的 3-NPA 对纹状体的选择性神经损伤作用。由于 3-NPA 致脑损伤与兴奋性氨基酸递质谷氨酸及其衍生物所致损伤相似,提示 3-NPA 中毒与兴奋性氨基酸递质可能有关。除琥珀酸脱氢酶外,近来还有研究发现,3-NPA 还对生物体内的过氧化氢酶、谷氨酸脱羧酶、单胺氧化酶、乙酰胆碱酯酶、富马酸酶、天门冬氨酸酶、异柠檬酸裂合酶等均有不同程度的抑制作用。此外,免疫组织化学研究发现蛋白渗出液与 3-NPA 致脑损伤的关系,发现蛋白渗出仅局限于病变严重的尾-壳核区域,提示蛋白渗出为一种继发性病变,由局部组织受损后影响血管,引起通透性增加或损伤血管壁后溢出所致。

通过对染毒大鼠微量元素代谢的观察发现,铜的改变不明显,而大鼠纹状体和海马锌含量下降,提示中毒动物有锌代谢障碍。除神经系统外,霉变甘蔗中毒还可累及肝、肾和肺等脏器,或引起高铁血红蛋白血症,但亚甲蓝治疗并不能防止动物的死亡,其机制有待进一步的深入研究。

需要说明的是,3-NPA 对大鼠和小鼠长期经口试验的结果表明,3-硝基丙酸无致癌作用。纯品 3-硝基丙酸对鼠伤寒沙门菌 TA98、TA100、TA1538 经过或不经过代谢活化均不具有诱变性。

三、中毒表现

霉变甘蔗中毒的特点是潜伏期短(最短仅十几分钟,长者可达 17~48 小时,多为 2~8 小时),发病急,进展快,表现复杂。轻度中毒者的潜伏期较长,重度中毒者多在 2 小时内发病。潜伏期愈短,病情愈重,进展愈快,预后愈差。中毒症状最初表现为一时性消化道功能紊乱,如恶心、呕吐、腹疼、腹泻、黑便;随后出现头昏、头痛和复视等神经系统症状。重者可发生阵发性抽搐,抽搐时四肢强直,屈曲内旋,手呈鸡爪状,眼球向上,偏侧凝视,瞳孔散大,继而进入昏迷状态。患者可在 1~3 天内死于呼吸衰竭,病死率为 10%,幸存者则留下严重的神经系统后遗症,以锥体外系神经损害为主要表现,导致终身残疾。

根据症状轻重,霉变甘蔗中毒可分为 4 级:

(1) 轻度中毒:出现恶心、呕吐、腹痛等胃肠道症状,但无任何神经系统症状;

(2) 中度中毒:除轻度中毒症状外,有神经萎靡及脑局灶性损害,如失语、垂直或水平性眼球震颤、双侧锥体束征等。

(3) 重度中毒:除上述症状外,迅速发展至抽搐、昏迷、双侧病理反射阳性等脑水肿

表现;

(4) 迟发型锥体外系神经系统损伤:急性中毒后2周至2个月出现不自主运动(扭转、痉挛、手足徐动等),脑电图呈弥散性变化,脑部CT检查可见双侧豆状核区密度减低,提示为缺血性软化灶。

霉变甘蔗中毒急性期中枢神经系统的病理改变广泛,大脑、底节、丘脑、脑干均有病变。神经影像学检查发现病变主要发生在壳核、苍白球区,初步考虑该毒素对底节有一定的选择性破坏作用;肌电图出现的纤颤电位、正锐波及群放电位。光镜下主要见到部分神经元及胶质细胞固缩。电镜观察发现胞浆及胞核电子密度增高、粗面内质网扩张脱颗粒、多聚核糖体解聚、次级溶酶体较多。星形胶质细胞及少突胶质细胞的损伤程度不等。轻者胞浆内空泡增多,细胞器结构不清,损伤重者细胞膜及细胞器膜破裂、核内染色质呈块状凝聚或溶解。神经毡内可见大量水肿的星形胶质细胞突起,神经终末及突触前后部位均肿胀发空,尤以突触后水肿为重,部分组织坏死崩解,临近坏死区的胶质细胞胞质内有较多的次级溶酶体。髓鞘变化较为突出,主要表现为板层结构松散或板层之间出现规律性弯曲呈网眼状结构,轻度损伤者可见轴索内神经微管紊乱、线粒体固缩,损伤重的髓鞘呈节段性断裂、缺失或呈蚕食状改变,轴索肿胀,微管消失或呈絮状。部分毛细血管内皮细胞破坏,基膜断裂;可见某些血管基膜增厚,内皮细胞肥大,并在管腔侧伸出许多粗大突起,胞质内可见大量微饮小泡。少数毛细血管内皮细胞增生肥大,甚至闭塞管腔,血管外周有大量胶原纤维包绕。

四、治疗与预防措施

1. 霉变甘蔗中毒的诊断　霉变甘蔗中毒的需要结合流行病学诊断依据和实验室诊断依据进行综合判断。

(1) 流行病学诊断依据:①中毒有明显的地区性和季节性;②患者有肯定的近期进食霉变甘蔗的病史;③排除急性中枢神经感染性疾病、脑外伤或其他食物中毒。

(2) 实验室诊断依据:从患者吃剩的霉变甘蔗中分离到节菱孢和3-硝基丙酸。

2. 霉变甘蔗中毒的治疗　发生霉变甘蔗中毒后应尽快洗胃、灌肠,以排除毒物,并对症治疗,基本原则为:

(1) 轻度中毒:可门诊或住院观察,进行对症处理。

(2) 中度中毒:需住院治疗,并注意以下几点:①防止脑水肿,可用甘露醇、肾上腺皮质激素、高渗葡萄糖等;②保护神经组织:可用能量合剂、胞二磷胆碱、维生素 C、维生素 B_{12};③改善脑血液循环,可用复方丹参注射液等。

(3) 重度中毒:需住院抢救。①积极消除脑水肿:可用甘露醇及50% 葡萄糖注射液交替静脉滴注,视病情每4小时1次。地塞米松静脉滴注每天1次,必要时加用呋塞米;②抽搐时:可给予地西泮类镇静剂;③保护神经组织:可给能量合剂、维生素 B_1、维生素 B_{12}、维生素 C、胞二磷胆碱;④改善脑血液循环:预防迟发性豆状核软化,可用复方丹参注射液等;⑤注意水及电解质平衡;⑥预防及治疗继发感染,可用抗生素;⑦昏迷期加强护理。

(4) 其他:迟发性锥体外系神经损害,可试用氯硝地西泮。

3. 霉变甘蔗中毒的预防　由于目前尚无特殊的治疗方法,故应加强宣传教育,教育群众不买、不吃霉变的甘蔗。因不成熟的甘蔗容易霉变,故应成熟后再收割。实际上,甘蔗是一种含水分很高、含糖量丰富(约12%)的食物,虽然甘蔗的外皮坚硬,但收割时两端皆有切口,提供了霉菌浸染的途径,所以甘蔗是一种不适于长期保存的食品。为了防止甘蔗霉变,贮存的时间不能太长,同时应注意防冻,并定期进行感官检查。正常的甘蔗食用部分为白色,如果发现发黄或者有异味就可能被污染了。因此,在吃甘蔗的时候,一定要仔细观察甘蔗,但需注意的是,外观正常并非甘蔗不含 3-NPA 的唯一条件。严禁出售霉变的甘蔗。

（刘烈刚）

第三十二章

化学性食物中毒

化学性食物中毒是指人经口摄入了正常数量、感官无异常,但含有化学性有害物的食物后引起的非传染性急性、亚急性疾病。其有发病快、潜伏期短、病死率高的特点。

化学性食物中毒的主要原因是食品被有毒化学物质污染。可污染食品的有害化学物质主要有:金属及其化合物:如砷、铅、汞等;农药:如杀虫剂、杀菌剂、砷制剂等;兽药:如盐酸克伦特罗等;工业用有毒物质:如甲醇、甲醛等。

第一节 有机磷中毒

有机磷农药(organophosphorus pesticide)是一类药效高、用途广、分解快、残留少的广谱杀虫剂、杀菌剂、杀鼠剂。这一类农药品种多,大多呈油状或结晶状,色泽由淡黄色至棕色,挥发性较强,有特殊的大蒜臭味,难溶于水,易溶于有机溶剂,在碱性条件下易分解而失去毒性,在酸性和中性溶液中较稳定,在自然环境中易降解,进入生物体内易被酶分解,不易蓄积。因此有机磷农药在食物中残留时间短,其毒性以急性毒性为主,慢性中毒较少见。个别品种可溶于水,如敌百虫,敌百虫在碱性溶液中可分解为毒性较大的敌敌畏。

一、毒性

有机磷农药属于神经性毒剂,根据其毒性强弱分为高毒、中毒、低毒三类。目前常用的有机磷农药对温血动物和人有很高的毒性,其毒作用带很窄。

人口服最低致死量:对硫磷为 0.24mg/kg,二溴磷为 50mg/kg,谷硫磷、苯硫磷、八甲磷均为 5mg/kg,特普为 2mg/kg。

常见的有机磷农药毒性见表 32-1-1。

表 32-1-1　常见有机磷农药的毒性(mg/kg·bw)

名称	大鼠经口 LD_{50}[1]	人口服 MLD[2]	名称	大鼠经口 LD_{50}	人口服 MLD
甲拌磷(3911)	2.0	5	甲胺磷	20	
内吸磷(1059)	1.7		久效磷	18	16
对硫磷(1605)	13	0.24	甲基对硫磷	14	
乙硫磷(1240)	208		水胺硫磷	25	

续表

名称	大鼠经口 LD$_{50}$[1]	人口服 MLD[2]	名称	大鼠经口 LD$_{50}$	人口服 MLD
敌敌畏	50	50	嗪农（地亚农）	100～285	50
乐果	290～325	30	亚胺硫磷	230	50
倍硫磷（百治屠）	250	50	杀螟硫磷（杀螟松）	530	
敌百虫	560		乙酰甲胺磷	945	
马拉硫磷（4049）	1375～2800				

[1] 半数致死量（median lethal dose, LD$_{50}$）

[2] 最小致死量（minimal lethal dose, MLD）

二、毒理作用

有机磷农药可经消化道、呼吸道及完整的皮肤和黏膜进入人体。由血液、淋巴液转运至全身各脏器,分布于各器官,其中以肝脏分布最多,其次为肺、肾、骨、肌肉和脑,其可穿透血脑屏障。体内的有机磷经过氧化和水解两种方式生物转化:氧化使毒性增强,如对硫磷在肝脏混合功能氧化酶的作用下,氧化为毒性较大的对氧磷;水解可使毒性降低,对硫磷在氧化的同时,被磷酸酯酶水解而失去作用。经氧化和水解后的代谢产物,部分与葡萄糖醛酸与硫酸结合后随尿排出,部分可直接随尿排出,还有少量可随粪便排出。

有机磷农药属神经毒,主要毒作用机制是抑制胆碱酯酶的活性。当有机磷农药进入机体后与胆碱酯酶结合,形成磷酰化胆碱酯酶,使胆碱酯酶失去催化乙酰胆碱水解作用,导致乙酰胆碱累积,积聚的乙酰胆碱作用于胆碱能神经元引发一系列中毒效应,其主要有三种作用:

1. 毒蕈碱(muscarine, M)样作用　乙酰胆碱在副交感神经节后纤维支配的效应器细胞膜上与毒蕈碱型受体结合,产生副交感神经末梢兴奋的效应,表现为心脏活动抑制,支气管和胃肠壁收缩,瞳孔括约肌和睫状肌收缩,呼吸道和消化道腺体分泌增多。

2. 烟碱(nicotine, N)样作用　乙酰胆碱在交感、副交感神经节的突触后膜和神经肌肉接头的终极后膜上与烟碱型受体结合,引起节后神经元和骨骼肌神经终极产生先兴奋、后抑制的效应。

3. 中枢神经系统作用　主要是破坏中枢神经的兴奋和抑制平衡,引起中枢神经调节功能紊乱,主要表现为中枢神经系统抑制,可引起昏迷等症状。

除上述主要毒效应外,迟发性周围神经病也不能小觑。有机磷与胆碱酯酶结合形成的磷酰化胆碱酯酶有两种形式。一种结合不稳固,如对硫磷、内吸磷、甲拌磷等,部分可以水解复能;另一种形式结合稳定,如三甲苯磷、敌百虫、敌敌畏、对溴磷、马拉硫磷等,使被抑制的胆碱酯酶不能再复能,引起迟发影响,如引起周围神经和脊髓长束的轴索变性,发生迟发性周围神经病,也有学者认为迟发性神经病可能是由于有机磷农药抑制了神经靶酯酶,并使其老化所致。

三、中毒原因

1. 对有机磷农药的毒害知识不够,用装过农药的瓶子装酱油、酒、油等。

2. 把有机磷农药或杀鼠应用饵料等和粮食或其他食品混放于同一仓库保管,造成误食或污染食品。

3. 在使用过程中,不注意个人卫生,不洗手就吃东西、喝水而引起中毒。

4. 在运输过程中,车辆受到有机磷农药污染,没有经过清扫、洗刷而继续装运食物使其受到污染。

5. 进食了未按 GB/T 8321 农药合理使用准则施药使有机磷农药超过农药最大残留量标准的粮、菜、果、油等食物等。

四、中毒表现

有机磷农药经口中毒时,潜伏期大多在 0.5 小时以内,短者为 10 分钟,长者达 2 小时。中毒早期表现以神经系统及消化道症状为主。患者首先出现全身无力、头痛、头晕、烦躁不安等非特异性中枢神经系统症状。以后逐渐出现多汗、流涎、恶心、呕吐、食欲不佳、腹痛、腹泻、视力模糊、血压上升、全身肌肉紧束感、胸闷、四肢发麻、瞳孔缩小、全身肌肉跳动。重者瞳孔缩小至针尖大,对光反射消失。有时肝大,心肌受损害,也有发生阿-斯综合征的,表现为突然晕厥,轻者眩晕、意识障碍,重者意识完全丧失,常伴有抽搐及大小便失禁、面色苍白,进而青紫,可有鼾声及喘息性呼吸,有时可见潮式呼吸。最后患者进入昏迷状态,全身抽搐,大小便失禁;呼吸极度困难、发绀、气管痉挛、分泌物极多,甚至发生肺水肿。死亡多发生于中毒后 9 小时左右,中毒者常因呼吸中枢衰竭、呼吸肌麻痹或循环衰竭而死亡。肺水肿也可能为致死的主要原因,亦有中毒后 3～15 天突然死亡者。有迟发神经毒性表现。

(一) 特征性临床表现

1. 肌束震颤　为多发的中毒表现之一,有时可能早期出现。肌肉跳动先自小肌肉如眼睑和颜面肌肉开始,逐渐发展到全身肌肉跳动。随着病情的发展,肌肉跳动亦加重,严重时变为肌肉痉挛。肌肉跳动在中度中毒即出现,痉挛则多见于重度中毒。

2. 瞳孔缩小　是典型的中毒表现之一。重度中毒必然出现,瞳孔缩小至针尖大,对光反射消失。但不一定早期出现,在轻度中毒时,瞳孔缩小常不明显。根据国内有机磷中毒报告,瞳孔缩小者约占中毒人数的 51%,少数病例甚至出现瞳孔散大。

3. 血压升高　急性中毒者血压多上升,收缩压常达 24kPa(180mmHg)左右,而且出现较早。当发现血压上升时,应警惕中毒就要发作。血压升高与瞳孔缩小都是严重中毒的表现。在轻度中毒者常常变化不大,当中毒发展,发生昏迷时可见血压升高。此点对于严重中毒的早期发现有一定意义。随着中毒的缓解,血压可迅速降至正常。

4. 心跳加快与呼吸困难　轻度中毒者,心跳多无变化,患者常诉气短或呼吸不畅,严重中毒时心跳加快,可出现呼吸促迫、浅表或呼吸困难,危急病人出现潮式呼吸,并能引起呼吸麻痹,故中毒死亡时,多为呼吸先停止。

5. 肺水肿　轻度中毒时肺水肿少见,严重中毒时,患者呼吸道分泌物增加,可从口、鼻排出大量粉红色泡沫样液体,听诊时双肺有明显的湿啰音。由于肺水肿造成缺氧,患者常伴有发绀,甚至昏迷,并可继发肺部感染。

6. 昏迷　仅见于重度中毒,患者出现意识恍惚,精神失常,很快进入昏迷状态。

7. 体温变化　急性中毒者体温可升高至 38℃ 左右,经 2～3 天后恢复正常。但在严重中毒时往往体温下降。

（二）胆碱能神经兴奋及危象

1. M样症状　出现最早,这是乙酰胆碱对节后胆碱能神经的作用。表现为平滑肌和腺体活动的增加,中毒者出现食欲减退、恶心、呕吐、腹痛、腹泻、多汗、流涎、视力模糊、瞳孔缩小、支气管痉挛、呼吸道分泌物增加、呼吸困难、肺水肿以及大小便失禁等。

2. N样症状　是乙酰胆碱对神经肌肉接头和交感神经节前纤维的作用。表现为横纹肌的过度刺激或麻痹,中毒者出现全身紧束感、肌痛、肌肉跳动、肌肉痉挛、肌力减退、甚至瘫痪。

3. 中枢神经系统症状　乙酰胆碱作用于中枢神经系统,使其功能失调。表现为头痛、乏力,烦躁不安、失眠、言语障碍、发热、精神恍惚、惊厥和昏迷。

4. 交感神经系统症状　是乙酰胆碱刺激交感神经节,致使神经纤维释放儿茶酚胺导致血管收缩引起血压升高、心跳加速。

（三）迟发性周围神经病

有些急性有机磷中毒患者经急救病情好转后,经4~45天潜伏期又突然出现症状,病情反复,主要累及运动和感觉神经系统,表现为下肢瘫痪、四肢肌肉萎缩等症状,为迟发性神经病。

（四）中间综合征

倍硫磷、敌敌畏、乐果、甲胺硫磷、久效磷等中毒时可发生中间综合征(interme-diate syndrome,IMS),也称肌无力综合征。一般于中毒后2~4天出现,个别患者于7天后出现。表现为不能抬头、睁眼困难、眼球活动受限、复视、声音嘶哑、吞咽困难、咀嚼无力、肩外展和髋关节屈曲困难等。因呼吸肌麻痹出现呼吸困难,甚至呼吸衰竭死亡。

五、诊断

按WS/T 85食源性急性有机磷农药中毒诊断标准及处理原则执行。

（一）接触史

有误食有机磷农药或进食有机磷农药污染的食物史和有机磷中毒的典型中毒表现。

（二）临床表现

根据有机磷中毒的程度,通常将有机磷急性中毒分为四级,以便于急救治疗。

潜在性中毒:此时无临床表现。中毒者全血胆碱酯酶活性降至正常值的70%~90%。一般不需治疗,但由于病情可能进展,需持续观察12小时以上。

轻度中毒:表现为头晕、头痛、恶心、呕吐、多汗、视力模糊、无力、瞳孔缩小、四肢麻木等症状。全血胆碱酯酶活性降至正常值的50%~70%。

中度中毒:除上述中毒表现加重外,还有肌束震颤、大汗、流涎、腹痛、轻度呼吸困难、步态蹒跚等共济失调,意识清楚或模糊。全血胆碱酯活性降至正常值的30%~50%。

重度中毒:发病后很快发生昏迷、心跳加快、血压上升、发热、瞳孔极度缩小、对光反射消失、呼吸困难、呼吸麻痹、肺水肿、脑水肿等。全血胆碱酯酶活性降至正常值的30%以下。

（三）实验室检查

1. 全血胆碱酯酶活性测定　全血胆碱酯酶活性是诊断有机磷中毒的一项最可靠的指标,而且也是最敏感、最早期中毒表现之一。

2. 中毒者剩余可疑中毒食品中有机磷农药测定　在中毒者剩余可疑中毒食品中检出有机磷农药。

3. 中毒患者呕吐物或胃内容物中有机磷农药测定 在中毒患者呕吐物或胃内容物中检出有机磷农药。

六、急救与治疗

(一) 彻底排出毒物,防止毒物继续吸收

1. 催吐 在误食后立即或在 1.5 小时内催吐,一般可用手指、羽毛探咽部催吐。

2. 洗胃 当催吐不成功时,应迅速洗胃。常用 2% ~ 4% 小苏打水(最好加活性炭做悬浮液)、0.02% 高锰酸钾温水(对硫磷中毒不能用)或水反复、彻底的洗胃,洗胃用液体总量一般不少于 5000ml。敌百虫口服中毒不能用碱性液洗胃,可用高锰酸钾水洗胃,洗胃后再服10g ~ 20g 活性炭粉末(如无活性炭,也可临时用各种动物的骨头烧焦,或馒头、窝头等炒焦,研末吞服)。

(二) 特效解毒剂的使用

在催吐、洗胃同时,必须使用解毒剂,使用胆碱酯酶复能剂,能有效缩短有机磷中毒者的昏迷时间。目前,对有机磷中毒的解毒治疗是使用抗胆碱能药(常用阿托品)和胆碱酯酶复能剂(氯解磷定、碘解磷定、双复磷)两类药物,要尽早、足量、反复给药。

1. 抗胆碱能药:常用阿托品

(1) 阿托品的作用:阿托品能使某些组织(如心脏、肠、支气管、汗腺、唾液腺、缩瞳肌)对乙酰胆碱的耐受性提高,能够有效地消除乙酰胆碱所产生的 M 样症状,还可以消除有机磷对中枢神经的某些作用,对呼吸中枢有兴奋作用,较大剂量用于呼吸突然停止的病例,往往可恢复正常呼吸。但对某些 M 样症状(肠道和膀胱)的治疗效果较差,对乙酰胆碱所产生的 N 样症状没有效果,包括神经肌肉传导阻滞,而这种神经肌肉传导阻滞可导致呼吸肌的麻痹,造成患者死亡。阿托品不能作为预防之用。

(2) 阿托品的剂量和用法:见表 32-1-2。有机磷中毒患者对阿托品的耐受量大大提高,一般以阿托品化作为酌情减量、延长给药间隔时间或停用阿托品的指征。

(3) 阿托品化:①瞳孔由缩小而扩大到中等以上,而不再缩小;②出汗停止而皮肤由苍白转为潮红且干燥,颜面潮红;③肺水肿消失或减轻、气管分泌物减少;④意识模糊或昏迷逐渐清醒。没有上述改变,即为阿托品用量不足。如果出现上述改变后,病情由好转而恶化,出现高热、狂躁、谵语、抽搐及昏迷则应考虑阿托品过量(中毒)。

应当明确指出,在有机磷中毒时,使用阿托品剂量不足所产生的危害远比剂量过大为严重。但也必须注意,使用大剂量阿托品,是需要在诊断明确及严格观察的前提下进行的,病情一旦稳定或有减轻时,则应随时减量。合用胆碱酯酶复能剂时要相应减量,一般来说静脉滴注阿托品较大剂量一次静脉注射为好,一旦发现有阿托品中毒时,可以及时停药。

2. 胆碱酯酶复能剂:有碘解磷定(解磷定、解磷毒、敌磷、派姆)、氯解磷定(氯磷定、氯化派姆)、双复磷等

(1) 胆碱酯酶复能剂的作用:能使磷酰化胆碱酯酶分离,释放出被抑制的胆碱酯酶,使其恢复活性。胆碱酯酶复能剂只能消除 N 样症状和促使中枢清醒的作用,但不能解除 M 样症状。对已"老化"的胆碱酯酶无复能作用,故必须早期应用,否则疗效不好。

胆碱酯酶复能剂对敌敌畏、乐果、敌百虫、马拉硫磷、苯硫磷、谷硫磷、磷胺中毒疗效差,对二嗪农、八甲磷等中毒无效。

(2) 胆碱酯酶复能剂的剂量和用法:见表 32-1-2。

表32-1-2 常用有机磷解毒药的应用

药名	规格	用法和用量			注意事项
		轻度中毒	中度中毒	重度中毒	
碘解磷定	0.4g/支 10ml:0.4g/支 0.5g/支 20ml:0.5g	缓慢静注0.4g,必要时2小时后重复一次	缓慢静注0.8~1.0g,以后每2小时0.4~0.8g,或静滴0.4g/h,共用6小时,症状缓解后酌情减少或停药	缓慢静注1~1.2g,半小时后效果若不明显,重复注射一次,以后0.4g/h,病情好转静注或静滴。病情好转时(至少6小时后)延长给药间隔,逐渐停药	(1)小儿用量:15~30ml/(kg·次),酌情0.5~4小时重复一次。(2)粉剂用时以10~20ml注射用水或生理盐水溶解。(3)忌与碱性药物配伍。(4)如发生变色即不可用;如有结晶析出,加温溶解后应用。(5)重度中毒必须合用阿托品
氯解磷定	2ml:0.25g 2ml:0.5g	肌注0.5g,必要时2小时后重复一次	肌注或静注0.75~1.0g,以后每2~4小时重复注射0.5g,一般1~2次。亦可采用首次剂量0.75~1.0g,继以1~1.5g放入10%葡萄糖液,1000ml缓静滴	静注或肌注1~1.5g,0.5~1小时如无好转时再注射1.0g,以后间隔2~4小时重复注射0.5g,主要症状基本消失时延长给药间隔或酌情逐渐停药	(1)中度中毒可合用阿托品,重度中毒应首次静注阿托品,继用本品。(2)严重中毒时应先静注后,再静滴给药。(3)静注时宜将本品2ml稀释至10ml后再用。(4)总量不宜超过10g,严重者例外
双复磷	2ml:0.25g	肌注0.125~0.25g必要时2~3小时后重复一次	肌注或静注0.25~0.5g,2~3小时后重复0.25g,可酌情重复注射2~3次	静注0.5~0.75g,2小时后再静注0.5g,以后酌情减少	(1)总量不超过1.5g。(2)中度、重度中毒应并用阿托品。(3)重度中毒或昏迷者可与氯解磷定交替使用
阿托品	1ml:0.5mg 2ml:1mg 1ml:5mg	肌注0.5~1mg,0.5~2小时后再给0.5~1mg	肌注1~2mg,以后每15~30分钟再给0.5~1mg,症状缓解后酌情减量或延长间隔	静注2~5mg,3~5分钟后未起作用即重复静注同量,以后每5分钟重复一次,直至阿托品化,后每1~2小时给维持量1~2mg	(1)重度中毒应并用胆碱酯酶复能剂。(2)小儿用量0.03~0.1ml/(kg·次),轻度中毒:隔30~60分钟重复;中度中毒:隔15~30分钟重复;重度中毒:隔5~10分钟重复

续表

药名	规格	用法和用量			注意事项
		轻度中毒	中度中毒	重度中毒	
解磷（复方）注射液	2ml/支	肌注0.5~1支。1~2小时若有M样症状，可给阿托品0.5~1mg;若有N样症状和胆碱酯酶活力降低，可给氯解磷定0.5~0.6g	首次肌注或静注1~2支。同时加用氯解磷定0.3~0.6g，必要时0.5~1小时重复注射1支。中毒后期若有M样症状，给予阿托品1~2mg;若有N样症状和胆碱酯酶活力降低，可给氯解磷定0.6~0.9g	首次肌注或静注2~3支，同时加用氯解磷定0.6~0.9g,0.5~1小时后可酌情重复注射1~2支。中毒后期若有M样症状，给阿托品2~3mg;若有N样症状，可给氯解磷定0.9~1.2g	(1)主要症状消失，血胆碱酯酶活力上升并稳定至正常的60%以上后，方可停药观察。(2)如能尽早给药，则用药少，疗效高
素克磷注射液	2ml/支	肌注0.5~1支	首次肌注1~2支,30分钟中毒症状仍明显，胆碱酯酶活力仍较低，重复注射1~2支，以后每1~2小时重复一次	首次肌注2~3支，必要时静注。同时加用氯解磷定1g。首次给药30分钟后，若中毒症状仍明显，胆碱酯酶活力较低，重复注射1~2支，以后每1~2小时重复一次	(1)中毒后期仅有M样症状，可给阿托品，轻、中、重度用量分别为0.5~1mg,1~2mg,2~3mg。(2)如仅有M样解磷定，可给氯解磷定，轻、中、重度用量分别为0.5~0.6g,0.6~0.9g,0.9~1.2g。(3)主要症状消失，血液胆碱酯酶活力上升并稳定至正常的60%以上后，方可停药观察

1）碘解磷定:不能通过血脑屏障进入脑组织,所以当呼吸中枢抑制较深时,碘解磷定不能消除对呼吸中枢的抑制。仅供静脉注射,其在水中溶解度及稳定性均较氯解磷定小。不良反应较氯解磷定为大,可出现头晕、胸闷、口苦、恶心、呕吐、复视、心动过缓,亦可能产生过敏性鼻炎。

2）氯解磷定:本品稳定、水溶性大,作用极快,于肌内注射后 1~2 分钟即开始见效。肌内注射局部有轻微酸痛,偶可致轻度头昏、恶心、呕吐,剂量过大(约 50~100mg/kg)可能引起癫痫样发作、昏迷、抽搐。

3）双复磷:与碘解磷定相比较,其复能作用较强,易透过血脑屏障进入脑组织,对解除中枢神经系统症状的效果较好。水溶性高,可供肌肉或静脉注射。常见的不良反应为面部发紧、发胀,口周、四肢及全身发麻,恶心,呕吐,少数病人有癔症发作。

（三）对症及支持治疗

1. 纠正水、电解质紊乱　要及时补充水及电解质,纠正水、电解质紊乱。

2. 急救措施的使用　当重度中毒病人有严重呼吸困难及发绀时,可考虑使用人工呼吸或呼吸机,心跳停止时,立即进行体外心脏按压术。

3. 临床观察　急性中毒病人的中毒表现消失后,应继续观察 2~3 天。乐果、马拉硫磷、久效磷等中毒病人,应适当延长观察时间,重度中毒病人,应避免过早活动,以防病情突变。

七、预防

1. 广泛深入地宣传安全使用有机磷农药的知识,使群众清楚地了解有机磷农药对人体的毒害作用。

2. 设专用仓库或房间存放有机磷农药,加锁、加封,其中不得存放粮食或其他食物。

3. 在使用有机磷农药过程中,严禁吃东西、吸烟、喝水等。如若进食必须先用肥皂洗脸、洗手。严格执行国家农药安全使用标准。

4. 盛装过有机磷农药的空瓶,必须砸碎深埋,绝对不得盛装油、酱油、酒及其他食品。

5. 不得将有机磷农药与粮食、瓜果、蔬菜等食物混合装载运输。装运有机磷农药的车辆,用后必须彻底洗刷。

6. 合理使用有机磷农药,严格执行国家农药合理使用准则。喷洒过有机磷农药的水果、谷物、蔬菜,经过规定的安全间隔期后,方可采摘上市。

第二节　有机氯中毒

有机氯农药(organochlorine pesticides)具有高度的物理化学和生物学稳定性,在自然界中不易分解,属于高残留品种,具有广谱、高效、残效期长、价廉、急性毒性小等特点。有机氯农药曾广泛用于杀灭农业、林业、牧业和卫生害虫。有机氯农药有两大类:一类为氯化苯及其衍生物,如滴滴涕、六六六等;另一类为氯化脂环类,如狄氏剂、艾氏剂、异狄氏剂、异艾氏剂、氯丹、七氯及毒杀芬等。绝大部分有机氯农药因其残留严重,并具有一定的致癌活性而被禁止使用。目前仅有少数有机氯农药用于疾病(如疟疾)的预防。有机氯农药不溶于水,易溶于脂肪和有机溶剂,化学性质稳定,在环境中很少分解,是环境持久性污染物,在生物体内蓄积性很强。食源性有机氯农药急性中毒罕见。

一、毒性

在有机氯杀虫剂中,氯化脂环类对哺乳类动物毒性较氯化苯类高。因其化合物在体内分解慢,蓄积倾向较氯化苯类为甚,故属高毒性杀虫剂,其中尤以异狄氏剂及异艾氏剂毒性最高。在氯化苯类中,滴滴涕对人的中毒剂量为 10mg/kg,产生抽搐的剂量为 1610mg/kg;人口服六六六 30～40mg/kg 可发生重症中毒,儿童对六六六较成人敏感。六六六异构体的毒性亦不相同,其中以丙体的毒性为最大。有机氯杀虫剂的毒性见表 32-2-1。

表 32-2-1　有机氯杀虫剂的毒性

名称	大鼠经口 LD_{50}（mg/kg）	估计成人口服 LD(g)	名称	大鼠经口 LD_{50}（mg/kg）	估计成人口服 LD(g)
滴滴涕	113～118	30	异狄氏剂	7～15	–
六六六	125～177	28	氯丹	457～590	6～60
艾氏剂	98	5	七氯化茚	147～220	60
狄氏剂	37	5	毒杀芬	80	5
异艾氏剂	16.4	–			

二、毒理作用

有机氯农药可经呼吸道、消化道及完整的皮肤进入人体,随血液分布在全身各个器官组织。由于其脂溶性,故对富含脂肪的组织具有特殊亲和力,且可蓄积于脂肪组织中,其在体内的分布和蓄积常与器官组织的脂肪含量成正比,特别是中枢神经系统及其他脂肪组织,如肾及大网膜脂肪组织、肾实质、肝脏及睾丸等。有机氯可透过血脑屏障和胎盘屏障,对脑组织和胎儿产生影响,也可自乳汁排出对乳儿产生毒性作用。有机氯以原型或结合型由尿、粪、胆汁、汗液等多种途径排出,排泄缓慢。由于有机氯在体内有明显的蓄积作用,即使少量的有机氯长期进入人体内,也有引起慢性中毒的危险。大部分有机氯引起动物慢性中毒的特点是对肝脏和肾脏的损害,甚至在临床症状尚未出现之前这种损害即已发生。

有机氯的毒作用机制一般认为是进入血循环中有机氯分子(氯代烃)与基质中氧活性原子作用而发生去氯的链式反应,产生不稳定的含氧化合物,后者缓慢分解,形成新的活化中心,强烈作用于周围组织,引起严重的病理变化。主要表现在侵犯神经和实质性器官。中毒时中枢神经的应激性显著增加,作用的主要部位在大脑运动区及小脑。狄氏剂类化合物严重中毒时,机械、声、光等刺激都能诱发患者抽搐。有机氯还能通过大脑皮层影响自主神经系统和周围神经。患者常有恶心、呕吐、出汗及皮肤划痕症,同时,还常见有心动过速或心律失常等,这些症状可被阿托品消除。胆碱酯酶活性及乙酰胆碱均无异常。

有机氯蓄积于实质脏器的脂肪组织内,能影响这些器官组织细胞的氧化磷酸化过程,引起肝功能异常,病理可见肝细胞变性及坏死。中毒达一定程度的患者,有明显的碳水化合物代谢紊乱,例如低血糖、肝糖原和肌糖原缺乏及酸中毒。

三、中毒原因

1. 食用有机氯残留量过高的谷物、蔬菜和水果、动物性食品时,有机氯可随食物经口进入体内而引起中毒,尤其是慢性蓄积中毒。

2. 误服。

四、中毒表现

各种有机氯的中毒表现基本相似,仅严重程度不同而已。一般说来,氯化苯类制剂的中毒表现较氯化脂环类为轻。

口服急性中毒者多在 0.5 小时至数小时内发病。全身无力、流涎、恶心、剧烈呕吐、腹痛、腹泻。继之出现中枢神经系统高度兴奋状态,如头痛、头晕、烦躁不安、肌肉震颤、痉挛和共济失调。肌痉挛逐渐频繁和加重,发展为全身性大抽搐。有机氯能提高心肌对肾上腺素(无论是体内的或外来的)的敏感性,故中毒时易发生心室纤维性颤动。中枢性高热和肝、肾损害。最后患者可陷入木僵、昏迷和呼吸衰竭。

临床检查有肌腱反射亢进、动作不协调、闭目难立征阳性、眼球震颤、心动过速及心律失常等。脑电波检查发现半数中毒病人有明显异常,一部分稍有变化,仅少数正常。脑电波的主要变化为颞区皮质呈癫痫发作放电现象。

实验室检查:尿中出现蛋白、红细胞及管型。血糖先是升高,继而降低。

五、诊断

(一) 接触史
有误食有机氯农药或进食有机氯农药污染的食物史。

(二) 临床表现
有以神经系统损害为主的中毒表现。根据中毒程度可分三类:

1. 轻度中毒　头痛、头晕、视力模糊、恶心、呕吐,偶有肌肉不自主动作。

2. 中度中毒　多在中毒后 1~2 小时内发病,表现为极度出汗、流涎、呕吐、震颤、抽搐、心悸、发绀等。

3. 重度中毒　呈癫痫样发作,上下肢肌肉呈强烈的强直性收缩及眼球上翻等,发作次数可能一次或连续多次,甚至有达 30 次者。发作后多伴有精神改变,如遗忘、失去定向能力等。

(三) 实验室诊断
1. 中毒者剩余可疑中毒食品中有机氯农药测定　在中毒者剩余可疑中毒食品中检出有机磷农药。

2. 中毒患者呕吐物或胃内容物中有机氯农药测定　在中毒患者呕吐物或胃内容物中检出有机氯农药。

3. 中毒者尿中有机氯衍生物测定　在中毒者尿中检出相应的有机氯衍生物。

六、急救与治疗

(一) 排出毒物
催吐,洗胃。

(二) 对症与支持治疗
1. 保持安静　避免强光、声及其他不良因素刺激患者。

2. 抗惊厥　当病人出现抽搐时,可用镇静催眠、抗惊厥药物。

3. 慎用阿托品。禁用肾上腺素,以免引起心室纤维性颤动而导致死亡。

4. 保护重要脏器功能　抢救呼吸困难或停止,保护心、肺功能等。

七、预防

1. 禁止生产、销售、使用六六六、滴滴涕。

2. 禁止用有机氯杀灭牲畜体外寄生虫,避免污染肉制品。

3. 经有机氯处理过的种子,不得食用及用作饲料。

4. 严格遵守国家相关法律法规,建立健全有机氯使用、保管、运输等各项制度。

第三节　有机氟中毒

有机氟农药中毒常见氟乙酰胺(Fluoroacetamide)及氟乙酸钠(氟醋酸钠)。氟乙酰胺是高效、剧毒、内吸性强的有机氟农药,农业上用其50%水溶液驱除果树害虫。氟乙酸钠是内吸性杀虫剂,常配成毒饵1%水溶液用来毒杀虫鼠,对人、畜毒性极大。本品经呼吸道、消化道及皮肤侵入人体后,经体内酰胺酶的作用可分解为氟乙酸,可导致中枢神经系统及心血管、消化系统的损害。

一、氟醋酸钠中毒

氟醋酸钠(sodium fluoroacetate)是无嗅、无味的白色聚片状粉末,有潮解性,极易溶于水。曾用为杀鼠剂,已禁止使用。

（一）毒性

人类口服7mg中毒,50~70mg可致死,另有资料记载,对人的LD为2~5mg/kg,人经口LD为0.5~2mg/kg。大鼠经口LD_{50}为0.22mg/kg。

（二）毒理作用

氟醋酸钠先与体内的三磷酸腺苷(adenosine triphosphate,ATP)和辅酶A(coenzyme A,CoA)作用。形成氟乙酰CoA,再与草酰乙酸结合形成氟柠檬酸,主要抑制乌头酸酶,使体内的柠檬酸不能代谢为乌头酸,从而破坏三羧酸循环,使柠檬酸聚积,丙酮酸代谢受阻,妨碍了正常的氧化磷酸化过程,导致神经组织对刺激产生过敏现象。严重者除表现为中枢神经受累外,心肌亦受累。

（三）中毒原因

主要是因误食而致中毒,常误为食盐等。进食毒死的禽、畜可引起二次中毒。

（四）中毒表现

一般误食后有6小时左右的潜伏期,而后出现精神忧伤不安、恶心、呕吐、流涎、四肢麻木、上腹痛、肌肉痉挛、血压下降和神志不清等症状。如出现惊厥、心房纤维性颤动,频繁的室性期前收缩、呼吸停止、心跳突然停止,往往预后不良。

心电图可见心律失常及T波改变。曾发现有血糖过高及酮血症的病例。

（五）诊断

1. 有误服史及神经系统及心肌受损的中毒表现。

2. 血、尿氟增高。

（六）急救与治疗

1. 催吐 用 0.5% ~2% 氯化钙洗胃及硫酸钠导泻。病人宜安静,并注意保暖。

2. 解毒 50% 乙酰胺肌注:每次 2.5~5g,6~8 小时 1 次,首次给全日量的一半,效果更明显。连续用 5~7 天。口服或静注钙剂。

3. 用盐酸普鲁卡因 50mg 静注,以保护心脏,抵抗心室纤维性颤动。口服盐酸普鲁卡因酰胺 0.5~1g 或以其半量每隔 4~6 小时静注 1 次,可能效果更好。

4. 在中毒 30~48 小时内,随时都有出现抽搐的可能,故应给予巴比妥类药物。

（七）预防

1. 严禁销售、使用氟醋酸钠作杀虫剂、杀鼠剂。

2. 严禁食用氟醋酸钠毒死的家禽、家畜。

二、氟乙酰胺中毒

氟乙酰胺是无嗅、无味的白色针状结晶,易溶于水,不溶于油脂。可杀死多种害虫。曾用作杀鼠剂,我国于 1982 年已禁止使用,但中毒时有发生。

（一）毒性

豚鼠经口 LD_{50} 为 1.033mg/kg,大鼠经口 LD_{50} 为 5.750mg/kg、经皮 LD_{50} 为 80mg/kg,小鼠经口 LD_{50} 为 25mg/kg,也有报道为 33.12mg/kg,小鼠经呼吸道吸入 LC_{50} 为 550mg/m^3、经皮 LD_{50} 为 34mg/kg,鹌鹑经口 LD_{50} 为 13mg/kg。狗、猫、兔等动物对氟乙酰胺更为敏感。人类口服 LDLo(lowest published lethal dose,LDLo) 为 2~5mg/kg。

（二）毒理作用

氟乙酰胺进入机体后转化为氟醋酸,从而破坏了三羧酸循环。氟乙酰胺主要作用于中枢神经系统、心血管系统和糖代谢过程等。

（三）中毒原因

同氟醋酸钠中毒。

（四）中毒表现

潜伏期一般为 0.5~2 小时,也有长至 15 小时或更长时间的报道。

轻度中毒有头痛、头晕、恶心、呕吐、上腹痛及灼烧感,并出现口渴、体温降低,窦性心动过速等症状。中度中毒者除上述表现外,并有烦躁不安、阵发性抽搐、呼吸道分泌物增多、呼吸困难、轻度心肌损害和血压下降等表现。重度中毒者,常伴有惊厥、呼吸衰竭、严重心肌损害、心律失常、心力衰竭、神志不清、大小便失禁以及肠麻痹等。

（五）诊断

同氟醋酸钠。

（六）急救与治疗

1. 排出毒物 口服中毒后,应立即催吐,然后导泻,有条件应及时用 0.02% 高锰酸钾溶液或 0.5% ~2% 氯化钙溶液彻底洗胃,之后可给活性炭、氢氧化铝凝胶或生鸡蛋口服,以保护消化道黏膜,对昏迷病人应插胃管洗胃,惊厥者先予抗惊厥药物后催吐导泻。

2. 解毒治疗 肌注解氟灵(乙酰胺),每次 2.5~5g,每日 2~4 次。因解氟灵肌注后可致局部疼痛,故每次需加 20~40mg 普鲁卡因混合使用。

3. 对症治疗

(1) 病人体温降低、寒战时,应特别注意保温,并可给予适当葡萄糖液;

（2）恶心、呕吐、呼吸道分泌物增多，可用阿托品等；

（3）心律失常出现传导阻滞，可用阿托品或异丙基肾上腺素。房颤应以普鲁卡因酰胺控制；

（4）重症患者首先宜控制抽搐，保持呼吸道通畅。抽搐者可给地西泮（安定）10mg 肌注或静注；

（5）昏迷及呼吸抑制者，需用甘露醇或山梨醇等脱水剂，以减轻脑水肿，并给予呼吸中枢兴奋剂。同时注意维持水、电解质及酸碱平衡，有条件可进行高压氧疗法。

（七）预防

1. 严禁销售、使用氟乙酰胺作杀虫剂、杀鼠剂。

2. 严禁食用氟乙酰胺毒死的家禽、家畜。

第四节　有机硫中毒

有机硫是新型的杀菌剂、杀虫剂、除草剂。具有高效、低毒和广谱的特点，在代替铜、汞制剂防治植物病害方面起到了重要作用，但是使用不当可引起人畜中毒。有机硫化合物种类繁多，工农业生产中常用的有机硫化合物主要有：农业用杀菌剂、杀虫剂、除草剂，橡胶硫化促进剂，医疗药品等。大体上可分为"代森"类和"福美"类两大种，常见的有机硫化合物主要有敌克松、代森锌、代森锰（锰来特）、代森铵、福美双（四甲基秋兰姆）、福美锌（什来特）、福美铁（福美特）等。有机硫化合物毒性较低，一般不易引起中毒。

一、毒性

有机硫化合物毒性见表 32-4-1。

表 32-4-1　有机硫化合物的毒性（mg/kg）

名称	大白鼠经口 LD_{50}	人口服最低致死量	每日允许摄入量	名称	大白鼠经口 LD_{50}	人口服最低致死量	每日允许摄入量
福美双	560*	0.8	0 ~ 0.01*	代森锌	>5200	5	0 ~ 0.03*
福美锌	1400	0.05	0 ~ 0.02*	代森锰	7500	5	0 ~ 0.03*
福美铁	4000	0.5	–	代森铵	450	–	–

二、毒理作用

有机硫杀虫（菌）剂是一类化学结构相似的制剂，均具有二硫化碳基团。其毒性均由二硫化碳基团所致。代森类在分解过程中可释放出异硫代氰酸酯，故其毒性比较大。毒剂进入机体内，二硫化碳基团影响了正常组织细胞的氧化还原系统，干扰或破坏细胞正常新陈代谢而致中毒。口服中毒时，主要引起胃肠道功能紊乱。经口给狗福美双 10 ~ 20mg/kg 可使胆汁分泌明显减少，胆酸含量降低。主要损害神经系统，先兴奋，后转为抑制。可致呼吸及循环衰竭，也可损害心、肝、肾。在急性或亚急性毒性试验时，可使动物发生颗粒白细胞减少症，其中以福美双作用最明显。本类化合物中有些品种（代森锌、代森锰等）具有抗甲状腺的作用。神经系统的中毒表现与有机硫化合物在体内的代谢产物二硫化碳有关。脂肪可促进有机硫化合物吸收,饮酒或用酒精溶解后口服可加重中毒程度。

三、中毒原因

食源性中毒主要是自服或误服本品或食用被本品污染的食品而中毒。

四、中毒表现

中毒者以恶心、呕吐、腹痛、腹泻等胃肠道症状为主,随之出现先兴奋、后抑制的轻重不同的神经系统症状,如头痛、头晕或呈癫症样发作,严重的可引起呼吸及循环功能衰竭、血压下降、呼吸抑制。后期可引起肝、肾功能障碍。皮肤接触而引起中毒者,表现为接触部位的皮肤发生接触性皮炎,在鼻、咽、喉、眼结膜等处也出现接触性炎症的变化。

五、诊断

(一)误服史
有接触或食入含有机硫的病史。

(二)临床表现
有消化道症状,有接触性皮炎等症状,有神经系统先兴奋后抑制以及肝、肾损害等。

六、急救与治疗

有机硫农药中毒没有特殊解毒剂,临床上以清除毒物,对症、支持治疗为主。

(一)清除毒物
1. 口服中毒患者,立即洗胃、导泻。用温水或0.02%高锰酸钾液洗胃,彻底清洗,然后灌入50%硫酸钠30~50ml导泻,但忌用油类泻剂。

2. 为加速毒物的排出,防止循环衰竭,纠正酸中毒,应使用5%葡萄糖盐水1500~2000ml,加入0.5~1g维生素C同时静脉滴注。

3. 如为重度中毒患者,可用血液净化疗法。

(二)对症、支持治疗
1. 维持水电解质平衡　可用ATP、CoA、CoQ、B族维生素及维生素C,平衡盐等。护肝药物如天冬氨酸钾镁等。

2. 对症治疗　呼吸、循环衰竭者可用呼吸兴奋剂如尼可刹米、苯甲酸钠咖啡因等,抗休克等。保护重要脏器功能,防治感染,加强护理等。

3. 忌多油食物,禁饮酒,以免加重中毒程度。

七、预防

加强农药管理,防止误食,使用有机硫前后应尽量避免饮酒。

第五节　有机锡中毒

有机锡化合物种类很多,分为烷基锡化合物和芳香基化合物两类。有机锡化合物是挥发性油状液体或固体,具有腐败的青草气味和强烈刺激性,比重较空气重,常温下即能升华,不溶或难溶于水,而易溶于一般有机溶剂。常见有三苯基醋酸锡(薯瘟锡)、三苯氢氧化锡

（毒菌锡、T-PTH）、三环己基氢氧化锡（三环锡、鲁特丹）、三唑锡（三唑环锡、倍巴乐）、螨完锡（托尔克）和三苯氯化锡等。多数有机锡化合物能被高锰酸钾、漂白粉等氧化剂分解，转变成无机锡而失去毒性。有机锡多用于电缆、油漆、造纸、木材等工业生产中防霉剂，在农业上主要用作蔬菜、花生、烟草等作物的杀菌，也是杀螨剂，其中应用最广泛的是三烷基锡。如应用不当或管理不严，均可引起人、畜中毒。

一、毒性

有机锡化合物具有高度毒性。在各类有机锡化合物中，毒性大致以一烃基锡化合物较低，二烃基锡化合物稍大，而三、四烃基锡化合物则更大。如醋酸三乙基锡的大白鼠经口致死量约为 4mg/kg。据报道，成人口服三乙基锡 70mg 可引起中毒。

近年发现有机锡化合物一些毒性规律：毒性随分子量的增加而减小；带侧链者毒性较正、异构体为大；碳原子数增加则毒性减低；烷基基团被卤族等阴离子基团取代后，则毒性增强，其中以氯的衍生物毒性最高。三丁基锡和三苯基锡对昆虫、细菌、藻类等的毒性大。三甲基锡和三乙基锡对哺乳动物毒性大。

二、毒理作用

有机锡化合物种类繁多，其毒性及毒作用靶器官不一。有机锡一般可经呼吸道、皮肤、消化道吸收，经皮肤和消化道吸收的程度常因品种而异。例如轻链烷基锡经胃肠道吸收较快，三环己基氢氧化锡极少经胃肠道吸收。三烃基锡一般经皮肤吸收，但三苯基氯化锡、三苯基乙酸锡不易透过无损皮肤。有机锡化合物进入人体后，主要分布于红细胞、肝及神经组织中，其在全身各主要脏器的分布浓度可因不同品种而异，三取代体最易被吸收，分布在肝、肾和脑部。有机锡化合物可在人体内蓄积，生物学半衰期为 3～11 天。有机锡化合物主要经肝微粒体酶的作用脱烷基和芳基而代谢降解，如四乙基锡在大鼠体内可迅速转化为三乙基锡和二乙基锡，再形成一乙基锡。不同品种的代谢产物亦不相同。各品种的生物半减期不同，多数在器官内消失缓慢，通常在脑中更慢，主要随尿和粪排出。一乙基和三乙基锡可随尿排出，二乙基锡尚可经胆汁后随粪排出，四乙基锡可经呼气排出，有的也可存在于唾液和乳液中。

有机锡具有强烈的神经毒性，不同的有机锡化合物急性中毒病例的神经病变可不相同。三乙基锡化合物，可抑制细胞线粒体的氧化磷酸化，使中枢神经系统遭受严重损害，可致脑和脊髓白质间质性水肿，临床上表现为中枢神经系统功能障碍与颅内压增高。四烃基锡的毒作用与三烃基锡相似。二烷基锡具有胆管和肝脏毒性，某些有机锡如二丁基锡和三丁基锡等为皮肤或黏膜的强刺激剂。

许多有机锡化合物还是免疫抑制剂，可引起细胞免疫、体液免疫和非特异性宿主防御缺陷，部分原因可能是抑制胸腺细胞的能量代谢，导致胸腺破坏。

三、中毒原因

食源性有机锡化合物中毒的主要原因包括：

1. 误食拌过有机锡的种子。

2. 食用了被有机锡污染的粮食、食用油及其他食品，如用装过有机锡的容器再装粮食、食用油及其他食品，这些食品被污染，食用后引起中毒。

四、中毒表现

三烃基锡和四烃基锡化合物的中毒表现相似,急性中毒的潜伏期一般为1~5天。在潜伏期内,一般除轻度头痛外,病人无其他不适,所以往往不易引起注意。轻度中毒表现为神经衰弱,如头部阵发性胀痛或跳痛、头晕、乏力、食欲减退、失眠,易激动,掌面、足底、腋下多汗,体重减轻等。重度中毒时,由于脑水肿迅速发展,颅内压急剧升高,除上述症状外,阵发性头痛变为剧烈的持续性头痛(夜间尤重,服镇痛剂无效),全身出大汗,并出现恶心、呕吐、呼吸和脉搏加快、血压上升、谵妄、攻击性行为、失语、抽搐,随后转入嗜睡、神志模糊、脉搏减慢、血压下降,最后昏迷。此时可出现瘫痪、尿潴留等。病人多在昏迷中死亡,其次因呼吸或循环衰竭而猝死,少数在惊厥时死亡。后遗症有头痛、头晕、乏力、失眠、记忆力减退等。

二烃基锡化合物中毒表现除上述外,还伴有肝脏损害。

五、诊断

1. 有误食被污染食物史。
2. 经1~5天潜伏期出现中枢神经系统损害为主的临床表现。
3. 血液及尿中锡含量增高。
4. 排除有类似临床表现的其他疾病。

六、急救与治疗

1. 排出毒物 催吐、洗胃。
2. 接触者应临床严密观察5~7天,卧床休息,给予必要的检查,并及时给予对症处理。
3. 根据不同有机锡化合物中毒表现,给予对症、支持治疗。早期、足量、短程应用肾上腺糖皮质激素。脑水肿时,应控制液体入量,给予高渗脱水剂、利尿剂。中、重度中毒者可用高压氧治疗。颅内高压用常规治疗不能控制时可考虑手术减压。对可致脑水肿抑制体内氧化磷酸化作用的有机锡,给予三磷酸腺苷、葡萄糖及胰岛素注射,必要时可用高压氧治疗;防治脑水肿和控制抽搐;防止有严重精神症状者自伤或伤人。

七、预防

拌过有机锡剩余的药种必须深埋或烧毁,盛装有机锡或药种的容器,必须明显地标记"有毒"字样,并不得盛装粮食或其他食品。

第六节　有机汞中毒

有机汞农药是含有汞元素的有机化合物农药。其结构通式为(R-Hg-X),R为烷基(甲基或乙基)、芳基或烷氧基,X为卤原子、醋酸根、磷酸根等。有机汞为白色粉末或结晶,为脂溶性化合物,微溶于水,易溶于丙酮等有机溶剂。有机汞可以从含汞废水经厌氧菌转化为甲基汞,再经过生物富集,对人构成危害。有机汞杀菌剂由于杀菌力高、杀菌谱广,过去多年来一直被农业上应用。如赛力散、西力生、富民隆等,主要用于种子处理机防治稻瘟病。但由于汞的残留毒性很大,我国在20世纪70年代即已禁止在作物上喷洒使用,并已停止生产。

一、毒性

有机汞化合物的毒性较无机汞高。如氯化汞口服中毒量为 0.5g,致死量为 1～2g,有机汞毒性见表 32-6-1。

表 32-6-1　有机汞农药的急性毒性

名称	大鼠经口 LD_{50}(mg/kg)	小鼠经口 LD_{50}(mg/kg)	人口服 LD(mg/kg)
氯化乙基汞	40	59.3	5
磷酸乙基汞	30	50.8	5
醋酸苯汞	30	39.5	5
氯化汞		69.7	

人经口误服氯化乙基汞在 3mg/kg 左右即重度中毒。

二、毒理作用

有机汞可经呼吸道、消化道和皮肤吸收,尤其是胃肠道吸收很快而且完全,吸收后主要进入红细胞内,与红细胞结合,可透过胎盘屏障和血脑屏障,分布在肝、肾、血、脑和头发内,并迅速分布全身。有机汞化合物在体内蓄积性很大,主要蓄积在脑、肝、肾、肌肉等组织。死于烷基汞中毒者,脑中汞含量比无机汞中毒者高 10 多倍。脑对有机汞的损害很敏感。有机汞大部分经过肾脏随尿排出,一部分由粪便排出,通过胆汁、唾液、乳汁和月经也可以排出一部分。烷基汞排泄缓慢,苯基汞排泄较快。

有机汞在细胞内可抑制巯基,使细胞色素氧化酶,琥珀酸氧化酶,琥珀酸、乳酸和葡萄糖脱氢酶以及过氧化酶皆失去活力,影响细胞呼吸系统,受影响的部位主要在神经系统,病理表现为神经组织,如脑、脊髓和周围神经的变性,还可发现间质性心肌炎,肾体积增大,肾近曲小管上皮细胞脂肪变性或坏死,肝细胞脂肪变性等病理改变。

三、中毒原因

1. 因保管不当,把用有机汞农药拌药的种子与粮食等食物混存,误食或污染食物引起中毒。
2. 误食拌药后不出芽的麦种、稻种,以致造成严重的中毒。
3. 食用被有机汞污染的大米或毒糠喂饲的家禽、家畜,而造成中毒。

四、中毒表现

西力生和赛力散的中毒表现大致相似。但西力生中毒时,神经系统和心脏受损害比较突出;而赛力散中毒时,急性皮炎和肝脏损害比前者多见。

因误食药粮而发生的中毒大半是亚急性或急性的。

(一) 急性或亚急性中毒

初期症状:急性中毒者大多于半小时至数小时内出现头晕及胃肠道症状,如胃部不适、流涎、恶心、呕吐、腹泻、腹痛及食欲不振等。以上症状也可于 2～3 天后减轻。此时如能及时治疗,患者常就此恢复。如不及时诊断与治疗,往往上述症状缓解后2周左右即进入病重期。

亚急性中毒潜伏期短者10天,长者两个月。初期表现为上述类似症状,以及头痛、嗜睡、失眠、下肢无力、进行性消瘦以及烦渴、多尿等。但病情无明显缓解期,多呈进行性加重,潜伏期愈短病情愈重。

此期查体一般无特殊发现,尿汞往往高于0.05μmol/L(蛋白沉淀法),尿常规检查可发现蛋白尿或管型尿。

病重期:中毒者一般症状加重,并可出现发热、口腔黏膜溃疡,神经精神症状可成为突出的中毒表现,西力生中毒时尤为多见。中毒者除有头痛,头晕,睡眠不好,四肢发麻、酸软无力,记忆力减退,急躁易怒外,可以发展为不同程度的中毒性脊髓-多发性神经病或中毒性脑脊髓病,也称脑-脊髓-周围神经病。

中毒性脊髓-多发性神经病时,出现脊髓或周围性神经受损表现,患者先感下肢发麻、无力,不能行走,进而两个上肢也发麻力弱,持物不稳。有的患者因颈部肌肉发生麻痹,抬头无力。常伴尿失禁。神经系统检查可发现四肢存在不同程度的上下运动神经元的障碍,如肢体轻瘫,肌张力呈折刀式增高,腱反射亢进,出现病理反射及踝阵挛或髌阵挛(脊髓侧索损害),或肌张力低,肢体软瘫,腱反射减低或消失,出现肌纤维震颤或肌萎缩(脊髓前角损害)。周围神经受损时,可以发现手套、袜套样的感觉障碍。

中毒性脑脊髓病,除上述表现外,进而出现脑部不同部位播散性损害的症状和体征。如各种精神症状:淡漠、木僵、重复语言、语言过多、幻视、狂叫;情绪障碍:如恐怖、傻笑、烦躁;睡眠障碍:嗜睡或失眠;以及不同程度的意识障碍以至深度昏迷。锥体外系受损害时,表现为舌、下颌或手出现粗大的静止性震颤、阵发性肌紧张、假面具样表情等。还可出现小脑症状:构音不全、言语不清、吟诗状语调、共济失调;以及多发的颅神经障碍:如视野缩小,眼肌不全麻痹、自发性水平性眼球震颤、咀嚼无力、张口困难、软腭轻瘫。还可有自主神经障碍。如血压、心率、瞳孔大小有较大的波动,呼吸不规则,周身或局部多汗,有中枢性高热。脑脊液一般正常,或有轻微的蛋白增高。

此期尿量普遍增多,尿比重低,尿常规检查多数发现蛋白及管型。尿汞增高,但不一定与临床表现的轻重平行,由于肾脏损害,肾小管的再吸收作用不良,尿钾排出量增高,同时患者厌食,钾摄入量减少,致血清钾降低。心电图可显示低钾改变和心肌损害,有ST段降低、T波倒置、低平或双相,QT延长,出现明显的U波等,并可见到频繁的室性期前收缩、二联律、三联律、房室传导阻滞。中毒者神经系统损害尚未发展到最重程度时,心肌损害是主要的死亡原因。赛力散中毒时,肝脏较易受损,表现为肝脏肿大,肝活检见汇管区周围肝细胞浆疏松、脂肪性变及炎性细胞浸润。如黄疸进行性加重,肝功衰竭,亦可导致死亡。部分严重中毒患者,可遗留后遗症,如肢体轻瘫、患肢肌肉萎缩、精神症状或心电图上ST-T的异常。

(二) 皮肤损害

口服中毒者可出现皮肤干燥和脱屑现象,少数中毒病人亦可出现全身性皮疹,以赛力散亚急性中毒为多见。皮炎多伴随高热之后出现,呈麻疹样皮疹,成批发生,如不了解中毒史,儿童往往被误诊为麻疹。皮炎出现的轻重程度与全身中毒情况不一致。皮疹的消退较接触性皮炎缓慢,甚至有的可以反复发生,严重者可引起剥脱性皮炎。皮疹初起为鲜红色,渐转为暗红色,伴有痒感,治愈后鳞屑呈糠状或大片脱落。

五、诊断

根据上述中毒表现,结合误食史和驱汞试验,一般说来诊断并不困难。测定患者的尿汞含量对确定诊断有重要意义。尿内含汞量超过 $0.05\mu mol/L$ 即为不正常(蛋白沉淀法),驱汞试验后病人尿汞较驱汞前有明显增高,增高程度往往与中毒程度有平行关系。因此,驱汞试验不但对诊断有帮助,对判断中毒的程度也有一定参考价值。

根据中毒表现及客观检查,可将误食有机汞中毒的病人分为轻、中、重三类:

(一)轻度中毒

误食后部分病人有一般胃肠道反应,如食欲不振、恶心等;主要表现是较长期存在有"神经衰弱综合征",如头昏、失眠、多梦或消瘦、乏力等表现;可能有高级神经活动和自主神经的紊乱,如情绪波动、出汗等。客观检查无重要阳性发现;多数病人尿汞超过正常(蛋白沉淀法正常值在 $0.05\mu mol/L$ 以下)或驱汞试验见尿汞增高。

(二)中度中毒

误食后胃肠道一般反应较重,起病时有明显力弱不能参加劳动;"神经衰弱综合征"与力弱持续较久且较明显;客观检查有一项以上重要发现者(如周围神经炎,病理反射或心电图异常等);尿汞超过正常或驱汞后超过正常。

(三)重度中毒

误食后有严重呕吐、腹痛、腹泻,起病时四肢软瘫不能站立,有明显的低血钾及心电图改变等,病情严重期或者死亡,或经抢救后存活,但较长期不能下地活动;客观检查有两项以上重要发现;尿汞增高或驱汞后明显增高。

六、急救与治疗

1. 口服有机汞引起的急性中毒,应及时用冷水或小苏打饱和溶液洗胃,如能在 $10\sim15$ 分钟内进行,则效果较好。洗胃后可口服 10 个鸡蛋清或牛奶 $300\sim500ml$,其目的是延缓毒物的吸收,同时保护消化道黏膜,必要时可反复使用。也可使用 $0.2\%\sim0.5\%$ 活性炭悬浮液吸附毒物。然后服泻剂硫酸钠25g。

2. 解毒治疗 目前,驱汞治疗主要应用二巯基类金属解毒药,如二巯基丙磺酸钠、二巯基丁二酸钠、二巯基丙醇等,其中二巯基丙磺酸钠与二巯基丁二酸钠对有机汞中毒均有较好的驱汞作用,前者的效果更好些,其他巯基化合物有青霉胺等,对急性汞中毒效果不及二巯基丙醇。

(1)二巯基丙磺酸钠:急性中毒时,每次给 5mg/kg,第 1 天 $3\sim4$ 次,第 2 天 $2\sim3$ 次,第 $3\sim7$ 天 $1\sim2$ 次,7 天为一疗程。可供皮下、肌内或静脉注射。

(2)二巯基丁二酸钠:以注射用水、生理盐水或 5% 葡萄糖溶液现配成 $5\%\sim10\%$ 的溶液,缓慢静脉注射,亦可酌加普鲁卡因后肌内注射。急性和亚急性中毒时,$5\sim6g/d$ 分次注射,一般可用药 $3\sim5$ 天,以后酌情减量或停药。

(3)二巯基丙醇:每次 $2.5\sim5mg/kg$,最初 2 天每 4 小时 1 次,第 3 天 6 小时 1 次,以后每 12 小时 1 次,$7\sim10$ 天为一疗程。中毒较轻者可酌情减量。

严重病例虽然使用二巯基丙磺酸钠后可使尿汞排泄增多,但症状不见改善,可能是汞由组织转移至血液,致血汞增高,促使病情恶化,这时可考虑减量使用驱汞剂,加强对症治疗与支持疗法。

误服拌药种粮的重度患者死亡率很高,应积极进行急救与治疗。对已发现误食药粮多日,而尚未发生症状的患者,也应及时进行驱汞治疗。

3. 对症治疗　对症治疗非常重要,尤其应着重保护神经系统、心、肾等重要脏器的功能。

七、预防

1. 参考砷化合物中毒的预防。
2. 禁止食用因误食有机汞农药死亡的家禽或家畜。

第七节　氨基甲酸酯类中毒

氨基甲酸酯(carbamates)类农药一般无特殊气味,在水中溶解性高,酸性环境下稳定,遇碱分解,环境残留低。常用作杀虫剂,如克百威(呋喃丹)、涕灭威、抗蚜威、甲萘威(西维因)、异丙威(叶蝉散)等;杀菌剂,如多菌灵等;除草剂,如禾草特(禾大壮)、禾草丹等。

一、毒性

常见氨基甲酸酯类农药的急性毒性见表32-7-1。根据我国农药急性毒性分级,涕灭威、呋喃丹属高毒,抗蚜威、西维因属中毒,多菌灵属低毒。

表32-7-1　常见氨基甲酸酯类农药的急性毒性

名称	大鼠经口 LD_{50} （mg/kg）	名称	大鼠经口 LD_{50} （mg/kg）
涕灭威	0.93	西维因(甲萘威)	850
呋喃丹(百克威)	8 ~ 14	多菌灵	>5000
抗蚜威	147		

二、毒理作用

氨基甲酸酯类农药可经呼吸道、消化道侵入机体,也可经皮肤黏膜缓慢吸收。进入人体的氨基甲酸酯类农药,随血液分布在全身各组织器官,在组织器官中浓度明显低于体液浓度,在体内经水解、氧化和结合等代谢变化后,产物随尿排出,24 小时一般可排出摄入量的70% ~ 80%。

氨基甲酸酯类农药的毒性机制和有机磷类农药相似,都是哺乳动物胆碱酯酶的阻断剂,主要是抑制胆碱酯酶活性,使酶活性中心丝氨酸的羟基被氨基甲酰化,因而失去酶对乙酰胆碱的水解能力,造成组织内乙酰胆碱的蓄积而中毒。氨基甲酸酯类农药不需经代谢活化,即可直接与胆碱酯酶形成疏松的复合体。由于氨基甲酸酯类农药与胆碱酯酶结合是可逆的,且在机体内很快被水解,胆碱酯酶活性较易恢复,故其毒性作用较有机磷农药中毒为轻。由于氨基甲酸酯类农药是胆碱酯酶的直接阻断剂,与有机磷类农药不同的是它们不能使神经中毒的脂酶钝化,因此与迟发的神经疾病的症状无关。

氨基甲酸酯类农药具有致突变、致畸和致癌作用。将西维因以各种方式处理小鼠和大鼠,均可引起癌变,并对豚鼠、狗、小鼠、猪、鸡和鸭有致畸作用。西维因等氨基甲酸酯类农药进入人体后,在胃的酸性条件下可与食物中的硝酸盐和亚硝酸盐生成的 N-亚硝基化合物,在 Ames 实验中显示出较强的致突变活性。但目前还没有氨基甲酸酯类农药引起癌症的流行病学报告。

急性氨基甲酸酯类农药中毒是短时间内密切接触氨基甲酸酯类杀虫剂后,因体内胆碱酯酶活性下降而引起的毒蕈碱样,烟碱样和以中枢神经系统症状为主的全身性疾病。

三、中毒原因

1. 多见于服毒自杀或误服,为经口中毒。

2. 未按 GB/T 8321.8 农药合理使用准则施药,致使粮食、蔬菜、水果等中的氨基甲酸酯类残留量超过国家食品卫生规定的最大残留限量标准,食后中毒。

四、中毒表现

潜伏期约 15 分钟,主要为 M 样和 N 样症状。根据中毒程度分为三级:

(一) 轻度中毒

以 M 样症状为主,如头晕、头痛、乏力、视物模糊、恶心、呕吐、流涎、多汗、瞳孔缩小等,有的可伴有肌束震颤等烟碱样症状,一般在 24 小时以内恢复正常。

(二) 中度中毒

除上述中毒外,还有大汗、面色苍白、轻度呼吸困难、呼吸道分泌物增多、瞳孔缩小,肌束震颤等症状。

(三) 重度中毒

除上述中毒表现外,还有明显的胸部紧束感、肌束震颤等 N 样症状,甚至发生肺水肿,脑水肿,昏迷,呼吸衰竭等。

五、诊断

1. 有误食氨基甲酸酯类农药或进食该农药污染的食物史。

2. 典型的中毒表现,如 M 样和 N 样症状。

3. 实验室诊断

(1) 全血胆碱酯酶活力测定:一般轻度中毒全血胆碱酯酶活性在 70% 以下,重度则在 30% 以下。

(2) 剩余可疑中毒食品中氨基甲酸酯类农药测定:在剩余可疑中毒食品中检出氨基甲酸酯类农药且超过其最大残留限量标准。

(3) 中毒患者呕吐物或胃内容物中氨基甲酸酯类农药测定:有条件时,可检测中毒患者呕吐物或胃内容物中是否含有氨基甲酸酯类农药。

六、急救与治疗

(一) 彻底清除毒物,防止毒物继续吸收

误食者应及时催吐,因氨基甲酸酯类农药遇碱易分解,故可以用 2% 或 3% 的碳酸氢钠彻底洗胃。也可用硫酸镁、甘露醇等导泻。

（二）解毒治疗

氨基甲酸酯类中毒的解毒治疗主要是阿托品，但用量比有机磷中毒小，且忌使用胆碱酯复能剂，因大部分氨基甲酸酯类农药与胆碱酯复能剂结合后的产物会增加氨基甲酸酯类农药的毒性。

1. 轻度中毒　轻度中毒者可口服或肌内注射阿托品，但不必阿托品化。根据病情 0.5～1 小时重复给药。

2. 中、重度中毒　可静注 3～5mg 阿托品，10～15 分钟重复给药至阿托品化。病情明显好转后减量维持，可 0.5～2mg，2～4 小时重复给药，维持 24 小时左右即可。

（三）对症与支持治疗

重度中毒患者要保持呼吸道顺畅，监护心肺功能，纠正水电解质以及酸碱平衡紊乱，预防呼吸衰竭，对脑水肿患者限制进水量。对抽搐者可以给予地西泮。

七、预防

1. 按 GB/T 8321.8 农药合理使用准则使用氨基甲酸酯类农药。

2. 加强对氨基甲酸酯类农药残留量的监督、监测。

3. 生产中注意做好个人防护，及时去除农药污染衣服及清洗皮肤。加强农药保管，避免儿童、精神异常者接触。

第八节　甲醇中毒

20 世纪 80 年代以来，我国四川、河南、云南、江苏等多地发生了多起假酒（甲醇）中毒案，特别是 1998 年山西朔州的特大假酒中毒案，震惊全国。2012 年初，印度的假酒中毒案又一次将甲醇中毒引入公众的视线。这些食源性甲醇中毒事件给大众健康和生命财产造成了巨大的损失。

一、毒性

甲醇（methanol），又名"木醇"或"木精"，是无色有酒精气味易挥发的液体，可与水、乙醇任意混合。误服 5～10ml 甲醇可致严重中毒，30ml 可致死，40% 甲醇 10ml 可致失明，40% 甲醇但也有少至 5ml 多到 250ml 致死的报道。中毒血浓度 200mg/L，致死血浓度 ≥890mg/L。

二、毒理作用

甲醇极易经消化道吸收，30～90 分钟即达到高峰。甲醇吸收入血后，随血流迅速分布人体组织和器官中，通常各组织甲醇含量与其含水量成正比。肝、肾、胃肠道、眼房水、玻璃体、脑脊液、血液中甲醇含量较高，而脑、肌肉、脂肪组织中较低。

甲醇主要在肝中经醇脱氢酶的作用氧化成比自身毒性更大的甲醛和甲酸，再在叶酸参与下氧化成二氧化碳和水，随尿和呼气排出，也有一小部分以原形随尿和呼气排出。甲醇是一种剧烈的神经毒，可直接损害中枢神经系统，特别是对视神经的损害，可导致视网膜受损，视神经萎缩，视力减退和双目失明。另一方面，甲醇的代谢产物甲醛、甲酸有更强的毒作用。甲酸的产生，还可导致代谢性酸中毒。

三、中毒原因

1. 饮入用甲醇兑制的白酒、黄酒等酒类。

2. 饮入用工业酒精(含大量甲醇)兑制的白酒、黄酒等酒类。

3. 因酿酒原料或工艺不当致蒸馏酒中甲醇含量超过 GB 2757 食品安全国家准备的规定,饮后也可能中毒。

四、中毒表现

潜伏期 8~36 小时,若同时摄入乙醇,可使潜伏期延长。

急性中毒临床表现为中枢神经系统症状、眼部损害及代谢性酸中毒,中毒早期呈酒醉状态,出现头昏、头痛、乏力、嗜睡或失眠症状,很少出现乙醇中毒时的欣快感;严重者出现谵妄、意识模糊、昏迷等。双眼可有疼痛、视物模糊或复视,视力突然下降、甚至失明。慢性中毒可表现为视力减退、视野缺损、视神经萎缩,伴有自主神经功能紊乱等症状。

根据中毒症状,可分为轻度中毒和重度中毒:轻度中毒:除头痛、头晕、乏力外,具有以下任何一项者:①轻度意识障碍;②视盘充血、眼前闪光感、眼球疼痛;③轻度代谢性酸中毒。

重度中毒:除上述症状外,具有以下任何一项者:①重度意识障碍;②严重视力障碍,甚至失明,光反射消失,可见眼底视神经萎缩;③严重代谢性酸中毒。

五、诊断

1. 有误服甲醇或含甲醇的工业酒精勾兑的酒类或饮料的病史。

2. 出现中枢神经系统症状、眼部损害及代谢性酸中毒甲醇中毒的临床表现。

3. 实验室诊断

(1) 中毒患者剩余酒类或同一批酒中甲醇检测。中毒患者剩余酒类或同一批酒中检出大量甲醇。

(2) 中毒患者呕吐物或胃内容物中甲醇检测。中毒患者呕吐物或胃内容物中检出大量甲醇。

(3) 中毒患者血液、尿中甲醇、甲酸浓度测定。中毒患者血液、尿中甲醇、甲酸的浓度增高。

六、急救与治疗

(一) 排出毒物,防止其继续吸收

饮入 2 小时以内者,采用催吐,可用3% 碳酸氢钠溶液洗胃,硫酸镁导泻。

(二) 特殊对抗剂的使用

1. 可考虑尽早给予一定量的乙醇。因乙醇有竞争醇脱氢酶的作用,可适当阻断甲醇的代谢,使其不氧化成甲醛和甲酸。可采取以下一种方法:

(1) 静脉滴注 10% 乙醇 500ml。

(2) 按照每公斤体重 0.75ml 的量口服 43% 白酒。

(3) 静脉滴注 5% 乙醇葡萄糖 500~1000ml(剂量相当于 10ml/h 乙醇)。

2. 口服 4-甲基吡唑(4-methylpyrazole,4MP),首次 15mg/kg,12 小时后给 5mg/kg,再隔 12 小时给 10mg/kg,直至血中检不出甲醇。4MP 是比乙醇更强、更特异的醇脱氢酶抑制剂,且毒性低,作用快。

3. 静脉滴注叶酸,加速甲酸氧化成二氧化碳和水,50mg/4h,数日。

（三） 对症与支持治疗

早期静脉滴注5%碳酸氢钠溶液,纠正酸中毒,并注意维持电解质平衡。重度中毒者需尽早血液透析或腹膜透析,以清除已吸收的甲醇及其代谢物。脑水肿和视神经损害可给地塞米松 20～30mg 或氢化可的松 200～300mg 静脉滴注,1 次/天。给予葡萄糖和足量的维生素 B_1、维生素 B_{12}、维生素 C,ATP,CoA 等。

七、预防

1. 按照国家相关政策法规,加强对白酒生产的监督、监测。
2. 生产厂家要例行检验合格后出厂的制度,未经检验合格的酒类不得销售。
3. 加强对工业酒精的监管,防止误服。

第九节　砷化合物中毒

常见的砷化合物有三氧化二砷、砷酸钙、亚砷酸钙、砷酸钠、亚砷酸钠等。其中三氧化二砷是最具商业价值的砷化合物。

三氧化二砷(As_2O_3)俗称白砒或砒霜,是最古老的毒物之一,白色粉末,微溶于水,通常室温下在水中的溶解度为 2%～4%,在热水中可溶解 17.8%,溶水后成为亚砷酸。不纯的三氧化二砷含有硫化砷,呈红色或粉红色块状,俗称红砒或红矾。白砒中一般三氧化二砷含量为 98%,红砒约含 90%。

一、毒性

单质砷无毒性,砷化合物均有毒性。一般来说,三价砷比五价砷毒性大,亚砷酸化合物的毒性大于砷酸化合物。人口服三氧化二砷 5～50mg 即可中毒,致死量为 70～180mg(敏感者口服 1mg 可中毒,20mg 致死)。砷酸铅的致死量为 100～300mg(中毒剂量因个体的差异和敏感性不同而有差别)。砷化合物对动物的急性毒性如表 32-9-1。

表 32-9-1　砷化合物的大鼠经口急性毒性（mg/kg）

砷化合物	LD_{50}	砷化合物	LD_{50}
三氧化二砷	10	砷酸铅	100
砷酸钙	20	亚砷酸钙	20

二、毒理作用

三价砷的化合物是原浆毒物。砷化合物吸收至体内后,能抑制巯基(-SH)酶的活性,并使酶的分解过程和有关中间代谢也受到破坏,中枢神经发生功能紊乱,导致毛细血管扩张、麻痹和渗透压增高。因此,在胃肠黏膜及其他脏器出现充血和出血。全身中毒表现为实质性脏器病变(中毒性肝炎、黄色肝萎缩、心脏的脂肪变、肾脏出现急性肾小球肾炎样变、脑水肿)和血管病变。由于砷对酶的抑制,也可引起代谢过程和神经系统的改变,如中毒性神经炎、多发性神经炎等。

砷经消化道吸收后,主要聚积在肝、肾和肠壁,同时也蓄积在肺、皮肤及脾脏内,但很少在神经组织及肌肉内蓄积。进入体内的砷主要经肾及肠道排出。砷随尿排出的速度在进入体内的 24～48 小时内较快,以后可缓缓地持续大 7～10 天。体内的砷还可以从汗腺、乳腺、肺排出微量,在月经血内也可检测到砷。一部分砷以不溶性化合物的形式沉积在骨、皮肤、头发及指甲内,其排出的速度非常缓慢。

三、中毒原因

食源性砷中毒主要原因是误食。

1. 因纯的三氧化二砷的外观与食盐、面碱、小苏打、淀粉、滑石粉等很相似,易误食而引起中毒。

2. 误食拌过砒霜的种子。

3. 用碾子、磨粉碎过砒霜,未经仔细清理洗刷即直接加工粮食而造成中毒。

4. 用盛装过砒霜的容器盛装粮食或蔬菜。

5. 误食喷过砷剂的蔬菜和水果。

6. 误食含砷的毒饵。

四、中毒表现

口服中毒后,快者 15～30 分钟,平均 1～2 小时即出现症状,也可长达 4～5 小时。

经口急性中毒时,开始口腔有金属味,咽和食管有烧灼感。继而又恶心、呕吐(有时呕吐非常顽固,可持续几小时,呕吐物初为胃内容物,量多,以后为黏液,甚至有血液)、心口部灼热感和疼痛、腹部剧痛、腹泻(水样便或米汤样便,有时有血液),或伴有里急后重。一些急性中毒病人,还可以见到眼睑水肿,皮肤显著发红。

由于剧烈的呕吐和腹泻,可以出现严重脱水症状,并有腓肠肌痉挛,体温下降,四肢发冷,心跳微弱,脉搏细而快,以及血压下降,甚至休克。血压下降可在中毒后数小时发生,但也可在中毒 2～3 天发生。前者是由于血管运动中枢及血管本身受砷作用而引起的;而后者则与剧烈的吐泻有关。血压下降后的恢复多不稳定,可再出现下降。由于脱水使血液浓缩,红细胞和血红蛋白及白细胞数增加,也可见到氮质血症和酸中毒的表现。

急性砷中毒影响到中枢神经系统时,则有剧烈的头痛、头晕、烦躁不安、谵妄、四肢疼痛、惊厥、昏迷等。

肾脏受到损害可出现尿闭、蛋白尿、血尿、尿毒症等。急性中毒迁延数日者常常发生黄疸、支气管炎。此种病例多死于发病后 4～10 天,并有中毒性肝炎或中毒性心肌炎。

比较轻的急性中毒患者,经适当治疗,几天内或一周左右即逐渐好转。较重的患者,胃肠症状好转后,可出现多发性脊髓神经炎,其特征是发展迅速,麻痹扩延,有明显的疼痛症状。初期的症状有感觉异常,四肢剧烈疼痛,伴有感觉过敏。此外,还有各种浅表感觉障碍,直到全部知觉消失,后者在四肢的远端表现明显。同时引起运动失调,此时病人四肢无力,行走困难,经数天后可引起足、手指及脊背部的不全麻痹。曾有报告中毒 92 天后并发膈神经麻痹者,自觉胸闷、气急、伴有短暂咳嗽、谈吐无力,腹式呼吸逐渐消失而胸式呼吸增强,并有呼吸暂停。X 线透视发现膈肌运动高度减弱。

砷中毒引起的多发性脊髓神经炎的恢复很慢,往往需数月至数年。如果得到合理的治疗即可恢复功能,否则遗留瘫痪、挛缩和萎缩等后遗症。

皮肤黏膜的损害:砷及其化合物对皮肤的损害是多种多样的,主要表现为四肢皮肤过度角化(尤以手掌、足趾明显)、脱皮、脱发、皮肤色素沉着。这种色素沉着斑呈斑状弥漫,棕黑色或灰黑色,多发于易受摩擦的皮肤皱褶部位。砷中毒后两个月左右,指甲出现白色横纹(米氏纹),以后逐渐向指甲远端移行。其他黏膜受损也是比较明显的,一般眼结膜的变化较为典型,可见到红丝密布;鼻中隔糜烂,齿龈肿胀充血或出血。

一次大量口服砷中毒后,发生神经症状、昏迷、休克、严重脱水而出现血液浓缩、氮质血症者预后不良;儿童预后不良。预后情况取决于治疗的早晚,早期及时的合理治疗,即使是严重中毒病人也是可以抢救的。

急性中毒特别严重者,往往在中毒后数小时或更短的时间内死亡;一般严重中毒病人多在 1~2 天内死亡。死亡的原因多为呼吸、循环衰竭,肝肾功能障碍,中毒性脑炎。

五、诊断

(一) 有误服史

有时往往集体发生。必须经过详细的现场调查,搞清与进食有关的一切可疑线索。

(二) 临床表现

经口急性中毒时,往往以急性胃肠炎为特点,并伴有神经系统的特有症状。

(三) 实验室诊断

1. 检验血、尿、呕吐物中的砷　尿砷含量超过 1.17μmol/L 时,可诊断为砷中毒。

2. 可疑中毒食品中总砷的测定　可疑中毒食品中总砷含量超过食品安全国家准备 GB 2762 中的规定。

六、急救与治疗

对于急性砷中毒的病人,无论早期自觉症状轻重,都应按重症病人对待,因为有时病人在早期自觉症状不重,但可突然出现严重中毒症状,对此必须特别注意。

(一) 排出毒物,防止毒物继续吸收

可催吐或洗胃。对口服中毒者,应立即催吐。一般用 10~20 个生鸡蛋清加明矾末 5~10g 搅匀服下。如果催吐不成,即行洗胃。

砷中毒病人无论发现早晚,必须立即进行彻底的洗胃。一般在误食 1 小时内洗胃最有效;如为不溶性砷化物,则在误食 4 小时内洗胃尚能达到排除毒物的目的。即使超过 4 小时者也应根据具体情况判断是否洗胃,因为砷化物为颗粒状粉末,常常残留在胃黏膜皱襞上,不易排出。

洗胃可以用普通温水,0.5% 活性炭悬液、0.05% 高锰酸钾液。洗胃后口服新沉淀的氢氧化铁 30ml(在三氧化铁或硫酸亚铁中加入少量氨水或碱液,使之形成黄色沉淀物),连续 2~3 次。或现配的铁镁混合剂(硫酸亚铁饱和液 100ml、碳酸镁 88g,活性炭 40g,水 800ml,混合后分四杯服用)。氢氧化铁与三氧化二砷结合成不溶性的砷酸铁,可减少砷化物的吸收。也可在洗胃后口服活性炭 10~20g,用硫酸钠 20~30g 导泻。

(二) 解毒治疗

目前治疗砷中毒的解毒药物有二巯基丙磺酸钠、二巯基丁二酸钠(NaDMS)、二巯基丙醇(BAL)等,用法用量见表32-9-2。

表 32-9-2　砷化合物中毒解毒药的应用

药名	5%二巯基丙磺酸钠	二巯基丁二酸钠	10%二巯基丙醇
剂型	针剂,5ml:0.25g	针剂,0.5g/支	针剂,1ml:0.1g　2ml:0.2g
用法和用量	肌注或静注,每次0.1ml/kg,第一天3~4次;第二天2~3次,第3~7天1~2次,7天为一个疗程	静注,以注射用水、生理盐水或5%葡萄糖液现配成5%~10%溶液,于10~15分钟内缓慢注完。每次1g,用法参照二巯基丙磺酸钠。可用3~5天。亦可酌加普鲁卡因(先做皮试)后肌注	针剂,每次2.5~5mg/kg,第1~2天每4小时1次;第3天6小时1次;以后12小时1次;7~10天为一疗程。中毒轻者可酌减。剂量:每次0.2g,每天0.8g
副作用	可有恶心、头晕、脸色苍白、心跳加快等,一般10~15分钟消失。个别病人有过敏反应如皮疹、头痛、寒战、发热,甚至剥脱性皮炎等应立即停药	毒性较小,有口臭、头痛、恶心、乏力、四肢酸痛等反应。也可发生过敏性皮疹。对肾脏有刺激,出现蛋白尿和管型尿	可有血压升高、心跳加快、恶心、呕吐、腰痛、头痛、眼红、流泪、喉干、手麻、烦躁、胸闷等反应。严重者有发烧、抽搐、昏迷等。中毒反应往往在注射后10~20分钟发生,0.5~2小时消失
注意事项	安瓿开启后应立即使用	水溶液不稳定,久置后毒性增加,需新鲜配制,不可加热;正常无色或微红色,如土黄色或浑浊时不能使用	如有副作用可在下次注射前0.5小时口服苯海拉明25~50mg或皮注0.1%肾上腺素0.5ml,可减轻副作用。肝功能障碍者慎用,此药不能静注,肌注要深

　此类药物的巯基与砷有强大的结合力,能夺取已与组织中酶系统结合的砷,形成无毒物质从尿中排出而解毒。

　其中二巯基丙磺酸钠为首选药物,它比二巯基丙醇毒性小,解毒作用强,在水中易溶解,而且稳定,吸收快。已进入体内的砷需要很长时间才能排净。急性期过后(2~3周),须使用二巯基丙磺酸钠继续排砷,直到尿砷含量正常为止。但用药量不宜过大,以防出现不良反应。

(三) 对症和支持治疗

　1. 维持水、电解质及酸碱平衡　对急性砷中毒病人输液是治疗的重点之一。有脱水者,最初1小时内应输入5%~10%葡萄糖盐水1000~1500ml。对于严重病例应加乳酸钠,并作二氧化碳结合力,钠、钾及氯离子测定,纠正脱水和酸中毒的现象,维持电解质平衡。输液时加入氯化钾1~2g;一般情况下,在5%~10%葡萄糖盐水中加林格液或钾盐静脉滴注。或从静脉滴注安全混合液(70%为5%葡萄糖盐水,20%为5%葡萄糖,10%为1.87%乳酸钠液,每升混合液加氯化钾1g)。在最初的12小时内至少静脉滴注1500ml,一直持续到排尿、血压正常及呕吐停止。如遇无尿,钾盐应立即停止,必要时可输入血浆及右旋糖酐。如出现低血压时,可在每500ml输液中加去甲肾上腺素1~2mg以维持血压。

　2. 多发性神经炎的治疗。

　3. 皮肤损害的治疗　如是中毒引起,除对症处理皮肤损害外,应积极治疗中毒。指甲的损害无须治疗。

4. 抗休克。

5. 保护心、肝、肾功能,预防感染,有条件时尽早血液透析。

七、预防

1. 对砒霜严加保管,储存库房必须严密加锁。库房必须远离水井、食堂、住房,并不得存放粮食及其他食品等。

2. 砷剂农药必须染成粉红色,以便识别,防止与面粉、面碱、小苏打等混淆。其包装外部必须作"有毒"标记,便于与其他食品识别。

3. 用砒霜制毒谷、毒饵或拌种时,都应根据所需量配制,在盛装容器上都应标以"有毒"字样。剩余的毒谷、毒饵应深埋;剩余的药种绝对禁止食用或作为牲畜及家禽饲料。

4. 凡是盛过砷制剂和配制毒谷、毒饵或拌种的各种器具,用完后必须洗刷干净。盛装砷制剂的容器不得盛装任何食品。

5. 禁止用加工粮食的磨、碾子碾压砷制剂。

第十节　钡　盐　中　毒

常见的可溶性钡盐有氯化钡、碳酸钡、硝酸钡、硫化钡、硫酸钡等,脱毛药中含有硫化钡,氯化钡、碳酸钡等常用于杀虫和灭鼠。

氯化钡是白色或淡灰色的结晶,无气味,易溶于水,且水温越高溶解度越大。碳酸钡是白色或淡灰色粉末,无嗅无味,不溶于水和有机溶剂,溶于无机酸类。碳酸钡与胃酸作用生成氯化钡。

引起食源性中毒的主要是氯化钡和碳酸钡。钡盐的毒性与其溶解度有关,溶解度越高,毒性越强。

一、毒性

大鼠经口氯化钡 LD_{50} 为 118mg/kg。人口服氯化钡 0.2~0.5g 即可中毒,致死量为 0.8~0.9g。

大鼠经口碳酸钡 LD_{50} 约 418mg/kg;对狗和家禽的致死量均为 6.0g 左右;人口服中毒量为 0.2~0.5g,致死量为 2~4g。

因硫酸钡不溶于水,故纯硫酸钡是无毒的。

二、毒理作用

钡盐的毒性与其溶解度有关,但其毒理作用尚未完全明了。

钡盐的作用特点就是对各种类型的肌肉,无论其神经支配如何都有显著的兴奋作用。作用于心肌,抑制心脏收缩节律,使心跳变慢,继之发生心室颤动;作用于所有的平滑肌(胃肠、血管壁、膀胱、子宫等),使之收缩增强,相应引起胃肠的剧烈蠕动,血压升高(小动脉肌肉痉挛所致),排尿停止,流产;作用于横纹肌(骨骼肌),则使肌肉震颤、抽搐、无力。肌肉在产生兴奋后,逐渐变为瘫痪,以致引起呼吸衰竭。钡可使细胞膜通透性增强导致钾大量进入细胞内而出现低钾血症。

钡盐还可引起出血性脑脊髓膜炎和内脏出血。晚期可出现中枢神经系统麻痹。

钡盐经消化道吸收后,可以蓄积在各种器官内,其中主要是骨组织。在数天内,除骨骼外其他组织的钡盐都可消失。其中碳酸钡会蓄积在骨骼上,引起骨髓增生异常,从而发生慢性中毒。

进入体内的钡盐类大部分自粪便排出,小部分可自尿和唾液中排出。

三、中毒原因

钡盐类常被误认为小苏打、碱面、明矾、滑石粉等,误食中毒。X 线造影用的硫酸钡不纯或以其他钡盐误作硫酸钡应用均可导致中毒事故。

四、中毒表现

误食钡盐 0.5~2 小时左右,首先出现剧烈的胃肠刺激症状,如口和食管的灼痛感、口渴、流涎、恶心、呕吐、腹泻(可为血性便)、剧烈的腹痛,严重者很快出现呼吸肌或心脏停搏。

中毒早期常伴有轻微的全身症状,如头痛、头晕、四肢发凉、出冷汗、心慌无力,唇、颜面和颈部有麻木感,继发进行性肌肉麻痹,发麻感自四肢远端向近端发展,甚至周身发麻,出现肌肉震颤、痉挛、抽搐、继之四肢瘫痪,舌肌亦可发生麻痹,以致言语困难或不能讲话。出现四肢瘫患者,运动障碍以近端重,远端轻,伴有肌张力低下,腱反射迟钝或消失。呼吸肌开始麻痹者,则出现鼻翼翕动,黏膜、脸部和四肢皮肤有明显的发绀。查体多见神志清楚,血压暂时性升高,心率快,心音弱,心律失常等。

心电图检查有重要意义。中度及重度中毒患者常能发现心律失常,并有低钾血症的改变。由于误食钡盐剂量不同和个体差异,心电图上的变化也极不一致。窦性心动过速、室性早期收缩在轻重病例皆可见到,而阵发性室上性或室性心动过速,伴或不伴有右束支传导阻滞,以及心室扑动和颤动等仅见于严重病例。P 波大小形态异常,QRS 低电压,R 波呈特殊圆顶形,ST 段低电压,T 波倒置或低平,出现 U 波,QT 间期在正常下限。有心电图异常者,血钾往往降低。

心律失常严重或者呼吸肌麻痹的患者,血压多半降低,往往迅速发生心跳或呼吸骤停,随即意识丧失而死亡。死亡通常发生于中毒后 1 小时左右,也可延迟到 10~12 小时。

中度或重度患者体温大多在次日升到 38℃ 左右,1~2 天后降至正常。血中白细胞计数普遍增高,肝、肾功能一般无明显障碍。

病人经积极治疗,数日内即可痊愈,不留后遗症。一般低钾血症恢复在先,心电图恢复在后,继之血压恢复正常。

五、诊断

1. 根据患者有误服钡盐史和以进行性肌肉麻痹、心肌损害、低钾血症为主的中毒表现进行诊断。

2. 从食品或患者的吐泻物中检出钡。

3. 注意与肉毒梭菌食物中毒鉴别。

六、急救与治疗

（一）排出毒物

误食后应立即催吐,用5%硫酸钠洗胃。即使误食超过4～6小时也仍有洗胃的必要。洗胃后立即服硫酸钠20～30g,使之与胃肠道内尚未吸收的可溶性钡盐结合为无毒的硫酸钡,并导泻排出毒物。

（二）解毒治疗

每日静滴2%～10%硫酸钠10～20g,连用2～3天。然后视病情改为口服5%硫酸钠200ml,12小时一次,以期与血液及从肠道中排泄的钡离子结合而解毒。亦可静脉注射10%硫酸钠10～20ml,每15分钟一次,直至症状缓解。如无静脉注射用的硫酸钠,可先静脉注射10%～20%硫代硫酸钠10～20ml,而后再设法给予硫酸钠。

（三）对症治疗

1. 补钾　对于中毒或重度患者,积极纠正低钾综合征是治疗成功的关键。轻度患者可口服10%氯化钾10～20ml,3次/日。有低钾综合征(如四肢软瘫,心律失常,心电图及血钾有相应改变,或呼吸肌麻痹)时,应积极由静脉滴注补钾。如每日尿量保持在500ml以上者,成人可用5%葡萄糖500ml加10%氯化钾10～20ml静脉滴注,于2～3小时内滴完,并密切观察心电图、血清钾及临床表现,视病情1～3次/日。待低钾症消失,血清钾及心电图恢复正常后,将氯化钾改为口服。

2. 心律失常时,应给予抗心律失常药,如普罗帕酮(心律平)、普萘洛尔(心得安)等。

3. 为保护心肌,应静脉滴注肾上腺皮质激素、细胞色素C、辅酶A、三磷酸腺苷或大剂量维生素C(3～5g/d)。有休克者应给予升压药物。

4. 严防心跳或呼吸骤停,一旦发生,应分秒必争进行抢救。呼吸肌麻痹时应迅速进行人工呼吸、机械通气,并应用呼吸兴奋剂,同时作气管插管或器管切开,加压给氧。

5. 患者应卧床休息、保暖、多饮浓茶。

七、预防

1. 在使用钡盐时,必须严格遵守个人卫生和安全防护措施,防止经消化道进入体内。

2. 在制作或发放毒饵时应戴橡胶手套。制作毒饵以后,应将使用的全部器具、桌椅用碱水仔细清洗。

3. 在保存钡盐的房间内,禁止存放食盐、小苏打、碱面等其他食物,禁止闲人进出。贮存钡盐的容器要有明显的标志。凡是标志不清的白色粉末状物,不能轻易当作小苏打等使用。

（张瑞娟）

第十一节　锌化合物中毒

常见的锌(zinc)化合物有氯化锌、氧化锌、硫化锌、磷化锌、硫酸锌、醋酸锌等。在玻璃彩绘、电镀、航空、医疗等方面广泛应用。引起食源性中毒的主要是醋酸锌、氯化锌、硫酸锌等。

一、毒性

金属锌本身无毒,其盐类可引起中毒。硫酸锌成人口服致死剂量约为 10~30g。氯化锌大鼠经口 LD_{50} 为 350mg/kg,成人口服致死剂量为 1~2g。

大量锌经胃肠道吸收后,主要潴留在肝脏和胰腺,以粪便排出为主,少量由尿排出。锌化合物能使蛋白质沉淀,对皮肤和黏膜有刺激腐蚀作用。口服锌化合物中毒主要是腐蚀性,氯化锌的腐蚀性最大,依次为磷化锌、硫酸锌等,引起急性胃肠炎症状。锌可干扰铜的吸收利用。

二、中毒原因

1. 饮用镀锌白铁器皿容器存放或煮制备的酸性食品引起中毒　锌易溶于酸,能在弱酸或果酸中溶解,被酸溶解下来的锌以锌化合物的形式大量混入食品中,即可引起食物中毒。另外,锌表面因空气中氧和二氧化碳的作用形成的碳酸锌薄膜,对大气很稳定,但它易溶于有机酸中。如食用镀锌白铁桶盛放的食醋、酸性饮料(如酸梅汤),及用镀锌器皿煮的海棠、苹果和山里红后可引起中毒。

2. 误食硫酸锌、氯化锌等。

三、中毒表现

(一) 潜伏期
数分钟至 1 小时。

(二) 临床表现

氯化锌溶液的腐蚀性强,口服后出现胃痛和胸骨后疼痛,流涎、口唇肿胀、喉头水肿、呕吐、剧烈腹痛、脉搏腹痛、血便、脉搏增快、血压下降。严重者穿孔性腹膜炎、休克而死亡。

因器皿而致中毒者,病情较轻。一般在十几分钟后出现急性胃肠炎症状,恶心、呕吐、腹痛、腹泻、偶尔腹部绞痛。同时伴有头晕、周身乏力,但不发热,在腹泻后症状减轻或消失。

(三) 病程和预后

病程短,几小时至 1 天可痊愈,但氯化锌腐蚀性损伤可留下食管狭窄和功能障碍后遗症。

四、诊断

1. 中毒者有食用镀锌白铁器皿煮食酸性食物史或误食大量锌化合物史。
2. 中毒者以急性胃肠炎症状为主的中毒表现。
3. 剩余可疑中毒食品、患者呕吐物中可检测出大量锌。
4. 鉴别诊断　引起的急性胃肠炎的中毒原因,包括砷、氯化汞、腐蚀剂和其他许多毒物。

五、急救与治疗

(一) 清除毒物

迅速采取催吐、洗胃措施。首先立即服用 100~200ml 牛奶或浓豆浆。大量吞服锌发生在 1 小时内或出现严重反应时要进行洗胃。但应注意口服氯化锌不可洗胃,吞服硫酸锌而无急性腐蚀性损伤时可以洗胃。洗胃后再以 5% 硫酸镁 40 ~ 60ml 导泻。

（二）解毒治疗

锌化物中毒无特效解毒药物。常用依地酸钙钠排锌,静脉滴注 1g/d,3 ~ 4 天为 1 个疗程,可重复应用,但排锌效果尚不确定。血液透析对排出锌没有作用。

（三）对症支持治疗

注意保持水、电解质平衡,酌情使用解痉挛剂,防治休克,保护心、肝、肾功能。

六、预防

1. 在食品生产加工、贮存和运输过程中禁止使用镀锌容器和工具接触酸性食品,尤其应注意禁止镀锌器皿盛放酸性食品、食醋及清凉饮料。

2. 补锌产品应按说明或在医生指导下使用,并妥善保管防止儿童误服。

3. 加强锌化合物的管理,防止污染食品或误食。

第十二节　锑化合物中毒

常用的锑(antimony)化合物有锑的氧化物(三氧化二锑、五氧化二锑)、锑的硫化物(三硫化二锑,五硫化二锑)、锑的氯化物及药源性酒石酸锑钾、葡萄糖酸锑钾等,广泛应用于合金制造、电池、玻璃、搪瓷、染料等工业及医药治疗领域,如葡萄糖酸锑钾(含五价锑)治疗血吸虫病等。

一、毒性

金属锑的毒性比不溶性锑化合物大。毒性比较:金属锑 > 三价锑 > 五价锑;锑的硫化物 > 锑的氧化物。锑的化合物难溶于水,成人中毒剂量对 70kg 体重者 0.5mg/kg,成人致死剂量为 0.12g,儿童致死剂量为 0.03g,溶解度大的锑化合物毒性大,如偏锑酸钠及五氧化二锑溶解度小,毒性比较弱,而三氧化二锑溶解度大,毒性则比较强。

进入人体内的锑,很快分布于全身各组织器官,尤以肝脏为多。被吸收的五价锑由肾脏缓慢排出,三价锑由粪便排出,连续吸收时可造成蓄积。锑化合物对人体的作用与砷相似,具有腐蚀性,主要毒作用是破坏物质代谢,损害肝脏、心脏及神经系统。

二、中毒原因

1. 使用含可溶性锑的普通搪瓷食具煮制或存放酸性食品,而使食品中含有大量锑盐,以致引起中毒。如在珐琅釉中含有多量的可溶性三氧化二锑,用这种搪瓷器皿盛煮酸性食品,即可引起中毒。曾报道,因饮用了在搪瓷容器中用柠檬晶制成的柠檬水引起中毒。

2. 食用被锑化合物污染的食品或误食锑化合物引起中毒。

三、中毒表现

（一）潜伏期

一般数分钟至半小时,长者 1 小时。

（二）临床表现

中毒表现与砷中毒相近似,但较轻。口内有金属味、食欲减退、口渴、流涎、恶心、呕吐、腹痛、腹泻、大便带血、头痛、头晕、乏力、咳嗽及肢端感觉异常等。肝脏肿大,有压痛,严重中毒者可发生尿闭、血尿、痉挛、心肌损害、心律失常、血压下降以及虚脱等。

四、诊断

1. 中毒病人有进食普通搪瓷器皿煮食酸性食物史或误食锑化合物史。
2. 中毒病人呈急性胃肠炎、心电改变等特征。
3. 可疑中毒食品、患者呕吐物中检测出大量锑。
4. 中毒病人血、尿中锑含量增高　正常值:血锑含量$\leqslant 3\mu g/L$。尿锑含量$\leqslant 10\mu g/L$。
5. 鉴别诊断　注意与砷中毒鉴别。

五、急救与治疗

（一）清除毒物

催吐和用大量温水洗胃。

（二）解毒治疗

解毒药物为二巯基丁二酸钠、二巯基丙磺酸钠、二巯基丙醇等,用法用量见砷化合物中毒的解毒治疗。

（三）对症支持治疗

1. 治疗心律失常　出现阿-斯综合征时,给予阿托品$1\sim 2mg$,每$0.5\sim 1$小时一次,静脉注射$3\sim 4$次,同时$1\sim 1.5mg$,皮下注射。如$2\sim 3$小时内无发作,改为$0.5mg$,每$4\sim 6$小时一次,皮下注射。如48小时不再发作,可停药。同时给予小剂量镇静剂如苯巴比妥等。
2. 保护肝、肾、心,给予维生素B族、维生素C等。

六、预防

1. 加强锑化合物的监管,严防误食及污染食品。
2. 加强监管,禁止生产和使用锑溶出量超过食品安全标准的搪瓷食具和容器。
3. 禁止使用普通搪瓷器皿煮制或盛放酸性食品。

第十三节　铅化合物中毒

常见的铅(lead)化物有氧化铅(又称黄丹、红铅)、碳酸铅(又称白铅)、硫酸铅、醋酸铅、氯化铅、硫化铅、硝酸铅等,广泛应用于油漆、颜料、焊接、橡胶、塑料、陶瓷、搪瓷、玻璃、景泰蓝、玩具、农药、中药等生产中。

一、毒性

铅化合物的毒性取决于它在体液中的溶解度,硫化铅极难溶于水,故毒性较小;氧化铅、醋酸铅、氯化铅较易溶于水,故毒性较大。醋酸铅大鼠腹腔注射LD_{50}为$150mg/kg$,成人口服中毒剂量为$2\sim 3g$,致死剂量为$50g$。有报道摄入含铅量$10\sim 30g$的铅化合物$1\sim 2d$后死亡。

铅主要经呼吸道和消化道吸收,吸收率儿童(约45%~50%)明显高于成人(约10%~15%),铅具有蓄积性,吸收的铅主要经尿液排出,不能迅速排出的铅在体内以不溶性磷酸铅的形式沉着于骨骼内,也有少量贮存于肝、脑、肾及其他脏器。

误服大量铅化合物后,铅干扰细胞内多种酶的活性,使机体生理功能发生障碍,消化系统、造血系统和神经系统病变显著。铅致血管平滑肌痉挛及肠壁的碱性磷酸酶、三磷酸腺苷酶活性受到抑制而出现腹部绞痛。铅与巯基结合,抑制参与卟啉代谢酶的活性,导致卟啉代谢紊乱,使血红蛋白合成障碍。铅抑制红细胞膜三磷酸腺苷酶活性丢失细胞内钾离子和水分而出现溶血。铅干扰线粒体中能量代谢途径,导致能量代谢失常。实验性铅中毒时,在脑、脊髓、脊髓神经节,以及周围神经均见到血管和神经胶质损害。铅还可直接损害肝脏、肾脏及脑,出现中毒性肝炎、肾病和脑病。

二、中毒原因

1. 误食中毒　将菱形或片状透明结晶的醋酸铅误用为明矾;将白色结晶或白色粉末的硫酸铅、氯化铅、碳酸铅等误用为发酵粉、小苏打、面碱等。

2. 饮用含铅酒具盛放的酒,或含铅容器蒸馏的白酒、含铅容器长期存放的饮料。食用含铅量高的器皿煮或存放的酸性食物。

3. 过量服用或误服含铅中药,如樟丹、黑锡丹、羊癫疯丸等。

三、中毒表现

(一) 潜伏期
一般0.5~5小时,多为3小时。

(二) 临床表现
1. 轻中度中毒　口内金属味、食欲不佳、恶心、剧烈呕吐、阵发性腹绞痛,轻度腹泻。头晕、乏力,腹绞痛时面色苍白、出冷汗、血压升高。

2. 重度中毒　腹痛剧烈难忍,谵妄、抽搐、瘫痪,甚至昏迷。消化道出血时,有黑色粪便。溶血严重时出现血红蛋白尿、黄疸等。循环衰竭、麻痹性肠梗阻、中毒性肝病、中毒性肾病、中毒性脑病、溶血性贫血等。

四、诊断

1. 中毒者有误食被铅化合物污染食物史,或铅化合物史。

2. 中毒者短时间内出现腹部绞痛等临床症状。

3. 剩余可疑中毒食品中,或中毒者呕吐物中检出大量铅。

4. 中毒者血液、尿液中铅含量明显增加,血铅含量大于$500\mu g/L$,尿铅含量大于$800\mu g/L$。

5. 鉴别诊断　腹部绞痛需与阑尾炎、溃疡病或肠梗阻等鉴别。

五、急救与治疗

(一) 清除毒物
误食铅化合物中毒时应给予洗胃,并给蛋清或牛奶保护胃黏膜。洗胃后给硫酸钠30g

导泻。

（二）解毒治疗

依地酸钙钠、二巯基丙醇、二巯基丁二酸钠、D-青霉胺等螯合剂为铅中毒解毒药物。首选依地酸钙钠，依地酸钙钠(依地钙,乙二胺四乙酸二钠钙,简称 CaNa$_2$EDTA)0.5～1g/d,加入 25% 葡萄糖液 40～60ml 内,缓慢静脉注射;或加入 5%～10% 葡萄糖液 500ml 内静脉滴注。连用 3 天,休息 4 天为一疗程。根据血铅或尿铅水平,酌用 2～4 疗程。本药一般无明显副作用。部分病人可出现头晕、乏力、恶心或食欲减退,停药后即可逐渐恢复。大剂量或长期持续使用,可引起肾损害。故有肾脏病变者慎用或忌用。

（三）对症支持治疗

腹绞痛时用 10% 葡萄糖酸钙溶液 10～20ml 静脉注射,或阿托品 0.5～1.0mg 肌内注射。出现中枢神经系统症状时,可选用地西泮(安定)等;有脑水肿时可应用脱水剂、利尿剂。有肝损害者,进行保肝治疗。

六、预防

1. 加强铅化合物的监管,严防误食及污染食品。
2. 加强监管,禁止生产和使用铅溶出量超过食品安全标准的食品容器和包装材料。
3. 注意含铅中药的使用,避免过量及误服。

第十四节　铊　中　毒

铊(Thallium,TI)为灰白色柔软的金属,常见铊化合物有硫酸铊、氯化铊、碘化铊、醋酸铊、碳酸铊、氢氧化铊和硝酸铊等。在合金、染料、农药、玻璃、火柴、制药和化工等工业生产中使用,如碘化铊、硫酸铊和醋酸铊等可用作脱毛剂。曾发生因内服铊盐或外用含铊软膏治疗发癣而导致中毒。

一、毒性

铊化合物毒性较大,成人中毒剂量为 8mg/kg,致死剂量约为 1g,成人最小致死量约为 12mg/kg,儿童致死量为 5～7.5mg/kg。

铊化合物的中毒作用机制目前尚未完全清楚。铊离子与钾离子化学性质相似,在生物体内会与钾离子发生竞争,影响有钾离子参与的生理活动如神经冲动的传导等。铊离子可与蛋白质中的巯基结合,致使其失去生理活性。铊与线粒体中的相关蛋白结合,导致氧化磷酸化失偶联,干扰机体的能量代谢。铊与角蛋白中的巯基结合,影响角蛋白的合成,导致脱发和米氏线的产生。铊与核黄素结合,干扰生物氧化的过程,引起外周神经炎。铊可干扰 DNA 的合成并抑制有丝分裂。铊可以透过胎盘屏障对胎儿造成损害,并能透过血-脑屏障。

二、中毒原因

误食铊化合物或被铊化合物污染的食品是食物中毒的主要原因。

三、中毒表现

（一）潜伏期

一般 12~13 小时,迟者 48 小时,高峰在接触后 1~2 周。

（二）临床表现

1. 急性中毒 呈严重胃肠炎症状、剧烈腹痛和周围循环衰竭,进而呈谵妄、惊厥、昏迷,以及多发性脑神经和周围神经损害。

2. 慢性中毒 迟发性毛发脱落为铊中毒的特异性表现。开始于接触后 2 周左右,严重者头发全秃,并可累及眉毛、胡须、腋毛和阴毛。皮肤干燥、脱落,指甲可出现白色横纹(Mees纹)。患者往往疲倦、口内有金属味、呼吸呈蒜臭味、食欲不佳、恶心、呕吐、腹痛、腹泻、肢体疼痛、烦躁、易激动,并常伴有多发性脑神经麻痹和周围神经炎。末梢神经(尤其是根部)痛觉过敏为铊中毒的突出表现,往往轻轻一触患者即觉疼痛难忍。后期则出现肌肉萎缩,严重者发生癫痫样发作和痴呆。此外,尚可出现肝、肾损害,以及高血压、不规则发热、贫血和糖尿病等症状。

四、诊断

1. 中毒者有铊化合物接触机会,误食了铊化合物污染的食物。

2. 患者有剧烈腹痛、末梢神经痛觉过敏、迟发性脱发等铊中毒特异性临床表现。

3. 剩余可疑中毒食物、患者呕吐物中检出铊。

4. 中毒者血和尿中铊含量增加,血铊超过 $40\mu g/L$,尿铊超过 $150\mu g/L$,对诊断有重要意义。

5. 鉴别诊断 注意与砷中毒等鉴别。

五、急救与治疗

（一）清除毒物

1. 催吐、洗胃和导泻 可用 1% 碘化钾或碘化钠溶液洗胃,其可与铊形成不溶性碘化铊,减少毒物吸收。也可用 1% 鞣酸溶液或浓茶,1% 硫代硫酸钠溶液洗胃。普鲁士蓝能有效地与铊形成复合物随粪便排出,250ml/(kg·d),溶于 15% 甘露醇溶液中,分 4 次口服。

2. 血液净化疗法可清除进入体内的铊,血液灌流较血液透析效果好,两者结合应用效果比单一种方法更好,亦可用换血疗法。

（二）解毒治疗

目前尚无特效解毒药物。常用的金属毒物螯合剂如二巯基丙醇等对铊均无明显解毒效果。

（三）对症支持治疗

注意维持重要脏器的功能,防止可能发生的并发症。

六、预防

1. 加强铊化合物的管理,严防误食或污染食物。

2. 生产中配制铊后应洗手,并妥善保管,防止人、畜误食。

3. 严禁用铊配制脱发剂。

第十五节　氟的无机化合物中毒

常用的氟(fluorine)无机化合物主要有氟化钠、氟硅酸钠等,均为白色(或浅灰色)无嗅的粉末,在工农业上用途很广,可用以杀虫、毒鼠、防蛀、木材防腐等。

一、毒性

氟化物的毒性一般用氟离子浓度估计,人中毒剂量为 5～10mg/kg 氟离子,摄入 3～5mg/kg 氟离子出现恶心、腹痛,5～10mg/kg 氟离子产生低血钙、肌肉痉挛症状,32～64mg/kg 氟离子时如不及时治疗可导致死亡。

氟化钠大鼠经口 LD_{50} 为 52mg/kg,成人口服致死剂量为 1～4g。氟硅酸钠在体内水解后生成氟化钠,引起中毒。氟硅酸钠大鼠经口 LD_{50} 为 125mg/kg,成人口服的致死剂量为 5～15g,曾有误食约 7g 致死的报告,也有口服 2～4g 致死的报告。

吸收入体内的氟,主要贮存在骨、软骨及牙齿内;小部分蓄积在肾脏和脾脏。氟化物在胃肠道中于 30～60 分钟内快速吸收,进入机体后,约有 50% 随尿排出,排出的速度在最初 1 小时最快。经肠道、汗液、乳汁中也有少量排出,体内半衰期为 2.4～4.3 小时。贮存于软组织、骨中的氟离子排出很慢,需要数月或数年。

氟化物进入胃后与胃酸作用产生氟化氢,对胃肠黏膜有腐蚀作用,致胃肠道黏膜出血。氟化物生成的游离氟离子干扰氧化磷酸化作用,导致无氧代谢和乳酸性酸中毒。游离氟离子使钙、镁离子沉淀,导致严重的低钙血症和低镁血症,当组织局部缺钙时导致疼痛、痉挛、细胞死亡。游离氟离子激活红细胞钙依赖性钾离子通道,使血钾增高,出现高血钾症。氟化物系细胞浆毒,可损伤肝、肾,出现脂肪变或实质变;作用于血管运动神经或直接影响心肌,而使血压下降;使呼吸中枢先兴奋而后麻痹。

二、中毒原因

误食被氟化钠或氟硅酸钠等氟无机化物污染的食品。

三、中毒表现

(一) 潜伏期

短者 15～30 分钟,一般为 1～3 小时。潜伏期的长短与氟化物摄取的量及机体的反应有关。

(二) 临床表现

低钙血症、低镁血症和高钾血症,心律失常、全身肌肉痉挛、手足抽搐和反射亢进是氟化物中毒的主要特征。

1. 轻中度中毒主要是胃肠道症状,上腹部疼痛、恶心、吞咽困难、流涎、咯血、腹泻等。

2. 重度中毒出现低钙血症、低镁血症和高钾血症,头昏、头痛、疲倦无力、全身肌肉痉挛、手足抽搐和反射亢进,呼吸衰弱。室性心律失常、纤维性震颤是死亡的主要原因。大剂量中毒病人可在 1 小时内死亡,一般多在 2～4 小时内死亡。

四、诊断

1. 中毒病人有接触氟化物机会,如误食被氟化合物污染的食品或氟化合物。
2. 中毒病人临床症状符合氟化合物中毒的特点。
3. 中毒现场可疑食物样品或中毒病人呕吐物、胃液中检出大量氟化合物。
4. 鉴别诊断 注意其他原因导致的低血钙、低血镁、高钾血症等。

五、急救与治疗

(一)清除毒物

不宜催吐,立即给予清醒病人含钙抗酸剂,主要是 100～200ml 牛奶(牛奶提供钙能与氟离子结合沉淀,降低氟离子的吸收)、30ml 氢氧化镁 悬浮剂或 2～4 片碳酸钙以便与氟形成不溶性复合物,减少吸收。注意:活性炭不吸附氟化物。

(二)解毒治疗

氯化钙、葡萄糖酸钙等钙剂是氟中毒的特效解毒药。钙能与氟结合生成不溶性的、无毒的氟化钙(25℃时氟化钠的溶解度为 4.21%,而氟化钙则仅有 1.7/10 万);同时,也补充了体内钙的不足,对于降低神经和肌肉的兴奋性有一定作用。通过口服或静脉注射大量补充钙剂,维持血清高钙或正常钙状态。口服氯化钙 2g,或葡萄糖酸钙 6g。静脉缓慢注射 5% 氯化钙 20ml 或 10% 葡萄糖酸钙 10～20ml。每 15min 监测一次血清钙,持续数小时。如果病人出现心律失常、低钙血症,再用一次上述剂量。

硫酸镁是治疗低钙血症的二线药物。若出现低镁血症 10 分钟以上,静脉注射 1～2g 硫酸镁。

氟化物可通过血液透析排出,但病人一般因中毒虚弱不能忍受透析。

(三)对症支持治疗

密切监护心、肺、脑等脏器功能,及时给予相应的治疗措施。

六、预防

1. 建立、健全氟化物使用管理制度,实施专库存放,双人双锁保管,避免污染食物,防止误食误用。
2. 加强氟化物类杀虫剂、鼠药等使用管理。
3. 防止误食氟化物中毒死亡的禽畜。

第十六节 磷的无机化合物中毒

常用磷的无机化合物主要有磷化锌、磷化铝等。磷化锌是深灰色或近似黑色、有闪光的粉状物质,具有磷化氢的气味,不溶于水和乙醇,溶于苯和二硫化碳,用作杀鼠剂。磷化铝为灰绿色或黄色晶体粉末,用于熏蒸剂、农药、半导体工业等。

一、毒性

无机磷化合物一般为剧毒物质,磷化锌大鼠经口 LD_{50} 为 45.7mg/kg,成人摄入 4～7g 磷化锌可导致死亡,对成人的致死剂量估计为40mg/kg。但也有报道摄入25~50g磷化锌后被抢救过来。磷化铝的致死剂量约为20mg/kg,一般摄入1.5g磷化铝即可致死,有报道低至500mg使70kg体重成人死亡。

磷化锌(或磷化铝)经口入胃后与胃酸反应产生磷及磷化氢气体。磷化氢是一种有毒气体,对胃肠黏膜有腐蚀刺激作用,可引起消化道症状。同时生成的磷进入血液循环,抑制细胞色素C氧化酶,过氧化氢酶、过氧化物酶,导致脂质过氧化,干扰线粒体膜、细胞膜等,抑制氧化呼吸。磷化氢通过破坏微血管内皮细胞而损害实质性脏器,造成心、肺、肝、肾等病变,产生肺水肿,心、肝、肾衰竭而死亡。最常见严重循环衰竭致死,其原因可能是磷直接作用于心肌细胞、体液丢失和肾上腺损伤。磷化锌在体内不蓄积,以磷酸盐形式经尿排泄。

二、中毒原因

1. 最常见的原因是误食拌有磷化锌的毒饵所致。
2. 磷化铝熏蒸粮食时污染了粮食引起中毒。
3. 误食被磷化锌毒死的禽畜而引起中毒。
4. 蓄意投毒。

三、中毒表现

(一) 潜伏期

一般15分钟~2小时,长者在24小时内,偶有长者可达2~3天。口服后暂无症状者应至少观察48小时。

(二) 临床表现

中毒者呕吐物为灰色并有大蒜臭味。低血压、休克、心动过速、心动过缓发生较普遍、瞳孔散大、心力衰竭。

1. 轻、中度中毒　恶心、呕吐、腹痛,进而出现心动过速、乏力、头痛、头晕、焦虑、烦躁、呼吸困难、呼吸急促、低血糖等症状。

2. 重度中毒　低血压、心律失常、代谢或呼吸性酸中毒、黄疸、痉挛、心衰、肺水肿、肝坏死、肾衰竭。

四、诊断

1. 有误食磷化锌、磷化铝及其污染食物的机会。
2. 患者呕吐物有大蒜臭味,及临床症状符合磷化锌、磷化铝中毒的特点。
3. 可疑剩余食物、患者呕吐物和胃液中检出磷化锌或磷化铝。

五、急救与治疗

(一) 清除毒物

不推荐催吐,因磷化锌在胃中反应生成磷化氢及磷化物微粒可能导致小范围的继发污染。不能给予牛奶,牛奶能促进磷的吸收。用0.05%高锰酸钾溶液反复洗胃,使磷化锌变为磷酸盐。10分钟后给予0.1%~0.5%硫酸铜口服,再使之生成无毒的磷化铜沉淀,最后口服硫酸钠30g导泻。禁用硫酸镁、蓖麻油或其他油类导泻剂。

（二）解毒治疗

目前尚无特效解毒药物。

（三）对症支持治疗

及早应用糖皮质激素,同时注意保护胃黏膜,防止应急性溃疡和消化道出血。积极防治心、肝、肾及中枢神经系统的损害。

六、预防

1. 加强农药管理,严防污染食品。
2. 严禁食用毒死的家禽家畜。

第十七节　毒鼠强中毒

毒鼠强(Tetramine,分子式:$C_4H_8N_4O_2S_2$)化学名称为四亚甲基二砜四胺,简称四二四。商品名"一扫光"、"三步倒"、"闻到死"、"没鼠命"等。毒鼠强纯品为无味的白色晶体或粉末,难溶于甲醇、乙醇和水,微溶于氯仿和丙酮,可溶于乙酸乙酯和苯,易溶于二甲基亚砜。化学性质非常稳定,熔点250～254℃,在255～260℃分解,沸点高于270℃,在稀酸或稀碱中不分解。常用的毒鼠强鼠药多为白色粉剂或颗粒状毒饵,我国于1984年起严禁用于杀鼠剂。但近年来仍有违禁使用而引起食物中毒的事件发生。

一、毒性

毒鼠强属剧毒类毒药,大鼠经口 LD_{50} 为 0.1～0.3mg/kg,人最低致死剂量为 5～10mg。据报道,人体血液中达 0.99μg/ml 可作为致死浓度的参考值,血液中达 0.15μg/ml,可发生中毒。

毒鼠强可通过口腔、咽部黏膜迅速吸收,快速分布于体内各种的组织和器官,随尿、粪排出,但其代谢缓慢,在体内可保留达 6 个月。毒鼠强是一种中枢神经系统刺激剂,具有强烈的脑干刺激作用。毒鼠强可拮抗 GABA(γ-氨基丁酸),与 GABA 受体-离子载体复合物上的某位点结合,通过变构效应抑制 GABA 与其受体结合,使兴奋在脑和脊髓内广泛传播,产生惊厥、抽搐。

二、中毒原因

1. 误食毒鼠强污染的食品、饮用水,或含毒鼠强的杀鼠饵料。
2. 食用被毒鼠强毒死的禽畜肉而发生中毒。
3. 恶意、蓄意投毒。

三、中毒表现

（一）潜伏期

短者 1～5 分钟,一般 30 分钟内,最长者到 13 小时。

（二）临床表现

轻度中毒表现为头痛、头晕、乏力、恶心、呕吐等症状,可有局灶性癫痫样发作。中度中毒伴有癫痫样大发作,发作时全身抽搐、口吐白沫、大小便失禁、意识丧失;或出现幻觉、妄想等精神病样症状。重度中毒可突然倒地晕倒、癫痫持续状态;合并其他脏器功能衰竭,严重者可呼吸肌麻痹、呼吸衰竭而死亡。致死量中毒者常迅速死亡。

四、诊断

1. 中毒病人有毒鼠强接触机会;或食用被毒鼠强毒死的禽畜。

2. 中毒病人短时间内出现以癫痫样大发作等中枢神经系统兴奋为主的临床表现。

3. 血、呕吐物和食物等样品中检出毒鼠强。中毒事件现场采集的可疑中毒食品、水、毒饵、鼠药以及中毒病人的呕吐物等样品可在现场使用硫酸-变色酸目视比色法进行快速定性检测。

4. 鉴别诊断　应注意与乙型脑炎、流行性脑脊髓膜炎等传染病疫情、群体性癔症以及其他毒物中毒事件(如霉变甘蔗中毒、有机氯杀虫剂中毒等)鉴别,尤其注意与氟乙酰胺鉴别。

五、急救与治疗

(一) 清除毒物

现场医疗救援首要措施是迅速控制中毒病人的抽搐发作,并保持呼吸道通畅。

1. 催吐　对于意识清晰、经口中毒早期者,可进行催吐。

2. 洗胃　对经口中毒不足 24 小时的病人均要进行洗胃。中、重度中毒的病人洗胃后要保留洗胃管,以备反复灌入活性炭。

3. 活性炭　轻度中毒病人洗胃后给予活性炭 1 次,中、重度中毒病人可反复使用,使用剂量一般为成人每次 30～50g,儿童每次 1g/kg。

4. 血液净化　使用血液灌流进行治疗。中、重度中毒病人在保证生命体征平稳的情况下,应尽早进行血液灌流治疗,可多次进行,血液灌流越早吸附率越高,治疗效果越好。

(二) 解毒治疗

毒鼠强中毒无特效解毒药。

(三) 对症支持治疗

1. 镇静止痉

(1) 苯巴比妥钠:为基础用药,可与其他镇静止痉药物合用。轻度中毒,每次 0.1g,每 8 小时 1 次,肌内注射;中、重度中毒,每次 0.1～0.2g,每 6～8 小时 1 次,肌内注射。儿童每次 2mg/kg。抽搐停止后减量使用 3～7 天。

(2) 地西泮:癫痫大发作和癫痫持续状态的首选药物。成人每次 10～20mg,儿童每次 0.3～0.5mg/kg,缓慢静脉注射,注射速度成人不大于 5mg/min,儿童不大于 2mg/min。必要时可重复静脉注射。

(3) 其他:癫痫持续状态超过 30 分钟,连续两次使用地西泮,抽搐仍不能得到有效控制,应及时使用静脉麻醉剂。

2. 注意水、电解质及酸碱平衡,密切监护心、脑、肝、肾等重要脏器功能,及时给予相应的治疗措施。

六、预防

1. 加强监管,严禁生产、销售、使用毒鼠强。
2. 严禁食用被毒死或死因不明的禽畜肉。
3. 集体用餐单位及食品加工单位应制定食品安全防护计划,防止误用或投毒。
4. 教育儿童不捡食来路不明的食品。

第十八节　氟乙酰胺中毒

氟乙酰胺(fluoracetamide,分子式:C_2H_4FNO)又名敌蚜胺、氟素儿,是高效杀虫剂和灭鼠剂,由于氟乙酰胺对人畜有剧毒,而且可对人畜造成二次中毒,我国从20世纪70年代起已禁止生产、销售和使用,但至今仍有不法商贩生产、销售含氟乙酰胺的灭鼠药,不断发生严重中毒,甚至死亡事件。氟乙酰胺为白色针状结晶,无嗅无味,易溶于水、乙醇、丙酮,微溶于氯仿,空气中易潮解,熔点107~108℃,常温下化学性质较为稳定,其1%水溶液放置80天、煮沸1小时或0.10MPa高压20分钟均无明显改变。

一、毒性

氟乙酰胺大鼠经口LD_{50}为5.7mg/kg,人最低致死剂量为5mg/kg,可造成二次中毒。氟乙酰胺和毒鼠强均为神经毒物,毒鼠强的毒性为氟乙酰胺的3~30倍。氟乙酰胺进入体内后经酰胺酶脱胺形成氟乙酸干扰三羧酸循环,氟乙酸可与三磷酸腺苷和辅酶A作用,形成氟乙酰辅酶A,再与草酰乙酸缩合,生成氟柠檬酸。氟柠檬酸可明显抑制乌头酸酶的活性,干扰柠檬酸转变为乌头酸,从而阻断三羧酸循环中柠檬酸的氧化,造成柠檬酸聚积、丙酮酸代谢受阻,妨碍了正常的氧化磷酸化作用,导致无氧代谢和酸中毒。氟乙酸和氟柠檬酸在体内堆积对中枢神经系统和肌肉组织有直接刺激作用。氟离子与钙离子结合并发生沉淀,导致局部组织损伤以及全身低钙血症。氟柠檬酸堆积直接损害心肌,发生心律失常。氟乙酸具有轻度腐蚀性,大量摄入氟乙酰胺时可造成消化道损伤。

二、中毒原因

1. 误食被氟乙酰胺污染的食品,或将氟乙酰胺当食盐、面碱食用。
2. 误食氟乙酰胺中毒死亡的禽畜。
3. 误食氟乙酰胺制作的毒饵。
4. 投毒。

三、中毒表现

(一) 潜伏期
一般为0.5~2小时,亦有短至几分钟,长达15小时发病者。

(二) 临床表现
抽搐是氟乙酰胺最突出的临床表现,且有来势凶猛、反复发作、进行性加重等特点。

1. 轻度中毒　突发性头晕、头痛、口渴、上腹部灼烧感、恶心、呕吐、四肢麻木、肢体小抽动、窦性心动过速、体温下降等。

2. 中度中毒　除上述症状外,并有烦躁不安、阵发性抽搐、消化道分泌物增多、血性分泌物、轻度心肌损害和血压下降,呼吸困难等。

3. 重度中毒　除上述症状外,出现阵发性或强直性惊厥、呼吸衰竭、心律失常、心力衰竭、严重的心肌损害、肠麻痹、大小便失禁、昏迷等症状。

四、诊断

1. 中毒病人有误食氟乙酰胺及其污染食物的机会,或食用被氟乙酰胺毒死的禽畜。

2. 中毒病人短时间内出现阵发性抽搐等中枢神经系统兴奋为主的临床表现。

3. 可疑剩余食物、中毒病人呕吐物中检出氟乙酰胺,中毒事件现场采集的可疑中毒食品、水、毒饵、鼠药以及中毒病人的呕吐物等样品可在现场使用改良奈氏试剂法进行快速定性检测。

4. 中毒病人血、尿中氟含量增高。

5. 鉴别诊断　应注意与毒鼠强、霉变甘蔗中毒、有机氯杀虫剂中毒等鉴别。

五、急救与治疗

(一) 清除毒物

现场医疗救助和清除毒物方法同毒鼠强中毒,但应注意氟乙酰胺中毒病人的血液净化治疗应选用血液透析的方法。

(二) 解毒治疗

乙酰胺是氟乙酰胺中毒的特效解毒药,需早期足量应用。乙酰胺在体内可水解为乙酸与氟乙酸竞争活性基团,干扰氟柠檬酸的形成、阻遏氟乙酰胺对三羧酸循环的阻断作用。乙酰胺有延长潜伏期、控制发病、减轻症状的作用。轻、中度中毒病人每次 $2.5 \sim 5.0g,2 \sim 4$ 次/d,肌内注射,或 $0.1 \sim 0.3g/(kg \cdot d)$ 分 $2 \sim 4$ 次肌内注射,首次剂量为全日总量的一半;重度中毒病人一次可给予 $5.0 \sim 10.0g$,一般连续应用 $5 \sim 7$ 天。肌内注射可与 $20 \sim 40mg$ 普鲁卡因混合使用,以减轻注射疼痛。有报道乙酰胺与利多卡因混合使用可防治心律失常并减轻局部疼痛。

乙醇和醋精(甘油醋酸酯)对氟乙酰胺中毒也具有一定的解毒作用。在没有乙酰胺的情况下,可使用乙醇和醋精(甘油醋酸酯)抢救氟乙酰胺中毒。乙醇用量:无水乙醇 5ml 溶于 10% 葡萄糖 100ml 中,静脉滴注,$2 \sim 4$ 次/d。醋精用量:100ml 醋精溶于 500ml 水中分次饮用;或按 $0.1 \sim 0.5ml/kg$,成人一般用 $6 \sim 30ml$,肌内注射,每隔 30 分钟 1 次,注意心脏变化,调整剂量。

注意氟乙酰胺中毒与毒鼠强中毒病情均较急,往往发病后几小时病情突然加剧而死亡,及时治疗是挽救生命的关键,但该两种中毒在发病初期临床症状较难区别,如暂时无法区分,在做好监护的情况下,可先用乙酰胺治疗。

(三) 对症支持治疗

1. 镇静止痉　苯巴比妥钠、地西泮用法用量同毒鼠强中毒治疗。

2. 治疗低血钙症　静脉补钙能较快缓解中毒症状,有利于抢救。静脉缓慢注射 5% 氯化钙 20ml 或 10% 葡萄糖酸钙 10~20ml。每 15 分钟监测一次血清钙,持续数小时。如果病人出现心律失常、低钙血症,再用一次上述剂量。

3. 注意水、电解质及酸碱平衡,密切监护心、脑、肝、肾等重要脏器功能,及时给予相应的治疗措施。

六、预防

1. 加强监管,禁止生产、销售、使用含氟乙酰胺的农药。
2. 严禁出售和食用毒死或死因不明的畜禽肉。
3. 集体用餐单位及食品加工单位应制定食品安全防护计划,防止投毒。

第十九节 安妥中毒

安妥(a-Naphthylthiourea,ANTU,分子式:$C_{11}H_{10}N_2S$)是一种常用的杀鼠剂,其化学名称为 α-萘硫脲,纯品为白色结晶,工业品可以是灰色或灰褐色粉末。安妥无显著气味,略带有苦味,对光、热稳定,保存于干燥处可长久不失效,几乎不溶于水,稍溶于酸,易溶于碱及有机溶剂,特别是丙酮。

一、毒性

安妥的毒性因动物种类而异。大鼠经口 LD_{50} 为 3mg/kg。猴子经口平均致死剂量为 4g/kg,人的平均致死剂量估计为 70kg 体重 25g。安妥对人类毒性较小,很少见致死的病例报告。

主要损害肺毛细血管,引起肺组织生理功能的破坏,导致毛细血管渗出大量液体,充积在肺泡中,形成严重的肺水肿及胸腔积水,以致呼吸困难、窒息而死亡。也可引起肝脏、肾脏细胞变性和坏死。

二、中毒原因

食物中毒主要原因是误食安妥或被安妥污染的食品。

三、中毒表现

(一) 潜伏期
一般为 2~6 小时。

(二) 临床表现
口唇青紫、咳粉红色泡沫状痰是安妥中毒的主要特征。常见胃部发热、发胀,随之出现恶心、呕吐、腹痛、胸闷、气促、头痛、嗜睡等。严重者有呼吸困难、发绀、刺激性咳嗽、咳粉红色泡沫痰、两肺有明显的湿性啰音等肺水肿症状。后期可出现烦躁不安、肌肉震颤、痉挛、昏迷,甚至死亡。

四、诊断

1. 中毒病人有误服安妥或其毒饵史。

2. 以肺毛细血管损害为主的中毒表现。

五、急救与治疗

（一）清除毒物
神志清楚者口服活性炭，用量成人和青少年 25 ~ 100g，1 ~ 12 岁儿童 25 ~ 50g，用法：将 30g 活性炭混入 240ml 水成糊状服用。

（二）解毒治疗
目前没有特效解毒药物。

（三）对症支持治疗
重点是预防和治疗肺水肿。有报道肺水肿可延迟至中毒后 72 小时发生，因此，若病人口服安妥剂量超过 5mg/kg，应严密监视，采取措施预防肺水肿发生。发生肺水肿者根据病情进行治疗。注意水电解质及酸碱平衡，监测血糖，并对症支持治疗。

六、预防

1. 加强鼠药管理，严防污染食品。
2. 严格管理灭鼠毒饵的配制、投放、保管，防止人畜误食。
3. 严禁食用毒死或死因不明的禽畜肉。

第二十节　酸败油脂中毒

油脂及含油脂高的食品如糕点、油炸食品、坚果类食品等发生酸败引起的化学性食物中毒，曾有一些报道。

一、毒性

油脂酸败产生过氧化物、低分子脂肪酸、醛、酮及醇等物质，如丙二醛有异味（哈喇味）对胃肠道有直接刺激作用。酸败油脂中含有的过氧化物具有细胞毒性作用，能破坏机体的氧化还原酶系统，造成机体缺氧，轻者头晕、头痛，重者出现黏膜、皮肤发绀，甚至急性呼吸、循环功能衰竭现象。

二、中毒原因

1. 食用酸败油脂或用其制作含油脂高的食品。
2. 食用贮存时间过长的、已经产生油脂酸败的食品，如糕点、油炸方便面、油炸小食品、核桃、松子等。

三、中毒表现

（一）潜伏期
短者 0.5 小时，一般 3 ~ 12 小时，长者 24 小时。

（二）临床表现
患者一般症状较轻，口腔、食管多有呛辣烧灼感，恶心、呕吐、腹泻、腹胀。腹泻多为水样便。并有头晕、头痛、无力、关节及周身酸痛、发热，体温 38℃左右，有的在 39～40℃之间。重者出现黏膜(mucosa)、皮肤发绀(cyanosis)，呼吸困难，心律失常现象。病程 1～4 天。

四、诊断

1. 有食用酸败油脂或用其制作的食品史；或食用贮存时间过长的油脂含量高的食品史。
2. 临床症状与油脂酸败中毒的特征一致。
3. 可疑中毒食品油脂酸败指标高如酸价、过氧化值、羰基价。

五、急救与治疗

对早期发病者催吐排出引起中毒食品，对症支持治疗。

六、预防

1. 妥善贮存油脂和含油脂高的食品，防止发生油脂酸败。
2. 不食用超过保质期的油脂和含油脂高的食品。
3. 禁止食用酸败油脂，严禁用酸败油脂制作食品。

（周　波）

第三十三章

动物性食物中毒

第一节　河豚毒素中毒

一、流行病学

（一）流行病学特点

河豚（globefish）又称河鲀，河豚在我国沿海地区均有分布，因此河豚毒素中毒多发生在该类地区。河豚毒素在卵巢、肝脏和肠中含量最高，皮肤中只有少量的河豚毒素。通常情况下，河豚的肌肉大多不含毒素或仅含少量毒素。河豚毒素中毒以春季及夏初发生的例数最多，中毒后病情发展迅速，死亡率高。新鲜的河豚、内脏以及冷冻的河豚和河豚干均能引起中毒。

（二）中毒机制

河豚毒素是强烈的神经毒素，能选择性地阻断细胞膜对 Na^+ 的通透性。很低浓度的河豚毒素就能选择性地抑制钠离子通过细胞膜，使神经传导受阻，呈麻痹状态。河豚毒素易从胃肠道吸收，人摄入后，首先是感觉神经麻痹，口周围和舌迅速出现麻木感，随后是运动神经麻痹，最后因呼吸中枢和血管神经中枢麻痹而死亡。

二、临床表现

河豚中毒症状依据人和食入毒素的量的不同而有所差别，一般发病急速而剧烈，潜伏期通常在 10 分钟到 3 小时。胃肠道症状出现较早，表现为恶心、呕吐、腹泻。另伴有四肢无力、发冷、口唇、指尖和肢端知觉麻痹，并有眩晕。重者瞳孔及角膜反射消失，四肢肌肉麻痹，导致身体摇摆、共济失调，甚至可能出现全身麻痹、瘫痪，最后有语言不清、血压和体温下降的现象。预后较差，患者常由于循环衰竭、呼吸麻痹而死亡。

三、诊断

临床诊断时通常根据中毒症状将其分为四级。一级：口唇感觉异常，呕吐、腹泻和腹痛等胃肠道症状；二级：四肢和躯体感觉异常，末梢神经运动麻痹，但反射正常；三级：肌肉运动失调、失声、下咽和呼吸困难、心前去疼痛、发绀和低血压；四级：意识障碍，呼吸麻痹，严重低血压和心律失常。

实验室检测可依据 GB 5009.206—2016 食品安全国家标准　水产品中河豚毒素的测定，该方法的原理是样品中的河豚毒素经提取、脱脂后与定量的特异性酶标抗体反应，多余的游离酶标抗体则与酶标板内的包被抗原结合,加入底物后显色,与标准曲线比较来测定河豚毒素含量。该方法的检出限为 0.1μg/L。

四、治疗

目前,尚没有针对于河豚毒素的特效解毒药,通常以排出毒物和对症处理为主。

(一) 催吐

除频繁呕吐者,均给予刺激咽喉部或口服 1% 硫酸铜 50ml 催吐,避免食物堵塞胃管,影响正常洗胃。

(二) 洗胃

中毒患者常规用清水或 5% 苏打水洗胃至洗出液无异味为止,液量 5000～12 000ml,碱性物质易使河豚毒素破坏。洗胃过程中要注意病情变化,防止窒息等意外发生。

(三) 导泻

洗胃后经胃管注入 20% 甘露醇 250ml,用以排出进入肠道的残余毒素。

(四) 利尿排毒

河豚毒素在体内解毒及排泄快,大量输液及适当利尿可加快毒素排泄。日补液量 2000～4000ml。同时记录 24 小时出入量,观察水电解质平衡情况。

(五) 莨菪碱类药物应用

莨菪碱类药物可解除河豚毒素对神经细胞膜钠离子通道的阻滞,兴奋呼吸循环中枢,改善微循环。

(六) 维持呼吸、循环功能

必要时进行气管插管,心搏骤停者进行心肺复苏。

五、预防

加强对民众的卫生宣传教育,让民众意识到河豚有毒,不能食用;让民众了解其形态,能辨别河豚,防止误食。对水产品的收购、加工、供销等环节严格把关。新鲜的河豚必须统一收购,集中进行加工处理。

第二节 鱼类引起的组胺中毒

一、流行病学

(一) 流行病学特点

鱼类引起的组胺(histamine)中毒多发生在夏秋季节。组氨酸在温度 15～37℃、渗透压较低(盐分含量 3%～5%)、有氧、弱酸性(pH 值 6.0～6.2)的条件下,容易分解形成组胺而引起中毒。

(二) 中毒机制

鱼体中游离的组氨酸在组氨酸脱羧酶的催化下,发生脱羧反应,形成组胺。组胺是一种生物胺,它可导致支气管平滑肌强烈收缩,引起支气管痉挛;对循环系统,则表现为局部或全身的毛细血管扩张,导致中毒者出现低血压,心律失常,严重者心脏骤停。

二、临床表现

组胺中毒的特点是发病快、症状轻、恢复快。潜伏期一般为 10 分钟~1 小时,短者 3~5 分钟,长者 4 小时。症状为面部、胸部及全身皮肤潮红和热感,有时眼结膜充血、唇水肿和出现荨麻疹等,还伴有头痛、头晕、恶心、腹泻、腹痛、心动过速、胸闷、血压下降等症状,大多在 1~2 天内恢复健康。

三、诊断

临床诊断时通常根据病人的临床症状,经询问病人的就餐史初步判定。实验室检测可采集可疑样品,依据国标 GB/T 21970—2008《水质　组胺等五种生物胺的测定　高效液相色谱法》。该方法的原理为样品经苯甲酰氯衍生化后用乙醚萃取,萃取物经溶剂转换后用高效液相色谱-紫外检测器检测,外标法定量。该方法适用于水中 2.0~40.0mg/L 组胺的测定。

四、治疗

组胺中毒一般可采用抗组胺药物和对症治疗的方法。常用的方法首先催吐、导泻以排出体内毒物;抗组胺药能使中毒症状迅速消失,口服盐酸苯海拉明,扑尔敏,或者静脉注射 10% 葡萄糖酸钙,同时口服维生素 C。

五、预防

日常中要注意防止鱼类腐败变质,禁止出售不新鲜或腐败的鱼类。鱼类食品的运输和贮藏必须在冷冻条件下进行,防止产生组胺。避免食用不新鲜或腐败变质的鱼类。必要时应对鱼肉中的组胺含量进行测定,按照我国规定,鲐鱼、鲹鱼、鲭鱼等高组胺鱼类应低于 40mg/100g,其他含组胺的鱼低于 20mg/100g。

第三节　贝类毒素中毒

一、流行病学

(一) 流行病学特点

贝类毒素中毒有明显地区性和季节性,多发生在沿海地区,且以夏季最为常见。这一季节容易发生赤潮,贝螺类摄食赤潮中含有大量甲藻类生物导致蓄积性带毒。

(二) 中毒机制

贝类中含有的毒素,是由于摄食有毒的藻类,在其体内积聚而具有毒性。最早被发现的贝类毒素是石房蛤毒素,该种毒素为神经毒素,中毒机制是对细胞膜 Na+通道的阻断,使得神经系统传导发生障碍而产生麻痹作用,也称为麻痹性贝类中毒。石房蛤毒素的毒性很强,人的经口致死量为 0.84~0.90mg。

二、临床表现

贝类毒素中毒的潜伏期很短,一般仅数分钟至 20 分钟。症状表现为唇、舌和指尖麻木,随后颈部、腿部麻痹,最后出现运动失调。中毒者可能伴有头痛、头晕、恶心和呕吐症状,最后出现呼吸困难。由于膈肌对贝类毒素特别敏感,重症者常会在 2~24 小时因呼吸麻痹而死亡。

三、诊断

临床诊断时通常根据病人临床症状,经询问病人就餐史初步判定。实验室检测可采集可疑样品,依据 GB/T 5009.212—2016《食品安全国家标准 贝类中腹泻性贝类毒素的测定》,该方法的原理是用丙酮提取贝类中腹泻性贝类毒素,经乙醚分配后,经减压蒸干,再以含1%吐温-60 的生理盐水为分散介质,制备腹泻性贝类毒素和1%吐温-60 生理盐水混悬液,将该混悬液注射入小鼠腹腔,观察小鼠存活情况,计算其毒力。GB/T 5009.213—2016《食品安全国家标准 贝类中麻痹性贝类毒素的测定》,该方法采用鼠单位对麻痹性贝类毒素予以定量。以石房蛤毒素作为标准,将鼠单位换算成毒素的微克数。根据小鼠注射贝类提取液后的死亡时间,查出鼠单位,并按照小鼠体重,校正鼠单位,计算确定每100g 贝肉内的麻痹性贝类毒素的微克数。所测定结果代表存在于贝肉内各种化学结构的麻痹性贝类毒素总量。

四、治疗

贝类毒素的毒性较强,纯的石房蛤毒素在 0.5mg 摄入量就能致人死亡。目前,尚没有针对贝类毒素的有效解毒剂,治疗措施是尽早采取催吐、洗胃、导泻等方法,及时除去毒素,并对症治疗。

五、预防

预防贝类毒素最有效的措施,就是在贝类生长的水域进行藻类检查,如发现有毒藻类,应立即测定贝类的含毒量。贝类毒素具有热稳定性,在一般烹调过程中不易破坏去除。美国 FDA 规定,在新鲜、冷冻和制造罐头食品的贝类中,石房蛤毒素的最高容许量不应超过80μg/100g。我国规定鲜、冻动物性水产品中腹泻性贝类毒素,不应超过 0.05 鼠单位/克,麻痹性贝类毒素不应超过 4 鼠单位/克。

第四节 其他动物性食物中毒

随着人民生活水平的提高,动物性食品在饮食结构中的比例越来越大,动物性食品中毒事件也时有发生。在其他动物性食品中毒病例中,主要有以下三类最为多见。

一、动物肝脏中毒

动物肝脏是营养丰富价值很高的食品,正常情况下不会引起中毒。能引起中毒的肝脏主要有熊肝、海豹肝、狗肝、狍子肝、狼肝等,鱼类如鲨、鲽鱼、刀鲛鱼的肝。这些动物和鱼肝脏中富含维生素 A 比一般畜、禽肝中含量高,因此动物肝脏中毒,实际上多为维生素 A 急性中毒。

(一) 临床表现

维生素 A 中毒的临床表现多样,可分为急性和慢性两种。临床上可有头痛、恶心、呕吐、易激动,烦躁或嗜睡、厌食,皮肤粗糙,口唇干裂,毛发脱落,低热、前臂和小腿可有肿块突起及触痛,球结膜充血及视盘水肿等。此外,维生素 A 中毒还会损伤脑组织。

（二）诊断

本病 X 线改变主要以骨膜增生为主,好发部位是前臂尺桡骨、胫腓骨和掌跖骨。可一根或几根同时受累。此外还可出现肋骨、颅脑改变。颅脑改变主要以脑萎缩,脑室系统扩张为主。

（三）治疗

因糖皮质激素可稳定溶酶体膜,与维生素 A 有拮抗作用,可用糖皮质激素治疗。

二、动物腺体中毒

常见的引起人类中毒的动物腺体有三类,包括甲状腺、肾上腺和淋巴腺。

1. 甲状腺　甲状腺能分泌甲状腺素和甲状腺降血钙素,甲状腺素能促进机体细胞氧化反应,提高基础代谢水平,抑制加压胺(肾上腺素和去甲肾上腺素)的降解,加强机体糖、脂等物质的分解代谢。当人大量食入动物甲状腺后,甲状腺素被吸收进入血液,甲状腺素含量急剧升高,就会出现一系列中毒症状。甲状腺中毒的潜伏期最短为 1 小时,最长为 10 天,一般多在食用后 12～24 小时。大量甲状腺素干扰人体正常的内分泌活动,特别是严重影响下丘脑功能。主要症状是头晕、头痛、兴奋、狂躁、抽搐、心惊、呕吐、腹痛、腹泻,甚至脱皮、皮肤出血,严重者会导致死亡。婴儿通过乳汁也会中毒。发病率高达 90%,病程长,通常 2～3 周才能恢复。

2. 肾上腺　肾上腺能分泌多种激素,在机体代谢中起着重要作用。如果人误食了动物肾上腺,肾上腺激素被吸收,其在血液中的浓度急剧升高,就会出现中毒。肾上腺中毒,一方面会导致人体水盐代谢紊乱,造成一系列神经精神症状,影响心脏肌肉的活动,蛋白质分解加快导致人体出现负氮平衡,血中非蛋白质氮增加,刺激神经系统,出现头痛。头胀、头晕、多汗、四肢麻木和抽搐。另一方面,会使心跳急剧加快,血压升高,恶心呕吐,心慌心悸。最终可能出现心衰、休克、瞳孔散大、死亡。

3. 淋巴腺　淋巴腺是免疫反应的重要场所,由于它对病原微生物起着过滤和吞噬作用,所以本身聚集着很多病菌及其毒素,人类食用容易感染疾病。

三、动物胆囊

食用动物胆囊能治病的传言由来已久,但多数动物胆囊食用后会出现中毒症状。常见的食用动物胆囊中毒主要有以下三类。

（一）鱼胆中毒

民间传言说鱼胆可明目、泻火,对近视、白内障、头晕等有治疗作用。但其实,鱼胆中含有一种称为鲤醇的剧毒物质,对人的胃肠道、肝脏、肾脏、心脏危害极大。鱼胆不论生吞、熟食或用酒泡均可引起中毒。人在食用鱼胆后会出现恶心、呕吐、腹痛、腹泻、周身麻木等症状,严重者会出现血尿、肝大、全身黄染、抽搐、水肿、烦躁不安、神志不清、瞳孔对光反射减弱、血压下降、休克等症状,甚至会导致肾衰竭而死亡。

（二）蛇胆

蛇胆是一种传统的中药材,但仅指蟒蛇和蝮蛇蛇胆,且均说明有小毒要慎用。但有人自己捉蛇取胆或者购买来历不明的蛇胆,生吞或泡酒服用,最终造成中毒。

生食蛇胆有患鞭节蛇虫病的危险,这是一种在蛇体内的寄生虫,当进入人体消化道后,可在肠黏膜下寄生,不仅吸收人体的营养,而且可因肠黏膜受损害而发生腹痛、腹泻、持续性发热等症状。同时,蛇也是肠道致病菌沙门菌的携带者和传染源。

(三)甲鱼胆

甲鱼体内常有一种寄生虫,即水蛭。水蛭的卵不能被酒精杀死,如果生食甲鱼血或胆汁,水蛭虫卵就容易进入人体内,在人体内生长繁殖。水蛭大量吸食人的血液,导致食用者患贫血症。

人体发病多在食用后几周至一两年内,目前尚没有有效的治疗方法。

(周焕英　高志贤)

第三十四章

植物性食物中毒

食入植物性中毒食品引起的中毒,即植物性食物中毒。

植物性中毒食品主要分为以下 3 种:

1. 将天然含有有毒成分的植物或其加工制品当作食品(如桐油、大麻油等);

2. 在加工过程中未能破坏或除去有毒成分的植物当作食品(如木薯、苦杏仁等);

3. 在一定条件下,产生了大量的有毒成分的可食的植物性食品(如发芽马铃薯等)。

近年,植物性食物中毒以毒蘑菇中毒较多。由于素菜越来越多地出现在餐桌上,如鲜黄花菜、毒芹、菜豆中毒等亦有报道。植物性中毒食品中含有的有毒物质是多种多样的,包括生物碱类、甙类(氰甙、强心甙、皂甙、黄酮甙等)、毒蛋白类、萜类、内酯类及酚类等。

国家卫生行政部门相继发布和更新了曼陀罗、毒麦、含氰甙类植物、桐油、大麻油食物中毒诊断标准及处理原则等中华人民共和国卫生行业标准,这些标准的发布,为诊断这些食物中毒提供了标准依据。

第一节 毒蘑菇中毒

毒蘑菇中毒是指食用了具有毒性的生蘑菇或烹调后仍存在毒性的蘑菇所引起的中毒性疾病。我国的蘑菇种类极多,分布广泛,无论在森林或草原、山丘或平原、路边或旷野、公园或林荫道、在朽木上、腐殖质或粪便堆上,都可采到蘑菇。在不同的地区,毒蘑菇又称之为毒蕈、毒菌、毒茸等。据文献记载,全世界毒蘑菇达 1000 种,我国最少有 500 种,隶属于 39 科、112 属,其中约 421 种含毒素较少或经过处理之后即可食用,强毒性可致死的有 30 余种,极毒性的至少有 10 种(表 34-1-1)。在我国广大山区中的农村和乡镇,尤其是在高温多雨的季节,误食毒蘑菇中毒的事例比较普遍,几乎每年都有严重中毒致死的报告。我国毒蘑菇中毒以牛肝菌科和鹅膏科为主,高发省份包括云南、湖南、山东、广西、四川等省份。2012 年全国食物中毒事件报告中显示,有毒动植物及毒蘑菇引起的食物中毒事件的报告起数和死亡人数最多,分别占总数的 41.4% 和 67.8%。

一、毒理作用

毒蘑菇的毒素均为蘑菇自身产生,大多数的毒素不能在烹调或储藏过程中去除。毒蘑

表34-1-1 我国极毒的毒蘑菇种类

名称	特征	菌盖	菌肉	菌褶	菌柄	菌环	菌托	孢子	产地
毒粉褶菌 Rhodophyllus Simulatus	菌盖污白色。菌褶粉红色。	宽6~20cm,初色半球形,后近平展,中部稍凸起,边缘波浪状,常裂开,污白色到黄白色	白色	初白色,后变成粉红色或皮色	白带,肉质,基部膨大,长9~11cm,粗1.5~3.8cm	无	无	孢子印粉红色,孢子多角形,9.1~10.4×6.5~7.8μm	吉林、江苏、安徽、台湾、河南、黑龙江等地。夏秋季生于针叶林阔叶林中地上
秋生盔孢伞 Galerina autumnalis (焦脚菌,秋生鳞耳)	柄下部黑褐色,木生	宽1.3~4.5cm,钟形,后渐扁平,中部凸起,初污黄色,后变深,中央褐色	淡褐色	较密,直生,最初黄色,后变黄褐色	空心,上部黄褐色,基部黑褐色,长5.4~8.3cm,粗0.3~0.7cm	无	无	孢子印锈色,孢子淡褐色,近椭圆形,外膜粗糙呈盔形,60~72×10~12μm	四川等地。秋生于阴湿的林中南木上
包脚黑褶伞 Clarkeinda pequinii (包脚黑伞)	菌肉厚,菌柄基部膨大,并有肥大的菌托	宽5~16cm,白色,后变浅黄,后半球形,后平展,中部稍凹	白色,厚	离生,稠密,粉红色,后变为黑褐色	白色,基部膨大,向上渐细,长3~13cm	无	无	孢子印紫褐色,孢子褐色,光滑,近球至宽椭圆形,5~6.5×4.5~5.5μm	黑龙江、云南等地。夏春秋季生于地上,阔叶林或灌木丛中
鹿花菌 Gyromitra esculenta	菌盖红褐色,后变成咖啡色,扭曲呈脑状	不规则则球形,初红褐色后变成咖啡色至黑褐色,有细绒毛,扭曲呈脑状	薄,蜡质,很脆,褐色	无	短,灰白色至浅黄白色,有细绒毛,初髓质,后变中空,具折皱,肿瘤状凸起和凹槽	无	无	子囊长形,孢子单行排列,无色,椭圆形,18~22×8~10μm	黑龙江、云南等地。春秋季生于地上
亚稀褶黑菇 Russula subnigricans (毒黑菇)	菌体较大	宽11cm,煤焦茶色	白色,伤变红不变黑	淡黄白色稍稀,直生	较短,粗,同菌盖色	无	无	—	福建、湖南等地。林中地上群生、散生

续表

名称	特征	菌盖	菌肉	菌褶	菌柄	菌环	菌托	孢子	产地
鳞小伞 Lepiota helveola	菌体小, 菌盖表面密集红褐色或褐色小鳞片, 有菌环, 无菌托	宽1~5cm, 椭黄色, 带粉红肉色, 初凸圆形, 后扁平, 中央稍突起	白色, 薄	离生, 初白色, 后稍带黄色, 密, 中宽, 边缘有纤毛	白带粉红色, 长1~6cm, 粗0.3~0.7cm, 中空, 基部稍膨大	白色, 易脱落	无	孢子印白色, 孢子椭圆形, 平滑, 无色, 5~9×3.5~5μm	北京, 江苏, 上海, 青海等地。春至秋季生于草地上, 竹园内
白毒伞 Amanita verna	菌体白色, 菌盖中央略为凸起, 菌柄有较细长	宽7~12cm, 幼时鸡蛋形至钟形, 老后平展, 纯白色, 表面光滑	白色	白色, 离生	白色, 光滑, 基部膨大, 长9~12cm, 粗2~2.5cm	生在柄的上部, 白色, 膜质, 上面有不明显条纹	白色, 肥厚成苞状	孢子印白色, 孢子无色, 近球形, 8~12×6.2~10μm	河北, 吉林, 江苏, 安徽, 江西, 广西, 河南, 四川等地。6~9月生于杂木林中地上
鳞柄白毒伞 Amanita virosa	菌体白色, 菌盖中央凸起, 菌柄有鳞片	宽6~15cm, 圆锥形至钟形, 后平展, 中央凸起, 白色, 有时中央略带黄色, 光滑	白色	白色, 离生, 密	白色, 有显著鳞片, 近柱形, 基部膨大, 呈环形, 长8~14cm, 粗1~1.2cm	生在柄的上部, 白色, 膜质, 下垂, 不易脱落	白色, 苞状	孢子印白色, 孢子近球形, 无色, 光滑, 7~10μm	河北, 四川等地。夏秋季生于杂林中地上或板栗树下
毒伞 Amanitaph alloides	菌盖较厚, 暗灰绿色, 表面有丝光	宽3~11cm, 幼时鸡蛋形至钟形, 老后平展, 棕褐色, 烟灰褐色, 暗绿色等多变化	白色	白色, 稍密	白色, 圆柱形, 脆, 空心, 基部膨大, 长5~18cm, 粗0.6~2cm	生在柄上部, 白色, 膜质, 下垂, 环上有众条纹	白色, 大型苞状	孢子印白色, 孢子无色, 近球形或卵圆形, 7.8~11.7×6.5~7.8μm	江苏, 安徽, 福建, 广东, 广西等地。6~9月生于林中地上
残托斑毒伞 Amanitaku angsiensis	菌柄向下渐粗, 基部稍膨大, 菌托易消失或呈菌儿圈不明显的白色块状斑残片	宽3~9.5cm, 初半球形, 后平展, 棕褐色, 中央暗褐色, 有白色角状颗粒	白色	白色, 密, 离生, 不等长	白色, 老后略呈污黄色, 实心, 肉质, 向下渐粗, 基部稍膨大, 长3~11cm, 粗1~1.7cm	膜质, 薄, 下垂, 易脱落, 生在菌柄的中部	易消失, 或呈菌儿圈不明显的白色块状斑片残	孢子印白色, 孢子无色, 近球形, 光滑, 内含一滴油, 7.5~8.8×6.2~7.5μm	广西等地。5月生于松林中地上

菇的毒性成分复杂,一种毒蘑菇常含有多种毒素,一种毒素又常常存在于多种蘑菇之中。目前已知的主要毒素有以下几类:

(一) 胃肠毒素

含有胃肠毒素的毒蘑菇很多,其中有的中毒表现严重,偶可致死,如粉褶菌属中的毒粉褶菌($R. sinuatus$)、土生红褶菇、内缘菌,蜡伞属中的变黑蜡伞($H. conicus$),红菇属中的毒红菇($R. emitica$),白蘑属中的虎斑蘑($T. rigrinum$),毒伞属中的橙红毒伞($A. bingensis$),韧伞属中的簇生黄韧伞($N. fasciculare$)、发光侧耳($pleurotusolearius$)等。有的是中毒表现较重,但无死亡,如粉褶菌属中的褐盖粉褶菌($R. rhodopolius$),红菇属中的臭黄菇($R. foetens$)等。还有一些中毒表现比较轻微的,如乳菇属中的毛头乳菇($L. torminosus$)、红褐乳菇($L. rufus$)、白乳菇($L. piperatus$)、窝柄黄乳菇($L. scrobiculatus$)、环纹苦乳菇($L. insulsus$)等,其他还有伞菌属、牛肝菌属、环柄伞属中的某些种类及月光菌($pleurtusjaponicus$)、毒光盖伞($psilocybevenenata$)等。

黑伞菌属某些有毒种类含毒成分可能为树脂类或酚、甲酚类化合物。白乳菇中也含有类似树脂的物质,其他有毒成分还不清楚。

(二) 神经、精神毒素

毒蘑菇中的神经精神毒素一般可分为四类:

1. 毒蝇碱($musearine$)　毒伞属中的毒蝇伞($A. muscaria$、捕蝇菌、蛤蟆菌、毒蝇蕈、蟾斑红毒伞、毒蝇菌)、豹斑毒伞($A. pantherina$、假芝麻菌、豹斑鹅膏、天狗蕈、斑毒菌),牛肝菌属的红网牛肝($B. luridus$),丝盖伞属的发红锈伞($I. patauillardii$),杯伞属的白霜杯伞($C. dealbata$)、毒杯伞($C. cerussata$)、环带杯伞($C. rivulosa$)及滑锈伞属的某些种类都含有毒蝇碱,其中以发红毛锈伞含毒蝇碱最多。

毒蝇碱的分子式是$C_9H_{20}O_2N^+Cl^-$,具有拮抗阿托品的作用,其毒理作用似毛果芸香碱。经消化道吸收后,毒蝇碱能兴奋副交感神经系统,降低血压,减慢心率,促进胃肠平滑肌的蠕动,引起呕吐和腹泻,能使汗腺、唾液腺和泪腺及各种黏液、胰腺、胆汁的分泌增多,致瞳孔缩小,还能引起子宫及膀胱收缩,致使支气管平滑肌收缩而出现呼吸困难。皮下注射毒蝇碱3~5mg或经口投予0.5g,可使人致死。但值得注意的是,由于毒蝇伞内毒蝇碱的含量极少,并经多次试验证明,它并不是毒蝇伞中的主要含毒成分,故毒蝇伞与豹斑毒伞中毒出现的中枢神经兴奋症状,不是毒蝇碱所致。

2. 异噁唑($isoxazole$)衍生物　近年来,根据国外研究表明,毒蝇伞的有毒物质是作用于中枢神经系统的异噁唑衍生物,即毒蝇母($muscimol$)和碏子树酸($ibotenicacid$,鹅膏氨酸)等,毒蝇碱与异噁唑衍生物之间有拮抗作用,纯品毒蝇母可引起精神错乱、幻觉和色觉紊乱。

3. 色胺类化合物

(1) 蟾蜍素($bufotenine$):毒伞属中的柠檬黄伞($A. citrina$)、褐云斑伞($A. porphyria$)、毒蝇伞、豹斑毒伞等种类中含有蟾蜍素。它是5-羟基-N-二甲基色胺的吲哚衍生物,主要作用是使人产生极明显的色彩幻视。静脉注射8mg可引起轻度头痛、皮肤潮红、出汗、恶心、气急、瞳孔散大,眼球震颤,幻视和轻度呼吸障碍,数分钟至1h可恢复。

(2) 光盖伞素($psilocybin$):花褶伞属的花褶伞($P. retirugis$)、钟形花褶伞($P. campanulatus$)中含有光盖伞素。光盖伞素学名为邻-磷-酰基-4-羟基-N-二甲基色胺,分子式为$C_{12}H_{17}O_4N_2P$。口服光盖伞素5~15mg,可产生明显的幻觉、听觉和味觉的错觉,还可以出现欣快与焦虑、淡漠与紧张相交替的情绪变化、狂笑，亦可引起瞳孔散大、心跳过速、血压上升、体温升高等交感神经兴奋的症状。

4. 致幻素

（1）裸伞属的桔黄裸伞（G. spectabilis）：含有不同于蟾蜍素和光盖伞素的致幻素。食后中毒可出现手舞足蹈、狂笑、行动不稳、幻觉、谵语、意识障碍等。

（2）牛肝菌属中的某些种类也含有致幻素。中毒后表现为谵妄、幻觉，特别是小人国幻觉为其特征，还可以有精神异常。

（三）血液毒素

鹿花菌（Gyromitraesculenta）中含有血液毒素。过去认为是马鞍酸引起的溶血，目前认为是鹿花菌素（gyromitrn），鹿花菌素是一种挥发溶解的肼复合物，在身体水解后成为一甲基肼。一甲基肼会造成人体内的氧化压力，导致正铁血红蛋白血症，可使大量红细胞破坏，出现急性溶血，如贫血、黄疸、血红蛋白尿，肝脾肿大等。

（四）原浆毒素

原浆毒素主要有毒伞肽（amatoxins，鹅膏毒肽）和毒肽（phallotoxins，鬼笔毒肽）等两大类。毒伞属的毒伞（A. phalloides、瓢蕈、绿帽菌、鬼笔鹅膏、蒜叶菌）、白毒伞（A. verna、白帽菌、白鹅膏、春生鹅膏、白罗伞）、鳞柄白毒伞（A. virosa、毒鹅膏）、纹缘毒伞（A. spreta）、片鳞托柄菇（A. agglutinata）、环柄伞属的褐鳞小伞（L. helveola）、盔孢伞属的秋生盔孢伞（G. autumnalis）、包脚黑褐伞属的包脚黑褶伞（C. pequinii）等含有毒伞肽和毒肽。

毒伞肽包括 α-毒伞肽（α-amanitin）、β-毒伞肽（β-amanitin）、γ-毒伞肽（γ-amanitin）、ε-毒伞肽（ε-amanitin）、三羟毒伞肽（amanin）、二羟毒伞肽酰胺（amanullin）、三羟毒伞肽酰胺（amaninamide）、二羟毒伞肽羧酸（amanullinicacid）、二羟毒伞肽酰胺原（proamanullin）等9种。

毒肽又分为二羟毒肽（phalloidin）、一羟毒肽（phalloin）、三羟毒肽（phallisin）、一羟毒肽原（prophalloin）、羧基一羟毒肽（phallisacin）、羧基二羟毒肽（phallacidin）、羟基三羟毒肽（phallsacin）等7种。

毒肽类与毒伞肽类性质比较见表34-1-2。

表34-1-2　毒肽类与毒伞肽类性质比较

类别	毒肽类				毒伞肽类			
	二羟毒肽	一羟毒肽	羧基一羟毒肽	三羟毒肽	α-毒伞肽	β-毒伞肽	γ-毒伞肽	三羟毒伞
生理作用	投予后约1h死亡				投予后15h毒性出现			
LD_{50}（小白鼠 mg/kg）	2.0	2.0	2.5	2.5	0.2	0.3	0.15	0.4
Folin-Denis 反应	蓝色	蓝色	蓝色	蓝色	紫色	紫色	紫色	紫色
Pauli 反应	淡黄色	淡黄色	淡黄色	淡黄色	红色	蓝色	红色	淡黄色
Fe^{3+}-H_2SO_4	蓝色	蓝色	蓝色	蓝色	绿色	绿色	绿色	蓝色
氨性盐反应	阴性	阴性	阴性	阴性	阳性	阳性	阳性	阴性
紫外线最大吸收峰（nm）	292	292	292	292	302	302	302	285

　　毒肽和毒伞肽类的毒性稳定,耐高温、干燥,一般烹调不能将其破坏。这两类毒肽的相对分子质量为1000左右,只含几种氨基酸,其中有的氨基酸是一般蛋白质所没有的。毒肽和毒伞肽类作用的机制、作用的速度、毒性等均不相同。

　　毒肽类主要作用于真核细胞的肌动蛋白,毒力较弱,作用较快,口服鬼笔毒肽不会中毒,但腹腔或静脉注射试验动物2~5小时可致死。毒伞肽类在细胞内的毒性作用机制是通过抑制细胞内的转录和翻译导致细胞坏死,患者主要表现为急性肝坏死而导致死亡率极高。在中毒小鼠中出现细胞核变化,如核裂解,核染色质固缩,鼠肝细胞核RNA合成受阻,即RNA聚合酶活性受到抑制,此外注毒小鼠肝细胞出现DNA梯形凋亡特征带。毒伞肽作用较慢,即使大剂量注射时在15h内也不会致死,但其毒性强,如α-毒伞肽的毒性比毒肽类的毒性强10~20倍。毒伞肽对小鼠的致死量<0.1mg/kg,毒肽对小鼠的致死量为2mg/kg。100g毒伞($A. phalloides$)所含的有毒成分及其毒性见表34-1-3。毒伞肽中毒后对肾脏、中枢神经系统、血管内皮细胞及其他内脏组织都造成损害;毒肽类主要作用于肝脏。致人死亡的主要是毒伞肽类。

表34-1-3　100g毒肽和毒伞肽毒性成分及其毒性

含毒成分	含量（mg）	LD$_{50}$（小白鼠,mg/kg）	含毒成分	含量（mg）	LD$_{50}$（小白鼠,mg/kg）
二羟毒肽	10	2.0	α-毒伞肽	8	0.2
羧基一羟毒肽	痕量	2.5	β-毒伞肽	5	0.3
一羟毒肽	痕量	2.0	γ-毒伞肽	0.5	0.15
三羟毒肽	痕量	2.5	ε-毒伞肽	痕量	--
			三羟毒伞肽	痕量	0.4

（五）其他毒素

　　除以上几类主要毒素外,毒蘑菇还含有其他毒素,但大多数尚未分离或鉴定。如食入墨汁鬼伞($C. atramentaris$)的人又同时喝酒,可有口内金属味、恶心、呕吐、颜面潮红、心悸、手肿胀、四肢发麻等中毒表现。又如食入胶陀螺($bulgariainguinans$),可出现类似植物日光性皮炎的症状,其毒素可能是卟啉($porphyrins$),被称为类光过敏毒素。

二、中毒原因

　　蘑菇种类繁多,毒蘑菇的外观与可食野生蘑菇相似,不易鉴别,在野外杂生情况下极易混认,普通民众缺乏识别有毒与无毒蘑菇的经验,易将毒蘑菇食用,特别是儿童更易误采毒蘑菇食用。

三、中毒表现

　　毒蘑菇的毒性有强有弱,有的毒蘑菇毒性虽小,但进食过多仍可发生严重中毒;有的毒蘑菇毒性非常强,误食中毒后,一旦出现临床症状已属晚期,死亡率高。对毒蘑菇中毒目前尚无特效治疗措施。

　　由于毒蘑菇的种类颇多,一种毒蘑菇可能含有多种毒素,一种毒素又可能存在于多种毒蘑菇中,故误食毒蘑菇后的中毒表现较为复杂,常常是以某一系统的症状为主,兼有其他症状。一般常将中毒类型分为以下几种:

（一）胃肠炎型

这是最常见的中毒类型。误食含有胃肠毒素的毒蘑菇,常以胃肠炎症状为主。潜伏期比较短,一般0.5~6小时。主要表现为剧烈的恶心、呕吐、腹痛、腹泻。病程短,症状消退后逐渐好转,预后较好。较重者可因剧烈的呕吐和腹泻引起严重脱水、电解质紊乱、血压下降,甚至休克、昏迷或急性肾衰竭。一般病死率很低。

误食含有其他毒素的毒蘑菇,亦可出现一过性胃肠炎症状。

（二）神经精神型

1. 副交感神经兴奋症状 如误食毒蝇伞、豹斑毒伞、发红毛锈伞中毒时,常常出现以副交感神经兴奋为主的症状。潜伏期短,10分钟~2小时。除呕吐、腹泻外,还有流涎、大汗、流泪、瞳孔缩小、对光反射消失、脉缓、血压下降、呼吸困难、急性肺水肿等,亦可发生谵妄、幻觉等症状。病死率低,可偶死于呼吸衰竭或循环衰竭。

2. 精神症状 如误食花褶伞、钟形花褶伞、枯黄裸伞等中毒,表现以精神症状为主。潜伏期1小时左右,可出现幻视、幻觉、唱歌、跳舞、狂笑、行动不稳、谵语、意识障碍、昏迷、精神错乱。亦可有瞳孔散大、心跳过速、血压升高、体温上升等交感神经兴奋的症状。误食牛肝菌属中的某些种类导致中毒时,除肠胃炎症状及精神异常外,还会产生特有的小人国幻视症。

（三）溶血型

误食鹿花菌可出现溶血症状。这类中毒的潜伏期比较长,一般为6~12小时,除了有恶心呕吐、腹痛或头痛、烦躁不安等症状外,可在1~2天内由于毒素大量破坏红细胞而迅速出现溶血症状。主要表现为急性贫血、黄疸、血红蛋白尿及肝脾肿大等。严重者脉弱、抽搐及嗜睡,可能因肝脏、肾脏严重受损及心力衰竭而导致死亡。

（四）肝肾损害型

误食白毒伞、毒伞、鳞柄白毒伞、秋生盔孢伞、褐鳞小伞等可出现多个脏器损伤。这种类型的潜伏期较长,一般10~24小时,长者可达数日。主要出现肝、肾、脑、心等损害的症状。病程长,病情复杂而凶险,病死率高达90%。

按其病情的发展可分为6期:

1. 潜伏期 多为10~24小时,短者为6~7小时,潜伏期长短与中毒严重程度有关。

2. 胃肠炎期 患者多出现恶心、呕吐、脐周围腹痛、水样便,多在1~2天后缓解。

3. 假愈期 胃肠炎症状缓解后,病人暂时无症状,或仅有轻微乏力,不思饮食。此期为假愈期,也叫假缓解期。而实际上毒素已进入内脏,肝损害已开始。轻度中毒病人肝损害不严重,可由此期进入恢复期。假愈期一般为1~3天。

4. 内脏损害期 严重中毒病人在发病2~3天后出现肝、肾、脑、心等内脏损害的症状。可出现肝大、黄疸、转氨酶升高,甚至出现肝坏死,导致肝昏迷;肾损害症状可出现少尿、无尿或血尿,严重时可出现肾衰竭,出现尿毒症。

5. 精神症状期 此时的症状主要由于肝脏的损害出现肝昏迷引起,病人主要表现为烦躁不安、表情淡漠、嗜睡继而出现惊厥、昏迷甚至死亡。一些病人在胃肠炎期后很快出现精神症状,但看不到肝损害明显症状,此种情况属于中毒性脑病。

6. 恢复期 经过积极治疗的病人,一般在2~3周进入恢复期,各种体征逐渐消失而痊愈。

（五）光敏感性皮炎型

误食胶陀螺（猪嘴蘑）,身体裸露部分,如颜面等处肿胀、疼痛。特别是嘴唇,出现肿胀外翻,形如猪嘴唇。其毒素为光敏感物质卟啉类,当毒素经过消化道吸收,可使人体细胞对日光敏感性增高,凡日光照射部位均可出现皮炎。潜伏期较长,一般在食后 1～2 天发病。有的病人还出现轻度恶心、呕吐、腹泻、腹痛等胃肠道病症。

(六) 呼吸与循环衰竭型

误食亚稀褶黑菇($R.\ subnigricans$,毒黑菇,极毒)出现呼吸、循环衰竭症状。潜伏期短者 20 分钟～1 小时,一般 24 小时,长者达 10 天余。主要为中毒性心肌炎、呼吸麻痹,亦可有急性肾功衰竭。病死率高。误食亚稀褶黑菇中毒者,无昏迷和副交感神经症状,亦无黄疸、肝大,肝功能正常,不同于误食白毒伞等出现的实质性脏器损害的症状,但潜伏期都较长。

四、诊断

(一) 误食史

详细了解进食史,这对诊断毒蘑菇中毒和采取相应的急救与治疗措施非常重要。

(二) 临床表现

毒蘑菇中毒表现复杂多样,应注意鉴别。有人将潜伏期较短的毒蘑菇中毒称为速发型毒蘑菇中毒,如毒蝇伞中毒等;潜伏期较长的称为迟发型毒蘑菇中毒,如白毒伞、毒伞、鳞柄白毒伞、褐鳞小伞中毒等。迟发型毒蘑菇中毒时,常于吐泻缓解后出现假愈期,过后出现其他脏器的损害(主要是肝、肾损害),对此应特别注意,以免被假愈期迷惑,耽误诊断。除对已发病者应及时采取以保肝、护肾为主的急救与治疗措施外,对同时进食而未发病者,也应视为已发病者来对待,以免发生意外。

(三) 毒蘑菇鉴定

对食剩下的毒蘑菇进行形态学鉴定,有条件时进行含毒成分检验或动物试验。

五、急救与治疗

误食了毒蘑菇后,应及早治疗,治疗时应首先考虑排除体内毒物,防止毒素继续吸收而加重病情。

(一) 排除毒物

1. 催吐　可使用物理或药物催吐。如先让病人服用大量温盐水,然后以手指、筷子刺激咽部引起呕吐,亦可用硫酸铜、吐根糖浆,注射盐酸阿扑吗啡等药物催吐。

2. 洗胃　严重呕吐者不必洗胃,如呕吐次数不多时,洗胃应尽早进行,一般在摄入毒物 4～6 小时内洗胃效果最好。洗胃一般采用微温开水和生理盐水,也可用高锰酸钾溶液(1:2000～5000)。

3. 导泻　为清除肠道内停留的毒物,可用 10% 硫酸镁口服,进行导泻,但有中枢神经系统、呼吸、心脏抑制的患者或肾功能不良者不宜用硫酸镁。还可用甘露醇或山露醇作为导泻剂,特别是灌入活性炭后,更能增加未吸收毒物的排出。

(二) 解毒治疗

1. 如有副交感神经兴奋症状,可给阿托品拮抗,皮下或静脉注射,每次 0.5～1.0mg,15 分钟一次,直至瞳孔扩大、心率增加,即出现轻度阿托品中毒症状时方可停药。严重者可给更大剂量。如同时有交感神经症状者,应慎用阿托品。

2. 光敏感性皮炎的治疗　口服抗过敏药物如布克利嗪 25～50mg、马来那敏 4mg 或苯海拉明 25～50mg,3 次/d。氢化可的松 100～200mg 加入 5%～10% 葡萄糖液 500～1000ml 中静脉滴注。口服维生素 C。

3. 对白毒伞、毒伞、鳞柄白毒伞、褐鳞小伞等潜伏期比较长的迟发型毒蘑菇中毒,应在中毒早期试用二巯基丙磺酸钠或二巯基丁二酸钠。如肌内注射 5% 二巯基丙磺酸钠 5ml,或以葡萄糖溶液稀释后静脉注射,2 次/d,以后逐渐减量,一般用 5～7 天;儿童每次 5mg/kg,3 次/d。也可用二巯基丁二酸钠,但不宜用二巯基丙醇,因此型毒蘑菇中毒多有肝、肾损害。

4. 紫芝(*Ganodermajaponicam*)对白毒伞中毒所致中枢神经系统的损害和急性肾功能衰竭的治疗有显著效果。药理试验初步结果表明,其有强心、保肝、镇静作用。取无虫蛀紫芝干品 30g 磨粉,按常法加水煎 2 次,并将 2 次煎液合并浓缩成 100ml 备用。口服,3 次/天,每次 50ml。昏迷者用鼻饲给药。

(三) 对症治疗及支持治疗

保肝、护肾、防止脑水肿。防止休克和呼吸衰竭。对昏迷患者应加用抗生素,以防感染。

六、预防

(一) 加强教育,预防误食

预防误食毒蘑菇最好的方法就是慎重采食野生蘑菇,儿童和没有采集经验的人不要采食野生蘑菇;有采集经验的人对不认识的,或没有吃过的野生蘑菇也不要采食,若要采食,必须送经专业技术人员准确鉴定后方可食用。

(二) 提高鉴别毒蘑菇的能力,防止误食中毒

民间某些辨别方法并不可靠,如颜色鲜艳、样子好看或菌盖上长疣子的有毒,不生蛆、不长虫子的有毒,有腥、辣、苦、酸、臭味的有毒,碰坏后容易变色或流乳状汁液的有毒,以及煮时能使银器或大蒜变黑的有毒等等,均不十分准确,不能作为鉴别各种毒蘑菇的通用标准。例如白毒伞、毒伞等鲜味宜人,没有苦味,颜色并不鲜艳,碰坏后亦不变色,也不能使银器或大蒜变黑,却有致命的毒素;又如豹斑毒伞生蛆,蛆能把这种毒蘑菇吃光;裂丝盖伞既无乳汁,又没苦味,菌盖上也没有疣子,可是同样都有毒。因此,用一些不科学的方法来鉴别种类繁多、形态多变和含毒成分复杂的各种毒蘑菇,极为危险。只有熟悉和掌握各种毒蘑菇的形态特征和内部结构,再根据当地群众的经验来鉴别有毒蘑菇,防止误食,才是科学的根据。

第二节　曼陀罗中毒

曼陀罗(*Datura stramonium Linn*),别名洋金花、闹洋花、大喇叭花、天麻子花、鬼茄子、山鬼等,一年生草本。种子扁平,近肾形,长约 5mm,成熟时黑色,有甜味。曼陀罗广布于世界各大洲,我国各省区都有分布,各地多栽培于园间,或半野生于田边、屋旁、路边、荒地及山坡等地。

一、毒理作用

全株均有毒,以种子毒性最大,其次为叶、花、根茎。含毒成分为莨菪碱(*hyoscyamine*,$C_{17}H_{23}NO_3$)及少量东莨菪碱(*scopolamine* 或 *hyoscine*,$C_{17}H_{21}NO_4$)和阿托品(*atropine*)。莨菪碱在其叶中含 0.2%～0.45%,种子含 0.2%～0.5%,花中含 0.215%。曼陀罗籽外型略呈三角形或肾形,扁平,黑褐色,种皮表面有细密网纹,种脐处突出,质硬,子叶两枚,类白色,富油质,味辛微苦。民间常用曼陀罗籽治疗支气管哮喘、慢性喘息性支气管炎、胃痛、牙痛、风

湿痛、损伤疼痛等。曼陀罗种子的中毒量和致死量相差很大,正常人服用 5~10mg 即可引起显著中毒,最小致死量为 80~130mg。一般儿童内服 3~8 枚即可中毒。含毒成分竞争性拮抗乙酰胆碱对 M 胆碱受体的激动作用,大剂量也有阻断神经节 N_1 受体的作用。误食种子后 0.5~2 小时,其含毒成分可完全被胃吸收而出现中毒症状,经 10~36 小时,其含毒成分的三分之一由尿液排出,少量可由乳汁中排出。

曼陀罗对中枢神经系统可兴奋大脑及延髓;对末梢神经有对抗或麻痹副交感神经的功能。中毒剂量可刺激大脑而发生谵妄和不安;对脊髓可刺激反射功能,发生抽搐及痉挛;对各种腺体有抑制分泌的作用,出现口干及声音嘶哑;同时可使虹膜括约肌的动眼神经麻痹而散瞳,亦影响睫状体肌,使其调节功能麻痹或丧失,对光反应及瞬目反应迟钝或消失。它对心脏的迷走神经有麻痹作用,常出现心率加快;由于兴奋血管扩张中枢,使皮肤血管扩张,出现皮肤潮红;对呼吸及体温调节中枢也有兴奋作用。

二、中毒原因

多因曼陀罗种子混入豆类中,制成豆制品,食后引起中毒。民间还常用曼陀罗籽泡酒引起中毒,亦有误食其浆果、种子或其叶而引起中毒。

三、中毒表现

误食后 0.5~2 小时发病。可出现口干、皮肤干燥而潮红,为猩红色,尤其在面部极为显著,偶见红斑疹。头晕、心跳过速、呼吸加深、血压升高、极度躁动不安、可发展到抽搐。多语、好笑或好哭、谵妄、幻觉、幻听、痉挛。有时体温升高,少数可高达 40℃、瞳孔散大、视力模糊,对光反应消失或减弱。严重者有躁狂、谵妄进入昏迷、血压下降、呼吸减弱,最后死于呼吸衰竭。

有的患者中毒后可以不发热,皮肤不红,无红斑疹等,是因为东莨菪碱拮抗作用所致。

四、诊断

按 WS/T 3—1996《曼陀罗食物中毒诊断标准及处理原则》执行。

1. 有误食曼陀罗浆果或种子、叶子史或有进食混有曼陀罗种子的豆类加工的食品史。

2. 突然发病,有明显的中枢神经系统症状,并还有面部潮红、皮肤干燥及瞳孔散大等曼陀罗中毒的表现。

3. 实验室诊断 按 GB/T 5009.36—2003 粮食卫生标准的分析方法中 4.13 鉴别曼陀罗种子或生物碱比色定性或薄层色谱定性阳性。

五、急救与治疗

(一)催吐导泻排出毒物

中毒早期患者未能将毒物全部吐出之前可给催吐剂,但患者处于兴奋状时不宜催吐;用 0.05% 高锰酸钾溶液或 2%~5% 鞣酸溶液洗胃。洗胃后予以硫酸钠 30g 导泻,并服活性炭 1~2g/kg,亦可给 10~30 滴碘酒口服,以沉淀毒素。

(二)解毒治疗

1. 皮下注射 1% 毛果芸香碱 5~10mg/次,15 分钟 1 次,直至瞳孔缩小、症状减轻为止。轻者或症状缓解后,可适当延长注射间隔时间。

2. 肌内注射水杨酸毒扁豆碱 0.5 ~ 1mg/次,或皮下注射新斯的明,0.5 ~ 1mg/次,3 ~ 4 小时 1 次。亦可并用氢化可的松。

(三) 对症治疗

狂躁不安者,可用 10% 水合氯醛 5 ~ 15ml/次做保留灌肠。亦可用地西泮或作用时间较短的巴比妥类药物,如司可巴比妥,每次 0.1g,不宜用长效巴比妥类、吗啡及哌替啶,以免引起呼吸抑制。

有呼吸衰竭时,可注射洛贝林等,并吸氧或进行人工呼吸。

六、预防

曼陀罗是国家管理的毒性中药材,应大力宣传,加强毒麻药品管理,不要随意应用民间土方。教育儿童不能食用曼陀罗浆果、种子。果实成熟后应及时采摘,并加强管理,防止混入粮食中。制作豆制品时,应彻底清除豆类中的曼陀罗种子。1kg 粮食中,曼陀罗种子不得超过 1 粒。

第三节 草乌头中毒

草乌头(*Aconitum kusnezoffii Reichb*),别名草乌、五毒草、黑叶乌、小脚乌等,多年生草本。块根短圆锥形,常为两块连生。块根称乌头,支根称附子。喜生于山地灌木丛或林缘、向阳草地中。民间有用草乌头泡酒治疗跌打损伤和风湿的习惯,由于使用不当造成中毒比较多见。

一、毒理作用

草乌头全株有毒,以根最毒,2 ~ 4g 即可致死。尤以枝叶枯萎后的根有剧毒,种子次之,叶又次之。干燥附子的致死量为 0.5 ~ 1g。含毒成分有乌头碱(*aconitine*,$C_{34}H_{47}NO_{11}$)和次乌头碱等多种生物碱,其中以乌头碱毒性最强。乌头中含总生物碱 0.7% ~ 1.3%。口服乌头碱 0.1mg 可引起中毒,3 ~ 5mg 即可致死。但亦有口服 60mg 致死者。中毒与有无炮制、配伍及个体差异性有关。乌头碱类生物碱微溶于水,易溶于乙醇等有机溶剂,故乌头碱的药酒中常有较高浓度乌头碱。

乌头碱在消化道及皮肤破损处易于吸收,主要从唾液和尿液中排出,其吸收及排出均迅速。乌头碱毒性作用主要损害循环系统及中枢神经系统。在神经系统方面,主要是先兴奋后麻痹感觉神经和中枢神经,有人认为温、痛、触、压觉消失的机制可能是乌头碱直接和间接作用于无髓鞘和较细的神经纤维,从而阻滞冲动的发生和传导。兴奋-麻痹胆碱能神经和呼吸中枢出现一系列胆碱神经毒蕈碱样症状和烟碱样症状,最后则由于呼吸肌麻痹和中枢抑制死亡。严重心律失常是乌头碱中毒死亡的常见原因。由于乌头碱强烈兴奋迷走神经,使节后纤维释放大量乙酰胆碱,从而降低窦房结的自律性和传导性,由于对心肌的直接作用,使心肌各部分兴奋传导和不应期不一致,复极不同步而易形成折返,从而发生严重室性心律失常,甚至心室纤颤而死亡。抑制血管运动中枢使血压下降,严重心律失常则导致心输出量下降,频繁呕吐致血容量减少而休克。

二、中毒原因

多因不了解草乌头的毒性,误食而中毒。服用生品,服用炮制品不当,或服药过量引起中毒。

三、中毒表现

多在误食后 10～30 分钟内发病。先出现唇、舌、咽、食管、胃灼热或灼痛感,相继出现以神经系统为主的中毒表现。

唇、舌、四肢末梢有蚁走感和刺痛,渐向躯干扩延;口、舌、四肢和全身麻木(从指尖开始渐达全身)。口腔或全身烧灼感,头晕、面色苍白,出汗,四肢厥冷,烦躁不安,继而四肢抽搐,强直,嗜睡,谵妄,神志不清。个别病例出现四肢瘫痪。

胸闷、心悸,血压下降和各种类型的心律失常,包括窦性心动过速、窦性停搏、房颤、多源性室性期前收缩、频发室性期前收缩呈二联律、三联律、室性心动过速、室颤、房性传导阻滞、左束支传导阻滞,并可导致休克,甚至死亡。

流涎,吞咽困难,恶心呕吐,甚至口吐白沫,或呕吐咖啡样胃内容物,解黑色稀便;腹痛,腹泻,里急后重,类似痢疾的表现。有报道引起中毒性肝炎继发肝硬化腹水。

呼吸困难,严重者可因呼吸肌痉挛而发生窒息。多因心脏或呼吸中枢麻痹而死亡。

四、诊断

误食史及以神经系统和循环系统为主的中毒表现。

五、急救与治疗

1. 催吐导泻　可用吐根糖浆催吐,用 0.05% 高锰酸钾或 2% 鞣酸溶液洗胃。洗胃后服活性炭,并给盐类泻剂导泻。

2. 阿托品的应用　使用阿托品要遵循早期、足量、反复并维持阿托品化的原则。对心跳缓慢、不规则可给予阿托品 1～2mg 皮下或肌内注射,4～6 小时一次,严重者可用 0.5～1mg 加入葡萄糖溶液中缓慢静脉注射,15～30 分钟一次。阿托品不仅可以消除因迷走神经兴奋而出现的心律失常等症状,也可减轻或消除流涎、呕吐等消化系统症状及兴奋呼吸中枢。如果用阿托品后,仍出现室性心动过速时可给予甲氧明(美速克新命)或利多卡因,血压下降者给予去甲肾上腺素等。

3. 若心力衰竭则给强心甙类制剂。痉挛时可给止痉剂。

4. 呼吸抑制时,给予吸氧及行气管插管或人工呼吸。

5. 及时给予尼可刹米、苯甲酸钠咖啡因等兴奋剂。注意保暖。

六、预防

向群众宣传草乌头的毒性,不能食用。采集时禁止用口尝试。作为中药配方成分时应严格控制用量,采用正确的煎服方法。

第四节　发芽马铃薯中毒

马铃薯(*Solanum tuberosum L.*),别名土豆、山药蛋、洋山芋等。

一、毒理作用

马铃薯的块茎中含有龙葵素（solanine，$C_{45}H_{73}NO_{15}$），经水解后可生成茄啶（solanidine）及鼠李糖、半乳糖、葡萄糖各一分子。马铃薯中龙葵素的一般含量为 0.005% ~ 0.01%，在贮藏过程中逐渐增加。但马铃薯发芽后，其幼芽和芽眼部分的龙葵素含量高达 0.3% ~ 0.5%。人食入龙葵素 0.2 ~ 0.4g 即可引起中毒。龙葵素对兔子的致死量（经口）为 0.45g/kg。

龙葵素对胃肠黏膜有较强的刺激作用，对呼吸中枢有麻痹作用，并能引起脑水肿、充血。此外，对红细胞有溶血作用。

二、中毒原因

当贮藏马铃薯不当，至马铃薯发芽或部分变黑绿色时，其中的龙葵素大量增加，烹调时又未能除去或破坏龙葵素，食后即发生中毒。尤其以春末夏初季节更为常见。

三、中毒表现

潜伏期 1 ~ 12 小时，多数为 2 ~ 4 小时。先有咽喉抓痒感及灼烧感，上腹部烧灼感或疼痛，其后出现胃肠炎症状，剧烈吐、泻可致脱水、电解质紊乱和血压下降。此外可有头晕、头痛、轻度意识障碍、呼吸困难，重症者可因心脏衰竭、呼吸中枢麻痹而致死。

四、急救与治疗

1. 用吐根糖浆催吐。
2. 洗胃可用 4% 鞣酸溶液、浓茶水或 0.02% 高锰酸钾溶液。
3. 症状较轻者，嘱其喝淡盐水或糖水补充丧失的体液；脱水较重者静脉滴入 5% 葡萄糖盐水或 5% 葡萄糖溶液。血压下降者可静脉滴注去甲肾上腺素或肌注间羟胺。
4. 呼吸困难者给予吸氧，注射洛贝林、尼可刹米等。

五、预防

1. 应在低温、无直接阳光照射的地方贮藏马铃薯，防止其生芽。
2. 不吃生芽过多、黑绿色皮的马铃薯。
3. 生芽较少的马铃薯，应彻底挖去芽和芽眼，并将芽眼周围的皮削掉一部分。这种马铃薯不宜炒丝或炒片吃，宜红烧、炖、煮吃。因龙葵素遇醋易分解，故烹调时可加些食醋，以加速龙葵素的破坏。

第五节　毒芹中毒

毒芹（Cicuta virosa L.），又称野芹菜、毒人参、斑芹等，为伞形科毒芹属的多年生粗壮草本，高可达 70 ~ 100cm。毒芹多生于中低海拔的杂木林下、湿地或水沟边，在我国东北、华北北部及西北地区均有分布。

一、毒理作用

全株有毒，根部和种子毒性更大。全草含有毒芹毒素（cicutoxine，$C_{17}H_{22}O_2$）。根中含毒芹毒素最多,鲜根中含 0.2%,干燥根中含 3.5%。毒芹毒素主要麻痹运动神经和中枢神经,人致死量为 120~300mg。

二、中毒原因

毒芹的叶和花很像水芹(*Oenanthedecumbens K. Pol.*,河芹)。采摘水芹时,易将毒芹误为水芹,食后中毒。因毒芹根有甜味,儿童易将毒芹根误为山胡萝卜或防风,误食中毒。

三、中毒表现

食后 0.5 小时左右发病。病人首先感觉口中有苦味,口、咽喉、胃有灼烧感,头晕、头痛、恶心、呕吐、全身疲倦无力,手脚发冷、嗜睡;进一步发展时,病人运动能力低下,行走困难,举步不稳,渐渐四肢麻痹到不能行动,由下肢开始麻痹,渐波及上肢,以下肢麻痹最明显。上眼睑下垂、瞳孔散大、失音、惊厥、昏迷。呼吸肌麻痹,表现为呼吸困难,呼吸起初快速,渐至呼吸慢而不规则,发绀,最后呼吸中枢麻痹而死亡。中毒严重者可在食后 0.5~1 小时内或更短的时间内因呼吸衰竭而死亡。

四、诊断

1. 有误食毒芹(根或茎、叶)史。毒芹根的纵剖面有较密的片状分隔,而水芹则没有,以此进行鉴别。

2. 以运动神经及中枢神经麻痹为主的中毒表现。

五、急救与治疗

1. 立即用 0.5% 鞣酸溶液或 0.02% 高锰酸钾溶液反复彻底洗胃。

2. 洗胃后,再给病人服 4% 鞣酸溶液 200~300ml,或浓茶水,或 15~30 滴碘酒加半杯温开水口服。内服硫酸钠导泻。

3. 因病人多死于呼吸衰竭,故应用呼吸中枢兴奋剂。如洛贝林、尼可刹米、苯甲酸钠咖啡因交替使用。

4. 吸氧、畅通气道,防止窒息。

5. 注意保暖并对症支持治疗。佐以维生素、能量合剂、肌苷等营养心肌;适量输液,既稀释血中毒物浓度,又纠正水电平衡;应用抗生素,预防感染。

六、预防

毒芹和水芹生态环境相似,采摘水芹时,应特别注意,不要误采毒芹。要教育儿童识别毒芹,以免误食中毒。

第六节 毒麦中毒

毒麦(*Lolium temulentum L.*),原产地中海地区,现广泛分布于亚、非、美、澳洲等的 42 个国家和地区。我国的毒麦是新中国成立前由国外传入的,随麦类种子调运而传播,属于外来杂草,先后在黑龙江、吉林、江苏、湖北等 20 多个省、市、自治区发现。

毒麦属于禾本科黑麦属的一年生草本植物,是一种有毒杂草。当麦类种子里混有毒麦或上一年毒麦籽粒脱落地里,田间就会生长毒麦。毒麦繁殖力强,抗逆性强,成熟籽粒极易脱落,一般有 10% ~20% 落于田中。

毒麦幼苗基部呈紫红色,后变为绿色,成株的茎秆坚硬,一般比小麦矮 10 ~20cm,成熟期比麦子略迟。毒麦穗头扁而狭,比麦子长,穗头上有许多小穗,小穗上的籽粒排成两行。籽粒带壳,长椭圆形,坚硬、无光泽,呈灰褐色。一般有长芒,千粒重 13g 或更轻。毒麦和小麦的区别如表 34-6-1。

表 34-6-1　毒麦与小麦的区别

部位	毒　麦	小　麦
茎	1. 茎细矮,高约 80 ~90cm 2. 幼苗茎基部呈紫红色,后变绿色 3. 茎部麦皮光滑 4. 茎直立,坚硬,不易倒	1. 茎较粗,高于 100cm 以上 2. 幼苗茎基部绿色,后变黄白色 3. 茎部麦皮粗糙 4. 茎不大坚硬,易倒
叶	1. 叶片较窄而薄,表面粗糙,背面光滑,叶脉明显 2. 叶色浓绿	1. 叶片较宽而厚,二面区别不大,叶脉不明显 2. 叶色黄绿
穗	1. 小穗与小穗间的着生距离较远 2. 籽粒的外稃的背腹面对向穗轴	1. 小穗与小穗间的着生距离较近 2. 籽粒的外稃的侧面对向穗轴
籽粒	1. 灰褐色,无光泽,瘦细,有长芒 2. 籽粒被内外稃色深,很紧 3. 腹沟宽 4. 籽粒内组织为灰白色 5. 千粒重 13.9g	1. 橙黄色,肥大,芒短 2. 籽粒被内外稃色深,很松 3. 腹沟窄 4. 籽粒内组织为白色 5. 千粒重 30.05g

毒麦还有几种变种,在国内发现有长芒毒麦(*Loliumtemulentumvar. Longiaristatum Parnell.*)和田毒麦(*Loliumtemulentumvar. arvense Bab.* ,短芒毒麦),区别见 34-6-2。据调查,各地毒麦的发生率不尽相同。在植株方面,严重者为 2% ~8.3%,轻的只有 0.23% ~0.77%;在籽粒方面,严重的高达 43.5% ~50%,轻的仅有 0.1% ~1% 左右。

表 34-6-2　毒麦与其变种的区别

种　别	毒　麦	长芒毒麦	田　毒　麦
穗长(cm)	约 19	约 21	约 24
芒长(cm)	7 ~14	5 ~15	约 2.5,易折断,一般认为无芒
小穗籽粒数	2 ~6 粒,以 5 粒为多	9 ~11 粒,以 9 粒为多	7 ~8 粒
带壳籽粒颜色	深绿色	草黄色	草黄色

一、毒理作用

毒麦的籽粒含有水溶性毒麦碱(*temulin* , $C_7H_{12}ON_2$),含量约为 0.06%,它是由真菌

(*Stromatiniatemulenta*)寄生于子实糊粉层产生的,主要麻痹中枢神经系统。特别是未成熟时或雨多年份,籽粒毒性更强。人食用含有4%毒麦的面粉,即可引起急性中毒。食入毒麦粉15g即发生中毒。家畜和家禽吃了混有毒麦的饲料,达到体重0.7%时就可引起严重中毒。食用含有毒麦的小麦面粉制作的馒头、饼、面条、面糊等均能引起中毒。

二、中毒原因

主要是缺乏对毒麦的有关知识,不能识别毒麦。在加工面粉时,误认为毒麦是未成熟的小麦籽粒或其他麦类,而未能把毒麦清除,食后引起中毒。

三、中毒表现

潜伏期一般为0.5～2小时,轻者头晕、眼花、恶心、呕吐、腹疼、腹泻、疲乏无力、发热等,重者昏迷、嗜睡、眼球肿胀、发抖、痉挛,最后可由于中枢神经麻痹而死亡。病程一般为2～3天,严重者7～8天。

四、诊断

按 WS/T 4-1996《毒麦食物中毒诊断标准及处理原则》执行。

1. 当有进食面制食品史,而无其他可疑中毒食品线索,又无常见毒物检出,应当注意本中毒的发生,但应与赤霉病麦中毒鉴别。

2. 以中枢神经麻痹为特点的中毒表现。

3. 取剩余尚未加工的同批小麦,按 GB/T 5009.36-2003 粮食卫生标准的分析方法中4.15进行形态鉴别和定量。1000g 小麦中毒麦不得超1粒。

五、急救与治疗

1. 排除毒物　催吐、洗胃和导泻。
2. 对症治疗　昏迷者应给予吸氧、兴奋剂。脱水则应补液及维生素 C。

六、预防

(一) 建立无毒麦留种田

凡杂有毒麦的小麦种子,一律不得作种用;在生育期抽穗后至成熟期前,发现留种田有毒麦植株时应及时、彻底拔除。对已收打完的小麦在入仓前,要进行检查,除净毒麦。

(二) 混有毒麦的小麦在加工面粉前,一定要清除干净

对于清除的毒麦,应集中烧毁,不能食用,亦不得作为饲料。粮食加工部门选出的毒麦数量较大时,可在严格管理下,考虑作为工业淀粉或工业酒精用。

(三) 轮作,早秋翻地

因毒麦种子落粒性强,施行轮作和早秋翻地可减少毒麦的发生。据调查,凡轮作地块发生毒麦极少,在10公顷地块只有0.23%～1.90%,而重茬地块可达7.8%。而早秋翻地可使露生的毒幼苗经过冬而死亡。

第七节　蜂　蜜　中　毒

蜂蜜中毒是指人们食用有毒蜂蜜后表现的一系列中毒症状。蜂蜜本无毒,有毒蜂蜜是

因为工蜂采集了有毒植物的花蜜酿成的蜜有毒,这种蜂蜜称之为"毒蜜"或"醉蜜"。国内报道的有毒蜜源植物有昆明山海棠(*Tripterygiumhypoglaucum*,紫金藤、紫金皮)、雷公藤(*Tripterygiumwilfordii*,水莽草、黄藤、菜虫药)、博落回(*Macleayacordata*,号筒草)、闹羊花(*Rhododendronmolle*,羊踯躅、黄杜鹃)等,其花蜜、花粉均有毒。

一、毒理作用

昆明山海棠系卫矛科雷公藤属植物,其有毒成分为二萜、三萜化合物、生物碱、甙类等。刺激胃肠道,可损害多种脏器。

雷公藤系卫矛科植物,其有毒成分为二萜、三萜化合物、生物碱等。对胃肠道有刺激作用,吸收后损害中枢神经系统,心、肝脏坏死,出血等。

博落回系罂粟科植物,其有毒成分为白屈菜红碱、原阿片碱、血根碱等多种生物碱。主要损害心、血管、神经系统。闹羊花系杜鹃花科植物,有毒成分为梫木毒素(八厘麻毒素)、杜鹃花毒素(羊踯躅毒素),对呼吸、心脏有抑制作用,对中枢神经系统先兴奋后麻痹。

二、中毒原因

误食毒蜜,特别是野蜂酿的蜜更易引起中毒。

三、中毒表现

毒蜜中含有的有毒植物花粉,花蜜不同,其毒性不同,中毒表现亦不同。

(一) 昆明山海棠蜜中毒

潜伏期 2 小时~5 天,一般 12 小时。可引起多种脏器受损。消化系统有口干、食欲减退、恶心、呕吐、腹痛、腹泻、脓血便或柏油样便等症状,重症者有肝大,泌尿系统有多尿、蛋白尿、血尿及管型尿,腰痛、颜面浮肿;神经系统有头晕、头痛、乏力、口舌及四肢麻木、膝反射减弱或消失;循环系统有血压下降和典型心肌炎表现;呼吸系统有发绀、呼吸困难、肺水肿等,可死于呼吸衰竭。

(二) 雷公藤蜜中毒

潜伏期 5 小时~5 天,一般 1~3 天。同样为多种脏器受损。发热,剧烈腹痛、呕吐、腹泻、肝大、口干、心悸,血压下降,头晕、无力,尿少、血尿、腰痛等。心电图异常。可死于急性肾衰竭、心血管损害。

(三) 博落回蜜中毒

潜伏期 10 分钟~5.5 天,一般 6~11 小时。有头晕、头痛、瞳孔缩小,口干,恶心、呕吐及血性胃内容物、腹泻及血水样便,严重者呼吸困难,少尿或尿闭,全身浮肿并有出血点或大面积出血斑。轻者病程 2~3 天,重者 20~30 天。

四、诊断

1. 有进食蜂蜜史。
2. 有不同植物毒蜜的相应的中毒表现。
3. 必要时对毒蜜中的花粉进行鉴定或用薄层色谱法检验毒蜜中的有毒成分。

五、急救与治疗

1. 催吐、洗胃和导泻。

2. 对症治疗和支持治疗。

3. 博落回蜜中毒时,可试用纳洛酮肌注或静注。

六、预防

不食用野蜂蜜,有麻、辛辣、涩等异味的蜂蜜亦不得食用。食用蜂蜜的原料要求、感官要求、理化指标及微生物指标等均应符合 GB 14963-2011 蜂蜜卫生标准规定。

第八节　鲜黄花菜中毒

黄花菜又称金花菜,系含生物碱类植物。我国居民喜食凉拌菜,如果鲜黄花菜未经过特殊处理,直接大量食入则容易发生中毒。

一、毒理作用

鲜黄花菜中有毒成分为秋水仙碱(*Colchicine*)。秋水仙碱在体内可被氧化为二秋水仙碱,后者有剧毒,对消化系统、泌尿系统均有强烈刺激作用,对神经系统则有抑制作用。成年人一次食入 0.1 ~ 0.2mg 的秋水仙碱就会引起中毒,而 50 ~ 100g 鲜黄花菜中就能达到这个含量。

二、中毒原因

食用烹调不当的鲜黄花菜,未经水焯、浸泡,且急火快炒,食后中毒。

三、中毒表现

潜伏期短者 12 ~ 30 分钟,长者 4 ~ 8 小时。头痛、头晕、恶心、呕吐、腹痛、腹胀、腹泻为水样便,1 ~ 15 次不等。个别重者有发冷、发热、口渴、四肢麻木等。

四、诊断

1. 有进食鲜黄花菜史,发病突然,主要表现消化系统症状。

2. 有条件时,检验剩余的食物及鲜黄花菜中的秋水仙碱。

五、急救与治疗

1. 催吐、洗胃、口服活性炭。

2. 对症治疗和支持治疗　快速补液,补液总量根据脱水程度及病情酌情给予。给予东莨菪碱解痉止痛和缓解症状。心动过速病患可给予肌苷静脉滴注。

六、预防

食用鲜黄花菜一定要用开水焯烫,浸泡后再烹调。

第九节　含氰甙类植物中毒

含氰甙类植物中毒有:木薯中毒及苦杏仁、桃仁、李子仁、枇杷仁、樱桃仁、杨梅仁、亚麻仁中毒。木薯、亚麻仁中含有的氰甙为亚麻苦甙(linamarin)，苦杏仁、桃仁、李子仁、枇杷仁、樱桃仁中含有的氰甙为苦杏仁甙(amygdalin，$C_{20}H_{27}NO_{11}$)。它们的毒理作用、中毒表现及急救与治疗均相似。

一、毒理作用

常见果仁中苦杏仁甙的含量如表34-9-1。

表34-9-1　常见果仁中苦杏仁甙的含量

果仁种类	苦杏仁甙含量(%)	果仁种类	苦杏仁甙含量(%)
甜杏仁	0.11	苦杏仁	3.0
枇杷仁	0.4~0.7	苦桃仁	3.0

苦杏仁中含有的苦杏仁甙在苦杏仁酶的作用下水解产生苯甲醛(21.5%)、葡萄糖(33.0%)、氢氰酸(5.6%)，化学反应式如下：

$$C_{20}H_{27}NO_{11}+2H_2O \longrightarrow 2C_6H_{12}O_6+HCN+C_6H_5CHO$$

食入苦杏仁后，其所含的苦杏仁甙在口、食管、胃和肠中遇水，经苦杏仁酶作用产生氢氰酸。胃肠吸收氢氰酸后，氰离子与细胞色素氧化酶的铁结合，阻止细胞色素氧化酶递送氧的作用，细胞的正常呼吸不能进行，因而组织缺氧，体内的二氧化碳和乳酸量增高，机体陷入内窒状态。同时，氢氰酸还能作用于呼吸中枢及血管运动中枢，使之麻痹，最后导致死亡。苦杏仁甙致死量约为1g。儿童进食6粒，成人进食10粒苦杏仁就能引起中毒。儿童进食10~20粒，成人进食40~60粒就可致死，也有报道儿童进食苦杏仁5~6粒而死亡者。苦杏仁致死量为0.6g/kg，枇杷仁致死量为2.5~4g/kg。

木薯中含有亚麻苦甙，水解后释放出氢氰酸。亚麻苦甙毒理作用同苦杏仁甙。但是，木薯中毒病情发展较缓慢，这是因为亚麻苦甙不能在酸性的胃中水解，而要在小肠中进行水解有关。木薯根干品100g含氢氰酸245mg，木薯致死量为50~500g。氢氰酸在体内吸收后，部分以原形式经肺呼出；大部分则经硫氰酸酶等作用，与硫结合形成毒性较低的硫氰酸盐，随尿排出。

二、中毒原因

苦杏仁中毒多发生于杏熟时期，多见于儿童因不了解苦杏仁毒性，生吃苦杏仁，或不经医生处方自用苦杏仁煎汤治小儿咳嗽而引起中毒。

木薯中毒原因是群众不了解木薯的毒性，生食或食入未煮熟透的木薯或喝洗木薯的水、煮木薯的汤而引起中毒。

三、中毒表现

苦杏仁中毒的潜伏期短者0.5小时，长者12小时，一般多为1~2小时。木薯中毒的潜伏期稍长些，短者2小时，长者12小时，一般多为6~9小时。

苦杏仁中毒时，先有口中苦涩、流涎、头晕、恶心、呕吐、心悸、脉快以及四肢无力等症状。重者感到胸闷，并有不同程度的呼吸困难，呼吸时可闻到苦杏仁味。严重者意识不清，呼吸微弱、昏迷,四肢冰冷,常发生尖叫。继之意识丧失、眼球呆视、瞳孔散大、对光反射消失、牙关紧闭、全身阵发性痉挛。最后因呼吸麻痹或心跳停止而死亡。呼吸停止常在心跳停止之前。

此外,苦杏仁中毒也有引起多发性神经炎者。除头晕、吐泻、四肢无力外,主要为肢端麻木,触觉、痛觉迟钝,下肢肌肉呈弛缓或轻度萎缩,腱反射减弱及视物模糊等。

木薯中毒表现与苦杏仁中毒相仿。

四、诊断

按 WS/T 5-1996《含氰甙类食物中毒诊断标准及处理原则》执行。

1. 有食用苦杏仁等果仁或木薯史。

2. 呼出气体或呕吐物有苦杏仁味,以及迅速发生的呼吸困难、心悸、痉挛、昏迷等中毒表现。

3. 取剩余食物按 GB 5009.36-2016《食品安全国家标准　食品中氰化物的测定》进行氰化物的检验。

4. 尿内硫氰酸盐可升高。

五、急救与治疗

(一) 急救

食入不久,尚无出现明显中毒者,可用5%硫代硫酸钠、0.05%高锰酸钾洗胃。洗胃的同时,立即肌注10%的4-二甲氨基酚(4-DMAP)2ml 或一次口服硫代硫酸钠4~10g。

(二) 解毒治疗

1. 给中毒病人立即吸入亚硝酸异戊酯0.2ml,每隔2~3分钟吸入一次,每次持续20~23秒。可用数次,直至开始使用亚硝酸钠为止,然后用3%亚硝酸钠液10~30ml[6~10mg/(kg·次)],静脉缓慢注射,1分钟注入2.5~5ml,继后静脉注射新配制的50%硫代硫酸钠25~50ml[0.25~0.5g/(kg·次)]于5~10分钟内注完。两药用完后,如中毒症状仍未减轻,可在30~60分钟后,再按上述半量重复给药一次。此三种药联合用效果最好,单独使用其中一种效果差。吸入亚硝酸异戊酯的作用是将血红蛋白氧化为高铁血红蛋白,再与氰离子结合成为氰化高铁血红蛋白,起到解毒作用。但其结合不牢固,不久又可分解,放出氰离子,而在体内只生成较小量的高铁血红蛋白,故此药作用有限,仅作为使用亚硝酸钠之前的应急措施。用此药时应当注意血压,如果收缩压降至11kPa时,应停止吸入。必要时可注射肾上腺素0.1mg。

亚硝酸钠和硫代硫酸钠的作用是:亚硝酸钠使正常血红蛋白氧化成高铁血红蛋白,具有与细胞色素氧化酶竞争结合氰离子的作用,而能使氰离子与细胞色素氧化酶分解而固定为氰化高铁血红蛋白;硫代硫酸钠能与从氰化高铁血红蛋白游离出来的氰离子结合为无毒硫氰酸化合物,由尿排出体外。并用亚硝酸钠和硫代硫酸钠时,二者可产生协同作用,而非简单的相加作用。

在注射亚硝酸钠时,可出现头痛、呕吐、晕厥、神志不清和血压下降等副作用。因此应随时注意病人的血压变化,若有明显下降,应暂停注射或减慢注射速度,加用阿拉明静滴,必要时可用去甲肾上腺素。硫代硫酸钠也可致血压下降,亦应当注意。

2. 立即肌注10% 4-二甲氨基酚(4-DMAP、4-二甲基氨基苯酚)2ml,然后静注25%硫代硫酸钠20ml,以2.5~5ml/min的速率静注。1h后根据病情可重复半量。

3. 如无上述药品,亦可单独使用25%~50%硫代硫酸钠25~50ml或0.2g/kg,以2.5~5ml/min的速率静注,必要时重复给药或半量重复给药一次。

其他解毒药物如羟钴胺、依地酸二钴等。

(三) 对症及支持治疗

1. 吸氧,当呼吸极度困难或完全停止时,必须不断地进行人工呼吸,直至呼吸恢复为止,肌内注射或缓慢静脉注射洛贝林,每次3~5mg。

2. 静脉注射50%葡萄糖液,可加胰岛素8~12U。

3. 静脉滴注氢化可的松。

4. 应用脱水剂。

5. 重症病人可用细胞色素C 15~30mg、三磷腺苷20~40mg、辅酶A 50U,加于10%或25%葡萄糖溶液250ml中静脉滴注。

六、预防

1. 向群众特别是儿童宣传苦杏仁中毒的知识,不吃苦杏仁、李子仁和桃仁等。

2. 用杏仁做咸菜时,应反复用水浸泡,充分加热,使其失去毒性。

3. 千万不能生吃木薯;如吃熟木薯,必须去皮,再洗涤薯肉,于敞锅中煮熟,再将熟木薯用水浸泡16小时,煮薯的汤及浸泡木薯的水应弃去;不能空腹吃木薯,一次也不宜吃得太多,儿童、老人、孕妇及体弱人均不宜吃。

第十节　大麻油中毒

大麻(*Cannabis sativa L.*),又名线麻、小麻、火麻、胡麻等,一年生草本。大麻子可榨油,油呈棕褐色多带有淡绿色,农村一般称小麻子油、线麻子油或火麻油等。

一、毒理作用

大麻的毒性成分主要是一种棕色树脂,称为大麻树脂,含量约为15%~20%,可溶于乙醚、石油醚、乙醇、氯仿等有机溶剂中,其主要成分有:四氢大麻酚(*tetrahydrocannabinol*,THC),大麻二酚(*cannabidiol*),大麻酚(*cannabinol*)。大麻酚为主要有毒成分。此外尚含有胆碱、葫芦巴碱、0.5%挥发油等。THC和大麻二酚具有镇静、麻醉、引起精神愉快等作用,THC的作用比大麻二酚作用更强。THC还有降低血压和体温的作用,大鼠经口LD_{50}为666mg/kg,小鼠经口LD_{50}为482mg/kg。大麻酚具有较强的毒性,主要损害神经系统,表现为先兴奋而后麻痹。大麻酚在室温下浓稠,加温后呈流动状,透明,淡黄色。易溶于氯仿、醋酸、石油醚中。溶于醋酸时呈绿荧光和红色溶液。大麻子和叶子含大麻酚较多。

二、中毒原因

在农村中,群众喜欢用大麻油做食用油,少量食用无明显的中毒表现,仅仅是头晕,食用过多则有明显的中毒表现。炒食大麻子或用大麻子做豆腐,食后均可引起中毒。用盛装过大麻油的油桶盛装食用油,致使食用油中混有大麻油,食后引起中毒。亦有采食大麻幼苗而引起中毒者。

三、中毒表现

食后 1~4 小时内发病,较长者 8~12 小时发病。轻者有头晕、口渴、咽干、口麻。稍重者先产生兴奋,多言、哭笑无常、幻觉,而后恶心、呕吐,逐渐嗜睡,头重脚轻、走路不稳、四肢麻木、心悸、视物不清、复视、瞳孔略大等症状。

重者昏睡、意识模糊,瞳孔高度散大,甚至精神失常、定向力丧失。肝脾不大,体温一般正常。

病程短,中毒表现一般都在 48~72 小时内先后消失,重者不超过 5 天,无死亡。

四、诊断

按 WS/T 84-1996《大麻油食物中毒诊断标准及处理原则》执行。

1. 有进食大麻油或大麻子或其制品史。

2. 以神经系统先兴奋后麻痹的特有中毒表现。

3. 实验室诊断　按 GB/T 5009.37-2003 食用植物油卫生标准的分析方法中 4.10.3 进行检验为阳性。

五、急救与治疗

1. 排除毒物　用 0.05% 高锰酸钾溶液或温盐水洗胃。并给活性炭口服,1~2g/kg。口服硫酸钠 30g 导泻。

2. 过度兴奋者可肌注地西泮 10mg,或用水合氯醛灌肠,0.5g/次,宜用小剂量。

3. 昏睡可给兴奋剂。

4. 补液用 10% 葡萄糖液或 5% 葡萄糖盐水,静脉滴注。

六、预防

1. 向群众广泛宣传大麻子的毒性,不要食用大麻子、大麻子豆腐和大麻油及大麻叶。

2. 盛装大麻油的油桶要有明显的标记,严禁用大麻油桶盛装食用油。

3. 兼制大麻油的食用植物油加工厂,要单独加工、分别保管大麻油与食用植物油。

第十一节　棉籽油中毒

棉籽可以榨油。食用冷榨毛棉籽油可以引起中毒。河北、陕西、安徽、湖北、江西、新疆等地都曾有过报道,有的地方称为"烧热病""怕热病"。此外,食用未经处理的棉籽饼亦可引起中毒。

一、毒理作用

棉籽油含亚油酸、油酸和棕榈酸甘油酯和棉籽色素腺体,后者含多种色素,以棉酚为主,即棉籽油的主要有毒成分。棉酚在冷榨棉籽油或棉籽或棉籽饼中多呈游离状态存在,故称为游离棉酚。棉籽中含 0.15%~2.8% 游离棉酚,冷榨棉籽油时,大部分棉酚移到油中,可高达 1%~1.3%。游离棉酚对大白鼠经口 LD_{50} 为 2510mg/kg。棉籽油中含 0.02% 游离棉酚对动物健康无影响,0.05% 时对动物有危害,高于 0.15% 时可引起动物严重中毒。

游离棉酚是一种原浆毒,可损害心、肝、肾实质脏器及神经、血管,对生殖系统有明显损害。一次大量食用毛棉籽油能引起急性中毒,长期少量食用可引起亚急性或慢性中毒。

二、中毒原因

食用冷榨油或毛棉籽油,其中游离棉酚含量过高。

三、中毒表现

急性中毒潜伏期,短者1~4小时,一般2~3天,长者6~7天。

初有头晕、头痛、疲乏、恶心、呕吐,继有腹痛、腹泻或便秘、胃部烧灼感,重者有血便、四肢发麻、行走困难、嗜睡、昏迷、抽搐等。体温一般在38℃以下,而皮肤温度显著增高,无汗或少汗,以及难以忍受的皮肤烧灼感,肢体软瘫、低血钾等,甚至死亡。部分患者可出现心率加快、血压下降、心力衰竭、黄疸、肝大及肾功能异常等。此外,女性有月经不调或闭经,子宫萎缩;男性发生睾丸萎缩,精液中无精子或大量减少,可导致不育症。

四、诊断

1. 有食用冷榨棉籽油或毛棉籽油烹调的食品史。

2. 中毒表现为皮肤灼热、无汗或少汗,体温升高等特殊表现。同时伴有胃肠道、神经系统或生殖系统损害。

3. 检验棉籽油或其烹调的食品中游离棉酚的含量。按 GB 5009.148-2014 食品安全国家标准 植物性食品中游离棉酚的测定。

五、急救与治疗

1. 催吐、洗胃、导泻。
2. 对症治疗,保肝、护肾、补钾。
3. 支持治疗。

六、预防

禁止食用冷榨棉籽油或毛棉籽油。食用的棉籽油必须符合 GB2716—2005 食用植物油卫生标准规定,游离棉酚不超过 0.02%。

第十二节 桐 油 中 毒

桐油系油桐(*Aleurites fordii*,又名光桐、子桐、三年桐、五年桐等)树种子榨取的工业用油,其色、味与一般食用植物油近似,故易误食中毒。此外,误食油桐种子亦可引起中毒。长江以南各省均有栽培。

一、毒理作用

油桐的种子毒性最强,树叶和树皮次之,新鲜的毒性较剧。种子和桐油中含毒成分是桐子酸(*eleostearic acid*)及异桐子酸(*eleomargaric acid*)。桐子酸对胃肠道有强烈的刺激作用,经吸收后由肾脏排出,可损害肾脏。此外,亦可损害肝脏、心脏、神经系统、毛细血管等。

二、中毒原因

20 世纪 90 年代,桐油作为油漆门窗、家具的涂料,在市场上常见出售,因此桐油中毒在当时有报道,由于桐油的色、味与一般食用油如花生油、菜籽油、茶油等相似,故易误食而发生中毒。近年来随着各类油漆及新型建筑材料的普及,桐油作为油漆用品已退出市场,在农村、特别是城市极少见到桐油出售,桐油中毒已较为少见。偶见报道主要是因为装过桐油的桶没有清洗干净,残有桐油,再装食用油,食后引起中毒,或因桐油与食用油混存一处,误将桐油当食用油食用而引起中毒,或因误食桐子中毒。

三、中毒表现

(一) 急性中毒

潜伏期为 0.5～4 小时,一般 2 小时。轻者仅表现为胸闷、头晕;中等程度中毒者因桐子酸刺激胃肠道,引起恶心、呕吐、腹泻、腹痛;严重者则因有毒成分吸收入血后,刺激肾脏,引起肾脏损害,尿中可出现蛋白、管型及红细胞;出汗,血便,全身酸痛无力,呼吸困难,抽搐,可因心脏停搏而死亡。肝脏损害有肝区痛、肝大、肝功能异常。原有肝脏病者,可加重临床症状及肝功能损害。如处理及时,多能迅速恢复,很少有死亡者。

全身酸痛无力,呼吸困难,抽搐,可因心脏停搏而死亡。肝脏损害有肝区痛、肝大、肝功能异常。原有肝脏病者,可加重临床症状及肝功能损害。如处理及时,多能迅速恢复,很少有死亡者。

(二) 亚急性中毒

少量、长期误食桐油,可引起亚急性中毒。在食用此油期间出现恶心、食欲不佳、上腹不适(或轻度腹痛)、胃部烧灼感、腹泻。腹泻持续时间较长,为 2～8 次/天,少数病人有呕吐。

胃肠症状持续 4～31 天(平均 15 天)后,出现全身症状。主要表现为下肢水肿,并逐渐上升,肢体酸痛,下肢发软,四肢发麻,显著疲乏,气短。

体征有不同程度的体温升高(多在 40℃以下)、皮肤潮红、灼热,可呈现紫红色网状斑纹(毛细血管及小动脉扩张充血),下肢指凹性水肿,严重者全身水肿,下肢触觉及痛觉减退或消失。膝腱反射正常、亢进或减弱。少数病人肺有啰音、肝大、心脏扩大、心尖区有收缩期吹风样杂音(不超过Ⅲ级)。个别出现奔马律,可死于心力衰竭。尿常规多属正常,无急性中毒的肾脏损害表现。

总之,亚急性中毒与急性中毒的表现有所不同:亚急性中毒胃肠症状轻;全身症状明显,发热、气短、手足发麻多于急性中毒,且有下肢水肿、感觉减退、皮肤潮红灼热、心脏扩大等,这些症状比急性中毒多见;亚急性中毒无肾脏损害的表现;预后严重,如不及时发现和治疗,可致死亡。

四、诊断

按 WS/T 6-1996《桐油食物中毒诊断标准及处理原则》执行。

1. 有误食桐油或其制作的食品史;或有误食混有桐油的食用油或其制品史。

2. 胃肠道刺激症状及肾、肝脏损害症状。

3. 桐油的定性检验。

五、急救与治疗

（一）急性中毒

1. 催吐　以温水洗胃,洗胃后投以黏膜保护剂如米汤、面糊、蛋清等,或服用硫酸钠泻下。饮大量糖水或淡盐水或输液,以纠正脱水、酸中毒及电解质紊乱。

2. 对症治疗如抽搐可用镇静剂,循环衰竭可用强性兴奋剂、保肝、护肾。

（二）亚急性中毒

静滴 10% 葡萄糖溶液,促进毒物的排出;补充维生素 B_1、B_2、B_6、B_{12}、C、烟酸等;水肿可用利尿剂;有心力衰竭者可用去乙酰花甙丙等。

六、预防

1. 贮油容器要专用,并要有明显的标志,以免混用,严禁用装桐油的容器盛装食用油。来源不清的油及油桶,不要轻易做食用油和盛装食用油。

2. 单独保管桐油,不要与食用油同库保管,以免误食中毒。

第十三节　菜豆中毒

菜豆(*Phaseolus vulgaris L.*),因地区不同又称豆角、芸豆、梅豆角、芸扁豆等,是人们普遍食用的蔬菜。但因烹调不当食用菜豆中毒者,最近在一些地方常有发生。

一、毒理作用

菜豆中的含毒成分尚未十分清楚。昔日认为可能皂甙有关。但近年来认为,菜豆中的有毒成分可能是红细胞凝集素(*hemagglutinins*),具有凝血作用。

中毒与年龄、性别无明显关系,中毒的程度与食入量的多少是一致的。

二、中毒原因

主要是因为烹调时未熟透,食后引起中毒。如水焯后作凉拌菜、冷面码、炒食,未能彻底加热破坏其含毒成分。炖食者少有中毒发生。

三、中毒表现

潜伏期短者为 1 小时,一般多为 2～4 小时,长者可达 15 小时。

中毒症状有恶心、呕吐、腹痛、腹泻、头晕、头痛,少数病人有胸闷、心慌、出冷汗、手脚发冷、四肢麻木、畏寒等。体温一般正常。

病程短,恢复快,大多数病人在 24 小时内恢复健康,快者可在 2～3 小时即恢复。预后良好,尚无死亡病例。

四、诊断

1. 有进食未烧熟透的菜豆史。

2. 以胃肠炎为主的中毒表现。

3. 有条件时可检验菜豆中的红细胞凝集反应。

五、急救与治疗

1. 通常无须治疗,吐、泻之后,迅速自愈。

2. 吐、泻严重者,可静脉滴注葡萄糖盐水和维生素 C,以纠正水和电解质紊乱,并促进毒物的排泄。有凝血现象时,可给予低分子右旋糖酐、肝素等。

六、预防

豆角宜炖食,使之充分熟透,以便破坏其中的毒素。不宜水焯后做凉菜或面码,炒食不要过于贪图脆嫩,应充分加热,使之彻底熟透。

第十四节　苍　耳　中　毒

苍耳(*Xanthiumstrumarium L.*),俗称老苍子、苍子、卷耳、地葵、猪耳、胡苍子等,一年生草本。我国南北各地广泛分布。多生于荒地、田间、路边及旷野。

一、毒理作用

苍耳的茎、叶、芽及果实均有毒,其中以种子和幼芽毒性最强。鲜叶比干叶毒性大,嫩叶比老叶毒性大。食入 50g 苍耳幼芽可引起中毒,儿童误食 5~6 粒苍耳子亦引起中毒。苍耳子及幼芽的有毒成分可能为毒蛋白或苍耳甙(*xanthostrumarin*),苍耳子中苍耳甙的含量约 1.2%。苍耳中的毒性物质可损害肝、肾、脑、心等实质脏器,使中毒者出现肝脏出血、脂肪变性、肾曲管凝固性坏死,脑出血、水肿,并能使毛细血管渗透性增高,引起全身广泛性出血。

二、中毒原因

苍耳幼芽很像黄豆芽,不易区分,易误采食而中毒。也有病例是因为食入苍耳子酱、粉或苍耳油、榨油后剩下的苍耳子饼,都能引起中毒。苍耳子是一味中药,主要用于风寒头痛、鼻渊流涕、风疹瘙痒、湿痹拘挛的治疗,为历代治疗鼻渊及头痛的要药,发生苍耳子中毒,往往是因为炮制不当造成,如受热不均造成未炒透、炒制时间不足。苍耳子有毒,一般炮制后方可药用。多数学者认为苍耳子的毒性与其所含毒性蛋白有关;其毒蛋白经水浸泡或加热处理,可降低毒性,如炒焦、炒炭后能破坏其毒性。

三、中毒表现

大多数食苍耳幼芽中毒患者的潜伏期为 2~3 天,短者 4~5 小时,长者 4~5 天。苍耳幼芽中毒患者的中毒表现多种多样,归纳起来可分以下几个方面:

(一)神经系统方面

头晕、头痛、全身无力、精神萎靡不振、嗜睡、烦躁不安、惊厥、牙关紧闭、昏迷、休克、甚至死亡。可有肌紧张力增强、腱反射亢进、踝阵挛;昏迷时可表现为肌弛缓、腱反射减低、出现病理反射。颅内压亦可增加,脑脊髓液检查时有蛋白增加,且可有数量不等的红、白细胞。个别病例出现呼吸中枢麻痹。

自主神经系统出现功能紊乱现象,如多汗、流涎、瞳孔缩小或散大、两颊潮红等。

（二）消化系统方面

恶心、呕吐、口渴，多数病人有便秘，极少数病人出现腹泻。因胃肠道出血可有呕血、便血，或齿龈出血，个别病例可有较大量的胃肠道出血。大多数病人均有不同程度的肝脏损害，部分病人出现黄疸、肝大及触痛、腹水，严重者可发生肝昏迷。个别病人出现肠麻痹，易产生鼓肠。

（三）泌尿系统方面

少尿、无尿、血尿，可出现肾脏功能不全（尿毒症）及酸中毒的症状，肾脏损害明显者可伴有血压增高，尿检查时可发现蛋白、红细胞及管型。死前出现尿失禁。

（四）循环系统方面

引起中毒性心肌损害，临床主要表现为胸闷心悸、心慌气短、头晕乏力、四肢麻木、口唇发麻、痛觉迟钝，心律不齐、心率减慢、高血钾，心电图提示房室传导阻滞，室性期前收缩。由于苍耳毒蛋白中毒后的全身毛细血管扩张，通透性增高，引起广泛性出血，可出现面色苍白，口唇发绀，出现全身散在出血点，严重中毒引起口鼻大出血，致使循环衰竭。

（五）呼吸系统方面

呼吸困难、发绀、肺水肿，可因呼吸麻痹而死亡。

（六）血液系统方面

多数病人血液中白细胞增多，多在 $10 \sim 20 \times 10^9/L$，少数病例在 $20 \times 10^9/L$ 以上。

（七）体温

绝大多数病人均有低热或中等程度发热，一般多在39℃以下，个别可出现高热。少数病例发病急剧，短期内（其发病后4～5小时）产生惊厥、昏迷而死亡。

苍耳子中毒表现基本与苍耳幼芽相同。

四、诊断

1. 有进食苍耳子或幼芽史。

2. 有苍耳中毒表现的特征　潜伏期比较长，一般2～3天。开始出现胃肠症状，然后出现神经症状。较重者出现黄疸、肝大、尿闭、抽搐、昏迷、胃肠道出血和皮肤出现散在出血点，最后可因昏迷或呼吸中枢麻痹而死亡。

3. 血液生化检验　某些病人有血糖、血钾、二氧化碳结合力降低。严重者血糖可低至 $0.8 \sim 1.4 \text{mmol/L}$。

五、急救与治疗

（一）早期催吐、洗胃、导泻

苍耳中毒病人胃排空时间可延长，如在中毒后12小时死亡的病例，剖检时胃内仍有苍耳幼芽，故食后时间较长者亦需考虑洗胃。在尸检中还发现，进食苍耳幼芽数天后，其肠内仍有苍耳幼芽的残渣存在，故导泻亦十分重要。因此，未泻或便秘者均给予硫酸钠20～30g导泻及大量2%盐水做高位灌肠。

（二）解毒治疗

据报道，小野鸡尾草（金花草）有解毒作用，可试用。轻患者可给予400片，捣碎成粉状，加水搅拌口服，可隔3～4小时再服一次，量可酌减。重患者可给予600片，隔0.5～1小时，同量再服一次。危重患者可给800片，反复进行鼻饲，直到神志清醒。

（三）对症治疗和支持治疗

保肝,护肾,防止脑水肿、出血,积极治疗呼吸及心脏衰竭,预防感染等。

六、预防

1. 大力开展宣传工作,向广大群众宣传苍耳幼芽和苍耳子、苍耳油的毒性知识,绝对不能食用。特别是因苍耳幼芽与黄豆芽极其相似,应防止误采中毒。

2. 收购和加工部门要妥善保管苍耳子及苍耳油,对装苍耳油的容器要有明显的标记,严禁盛装食用油的容器混用。

3. 苍耳子为秋季采收,晒干,炒制去刺后应用。其加热过程可以降低毒性。发生苍耳子中毒,往往是因为炮制不当造成,如受热不均造成未炒透、炒制时间不足。

第十五节　蓖麻子中毒

蓖麻（*Ricinus communis L.*）,俗称大麻子、草麻、红麻,是一种十分常见的农作物,在全球范围内被广泛种植。我国各地均有栽培,我国蓖麻子年产量 22 万吨,居世界第二位。蓖麻子在工业及医学上用途广泛,精炼的蓖麻油是航天工业所需的润滑油,叶子可饲养蓖麻蚕,也可做农药。

一、毒理作用

蓖麻子中毒,主要是由蓖麻毒素（*Ricin*）所致。蓖麻子中含有 2.8% ~ 3% 的蓖麻毒素。蓖麻毒素是一种极具毒性的天然蛋白质,其毒性是有机磷神经毒剂的 385 倍,是氰化物的 6000 倍,眼镜蛇神经毒的 2 ~ 3 倍。70 ~ 100μg 就足以致命。即使未经提炼,8 粒蓖麻子就可以杀死一个成年人,4 ~ 6 粒即可使儿童致命。一般人食入 30mg 蓖麻毒素或 0.16g 蓖麻碱便可致死。蓖麻毒素经煮沸 2 小时以上或加压蒸气处理 0.5 小时后即无毒。蓖麻毒素难溶于水和有机溶剂,亦不溶于蓖麻油中,故一般药用蓖麻油无毒性,但工业用蓖麻油毒性较强。

蓖麻毒素对所有哺乳动物的有核细胞都有毒害作用。天然条件下,植物蓖麻毒素通常和蓖麻凝集素形成一种混合物,蓖麻凝集素有较强的凝集作用、较弱的细胞毒性作用。蓖麻毒素由 A 和 B 两条多肽链组成异二聚体。其中 A 链为效应链分子,具有糖苷酶活性,有使核糖体失活的能力;B 链为结合链,含有两个半乳糖结合位点,两条多肽链靠二硫键连接。单独的 A 链和 B 链均没有毒性,只有通过二硫键连接的蓖麻毒素才呈现很强的细胞毒性作用。

蓖麻子中至少含有三种蓖麻毒素,即酸性蓖麻毒素、蓖麻毒素 D、碱性蓖麻毒素。由于蓖麻毒素的种类不同,其对脏器的特异性也不同。蓖麻毒素的毒性作用机制主要包括:

（一）抑制蛋白质合成

蓖麻毒素分子依靠 B 链上半乳糖结合位点与细胞膜上的含半乳糖基德糖蛋白和糖脂结合,促进毒素分子进入细胞,形成细胞内囊,随后进入细胞质,在高尔基体或溶酶体内裂解,游离出 A 链,A 链分子催化失活核糖体的含硫亚基,从而抑制蛋白质合成,导致细胞死亡。

（二）诱导细胞因子的损伤作用

淋巴样细胞,如巨噬细胞和肝库普弗细胞,其表面含有甘露糖受体,可与蓖麻毒素分子中的末端甘露糖残基特异结合而优先摄取,从而被蓖麻毒素刺激诱导产生和分泌 TNF-α 等细胞因子。蓖麻毒素诱导细胞因子的分泌有剂量和时间依赖性。

（三）脂质过氧化损伤作用

蓖麻毒素与巨噬细胞的相互作用，不仅诱导细胞免疫，而且促进自由基和活性氧的产生，引起脂质过氧化作用。谷胱甘肽可部分对抗致死剂量的毒素效应。

（四）诱导细胞凋亡

在蓖麻毒素中毒的肠道病理研究中观察到，肠道上皮细胞存在凋亡样变化。蓖麻毒素可诱导巨噬细胞及未成熟 T 细胞出现 DNA 破碎，也可使小鼠体内甲状腺、脾脏细胞出现凋亡现象。

蓖麻毒素的毒性作用机制根据剂量而有所不同，小剂量蓖麻毒素可诱导细胞因子产生，引起体内脂质过氧化损伤和靶细胞凋亡，大剂量蓖麻毒素则以抑制蛋白质合成为主。

二、中毒原因

主要是因为儿童不了解蓖麻子的毒性，以致误食。其次是误食工业用蓖麻油或榨油后的油饼而引起中毒。工业用蓖麻油，由于未经精制而呈棕黄色，其中含有一定量的有毒成分。食用含工业用蓖麻油 15% 的糕点，食后 1~2 小时即可发生呕吐、腹泻。

三、中毒表现

根据毒素摄入剂量和中毒途径的不同，临床症状也有所区别。蓖麻毒素经呼吸道吸入、消化道摄入和肌肉注射均可致人中毒，潜伏期一般为 4~8 小时。临床中毒的主要表现为，普遍性细胞中毒性器官损伤，使之发生浮肿、出血和坏死等，可引起中毒性肝病、肾病及出血性胃肠炎，严重者可因呼吸和血管运动中枢麻痹而死亡。在农村，曾有用蓖麻子油当作食用油的，少量食用仅仅出现头晕、衰弱无力等不适感觉。食用过多的会在 1~4 小时出现头痛、头晕、口麻，并有咽部烧灼感、恶心、呕吐、腹痛、腹泻等症状。部分患者还会出现血尿、少尿或尿闭、四肢麻木、走路不稳等表现，中毒较轻的患者可在 48~72 小时恢复，重者会有剧烈头痛、烦躁不安、精神错乱、发热、抽搐和出血性肠炎等症状，甚至会因血压下降、休克及呼吸抑制导致呼吸、循环衰竭，严重者于 36~72 小时即可死亡。也有的患者在病情恢复期因肾衰竭而死亡。另外，患者中毒程度除了与食入的蓖麻子数量有关外，还与进食者对蓖麻子的咀嚼程度、是否空腹以及患者本人的身体状况密切相关。

四、诊断

1. 有生食蓖麻子或误食工业用蓖麻油史。

2. 潜伏期比较长，除胃肠道症状外，尚有肝、肾损害等中毒表现。

3. 蓖麻毒素的红细胞凝集反应

（1）方法

1）将蓖麻叶或油饼等，用生理盐水浸泡 24 小时，过滤，取 10 只小试管各加 2ml 浸出液。第一管为原液，其余用生理盐水稀释成 1:100、1:200、1:300、1:500、1:1000、1:2000、1:5000、1:10 000、1:15 000。在试管内加入 2ml 2% 的红细胞混悬液，摇匀，在室温下放置 24 小时。如有凝集现象时，则红细胞结合成块，振摇试管，液体也不会变成红色。

2）红细胞悬液的配制：从兔耳静脉取血 3ml，以 2ml 脱纤维血液经 2~3 次离心沉淀洗出，洗过的红细胞用 100ml 生理盐水稀释即成。

（2）结果判定

1）完全没有蓖麻毒素时不发生凝集反应；

2）于 1∶500 稀释管中出现凝集反应,有微量蓖麻毒素；

3）于 1∶1000～1∶2000 稀释管中出现凝集反应,有少量蓖麻毒素；

4）于 1∶5000～1∶10 000 稀释管中出现凝集反应,有中等量蓖麻毒素；

5）于 1∶15 000 稀释管中出现凝集反应,有多量蓖麻毒素。

五、急救与治疗

针对蓖麻毒素中毒,虽然美国已先后研制了蓖麻毒素类毒素疫苗、蓖麻毒素 A 链的亚单位疫苗,可以保护小鼠免受蓖麻毒素气溶胶攻击,但仍处于临床试验阶段。目前国内外尚没有适用于人的解毒药和特异抗毒素等专用特效药,临床上主要根据不同中毒途径引起的中毒症状进行对症治疗。

1. 早期用吐根糖浆催吐、洗胃（可用 0.05% 高锰酸钾溶液或温开水）、以硫酸钠导泻及温开水高位灌肠,口服蛋清或冷牛奶、冷米汤,必要时口服胃黏膜保护剂,以保护胃黏膜,注意保温。

2. 纠正脱水及酸中毒,口服小苏打 5～15g/d 碱化尿液,防止血红蛋白或其他产物在肾中沉淀。

3. 呼吸、循环衰竭者,给洛贝林、尼可刹米、苯甲酸钠咖啡因等。心力衰竭,给去乙酰毛花甙丙。

4. 静脉输入高渗葡萄糖及补充维生素 B、C、K 等。注意保护肝、肾脏。

5. 多发性神经炎者,可给多种维生素（以 B 族为主）。

6. 对于体内残留蓖麻毒素浓度高,且病情危重的患者,应及时予以血浆置换。

六、预防

1. 主要是教育儿童,使其了解蓖麻子的毒性,避免食用,特别是在种植和采摘蓖麻季节,更应做好宣传。

2. 妥善保管蓖麻子、工业用蓖麻油。

（刘　欢）

第三十五章

病毒性食源性疾病

病毒性食源性疾病是指食用受病毒污染的食品引起的疾病,是食源性疾病的重要组成部分,不仅发病率高,而且传播速度快、传染性强、易于人-人传播,一旦不及时防控,将导致疫情大规模暴发,往往给社会经济和人民健康带来巨大影响。病毒引起的食源性疾病主要为病毒性胃肠炎和病毒性肝炎,以及能影响身体其他部位如眼睛、呼吸系统、中枢神经系统的疾病如结膜炎、小儿麻痹症、脑膜炎等,其病原体主要为肠道病毒和胃肠炎病毒等食源性病毒,如诺如病毒(旧称诺瓦克病毒)、轮状病毒、星状病毒、腺病毒、甲型肝炎病毒、戊型肝炎病毒等,它们通过人肠腔、经粪便排出,再通过污染饮水或食品感染人类而传播疾病。在我国,报道较多的病毒性食源性疾病主要包括病毒性肠胃炎(包括其他感染性腹泻)、甲型病毒性肝炎、戊型病毒性肝炎,它们均是我国法定传染病。

病毒与细菌不同,它只能在活的宿主细胞中才可以复制。存在于食物中的食源性活病毒虽然不会繁殖或复制,但在其蛋白质外壳的保护下,对极端的酸碱环境和肠道中的消化酶表现稳定,能够在食品加工、储藏以及人体消化过程中生存和潜伏下来。因而,任何食品都能成为食源性病毒潜在的传播媒介。发达国家病毒性肝炎的发病率已很低,但发展中国家依然很高。相对于病毒性肝炎而言,世界范围内由食品引起的病毒性胃肠炎已逐渐成为一种更为严重的公共卫生问题。

第一节 甲型病毒性肝炎

甲型病毒性肝炎,简称甲型肝炎或甲肝,是由甲型肝炎病毒(hepatitis A virus,HAV)引起的病毒性肝炎,它以肝脏炎症病变为主,传染性强、病情严重。甲型肝炎全世界均有发生,其流行程度与当地的经济、卫生条件相关。1988年,上海地区发生的甲型肝炎暴发流行,临床患者31万多人,其中32人死亡,这起事件在国际上震动很大,给人们的身心健康及国民经济造成重大损失,其原因主要与养殖毛蚶的水体受到了含甲型肝炎病毒的生活污水污染有关,成为我国有记载的最大规模食源性疾病的暴发流行。一般来说,冷盘、三明治、奶制品、水果、蔬菜、色拉、冷饮和贝类等常与甲型肝炎的暴发有关,其中,水、贝类是主要传染源。

一、病原学特征

甲型肝炎病毒属小核糖核酸病毒科的嗜肝 RNA 病毒属,该属仅有甲型肝炎病毒一个种。甲型肝炎病毒抗原稳定,仅有一个血清型和一个抗原抗体系统,因此其检测抗体在世界各国使用较多。

（一）形态与结构

甲型肝炎病毒是由 32 个壳微粒组成的二十面体对称球形颗粒，直径 27～32nm，无囊膜包裹。电镜下可见实心和空心两种颗粒，实心颗粒为完整的甲型肝炎病毒，具有传染性，而空心颗粒不含 RNA，为未成熟的病毒，虽具有抗原性，但无传染性。

（二）基因组结构及功能

甲型肝炎病毒为单股正链 RNA 病毒，基因组为单股线状 RNA，核酸全长为 7478bp，其 3′末端具有多聚 polyA 尾结构，5′末端共价连接一种由甲型肝炎病毒基因编码的细小蛋白质—病毒基因组蛋白，该蛋白可使病毒在复制过程中，其核酸附着于宿主细胞的核蛋白体上进行病毒蛋白质的生物合成。野株型甲型肝炎病毒全基因组核苷酸序列由三大部分组成：①5′-非编码区（5′-noncoding region，5′-NCR），位于基因组前段，长为 734bp，能识别和结合宿主肝细胞浆核蛋白体，影响甲型肝炎病毒的自身复制；②编码区（coding region），即开放读码框架（open reading frame，ORF），长为 6681bp，可编码 2227 个氨基酸的聚合蛋白，该区分 P1、P2、P3 功能区，P1 基因区编码 VP1、VP2、VP3 和 VP4 四种病毒核壳蛋白。③3′-非编码区（3′-noncoding region，3′-NCR），在 ORF 之后，长为 63bp，无编码病毒蛋白的功能。

（三）理化特性

甲型肝炎病毒在氯化铯密度梯度中的浮力密度为 1.33～1.34g/ml。它对外界抵抗力较强，耐酸碱，具有广泛的 pH 稳定性；耐干燥和一定温度，对热的抵抗力高于普通肠道病毒，在 60℃条件下可存活 4 小时，干粪中 25℃能生存 30 天，据报道，在淡水、海水、泥沙以及水生贝类中可存活数天至数月；甲型肝炎病毒在低温下稳定，在 4℃冰箱可存活数周至数月，在 -20℃冰冻下存活数年且传染性不变。另外，它对化学消毒剂具有一定抵抗力，1g/L 的氯胺在 20℃处理 15 分钟仍不能被完全灭活；γ 射线也不能有效灭活水果和蔬菜表面的病毒。以上特点保证了该病毒能通过食物和水进行传播。但是，甲型肝炎病毒不能抵抗低温干燥，在 100℃下加热 5 分钟，可以完全被灭活，因此，应保证食物尤其水产品贝壳类食物煮熟蒸透。

（四）培养特性

原代绒猴肝细胞、传代恒河猴胚肾细胞、非洲绿猴肾细胞及人胚肺二倍体细胞、人肝癌细胞等多种细胞均可体外培养甲型肝炎病毒。

二、流行病学

（一）传染源

甲型肝炎的潜伏期为 15～45 天，隐性感染者和急性期患者是甲型肝炎的主要传染源，其中，隐性感染者感染病毒后不出现明显临床症状和体征，但粪便中有病毒排出，是重要的传染源；甲肝患者发病前 2 周（潜伏期）和发病后 1 周，其粪便中排出的甲型肝炎病毒数量最多，含量高达 109/g，传染性也最强，而发病 2～3 周后，随着血清中特异性抗体的产生，粪便的传染性也逐渐消失。另外，甲型肝炎病毒病原体也可能通过输血或注射方式传播，据报道，黄疸发生前 14～21 天的患者血液具有甲型肝炎病毒，因此此期患者的血液具有传染性，但黄疸发生后的患者血液通常无传染性。

（二）传播途径

甲型肝炎的主要传播途径为粪-口途径，其传播方式多样，但日常生活接触传播是散发性发病的主要传播方式,因此,对于人群密集性的集体单位如部队、学校、托幼机构,甲型肝炎发病率较高;另外,通过水和食品特别是水生贝类如毛蚶等的传播是甲型肝炎暴发流行的主要传播方式。

(三) 易感人群

人群未注射甲肝疫苗者对甲型肝炎病毒均易感,任何年龄均可患甲型肝炎,甲肝流行率在不同性别间也无明显差异,但在甲肝高发区,甲型肝炎病毒主要侵犯 5~14 岁的儿童和青少年,且其感染后大多表现为隐性感染,而在甲肝低流行区,发病年龄后移,成人发病比例高,且成人感染后多表现为显性感染,临床症状一般较儿童为重。近几年来,随着甲肝疫苗的普遍接种和卫生条件的改善,城市人群的甲型肝炎病毒感染率普遍下降,甲肝的发病年龄也普遍后移,成人的甲肝感染相对增多。一般来说,患过甲型肝炎或感染过甲型肝炎病毒的人可以获得持久的免疫力,再次感染极为罕见。

(四) 流行季节

甲肝的流行具有明显的季节性,其中冬春季节是甲型肝炎发病的高峰期。近年来,随着甲肝疫苗的普遍接种,这种特点日趋淡化。

(五) 分子流行病学

甲型肝炎病毒分为 7 个基因型(Ⅰ~Ⅶ型),其中Ⅰ、Ⅱ、Ⅲ、Ⅶ可感染人类,但多数为Ⅰ和Ⅲ型。在我国,存在ⅠA和ⅠB亚型共同流行的趋势,但其中超过98%为ⅠA亚型。

三、临床表现

甲型肝炎发病初期,患者会出现疲乏无力、食欲减退、小便颜色加深、有时伴有发热等症状,严重时则巩膜、皮肤发黄。它以急性肝炎为主,无慢性化,预后好。同时感染或重叠感染其他嗜肝病毒时,病情可加重甚至可以发生重型肝炎等。

全身和消化道症状:发热较为常见,但热度不高,38℃左右,半数病人伴有乏力、厌油、食欲不佳、恶心、呕吐、腹胀、腹泻等全身和消化道症状。急性黄疸型肝炎随着黄疸出现,发热即消退,消化道症状亦减轻,呈现"热退黄疸现"和"症状有所减轻"的肝炎病症的特点。若黄疸与消化道症状继续加重,提示可能发展成重型。

肝区症状和体征:自觉有轻度肝区不适或隐痛,但急性者肝痛较少见。可有肝大,体检时在肋缘下可扪及肝脏,肝区有轻度触痛和叩击痛。

黄疸:甲型肝炎患者以急性黄疸型较常见。起病 3~7 日左右开始出现黄疸,1~2 周达高峰,持续 2~6 周。表现巩膜和皮肤黄染,以巩膜出现最早。黄疸出现前,即有尿色加深,往往是清晨尿黄最明显,一般似浓茶样,尿黄显著者如酱油样或血色样。

四、诊断

甲型肝炎的诊断可以依据流行病学史、临床表现及肝功能异常等,但甲型肝炎的确诊则应根据甲型肝炎病毒学指标。其中,肝功能检查以血清丙氨酸氨基转移酶(ALT)、门冬氨酸氨基转移酶(AST)、总胆红素水平检测最为有用;甲型肝炎病毒学指标主要为血清抗甲型肝炎病毒 IgM 的检测,临床上多采用酶联免疫吸附试验(ELISA)检测。抗甲型肝炎病毒 IgM 是早期诊断甲型肝炎特异性较高的血清学标志,除个别病人外,患者发病后 1 周左右即可在血清中测出,第 2 周达高峰,一般持续 8 周,少数患者可达 6 个月以上。因此,对有典型症状的可疑甲型肝炎患者,伴转氨酶明显增高,可进一步查抗甲型肝炎病毒 IgM 即可明确诊断甲型肝炎。

另外,电镜观察、反转录聚合酶链反应、荧光定量 PCR 等实验室技术可进一步帮助确定甲型肝炎病毒感染的诊断。

五、预防

一般预防:做好食物管理、水源管理和粪便管理,并养成良好的卫生习惯,食品要高温加热才能食用,尤其对一些能富集甲肝病毒的毛蚶等海、水产品,食用时一定要煮熟蒸透,杜绝生吃、半生吃以及腌制后直接食用等不良饮食习惯。

紧急预防:对接触甲型肝炎患者的易感儿童,注射胎盘球蛋白及丙种球蛋白可以应急预防甲型肝炎。

特异性预防:通过接种甲肝疫苗可以有效预防甲型肝炎的发生和流行。一般来说,注射甲肝疫苗可使机体产生很高的抗体,从而使人体获得良好免疫力,达到预防甲肝的目的。随着灭活疫苗在全世界的使用,甲型肝炎的流行已得到有效的控制。

第二节　轮状病毒性胃肠炎

轮状病毒性胃肠炎是病毒性胃肠炎中最常见的一种,据报道,全世界因急性胃肠炎而住院的儿童中,约 50%～60% 是轮状病毒性腹泻。全世界每年约有 1.11 亿 5 岁以下儿童因感染轮状病毒而引发腹泻,其中 35 万～59 万儿童死亡,且 82% 的死亡病例发生在发展中国家。发达国家的轮状病毒感染死亡率虽低,但轮状病毒性胃肠炎发病率却与发展中国家相比并无显著降低。因此,轮状病毒胃肠炎现已成为世界范围内婴幼儿死亡的一种主要病因。

一、病原学特征

轮状病毒(Rotavirus,简称 RV),属于呼肠孤病毒科,总共有七个种,即 A、B、C、D、E、F 与 G。其中,人类主要受轮状病毒 A 种、B 种与 C 种的感染,而其中最常见的是轮状病毒 A 种的感染,占人类轮状病毒感染案例的 90%,感染对象主要为婴幼儿,故定名为普通轮状病毒;B 组轮状病毒感染对象没有年龄限制,但主要在青壮年中造成流行,故定名为成人腹泻轮状病毒。

(一) 形态与结构

完整的轮状病毒颗粒呈光滑车轮状,由三层衣壳蛋白包绕基因组核心组成,内层壳粒呈放射状排列,与薄而光滑的外层衣壳形成轮状,故名为轮状病毒。直径为 60～70nm,无囊膜包裹。

(二) 基因组结构及功能

轮状病毒是一种双链 RNA 病毒,基因组由 11 个分节段的双链 RNA 片段组成,总长为18kbp。每个独立的双链 RNA 片段为一个基因,长度为 0.6～3.3kbp,并且依照分子尺寸由大到小依次编号为 1 到 11。每个片断含一个开放读码框架以及比较短的 5′和 3′端非编码保守序列,分别编码六个结构蛋白(VP1-VP4,VP6,VP7)和六个非结构蛋白(NSP1-NSP6)。其中,VP1～VP3 包绕轮状病毒基因组构成病毒核心;VP6 为病毒内层衣壳的主要成分,高度保守并具有强抗原性,根据其抗原性可以用来区分轮状病毒的种类;VP4 和 VP7 构成轮状病毒的外层衣壳,其中 VP4 为亲水性刺突蛋白,位于病毒体的表面,VP7 具有血清型特异性,可刺激机体产生保护性抗体,VP4 和 VP7 呈高度可变性,因此轮状病毒存在多种血清型,根据其抗原性不同,A 组轮状病毒又可进一步细分为 G 和 P 两类血清型(VP4 定义 P 型,VP7 定义 G 型)。目前已知的 G 型有 16 个血清型,P 型至少有 27 个血清型。

(三)理化特性

轮状病毒对理化因素的抵抗力较强,能耐乙醚、氯仿、非离子去污剂,在室温中传染性可保持 7 个月,−20℃能长期保存,粪便中的轮状病毒在外环境可存活数日至数周。轮状病毒还耐酸、耐碱,pH 3.5 ~ 10 均可保持其感染性,但 pH 一旦超出此范围,病毒将迅速失活;反复冻融也易使病毒失活。

轮状病毒对蛋白酶敏感,暴露于胰蛋白酶后,其感染力可增强 100 倍以上。然而在 50℃处理 5 分钟,感染性消失 8%,处理 30 分钟消失 99%,因此,正常的烹饪温度可以杀灭该病毒。

(四)培养特性

轮状病毒可在 MA104 细胞、CV-1、HEK-293 等细胞中生长,其中 MA104 细胞是最常用的病毒培养细胞株。

二、流行病学

(一)传染源

轮状病毒广泛存在于自然界,传染性很强。近一半的轮状病毒感染者没有症状,但可传播病毒,因此,腹泻病人和隐性感染者是主要的传染源。患者急性期粪便中有大量病毒颗粒,每克排泄物中高达 1010 个病毒颗粒,病后可持续排毒 4 ~ 8 天。

(二)传播途径

主要通过人传人,经粪-口或口-口传播,亦可能通过水源污染或呼吸道传播。成人轮状病毒胃肠炎(流行性腹泻)常呈水型暴发流行,也可通过生活接触传播。

(三)易感人群

任何年龄均可感染轮状病毒,主要侵犯 2 岁以内的婴幼儿,以 9 ~ 12 月龄发病率最高,2 岁以后发病明显减少。

(四)流行季节

全年均可发生,但多发生在秋冬季,10 ~ 12 月为流行高峰,春季 3 ~ 5 月份又可有一小高峰。

(五)分子流行病学

世界不同地区的轮状病毒血清型分布有很大的不同,其中 A 组轮状病毒以血清型 G1P8、G2P4、G3P8 和 G4P8 最为广泛流行。在我国,婴幼儿轮状病毒感染 G 血清以 G1、G3 为主,P 血清型有 P4、P8 和 P1。

三、临床表现

轮状病毒胃肠炎典型症状为水样腹泻、米汤样或蛋花样稀水便,排便较急、较多,同时还伴有不同程度恶心、呕吐、腹痛等,严重时出现脱水症状,甚至导致死亡。此外,轮状病毒还能够引起病毒血症,导致更为严重的并发症,如心肌炎、脑炎、肺炎、肝炎或急性胰腺炎等。

（一）普通轮状病毒胃肠炎

潜伏期 24～72 小时。6～24 月龄小儿症状重，而较大儿童或成年人多为轻型或亚临床感染。起病急，多先吐后泻，伴轻、中度发热。腹泻每日十到数十次不等，大便多为水样，或呈黄绿色稀便，常伴轻或中度脱水及代谢性中毒。部分病例在出现消化道症状前常有上呼吸道感染症状。本病为自限性疾病，病程 7 天左右。

（二）成人腹泻轮状病毒胃肠炎

潜伏期 48～72 小时，起病急，多无发热或仅有低热，以腹泻、腹痛、腹胀为主要症状。腹泻每日 3～10 次不等，为黄水样或米汤样便，无脓血。部分病例伴恶心、呕吐等。病程 3～6 天。

四、诊断

依据流行季节、地区、发病年龄等流行病学资料、临床表现即可对轮状病毒性胃肠炎进行初步诊断，但其确诊还需实验室进行进一步的病原学诊断。

轮状病毒的确诊有多种方法，其中酶联免疫测定法通过直接确定 A 组轮状病毒的共同组抗原 VP6 而被广泛使用，该方法快速、相对价廉、敏感性和特异性也较好。电镜也可确定粪便轮状病毒，具有高特异性，但较其他方法缺乏敏感性且其费用限制了常规临床应用。目前，反转录聚合酶链反应已经成为检测轮状病毒最敏感的方法，不仅结果相对快速准确，而且可以进一步对病毒进行 G 和 P 基因分型。

五、预防

接种轮状病毒疫苗是预防轮状病毒肠胃炎最经济、最有效的手段，它可以明显降低轮状病毒感染。目前，轮状病毒减毒重组疫苗已经得到较为广泛的接种，并证明对儿童是安全而且有效的，接种对象主要为 2 个月～5 岁以下婴幼儿。另外母乳喂养较人工喂养对有症状的轮状病毒感染具有一定预防作用，其原因可能与母体抗体、避免接触及母乳具有较高浓度的乳铁蛋白有关。

第三节　诺如病毒性胃肠炎

食用被诺如病毒（Norovirus，NoVs）污染的食物或水，容易暴发诺如病毒性胃肠炎。诺如病毒可存在于污水中，并且能够在贝类等水生生物体内累积，因此如果贝类海产品生长于污水或其附近水域，或蔬菜经污水灌溉，相关食品就可能被病毒污染，而进食这些生的或未经煮熟的食物，即可能导致诺如病毒性胃肠炎的暴发。近几年来，诺如病毒性胃肠炎暴发中触及的污染食物种类十分广泛，并且以贝类、沙拉、三明治、蛋糕、冰霜、冰块、饮水和草莓等直接食用品为主。

诺如病毒污染水和食物而引起的食物中毒事件近几年来屡见不鲜。2010 年 12 月，我国广州从化发生一起水污染引起的诺如病毒感染事件，共有 429 人发病，调查后最终确认是水污染引起的诺如病毒感染事件。2012 年 9 月底，德国首都柏林及东部三个地区 1 万多名小学生和托儿所的幼儿发生食物中毒，其原因可能与冷冻草莓污染诺如病毒有关；2012 年 12

月，日本各地接连发生一系列因诺如病毒而引起的中毒事件，中毒人数达 1381 人，据日本厚生劳动省透露，这是日本自 1996 年以来，规模最大、人数最多的一起集体食物中毒事件。虽然这种食源性病毒在食品中无力扩增，需要借助哺乳动物的细胞进行复制，在食品中存在的数量也比其他微生物少，但只要有微小的病毒数量，即可导致机体发病；加上受污染食品的感官性状变化不大而难以觉察，又缺少简便有效的检测手段，大多数病毒污染的食品不能够被提前发现。因此，人类容易低估食源性病毒感染的机会和危害，缺乏足够的预防措施，这一点应引起人们的高度重视。

一、病原学特征

诺如病毒，曾名为诺瓦克病毒（Norwalk Viruses，NV）、小圆结构病毒（small round structural virus，SRSV），是人类杯状病毒科中诺如病毒属的原型代表株。它是一组形态相似、抗原性略有不同的病毒颗粒。

（一）形态与结构

诺如病毒，直径约 26～35nm，无囊膜包裹，为二十面体对称的球形颗粒；病毒表面粗糙，具有典型的羽状外缘，表面具有 32 个杯状的凹陷（T=3）。

（二）基因组结构及功能

病毒核酸为单股正链 RNA，长约 7.7kb，其 3′末端有 110bp 的多聚 polyA 尾结构，5′末端共价连接着一个病毒蛋白 VPg，并为其提供 5′帽子结构。包含三个开放读码框架（ORF1、ORF2 和 ORF3），ORF1 编码具有高度保守性的 RNA 多聚酶、蛋白酶等非结构蛋白，ORF2 编码分子量 56kDa 的主要衣壳蛋白 VP1，ORF3 编码次级衣壳蛋白 VP2。

（三）理化特性

诺如病毒在氯化铯密度梯度中的浮力密度为 1.36～1.41g/ml。该病毒在环境中相当稳定，对低酸、乙醚、消毒剂和热均有较强的抗性。根据文献报道，在 60℃，孵育 30 分钟或者室温下、pH 7.2 条件中，暴露三个小时，或 4℃ 条件下，采用 20% 乙醚处理 18 小时，诺如病毒仍然有感染性。饮用水的氯消毒（游离氯 0.5～1.0mg/L）并不能完全灭活诺如病毒，不过可以被 10mg/L 的氯水灭活。

（四）培养特性

目前虽然还没有建立起广泛应用的诺如病毒体外细胞培养模型，但是，据报道，美国佛罗里达大学研究人员近期已经在人体肠道共生细菌帮助下，以 B 细胞为目标，在细胞培养皿中培养了人类诺如病毒。

二、流行病学

诺如病毒是继轮状病毒之后人类腹泻的第二大病因，全世界范围内均有流行，它具有发病急、传播速度快、涉及范围广等特点。诺如病毒感染主要发生在人群密集区，如学校、家庭、旅游区、医院、食堂、军队等地，也是旅行者腹泻的主要病原体，易造成游轮暴发大规模的疫情。它具有很强的感染性，10～100 个病毒颗粒即可引发人体感染。

（一）传染源

诺如病毒性胃肠炎的传染源主要为该病的患者、隐性感染者。该病的潜伏期为 24～48 小时，一般不超过 96 小时。另外，患有诺如病毒性胃肠炎患者在康复 3 天后仍保持病毒的传染性。

（二）传播途径

主要传播途径是粪口传播。受粪便污染的食物及水是其主要的传播媒介,而饮用被病毒污染的水及生食海贝类及牡蛎等水生动物是引起暴发流行的主要原因。此外,与患者呕吐物及排泄物污染器件的日常生活接触或由空气经呼吸道也可引起该病的传播。

（三）易感人群

人群普遍易感,但以大龄儿童及成人发病率最高。由于诺如病毒遗传高度变异,在同一时期和同一社区内可能存在遗传特性不同的毒株流行,且诺如病毒抗体没有显著的保护作用,尤其是没有长期免疫保护作用,因此终生可以重复感染诺如病毒。

（四）流行季节

全年均可发生,尤以冬季较多。

（五）分子流行病学

诺如病毒种类繁多,根据 RNA 多聚酶区序列的同源性和衣壳蛋白基因的差异性,诺如病毒可分为 5 个基因型,其中感染人类的诺如病毒主要为 GⅠ、GⅡ和 GⅣ型。目前,世界范围内的主要流行优势株是诺如病毒 GⅡ.4 型。

三、临床表现

该病起病急,发病后的主要临床表现为发热、恶心、呕吐、痉挛性腹痛及腹泻。成人腹泻较突出,儿童呕吐较多。其症状较轮状病毒轻,腹泻一般为中等量,每日数次至十数次不等,粪便呈黄色稀水便,无脓血与黏液。可伴有低热、咽痛、咳嗽、流涕、头痛、肌痛、乏力及食欲减退等症状。恢复较快,2~3 天即可自愈,但是在小于 11 岁的儿童中该病迁延至 4~6 天恢复。该病为一预后良好的自限性疾病,恢复后无后遗症,少有死亡病例。

四、诊断

依据流行季节、地区、发病年龄等流行病学资料、临床表现可对诺如病毒性胃肠炎进行初步诊断,若需实验室确诊,则必须在粪便标本或呕吐物中检测出诺如病毒。电镜可确定粪便中的诺如病毒,具有高特异性,但较其他方法缺乏敏感性且其费用限制了常规临床应用。现行检测多用反转录聚合酶链反应和荧光定量 PCR 技术。基于免疫层析技术的诺如病毒抗原快速检测试剂卡,由于操作简单、快速、特异,将是未来的发展趋势。

五、预防

诺如病毒目前还没有特效疫苗,因此必须做好食物管理、水源管理和粪便管理,并养成良好的卫生习惯。

1. 诺如病毒感染人员应远离厨房或食物加工场所。由于诺如病毒具有一定隐蔽性,即使病人康复后,仍能潜伏在身体里长达 2 周,因此,诺如病毒感染病人患病期至康复后 3 天内不能准备加工食物或为其他患者陪护,国外有些餐馆就要求被诺如病毒感染的员工在康复后的 48 小时内依然留在家里休息。

2. 勤洗手并用肥皂和清水认真清洗,尤其在如厕和更换尿布之后以及进食、加工食物前。

3. 认真清洗水果和蔬菜,牡蛎等贝类海产品应深度加工后方可食用。

4. 提倡喝开水,桶装水也要烧开后饮用。

5. 患者呕吐物或粪便污染的表面要及时用消毒剂清洗消毒,清洗时应戴上橡胶手套或一次性手套。

第四节　戊型病毒性肝炎

戊型病毒性肝炎,简称戊型肝炎或戊肝,是一种由戊型肝炎病毒(hepatitis E virus,HEV)引起的病毒性肝炎,与甲型肝炎类似,它也是以肝脏炎症病变为主,传染性强、病情严重。戊型病毒性肝炎在世界范围内广泛流行,近年来发病率呈迅速上升趋势,而发展中国家流行更广,严重危害人类健康。我国也是戊型肝炎的流行区并在各省区、直辖市均有发生,其中最明显的暴发流行发生在新疆和吉林。由于其部分病原体为人畜共患病毒,猪、家禽、日本麋鹿等都是其天然宿主,因此,戊型病毒性肝炎有可能通过这些被病毒污染的生肉或未煮熟的猪肉、鹿肉而暴发流行。在日本,已有食用被戊型肝炎病毒污染的鹿肉而感染戊型肝炎的病例发生。

一、病原学特征

戊型肝炎病毒(hepatitis E virus,HEV)目前在分类学上属于戊型肝炎病毒科戊型肝炎病毒属的唯一成员。

(一) 形态与结构

戊型肝炎病毒呈球形,核衣壳呈二十面体立体对称,直径 27 ~ 34nm,无囊膜包裹。

(二) 基因组结构及功能

戊型肝炎病毒是单股正链 RNA 病毒,基因组全长约 7.2kb,由 5′末端的一个约 27 ~ 35nt 的非编码区、3 个开放读码框架(ORF1、ORF2 和 ORF3)、3′端一个约 65 ~ 74nt 的非编码区和 3′末端多聚 poly A 尾结构组成,其中 ORF1 位于开放读码框架 5′端,约 2kb,是非结构蛋白基因,含依赖 RNA 的 RNA 多聚酶序列,ORF2 位于 3′端,约 2kb,是结构蛋白的主要部分,可编码核衣壳蛋白,ORF3 与 ORF1 和 ORF2 有重叠(全长 369bp),也是病毒结构蛋白基因,可编码病毒特异性免疫反应抗原。

(三) 理化特性

戊型肝炎病毒在碱性环境中稳定,有镁、锰离子存在情况下可保持其完整性,对高热敏感,煮沸可将其灭活。

(四) 培养特性

戊型肝炎病毒目前尚不能在体外细胞培养,但黑猩猩、食蟹猴、恒河猴、非洲绿猴、须狨猴对戊型肝炎病毒敏感,可用于分离病毒。

二、流行病学

(一) 传染源

隐形感染者和病人,特别是潜伏期末和急性期患者是戊型肝炎的主要传染源,另外,戊型肝炎是一种人畜共患病,与人类密切接触的多种动物如猪、家禽、牛、狗等都能感染戊肝病毒,都可能是传染源。

（二）传播途径

主要传播途径是粪口传播。受粪便污染的食物及水是其主要的传播媒介,其中,以水型流行最常见,少数为食物型暴发或日常生活接触传播,发病高峰多在雨季或洪水后。

（三）易感人群

戊型肝炎病毒主要侵犯青壮年,65%以上发生于16～19岁年龄组,儿童感染表现亚临床型较多,成人病死率高于甲型肝炎,尤其孕妇患戊型肝炎病情严重,在妊娠的后三个月发生感染病死率达20%。在大多数暴发流行中,男性感染率比女性高2～5倍,但对戊型肝炎病毒的暴露,却不存在性别上的差异,这意味着有更多的男性发展为有症状性肝炎。戊型肝炎病毒感染后可产生免疫保护作用,防止同株甚至不同株戊型肝炎病毒再感染。有人报告绝大部分患者康复后血清中抗戊型肝炎病毒抗体持续存在4～14年。

（四）流行季节

具有明显季节性,多发于高温多雨季节,尤其在洪涝灾害之后。

（五）分子流行病学

戊型肝炎病毒分为5个基因型:1型和2型仅发现于人、3型和4型为人畜共患、5型仅发现于禽类。我国的戊型肝炎病毒主要由基因4型引起,流行范围相对较广,少数由基因3型和1型引起。

三、临床表现

戊型肝炎潜伏期为2～11周,平均6周。该病起病急,半数有发热,伴有乏力、恶心、呕吐、肝区痛、关节痛等。多数肝大,脾大较少见。常见胆汁淤积状,如皮肤瘙痒、大便色变浅较甲型肝炎明显。大多数病人多见黄疸,黄疸于2周左右消退,病程6～8周,一般不发展为慢性。孕妇感染HEV病情重,易发生肝功能衰竭,尤其妊娠晚期病死率高,可见流产与死胎。

四、诊断

依据临床特点、肝功能检查,参考流行病学资料进行初步诊断,特异血清病原学检查则是确诊的依据。主要参考:

1. 病人接触史或高发区居留史　发病前2～6周内接触过肝炎病人或饮用过被污染的水、外出用餐、到过戊肝高发区和流行区。

2. 持续一周以上乏力,食欲减退或其他消化道症状,肝大,伴叩击痛。

3. 皮肤、巩膜黄染。

4. 血清转氨酶明显增加、血清胆红素大于17.1μmol/L、尿胆红素阳性并排除其他疾病所致的黄疸。

5. 血清学检验抗戊型肝炎病毒IgM阳性,抗戊型肝炎病毒IgG由阴转阳或抗体滴度由低转高4倍以上。

6. 血清病原学检验排除急性甲、乙、丙、庚型肝炎。

五、预防

一直以来,戊型肝炎没有特效疫苗问世,因此主要预防手段是做好食物管理、水源管理和粪便管理,并养成良好的卫生习惯。然而,2011 年,中国生产和批准了全球第一个预防戊肝的疫苗给该病的预防显示了良好的前景。虽然此疫苗还未供应全球市场,但通过对该疫苗多年的远期疗效测评表明,疫苗的有效性达到了 86.8% ,并提供至少 4.5 年的保护。

（金敏　高志贤）

第三十六章

人畜共患传染病和寄生虫病

第一节　人畜共患传染病

根据世界卫生组织（WHO）联合国粮农组织（FAO）的定义，人畜共患传染病是指在人类和脊椎动物之间自然感染与传播的疾病，即人类和脊椎动物由共同病原体引起，在流行病学上又有关联的疾病。人畜共患传染病又称动物源性疾病，除了源于家畜、家禽和宠物外、还可源于野生动物、鸟类、水生动物和节肢动物等。其中由野生动物引起的具有自然疫源地的人畜共患病又称为自然疫源性疾病。世界上已经证实的人畜共患传染病有 200 多种，我国已发现的也有 100 余种。20 世纪 70 年代以来，全球范围的新出现传染病（emerging infectious diseases，EID）和重新出现传染病（re-emerging infectious diseases R-EID）约有 60 多种，其中半数以上是人畜共患传染病。因此，人畜共患传染病已经成为全世界共同关注的公共卫生问题。

经食物传播的人畜共患病是指人类与脊椎动物之间自然传播的疾病，即由同一病原体引起的，在流行病学上又有相互关联的人和脊椎动物均可患的疾病。可简单分为人畜共患传染病和人畜共患寄生虫病。经食物传播的人畜共患病属于食源性病害中的食源性疾病。

一、炭疽

炭疽（anthrax）是由炭疽杆菌所致，一种人畜共患的烈性传染病。人因接触病畜及其产品及食用病畜的肉类而发生感染。

（一）病因

炭疽杆菌菌体粗大，两端平截或凹陷，是致病菌中最大的细菌（图 36-1-1）。排列似竹节状，无鞭毛，无动力，革兰染色阳性，易为一般染料着色。本菌在氧气充足，温度适宜（25～30℃）的条件下易形成芽胞。在动物体内能形成荚膜，主要是本菌的荚膜和产生的毒素引起致病。荚膜由 D-谷氨酸多肽组成，能抑制抗体和抵抗吞噬细胞的吞噬作用，促进该菌入侵后扩张繁殖。其毒素可增加微血管的通透性，改变血液正常循环，损害肝脏功能，干扰糖代谢，最后可导致死亡。

自然条件下，食草兽最易感，人中等敏感，主要发生于与动物及畜产品加工接触较多及误食病畜肉的人员。患病的牛、马、羊、骆驼等食草动物是人类炭疽的主要传染源。猪可因吞食染菌青饲料感染，狗、狼等食肉动物可因吞食病畜肉类而感染，成为次要传染源。炭疽病人的分泌物和排泄物也具传染性。人群普遍易感，尤其因职业关系与病畜及其皮毛和排

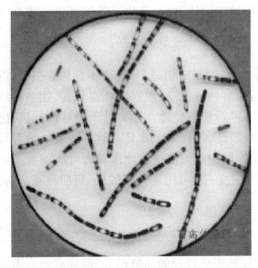

图 36-1-1 炭疽杆菌

泄物、带芽孢的尘埃等的接触机会较多的人群发病率较高。一次感染后有较持久的免疫力。该病潜伏期 1~5 日,最短仅 12 小时,最长 12 日。炭疽散布于世界各地,尤以南美洲、亚洲及非洲等牧区较多见,呈地方性流行,为一种自然疫源性疾病。近年来由于世界各国的皮毛加工业增多,使其成为重要职业病之一。目前本病在国内的发病率已逐渐下降。

(二)临床表现

临床可分五型:皮肤炭疽、肺炭疽、肠炭疽、脑膜型炭疽和败血型炭疽。其中以皮肤炭疽最为多见。皮肤炭疽主要表现为皮肤坏死、溃疡、焦痂和周围组织广泛水肿及毒血症症状,皮下及浆膜下结缔组织出血性浸润;血液凝固不良,呈煤焦油样,偶可引致肺、肠和脑膜的急性感染,并可伴发败血症。皮肤炭疽若治疗不及时,病原菌进入血液,可产生败血症,并继发肺炎及脑膜炎(图 36-1-2);肺炭疽若不及时诊断与抢救,则常在急性症状出现后 24~48 小时因呼吸、循环衰竭而死亡;肠炭疽若不及时治疗,常并发败血症和感染性休克而于起病后 3~4 日内死亡;脑膜型炭疽和败血型炭疽多为继发型炭疽,病死率高。

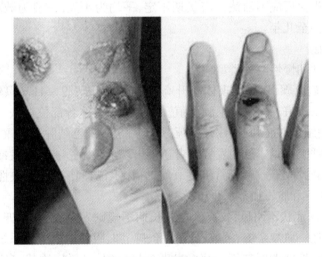

图 36-1-2 皮肤炭疽

(三)诊断

患者的职业、工作和生活情况,如与牛、马、羊等有频繁接触的农牧民、工作于带芽孢尘埃环境中的皮毛、皮革加工厂的工人等,对本病诊断有重要参考价值。皮肤炭疽具一定特征性,一般不难做出诊断。有关工厂工人发生呼吸道感染时,尤其当症状与体征不相称时应提高警惕,需想到肺炭疽的可能。患者周围血象检查可见白细胞总数大多增高 $(10~20)×10^9/$ L,少数可高达 $(60~80)×10^9/L$,分类以中性粒细胞为高。确诊有赖于各种分泌物、排泄物、血、脑脊液等的涂片检查和培养。涂片检查最简便,如找到典型而具荚膜的大杆菌,则诊断即可基本成立。荧光抗体染色、串珠湿片检查、特异噬菌体试验、动物接种等可进一步确立诊断。

（四）治疗

对病人应严格隔离，对皮肤局部病灶除取标本作诊断外，切忌挤压，也不宜切开引流，以防感染扩散而发生败血症。局部可用 1:2000 高锰酸钾液洗涤，敷以四环素软膏，用消毒纱布包扎。对其分泌物和排泄物按芽孢的消毒方法进行消毒处理。必要时于静脉内补液，出血严重者应适当输血。以青霉素对皮肤炭疽分次肌注，疗程 7~10 日。对青霉素过敏者可采用环丙沙星、四环素、链霉素、红霉素及氯霉素等抗生素。皮肤恶性水肿者可应用肾上腺皮质激素，对控制局部水肿的发展及减轻毒血症有效，一般可用氢化可的松，短期静滴，但必须在青霉素的保护下采用。

二、鼻疽

鼻疽（glanders）以在鼻腔、喉头、气管黏膜或皮肤形成特异的鼻疽结节、溃疡或瘢痕为特征，也可在肺脏、淋巴结或其他实质性器官产生鼻疽结节。

（一）流行病学

鼻疽属于人畜共患病，其病原体为鼻疽杆菌，是烈性传染病。单蹄类家畜是保存本菌的宿主。可以通过消化道、损伤的皮肤和黏膜感染，还可以通过气溶胶经呼吸道感染。人对鼻疽十分易感，主要是接触感染动物引起。

鼻疽杆菌为革兰阴性杆菌，平均长度 2~5 μm，宽度 0.5~1.0 μm，不形成芽孢及荚膜，无鞭毛，不能运动，生化反应不活泼。潜伏期不定，平均为 4 天，一般为数小时至 3 周，部分携菌者可潜伏数月甚至几年。

（二）临床表现

临床上可有急性和慢性两种类型。

1. 急性型 起病急骤，病初表现体温升高，呈不规则热（39~41℃）、颌下淋巴结肿大。据临诊症状分为皮肤鼻疽、鼻腔鼻疽、肺鼻疽。患者可在身体各部位皮肤、鼻腔、口腔黏膜及上呼吸道、肺部出现结节性脓肿、溃疡及坏死，局部可出现淋巴结肿大严重者形成瘘管，难以愈合。肺鼻疽可致呼吸困难。急性发病患者还可出现全身不适、头痛、发冷、周身酸痛、食欲缺乏、呕吐、腹泻及脾肿大等。患者常极度衰竭，临床上酷似伤寒或播散性结核。如细菌进入血液，可产生菌血症和脓毒血症（图36-1-3）。

2. 慢性型 临床症状不明显，仅有低热或长期不规则发热、出汗及四肢、关节酸痛。皮肤症状与急性期相似。血液系统、关节、骨髓、肝、脾、肺、眼和中枢神经系统均可累及。病情发展缓慢，时好时发，携菌者可常年带菌。患者渐见羸瘦，呈恶病质状，自行痊愈，但常因逐渐衰竭或突然恶化而死亡。

（三）诊断

鼻疽的临床表现较复杂，常不易诊断，有与患病的马类接触或实验室中曾处理过致病菌等流行病学史，分泌物，穿刺液及血液涂片检查及接种培养，血清学检查（血凝及固相补体结合试验），肺部影像检查，鼻疽菌素皮内试验，感染物豚鼠接种等检查，均有助于本病的诊断。

（四）治疗

患者须隔离，分泌物、排泄物及换药的敷料纱布等均应彻底消毒。采用链霉素或庆大霉素，与磺胺嘧啶或四环素类联合应用，直至症状消失。多采用肌内注射和静脉注射的方法。

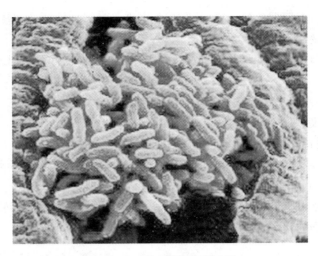

图 36-1-3　鼻疽假单胞菌肺炎

选用喹诺酮类或第三代头孢菌素类抗菌药物对鼻疽杆菌有很好的治疗效果。脓肿必须切开引流,但要小心谨慎,以免感染扩散。对病变严重的组织可考虑手术切除。

三、口蹄疫

口蹄疫(Foot and Mouth Disease,FMD)俗称"口疮"、"蹄癀"、"脱靴症",是由口蹄疫病毒引起的,是偶蹄兽的一种急性、热性、高度接触性传染病。人也可感染。其临床特征是在口腔黏膜、蹄部及乳房上发生水疱和烂斑,尤其是牛最常见于口腔和蹄部,因此叫口蹄疫。

(一) 流行病学

口蹄疫病毒属于微核糖核酸病毒科口蹄疫病毒属。其目前已知口蹄疫病毒在全世界有七个主型 A、O、C、南非 1、2、3 型和亚洲 1 型,以及 65 个以上亚型。O 型口蹄疫为全世界流行最广的一个血清型,我国流行的口蹄疫主要为 O、A、C 三型及 ZB 型(云南保山型)。

该病毒易发生变异,不利于预防。该病毒对外界环境的抵抗力很强,在冰冻情况下,血液及粪便中的病毒可存活 120~170 天。阳光直射下 60 分钟即可杀死;加温 85℃ 15 分钟、煮沸 3 分钟即可死亡。对酸碱之作用敏感,故 1%~2% 氢氧化钠、30% 热草木灰、1%~2% 甲醛等都是良好的消毒液。牛尤其是犊牛对口蹄疫病毒最易感,骆驼、绵羊、山羊次之,猪也可感染发病。该病入侵途径主要是消化道,也可经呼吸道传染。人主要是由于饮食病乳、挤奶、处理病畜,通过直接接触或经创伤而感染。病畜和潜伏期动物是最危险的传染源。本病春秋两季较多,尤其是春季。

(二) 临床症状

病人发热、呕吐、口腔干燥、舌唇、颊内侧和齿龈黏膜发生水疱,有时指尖、指甲基部、手掌足趾、鼻翼和面部亦见水疱。小儿常发生胃肠炎,严重时可因心脏停搏而死亡。病畜除口腔和蹄部病变外,还可见到食管和瘤胃黏膜有水疱和烂斑;胃肠有出血性炎症;肺呈浆液性浸润;心包内有大量混浊而黏稠的液体。恶性口蹄疫可在心肌切面上见到灰白色或淡黄色条纹与正常心肌相伴而行,如同虎皮状斑纹,俗称"虎斑心"。

(三) 诊断

口蹄疫病变典型易辨认,故结合临床症状及病理切片不难做出初步诊断。为进一步确诊可采用动物接种试验、血清学诊断及鉴别诊断等。

口蹄疫与牛瘟的区别：牛瘟传染猛烈，死亡率高；瘤柏膜可见糜烂但蹄部无病变；胃肠炎严重；真胃及小肠黏膜有溃疡。

口蹄疫与牛恶性卡他热区别：后者常散发；口腔及鼻黏膜有糜烂，但不形成水疱；常见角膜混浊。

人口蹄疫要与手足口病要从病原学上鉴别诊断。

（四）预防与处理

发现口蹄疫时首先封锁疫区，停止调入和调出屠畜，报告当地有关部门采取防疫措施，并将病料放在严密封闭容器中送往检验机构鉴定；将同批病畜当日尽量宰完（最好在车间划出的特定部位进行），病畜肉尸、内脏和副产品经高温处理后出场，毛皮经消毒后出场，并对车间、病畜停留过的场地和畜圈进行消毒；病畜的粪便、胃肠内容物、污物和污水，经消毒后方可运出或排出；所有设备、工具和工作人员的衣服，应进行彻底消毒。

四、结核病

结核病（Tuberculosis）是由结核分枝杆菌所引起的人、畜、禽共患的一种慢性传染病。其病理是在机体组织中形成结核结节性肉芽肿和干酪样坏死灶。在屠畜中常见于牛（特别是乳牛），其次为猪和鸡，羊少见，马更少见。

（一）病因

结核分枝杆菌（Mycobacterium tuberculosis）（简称结核杆菌）可分为三个主型：即牛型、人型和禽型结核杆菌，是一种细长、直或微弯曲的杆菌，长 $1.5 \sim 4 \mu m$，宽 $0.2 \sim 0.6 \mu m$。本菌不产生芽孢和荚膜，亦无运动性；革兰染色为阳性。结核杆菌侵入机体后，首先被巨噬细胞吞噬，但其菌体类脂质等成分能对抗溶酶体的破坏作用，使细菌在巨噬细胞内繁殖，最终导致巨噬细胞裂解死亡。释放出的结核杆菌，可在细胞外繁殖或再被吞噬，重复上述过程，并沿淋巴管蔓延至邻近淋巴结，形成原发感染灶。当机体抗感染能力强时，则原发病灶逐渐包囊化，形成疤痕或钙化而痊愈。反之，当机体抵抗力弱时，原发感染灶恶化，结核杆菌可从淋巴、血流和天然管道三条途径散布，引起其他组织器官的结合病灶或全身性粟粒结核。

原发性结核病80%发生在肺部，其他部位（颈淋巴、脑膜、腹膜、肠、皮肤、骨骼）也可继发感染。人与人之间呼吸道传播是本病传染的主要方式。传染源是排菌的肺结核患者。随着环境污染和艾滋病的传播，结核病发病率越发强烈。

（二）临床表现

该病一年四季都可以发病，15～35岁的青少年是结核病的高发年龄。潜伏期4～8周。除少数发病急促外，临床上多呈慢性过程。常有低热、乏力等全身症状和咳嗽、咯血等呼吸系统表现。肺结核早期或轻度肺结核，可无任何症状或症状轻微而被忽视，若病变处于活动进展阶段时，可出现以下症状：多在午后体温升高，一般为37～38℃之间，患者常常伴有全身乏力或消瘦，夜间盗汗，女性可导致月经不调或停经。除肺部结核外，还有胃部结核、肝结核和肠结核，其症状均有午后发热、乏力、腹胀、呕吐和夜间盗汗等症状。患胃结核病人在体格检查上腹有时可触及不规则的包块；肝结核可出现高热达39～41℃；肠结核临床表现在早期多不明显，多数起病缓慢，病程较长，但可出现明显的消化道症状。

（三）诊断

根据病因、临床表现及实验室检查即可确诊。实验室检查包括涂片检查、X线检查和结核菌素试验。

（四）治疗

在确定治疗原则和选择疗法之前,应确定结核病的类型和现阶段病灶进展及好的情况,并检查肺以外其他部位有无活动性结核存在。要想彻底治疗结核病用药必须遵循以下五个原则才能确保查出必治、治必彻底。

1. 早期治疗　早期病变中的细菌多,生长繁殖迅速,代谢活跃,药物容易发挥作用,早期病变较易恢复。

2. 剂量适宜　既能发挥最大杀菌或抑菌作用,同时患者也易耐受,毒性反应不大。剂量不足的危害是治疗无效;容易产生耐药菌。

3. 联合用药　菌群中细菌对药物的反应不全相同,可有不同比率的自然耐药变异菌存在,联合用药可防止耐药性产生;联合用药可针对各种代谢状态细菌及细胞内外菌选药,已达到强化药效的目的。

4. 规律用药　用药不能随意间断,间歇疗法在剂量及间隔上有特定要求,用法也有一定规律,不属间断疗法。

5. 坚持全程　治疗要坚持全程,目的在于消灭持存菌,防止复发。

（五）预防与处理

卡介苗接种结核菌感染主要通过呼吸道吸入。因此,控制空气的污染是防止结核病的关键。主要采取下列措施预防:

1. 培养良好的卫生习惯　结核病患者咳嗽时应该以手帕掩口,最好将痰液吐在纸上然后烧掉,痰杯应浸入2%煤酚皂或1%甲醛溶液中,约两小时即可灭菌。结核菌对湿热的抵抗力最差,煮沸15分钟即可杀灭。患者的衣服,手帕、被单等经煮沸后在洗涤。主要应该防止痰液污染,日常消毒采用70%的酒精最为有效,结核菌接触15~30秒后即被杀死。牛奶必须经过低温灭菌才可引用。

（1）做一次彻底的消毒。根据结核杆菌耐寒冷、耐干热、但不耐湿热的特点,将患者使用过的餐具、毛巾、衣物、手帕、口罩等物品煮沸10~15分钟;对书籍、棉被、化纤衣物等不能用水煮的物品,可在阳光下曝晒4~6小时,或用紫外线灯消毒两小时。此外,也可用甲酚皂等消毒液消毒。对患者居住的房间,可用紫外线灯进行空气消毒。

（2）定时开窗通风、保持室内空气新鲜。据统计,每十分钟通风换气一次,4~5次后可以吹掉空气中99%的结核杆菌。

（3）培养良好的卫生习惯,如实行分食制、洗漱用具专人专用、勤洗手、勤换衣、定期消毒等。

2. 定期的肺部健康检查　定期的肺部健康检查可以发现早期病例,以便及时治疗,防止播散。健康检查应结合当地的结核病疫情1~2年进行一次。在农村还应根据个人病史、痰液检查情况及自觉体征等配合肺部检查,以便及时发现,尽早治疗。

3. 卡介苗接种　卡介苗是牛型结核菌在特种(含牛胆汁)培养基中多代移种后,成对人体无害而能产生免疫力的活菌苗。为正确查明是否需要接种,一般均在接种前做结素试验,阴性反应者才接种。但过敏反应对身体并无多大影响,在结核病感染率很低的地区,可以免做结核菌素试验而直接接种卡介苗。接种6~8周后结素试验抗体转阳性,则表示人体已经产生免疫力;如试验仍为阴性,则表示接种没有成功,需要再次接种。

五、布氏杆菌病

（一）流行病学

布氏杆菌病（brucellosis）一般指布鲁菌病。布鲁菌病在国内，羊为主要传染源，其次为牛和猪。皮毛、肉类加工、挤奶等可经皮肤黏膜受染，进食病畜肉、奶及奶制品可经消化道传染。不产生持久免疫，病后再感染者不少见。牧民接羔为主要传染途径，兽医为病畜接生也极易感染。此外，剥牛羊皮、剪打羊毛、挤乳、切病毒肉、屠宰病畜、儿童玩羊等均可受染，病菌从接触处的破损皮肤进入人体。实验室工作人员常可由皮肤、黏膜感染细菌。进食染菌的生乳、乳制品和未煮沸病畜肉类时，病菌可自消化道进入体内。此外，病菌也可通过呼吸道黏膜、眼结膜和性器官黏膜而发生感染。人群对布鲁菌普遍易感。

（二）临床表现

本病临床表现变化多端，就个别病人而言，其临床表现可以很单一，仅表现为局部脓肿，或很复杂而表现为几个脏器和系统同时受累。羊型和猪型布鲁菌病大多较重，牛型的症状较轻，部分病例可以不发热。潜伏期一般为 2～3 周，少数患者在感染后数月或 1 年以上发病。实验室中受染者大多于 10～50 天内发病。人类布鲁菌病可分为亚急性、急性感染和慢性感染。

1. 亚急性及急性感染 急骤起病者约占 10%～30%。少数患者有数日的前驱症状，如无力、失眠、低热、食欲减退、上呼吸道炎等。急性期的主要临床表现为发热、多汗、乏力、关节炎、睾丸炎等。其次有头痛、神经痛、肝脾肿大、淋巴结大等症状，皮疹较少见。

2. 慢性感染 特点为：①主诉多，尤以夜汗、头痛、肌痛及关节痛为多，还可有疲乏、长期低热、寒战或寒意、胃肠道症状等，如食欲缺乏、腹泻、便秘等，还可有失眠、抑郁、易激动等，易被诊为神经官能症。②急性期遗留的症状，如背痛、关节痛、坐骨神经痛、明显乏力、夜汗、迁延多日的低热等。固定而顽固的关节痛多见于羊型，化脓性并发症则多见于猪型。

（三）诊断

根据流行病学临床特点及周围血象检查、细菌培养、X 线检查和一系列免疫学实验可确诊。

（四）治疗

1. 急性感染

（1）一般疗法及对症疗法：患者应卧床休息，注意水、电解质及营养的补充，给予足量维生素 B 族和 C，以及易于消化的饮食。高热者可同时应用解热镇痛剂。肾上腺皮质激素（激素）有助改善血症症状，但必须与抗生素合用，疗程 3～4 天。有认为感染累及中枢神经系统及长期有睾丸肿痛者，均有应用激素的指征。

（2）抗菌治疗：利福平对本病有效。羊、猪型感染者以四环素与链霉素合用为宜。

2. 慢性感染 一般认为四环素与链霉素合用有一定疗程，但四环素的疗程应延长至 6 周以上，链霉素以 4 周为宜。对脓性病灶可予手术引流。布氏杆菌病一般预后良好，患者大多于 3～6 个月内康复。

六、疯牛病与可传播性海绵状脑病

可传播性海绵状脑病又称传染性海绵状脑病（transmissible spongiform encephalopathy，TSE）由于患病动物组织病理学变化局限于中枢神经系统，以神经元空泡化、脑灰质海绵状病变等为特征而得名。牛海绵状脑病（Bovine spongiform encephalopathy；BSE）即"疯牛病"。

本病首次发现于苏格兰（1985），以后爱尔兰、美国、加拿大、瑞士、葡萄牙、法国和德国等也有发生。英国 BSE 的流行最为严重，至 1997 年累计确诊达 168 578 例，涉及 33 000 多个牛群。初步认为是牛吃食了污染绵羊痒病或牛海绵状脑病的骨肉粉（高蛋白补充饲料）而发病的。由于同时还发现了一些怀疑由于吃食了病牛肉奶产品而被感染的人类海绵状脑病（新型克-雅病）患者，因而引发了一场震动世界的轩然大波。欧盟国家以及美、亚、非洲等包括我国在内的三十多个国家已先后禁止英国牛及其产品的进口。

（一）病原

本病的病原属于亚病毒因子中的朊病毒（Prion），有人译为朊粒或朊蛋白。朊病毒是一种特殊传染因子，它不同于一般病毒，也不同于类病毒，它没有核酸，而是一种特殊的糖蛋白。进一步研究发现许多种正常动物和人的脑细胞及其他细胞也有这类朊蛋白，当这类朊蛋白结构发生变异时，就成为另一类有致病性的朊病毒。这类致病性朊病毒能引起人和动物多种传染性海绵状脑病。

（二）流行病学

BSE 可传至猫和多种野生动物，也可传染给人。患痒病的绵羊、种牛及带毒牛是本病的传染源。动物主要是由于摄入混有痒病病羊或病牛尸体加工成的骨肉粉而经消化道感染的。BSE 的潜伏期长达 4～6 年，发病牛龄为 3～11 岁，但多集中于 4～6 岁青壮年牛。据估计 1985—1995 年有 70 多万头潜伏期 BSE 病牛进入人的食物链，这构成了严重的公共卫生问题。

人"克-雅病"也是朊病毒引起的一种中枢神经系统疾病。1920 年法国首先报道此病。临床表现为急性进行性痴呆，多在 50 岁以上的老年人发生。潜伏期长达数年至 30 年。症状有视觉模糊，言语不清，肌肉痉挛，坐立和行动困难，最后因大脑组织溶解而死。组织病理学检查显示神经元缺损、神经胶质重度增生，脑实质呈海绵状病变和淀粉样斑块形成等病变。我国 1989 年首次报道本病病例，至 1992 年累计报告 28 例。

在 1994 年英国又发现一种新型克-雅病，其与典型克-雅病不同，主要发生于青年，以常吃牛肉馅汉堡包的人最易感染，发病年龄多为 14～40 岁，平均为 26.3 岁；病程 9～53 个月，平均 14 个月。临床上大部分病例以精神异常为主要症状，包括焦虑、抑郁、孤僻、萎靡和其他行为异常。在病程早期均表现肢体和脸部的感觉障碍及进行性小脑综合征。随着病情的发展，出现记忆力障碍、肌阵挛，后期出现痴呆等症状。组织病理学检查，海绵状病变在基底神经节、丘脑中最为明显，在大脑和小脑内侧以灶状形式存在，在融合的海绵状病变处较为明显。

（三）症状

病程一般为 14～180 天，其临诊症状不尽相同，多数病例表现出中枢神经系统的症状，一般无炎症反应。常见病牛烦躁不安，行为反常，对声音和触摸过分敏感。常由于恐惧、狂躁而表现出攻击性，共济失调，步态不稳，常乱踢乱蹬以致摔倒。少数病牛可见头部和肩部肌肉颤抖和抽搐。后期出现强直性痉挛，泌乳减少。耳对称性活动困难，常一只伸向前，另一只向后或保持正常。病牛食欲正常，粪便坚硬，体温偏高，呼吸频率增加，最后常极度消瘦而死亡。

（四）诊断

根据特征的临诊症状和流行病学特征可以做出 BSE 的初步诊断。定性诊断目前以大脑组织病理学检查为主,病理变化是脑组织呈海绵样外观(脑组织的空泡化)。脑干灰质发生双侧对称性海绵状变性,在神经纤维网和神经细胞中含有数量不等的空泡。据 Well 等(1989)报道,脑干区的空泡变化,特别是延髓孤束核和三叉神经脊束核的空泡变化,诊断BSE 的准确率高达99.6%。脑干神经元及神经纤维网空泡化具有重要的诊断性意义。为确诊需进行的实验室诊断,如动物感染试验和朊病毒的免疫学检测。

疯牛病危机暴发,欧盟和成员国面临多重社会压力。分析人士认为,疯牛病危机对欧盟经济和社会带来的压力和冲击有可能进一步加剧,公众对疯牛病的恐惧一时还很难消除。欧盟如何应对危机,已成为欧洲社会关注的焦点。我国尚未发现疯牛病,但仍有从境外传入的可能,为此,要加强口岸检疫和邮检工作,严禁携带和邮寄牛肉及其产品入境。还应建立疯牛病监测系统,对疯牛病采取强制性检疫和报告制度。一旦发现可疑病例,应即屠宰,并取脑各部位组织作神经病理学检查,如符合疯牛病的诊断标准,对其接触牛群亦应全部处理,尸体焚毁或深埋 3m 以下。

(五) 传染与防治

牛的感染过程通常是:被疯牛病病原体感染的肉和骨髓制成的饲料被牛食用后,经胃肠消化吸收,经过血液到大脑,破坏大脑,使其失去功能呈海绵状,导致疯牛病。

人类感染通常是由于食用感染了疯牛病的牛肉及其制品;也有人认为使用动物原料成分的化妆品也有可能含有疯牛病病毒;还有一些科学家认为环境中含超标的金属锰可能是"疯牛病"和人类"克-雅病"的病因。

现在对于疯牛病的处理,还没有什么有效的治疗办法,只有防范和控制这类病毒在牲畜中的传播。一旦发现有牛感染了疯牛病,只能坚决予以宰杀并进行焚化深埋处理。但也有看法认为,即使染上疯牛病的牛经过焚化处理,但灰烬仍然有疯牛病病毒,把灰烬倒在堆田区,病毒就可能会因此而散播。

2013 年,慕尼黑大学和波恩大学以及马普研究所的研究人员合作,从被感染了痒病病毒的实验鼠脑蛋白分子中发现了一种物质,这种物质能明显延长被感染的实验鼠的生命,并可以制成疫苗用来预防和治疗疯牛病。研究人员从实验鼠的脑细胞中提取到了这种特殊物质。慕尼黑大学的研究人员称,利用这种物质制成的疫苗,能有效地预防疯牛病,但能否用于人类预防和治疗克-雅病还需深入研究。

七、猪链球菌病

猪链球菌(streptoccocus)病是由多种致病性猪链球菌感染引起的一种人畜共患病。猪链球菌是猪的一种常见和重要病原体,也是人类动物源性脑膜炎的常见病因,可引起脑膜炎、败血症、心内膜炎、关节炎和肺炎,主要表现为发热和严重的毒血症状。少部分患者发生链球菌中毒性休克综合征,严重病例病情进展非常快,如果诊断、治疗不及时,预后较差,病死率极高。

(一) 病原学

猪链球菌是一种革兰阳性球菌,呈链状排列,无鞭毛,不运动,不形成芽孢,但有荚膜。为兼性厌氧菌。菌落细小,直径 1~2mm,透明、发亮、光滑、圆形、边缘整齐,在液体培养中呈链状。猪链球菌常污染环境,可在粪、灰尘及水中存活数天至数月。

(二) 疾病危害

猪链球菌在猪中有较高的流行性,人群普遍易感,尤其是屠夫、屠场工人及农民发病率高。发病时间相对集中在 6~8 月的高温季节。人感染猪链球菌的病例早在 1968 年荷兰和丹麦即有报道,随后瑞典、法国、英国、比利时、意大利、德国、新西兰、加拿大及我国等也有病例报道。在我国广大的农村,每年都有散发病例,由于诊断水平不够或鉴定不出病原菌,治疗不及时死亡的病例时有发生。

(三) 发病原因

猪是主要传染源,尤其是病猪和带菌猪是本病的主要传染源,其次是羊、马、鹿、鸟、家禽(如鸭、鸡)等。猪体内猪链球菌的带菌率约为 20%~40% 左右,在正常情况下不引起疾病。如果细菌产生毒力变异,引起猪发病,病死猪体内的细菌和毒素再传染给人类,引起人发病。

猪链球菌的自然感染部位是猪的上呼吸道(特别是扁桃体和鼻腔)、生殖道、消化道。主要是通过开放性伤口传播,如人皮肤或黏膜的创口接触病死猪的血液和体液引起发病,所以屠夫、屠场工发病率比较高。部分患者因处理病死猪或食用病死猪肉及加工制品而感染;在猪与猪之间可通过呼吸道和密切接触传播,但还没有证据提示通过猪呼吸道传播人。

(四) 发病机制

人发生猪链球菌病的机制目前未完全阐明。而猪链球菌性肺炎的发病机制可能由于细菌通过呼吸道,大量定居繁殖,产生毒素和各种蛋白酶、溶血毒素等引起细胞溶解,导致上皮细胞屏障的破坏,引起肺部感染,同时有利于病原体侵入血流和在全身播散。此外,细胞因子、毒素作用引起细菌性脑膜炎患者血脑屏障(BBB)通透性增加,导致脑水肿发生,使颅内压力增高和脑血流阻断。猪链球菌从伤口直接感染后,细菌在机体内大量繁殖,产生毒素引起血源性感染,导致败血症及多脏器功能衰竭,此种情况与普通细菌所致败血症类似。

(五) 疾病表现

该病潜伏期为 4 小时~7 天,表现多为高热、伴全身不适、头痛、身痛。部分患者出现恶心、呕吐、腹痛、腹泻。皮肤出血点、淤点、淤斑,血压下降,脉压差缩小,很快出现休克。人感染猪链球菌后,视细菌侵入部位而有不同的临床表现,临床分为四种类型:普通型、脑膜炎型或脑膜脑炎型、休克型和混合型。休克型病情进展快,很快转入多器官衰竭,如呼吸窘迫综合征,心力衰竭,弥漫性血管内凝血和急性肾衰等,病死率高;混合型往往见于休克型经抢救治疗后休克改变,存活到 1 天以上,出现脑膜炎并同时伴有其他脏器损害的表现(图 36-1-4)。

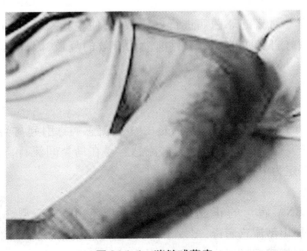

图 36-1-4　猪链球菌病

（六）诊断鉴别

根据流行病学资料、临床表现和实验室检查可以诊断。实验室检查包括血象、病原学、血清学和分子生物学检查。多数患者外周血白细胞总数明显增高，一般在 $(10～30)×10^9$/L 或更高，少数出现类白血病反应。脑脊液检查可见化脓性脑膜炎的表现，颅内压增高，脑脊液外观混浊，白细胞数明显升高，蛋白增高，糖和氯化物明显降低。

与该病鉴别的主要有其他病原菌所致的败血症、脑膜炎；还应与某些病毒感染性疾病鉴别，如肾综合征出血热；夏季发病的脑炎型链球菌病还应与乙型脑炎鉴别。

早期诊断、及时积极治疗多数可以治愈，但休克型和脑膜/脑炎型病死率高，部分患者留下后遗症。

（七）疾病治疗

维持机体内环境的平衡和稳定，包括水、电解质、酸碱、能量平衡；补充维生素，给予新鲜血、血浆和白蛋白等支持治疗。高热时给予物理及药物降温。毒血症状严重者，在足量、有效使用抗生素的基础上可以短期内使用糖皮质激素，成人一般用地塞米松 10～20mg/d，或氢化可的松 200～300mg/d，可以减轻毒血症，同时有一定抗炎、抗休克和提高重要脏器对缺氧的耐受程度；休克型患者，在抗菌治疗的基础上应积极抗休克治疗。包括：补充血容量，纠正酸中毒，恰当使用血管活性药物，维护重要脏器的功能对于脑膜脑炎型患者应尽早应用有效抗菌药物，尽早发现颅内高压，给予脱水治疗，减轻脑水肿及预防脑疝，可用20%的甘露醇 1～2g/kg，每 4～6 小时 1 次。对于此两型重症患者，应及时使用糖皮质激素。目前抗菌效果好的抗菌药物主要有青霉素 G、氨苄西林、氯霉素、第三、四代头孢菌素如头孢噻肟、头孢曲松钠、头孢他啶及新一代氟喹诺酮类抗生素。

（八）疾病预防

1. 控制传染源 掌握猪链球菌的流行病学资料，对防治有积极的作用，坚持早发现、早报告、早诊断、早隔离、早治疗。不宰杀和食用病、死猪肉，对病、死猪应作焚烧后深埋处理，也是防止自然灾害后发生疫情最有效的措施。

2. 切断传播途径 提倡在处理猪肉或猪肉加工过程中戴手套以预防猪链球菌感染，对疫点和疫区做好消毒工作，对猪舍和病家的地面、墙壁、门窗、门拉手等，可用含 1% 有效氯的消毒液或 0.5% 过氧乙酸喷洒或擦拭消毒对病、死猪家庭的环境应进行严格消毒处理。

3. 保护易感人群 对猪链球菌病进行宣传教育，使生猪宰杀和加工人员认识到接触病、死猪的危害，并做好自身防护。由于目前尚无有效的疫苗，因此尚不能对人进行免疫预防。

八、禽流感

禽流感就是禽类的病毒性流行性感冒，是由 A 型流感病毒引起禽类的一种从呼吸系统到严重全身败血症等多种症状的传染病。禽流感容易在鸟类间流行，过去在民间称为"鸡瘟"，国际兽疫局将其定为甲类传染病。

（一）流行病学

流感病毒属于 RNA 病毒的正黏病毒科，分甲、乙、丙 3 个型。禽流感病毒（avian influenza virus，AIV）属甲型流感病毒，多发于禽类，也可感染猪、马、海豹和鲸等各种哺乳动物及人类；乙型和丙型流感病毒则分别见于海豹和猪的感染。

禽流感一般发生在春冬季,一般不会在人与人之间传染。病毒可以随病禽的呼吸道、眼鼻分泌物、粪便排出,被病禽粪便、分泌物污染的任何物体,如饲料、禽舍、笼具、饲养管理用具、饮水、空气、运输车辆、人、昆虫等都可能传播病毒。儿童和老人为多发群体;传播途径为呼吸传播。禽流感1994年、1997年、1999年和2003年分别在澳大利亚、意大利、中国香港、荷兰等地暴发,2005年则主要在东南亚和欧洲暴发。

(二)　疾病预防

预防禽流感应注意以下几点:

1. 勤洗手,远离家禽的分泌物,接触过禽、鸟或禽、鸟粪便要注意用消毒液和清水彻底清洁双手,避免到疫区旅行。

2. 养成良好的个人卫生习惯,咳嗽时用手或卫生纸捂住嘴,加强室内空气流通,每天1~2次开窗换气半小时,要有充足的睡眠和休息,均衡的饮食,注意多摄入一些富含维生素C等增强免疫力的食物。

3. 吃禽肉要煮熟、煮透,食用鸡蛋时蛋壳先用流水清洗,烹调加热充分,不吃生的或半生的鸡蛋。

九、猪水疱病

猪水疱病(swine vesicular disease,SVD)又称猪传染性水疱病,是由肠道病毒属的病毒引起的一种急性、热性接触性传染病。1966年该病首次发现于意大利,进入20世纪70年代,亚洲的我国香港和日本,以及欧洲的许多国家相继发生了这种疾病。70年代初期为流行的高峰时期,以后逐渐趋于缓和。到80年代末期只有个别暴发,但90年代似乎SVD有重新抬头的趋势。

(一)　病原

猪水疱病病毒呈球形,由裸露的二十面体对称的衣壳和含有单股RNA的核心组成,无囊膜。本病毒不能凝集人和家兔、豚鼠、牛、绵羊、鸡、鸽等动物的红细胞,只有一个血清型。本病毒对环境和消毒药有较强的抵抗力,50℃经30分钟仍不失感染力,60℃经30分钟和80℃经1分钟可灭活,在低温中可长期保存。病毒在污染的猪舍内可存活8周以上。病毒对乙醚有抵抗力,对酸不敏感。消毒药以5%氨水效果好,1%过氧乙酸1小时可使病毒灭活。

(二)　流行病学

该病流行动物中仅发生于猪,各种年龄、性别、品种的猪均可感染,牛、羊等家畜不发病,人类有一定易感性。带毒猪是本病的主要传染来源,通过粪、尿、水疱液、奶排出病毒。被病毒污染的饲料、垫草、运动场和用具以及接触本病的饲养员等往往造成本病的传播。本病主要传播途径是直接接触和消化道传播。本病的发生无明显的季节性,呈地方流行性。

(三)　症状

首先观察到的是猪群中个别猪发生跛行。而在硬质地面上行走则较明显,并且常弓背行走,有疼痛反应,或卧地不起,体格越大的猪越明显。体温一般上升2~4℃。特征性病变在蹄部、鼻盘、唇、舌面,有时在乳房出现水疱。皮肤出现水疱与破溃,并可扩展到蹄底部,有的伴有蹄壳松动,甚至脱壳。一般接触感染经2~4天的潜伏期出现原发性水疱,5~6天出现继发性水疱。成年猪一般3周即可恢复到正常状态,但仔猪的发病率和死亡率均很高。

（四）病理变化

水疱性损伤是 SVD 最典型和具代表性的病理变化。水疱性损伤的外观及显微观察与口蹄疫（FMD）的损伤均无差别。其他病理变化诸如脑损伤等均无特征性。个别病例在心内膜有条状出血斑，其他脏器无可见的病理变化。组织学变化为非化脓性脑膜炎和脑脊髓炎病变，大脑中部病变较背部严重。脑膜含大量淋巴细胞，血管嵌边明显，多数为网状组织细胞，少数为淋巴细胞和嗜伊红细胞。脑灰质和白质发现软化病灶。

（五）诊断

本病根据临床症状和病理变化很难与口蹄疫、猪水疱性口炎等区分开来，必须进行实验室诊断加以区别。实验室诊断包括生物学诊断、荧光抗体试验、中和试验、反向间接红细胞凝集试验、补体结合试验和 ELISA 方法检测血清抗体。

（六）疾病预防

1. 预防的重要措施是防止传入。因此，在引进猪和猪产品时，必须严格检疫。做好日常消毒工作，对猪舍、环境、运输工具用有效消毒药（如 5% 氨水、10% 漂白粉、3% 福尔马林和 3% 的热氢氧化钠等溶液）进行定期消毒。

2. 发生猪水疱病时，要及时向上级动物防疫部门报告，对可疑病猪进行隔离，对污染的场所、用具要严格消毒，粪便、垫草等堆积发酵消毒。确认本病时，疫区实行封锁，并控制猪及猪产品出入疫区。必须出入疫区的车辆和人员等要严格消毒。扑杀病猪并进行无害处理。对疫区和受威胁区的猪，可进行紧急接种。猪水疱病可感染人，常发生于与病猪接触的人或从事本病研究的人员，因此应当注意个人防护，以免受到感染。

3. 防止将病带入非疫区。疫区和受威胁区要定期进行预防注射，对患病猪待水疱破后，用 0.1% 高锰酸钾或 2% 明矾水洗净，涂布紫药水或碘甘汕，数日可治愈。试验证明，以二氯异氰尿酸钠为主剂的复方含氯制品"抗毒威"，"强力消毒灵"等对本病的消毒效果好，有效浓度为 0.5% ~1%。

4. 用猪水疱病高免血清和康复血清进行被动免疫有良好效果，免疫期达 1 个月以上。据报道国内外应用豚鼠化弱毒疫苗和细胞培养弱毒疫苗，对猪免疫，其保护率达 80% 以上，免疫期 6 个月以上。用水疱皮和仓鼠传代毒制成灭活苗有良好免疫效果，保护率达75% ~100%。

十、猪瘟、猪丹毒、猪出血性败血症

猪瘟、猪丹毒、猪出血性败血症是猪的三大传染病。由猪瘟病毒、猪丹毒杆菌、猪出血性败血症杆菌所致。

（一）病原

猪瘟病毒是 ssRNA 病毒，黄病毒科瘟病毒属，其 RNA 为单股正链。病毒粒子呈圆形，大小为 38 ~44nm，核衣壳是立体对称二十面体，有包膜。该病毒对乙醚敏感，对温度、紫外线、化学消毒剂等抵抗力较强。猪丹毒杆菌是革兰阳性小杆菌，平直或微弯，需氧，不形成芽孢和荚膜，不能运动，常散在、成对或成丛状排列。猪出血性败血症杆菌是一种两端钝圆，中央微突的短杆菌或球杆菌，不形成芽孢，不运动，无鞭毛，革兰阴性的需氧或兼性厌氧菌。

（二）流行病学

感染猪瘟的猪临床症状和病理变化,因病毒株致病力、感染时间和宿主等因素的不同而有很大差异,因此猪瘟的确诊依赖于对猪瘟病毒的实验室诊断。猪丹毒是一种急性传染病,死亡率可达80%～90%,病程多为急性败血型或亚急性的疹块型,可转为慢性,多发生关节炎和心内膜炎。人的病例多由损伤的皮肤感染,称为类丹毒,一般经2～3周而自愈。猪出血性败血症也称为猪肺疫,以急性败血症及组织和器官出血性炎症为特征。人的病例比较少,多以伤口感染。

（三）症状

感染猪瘟的猪临床表现与病理变化,因病毒株致病力、感染时间和宿主等原因的不同而有很大差异,因此猪瘟的确诊依赖于对猪瘟病毒的实验室诊断。

猪丹毒是红斑丹毒丝菌(Erysipelothrix rhusiopathiae),俗称猪丹毒杆菌引起的一种急性热性传染病,猪丹毒病猪的颈部背部皮肤大面积瘀血。其主要特征为高热、急性败血症。

猪出血性败血症又称为猪巴氏杆菌病(或猪肺疫),是由多杀性巴氏杆菌所引起的一种急性、热性传染病。主要病变特征为败血症、肺炎、胸膜炎和肠炎。

本病主要特征性变化是上呼吸道及胸腔器官明显出血;下颌间隙、颈部及胸部皮下胶冻样水肿;纤维素性、浆液纤维素性肺炎较为明显。应与猪放线菌病、猪副嗜血杆菌病、猪流感等疾病加以鉴别。本病潜伏期短的1天,长的7天。症状可分为急性型、亚急性型(疹块型)和慢性型。

1. 急性型常见,以突然暴发、急性经过和高死亡为特征。病猪精神不振、高热不退;不食、呕吐;结膜充血;粪便干硬,附有黏液。小猪后期下痢。耳、颈、背皮肤潮红、发紫。临死前腋下、股内、腹内有不规则鲜红色斑块,指压褪色后而融合一起。常于3～4天内死亡。哺乳仔猪和刚断乳的小猪发生猪丹毒时,一般突然发病,表现神经症状,抽搐,倒地而死,病程多不超过一天。急性型病死率80%左右,不死病猪转为疹块型或慢性型。

2. 疹块型病猪可自行康复,也有不少病猪在发病过程中,症状恶化而转变为败血型而死,病程约1～2周。

3. 慢性型常见的有慢性关节炎、慢性心内膜炎和皮肤坏死等几种。病程约2～3个月可自行痊愈。如有继发感染,则病情复杂,病程延长。

（四）诊断

根据流行病学、临诊症状和病理变化可做出初诊。实验室诊断手段多采用免疫荧光技术、酶联免疫吸附测定法、血清中和试验、琼脂凝胶沉淀试验等,比较灵敏迅速,且特异性高。中国现推广应用免疫荧光技术和酶联免疫吸附测定法。

（五）病毒肉处理

患病猪的肉尸和内脏有显著病变时改工业用或销毁。有轻微病变的肉尸和内脏应在24小时内经高温处理后出厂,血液改工业用或销毁,猪皮消毒后可利用,脂肪炼制后方可食用;若超过24小时即需延长高温处理半小时,内脏改工业用或销毁。

第二节　人畜共患寄生虫病

在脊椎动物和人之间自然地传播着一些寄生虫病与感染,这些寄生虫既可寄生在人体,也可寄生在脊椎动物(家畜和野生动物)体内,人和动物体内的寄生虫可互为传染来源,这种寄生虫病就叫人畜共患寄生虫病。据不完全统计,目前已知的人畜共患寄生虫病近70种,其中较常见的约30种。人畜共患寄生虫病是一类严重危害人群、家畜和野生动物健康,影响经济发展的重要传染性疾病。近年来,人畜共患寄生虫病发病率呈增长趋势。在发达国家中,人们的生活环境高度城市化,生活水平较高,人类自身固有的寄生虫病有所减少,但伴侣动物和玩赏动物数量却大有增加,增加了人畜共患寄生虫病的感染机会。在发展中国家,人口稠密,生活水平较低,卫生条件较差,人类与家畜、家禽、野生动物及病原媒介的接触机会较多,因而感染人畜共患寄生虫病仍较普遍。因此,人畜共患寄生虫病仍是全球性公共卫生问题之一。

一、米猪肉与囊尾蚴病

米猪肉就是含有寄生虫猪肉绦虫囊尾蚴的病猪肉。瘦肉中有呈黄豆样大小不等,乳白色,半透明水疱。像是肉中夹着米粒,故称米猪肉。

米猪肉对人体危害很大,不能食用。识别时主要是"看",米猪肉一般不鲜亮,肥肉瘦肉及五脏、器官上都有或多或少米粒状的囊包。囊包虫呈石榴籽状,寄生在肌纤维(瘦肉)中,腰肌是囊包虫寄生最多的地方(图36-2-1)。

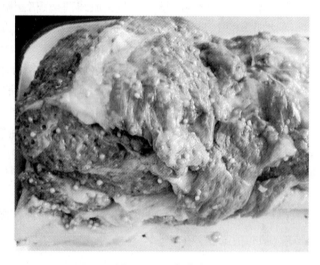

图 36-2-1　米猪肉

(一)病原

猪囊尾蚴俗称囊虫,是猪带绦虫的幼虫,呈卵圆形白色半透明的囊,约(8~10)mm×5mm。囊壁内面有一小米粒大的白点,是凹入囊内的头节,其结构与成虫头节相似,头节上有吸盘、顶突和小钩,囊尾蚴的大小、形态因寄生部位和营养条件的不同和组织反应的差异而不同,在疏松组织与脑室中多呈圆形,约5~8mm;在肌肉中略长;在脑底部可大到2.5cm,并可分支或呈葡萄样,称葡萄状囊尾蚴。

(二)流行病学

囊尾蚴可固着在人的肠壁上,逐渐发育成成虫,长期寄生于肠内,通过粪便不断排出节片或卵,此时称绦虫病。节片或卵通过污染的手或蔬菜被人食入经消化作用,孵出幼虫(囊尾蚴),进入肠壁,通过血流在肌肉、皮下组织、脑、眼等处寄生,此时称为囊尾蚴病。猪带绦虫病人是囊尾蚴病的唯一传染源。任何性别、年龄都可患本病,据国内报告年龄最小的为8个月,最大的是76岁。猪带绦虫病及囊尾蚴病广泛分布于世界各地。

（三）发病机制

人作为猪带绦虫的终宿主,成虫寄生人体,使人患绦虫病;当其幼虫寄生人体时,人便成为猪带绦虫的中间宿主,使人患囊尾蚴病。人感染囊尾蚴病的方式有两种:一是异体感染也称外源性感染,是由于食入被虫卵污染的食物而感染。二是自体感染,是因体内有猪带绦虫寄生而发生的感染。自身体内感染往往最为严重。

（四）病理改变

囊尾蚴病所引起的病理变化主要是由于虫体的机械性刺激和毒素的作用。囊尾蚴在组织内占据一定体积,是一种占位性病变;同时破坏局部组织,感染严重者组织破坏也较严重;囊尾蚴对周围组织有压迫作用,若压迫管腔可引起梗阻性变化;囊尾蚴的毒素作用,可引起明显的局部组织反应和全身程度不等的血嗜酸性粒细胞增高及产生相应的特异性抗体等。

猪囊尾蚴在人体组织内可存活3～10年之久,甚至15～17年。囊尾蚴引起的病理变化导致相应的临床症状,其严重程度因囊尾蚴寄生的部位、数目、死活及局部组织的反应程度而不同。中枢神经系统的囊尾蚴多寄生在大脑皮质,是临床上癫痫发作的病理基础。

（五）临床表现

根据囊尾蚴寄生部位的不同,临床上分为脑囊尾蚴病、眼囊尾蚴病、皮肌型囊尾蚴病等,其中以寄生在脑组织者最严重。

脑囊尾蚴病:表现复杂,以癫痫、头痛为最常见的症状,有时有记忆力减退和精神症状或偏瘫、失语等神经受损症状,严重时可引起颅内压增高,导致呕吐、视力模糊、视盘水肿,乃至昏迷等。

皮下及肌肉囊尾蚴病:部分囊尾蚴病患者有皮下囊尾蚴结节。当囊尾蚴在皮下、黏膜下或肌肉中寄生时,局部可触及约黄豆粒大(0.5～1.5cm),近似软骨硬度、略有弹性、与周围组织无粘连,在皮下可移动,本皮色、无压痛的圆形或椭圆形结节。结节以躯干、头部及大腿上端较多。一般无明显感觉,少数患者局部有轻微的麻、痛感。

眼囊尾蚴病:占囊尾蚴病2%以下,多为单眼感染。囊尾蚴可寄生在眼的任何部位,但多半在眼球深部,如玻璃体和视网膜下。位于视网膜下者可引起视力减退乃至失明,常为视网膜剥离的原因之一。位于玻璃体者可自觉眼前有黑影飘动,在裂隙灯下可见灰蓝色或灰白色圆形囊泡,周围有金黄色反射圈,有时可见虫体蠕动。眼内囊尾蚴寿命约为1～2年,当眼内囊尾蚴存活时患者常可忍受,而当虫体死后常引起强烈的刺激,可导致色素膜、视网膜、脉络膜的炎症、脓性全眼球炎、玻璃体混浊等,或并发白内障、青光眼,终至眼球萎缩而失明。

其他部位囊尾蚴病:囊尾蚴还可寄生如心肌等脏器或组织,可出现相应的症状或无症状。但均较罕见。

（六）疾病诊断

根据流行病学史、临诊症状和病原学、免疫学和影像学检查即可确诊。

鉴别诊断

1. 皮下结节需要与皮下脂肪瘤鉴别。

2. 颅内病变需要与结核、肿瘤等病变鉴别。

（七）疾病治疗

有眼内囊虫者必须先行眼内囊虫摘除手术；有脑室通道阻塞的脑型患者,药物治疗前宜先行手术摘除阻塞部位的囊尾蚴,以免发生危险。

1. 病原治疗

（1）阿苯达唑:阿苯达唑(albendazol)为一种新型广谱驱虫剂,1987年发现它能有效治疗神经系统囊虫病,由于疗效确切,显效率达85%以上,副反应轻,为目前治疗囊虫病的首选药物。治疗脑囊虫病常用剂量是20mg/（kg·d）（体重以60kg为上限）,10天为1个疗程。3~6个月复查,必要时可重复杀虫治疗。皮肌型疗程为7天,剂量同上。

（2）吡喹酮(praziquantel):吡喹酮是一种广谱驱虫药,常用剂量为40mg/（kg·d）,分3次口服,连服9天,约60%~70%脑实质囊虫病灶消失。必要时1个月后可重复1疗程。

2. 对症治疗

（1）皮类固酮是抗炎治疗的有效药物,适用于囊虫性脑炎和抗囊虫治疗中因虫体坏死所致炎性反应。这时首先要控制脑水肿,可大剂量短疗程静点地塞米松（30mg/d）或甲泼尼松龙[20~40mg/（kg·d）]。

（2）对有颅内压增高者,宜先每日静滴20%甘露醇250ml,内加地塞米松5~10mg,连续3天后再开始病原治疗。

（3）对有癫痫发作的患者给予抗癫痫治疗。

（八）疾病预后

该病的预后与病情的具体情况相关。早发现、早治疗一般预后良好。

（九）疾病预防

根据我国目前囊尾蚴病流行的新特点,有关专家提出以下5点建议:

1. 在囊尾蚴病流行区,采用包括免疫学诊断在内的综合检验方法对猪群进行普查,查出阳性病猪全部治疗,如果没有条件进行普查,也可考虑在囊尾蚴病流行区对全部猪群进行普治。

2. 加强肉品检验,做到有宰必检。村或单位自宰自食猪肉都必须进行肉检,一经发现囊尾蚴,应立即处理。

3. 修建无害化厕所,管好人粪便,建好猪圈,实行圈养猪。

4. 在本病流行区,对人群进行猪带绦虫检查,阳性者给予及时驱虫,消灭传染源。

5. 进行健康教育,提高群众自我防护能力,把好"病从口入"关。

（十）疾病护理

1. 治疗期间要卧床休息。

2. 有癫痫病史者在杀虫治疗期间不要离开病房。做好病人的安全护理。

3. 观察患者在治疗过程中的反应。

二、旋毛虫病

旋毛虫病是毛首目、毛形科的旋毛虫的幼虫和成虫引起的人畜共患的寄生虫病。人因生食或未煮熟含有活的旋毛虫幼虫而感染。主要临床表现有胃肠道症状、发热、眼睑水肿和肌肉疼痛。

（一）病因

病原旋毛虫为细小的线虫,虫体分为细长的体部和较粗的食管部。雄虫长 1.2～1.5mm,阴户开口于食管部中央。成虫寄生于宿主的小肠内,叫肠旋毛虫。幼虫寄生在宿主的横纹肌内,呈灶状分布,叫肌旋毛虫。成熟的肌旋毛虫具有感染人畜的能力。人类由于食用生或不熟的猪或其他动物肉而感染。不充分的熏烤或涮食都不足以杀死包囊幼虫。人感染后 4 小时内排出的粪便感染力最强(图36-2-2)。

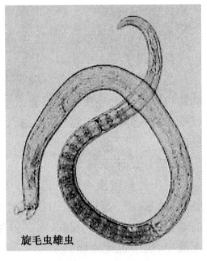

旋毛虫雄虫

图 36-2-2　旋毛虫

（二）临床表现

该病潜伏期 2～45 天,多为感染后 10～15 天发病。感染早期成虫在小肠阶段,患者可表现轻微而短暂的恶心、呕吐、腹痛、腹泻等。幼虫移行时期病多急起,主要表现有发热、水肿、皮疹、肌痛等。发热多伴畏寒、以弛张热或不规则热为常见,多在 38～40℃之间,持续 2 周,重者最长可达 8 周。发热同时,约 80% 患者出现水肿,主要发生在眼睑、颜面、眼结合膜,重者可有下肢或全身水肿。进展迅速为其特点。多持续 1 周左右。皮疹多与发热同时出现,好发于背、胸、四肢等部位。疹形可为斑丘疹、猩红热样疹或出血疹等。全身肌肉疼痛甚剧。多与发热同时或继发热、水肿之后出现,伴压痛与显著乏力。

皮肤呈肿胀硬结感。重症患者常感咀嚼、吞咽、呼吸、眼球活动时疼痛。此外,累及咽喉可有吞咽困难和喑哑;累及心肌可出现心音低钝、心律失常、奔马律和心功能不全等;累及中枢神经系统常表现为头痛、脑膜刺激征,甚而抽搐、昏迷、瘫痪等;肺部病变可导致咳嗽和肺部啰音;眼部症状常失明、视力模糊和复视等。

恢复期随着肌肉中包囊形成,急性炎症消退,全身性症状如发热、水肿和肌痛逐渐减轻。患者显著消瘦,乏力,肌痛和硬结仍可持续数月。最终因包囊壁钙化及幼虫死亡而症状完全消失。严重病例呈恶病质状态,因虚脱、毒血症或心肌炎而死亡。

（三）检查和诊断

在疾病活动期有中等度贫血和白细胞数增高,嗜酸性粒细胞显著增高。重度感染、免疫功能低下或伴有细菌感染者可以不增高。依进食未熟肉食的流行病学史及典型的临床表现,再结合病原学检查或免疫学检查结果,确定诊断并无困难。

鉴别诊断:本病应与食物中毒、肠炎、伤寒、钩端螺旋体病、血管神经性水肿及皮肌炎等鉴别。

（四）治疗

症状明显者应卧床休息,给予充分营养和水分,肌痛显著可予镇痛剂。有显著异性蛋白反应或心肌中枢神经系统受累的严重患者,可给予肾上腺皮质激素,最好与杀虫药同用。杀虫药可采用苯咪唑类药物,其疗效较好,不良反应较轻。

三、肺吸虫病

肺吸虫病又称肺并殖吸虫病,属人畜共患蠕虫病,为卫氏并殖吸虫寄生于人体或动物肺内所致。本病在我国分布相当广泛,常呈地方性散发。主要寄生于猪、羊、牛、犬、猫及其他野生肉食动物的肺脏、器官和胸膜等处,但在动物中主要见于猪。在严重流行地区,人类也有感染。

(一) 病因

卫氏并殖吸虫虫体肥厚,虫卵圆形,棕红色。虫体大小为(7.5～16)mm×(4～6)mm。口吸盘与腹吸盘大小相似,口吸盘位于体前端,腹吸盘位于虫体中央稍前处。

当人生食或半生食含有肺吸虫活囊蚴的蟹、蝲蛄,沼虾,水生昆虫红娘华等可获得感染,动物也因吞食上述食物及残渣或饮污染的水而被感染。卫氏并殖吸虫的致病,主要是幼虫或成虫在人体组织与器官内移行,寄居造成的机械性损伤,及其代谢物等引起的免疫病理反应。

(二) 临床表现

卫氏并殖吸虫所致疾病以肺内型为主,表现为咳嗽、胸痛、咳铁锈色痰等;肺外型可波及脑、脊髓、腹腔、皮下等组织并引起不同的症状。斯氏并殖吸虫所致疾病以肺外型为主,该虫的幼虫在体内移行,引起一系列过敏反应及皮下游走性包块,渗出性胸膜炎也常见。包块内无成虫,痰中也无虫卵。

该病起病多缓慢,有轻度发热,盗汗,疲乏,食欲不佳,咳嗽,胸痛及咳棕红色果酱样痰,腹痛,腹泻,恶心,呕吐,排棕褐色黏稠脓血便,荨麻疹等过敏性症状,急性肺吸虫病起病较急骤,有高热,毒血症,腰痛,下肢行动困难,甚至截瘫,大小便困难,失禁,胸腔积液体征,可并发胸膜增厚或脓胸,腹部可触及囊性肿块,肠系膜淋巴结、肝、脾、睾丸等肿大,以及腹腔积液,脑膜刺激征,偏盲,感觉异常或缺失,视盘水肿(图36-2-3)。

常见的并发症有脓肿,囊肿;脑型肺吸虫病可并发癫痫,抽搐,偏瘫,运动障碍。

(三) 检查诊断

患者有在本病流行区进食不熟的石蟹或蝲蛄史。结合临床症状、病原检查、免疫实验及影像学检查不难做出诊断。

鉴别诊断:本病应与肺结核,结节性动脉周围炎,霍奇金病等相鉴别。

(四) 治疗

病原治疗的首选药物为硫双二氯酚(别丁),治愈率高,但不良反应较多,如发生肝脏损害,应立即停药,有严重心脏病、肾病及妊娠时禁用。其次选用吡喹酮,治愈率也较高,服用方便,不良反应少。再次选用六氯对二甲苯(血防-846),此药对肺吸虫病有良好疗

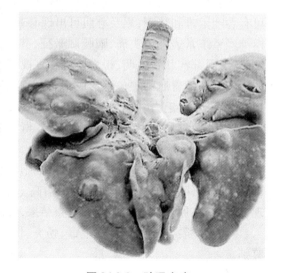

图36-2-3　肺吸虫病

效,但有较大的不良反应;有精神病史,严重肝、肾疾病及孕妇均禁用。另外,对继发细菌感染者应加用抗生素。对慢性脑型、脊髓型,合并有压迫症状,药物治疗效不好的,可考虑手术治疗。

(五) 预防

1. 尽早治疗　及时发现并彻底治疗患者,对病畜、病兽加强调查和捕杀。

2. 防止污染　防止患者的痰液和粪便污染水源,用生石灰杀死痰液和粪便中的虫卵。

3. 切断传播　饲养鲶鱼和家鸭吞食淡水螺和蟛蜞,以切断传播途径。

4. 不吃生肉,不喝生水　不吃生的或半熟的溪蟹、淡水螺和蟛蜞,不喝生溪水。

四、华支睾吸虫病

华支睾吸虫病是由华支睾吸虫寄生于人体肝内胆管所引起的寄生虫病。人类常因食用未经煮熟含有华支睾吸虫囊蚴的淡水鱼或虾而被感染。

(一) 病因

华支睾吸虫是雌雄同体的吸虫。其生活史复杂,按发育程序可分为成虫、虫卵、毛蚴、胞蚴、雷蚴、尾蚴、囊蚴及幼虫等八个阶段。成虫寄生在肝内胆管系统,尤其在胆管的分支部分。偶亦可见于胰腺管内。成虫虫体狭长、扁薄、前端尖细,后端较钝圆,状似葵瓜子仁。体表无棘,呈褐色半透明。大小为 $(10 \sim 25)$ mm × $(3 \sim 5)$ mm,有口、腹两个吸盘,消化器官有口、咽、食管和分支的肠管。生殖器官系雌雄同体,其两个睾丸均呈分支状,前后排列于虫体的后端(图 36-2-4)。

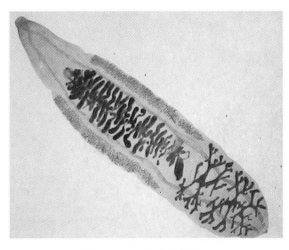

图 36-2-4　华支睾吸虫

人类常因食用未经煮熟含有华支睾吸虫囊蚴的淡水鱼或虾而被感染。轻染者可无症状,重感染者可出现消化不良、上腹隐痛、腹泻、精神不振、肝大等临床表现,严重者可发生胆管炎、胆结石以及肝硬化等并发症。感染严重的儿童常有显著营养不良和生长发育障碍。

(二) 临床表现

本病潜伏期短,仅 15 ~ 26 天。据症状轻重,一般可将其分为三度:①轻度可无自觉症状,只在粪便检查时才发现虫卵者。或有轻度胃肠道症状,如食后胃部有压痛感,软便等。约占 35 %。②中度主要有较明显胃肠道症状,如食欲缺乏、消化不良、右上腹胀痛,肝大,轻度水肿。如并发细菌感染可继发胆管炎、胆囊炎。约占 55 %。③重度有明显胃肠症状,反复腹泻或便秘,右上腹疼痛或有脾大、腹水、贫血等。多见于儿童,约占 10 %。极个别患者出现类白血病反应。数周后急性症状消失而仍有消化不良、乏力、肝大等表现。

(三) 检查诊断

血液检查:急性患者可有血液白细胞计数增高,嗜酸性粒细胞增多。严重感染者尚可出现嗜酸性粒细胞类白血病反应,随着病程延长,患者可有不同程度的贫血,白细胞计数大多正常,但嗜酸性粒细胞增多,血沉加快,血清碱性磷酸酶、丙氨酸转氨酶和 γ-谷氨酰转肽酶活力增高。血浆总蛋白和清蛋白减少。

再结合病因、病史、临床表现和实验室各项检查包括免疫学检查、寄生虫学检查及影像学检查即可确诊。

（四）治疗

对重症患者应先给予对症及支持疗法,如增加营养、纠正贫血、利尿消肿等,待全身情况好转后,再进行驱虫治疗。病原治疗可选用吡喹酮,此药具有疗程短、疗效高、毒性低以及在体内吸收、代谢、排泄快等优点,连服2天,治疗后3个月粪便虫卵阴转率达90%以上;近年来临床上应用阿苯达唑治疗本病效果也很好,分2次服,7天为一个疗程,粪便虫卵阴转率几乎为100%。对重度感染并有较重营养不良、肝硬化及合并病毒性肝炎者,还应进行对症治疗,可加强营养,纠正贫血,保护肝脏,以改善全身状况;并发胆囊炎、胆管炎者,要加用抗菌药物。急性胆囊炎、胆石症、胆总管梗阻时应予手术治疗。

（李晓丽　高志贤）

第三十七章

食 物 过 敏

第一节 概 述

早在几个世纪前,Lucretius 就曾经论述:"一个人的食物对另外一个人可能就是毒物"。人类在千百年的历史发展中,根据生活经验逐渐寻觅和筛选出适合于自己的食物,但有些人的免疫系统仍然会对已经被绝大多数人所接受的食物(主要为蛋白质)产生抵御,机体将这些食物视为致病因子,产生有害的或不恰当的反应,从而发生对食物的不良反应,最常见的是食物过敏。随着社会的发展,人们的生活习惯、饮食方式在不断改变,饮食业跨地区和国家快速发展,转基因食品大量涌现,使过敏症状趋于多样、复杂和严重。食物过敏成为一个全世界关注的公共卫生问题。

一、食物不良反应的分类

食物不良反应(adverse reaction to food)是指由食物成分或食品添加剂引起的一切不良反应,可涉及免疫反应和非免疫反应机制。食物不良反应包括食物过敏(food allergy,FA)和食物不耐受(food intolerance,FI)。FA 又称为食物变态反应,与免疫机制异常有关;FI 则属于非免疫机制引起的对食物不良反应。了解并区分与免疫有关的食物过敏症和与免疫无关的食物不耐受症十分重要。食物不耐受症可以通过限制进食的食物或食物成分的摄入量加以控制。相反,食物过敏症则需要完全避免致敏性食物的摄入。

二、食物过敏的定义

过敏(allergy),又称为变态反应,用于描述人类对环境中物质的一种超强的免疫应答。食物过敏是指人体摄食食物后,机体对食物所携带的致敏原产生异常免疫反应,导致生理功能紊乱和(或)组织损伤,进而引发的一系列不良临床症状。

三、食物过敏的机制

食物过敏反应具有特异性,涉及各种免疫相关的病理生理机制。食物过敏反应的一个共同特点是必须有食物致敏原的预先接触及前接触,使机体处于致敏状态,当再次接触该致敏原时,才诱发变态反应。从广义的角度可将食物过敏分为 IgE 介导和非 IgE 介导两大类。

1. **IgE 介导的速发型食物致敏反应** 又叫 I 型变态反应。IgE 介导食物过敏的症状开

1033

始迅速,常被称为速发型超敏反应。食物过敏引起的 I 型变态反应包括食物致敏原的致敏阶段、激发阶段和效应阶段。在致敏阶段,致敏性食物在体内诱发 B 细胞产生 IgE 抗体,后者与肥大细胞、嗜碱性粒细胞等靶细胞表面结合,机体即呈致敏状态。随后 IgE 抗体的可结晶片段(crystalline fragment,Fc 段)与肥大细胞或嗜碱性粒细胞表面的 IgE 受体结合完成致敏过程。在正常状态下,机体对从呼吸道吸入和通过胃肠道摄入的致敏原可以产生免疫耐受,而对于过敏体质的人群,通过这些途径进入的致敏原则可使机体处于致敏阶段。在激发阶段,当相同的致敏原再次进入机体时,通过与致敏肥大细胞/嗜碱性粒细胞表面 IgE 抗体特异性结合,使之脱颗粒,释放出组胺、5-羟色胺、白三烯、前列腺素以及嗜酸性粒细胞趋化因子等大量生物活性介质;在效应阶段,这些释放的生物活性物质与效应器官上相应受体结合,引起局部或全身过敏反应(图 37-1-1)。

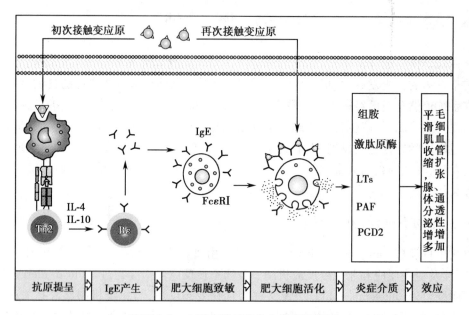

图 37-1-1　I 型超敏反应发生过程示意图

2. 非 IgE 介导食物过敏迟发型致敏反应　除 IgE 介导的速发型致敏反应外,一些婴儿或成年人食物过敏的发生不是由食物蛋白与特异性 IgE 结合引起的,皮肤点刺试验(SPT)和放射性变应原吸附试验(RAST 试验)呈阴性。这些非 IgE 介导反应趋向延迟,多表现在摄入食物蛋白后的几小时到几天后。故常被称为"迟发型超敏反应"。迟发型超敏反应多为消化道和(或)呼吸道疾病,其中胃肠道症状包括食物蛋白刺激的结肠炎,过敏性嗜酸性粒细胞的胃肠炎、乳糜泻等。迄今,确切的非 IgE 介导食物过敏的免疫生理机制仍不十分清楚。已知的机制包括辅助性 T 细胞(Th1 细胞)介导反应,免疫联合体形成导致补体的激活,或 T-细胞/肥大细胞/神经细胞相互反应,包括平滑肌运动和小肠运动性的功能变化。目前,对非 IgE 介导的免疫反应研究最多的是乳糜泻,这种紊乱是由于醇溶朊激发 T 细胞免疫应答所致,脱酰胺的醇溶朊会加强这种免疫反应。另外,体内一些化学组胺释放剂以及含有组胺的食物(巧克力、西红柿、草莓)都会直接作用于肥大细胞,引起过敏反应。

四、食物过敏的流行病学

目前还不能确切知道 IgE 介导食物过敏的总体发病率情况。美国每年有 2.0% ~ 2.5% 的人发生食物过敏,儿童及婴幼儿的发病率为 5% ~ 8%。Sicherer 等学者指出,在一些西方国家,食物过敏影响了多达 6% 的婴幼儿及 3% ~ 4% 的成年人,并且其患病率还在上升。亚洲人的食物过敏患病率也呈逐年上升趋势。亚洲人易对鸡蛋、乳制品、海产品及水产品、豆类等食物过敏。针对泰国城市地区学龄前(7 岁以下)儿童的调查显示,食物过敏患病率为 9.3%。

值得注意的是,不同地区不同民族由于其膳食习惯的特殊性,会出现某些食物种类过敏的流行,如地中海地区的水果和蔬菜过敏、意大利的玉米过敏、以色列的芝麻过敏、美国的花生过敏、亚洲的贝壳类食物过敏、日本的大米过敏等发生比例较高。

第二节 致 敏 食 物

一、致敏性食物

根据联合国粮农组织统计,世界 90% 以上的食物过敏由蛋、鱼、贝类、奶、花生、大豆、坚果和小麦等 8 类高致敏性食物引起。此外,还有海蟹、虾等 160 种食物曾有引起过敏反应的历史。儿童常见的致敏食物有牛奶、鸡蛋、大豆和小麦等;成人为花生、坚果、鱼和贝类等。各国和各地区由于饮食习惯不同,机体对食物的适应性也有差异,致敏食物种类也就不尽相同。比如,西方人极少对羊肉过敏,而在我国羊肉比猪肉的致敏性高;西方人对巧克力、草莓、无花果等过敏的较多,在我国则极少见到。根据西方的资料,易引起过敏的食物为牛乳、鸡蛋、巧克力、小麦、玉米、坚果类、花生、橘子、柠檬、草莓、猪肉、火鸡及鸡等。

二、常见的致敏性食物

在我国,日常生活中常见的致敏性食物主要是以下几种类别:

（一）奶及奶制品

牛奶是诱发婴幼儿过敏最常见的食物,牛奶中含有甲种乳白蛋白、乙种乳球蛋白和酪蛋白等成分,其中甲种乳白蛋白致敏原性最强,这种蛋白不耐热,高温后其致敏性即可明显减弱,但对于高度牛奶过敏的患者仍然可以诱发较为严重的症状。

（二）禽蛋类

鸡蛋、鹌鹑蛋及蛋制品易导致各年龄段人群过敏,蛋清中的卵白蛋白是诱发过敏的主要成分,其耐热性较差,经过高温处理的禽蛋,其致敏的概率可明显降低。

（三）海产品及水产品

鱼类、虾类、蟹类、鱿鱼、贝类和蚌类等均可诱发过敏症状,特别是新鲜的海产品,即使熟食也常常诱发过敏。

（四）豆类

黄豆及豆制品、花生、芝麻、菜豆等均可诱发过敏症状,主要与这些油料作物含有较高的蛋白和糖蛋白有关。

（五）粮食

如小麦、玉米、荞麦和谷类等粮谷类都可能引起过敏现象,常见的是面粉中的螨类所导致的皮肤过敏。玉米中的致敏原通常耐热,所以爆玉米花也容易诱发皮肤过敏。

（六）坚果类

核桃、开心果、腰果、大杏仁、松子、榛子和栗子等坚果类经常引起过敏。坚果类的致敏原性较强,可以诱发较重的过敏症状。

（七）果蔬类

水果的致敏原性较低,但因为水果多数是生吃的,所以也容易诱发过敏症状,特别是水果的种子和果皮更容易诱发过敏。蔬菜中仅见茼蒿、芫荽、灰菜、蘑菇、西红柿、菜豆、土豆、胡萝卜和芹菜偶尔会引起食物过敏。

（八）某些肉类及其肉制品

肉类包括各种哺乳类动物(如牛肉、羊肉和猪肉等)和各种家禽类(如鸡、鸭、鹅和鹌鹑等),这些肉类及其肉制品均可能诱发过敏,特别是腐败的肉类易诱发喘息症状。

（九）具有特殊气味的食物

如大葱、大蒜、辣椒、洋葱、生姜、调味品(胡椒面、芥末油、五香面、咖喱粉和孜然粉等)和酒类等。

（十）其他食物和食品添加剂

咖啡、巧克力、啤酒、果酒、白酒,花粉制成的保健品和某些可食昆虫(如蚕蛹、蚂蚱、蝉、豆虫和蜗牛等)均可诱发不同程度的过敏症状,味精、甜味剂、防腐剂、抗氧化剂等食品添加剂也可诱发过敏。

1999 年国际食品法典委员会第 23 次会议公布了常见致敏食品的清单,包括 8 种常见的和 160 种较不常见的致敏食品(表 37-2-1)。

表 37-2-1　常见的致敏性食物

食物类别	食物名称
奶及蛋类制品	美国奶酪、酪蛋白、巧达奶酪、白干酪、牛奶、羊奶、乳蛋白素、摩瑞拉奶酪、瑞士奶酪、酸奶、蛋白、蛋黄、羊奶乳、蛋白素、巴马奶酪
海鲜	蛤蜊、鳕鱼、螃蟹、大比目鱼、龙虾、牡蛎、红绸、鲑鱼、沙丁鱼、虾、比目鱼、鳟鱼、鲔鱼
水果	苹果、杏、鳄梨、香蕉、蓝莓、小红莓、葡萄、葡萄柚、柠檬、油桃、橄榄、橙子、木瓜、桃子、梨、菠萝、李子、蔓越莓、草莓、哈密瓜、樱桃、椰子、西洋梨
干果和谷类	杏仁、大麦、荞麦、玉米、玉米麸、麦麸、燕麦、花生、胡桃、野生米、黑麦、芝麻、葵瓜子、核桃、小麦、糙米、腰果、榛子、亚麻籽、埃及豆、尼罗河谷物、小黑麦、小麦麸、斯佩尔特小麦
豆类、花生坚果类	扁豆、赖马豆、斑豆、黄豆、四季豆、豌豆、栗、绿豆、菜豆、花生、胡桃、阿月浑子果、红花子油、芝麻
蔬菜	苜蓿芽、芦笋、甜菜、绿花菜、包心菜、红萝卜、白花菜、大芹菜、小黄瓜、大蒜、青椒、生菜、洋葱、蘑菇、甘薯、马铃薯、菠菜、南瓜、番茄、朝鲜蓟、豆芽、长瓜
肉类与家禽	牛肉、鸡肉、蛋白、蛋黄、羊肉、猪肉
香料类	甘椒、咖喱、芥末、芫荽、紫苏、莳萝、豆蔻、薄荷、月桂树叶、茴香子、唇形科植物、迷迭香、肉桂、姜、黑胡椒、鼠尾草、丁香、阜菜、辣椒、百里香、小茴香、花薄荷、红椒、香草

第三节 食物中的致敏原

食物致敏原也称为食物变应原,指的是能引起免疫反应的食物抗原。虽然食物是引起食物过敏反应的主要原因,但并不是食物中的所有成分都是致敏原,引起过敏反应最直接的因素是食物中所含的抗原类物质(食物致敏原)。食物中 90% 的致敏原是蛋白质,大多数为水溶性糖蛋白,分子质量在 10 ~ 80kDa。这些蛋白质能耐受食品加工、加热和烹调,并能抵抗肠道消化酶,它们能穿过黏膜表面而被吸收。某些常见致敏食物中存在多种致敏原,致敏原可分为主要致敏原和次要致敏原。主要致敏原是指在特定食物过敏中 50% 以上的过敏症状是这一蛋白质与 IgE 抗体结合引起的,如牛奶中含有 3 种主要致敏原:酪蛋白、β-乳球蛋白(β-lactoglobulin,β-LG)和 α-乳清蛋白(α-lactalbumin,α-LA),而这些蛋白质恰巧又是牛奶中的主要蛋白质。牛奶中也含有一些次要致敏原,包括乳铁蛋白和牛血清白蛋白(bovine serum albumin,BSA)。花生中至少含有 3 种主要致敏原:$Ara\ h1$、$Ara\ h2$ 和 $Ara\ h3$,花生也含有许多次要致敏原。相反,鳕鱼($Gad\ c1$)、巴西坚果($Ber\ e1$)和虾($Pen\ a1$)中仅各含有一种主要致敏原。

一、食物致敏原的特点

1. 任何食物可诱发过敏反应,每种食物中仅部分成分具有变应原性。

2. 食物变应原性具有可变性。加热可使大多数食物的变应原性减低,但有一些食物烹调加热后变应原性不变,甚至反而增加。某些食物在体内代谢过程中产生的中间代谢产物也可能引起部分人群的过敏症状。常规巴斯德消毒法不仅不能使一些牛奶蛋白降解,如乙种乳球蛋白等的变应原性还会增加。一般情况下,胃的酸度增加和消化酶的存在,可减少食物的变应原性。食物中变应原性的强弱,一般来说与其对某种食物特异 IgE 结合的能力及其在食物蛋白中的浓度有关。

3. 不同蛋白质可有共同的抗原决定簇,使食物致敏原间存在交叉反应性。例如,至少有 50% 牛奶过敏者也对山羊奶过敏,对鸡蛋过敏者可能对其他禽类的蛋过敏,对大豆过敏者也可能对豆科植物的其他成员如扁豆、花生、苜蓿等过敏。

二、食物致敏原的分类

对人类健康构成威胁的食物致敏原主要有食物中的致敏蛋白质(动物或植物来源)、食品加工储存过程中使用的食品添加剂和含有致敏原的转基因食品。

(一)来源于动物的致敏原

1. 牛乳　牛乳及乳制品是 FAO/WHO 认定的导致人类食物过敏的 8 大类食物之一,也是美国及欧盟新食品标签法中规定必须标示的致敏原成分之一。理论上,牛乳中任何一种蛋白质都有可能是致敏原,但目前普遍认为酪蛋白、α-乳清蛋白(α-LA)和 β-乳球蛋白(β-LG)是主要致敏原,而免疫球蛋白、牛血清白蛋白及乳铁蛋白是次要致敏原。

1)酪蛋白:又称干酪素、酪朊、乳酪素、奶酪素等,约占牛乳总蛋白的 80% ,是哺乳动物包括牛、羊及人乳中的主要蛋白质。

2)α-乳清蛋白:乳清蛋白中的主要致敏原为 α-LA 和 β-LG。α-LA 占乳清蛋白 20% 左右,其氨基酸序列的 72% 与人乳 α-LA 相同,由于其成分接近人乳,因而它是一种很好的营养蛋白,但它仍然是主要的牛乳致敏原之一。

3)β-乳球蛋白:β-LG 是由乳腺上皮细胞合成的乳特有蛋白,是反刍动物乳中的主要乳清蛋白成分。β-LG 占乳清蛋白的 50%,为主要致敏原,在 IgE 介导的牛奶过敏中 60% 的病人对 β-LG 过敏。

2. 蛋类　鸡蛋也是常见食物致敏原之一,其阳性率在儿童食物过敏中达 35%,成人过敏也高达 12%。目前公认的鸡蛋主要致敏蛋白有 4 种,分别为卵类黏蛋白、卵清蛋白、卵转铁蛋白和溶菌酶。蛋清中卵清转铁蛋白和溶菌酶为主要致敏原,蛋黄中有些蛋白组分与人 IgE 具有相同表位,可能是引起交叉反应的主要原因。

3. 海产品　海产品中鱼类、甲壳类及贝蛤类是主要的致敏食物。食用海产品后,敏感个体会发生过敏反应,发生局部或全身性瘙痒,红疹性皮肤病损,同时也会导致胃肠症状如恶心、呕吐及泻痢等。有的患者在食用致敏原后出现呼吸系统症状。如从事水产养殖、捕捞、加工(去壳、出肉、刮鳞、磨粉、蒸煮)人员,其皮肤或黏膜和致敏原接触,易引发哮喘、接触性荨麻疹、皮炎等。

(1)鱼类:鱼类是引起食物过敏的常见水产品之一,多见于儿童,西班牙有 30% 的食物过敏性儿童为鱼过敏者。不同品种的鱼类通常具有相同的致敏决定基,而且鱼过敏病人通常也会对多种海鱼过敏。鱼的主要致敏原是小清蛋白(parvalbumins,PV),分子量约为 12kDa。小清蛋白既是一种钙结合蛋白也是一种酸性蛋白,大量存在于低等脊椎动物的白色肉中,而在高等脊椎动物的骨骼肌中含量较少。

(2)甲壳类及贝蛤类:常见甲壳类动物包括虾、对虾、蟹、龙虾、鳌虾等都被认为是引起食物致敏反应的致敏原。甲壳类动物致敏原蛋白主要为原肌球蛋白、副肌球蛋白(paramyosin)和小清蛋白。一般认为甲壳类食物比鱼类食物的致敏原具有更强的致敏性。

虾在人类所消费的甲壳类动物中最普遍,所导致的过敏反应也最严重,最高阳性率可达 30% 以上。另外,龙虾、螃蟹和小龙虾也能引起不同程度的过敏反应。虾中有多种致敏原,现已证实从虾中分离出的原肌球蛋白是虾的主要致敏原(Pen a1),分子量为 36kDa,占煮熟后虾粗提液可溶性蛋白的 20%,含糖约 2.9%。虾的另外一种致敏原为 Pen a2 蛋白,与甲壳类的精氨酸激酶及生物活性相类似。不同种类的虾均存在分子量为 36kDa 致敏原,其单克隆抗体与龙虾、螃蟹、小龙虾 36kDa 蛋白能发生交叉免疫反应。

蟹在我国分布较广,有梭子蟹、雪蟹、青蟹等,在南方地区食用较多。雪蟹的致敏原为 34kDa 蛋白。梭子蟹的主要致敏蛋白为 74kDa、48kDa 蛋白。

(二)来源于植物的致敏原

1. 大豆　大豆是我国种植面积最广、食用最多的植物蛋白资源,同时也是重要的食物致敏原。大豆中的致敏蛋白主要有:大豆疏水蛋白(soybean hydrophobic protein)、大豆壳蛋白(soybean hull protein)、大豆抑制蛋白(soybean inhibiting protein)、大豆空泡蛋白(soybean Vacuolar)、大豆球蛋白(glycinin)、伴大豆球蛋白(conglycinin)和 Kunitz 胰蛋白酶抑制因子等。

截至 2017 年 1 月,致敏原数据库(http://www.allergenonline.org)已收录 43 种大豆致敏原。大豆致敏蛋白的相对分子质量一般为 7~71kDa,可以划分为以下 5 大类致敏蛋白:大豆球蛋白(Gly m 6)、β-伴大豆球蛋白(Gly m 5)、胰蛋白酶抑制剂(Gly m Ti)、Gly m Bd 30K 和 Gly m Bd 28K。虽然大豆蛋白中有很多种致敏蛋白,但是其中只有一小部分是主要的致敏蛋白,它们可以导致 90% 的大豆致敏反应。

2. 谷物

（1）小麦：研究表明，小麦中的致敏原主要分为清蛋白（albumin）、球蛋白（globulin）、醇溶蛋白（gliadin）和谷蛋白（glutenin）4 种。致敏顺序大致为谷蛋白部分>醇溶蛋白>盐溶蛋白（清蛋白/球蛋白）。在不同的小麦过敏患者中，小麦致敏原的种类和数量都不尽相同。

（2）大米：大米过敏主要发生在亚洲。大米胚乳包含约8%蛋白质，按照溶解度可分为清蛋白、球蛋白、醇溶蛋白和谷蛋白，分别占胚乳蛋白的6%、10%、3%和81%，大部分以贮藏蛋白的形式积累。近年来，国内外相继报道大米过敏病例，尤其是患有特异性皮炎的人易对大米中的球蛋白过敏。

（3）花生：花生过敏反应属于IgE介导的I型超敏反应，常引起严重的过敏反应，如咽喉水肿、急性严重哮喘、过敏性休克等，并且90%花生过敏患者对其终生过敏。花生致敏原包括多种高度糖基化的蛋白质组分，分子量介于 0.7～100kDa。

截至 2010 年，国际免疫联合会过敏原命名小组委员会已经确认了花生中的 11 种致敏原蛋白。其中 Ara h1、Ara h2 能被 90% 以上的花生过敏患者血清 IgE 识别。虽然花生与豆科植物有交叉反应蛋白，但临床交叉反应不多见。花生过敏多见于对蛋、奶、核桃等过敏的个体，且在多数情况下，花生过敏终生存在且容易恶化。

3. 坚果类 坚果类也是人们日常生活中的一类主要食物，也是引起过敏反应常见食物。坚果致敏原主要来源于腰果、核桃和榛子等。

4. 水果 水果过敏的发生与水果种类、地理位置、环境条件、加工程度和类种群等差异有关。我国水果过敏最常见的有芒果、桃、樱桃、菠萝、西瓜、荔枝、龙眼、山竹、伊丽莎白瓜、火龙果、木瓜和草莓等。有报道如食用荔枝可引起过敏性哮喘、荨麻疹、过敏性紫癜、过敏性皮炎、瘙痒症和呼吸困难等；食用菠萝、猕猴桃和香蕉会有皮肤、消化道及过敏性休克症状出现。水果中致敏蛋白主要包括病程相关蛋白（PR蛋白）、蛋白酶及蛋白酶抑制剂、运输蛋白（如脂质转移蛋白）、结构蛋白（如抑制蛋白）等。

（三）其他致敏原

1. 转基因食品 转基因作物中的外源基因通过表达特定的蛋白质发挥作用，这些蛋白质在引入的时候如果没有进行充分的评估及实验，也有可能导致食物过敏。1998 年，全球转基因作物种植面积达 2780 万公顷。以番茄、南瓜、玉米、马铃薯和大豆等许多基因工程植物为原料制成的食品已经或即将在超市中出售，包括果酱、干酪、黄油、人造黄油和肉制品等。由于基因重组能够使宿主植物产生新的蛋白质，任何来源（如微生物、动物或植物）基因编码的蛋白质都有可能具有致敏原性质，从而诱发转基因食物过敏反应。

转基因食品可能在以下方面产生致敏性：①所转基因编码已知的致敏蛋白质；②基因源含致敏蛋白质，如将巴西坚果基因移入大豆后有致敏性；③转入蛋白质与已知致敏蛋白质的氨基酸序列有明显的同源性；④转入的蛋白质属于某类含致敏成员的蛋白质家族。因此，任何新的转基因食品商业化之前，都需要对其进行包括致敏性在内的安全性评估。

2. 食品添加剂 抗氧化剂、增稠剂、乳化剂、防腐剂、着色剂、香料、稳定剂和保湿剂等食品添加剂被广泛用于各类食品中，有些人食用大量含有这些添加剂的食物时会发生过敏反应或其他不良反应，如慢性荨麻疹和血管性水肿、支气管哮喘和严重过敏反应等。

（1）亚硫酸盐包括亚硫酸钠、亚硫酸钾、硫代硫酸钠、硫代硫酸钾及一切可以释放二氧化硫的盐类或酸类,常作为杀菌剂、抗氧化剂、使食品不易变质。亚硫酸盐可以引起哮喘、皮疹、皮痒、血管水肿、头疼、肌肉疼、恶心、呕吐,甚至发热、心律不齐、休克等过敏症状,大约3%～5%的哮喘患者对亚硫酸盐敏感。1986年,美国FDA禁止将亚硫酸盐加入新鲜食物中以后,哮喘发病明显减少。欧盟将浓度≥10mg/kg的亚硫酸盐列为过敏原。在西方国家,现已有专用于亚硫酸剂测试的纸片,供有过敏史人员就餐时使用。

（2）柠檬黄,又叫酒石黄,是一种应用极其广泛的人工合成的黄色食用着色剂,大量用于糖果糕点的加工。此外,苯甲酸和苯甲酸钠作为防腐剂被广泛用于饮料、酱油、果汁、蜜饯和罐头食品的加工保藏中,柠檬黄和苯甲酸盐、苯甲酸酯类可加重过敏患者的慢性荨麻疹症状。

（3）谷氨酸钠(味精)具有促进食物鲜味的作用,谷氨酸钠过敏患者若摄入谷氨酸钠,会出现出汗、恶心、头疼、胸疼、背及颈部烧灼感、面神经受压等过敏症状,空腹摄入更易出现症状,其症状的严重程度和持续时间与谷氨酸钠的剂量有关,谷氨酸钠还可引起哮喘和血管性水肿。

（4）另外,碳酸饮料中常用的阿斯巴甜、用于控制食品中猪油和动物脂肪酸败的抗氧化剂丁基羟基茴香醚、丁基羟基甲苯也可引起慢性荨麻疹。

3. 其他致敏食物　除了以上几种主要的致敏原之外,不常见的致敏食物还有油菜籽、蔬菜以及一些加工食品(如啤酒、巧克力等)。蔬菜过敏会引起疲乏和困倦、烦躁,少数有恶心和气急的轻微症状,严重时会有呕吐、腹泻和腹痛,常被误诊为胃肠炎。蔬菜过敏主要是由于广泛使用化肥、除草剂、杀虫剂,以及作物生长环境和水源污染,使其所含致敏物质增多。因此若食用某种蔬菜后身体不适或是发生胃肠症状时,则应从过敏角度考虑,尽量避免再食。

除食物本身成分致敏外,食物中含有的微量抗生素(如牛奶中残留的抗生素)也会导致过敏。

第四节　食物过敏的预防

传统认为遗传因素是导致食物过敏的一个主要因素,但随着食物过敏发病率的升高,渐渐发现食物因素、机体因素、环境因素等都是诱发食物过敏的重要原因,所以食物过敏的预防关键在于控制诱发食物过敏的各种因素。食物过敏的三级预防措施:一级预防重点防范IgE介导的食物过敏发生;二级预防重点在于干预IgE介导的食物过敏患者饮食,减低食物过敏的发病;三级预防在于降低食物过敏引起的器质性损害。食物过敏的主要预防原则和措施如下:

1. 禁食致敏原　患者一旦确诊为食物过敏,应严格禁食致敏食物。一般情况下,在剔除食物致敏原后,患者往往可以痊愈。对过敏患者的饮食方案要求既要清除过敏食物,又要保证足够的营养,此时应选择一种营养价值相近的替代食品以代替饮食中被剔除的食物。如对牛奶过敏者,可使用羊乳或马乳替代,也有少数可以用炼乳或奶粉替代。临床研究证实,经过几年的严格禁食后,许多哮喘儿童摆脱了牛奶、鸡蛋等食物过敏。但多年的观察发现,对花生、坚果类、鱼和甲壳类海产品的过敏患者,通过禁食往往不能达到脱敏的目的,需要终生避免摄入此类食品。

2. 食品加工处理　食品致敏原一般多为蛋白质,对于症状轻微的食物过敏者可采用充分蒸煮加热,使食物致敏原变性的方法避免诱发过敏。一些瓜果引起的过敏,如生食桃、李、番茄等过敏,可以将瓜果蒸熟,试用熟食。生食品中的过敏原经过煮沸有的被破坏,通常可防止过敏的发生。对牛奶、乳糖或肉类过敏者,可先用相应的酶(如糜蛋白酶、凝乳酶、乳糖酶、胰蛋白酶、胃蛋白酶等)对食物进行处理,破坏、消除或减低食物中的致敏蛋白成分后,再食用。

3. 健康教育 2005 年 6 月 27 日,在德国慕尼黑的欧洲变态反应大会上,世界变态反应组织与世界卫生组织共同发起了对抗过敏性疾病的全球倡议,将每年的 7 月 8 日定为"世界过敏性疾病日"。通过健康教育,可以有效地向社会宣传,增强全民对过敏性疾病的认识,介绍过敏性疾病对人们造成的身体、心灵伤害,增强患者和公众对该疾病的防治和管理,共同来预防过敏反应。

4. 致敏原控制管理 避免接触含致敏原食物是降低食物过敏发生的有效措施,而通过对食品标签内容进行适当标注是有效的商业措施。在食品标签上应注明蛋白质成分、种类和来源,可有效避免过敏人群发生误食而发生食物过敏事件。目前,美国、加拿大、澳大利亚、欧盟、日本、南非等国家和地区均制定了相应的食品致敏原标志法规,通过法律来规范市售食品致敏原的控制管理。

第五节 食物过敏防治进展

一、益生菌防治食物过敏

食物过敏易诱发特异性 IgE 抗体介导的超敏反应,传统上食物过敏的治疗主要以抗组胺剂 H1 受体和 H2 受体拮抗剂、色甘酸钠、肾上腺皮质激素等药物为主,这些药物长期服用副作用大,而且不适于妊娠期、哺乳期妇女、12 岁以下儿童和肾功能低下者。

近年来的科学研究表明,益生菌可通过增强肠道屏障功能,减少炎症介质释放,调节肠道菌群比例,调节 Th1 细胞亚群平衡,或作为重组乳酸菌疫苗等多方面来预防和治疗食物过敏。其中乳酸杆菌和双歧杆菌作为研究较多的菌种,已证明具有抑制过敏反应的作用,而且有充分的安全性研究证据支持。

益生菌可通过调节肠道菌群结构促进宿主代谢、营养、免疫赋活,作为一种肠道共生菌在抑制过敏性疾病中发挥了重要作用。以往研究多关注益生菌改善肠道屏障功能及调节肠道菌群比例在抗过敏方面的作用;新的研究尝试解析益生菌调节免疫细胞与抗过敏之间的关系;此外,利用益生菌发酵降低蛋白致敏性及构建抗过敏益生菌疫苗将成为食物过敏防治领域较为前瞻、具有潜力的研究方向。因此,未来研究者将致力于从多方面揭示益生菌防治过敏的作用机制,为抗过敏潜能菌株的实际应用提供理论基础。

二、开发低致敏食品

由于食品中过敏蛋白对各种加工处理表现稳定,完全消除过敏食品中过敏原既不经济也不实际,因此开发低敏食品才是切实可行的。开发低敏食品可通过两个途径来实现:一是利用物理化学或生物化学方法消除或降解过敏原使食物过敏性下降,如分离和酶解技术应用;二是利用育种和基因工程技术培育低过敏原食品原料,如低过敏转基因大米、低过敏转基因大豆等。低过敏食品目标就是通过各种不同方法和途径使特定食物中过敏原活性降低到敏感人群最低耐受能力以下。

三、食物过敏原的改性研究

目前预防蛋白质食物过敏公认的最佳措施仍然是严格避免特定食物的摄入，但这种方法需要患者长期坚持，会给患者的生理和心理健康带来不良影响，而且对于鸡蛋、面粉等常见食物要达到完全避免也非常困难。虽然过敏原及抗原决定簇能够在一定程度上耐受各种形式的加工，但许多研究结果表明，食品加工过程也能够对食品过敏原的活性产生一定的影响。在食品加工领域中，可对过敏原活性产生影响的有物理法（热处理、超高压、高压脉冲电场、辐照）、化学法（糖基化作用、甲基化修饰等）、生物法（酶法、发酵法）等改性方法。所谓的蛋白质改性，就是采用生物因素（酶法水解、发酵）、化学因素（化学试剂等）或者物理因素（如热、机械振荡、微波、射线等）使蛋白质的氨基酸残基和多肽链发生某种变化，从而引起蛋白质大分子的空间结构和理化性质的变化，破坏蛋白质的过敏表位，进而获得具有更优功能特性和营养特性的蛋白质。

（朱惠莲　李春蕾）

第三十八章

食源性疾病暴发的调查与控制

食源性疾病暴发的调查与控制是公共卫生机构疾病预防和控制工作的基本任务之一，调查的主要目的为辨别与暴发有关的病例；查明引起暴发的中毒食品；确定该食源性疾病的致病因子；指出中毒食品中致病因子的来源及其污染、增殖或残存的影响因素。通过调查，如果查明引起该起暴发的中毒食品，就可采取制止新发病例发生的措施：停止中毒食品的分发与销售；回收已售出或已发放的同批中毒食品；对可疑的污染食品进行留验、重新加工或其他处理，避免污染食品进入或重新进入食品流通渠道。如果确定了致病因子，就可对病人采取针对性的特异治疗，减少和降低病死率。如果查明影响食品中致病因子污染、增殖或残存的因素，就可对发生疾病的单位和个人宣传解释该起暴发的原因，提出预防措施，避免类似事件再次发生。

第一节　食源性疾病调查控制的应急准备工作

食源性疾病暴发时，食品药品监督管理部门要迅速采取措施控制事态发展，防止或减轻社会危害。

一、组建食源性疾病应急工作机构

公共卫生机构内部应组建或确定负责食源性疾病应急工作的机构或部门，如负责食源性疾病流行病学监测、暴发调查、病原学检测和食品安全监督管理等工作的机构或部门。如有必要，可临时组建由流行病学、病原微生物学、分析化学、卫生毒理学、食品安全监督等不同专业领域的人员参与的现场工作小组，负责食源性疾病暴发的现场流行病学调查与控制工作。为了协调食源性疾病应急工作，应确定一名具有相应专业能力并担任一定行政职务的人员主管这方面的工作，以避免出现多头指挥或无人负责的混乱局面。负责食源性疾病应急工作的主管人员应具有较强的组织协调能力和食品卫生与流行病学专业的职业素养，并有权决定和采取必要的应急行动或措施。

负责协调食源性疾病应急工作的人员的主要职责：

1. 负责协调与食源性疾病应急工作有关的单位、个人和现场调查控制工作。
2. 负责建立食源性疾病早期预报系统。
3. 负责编制食源性疾病应急工作预案。
4. 组织食源性疾病应急工作有关人员业务培训。

二、编制食源性疾病应急工作预案

负责食源性疾病应急工作的主管人员应组织编制食源性疾病暴发应急工作预案。作为公共卫生机构食源性疾病应急工作的工作指南。拟定的应急工作预案一般应包括食源性疾病应急工作的组织分工与协调、所需设备条件和专业技术。

（一）应急工作所需设备条件

食源性疾病应急工作所需的三类基本资源包括人员、设备和经费。各类资源的具体配置取决于当地实际情况和疾病暴发的性质、范围。一般来说，应急工作预案应包括负责或参与食源性疾病应急工作的单位和主要人员及后备人员的名单、住址和通讯联系方式等，明确各自在食源性疾病应急工作的职责与专业分工。为了开展食源性疾病现场流行病学调查和采取控制发病的措施，通常需要临时组织现场调查小组，该小组组成人员可按疾病性质和具体情况选派不同专业技术的人员参加。现场调查工作所需的各种物资设备应有专人保存备用，定期检查更换。

（二）应急工作预案

应急工作预案除了详细规定食源性疾病暴发调查控制的组织协调、调查控制工作内容与方法步骤及所需各种物资器材外，还应包括当地常见食源性疾病、新发食源性疾病及其预防控制措施等内容。应急工作预案一旦制定后，应定期组织有关人员培训和检查，以便随时可启动应急工作预案。

三、建立食源性疾病监测与早期预防系统

在食源性疾病暴发调查控制工作中，建立发现和察觉疾病暴发的早期预报系统具有十分重要的公共卫生意义。通过食源性疾病早期预报系统，可以监视和及时发现、干预及控制食源性疾病暴发；通过不断积累食源性疾病流行病学资料，可以分析、揭示食源性疾病的流行分布特点和规律，阐明影响病原物质在食品中污染、增殖或残存的因素，从而为食源性疾病的预防提供科学依据。根据不同食源性疾病监测方式，食源性疾病监测和早期预报系统可分为常规疾病报告系统和主动监测系统。

第二节　食源性疾病调查程序与方法

发生可疑食源性疾病暴发时，公共卫生机构应及时开展流行病学调查，完整的食源性疾病流行病学调查包括核实诊断，确定是否发生或尚在发生一起食源性疾病暴发，对病例进行流行病学关联性分析，提出病因假设，组织进一步的调查以证实或否定病因假设以及查明病原因子的来源及其在食品中污染、增殖或残存的影响因素等。整个食源性疾病调查过程大致分为发病报告登记、核实发病情况、初步分析和调查确证四个基本阶段。

一、发病报告登记

当接到怀疑与食物有关的疾病报告或投诉时，公共卫生机构内负责食源性疾病发病报告接收工作的人员应做好以下工作：

1. 采用统一的表格记录登记报告或投诉的发病情况；

2. 告知报告人或投诉人保存好病人粪便、呕吐物等临床标本和可疑中毒食物；

3. 对报告投诉的发病情况或性质进行初步的分析和判断，并按有关规定和程序及时报告有关单位或部门。

二、核实发病情况

在接到疑似食源性疾病的初步报告后，负责食源性疾病协调工作的人员应通过各种途径和方法核对、判断发病信息是否确切、可靠，也可指派公共卫生调查人员赴现场或以电话联系方式迅速核实发病情况，内容主要包括了解和收集临床病史、流行病学的发病暴露资料和采集实验室检验样品等。

（一）询问临床发病情况

公共卫生调查人员在现场或与病人取得联系时，应采用询问调查方法，向病人或病人亲属详细了解发病情况，内容包括各种临床症状与体征、发病时间、诊治情况等，并把询问了解的情况登记在病例调查表中。通过对采集的部分病例临床发病情况的初步分析，有助于确定是否发生了一起疾病暴发。用于食源性疾病暴发发病情况调查的病例调查表应预先统一设计，一般与进食史或暴露史的调查内容整合为一个表。

（二）询问进食史或其他暴露史

为了了解疾病暴发是否与饮食因素有关，核实病人临床发病情况的同时，应逐个询问病人近期（72 小时内）的进食史及有关活动情况，以了解病人之间有无共同的进食史或其他共同暴露史，如外出旅游史、参加聚会或集体活动等。如果病人首先出现的症状与体征为恶心、呕吐，可重点询问发病前数小时内所吃食物；如果病人以腹痛、腹泻为主要发病症状，重点了解发病前 6~20 小时所吃食物；如果发热、畏寒和腹泻的症状较为突出，应询问发病前 12~72 小时所吃食物。由于有些食源性疾病（伤寒、甲肝等）的发病潜伏期超过72 小时，在进食史调查时，可选择已被确定认可引起所调查疾病的食物媒介进行询问调查。同时也要注意了解其他可能与发病有关的共同暴露因素，排除或确定可能的传播途径和方式。

（三）采集检验样品

由于大多数食源性疾病只有从病人的临床样品和流行病学调查确定的中毒食品中检出致病因子才能明确诊断，所以调查之初即应不失时机地采集各种可采集到的检验样品。临床样品一般可按病人出现的临床症状选择采样种类，如呕吐病人宜采集呕吐物送检，腹泻病人可采集粪便样品或肛拭采样，发热病人可采集血样，怀疑化学中毒可采集病人尿液。一起发病规模较大的暴发一般至少应采集 10~20 名具有典型临床症状的病人的临床检验样品，同时应采集部分具有相同暴露因素但未发病的人的同类样品作为对照。如果发病现场尚有剩余可疑食物或食品容器，采集可能与发病有关的一种或数种剩余食物或容器先行送检。采集临床样品和食物样品应采用无菌采样方法，备检样品应置于冰箱冷藏保存。样品检验项目应按疾病性质、临床综合分析和疾病临床鉴别诊断、流行病学调查资料等因素进行综合分析和遴选，并选择一种或几种可能性较大的具备鉴别诊断意义的检验项目。

三、初步分析与判断

对现场核实诊断过程中收集的各种资料应及时进行初步分析,通过确定病例定义,提出发病事件的初步病因假设,据此采取预防性控制措施,为进一步调查发病原因提供依据。初步分析包括以下具体内容:

(一) 病例定义

为了区别暴发中的病人和非病人、及时做出临床鉴别诊断和在暴露人群中追查、发现新病人有统一的标准和依据,需要对病例进行定义。病例可以根据最先发现病人的临床特征和体征作为最初的定义依据,随着调查各种的逐步展开待获取进一步的临床、流行病学和实验室资料后再做修改,形成最终定义。病例定义一般包括以下内容:病名(起初采用"……样综合征"进行描述,直到确定较为确切的资料;突出症状与伴随症状;病情轻重分级;诊断分级;流行病学相关因素。

(二) 病例的三间分布情况

确定病例定义后,即可对以发现的所有可疑病例逐一进行鉴别,并对鉴别后的病例的发病时间、地点和人群特征进行分析,以发现病例间存在的某种联系,如果病例间确实存在某些方面的联系,就可以通过进一步鉴别和询查其他高危人员证实该起发病事件及其引发的原因。所谓病例的时间关联是指病人在数小时数天内相继发生相似症状与体征的一种联系;地点关联是指所有病人在同一场所就餐或购买食物,同一住所居住或参加了同一活动等情况;人群关联是指病人的某种共同经历,病人的人群特征,通常以病人的年龄、性别、种族、职业、社会团体或宗教组织等进行分组分析。

(三) 提出发病事件的初步病因假设

根据初步确定的病例定义和病例三间分布特征,对该起事件的性质、发病媒介及其受污染的地点或方式等影响因素的初步假设,用以解释目前调查到的发病现象,只指导进一步的调查工作。

(四) 采取预防控制措施

在核实诊断过程中,如果有足够的证据认为发病事件由某种食物引起的话,就应采取适当的控制措施,防止疾病可能的进一步蔓延。由疾病的性质和中毒食品等的具体情况确定采取何种控制措施。一般来讲,如果发病涉及加工食品,应采取追回和控制已出售食品的措施;如果涉及餐饮服务企业制作的食物,可视具体情况采取暂停营业、停止制作供应可疑食物、改变原先不当的加工制作方式以确保加工制作食品的安全等措施。

四、病因确证调查

经初步调查和分析形成的病因假设必须通过进一步的流行病学调查,并取得足够的流行病学证据才能证实或否定病因假设。这一阶段的调查工作以病因假设为指导,重点围绕以下方面展开调查:

(一) 查询登记新发病例

在确定病例定义和做出病因假设后,可组织人员对特定发病场所或地点的暴露人群做进一步查询,对尚未报告或就诊的符合病例定义的病人进行访问登记,尽可能发现与本起暴发有关的所有病例,及时治疗。查询登记工作通过索取所有暴露人员的名单、家庭住址、联系电话等信息,采取当面调查或电话调查的方式了解其是否罹患与定义病例相关的病症及其他信息,查询登记采用核实诊断时所用的病例调查表,或重新设计专用的调查登记表进行登记。

（二）进食与发病关系的调查

要证实或否定暴发由某种食物传播引起,即暴发确系食源性疾病暴发,应进行进食与发病关系的流行病学调查。一般采用队列调查和病例对照调查等调查方法。如果暴露人群已确定,可采用队列调查,及通过调查比较食用与未食用某种的患病率,确定发病与某种食物的关系,以证实该起发病事件是食源性疾病暴发。如果暴露人群不确定或暴露人数众多而发病人数相对较少时,可采用病例对照调查,对照的选择为除未发病外,其他条件尽可能与发病者相同的暴露人群。发病与进食关系的调查可采用核实诊断时所用的病例调查与进食史调查表,也可使用专门的调查表。

（三）可疑食物加工制作情况调查

对可疑食物加工制作场所的调查重点应以病原物质的污染来源和方式,食品加工期间影响食品中病原菌或毒素残存和微生物繁殖的因素。通过调查,确定引起该起事件的具体原因,指出控制病原物质污染、增殖或残存的关键环节及其控制措施。防止类似事件再次发生。

五、疾病经济损失情况调查

为了掌握食源性疾病暴发造成的经济损失,说明改善食品安全和卫生状况的重要意义,在食源性疾病暴发调查时应注意了解暴发引起的经济损失情况,包括暴发造成的直接经济损失和间接经济损失。

食源性疾病引起的直接经济损失一般包括病人抢救治疗过程中支付的医疗费用、疾病调查与控制所支出的费用、食品供应厂商的损失和病人与陪同人员因缺工、误工、旅费等原因造成的收入与支出方面的经济损失等。直接经济损失一般比较容易确定,调查时可实际了解计算。间接经济损失一般指疾病引起的身体、精神方面的病痛、学习或休闲时间的损失、原工作岗位能力的损失和死亡等较难准确计算和确定的经济损失。病人身体与精神方面遭受的病痛一般不予直接计算损失费用,工作能力的损失可按发病前后工作收入之差计算,死亡损失费可参照人寿保险死亡给付标准计算。

第三节　调查资料分析

对食源性疾病流行病学调查过程中收集的临床资料、流行病学资料、可疑食物加工制作情况调查资料和实验室检验资料要及时进行整理分析,分析的目的是疑似食源性疾病的暴发做出鉴别诊断,确定高危人群,验证发病与进食的关系,确定引起暴发的中毒食品并决定是否需要做进一步的现场调查和实验室检验等。调查资料可采用传统统计分析方法进行整理分析,也可采用世界卫生组织(WHO)和美国疾病控制中心(CDC)联合开发用于流行病学调查数据处理分析的计算机应用软件。

一、临床资料分析

临床资料是指中病人自诉的症状与体征等病史资料,通过对临床资料的分析,结合流行病学有关资料,通常可以确定病例定义,并可根据临床综合征推测鉴别病因,做出大致的临床诊断。

(一)症状与体征频率分析

症状与体征频率表是指将一组调查病人的各种症状与体征整理成的列表。通过症状与体征频率分析,有助于确定疾病的突出症状与体征,从而提示发病系感染性疾病或中毒性疾病,并确定为何种与食源性疾病有关的临床综合征。

(二)计算发病潜伏期

如果已知每个病人进食可疑食物和发病的大致时间,就可以计算该食源性疾病的发病潜伏期。潜伏期是指摄入受病原体或毒素污染、其含量或数量足以引起发病的食物至出现最初症状与体征之间的间隔时间。食源性疾病发病潜伏期通常采用中位数法计算,中位数潜伏期及范围,结合疾病的突出症状与体征分析,是鉴别食源性疾病临床综合征和病种的重要依据。

(三)临床综合征判断

通过对临床发病症状与体征频率的分析,可以得出暴发疾病的突出症状与体征,从而做出大致的临床诊断。

1. 上消化道综合征 起病较急,以恶心、呕吐为主要症状,常伴有头痛、头晕、全身乏力等全身症状或其他特有症状,也可伴有腹痛、腹泻等下消化道症状。多见于重金属和某些细菌性引起的中毒性疾病。

2. 下消化道综合征 发病急,以腹泻、腹痛为主要症状,可伴有恶心、呕吐、食欲不佳、头疼、头晕、全身不适、乏力、口渴等全身症状和畏寒发热、肌肉酸痛等感染性症状等。多见于某些细菌、病毒和寄生虫引起的肠道感染或毒素引起的肠道感染。

3. 全身感染性综合征 突发性或进行性发病,以发热、畏寒、全身不适和肌肉关节酸痛等为主要症状,常伴有乏力、头痛、头晕、食欲下降等全身症状和胃肠道症状等。多见于某些细菌、病毒或寄生虫引起的感染性疾病。

4. 神经综合性疾病 突发性和进行性发病,以视力模糊、肢体麻刺或麻痹感,有时看伴有胃肠道症状、全身症状和其他神经性症状。多见于某些细菌、农药、有毒动植物和少数细菌毒素引起的中毒性疾病。

5. 过敏综合征 发病较急,以脸颊潮红和皮肤瘙痒为主要症状,可伴有胃肠道症状,全身症状不一定出现,有时会出现面部浮肿等症状。

6. 咽喉与呼吸道综合征 突发性或进行性发病,以嘴唇、口腔与咽喉烧灼感和咽喉痛为主要症状,可伴有胃肠道症状和发热、皮疹等症状。常见于某些化学性中毒和细菌感染。

根据临床综合征,结合其他临床特征与流行病学调查,一般可做出大致的临床诊断,并可与有关疾病相鉴别。

二、流行病学资料分析

流行病学资料是指在食源性疾病流行病学调查过程中取得的反映病例的人、时、地三间分布特点及发病与进食关系的调查资料。前者在流行病学上称为描述性流行病学资料,后者称分析性流行病学资料。通过对流行病学调查资料分析,可以确定疾病暴发的性质、特点,形成病因假设,并最终验证和确定疾病暴发的原因。

(一) 描述性流行病学资料分析

描述性流行病学资料是在流行病学调查过程中取得的描述病例在人、时、地三间分布特点的分析资料。通过对病例三间分布特点的分析和解释,可形成疾病的病因假设。

1. 人群分布　按病例的性别、年龄、职业等分组,计算和比较各组罹患率或发病率,有助于确定高危人群。

2. 时间分布　将病例数按不同发病时间作图,可以绘制疾病的时间分布图。制图所取时间单位取决于发病持续时间的长短和具体病种,如金黄色葡萄球菌食物中毒可用小时数,甲型肝炎可用天数或周数等。绘制病例的时间分布曲线有助于确定暴发是否源于同一个传播媒介,或人与人接触传播。

3. 地区分布　要确定病人与发病地区或地点的联系,可将病人按居住地或工作、学习、生活地点等性质分组,病例的地区分布特点可以提示发病的暴露场所、引起病原因子传播的某一事件或某一食物。有时利用行政区划图将病例数直接标注在地图上,可以很直观的了解病例的地区分布特点。

(二) 分析性流行病学资料分析

分析流行病学资料是根据病因假设、应用快速流行病学研究方法调查取得的病因调查资料,根据不同的调查研究方法,对分析性流行病学资料可采用食物罹患率分析或病例对照分析方法检验病因假设是否成立。

1. 食品罹患率分析　食物罹患率分析用于确定发病与进食某种食物的关系。一般来讲,食用中毒食品者的罹患率较高,未进食者罹患率较低,因此两者罹患率的差异较大。

2. 病例对照分析

三、实验室检验资料分析

实验室检验工作是食源性疾病流行病学调查的重要组成部分,实验室检验结果对提供疾病临床诊断确定依据、中毒食品和病原物质污染来源的检验依据等方面具有重要意义。由于实验室检验工作技术性较强,其结果又往往取决于检验样品采集、保存和送样方法以及具备一定条件的实验室采用合适的检验方法所得检验结果正确与否。因此在解释检验结果时除了应考虑结果是否符合有关实验室判定标准外,还应综合考虑各种可能影响检验结果的因素。有阳性检验结果不一定都能说明病原因子在暴发中的致病作用;反之,阴性结果也不一定某种致病因子的病因假设。

第四节　食源性疾病的控制与预防

食源性疾病调查的主要目的是通过查明引起疾病暴发的食品和导致食品中病原物质污

染、增殖或残存的因素,采取相应的措施以控制暴发的扩散蔓延,并防止类似事件的再度发生。

一、食源性疾病暴发的控制

食源性疾病暴发的控制措施取决于病因调查结果,对不明原因的食源性疾病暴发一般宜采取综合性控制措施,对已知病因的暴发除采取综合性控制措施外,对病人可采取特异性治疗措施。

(一)综合性控制措施

1. 防止疾病扩散的措施　如果已查明或有足够证据怀疑引起发病的某种中毒食品、疾病的可能传播类型及发病的影响因素等,可针对具体情况采取如下措施:

(1) 采取追回或就地封存等措施控制涉嫌引起发病的食物(包括食品加工企业生产的食品和饮食服务企业烹饪制作的食物),并根据中毒食品或可疑中毒食品的具体情况做出适当的处理;

(2) 对可经人和人接触方式引起传播扩散的密切接触者应注意查询,并可采取观察治疗等预防性措施;

(3) 对已受感染的食品加工人员应注意加以鉴别,并应采取使其暂时脱离接触食品岗位的措施;

(4) 对食品加工企业或饮食服务企业加工制作食品过程中存在的、与引起疾病暴发有关的不当操作行为应采取纠正的措施;

(5) 向公众通报与之有关的食源性疾病暴发及其预防方法。

2. 针对病人的措施　对疾病暴发中罹患疾病、但尚不明确病因的病人可根据具体情况采取这些治疗措施,如怀疑为某种接触感染的疾病,应采取适当的防护措施。采取清除已摄入食物的措施,如灌胃、催吐等;采取对症治疗措施,包括采取心肺功能支持治疗和补充液体、电解质等治疗措施,必要时应注意纠正酸中毒。

3. 个人防护措施　如怀疑暴发疾病为某种感染性疾病,可能会通过与病人接触的方式引起继发感染,参加现场调查、救护、治疗等直接与病人接触的人员应采取相应的个人防护措施。由于食源性疾病引起的继发性感染主要通过粪口途径,因此个人防护的重点是注意保持良好的个人卫生习惯。

(二)特异性治疗措施

如查明了疾病暴发的病原因子,可对病人采取针对性的治疗措施,如果是某种细菌性感染,可采用抗生素治疗;如果是某种农药中毒,可按中毒农药的种类进行治疗,有机磷农药中毒通常采用阿托品和解磷定,以解除胆碱酯酶活性的抑制;肉毒中毒可使用单价或多价肉毒抗毒素治疗等。

二、食源性疾病的预防

食源性疾病是由于摄入食品中病原因子引起的一类疾病,预防食源性疾病的各项措施旨在通过改善食品安全与卫生,减少食品因病原物质污染、增殖或残存可能对健康带来的危害或潜在危害。为此,应在检测、掌握食源性疾病基本情况和存在主要问题的基础上,通过确定干预对象或目标人群,实施有效的干预措施。预防食源性疾病的主要措施为:

1. 系统收集食源性疾病流行病学检测和食品污染检测治疗,分析了解食品中各种病原物质污染、增殖或残存的条件及其影响因素。

2. 对引起疾病暴发的主要食品的生产、加工、制作、储存、运输、销售过程病原物质污染、增殖或残存的环节及其原因进行调查分析,通过危害分析,确定关键控制点及其控制方法。

3. 制定食品企业管理人员和食品加工人员培训方案,并按照食品行业性质分类培训。

4. 对食品企业食品生产加工流程以及各个环节食品加工人员的加工制作方式进行卫生监督,尤其是应对该企业加工制作食品的各个关键控制点有无实施有效监测的情况进行重点检查,发现问题应及时予以纠正。

5. 定期向有关单位和个人反馈有关食品安全与卫生方面的刊物以提高人们食品卫生的知识水平和对食源性疾病的防范意识。

(高志贤　李双)

第六篇

食品安全监督管理

第三十九章

概　　述

第一节　食品安全监督管理概述

一、食品安全监督管理的概念

食品安全监督管理,简称食品安全监管,从狭义上理解,指政府及其相关部门开展的食品安全监督执法和食品安全管理工作;从广义上讲,包括政府及其相关部门开展的食品安全监督执法和食品安全管理工作、食品生产经营者自身的食品安全管理以及社会和公众参与的食品安全管理活动。现代食品安全监管是一个从农田-餐桌整个食物链全程监管的过程,具有系统性、规范性及整体性的要求,包括"三级控制":

（1）食品生产经营企业依据食品安全法律、法规及标准从事食品生产经营活动,有效落实食品安全管理措施,保证食品安全;

（2）食品安全监管部门依法开展食品安全监督,规范食品生产经营活动,开展食品安全风险监测与评估,建立健全快速食品安全预警系统,保障公众身体健康和生命安全;

（3）社会和公众参与社会监督,维护消费者权益。

从农田到餐桌的食品安全监管,是一个全球性方法和要求。1997 年 1 月 25 日,美国总统 Clinton 发布的"食品安全从农场到餐桌:国家的食品安全行动计划";2013 年欧盟制定了"从农场到餐桌:人人享有安全和健康食品"食品安全政策;2012 年 WHO 制定了"食品安全战略计划,包括动物源性疾病（2013—2022）"、采取措施,从整个食物链减少食源性健康风险。同年,国际食品法典委员会（CAC）和世界动物卫生组织（the World Organization for Animal Health, OIE）制定了农田-餐桌的食品控制标准。食品贸易全球化的发展使得从农田-餐桌食物链的污染风险变得更加严重、更为复杂性,食品运输网络可能变得更为国际化。实行从农田-餐桌的食品安全监管,既是各国食品安全工作的需要,也是国际食品安全控制的必然选择。

（一）食品安全监督

食品安全监督,亦称食品安全监督执法,指具有食品安全监督执法职权的机关及食品安全监督执法人员在食品安全监督活动中行使食品安全监督职权,针对特定的食品生产经营者,就特定的具体食品安全事项,做出有关该食品生产经营者权利义务的单方行为。简而言之,即指食品安全监督执法机关或机构行使食品安全监督权力,对特定的食品生产经营者做出的有关其权利义务的单方行为。食品安全监督执法工作包括:食品生产许可、经营许可、食品安全监督检查、食品安全行政处罚、食品安全行政强制、食品安全行政指导等。

食品安全监督具体有以下特征：

1. 食品安全监督属行政法律行为，是食品安全监督管理部门及食品安全监督执法人员依据《食品安全法》等相关法律规定做出的具有法律效力的行政行为。

2. 食品安全监督是对特定的食品生产经营者与特定的食品安全事项的处理。

3. 食品安全监督是食品安全监督管理部门单方的行政职权行为，具有法律强制性，食品生产经营者必须执行。食品生产经营者不服的，可以依法申请行政复议或提起行政诉讼。

4. 食品安全监督具有很强的专业技术性。在食品安全监督过程中，需要运用营养与食品卫生知识、流行病学知识、卫生统计学知识、监测检验技术以及其他技术手段识别或确定食品安全危害及食品安全风险，作为依法采取保证食品安全、保障公众身体健康和生命安全的措施的依据。

5. 食品安全监督是食品安全监督管理部门直接同食品生产经营者形成法律关系的行为。

（二）食品安全管理

食品安全管理，指政府及其相关部门、食品生产经营者、社会和公众动员和运用有效资源，采取有计划、有组织、有领导的行动，对食品、食品添加剂和食品原材料的采购，以及食用农产品的种植养殖、食品生产加工、食品流通、食品销售等过程实施食品安全危害控制，以保证食品安全，保障公众身体健康和生命安全的活动过程。

1. 政府的食品安全管理工作

（1）制定法律法规、政策、食品安全标准，建立健全食品安全监督管理体系或者食品安全控制体系及工作机制，保护保障公众身体健康和生命安全；

（2）领导、组织、协调食品安全监督管理工作，建立健全食品安全监督管理的工作机制；

（3）组织开展食品安全专项治理，打击食品安全违法犯罪行为或活动；

（4）维护食品安全和食品贸易的信誉；

（5）建立健全快速食品安全预警系统，实施食品安全风险监测与评估，适时发布食品安全风险预警；

（6）组织开展食品安全舆情监测，有效处置食品安全事故或事件；

（7）组织开展健康知识的教育或普及，及时有效地向食品生产经营者和消费者传递食品安全信息；

（8）组织动员社会各方力量参与食品安全工作；

（9）其他相关的食品安全工作。

2. 食品生产经营者自身的食品安全管理工作

（1）依照法律、法规和食品安全标准从事生产经营活动；

（2）建立食品安全管理体系，采用科学的食品安全管理措施，保证所供应或提供食品的安全并适宜人的消费；

（3）保证消费者能通过标签及其他适当的方式获得清晰易懂的信息，使其能保护自己免受食品污染或食品危害的影响；

（4）维护国际国内食品贸易的信誉；

（5）加强食品从业人员的食品安全法律及食品安全知识的培训，提高其保障食品安全的意识及能力。

3. 社会和公众参与的食品安全管理活动

（1）投诉举报食品安全违法犯罪行为或活动,向有关部门了解食品安全信息,对食品安全监督管理工作提出意见和建议;

（2）开展食品安全法律、法规以及食品安全标准和知识的公益宣传,并对违反食品安全法律、法规、标准的行为进行舆论监督或社会监督;

（3）倡导健康的饮食方式,增强消费者食品安全意识和自我保护能力。

（三）食品安全监管的核心要素

1. 预防(prevention) "预防为主"是我国医疗卫生工作的指导方针,是食品安全监督管理的首要核心要素。预防,指采取预先行动,促进食品生产经营企业有效落实保证食品安全的措施,构筑食品安全诚信道德防线。

预防的重点为如下几方面。

（1）严格食品生产经营许可和新食品或食品原料安全性审查及注册;

（2）严格食品安全标准,规范高风险食品或反复引起食源性疾病暴发的食品的控制措施;

（3）对重点区域、重点生产经营单位及个人、重点食品,与食品生产经营者及相关利益人讨论协商,提出针对性预防控制措施,明确各利益方的责任;

（4）适时向食品生产经营者提供食品安全控制措施指南或指导,切实落实食品生产经营者的主体责任;

（5）推动食品安全追溯系统建设,提高追溯体系的便捷性和有效性。

2. 干预(intervention) 指强化食品安全监管,构筑食品安全监管防线。干预的重点为:

（1）加强基于风险的监督检查和食品抽验;

（2）加强食物链中高风险点的食品安全风险监测与评估;

（3）提高食品安全风险的识别能力和水平;

（4）调查处理消费的投诉举报;

（5）严厉查处或打击食品安全违法犯罪行为;

（6）建立食品安全事故及食品安全危害数据库,建立统一的"不良记录"制度。

3. 响应(response) 指及时、有效应对处置食品安全突发事故或事件,构筑保障公众身体健康和生命安全的防线。响应的重点为:

（1）迅速有效地处置食品安全突发事故或事件;

（2）及时与食品生产经营者、相关部门或单位、公众或消费者进行有效的食品安全突发事故或事件的信息交流;

（3）有效召回"问题食品"。政府及食品安全监管部门应当加强食品安全事故应急处置体系建设,提高食品安全事故应急处置能力;加强食品安全风险交流能力的培训,提高食品安全突发事故或事件信息交流的能力和水平;建立健全食品召回制度,防止"召回食品"回流食品市场。

二、食品安全管理体系

（一）食品安全管理体系的概念

食品生产经营企业必须建立一个覆盖食品生产、配送、储存、处理、制备和服务等各个阶段的保证食品安全的要求、步骤及其记录文件,即为食品安全管理体系。食品安全管理体系是企业采取的保障食品安全的一组要素。这些要素包括计划,政策,目标,方法,程序,控制,责任,文件,记录和资源等。2005年,国际标准化组织(ISO)制定了《食品安全管理体系》(ISO 22000)国际标准,重点规定了危害分析关键控制点(HACCP)方法在食品生产、加工、运输或分配等各个阶段或环节应用的具体要求。

食品安全管理体系具有以下特点:

1. 食品安全管理体系是一个基于科学分析而建立的体系,需要强有力的技术支持,也可以寻找外援,但最重要的是基于企业自身情况所做的实验和数据分析。

2. 食品安全管理体系是一个应该认真进行实践-认识-再实践-再认识的过程。企业在制定食品安全管理体系后,要积极推行,认真实施,不断对其有效性进行验证,在实践中加以完善和提高。

3. 食品安全管理体系是根据不同食品加工过程来确定的,要反映出某一种食品从原材料到成品、从加工场到加工设施、从加工人员到消费方式等各方面的特性,其原则是具体问题具体分析,以科学为基础。

4. 食品安全管理体系不是一个孤立的体系,而是建立在良好卫生规范(GHP)、良好生产规范(GMP)基础上的以 HACCP 为核心的管理体系。

5. 食品安全管理体系是一个食品安全的预防控制体系,要对所有潜在的生物的、物理的、化学的危害进行分析,确定预防措施,防止危害发生。

6. 食品安全管理体系不是一种僵硬的、一成不变的、理论教条的、一劳永逸的模式,而是与实际工作密切相关的发展变化的体系。

7. 食品安全管理体系强调关键控制点的控制,在对所有潜在的生物的、物理的、化学的危害进行分析的基础上来确定哪些是显著危害,找出关键控制点,在食品生产中将精力集中在解决关键问题上,而不是面面俱到。

8. 食品安全管理体系并不能消除风险,而是将食品安全风险减少或减小至可接受水平。作为企业,光有食品安全管理体系是不够的,还要有具备相关的检验、卫生管理等手段来配合共同控制食品安全风险。

（二）食品安全管理体系的基本要素

食品安全管理体系是食品生产经营企业或单位控制食品安全危害以确保食品安全的一个系统的方法。基于国际标准《食品安全管理体系》(ISO 22000:2005),食品安全管理体系应包括以下基本要素。

1. 前提条件/良好卫生规范(GHP)、良好生产规范(GMP)等;

2. 危害分析关键控制点(HACCP);

3. 法律法规的要求;

4. 管理系统/要素;

5. 信息交流。

（三）食品安全管理体系的认证

食品安全管理体系的认证,分为强制性认证和自愿性认证。目前,我国国内食品生产经营企业采用自愿性认证,出口食品生产企业通常采用强制性认证,以符合进口国的要求。食品安全管理体系认证是指企业通过具有认证资格的认证机构(第三方),对企业食品安全管理体系进行评价的活动。认证依据,采用国家标准——《食品安全管理体系:食品链中各类组织的要求》(GB/T 22000-2006),或者国际标准——《食品安全管理体系:食品链中各类组织的要求》(ISO 22000:2005)。通过认证的,颁发食品安全管理体系认证证书。食品企业可申请国内认证,也可以通过国际认证。

一般而言,食品安全管理体系认证包括以下程序及内容。

1. 认证申请 申请时,应提交相关文件和资料,包括食品安全管理体系认证申请;有关法规规定的行政许可文件证明文件;组织机构代码证书复印件;食品安全管理体系文件;加工生产线、HACCP 项目和班次的详细信息;申请认证产品的生产、加工或服务工艺流程图、操作性前提方案和 HACCP 计划;生产、加工或服务过程中遵守(适用)的相关法律、法规、标准和规范清单;产品执行企业标准时,提供加盖当地政府标准化行政主管部门备案印章的产品标准文本复印件;承诺遵守法律法规、认证机构要求、提供材料真实性的自我声明;产品符合卫生安全要求的相关证据和(或)自我声明;生产、加工设备清单和检验设备清单;其他需要的文件。

2. 认证受理与评审 认证机构应根据认证依据、程序等要求,在 15 个工作日对申请人提交的申请文件和资料进行评审并保存评审记录。对申请材料齐全、符合要求的,予以受理认证申请。未通过申请评审的,应书面通知认证申请人在规定时间内补充、完善,或不同意受理认证申请并明示理由。

3. 现场审核 现场审核,指对食品生产场所进行的审核。当受审核方体系覆盖了多个场所时,认证机构应对每一生产场所实施现场认证审核,以确保审核的有效性。当受审核方将影响食品安全的重要生产过程采用委托加工等方式进行时,除非被委托加工组织的被委托加工活动已获得相应的危害分析关键控制点(HACCP)体系或食品安全管理体系认证,否则应对委托加工过程实施现场审核。在现场审核或相关过程中需要采取对申请认证产品进行抽样检验,以验证产品的安全性。

4. 认证决定 对于符合认证要求的申请人,认证机构应颁发认证证书。对于不符合认证要求的申请人,认证机构应以书面的形式明示其不能通过认证的原因。申请人如对认证决定结果有异议,可在 10 个工作日内向认证机构申诉,认证机构自收到申诉之日起,应在一个月内进行处理,并将处理结果书面通知申请人。

5. 跟踪监督 对于通过认证的企业,认证机构将开展跟踪监督。对于跟踪监督审核合格的获证组织,认证机构应做出保持其认证资格的决定;否则,应暂停、撤销其认证资格。

三、食品安全控制体系

(一) 食品安全控制体系的概念

1976 年,联合国粮农组织(FAO)/世界卫生组织(WHO)发布了《建立一个有效的国家食品控制系统指南》,为指导各国建立食品安全控制体系发挥积极作用。进入 21 世纪以来,随着食品供应链的全球化发展,食品安全情况发生了巨大的变化。食源性危害的控制得到不断加强,食品监督检查和监测体系也逐步完善,均使得国家对食品标准及法规的制定和加强食品控制基础结构予以了空前的重视。2001 年,联合国粮农组织/世界卫生组织再次发布了《保障食品的安全和质量:加强国家食品控制体系指南》,2013 年,国际食品法典委员会(CAC)制定了《国家食品控制体系的原则及指南》,进一步促使各国加强和完善国家食品安全控制体系的建设。

国家食品安全控制体系对保护国内消费者健康和安全至关重要。食品安全控制体系在促使各国确保其进入国际贸易的食品安全和质量,并确保进口食品符合其国家规定上也发挥着极为重要的作用。全球食品贸易的崭新环境促使进口国和出口国均要履行重要的义务,以加强各自的食品控制体系,实施并强化基于风险的食品控制体系战略。食品控制,指为了保护消费者,并确保所有食品在生产、处理、贮藏、加工和销售过程中均能保持安全、卫生及适于人类消费,确保其符合食品安全和质量要求,确保货真无假并按法律规定准确标识,由国家或地方主管部门实施的强制性法律行动。食品控制体系,指保护整个食品链的预防性及教育性措施(策略)与强制性管理手段相结合的综合体系。所以一个理想的食品控制体系应当包括强制性法规的有效实施,辅之培训教育和自觉守法的激励机制。采用预防性措施,推广危害分析关键控制点(HACCP)管理,使得企业更加负责任,对食品安全性风险的控制也更加严格;辅之教育性措施,帮助消费者科学认识食品安全,提高食品安全意识。这样的综合措施将有助于提高消费者的保护、有效地激励农业和食品加工业的发展并促进国内和国际的食品贸易。

(二) 食品安全控制体系的原则

1. 保护消费者;

2. 覆盖从农田到餐桌的整个食物链;

3. 实行公开透明;

4. 明确食品生产经营者、政府监管部门、消费者、研究机构等的权利和义务、职责及作用;

5. 保障公平一致;

6. 建立基于风险、基于科学、基于证据的决策机制;

7. 加强多部门管理的协调和合作;

8. 实施以预防、干预、响应为核心的食品安全策略;

9. 建立食品安全控制体系的自身评估评价机制;

10. 认可其他的不同形式食品安全控制体制;

11. 建立健全食品安全法制;

12. 注重与国际标准的协调一致;

13. 提供和保障充足资源。

(三) 食品安全控制体系的基本要素

保证食品安全,建立健全国家食品安全控制体系是关键。一个健全国家食品安全控制体系应当包括以下要素:

1. **目标** 国家食品安全控制体系的主要目标是:

(1) 通过减少食源性疾病的风险,保护公众健康;

(2) 保护消费者免受不卫生、有害健康、错误标识或掺假食品的危害;

(3) 维持消费者对食品安全的信任,为国内及国际的食品贸易提供合理的法规基础,促进经济发展。

2. **范围** 食品安全控制体系应适用本国范围内所有食品的生产、加工及销售,包括进口食品,并具有法律基础和强制性要求。食品安全控制体系应覆盖一个国家所有食品的生产、加工和销售过程,也包括进口食品。

3. **系统构成** 虽然食品控制体系的组成及重点因国家而异,但绝大多数系统均含有下列典型的构成:

(1) **食品安全立法**:制定有关食品的强制性法律和法规是现代食品控制体系的基本组成部分。如果国家食品法规不健全,就会影响食品安全控制活动的效果。

食品法律通常包括不安全食品的法律界定、明确在商业中消除不安全食品的强制手段，并处罚违法的有关责任方。食品安全法律法规应赋予食品安全监督管理部门处理食品安全问题的职权，使其在控制食品安全风险上既有采取强制性执法的权限，又具有采取预防性和综合措施的能力。现代食品法律在尽可能的范围内不但包括必要的合法权利和保障食品安全的规定，还允许食品安全监督管理部门在食品安全控制体系内具有采取预防性措施的权利和义务。

食品安全标准是食品安全法律体系的构成部分。食品安全标准必须覆盖整个食品链，对各个环节加以控制。食品安全标准应以食品安全风险监测的完整数据为基础，适用于食品安全风险管理。

在制定食品法规和标准过程中，应当充分地利用国际食品法典委员会制定的国际标准并吸取其他国家在食品安全上的经验教训，既要满足国内的需要，也要符合《卫生和植物检疫措施协议（SPS）》的要求。

食品安全立法应当做到：①确立高度的健康保护水平；②明确食品及食品安全的相关定义，以增加可靠性和法律安全性；③采用高水平、公开透明、独立的科学意见及建议，这些意见及建议应来自于风险评估、风险管理和风险交流；④明确在发现对健康的风险已超过可接受的水平时以及在无法开展全面的风险评估的情况下，须采用预防性手段和采取临时性的措施；⑤明确消费者有权获得准确和足够信息的权利；⑥明确食品追溯或食品溯源的方法以及在出现问题的情况下召回问题食品的权限；⑦明确属于生产者和加工者应当承担的有关食品安全及质量的主要责任；⑧规定食品生产经营者保证食品安全并准确标识的义务；⑨明确国家应当承担的国际义务，特别是与贸易有关的义务；⑩确保在制定食品法规及食品安全标准过程中的公开性并可提供相关信息。

（2）食品安全控制的管理：有效的食品控制系统需要做好国家层面的政策和实施上的协调与管理。为此，相关法规或文件应对协调职能做出具体规定，包括领导职能和组织管理结构，并对以下方面的职责做出明确界定：①国家食品安全控制总体战略的制定和实施；②国家食品安全控制项的实施；③标准及管理规范的制定；④国际食品安全控制有关活动的参与；⑤食品安全事故应急方案的制定；⑥食品安全风险监测与评估的实施；⑦食品安全工作经费的保障。

（3）监督检查服务：食品安全法律的执行需要具有合格和训练有素的、高效及公正可靠的食品安全监督检查服务。食品安全监督检查人员肩负重要的职责，每日均要与食品企业、食品贸易商、公众打交道。食品安全控制系统的信誉及公正性在很大程度上取决于食品安全监督检查人员的公正性和工作技能。食品安全监督检查服务包括以下工作任务：①依照标准及法规的卫生规定及其他规定，对经营场所和加工过程进行监督检查；②评价危害分析关键控制点（HACCP）计划及其实施情况；③采取收获、加工、贮藏、运输或销售过程中的食品样品，以确定合法性、为风险评估收集数据和确定违法人员；④开展感官检查，鉴别食品腐败；确定食品是否适于人类消费；或者确定食品是否以虚假方式向消费者出售；并采取必要的纠正行动；⑤识别、收集和移送证据，出庭应诉；⑥鼓励自觉遵守食品安全法规，尤其是借助于企业的食品安全管理体系；⑦根据要求，开展进口或出口的食品监督检查、取样和出证工作；⑧按照规定，对实行 HACCP 管理的企业进行基于风险的核查。

对食品安全监督检查人员进行适当的培训，是高效的食品安全控制体系的首要前提。

由于现代食品体系极为复杂,必须对食品安全监督检查人员进行食品科学和技术的培训,以便其了解产业化加工过程、能够辨认潜在的安全和质量问题,并使其具有监督检查经营场所、收集食品样品和开展总体评价的技能和经验。监督检查人员必须熟知相关的食品法律和法规、知悉这些法律授予他们的权力以及这些法律对食品业所规定的义务。还应十分熟悉收集证据、撰写监督检查报告、收集样本并将样本送至实验室分析的各种程序。随着食品工业逐步引用 HACCP 系统,应当对监督人员进行 HACCP 知识培训。

(4) 实验室服务:食品监测及流行病学资料。实验室是食品安全控制体系的必要组成部分。实验室的建立需要投入巨大的资金,其维持和运行费用也相当昂贵。因此,必须认真地设计,以取得最佳的结果。实验室的数量及位置应依据系统的目标及工作量而定。如果需要多个实验室,应考虑分析工作的分配问题,以便最有效地覆盖拟开展的食品检验工作,还应具备一个设备完善的核心参比实验室,以供开展复杂的参比分析。

食品安全监督管理部门应制定食品检验实验室的规范并监督他们履行职责的情况。各个实验室应具备足够的设备以便开展物理、微生物和化学分析工作。除了日常的简单分析工作之外,实验室应配备较为复杂的精密仪器、设备以及必要的图书馆设施。不仅需要可提供精确可靠的分析结果的各种仪器设备,还应具有可胜任的熟练分析人员以及可靠的分析方法。通过具有资质的认证机构,开展实验室认证,有助于提高实验室的运行水平并确保其分析结果的可靠性、准确性和可重复性。食品安全监督管理部门实验室出具的结果通常作为法庭证据用来判定是否符合国家的法规或标准。

在食品安全控制体系之下,应当注重分析食品污染和食源性疾病之间的关系,及时获得有关食源性疾病发生的最新的和可靠的信息。食品安全监督管理部门应当与公共卫生机构建立联系,包括与流行病学家及微生物学家之间建立有效的联系,以便将食源性疾病的信息与食品抽检数据联系起来,从而可以正确地制定基于风险的食品安全控制措施。这些信息包括发病率年度变化趋势、易发病人口群体的确定、有害食品的鉴定,食源性疾病源的确定与追踪,疾病暴发和食品污染预警系统的发展。

(5) 信息、教育、交流和培训:食品安全控制体系有着日益增强的作用,即在农场至餐桌的整个过程中发布有关信息、向利益相关者提供培训和咨询意见。这些活动包括向消费者提供公正的、合乎事实的信息;向食品企业的负责人和工人提供信息包和教育计划;制定"小教员培训"计划;向政府相关部门的推广工作者提供参考资料。

食品安全监管部门应高度重视向食品安全监督检查员和实验室分析员提供特殊培训,以满足他们的需要。这些培训活动为所有利益方提高食品安全控制专业知识和技能提供了重要途径,因此,这些活动发挥了重要的预防性作用。

(四) 国家食品安全控制体系的组织结构

在国际上,国家食品安全控制体系的组织结构有三种类型,即:

(1) 建立在多部门负责基础上的食品控制体系——多部门体系;

(2) 建立在单个部门负责基础上的食品控制体系——单一部门体系;

(3) 建立在国家综合方法(a national integrated approach)基础上的体系——综合体系。

1. 多部门体系 食品安全控制体系有两大任务目标,既要保障食品安全,还要促进经济发展,即建立和保持可持续食品生产和加工系统。在这一前提下,食品安全控制体系可发挥重要作用:

(1) 确保公正的食品贸易;

（2）发展以专业标准和科学为基础的食品行业；

（3）减少可避免的损失并保护自然资源；

（4）促进国家的出口贸易。

为了实现这两大任务目标,有的国家建立由多个部门负责食品安全控制体系,即:

（1）由出入境检验检疫部门,依据进出入口检验法,对进出口食品进行强制性的检验,或者为自觉检验提供方便并为进出口商提供检验检疫证书；

（2）由商品检验部门,依据商品检验法,对鱼类及鱼产品、肉类及肉制品或水果蔬菜产品进行检验；

（3）由农业部门,依据农产品质量法,对于新鲜食用农产品进行分类、标识认证；

（4）由卫生行政部门、食品药品监督管理部门等部门,依据食品安全法,对食品生产、经营、销售活动进行监管。在这种典型的多部门体系下,食品安全控制将由若干个政府部门,例如卫生部、农业部、商业部、环境部、贸易及产业部、旅游部等共同负责。虽然对每一个部门的作用和责任作了明确规定,但实际情况大不相同,时常导致诸多的问题,例如法定活动重复、官僚机构增加、力量分散,在涉及食品政策、检测和食品安全控制的不同机构之间缺乏协调。

在国家、地方的机构之间,食品安全控制体系也可能被分解,实施的情况将取决于各级负责机构的能力和效率。因此,整个国家的消费者可能就得不到同样程度的保护,也难以评估国家、地方政府所实施的控制措施的效率。

虽然多部门体系可以作为一种选择,但其存在一定的不足,包括:

（1）在国家层面缺乏总体协调；

（2）在管辖权限上经常混淆不清,从而导致实施效率低下；

（3）在专业知识和资源上水平各不相同,因此造成实施不均衡；

（4）公众健康目标和促进贸易及产业发展之间产生冲突；

（5）在政策制定过程中,适宜的科学投入能力受到限制；

（6）缺乏行动上一致性,导致超出法律规定或者在法定行动上出现时间空白；

（7）使得国内消费者和国外购买商对该体系的信任下降。

在建立国家食品安全控制战略中,应考虑实施该战略所必需的机构的规模和类型,这一点十分重要。由于历史和政治上的种种缘故,有的国家通常不可能建立一个单一食品安全控制体系或一个综合性的食品安全控制体系。在这种情况下,国家食品安全控制战略必须明确规定每一个机构的作用,以避免重复工作,并使确立这些机构之间能够实现协调一致的工作机制。

2. 单一机构体系　将保障公众健康和食品安全的所有职责全部归并到一个具有明确职责的食品控制体系中是相当有益的。这表明政府已将重点领域置于保障食品安全上,并允诺减少食源性疾病的风险。由单一机构负责食品安全控制所具有的益处包括:

（1）实施统一保护措施；

（2）具有快速地对消费者实施保护的能力；

（3）更有效地利用资源和专业知识,提高成本效益；

（4）使食品标准一体化；

（5）拥有应对紧急情况的快速反应能力,并满足国内和国际市场需求的能力；

（6）可以提供更加先进和有效的服务,更有利于企业,促进食品贸易。

虽然国家战略可以影响立法和执法机构的建设,但难以建立一个能够完全满足国家特定社会经济和政治环境的要求和资源需求的单一机构体系。因而,这种决策必须因国家而定,而且所有的利益相关者均有机会为这一决策过程提出意见和建议。遗憾的是,许多国家通常几乎没有机会建立一个基于单一机构的新的食品安全控制体系。欧盟成员国实行单一机构的食品安全控制体系。

3. 综合体系　建立综合食品安全控制体系,必须考虑各部门在农田至餐桌全程中开展有效协调和合作的愿望和决心。通常,综合性食品安全控制体系的组织有若干操作层面:

操作层面1:制定政策、开展风险评估和管理以及制定标准与法规;

操作层面2:协调食品安全控制活动、开展检测和审核;

操作层面3:监督检查及执法;

操作层面4:教育和培训。

在建立或完善食品安全控制体系时,各国政府可能会考虑建立一个理想的模式,即建立一个独立的国家食品安全机构并由其负责操作层面1和2方面的活动,而现存多个部门的各个机构继续负责操作层面3和4方面的活动。这种体系的优点包括:

(1) 保证了国家食品安全控制体系的一致性;

(2) 在政治上更容易接受,因为这种体系不会影响其他机构日常监督和执行工作;

(3) 有利于在全国所有食品链中统一实施控制措施;

(4) 将风险评估和风险管理进行分离,从而有目的地开展消费者保护措施,并增加国内消费者的信任和国外购买商的信心;

(5) 配备更好的设备以解决国际范围内的食品控制问题,例如参与国际食品法典工作,遵循《卫生及植物检疫措施协议》或《技术性贸易壁垒协议》;

(6) 促进决策过程的透明度和实施过程的责任担当;

(7) 实现长期的成本效益。

通过将食品供应链的管理纳入到一个胜任的独立机构的职责之中,就有可能从根本上改变食品安全控制的管理方法。这种机构的作用是,制定国家食品控制目标并开展实现这些目标所必需的战略和实施活动。这种国家层面机构的其他职能可包括:

(1) 必要时修订和更新国家食品安全控制战略;

(2) 就政策问题向有关部级官员提出建议,包括优先领域确定和资源利用;

(3) 起草法规、标准和操作规范并促进它们的实施;

(4) 协调各种监督机构的活动并监督其活动结果;

(5) 制定消费者教育及社区提高计划并支持它们的实施;

(6) 支持研究及开发;

(7) 制定产业质量保证计划并支持其实施。

综合性国家食品安全控制机构应致力于解决从农场到餐桌的整个食品链问题,应拥有将资源转到重点领域的职责并解决重要的风险资源问题。这种机构不应承担日常食品安全监督检查的工作。日常食品安全监督检查的工作继续由国家、省、市、县的现有机构基于各自职责予以完成。

第二节 食品安全监督管理的历史回顾与展望

一、国际食品安全监管演变

（一）基于良好规范的食品安全监管

食品控制最早的职责是实施食品法，通过禁止出售那些未能具备购买者所要求的特性、组分或质量的食品，以保护消费者免受不安全、掺杂和虚假出售的食品之危害。随着食品工业的发展，人们发现保证食品安全，必须从生产加工食品的环境或场所、设备设施、个人卫生等各个环节上予以规范管理。因而，许多国家及国际组织建立了"良好卫生规范"（Good Hygiene Practice，GHP）、"良好生产规范"（Good Manufacturing Practice，GMP）、"良好农业规范"（Good Agricultural Practices，GAP）等等，以规范食品生产加工活动。

1. 良好卫生规范（GHP）是一个保持食品卫生的体系，指在食物链的整个环节上保证食品安全和食品适宜性所采取的所有必需的条件和措施。1969 年，国际食品法典委员会制定《食品卫生通则（General Principles of Food Hygiene）》，这是一个推荐性国际良好食品卫生规范。基于食品卫生管理的需要，国际食品法典委员会于 1997 年、1999 年、2003 年对《食品卫生通则》进行了修改或修订，内容包括初级生产、设计及设施、操作的控制、维护和卫生、个人卫生、运输、产品信息和消费者的意识、培训等方面管理要求。世界各国基于这个《食品卫生通则》的要求，结合本国实际制定适合本国的通用卫生规范，以及适用于各类食品的良好卫生规范，或者将其重要内容写入法律文本，作为食品生产经营许可的条件，实行强制性管理。1994 年，我国颁布了《食品企业通用卫生规范》（GB 14881-1994），并相继发布了《乳制品良好生产规范》（GB 12693-2010）、《粉状婴幼儿配方食品良好生产规范》（GB 23790-2010）、《特殊医学用途食品良好生产规范》（GB 29923-2013），作为各类食品生产过程管理和监督执法的依据。2013 年，根据《食品安全法》和国务院食品安全工作部署，国家卫生计生委对我国《食品生产通用卫生规范》（GB 14881-1994）进行了修订，重新颁布了《食品安全国家标准：食品生产通用卫生规范》（GB 14881-2013），于 2014 年 6 月 1 日实行。

2. 良好生产规范（GMP）是一种确保食品一致性地生产与控制的体系，其目的是将终末产品检测不能排除的食品安全风险减至最小。良好生产规范（GMP）与良好卫生规范（GHP）一样，对保证食物链各个环节食品安全的条件和措施有明确的要求，但重在"管理措施和过程控制"（management approach and process controls），涉及：记录保存（recordkeeping），个人资质（personnel qualifications），卫生条件（sanitation），清洁卫生（cleanliness），设备效验（equipment verification），工艺验证（process validation），以及投诉处理（complaint handling）等。良好生产规范（GMP）起源于美国。20 世纪 60 年代初，经历了 20 世纪最大的药物灾难"反应停（沙利度胺）"事件后，人们深刻认识到以成品抽样分析检验结果为依据的质量控制方法有一定缺陷，不能保证生产的药品都做到安全并符合质量要求。因此，美国于 1962 年修改了《联邦食品、药品、化妆品法》，将食品质量管理和质量保证的概念制定成法定的要求。美国食品药品管理局（FDA）根据修改法的规定，制定了世界上第一部药品的 GMP，并于 1963 年通过美国国会第一次颁布成法令。1969 年，美国食品药品管理局将 GMP 引用于食品生产。世界卫生组织（WHO）在 1969 年第 22 届世界卫生大会上，向各成员国首次推荐了 GMP；1975 年 WHO 向各成员国公布了实施 GMP 的指导方针。一些发达国家，如加拿大、澳大利亚、日本、英国等都相继借鉴了 GMP 的原则和管理模式,制定了某类食品企业的 GMP,有的是强制性的生产规范,有的是指导性的生产规范。我国于 1998 年相继发布的国家标准《膨化食品良好生产规范》(GB 17404-1998)和《保健食品良好生产规范》(GB 17405-1998)。《食品安全法》颁布后,于 2010 年,我国发布了《食品安全国家标准 乳制品良好生产规范》(GB 12693-2010)和《食品安全国家标准粉状婴幼儿配方食品良好生产规范》(GB 23790-2010);2013 年,发布了《食品安全国家标准　特殊医学用途配方食品良好生产规范》(GB 29923—2013)。

3. 良好农业规范(GAP)是保证初级农产品生产安全的一套规范体系,涉及作物种植、水果和蔬菜种植、牛羊养殖、奶牛养殖、生猪养殖、家禽养殖、畜禽公路运输等农业产品。1997 年,欧洲零售商协会(EUREP:Euro-Retailer Produce Working Group)发起,推动良好农业规范(Good Agricultural Practice,GAP)的发展,并组织零售商、农产品供应商和生产者制定了 GAP 标准,开展 GAP 认证。1998 年,美国 FDA 和美国农业部(USDA)联合发布了《关于降低新鲜水果与蔬菜微生物危害的企业指南》,首次提出良好农业规范(GAP)和良好操作规范(Good Handing Practice,GHP)概念。美国农业部指定联邦食品安全检查服务局(FSIS)作为独立的第三方认证机构开展认证工作。相继,加拿大、法国、澳大利亚、马来西亚、新西兰、乌拉圭等国家制定了本国良好农业规范标准或法规。

进入 21 世纪,世界农业面临三大挑战:

(1) 改善粮食安全,农村生计和收入;

(2) 以满足人们食品安全和其他产品多样化的需求;

(3) 节约和保护自然资源。应对这些挑战,部分可以通过良好农业规范(GAP)对农业生产的环境、经济和社会可持续发展的具体贡献,以提供安全、健康的食品和非食用农产品予以解决。2003 年,联合国粮农组织(FAO)在意大利罗马召开的农业委员会第十七届会议上,提出了良好农业规范应遵循的概念、四项原则和基本内容要求,指导各国和相关组织良好农业规范的制定和实施。

良好农业规范应当:

(1) 在经济上是可行的,环境可持续性,和社会可接受的;包括食品安全和质量;

(2) 重点是初级农产品的生产;

(3) 充分考虑现有的自愿性和强制性的良好农业规范以及农业指南;

(4) 有一定的激励措施和制度支持。

良好农业规范的基本原则:

(1) 经济而有效地生产充足、安全而富有营养的食物;

(2) 保持和加强自然资源基础;

(3) 保持有活力的农业企业和促进可持续生计;

(4) 满足社会的文化和社会需求。

良好农业规范的基本内容要求涉及:

(1) 土壤;

(2) 水;

(3) 作物和饲料生产;

(4) 农作物保护;

(5) 家畜生产;

（6）家畜健康；

（7）家畜福利；

（8）农作物收获、农场加工及储存；

（9）能源和废物管理；

（10）人的福利、健康和安全；

（11）野生生物和地貌。

2005 年，我国制定了良好农业规范系列国家标准，并组织开展认证工作，其内容包括：

（1）食品安全危害的管理要求；

（2）农业可持续发展的环境保护要求；

（3）员工的职业健康、安全和福利要求；

（4）动物健康及福利的要求。

（二）基于危害分析关键控制点的食品安全监管

危害分析关键控制点（hazard analysis and critical control point，HACCP）是一个公认的、有效地对食品安全危害予以识别、评估和控制的系统。

20 世纪 60 年代初，美国 Pillsbury 公司承担了设计和生产首批太空食品的任务。当时面临着两大难题：一个是食品碎屑在太空飞行中容易对电流回路造成污染，这个问题通过制作一口一块的食品（A bite size food pieces）予以解决；另一个是食品的安全问题，在解决食品安全问题上，Pillsbury 公司首先采用抽样检验，后来发现不可行，因为若在 1000 单位的食品中存在 1 个沙门菌的情况下，抽检 20 单位时，发生缺陷几率的可能性为 98%；抽检 690 单位时，存在 50% 的危害性。所以保证食品安全所要求达到的检验水平不实际，没有效果。随后，该公司借鉴美国太空总署（NASA）"零缺陷项目"和美国陆军（Natick）实验室的故障模式系统，率先建立 HACCP 概念，即：确保食品安全的唯一方法是研发一个预防性体系，防止生产过程中危害的发生。1971 年 Pillsbury 公司在第一届美国国家食品保护会议上首次提出 HACCP 这一概念。1973 年美国食品药品管理局（FDA）首先将其用作制定酸性食品和低酸性食品法规的基础，应用于罐头食品加工。

然而，HACCP 仍未得到国际社会的重视，直到 1985 年美国国家科学院在"食品及食品配料微生物标准评价"一文中指出 HACCP 对食品中微生物控制是必要的之后，才得到国际社会的重视，并引发对 HACCP 的研究。1989 年，美国国家食品微生物标准委员会（National Advisory Committee on Microbiological Criteria for Food，NACMCF）提出了 HACCP 的七大原则，1992 年又修订为 HACCP 系统，包括七大原则和五个步骤。1997 年，国际食品法典委员会（CAC）制定了"HACCP 系统及应用指南"，作为《食品卫生通用的附件》，以指导各国应用HACCP 食品安全管理系统。2003 年，FAO 和 WHO 制定小型或欠发达食品企业 HACCP 应用政府指南，以指导食品安全部门在国家食品安全政策之内为小型或欠发达食品企业制定HACCP 策略。2005 年，国际标准化组织（ISO）制定了《食品安全管理体系（ISO 22000）》国际标准，重点规定了危害分析关键控制点（HACCP）方法在食品生产、加工、运输或分配等各个阶段或环节应用的具体要求。

欧盟的前身欧共体委员会于 1994 年做出"应用欧共体理事会指令 91/493/EEC 对水产品作自我卫生检查的规定"，要求水产品加工企业必须实施"自我检查"，以确保水产品的安全；并明确提出进行危害分析、风险评估和提出预防措施，确定关键控制点，确定关键限值，监测和检查关键控制点，提出关键控制点失控时的纠偏措施，验证和复核等 HACCP 系统的要求。欧盟要求 1995 年 1 月 1 日以后进入欧盟(EU)的海洋食品,除非是在 HACCP 系统下生产的,否则将对进入的水产品实施全面检查。加拿大食品检验局(CFIA)于 2001 年 1 月通知全国凡接受联邦机构检查的肉禽类加工企业开始考虑执行 HACCP 检查制度。CFIA 还鼓励所有与食品有关的企业自愿将 HACCP 原则结合到其安全控制系统中去。俄罗斯国家安全标准委员会于 2001 年 2 月 23 日发布了《质量体系以 HACCP 原则为基础的食品管理一般要求》国家标准,并同时实施 HACCP 自愿性认证体系。日本厚生省下属的乳肉卫生课和生活卫生课于 1993 年对典型的 20 多种特定的食品进行 HACCP 的研究,提出了特定食品的HACCP 模式。

1990 年,中国国家进出口商品检验局科技食品专业委员会就开始在食品加工行业进行应用 HACCP 的研究,由食品卫生监督机构采取试点的方式,在一些食品加工部门提出了HACCP 系统的具体实施方案。进入 21 世纪以后,我国加快了推广 HACCP 的步伐。2001 年6 月,中国商检总公司 HACCP 认证协调中心在福州成立,使 HACCP 认证由单纯的官方认证向授权的第三方认证转变。2002 年 5 月,国家认监委下属的中国国家进出口企业认证机构认可委员会又发布了"以 HACCP 为基础的食品安全体系认证机构认可实施指南",使中国的 HACCP 工作步入法制化、规范化的轨道。国家认监委也于 2002 年 5 月制定了《食品生产企业危害分析关键控制点(HACCP)管理体系认证管理规定》(CNCA2002 年 3 号)。这些实施指南和认证规定的出台,标志着我国在 HACCP 方面的研究和发展开始进入了一个新的阶段。

(三) 基于风险的食品安全监管

基于风险的食品安全监管(Risk-Based Food Safety Management),指基于风险评估以达到适当(健康)保护水平的食品安全管理(Food safety management based on risk assessment in order to achieve an appropriate level of protection)。尽管国际社会对基于风险的食品安全监管没有一个确定的定义,但是近几十年来基于风险的食品安全管理、系统及控制已蔓延全球,其应用各异,也形成了不同认知。基于风险食品安全管理的发展是一个过程,其中的风险评估是一个基本的工具。为了把握风险管理系统的实践,需要克服科学、技术、心理和资源约束的障碍。

近几十年来,食品生产发生了很多变化,从本地短而简短的食物链到国际上多分支且精致的食品供应体系,微生物的风险评估(Microbiological Risk Assessment, MRA)极为重要。1995 年,世界贸易组织(WTO)敦促国家和国际风险管理者实施基于风险的食品安全管理与控制。对"基于风险(Risk-Based)尚无最终定义,但是国际食品法典委员(CAC)已将其视为与风险相关(risk-related)的任何东西。2006 年,FAO/WHO 专家委员会认为,基于风险管理的行动是实现健康保护水平的行动,且可以依据对人健康损害的风险予以解释和验证。因为食品安全风险管理是食品生产企业实施的,所以他们是食品安全的第一责任人,应当将"基于风险"管理具体化,建立食品安全目标(food safety objectives, FSO),确定消费时食品中容许危害因素的最大频率和最高浓度,以提供一个合理的保护水平;执行目标(performance objectives, PO),确定消费前食物链各环节的食品中容许危害因素的最大频率和最高浓度,以实现 FSO;执行标准(performance criteria, PC),确定为实现 FSO 和 PO 应采取的一个或多个控制措施。食品企业应当自觉实施食品安全风险管理,但是政府的监管不可或缺。2008 年,为帮助有关国家加强现代食品监督体系建设,FAO 制定了《基于风险食品监督手册(Risk-based food inspection manual)》,旨在:

（1）为发展中国家提供具有现代风格的基于风险监督操作指引；

（2）提供对整个食物链中初级食品生产加工进行监督检查的路径；

（3）推动食品监督从基于产品过程转向基于风险过程；

（4）为食品监督员提供培训资料。

基于良好规范的食品安全监管，是对从事食品生产经营活动的条件、过程控制及管理措施的监管，重在防止食品污染；基于HACCP的食品安全监管，是在基于良好规范食品安全监管的基础上，对食品中微生物性、化学性和物理性危害实施关键点的控制，重在消除或减小食品安全危害；基于风险的食品安全监管，是直接将保护健康作为监管的任务，旨在将发生健康损害的风险控制在可接受的水平。这三种食品安全监管模式在结构上和功能上叠加增强，是现代食品安全控制体系的主体构成，贯穿从农田到餐桌整个食物链。

二、国内食品安全监督管理的历史沿革及现状

（一）新中国食品安全史

基于法制化管理的视野，新中国食品安全管理经历了食品卫生法制管理的初创时期、食品卫生法时期、食品安全法时期的建设与发展。

1. 食品卫生法制管理的初创时期（1949—1982）　1949年以前，中国是一个半封建、半殖民地，贫穷落后的国家，人民饱受外国列强侵略和战争之苦，基本温饱无保障。新中国成立后，粮食作为基本食品的数量严重短缺，是社会面临的最大不安。因而，解决人民群众的基本温饱是人民政府的主要任务。当时，传染病肆虐，食物中毒频发，卫生部门的工作主要是被动应对和处置传染病疫情及食物中毒事故。与此同时，卫生部积极会同有关部门探索食品卫生管理措施。1953年，卫生部发布了《清凉饮食管理暂行办法》，此后相继制定了《食用染料管理办法》、《食堂卫生管理办法》、《食品加工、销售、饮食业卫生管理"五四制"》等等。同年，政务院（国务院）做出决定，全国县级以上人民政府建立卫生防疫站，承担传染病防治、食品卫生等公共卫生监督、服务及技术指导工作，食品卫生监督开始进入政府卫生行政管理日程，食品卫生工作逐步加强。1965年，卫生部会同有关部门制定了《食品卫生管理条例（试行）》并报国务院批准执行。该条例第一次规定了食品卫生工作的任务及范围，明确了卫生部门和生产经营单位各自的职责，规定了禁止生产经营的食品及原料等等。然而，1966年"文化大革命"开始，这部"试行条例"未起到应有的作用。1976年"文化大革命"结束后，经过10年积累的食品卫生问题十分突出，尤其工业污染造成的食品卫生问题严重。为了解决好这些问题，卫生部组织开展了一系列调查研究，针对性地制定了食品卫生标准，并积极向国务院提出了加强食品卫生工作的建议，引起了高度重视。1979年国务院颁发了《中华人民共和国食品卫生管理条例》，为食品卫生法制化管理奠定了基础。1982年11月，第五届全国人大常务委员会第二十五次会议通过的《中华人民共和国食品卫生法（试行）》（下简称食品卫生），1983年7月1日实行。

2. 食品卫生法时期（1983—2008）　这一时期，食品卫生管理经历了2个阶段，即专业机构执法和行政机关执法。

（1）专业机构执法（1983—1994）。依据《食品卫生法（试行）》的规定，在这一阶段各级卫生防疫站作为食品卫生法的执法主体，履行以下职责：①进行食品卫生监测、检验和技术指导；②协助培训食品生产经营人员，监督食品生产经营人员的健康检查；③宣传食品卫生、营养知识，进行食品卫生评价，公布食品卫生情况；④对食品生产经营企业的新建、扩建、改

建工程的选址和设计进行卫生审查,并参加工程验收;⑤对食物中毒和食品污染事故进行调查,并采取控制措施;⑥进行现场检查和巡回监督,及时处理发现的问题;⑦对违反本法的行为追查责任,依法进行行政处罚;⑧负责其他食品卫生监督事项。铁道、交通、厂(场)矿卫生防疫站在管辖范围内执行食品卫生监督机构的职责,接受地方食品卫生监督机构的业务指导。

(2)行政机关执法(1995—2008)。1995年10月30日,第五届全国人大常务委员会第十六次会议通过《中华人民共和国食品卫生法》(下简称食品卫生法),并发布生效。依据《食品卫生法》的规定,县级以上地方人民政府卫生行政部门在管辖范围内行使食品卫生监督职责,铁道、交通行政主管部门设立的食品卫生监督机构,行使国务院卫生行政部门会同国务院有关部门规定的食品卫生监督职责。各级卫生防疫站不再履行食品卫生监督职责,然而,在实际工作中,出现了卫生行政部门有食品卫生监督执法权,但缺执法队伍;而各级卫生防疫站没有执法权,却有执法队伍的现象。为了解决这一"执法主体与执法队伍"分离的问题,1996年卫生部制定了《关于进一步完善公共卫生监督体制的通知》,提出了在卫生防疫机构加挂卫生监督所的牌子的改革要求,着手将卫生监督行为与业务技术服务行为分离,成立相对独立的卫生监督执法队伍,具体承担食品卫生、职业卫生、环境卫生等公共卫生监督工作。2000年,经国务院同意,卫生部出台了《关于卫生监督体制改革的意见》,全面开展卫生监督体制改革,将原卫生防疫机构中的卫生监督人员分离出来,组建具有法人资格的卫生监督所(局),作为"同级卫生行政部门在其辖区内,依照国家法律、法规行使卫生监督职责的执行机构",2001年,卫生部又制定了《关于卫生监督体制改革实施的若干意见》,规定了"卫生监督所(局)在同级卫生行政部门领导下和上级卫生监督执行机构的指导下,依法在公共卫生、医疗保健等领域,包括健康相关产品、卫生机构和卫生专业人员执业许可,开展综合性卫生监督执法工作"。随着这些卫生监督体制改革文件的落实,基本建成以卫生行政机关为主体的食品卫生监督执法的体系。

在这一阶段,我国经济的发展进入快车道,食品行业的发展更为迅猛,与此同时制售假冒伪劣食品等违法犯罪活动较为严重,食品安全问题呈频发之势,成为社会关注的大事。为恢复和提高我国食品信誉,确保人民身体健康和生命安全,2004年国务院印发了《关于进一步加强食品安全工作的决定》,对食品卫生监督职责进行了调整:农业部门负责初级农产品生产环节的监管;质检部门负责食品生产加工环节的监管,将由卫生部门承担的食品生产加工环节的卫生监督职责划归质检部门;工商部门负责食品流通环节的监管;卫生部门负责餐饮业和食堂等消费环节的监管;食品药品监管部门负责对食品安全的综合监督、组织协调和依法组织查处重大事故。据此,我国食品卫生监督管理步入"分段管理"时期。

3. 食品安全法时期(2009—目前)。这一时期有2个阶段,即分段监管与集中统一监管。

(1)分段监管(2009—2012)。2009年2月28日,第十一届全国人民代表大会常务委员会第七次会议通过《中华人民共和国食品安全法》(下简称食品安全法),于2009年6月1日起施行,同时废止《食品卫生法》。《食品安全法》确立了我国食品安全"分段监管"体制,由国务院卫生行政部门承担食品安全综合协调职责,负责食品安全风险评估、食品安全标准制定、食品安全信息公布、食品检验机构的资质认定条件和检验规范的制定,组织查处食品安全重大事故。由国务院质量监督、工商行政管理和国家食品药品监督管理部门依照本法和国务院规定的职责,分别对食品生产、食品流通、餐饮服务活动实施监督管理。2010年,国务院成立了食品安全委员会及其办公室。2011年中编办批复,将国务院卫生行政部门承担的组织查处食品安全重大事故、统一发布重大食品安全事故信息等职责划入国务院食品安全办。地方各级政府做了相应的机构及职能调整,基本形成了食品安全"分段监管"的体制及工作机制。

(2)集中统一监管(2013—目前)。2013年4月,国务院出台了《国务院机构改革和职能转变方案》和《关于地方改革完善食品药品监督管理体制的指导意见》,进一步调整和完善我国食品安全监管体制,将国务院食品安全委员会办公室与国家食品药品监督管理局合署办公,组建国家食品药品监督管理总局;将食品生产、食品流通、餐饮服务等环节监管职责统一归口国家食品药品监督管理总局,对食品实行统一监督管理。供食用的源于农业的初级产品的质量安全管理,适用于《中华人民共和国农产品质量安全法》,由农业部门负责质量安全监督执法。按照国务院的要求,地方各级政府相继完成了食品药品监督管理体制的改革,基本建成食品安全"集中统一监管"体制及工作机制。

(二)中国食品安全监管的现状

1. 食品安全状况总体稳定向好　我国食物供需基本平衡,居民营养健康状况明显改善,食物与营养发展成效显著,食品安全水平稳中有升,食品安全形势总体稳定并趋于好转。

2. 食品安全监管体制机制不断完善　按照精简、统一、效能原则,减少监管环节、明确部门责任、优化资源配置,对生产、流通、消费环节的食品安全实施统一监督管理,充实加强基层监管力量,进一步提高了食品监督管理水平,基本建成食品安全"集中统一监管"体制机制(见图39-2-1)。

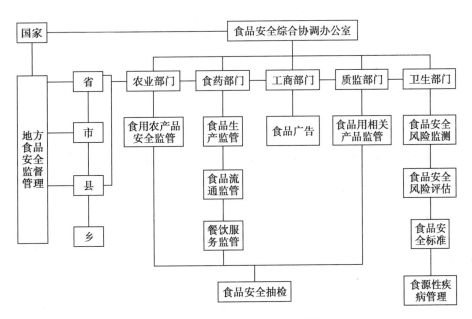

图39-2-1　食品安全"集中统一监管"体制机制

3. 食品安全法律法规和标准体系初步形成　食品安全法及其实施条例、农产品质量安全法、刑法修正案(八)、乳品质量安全监督管理条例等相关法律法规公布实施,为加强食品安全监管、严厉打击违法犯罪行为提供了有力的法律依据。基本建立食品、食品添加剂、食品相关产品国家标准体系。

4. 食品安全风险监测和评估工作有序开展　建立了国家食品安全风险监测制度。完善了食品污染物和有害因素监测网、以及食源性疾病监测网,对食品中农药残留、兽药残留、重金属、生物毒素、食品添加剂、非法添加物质、食源性致病微生物等以及食源性疾病开展监测,初步掌握了我国主要食品中化学污染物和食源性致病菌污染的基本状况以及食源性疾病的基本状况。

5. 食品安全检验检测能力逐步提高　农业、质检、粮食、食品药品监管系统加强了食品安全检验机构建设,具备食品检验能力的检验机构达到6300多家,拥有检验人员6.4万名,检验能力得到提高。

6. 食品安全应急管理能力不断加强　完善建立健全食品安全事故应急预案,加强应急队伍建设,组织开展应急演练,建立快速反应机制,具备及时有效处置食品安全事件的能力和水平。

7. 宣传教育和社会监督得到加强　深入开展了食品安全普法宣传工作,建立了食品安全有奖举报制度,群众参与的社会监督机制基本形成。

食品安全工作是一项具有长期性、复杂性、高要求的系统工程。我国食品安全监管体制机制、法律法规、政策标准、监测评估、检验检测、人才队伍、技术装备等方面,还存在一些亟待解决的问题;食品行业产业化、规模化、集约化程度不高,基础薄弱,产地环境污染问题较为严重;企业主体责任落实不够,质量安全控制投入不足,管理能力不强,行业诚信道德体系建设滞后;危害食品安全的违法犯罪行为屡禁不止,食品安全风险隐患依然较多,食品安全事故时有发生。这些问题,将会在政府、企业、社会和公众的共同努力下,得到较好的解决,保证食品安全,保证人民群众身体健康和生命安全。

三、全球食品安全监管

(一) 全球食品安全监管面临的挑战

1. 全球化对食品安全带来的挑战　全球化使食物链更长、更复杂,来自遥远的食品受到污染的点变得更多,食品安全风险监测的难度变得更大,食源性疾病暴发时常波及多个国家和地区。传统的食源性致病菌,如沙门菌污染依然严重,新的食源性致病,如大肠杆菌已成为严重的食品安全危害。2011年5～7月,德国发生严重肠出血性大肠杆菌污染事件,引发食源性疾病和溶血尿毒综合征,波及16个国家,4075人发病,50人死亡。另外,也许有一些尚不知名,或者尚不知其长期作用的化学物质出现在食品中。

2. 消费和生产模式改变对食品安全带来的挑战　食品消费量,尤其动物性食品需求量的增加,促进了集约农业的发展。集约农业的发展常会导致抗生素的广泛使用,增加细菌的抗药性,进而,危害人的健康。更多的异国食品的消费和新蛋白质的开发一方面满足了食品消费的需求,另一方面也会带来新的致敏反应的威胁。

3. 新技术应用对食品安全带来的挑战　新技术,如遗传工程、纳米技术、改性的气体包装等等,可以提高粮食生产和粮食安全。然而,在客观和严格的食品安全评估之前,这些技术已被广泛应用,其潜在风险的不确定性很大。另外,食品安全评估知识和技术的发展往往跟不上,不能满足对新技术安全性评估的需要。

(二) 全球食品安全战略

根据2001年2月20～23日在日内瓦召开的第53届世界卫生大会的决议,WHO于2002年制定并发布了《WHO全球食品安全战略》,把战略目标确定为:减小食源性疾病的健康负担和社会负担,并确定了实现这一目标的三条主线,即倡导和支持以风险为基础的、可持续的、一体化的食品安全体系;发展以科学为基础的、覆盖整个食品生产链的措施,以预防食品中不可接受水平的微生物和化学物质的暴露;评估、交流、管理食源性风险,加强与其他部门和伙伴的合作。《WHO 全球食品安全战略》的具体措施如下:

1. 加强食源性疾病监测系统;
2. 完善风险评估;
3. 开发新技术产品安全性的评估方法;
4. 发挥 WHO 在国际食品法典委员会的科学和公共卫生的作用;
5. 增强风险交流和宣传;
6. 改善国际和国家间合作;
7. 加强发展中国家的能力建设。

（杨明亮）

第四十章

食品安全法律及政策

第一节　食品安全法律体系

我国法学界对法律体系的理解比较一致。法律体系,通常是指一个国家现行的全部法律规范按照不同的法律部门分类组合而形成的一个体系化的有机联系的统一整体。

法律体系的基本组成要素是法律部门,法律部门则是指根据一定的标准和原则,按照法律规范自身的不同性质、调整社会关系的不同领域和不同方法等所划分的同类法律规范的总和。各个不同的法律部门的有机组合,便成为一国的法律体系。

我国法律体系可划分为七个主要的法律部门:宪法及宪法相关法、民商法、行政法、经济法、社会法、刑法、诉讼法与非诉讼程序法。从法律规范的性质、调整社会关系的领域和方法来看,食品安全法主要属于行政法范畴。

一、国内食品安全法律体系

我国的食品安全法律体系是指由国家和地方现行的有关食品安全法律规范有机联系而构成的统一整体。按照制定主体、效力层次、制定程序,食品安全法律体系由下列几种形式构成。

(一) 食品安全法律

由全国人民代表大会和全国人民代表大会常务委员会制定的有关食品安全的法律规范。如《中华人民共和国食品安全法》、《中华人民共和国农产品质量安全法》等。其中,《中华人民共和国食品安全法》是我国食品安全法律体系的主体,也是制定食品安全法规、规章及其他规范性文件的依据。

(二) 食品安全法规

分为行政法规和地方性法规。行政法规是国务院根据宪法和法律,经国务院常务会议审议或者国务院审批,由总理签署国务院令公布施行的有关食品安全的法律规范。如《中华人民共和国食品安全法实施条例》。地方性法规是指省、自治区、直辖市的人民代表大会及其常委会,省、自治区人民政府所在地的市、经济特区市和国务院批准的较大的市的人民代表大会及其常委会,根据食品安全法的授权或在不与宪法、法律、行政法规相抵触的前提下所制定的有关食品安全的法律规范。如《浙江省实施〈中华人民共和国食品安全法〉办法》、《山西省食品生产加工小作坊和食品摊贩监督管理办法》等。食品安全法规规范是我国食品安全法律体系的重要组成部分。

（三）食品安全规章

分为部门规章和地方规章。部门规章是国务院食品安全管理部门根据法律和行政法规，经部务会议或者委员会会议决定，由本部门首长签署命令公布施行的法律规范。如《食品安全国家标准管理办法》（卫生部令第 77 号）、《食品检验机构资质认定管理办法》（质检总局令第 131 号）、《食品安全召回管理办法》（国家食品药品监督管理总局令第 11 号），地方规章是指省、自治区、直辖市以及省、自治区的人民政府所在地的市、经济特区市和经国务院批准的较大的市的人民政府，根据法律和行政法规，经政府常务会议或者全体会议决定，由省长、自治区主席、市长签署命令公布施行的有关食品安全的规范。如《重庆市食品安全管理办法》（重庆市人民政府令第 246 号）。食品安全规章也是我国食品安全法律体系的重要组成部分。

（四）食品安全标准

由国务院卫生行政部门会同国务院食品药品监督管理部门依据食品安全风险评估结果，参照相关的国际标准和国际食品安全风险评估结果，制定的强制执行的技术规范。如《食品安全国家标准 预包装食品标签通则》（GB 7718-2011）、《食品安全国家标准 食品添加剂使用标准》（GB 2760-2014）等。食品安全标准是我国食品安全法律体系的重要技术组成。

（五）规范性文件

食品安全监督管理部门制定发布的不具备法律的形式但却在事实上具有实际约束力的社会规则。如国家食品药品监督管理总局《关于进一步加强对超过保质期食品监管工作的通知》、国家卫生计生委等 5 部门《关于调整含铝食品添加剂使用规定的公告》（2014 年第 8 号）等。规范性文件是我国食品安全法律体系的重要补充。

二、发达国家食品安全法律体系

（一）美国食品安全法律体系

1. 美国食品安全立法架构　在美国，联邦政府、州政府及地方（县、市）政府机构共同承担食品安全管理职责。由于美国是联邦制国家，无论是联邦政府和州政府都有自己的职责和授权。美国宪法限制联邦政府在某些领域的权利，并将其赋予州政府立法管理。联邦政府不允许直接管理宪法赋予州政府管理的领域，但是，联邦法律通常优先于州法律。据美国政府责任署（GAO）资料，美国联邦政府至少制定了 30 多部有关食品安全的法律。美国各州可以基于宪法的授权，制定本州的食品安全法律及管理规定。例如，美国许多州制定了村舍食品法（cottage food laws），允许在家中加工和销售非潜在危害的食品。

在美国宪法里，地方政府没有"任何明示授权（any express authority）"。但是，基于州法律，地方（县、市）可以获得立法权。由于各州法律不同，地方（县、市）权力不尽相同，甚至同一州内的县、市政府的权力也有差异。另一方面，根据地方自治（home rule）法则，只要不与州法律冲突，允许地方政府独立处理地方事务不必由国家专门立法授权。地方政府有权实施严于州法律的管理，如禁止在食品中使用人造反式脂肪。当然，如果基于州法律，州政府可以阻止或取代地方政府针对具体问题的行为。

在美国，美国土著部落的政府（Native American tribal governments）拥有部落主权（tribal sovereignty），即"联邦政府认可的部落管理自己，以及与美国政府之间存在政府关系的权利"。土著部落"有权建立自己的政府，在其边界内裁决案件、征税，建立自己的会员，并决定自己的命运"。部落不受地方政府抢占（preempt）或取代，但可以由联邦政府抢占或取代。

如果有国会授权,州只能通过"抢占部落法(preempt tribal law)"立法后,才能对部落政府的行政行为实行抢占(preempt)或取代。

2. 美国有关食品安全的联邦立法

(1) 国会通过的法律(Law):美国国会通过的法律通常称为法律(Act),例如《纯净食品与药品法》、《联邦食品、药物和化妆品法》、《联邦肉类检验法》、《禽类产品检验法》、《蛋产品检验法》、《食品质量保障法》,《FAD 食品安全现代化法》等等。国会通过的法律是美国食品安全监督管理的基本法律制度,是构建美国食品安全体系的法律基础。

(2) 联邦法规(Code of Federal Regulations,CFR):美国联邦法规属于行政法(Administrative laws)。美国联邦法规是美国联邦政府执行机构和部门在"联邦公报"(Federal Register)中发表与公布的一般性和永久性规则的规章制度(rules and regulations),具有普遍适用性和法律效力。联邦法规(CFR)分为 50 个主题,其中与食品安全有关的主题有:主题7:农业(Title 7:Agriculture);主题 9 动物及动物产品(Title 9:Animals and Animal Products);主题 21 食品和药品(Title 21:Food and Drugs);主题27:酒精、烟草和火器(Title 27:Alcohol,Tobacco Products and Firearms),主题 42:公共卫生(Title 42:Public Health;主题 50:野生动物和渔业(Title50:Wildlife and Fisheries)。

(3) 食品法典(Food Code):食品法典是美国食品药品监督管理局(FDA)制定的一个模式(a model),以保障公众健康,确保食品没有掺杂使假并诚实地呈现给消费者。食品法典本身不是法律,仅为地方政府、州政府、联邦政府以及其他机构在各自管辖范围立法或制定管理制度时提供参考。自 1993 年以来,FDA 每两年编撰出版一个新的食品法典。食品法典是 FDA 为建立统一的零售及食品服务的食品安全管理规定,提供的最佳建议或推荐。

(4) 食品安全标准:美国食品安全标准(Standards for food safety)可以是私有的(private),也可以是公共的(public)。一个私有标准是由一个公司或集团公司或其他利益相关人制定的,以贯彻或达到国家食品安全管理的要求;公共标准是由法律授权部门制定的,包括检测、认证、标识等技术要求。私有或公共标准有自愿性的(voluntary),也有强制的(mandatory)。在美国,具有食品安全监管职能的部门(如 FDA 等)依据法律授权制定的管理规定或要求,有的属于食品安全标准,例如 FDA 制定的"供人消费食品的种植、收获、包装及产品保存标准(Standards for the Growing,Harvesting,Packing,and Holding of Produce for Human Consumption,21 CFR Parts 1,16,106)。

(5) 指南:指南属参考或指导性文件,它不具法律效力。为了指导食品企业更好地掌握及执行食品安全法律法规,食品安全监管部门时常制定指南文件(Guidance document)。例如,为了贯彻《餐馆和同类零售食品经营单位标准菜单项营养标签(Nutrition Labeling of Standard Menu Items in Restaurants and Similar Retail Food Establishments,21 CFR Parts 11 and 101)》联邦法规,FDA 制定了《行业指南:餐馆和同类零售食品经营单位标准菜项营养标签(Guidance for Industry:Nutrition Labeling of Standard Menu Items in Restaurants and Similar Retail Food Establishments)》。

(二) 欧盟食品安全法律体系

1. 欧盟食品安全立法架构　欧洲联盟(EU)是一个政治经济联盟,现拥有 28 个成员国。因而,欧盟食品安全法律体系与欧盟立法体系密切有关。欧洲立法分 3 个层次:

(1) 一级立法(Primary legislation):一级立法,由缔约国按条约规定的程序批准生效,它对缔约国产生特定法律约束力,非遇新条约,不得改动,如《马斯特里赫特条约(Treaty of

Masstricht》。

（2）二级立法（Secondary legislation）：二级立法包括：①法规（Regulations），由欧洲联盟理事会（Council of European Union）联合欧洲议会（European Parliament）或由欧盟委员会（European Commission）审议通过，即可生效，可以直接适用于所有成员国；②指令（Directives），由欧洲联盟理事会联合欧洲议会或由欧盟委员会（European Commission）审议通过。与条例不同的是，它只对所规定的应达到结果提出要求，对任何接受指令的成员国具有约束力，但应采取何种形式或方法，由有关成员国决定。指令可以针对具体事项，也可以提出原则性的要求，如有关立法及立法程序方面的要求；③决定（Decisions），由欧洲联盟理事会，或欧洲联盟理事会联合欧洲议会，或由欧盟委员会（European Commission）审议通过，它仅对所下达的有关对象具有拘束力。

二级立法是欧盟食品安全法律最主要的渊源。

（3）判例法（Case—laws）。判例法包括欧洲法院（European court of justice）和欧洲初审法院（European court of first instance）的判决。

2. 欧盟有关食品安全的立法

（1）食品安全白皮书（The White Paper on Food Safety）：2000 年欧盟委员会（European Commission）发布了《食品安全白皮书》，它是政策性文件，确定了重组欧盟食品安全立法及食品安全监管机构的框架。主要内容有：①机构建立；②食品安全立法内容，包括食品安全原则、动物饲料、动物健康及福利、食品卫生、污染物及残留、新食品、食品添加剂、调味品、包装、辐照、应急措施、决策过程等；③食品安全控制；④消费者信息或咨询；⑤国际事项。

（2）通用食品法（General Food Law）：2002 年欧洲联盟理事会、欧洲议会审议通过了《法规（RegulationNo：178/2002）》，对食品法的原则及要求、欧盟食品安全局的组建以及食品和饲料快速预警系统（The Rapid Alert System for Food and Feed，RASFF）等食品安全事务的处置程序做出了明确规定，为高水准地保护公共健康及消费者利益建立了法律基础。《法规（Regulation No：178/2002）》第二章为《通用食品法（General Food Law）》，共 4 节 17 条，主要内容有：①总目标；②风险分析；③预防原则（Precautionary Principle）；④消费者利益保护；⑤公众咨询；⑥公共信息；⑦进出口到共同体的食品和饲料；⑧食品及饲料安全要求；⑨溯源；⑩食品及饲料；⑪经营者的责任。

（3）食品安全标准：欧盟食品安全标准分为横向标准和纵向标准，多以条例（Regulations）和指令（Directives）形式发布，属于强制标准（Mandatory Standards）。

①横向标准。横向标准，指为从农田到餐桌整个食品链的所有方面建立规则或规程（Rules），包括食品卫生、食品及饲料控制、污染物及标签等等。例如，食品卫生标准有 3 部法规和一项指令，即：《食品原料卫生（Regulation No 852/200）》《动物源食品特殊卫生规则（Regulation No 853/2004）》《用于人消费动物源性产品监管特别规定（Regulation No 854/2004）》以及《指令（Directive 2004/41）》。再如，有关污染物的标准：Regulation（EC）466/2001，Regulation（EC）401/2006，有关食品添加剂的标准：Directive 89/107/EEC，等等。

②纵向标准。纵向标准，指针对具体产品或一类产品制定规则或规程，包括鲜水果蔬菜标准、冷冻水果蔬菜标准、果汁标准、蜂蜜标准、食用油标准、肉品标准以及鱼标准等等。例如，《快速冷冻食品标准（Directive 89/108/EEC）》《果汁标准 Directive 2001/112/EC）》《蜂蜜标准 Directive 2001/110/EC）》等等。

在欧盟还有食品质量标准，包括强制性的市场标准（Marketing Standards），如法规 Regulation 2200/96/EC；保护地理标志和有机农业的自愿性标准，如 Regulation（EC）510/2006，Regulation（EC）509/2006。

三、国际食品安全法律体系

（一）WTO 有关食品安全的法律文件

世界贸易组织（WTO）不制定标准，但是，它为成员国制定标准设立规则，确定成员国之间贸易的参照标准（Reference standards）。WTO 有关食品安全的法律文件主要有：

1. 《关税及贸易总协定（GATT）》中的安全例外以及非歧视原则：根据 GATT 第 20 条的规定，成员国为保护人类、动植物健康而采取限制货物进出口的权利，只是这些措施必须符合各个 WTO 规则的规定。与此同时，非歧视原则是 WTO 最重要的原则，任何与贸易有关的措施都必须满足这一要求。因此，任何保障食品安全保护人类健康的措施都必须是非歧视的。

2. 《实施卫生与动植物检疫措施协定（SPS）》：根据 SPS 协定的规定，各成员方为保障食品安全保护人类免受动植物疾病的危害而限制贸易的具体规则。然而，该协定有双重目标：

（1）承认各成员方决定他们自认为合适的健康保护水平的主权权利。

（2）保证卫生与动植物检疫要求不会对国际贸易产生不必要的、无科学依据的或隐性的限制。因此，SPS 协定也建议成员方采用国际标准、指南和建议。但是成员方也可以采用比国际标准更高水平的健康保障措施，只要该措施具有科学合理性。

3. 技术贸易壁垒协定（TBT）：根据 TBT 协定的规定，所有成员方均有权为合法目的限制贸易，这些合法目的包括保护人类健康与安全，保护动植物生命或健康等。但是，这些措施不得对贸易造成不必要的限制，同时该协定建议成员方根据国际标准采取措施，以减少不间种类的技术要求对贸易的限制。

（二）食品法典委员会建立的国际食品标准体系

国际食品法典委员会（Codex Alimentarius Commission，CAC），是世界上唯一的政府间协调国际食品标准的国际组织。CAC 于 1962 年成立，50 年来在食品质量和安全领域的诸多方面发挥了重要作用，它编纂了 8000 多个国际食品标准，及 300 多项的食品通用标准和专用标准。CAC 标准是自愿标准，非强制要求成员方符合 CAC 标准进行运作，但是，它已经成为国际食品贸易争端中的重要依据，成为各成员方捍卫自身贸易利益的利器。CAC 食品法典包括标准、指南、行为规范、咨询文本。

1. 标准　通常与产品品质相关，可能涉及所有政府监管商品的品质，或者涉及最适当的一个品质，包括食品添加剂、污染物和毒素等。

2. 指南，分两类

（1）某些关键领域政策制定的准则；

（2）准则解释指南，或 CAC 通用标准解释指南。

3. 行为规范，包括卫生行为规范，规定生产，加工，制作，运输、储存的行为规则，确保食品消费适宜性和安全性。

4. 咨询文本，就食品控制向政府提供指导。咨询文本常用于对企业自愿执行但期望其遵守的行为规范、对企业自愿执行但鼓励其遵守的指南，以及提供有关食品标准、食品及食品贸易立法的背景及相关信息。

（三）国际标准化组织（ISO）发布的食品安全标准

国际标准化组织（ISO）是世界上最大、最具权威性的非政府性国际标准化专门机构。

ISO 于 1947 年 2 月 23 日正式成立并开始运行,旨在"方便国际合作,促进工业标准的统一"。

ISO 从两项方面构建标准体系:

(1) 按 ISO 技术委员会(technical committee,TC)顺序进行排列;

(2) 按国际标准分类方法(international classification standard,ICS)进行排列。ISO 标准体系纵向分布有 224 项涉及不同行业领域标准和规范制定的技术委员会(TC),各技术委员会(TC)又分支为更细的分技术委员会(subcommittee,SC)。ISO 标准体系横向则由基础标准(术语)、分析取样方法标准、产品质量与分级标准、包装标准、运输标准、贮存标准等不同类别标准组成。在 ISO224 项涉及不同行业领域标准和规范制定的技术委员会中,与食用产品标准和规范有关的技术委员会主要为 ISO/TC 34,涉及乳制品、果蔬、谷物、肉蛋等。

国际标准化组织(ISO)发布了一系列有关食品安全的标准,虽然,这些标准属于自愿性标准,但由于其得到广泛采用,具有"实际"的强制力。

第二节　食品安全法调整的法律关系

法律关系是以法律规范为基础形成的,以法律权利与法律义务为内容的社会关系。可以说,法律关系是以法律规范为前提而产生的社会关系,没有法律规范的规定,就不可能形成相应的法律关系。法律关系是以国家强制力作为保障的社会关系,当法律关系受到破坏时,国家会动用强制力进行保护。法律关系由三要素构成,即法律关系的主体、法律关系的客体和法律关系的内容。

食品安全法律关系,则是指食品安全法律规范所调整的权利和义务关系,由食品安全法律关系的主体、食品安全法律关系的客体和食品安全法律关系的内容构成。

食品安全法律关系,既包括了行政法律关系,也包括了民事法律关系,同时还包括了刑事法律关系。其中行政法律关系主要体现为行政主体和食品生产经营者之间形成的许可、监督检查、处罚等法律关系。民事法律关系则主要包括了消费者和食品生产经营者之间形成的合同法律关系和侵权法律关系。刑事法律关系则主要是根据我国刑法的规定,对食品生产经营者的犯罪行为予以惩处所形成的法律关系等,例如生产、销售不符合安全标准的食品罪以及生产、销售有毒、有害食品罪等。在这些法律关系中,行政法律关系和民事法律关系时时刻刻都在发生,是食品安全法关系的最基本的类型,而刑事法律关系调整的是具有重大社会危害性的食品犯罪行为,其范围相对较窄。

一、食品安全法律关系的主体

食品安全法律关系的主体,是指在食品安全法律关系中享有权利和履行义务的人。法律关系主体由自然人、组织和国家三种类型组成。作为法律关系的主体,必须要具备权利能力和行为能力。所谓权利能力,就是依法享有一定权利和承担一定义务的法律资格;而行为能力,则是通过自己的行为实际行使权利和履行义务的能力。

食品安全贯穿于食品生产、加工、流通、消费等诸多环节,法律关系主体涉及面很广。大致可分为以下几类,即行政主体(如食品安全监督管理部门等)、行政相对人(如食品生产经营者等)、消费者、社会中间机构(如食品行业协会、消费者协会、食品检验机构等)、国家、犯罪人。

（一）行政法律关系的主体

1. 行政主体　行政主体是指享有国家行政权,能以自己的名义行使行政权,并能独立承担因此而产生的相应法律责任的组织。根据我国现行的食品安全法律规定,食品安全法律关系中的行政主体有:各级政府、食品安全委员会、食品安全监督管理部门、质量监督部门、出入境检验检疫机构、其他部门或机构等。这些组织成为食品安全法律关系的行政主体,均有法律、法规授权。非经食品安全法律、法规授权,不能成为食品安全法律关系的行政主体。如《中华人民共和国食品安全法》规定:"国务院质量监督、工商行政管理和国家食品药品监督管理部门依照本法和国务院规定的职责,分别对食品生产、食品流通、餐饮服务活动实施监督管理。""县级以上地方人民政府统一负责、领导、组织、协调本行政区域的食品安全监督管理工作,建立健全食品安全全程监督管理的工作机制;统一领导、指挥食品安全突发事件应对工作;完善、落实食品安全监督管理责任制,对食品安全监督管理部门进行评议、考核。""县级以上地方人民政府依照本法和国务院的规定确定本级卫生行政、农业行政、质量监督、工商行政管理、食品药品监督管理部门的食品安全监督管理职责。""进口的食品应当经出入境检验检疫机构检验合格后,海关凭出入境检验检疫机构签发的通关证明放行。"《中华人民共和国农产品质量安全法》规定"县级以上人民政府农业行政主管部门负责农产品质量安全的监督管理工作。"因此,不论是食品药品监督管理部门,还是农业行政部门、出入境检验检疫机构等有关部门在食品安全法律法规所规定的职责范围内行使各自的法定职责,就成了食品安全法律关系的行政主体。

2. 行政相对人　也称"行政相对方",指行政主体行使行政权所指向的一方当事人,即在行政法律关系中与行政主体相对应,共同构成行政法律关系主体的一方当事人。食品安全法律关系中的行政相对人,主要是指食品生产经营者。食品生产经营者,在食品安全法律规范规定的范围内享有法定权利、履行法定义务并承担相应的法律责任。

3. 第三方　任何组织或者个人有权举报食品生产经营中违反本法的行为,有权向有关部门了解食品安全信息,对食品安全监督管理工作提出意见和建议。

（二）民事法律关系主体

食品生产经营者和消费者在生产提供安全的食品和购买消费食品这一过程中所形成的社会关系属于民事法律关系,民事法律关系是由民法规范所调整平等主体之间的人身关系与财产关系。食品生产经营者通过向社会、公众提供安全的食品获取利益,消费者则通过购买消费食品保证健康和营养。食品生产经营者和消费者构成了食品安全法律关系中民事法律关系主体。我国《民法通则》规定,公民(自然人)和法人可以作为民事法律关系主体。其中,自然人包括:个体工商户,农村承包经营户和个人合伙。法人包括:企业法人、机关、事业单位和社会团体法人。

根据《中华人民共和国食品安全法》,"造成人身、财产或者其他损害的,依法承担赔偿责任。""生产不符合食品安全标准的食品或者销售明知是不符合食品安全标准的食品,消费者除要求赔偿损失外,还可以向生产者或者销售者要求支付价款十倍的赔偿金。"

同时,根据民事责任优先赔偿的原则,食品生产经营者"违反本法规定,应当承担民事赔偿责任和缴纳罚款、罚金,其财产不足以同时支付时,先承担民事赔偿责任。"

（三）刑事法律关系主体

刑事法律关系,是指已存在的刑事法律规范的前提下,由于行为人触犯了刑法规范,而建立起的国家与犯罪者之间的关系。一般认为,刑事法律关系的主体一方是国家,另一方是犯罪人。

根据《中华人民共和国刑法》，出现以下两种情形时，刑事法律关系随之发生。"生产、销售不符合食品安全标准的食品，足以造成严重食物中毒事故或者其他严重食源性疾病的"或"在生产、销售的食品中掺入有毒、有害的非食品原料的，或者销售明知掺有有毒、有害的非食品原料的食品的"，在这种情况下，犯罪人将承担刑法规范所规定的刑事责任。

应该注意的是，食品安全法律关系主体不是一成不变的，而是随着法律规范调整的关系不同发生变化，比如，食品安全监督管理部门在履行食品安全法赋予的监督检查权，对食品生产经营者实施监督检查时，是行政主体，而在超市购买食品时，则变成了民事法律关系的主体。又比如，某餐饮企业从超市购买食品原料时，餐饮企业和超市共同构成民事法律关系主体，在接受食品安全监督部门的监督检查时，他作为行政相对人，而当其向顾客提供不符合食品安全标准的食物，造成严重食物中毒事故，经法庭审判，他又成了犯罪人。

二、食品安全法律关系的客体

食品安全法律关系的客体是食品安全法律关系主体权利和义务指向的对象。由此可见，客体是法律关系主体发生权利义务联系的中介，缺少法律关系客体，法律关系主体的权利和义务就成为毫无意义的东西。作为法律关系客体的事物通常具有如下特性：

（一）客观性

法律关系客体应该是客观存在的事物，即独立于人的意识之外并能为人的意识所感知的事物，不仅包括以一定物理形态存在的有形物，如房屋、汽车、食品、土地等，也包括不以物质形态存在但为社会成员普遍承认的无形物，如名誉、健康等。

（二）有用性

法律关系客体应该是对人有价值的事物，即能满足人的物质需要或精神需要的事物。人人都丢弃的东西，也就不需要法律进行调整。

（三）可控性

法律关系客体应该是人类可以控制或利用的事物。比如太空、月球等，目前还不能成为法律关系客体，当然，随着人类科技水平的进步，现在不可控的东西将来可能会变成可以控制的东西，那时，太空、月球也能成为法律关系客体。

（四）法律性

法律关系客体应该由法律加以明确规定。如《中华人民共和国食品安全法》对普通食品、新食品原料、声称具有特定保健功能的食品、食品添加剂等各类食品、食品添加剂、食品相关产品做出了明确规定。

在法律实践中，法律关系客体大致可分为物、人身和人格、智力成果、行为、信息五种类型。而食品安全法律关系客体也是由这些形态组成，比如，食品、人的生命安全和身体健康、食品生产经营行为等等。

三、食品安全法律关系的内容

食品安全法律关系的内容是食品安全法律关系主体相互之间在法律上形成的权利和义务。由于食品安全法律关系覆盖面比较多，涉及内容比较复杂，在此，根据《中华人民共和国食品安全法》，说明作为食品安全法律关系中行政法律关系主体的食品安全监督部门和食品生产经营者的权利和义务。

（一）食品安全监督部门

根据《中华人民共和国食品安全法》的规定,食品安全监督管理部门具有以下几项法定职权:

（1）开展食源性疾病、食品污染以及食品中有害因素的风险监测,对食品、食品添加剂中生物性、化学性和物理性危害进行风险评估;

（2）制定食品安全国家标准、地方标准,对食品安全企业标准进行备案管理;

（3）审查批准食品添加剂新品种、新食品原料、食品相关产品新品种;

（4）对食品生产经营活动、食品添加剂的生产进行许可;

（5）对声称具有特定保健功能的食品进行审查批准,并制定具体管理办法;

（6）制定食品检验机构的资质认定条件和检验规范,认定食品检验机构的资质;

（7）对进口的食品、食品添加剂以及食品相关产品实施检验,备案、注册,对出口的食品进行监督、抽检,并备案;

（8）对管辖范围内的食品生产经营活动进行监督检查;

（9）对发生的食品安全事故进行调查处理,并采取控制措施;

（10）对违反食品安全法律规范的行为追查责任,实施行政处罚;

（11）发布食品安全信息;

（12）食品安全法律规范规定的其他食品安全监督事项。

有权必有责。权利和义务是对等关系,二者是辩证统一、密不可分的。行政主体,在行使国家所赋予的行政权,实施国家行政管理活动的过程中,必须履行相应的法定义务,不能放弃和违反,否则会引起法律责任的追究。

行政主体的法定义务包括:

（1）依法履行职务,遵守权限规定:《中华人民共和国食品安全法》规定:"国务院食品药品监督管理部门依据本法和国务院规定的职责,对食品生产经营活动实施监督管理。国务院卫生行政部门依照本法和国务院规定的职责,组织开展食品安全风险监测和风险评估,会同国务院食品药品监督管理部门制定并公布食品安全国家标准。国务院其他有关部门依照本法和国务院规定的职责承担有关食品安全工作。""县级以上地方人民政府依照本法和国务院的规定确定本级食品药品监督管理卫生行政部门和其他有关部门的职责。有关部门在各自职责范围内负责本行政区域的食品安全监督管理工作。"食品安全监督管理部门必须按照法定职责,在法定的权限范围内履行职务。没有履行法定职责,或者履行法定职责外的职责,或者超越法定职责权限范围履行所谓职务,就构成了失职、越权或权力滥用,会被追究法律责任。《中华人民共和国食品安全法》规定:"县级以上卫生行政、农业行政、质量监督、工商行政管理、食品药品监督管理部门或者其他有关行政部门不履行本法规定的职责或者滥用职权、玩忽职守、徇私舞弊的,依法对直接负责的主管人员和其他直接责任人员给予记大过或者降级的处分;造成严重后果的,给予撤职或者开除的处分;其主要负责人应当引咎辞职。"

（2）符合法定目的:食品安全监督管理部门的食品安全监督管理活动,都必须在法律规定的范围内进行,同时,必须符合法定目的,遵循合理、适当的原则。《中华人民共和国食品安全法》的目的在于"保证食品安全,保障公众身体健康和生命安全"。因此,食品安全监督管理措施必须围绕保证食品安全,保障公众身体健康和生命安全而做出,为管理而管理的限制性措施,应该尽量避免。

（3）遵循法定程序。一切食品安全监督管理活动,除主体合法外,还必须做到程序合法,严格遵循法定程序。《中华人民共和国行政诉讼法》将违反法定程序的行政行为列为"判决撤销或者部分撤销,并可以判决被告重新做出具体行政行为"的一种情形。

（二）食品生产经营者

根据食品安全法律规范,食品生产经营者享有以下权利:

（1）通过各种合法方式,参与食品安全监督管理的权利。食品生产经营者虽然是食品安全监督管理部门管理的对象,但仍有权通过各种法定形式参与食品安全监督管理,如会议、信访、报刊、广播、电视等,向食品安全监督管理部门了解信息、提出意见、建议和批评。《中华人民共和国食品安全法》规定:"任何组织或者个人有权举报食品生产经营中违反本法的行为,有权向有关部门了解食品安全信息,对食品安全监督管理工作提出意见和建议。"

（2）依法取得食品安全监督管理部门提供各种行政服务的权利。要求食品安全监督管理部门公开办事依据、办事程序、办事结果;除法律、法规规定应予保密的除外,有权查询、复制食品安全监督管理部门掌握的各种行政信息。

（3）依法保护自身合法权益的权利。对食品安全监督管理部门及人员滥用职权、玩忽职守、营私舞弊的行为,或做出的行政处罚决定不服,有提出申诉、控告、检举、复议和诉讼,并对造成的损失要求行政赔偿的权利。

食品生产经营者是食品安全的第一责任人,是保障食品安全的"第一道防线",食品安全法律规范规定食品生产经营者应履行以下法定义务:

（1）依照法律、法规和食品安全标准从事生产经营活动,保证食品安全;

（2）依法取得食品生产经营许可;

（3）加强自身食品安全管理,建立食品安全管理制度和良好的生产规范;

（4）接受食品安全监督管理部门和监督人员依法实施的监督检查;

（5）加强从业人员健康管理,建立并执行从业人员健康管理制度,接受健康检查和食品安全知识培训。

第三节　食品安全法律规范

食品安全法律规范是指由国家制定或认可的,由国家强制力保证实施的、有普遍约束性的,并具有一定内在的逻辑结构的特殊行为规则。其主要具有以下三个特征:

（一）是国家意志和国家权利的体现

法律规范是由国家制定或认可的,由国家强制力保证实施的规则。它是以国家名义发布的,任何人违反它就会带来强制性的法律后果。《中华人民共和国食品安全法》于2009年2月28日第十一届全国人民代表大会常务委员会第七次会议通过,2015年4月24日第十二届全国人民代表大会常务委员会第十四次会议修正,于2015年10月1日起正式实施。

（二）具有普遍约束性

法律规范规定了社会关系的参加者在法律上的权利和义务,以及违反规范时应承担的法律责任,并且法律规范对任何在其效力范围内的法律关系主体的行为用同一标准进行指导、评价和约束。

（三）具有严密的逻辑性

法律规范是具有一定逻辑结构的特殊行为规则,它提供了一个多次适用的模式,明确规定了人们可以怎样行为,应该怎样行为,以及遵守或者违反的法律后果。

一、食品安全法律规范的分类

按照法律规范本身的特点不同,食品安全法律规范可以分为以下几类:

(一) 授权性规范、义务性规范和禁止性规范

依据法律规范行为模式内容不同,可将食品安全法律规范分为授权性规范、义务性规范和禁止性规范。

授权性规范,规定食品安全法律关系主体有权为一定行为或不为一定行为的规范。授权性规范授予主体享有做出或者不做出某种行为的权利。如《中华人民共和国食品安全法》规定,"国务院质量监督、工商行政管理和国家食品药品监督管理部门依照本法和国务院规定的职责,分别对食品生产、食品流通、餐饮服务活动实施监督管理。"

义务性规范,规定食品安全法律关系主体应当或者必须做出一定积极行为的规范。义务性规范具有强制性和命令性,它规范主体应该做什么或者必须做什么,要求行为主体必须积极履行其义务,否则就要受到惩罚。如《中华人民共和国食品安全法》规定,"从事食品生产、食品流通、餐饮服务,应当依法取得食品生产许可、食品流通许可、餐饮服务许可。"而"未经许可从事食品生产经营活动的,"由有关主管部门按照各自职责分工,实施行政处罚。

禁止性规范,规定食品安全法律关系主体不得做出或者禁止做出一定行为的规范,禁止性规范具有强制性,它禁止主体做出一定行为,它所规定的内容不允许主体一方或者双方随意加以改动,行为主体不得违反禁止性规范的规定,否则构成违法或犯罪。

如《中华人民共和国食品安全法》规定,禁止生产经营下列食品、食品添加剂食品相关产品:

1. 用非食品原料生产的食品或者添加食品添加剂以外的化学物质和其他可能危害人体健康物质的食品,或者用回收食品作为原料生产的食品;

2. 致病性微生物,农药残留、兽药残留、生物毒素、重金属等污染物质以及其他危害人体健康的物质含量超过食品安全标准限量的食品、食品添加剂、食品相关产品;

3. 用超过保质期的食品原料、食品添加剂生产的食品、食品添加剂;

4. 超范围、超限量使用食品添加剂的食品;

5. 营养成分不符合食品安全标准的专供婴幼儿和其他特定人群的主辅食品;

6. 腐败变质、油脂酸败、霉变生虫、污秽不洁、混有异物、掺假掺杂或者感官性状异常的食品、食品添加剂;

7. 病死、毒死或者死因不明的禽、畜、兽、水产动物肉类及其制品;

8. 未按规定进行检疫或者检疫不合格的肉类,或者未经检验或者检验不合格的肉类制品;

9. 被包装材料、容器、运输工具等污染的食品、食品添加剂;

10. 标注虚假生产日期、保质期或者超过保质期的食品、食品添加剂;

11. 无标签的预包装食品、食品添加剂;

12. 国家为防病等特殊需要明令禁止生产经营的食品;

13. 其他不符合法律、法规或者食品安全标准的食品、食品添加剂、食品相关产品。

违反上述其中任何一个情形,将被追究违法责任,情节严重的,将被追究刑事责任。

(二) 依据法律规范所表明的行为要求程度不同,法律规范可分为强制性规范和任意性规范

强制性规范,是指对于主体的权利和义务的规定十分明确,不允许主体以任何方式变更

或违反的法律规范。一般而言,义务性规范和禁止性规范都属于强制性规范。

任意性规范,是指允许主体在法定的范围内自行确定其权利和义务的法律规范。任意性规范在规定主体权利义务的同时,也允许法律关系主体在法律许可的范围内通过协商自行设定或选择彼此的权利和义务。如《中华人民共和国食品安全法》规定,"国家鼓励食品生产经营企业符合良好生产规范要求,实施危害分析与关键控制点体系,提高食品安全管理水平。"

(三) 依据法律规范内容确定性程度的不同,法律规范可分为确定性规范和非确定性规范

确定性规范,是指明确、具体地规定了某一行为的内容,而不必援引其他规范来说明的法律规范。如《中华人民共和国食品安全法》规定,"食品生产经营者应当建立并执行从业人员健康管理制度。""食品、食品添加剂和食品相关产品的生产者,应当依照食品安全标准对所生产的食品、食品添加剂和食品相关产品进行检验,检验合格后方可出厂或者销售。"多数食品安全法律规范属于确定性规范。

非确定性规范,是指没有明确规定某一行为规则内容的法律规范。如《中华人民共和国食品安全法》规定,"实行统一配送经营方式的食品经营企业,可以由企业总部统一查验供货者的许可证和食品合格的证明文件,进行食品进货查验记录。"

二、食品安全法律规范的效力

食品安全法律规范的效力,是指由国家强制力保证执行的法律上的强制作用及其生效的范围,也叫法律的约束力。法律之所以存在和发生作用,在于它对人们的行为具有约束力,在于它通过效力来调整人们的相互关系,控制和维护社会秩序。它既涉及立法意图的实现,又涉及法律权威的显现,更涉及对公民权利和国家利益的保障。其效力范围可以分为三种,包括时间效力、空间效力和对人的效力,亦指法律规范对什么人、在什么时间和什么空间有效。

(一) 时间效力

法律规范的时间效力,是指法律规范开始生效和终止生效的期限以及对它颁布前发生的事件是否有溯及力的问题。

1. 法律规范开始生效的时间 《中华人民共和国立法法》规定,"法律应当明确规定施行日期"。

法律生效时间通常有两种情况:

(1) 自公布之日起生效。如2009年7月8日经国务院第73次常务会议通过的《中华人民共和国食品安全法实施条例》规定,"自公布之日起施行"。

(2) 公布后经过一定的时间生效。如2015年4月24日经第十二届全国人民代表大会常务委员会第十四次会议通过的《中华人民共和国食品安全法》规定,"自2015年10月1日起施行"。

2. 法律规范终止生效的时间即法律效力消失,被废止的时间。一般有两种。

(1) 明示终止:即明文规定废止旧法,如《中华人民共和国食品安全法》第一百零四条规定,"本法自2009年6月1日起施行。《中华人民共和国食品卫生法》同时废止。"

(2) 默示终止:即在适用法律规范中,出现新法与旧法冲突时,适用新法,而使旧法事实上被废止。根据《中华人民共和国立法法》,"同一机关制定的法律、行政法规、地方性法规、自治条例和单行条例、规章,特别规定与一般规定不一致的,适用特别规定;新的规定与旧的规定不一致的,适用新的规定。"

3. 法的溯及力　即指新法颁布后对在此以前的行为和事件是否适用的问题。如果适用,则该法有溯及力,反之则没有溯及力。根据《中华人民共和国立法法》,"法律、行政法规、地方性法规、自治条例和单行条例、规章的法律、行政法规、地方性法规、自治条例和单行条例、规章不溯及既往,但为了更好地保护公民、法人和其他组织的权利和利益而作的特别规定除外。"

（二）空间效力

法律规范的空间效力,是指法律规范在什么地域范围内发生效力的问题。空间效力也有两种情况:

1. 域内效力　由于制定法律规范的机关不同,法律规范生效的地域也不同。在域内,有以下两种情况:

（1）全国范围生效:在我国,由全国人大、全国人大常委会和国务院及国务院组成部门制定的规范性文件,如法律、行政法规和规章在全国有效。《中华人民共和国食品安全法》第二条规定,"在中华人民共和国境内从事下列活动,应当遵守本法:①食品生产和加工(以下称食品生产),食品流通和餐饮服务(以下称食品经营);②食品添加剂的生产经营;③用于食品的包装材料、设备(以下称食品相关产品)的生产经营;④食品生产经营者使用食品添加剂、食品相关产品;⑤对食品、食品添加剂和食品相关产品的安全管理。"

（2）在一定的地域范围内生效。凡由省、自治区、直辖市的人民代表大会及其常委会,省、自治区人民政府所在地的市、经济特区市和国务院批准的较大的市的人民代表大会及其常委会,以及省、自治区、直辖市人民政府,省、自治区人民政府所在地的市、经济特区市和国务院批准的较大的市人民政府制定的规范性文件,如地方性法规、政府规章等在所辖的区域内生效。如根据《中华人民共和国食品安全法》第二十九条,山西省制定的《山西省食品生产加工小作坊和食品摊贩监督管理办法》在山西省内生效。

2. 域外效力。指法律规范的效力在制定机关管辖的范围之外。

（三）对人的效力

主要指法律规范适用哪些人。根据《中华人民共和国食品安全法》,凡是在我国境内从事第二条规定的食品生产经营活动的,都属于食品安全法律规范适用的对象。

第四节　食品安全违法的法律责任

一、食品生产经营活动违法的法律责任

《中华人民共和国食品安全法》规定,"食品生产经营者应当依照法律、法规和食品安全标准从事生产经营活动,"凡是违反食品安全法律规范,从事食品生产经营活动,都要承担一定的法律责任。所谓违法,就是指食品安全法律关系主体,违反食品安全法律规范的规定,给社会造成危害的行为。而法律责任,则是因损害法律上的权利义务关系所产生的、相关主体所应承担的、于己不利的法律后果。根据法律责任的性质,食品安全违法的法律责任分为行政责任、民事责任、刑事责任。

（一）行政法律责任

行政法律责任是指因违反行政法律规范或因行政法规定的事由而应当承担的法律后果。承担行政法律责任的主体既包括行政主体(食品安全监督管理部门),也包括行政相对

人（食品生产经营者）。产生行政法律责任的原因，主要分三种：

1. 食品生产经营者因违反食品安全法律规范的规定，而承担的法律责任。如《中华人民共和国食品安全法实施条例》第五十六条"餐饮服务提供者未依照本条例第三十一条第一款规定制定、实施原料采购控制要求的，依照食品安全法第八十六条的规定给予处罚。"

2. 食品安全监督管理部门或人员不履行食品安全法规定的职责或者滥用职权、玩忽职守、徇私舞弊的，也要承担法律责任。如《中华人民共和国食品安全法》第一百四十五条，"违反本法规定，县级以上卫生行政、农业行政、质量监督、工商行政管理、食品药品监督管理部门或者其他有关行政部门不履行本法规定的职责或者滥用职权、玩忽职守、徇私舞弊的，依法对直接负责的主管人员和其他直接责任人员给予记大过或者降级的处分；造成严重后果的，给予撤职或者开除的处分。"

（二）民事法律责任

民事法律责任是指食品安全法律关系当事人因侵权、违约或者因法律规定的其他事由而依法承担的法律后果。民事法律责任是一方当事人对另一方当事人的责任，可以由双方当事人协商解决。其首要功能是救济或补偿，赔偿或补偿受害人的损失，无论行为人在主观上是故意还是过失以及故意或过失的程度，都要承担民事法律责任，有时行为人无过错也要承担法律责任。如《中华人民共和国食品安全法》规定，"违反本法规定，造成人身、财产或者其他损害的，依法承担赔偿责任。"

（三）刑事法律责任

刑事法律责任是指行为人因违反刑事法律而应当承担的法律后果。刑事责任是一种惩罚性责任，刑事责任的内容包括：限制、剥夺责任人的自由、财产、政治权利甚至生命。有些法律规定，行为人一旦有过被追究刑事责任的记录，就会失去从事某些职业或担任某些职务的资格。行为人在主观上是故意还是过失以及故意或过失的程度，对刑事法律责任的有无以及大小有着重要意义，如《中华人民共和国食品安全法》规定，"违反本法规定，构成犯罪的，依法追究刑事责任。"而根据《刑法》，"生产、销售不符合食品安全标准的食品，足以造成严重食物中毒事故或者其他严重食源性疾病的""在生产、销售的食品中掺入有毒、有害的非食品原料的，或者销售明知掺有有毒、有害的非食品原料的食品的"，都要承担刑事责任，量刑程度与危害人体健康的程度相关。

二、食品安全监督管理失职、渎职的法律责任

当食品安全监管人员不依法履行职责或不能履行法定职责时，必须承担一定的责任，受到相关法律规范的责任追究。责任追究包括：行政处分、引咎辞职、行政赔偿和刑事责任。

（一）失职责任追究

失职是指食品安全监管工作人员对本职工作不认真负责，未依照规定履行自己的职责。根据《中华人民共和国食品安全法》，食品安全监督工作人员未履行职责的，将被追究行政处分、引咎辞职等法律责任。如《中华人民共和国食品安全法》规定，"违反本法规定，县级以上地方人民政府在食品安全监督管理中未履行职责，本行政区域出现重大食品安全事故、造成严重社会影响的，依法对直接负责的主管人员和其他直接责任人员给予记大过、降级、撤职或者开除的处分。""违反本法规定，县级以上卫生行政、农业行政、质量监

督、工商行政管理、食品药品监督管理部门或者其他有关行政部门不履行本法规定的职责或者滥用职权、玩忽职守、徇私舞弊的，依法对直接负责的主管人员和其他直接责任人员给予记大过或者降级的处分；造成严重后果的，给予撤职或者开除的处分；其主要负责人应当引咎辞职。"

（二）渎职责任追究

渎职是指负有食品安全监督管理职责的国家机关工作人员，玩忽职守或者滥用职权，导致发生重大食品安全事故或者造成其他严重后果，使国家和人民遭受损失。构成食品安全监管渎职罪，需具备以下条件：

1. 行为主体　是负有食品安全监管职责的国家机关工作人员。

2. 实行行为　为表现为在食品安全监管过程中，滥用职权或者玩忽职守。所谓滥用职权，是指在执行职务的过程中，违反职权来处理相关公务的行为。在司法实践中主要表现为：一是超越职权，擅自决定或者处理自己无权决定、处理的事项。二是玩弄职权、擅权妄为，对有关事项做出不符合法律、法规规定的决定或者处理。三是任意放弃职责或者故意地不履行职责，即职务上的故意不作为。所谓玩忽职守，指国家机关工作人员对自己承担的食品安全监管职责未尽职守。在司法实践中主要表现为：食品安全监管人员对自己的监管职责没有完全履行或者懈怠履行自己的食品安全监管职责，具体包括不履行和虽履行了但履行不到位两种情形。

3. 危害结果　即"重大食品安全事故"和"其他严重后果"的认定直接决定了食品安全监管渎职罪的成立标准。

犯有食品安全监管渎职罪的人员，除被追究刑事责任外，还将被追究行政责任。如《中华人民共和国刑法》第408条第二款规定，"负有食品安全监督管理职责的国家机关工作人员，滥用职权或者玩忽职守，导致发生重大食品安全事故或者造成其他严重后果的，处五年以下有期徒刑或者拘役；造成特别严重后果的，处五年以上十年以下有期徒刑。"同时，《中华人民共和国食品安全法规定》"违反本法规定，县级以上卫生行政、农业行政、质量监督、工商行政管理、食品药品监督管理部门或者其他有关行政部门不履行本法规定的职责或者滥用职权、玩忽职守、徇私舞弊的，依法对直接负责的主管人员和其他直接责任人员给予记大过或者降级的处分；造成严重后果的，给予撤职或者开除的处分；其主要负责人应当引咎辞职。"

第五节　食品安全政策

一、国家食品安全政策

（一）国家食品安全政策的重要性

食品安全政策是政府或官方解决食品安全问题的有目的的行动。广义而言，食品安全政策包括法律、法规、标准、公开声明（public Statements）、公开承诺（public commitment）、决定等规范性文件。食品安全政策既是立法的基础，也是法律执行的重要保障。食品安全政策植根于法律和有关法律的权威性和强制力。

食品安全是关乎民生的大事。建立有效的食品安全体系（The effective food safety systems）是保障食品安全、促进食品生产、供应及贸易的关键。食品安全政策是有效食品安全体系的基本组成,它为制定和执行食品安全措施营造环境。

食品安全政策提供了高度可见的机会来展示政府优先解决食品安全问题的中长期承诺、愿望、决定,以及加强食品安全体系建设的努力。食品安全政策为建立基础国家安全目标和要求提供基础,并指导特定部门或机构将其应用于食品生产、加工、存储运输及市场营销。食品安全政策应当纳入国家卫生政策,并与总体国家卫生目标一致(overall national health objectives)。

2012 年,世界卫生组织(WHO)非洲办公室发布了《制定和执行国家食品安全政策和战略规划指南(Guidelines for Developing and Implementing a National Food Safety Policy and Strategic Plan)》,规定了国家食品安全的内容及制定过程,供卫生部门或负责食品安全的政府部门,以及其他利益方和可能影响食品安全政策的相关部门使用。《指南》的出台,将国家食品安全政策确立为一个特定规范性文件,这充分说明了国家食品安全政策的重要性。世界卫生组织(WHO)认识到,实施食品安全政策和行动计划的援助,将极大加强其成员国国家食品安全体系的建设与发展。

食品安全是一个重大的公共卫生问题。不论从广义上还是狭义上理解,都应当不断地完善国家食品安全政策,并认真贯彻落实,保证食品安全,保障公众健康和生命安全。

(二) 国家食品安全政策的制定

1. 国家食品安全政策的内容

——前言。这一部分应解释如何和为什么制定政策,重点是政府的承诺。前言应有合适权威署名,以体现其公认度和承载的分量。

——政策背景。这部分简要概括现状分析,进一步强调主要发现和要求政策方向关键建议。还可能包括的主要成果、挑战,制定政策的过程。

——愿景、任务及政策目标。应明确愿景、使命和政策目标,确定指引政策的关键原则,包括部门合作;解决从农场到餐桌的连续性;利益相关者的参与;建立了基于风险分析的优先,部门政策一体化,消费者的安全,社会公平性等。

——政策方向。政策方向应以确定的优先问题为导向。包括:促进适当的研究、监测及监管部门的食源性疾病监测活动;人力资源的开发,确保监管部门履行基本职能的技能建立,确保国家食品安全需求与受训人员的数量、技能及作用之间的一致性;食品安全监管和立法控制;促进公共教育、信息及交流。

——实施框架。明确策略和行动,确保政策原则得以应用,确定实现特定目标应采取的行动。确定制定一个综合性的国家食品安全计划的过程,作为执行的主要手段。

——实现政策目标的体制机制。大致确立国家食品安全体制安排和结构,以确保食品政策的有效实施。在体制结构下,必须建立有效的部门间协调机制,为国家食品安全政策提供充分的支撑。

——监测和评价。政策应包括政策绩效的评估机制。

——筹资机制。描述政策的实施如何得到资助。

2. 国家食品安全政策制定的步骤及过程

——分析食品安全形势。开展食品安全形势或现状调研,分析和总结主要的食品安全问题、面临的挑战以及针对这些问题需要的政策方向。

——起草国家食品安全政策。召集前期参加食品安全形势或现状调研的小组起草国家食品安全政策。另外,成立技术委员会或多学科小组,分工负责起草国家食品安全政策的不同部分。政策应具有灵活,能应对新出现的风险及食物链的新发展。

——广泛征求意见,审定政策文本。国家食品安全政策起草后,应广泛征求各部、机构、学术界、消费者等意见,并在基础上进一步修改完善,充分体现主要利益方的意见。征求意见及审定的过程应做到客观和透明。

——宣传政策。一旦正式批准,食品安全的政策应该尽可能广泛地宣传传播。这种传播应涵盖所有国家利益相关者。政府应当公告国家食品安全计划。宣传的机制和渠道可以包括新闻出版、媒体发布以及会议宣贯等。

二、地方食品安全政策

(一) 地方食品安全政策的作用

国家食品安全政策须由地方贯彻落实,因此,地方在落实国家食品安全政策上起着十分重要的作用。地方政府及食品安全监管部门应当依据国家食品安全政策,结合本地实际,出台相关政策,提高本地食品安全工作的能力和水平。地方食品安全政策的重要作用在于:借助国家食品安全政策确定的目标要素,规范食品安全生产经营活动;借助企业社会责任的价值要素,规范食品生产经营者的行为方向,提高其社会责任意识;借助社会关注的共识要素,营造社会共治的食品安全工作环境。

在不同的国家,由于地方政府的立法权不同,在贯彻落实国家食品安全政策的做法上不尽相同。在美国,食品药品监督管理局(FDA)制定的《食品法典(foodcode)》对地方不具约束力,须经州政府或地方政府通过立法程序接受后,才能赋予实行。在中国,中央政府及其相关部门制定的食品安全政策对地方均有约束力,地方政府及相关部门、机构、团体应当遵照执行。

(二) 地方食品安全政策的制定

1. 地方食品安全政策的内容

(1) 规范食品生产经营活动:食品生产经营者是食品安全的第一责任人,其从事食品生产经营活动的行为必须得到规范,才能保证食品安全。由于地方经济社会发展水平、风俗、文化等不同,各地应当基于本地情况制定与之相适应的食品安全政策,规范食品生产经营行为,保证食品安全。在制定涉及食品生产经营者权利和义务的行为规范时,应注意以下事项:①依职权制定食品安全政策。地方政府及相关部门不能越权制定涉及食品生产经营者权利和义务的政策,比如不能任意设定行政许可事项。②依据国家食品安全政策制定食品生产经营活动的政策,规定从事食品生产经营活动的具体要求。③依据本地实际制定适合本地的食品安全政策,作为规范食品生产经营活动的依据。但是,不得与国家食品安全政策相抵触。

(2) 规范食品安全监管工作:食品生产经营者自身食品安全管理的自律性取决于政府食品安全监管工作的力度。地方政府应当制定有关政策,明确食品安全监督管理部门或机构的工作职责、工作程序、工作纪律。食品安全监督管理部门或机构应当将本部门或本单位的食品安全工作职责、工作程序、工作纪律落实到食品监督管理岗位及个人,用制度政策规范食品安全监督管理活动。

(3) 建立食品安全风险交流的机制:食品安全风险交流是指食品安全监督管理部门或机构、食品生产经营者、新闻媒体、社会公众等之间的有关食品安全风险信息交流的互动过程。食品安全风险信息交流可在两个部门或机构间进行,也可能在多个部门或机构间同时进行；可以是单一信息的沟通，也可能是多重信息的交流。因而，地方应当制定相关政策，建立食品安全风险交流工作机制。

2. 地方食品安全政策制定的步骤及过程　制定地方食品安全政策，关键把握好三点，一是正确领会国家食品安全政策的精神实质，吃透国家食品安全政策的具体规定及要求；二是结合实际，贯彻落实国家食品安全政策，能解决本地食品安全问题；三是强化可操作性，易于理解，易于执行，易于评价。在具体的制定步骤及过程上，可参照国家食品安全政策制定的要求。

三、企业食品安全政策

（一）企业食品安全政策的作用

随着经济全球化的发展，人们越来越关注食品的安全问题，要求生产、操作和供应食品的组织，保证自己有能力控制食品安全危害和那些影响食品安全的因素。为了适应这一经济社会发展的需要，国际标准化组织（ISO）制定了《食品安全管理体系标准》（ISO 22000：2005），以指导生产、操作和供应食品的组织提高食品安全危害的控制能力和水平，保证其所生产经营食品的安全。《食品安全管理体系标准》（ISO 22000：2005）适用于希望通过实施食品安全管理体系以稳定提供安全食品的所有组织，不论其涉及食品链中任何方面或环节，也不论其规模大小。

在《食品安全管理体系标准》（ISO 22000：2005）中，将食品安全政策（food safety policy）定义为：由组织的最高管理者正式发布的该组织有关食品安全的总意图和方向。依据《食品安全管理体系标准》（ISO 22000：2005）要求，生产、操作和供应食品的组织应制定食品安全政策，形成文件并对其进行沟通交流。生产、操作和供应食品的组织所制定的食品安全政策应符合以下要求：

（1）与本组织在食物链中的作用相适应；

（2）符合法律法规以及与顾客商定的食品安全要求；

（3）在组织的各层次得以沟通、实施并保持；

（4）其不间断的适宜性得到评审或复审；

（5）充分解决信息沟通或交流问题；

（6）有可测量的目标予以支持。

食品安全政策是食品生产经营企业控制食品安全危害，保证本组织所生产经营食品安全的行动指南，是本组织员工从事食品生产经营活动的行为准则。

（二）企业食品安全政策的制定

1. 食品安全政策声明的制定　食品安全政策声明（FOOD SAFETY POLICY STATEMENT）是一个组织的食品安全承诺，表示该组织最高管理者保证食品安全意愿和行动方向。

实例：

食品安全政策声明

我们在金巴斯集团（Compass Group PLC）每一个人有道德义务维护对方、我们的客户和环境，追求安全、无伤害和健康的工作场所提供食品服务，让食品始终吃得安全，并将我们对环境的影响降至最小。

我们首要关心的是，我们服务的食品采用最高的标准，使用优质产品和原料。最起码，我们将遵守所有相关的法律和批准的行为规范。

为确保最佳操作规范,我们制定了一个共同的最起码操作标准和一套行为规则,以适应每一个岗位工作的需要。这些标准和规范都是基于健全的科学、监管的要求和行业的最佳操作规程而制定的。它们将被引用于我们集团食品操作,并作为未来五年的基准标准。

我们会对这些标准和实施措施的依从性及效果进行定期测评,保证向我们的客户和消费者提供的食物是安全可吃的,并满足他们所期望质量要求。

具体来说,我们将要求做到:

——食品总是卫生条件下生产加工,不得置于污染的风险;

——向所有员工提供信息、培训和必要的工具,使他们工作在一个符合卫生和行为规范的条件下完成;

——员工必须遵守公司所有的食品安全政策和程序;

——管理人员负责监督我们的员工执行食品安全政策和标准,并符合要求。

我们也期待我们的供应商和承包商采用同样的高标准。

作为首席执行官,我有责任保障适当的资源,包括人力和财力的,致力于将这一食品安全政策声明施行于我们所有的业务,并与我们的员工进行政策和标准的沟通和交流。

我们的食品安全工作表现会在每一次金巴斯集团管理层会议予以讲评,董事会将对食品安全政策执行情况进行年度审查,以确保它能继续体现我们公司的宗旨和目标,并能符合最新的法律要求。

我们将在每年的十二月向社会报告这些标准的引用和符合的情况。

理查德

集团首席执行官

金巴斯集团

2. 企业社会责任制度的制定　我国食品安全法规定,企业应承担社会责任。2011 年 11 月,国际标准化组织(ISO)发布了《社会责任指南 ISO 26000》。ISO 26000 的制定目的是,明确社会责任的定义和内涵,统一社会各界对社会责任的理解,为组织履行社会责任提供可参考的指南。

ISO 26000 的内容包括:

(1) 与社会责任有关的术语和定义;

(2) 与社会责任有关的背景情况;

(3) 与社会责任有关的原则和实践;

(4) 社会责任核心主题和问题;

(5) 社会责任的履行;

(6) 处理利益相关方问题;

(7) 社会责任相关信息的沟通。

ISO 26000 将社会责任定义为:通过透明和道德行为,组织为其决策和活动给社会和环境带来的影响承担的责任。这些透明和道德行为有助于可持续发展,包括健康和社会福祉,考虑到利益相关方的期望,符合适用法律并与国际行为规范一致,融入整个组织并践行于其各种关系之中。

　　食品安全是关系民生的大事。食品生产经营企业应采用 ISO 26000 国际标准,明确企业社会责任(Corporate Social Responsibility),建立履行社会责任的制度。

　　3. 食品安全管理体系相关政策的制定　　建立食品安全管理体系,是企业加强自身管理、保证食品安全的关键。如何建立食品安全管理体系、如何保障食品安全管理体系的有效运转、如何评价食品安全管理体系的效果,食品生产经营企业应当制定相关的政策。

(刘进　杨明亮)

第四十一章

食品安全监督管理技术及方法

第一节 食品安全管理技术及方法

食品生产经营者是食品安全的第一责任人,应当依照法律、法规和食品安全标准从事生产经营活动,运用食品安全管理技术,有效预防控制食品污染,保证食品安全。

一、保障食品安全的技术

(一) 热处理

热处理是数千年来控制食品中有害微生物的最有效、最好的方法。微生物都有一个适宜自身存活或生长的温度区间。许多致病性细菌是嗜温性细菌,其最适宜生长的温度为30~45℃,最低温度为5~15℃,最高温度35~47℃。当食品的温度超过上述温度,细菌的生长将会受到抑制,最终死亡。通过加热食品自上述温度以上并保持充足的一段时间,就可能减少致病菌的数量,或者破坏对热不稳定的毒素,以保障食品安全。在这个过程中,腐生菌也可能受到灭活,因而,热处理也常用于扩增食品的货架寿命。蒸煮、烹饪、煎炸、焙烤是家庭和食品工业的制备或加工的过程,它不仅可以改善食品的口感,更重要的是保证食品的安全。许多国家食源性疾病资料的分析表明,不充足的食品热处理是主要的致病因素之一。

烹饪、煎炸、焙烤等方法是杀灭动物源性食品中致病菌必需的热处理过程,同样,这些方法也适用于对不能削皮的蔬菜和水果,或者因废水污染或未经无害化处理的排泄肥料污染的蔬菜和水果的热加工。

巴斯德杀菌法、商业灭菌等方法在食品工业等到广泛应用,其在预防食源性疾病方面的价值也得到证实。

(二) 冷冻

冷冻主要用于防止微生物(包括腐败菌和致病菌)的生长,终止食品物理-化学性的变质。然而,有些寄生虫(如蠕虫)可通过冷冻杀死,因此,可使用冷冻杀死猪肉肉中的旋毛虫和绦虫,以及鱼肉中的海兽胃线虫和支睾吸虫。对传统上有生吃鱼或肉的国家来讲,冷冻技术对预防食源性寄生虫的感染是十分重要的。

(三) 辐照

低剂量(0.5kGy)辐照,可以杀死肉中的寄生虫幼虫(如旋毛虫幼虫、牛肉绦虫幼虫),可以灭活鱼肉中支睾吸虫和后睾吸虫的后期囊幼虫。高剂量(3~10kGy)辐照,可以有效地杀灭细菌,如沙门菌、痢疾杆菌、空肠弯曲杆菌、弧菌、耶尔森氏鼠疫杆菌,以及其他污染肉、禽和海产品的非芽胞致病菌。辐照技术还可用于降低调味品、干蔬菜的微生物的数量,以防止使用这些食品原料而导致食品污染。辐照技术在杀死肉、禽及水产品中的致病菌的重要性极为重要,尤其适合对生吃或未煮透的食品及原料的处理。

辐照技术还可以用于降低腐败菌的污染水平、延缓食物发芽、谷粮消毒。在这一方面的使用,有两点明显好处,即减少食物的损失和使用化学剂(如熏烟剂等)所带来的化学污染。

（四）消毒

化学消毒剂是公共卫生控制疾病重要的方法,尤其饮用水的处理。水,无论是用于饮用还是用于加工,都可能成为直接或间接的致病性微生物的来源。通过消毒(化学消毒剂,加上沉淀、过滤、软化等措施),防止食品污染。氯是最广泛使用的化学消毒剂,它能有效防止水源性疾病,如霍乱、伤寒、痢疾、沙门菌病、阿米巴病以及甲肝。

（五）高压

高压是使用高压(1000MPa)杀灭微生物的技术。使用高压技术,可以保持物质的风味,保障食品安全。

二、控制污染物的技术

不同的细菌,其最小感染剂量差异较大,但是多数情况下需要高剂量。例如,致病型 E. coli 的最小感染剂量需达到 1 000 000 个细菌。某些食品技术十分重要,因为这些技术可以阻止细菌生长繁殖,使其数量不能达到致病的水平,或者使其不能产生毒素。这些技术利用一个或多个影响细菌生长的因素,如:温度、气体环境、酸性、水活性,以及其他存在的抑菌物质。根据所涉及的影响因素,可以采取不同技术。

（一）温度

冷藏、热藏。一般而言,微生物在特定温度范围或区间生长,这个范围或区间被称为"危险"区。在"危险"区之外,微生物的生长减缓或被阻止。对多数细菌来讲,"危险"区温度在 5~60℃之间。通过热藏食物在 60℃以上或冷藏在 5℃之下,可以阻止或减缓大多数致病菌的生长或毒素的产生。然而,某些细菌(如李斯特菌、耶尔森菌、肉毒杆菌 E 型)可以在 5℃之下生长。因此,务必牢牢记住:冷却不会总是阻止细菌生长的适宜技术。

（二）酸碱度（pH）

微生物对酸碱度(pH)敏感,其存活或生长受到食品 pH 的影响。食源性微生物生长的酸碱度有一定的范围,沙门菌生长的酸碱度范围为 pH 3.5~9.5;李斯特菌、大肠杆菌、耶尔森菌、肉毒(杆)菌的酸碱度范围为 pH 4~9;副溶血性弧菌的酸碱度范围为 pH 5~11。常见的食源性微生物在 pH 3 以下,pH 10 以上,不能生长。通过醋酸化食品或其他酸化食品的方法,它可以抑制食品中微生物的生长,尤其可以阻止或延缓对酸敏感的细菌(霍乱弧菌)的生长。

（三）水活性

在自然状态,许多食物含有充足的水,能满足微生物生长的需要。通过较少或降低食物的含量或减小水的可利用性,能抑制微生物的生长。许多食品技术就是基于这种原理。

1. 盐或糖的使用　使用盐、糖或其他水结合因子,就能抑制微生物的生长,达到保存食物的目的。例如腌肉、腌菜等技术。

2. 脱水干制　脱水干制是古老的保存食物的方法,现代仍然广泛使用这种方法,它能有效地防止微生物的生长。脱水干制的方法有许多,例如烘干、晒干、冻干,等等。

（四）冷冻

冷冻是通过降低食物中的水活性和温度达到抑制微生物的生长。然而,多数微生物在冷冻过程中能存活下来,再解冻时,尤其遇适宜温度（5～60℃）,这些细菌又能生长繁殖。因而,解冻食品时,应控制好化冻时的温度及时间。

（五）烟熏

烟熏是一个加热和干燥的过程,能有效地抑制微生物的生长,防止食品腐败。烟熏仍是一种常用的有效的食物保存方法。

三、预防再污染的技术

（一）包装

包装,包括金属包装、玻璃包装、纸质包装、塑料包装等,它能防止已加工食品及食品存储期间的再污染。许多食品安全技术的实效取决于食品包装,许多食品无包装,就不能进入市场。包装既可以预防致病性微生物的污染,也可以防止化学性或物理性污染。需要指出的是,不安全的包装也能造成食品的再污染,因而,用于食品的包装及包装材料应当符合食品安全标准及相关管理规范的要求。

（二）设备的消毒

使用前,对设备进行消毒,这是食品工业化生产的必要措施,它能防止食品加工过程中的微生物的再污染。消毒方法可以是热消毒、紫外线消毒,或者采用化学消毒。采用化学消毒后,彻底清除化学残留物。

（三）设备的卫生设计

用于食品加工的设备应当符合卫生设计的要求,这是防止食品在加工过程中受到污染的基本要求。如果因设计不符合卫生要求,设备就难以清洗,残存的食物残渣会滋生有害微生物,进而导致食品再污染。同时,食品加工设备的材质或材料应当符合相关规定的要求,其直接接触食品的表面不能与食品或食品洗消剂相互作用。

四、良好卫生规范

良好卫生规范（GHP）是取得食品生产经营许可的基本条件,是从事食品生产经营活动的基本要求。

（一）良好卫生规范的法律规定

《食品安全法》对良好卫生规范的核心内容做出了原则性的规定:

1. 具有与生产经营的食品品种、数量相适应的食品原料处理和食品加工、包装、贮存等场所,保持该场所环境整洁,并与有毒、有害场所以及其他污染源保持规定的距离;

2. 具有与生产经营的食品品种、数量相适应的生产经营设备或者设施,有相应的消毒、更衣、盥洗、采光、照明、通风、防腐、防尘、防蝇、防鼠、防虫、洗涤以及处理废水、存放垃圾和废弃物的设备或者设施;

3. 有食品安全专业技术人员、管理人员和保证食品安全的规章制度;

4. 具有合理的设备布局和工艺流程,防止待加工食品与直接入口食品、原料与成品交叉污染,避免食品接触有毒物、不洁物;

5. 餐具、饮具和盛放直接入口食品的容器,使用前应当洗净、消毒,炊具、用具用后应当洗净,保持清洁;

6. 贮存、运输和装卸食品的容器、工具和设备应当安全、无害,保持清洁,防止食品污染,并符合保证食品安全所需的温度等特殊要求,不得将食品与有毒、有害物品一同运输;

7. 直接入口的食品应当有小包装或者使用无毒、清洁的包装材料、餐具;

8. 食品生产经营人员应当保持个人卫生,生产经营食品时,应当将手洗净,穿戴清洁的工作衣、帽;销售无包装的直接入口食品时,应当使用无毒、清洁的售货工具;

9. 用水应当符合国家规定的生活饮用水卫生标准;

10. 使用的洗涤剂、消毒剂应当对人体安全、无害。

（二）良好卫生规范的国家标准

2013 年,国家发布了《食品生产通用卫生规范》(GB 14881-2013),它是适用于食品生产活动的良好卫生规范。该规范规定了食品生产过程中原料采购、加工、包装、贮存和运输等环节的场所、设施、人员的基本要求和管理准则,其内容如下:

1. 选址及厂区环境的卫生要求;

2. 厂房和车间的卫生要求;

3. 设施与设备的卫生要求;

4. 卫生管理准则;

5. 食品原料、食品添加剂和食品相关产品的管理准则;

6. 生产过程的食品安全控制的管理准则;

7. 检验管理准则;

8. 食品的贮存和运输的管理准则;

9. 产品召回管理准则;

10. 培训管理准则;

11. 制度和人员管理准则;

12. 记录和文件管理准则。

（三）良好卫生规范的执行

1. 食品安全监管部门贯彻落实良好卫生规范

(1) 认真贯彻良好卫生规范,严格食品生产经营行政许可。针对不同食品生产经营活动的特点,食品安全监督管理部门将良好卫生规范具体化,制定各类食品生产经营活动的许可条件,指导食品生产经营者取得与其食品生产经营活动相应的行政许可。

(2) 开展日常食品安全监督检查,监督食品生产经营者执行良好卫生规范。开展日常食品安全监督检查,是食品安全监管部门的经常性工作,其主要任务之一是检查食品生产经营者遵守法律法规和食品安全标准的情况,并督促其执行。良好卫生规范是重要法律规范和食品安全标准。

(3) 实施行政干预,保障良好卫生规范得以落实。对食品生产经营者不执行良好卫生规范,或经教育仍执行不到位的,食品安全监管部门可以依法给予警告、罚款等行政处罚,强制其执行,直至吊销其行政许可。

2. 食品生产经营者遵守执行良好卫生规范

(1) 按照良好卫生规范的要求,取得食品生产经营许可。从业人员、设施设备、场所达到或符合良好卫生规范要求或行政许可条件的,才能取得食品生产经营活动许可。取得食品生产经营活动许可的,才能从事食品生产经营活动。

(2) 执行良好卫生规范,预防控制食品安全危害。取得食品生产经营许可后,食品生产经营者不得随意或任意改动或改变许可的条件。如需改变或改动,应向食品安全监管部门申报审批。在食品生产经营过程中,应执行良好卫生规范所确立的管理准则,严格实施过程管理,预防控制食品污染,保证食品安全。

（3）实施食品卫生检查,强化自身食品安全管理。食品生产经营企业是食品安全的第一责任人,应建立食品安全管理员制度,实施良好卫生规范执行情况的岗位或跟班检查,随时纠正不当行为,提高自身食品安全管理的能力和水平。

五、良好生产规范

良好生产规范(GMP)是企业对食品生产过程中的产品品质及食品安全实行自主性管理的一种制度,旨在对企业及管理人员实行有效控制,使其长期保持和执行标准操作程序和行为准则。通常良好生产规范(GMP)实行认证管理。

（一）良好生产规范的基本要求

1. 食品生产企业应当具备合法资历,合格的生产食品相适应的技术人员,能承担食品生产和质量管理;

2. 食品加工人员或操作者应经过培训,能正确地执行操作规程;

3. 能按照规范化工艺规程组织生产;

4. 确保生产厂房、环境、生产设备符合卫生要求,并保持良好的生产状态;

5. 符合规定的物料、包装容器和标签;

6. 具备合适的储存、运输等设备条件;

7. 整个生产过程严密,并有效实施质检和管理;

8. 具有合格的质量检验人员、设备和实验室;

9. 具有对生产加工的关键步骤和加工发生的重要变化进行验证的能力;

10. 坚持人工记录或仪器记录,以证明所有生产步骤是按确定的规程和指令要求进行的,产品达到预期的数量和质量要求,出现的任何偏差都应记录并做好检查;

11. 保存生产记录及销售记录,以便根据这些记录追溯各批产品的全部历史;

12. 能将产品储存和销售中影响质量的危险性降至最低限度;

13. 建立起销售和供应渠道,能召回任何一批产品的有效系统;

14. 掌握市售产品的用户意见,及时调查出现质量问题的原因,提出处理意见。

基于食品安全监管工作的需要,国家已制定颁发部分食品良好生产规范国家标准,规定了其良好生产规范的具体要求,它是良好生产规范的认证和管理的重要依据。

（二）良好生产规范(GMP)的认证

1. 认证的性质 良好生产规范认证的性质和类型取决于认证所依据的标准,如认证所依据的标准属强制性的食品安全标准,其认证是强制性的,企业必须通过认证后,方可从事相关的食品生产经营活动。例如:从事乳制品生产的企业必须执行《食品安全国家标准 乳制品良好生产规范》(GB 12693-2010)并通过认证。如认证所依据的标准属推荐信的或非强制性的,其认证属自愿性的,企业可以申请认证,也可以不申请认证。例如:从事膨化或坚果籽类炒货食品的企业可以申请《膨化食品良好生产规范》(GB 17404)或《坚果与籽类炒货食品良好生产规范》(GB/T 29647-2013)的认证,也可以不申请认证。因为《膨化食品良好生产规范》(GB 17404)和《坚果与籽类炒货食品良好生产规范》(GB/T 29647-2013)属于非强制性标准或推荐性标准,企业可以自行决定认证事宜。

2. 认证机构　从事食品生产经营企业 GMP 认证活动的认证机构,应当具有《中华人民共和国认证认可条例》规定的基本条件和从事食品生产经营企业 GMP 认证的技术能力,并获得国家认证认可监督管理委员会(以下简称国家认监委)批准。

3. 认证人员　认证机构中参加认证活动的人员应当具备必要的个人素质和食品生产、食品安全及认证检查、检验等方面的教育、培训和(或)工作经历。认证审核员应按照国家有关部门制定的《认证及认证培训、咨询人员管理办法》的有关规定取得中国认证认可协会的执业注册。取得注册资格的食品安全管理体系认证审核员,可以在补充食品生产经营企业 GMP 实施规则及认证依据标准培训的基础上,直接注册为食品生产经营企业 GMP 认证审核员。其他人员在审核员注册时,应不低于食品安全管理体系认证审核员所需的基本教育、工作经历要求。

4. 认证程序

(1) 认证申请:依照并符合法律法规及食品安全标准从事食品生产活动的企业可以申请认证。

(2) 认证申请人应提交的文件及资料:①认证申请书;②法律地位证明文件复印件;③有关法规规定的行政许可证明文件(适用时);④组织机构代码证书复印件;⑤生产管理、质量管理文件目录及 GMP 认证要求的相关文件;⑥组织机构图、职责说明;⑦委托加工情况说明(适用时);⑧厂区位置图、平面图、加工车间及实验室平面图、工艺流程图、人流图、物流图;⑨生产、加工或服务过程中遵守(适用)的相关法律、法规、标准和规范清单;产品执行企业标准时,提供加盖省级卫生行政部门备案印章的产品标准文本复印件;⑩产品符合卫生安全要求的相关证据和(或)自我声明;⑪承诺遵守法律法规、认证机构要求、提供材料真实性的自我声明;⑫食品生产、加工使用添加剂清单及主要生产、加工设备清单和检验设备清单;⑬其他文件。

(3) 认证申请的受理及评审:认证机构收到认证申请后,应根据认证依据、程序等要求,在规定的时间内对申请人提交的申请文件和资料进行评审。对申请材料齐全、符合要求的,予以受理认证申请。未通过申请评审的,书面通知认证申请人在规定时间内补充、完善,或不同意受理认证申请并明示理由。

(4) 现场审核:通过现场审核,评价受审核方厂区环境、厂房及设施、设备、机构与人员、卫生管理、生产过程管理、品质管理、标识等是否符合相应类别食品生产经营企业良好生产规范标准要求,进行抽样验证。其重点审核以下内容:①与《中华人民共和国食品安全法》及食品安全相关适用法律、法规及标准的符合性的情况;②生产资源(包括厂区环境、厂房及设施、生产设备、品质管理设备、人员等)的充分性、适宜性;③原辅料采购过程控制的有效性。审核组应对受审核方对重要原辅料的供方制定和实施的控制措施严格程度及有效性进行审核,确认受审核方是否真正具备保证食品安全的能力;④食品添加剂使用的合法性;⑤对生产过程控制的有效性;⑥产品检验程序的充分性、适宜性;检验活动实施的有效性。⑦产品可追溯性体系的建立及不合格产品的召回;⑧人员健康、卫生控制的有效性。

(5) 认证决定:经对现场审核和抽样验证进行综合评价后,对于符合认证要求的申请人,认证机构应颁发认证证书。对于不符合认证要求的申请人,认证机构应以书面的形式明示其不能通过认证的原因。申请人如对认证决定结果有异议,可在规定的时间内向认证机构申诉,认证机构自收到申诉之日起,应在规定的时间内进行处理,并将处理结果书面通知申请人。

（6）监督审核及跟踪调查：对获得 GMP 认证的企业，认证机构在规定的时间内对其进行监督审核及跟踪调查，认证机构应依据监督审核及跟踪调查的结果，对获证食品生产经营企业做出保持、暂停或撤销其认证资格的决定。

（7）再认证：认证证书有效期满前三个月，获证组织可申请再认证。再认证程序与初次认证程序一致。认证机构应根据再认证审核的结果、认证周期内的评价结果和认证使用方的投诉，做出再认证决定。

六、卫生标准操作程序

（一）卫生标准操作程序的由来

1997 年，美国开始实行卫生标准操作程序（sanitation standard operating procedures，SSOP）管理制度，要求所有食品工厂制定 SSOP 书面文本，以解决卫生问题。SSOP 书面文本必须制定食品工厂每天操作前和操作期间需要执行的所有卫生标准程序，以有效保证食品卫生。食品工厂还要负责发现、记录、纠正不卫生的行为，并使用其信息以加强卫生控制系统，防止类似问题的再发生。

目前，SSOP 已得到广泛接受，成为 HACCP 管理的前提条件之一。

（二）卫生标准操作程序的制定

1. 关键要素　SSOP 是供企业或工厂员工做清洁卫生时使用的步骤指令（step-by-step instructions），必须具有操作性。该指令的关键要素有：①使用的设备（例如：水龙带、工作服，水桶，压力清洗机，擦洗用具，扫帚等）；②使用的化学品、浓度及配制要求；③清晰的清洗消毒步骤程序。员工可以依照该程序实施清洗消毒而无任何不清楚的疑问。

2. 卫生标准操作程序的文本格式　包括：①食品安全管理的要求；②卫生标准操作程序；③监测；④修正措施；⑤记录保存。

3. 卫生标准操作程序的示例　包装米仓大米分级台的 SSOP 清洗程序：①食品安全管理的要求：大米分级台表面应当清洁卫生，防止污秽不洁。②大米分级台表面清洗 SSOP：在包装米仓，使用黑色软管冲洗大米分级台；使用紫色擦洗刷擦洗大米分级台的表面；使用黑色软管再次冲洗大米分级台；使用前，让大米分级台表面晾干；在每次大米分级台使用前，必须完成此程序。清洗完成后，填写记录表，认真记录清洗工作的过程、时间及日期，并签名。③监测：食品安全管理人员或卫生责任人应当每天开工前检查大米分级台表面的卫生状况，查阅清洗记录。④修正措施：大米分级台表面不洁的，应当再次清洗或增加清洗频次；使用前，大米分级台表面未干燥的，可采取机械风干；清洗记录不完整的，要求补正补齐。⑤记录保存：大米分级台的清洗记录和食品安全管理人员的检查记录应当保存 2 年。

（三）卫生标准操作程序的管理要求

食品企业或工厂建立 SSOP 制度，应符合以下要求：

1. 企业或工厂应当明确每日生产前和生产期间所有需要清洁或清洗消毒的设备设施或食物接触表面，以及需要清洁或清洗消毒的频次；

2. 建立 SSOP 制度，对每天生产前和生产期间应当实施清洁或清洗消毒的每一项工作制定 SSOP；

3. SSOP 制度应有书面文本，应由企业的高层次管理人员签发；

4. SSOP 制度应确认 SSOP 的执行人和保持清洁卫生的责任人；

5. 企业或工厂应当保持日记录，以证明其执行 SSOP 制度。

SSOP 不仅适于清洁或清洗消毒的工作,也适用于其他食品卫生管理工作,例如食品从业人员健康管理工作的标准操作程序。

七、危害性分析与关键控制点管理

危害性分析与关键控制点(HACCP)管理是 WHO、FAO 等国际组织公认的有效的食品安全管理系统,它通过危害分析确定关键控制点并对其实施进行监视和控制,从而预防食品安全危害,将食品安全风险控制在可接受的水平。HACCP 管理建立在 GHP、GMP、SSOP 基础之上,且需要进行认证。

(一) HACCP 的基本原则

1. 进行危害分析　危害分析可分为两项活动:自由讨论和危害评价。自由讨论的范围要广泛、全面,要包含所用的原料、产品加工的每一步骤、所用设备、终产品及其储存与分销方式,一直到消费者如何使用产品等等。在此阶段,要尽可能列出所有可能出现的潜在危害。没有发生理由的危害不要在 HACCP 计划中作进一步考虑。自由讨论后,HACCP 小组对每一个危害发生的可能性及其严重程度进行评价,以确定出对食品安全非常关键的显著危害(具有风险性和严重性),并将其纳入 HACCP 计划。

进行危害分析时应将安全问题与一般质量问题区分开。应考虑涉及安全问题的危害,包括生物危害、物理危害、化学危害:

(1) 生物危害:系指细菌、病毒及其毒素、寄生虫和有害生物因子所产生的危害。这些有机体一般与进入食品加工企业的人员及生产工具有关。许多病原体在有食品的环境中自然出现,大多数通过适当的烹饪被杀死或灭活,有的在贮存和配送中通过适当的冷却,数量会达到最小。细菌病原体是引起疾病暴发的最多原因。在一些生食品上会有一定数量的病原菌,随意变化的温度或食品保存于不适当的温度,能明显地增加病原菌的数量,这些被污染的食品就容易成为病原菌快速生长和繁殖的基质。

(2) 化学危害:化学危害可分为四类:天然的化学物质,有意加入的化学品,无意或偶然加入的化学品,生产过程中产生的有害的化学物质。高水平的有害化学物质可能会导致急性疾病,低水平的则与慢性疾病有关。

(3) 物理危害:食品中任何潜在的不常发现的有害异物,特别是食品中硬质外来物可能导致疾病和损伤。这些物理危害在由收获到消费的食物链中,在食品企业的许多环节,由于污染和不规范操作而产生。与物理危害来源有关的主要材料有玻璃瓶、罐、灯、器皿、容器盖、机器线路绝缘物、建筑材料、骨头、塑料薄膜、包装材料、金属等。

2. 确定关键控制点(CCPs)　关键控制点(CCP)是一个可以用控制手段防止、消除或减低食品安全危害或将其降低到可接受值的点、阶段或过程。在食品准备中的关键控制点(CCPS)可以包括烹饪、冷冻、特定卫生过程、产品配方控制、交叉污染的防止、员工和环境的卫生措施。例如,为消除病原微生物保持一定时间和温度的加热就是一个关键控制点;同样,冷冻或调节食品的 pH 值达到防止有害微生物繁殖或形成毒素的 pH 值也是关键控制点(CCPS)。

在食品准备过程中可以有许多控制点,但只有很少是关键控制点。控制点即任何能够控制生物、物理或化学因素的点、阶段或过程。若控制点对食品安全没有影响,不应包括在 HACCP 计划中。如果经危害分析认为是危害,对这种危害在加工工艺过程中产生的可能性及严重性进行分析,经分析危害有可能产生,一旦产生就具有严重性,则此种危害就必须设置 CCP 来控制。

3. 建立关键限值(CL) 每一个关键控制点会有一项或多项控制措施确保预防、消除已确定的显著危害或将其减至可以接受的水平。每一项控制措施要有一个或多个相应的关键限值。关键限值是每个关键控制点的安全界限,一个关键限值(critical limits,CL)用来保证一个操作生产出安全产品,每个 CCP 必须有一个或多个关键限值用于显著危害,如果加工偏离了关键限值(CL),可能导致产品的不安全,因此必须采取纠偏行动保证食品安全。

关键限值的确定应以科学为依据,可来源于科学刊物、法规性指南、专家试验研究等。用来确定关键限值的依据和参考资料应作为 HACCP 方案支持文件的一部分。

通常关键限值所使用的指标包括:湿度、时间、温度、pH、水分活性、含糖量、物理参数、可滴定酸度、有效氯、添加剂含量、感官指标(如外观和气味)等。

好的 CL 应该是:直观、易于监测、仅基于食品安全、只出现少量被销毁或处理的产品就可采取纠正措施、不违背法规、不打破常规方式,但也不是 GMP 要求或 SSOP 措施。

微生物污染在食品加工中是经常发生的,但设一个微生物限度作为一个生产过程中的 CCPS 的关键限值是不可行的,微生物限度很难控制;而且确定偏离关键限值的试验可能需要几天时间,并且样品可能需要很多才会有意义,所以设立微生物限度关键限值由于时间原因不能被用于监控,可以通过温度、酸度、水活度、盐度等来控制微生物的繁殖和污染。

4. 建立对每个关键控制点进行监测的系统 通过监测能够发现关键控制点是否失控,此外,通过监测还能提供必要的信息,以及时调整生产过程,防止超出关键限值。

操作限值是比关键限值更严格的限值,是由操作人员使用以降低偏离风险的标准。加工工序应当在超过操作限值时就进行调整,以避免违反关键限值,这些措施称为加工调整。加工人员可以使用这些调整措施避免失控和避免采取纠偏行动,及早发现失控的趋势,并采取行动可以防止产品返工或产品报废。只有在超出关键限值时才采取纠偏行动。

一个监测系统的设计必须确定:

(1) 监控内容:即监控什么,通常通过观察和测量来评估是否一个 CCP 是在关键限值内操作的。

(2) 监控方法:即怎样监控,通常用物理或化学的测量(数量的关键限值)或观察方法。监控方法要迅速和准确,常用的物理、化学监测指标包括时间和温度组合(常用来监控病原体被杀死或被控制生长的有效程度)、水分活度(AW)(可通过限制水分活度来控制病原体的生长)。因此可以收集样品检测其水活度、酸度或 pH 值(一定的 pH 值水平可限制病原体的生长)、感官检验(一种检测食品的直观方法)。

(3) 监控设备:例如温湿度计、钟表、天平、pH 计、水分活度计、化学分析设备等。

(4) 监控频率:监控可以是连续的或非连续的,如有可能,应采取连续监控,连续监控对许多物理或化学参数都是可行的。如果监测不是连续进行的,那么监测的数量或频率应确保关键控制点在控制之下。

(5) 监控人员:可以进行 CCP 监控的人员包括:流水线上的人员、设备操作者、监督员、维修人员、质量保证人员等等。负责监控 CCP 的人员必须接受有关 CCP 监控技术的培训,完全理解 CCP 监控的重要性,能及时进行监控活动,准确报告每次监控工作,随时报告不符合关键限值的情况以便及时采取纠偏活动。所有的有关 CCP 监控的记录和文件必须由实施监控的人员签名。

5. 建立纠偏措施 在 HACCP 计划中,对每一个关键控制点都应该预先建立关键控制点失去控制时应采取的纠偏措施，以便在出现偏离时实施。

由于不同食品操作过程的关键控制点的变化和可能产生的偏差的多样性，每个关键控制点必须设立特定纠正措施计划。纠正行动一定要确保关键控制点已在控制之下。

纠偏措施应包括：

（1）确定并纠正引起偏离的原因；

（2）确定偏离期所涉及产品的处理方法，例如进行隔离和保存并做安全评估，退回原料，重新加工，销毁产品等；

（3）记录纠偏行为，包括产品的确认（如产品处理、留置产品的数量），偏离的描述，采取的纠偏行动（包括对受影响产品的最终处理、采取纠偏行动人员的姓名），必要的评估结果。

负责实施纠偏行动的人员应该是对生产过程、产品和 HACCP 计划有全面理解的人员。

6. 建立验证程序　通过验证、审查、检验（包括随机抽样化验），可确定 HACCP 是否正确运行。

验证是 HACCP 最复杂的原则之一。尽管复杂，但必不可少，因为验证程序的正确制定和执行是 HACCP 计划成功实施的基础。HACCP 计划的宗旨是防止食品安全的危害，验证的目的是提高置信水平。验证程序包括对 CCP 的验证和对 HACCP 系统的验证。

（1）CCP 的验证：对 CCP 点的验证活动是必要的，它能确保所应用的控制程序调整在适当的范围内操作，正确地发挥作用以控制食品的安全。另外，CCP 验证包括 CCP 的校准、监控和纠偏行动记录的监督复查，以便确认其与 HACCP 计划的一致性。CCP 验证也包括针对性的取样和检测。①校准：CCP 的验证活动包括监控设备的校准，以确保采用的测量方法和准确度。进行校准是为了验证监控结果的准确性。CCP 监控设备的校准是 HACCP 计划成功执行的基础。如果设备没有校准，监控结果就是不可靠的。校准的频率也受设备灵敏度的影响。②校准记录的复查：复查设备的校准记录涉及检查日期、校准方法以及试验结果（如设备是否准确）。校准的记录应保存和加以复查。这种复查可作为验证的一部分来进行。③针对性的取样检测：CCP 点的验证也包括针对性的取样检测。例如，当原材料的接受是 CCP 时，若 CL 为供应商的证明，则应监控供应商提供的证明。为检查供应商是否言行一致，应通过针对性的取样来检查。④CCP 记录的复查：每一个 CCP 至少有两种记录类型，即监控记录和纠偏记录。这些记录都是有用的管理工具。它们提供了书面 CCP 正在已建立的安全参数范围内运行，及以安全和合适的方式处理了发生的偏差的文献资料。应该定期复查，以达到验证 HACCP 计划是否被执行的目的。

（2）HACCP 系统的验证：HACCP 计划有效运行的验证就是检查计划所规定的各种措施是否贯彻执行。其验证频率为 1～2 次/年；系统发生故障、产品种类加工方式等显著改变、发生新的危害时，也应进行验证。验证活动频率不是一成不变的。例如历次检查发现过程在控制之内，能保证安全，则可减少验证频率；反之则要增加验证频率。

HACCP 系统的验证活动包括：检查产品说明和生产流程图的准确性；检查 CCP 是否按 HACCP 的要求被监控；监控活动是否在 HACCP 计划中规定的场所进行；监控活动是否按 HACCP 计划中规定的频率执行；当监控表明发生了偏离关键限值的情况，是否执行了纠偏行动；设备是否按照 HACCP 计划中规定的频率进行了校准；工艺过程是否在既定的关键限值内操作；检查记录是否准确；是否按照要求的时间来完成等等。

7. 建立文件和记录档案　建立有效的记录程序，使 HACCP 系统文件化，以文件证明

HACCP 系统,一般来讲,HACCP 系统必须保证的记录应该包括以下六个方面:

(1) HACCP 计划和用于制定计划的支持性文件:HACCP 小组名单及相关的职责;制定 HACCP 计划的信息和资料;有关顾问和专家接受咨询的信件;制定 HACCP 计划必须具备的程序及采取的预期步骤概要;各种有关数据。

(2) 危害分析小结:包括书面的危害分析工作单,用于进行危害分析和建立关键限值的所有信息记录。

(3) 关键控制点监控记录:HACCP 监控记录是用于证明所有关键控制点实施了控制而保存的。监控记录也为审核人员提供了判断公司是否遵守其 HACCP 计划的依据。所有的 HACCP 监控记录应该是包含下列信息的表格:表头、公司名称、产品确认、实际观察或测量情况、关键限值、操作者的签名、复查者的签名、复查的日期等。

(4) 纠偏行动的记录:所有采取的纠偏行动应该加以记录。记录帮助公司确认若再发生同样的问题,这样的 HACCP 计划可被修改。另外,纠偏行动记录也提供了产品处理的证明。纠偏行动记录包含:产品的确认(如产品描述,持有产品的数量);偏离的描述;采取的纠偏行动,包括受影响产品的最终处理;采取纠偏行动的负责人的姓名;必要时要有评估的结果。

(5) 验证记录:验证记录应包括:HACCP 计划的修改(如原料的改变,配方、加工、包装、销售方式的改变);加工者审核记录,以确保供货商证明的有效性;验证准确性,校准所有的监控仪器;微生物质疑、检测的结果,表面样品微生物检测结果,定期生产线上的产品和成品微生物的、化学的和物理的检测结果;室内、现场的检查结果;设备评估试验的结果,如热加工中的温度分布检测结果。

(6) 附加记录:除了以上五项记录,还应该有一些附加记录,例如:员工培训记录:在 HACCP 系统中应有培训计划,实施了培训计划,就应该有培训记录。

化验记录:记录实验室分析成品的菌落总数,大肠菌群,大肠杆菌、金黄色葡萄球菌、沙门菌等的化验结果。

设备的校准和确认书:记录所使用设备的校准情况,确认设备是否正常运转,以便证明监控结果有效。

(二) HACCP 管理的实施步骤

1. 组建 HACCP 工作小组　食品生产经营者必须具备制订有效的 HACCP 计划所需的具体产品的知识和专业知识。最理想的是,通过组建多学科的小组来实现。当现场无法获得专业知识,应从其他途径获得专家建议。要确定 HACCP 计划的范围,范围应描述涉及食物链的哪个环节、将要处理的危害的大致种类。

2. 描述产品　应有一个产品的全面描述,包括相关的安全性信息,如成分、物理/化学结构(包括 Aw、pH 等)、杀菌/固定处理(加热、冷冻、盐渍、烟熏等)、包装、保质期、贮存条件和销售方式。

3. 确定产品的用途　产品的用途是以终末用户拟使用该产品的目的为基础的。在一些具体情况下,还必须考虑高危人群,如集体进餐者。

4. 绘制流程图　流程图应由 HACCP 小组绘制。流程图应包括食品生产加工的所有步骤。在一个具体操作中应用 HACCP 时,应考虑具体操作的前流程图来确认各阶段和时间段的工序操作,必要时修改流程图。

5. 实地确认流程图　HACCP 小组应对照流程图来确认各阶段和时间段的工序操作,必要时修改流程图。

6. 列出每一个步骤所有潜在危害,进行危害分析,考虑已确定的危害的控制措施(见原则1)。

7. 确定关键控制点(见原则2) 控制同一个危害,可能有多个CCP。采用逻辑推理方法的判定树有助于HACCP系统中CCPS的确定。要针对屠宰、加工、贮存、销售等操作灵活使用判定树。在确定CCPS时,它可以作为指导。判定树法也不是万能的,还可以使用其他的方法。建议对判定树的应用进行培训。

如果一个危害在某一步骤中被确认,为了保证食品的安全必须进行控制,但是在该步骤或其他步骤中无控制措施,那么就应该对该步骤或其前后的步骤的生产加工工艺进行修改,使得有措施进行控制。

8. 建立每个关键控制点的关键限值(见原则3) 每个关键控制点的关键限值必须具体,如果可能还要经过验证。有些情况下,特定的某一步骤可能有不止一个具体的关键限值。常用的标准有温度、时间、湿度、pH、Aw、有效氯以及外观和质地等感官指标。

9. 建立对每个关键控制点进行监测的系统(见原则4) 监测是对一个CCP的关键限值进行预定的测量或观察。监测工作必须能发现CCPS是否失控,监测应能及时地提供这些信息,从而进行调整,保证对工序的控制,防止超过关键限值。在偏差发生之前就应该进行调整。监测资料必须由指定的有执行纠偏措施权力的专业人员进行评价。如果监测不是连续的,那么监测的数量或频次必须足以保证CCPS处于控制状态。大多数CCP的监测程序需要快速进行,因为它们与流水线作业有关,没有时间进行耗时的分析测试。理化检验比微生物检验更受欢迎,因为可以快速进行,常常能表明产品微生物的控制情况。所有与监测CCPS有关的记录和档案必须有监测者和企业内审员签名。

10. 建立纠偏措施(见原则5) 必须为HACCP系统中每个CCP制订具体的纠偏措施,以便偏差发生时有处理措施。

措施必须保证CCP回到控制状态。采取的措施也必须包括对受影响产品的合理处理。必须记载偏差和产品处理程序,并作为档案保存。

11. 建立验证程序(见原则6) 建立验证程序,包括随机抽样和分析在内的验证和审核的方法、程序及检验等,以确定HACCP系统是否运行正常。验证的频次应足以保证HACCP的有效运行。

如果可能,验证活动应包括证实HACCP计划所有要素效果的措施。

12. 建立文件和记录档案(见原则7) 有效的和精确的档案对于HACCP系统的应用是必要的。HACCP过程应被记录。档案和记录的保存期限由操作的性质和规模决定。

(三) HACCP认证

1. 认证的性质

(1) 通用认证。在国家没有特殊规定的情况下,食品企业可以依据《危害分析与关键控制点(HACCP)体系-食品生产企业通用要求》(GB/T 27341)和《危害分析与关键控制点(HACCP)体系认证实施规则(CNCA-N-008:2011)》,申请HACCP认证。

(2) 专项认证。鉴于乳制品企业的特殊性,国家有关部门制定了《危害分析与关键控制点(HACCP)体系 乳制品生产企业要求》(GB/T 27342-2009)和《乳制品生产企业危害分析与关键控制点(HACCP)体系认证实施规则(试行)》,对乳制品企业实行HACCP专项认证。基于食品安全管理工作的需要,专项认证将会增多。

（3）强制认证。国家有关部门制定了《出口食品生产企业备案管理规定》和《出口食品生产企业备案需验证 HACCP 体系的产品目录》，要求生产出口该目录所列食品的企业应当提供 HACCP 认证资质证明，方能备案。出口食品生产企业未依法履行备案法定义务或者经备案审查不符合要求的，其产品不予出口。

2. 认证机构要求

（1）从事 HACCP 体系认证活动的认证机构应依法设立，具备《中华人民共和国认证认可条例》规定的基本条件和从事 HACCP 体系认证的技术能力，并获得中国国家认证认可监督管理委员会（以下简称国家认监委）批准。

（2）认证机构应在获得国家认监委批准后的 12 个月内，向国家认监委提交其实施 HACCP 体系认证活动符合本规则、GB/T 27021《合格评定　管理体系审核认证机构的要求》、GB/T 22003《食品安全管理体系　审核与认证机构要求》的证明文件。

认证机构在未取得相关证明文件前，只能颁发不超过 10 张该认证范围的认证证书。

（3）认证机构应按照适用的我国和进口国（地区）相关法律、法规、标准和规范要求制定专项审核指导书。

3. 认证人员

（1）认证机构中参加认证活动的人员应具备必要的个人素质和认证所需相关专业及认证检查、检验等方面的教育、培训和工作经历。

（2）认证审核员应当具备按标准要求实施 HACCP 体系认证活动的能力，满足教育经历、工作经历和审核经历的要求，并按照《认证及认证培训、咨询人员管理办法》有关规定取得中国认证认可协会的执业资格注册。

（3）认证机构应对本机构的认证审核员的能力做出评价，以满足实施相应类别产品 HACCP 体系认证活动的需要。

4. 认证程序

（1）认证申请：①申请人应具备以下条件：取得营业执照或注册文件；生产经营的产品符合适用的我国和进口国相关法律、法规、标准和规范的要求；登记的法人资格；取得相关法规规定的行政许可及按照本规则规定的认证依据，建立和实施了文件化的 HACCP 体系，且体系有效运行 3 个月以上；一年内未发生违反我国和进口国（地区）相关法律、法规的食品安全卫生事故。②申请人应提交的文件和资料：认证申请；法律地位证明文件复印件；有关法规规定的行政许可文件和备案证明复印件（适用时）；组织机构代码证书复印件；HACCP 手册（包括良好生产规范（GMP））；组织机构图与职责说明；厂区位置图、平面图；加工车间平面图；产品描述、工艺流程图、工艺描述；危害分析单、HACCP 计划表；加工生产线、实施 HACCP 项目和班次的说明；食品添加剂使用情况说明，包括使用的添加剂名称、用量、适用产品及限量标准等；生产、加工或服务过程中遵守适用的我国和进口国（地区）相关法律、法规、标准和规范清单；产品执行企业标准时，提供加盖当地政府标准化行政主管部门备案印章的产品标准文本复印件；生产、加工主要设备清单和检验设备清单；场所清单及委托加工情况说明（适用时）；产品符合卫生安全要求的相关证据；适用时，提供由具备资质的检验机构出具的接触食品的水、冰、汽符合卫生安全要求的证据；承诺遵守相关法律、法规、认证机构要求及提供材料真实性的自我声明；其他需要的文件。③认证的受理及审评：认证机构应在申请人提交材料齐全后，在规定的时间内对其提交的申请文件和资料进行评审并保存评审记录。对申请材料齐全、符合要求的，予以受理认证申请；未通过申请评审的，应书面通知认证申请人在规定时间内补充、完善,不同意受理认证申请应明示理由。④认证的现场审核及产品验证。

现场审核主要程序如下。

审核通知应于现场审核前告知受审核方。认证机构应向受审核方提供审核组每位成员的姓名。受审核方对审核组的组成提出异议且合理时,认证机构应调整审核组。现场审核应安排在审核范围覆盖产品的生产期,审核组应在现场观察该产品的生产活动。现场审核分两个阶段进行:

第一阶段审核。第一阶段审核的目的是调查申请人是否已具备实施认证审核的条件和确定第二阶段审核的关注点,其审核关注但不限于以下方面内容:收集关于受审核方的HACCP体系范围、过程和场所的必要信息,以及相关的法律、法规、标准要求和遵守情况;充分识别委托加工等生产活动对食品安全的影响程度;初步评价受审核方厂区环境、厂房及设施、设备、人员、卫生管理等是否符合相对应的良好生产规范(GMP)的要求;了解受审核方对认证标准要求的理解,评审受审核方的HACCP体系文件。重点评审受审核方体系文件的符合性、适宜性和充分性,特别关注关键控制点、关键限值的确定及其支持性证据。充分了解受审核方的HACCP体系和现场运作,评价受审核方的运作场所和现场的具体情况及体系的实施程度,确认受审核方是否已为第二阶段审核做好准备,并与受审核方商定第二阶段审核的细节,明确审核范围,为策划第二阶段审核提供关注点。

第二阶段审核。第二阶段审核的目的是评价受审核方HACCP体系实施的符合性和有效性,重点关注但不限于以下方面内容:与我国和进口国(地区)适用法律、法规及标准的符合性,以及出口食品生产企业安全卫生要求的符合性(适用时)。HACCP体系实施的有效性,包括HACCP计划、前提计划及防护计划的实施,对产品安全危害的控制能力;原辅料及与食品接触材料的食品安全危害识别的充分性和控制的有效性;生产加工过程中的卫生标准操作程序(SSOP)执行的有效性;生产过程中对食品安全危害控制的有效性;产品可追溯性体系的建立及不合格产品的控制;食品安全验证活动安排的有效性及食品安全状况;受审核方对投诉的处理。

产品安全性验证的方式如下。

认证机构根据我国和进口国(地区)有关指南、标准、规范或相关要求策划抽样检验活动,确定检验方法和检验项目。抽样检验可采用以下三种方式:委托具备相应能力的检测机构完成,检验机构应满足GB/T 27025的要求;或由现场审核员利用申请人的检验设施完成;或由现场审核人员确认由其他检验机构出具的检验结果的方式完成。

(2)认证决定:①综合评价:认证机构应根据审核过程中收集的信息和其他有关信息,特别是对产品的实际安全状况和企业诚信情况进行综合评价,做出认证决定。对于符合认证要求的受审核方,认证机构应颁发认证证书;对于不符合认证要求的受审核方,认证机构应以书面的形式告知其不能通过认证的原因。②对认证决定的申诉:受审核方如对认证决定有异议,可在规定时间内向认证机构申诉,认证机构自收到申诉之日起,应在一个月内进行处理,并将处理结果书面通知申请人。受审核方认为认证机构行为严重侵害了自身合法权益的,可以直接向国家认监委申诉。

(3)跟踪监督:认证机构依法对获证组织实施跟踪监督,并依据监督审核结果,对获证组织做出保持、暂停或撤销其认证资格的决定。

(4)再认证:认证证书有效期满前三个月,获证组织可申请再认证。再认证程序与初次认证程序一致,但可不进行第一阶段现场审核。当体系或运作环境(如区域、法律法规、食品安全标准等)有重大变更,并经评价需要时,再认证需实施第一阶段审核。认证机构应根据再认证审核的结果,以及认证周期内的体系评价结果和认证使用方的投诉,做出再认证决定。

八、食品溯源

(一) 食品溯源及分类

1. 溯源的定义　溯源是一个现代概念。溯源的首个国际定义出自 1987 年 ISO 8402 标准,它指通过记录身份(recorded identifications)检索一个实体的位置或使用情况及历史的能力。继后,溯源概念得到了广泛接受,并建立了适用于食品领域的定义。2002 年,欧盟定义溯源为:在生产、加工、分送的各个环节,追溯和跟踪食品、饲料、食品生产动物(food-producing animal)的能力,包括追溯和跟踪拟加入或掺入食品或饲料中的物质。2003 年美国食品药品管理局(FDA)将溯源定义为:通过纸质或电子记录,确定或识别食品及其生产者来源于何地何时、送往何地何时的能力。2004 年国际食品法典委员会将溯源定义为:通过生产、加工、分销等具体的环节,跟踪食品运动情况的能力。由于食品安全问题,溯源正在成为控制食品安全和连接食品供应商与消费者的一种方法,食品安全溯源系统(the food safety traceability system)也应运而生,成为全球食品安全控制体系的要素。

2. 溯源的分类　溯源是一个复杂过程,包含身份识别、信息记录及信息交流系统等基本要素,其分类尚不统一。一般而言,食品溯源分为:内部溯源(internal traceability),指在一个组织或机构内实施产品的溯源,它适用于食品原料或配料在本组织或机构加工处理的情形。外部溯源(external traceability),指某一特定产品食物链上的其他成员或单位所要求或实施的食品溯源;食物链溯源(traceability of the food chain),指从食物链一端到另一端产品信息的溯源,涉及食品生产、加工、分销等各个环节上的产品。

此外,基于食品溯源渠道的内容(content of traceability channel),可将涉及物质部分的溯源,称为管理溯源(administrative traceability),将涉及文档部分的溯源,称为信息溯源(informational traceability)。基于溯源的水平(the level of traceability),可将溯源分为全球溯源(global traceability)、单一溯源(individual traceability)、全部溯源(total traceability)及部分溯源(partial traceability)。基于溯源的意图(sense of traceability),可将溯源分为向前溯源(ascendant traceability)和往后溯源(descendent traceability)。基于溯源的结构(The structures of traceability),可将溯源分为步骤溯源(step of traceability)、链条溯源(chain of traceability)、分开溯源(segment of traceability)、线条溯源(line of traceability)、交叉溯源(cross traceability)及链节点溯源(knot of traceability)。基于溯源的指向(directions of traceability),可将溯源分为趋同溯源 convergent traceability)和发散溯源(divergent traceability)。

(二) 溯源的目标及任务

1. 溯源的目标　溯源是为了增强整个食物链安全保障,建立可接受的原料供应、食品生产、市场行销及消费模式。食品溯源系统是风险管理一部分,它可查明原材料或产品,确定其上下游生产链,以及工艺流程的步骤及时间,为整个食物供应链及终末消费者提供有帮助的信息。

(1) 对种养殖业及食品企业,旨在提高其自身管理能力:①满足或符合法律的要求;②采取即时行动,从市场上撤回的产品,以维护公司的声誉;③最大限度地减少食品召回数量和成本;④最大限度地减少动物传染性性疾病的传播;⑤保护食物链免受动物疾病的影响;⑥供应安全产品,保持和增加消费者的信心;⑦提供差异化的市场产品。

(2) 对零售商,旨在提供信息:①源头食品是什么? 该食品生产的时间是何时? ②哪些单位或机构涉及食品生产及分送或分销?

(3) 对批发商,旨在提供信息:①基于最大分销能力,何时进新货? ②运输、储存或存放等要求有何变化?

2. 溯源的任务 食品追溯通过单个和组群身份识别(批),实施对产品的全程控制,以实现以下目标任务:

(1) 增强食品安全,管控与食品安全及公众健康相关的风险,必要时,召回不符合要求的产品及批次。其具体任务包括:识别危害或危害的突然发生,管理安全预警机,召回受到污染或不安全的产品。

(2) 提供可靠信息给产品使用者,保证产品的可靠性,确保消费安全。其具体任务包括:保障贸易规范公平,保护消费者不受欺诈,保卫生产者免遭不公平的竞争。

(3) 提高全部产品质量及工艺。溯源作为一种手段,用于识别违规违法的源头,增强产品流向及存储的管理。

(三) 食品溯源系统的建立

1. 食品溯源系统的要素

(1) 基本要素(basic elements):①产品溯源:在食物链的任何水平上确定产品的位置,以促进物流管理、产品召回以及向消费者及其他利益方传播信息;②过程溯源:界定食用农作物生长及收割后加工期间影响产品的活动顺次及类别;③基因溯源:确定产品的基因结构,包括转基因生物的来源或来源于转基因生物的物质;④投入溯源:确定投入的类型及来源,如肥料、灌溉水、牲畜、饲料及添加剂等;⑤疾病及病虫害溯源:追溯害虫和生物危害的流行病学信息,如来源于农业原料的可能污染食品及其他产品的细菌,病毒和其他病原体。⑥检测溯源:建立检测结果与可接受参比标准之间的联系。要做到这一点,检验和检测设备和检测标准须用参比标准校对,这种参比标准已被认证,可追溯到国家或国际标准。

(2) 必需要素(essential elements):①兼容性:内部溯源、外部溯源、食物链溯源应具有兼容性,以提高溯源效率,降低溯源成本。②标准化信息:国际物品编码协会针对食品安全可追溯性的法律要求,国际物品编码协会(GS1)开发了采用现有的全球统一标识系统(GS1系统)跟踪与追溯食品、饮料、牛肉产品、水产品、葡萄酒、水果和蔬菜的应用,并相继出版了《牛肉产品追溯指南》、《生鲜农产品追溯指南》、《水产品追溯指南》、《香蕉供应链追溯指南》、《葡萄酒供应链追溯指南》、《葡萄酒供应链追溯指南》、《GS1全球可追溯性标准》(GTS)和《GS1全球可追溯一致性控制点与一致性准则》(GTC)等可追溯性应用指南、标准和技术文件。③资源的确定:选定或利用资源,应当服从于溯源和追溯统一性。

2. 食品溯源系统的主要组成 食品溯源系统见图41-1-1。

3. 食品溯源系统的建立步骤

(1) 确定食品溯源系统的范围;

(2) 决定最优追溯单元(例如、批次、航运单位);

(3) 确定需要的可追溯信息,包括食物的信息成分、内部流程,包装材料和食品;

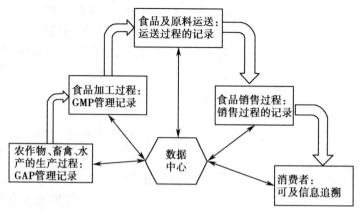

图 41-1-1 食品溯源系统

（4）建立记录和检索系统；

（5）建立溯源系统的审查和测试程序；

（6）记载溯源系统。

4. 食品溯源系统的运行过程及管理

（1）识别产品身份。识别产品身份，常用的方法有：条形码（bar codes）、射频信息（radio frequency identification，RFID）及个体识别系统（individual identification systems），如基因检测等。

（2）采集生产过程信息。可使用电子或纸质支持系统，采集生产过程的信息。

（3）建立信息之间的联系。食物链中的每一个经济运营体或单位，即农业、加工、分销、销售等，必须能够提供文件或记录证据，证明产品批次、供应商和客户之间的联系。

（4）交流信息。食物链中的每一个经济运营体或单位应交流产品批次识别要素的信息，以实现溯源规则的连续性执行。

九、食品召回

（一）食品召回及其分类

1. 食品召回的定义　食品召回指，采取的从食物链上任何环节/阶段的市场上及消费者手中移除或拿走食物/食品的行动/行为。WHO/FAO 将食品召回聚焦在食品安全问题，视为应对食品安全事件及突发紧急事件的基本工具（a fundamental tool）。基于不同食品安全监管体制的不同，各国对食品召回的政策及行动不尽相同。例如，对撤回（withdrawal）食品的界定，有的国家指，收回尚未抵达消费者的食品的行动；有的国家指，收回与食品安全无关的食品的行动；还有的国家指，由食品企业采取的收回食品的行为。然而，从食品安全宗旨上把握，无论采取何种行动或措施，食品召回应当遵循 WHO/FAO 的要求，聚焦食品安全问题，确保：

（1）迅速移除食品供应链上任何不安全的食品；

（2）知会有关消费者和客户；

（3）拟召回的食品已收回，销毁或再加工。

2. 食品召回的分类　基于食品安全监管体制的不同，各国对食品召回的分类尚不一致，WHO/FAO 也未予以定义或界定。从实际工作需要上考虑，可从以下几方面掌握食品召回的分类：

（1）基于拟召回食品的风险，可将食品召回分为：①一类召回：指具有高风险的食品，食用或饮用后可能导致严重的健康问题或死亡；②二类召回：指具有中度风险的食品，食用或饮用后很有可能导致短期或非生命威胁的健康问题。③三类召回：指具有低风险或无风险的食品，食用或饮用后不会导致任何不良的健康后果。然而，该类食品可能属于违反食品安全法律法规及食品安全标准的规定。

（2）基于召回行为的性质，可将食品召回分为：①自愿性召回：指食品生产企业自行启动的食品召回行为，有两种情形：自主启动的食品召回，指食品企业认为或发现本企业生产的食品存在瑕疵或缺陷问题，自主实施的食品召回。应知会启动的食品召回，指食品企业基于食品安全监管部门的知会而非强制的要求时，自行启动的食品召回。这类食品召回常适用于第三类食品召回。②强制性召回，指由食品安全监管部门启动的食品召回行动，有以下两种情形：特定要求的食品召回，指食品安全监管部门要求食品企业实施的食品召回，并附有明确的具体要求。食品企业必须按照食品安全监管部门的要求，实施食品召回，并做好召回食品的后续处理工作。这类食品召回适用于第一类食品召回或突发紧急事件处置的食品召回。责令召回，指食品安全监管部门制签发命令，责令食品企业限期实施食品召回的行为。这类召回有严格的法律授权和明确的法定程序，食品安全监管部门必须依法施行。

对于强制性食品召回，企业拒绝执行的或执行不到位的，食品安全监管部门可以依法采取封存、扣押、没收等行政措施，或者提交司法机关追究当事人刑事责任。

（3）基于召回的深度（depth of food recall），可将食品召回分为：①消费者层面的召回，指在家庭消费层面实施的食品召回。②零售层面的召回，指在所有零售层面实施的食品召回。③使用层面的召回，指在宾馆、饭店、餐馆及其他食品服务的承销人层面实施的食品召回。④批发层面的召回，指在生产与零售之间的分销层面实施的食品召回。

（二）食品召回体系的构建

1. 国家食品召回体系（National food recall system）　国家食品召回体系指，政府实施有效食品召回的系统或构架。通常国家食品召回体系的构建包括：

（1）相关法律法规的制定；

（2）食品安全监管部门权力的授予；

（3）食品安全监管部门、企业等相关方职责及作用的界定；

（4）食品召回信息交流及知会的机制；

（5）食品召回信息的准确记录及保存；

（6）食品召回的培训资料及指南；

（7）食品召回体系及运行效果的评估。

2. 企业食品召回体系　企业食品召回体系（food recall system for food business）指，企业拥有的确保从食物供应链上收回不安全食品的程序及安排。食品生产企业、批发供应商、进口商应当建立食品召回系统，以备从市场上及时召回受到污染的食品及被食用危险的食品。企业食品召回体系应具备以下主要构成：

（1）召回的目的；

（2）召回小组的成员名单及其责任；

（3）涉及不安全产品风险的决策步骤；

（4）涉及食品召回范围或程度的决策步骤；

（5）接受报告的政府主管部门名单；

（6）召回通知送达单位的记录（如：批发、分销中心、超市、餐饮单位等）；

（7）其他食品企业、公众退回食品的信息记录；

（8）对超市或直销店退回食品的收回安排；

（9）对已召回食品数量及市场滞留食品数量的评估安排。

（三）政府主管部门实施食品召回的步骤

1. 开展食品安全调查（a food safety investigation） 政府主管部门收到有关食品安全问题的信息后，应当组织食品安全调查，确定问题性质、程度及来源。一旦调查确认食品安全风险，应当及时报告决策机构及负责人。

2. 做出食品召回的决策或决定 基于食品安全调查的结果，政府主管部门做出管控健康危害风险的决策和是否实施食品召回的决定。对高风险的，可依法采取封存、扣押等临时行政控制措施，以保护公众健康；对需要实施食品召回的，应明确食品召回的类型及性质。

3. 通知并监督企业实施食品召回 一旦做出食品召回的决定，政府主管部门应当基于召回的类型及性质，采取适当的方式通知有关企业或食品生产经营者，要求其实施食品召回，并对召回过程进行监督。同时，是基于食品安全风险管控的需要，适时发布食品安全预警。

4. 进行食品召回效果的评估 食品召回过程结束后，政府主管部门应对食品召回效果进行评估，包括对被召回的处理情况的审查。同时，指导进一步加强自身食品安全管理，完善其食品召回体系。

食品企业自行启动的食品召回，可基于自身的食品召回体系，评估不安全产品的风险，决定食品召回范围或程度，实施食品召回，并向政府主管部门报告食品召回的情况。

第二节 食品安全监管方法及手段

保证食品安全是食品生产经营者的首要责任。然而，保证食品安全仅靠食品生产经营者的自律是不够的，也是做不到的。政府实行食品安全监督管理，对保证食品安全起着重要的作用。

一、行政许可

（一）行政许可及种类

1. 行政许可的定义 根据《中华人民共和国行政许可法》的规定，行政许可是指行政机关根据公民、法人或者其他组织的申请，经依法审查，准予其从事特定活动的行为。在我国，不是任何人可以从事食品生产和加工、食品流通和餐饮服务等食品生产经营活动的，也不是任何设备、任何场所都可以用于从事食品生产经营活动。只有在人员、设备及场所等符合法律法规和食品安全标准规定并获得行政许可后，才能从事食品生产经营活动。实行行政许可制度，是预防控制食品污染的首要环节。世界上，大多数国家对食品生产经营活动实行行政许可管理，其目的在于保证食品安全，保障公众健康和生命安全。

2. 行政许可的种类 根据《中华人民共和国食品安全法》的规定，有关食品生产经营活动的行政许可包括：

（1）食品生产经营的许可。从事食品生产、食品流通、餐饮服务，应当依法取得食品生产许可、食品流通许可、餐饮服务许可。取得食品生产许可的食品生产者在其生产场所销售其生产的食品，不需要取得食品流通的许可；取得餐饮服务许可的餐饮服务提供者在其餐饮服务场所出售其制作加工的食品，不需要取得食品生产和流通的许可；农民个人销售其自产的食用农产品，不需要取得食品流通的许可。

（2）食品添加剂的许可。国家对食品添加剂的生产实行许可制度，凡从事食品添加剂生产的企业必须获得行政许可。

（3）新食品资源的许可。申请利用新的食品原料从事食品生产或者从事食品添加剂新品种、食品相关产品新品种生产活动的单位或者个人，应当向国务院卫生行政部门提交相关产品的安全性评估材料。国务院卫生行政部门对相关产品的安全性评估材料进行审查；对符合食品安全要求的，依法决定准予许可并予以公布；对不符合食品安全要求的，决定不予许可并书面说明理由。

（二）行政许可的申请及审查

1. 申请与受理 公民、法人或者其他组织从事食品生产经营活动，应当向当地食品安全监督管理部门或机关提出申请，如实提交有关材料和反映真实情况，并对其申请材料实质内容的真实性负责。对申请人提出的许可申请，食品安全监督管理部门或机关根据下列情况分别做出处理：

（1）申请事项依法不需要取得行政许可的，应当即时告知申请人不受理；

（2）申请事项依法不属于本行政机关职权范围的，应当即时做出不予受理的决定，并告知申请人向有关行政机关申请；

（3）申请材料存在可以当场更正的错误的，应当允许申请人当场更正；

（4）申请材料不齐全或者不符合法定形式的，应当当场或者在五日内一次告知申请人需要补正的全部内容，逾期不告知的，自收到申请材料之日起即为受理；

（5）申请事项属于本行政机关职权范围，申请材料齐全、符合法定形式，或者申请人按照本行政机关的要求提交全部补正申请材料的，应当受理行政许可申请。

2. 审查与决定 一般情况下，食品安全监督管理部门或机关需要对申请材料的实质内容进行现场核实，必要时，还可举行听证。经审查和核实，申请人的申请符合法定条件、标准的，食品安全监督管理部门或机关依法做出准予行政许可的书面决定，颁发食品生产经营许可证件，并予以公开，供公众查阅。

因申请人的申请不符合法定条件、标准的，食品安全监督管理部门或机关做出不予行政许可的，应当书面决定并说明理由，并告知申请人享有依法申请行政复议或者提起行政诉讼的权利。

（三）行政许可的管理

1. 遵守许可的事项 被许可人必须严格执行许可决定，不得随意改变许可事项。被许可人要求变更行政许可事项的，应当向做出行政许可决定的食品安全监管部门或机关提出申请，办理变更手续。

2. 监督许可的执行 食品安全监督管理部门或机关对被许可人从事行政许可事项的活动进行监督检查，并将监督检查的情况和处理结果予以记录，由监督检查人员签字后归档。监督检查时，可以对被许可人生产经营的产品依法进行抽样检查、检验、检测，可以对其生产经营场所依法进行实地检查，可以查阅或者要求被许可人报送有关材料；被许可人应当如实提供有关情况和材料。

3. 追究违反许可决定的责任 被许可人有下列行为之一的,行政机关应当依法给予行政处罚;构成犯罪的,依法追究刑事责任:

(1) 涂改、倒卖、出租、出借行政许可证件,或者以其他形式非法转让行政许可的;

(2) 超越行政许可范围进行活动的;

(3) 向负责监督检查的行政机关隐瞒有关情况、提供虚假材料或者拒绝提供反映其活动情况的真实材料的;

(4) 法律、法规、规章规定的其他违法行为。

二、监督检查

(一) 监督检查及其作用

1. 监督检查的定义 监督检查是一种行政行为,是行政机关进行管理的法律手段之一。食品安全监督检查指食品安全监督管理部门或机关对食品生产经营者从事食品生产经营活动的情况进行检查、调查、督促并提出处理意见的活动。从国际上看,食品安全监督检查经历了从基于产品的或者以产品为导向的监督检查(product-based inspection)向基于风险的或者以风险为导向的监督检查(risk-based inspection)转变。

基于产品的或者以产品为导向的监督检查是传统的监督检查方法,其重点是产品抽检,对食品安全生产经营场所符合食品卫生管理规定的情况进行粗略的核查。这种监督检查方法存在明显弊端:

(1) 产品检验需要现代化的实验室及其设备、专业技术人员,多数食品生产经营者,甚至地方政府监管部门或机构,都不具备这些条件;

(2) 产品的样品少,其检验结果不具有统计学上的科学意义;产品样品过多,会造成浪费;

(3) 由于监管资源的不足,时常遗漏违法违规行为。

基于风险的或者以风险为导向的监督检查属现代监督检查方法,其聚焦于食源性疾病风险因素的全面控制,充分利用有限的资源,加大对导致食源性疾病风险因素的违法行为的查处力度。同时,基于风险发生的强度,督促食品生产经营者建立完善自身食品安全管理体系,以实现对消费者健康的保护。

常见的食源性疾病的风险因素有:

(1) 交叉污染;

(2) 不安全食品及原料的来源;

(3) 不适当的加热或烹调;

(4) 不适当食品保存温度;

(5) 食品加工设备、用具受到污染;

(6) 不良个人卫生;

(7) 食品从业者存在有碍食品安全的健康问题;

(8) 用水不安全的问题;

(9) 虫害污染食品的问题。

2. 监督检查的作用

(1) 食品安全监督检查是有效实现国家食品安全行监管职能的重要手段。实施食品安全监督检查,是食品安全监督执法机关或机构的主要工作。通过监督检查,督促食品生产经营者自觉遵守法律、法规和食品安全标准的规定,履行法定义务,以保障国家食品安全监督管理职能落实到位。

(2) 食品安全监督检查是正确做出和执行有关食品安全行政行为的前提和基础。食品安全法律、法规和标准在实施过程中的实效如何,只有通过监督检查才能了解真实情况,才能使食品安全监管部门或机关正确、果断地采取下一步。当发现食品生产经营者模范遵守法律法规和食品安全标准时,应予以奖励;当发现违法行为时,应及时予以制止或纠正,并依法给予行政处罚。

(3) 食品安全监督检查是推动食品安全立法科学化和完备化的重要途径。通过食品安全监督检查,可以及时反馈食品安全法律制度实施的效果,发现现有食品安全法律规范的疏漏与不足,从而促进有关部门或机关及时修订或完善相关法律制度,补充法律空白,废除不适应的法律规范。

(二) 监督检查的种类及方法

1. 监督检查的种类

(1) 日常监督检查　日常监督检查亦称一般性监督检查,指食品安全监管机关及食品安全监督员对食品生产经营企业或食品生产经营者遵守法律法规和食品安全标准的情况进行的检查。虽然日常监督检查属于一般性的监督检查,但必须认真细致,严格遵守监督检查程序,有效发现违反法律法规和食品安全标准的行为或问题。对发现的问题,应提出监督检查意见,要求食品生产经营企业或食品生产经营者及时予以改正;对情节严重的,应当依法给予行政处罚。

(2) 随访监督检查(follow-up)　随访监督检查指食品安全监管机关及食品安全监督员对食品生产经营企业或食品生产经营者执行监督检查意见或行政处罚决定的情况进行的检查。对食品生产经营企业或食品生产经营者改正问题情况,应如实记录;对食品生产经营企业或食品生产经营者未改正所存在的问题或执行监督意见不到位的,可视为违法情节较重的行为,依法予以行政处罚。

(3) 投诉监督检查　投书监督检查指对消费者或其他组织投诉的食品安全问题所进行的检查。投书监督检查是特定性监督检查,其检查的对象是被投诉的食品生产经营企业或食品生产经营者,其检查的内容是所投诉的问题。通过特定监督检查,核实所投诉的情况,并依据相关规定回复投诉人。对投诉较多的问题或社会公众关注度高的食品安全问题,食品安全监管部门或机关时常会组织专项监督检查,并发布专项监督检查的信息。

2. 监督检查的方法

(1) 观察:食品监督员务必观察食品加工的过程及程序,要特别留意可能不良影响产品安全性的加工行为,确保食品生产加工设施的正确操作。

(2) 检查:检查产品的感官、设备的洁净情况、食品接触表面的洁净情况,以及记录食品加工温度等。任何时候不可直接闻到清洗产品或化学物品的气味。

(3) 检测:使用检测仪器测定温度(如冷室的温度、产品的温度等)、pH、重量、时间(如食品烹调的时间),或者洗消水的氯化强度。

(4) 采样:可能现场采样检验或送实验室检验。采样必须有适当的计划,使用无菌技术,并确保免受时间、温度、运输的不良影响。进行样品检验,必须采用标准的检验方法。

(5) 询问:在监督检查过程中,食品监督员应无拘束地与食品生产加工者交谈,询问有关其加工食品的步骤程序等问题。

（6）审查记录：在监督检查前、监督检查期间都会审查食品生产加工的相关记录，包括从业人员的健康证明、培训证明，原料及产品的实验室检验结果/认证，系统故障及纠正的记录，产品出厂记录，以及其他相关记录。

（三）监督检查主体的权力及义务

1. 监督检查主体的权力　食品安全监管部门或机关是食品安全监督检查的主体，依法享有以下监督检查权：

（1）进入生产经营场所实施现场检查；

（2）对生产经营的食品进行抽样检验；

（3）查阅、复制有关合同、票据、账簿以及其他有关资料；

（4）查封、扣押有证据证明不符合食品安全标准的食品，违法使用的食品原料、食品添加剂、食品相关产品，以及用于违法生产经营或者被污染的工具、设备；

（5）查封违法从事食品生产经营活动的场所。

2. 监督检查主体的义务　食品安全监管部门或机关行使监督检查权时，应当履行以下义务：

（1）符合法定的权限；

（2）遵守法定的程序；

（3）正当、合理地开展监督检查；

（4）遵守保密规定。

食品生产经营企业或食品生产经营者应当协助、接受并服从监督检查。

三、行政控制

（一）行政控制及作用

1. 行政控制的定义　行政控制是一种行政强制措施。行政强制措施，是指行政机关在行政管理过程中，为制止违法行为、防止证据损毁、避免危害发生、控制危险扩大等情形，依法对公民的人身自由实施暂时性限制，或者对公民、法人或者其他组织的财物实施暂时性控制的行为。食品安全行政控制是食品安全监管部门或机关为制止食品安全违法行为、避免食品安全危害扩大等情形，依法实施临时控制措施。食品安全行政控制是《食品安全法》赋予食品安全监管部门或机关一项行政强制权利。《食品安全法》规定，食品安全监管部门或机关有权查封、扣押有证据证明不符合食品安全标准的食品，违法使用的食品原料、食品添加剂、食品相关产品，以及用于违法生产经营或者被污染的工具、设备；查封违法从事食品生产经营活动的场所。

2. 行政控制的作用

（1）行政控制是有效开展食品安全事故调查的重要保障。《食品安全法》及《食品安全法实施条例》规定，发生食品安全事故的单位对导致或者可能导致食品安全事故的食品及原料、工具、设备等，应当立即采取封存等控制措施，并自事故发生之时起2小时内向所在地食品安全监管部门报告。食品安全监管部门接到食品安全事故报告后应立即组织调查，并采取下列措施：

1）封存可能导致食品安全事故的食品及其原料，并立即进行检验；对确认属于被污染的食品及其原料，责令食品生产经营者予以召回、停止经营并销毁；

2）封存被污染的食品用工具及用具,并责令进行清洗消毒。只有保存了食品安全事故的现场或原始状态,才能查清食品安全事故原因。

（2）行政控制是制止违法行为、避免食品安全危害扩大的必要措施和重要手段。食品安全事故指食源性疾病、食品污染等源于食品,对人体健康有危害或者可能有危害的事故。食源性疾病是重大公共卫生问题,严重危害公众身体健康和生命安全。一旦发生食源性疾病,及时采取行政控制措施,能有效控制危害的扩大,将健康损害和社会负担的成本降至最小或最低。

（二）行政控制的条件及程序

1. 行政控制的条件

（1）主体条件。实施行政控制的主体条件是法律法规明确赋予,行政强制权不得委托。

（2）事实条件。适用的事实条件是遇到有需制止违法行为、避免危害发生、控制危害扩大等紧急情形。

（3）法律条件。适用的法律条件是法律法规有可以实施行政控制或行政强制措施的明确规定。

2. 行政控制的程序

（1）实施前须向食品安全监管部门或机关负责人报告并经批准;

（2）由两名以上食品安全监督行政执法人员实施;

（3）出示执法身份证件;

（4）通知当事人到场;

（5）当场告知当事人采取行政强制措施的理由、依据以及当事人依法享有的权利、救济途径;

（6）听取当事人的陈述和申辩;

（7）制作现场笔录;

（8）现场笔录由当事人和食品安全监督执法人员签名或者盖章,当事人拒绝的,在笔录中予以注明;

（9）当事人不到场的,邀请见证人到场,由见证人和食品安全监督执法人员在现场笔录上签名或者盖章。

情况紧急,需要当场实施行政控制或行政强制措施的,食品安全监督执法人员应当在二十四小时内向食品安全监管部门或机关负责人报告,并补办批准手续。食品安全监管部门或机关负责人认为不应当采取行政强制措施的,应当立即解除。

（三）行政控制执行与终止

根据《食品安全法》的规定,食品安全行政控制有两项行政强制措施,即封存（查封）和扣押。这两项行政强制措施的执行和终止有严格的法律规定。

1. 行政控制的执行

（1）查封、扣押有证据证明不符合食品安全标准的食品,违法使用的食品原料、食品添加剂、食品相关产品,以及用于违法生产经营或者被污染的工具、设备时,不得查封、扣押与违法行为无关的场所、设施或者财物;不得查封、扣押公民个人及其所扶养家属的生活必需品。

（2）对查封、扣押的场所、设施或者财物,食品安全监管部门或机关应当妥善保管,不得使用或者损毁;造成损失的,应当承担赔偿责任。对查封的场所、设施或者财物,食品安全监管部门或机关可以委托第三人保管,第三人不得损毁或者擅自转移、处置。因第三人的原因造成的损失,食品安全监管部门机关先行赔付后,有权向第三人追偿。因查封、扣押发生的保管费用由行政机关承担。

(3) 食品安全监管部门或机关采取查封、扣押措施后,应当及时查清事实,对违法事实清楚,依法应当没收的非法财物予以没收;法律、行政法规规定应当销毁的,依法销毁;应当解除查封、扣押的,做出解除查封、扣押的决定。查封、扣押的期限不得超过三十日;情况复杂的,经行政机关负责人批准,可以延长,但是延长期限不得超过三十日。

2. 行政控制的终止

对有下列情形之一的,食品安全监管部门或机关应当及时做出解除查封、扣押决定:

(1) 当事人没有违法行为;

(2) 查封、扣押的场所、设施或者财物与违法行为无关;

(3) 行政机关对违法行为已经做出处理决定,不再需要查封、扣押;

(4) 查封、扣押期限已经届满;

(5) 其他不再需要采取查封、扣押措施的情形。

解除查封、扣押应当立即退还财物;已将鲜活物品或者其他不易保管的财物拍卖或者变卖的,退还拍卖或者变卖所得款项。变卖价格明显低于市场价格,给当事人造成损失的,应当给予补偿。

四、行政处罚

(一) 行政处罚及种类

行政处罚,指对违反行政法律规范的相对当事人所给予的惩戒和制裁。食品安全行政处罚,指对违反食品安全法律规范的食品生产经营者,食品安全监管部门或机构依据食品安全法追究其行政法律责任所作出的具体行政行为。根据《食品安全法》的规定,食品安全监管部门或机关可对违反食品安全法律规范的食品生产经营者追究以下行政法律责任:

1. 给予警告;

2. 责令改正、责令停产停业;

3. 处以罚款;

4. 没收违法所得;

5. 没收违法生产经营的食品、食品添加剂和用于违法生产经营的工具、设备、原料等物品;

6. 吊销许可证　被吊销食品生产、流通或者餐饮服务许可证的单位,其直接负责的主管人员自处罚决定做出之日起五年内不得从事食品生产经营管理工作。

(二) 行政处罚的原则

1. 食品安全监管部门或机关实施行政处罚必须以事实为依据,与违法行为的事实、性质、情节以及社会危害程度相当。

2. 食品安全监管部门或机关对违法行为给予行政处罚的规定必须公布;未经公布的,不得作为行政处罚的依据。

3. 食品安全监管部门或机关实施行政处罚,纠正违法行为,应当坚持处罚与教育相结合,教育食品生产经营者自觉守法。

4. 食品生产经营者对食品安全监管部门或机关所给予的行政处罚,享有陈述权、申辩权;对行政处罚不服的,有权依法申请行政复议或者提起行政诉讼。

5. 食品生产经营者因违法受到行政处罚,其违法行为对他人造成损害的,应当依法承担民事责任。

6. 违法行为构成犯罪的,食品安全监管部门或机关应当依法移交司法机关追究刑事责任,不得以行政处罚代替刑事处罚。

(三) 行政处罚的决定及执行

1. 行政处罚的决定

(1) 行政处罚决定的条件:①事实清楚。食品生产经营者违反食品安全法的规定,依法应当给予行政处罚的,食品安全监管部门或机关必须查明事实;违法事实不清的,不得给予行政处罚。②实现告知。食品安全监管部门或机关在做出行政处罚决定之前,应当告知当事人做出行政处罚决定的事实、理由及依据,并告知当事人依法享有的权利。③听取当事人陈述和申辩。当事人有权进行陈述和申辩。食品安全监管部门或机关必须充分听取当事人的意见,对当事人提出的事实、理由和证据,应当进行复核;当事人提出的事实、理由或者证据成立的,行政机关应当采纳。食品安全监管部门或机关不得因当事人申辩而加重处罚。

(2) 行政处罚决定的程序:①简易程序。违法事实确凿并有法定依据,食品安全监管部门或机关可对食品生产经营者个人处以五十元以下、对食品安全生产经营企业或单位处以一千元以下罚款或者警告的行政处罚的,可以当场做出行政处罚决定。②一般程序。除当场处罚外,食品安全监管部门或机关做出行政处罚决定时,必须遵循一般程序,包括:立案、收集证据、告知当事人行政处罚的事实、听取当事人陈述、做出处罚决定、制作行政处罚决定书及送达等。③听证程序。食品安全监管部门或机关做出责令停产停业、吊销许可证、较大数额罚款等行政处罚决定之前,应当告知当事人有要求举行听证的权利;当事人要求听证的,食品安全监管部门机关应当组织听证,听取当事人违法的事实、证据和行政处罚建议所进行的申辩和质证。

(3) 行政处罚的决定:调查终结,食品安全监管部门或机关负责人应当对调查结果进行审查,根据不同情况,分别做出如下决定:①确有应受行政处罚的违法行为的,根据情节轻重及具体情况,做出行政处罚决定;②违法行为轻微,依法可以不予行政处罚的,不予行政处罚;③违法事实不能成立的,不得给予行政处罚;④违法行为已构成犯罪的,移送司法机关;⑤对情节复杂或者重大违法行为给予较重的行政处罚,行政机关的负责人应当集体讨论决定。

2. 行政处罚的执行

(1) 依简易程序,当场做出行政处罚决定,有下列情形之一的,食品安全监督执法人员可以当场收缴罚款:①依法给予二十元以下的罚款的;②不当场收缴事后难以执行的。

(2) 行政处罚决定依法做出后,被处罚的食品生产经营者应当在行政处罚决定的期限内,予以履行。被处罚的食品生产经营者逾期不履行行政处罚决定的,做出行政处罚决定的食品安全监管部门或行政机关可以采取下列措施:①到期不缴纳罚款的,每日按罚款数额的百分之三加处罚款;②根据法律规定,将查封、扣押的财物拍卖或者将冻结的存款划拨抵缴罚款;③申请人民法院强制执行。被处罚的食品生产经营者对行政处罚决定不服的,可以申请行政复议或者提起行政诉讼,但行政处罚不停止执行。

五、行政指导

（一）行政指导及其作用

行政指导，是一种非强制性行政行为，通过非强制性手段，指导、劝告、建议行政管理相对人自觉遵守法律、法规及规章的要求。食品安全行政指导，指食品安全监管部门或机关在其所管辖的食品安全监管事务范围内，根据食品安全法律法规或政策规定，针对食品生产经营者用非强制性的方法或手段，取得该食品生产经营者的同意或协助，有效地实现食品安全监管目的的管理行为。食品安全行政指导具有以下作用：

1. 可以温和地抑制食品安全生产经营者选择食品安全监管部门或机关不期望的行为方式　如果食品安全监管部门或机关，从保护人民群众健康角度考虑，不希望食品生产经营者实施某种行为，但又缺乏明确的禁止性法律依据而不便直接强令禁止时，食品安全监管部门或机关可以采用告诫、警告、限制等抑制性的行政指导，妨碍其做出选择，以便实现特定的行政目的。例如，在对宾馆餐饮进行监督检查时，发现有一部分宾馆采用化学方法对餐具进行消毒，其消毒效果不稳定。因此，不希望宾馆采用化学方法进行餐具消毒，但又不能禁止。针对这种情况，食品安全监管部门或机关就可采取指导、劝诫等方式，抑制其选用化学消毒法而改用物理消毒法对餐具进行消毒。

2. 可助成食品生产经营者选择食品安全监管部门或机关所期望的行为方式　助成是指食品安全监管部门或机关通过正面的利益诱导来促成食品生产经营者做出符合食品安全法律法规规定的选择。例如，组织开展"食品安全放心企业"的活动，有利于助成食品生产企业提高自身食品安全管理能力和水平，达到保证食品安全的目的。

3. 可推进食品安全社会共治　保障食品安全，是需要政府监管责任和企业主体责任共同落实，行业自律和社会他律共同生效。食品安全行政指导，可以降低对食品安全执法人员"戒心"，提高其接受食品安全监管的服从性和加强自身食品安全管理的自觉性。

（二）行政指导的构成要件

1. 行为目的　行政行为是否对应特定的行为目的，其目的是否正当，这是评价行政行为是否存在以及合法与否的基本标准。食品安全行政指导是一种非强制的、辅助执法活动的行政行为，其目的应与食品安全监督执法活动的目的相同，其行为符合法律法规和食品安全标准的要求。因而，在采取行政指导措施时，不能因其属非强制性的行政行为而随意适用，要符合食品安全监管目的和要求，即：保证食品安全，保证公众身体健康和生命安全。

2. 行为主体　食品安全行政指导是一种辅助执法的非强制行为，其行为主体应与食品安全监管主体相同，包括：

（1）具有食品安全监督管理职能的行政部门或机关；

（2）具有食品安全监督执法职能的机构。

3. 行为方式

（1）警告、限制；

（2）告诫、劝告；

（3）建议、引导；

（4）鼓励、提倡。

第三节　预防原则及其应用

一、预防原则的概念

预防原则(precautionary principle)的提出,始于20世纪70年代初期的环境运动(the environmental movement),特别是德国的"Vorsorgeprinzip"原则。"Vorsorgeprinzip"原则的核心是:社会应通过事前规划,堵住潜在危害的源出,避免造成环境损害。预防原则提出以来,在生产技术、食品安全、公共健康、环境保护、生物多样性与国际贸易等政策领域引起热烈的讨论。目前,其定义仍在发展之中。1987年,《伦敦宣言》(第二次保护北海国际会议)确定:为保护北海免受最危险物质所造成的可能侵害,有必要同意采取预防措施,以控制这类物质的流入。甚至可能需要在获得十分明确的科学证据来确立因果关系之前就应采取行动。1992年联合国《里约宣言》确定:为了保护环境,各国应根据其能力广泛地采取预防性措施。凡遇到有可能造成严重或不可挽回的损害时,不能将缺乏充分的科学依据作为理由,以延迟采取防止环境退化的成本效益措施。2002年,欧盟规定:在科学证据不充足、无结论性或者不确定的情况下,以及经初步的科学评估表明,有合理的理由担心环境、人类、动物或植物健康所面临的潜在危险影响,也许与欧盟所选定的高级别保护不协调时,应当应用预防原则。2004年,世界卫生组织(WHO)将预防原则定义为一种理念:即便尚未确定某种活动或暴露已构成健康危害,但应允许采用具有弹性的措施予以鉴别和管理其对人的健康可能产生的不良后果。

预防原则是有关科学不确定性的原则(the precautionary principle is about scientific uncertainty),旨在当存在科学上的不确定性(scientific uncertainty)及不作为的后果可能十分严重时,允许决策者做出决定及采取适当的安全保护措施。当有正当理由(good reason)相信某种行为或事态,会发生对环境、人、动物的健康造成伤害或因科学上的不确定性致使不能充分评估其风险时,务必应用预防原则。

尽管对预防原则的认识不同,但许多国家或者国际组织已接受预防原则,并予以立法。

二、预防原则的基本原则、步骤及方法

(一) 基本原则

为了规范预防行动(precautionary action),不少国际组织及国家制定了应用预防行动的基本原则。不同的组织或国家对这些原则的文字表述不尽一致,但其核心内容基本相同,主要体现在以下方面:

1. 比例原则(proportionality)　比例原则指,拟采用的预防行动应当与所保护的水平(the desired level of protection)相符合,即将风险降至可接受(acceptable)的水平而不是零风险(at zero risk)。

2. 非歧视原则(non-discrimination)　非歧视原则指,针对相似的情形(comparable situations),不应采取不同的处理方式;同样,针对不同的情形(different situations),也不能采取相同的行动措施,除非具有客观上的理由(objective grounds)。

3. 一致性原则(consistency)　一致性原则指,国内应用预防行动应当与遵守国际协定的义务一致,应当与同样情况下所采用的行动措施一致或者采用同样的行动措施。

4. 审查作为和不作为成本效益的原则(examination of the benefits and costs of action and lack of action)　审查作为和不作为成本效益的原则指,依据成本(包括短期和长期的成本),比较分析作为和不作为的积极后果或消极后果,要求拟采取的行动措施在降低风险至可接受水平方面务必产生总体上的好处(an overall advantage)。

5. 审视科学发展的原则(examination of scientific developments)　审视科学发展的原则指,只要科学数据(the scientific data)不充分、不准确或者无结果,以及只要认为社会承担了过高的风险,就应继续采取预防行动,直至有新的科学发现。然而,这往往与时间因素无关,与科学知识的发展相关。

（二）步骤

2004 年 WHO 制定了《在科学不确定性领域开发预防措施的框架》(Framework to Develop Precautionary Measures in Areas of Scientific Uncertainty),确定了应用预防行动的基本步骤(the basic steps)。

1. 卫生问题(health issue in context)　现有的风险管理框架(existing risk management frameworks)大多针对已确立的风险(established risks),而预防行动框架(The precautionary framework)涉及的不确定风险范围较大,包括科学证据很弱的风险。在预防行动框架下,通常会考虑社会、政治及健康的背景情况,例如易感人群的问题、社会均等化的问题、食品安全问题、睡眠健康问题等。

2. 风险评价(risk evaluation)　在预防行动框架下,风险评价需要更宽的知识面(broader knowledge base),不仅要知道不确定性,还要弄清楚哪些是不知道的。作为决策者和科学工作者,应当清醒地认识到:对未能证实的不良健康损害,不能否定其存在的可能性。

3. 生成选项(option generation)　在风险管理框架下,可保护健康的措施选项通常基于暴露限值或指南;而在预防行动框架下,保护健康的措施选项更广更多,不拘泥于特别规定或指导性限量水平(not restricted to a specified statutory or guideline level),比如个人行为的改变等。

4. 选项评估及选择(option assessment and selection)　在风险管理框架下,选项评估通常基于科学、经济及技术信息,进行成本效益分析,用优先选项控制已知的风险。在预防行动框架下,由于风险的不确定性以及相关信息的缺少,明显降低了对选项进行成本效益分析的可行性,但是也应进行成本效益分析,以作为选择决策的依据。

5. 行动执行(action implementation)　在传统的风险管理框架下,通常按法定或管理的要求实施行动,然而,在预防行动框架下,实施的行动不仅包括强制性措施,而且也包括自愿行动,因而,还需要通过自愿措施,促进行动的有效实施。

6. 行动评价(action evaluation)　在预防行动框架下,由于风险的不确定性,对降低风险的行动效果进行量化评估的难度较大。因而,行动评价应当是一个动态的、循环的过程,适时对所采取行动与不确定风险及其公众关注度的相关性进行评估,以判断行动的效果。

（三）方法

适用预防原则,采取预防行动的范围较大,包括从力度弱的深入调查问题到力度强的禁止或取消某项具体活动的措施。预防行动的方法有:

1. 禁止和淘汰(bans and phase-outs)　"禁止"和"淘汰"是最强的预防行动(the strongest precautionary action)。北欧最先将"禁止"作为公共卫生策略,施用于高毒或高危害活动所造成的伤害或疾病。

2. 倡导清洁生产及预防污染（clean production and pollution prevention）　"清洁生产"涉及改进生产系统或产品,包括引入可持续产品设计（sustainable product design）和生物技术,以降低或预防污染。

3. 进行备选评估（alternatives assessment）　备选评估指评估各个备选方案或备用选项可能带来的风险,并进行对比。它是预防行动所接受的方法和基础组成。

4. 设立健康基准职业暴露限值（health-based occupational exposure limits）健康基准职业暴露限值指,设定以健康为基准的职业暴露限值,作为健康的保护水平。

5. 建立反向责任化学物名录（reverse onus chemical listing）　反向责任化学物名录是丹麦和美国对化学物及其效果信息的管理要求。美国要求,所有大量生产的化学物,当缺乏基础毒性资料时,必须列出有害物质排放清单（toxics-release inventory）并报告。

6. 保护有机农业（organic agriculture）　美国农业部正在考虑将预防原则作为一个规则,用以审查是否准许新技术及物质用于有机农业生产。

7. 实行生态管理（Ecosystem management）　预防原则适合生物多样性问题的管理,这是因为生物多样性具有复杂性、广泛性,较大的科学不确定性,如果出现错误,可能会造成毁坏性的后果。

8. 规定入市前或投资前的测试要求（premarket or pre-activity testing requirements）　美国规定,新的药品或化学物在进入市场前必须通过安全性和效果的测试。

三、预防原则在食品安全监管中的应用

食品安全是一项基本人权。国际组织和各国政府高度重视食品安全,在食品安全监督管理中较为广泛地接受或采用了预防原则,以保护人的健康。然而,鉴于预防原则具有保证"人的健康"和限制"食品贸易"的"双刃剑"作用,利益方在针对具体问题时,对是否适用"预防原则"也时常存在争议或分歧。

（一）食品国际贸易中的预防原则

在国际贸易食品安全管理活动中,涉及预防原则的有两份重要文件,即:《卫生和植物检疫措施实施协定（SPS）》和《卡塔赫纳生物安全议定书》。《卫生和植物检疫措施实施协定（SPS）》第5.7条规定:如相关科学证据（relevant scientific evidence）不充分时,会员国可依据现有的恰当信息,包括相关国际组织及其他会员国实施卫生和植物检疫措施的信息,暂时采取某些检验和检疫措施。一般认为,SPS第5.7条体现了预防原则（reflecting the precautionary principle）,为当科学不确定性致使科学证据无法得出结论时,实施"健康、安全、环境"管理提供了法律基础。《卡塔赫纳生物安全议定书》是一份监管基因改造生物的国际法律条约,于2003年9月11日正式生效。《卡塔赫纳生物安全议定书》的基本精神是预防原则,即:为了保护环境,各国应当按照本国的能力,广泛地适用预防措施。遇到严重或不可逆转损害的威胁时,不得以缺乏科学充分确定证据为由,延迟采取符合成本效益的措施以防止环境恶化。

尽管在WTO文件中确立了预防原则,然而,在受理具体案件中,例如欧洲荷尔蒙案（EC-Hormones）、日本苹果案（The Japan-Apples）、澳洲鲑鱼案（The Australia-Salmon）等,世贸组织的上诉机构（the WTO Appellate Body）时常在接受和拒绝预防原则之间显得摇摆不定,经常运用模糊检验和公式,有意为未来的科学不确定性和重要公共卫生目标之间的挑战性争议留下合理解决的空间。

（二）美国食品安全管理中的预防原则

在美国的法律中,很少明文表述预防原则,然而,没有哪一个国家像美国那样在国内法中完全采用了或接受预防原则的实质。1958 年,美国食品安全法律就规定了预防措施（U. S. food safety law has mandated the precautionary approach since 1958）。预防和基于科学的风险分析方法是美国长期的、重要的、传统的食品安全政策及决策机制（precaution and science-based risk analyses are long-standing and important traditions of U. S. food safety policy and decision-making）。美国时常采取灵活多样的措施,将预防原则应用于食品安全监督管理工作。比如:某些情形采取事先准入的预防措施,另外的情形则针对"科学不确定性"问题,提供预防措施决策工作框架,以指导和实施"风险"的预防控制。1958 年美国将德莱尼条款（The Delaney Clause）作为《美国联邦食品药品化妆品法》的修正案,规定"任何添加剂如果人或动物食用后诱发癌症,或者经食品添加剂安全评价试验后发现致癌就不能被认为其被人食用时是安全的"。任何添加剂,如没有合理的科学确定性,不能批准为食品添加剂。20 世纪 80 年代,为了预防控制食源性疾病,美国在未进行风险评估的前提下,作出规定:对即食食品（ready-to-eat foods）实行 E. coli O157:H7"零耐受"（"zero-tolerances"）管理。1989 年,美国禁止所有活牛、牛乳、牛肉及牛骨头膳食从英国出口到美国。美国的这项决定被欧洲视为"一个异乎寻常的预防措施的事例（fantastic example of precautionary measure）。

2011 年 4 月,美国通过的《美国食品药品监督管理局食品安全现代化法（FDA Food Safety Modernization Act）》,赋予美国食品药品监督管理局（FDA）采取预防原则的权力。比如,该法规定,FDA 如认为某食品是在不卫生或不安全条件下生产的,有权采取行政措施,扣留该食品。此前,FDA 只能在有可信证据（credible evidence）证明食品受到污染时,才能采取扣留措施。

（三）欧盟食品安全管理中的预防原则

预防原则是欧盟监管环境、健康及食品安全的基本原则。2000 年,欧盟发表了《食品安全白皮书》,其中规定应在风险管理决策中采用预防原则。2002 年,欧洲议会通过了《普通食品法》（General Food Law）,明确规定了预防原则。该法第 7 条规定:基于评估信息,如已鉴定出具有危害的可能性但又存在科学不确定性时,可以采取临时风险管理措施以确保欧盟所确定的高标准的健康保护水平（the high level of health protection）,直至获得进一步科学资讯以完成更全面的风险评估。依据前款采取的措施应适用比例原则,宜考虑技术、经济及其他相关的可行性要素,但不可超越欧盟所确定的高标准的健康保护水平而限制贸易。基于对生命健康造成风险的性质、科学资讯的类别,应在合理时间内审查采取的措施,以理清科学不确定性,完成更全面的风险评估。

目前,欧盟食品安全管理中的预防原则主要体现在两个方面:

1. 入市前的授权要求（pre-market authorization requirements）　入市销售前,食品企业有责任提供科学的档案资料证明其生产的食品及食品物质是安全的;

2. 保障措施（safeguard Measures）　欧盟成员国为了确保"欧盟所确定的高标准的健康保护水平",有权采取临时性预防控制措施。

2011 年 5 月,德国发生严重肠出血性大肠杆菌污染食源性疾病。2011 年 5 月 22 日,德国知会世界卫生组织（WHO）,通报了发生严重肠出血性大肠杆菌污染食源性疾病的情况,27 日发出预警,声称与西班牙鲜黄瓜存在联系,建议采取预防措施（precautionary measures）。

然而,事后证实,德国暴发的肠出血性大肠杆菌感染性疾病与西班牙鲜黄瓜没有关系,随之引发西班牙政府和瓜农的"愤怒",强烈要求赔偿。对此,德国总理默克尔辩解称该国监管部门具有"义不容辞的责任随时通告公众"(duty-bound to inform the public at all times),但承诺予以赔付。2011 年 6 月 7 日,欧盟召开会议,议定给予受损失的农民 1.5 亿欧元的赔付(150 million euro)。德国肠出血性大肠杆菌污染食源性疾病,波及 16 个国家,引起溶血尿毒综合征(Haemolytic uraemic syndrome,HUS)908 例,死亡 34 人;引起出血性大肠杆菌感染(entero-haemorrhagic E. coli,EHEC infection)3167 人,死亡 16 人。欧盟和德国在处置这起重大食源性疾病事故中所采取的措施及做法,值得借鉴。预防原则是一个重要的风险管理手段或措施。

（杨明亮）

第四十二章

食品安全标准

第一节　食品安全标准概述

食品安全标准是食品安全法律法规体系的重要组成部分,是保障消费者健康免受食品污染损害、确保食品安全生产经营的技术要求,也是依法开展食品安全监督管理的依据。中国食品安全标准体系的构建经历了从无到有、从分散到系统、从混乱到有序的不断进步和完善的过程。食品安全标准的发展阶段,代表了食品安全监测、评估等科学基础的发展水平,反映了食品安全监管的重点领域,也是食品安全风险交流工作热点的体现,可以看作是中国食品安全治理水平的典型代表。

食品具有农产品和工业产品的双重属性,在标准管理上也有其特殊性。食品安全标准,在我国最早被称为食品卫生标准,在世界其他国家大都作为政府部门的技术法规进行管理。如美国,将食品中与健康相关的要求列入联邦法规,要求强制执行,而其他与健康无关的要求则由市场需要进行调节。按照《标准化法》的要求,"工业产品的品种、规格、质量、等级或者安全、卫生要求"应当制定标准。食品作为一种工业产品,需要在品种、规格、质量等方面做出规定,以使产品符合应有的品质要求。同时,食品作为人直接食用和消费的工业产品,又需要在安全和卫生方面加以规定。《标准化法》第七条规定"保障人体健康,人身、财产安全的标准和法律、行政法规规定强制执行的标准是强制性标准,其他标准是推荐性标准"。《产品质量法》规定,"鼓励企业产品质量达到并且超过行业标准、国家标准和国际标准"。该法第十三条要求,"可能危及人体健康和人身、财产安全的工业产品,必须符合保障人体健康和人身、财产安全的国家标准、行业标准"。

《食品安全法》进一步确认了对食品安全标准加以强制的思路,即食品作为与人体健康有密切关系的产品应当制定食品安全标准,且明确"食品安全标准是强制执行的标准。除食品安全标准外,不得制定其他食品强制性标准。"按照《食品安全法》的要求,涉及致病性微生物、农兽药残留、污染物质、食品添加剂食品标签、食品生产经营过程的卫生要求等与健康相关的内容,都应该制定食品安全标准。食品安全国家标准属于强制性技术法规,是保护公众身体健康、保障食品安全的重要措施,是实现食品安全科学管理、强化各环节监管的重要基础,也是规范食品生产经营、促进食品行业健康发展的技术保障。

一、国际食品安全标准概况

（一）国际食品法典标准

在食品安全领域中,国际食品法典委员会(Codex Alimentarius Commission,CAC)的标准被世界贸易组织《实施卫生与植物卫生协定》(Agreement on the Application of Sanitary and Phytosanitary Measures,简称 SPS 协定)认可为解决国际食品贸易争端的依据之一,而成为公认的食品安全国际标准。国际食品法典标准主要是协调国际的食品贸易、保障消费者的健康。出于协调贸易的目的,很多国家,特别是发达国家,都不遗余力的影响国际法典标准的制定,试图将国际食品法典标准作为促进开展国际食品贸易的手段。联合国粮农组织(FAO)和世界卫生组织(WHO)为每一项法典标准提供权威的科学技术支持,使食品法典能够保障消费者健康。食品法典标准可以成为发展中国家或者没有能力建立本国法规标准体系的不发达国家的重要参考。

(二) 美国

美国对食品安全的各项技术要求均以联邦法规(regulation)的形式体现。在美国也有"标准(standard)"的说法,但标准仅是行业协会推荐执行的与健康和食品安全无关的措施。与我国的"行政机关+事业单位"的行政体制不同,美国上述各机构的法规制定均由中央政府部门完成,各机构内均有健全的食品安全风险评估和研究部门,负责提供制定法规所需的科学依据和调研数据。以美国食品药品监督管理局(Food and Drug Administration,FDA)的食品安全与应用营养中心(Center for Food Safety and Applied Nutrition,CFSAN)为例,其员工约 800 多人,食品安全各个领域均设有专门的部门开展相关的研究工作,并设置专门的法律事务部门负责法规的撰写。

(三) 欧盟

欧盟的食品安全要求体现形式与美国类似,各项强制性食品安全内容以指令(Directive)或法规(Regulation)形式颁布。欧盟专门成立了欧盟食品安全局(European Food Safety Authority,EFSA)负责食品安全风险评估工作。EFSA 独立地就食品中各类危害因素和健康风险进行评估,并提出控制措施的建议;欧盟委员会根据 EFSA 的建议,将科学评估的结果转化为指令或法规等管理措施。目前,欧盟关于食品安全的各项法规、指令涵盖了食品安全的各个领域。

美国、欧盟的一项食品安全管理措施或技术要求的出台,除了贸易壁垒的目的外,都需要以严谨的风险评估数据为基础,并经过漫长的征求意见、公众参与过程。一项技术法规的出台一般约需 3～5 年时间。

(四) 我国标准与国际标准的比较

我国目前在以往食品卫生标准体系上建立的食品安全标准体系框架与国际食品法典委员会标准的覆盖范围基本相同。截至 2015 年 4 月,国际食品法典委员会共制定了 341 项各类法典文本。与其相比,我国食品领域相关标准上千项,已颁布的食品安全国家标准共683 项。

根据世界贸易组织《SPS 协定》,世贸组织成员不得在缺乏风险评估依据的情况下制定严于国际标准的食品安全标准。我国为了加入世贸组织和遵守世贸准则在这一方面做出了很大努力,曾一度以国际食品法典标准作为我国标准的重要参考。但是,我们看到包括欧盟、日本、美国在内的许多发达国家仍然只将国际食品法典标准作为推动国际食品贸易的工具,在制定本国标准时并不以国际标准作为参考。

随着我国参与国际标准制定工作的愈加深入,受加入世贸组织的影响,我国一些重要的通用标准也越来越与国际食品法典标准接轨。标准管理的内容、指标的设置与发达国家相比也基本相当,有些内容和指标甚至严于其他国家。目前世界各国制定食品安全法规标准均基于风险评估的原则,即采用国际公认的科学数据,结合本国实际污染情况和相关食品消费情况建立适合本国国情的限量指标和管理措施。对于普遍存在的污染物质,例如铅、砷等重金属,沙门菌等食源性致病菌,各国均基于风险评估的原则制定食品中的限量。除上述比较常见的污染指标外,我国还针对本国特有的污染情况制定了铬、铝、氟、苯并[a]芘、N-亚硝胺、多氯联苯、稀土等污染物限量,上述指标是其他国家不常见的。

二、我国食品安全标准的发展及现状

(一) 中国食品标准化历史

20 世纪 50 年代,当时的卫生部发布了第一个酱油中砷的限量,标志着我国食品标准开始起步。60 年代初刚刚萌芽的"标准化"管理理念推动国务院制定了"一九六三年至一九七二年标准化发展规划",食品工业标准化也就此拉开序幕。

20 世纪 70 年代初,当时的卫生部组织先后完成了全国多地食品中铅、砷、镉、汞、黄曲霉毒素 B_1 等污染物的流行病学和污染状况调查等基础研究工作。在此基础上,1977 年原卫生部下属的中国医学科学院卫生研究所负责并组织全国专家制定了 54 项食品卫生标准,诞生了中国第一批有食品安全意义的标准。

1978 年我国成立国家标准局。1979 年 7 月,国务院颁布了《中华人民共和国标准化管理条例》,成为中国工业标准化全面发展的开端。1980 年,国家标准局成立了食品行业第一个标准化技术委员会—食品添加剂标准化技术委员会(代号 TC11);1985 年,全国食品工业标准化技术委员(代号 TC64)会成立。

1988 年,中国颁布《标准化法》,其中规定,"工业产品的品种、规格、质量、等级或者安全、卫生要求"应当制定标准。食品作为一种工业产品,需要在品种、规格、质量等方面做出规定,以使产品符合应有的品质要求。同时,"保障人体健康,人身、财产安全的标准和法律、行政法规规定强制执行的标准是强制性标准,其他标准是推荐性标准"。按照《标准化法》及其实施条例的要求,食品标准化工作也逐渐全面展开,除强制性的食品卫生标准之外,我国在食品领域制定和发布了一系列与食品质量相关的标准。

20 世纪末,随着认证认可工作的不断推进,我国绿色食品、有机食品、地理标志产品的认证工作如火如荼。与此相适应,也诞生了一大批绿色食品、有机食品、无公害食品、地理标志产品的标准,这些标准也成为了中国食品标准体系的重要组成部分。

根据国家标准化管理委员会网站的信息,中国目前与食品相关的全国性标准化技术委员会仍有 31 个,涉及食品工业、食品添加剂、食品包装、食品标签、休闲食品、方便食品、焙烤食品、糖果巧克力、银耳等大大小小不同的领域。此外,还存在着轻工、商业、内贸、进出口、农业、林业等形形色色与食品相关的行业标准管理和制定机构。这一方面大大推动了食品工业标准化工作的发展,客观上也造成了标准过多过滥、标准之间交叉矛盾的严重问题。

(二) 食品卫生标准

中国食品卫生标准也作为食品标准的一部分,但一直以来由国务院卫生行政部门独立管理。1979 年 8 月,国务院颁布了《中华人民共和国食品卫生管理条例》,明确提出了食品卫生标准的概念,并规定"一切销售的食品必须做到无毒、无致病病菌病毒、无寄生虫、无腐败霉变、洁净无杂质,于人民健康有益无害。卫生部门和有关主管部门,应当根据这一原则,共同研究,逐步制订出各类食品、食品原料、食品添加剂和食品包装材料的卫生标准以及检验方法(以下简称食品卫生标准)。"

1982 年《中华人民共和国食品卫生法（试行）》发布，进一步明确了食品卫生标准的法律地位。该法规定，"食品，食品添加剂，食品容器、包装材料，食品用工具、设备，用于清洗食品和食品用工具、设备的洗涤剂以及食品中污染物质、放射性物质容许量的国家卫生标准、卫生管理办法和检验规程，由国务院卫生行政部门制定或者批准颁发。"原卫生部成立了包括食品卫生标准技术分委会，并系统组织开展食品污染物、生物毒素、食品添加剂、营养强化剂、食品容器及包装材料、辐照食品、食物中毒诊断以及理化和微生物检验方法等在内的食品卫生标准研制工作。

1984 年，中国正式成为国际食品法典委员会（CAC）成员国，由原卫生部和农业部组成中国食品法典协调小组，原卫生部任组长，中国开始正式参与国际食品法典标准工作。

《中华人民共和国食品卫生法》颁布之后，在原卫生部的组织领导下，我国食品卫生标准工作者依法有计划、有步骤的制定了一系列标准，如 1984—1985 年颁布了 28 个微生物（GB 4789-1984）检验方法，75 个理化（GB 5009-1985）检验方法；1994 年颁布了毒理学安全评价程序和方法（GB 14193-1994）等。

在此期间，食品卫生标准还进行了 3 次比较大规模的清理整顿，使食品卫生标准不断适应时代的发展。在 1990—1991 年间，通过召开全国制标协作组组长会议，组织落实了冷饮、橡胶制品包装材料、食用植物油、酒类、调味品、奶制品及食品添加剂等清理整顿工作，复审、分级合并或废止了一些不适应社会发展、标龄过长的标准。我国加入世界贸易组织后，为了适应入世需要，卫生部组织专家在 2001 年和 2004 年将我国标准与国际食品法典委员会标准进行了详细的比较分析，对与国际标准不一致的内容进行了重新评估，结合我国居民的膳食模式修改调整了部分技术指标。这两次标准清理工作不但提高了我国食品卫生标准水平，还尽可能使得我国标准与国际相关标准协调一致。

截止到《中华人民共和国食品安全法》2009 年颁布之前，食品卫生标准体系主要由基础标准、产品标准、生产企业卫生规范和检验方法标准（含诊断技术标准）组成，基本覆盖了食品（包括食用农产品）从原料到产品中涉及健康危害的各种卫生安全指标。

当时共有食品卫生标准 454 项，包括食品污染物、食品添加剂、真菌毒素、农药残留、食品包装材料用添加剂使用卫生标准等基础标准 8 项，涉及动物性食品、植物性食品、辐照食品、食（饮）具消毒产品、包装材料等各类食品及食品相关产品的单项产品标准 128 项，检验方法标准 275 项，包括理化检验方法 219 项、微生物检验方法 35 项、毒理学安全评价程序和方法 21 项，生产企业卫生规范类标准 22 项，包括食品生产企业通用卫生规范和各类食品企业的卫生规范或良好生产规范，食物中毒诊断标准 19 项，形成了与食品卫生法相配套的食品卫生标准体系。

（三）食品安全标准

2009 年颁布的《中华人民共和国食品安全法》首次使用了"食品安全标准"这一概念，并指明食品安全标准包括国家标准和地方标准两个层级。食品安全标准是对食品中各种影响消费者健康的危害因素进行控制的技术法规，在中国是唯一强制执行的食品标准。

根据食品安全法的规定，食品安全国家标准的内容包括八个部分：

1. 食品、食品添加剂、食品相关产品中的致病性微生物，农药残留、兽药残留、生物毒素、重金属等污染物质以及其他危害人体健康物质的限量规定；

2. 食品添加剂的品种、使用范围、用量；

3. 专供婴幼儿和其他特定人群的主辅食品的营养成分要求；

4. 对与卫生、营养等食品安全要求有关的标签、标志、说明书的要求；

5. 食品生产经营过程的卫生要求；

6. 与食品安全有关的质量要求；

7. 与食品安全有关的食品检验方法与规程；

8. 其他需要制定为食品安全标准的内容。

2009 年《食品安全法》公布施行后，食品安全标准工作力度逐步加大，取得了一定进展，主要有：

1. 完善食品安全标准管理制度　公布实施食品安全国家标准、地方标准管理办法和企业标准备案办法，明确标准制定、修订程序和管理制度。组建了 350 名专家组成的食品安全国家标准审评委员会，建立健全食品安全国家标准审评制度。食品安全国家标准审评委员会秘书处目前设在国家食品安全风险评估中心。

2. 加快食品标准清理整合　重点对粮食、植物油、肉制品、乳与乳制品、酒类、调味品、饮料等食品标准进行清理整合，废止和调整了一批标准和指标，初步稳妥处理现行食品标准间交叉、重复、矛盾的问题。

3. 制定公布新的食品安全国家标准　截止到 2016 年 9 月，国家卫生计生委颁布实施了683 项食品安全国家标准，涵盖了食品中污染物、真菌毒素、致病菌、农药残留、兽药残留、食品添加剂、营养强化剂、食品包装材料等主要食品安全污染因素或添加物质，食品安全标准体系框架已经初步完善，并与国际食品法典委员会标准框架基本一致。

4. 推进食品安全国家标准顺利实施　积极开展食品安全国家标准宣传培训，组织开展标准跟踪评价，指导食品行业严格执行新的标准。

5. 深入参与国际食品法典事务　承担国际食品添加剂和农药残留法典委员会主持国，担任国际食品法典委员会亚洲区域执行委员，主办国际食品添加剂法典会议、农药残留法典会议，充分借鉴国际食品标准制定和管理的经验。

（四）食品标准清理整合

按照《食品安全法》的要求，国家卫生计生委（原卫生部）组织对我国现行有效的近 5000项食用农产品质量安全标准、食品卫生标准、食品质量标准以及行业标准强制执行内容进行清理，梳理重复、交叉和矛盾的内容，并在此基础上整合形成一套唯一强制的食品安全国家标准体系。

根据国务院的部署，自 2008 年开始，原卫生部即按重点、分阶段有序开展食品标准清理工作。2008 年至 2010 年，按照国务院《乳品质量安全监督管理条例》和《奶业整顿和振兴规划纲要》要求，优先对 160 余项乳品相关标准进行了清理。对我国所有乳与乳制品相关的产品标准、检验方法标准和生产卫生规范进行整合，形成了 69 项乳品质量安全标准。除乳品质量安全标准之外，相关部门和行业不再制定与乳品相关的国家标准。

2010 年至 2013 年，对食品标准中涉及食品污染物、食品添加剂、营养强化剂、致病菌和食品标签要求的内容作了系统的梳理，完成主要食品安全通用标准的修订工作。陆续颁布实施了 GB 2760《食品添加剂使用标准》、GB 2761《食品中真菌毒素限量》、GB 2762《食品中污染物限量》、GB 29921《食品中致病菌限量》、GB 14880《食品营养强化剂使用标准》、GB 7718《预包装食品标签通则》、GB 28050《预包装食品营养标签通则》、GB 14881《食品生产通用卫生规范》等通用标准。2009 年至 2013 年完成 3000 多个食品包装材料清理，修订 GB 9685《食品接触材料及制品用添加剂使用标准》。至此，食品安全国家标准体系框架基本建立,为食品标准全面清理奠定了良好的基础。

2013 年 1 月,食品标准清理工作正式启动。按照《食品标准清理工作方案》的部署,列入清理范围的标准为 4934 项。清理工作对待清理标准分别做出了"继续有效"、"转化为食品安全国家标准"、"修订为食品安全国家标准"、"整合为食品安全国家标准"、"废止"、"不纳入食品安全国家标准体系"的意见。根据食品安全标准应该涵盖的范围,提出了各类食品安全国家标准的目录,共计 1061 项,为启动食品安全国家标准整合明确工作方向。

在完成标准清理工作的基础上,国家卫生计生委 2014 年正式启动食品安全国家标准整合工作。整合工作的目标是到 2015 年底,完成食用农产品质量安全标准、食品卫生标准、食品质量标准以及行业标准中强制执行内容的整合工作,基本解决现行标准交叉、重复、矛盾的问题,形成标准框架、原则与国际食品法典标准基本一致,主要食品安全指标和控制要求符合国际通行做法和我国国情的食品安全国家标准体系。

按照《食品安全国家标准整合工作方案》安排,国家卫生计生委确定了完成 415 项食品安全国家标准的整合工作计划。经过 2014—2015 年两年的努力,顺利完成了预期整合任务。食品标准清理和食品安全国家标准整合工作解决了我国食品标准交叉、矛盾的长期积弊。食品安全国家标准整合工作完成后,我国已经建成了基本完善的食品安全国家标准体系。食品安全国家标准作为唯一强制的食品标准,必将对促进食品行业健康有序发展、保障食品监管工作有效开展、保护消费者健康发挥重要作用。

三、食品安全标准的层级

食品安全标准体系包括食品安全国家标准、食品安全地方标准和食品安全企业标准三个层次。

(一) 食品安全国家标准

《食品安全法》规定,食品安全国家标准由国务院卫生行政部门会同国务院食品药品监督管理部门制定、公布,国务院标准化行政部门提供国家标准编号。食品中农药残留、兽药残留的限量规定及其检验方法与规程由国务院卫生行政部门、国务院农业行政部门会同国务院食品药品监督管理部门制定。屠宰畜、禽的检验规程由国务院农业行政部门会同国务院卫生行政部门制定。

制定食品安全国家标准,应当依据食品安全风险评估结果并充分考虑食用农产品安全风险评估结果,参照相关的国际标准和国际食品安全风险评估结果,并将食品安全国家标准草案向社会公布,广泛听取食品生产经营者、消费者、有关部门等方面的意见。食品安全国家标准应当经国务院卫生行政部门组织的食品安全国家标准审评委员会审查通过。食品安全国家标准审评委员会由医学、农业、食品、营养、生物、环境等方面的专家以及国务院有关部门、食品行业协会、消费者协会的代表组成,对食品安全国家标准草案的科学性和实用性等进行审查。

食品安全国家标准大致可分为四类:通用标准、产品标准、检验方法与规程标准、生产经营规范标准。通用标准包括食品中致病性微生物、农药残留、兽药残留、重金属、污染物、真菌毒素等的限量规定等,食品添加剂、食品相关产品添加剂的使用标准,以及标签标识等的规定,对具有一般性和普遍性的食品安全危害和措施进行了规定,涉及的食品类别多、范围广,标准的通用性较强。比如《食品安全国家标准 食品添加剂使用标准》(GB 2760-2014)中制定了近千种添加剂在十几大类的食品中使用规定,《食品安全国家标准 食品中真菌毒素的限量》(GB 2761-2011)中制定了六种真菌毒素在十大类食品中的限量,《食品安全国家标准 预包装食品标签通则》(GB 7781-2011)和《食品安全国家标准 预包装食品营养标签通则》(GB 28050-2011)等。

产品标准包括食品产品、食品添加剂和食品相关产品的标准,比如《食品安全国家标准 蜂蜜》(GB 14963-2011)等食品产品标准、各种食品添加剂质量规格标准以及各类食品包装材料、洗涤剂和消毒剂标准。若这些标准涉及了基础标准已经规定的内容,就引用基础标准。由于一些产品有其特殊性,可能存在其他的风险,就在相应产品标准中制定相应的指标、限量(或措施)和其他必要的技术要求等。

生产经营规范标准对食品生产和经营过程中为了达到食品安全这个最终目的,而在各个步骤所采取的措施和控制手段需要达到的目标进行要求,主要包括企业的设计与设施的卫生要求、机构与人员要求、卫生管理要求、生产过程管理以及产品的追溯和召回要求等。

检验方法标准规定了物理化学检验、微生物学检验和毒理学检验规程的内容,针对不同的目标,规定所使用的方法及其基本原理、仪器和设备以及相应的规格要求、操作步骤、结果判定和报告内容等内容。

(二) 食品安全地方标准

《食品安全法》规定,对地方特色食品,没有食品安全国家标准的,省、自治区、直辖市人民政府卫生行政部门可以制定并公布食品安全地方标准,报国务院卫生行政部门备案。食品安全国家标准制定后,该地方标准即行废止。省级卫生计生行政部门对没有食品安全国家标准的地方特色食品制定食品安全地方标准。食品安全地方标准包括地方特色食品的产品标准、生产经营过程的卫生要求、与地方标准配套的检验方法与规程等,不包括食品安全国家标准已经涵盖的食品类别和保健食品、特殊医学用途配方食品、婴幼儿配方食品、食品添加剂、食品相关产品等。

(三) 食品安全企业标准

《食品安全法》规定,国家鼓励食品生产企业制定严于食品安全国家标准或者地方标准的企业标准,在本企业适用,并报省、自治区、直辖市人民政府卫生行政部门备案。食品生产企业对报备的企业标准负责,是企业标准的第一责任人。食品生产企业制定的标准严于食品安全国家标准、地方标准的,应当报省级卫生计生行政部门备案。严于食品安全国家标准、地方标准是指,企业标准中的食品安全指标严于国家标准或者地方标准的相应规定。企业标准备案是指卫生计生部门将企业标准中食品安全相关内容材料进行登记、存档、公开、备查的过程。企业标准备案前,食品生产企业应当将企业标准中食品安全相关内容及编制说明在省级卫生计生行政部门指定网站上公示。

第二节　食品安全标准的制定和修订

一、标准制定和修订的程序

食品安全国家标准的制修订程序可以分为征集立项建议、确定项目计划、起草、征求意见、审查、批准发布、跟踪评价、修订等八个步骤。一项标准从立项到发布一般需要 1~3 年的时间。

1. 征集标准规划、计划的建议　卫生行政部门会同国务院各相关部门制定食品安全国家标准规划及其实施计划。卫生行政部门每年向各部门和社会公开征集国家标准立项建议,秘书处收集整理后提出年度立项计划建议。

2. 确定标准制修订计划 食品安全国家标准审评委员会根据食品安全标准工作需求,对食品安全国家标准立项建议进行研究,向卫生行政部门提出制定食品安全国家标准制(修)订计划的咨询意见。根据食品安全国家标准审评委员会的咨询意见和社会各方面的意见和建议,形成食品安全国家标准规划或年度制(修)订计划。

3. 起草标准 卫生行政部门择优选择具备相应技术能力的单位承担食品安全国家标准起草工作。标准起草单位在起草过程中深入调查研究,以食品安全风险评估结果和食用农产品质量安全风险评估结果为主要依据,充分考虑我国社会经济发展水平和客观实际的需要,参照相关的国际标准和国际食品安全风险评估结果。

4. 公开征求意见 标准起草完成后,标准起草单位书面征求标准使用单位、科研院校、行业和企业、消费者、专家、监管部门等各方面意见。标准草案经秘书处初步审核后,在卫生行政部门网站上公开征求意见,公开征求意见的期限一般为两个月。秘书处将收集到的反馈意见送交起草单位,以对标准送审稿进行完善。

5. 审查标准 食品安全国家标准审评委员会分委员会对标准科学性、实用性审查。参会委员四分之三以上同意的,标准通过审查。未通过审查的标准,专业分委员会向标准起草单位出具书面文件,说明未予通过的理由并提出修改意见。标准起草单位修改后,再次送审。专业分委员会审查通过的标准,由专业分委员会主任委员签署审查意见后,提交审评委员会主任会议审议。

6. 批准和发布标准 经过主任会议审议通过的标准,卫生行政部门以公告的形式发布。标准自发布之日起20个工作日内在卫生行政部门网站上公布,供公众免费查阅。

7. 跟踪评价标准 卫生行政部门组织审评委员会、省级卫生行政部门和相关单位对标准的实施情况进行跟踪评价。任何公民、法人和其他组织均可以对标准实施过程中存在的问题提出意见和建议。

8. 修订和复审标准 食品安全国家标准公布后,个别内容需作调整时,以卫生行政部门公告的形式发布食品安全国家标准修改单。食品安全国家标准实施后,审评委员会适时进行复审,提出继续有效、修订或者废止的建议。对需要修订的食品安全国家标准,及时纳入食品安全国家标准修订立项计划。

二、标准制定和修订的技术要求

食品安全标准的制定和修订工作应当建立在风险评估的基础上,利用食品安全风险监测数据和膳食暴露量资料,科学设置标准指标。此外,食品安全标准还应符合我国国情和食品产业发展实际,注重标准的操作性。充分考虑各级食品安全监管部门的监管需要和执行能力,有利于解决监管工作中发现的重大食品安全问题。在标准制定过程中,应积极借鉴相关国际标准和管理经验,充分考虑国际食品法典委员会相关工作的进展。

(一) 污染物和真菌限量标准制定的技术要求

污染物和真菌毒素的风险评估应依据国际通用的风险评估原则和方法进行,结合我国食品消费结构、污染物和真菌毒素的实际情况进行膳食暴露评估。仅对可能构成较大公众健康风险的危害物质制定限量标准,限量标准涉及的食品应是对消费者膳食暴露量产生较大影响的食品。污染物和真菌毒素的膳食暴露量应根据食品中该类物质的含量及食品的消费量估算。对某种污染物和(或)真菌毒素的膳食暴露总量有较大影响的食品需要根据特定食品构成的耐受摄入量的百分比以及膳食暴露量超过该百分比的地理区域的数量确定。对于无耐受摄入量的某种致癌物质,应使用可获得的居民膳食摄入量数据与潜在致癌性数据来估计其潜在的健康风险。

食品中污染物和真菌毒素的含量应来自有代表性的数据(如中国总膳食调查数据、国家食品污染物监测网数据或其他有代表性的数据等),这些数据与有代表性的人群膳食信息(如国家营养调查或其他有代表性的信息)相结合,得出居民对某种污染物和或真菌毒素的膳食暴露量。必要时可以利用对膳食暴露量有较大影响的食品中污染物和(或)真菌毒素含量的数据得出各种食品的该物质的浓度分布曲线,并结合分布曲线提出限量值。一般利用混合样本的数据或综合分析数据绘制分布曲线。在得不到此类数据时,可使用综合数据,如平均值和几何标准偏差等。分布曲线应尽可能全面概述食品的污染范围(即最大值和离群值)以及污染物和真菌毒素含量达到此水平的食品比例。

(二) 微生物限量标准制定的技术要求

微生物的风险评估应依据国际通用的风险评估原则和方法进行,结合我国食品消费结构和微生物的实际情况进行风险评估。当风险评估发现某种食品中特定微生物对人体健康可能构成威胁时,将针对该食品进行限量规定。仅对公认的、与特定食品或工艺有关的致病菌、指示菌或腐败菌设定限量标准。若某种微生物在特定食品中的风险不明确,则暂不制定限量标准。

微生物限量标准应具有通用性和适用性。制(修)订微生物限量标准应考虑以下因素:

1. 食品基质特点及微生物状况;
2. 加工对于食品微生物状况的影响;
3. 食品贮存和销售过程中微生物污染繁殖的可能性和后果;
4. 食品预期加工方式和食用条件;
5. 微生物在食品中不均匀分布的可能性;
6. 分析方法固有的变异性;
7. 与标准应用相关的成本-效益比。

当微生物导致食源性疾病风险的可能性与食品中菌量水平(浓度)有直接相关时,应设定限量值。微生物限量标准需要配套的采样方案和检验方法,并应明确检验单位和数量。微生物限量标准采样方案的确定应考虑微生物对公众健康的风险;易感人群(儿童、老人、免疫缺陷者等);微生物分布的不均匀性和采样的随机性;可接受的质量水平(即允许的不符合或缺陷样品单位百分比)等因素。

(三) 食品添加剂使用标准制定的技术要求

食品添加剂的风险评估应依据国际通用的风险评估原则和方法进行,结合我国食品消费结构和食品添加剂使用的实际情况进行食品添加剂膳食暴露量的评估。食品添加剂的使用标准制(修)订应考虑食品添加剂的工艺必要性。食品添加剂的工艺必要性主要体现在:保持或提高食品本身的营养价值;作为某些特殊膳食用食品的必要配料或成分;提高食品的质量和稳定性,改进其感官特性;便于食品的生产、加工、包装、运输或者贮藏。

除食品添加剂的安全性和工艺必要性要求外,还应满足下列要求:不应掩盖食品腐败变质;不应掩盖食品本身或加工过程中的质量缺陷或以掺杂、掺假、伪造为目的而使用食品添加剂;不应降低食品本身的营养价值。

食品添加剂使用标准制(修)订应结合食品添加剂的安全性评价和工艺必要性评价的结果确定食品添加剂的使用范围、最大使用量和(或)残留量,遵守以下原则:

1. 安全性评价结果为数值型 ADI 的添加剂,应制定具体的使用范围和数值型最大使用量和(或)残留量。

2. 安全性评价结果为 ADI 不需要限定的食品添加剂,可以在各类食品中按照生产需要适量使用,也可以限定具体的使用范围和最大使用量和(或)残留量。

3. 对于未能制定 ADI 的食品添加剂,结合安全性评价资料和国内外使用情况确定使用范围、最大使用量和(或)残留量。

4. 对于加入食品后比较稳定的食品添加剂制定最大使用量,对于加入食品后发生转化或在食品生产加工过程中有去除工艺的,在规定最大使用量的同时针对其残留物、转化物或者衍生物制定残留量或者仅规定残留量。

5. 制定数值型最大使用量和/或残留量的食品添加剂使用规定,应明确最大使用量和(或)残留量以何种物质计。

纳入标准的食品添加剂,应对其质量规格要求和配套的食品中的分析检验方法提出具体要求与建议。食品添加剂使用标准的制(修)订应反映我国食品添加剂使用的实际情况,并参考国际和其他国家/地区食品添加剂安全性评估的结果、标准和使用规定。

(四) 食品营养强化剂使用标准制定的技术要求

营养素的风险评估应依据国际通用的营养素风险评估原则和方法,结合我国居民实际营养状况,重点包括营养素及相关物质摄入不足和(或)过量对健康产生的危害及其成本效益、健康收益等方面。在进行营养强化风险评估时,还应考虑政府主导、为解决公共卫生问题等而开展的强制性强化以及生产企业自愿进行的商业强化等方面情况。必要时,应针对根据生理学特征定义的特定年龄或特定健康状况的人群进行风险评估。

营养素风险评估主要关注的成分包括食品固有的和(或)有意添加到食品的成分。如可能降低不良健康影响和可能增加不良健康影响的营养素;过量摄入可能增加不良健康影响,但低摄入时也可能降低其他不良健康影响风险的相关物质。

食品营养强化剂使用标准的制(修)订应符合以下原则:营养强化剂用于弥补食品在正常加工、储存时造成的营养素损失;在一定的地域范围内,有相当规模的人群出现某些营养素摄入水平低或缺乏,通过强化可以改善其摄入水平低或缺乏导致的健康影响。某些人群由于饮食习惯和(或)其他原因可能出现某些营养素摄入量水平低或缺乏,通过强化可以改善其摄入水平低或缺乏导致的健康影响。补充和调整特殊膳食用食品中营养素和(或)其他营养成分的含量。食品营养强化剂品种应参考国际和其他国家/地区标准情况,结合我国实际,尽量筛选生物利用度高的强化剂品种。

食品营养强化剂使用标准的制(修)订还应考虑以下因素:营养强化剂的使用不应导致该营养素摄入过量或不足,添加时要综合考虑该营养素的其他食物来源;营养强化剂的使用不应影响其他营养素的代谢;在包装、贮存、流通和加工条件下,添加到食品中的营养强化剂应稳定;营养强化剂的使用不应影响食品的色泽、滋味、风味、状态等特性,不应明显缩短食品货架期;不应通过营养强化剂的添加误导或欺骗消费者。应尽可能选择大众消费的食物进行强化。

（五）食品中农药最大残留限量制定指南

食品（包括食用农产品）中农药最大残留限量制定是指根据农药使用的良好农业规范（GAP）和规范农药残留试验，推荐农药最大残留水平，参考农药残留风险评估结果，推荐最大残留限量（MRL）。

确定规范残留试验中值（STMR）和最高残留值（HR）。按照《农药登记资料规定》和《农药残留试验准则》（NY/T 788）要求，在农药使用的良好农业规范（GAP）条件下进行规范残留试验，根据残留试验结果，确定规范残留试验中值（STMR）和最高残留值（HR）。根据毒物代谢动力学和毒理学评价结果，制定每日允许摄入量。对于有急性毒性作用的农药，制定急性参考剂量。

根据规范残留试验数据，确定最大残留水平，依据我国膳食消费数据，计算国家估算每日摄入量，或短期膳食摄入量，进行膳食摄入风险评估，推荐食品安全国家标准农药最大残留限量（MRL）。

推荐的最大残留限量，低于10mg/kg的保留一位有效数字，高于10mg/kg，低于99mg/kg的保留两位有效数字，高于100mg/kg的用10的倍数表示。

依据《用于农药残留限量标准制定的作物分类》，可制定适用于同组作物上的最大残留限量。

发生以下情况时，应对制定的农药最大残留限量进行再评估：批准农药的良好农业规范（GAP）变化较大时；毒理学研究证明有新的潜在风险时；残留试验数据监测数据显示有新的摄入风险时。再评估应遵从农药最大残留限量标准制定程序进行。

为保证农药最大残留限量的时效性和有效性，实行农药最大残留限量周期评估制度，评估周期为15年，临时限量和再残留限量的评估周期为5年。

当下述情形发生时，可以制定临时限量标准：每日允许摄入量是临时值时；没有完善或可靠的膳食数据时；没有符合要求的残留检验方法标准时；农药或农药/作物组合在我国没有登记，当存在国际贸易和进口检验需求时；在紧急情况下，农药被批准在未登记作物上使用时，制定紧急限量标准，并对其适用范围和时间进行限定；其他资料不完全满足评估程序要求时。临时限量标准的制定应参照农药最大残留限量标准制定程序进行。当获得新的数据时，应及时进行修订。

对已经禁止使用且不易降解的农药，因在环境中长期稳定存在而引起在作物上的残留，需要制定再残留限量（EMRL）。再残留限量是通过实施国家监测计划获得的残留数据进行风险评估制修订的。

当存在下述情形时，豁免制定残留限量：农药毒性很低，按照标签规定使用后，食品中农药残留不会对健康产生不可接受风险时；当农药的使用仅带来微小的膳食摄入风险时。豁免制定残留限量的农药需要根据具体农药的毒性和使用方法逐个进行风险评估确定。

在没有规范残留试验数据的条件下，可以使用监测数据，但需要提供详细的种植和生产情况以及足够的监测数据，制定程序参照农药最大残留限量标准制定。

（六）兽药残留限量标准制定的技术要求

兽药残留限量标准中对残留标示物和靶组织进行了规定：在兽药残留风险评估中所检测的残留标示物是指在动物靶组织中残留时间最长的兽药的原型和（或）代谢产物；靶组织是指用药后在动物体内含有最高浓度的残留标示物且持续时间最长的可食用组织。

兽药残留限量标准的制订过程中，必须要了解兽药有哪些危害，包括药物的具体信息，理化特性,对药物进行的药理学研究(药效学/药动学)、毒理学研究和其他相关研究(对人肠道菌的作用、对食品加工业用微生物的作用等)。通过试验得出药物在动物体内的安全性,定出每日允许摄入量(ADI)。ADI 的确定依据三个方面的试验数据来定,即毒理学、药理学和微生物学。目前,一般都采取毒理学数据来制订,它适用于所有食用动物使用的任何药物。毒理学研究包括单剂量毒性研究、多剂量毒性研究、繁殖与发育毒性研究、致突变性研究和致癌性研究。对新兽药进行毒理研究,主要是发现关键的毒副作用,并阐明其剂量-反应关系,发现特定毒副作用的最敏感动物种属,以及将动物试验数据外推到人。一般用口服途径给药,用啮齿类动物进行试验。从不同的毒性试验获得无作用剂量(NOEL),选择数值最小的作为最终 NOEL,制订 ADI。微生物学 ADI 的制订仅适用于食用动物使用的抗菌药物,对于抗菌药物,尤其是人兽共用抗菌药物,由于其在公共卫生(耐药性)方面和食品工业(微生物发酵、酸乳)方面的影响,国际食品法典委员会(CAC)、欧盟、美国等发达国家都要求对兽药进行微生物学试验。药理学 ADI 的制订目前只见莱克多巴胺。最终选择毒理学 ADI 还是微生物学 ADI,要根据试验数据的充分性,如果试验数据不足以做出决定,则需要同时制订毒理学 ADI 和微生物学 ADI。如果有充分的试验数据,一般需要将毒理学 ADI 和微生物学 ADI 进行比较,选择一个作为制订最高残留限量(MRL)的依据。

ADI 是制订最高残留限量(MRL)的最直接相关的基础数据。MRL 制订依据的主要试验有 3 类。第一类是靶动物代谢试验-放射标记试验(热试验),第二类是靶动物代谢试验-非放射标记试验(冷试验)。这两类试验是为了确定药物在动物体内(靶组织中)如何代谢。第三类是靶动物残留消除试验,研究主要组织中残留标示物与总残留的比率和主要组织中残留标示物的消除,并计算各组织中残留标示物的中值。

(七) 食品相关产品标准制定的技术要求

食品相关产品的风险评估应依据国际或国外发达国家通用的风险评估原则和方法,结合我国食品、食品相关产品实际消费情况进行。食品相关产品中目标物质迁移量的测定应遵循 GB 31604.1《食品安全国家标准 食品接触材料及制品迁移试验通则》及相应产品安全标准的规定,根据食品相关产品和食品接触的实际情况,采用最苛刻试验条件(食品模拟物、温度和时间)下测得的最高迁移量。

食品相关产品标准制(修)订应根据食品相关产品安全性评价结果设置限量指标。当安全性评估结果中有明确的健康指导值时,应据此制定数值型限量,保证膳食摄入水平不超过人体可接受水平;当安全性评估结果显示不需要设定数值型限量时,应结合实际工艺需要设定使用量为"按生产需要适量使用",也可设定具体的数值型限量;应根据产品预期技术用途和工艺必要性确定使用范围。

在缺乏相关安全性评估数据的情况下,可参考国际、发达国家或组织的安全性评估结果。食品相关产品标准的制(修)订应保证我国食品相关产品安全标准体系框架的协调一致,注重产品标准与基础标准、树脂标准与成型品标准、产品标准与检验方法标准之间的配套和衔接。食品相关产品标准的制(修)订应反映我国食品相关产品的实际使用情况,并适当参考其他国家或地区的食品相关产品规定。

(八) 食品生产经营规范标准制定修订的技术要求

各类食品生产卫生规范应基于 GB 14881《食品生产通用卫生规范》等通用规范的各项技术内容,具体体例可参考 GB 14881,也可按照产品生产流程编写。各类食品生产卫生规范中相关技术内容与 GB 14881 相一致时,可直接引用 GB 14881 的相应条款,或在引用的基础上增补对本类产品生产有特殊要求的技术内容,如 GB 14881 不适用于本标准,可重新规定技术内容,并在编制说明予以说明。各类食品生产卫生规范的适用范围原则上与相应的产品标准保持一致。应体现该类产品的生产工艺,以及与生产工艺相匹配的硬件、管理和人员要求。

基于各类产品的生产工艺特点进行微生物性、化学性和物理性危害分析,并制定有针对性的控制措施要求。参照 GB 14881《食品加工过程的微生物监控程序指南》制定符合产品生产工艺特点的微生物监控程序,并考虑以下因素确定是否设立指示性微生物的限值。应根据指示菌和产品类型、生产工艺的联系,确定是否对其进行监控。指示菌设置可考虑以下因素:与消费者日常生活密切相关的,同时消费量大、消费频率高的肉类制品、粮食制品和儿童消费量大的即食食品;即食食品(生制品或熟制品),无须进行进一步加热处理的食品;食品中含有较高利于细菌生长的物质或食品本身有利于细菌,而且有方式可以控制细菌的生长;工业化程度低,生产加工过程容易交叉污染的食品。

(九)检验方法标准制定修订的技术要求

检验方法的制(修)订应科学可靠,与限量标准相适应,具有实用性、可操作性和可推广性。检验方法应进行验证,验证单位应当符合以下要求:制(修)订的检验方法标准属于国内创新的,进行验证的专业技术机构应当不少于 3 家(不包括标准起草单位);与国际检验方法标准的一致性程度为等同的,由标准起草单位或者其他 1 家专业技术机构进行验证;与国际检验方法标准的一致性程度为修改的,除标准起草单位外,进行验证的专业技术机构不少于 1 家。

实验室内验证一般由标准方法的起草单位完成,需要验证的技术参数包括方法的线性范围、准确度、精密度、检出限、定量限、特异性、稳健性等技术参数。实验室间验证对于定性方法至少需要验证方法的检出限和特异性;对于定量方法,至少需要验证方法的线性范围、定量限、准确度、精密度。验证试验实验室的选择应具有代表性和公信力,符合随机原则,选择的实验室应代表不同的利益相关者。

三、标准的跟踪评价

随着我国食品安全法律法规的进一步健全和食品安全标准体系的不断完善,如何及时掌握标准执行和实施情况,不仅是标准管理工作的一项重要内容,也是各项法律法规的明确要求。《食品安全法实施条例》、《国务院关于加强食品安全工作的决定》、《国家食品安全监管体系"十二五"规划》、《食品安全国家标准"十二五"规划》、《食品安全国家标准跟踪评价规范(试行)》都对跟踪评价工作提出了要求。《食品安全法》中强调省级以上人民政府卫生行政部门应当会同同级食品药品监督管理、质量监督、农业行政等部门,分别对食品安全国家标准和地方标准的执行情况进行跟踪评价,并根据评价结果及时修订食品安全标准,第一次赋予了这项工作法律地位。

跟踪评价是对食品安全标准执行情况进行调查,了解标准实施情况并进行分析和研究,提出标准实施和标准修订相关建议的过程。通过跟踪评价,可以了解标准使用者对标准文本和内容的认知情况;了解监管机构的执行情况和企业的实施情况;验证现行食品安全标准的各项指标和技术要求的科学性、合理性和实用性;掌握标准的实施效果对于降低行政成本、减轻监管负担、改进食品生产工艺、促进食品行业发展,保障公众健康等方面的影响;判定标准实施后是否满足食品利益相关方对于制定、修订标准的需求,是否解决了目前存在的食品安全标准管理方面的问题;为食品安全标准修订和研究提供科学依据;为其他研究工作提供数据。

（一）跟踪评价的内容

1. 标准实施效果 通过了解标准的知晓率、获取途径、运用频次、整体满意度、可操作性评价、培训及接受培训情况;对标准文本内容的理解、执行难度、分歧意见及反馈途径、标准掌握、执行程度等情况;制修订知晓情况、前后变化认知情况;配套标准问答调查或需求、意见等信息;与基础标准、其他国家标准、行业标准等标准的一致性等情况等。

2. 标准文本 调查标准文本表述的准确性、条理清晰度、是否存在理解歧义、是否存在语法逻辑问题等情况。

3. 标准指标 调查标准指标的科学性、合理性和可操作性,指标设定是否兼顾了居民健康需求、行业发展需要、食品企业生产工艺现状以及检验、检测水平和能力等信息。

4. 标准的执行成本

（1）行政成本:标准制定和修订成本是指标准制定和修订过程中立项、调研、起草、论证、审查、发布等过程中的成本;制定与标准配套的实施指南或标准条文释义等参考材料的成本。

（2）标准宣传和贯彻成本:印发标准解读材料成本;组织监管部门、企业、媒体和其他利益相关者开展培训成本;利用传统媒体和网络媒体开展宣传成本等。

（3）企业成本:调查企业添置设备,改进硬件设施的成本;改善管理方式,保证产品质量的成本;改变原有生产工艺,保证产品满足标准要求的成本;因标准实施更改或废弃原辅料、食品相关产品等成本;新标准实施引发的产品停产、处罚等成本;人员培训、技术人才引进和培养的成本。

（4）监管成本:监督抽检、采样及检测成本、检测技术更新成本、检验能力提升成本、抽检人员和监督人员能力建设成本等。

（二）评价方法

1. 问卷调查 着力于政策、法规、标准实施后的客观效果评价,通过调查对象基本信息,食品相关利益方对于食品安全法规、标准的认知、行为与态度的调查,来了解标准的可操作性和实施效果。通常包括纸质问卷调查、电脑语音电话调查、网络调查等。参与调查的对象通常为法规、标准的执行人员、使用标准的企业或检验检测人员、消费者和媒体。

2. 现场调查 现场(实地)调查一般需要调查人员携带调查问卷到生产经营现场开展,根据调查问卷的内容,逐项与现场情况比对后在调查问卷上进行记录。该方法适用于标签类、规范类标准的实施情况的调查。

3. 指标验证

（1）采样检测:需要跟踪评价工作组实际承担的检测工作;应选择具有相应资质的实验室承担检测任务,检测和验证某项标准中某项指标的合格情况,严格质量控制,确保结果的可比性,通过检测值的整体情况为标准某项指标的修订提供依据。

（2）采用风险监测数据:利用国家风险监测计划中涉及的监测项目和食品类别的数据进行分析,开展指标验证工作。

（3）采用监督抽检数据:食品行业产品符合率、监督抽检各类食品的合格率数据,可以作为反映标准使用情况的指标。通过研究和分析各类不合格食品检出率以及不合格指标超出标准限量的原因,评价食品安全标准具体条款和限量的科学性、合理性。

（4）其他数据:如分先评估结果和再评估数据;企业内部数据等。

4. 专家咨询 专家咨询适用于食品安全标准跟踪评价的全过程。在跟踪评价方案制定过程中,专家咨询可以帮助确定跟踪评价的指标体系;在跟踪评价方案实施前,专家咨询可以帮助了解调查方案的可操作性;在跟踪评价工作实施后,专家咨询可以帮助分析该项工作的实施效果。专家咨询工作选择的专家应符合以下基本条件:具有食品安全领域的专业背景和知识;有长期食品安全工作的经验;熟悉被跟踪评价的标准。专家咨询可采用座谈、电话咨询、函件咨询等多种形式。

5. 其他方式

(1) 成本-效益分析:通过评价法规标准带来的经济的、社会的、健康的潜在影响,分析其成本和收益或者成本有效性。

(2) 信息收集:卫生行政部门会商相关部门后联合下发跟踪评价计划,要求各省级做好标准相关意见的收集工作。同时,通过建立通用的食品安全国家标准意见反馈平台,广泛收集标准使用者对现行所有食品安全国家标准的意见和建议,了解标准适用性、科学性和可行性情况。选择几类重点标准,通过座谈会或者调查函的形式收集监管部门、企业、行业协会的意见,会同相关部门对全国部分地方开展现况调研、了解情况、听取意见。

第三节 各类食品安全标准

一、食品中污染物限量

(一) 食品中污染物的管理

食品中污染物是指食品在从生产(包括农作物种植、动物饲养和兽医用药)、加工、包装、贮存、运输、销售直至食用等过程中产生的或由环境污染带入的、非有意加入的有毒有害物质,包括化学性、物理性和生物性的污染物。化学污染物主要包括生物毒素(如真菌毒素和水产品中贝类毒素)、食品环境污染物(如铅、砷、汞、放射性物质、二恶英等)、食品加工中形成的有毒有害物质(如多环芳烃、杂环胺、N—亚硝基化合物和氯丙醇)。化学性污染物(不包括农药残留和兽药残留)的相关标准,主要包括《食品安全国家标准 食品中真菌毒素限量》(GB 2761-2017)和《食品安全国家标准 食品中污染物限量》(GB 2762-2017)。GB 2761规定真菌毒素类污染物限量;GB 2762规定除生物毒素和放射性物质以外的化学污染物限量。我国暂未将放射性核素类污染物纳入污染物标准的框架,有单独的管理标准。

(二) 食品中污染物限量标准的主要内容

《食品安全法》实施以前,我国涉及食品污染物限量指标涵盖铅、镉、总汞和甲基汞、砷和无机砷、锡、镍、铬、亚硝酸盐和硝酸盐、苯并[a]芘、N-亚硝胺、多氯联苯、3-氯-1,2-丙二醇、稀土元素、硒、铝、氟等16种食品污染物。

《食品安全国家标准 食品中污染物限量》(GB 2762-2017)整合了现行产品标准中的污染物指标标准,如锡、镍、3-氯丙二醇等;根据风险评估结果,适当地增加了基础标准现有指标适用的食品范围,例如铅限量指标中根据现行标准情况及风险评估数据,增加了对食用菌的限量要求;考虑横向标准之间的协调一致及标准指标的可实施性,例如,鉴于肉制品亚硝酸盐残留主要是因为添加剂使用带来的,所以在污染物基础标准中取消了肉制品的亚硝酸盐限量标准,以避免重复制定。鉴于蔬菜中硝酸盐、亚硝酸盐受施肥、环境影响很大,不同地区蔬菜中硝酸盐、亚硝酸盐含量差异很大,难以制定具有可操作性的限量值,而且硝酸盐本身毒性低,因此,此次修订未在污染物基础标准中制定蔬菜中硝酸盐和亚硝酸盐限量指标,仅保留腌制蔬菜中亚硝酸盐限量指标。

GB2762-2017 考虑了现行产品标准中设定的污染物指标,增设了部分污染物指标和已有指标的适用食品范围,扩大了 GB 2762 的通用性。GB 2762-2017 主要包括前言、范围、术语和定义、应用原则、指标要求、附录 A 等 6 个部分,包括铅、镉、汞、砷、苯并[a]芘、N-二甲基亚硝胺等 13 种污染物在谷物、蔬菜、水果、肉类、水产品、饮料、酒类、调味品等 20 余大类食品的限量规定,删除了硒、铝、氟等 3 项指标,共设定 160 余个限量指标,基本满足了我国食品污染物控制需求。

(三) 食品中真菌毒素限量标准的主要内容

《食品安全国家标准 食品中真菌毒素限量》(GB 2761-2017)整合了现行 100 余项产品标准中的真菌毒素指标,如赭曲霉毒素 A 和玉米赤霉烯酮的限量指标;并根据现行标准情况及风险评估结果,适当调整了现有指标的适用食品范围,如增加了婴幼儿配方食品及婴幼儿辅助食品中黄曲霉毒素 B1 的限量要求。

GB 2761-2017 主要包括前言、范围、术语和定义、应用原则、指标要求、附录 A 等 6 个部分,包括黄曲霉毒素 B1、黄曲霉毒素 M1、脱氧雪腐镰刀菌烯醇、展青霉素、赭曲霉毒素 A 及玉米赤霉烯酮等 6 种污染物在谷物、坚果、乳品、油脂、饮料、酒类、调味品等 10 大类食品的限量规定。新标准中以大类(如谷物、坚果及籽类),亚类(如坚果),品种(如玉米、花生、稻谷),加工方式(如熟制坚果、糙米、小麦粉)为主线,尽量以大类和亚类为主整合限量,辅以品种和加工方式例外单列。

二、食品中致病菌限量

(一) 食品中致病菌的管理

致病菌是能够引发消费者疾病的细菌,包括沙门菌、单核增生李斯特菌、副溶血性弧菌、金黄色葡萄球菌、大肠埃希菌 O157∶H7 等。据统计,由食源性致病菌引起的食源性疾病的年报告病例数约占我国食源性疾病总体报告人数的 40% ~ 50%。在全世界范围内,由食源性致病菌引起的食源性疾病是一个日益严重的公共卫生问题。我国涉及食品致病菌限量的现行食品标准中的食品种类涵盖肉及肉制品、动物性水产品及其制品、蛋与蛋制品、乳与乳制品、粮食制品、豆类制品、焙烤及油炸类食品、巧克力和可可制品以及糖果、甜味料、蜂蜜及蜂蜜制品、加工果蔬及加工食用菌和藻类、饮料类、冷冻饮品、发酵酒及其配制酒、调味品、脂肪和油及乳化脂肪制品、坚果及籽类制品、特殊膳食用食品、果冻等其他类共 18 大类。致病菌指标涵盖沙门菌、金黄色葡萄球菌、副溶血性弧菌、志贺菌、溶血性链球菌、出血性大肠埃希菌 O157∶H7、致泻大肠埃希菌、大肠埃希菌、绿脓杆菌、单核细胞增生性李斯特菌、霍乱弧菌、大肠杆菌、肠道致病菌、致病性球菌、致病菌等 15 种。

在对我国现行有效的食品卫生标准、食品质量标准、行业标准、农产品质量标准进行充分梳理分析和清理完善的基础上,根据我国食品中致病菌的监测结果,充分考虑致病菌或其代谢产物对健康造成实际或潜在危害的证据,原料中致病菌状况,加工过程对致病菌状况的影响,贮藏、销售和食用过程中致病菌状况的变化,食品的消费人群,以及致病菌指标应用的成本/效益分析等因素,参考和借鉴国际食品法典委员会(CAC)和其他国家的相关标准,在广泛征求各方的意见和建议后,我国于 2013 年颁布了《食品安全国家标准 食品中致病菌限量》(GB 29921-2013)。该标准解决了我国原有食品标准中致病菌限量分散、重复、交叉、矛盾或缺失等问题,强化了标准的通用性,是我国首次制定的微生物通用标准,是我国食品安全通用标准的重要组成部分。

（二）食品中致病菌限量标准的主要内容

《食品中致病菌限量》标准的制定参照了国际食品法典委员会（CAC）"食品微生物标准的制订和应用原则",并分析了"致病菌-食品"组合可能产生的风险,同时根据我国食品中致病菌的监测结果,考虑了致病菌或其代谢产物对健康造成实际或潜在危害的证据,原料中致病菌状况,加工过程对致病菌状况的影响,贮藏、销售和食用过程中致病菌状况的变化,食品的消费人群,致病菌指标应用的成本/效益分析等因素,分别采用了二级或三级采样方案,对肉制品、水产制品、即食蛋制品、粮食制品、即食豆类制品、巧克力类及可可制品、即食果蔬制品、饮料、冷冻饮品、即食调味品、坚果籽实类制品共 11 大类食品分别制定了沙门菌、单核细胞增生李斯特菌、大肠埃希菌 O157:H7、金黄色葡萄球菌、副溶血性弧菌等 5 种致病菌的限量规定,基本满足了我国食品污染物控制需求,可适应我国食品安全监管需要。

新标准整合了现行产品标准中的致病菌指标,并根据风险监测结果,参考 ICMSF（1996、2011）中各种致病菌的生物学特征描述,在分析了致病菌对各类食品可能产生的风险,以及食品中致病菌或其代谢产物对健康造成实际或潜在危害的证据的基础上,对致病菌指标进行了删减、增加或修改。例如对检出率最高的高风险即食肉制品中单核细胞增生李斯特菌规定了限量和采样方案;同时,考虑到志贺菌感染人群主要发生在餐饮业而非食品加工工业化食品,以及我国多年来国家食品安全风险监测中鲜有在加工食品中检出的事实,新标准未规定志贺菌的限量要求。新标准也考虑到标准指标设定的科学性和可实施性,例如金黄色葡萄球菌致病力与其产生的金黄色葡萄球菌肠毒素有关,肠毒素的产生与温度、水活性、菌浓度密切相关,结合国家食品安全风险监测结果,参考分析相关国际标准中不同类别即食食品中金黄色葡萄球菌的限量标准及规定,新标准按三级采样方案对 8 类食品规定了金黄色葡萄球菌限量,代替了部分现行产品标准中"不得检出"的规定;对于溶血性链球菌,考虑到其常通过食品加工或销售人员的身体接触、食品原料以及熟食制品包装不善而使食品受到污染,结合我国溶血性链球菌食品安全事件的实际发生情况和多年来鲜有在加工食品中检出的事实,新标准未规定溶血性链球菌的限量要求。

根据致病菌的特点,结合食品加工工艺,新标准按肉制品、水产制品、即食蛋制品、粮食制品、即食豆类制品、巧克力类及可可制品、即食果蔬制品、饮料、冷冻饮品、即食调味品、坚果籽实制品共 11 类食品进行了致病菌限量的规定。对于未进行规定的非即食生鲜类食品,应主要通过生产者对生产加工过程的管控对致病菌进行控制;对于甜味料、蜂蜜及蜂蜜制品、发酵酒及其配制酒、脂肪和油及乳化脂肪制品、果冻、糖果、食用菌等属于微生物风险较低的食品或食品原料,参照 CAC、ICMSF 等组织的制标原则,暂不对致病菌进行规定;乳与乳制品、婴幼儿食品以及特殊膳食食品中的致病菌限量,暂时按现行有效的产品安全标准执行;对于罐头类食品,应达到商业无菌的要求,也未在新标准中规定致病菌限量。

三、食品添加剂使用标准

（一）食品添加剂管理

我国食品添加剂标准化工作经历了较长的过程,1967 年原卫生部、原化工部、原轻工部、原商业部联合颁布了《八种食品用化工产品标准和检验方法》（试行）,是早期制定的食品添加剂的质量标准要求,1977 年当时的国家标准计量局首次颁布了规范食品添加剂使用的标准《食品添加剂使用卫生标准》(GBn 50-77),1981 年原卫生部将其修改为《食品添加剂使用卫生标准》(GB 2760-1981),经过多次修订,最新版本为 GB 2760-2014。1980 年我国成立了食品添加剂标准化专业组织—全国食品添加剂标准化技术委员会和 2009 年《食品安全法》颁布实施之后成立的第一届食品安全国家标准审评委员会,开展比较系统的食品添加剂相关标准的制修订工作。经过多年的发展,我国建立比较完善的食品添加剂标准框架,对于食品添加剂的使用规定、允许使用的食品添加剂需要达到的质量规格要求、食品添加剂的生产经营规范、食品添加剂的标签标识等做出了较为系统的规定。

在我国允许使用的食品添加剂应符合相应的质量规格标准,目前我国食品添加剂质量规格标准体系由《食品安全法》颁布实施以后制定的相关国家标准以及指定标准、原卫生部(现国家卫生计生委)食品添加剂新品种公告中关于食品添加剂的质量规格要求等构成。

(二) 食品添加剂标准的主要内容

(1) 食品添加剂使用标准(GB 2760-2014):目前,规范我国食品添加剂使用的标准为《食品安全国家标准 食品添加剂使用标准》(GB 2760-2014)。该标准主要规定了我国食品添加剂的范围、术语和定义、食品添加剂的使用原则、食品分类系统、食品添加剂的使用规定、食品用香料、食品工业用加工助剂、食品添加剂功能类别、允许使用的食品添加剂品种及其使用范围以及最大使用量或残留量、可在各类食品中按生产需要适量使用的食品添加剂名单、按生产需求适量使用的食品添加剂所例外的食品类别名单、不得添加食品用香料、香精的食品名单、允许使用的食品用天然香料名单、允许使用的食品用合成香料名单、可在各类食品加工过程中使用,残留量不需限定的加工助剂名单(不含酶制剂)、需要规定功能和使用范围的加工助剂名单(不含酶制剂)、食品用酶制剂及其来源名单等内容。

作为食品安全通用标准,食品产品标准中关于食品添加剂的使用要求应直接引用该标准或与该标准的规定协调一致,不需另行规定。凡是生产、经营和使用食品添加剂的单位、个人工商户,只要在其生产加工过程中存在食品添加剂,无论是预包装食品,还是散装食品,都必须执行本标准的规定。

(2) 食品添加剂质量规格标准:食品添加剂的质量规格标准是针对我国允许使用的食品添加剂品种需要达到的质量要求制定的相关标准。按照我国食品添加剂使用原则的规定,使用的食品添加剂应当符合相应的质量规格要求。《食品安全法》颁布前,我国的食品添加剂质量规格标准主要由国家标准、行业标准和企业标准等构成。《食品安全法》颁布实施后,食品添加剂的质量规格标准纳入食品安全国家标准范畴。食品添加剂质量规格标准规定了我国允许使用的食品添加剂的应满足的技术要求,主要规定了食品添加剂的生产工艺描述、食品添加剂的分子结构式、分子式及相对分子质量等基本信息、食品添加剂应该达到的感官指标、理化指标和微生物指标等技术要求,并针对上述技术要求和食品添加剂的鉴别规定了相应的检验方法。

四、营养强化剂使用标准

(一) 营养强化剂的管理

平衡膳食、食品强化和膳食补充剂是全球改善微量营养素缺乏的三大重要方式。其中食品强化即通过将一种或多种微量营养素添加到特定食物中,以增加人群对这些营养素的摄入量,从而达到纠正或预防微量营养素缺乏相关疾病的目的。食品强化具有成本低廉、覆盖人群广泛、不需要改变饮食习惯等优点,是国际上普遍提倡的改善居民营养状况的重要方法之一。

营养强化剂是为了增加食品的营养成分(价值)而加入到食品中的天然或人工合成的营养素和其他营养成分。我国于 1994 年 2 月 22 日由原卫生部批准颁布了《食品营养强化剂使用卫生标准》(GB 14880-1994),于 1994 年 9 月 1 日正式实施,同时每年以原卫生部公告的形式扩大或增补新的营养素品种和使用范围。

根据《食品安全法》及其实施条例的要求,原卫生部在旧版《食品营养强化剂使用卫生标准》(GB 14880-1994)的基础上,借鉴国际食品法典委员会和相关国家食物强化的管理经验,结合我国居民的营养状况,引入风险评估的相关结果,修订并公布了新版《食品安全国家标准 食品营养强化剂使用标准》(GB 14880-2012)。新修订的标准于 2013 年 1 月 1 日正式实施。

同时,为了满足产品的多样性和科学性和消费者的需求,营养强化剂新品种、扩大使用范围和使用量的申报与受理,目前仍然参照食品添加剂新品种的相关规定,采用行政许可的方式执行。

对于列入 GB 14880-2012 的营养强化剂化合物,则根据相关管理规定,发布或正在制定相应的质量规格标准,作为企业生产和流通的依据。由于以往的管理方式,营养强化剂作为食品添加剂的一种,因此目前已有的营养强化剂化合物的质量规格方面大多是按照食品添加剂来管理的,部分营养强化剂参照指定标准(或药典标准)执行。

随着认识的加深和管理思路的完善,借鉴各国的管理模式,今后营养强化剂将不作为食品添加剂的一种进行管理,因此,无论是营养强化剂的使用标准,还是质量规格标准,都将独自成为体系。

(二) 营养强化剂使用标准的主要内容

标准结构分正文和四个附录,修订后的标准无论从格式上还是内容上,都与国外的内容接近。其中正文包括范围、术语和定义、营养强化的主要目的、使用营养强化剂的要求、可强化食品类别的选择要求、营养强化剂使用规定、食品类别(名称)说明、营养强化剂质量标准八项内容,是参考国际组织和其他国家的主要内容,结合我国实际规定的原则性要求,为今后强化食品的指导提供了依据。

标准附录 A"食品营养强化剂使用规定"是对 GB 14880-1994 和原卫生部历年公告中关于营养强化剂的使用规定、1997—2012 年 1 号公告、GB 2760-1996 附录 B 中营养强化剂的相关规定进行整理、汇总(特殊膳食用食品包括婴幼儿食品除外,单独在附录 C 中列出),并结合当前实际、配合食品分类系统,对各营养强化剂已批准的使用范围、使用量进行合理的汇总与合并,同时对以往批准的同意食品类别强化量不统一、同一营养素单位不统一等问题进行了统一的修改。同时在风险评估的基础上,对部分营养素的强化量进行了适量调整。

汇总整理后的各营养素可强化的食物类别与附录 D 食品分类系统中的"食品分类号"相结合,并按照食品分类号由大到小排列,方便使用和监管。

关于允许使用的营养强化剂化合物来源,附录 B 对其进行了详细的规定。附录 B 是根据我国历年来批准使用的各种营养素的化合来源名单汇总整理而成的。对大多数营养素而言,均提供了一个以上的化合物供生产者进行选择。标准中列出了 37 种营养强化剂允许使用的化合物来源名单,如维生素 A 允许使用的化合物来源有:醋酸视黄酯(醋酸维生素 A);棕榈酸视黄酯(棕榈酸维生素 A);全反式视黄醇;β-胡萝卜素。

附录 C 规定了特殊膳食食品的营养强化剂及化合物来源。本次标准修订中,为更好地做到标准间的有效衔接,对于婴幼儿等特殊膳食用产品标准中有具体含量规定的营养物质,本标准仅规定其化合物来源名单,对其使用量或终产品含量不再进行规定,即婴幼儿食品中各营养物质的含量要求应符合相应的产品标准,其使用的化合物来源则应符合本标准的要求。对于产品标准中没有规定具体含量的营养物质,本标准则根据历年来的原卫生部公告,列出了营养物质名称和使用量。附录 C 共包含表 C.1 和附录 C.2 两个表格,表 C.1 规定了允许用于特殊膳食用食品的营养强化剂及化合物来源;表 C.2 规定了仅允许用于部分特殊膳食用食品的其他营养成分及使用量。

由于新国标《食品安全国家标准 婴儿配方食品》(GB 10765-2010)中涵盖液态产品,因此对于表 C.2 中的物质,在规定了粉状使用量的基础上,强调了"使用量仅限于粉状婴幼儿配方食品,在液态婴幼儿配方食品中使用需按相应的稀释倍数折算"。

附录 D 食品分类系统是在参考国际分类标准、我国相关标准的基础上,结合颁布实施的乳品新国标,并考虑一些产品的实际情况,修改后作为本标准的资料性附录。需要强调的是,该食品分类只是为了方便企业研发使用,其中有些食品类别不可能作为强化剂的载体,或者国家标准明确规定不得添加任何物质的食品,如灭菌乳、包装饮用水等,也在本分类系统中出现,是为了保证食品类别的完整性。

五、食品中农药残留限量

农药施用于农田后,一部分作用于靶标生物,起到防治作用,为农作物病虫草害防治发挥了积极作用;另一部分残留于食物链,即农药残留,影响农产品和食品安全与生态环境安全。农药残留问题在 20 世纪 60 年代就引起了国际社会的重视,相关国际组织陆续制定了一系列与控制农药残留相关的国际法规和公约,以协调和规范对农药安全性的管理,经半个世纪的发展,基本建立了以风险评估为核心,农药登记为基础,农药残留限量标准为措施,农药残留监测为途径的农药安全管理体系,确保农药在农产品和食品中的可控性。随着我国社会经济的发展和建设现代农业进程的推进,加强农药残留管理已成为当前和今后一段时间内发展现代农业急需研究的重要课题。

(一)农药残留管理现状

我国农药管理经历了几十年的发展,特别是《食品卫生法》、《农药管理条例》、《农产品质量安全法》和《食品安全法》等法律法规的先后颁布实施,为农药残留管理及标准制定提供了法律依据。

我国实行农药登记管理制度。任何一个企业产品在上市之前,要从基本的资料如效果、质量要求到残留评估完成以后最终取得登记证才能上市销售。国务院于 1997 年 05 月 08 日国务院令第 216 号发布实行《农药管理条例》。根据 2001 年 11 月 29 日《国务院关于修改〈农药管理条例〉的决定》修订,颁布并实施,又经农业部 2007 年第 9 号令再次修订,于 2008 年 01 月 08 日实施。《农药管理条例》的发布实施在我国农药管理工作历史上起着划时代的作用,标志着我国农药管理工作迈入法制化的轨道。在修订的《农药管理条例》中涉及农药残留管理主要有:第八条规定"申请者要提供农药残留资料";第二十七条规定"要按照规定的用药量、用药次数、用药方法和安全间隔期施药,防止污染农副产品,剧毒、高毒农药不得用于防治卫生害虫,不得用于蔬菜、瓜果、茶叶和中草药材";第三十七条规定"县级以上各级人民政府有关部门应当做好农副产品中农药残留量的检测工作,并公布检测结果";第三十八条规定"禁止销售农药残留量超标的农副产品";第四十四条明确了违反本条例规定的处罚措施。按照《农药管理条例》、《农药管理条例实施细则》和《农药登记资料要求》,农药登记分田间试验、临时登记和正式登记三个阶段进行,三个阶段均需提交残留试验资料或查询资料。

我国2009年6月1日实施《食品安全法》后,使得我国农药残留管理和标准制定工作进入快速发展阶段。依据2015年4月修订的《食品安全法》相关规定,食品中农药残留、兽药残留的限量规定及其检验方法与规程由国务院卫生行政部门、国务院农业行政部门会同国务院食品药品监督管理部门制定。农药残留食品安全国家标准由农业部负责。《食品安全国家标准 食品中农药最大残留限量》(GB 2763-2016)是我国农药管理体系中最为重要的标准,对于保障食品安全,促进我国农业产业健康发展和保护人民群众身体健康都具有十分重要的意义。

依据中华人民共和国《农药管理条例》,农业部负责全国农药登记、使用和监督管理工作,负责制定或参与制定农药安全使用、农药产品质量及农药残留的国家标准和行业标准。农业部农药检定所负责全国的农药具体登记工作。省、自治区、直辖市人民政府农业行政主管部门所属的农药检定机构协助做好本行政区域内的农药具体登记工作。

农业部于2010年04月12日成立国家农药残留标准审评委员会,负责审评农药残留国家标准,审议农药残留国家标准制修订计划和长期规划,提出实施农药残留标准工作政策和技术措施的建议,对国家标准相关的重大问题提供咨询等工作。

控制和降低农产品中的农药残留主要通过管理和技术两个途径来实现。在管理方面,一是严格农药登记管理,不断修订《农药登记资料要求》,逐步提高农药登记门槛,对登记农药科学确定各种作物上允许使用的农药种类、防治对象、施用方法、使用剂量、使用次数和安全间隔期及使用注意事项等;二是逐步淘汰高毒、长残留农药的登记、生产和使用,我国继20世纪80年代初淘汰六六六等高毒、高残留农药后,又分批禁止了36种高毒农药的生产和使用,全面禁止高毒农药在果树、蔬菜、菜叶和中草药上的使用,我国成为国际上禁限制高毒农药最严厉的国家,目前高毒农药产品比例降到了2%以下。同时加大了市场上农药产品质量的监督抽查,保障农药产品质量可靠,通过这些措施,强化农药残留源头控制。在技术方面,一是加快制定完善农药残留限量标准,使农产品和食品中农药残留监管和风险排控有标可依。二是加强培训和指导,规范农民科学合理使用农药,严格按照农药登记批准的标签科学合理使用农药,在取得预期防治效果的同时,将农药残留量控制在安全范围内。同时开展无公害农产品、绿色食品、有机农产品和农产品地理标志产品(简称“三品一标”)的建设和认证,发挥其科学合理用药的示范和引导作用。三是实施农产品和食品中农药残留国家监测计划,从2001年国家实施“无公害食品行动计划”,对农产品进行农药残留例行监测,一方面对农产品收获前开展农药残留量检测(农产品生产基地),重点对“三品一标”收获前其农药残留量的检测;另一方面对覆盖全国的大中城市市场上的农产品进行农药残留检测,严格控制农药残留超标的农产品流入市场。农产品中农药残留例行监测已成为农产品质量安全依法监管的重要制度安排和监管措施,成为保障我国农产品质量安全的重要闸门。

（二）农药残留标准主要内容

农药残留标准制定工作的发展历程大致分为三个阶段,在第一阶段,农药残留工作主要集中在高毒有机磷等农药的残留检测,残留试验研究,制定了一系列农药合理使用准则国家标准。我国制定了《粮食、蔬菜等食品中六六六、DDT残留限量标准》(GB 2763-1981)等34项国家标准。农药残留检测方法标准主要以容量和比色分析方法为主,少量气相色谱和液相色谱法。在第二阶段,我国于 2005 年发布实施《食品中农药最大残留限量》国家标准(GB 2763-2005),涉及 136 种农药 478 项限量值,GB 2763-2005 标准代替并废止了 GB 2763-1981 等 34 项标准。农业部于 2001 年开始在全国实施无公害农产品行动计划,大力推广标准化生产,为了弥补国家标准的不足,农业部加快了农业行业标准的制定,截止到 2008 年底,共制定 7 项农药残留限量农业行业标准,涉及 77 种农药 184 个限量值。制定了 600 余项农药残留检测方法国家和行业标准,以及农药残留采样方法等其他配套的技术规范,初步形成以国家标准为主,行业标准为辅,安全标准和配套支撑标准共同组成的农药残留标准体系。在第三阶段,我国于 2013 年 3 月 1 日发布了《食品安全国家标准 食品中农药最大残留限量》(GB 2763-2012),该标准的实施标志着我国《食品安全法》和《农产品质量安全法》实施以来,农药残留标准制修订工作取得重大突破。新标准基本涵盖了我国常用农药和主要农产品,推荐了检测方法标准,在标准数量、覆盖率和操作性上都有较大突破。解决了标准政出多门、标准不规范、不统一和缺失的问题,体现了标准的严肃性、强制性、系统性和实用性。

在 GB 2763-2012 中,植物源食品中残留限量为 2253 项,占 98.2%,涉及 307 种农药、154 个食品和饲料产品(组)。植物源食品中,蔬菜中残留限量数量最多,为 915 个,其次分别为水果 664 个、谷物及制品 377 个、油料及制品 216 个、糖料 38 个、饮料类(茶叶)25 个和食用菌 17 个。在制定残留限量标准的 322 种农药中,最多的为杀虫剂(含杀螨剂),占全部农药的 43.7%;第二为除草剂,占 29.3%,第三为杀菌剂,占 24.4%,标准制定数量与这三类农药的生产量和使用量呈正相关,说明在农作物种植和农产品生产中主要以防治病虫草害为主,以确保粮食安全。

由于一些农药的代谢物具有共性或相关性,需要将这些农药分组一起评估和制定标准,分两类,第一类是农药具有共同代谢物,如咪鲜胺和咪鲜胺锰盐、氰戊菊酯与其高效异构体等,第二类是母体化合物和代谢物都为农药,如乙酰甲胺磷和甲胺磷等。二是农产品分组。由于对每个产品都制定残留限量不现实,因此有必要制定一组农产品的残留限量,如 GB 2763-2012 规定了叶菜类蔬菜等 28 种农产品组 780 个限量标准,这些组限量适用于《用于农药最大残留限量标准制定的作物分类》规定的作物组中的所有作物对应的农产品。

我国农药残留标准由残留限量标准、检测方法和技术规程组成,同时对无须制定限量标准的,提出免于制定限量标准的农药名单。经过上述多年的发展,我国已初步建立了以农药残留限量标准为核心的全方位立体式标准体。2013 年已实施的《食品安全国家标准 食品中农药最大残留限量》(GB 2763-2012)涵盖 322 种农药 2293 个限量值,蔬菜、水果、谷物和油料占 94.7%,动物源食品有 40 项,占 1.8%。除规定最大残留限量外,该标准还对农药的用途、ADI 值、检测方法进行限定。围绕残留限量这一安全标准,制定了一系列的基础标准和技术规范,在试验方面,制定了《农药残留试验准则》、《用于农药最大残留限量标准制定的作物分类》等;在农药残留评估与限量制定方面,制定了《食品中农药残留风险评估应用指南》、《食品中农药最大残留限量制定指南》、《农药每日允许摄入量制定指南》等;在限量标准执行方面,制定了《农药残留分析样本的采样方法》、农药残留量检测方法标准;在质量保障方面,制定了《农药残留试验良好实验室规范》、《农药残留检测方法国家标准编写规范》等。当前我国农药残留量检测方法标准暂时仍由国家标准(GB)、行业标准(NY 和 SN)组成,约 445 个,涉及食品(农产品)类别包括:植物源(356 种)、动物源(64 种)、蜂蜜产品(20 种)及动物饲料(5 种)。涉及的分析仪器包括:GC、HPLC、GC/MS/MS、LC/MS/MS 等。新颁布的《食品安全国家标准 食品中农药最大残留限量》(GB 2763-2014)中涉及的检测方法约

180 个,可检测农药 322 种,涉及食品(农产品)的数量 260 种,可涵盖 2293 项限量指标。对于目前存在但尚未上升至国家标准的方法正在组织验证中。农业部组织专家编写《农药残留检测方法标准编制指南》,已通过国家农药残留标准委员会审议,该标准可作为食品中农药残留检测方法标准编写的参考指南。我国对检测方法标准清理完毕后,将不再保留行业标准。

我国在制定完善农药残留标准体系的同时,充分利用国际食品法典农药残留委员会(CCPR)主持国平台,加快我国标准国际化步伐,截止到 2013 年 7 月,已提交我国残留试验资料通过 CCPR/CAC 制定 4 种农药 6 项 CAC 标准。

六、食品中兽药残留限量

兽药残留是指给动物使用兽药后蓄积、残存在动物组织、食用产品(如蛋、奶)中的药物原型和(或)代谢产物等。食品动物在饲养过程中,兽药除了用于治疗动物疾病,还用于预防疾病和促进动物生长。兽药进入动物体内后经过吸收、代谢、分布和排泄,在动物组织和动物产品中残存微量的兽药原型和(或)代谢产物是很难避免的。为了保障动物性食品安全,通过对兽药进行一系列的安全性评价和风险评估,对动物肉、蛋、奶中残留的微量兽药原型和(或)代谢产物规定一个合适的限量,人类食用限量以下的动物性食品,将不会对健康产生不良影响。

(一) 我国对兽药残留的管理

1987 年国务院颁布了《兽药管理条例》(以下简称《条例》),它标志着我国兽药法制化管理的开始。《条例》自 1987 年发布以来,分别在 2001 年和 2004 年经过两次较大的修改。现行的《条例》于 2004 年 3 月 24 日经国务院第 45 次常务会议通过,以国务院第 404 号令发布并于 2004 年 11 月 1 日起实施,该《条例》的核心是强调兽药质量来源于设计,从兽药研制、生产到兽药使用全程监管来保障动物用药和食品安全。《条例》在新兽药研制、兽药进口和兽药使用等方面对兽药残留管理进行了规定。在新兽药研制和兽药进口注册管理方面,要求用于食品动物的兽药,必须开展残留消除试验研究、提供最高残留限量标准、建立残留检测方法、制定休药期。我国兽药休药期标准以农业部第 278 号(2002 年)公告为主。公告中规定了 250 多种兽药的休药期,一部分休药期根据兽药的消除试验制订,另一部分实施一律标准。新批准兽药制剂的休药期需在兽药产品标签说明书中标明。

在兽药的使用管理方面,规定饲养者必须建立用药记录,必须向购买者或屠宰者提供准确、真实的用药记录,并确保动物及动物产品在用药期间、休药期内不被用于食品消费;国家每年制定残留监控计划,实施残留监测,发布残留限量标准和检测方法;禁止销售含有违禁药物或者兽药残留超过标准的食用动物产品。农业部先后发布了四个公告列出了禁用药物清单(第 193 号公告,265 号公告,56 号公告和 1519 号公告)。部分兽药可以在饲料或饮水中添加使用,农业部对该类兽药进行了分门别类的管理,并发布了农业部第 168 号公告---药物饲料添加剂使用规范。新兽药需要通过注册过程才能投入使用,根据《条例》,2005 年农业部发布了配套法规《兽药注册办法》和兽药注册有关技术要求。对于已经有使用历史的兽药,其标准汇编成兽药国家标准,《中华人民共和国兽药典》。为了更好地管理食品动物用药,2004 年修改《条例》时,对危害较大的兽药化合物进行了明确的规定,例如,禁止销售含有禁用药物、残留超标的动物产品;禁止使用禁用药物、假劣药品;动物饲料和饮水中禁止添加激素类药物和禁用药物;原料药物禁止添加在动物饲料中和饮水中或直接饲喂动物。另外还有一些其他相关管理规定,如禁止人用药品用于动物;遵守停药期;执行饲料药物添加规定;建立用药记录;处方药与非处方药管理制度及目录;国家制定并实施残留监控计划等。

遵守最高残留限量和休药期是避免兽药残留超标,确保动物性食品安全的关键。降低兽药残留,保障动物性食品安全,是兽药监管的核心,也是一项长期而艰巨的任务,应从兽药生产、经营、使用等方面加强监管。在兽药生产方面,严格执行兽药生产质量管理规范,保证兽药产品质量。在兽药经营方面,实施兽药经营质量管理规范,规范兽药市场秩序。在畜牧业养殖过程中,要科学、合理地使用兽药。严格执行兽药分类管理制度,严禁使用违禁药物。严格按照休药期规定用药,兽药残留产生的原因之一是没有遵守休药期。坚持用药登记制度,避免兽药残留必须从源头抓起,兽医及养殖人员必须对使用兽药的品种、剂型、剂量、给药途径、疗程或给药时间等进行登记,以备检查和溯源。杜绝不合理用药,不合理用药也是兽药残留超标的原因之一,严格按照说明书推荐的用法用量,严格执行休药期,兽药残留就不会超标,但不按标签说明书用药,随意加大用药剂量,改变了药物在动物体内的动力学过程,延长药物在动物体内的消除时间,兽药残留也会超标。

1999 年,农业部开始组建全国兽药残留专家委员会,2013 年 2 月,成立了第三届专家委员会,委员会办公室设在中国兽医药品监察所。委员会办公室每年不定期组织召开残留专家会议,讨论并(制)修订残留限量标准和检测方法,起草制订年度残留监控计划和分析审议上年残留监控结果。

农业部 1999 年启动动物及动物性产品兽药残留监控计划,自 2004 年起建立了残留超标样品追溯制度。十几年来,我国残留监控计划逐步完善,检测能力和检测水平不断提高,残留监控工作取得长足进步。实践证明,全面实施残留监控计划是提高我国动物性食品质量,保证消费者安全的重要手段和有效措施。

(二) 兽药残留限量标准

根据农业部第 235 号公告,动物性食品中兽药最高残留限量标准分为四种情况:不需要制定限量的兽药(88 种);制定限量的兽药(94 种);可用于食品动物,但不得检出的药物(9 种);禁止在食品动物使用的药物。兽药残留限量标准仅针对原始初级动物性产品,不适用于加工后的产品,如餐桌上的食品、食品加工厂生产的产品等。

与此相配套,目前已经发布实施的兽药残留检测方法标准共 500 项(《农业部 动物性食品中兽药残留检测方法 标准汇编》),2013 年农业部联合国家卫生计生委发布了 29 项标准。以上标准可以检测的化合物种类有 344 种,涵盖了我国国民通常食用的以及进出口贸易常见的动物性食品。基本可以满足对动物性食品安全监管的需要。

七、食品生产经营规范

(一)《食品安全法》有关规定

《食品安全法》对食品生产经营过程应符合的要求做了明确规定。第四章"食品生产经营"对厂房布局、设备设施、人员卫生等提出了详细要求,还特别规定了禁止生产经营的食品、食品添加剂、食品相关产品条款,包括:

1. 用非食品原料生产的食品或者添加食品添加剂以外的化学物质和其他可能危害人体健康物质的食品,或者用回收食品作为原料生产的食品。

2. 致病性微生物,农药残留、兽药残留、生物毒素、重金属等污染物质以及其他危害人体健康的物质含量超过食品安全标准限量的食品、食品添加剂、食品相关产品。

3. 用超过保质期的食品原料、食品添加剂生产的食品、食品添加剂。

4. 超范围、超限量使用食品添加剂的食品。

5. 营养成分不符合食品安全标准的专供婴幼儿和其他特定人群的主辅食品。

6. 腐败变质、油脂酸败、霉变生虫、污秽不洁、混有异物、掺假掺杂或者感官性状异常的食品、食品添加剂。

7. 病死、毒死或者死因不明的禽、畜、兽、水产动物肉类及其制品。

8. 未按规定进行检疫或者检疫不合格的肉类，或者未经检验或者检验不合格的肉类制品。

9. 被包装材料、容器、运输工具等污染的食品、食品添加剂。

10. 标注虚假生产日期、保质期或者超过保质期的食品、食品添加剂。

11. 无标签的预包装食品、食品添加剂。

12. 国家为防病等特殊需要明令禁止生产经营的食品。

13. 其他不符合法律、法规或者食品安全标准的食品、食品添加剂、食品相关产品。

《食品安全法》第二十六条关于食品安全标准的范围中明确包括了"食品生产经营过程的卫生要求"，拟构建的规范类食品安全国家标准体系即是对食品生产经营过程卫生要求的规定。目前生产经营规范类食品安全国家标准包括通用规范、产品专项规范和控制导则三大部分。通用规范将针对农田到餐桌各个环节做出规定，强调针对所有类别食品的通用性，如生产、流通、经营和餐饮消费等；专项规范将针对各大类食品的生产经营过程卫生要求做出规定，如乳类、肉类、粮食、饮料等；控制导则将专门针对某一类食品生产过程中常见的污染因素控制措施做出规定，指导企业采取行之有效的方法，有针对性地控制食品安全隐患。

（二）食品生产经营规范概况

我国现有涉及农作物种植、水产养殖、畜禽屠宰、食品生产加工、食品流通经营、餐饮消费等环节的各类国家和行业标准约 400 项，分别由卫生、农业、质检、商务等多个行政部门和行业机构发布和管理，其中强制性标准约 70 项，如原卫生部食品卫生标准中各类卫生规范和农业部无公害食品系列种养殖操作要求等。由于部门监管职责、机构调整、历史遗留问题等原因，标准之间不可避免地存在适用范围交叉、重复和矛盾等问题，给监督执法和企业实施带来了不必要的麻烦。

2010 年以来，我国共发布了 3 项生产经营规范类食品安全国家标准，分别是《食品安全国家标准 乳制品良好生产规范》（GB 12693-2010）、《食品安全国家标准 粉状婴幼儿配方食品良好生产规范》（GB 23790-2010）和《食品安全国家标准 食品生产通用卫生规范》（GB 14881-2013）。其中，《食品安全国家标准 食品生产通用卫生规范》是生产经营规范类食品安全国家标准体系的基础，适用范围广，通用性强，今后各类食品产品的生产卫生规范均需在该标准的基础上进行制定。

新版的 GB 14881-2013 修订时遵循《食品安全法》及其实施条例对食品生产环节的规定，体现《食品安全法》的立法精神，并充分考虑和目前食品生产监管相关的法律法规相协调。标准的各项技术内容应反映食品行业发展现状及未来趋势，对生产操作需要达到的最终效果提出要求，减少对具体参数的规定，企业可根据自身情况采取切实有效的具体措施达到标准要求。标准中的主要技术内容借鉴和参考国际组织和发达国家食品安全管理的先进做法，引导企业提高食品安全管理水平。

本标准正文分 14 章，包括了范围、术语和定义、选址和厂区环境、厂房和车间、设施与设备、卫生管理、食品原料、食品添加剂和食品相关产品、生产过程的食品安全控制、检验、食品的贮存和运输、产品召回管理、培训、管理制度和人员、记录和文件管理等。附录"食品加工过程的微生物监控程序指南"针对食品生产过程中较难控制的微生物污染因素,向食品生产企业提供了指导性较强的监控程序建立指南。

在厂区选址和车间设计方面,GB 14881-2013 对厂区环境、厂房设计布局、建筑结构材料、供水排水、清洁消毒、通风照明、仓储温控、生产设备等方面做出了详细规定,如"厂房和车间的内部设计和布局应满足食品卫生操作要求,避免食品生产中发生交叉污染","应根据食品生产的特点,配备适宜的加热、冷却、冷冻等设施,以及用于监测温度的设施"等。

标准对企业应建立的卫生管理制度、厂房设施卫生、人员卫生、虫害控制、废弃物处理等方面做出了详细规定,如"企业应制定食品加工人员和食品生产卫生管理制度以及相应的考核标准,明确岗位职责,实行岗位责任制"、"建立并执行食品加工人员健康管理制度"、"食品加工人员每年应进行健康检查,取得健康证明;上岗前应接受卫生培训"等。

GB 14881-2013 明确要求企业应建立食品原料、食品添加剂和食品相关产品的采购、验收、运输和贮存管理制度,确保所使用的食品原料、食品添加剂和食品相关产品符合国家有关要求。不得将任何危害人体健康和生命安全的物质添加到食品中。

标准对控制生产环节生物性、化学性和物理性污染提出了如下要求:"应通过危害分析方法明确生产过程中的食品安全关键环节,并设立食品安全关键环节的控制措施"、"应根据原料、产品和工艺的特点,针对生产设备和环境制定有效的清洁消毒制度,降低微生物污染的风险"、"不得在食品加工中添加食品添加剂以外的非食用化学物质和其他可能危害人体健康的物质"等。

在产品召回方面,GB 14881-2013 要求应根据国家有关规定建立产品召回制度,当发现生产的食品不符合食品安全标准或存在其他不适于食用的情况时,应当立即停止生产,召回已经上市销售的食品,通知相关生产经营者和消费者,并记录召回和通知情况。对被召回的食品,应当进行无害化处理或者予以销毁,防止其再次流入市场。对因标签、标识或者说明书不符合食品安全标准而被召回的食品,应采取能保证食品安全且便于重新销售时向消费者明示的补救措施。此外,还应合理划分记录生产批次,采用产品批号等方式进行标识,便于产品追溯。

作为本标准的一项核心内容,GB 14881-2013 提出了食品生产企业建立微生物监控计划的要求。国内外食品安全管理实践证明,希望通过终产品检验来保证食品安全并不是最有效的方法,对于微生物污染尤其如此。由于微生物分布的不均匀性,在不合格产品比例较低时被检出的可能性很小,而保持生产环境卫生、严格执行卫生操作规范能更加有效地消除微生物污染隐患。微生物监控计划有助于指导企业对生产环境和过程产品是否卫生、采用的卫生操作规范是否有效进行验证,从而更加有效地保证食品安全。

八、食品标签标准

(一)预包装食品标签

预包装食品是指预先定量包装或者制作在包装材料和容器中的食品,消费者在商场、超市所购买的绝大部分食品都属于预包装食品。食品标签是指食品包装上的文字、图形、符号及一切说明物。原卫生部于 2011 年 4 月 20 日正式发布了《食品安全国家标准 预包装食品标签通则》(GB 7718-2011),该标准于 2012 年 4 月 20 日起正式实施。《食品安全国家标准预包装食品标签通则》对食品标签上食品名称、配料表、净含量、生产者信息、贮存条件和日期标示等应标示的信息进行了规定,使食品标签能充分、科学、合理展示食品综合信息,保障消费者健康。

我国食品标签管理标准最早为 1987 年发布的《食品标签通用标准》(GB 7718-1987),其后分别在 1994 年、2004 年和 2011 年进行了修订。此外,国家质检总局还发布了《食品标识管理规定》,从管理的角度对食品标签应标示的内容作了要求。

GB 7718-2011 对现行涉及食品标签管理的法规、标准进行了清理整合。标准规定,直接向消费者提供的预包装食品标签需要标示食品名称、配料表、净含量和规格、生产者和(或)经销者的名称、地址和联系方式、生产日期和保质期、贮存条件、食品生产许可证编号、产品标准代号及其他需要标示的内容;非直接提供给消费者的预包装食品标签应按照 4.1 项的相应要求标示食品名称、规格、净含量、生产日期、保质期和贮存条件,其他内容如未在标签上标注,则应在说明书或合同中注明。同时,新标准推荐标示产品批号、食用方法和可能导致过敏反应的致敏物质。

GB 7718-2011 规定食品标签标识的内容应符合以下基本要求:食品标签应清晰、醒目、持久;应使消费者购买时易于辨认和识读;应通俗易懂、有科学依据;应真实、准确,不得以虚假、夸大、使消费者误解或欺骗性的文字、图形等方式介绍食品;也不得利用字号大小或色差误导消费者;不得以直接或间接暗示性的语言、图形、符号,误导消费者将购买的食品或食品的某一性质与另一产品混淆。

标准特别要求,食品标签不得标示封建迷信、色情、贬低其他食品或违背营养科学常识的内容,不得标注明示或者暗示具有预防、治疗疾病作用的内容,非保健食品不得明示或者暗示具有保健作用。

此外,标准还规定了使用的文字、字体大小、字高等具体要求,以使消费者易于阅读。对于多重包装的食品,如一个销售单元的包装中含有不同品种、多个独立包装可单独销售的食品,每件独立包装的食品标识应当分别标注。

GB 7718-2011 对食品标签应标示的九项内容的标示方式做了详细的规定。

在食品名称的使用方面,标准规定应在食品标签的醒目位置,清晰地标示反映食品真实属性的专用名称,当国家标准、行业标准或地方标准中已规定了某食品的一个或几个名称时,应选用其中的一个或等效的名称。当食品企业使用的其他名称含有易使人误解食品属性的文字或术语(词语)时,应在所示名称的同一展示版面邻近部位使用同一字号标示食品真实属性的专用名称,以避免对消费者的误导。

在配料表的标识要求方面,标准规定配料表应以"配料"或"配料表"为引导词,各种配料应按制造或加工食品时加入量的递减顺序一一排列;加入量不超过2%的配料可以不按递减顺序排列。如果某种配料是由两种或两种以上的其他配料构成的复合配料(不包括复合食品添加剂),应在配料表中标示复合配料的名称,随后将复合配料的原始配料在括号内按加入量的递减顺序标示。当某种复合配料已有国家标准、行业标准或地方标准,且其加入量小于食品总量的25%时,不需要标示复合配料的原始配料。

其次,按照《食品安全法》的要求,增加了对食品添加剂标示方式的专门条款。标准规定食品添加剂应当标示其在 GB 2760 中的食品添加剂通用名称。食品添加剂通用名称可以标示为食品添加剂的具体名称,也可标示为食品添加剂的功能类别名称并同时标示食品添加剂的具体名称或国际编码(INS 号)。在同一预包装食品的标签上,应选择附录 B 中的一种形式标示食品添加剂。加入量小于食品总量 25% 的复合配料中含有的食品添加剂,若符合 GB 2760 规定的带入原则且在最终产品中不起工艺作用的,不需要标示。

在配料的定量标示方面,新标准规定如果在食品标签或食品说明书上特别强调添加了或含有一种或多种有价值、有特性的配料或成分,应标示所强调配料或成分的添加量或在成品中的含量。如果特别强调一种或多种配料或成分的含量较低或无时,也应标示所强调配料或成分在成品中的含量。

标准规定食品标签应当标注生产者的名称、地址和联系方式。生产者名称和地址应当是依法登记注册、能够承担产品安全质量责任的生产者的名称、地址。依法承担法律责任的生产者或经销者的联系方式应标示以下至少一项内容:电话、传真、网络联系方式等,或与地址一并标示的邮政地址。对于集团公司下设子公司、分公司,或者委托加工等情况,食品标签应完整标示承担法律责任的生产者或委托方的名称、地址和联系方式,不承担法律责任的受委托方可以标示完整的名称、地址和联系方式,也可以以地市级产地的形式标示。

在日期标示方面,新标准在附录中提供了很多实例指导企业正确进行生产日期和保质期的标示。当同一预包装内含有多个标示了生产日期及保质期的单件预包装食品时,外包装上标示的保质期应按最早到期的单件食品的保质期计算。外包装上标示的生产日期应为最早生产的单件食品的生产日期,或外包装形成销售单元的日期;也可在外包装上分别标示各单件装食品的生产日期和保质期。新标准还规定了预包装食品标签应标示贮存条件。

在其他标示内容方面,新标准新增了对营养标签的标示要求,规定特殊膳食类食品和专供婴幼儿的主辅类食品,应当标示主要营养成分及其含量,标示方式按照 GB 13432 执行。其他预包装食品营养标签的标示,标示方式应按照《食品安全国家标准 预包装食品营养标签通则》(GB 28050-2011)执行,该标准于 2013 年 1 月 1 日正式实施。

对于非直接提供给消费者的预包装食品标签,标准规定应标识的内容与直接提供给消费者的预包装食品标签有些区别。标准规定,应在标签上标示食品名称、规格、净含量、生产日期、保质期和贮存条件六项内容。其他内容如未在标签上标注,则应在说明书或合同中注明。

GB 7718-2011 在“推荐标示内容”部分,增加了对可能致敏物质的标示要求。食物过敏是客观存在的问题,但在现阶段我国对食物过敏尚缺乏风险分析的情况下,食物过敏的风险管理措施和风险沟通工作应当分阶段逐步开展。因此,标准主要参照国际食品法典委员会 CODEX STAN 1 的内容,规定了八类可能导致过敏反应的食品及其制品,如果用作配料,宜在配料表中以易辨识的名称标示,或在配料表邻近位置加以提示。

为了更加规范食品标签的标识方式,标准增加了“附录 B 食品添加剂在配料表中的标示形式”和“附录 C 部分标签项目的推荐标示形式”。附录 B 是需要强制执行的内容,规定了食品添加剂可选的三种标识方式。附录 C 收集整理了食品企业使用的较为规范和清晰的食品标签标示方式示例,便于企业设计标签时参考。

(二) 预包装食品营养标签

营养标签是指食品标签上向消费者提供食品营养信息和特性的说明,是消费者了解食品营养组分和特征的主要途径,包括营养成分表、营养声称和营养成分功能声称。《食品安全法》第二十六条第四款明确指出食品安全标准内容包括与食品营养有关的标签标识要求,即营养标签。

根据《食品安全法》有关规定,为指导和规范我国食品营养标签的标示,引导消费者合理选择预包装食品,促进公众膳食营养平衡和身体健康,我国在参考国际食品法典委员会和国内外管理经验的基础上,在原卫生部《食品营养标签管理规范》的工作基础上,组织制定了《食品安全国家标准 预包装食品营养标签通则》(GB 28050-2011)。

《食品安全国家标准 预包装食品营养标签通则》(GB 28050-2011)是我国第一个强制实施的营养标签标准,是一项重要的基础标准。其发布实施有利于宣传普及食品营养知识,指导公众科学选择膳食;有利于促进消费者合理平衡膳食和身体健康;三是有利于规范企业正确标示营养标签,科学宣传有关营养知识,促进食品产业健康发展。

除《食品安全国家标准 预包装食品营养标签通则》(GB 28050-2011)之外,与食品营养标签相关的标准还有《食品安全国家标准 预包装特殊膳食用食品标签通则》(GB 13432-2004)。该项标准是针对婴幼儿食品等预包装特殊膳食用食品的食品标签规定,其中包括了能量和营养素的标示、营养声称和营养成分功能声称等营养标签内容。目前,该项标准即将修订完成。

《食品安全国家标准 预包装食品营养标签通则》(GB 28050-2011)包括正文和四个附录。正文包括了范围、术语和定义、基本要求、强制标示内容、可选择标示内容、营养成分的表达方式、豁免强制标示营养标签的预包装食品七个部分。四个附录则对食品标签营养素参考值(NRV)、营养标签格式、能量和营养成分含量声称和比较声称以及能量和营养成分功能声称标准用语四个不同方面进行了规定。

在标准的适用范围上,本标准适用于预包装食品营养标签上营养信息的描述和说明,其中直接提供给消费者的预包装食品,应按照本标准规定标示营养标签(豁免标示的食品除外),非直接提供给消费者预包装食品,可以参照本标准执行;本标准不适用于保健食品和预包装特殊膳食用食品的营养标签标示。

GB 28050-2011 规定了标准内容涉及的营养标签、营养素、营养成分、核心营养素、营养成分表、营养素参考值、营养声称、营养成分功能声称、修约间隔和可食部十个名词。其中,核心营养素是食品中存在的与人体健康密切相关,具有重要公共卫生意义的营养素。本标准中的核心营养素是在充分考虑我国居民营养健康状况和慢性病发病状况的基础上,结合国际贸易需要与我国社会发展需求等多种因素而确定的,包括蛋白质、脂肪、碳水化合物和钠四种。

GB 28050-2011 基本要求规定了营养标签标示的一些原则性要求。首先要求标示的营养信息应真实、客观,且用中文标示,此内容与《预包装食品标签通则》要求一致。其次规定了营养成分表的格式等要求并于附录 B 中给出了推荐格式。最后规定了营养标签的标示位置,应标在向消费者交货的最小销售单元的包装上。

GB 28050-2011 强制标示内容规定了食品企业必须标示所要求的食品营养信息:一是所有的预包装食品(豁免标示的食品除外)均应强制标示能量和四个核心营养素的信息。二是对除能量和核心营养素外的营养成分进行营养声称或营养成分功能声称时,还应标示出该营养成分的信息。三是若使用了营养强化剂时,还应标示强化后食品中该营养素的信息。四是食品配料中含有或生产过程中使用了氢化和(或)部分氢化油脂时,还应标示出反式脂肪(酸)的含量。

在可选择标示内容方面,食品企业可以自行选择是否在食品标签上标注下列信息:除能量和核心营养素外的其他营养素(表1中所列出的营养素),营养声称(包括含量声称和比较声称)和营养成分功能声称。营养成分具体表达方式,如营养成分的含量应以每 100 克(g)

和(或)每100毫升(ml)和(或)每份来标示。还规定了营养成分的名称、顺序、标示单位、修约间隔、"0"界限值以及允许误差等。

根据国际上实施营养标签制度的经验,本标准中规定了可以豁免标示营养标准的部分预包装食品范围,如营养素含量波动较大,难以准确标注营养信息的,如生鲜食品、现制现售食品;产品包装较小,不能满足营养标签内容的,如总包装表面积≤100cm^{2}或最大表面面积≤20cm^{2}的预包装食品;食用量小、对机体营养素的摄入贡献较小的,如饮料酒类、包装饮用水、每日食用量≤10g或10ml的;其他法律法规标准规定可以不标示营养标签的预包装食品。以上食品如果在其包装上出现任何营养信息时,则需按照本标准要求执行。

标准的附录A规定了能量和32种营养成分的营养素参考值,供计算使用。中国食品标签营养素参考值(Nutrient Reference Values,NRV)是专用于食品营养标签,用于比较食品营养素含量多少的参考标值。NRV是依据我国居民膳食营养素推荐摄入量(RNI)和适宜摄入量(AI)而制定的,营养成分含量与NRV进行比较,能使消费者更好的理解营养成分含量的高低。

附录B规定了六种营养标签的基本格式,食品企业可根据食品的营养特性、包装面积的大小和形状等因素选择使用其中的一种格式。在保证符合基本格式要求的基础上,企业在版面设计时可进行适当调整。

附录C规定了能量和营养成分营养声称的要求、条件和同义语。营养声称是对食品营养特性的描述和说明,包括含量声称和比较声称两个内容。表C.1和表C.3中分别规定了某营养成分进行含量声称或者比较声称时,所需要符合的要求和条件;表C.2和表C.4中则分别规定了含量声称和比较声称的同义语。

附录D给出了能量、蛋白质、脂肪(包括饱和脂肪和反式脂肪酸)、胆固醇、碳水化合物、膳食纤维、钠、维生素A、维生素C、维生素D、维生素E、维生素B$_1$、维生素B$_2$、维生素B$_6$、维生素B$_{12}$、烟酸、叶酸、泛酸、钙、镁、铁、锌、碘的功能声称标准用语。功能声称标准用语是某营养成分可以维持人体正常生长、发育和正常生理功能等作用的声称。当某营养成分的含量标示值符合含量声称或比较声称的要求和条件时,可使用附录D中相应的一条或多条营养成分功能声称的标准用语,但是不应对功能声称用语进行任何形式的删改、添加和合并。

九、食品产品安全标准

(一) 食品产品安全标准管理现状

《食品安全法》公布施行前,我国与食品相关的标准数量庞大,30多年来,质检、农业、卫生、商务等部委先后颁布了近5000项国家、行业食品标准,其中1000余项为食品产品标准,这些标准对我国食品安全保障发挥了巨大的作用。但是,受食品产业发展水平、风险评估能力等因素制约,部分食品标准存在一些突出问题,如标准内容矛盾、交叉、重复、个别重要标准或重要指标缺失,部分标准科学性和合理性有待提高等,给企业实施和监管部门执法等方面带来了诸多不必要的困难。

《食品安全法》规定食品安全标准是强制执行的标准,有关产品国家标准涉及食品安全国家标准规定内容的,应当与食品安全国家标准相一致。2012年10月,根据《卫生部办公厅关于印发食品标准清理工作方案的通知》的要求,食品标准清理工作全面启动,对现行的食用农产品质量安全标准、食品卫生标准、食品质量标准和有关食品的行业标准中强制执行的标准予以整合,统一公布为食品安全国家标准。食品产品标准清理专家技术组根据产品标准的特点制定了工作原则、工作方案等内容,对现行食品卫生标准、食用农产品质量安全标准、食品质量标准以及行业标准中有关产品的标准进行了分析整理和评估,并提出了相应的清理意见,研究制订了食品产品安全标准框架体系和标准目录。

根据食品产品标准清理结果,拟形成的国家食品产品安全标准包括谷物及其制品、乳与乳制品、蛋与蛋制品、肉与肉制品、水产品及其制品、蔬菜及其制品、食用油、油脂及其制品、饮料、酒类、豆与豆制品、食用淀粉及其制品、调味品和香辛料、坚果和籽类、罐头食品、焙烤食品、糖果和巧克力、蜂产品、茶叶、辐照食品、保健食品和其他食品等21类约80项标准。

(二) 食品产品安全标准的主要内容

食品产品安全标准是以一类或一种食品为管理对象而制定的标准,其中对该类或该种食品的若干安全要求、与安全有关的质量要求以及其他需要强制执行的内容等分别做出了规定。

产品标准除引用相关基础标准外,一般包括的内容有:适用范围、标准有关的术语和定义、原料要求、感官要求、基础标准未涵盖的安全指标(如氰化物)、与食品安全有关的质量指标、指示菌指标、检验方法、其他有必要列入标准的要求。

与食品安全有关的质量指标一般可从以下几方面考虑:可能间接导致食品安全风险的指标(如部分食品的水分等)、产品的特征性指标(反映品质等级、特殊的色香味指标等除外)、生产过程可能导致终产品含量过高以及兼有营养功能和安全风险的指标、特殊产品应有的营养要求以及在生产加工、贮存、运输等过程中的特殊要求。

对于指示菌指标,应兼顾产业发展和我国现阶段的实际综合考虑设定。符合以下要求的产品,原则上不设定指示菌指标:

1. 生产规范标准中已有指示菌限量要求的产品;

2. 新鲜或冻制或干制等需经过烹饪熟制的食用农产品(如:鲜蛋、鲜冻畜禽肉、水产品、腌制肉制品等);

3. 原料或中间产品且食品基质不适合细菌生长繁殖的食品(如:粮食、食用大豆粕等);

4. 食品中添加了活性菌种的产品。

而对于符合以下情况的食品产品应重点考虑其指示菌限量指标的设置:

1. 与消费者日常生活密切相关的,同时消费量大、消费频率高的肉类制品、粮食制品和儿童消费量大的即食食品;

2. 无须进一步加热处理的即食食品(生制品或熟制品);

3. 食品中含有较高利于细菌生长的物质或食品本身有利于细菌,而且有方式可以控制细菌的生长;

4. 工业化程度低,生产加工过程容易交叉污染的食品。

我国目前指示菌限量一般都在各类食品产品标准中进行规定,大多以菌落总数和大肠菌群作为指标,例如《淀粉制品卫生标准》(GB 2713-2003)中规定菌落总数限量为≤1000CFU/g,大肠菌群限量为≤70MPN/100g。麦片类、焙烤类等食品容易受到霉菌污染,故这类食品的卫生标准中对霉菌也进行了规定,如《饼干卫生标准》(GB 7100-2003)中规定菌落总数限量非夹心饼干≤750CFU/g,夹心饼干为≤2000CFU/g,大肠菌群限量为≤30MPN/100g,霉菌计数为≤50CFU/g。

2010年我国新发布了15项乳品产品国家安全标准,其中仍以菌落总数和大肠菌群作为乳品安全的指示菌,但采用了分级采样方案。例如《食品安全国家标准 巴氏杀菌乳》(GB

19645-2010)采用三级采样方案,规定菌落总数限量值为 $n=5,c=2,m=50\ 000CFU/ml,M=100\ 000CFU/ml$,即在抽检的 5 个样品中,允许全部样品菌落总数≤50 000CFU/ml,允许不多于两个样品菌落总数值在 50 000~100 000CFU/ml 之间,不允许有样品菌落总数值超过100 000CFU/ml,大肠菌群限量为 $n=5,c=2,m=1CFU/ml,M=5CFU/ml$。

通过终产品检测来确定产品的卫生与安全状况是检测产品是否合格的快速、有效的方法,然而真正从根本上确保食品安全,需要从源头控制,需要对产品设计、制造过程以及在生产期间的安全相关措施进行综合管控。

十、营养与特殊膳食类食品标准

(一) 特殊膳食用食品概况

《食品安全法》颁布之前,我国尚没有特殊膳食用食品的明确定义以及框架体系。一些特殊膳食用食品标准以普通产品标准的形式存在。2009 年,《食品安全法》正式发布并明确规定:食品安全标准应包括专供婴幼儿和其他特定人群的主辅食品的营养成分要求。根据《食品安全法》的要求和标准的清理工作开展,我国特殊膳食食品的框架逐渐清晰、特殊膳食类食品的产品标准也日益完善。

特殊膳食用食品标准即特殊膳食用食品的产品标准,是规范我国特殊膳食用食品安全的强制性国家标准。特殊膳食用食品是指为满足特殊的身体或生理状况和或(疾病)、紊乱等状态下的特定膳食需求而专门加工或配方的食品。这类食品的营养素和(或)其他营养成分的含量与可类比普通食品有显著不同。

目前,我国特殊膳食用食品主要包括四类,分别是婴幼儿配方食品、婴幼儿辅助食品、特殊医学用途配方食品和其他特殊膳食用食品。针对不同产品制定发布相应的食品安全国家标准。生产企业按照食品安全国家标准的要求组织生产经营,其技术指标应符合相应标准的要求。质量监督和食品药品监督管理部门分别对该类食品进出口和食品生产、流通实施监督管理。

我国特殊膳食用食品安全国家标准在制修订过程中遵循"安全性、特殊性、规范性、可操作性"的原则。一是体现《食品安全法》立法宗旨,突出安全性要求。特殊膳食用食品的目标人群为敏感人群,如婴幼儿、特殊医学状况人群等,其安全性需要特别关注。因此,特殊膳食用食品标准在制修订过程中严格遵循《食品安全法》规定,突出与目标人群健康密切相关的安全性要求。二是满足目标人群的特殊营养需求。根据目标人群的具体情况和特点,分别确定相应产品的营养要求,满足目标人群的营养需求。三是突出各类特殊膳食用食品使用规定。要求在各类产品在标签中针对不同产品的特点增加标识,如规定在特殊医学用途婴儿配方食品产品标签中注明特殊医学用途婴儿配方食品的类别和使用的医学状况等,明确标识"请在医生或临床营养师指导下使用"。四是充分参照和借鉴国际管理经验并结合我国国情。在标准制修订过程中,参考和借鉴了国际食品法典委员会、美国、欧盟等国际组织、国家和地区的法规和标准,以及国内外权威论著。同时,充分考虑我国国情,结合我国生产水平,在保证标准与国际接轨的同时保证其可操作性。

(二) 特殊膳食用食品标准的主要内容

特殊膳食用食品标准规定了各类特殊膳食用食品的使用范围、术语和定义、技术要求、标签标识、包装等内容。同时,针对这类产品的标签要求,还有专门的标签标准《食品安全国家标准 特殊膳食用食品标签通则》(GB 13432-2013)等相关配套标准。

婴幼儿配方食品相关的标准包括《食品安全国家标准 婴儿配方食品》（GB 10765-2010）、《食品安全国家标准 较大婴儿和幼儿配方食品》（GB 10767-2010）以及《食品安全国家标准 特殊医学用途婴儿配方食品》（GB 25596-2010）。《婴儿配方食品》、《较大婴儿和幼儿配方食品》分别规定了0～12月龄、6～36月龄正常婴儿配方食品的相关要求，《特殊医学用途婴儿配方食品》规定了患有特殊紊乱、疾病或医疗状况等特殊医学状况的0～12月龄婴儿的配方食品相关要求。

三个标准均对婴儿生长发育所必需的必需成分进行了详细的规定，包括能量、蛋白质、脂肪、碳水化合物、维生素和矿物质的来源、含量范围、对应的检测方法和（或）计算方法。同时，还规定了可选择性成分的含量范围、检测方法，产品标签标识等方面的内容。

婴幼儿辅助食品标准包括了《食品安全国家标准 婴幼儿谷类辅助食品》（GB 10769-2010）和《食品安全国家标准 婴幼儿罐装辅助食品》（GB 10770-2010）。两个标准分别规定了适用于6～36月龄婴幼儿辅助食品的相应内容，由于该类产品是作为一种辅助食品来食用，因此相比较婴幼儿配方食品，该类产品标准较为简单。婴幼儿谷类辅助食品是指以一种或多种谷物（如：小麦、大米、大麦等）为主要原料，且谷物占干物质组成的25%以上，添加适量的营养强化剂和（或）其他辅料，经加工制成的适于6月龄以上婴儿和幼儿使用的辅助食品。本标准将产品分为四类，即婴幼儿谷物辅助食品、婴幼儿高蛋白谷物辅助食品、婴幼儿生制类谷物辅助食品、婴幼儿饼干或其他婴幼儿谷物辅助食品。这四类产品基本上涵盖了目前我国生产的以谷物为主要原料加工制成的婴幼儿辅助食品。

标准规定了该类产品的原料要求、感官要求、基本的营养成分指标（如蛋白质、脂肪等）、可选择的营养成分指标（如维生素E、烟酸等）、碳水化合物添加量、其他指标、污染物限量、标签标识等内容。同时，为避免通过谷类摄入过多的碳水化合物影响婴幼儿生长发育，本标准特别规定了碳水化合物添加限量指标，规范蔗糖、果糖等碳水化合物的添加。

婴幼儿罐装辅助食品是指食品原料经处理、罐装、密封、杀菌或无菌罐装后达到商业无菌，可在常温下保存的适于6月龄以上婴幼儿食用的食品。该类产品的共性是具有罐装食品的包装形式和商业无菌的特点。标准将该类产品分为三类，即泥（糊）状罐装食品、颗粒状罐装食品、汁类罐装食品，并对其原料要求、感官指标、理化指标、污染物指标、标签等内容进行了规定。由于该类产品原料丰富，品种多样化，在理化指标中针对不同配料的产品规定了不同的含量要求。对于番茄酱与番茄汁产品还规定了霉菌的限量要求。

特殊医学用途配方食品是指为满足进食受限、消化吸收障碍、代谢紊乱或特定疾病状态人群对营养素或膳食的需要，专门加工配制而成的食品。该类食品可以为某种医学状况或特殊疾病状态人群，如手术病人、过敏人群等，提供必要的营养支持，满足其机体营养需求。特别强调的是，特殊医学用途婴儿配方食品归为婴幼儿配方食品。

国际上，该类产品在临床上得到了广泛应用，有较长的使用历史，并且取得了很好的临床效果。在我国，此类产品的临床需求很大，但产品比较匮乏，严重影响很多疾病的治疗。基于以上原因，我国于2009年正式立项启动《特殊医学用途配方食品通则》的制定工作。在标准的制定过程中，充分参考了国际食品法典、欧盟等组织和国家的特殊医学用途配方食品法规，规定了该类产品的使用范围、必需成分和可选择性成分的含量范围、检验方法、化合物来源、标签标识等。目前，该标准即将制定完成。

其他特殊膳食用食品包括除了除上述三类以外的其他特殊膳食用食品。目前，纳入该类的产品包括辅食营养补充品，运动营养食品和孕产妇及乳母用营养补充品等。目前，这三类产品都已完成制定或修订相应的食品安全国家标准,分别为《食品安全国家标准 辅食营养补充品》(GB 22570-2014)、《食品安全国家标准 运动营养食品》(GB 24154-2015)和《食品安全国家标准 孕产妇及乳母用营养补充品通用标准》(GB 31601-2015)。上述标准的制定和发布,对满足我国特殊人群的营养需求、提高人口总体营养水平都有重大意义。

十一、食品安全检验方法标准

(一) 检验方法与规程类标准概况

食品检验方法标准是我国食品标准的重要组成部分,涉及多个食品行业领域,涵盖产品类别、检测原理、检测指标等不同内容。由于参与食品标准工作的部门和行业组织众多,我国食品检验方法标准也种类繁多,针对同一项检测内容可能有多项方法标准共存的情况。

检验方法标准按照涉及的内容划分,可以分为基础类方法标准和检验类方法标准。基础类方法标准主要是指食品分析术语、检验取样、方法总则要求等一系列规范性方法标准。检验类方法是指某种或多种成分的检测方法和不同类型产品的检验方法,可分为理化方法、微生物方法和毒理方法三大类。其中理化检测方法占检测方法总数的90%以上。按照检验方法的适用范围,可以将检验类方法分为成分检验方法标准和产品检验方法标准。其中理化成分检验方法标准1600余项,包括农残、兽残、添加剂、营养素、污染物、毒素等指标成分检验方法;微生物检验方法标准200余项,毒理20余项。针对特定食品产品的理化检验方法标准400余项,包括食品相关产品检验方法、保健食品检验方法、辐照食品检验方法和转基因检验方法等。

目前我国已经基本形成以《食品卫生检验方法理化部分》(GB/T 5009)、《食品微生物学检验》(GB 4789-2010)和《食品安全性毒理学评价程序》(GB 15193.1-2015)为主体的食品安全检测方法体系。目前,GB 5009系列标准包括209项分析检测项目,涉及产品标准体系中的各类食品,囊括了食物的一般成分、金属污染物与微量元素、农药残留、兽药残留、食品添加剂、真菌毒素、维生素、食品包装材料、保健食品功效成分、有机污染物等分析方法。标准的起草以现代分析技术为基础,并积极与CAC和AOAC标准等国际标准接轨。GB 4789系列标准共40项,包含了各类食品中指标菌、致病菌等的检验方法。在微生物引起的食源性疾病成为首要的食品安全问题的情况下,《食品微生物学检验》成为及时确定病因的重要手段。GB 15193系列标准25项,涉及毒理学评价程序、毒理学试验方法等内容。三大系列标准既满足了国家级检验机构的检验要求,又适用于基层使用,对提高我国的食品安全水平和检测能力,保障食品安全起到了重要作用。

(二) 检验方法标准的主要内容

检验方法类标准一般主要包括以下内容:方法的基本原理、方法特性。必要时,可写出化学方程式。如果一项标准包含了两个或两个以上的不同的方法,应分别说明每种方法的原理。"原理"部分有助于标准操作者对该检验方法的理解和应用。试剂和材料。本部分主要包括以下内容:试剂、试剂配制、标准品、标准溶液的配制、材料等。

分析步骤。分析步骤是根据测定过程的先后顺序分段叙述。写明测试细节,要进行多少个操作或系列操作,还要包括不可少的预操作在内。此外,包括仪器参考条件、标准曲线的制作、试样溶液的测定等操作步骤。

分析结果的表述。报告平行样的测定值的算术平均值,并报告计算结果表示到小数点后的位数或有效位数,测定值的有效数位及测定值的单位应与相关限量标准一致。如果分析结果在方法的检出限以下,可以用"未检出"表述分析结果,但应注明检出限数值。

方法性能指标。该部分要描述方法的精密度、检出限、定量限等技术参数。

十二、其他食品安全要求

(一) 食品相关产品的管理

食品安全与消费者的身体健康密切相关,受到全社会的广泛关注,而食品包装与食品直接接触,其材料的安全水平直接关系到所包装食品的安全,是控制食品安全的关键因素之一。《食品安全法》将可能与食品接触的产品归入"食品相关产品"的范畴,并规定食品相关产品的生产经营应遵守该法,食品相关产品安全标准属于食品安全标准的范畴,进一步明确了食品包装材料安全标准属于整个食品安全标准体系中不可或缺的一部分。

《食品安全法》规定"食品相关产品"包括用于食品的包装材料、容器、洗涤剂、消毒剂和用于食品生产经营的工具、设备,并对各类食品相关产品均有明确定义。用于食品的包装材料和容器,指包装、盛放食品或者食品添加剂用的纸、竹、木、金属、搪瓷、陶瓷、塑料、橡胶、天然纤维、化学纤维、玻璃等制品和直接接触食品或者食品添加剂的涂料。用于食品生产经营的工具、设备,指在食品或者食品添加剂生产、流通、使用过程中直接接触食品或者食品添加剂的机械、管道、传送带、容器、用具、餐具等。用于食品的洗涤剂、消毒剂,指直接用于洗涤或者消毒食品、餐饮具以及直接接触食品的工具、设备或者食品包装材料和容器的物质。

目前,我国主要通过食品相关产品安全标准控制食品相关产品的安全。食品相关产品标准主要由基础标准、产品标准、检测方法标准及规范四部分构成。产品的安全主要通过基础标准的肯定列表和产品标准相结合的管理方式,检测方法标准主要规定了安全指标的配套检测方法,规范标准主要侧重于控制食品相关产品生产企业的生产过程。食品相关产品新品种则通过行政许可程序进行申报,审批合格后方可销售,批准物质则列入相应食品相关产品安全标准中。

《食品安全法》第三十七条规定,"利用新的食品原料生产食品,或者生产食品添加剂新品种、食品相关产品新品种,应当向国务院卫生行政部门提交相关产品的安全性评估材料。国务院卫生行政部门应当自收到申请之日起六十日内组织审查;对符合食品安全要求的,准予许可并公布;对不符合食品安全要求的,不予许可并书面说明理由"。目前,食品相关产品的受理评审工作由国家卫生计生委卫生和计划生育监督中心负责。

依据《食品安全法》和《卫生行政许可管理办法》对卫生行政许可的基本要求,原卫生部制定了《食品相关产品新品种行政许可管理规定》和《食品相关产品新品种申报与受理规定》。《食品相关产品新品种行政许可管理规定》规定了食品相关产品新品种许可范围、基本要求、评审机构、申请资料组成以及申请、审查和公布程序。

(二) 食品相关产品标准的主要内容

食品相关产品标准主要由通用标准、产品标准、检验方法标准及规范四部分构成。经过梳理,目前我国与食品安全相关的食品相关产品标准共计 270 项。这些标准涵盖了塑料、橡胶、纸、玻璃、陶瓷、搪瓷、涂料、金属以及复合材料等我国居民日常使用的十几大类食品容器和包装材料。我国现已初步形成了较为完整的食品包装材料标准体系。

1. 通用标准《食品接触材料及制品用添加剂使用卫生标准》(GB 9685-2016)

为我国目前最重要的食品包装材料基础标准。标准以肯定列表的形式列出了 900 多种我国可以使用的食品包装材料用添加剂,主要规定了添加剂的中文名称、CAS 号(美国化学文摘号)、使用范围、最大使用量、最大残留量或特定迁移量和其他限制性规定。

2. 产品标准　食品相关产品标准中绝大多数为产品标准。食品相关产品标准分为产品安全标准和产品质量标准,均按照产品类别设置标准。产品安全标准主要对产品的卫生要求进行规定,产品质量标准主要对产品的质量要求进行规定。

(1) 产品安全标准:我国食品包装材料产品安全标准主要是一系列食品容器、包装材料成型品和树脂的安全标准。成型品标准涵盖塑料、橡胶、不锈钢、复合食品包装袋、铝制食具、涂料、纸、尼龙、胶原蛋白肠衣、陶瓷、搪瓷、植物纤维类容器、食饮具、食品用工具设备、硅藻土十五大类产品。

我国成型品安全标准共 30 项,主要规定了产品的卫生指标,包括蒸发残渣、高锰酸钾消耗量、重金属、脱色试验以及各类产品的特殊卫生要求,并对各类食品包装材料成型品的标识进行了规定,产品上应统一标注"食品接触用"。

我国树脂安全标准共 9 项,覆盖聚乙烯、聚丙烯、聚碳酸酯、聚氯乙烯、聚偏二氯乙烯、聚苯乙烯、聚对苯二甲酸乙二醇酯、不饱和聚酯、尼龙树脂 9 类树脂产品。但随着市场发展、工艺改进,市场上出现了很多未被产品卫生标准涵盖的新树脂。食品包装材料清理工作,对市场上使用的、安全性没有问题的、未被产品卫生标准涵盖的树脂新品种进行审批,并公布了 107 种可用于食品包装材料的树脂名单,后续新树脂申报工作由企业通过食品相关产品行政许可程序进行申报。

(2) 产品质量标准:我国现行的产品质量标准种类繁多,涉及各类食品容器和包装材料,包括塑料制品、纸制品、玻璃、陶瓷、搪瓷制品、金属制品、复合膜袋等各种日常使用的食品容器、包装材料,主要指标包括机械强度、热封性能、阻隔性等质量指标。这些产品质量标准由多个部门负责制定,有适用范围交叉重复的情况,且部分标准规定了一些安全性指标。

3. 规范　目前,我国仅有《食品安全国家标准 食品接触材料及制品生产通用卫生规范》(GB 31603-2015),其他比较重要的有 SN/T 1880 系列进出口食品包装卫生规范和《食品包装容器及材料生产企业通用良好操作规范》(GB/T 23887-2009)。SN/T 1880 系列规定了进出口食品包装材料中聚对苯二甲酸乙二醇酯包装、软包装和一次性包装的分类和卫生要求。GB/T 23887-2009 规定了食品容器、包装材料生产企业的厂区环境、设备、人员、生产过程和卫生管理、质量管理等方面的基本要求。目前,我国正在着手制定食品包装材料生产企业卫生规范,计划通过强制性标准的出台对食品包装材料生产企业的生产过程进行严格管理。

(樊永祥　卢江)

第四十三章

进口食品的监督管理

第一节 进口食品的安全标准及检验检疫

我国的进口食品主要由国家卫生和计划生育委员会与国家质量监督检验检疫总局(简称国家质检总局)管理。国家卫生和计划生育委员会主要负责制定各项食品标准。国家质检总局下属的进出口食品安全局拟订进出口食品和化妆品安全、质量监督和检验检疫的工作制度;承担进出口食品、化妆品的检验检疫、监督管理以及风险分析和紧急预防措施工作;按规定权限承担重大进出口食品、化妆品质量安全事故查处工作。

一、进口食品检验检疫食品安全标准

关于进口食品检验检疫食品安全标准,《中华人民共和国食品安全法》(最新修订版为2015年10月1日起施行)明确规定:①进口的食品、食品添加剂、食品相关产品应当符合我国食品安全国家标准。进口的食品、食品添加剂应当经出入境检验检疫机构依照进出口商品检验相关法律、行政法规的规定检验合格。进口的食品、食品添加剂应当按照国家出入境检验检疫部门的要求随附合格证明材料。②进口尚无食品安全国家标准的食品,由境外出口商、境外生产企业或者其委托的进口商向国务院卫生行政部门提交所执行的相关国家(地区)标准或者国际标准。国务院卫生行政部门对相关标准进行审查,认为符合食品安全要求的,决定暂予适用,并及时制定相应的食品安全国家标准。③进口利用新的食品原料生产的食品或者进口食品添加剂新品种、食品相关产品新品种,应当向国务院卫生行政部门提交相关产品的安全性评估材料。国务院卫生行政部门应当自收到申请之日起六十日内组织审查;对符合食品安全要求的,准予许可并公布;对不符合食品安全要求的,不予许可并书面说明理由。

根据《食品安全法》相关规定,《关于进口食品新标准执行时间问题的公告》(国家质检总局2012年第41号公告)就进口食品检验执行新发布的食品安全国家标准的时间问题明确如下:自新发布的食品安全国家标准实施之日起,所有进口食品以报检日期为准,一律按照新标准实施检验,经检验符合标准的产品方准予进口。标准有特殊规定的,以标准规定为准。

二、进口食品的检验检疫

《中华人民共和国食品安全法》规定,国家出入境检验检疫部门对进出口食品安全实施

监督管理。国家出入境检验检疫部门可以对向我国境内出口食品的国家(地区)的食品安全管理体系和食品安全状况进行评估和审查,并根据评估和审查结果,确定相应检验检疫要求。

(一) 报检

根据法律法规规定,办理出入境检验检疫报检申报的行为均适用于《出入境检验检疫报检规定》(国家质检总局 199 年第 16 号公告)。该规定要求:对入境货物,应在入境前或入境时向入境口岸、指定的或到达站的出入境检验检疫机构办理报检手续。

1. 报检范围 包括:①国家法律法规规定必须由出入境检验检疫机构检验检疫的;②输入国家或地区规定必须凭出入境检验检疫机构出具的证书方准入境的;③有关国际条约规定须经检验检疫的;④申请签发原产地证明书及普惠制原产地证明书的。

2. 提供材料 根据《出入境检验检疫报检规定》有关规定,入境报检时,应填写入境货物报检单,并提供合同、发票、提单等有关单证。下列情况报检时除上述材料外,还应按要求提供有关文件:①凡实施安全质量许可、卫生注册或其他需审批审核的货物,应提供有关证明。②品质检验的还应提供国外品质证书或质量保证书、产品使用说明书及有关标准和技术资料;凭样成交的,须加附成交样品;以品级或公量计价结算的,应同时申请重量鉴定。③申请重(数)量鉴定的还应提供重量明细单,理货清单等。④货物经收、用货部门验收或其他单位检测的,应随附验收报告或检测结果以及重量明细单等。⑤入境的动植物及其产品,在提供贸易合同、发票、产地证书的同时,还必须提供输出国家或地区官方的检疫证书;需办理入境检疫审批手续的,还应提供入境动植物检疫许可证。⑥报检入境运输工具、集装箱时,应提供检疫证明,并申报有关人员健康状况。

(二) 进境(过境)动植物及其产品检疫

为防止动物传染病、寄生虫病和植物危险性病、虫、杂草以及其他有害生物传入、传出国境,保护农、林、牧、渔业生产和人体健康,促进对外经济贸易的发展,《中华人民共和国进出境动植物检疫法》(自 1992 年 4 月 1 日起施行)明确要求进出境的动植物、动植物产品和其他检疫物,装载动植物、动植物产品和其他检疫物的装载容器、包装物,以及来自动植物疫区的运输工具,依照本法规定实施检疫。国务院设立动植物检疫机关(简称国家动植物检疫机关),统一管理全国进出境动植物检疫工作。国家动植物检疫机关在对外开放的口岸和进出境动植物检疫业务集中的地点设立的口岸动植物检疫机关,依照本法规定实施进出境动植物检疫。国务院农业行政主管部门主管全国进出境动植物检疫工作。《中华人民共和国进出境动植物检疫法》规定了国家禁止下列各物进境:①动植物病原体(包括菌种、毒种等)、害虫及其他有害生物;②动植物疫情流行的国家和地区的有关动植物、动植物产品和其他检疫物;③动物尸体;④土壤。

《进境动植物检疫审批管理办法》(国家质检总局 2002 年第 25 号公告)明确指出:国家质检总局根据法律法规的有关规定以及国务院有关部门发布的禁止进境物名录,制定、调整并发布需要检疫审批的动植物及其产品名录。国家质检总局统一管理本办法所规定的进境动植物检疫审批工作。国家质检总局或者国家质检总局授权的其他审批机构负责签发《中华人民共和国进境动植物检疫许可证》和《中华人民共和国进境动植物检疫许可证申请未获批准通知单》。各直属出入境检验检疫机构负责所辖地区进境动植物检疫审批申请的初审工作。

第二节 进口食品的管理

一、进口食品备案、注册制度及食品不良记录管理

《中华人民共和国食品安全法》规定,向我国境内出口食品的境外出口商或者代理商、进口食品的进口商应当向国家出入境检验检疫部门备案。向我国境内出口食品的境外食品生产企业应当经国家出入境检验检疫部门注册。已经注册的境外食品生产企业提供虚假材料,或者因其自身的原因致使进口食品发生重大食品安全事故的,国家出入境检验检疫部门应当撤销注册并公告。国家出入境检验检疫部门应当定期公布已经备案的境外出口商、代理商、进口商和已经注册的境外食品生产企业名单。同时,出口食品生产企业应当保证其出口食品符合进口国(地区)的标准或者合同要求。出口食品生产企业和出口食品原料种植、养殖场应当向国家出入境检验检疫部门备案。此外,《出入境检验检疫报检企业管理办法》(国家质检总局 2015 年第 161 号公告)亦规定:报检企业办理报检业务应当向检验检疫部门备案。鼓励报检企业在报检前向检验检疫部门办理备案。已经办理备案手续的报检企业,再次报检时可以免予提交多项材料。

(一) 食品进出口商备案管理系统

为方便进口食品进出口商办理备案和进口销售记录,切实落实进口商对进口食品质量安全的主体责任,确保进口食品可追溯,保障进口食品质量安全,国家质检总局自 2012 年 10 月 1 日起启用进口食品进出口商备案管理系统。备案管理系统是基于互联网的管理系统,进出口商可通过互联网提交备案信息,办理备案。其登录网址为:http://ire.eciq.cn。备案管理系统启用后,向中国出口食品的境外出口商或者代理商及进口食品的境内收货人(以下简称收货人),应当按照《进口食品进出口商备案管理规定》及《食品进口记录和销售记录管理规定》(国家质检总局 2012 年第 55 号公告)的相关要求,通过备案管理系统办理备案,并对提供信息的真实性负责。国家质检总局对备案境外出口商或者代理商及境内收货人名单予以公布。进口食品的收货人或者其代理人在进口食品报检时,应当在报检单中注明进口食品进出口商名称及备案编号。收货人应当按照《进口食品进出口商备案管理规定》及《食品进口记录和销售记录管理规定》的相关要求,通过备案管理系统记录进口和销售信息。

(二) 进口食品境外生产企业注册制度

为加强进口食品境外食品生产企业的监督管理,《进口食品境外生产企业注册管理规定》(国家质检总局 2012 年第 145 号公告)明确表明:国家质检总局统一管理进口食品境外生产企业注册工作。国家认证认可监督管理委员会(简称国家认监委)组织实施进口食品境外生产企业的注册及其监督管理工作。《进口食品境外生产企业注册实施目录》(简称《目录》)由国家认监委负责制定、调整,国家质检总局公布。《目录》内不同产品类别的注册评审程序和技术要求,由国家认监委另行制定、发布。《目录》内食品的境外生产企业,应当获得注册后,其产品方可进口。注册有效期为 4 年。

进口食品境外生产企业注册条件:①企业所在国家(地区)的与注册相关的兽医服务体系、植物保护体系、公共卫生管理体系等经评估合格。②向我国出口的食品所用动植物原料应当来自非疫区;向我国出口的食品可能存在动植物疫病传播风险的,企业所在国家(地区)主管当局应当提供风险消除或者可控的证明文件和相关科学材料。③企业应当经所在国家

（地区）相关主管当局批准并在其有效监管下，其卫生条件应当符合中国法律法规和标准规范的有关规定。

（三）进口食品不良记录管理

为保证进口食品安全，落实进口食品企业主体责任，促进行业自律，根据有关《中华人民共和国食品安全法》及其实施条例、《中华人民共和国进出口商品检验法》及其实施条例、《进出口食品安全管理办法》（国家质检总局 2011 年第 144 号公告）和《进出口化妆品检验检疫监督管理办法》（国家质检总局 2011 年第 143 号公告）的规定，国家质检总局制定了《进口食品不良记录管理实施细则》（国家质检总局 2014 年第 43 号公告）。主要内容如下：

1. 不良记录生成　国家质检总局和各级出入境检验检疫机构根据下述信息，经研判，记入进口食品企业的不良记录：①进口食品检验检疫监督管理工作中发现的食品安全信息。②国内其他政府部门通报的，以及行业协会、企业和消费者反映的食品安全信息。③国际组织，境外政府机构，境外行业协会、企业和消费者反映的食品安全信息。④其他与进口食品安全有关的信息。

2. 风险预警及控制措施　主要包括：①国家质检总局制订对各级别不良记录所涉及企业和产品的处置措施原则（表 43-2-1、表 43-2-2），汇总发布有关信息。②各直属检验检疫局分别对各自辖区的不良记录进行汇总上报，对严重的不良记录信息立即研判，在上报信息的同时按照相关法律法规规定处理。③国家质检总局对汇总的全国不良记录信息进行研判，根据研判结论发布风险预警通告，公布对不良记录进口食品企业采取不同程度的控制措施。

对列入《进口食品境外生产企业注册实施目录》，已获得注册资格的进口食品企业，由国家认监委按照《进口食品境外生产企业注册管理规定》（国家质检总局 2012 年第 145 号公告）有关条款，采取限期整改、暂停注册资格或撤销其注册等处置措施，并报国家质检总局。

3. 解除风险预警

（1）境内不良记录进口食品企业满足解除风险预警条件时（表 43-2-1），可向其工商注册地或最近 12 个月内有进口食品贸易记录的直属检验检疫局申请解除风险预警。经直属检验检疫局、国家质检总局分级风险研判，认为其风险已不存在或者已降低到可接受的程度时，由国家质检总局及时解除风险预警及控制措施。

（2）境外不良记录进口食品企业满足解除风险预警条件时（表 43-2-1），可向其所在国家/地区食品安全主管部门申请解除风险预警。该国家/地区食品安全主管部门根据企业申请开展调查，并将企业整改措施和调查报告通报国家质检总局。国家质检总局开展风险研判，认为其风险已不存在或者已降低到可接受的程度时，应当及时解除风险预警及控制措施。

（3）不良记录涉及整个国家/地区的，满足解除风险预警条件时（表 43-2-2），其食品安全主管部门应将问题原因调查及监管措施整改情况通报国家质检总局。国家质检总局开展风险研判，认为其风险已不存在或者已降低到可接受的程度时，应当及时解除风险预警及控制措施。

二、进口预包装食品标签检验监督管理

据《中华人民共和国食品安全法》及其实施条例等法律法规，国家质检总局制定了《进出口预包装食品标签检验监督管理规定》（国家质检总局 2012 年第 27 号公告）。该规定明确说明：进口预包装食品标签应当符合我国相关法律法规和食品安全国家标准的要求。国家

表43-2-1　有不良记录企业进口食品管理及控制措施

风险预警条件				控制措施	解除风险预警条件		
不合格项目类别	产品种类数	不合格项目种类数	不合格批次数		公共条件	指定时间	指定批次
安全卫生项目	1	1	≥2	要求提供不良记录涉及种类产品的不合格项目的检测报告	1. 实施控制措施后未发生质量安全问题 2. 实施控制措施时间不少于指定时间 3. 实施控制措施后每类食品进口批次不少于指定批次数	6个月	5
	1	≥2	≥4	要求提供不良记录涉及种类产品相应食品安全国家标准中列明的项目(包括标准中所涉及的引用标准)的检测报告		12个月	10
	≥2	≥2	≥8	要求提供企业所有产品相应食品安全国家标准中列明的项目(包括标准中所涉及的引用标准)的检测报告		12个月	10
非安全卫生项目	1	1	≥3	要求提供不良记录涉及种类产品的不合格项目的检测报告或相关证明材料		6个月	5
	1	≥2	≥6	要求提供不良记录涉及种类产品相应食品安全国家标准中列明的项目(包括标准中所涉及的引用标准)的检测报告或相关证明材料		12个月	10
	≥2	≥2	≥12	要求提供该企业所有产品的相应食品安全国家标准中列明的项目(包括标准中所涉及的引用标准)的检测报告或相关证明材料		12个月	10
其他质量安全风险				要求提供指定产品的指定项目的检测报告或相关证明材料		12个月	10

注:1. 安全卫生项目包括:非食用添加物,禁限用物质,生物毒素污染,食品添加剂超标,微生物污染,污染物,转基因成分,农药药残留,辐照。
2. 非安全卫生项目包括:包装不合格,标签不合格,品质,有害生物,证书不合格,其他不合格项目。

表 43-2-2 不良记录涉及整个国家/地区的进口食品管理及控制措施

不合格项目类别	风险预警参考条件				参考控制措施	解除风险预警参考条件		
	企业数	产品种类数	不合格项目种类数	不合格批次数		公共条件	指定时间	指定批次
安全卫生项目	≥2	1	1	≥16	要求对来自该国家或地区的所有不良记录涉及及种类产品提供及不合格项目的检测报告	1. 实施控制措施后未发生质量安全问题 2. 实施控制措施时间不少于指定时间 3. 实施控制措施后每类食品进口批次不少于指定批次数	6 个月	100
	≥2	1	≥2	≥32	要求对来自该国家或地区的所有不良记录涉及及种类产品提供相应食品安全国家标准中所列明的项目（包括标准中所涉及的引用标准）的检测报告		12 个月	200
非安全卫生项目	≥2	1	1	≥24	要求对来自该国家或地区的所有不良记录涉及及种类产品提供及不合格项目的检测报告或相关证明材料		6 个月	100
	≥2	1	≥2	≥48	要求对来自该国家或地区的相应种类产品提供相应食品安全国家标准中所列明的项目（包括标准中所涉及的引用标准）的检测报告或相关证明材料		12 个月	200
其他质量安全风险					要求对来自该国家或地区的指定产品提供指定项目的检测报告或相关证明材料		12 个月	200

质检总局主管全国进出口预包装食品标签检验监督管理工作。国家质检总局设在各地的出入境检验检疫机构负责所辖区域内进出口预包装食品标签检验监督管理工作。

首次进口的预包装食品报检时,报检单位除应按报检规定提供报检资料外,还应按以下要求提供标签检验有关资料并加盖公章:①原标签样张和翻译件。②预包装食品中文标签样张。③标签中所列进口商、经销商或者代理商工商营业执照复印件。④当进口预包装食品标签中强调某一内容,如获奖、获证、法定产区、地理标识及其他内容的,或者强调含有特殊成分的,应提供相应证明材料;标注营养成分含量的,应提供符合性证明材料。⑤应当随附的其他证书或者证明文件。

出入境检验检疫机构应当对标签进行格式版面检验,并对标签标注内容进行符合性检测。符合性检测与进出口预包装食品的日常检验监督工作结合进行,不做单独抽样。首次进口的预包装食品,其中文标签经检验合格的,由施检机构发给备案凭证。经检验,进口预包装食品有以下情形之一的,应判定标签不合格:①进口预包装食品无中文标签的。②进口预包装食品的格式版面检验结果不符合我国法律、行政法规、规章及食品安全标准要求的。③符合性检测结果与标签标注内容不符的。

进口预包装食品标签检验不合格的,出入境检验检疫机构一次性告知进口商或者其代理人不符合项的全部内容。涉及安全、健康、环境保护项目不合格的,由出入境检验检疫机构责令进口商或者其代理人销毁,或者出具退货处理通知单,由进口商或者其代理人办理退运手续。其他项目不合格的,进口商或者其代理人可以在出入境检验检疫机构的监督下进行技术处理。不能进行技术处理或者技术处理后重新检验仍不合格的,出入境检验检疫机构应当责令进口商或者其代理人退货或者销毁。

对于首次进口并经标签检验合格的预包装食品再次进口时,仅需提供标签备案凭证与中外文标签样张。

三、出入境检验检疫风险预警及快速反应

《中华人民共和国食品安全法》规定:境外发生的食品安全事件可能对我国境内造成影响,或者在进口食品、食品添加剂、食品相关产品中发现严重食品安全问题的,国家出入境检验检疫部门应当及时采取风险预警或者控制措施,并向国务院食品药品监督管理、卫生行政、农业行政部门通报。接到通报的部门应当及时采取相应措施。县级以上人民政府食品药品监督管理部门对国内市场上销售的进口食品、食品添加剂实施监督管理。发现存在严重食品安全问题的,国务院食品药品监督管理部门应当及时向国家出入境检验检疫部门通报。国家出入境检验检疫部门应当及时采取相应措施。《中华人民共和国进出境动植物检疫法》规定:国外发生重大动植物疫情并可能传入中国时,国务院应当采取紧急预防措施,必要时可以下令禁止来自动植物疫区的运输工具进境或者封锁有关口岸;受动植物疫情威胁地区的地方人民政府和有关口岸动植物检疫机关,应当立即采取紧急措施,同时向上级人民政府和国家动植物检疫机关报告。邮电、运输部门对重大动植物疫情报告和送检材料应当优先传送。

《出入境检验检疫风险预警及快速反应管理规定》(国家质检总局2001年第1号令)适用于对以各种方式出入境(包括过境)的货物、物品的检验检疫风险预警及快速反应管理。所谓"预警"是指为使国家和消费者免受出入境货物、物品中可能存在的风险或潜在危害而采取的一种预防性安全保障措施。国家质检总局统一管理全国出入境检验检疫风险预警及

快速反应工作。国家质检总局设立出入境检验检疫风险预警及快速反应工作办公室(简称预警办公室),负责风险预警及快速反应的信息管理工作。

(一) 信息收集与风险评估

国家质检总局根据出入境货物、物品的特点建立固定的信息收集网络,组织收集整理与出入境货物、物品检验检疫风险有关的信息。风险信息的收集渠道主要包括:通过检验检疫、监测、市场调查获取的信息,国际组织和国外机构发布的信息,国内外团体、消费者反馈的信息等。预警办公室负责组织对收集的信息进行筛选、确认和反馈。根据有关规定,并参照国际通行做法,国家质检总局组织对筛选和确认后的信息进行风险评估,确定风险的类型和程度。

(二) 风险预警措施

根据确定的风险类型和程度,国家质检总局可对出入境的货物、物品采取风险预警措施,包括:①向各地出入境检验检疫机构发布风险警示通报,出入境检验检疫机构对特定出入境货物、物品有针对性地加强检验检疫和监测。②向国内外生产厂商或相关部门发布风险警示通告,提醒其及时采取适当的措施,主动消除或降低出入境货物、物品的风险。③向消费者发布风险警示通告,提醒消费者注意某种出入境货物、物品的风险。

(三) 快速反应措施

对风险已经明确,或经风险评估后确认有风险的出入境货物、物品,国家质检总局可采取快速反应措施,包括:检验检疫措施、紧急控制措施和警示解除。

1. 检验检疫措施　包括:①加强对有风险的出入境货物、物品的检验检疫和监督管理。②依法有条件地限制有风险的货物、物品入境、出境或使用。③加强对有风险货物、物品的国内外生产、加工或存放单位的审核,对不符合条件的,依法取消其检验检疫注册登记资格。

2. 紧急控制措施　包括:①根据出现的险情,在科学依据尚不充分的情况下,参照国际通行做法,对出入境货物、物品可采取临时紧急措施,并积极收集有关信息进行风险评估。②对已经明确存在重大风险的出入境货物、物品,可依法采取紧急措施,禁止其出入境;必要时,封锁有关口岸。

3. 警示解除　对出入境货物、物品风险已不存在或者已降低到适当程度时,国家质检总局发布警示解除公告。

(四) 监督管理

国家质检总局对风险预警和快速反应措施实施情况进行定期或不定期的检查。出入境检验检疫机构应当及时向预警办公室反馈执行有关措施的情况和问题。

(李　丹)

第七篇

食品安全风险监测与风险控制

第四十四章

食品安全风险分析框架

第一节 概　述

食品安全属于公共卫生问题,确保食品安全和保障公众健康是各国政府在公共卫生领域的重要目标。但由于食源性疾病发生率居高不下以及食品中新危害因素不断出现,无论是发达国家还是发展中国家,在保障食品安全方面都面临着巨大的挑战。另一方面,随着公众健康意识以及食品安全素养的不断提高,社会对食品安全的需求也越来越大。为了减少食源性疾病、提升国家食品安全水平,满足公众对食品安全日益增长的需求,各国都需要对由食品中各种危害因素带来的健康风险进行相应的科学评估与管理,并通过有效渠道和途径与相关方面和人员进行及时的沟通和交流。

在过去几十年里,国际上逐步发展起来了一种系统化、规范化的食品安全风险分析框架,该框架包括风险评估、风险管理和风险交流三部分。该框架是建立在科学之上、合理有效解决食品安全问题的通用程序和方法。食品安全风险分析代表了现代科学技术成果在食品安全管理方面应用转化的发展方向,已经成为世界各国普遍遵循的规则。目前风险分析已经在食品安全监管和食品安全问题处置中得到普遍认同和广泛应用。它是制定食品安全标准和解决国际食品贸易争端的重要依据,不仅可以保护公众健康,同时也能在协调一致的健康保护原则下促进国际食品贸易。因此,引入和应用食品安全风险分析框架和理念,可以提升国家食品安全管理的效率和科学化水平。

一、基本概念

食品安全风险分析是一个逐渐发展的理论体系,与之有关的术语及其定义也在其发展过程中不断完善。世界卫生组织(WHO)和食品法典委员会(CAC)在相关文件中定义了与食品安全风险分析框架有关的术语。

(一) 危害(hazard)

CAC对危害的定义为"食品中可能产生不良健康影响的化学性、生物性或者物理性因素或状态"。在从农田到餐桌整个食物链中,很多危害因素都可能进入食品(或其原料)中。

危害共分为三类:

(1) 化学性危害:包括环境污染物(如重金属和持久性有机污染物)、天然毒素、农药兽药残留、食品添加剂、食品接触材料迁移、过敏原等。

(2) 生物性危害:食源性致病菌、病毒、霉菌、产毒生物(如产毒贝类)、寄生虫等。

（3）物理性危害：碎石、骨头碎片、玻璃渣等机械碎物。

不同危害因素的来源有所差异。以化学性危害为例，重金属、持久性有机污染物等主要来自于环境污染，食品添加剂、农兽药残留主要来自食品种植养殖、生产加工过程中的外源性投入，生物毒素主要由食品中污染的霉菌/真菌产生，烤肉中的多环芳烃、油炸淀粉制品中的丙烯酰胺主要在加工过程中产生的。在我国，环境污染的重金属依然是我国食品中主要的危害因素。与化学性危害不同，大部分生物性危害可以在适宜基质的食物链中发生变化，目前食源性致病微生物已成为日益受到关注的生物性危害因素。另外，随着食品工业的快速发展和各类影响全球食品安全因素的不断变化，食品中新出现的危害也受到越来越多的关注。以前未被发现的危害已成为全球广泛关注的食品领域突出问题，例如突变蛋白（学术上又称朊病毒）引起的"疯牛病"或牛海绵状脑病疯牛病、抗生素作为饲料添加剂在食品加工中的使用甚至滥用导致细菌耐药问题愈发严重，等等。

工业革命带来的环境恶化不可避免地使环境（包括食品）中出现很多污染物，而高度发展的现代检测技术可以发现食品中存在的痕量物质。实际上，食品中存在危害因素是不可避免的，完全去除食品中的危害也是不现实的。原则上，政府和食品生产者应将危害控制在尽可能低的水平。从科学上来说，食品中存在危害并不等于会导致健康损害，只要通过相应的措施将危害控制在一定水平以下，造成健康损害的可能性很小。

国际上一些进行化学物风险评估的专业组织对危害还有另外一种定义。以国际化学品安全规划署（IPCS）为代表的组织认为，危害是指生物或者人群暴露于某种因素或状况时，该因素或者状况具有产生潜在不良健康效应的天然属性。这种定义与前面介绍的食品法典委员会关于危害的定义略有不同。按照此种定义，危害是化学物或者其他因素本身具有的一种属性（如毒性），而不是指化学物或者某种因素本身。按此定义，CAC定义中的危害因素（如单种化学物）可能会有多种危害（如重金属铅可以是生殖毒物和神经毒物）。尽管存在差异，当开展风险评估或者风险分析时有意识地考虑这个问题，一般不会影响风险评估者与风险管理者之间的交流和合作。

（二）风险（risk）

风险是不良健康损害发生的可能性及其严重程度，其实质是概率性事件。任何风险都是由某种外界因素造成的，也就是说，只要存在可能引起风险的外界因素，风险就客观存在，只是高或低的问题。对于食品安全风险，其外界因素就是上面介绍的食品中的各种危害。如上所述，我们的食品中不可避免地存在很多危害，所以食品安全不存在零风险。

食品安全风险是由毒性和暴露构成的函数，其程度取决于食品中危害的毒性（或致病力）大小和机体的暴露水平。目前国际上逐渐用风险矩阵来直观表示风险的大小及其影响因素（见图44-1-1）。从图中可见，即使对于毒性很大的危害，但如果暴露水平很低，其产生的健康风险也较低。

食品安全风险通常有三种表现形式，即实际的风险、评估的风险和感知的风险。通常情况下这三种风险形式无法完全达到一致。由于风险的本质是可能性大小，并不是实际发生的事件，且受多种外界因素影响，一般很难准确发

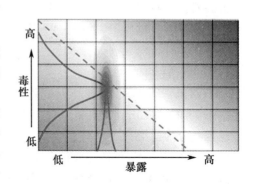

图44-1-1　风险矩阵图

现一种危害的实际风险。另一方面,个体对风险的判断受其知识背景、社会经验、甚至情绪、情感的影响很大。因此对于同一个风险,不同个体感知的风险程度会存在很大差异。例如,对于食品中检出某种食品添加剂,普通公众可能会认为风险很高,甚至产生恐慌情绪,但食品安全专业人员会觉得这根本就不需要担心。而评估的风险是利用科学信息进行科学分析的结果,受信息缺乏以及其他不确定因素的影响,评估的风险无法完全符合实际的风险程度。最理想的情形是,科学家评估出食品安全风险,尽可能接近实际的风险,通过科普宣传,让不同个体所感知的风险一致,并接近于实际的风险。

(三) 风险分析(risk analysis)

风险分析是一种用来估计人体健康和安全风险的方法,通过确定并采用合适的措施来将人群暴露于某种危害的可能风险控制在可接受水平。风险分析包含三个部分,即:风险评估、风险管理和风险交流(图44-1-2)。目前,以这三部分构成的风险分析框架已被国际上普遍用于处理食品安全问题。

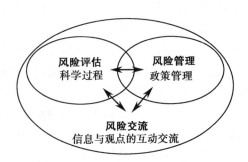

图 44-1-2　食品安全风险分析框架

(四) 风险评估(risk assessment)

风险评估是一个系统利用现有科学数据和信息,计算或估计某种生物或人群遭受一种或多种危害引起健康风险的科学过程。风险评估包含下列四个步骤:危害识别、危害特征描述、暴露评估以及风险特征描述。危害识别是根据现有毒性和作用模式数据,确定一种因素能引起生物或(亚)人群发生不良作用的类型和属性,是危害评估的第一阶段,也是风险评估四个步骤中的第一步。危害特征描述是定性和定量(如可能)描述一种因素或状况引起潜在不良作用的固有特性,包括剂量-反应评估及其伴随的不确定性,是危害评估的第二阶段,是风险评估四个步骤中的第二步。暴露评估是评价一种生物或(亚)人群暴露于某种因素(及其衍生物)的水平,是风险评估的第三步。风险特征描述是指定性并尽可能定量描述一种因素在具体暴露条件下对特定生物、系统或(亚)人群所产生的不良健康影响的可能性及其不确定性,是风险评估的第四步。

(五) 风险管理(risk management)

风险管理是对现有食品安全信息和备选政策措施进行权衡,并且在需要时选择和实施适当的预防和控制措施(包括制定最高限量、制定食品标签标准、开展公众教育等)以保护消费者健康的过程。一般情况下,风险管理可以分为四个部分:风险评价、管理措施评估、管理措施实施以及实施后的监控和效果审议。

(六) 风险交流(risk communication)

风险交流是风险管理者、风险评估者、消费者、产业界、学术界和其他利益相关方中对危害、风险及其相关因素等信息和看法的互动式交流,内容包括对风险评估结果的解释以及风险管理措施的阐释。

二、发展沿革

风险分析最早应用于环境危害控制领域,直到20世纪80年代末,才被引入到食品安全领域。1985年,美国食药总局首先提出风险评估基本程序。1991年,联合国粮农组织

（FAO）和 WHO 联合召开了食品标准、食物化学品及食品贸易会议，建议 CAC"在评价时，继续以适当的科学原则为基础，并遵循风险评估的决定"。CAC 在 1991 年及 1993 年举行的第 19 届及第 20 届大会上采纳了 FAO 与 WHO 联合会议的建议，即食品安全决议与标准的制定将以风险评估为基础，并鼓励相关法典委员会据此协调标准制定方法。CAC 同时要求 FAO 和 WHO 研究提供风险分析具体实践的科学建议。

为此，FAO 与 WHO 召集了多次专家咨询会，为 CAC 及成员国在食品标准问题中应用风险分析提供建议。例如 FAO 与 WHO 在 1995 年举行了风险评估专家会议，在 1997 年举行了风险管理专家会议，在 1998 年举行了风险交流专家会议。会议内容从最初的风险分析一般原则，到风险评估、风险管理及风险交流的定义及基本原则，以及最后的风险分析具体范例。这些会议及其决议在风险分析框架的形成过程中发挥了重要作用。

2003 年，CAC 一般原则委员会（CCGP）制定了在食品法典框架内应用风险分析的工作原则，并要求相关法典委员会在其具体领域制定风险分析特定原则及指南，CAC 的一些附属机构也开始制定具体的风险分析指南。CAC 也开始指导各国政府制定食品安全风险分析一般原则并进行相关应用。

各国政府在认识到风险分析的重要性后，逐渐把食品安全风险分析的国际进展纳入到国家法规体系中。欧洲大部分国家、美国、澳大利亚、日本等已经建立了国家层面上的食品安全风险分析体系。我国开始系统建立食品安全风险分析体系可追溯到 2009 年。当年我国颁布实施《中华人民共和国食品安全法》，明确规定我国建立食品安全风险监测和评估制度，对食品、食品添加剂中生物性、化学性和物理性危害因素进行风险评估，其结果是制定食品安全标准和实施食品安全监管措施的科学依据。这是我国建立食品安全风险分析体系的法律基础。2012 年，国务院相继发布《关于加强食品安全工作的决定》和《食品安全监管体系十二五规划》，首次强调在食品安全领域采用风险分析框架构建风险防御体系。自此，我国食品安全风险分析体系进入快速发展阶段。

三、基本内容

风险分析是一个结构化的决策过程，由三个相互区别但紧密相关的部分组成：风险评估、风险管理与风险交流（见图 44-1-2）。风险评估是利用有效的数据信息和特定模型，科学评估食品中某种因素造成不良健康影响的可能性有多大，回答有关健康风险的特定问题，并阐述整个评估过程中的不确定性。风险管理是根据风险评估结果，权衡各种政策方案的利弊，综合考虑保护消费者健康以及促进公平贸易活动等有关因素，在与各利益方磋商后做出相关管理决策。风险交流的实质是所有利益相关的个人或团体通过交流，交换与风险有关的信息和意见。早期的风险分析框架中这三者是品字形构架，各部分相对独立的运行，风险交流主要用于辅助风险评估和风险管理。后来学界逐渐认识到风险交流活动应当贯穿风险分析的全过程，于是 2006 年 FAO/WHO 提出了新的框架，将风险评估与风险管理置于风险交流的圆圈之内，这种改变并不意味着是风险评估、风险管理和风险交流是从属关系，而是强调三部分的相互融合，同时也体现了风险交流的桥梁作用。

在风险分析中，风险评估是一个基于科学的过程，其结果可为风险管理提供科学依据，为风险交流提供科学信息。但在有些情况下，风险评估也可能包含一些不完全科学的判断与选择，在风险分析不同阶段，科学和非科学的评估方法可能会相互影响和交叠运用。风险管理是与政策制定密切相关的部分，除了科学因素之外，有时候还需要考虑政治、经济、贸易等其他因素。也就是说,风险管理是在选取最优风险管理措施时对科学信息与其他因素进行整合和权衡的过程。但无论如何,其首要目标是尽可能有效地控制食品风险,从而保障公众健康。在有些情况下,风险管理措施的制定可以成为风险评估的目标。风险交流是贯穿风险评估和风险管理整个过程的活动,不可或缺,有助于提高风险分析过程中的整体效果和效率。

风险评估、风险管理和风险交流是整个风险分析中互相补充且必不可少的组成部分,是高度统一的整体。原则上,三个组成部分在职能上是相互分离的,但负责每一部分的机构或个体之间需要进行充分的协调配合与沟通交流。

四、实施过程

当发生食品安全问题或者出现与食品安全相关的国际贸易争端时,通常要启动食品安全风险分析程序。一般情况下,风险分析过程始于风险管理。开始时应在风险管理过程中确定所存在的问题、风险分析的目标和风险评估需要解决的问题,是否需要进行风险评估以及何时进行(见第二节)。当确定需要进行风险评估时,应遵循风险管理与风险评估职责分离的原则,委托相关技术机构或者由专门的技术人员开展风险评估活动。在风险评估阶段,应根据风险管理需求和现有资源条件,选择最合适的风险评估方法和模型,尽可能利用较少资源实现风险管理提出的风险评估目标。在风险管理与风险评估过程中,应根据形势变化或者信息更新情况,及时开展风险交流,以保证整个风险分析过程在一个开放透明的环境中进行,让各相关团体在适当的时间和情形下开展交流与对话,参与风险分析过程。当风险评估活动结束后,第二阶段的风险管理活动随即开始,主要集中于对风险评估结果的评价,以及权衡各种因素选择合适的风险管理措施。当开始实施风险管理措施时,政府、企业及其他利益相关者对其实施效果进行持续监控,此时整个风险分析过程随之完成。

CAC 在实施风险分析时有一些基本要求,包括:①遵循风险评估、风险管理和风险交流的框架性过程;②建立在现有的最可靠的科学依据之上;③保持应用过程中的一致性,如每个国家处理不同类型危害时应保持一致;④实施过程中应公开、透明和认真记录,包括处理不确定性和变异性的方法;⑤适时地根据新的信息进行评价和审议。

需要指出的是,在进行一个风险分析的实际项目时,并非必须包括风险分析三个部分的所有具体步骤,但整个风险分析的总体框架结构应当是完整的。若省略某个部分的某些步骤,必须有合理的依据和理由。

国家、地方及国际食品安全机构都可以开展食品安全风险分析活动,但不同层面的风险分析过程会存在明显差异。在国际层面上,CAC 及其分委员会(例如食品卫生、肉类卫生、食品添加剂、污染物、农药残留及兽药残留法典委员会)扮演风险管理者的角色,进行风险管理活动,包括组织和指导决策制定过程、权衡风险评估结果及其他合理因素(例如风险管理措施的可行性和 CAC 成员国的各自利益),推荐保护公众健康与确保食品公平贸易的标准、制定风险管理工具(如各类指南、生产规范、采样计划以及某些针对特定食品危害的法典标准)。CAC 不具体执行风险管理措施,其实施和监控是法典委员会成员、政府和相关机构的职责。风险评估工作由三个 FAO/WHO 联合专家机构进行(FAO/WHO 联合食品添加剂专家委员会[JECFA]、FAO/WHO 农药残留专家联席会议[JMPR]、FAO/WHO 微生物风险评估专家联席会议[JEMRA])。有些其他风险评估工作由特别工作组专家咨询会议承担。

国家食品安全机构通常负责全面实施本国的风险分析工作。有些国家政府有自己的机构和基础设施开展风险评估、选择风险管理的措施、实施和贯彻决策以及监控和审查决策的影响等;而有些国家由于建设较晚,可用于实施风险分析的资源相当有限。在这种情况下,可以根据现有条件将风险分析的各个部分(风险评估、风险管理和风险交流)分开实施,这样也可以发挥出各自的作用。例如,各国根据具体情况可以部分或全部地把风险评估应用到国内,也可以针对某一特殊危害,借鉴国际风险管理指南,确定一系列可用的控制措施,供本国实施食品安全控制系统时选择。

五、基本特征

从风险分析框架来说,风险分析是一个程序化且逐步推进的连续过程,风险评估和风险管理也都有各自固定的程序。风险评估和风险管理联系紧密,逐步实施,形成一个循环,风险交流贯穿其中(见图 44-1-3)。为了促进风险分析工作的顺利实施,发达国家大都制定了风险分析运作程序,从风险分析的启动到管理决策的制定整个过程,都按照明确的流程进行,这样可以大大提高风险分析工作的效率。从某个食品安全控制过程来说,风险分析实际上还是一个不断重复且持续进行的过程。即使达成或实施了某项决策,风险分析也并不会就此结束。当有更新的科学信息出现,或者经过跟踪评价,发现风险管理措施在实施过程中存在明显漏洞,此时需要从风险管理或者风险评估切入,重复进行整个风险分析过程。

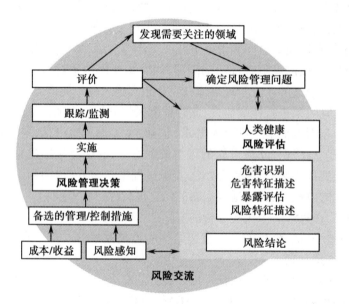

图 44-1-3　风险分析循环

风险分析的另一个重要特征是多方参与。风险管理者、评估者以及消费者、企业等其他利益相关者均参与其中,且进行不断互动交流。CAC 认为,各国成功运用风险分析框架所需要的要素包括如下方面:可行的食品安全法律法规、有效的食品安全协调机制、有食品检测能力的科研机构和实验室,以及信息收集、教育培训、基础设施、人员队伍等资源;其他必备条件还包括:能够进行政策制定和实施的政府官员和决策者,能够进行风险评估的科学能力,能支持和参与风险分析的各类相关团体,如消费者、企业和学术机构。在风险管理决策过程中,受到影响的利益相关方,特别是企业与消费者,他们的信息与意见具有重要价值。可见,社会多方参与是实施食品安全风险分析并取得成效的基础。要想做到这一点,必须在风险分析实施过程中做到透明、公开并在整个过程的做好文件记录。

另外,风险评估与风险管理职能分离也是风险分析的一个重要特征。风险评估是风险分析的科学部分,由科学家完成。风险评估者实施风险评估时,必须客观地收集和分析证据,保证其科学性和独立性,而不受风险管理所关心的问题的影响,尤其要避免受到风险管理者和其他利益相关方的影响和干扰,保证风险评估结果的科学性。风险管理者必须避免试图"引导"风险评估,以支持他们倾向的风险管理决定。为此,风险管理机构和风险评估机构的职责应进行明确界定,风险管理者利用风险评估结果进行决策,风险评估机构不代替风险管理者制定食品安全管理措施,这对于保证食品安全政策的科学性和有效性、进而保护消费者健康具有重要意义。

六、主要作用

CAC 认为,在食品安全领域应用风险分析,能使所有利益相关方从中获益。风险分析有利于做出降低公众健康风险的管理决策,同时有利于系统评价这些具体措施的可能影响,确定不同食品安全问题的优先监管领域。政府在实际工作中运用风险分析,可以履行 SPS 协定中的义务,并巩固其在国际食品贸易中的地位,为开拓国际市场打下坚实的基础。此外,通过风险分析可以发现目前科学知识的差距和评估中存在的不确定性,有助于确立优先研究领域,从长远来看,这有利于提高人们对食品安全的认识。综上所述,风险分析是建立食品安全控制措施的首选方法。

第二节　风险管理

风险管理是风险分析框架中涉及政策制定和管理的部分,其首要目标是基于风险评估结果,通过选择和实施适当的措施,尽可能有效地控制食品风险,从而保障公众健康。风险管理有固定的实施框架,是个权衡科学性、有效性和可行性的综合过程,整个过程与风险评估和风险交流密不可分且相互作用。

一、一般原则

虽然 CAC 为各国实施风险管理活动提供了模板,但由于各国食品安全管理模式不同,风险分析体系完善程度不一,因此各国可能在风险管理程序、步骤方面各有特色。但无论如何,各国在实施风险管理时应尽可能遵循一些基本原则。

风险管理虽然在某些情况下,并不一定要包括所有方面,但是应当参考 CAC 框架形成一个有效的固定化程序和结构化方法,至少对于类似的食品安全问题在一个国家内所采用的风险管理方法是一致的。在风险管理决策中应当首先考虑保护人体健康,即在考虑并决定风险的可接受水平时应主要参照人体的健康保护目标,应尽可能避免在风险可接受水平上的随意变化的和不合理差异。即使在某些情况下需要适当考虑其他因素(如政治、经济、技术可行性和本国实际操作性),也不应是随意的和含糊不清的。

风险管理的决策和执行应当透明,必要时向有关团体公开风险管理过程(包括决策)的所有方面,包括与消费者和其他有关团体进行清楚的、持续的相互交流。相互交流是风险管理过程的一个组成部分,不仅仅是信息的传播,其更重要的功能是将有利于风险管理的重要信息和意见纳入风险管理决策过程。

风险管理的实施过程与风险评估活动密不可分,在某些情况下交织进行。如前所述,必须保持风险评估和风险管理的职能分离,同时也应避免两者之间缺乏交流与沟通。风险管理应将确定风险评估政策(含义见后)作为其组成部分,可与风险评估人员共同制定,以保持风险管理过程的一致性和科学性。风险管理者在考虑风险评估结果时,不能忽略其不确定性。如果风险评估结果的不确定性很大,制定风险管理决策时应更加保守。

二、实施框架与步骤

当出现食品安全问题后,为了让不同管理者有效实施风险管理并达到上述目标,一个国家应当建立容易操作的统一风险管理流程并尽可能按照该流程开展相关活动。在国际上,CAC 已经建立了实施风险管理的一般流程,即风险管理框架(risk management framework,RMF)(见图 44-2-1)。该框架具有明显的程序化特征,为食品安全管理者实施风险分析三个部分提供了有用工具,可为各国建立自己的风险管理体系提供参考。无论在食品安全管理的长期计划还是食品安全事件的短期应对,该风险管理框架都可发挥有效作用,只是进行管理决策的科学依据和决策时限有所不同。例如,当有充裕时间制定食品安全标准,实施风险管理可以从风险评估报告中获得更多的科学信息。但是当需要对食源性疾病暴发做出快速反应时,在无法获得可用的完整风险评估报告的情况下,需要依赖于人体健康监测和食源性疾病暴发等数据进行管理决策。

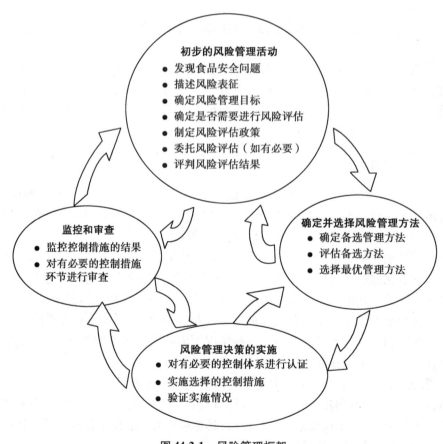

图 44-2-1　风险管理框架

摘自《食品安全风险分析国家食品安全管理机构应用指南》

（一）初步的风险管理活动

这是风险管理框架的第一阶段。当发现并确认某一食品安全问题后，通过查阅科学资料初步描述风险表征，作为指导下一步行动的依据。风险管理者在确定风险管理目标后，可以利用现有的风险评估、风险分级或者流行病学方法（如溯源分析）等途径获得更多和更详尽的科学资料，为选择风险控制措施提供依据。

在此阶段，风险评估并不是必须的，风险管理者根据具体情况确定是否需要开展风险评估。当需要进行风险评估时，一般由风险管理者将任务委托给风险评估专业机构。风险评估的范围以及需要解决的问题通常由风险管理者与风险评估者反复讨论后确定。在初步风险管理活动的最后阶段，风险评估者将结果反馈给风险管理者，后者可以组织其他资源对风险评估结果进行评议。

风险交流在此阶段是非常重要的。为确认食品安全问题并阐明风险评估需要解决的问题，风险管理者需要与其他利益相关方进行相互交流。例如，在委托风险评估任务时，风险管理者与风险评估者进行充分交流，可以确保风险评估范围的合理性和可行性，保证风险评估结果的表述形式更容易被非专业人员理解等。下面简要介绍初步风险管理活动的各个步骤。

第一步：发现食品安全问题

发现食品安全问题是启动风险管理框架甚至风险分析框架的"触点"。对于风险管理者而言，首先必须在发现食品安全问题后确认该问题的性质，并对其特征进行简单描述。有时所谓的食品安全问题并不是真正的食品安全问题，而是涉及食品的媒体事件或是贸易事件，这需要收集更多的信息资料才能判断。对于真正的食品安全问题，也应该初步判断其原因。造成食品安全问题的原因不同，风险管理框架的实施步骤会有所差异，所采取的管理措施也可能不同。例如，有些因环境污染造成的食品安全问题由来已久，因现有情形变化可能影响当前消费者的健康保护水平。处理这种食品安全问题的过程与步骤，与处理违法添加或者非法经营造成的食品安全问题完全不同。

随着一个国家食品安全管理系统的完善，可以通过很多种途径来发现并确认食品安全问题。例如，进出口检查、食品安全抽检和风险监测、环境监测、疾病监测、实验室分析、流行病学调查、食源性疾病暴发调查、新食品原料等安全性评估等等。有时候食品安全问题是通过学术或科学专家、食品企业、消费者、有关成员或媒体披露的，而有时与食源性风险无关的食品安全问题主要是由于法律行为以及国际贸易的中断而暴露的，此时与食品有关的舆情信息或者舆情监测将发挥重要作用。

通常情况下，风险管理者需要在这一步中确定公共健康保护目标以及事件的急缓程度，这直接影响处理食品安全问题时不确定性的接受程度以及管理措施的选择。例如，当食品安全问题非常紧急且必须在短期内找到解决方法并迅速实施时，所进行的风险分析可能存在很大的局限性，可供选择的管理措施也相当有限，此时风险分析过程中存在很大的不确定性是可以接受的。

第二步：初步风险评价

初步风险评价就是通过收集与食品安全问题相关的信息资料，对其潜在健康风险进行初步评价和描述。在 WHO 相关专著或文献中，这一步也被称为风险轮廓描述（risk profiles），其主要目的是帮助风险管理者决定是否需要采取进一步行动。初步风险评价需要收集的信息因具体情况而异，但应足以指导风险管理者决定是否需要进行风险评估并确定风险评估需要回答的问题,这是评价一个初步风险评价好坏的重要指标。一般情况下,受专业限制,风险管理者通常不太可能自行完成这一步,可以与风险评估者以及其他熟悉该问题的技术专家合作共同完成初步风险评价。

初步风险评价的内容主要包括:食品安全问题一般情况、所涉及的产品或商品、消费者暴露于危害的途径及其可能风险、消费者对该风险的认识、当前的风险控制方法等。通过收集风险信息资料开展初步风险评价,可以帮助风险管理者确定优先解决的问题以及其他需要进一步采集的科学信息,了解现有的管理措施。在很多情况下,初步风险评价可被看作是简单的、初步的风险评估,是风险管理者基于当时了解的信息所进行的简要总结。目前,国际上针对食品中危害的初步风险评价正在逐年增加,其中大部分内容是关于食品的微生物污染,如鸡肉中的沙门菌和弯曲菌、冰淇淋与即食肉类中李斯特菌等。新西兰食品安全局针对大量食源性危害完成了初步风险评价,可在其官方网站上(http://www.nzfsa.govt.nz/science/risk-profiles/index.htm)检索到相关内容。

方框 44-2-1 初步风险评价可能包含的信息

- 食品安全问题的一般情况
- 所涉及的危害及食品描述
- 危害是怎样和在何处进入食物供应链中的
- 受牵连的食品以及不同人群的消费量
- 食品中危害发生的频率、分布情况与水平
- 现有科学文献对潜在风险的判断
- 风险的属性(人体健康、经济性、文化性等)
- 风险分布情况(由谁导致、谁从中受益、谁承担该风险)
- 商品或危害的特性
- 当前针对该问题的风险管理行为,包括相应的食品安全标准
- 公众对潜在风险的认知
- 初步判断风险评估能(否)解决该问题
- 初步确定可能限制风险评估的重要数据缺失
- 该风险管理措施会产生哪些影响

摘自《食品安全风险分析国家食品安全管理机构应用指南》

第三步:确定风险管理目标

完成初步风险评价后,风险管理者需要确定更广泛的风险管理目标,同时可能需要决定风险评估是否可行和必要。这是委托风险评估任务的前提,因为在开展风险评估前必须要明确需要回答或解决的科学问题。例如,针对某兽药的安全性管理,其风险管理目标通常是制定特定的监管标准或其他风险管理方法,用来控制食品中的兽药残留,确保残留物的暴露量不超过每日允许摄入量;针对某一食品生产新工艺或新技术,风险管理的目标通常集中在证明其对消费者产生的风险没有明显增加。

第四步:确定是否需要进行风险评估

是否需要开展风险评估主要取决于前面第二步的初步风险评价结果,这需要由风险管理者与风险评估者共同讨论确定。当初步风险评价结果显示食源性风险影响重大且紧迫

时,监管者可以委托进行风险评估,但同时也要决定采取临时管控措施。在无法确定风险的性质及影响程度、政府和公众密切关注、风险管理与社会、政治、宗教、食品贸易等存在较大关联等情形下,通常应进行风险评估。当有些问题不需要进行风险评估就能简单迅速地解决,可以不考虑进行风险评估。影响风险评估必要性和可行性的主要因素包括:可用的时间与信息资源、风险管理的紧迫性、是否存在与之一致的其他类似问题等。当确定需要进行风险评估时,需要重点考虑风险评估实施方案、风险评估目标、风险评估方法、数据采集需求、整个过程的不确定性等问题。

我国在 2009 年颁布实施《中华人民共和国食品安全法》,明确规定建立国家食品安全风险评估制度,对食品、食品添加剂中的危害因素进行风险评估。在 2015 年修订的《中华人民共和国食品安全法》中,明确规定了需要组织开展风险评估的情形,包括:①通过食品安全风险监测或者接到举报发现食品、食品添加剂、食品相关产品可能存在安全隐患的;②为制定或者修订食品安全国家标准提供科学依据需要进行风险评估的;③为确定监督管理的重点领域、重点品种需要进行风险评估的;④发现新的可能危害食品安全因素的;⑤需要判断某一因素是否构成食品安全隐患的;⑥国务院卫生行政部门认为需要进行风险评估的其他情形。

为进一步规范我国食品安全风险评估工作,保证风险评估资源的合理利用,原卫生部在 2010 年联合其他食品安全相关部委发布了《食品安全风险评估管理规定》(试行),对原卫生部不予开展风险评估的情形进行明确规定,包括:①通过现有的监督管理措施可以解决的;②通过检验和产品安全性评估可以得出结论的;③国际政府组织有明确资料对风险进行了科学描述且适于我国膳食暴露模式的。这些规定可为我国风险管理者判断是否需要开展风险评估提供帮助。

第五步:制定风险评估政策

风险评估政策是食品安全风险评估备选方案的选择和判断准则,以文件记录形式呈现,用于风险评估过程的决策,以保持这一过程的科学完整性和一致性。风险评估政策是清楚理解风险评估范围及其进行方式的基础,通常确定风险评估覆盖的食品范围、人口分布、地域及时间等,可为确定合适的保护水平与风险评估范围提供指导。

通常情况下,风险评估政策由风险管理者负责制定,但有时需要风险评估者的全力配合,以保证风险评估在一个一致认可的框架下进行。之所以要制定风险评估政策,主要原因是在风险评估过程中会产生许多主观判断与选择,其中某些选择将会影响评估结果在管理决策中的作用;另有一些选择可能具有科学偏好,直接影响风险评估结果。例如在数据不一致的情况下,怎样处理不确定因素? 使用什么样的假设? 这些都需要在进行风险评估之前确定,并形成文件,确保其相互一致并清晰透明。

第六步:委托风险评估

决定进行风险评估后,风险管理者必须组织适当的专家队伍开展风险评估。可以直接将任务委托给专业的风险评估机构,也可以召集内部专家或相关研究机构的外部专家组成工作组实施风险评估。无论以何种模式委托风险评估任务,都应保证风险管理者与风险评估者之间的及时和广泛交流,这样风险管理者可以让风险评估者明确工作职责和评估目标,风险评估者也可以根据需要及时向风险管理者提出资源需求,寻求行政层面的支持。另外,风险管理者在委托评估任务时应从专业团队、数据积累、实践经验等不同方面对评估机构的能力进行评判,以保证风险评估任务能够顺利实施。

在委托风险评估任务时,风险管理者应避免将非科学的管理意图强加于风险评估,这就是前面介绍的风险分析的一个基本特征——风险评估与风险管理的职能分离。职能分离并不强求风险管理与风险评估必须由不同的机构或人员来实施,关键在于用食品安全运行系统和现有资源条件保证两项任务分开执行。在发达国家,风险评估与风险管理由独立的机构与人员分别实施,而在发展中国家,两项工作可能是由同一批人员来实施。

第七步:评判风险评估结果

当风险评估完成后,风险管理者应对其进行评价。通常最直接的评价指标就是风险评估是否充分利用现有数据清晰且完整地回答风险管理者所提出的问题,风险评估结果是否为选择不同管理措施提供了充分依据。另外,一项风险评估工作还应该在合适的情形下确定并量化表述其中的不确定性及其来源,并提示风险管理者在决策时充分考虑这些不确定性。因此,要想正确评判一项风险评估结果是否完善,要求风险管理者必须基本了解风险评估的概念和技术以及风险评估中不确定性的本质和意义。

(二)　确定并选择风险管理措施

这是 RMF 的第二阶段,主要包括寻找很多可能会被采用的风险管理方法(例如控制、预防、降低、消除或其他方式),并选择和确定最合适的措施。通常来说,这一阶段是在风险评估完成之后进行。但在有些情况下,寻找潜在的管理措施可能在风险分析的第一阶段就已经开始,并随着食品安全问题的明晰以及风险信息资料的完善,在风险评估过程中不断进行。尤其在应对食品安全突发事件时,必须尽快确定针对紧急事态的管理决策,要求在风险评估实施之前就要选择并运用临时的风险管理方法。与第一阶段相似,该阶段也包含几个步骤,具体顺序可根据实际需要调整。

第一步:确定多个备选的管理措施

风险管理者通常要根据食品安全管理目标,参照风险评估结果,确定一系列可能被采用的风险管理措施用来解决所面临的食品安全问题。在这个过程中,最理想的情形是,所确定的管理措施考虑了整个食物链,这种从农田到餐桌的管理措施只关注食品生产链中关键环节的监管,可大大提高监管效率。但由于各国的食品安全监管体系并不完全根据食品生产链进行设计,而且食品生产系统很复杂,因此这种考虑整个食物链的措施并不完全适用于所有的监管体系。在实际工作中,由于监管部门的管理职责往往局限于某个领域,或者风险评估仅仅局限于食物链某个环节,只能在监管或者评估的范围内确定一些管理措施。在有些情况下,针对不同环节的风险管理措施可以整合成一个完整的"食品安全计划",而不是以单独、孤立的管理措施进行实施。

对于不同的食品安全问题,可能会有不同的管理措施。有时一种措施就足以成功控制特定的食品安全问题,但有时候往往需要采用综合管理措施,甚至在有些情况下,可用的风险管理措施只有有限的几种。为了有更多的选择余地,在开始时可以确定多一些管理措施。对于主要存在于监管部门管辖范围之内的风险,通常确定一些监管性措施,如禁止使用高毒农药、限制某类污染物不能超过食品安全标准、应用规范的毒理学评价和审批程序许可食品添加剂进入市场等。但对于监管部门管辖范围之外的风险,如家庭在食物制作中引入的风险,通常需要通过一些科普宣传等非监管性的措施,教育消费者采取正确方式制作食物(如烹调时生熟分开)。

第二步:评价可供选择的管理措施

由于很多食品安全问题具有突发性和复杂性的特点,上述确定的管理措施并不一定都适合于特定的食品安全问题,需要进行全面评价,为选择最优的管理措施提供依据。评价时通常需要考虑管理措施的可行性、实用性以及能否达到食品安全保护水平及其实施效率。这种评价涉及风险管理措施的科学性、经济性和伦理道德等因素。科学性是指风险管理措施应基于风险评估结果,其目标是使健康保护作用达到预期水平。经济性是指风险管理措施应通过成本-效益分析方法来估计实施该措施的经济效益情况。这种评价对于食品安全决策十分必要,但由于存在太多的不确定因素,通常存在一定的难度。伦理道德因素的评价仍缺乏一些科学有效的指标,与科学性和经济性相比,伦理道德因素很容易受到主观思想的影响,但有时候也会成为决策的基础。比如企业的诚信责任,消费者的知情权或者政府对弱势群体的特定保护行动等。

要想做好管理措施的评价,通常需要大量的信息支持,比如实施管理措施的风险程度、对食品安全风险的控制程度、支持管理措施可行性和实用性的技术资料、成本-效益分析结果以及在国际层面可能带来的潜在影响等。在评价方式上,比较好的做法是保证整个过程的开放性与共享性,让企业、消费者以及其他利益相关方都参与管理措施的评价并提供有用的信息。虽然这样不利于评价过程的管控,且会拖延决策时间,但会提高决策质量,并有利于保证最终管理措施得到广泛支持,提高实施效率。

第三步:选择风险管理措施

不同的管理措施可能适用于不同的风险和不同的社会环境,没有哪个所谓的最佳措施能适用于所有的食品安全问题。风险管理者需要综合考虑上述各种信息和资料,选择出最适合解决当前食品安全问题的管理措施。在这个步骤中,尽可能保证所选择的措施能够达到降低人类食源性风险这个首要目标,另外也需要考虑这个管理措施能否最大限度地降低社会风险或影响。因此,从根本上讲,选择风险管理措施其实是一个政治性和社会性工作。

在选择管理措施过程中,风险管理者首先应明确所期望达到的健康保护水平,这是管理者的核心职责之一。该水平被 WHO/SPS 协定称为适当保护水平(ALOP),有时也被称为"可接受的风险水平",是指"各成员国在其领域内为保护人类、动物、植物的生命或健康建立的卫生和植物卫生措施被认为是合适的保护水平"。ALOP 通常都是基于当前情况而确定的,会随着消费者健康保护水平的变化不断修改。

但是,对于一个最合适的管理措施,仅仅考虑健康保护水平是不现实的,还必须考虑措施的可行性和有效性。管理者必须在健康保护、技术可行、满足相关方利益、效益超过成本、遵循国际贸易协定等方面综合权衡,找到一个最佳平衡点。当然,另一个需要考虑的且不可避免的因素就是不确定性。虽然这种因素在风险评估和实施管理措施过程中始终存在,但不能成为管理者停止或者拖延选择管理措施的借口。即使在不确定性很大难以确定明确措施的情况下,也需要选择出临时管理措施。

(三) 实施风险管理决策

这是风险管理框架的第三阶段。当风险管理者选择了针对某一特定食品安全问题的管理措施后(可能是一种也可能是多种),通常应由政府官员、食品企业与消费者等多方面来实施。食品生产者与加工者以前在食品生产链中建立的危害控制措施(如良好生产规范、良好卫生规范以及危害分析关键控制点体系)将会在此阶段中发挥重要作用。除了一些需要由消费者在日常烹调和饮食行为中实施的非监管性自愿措施之外,企业应承担实施食品安全管理措施的主体责任。例如,乳品公司应通过原料、生产、包装等过程的良好控制规范来降低乳制品中危害因素低于相关标准,蔬菜种植基地应严格按照农药良好使用规范合理使用农药,禁止使用禁用的高毒农药,避免蔬菜中的农药残留不符合相关标准。

(四) 监控与评估

风险管理在实施管理措施之后并没有结束,而是要接着进入风险管理框架的第四阶段,即对管理措施的实施开展监控与评估。该阶段活动的目的在于确定实施的管理措施是否达到了预期目标以及能否长期维持,管理措施是否带来了其他非预期结果。企业与政府通常都会参与这类监控活动,而政府通常还要进行人群健康监测来确定食源性疾病的水平。如果监控结果表明没有达到预期的食品安全目的,则政府与企业需要重新设计新的食品安全控制措施。当出现新的科学数据或在监测过程中收集到新的数据后,需要对风险管理决策的效果进行评估(此处的评估并不是风险评估)。如果监控和评估结果均表明需要重新进行风险评估,且有必要重新审查风险管理措施时,则要在所有利益相关方的参与下开始新一轮的风险管理过程。

第三节　风　险　评　估

风险评估是构成风险分析的核心,是风险分析框架及其中风险管理和风险交流部分的科学基础。根据本章第一节中的定义,风险评估是一种系统组织科学技术信息的方法,来回答有关健康风险及其不确定度的特定问题。它要求对相关信息进行评价,并选择合适模型做出推论。

一、一般特征

风险评估活动一般具有许多相似的基本特征。首先,风险评估是一种科学活动,由科学家利用科学数据和科学方法开展。这一点在我国食品安全法中进行了明确规定。因此科学性是风险评估最显著的特征。充分依据科学数据是风险评估的一个主要原则。实施风险评估的科学家应该客观,无任何个人和学术偏见,不应让非科学的观点或价值因素(例如风险的经济、政治、法律或环境方面)影响评估结果。

其次,风险评估是一项程序性很强的活动。从美国 FDA 在 1983 年首次提出风险评估概念和程序,到 CAC 在 1993 年采纳了风险评估程序,风险评估在其发展过程中,逐步发展成了固定的实施程序。这种程序也是目前国际组织和各国开展风险评估共同遵循的步骤。一个完整、系统的风险评估活动基本都按照 CAC 所推荐的四个步骤(见下)进行。在有些情况下,可以根据食品安全管理工作的缓急程度以及数据可获得性的先后顺序,灵活确定风险评估四个步骤的实施顺序。另外这些步骤在应用于微生物和化学性危害时有所不同。

独立性是风险评估的另一个特征。这一特征并不意味着科学家在封闭的环境中进行风险评估,不与外界进行互动交流。相反,风险评估者要与风险管理者等利益相关方进行充分沟通。但风险评估活动要独立于风险管理活动,避免后者的干预和影响。风险评估的独立性相当于前面介绍的风险评估与风险管理职能分离,这样科学家才能独立于法规政策和价值标准之外,保证风险评估科学性的特征和关键要素。

风险评估过程必须做到公开、透明。活动过程让持不同观点的专家参与讨论,并有清晰记录,这样可以对风险评估过程中的不同科学观点进行深入探讨,形成有益见解。有时候,风险评估过程的某些步骤不可避免地需要根据情况运用默认假设,这些假设必须尽可能地保持客观,符合生物学原理,原则上任何假设都要进行公开说明。风险评估报告应经过同行评议,在可能的情况下,也可以让公众参与评议,以进一步增强风险评估的透明度。尤其是当采用了新的科学方法时,外部评议更为重要。

任何风险评估都很难获得所需的理想数据。这种数据缺陷以及生物学或其他模型的局限性,会使科学家描述风险时存在明显的不确定性,这是风险评估的另一个重要特征。不确定性是未知的,也是科学信息的重要特性之一,主要是由现有数据不足,或者对生物学现象了解不够造成的。风险评估的不确定性主要来自资料和选择模型两个方面。风险评估者应尽可能清晰地描述不确定性的来源及其对风险评估结果的影响,风险管理者在基于风险评估结果制定管理措施时也应充分考虑这一特征。

二、基本步骤

风险评估过程可以分为四个明显不同的步骤或阶段,即危害识别(hazard identification)、危害特征描述(hazard characterization)、暴露评估(exposure assessment)和风险特征描述(risk characterization)。其中危害识别采用的是定性方法,其余三步可以采用定性方法,但在条件允许时最好采用定量方法,这对于化学性危害因素更容易实现,但对于混杂因素十分复杂的微生物来说,实现起来存在较大的困难(图 44-3-1)。

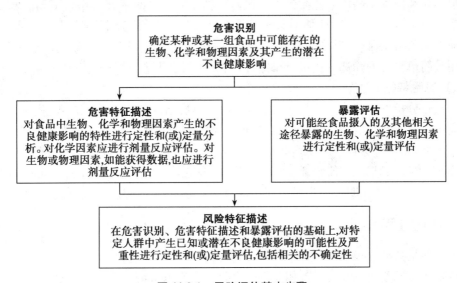

图 44-3-1　风险评估基本步骤
摘自《食品安全风险分析国家食品安全管理机构应用指南》

(一) 危害识别

对于化学因素(包括食品添加剂、农药和兽药残留、污染物和天然毒素等)而言,危害识别主要是要确定某种物质的毒性(即产生的不良效果),在可能时确定这种物质导致不良效果的固有属性以及产生条件。最理想的是确定目标物质的最敏感毒性终点及其未观察到不良作用剂量(NOAEL)。在这一过程中,通常需要收集大量资料,并采用“证据权重”(weight-of-evidence)方法进行综合分析,这种方法要求对科学文献以及其他资料信息进行充分评议。通常情况下,文献证据权重顺序为:流行病学研究、动物毒理学研究、体外试验和定量的结构-活性关系。在实际工作中,由于流行病资料以及临床资料较少,一般采用动物和体外试验的资料进行危害识别。通常优先选用遵循广泛接受的标准化试验程序且实施良好实验室规范(GLP)的试验资料。

（二）　危害特征描述

一般是基于人体资料(包括流行病学或临床试验资料)或动物毒理学试验数据定性或定量描述危害因素的剂量反应关系,尽可能获得适用于各类人群的人体健康指导值(如每日允许摄入量、每日耐受摄入量等)。最理想的情形是直接借鉴国际上公认的健康指导值。如果尚未制定该值,则需要根据现有资料进行推算,这时需要获得两个关键参数,一是基于最敏感终点的毒理学参数(离散点),可以通过传统的阈值方法(如 NOAEL 法和基准剂量法)获得;二是考虑种属差异和种属内个体差异的不确定系数,目前默认的不确定系数为 100。对于非致癌物和无遗传毒性的致癌物,可以直接用毒理学参数除以不确定系数推算健康指导值。但是对于遗传毒性致癌物,理论上讲即使一个分子也能够直接或者间接引起靶细胞的遗传改变,进而导致癌症发生,因此无法确定这类物质的致癌阈值(或健康指导值)。通常情况下,需要采用非阈值法对遗传毒性致癌物进行危害特征描述。

（三）　暴露评估

主要是利用食物消费量和食物中化学物含量进行计算。食物消费量数据和食物中化学物含量数据是进行暴露评估的关键,原则上,暴露评估应尽可能使用本国的数据,因此各国开展膳食调查和国家食品污染监测计划是风险评估十分重要的基础工作。不同的暴露评估方法对数据要求也不同,定性评估对数据要求较低,而定量的或者概率评估对数据要求很高。在缺乏相关数据时(尤其在应急评估时),可以进行合理的假设和推断。通常情况下,应首先选用最简单易行的筛选方法进行暴露评估,然后再逐级进行精确的暴露评估。

（四）　风险特征描述

综合比较分析上述三步中获得的各种数据和信息,估计危害因素产生健康不良效果的可能性大小。对于有阈值的化学物质,直接比较暴露量和健康指导值。但在实际工作中,除了这两个值之外,还应综合考虑暴露频率、暴露时限以及危害因素毒性强度、联合作用等因素进行专业判断。对于无阈值物质,需要利用暴露限值等方法进行综合判断风险结果。在这一步中,还需要同时说明每一步风险评估过程中所涉及的不确定性。

三、实施过程

风险评估是数据依赖性工作,需要较大的资源投入。从上述风险评估步骤可以看出,完成一项风险评估任务离不开与任务相关的数据资源和专家资源。收集分析数据并不是实施一项风险评估的起点,在此之前,需要整合不同领域的专家资源,并根据任务要求确定风险评估目标和范畴,制定风险评估政策。为此,风险管理者在委托风险评估任务时,必须确保风险评估者能够获得与风险评估任务目标相匹配的充足资源,包括时间、经费、人力和专业技术资源。

（一）　组建风险评估队伍

当风险评估任务确定后,首先应根据风险评估任务的规模和需要,确定风险评估队伍。大规模的风险评估常常需要一个多学科的队伍,包括生物学、化学、食品技术、流行病学、医学(毒理学)、统计学和模型技术等学科的专家。由于政府的食品安全机构可能不一定具备大量的多学科专家,通常可从国内其他科研机构或大专院校吸收一些风险评估专家。也可以针对国家食品安全风险评估的需要,组建由多学科专家组成的专家委员会开展风险评估。比如我国农业部和国家卫生计划生育委员会,为了履行法定风险评估职责,分别组建国家农产品质量安全风险评估专家委员会和国家食品安全风险评估专家委员会开展风险评估工作。在其他国家,政府也可以委托第三方技术机构或私人组织开展风险评估工作。对于小规模的风险评估任务,可由较小的风险评估队伍或个人进行。

在选择专家参与风险评估任务时,需要注意保证专家队伍是客观的,应平衡各种学术观点,避免过分偏见及利益冲突。但如果某个人是该领域的权威专家,掌握关键的专业知识,则需做出特殊处理。另外,了解个人利益冲突信息的活动(如问卷调查)以及专家遴选过程时,必须按照既定程序进行,并保证公开透明。

(二) 确定风险评估目标和范畴

风险评估目标和范畴对于一项风险评估任务及其后期评价极其重要。通常情况下,风险管理者应在委托风险评估时,应提出需要达到的风险管理目标以及希望通过风险评估回答的科学问题,这是风险评估者在承担任务后确定风险评估具体目标的依据。风险评估目标是风险评估范畴的前提,风险评估范畴直接决定评估工作涉及的人群、地区以及食物生产链中的具体环节。因此确定风险评估目标和范畴是下一步确定数据采集方案、设定暴露评估情形以及考虑信息涵盖范围的依据。

(三) 制定风险评估实施方案

在确定了风险评估目标和范畴后,风险评估者应根据风险评估任务和现有数据基础制定风险评估实施方案。该方案通常包括风险评估的目的和范围、评估方法、技术路线、数据需求及采集方式、结果产出形式、工作进度等。风险评估目的应针对风险管理者的需求,根据风险评估的任务规定解决项目设定的主要问题,也包括有助于达到风险评估目的的阶段性目标。风险评估范围应对评估对象及其食品载体以及所关注的敏感人群进行明确界定。进行任务分工时通常需要考虑评估任务量、项目组成员的专业特长及对评估内容的熟悉程度。虽然风险评估原则上应基于现有的科学数据,但在缺乏关键数据时,数据采集会成为整个风险评估实施方案的重点内容。有时候风险评估目标会根据需要有所变化,此时应对实施方案进行必要的调整。

(四) 制定风险评估政策

虽然风险评估实质上是一个客观的、科学的活动,但它不可避免地包含了某些政策因素及科学数据缺乏时的主观判断。制定风险评估政策可有助于推动风险评估过程,解决风险评估中碰到的不确定性问题。如前所述,风险评估政策通常由风险管理者制定,但有时候一些科学问题需要运用科学推理或假设来解决,这些影响科学选择和判断的政策应主要由风险评估者来制定。例如,如果在风险评估过程中只能获得致癌化学物高剂量暴露的动物实验数据,而这些数据不足以确定低剂量暴露的剂量-反应曲线,通常需要采用外推法来解决这种科学问题。此时,应制定风险评估政策来规定如何科学处理这种情形,如采用线性模型可能是比较合适的。

将所有这些默认的科学假设和推断形成文件,有助于促进风险评估的一致性和透明性。以前针对某项风险评估任务制定的风险评估政策可以作为下一次风险评估的重要参考和借鉴,甚至可以发挥很大的指导作用。但是任何一项风险评估任务都有其特殊性,需要在实施前按照个案原则制定特定的风险评估政策。

(五) 采集分析科学信息并编制技术报告

采集分析风险评估科学数据/信息是风险评估实施的核心内容。数据采集时尽可能按照前面制定的实施方案进行。完成一项风险评估任务,至少需要获得充足的毒理学、污染水平以及食物消费量等基本数据。由于我国风险评估工作起步较晚,基础数据积累不足,数据采集在我国现阶段大部分风险评估工作中的重要内容。但随着数据的积累,这种状况会有所缓解。由于风险评估所需数据具有明显的专业界限,因此在数据采集和分析阶段,需要不同的专业人员或专家共同参与,分工合作。从不同来源获得的风险评估数据,必须由专业人员进行数据审核,只有符合质量要求的数据才能进行合并和分析,数据分析的程度主要取决于风险评估或者暴露评估的方法和类型,例如点评估较概率评估要简单很多。

编制风险评估报告通常可以分成两阶段,第一阶段是由专家按照任务分工独立起草各部分报告,然后汇总整理成风险评估报告草案。第二阶段是风险评估报告草案的审议。在我国,风险评估技术报告要经过国家食品安全风险评估专家委员会审议通过方可上报任务委托单位。在国外,一份风险评估报告草案通常需要在公开征求各方意见后才能形成最终的风险评估报告。

四、主要作用

如前所述,风险评估作为风险分析框架中的科学部分,其主要作用可以概括成为风险管理提供科学依据。首先,风险评估结果是食品安全标准的科学依据,这在国内外很多法规文件中都有清晰表述。例如,2015 年 10 月 1 日实施的新版《中华人民共和国食品安全法》规定,食品安全风险评估结果是制定修订食品安全标准和实施食品安全监管的科学依据。从风险管理的角度来说,基于风险评估结果是制定食品安全标准的基本原则之一。其次,风险评估可以为确定食品安全风险监测和监管重点提供科学依据。风险监测是风险评估的数据来源之一,风险评估可以将反映食品安全状况的风险监测数据转化成人群的健康风险后果,对于潜在风险较大的危害因素可以成为未来制定风险监测计划时重点关注的内容。另一方面,风险评估结果除了反映健康风险程度之外,还可以提供不同人群风险大小以及不同食物风险贡献程度方面的科学信息,这些信息可以成为政府确定食品安全重点监管内容和重点关注人群的重要参考依据。

再次,风险评估可以作为评价食品安全管理措施有效性和适用性的重要手段。随着社会模式的变迁以及科学证据的积累,过去基于当时情形(如食物消费模式)和科学信息(如毒理学数据)制定的食品安全监管措施可能越来越不适于现代食品工业的发展,甚至不能有效保护消费者健康。此时可以通过开展风险评估来为评价这类管理措施的有效性和适用性提供科学依据。例如,2010 年,原卫生部对我国食盐加碘政策进行科学的风险评估,从碘营养状况、碘缺乏病发病率等方面评估了我国全民食盐加碘在控制碘缺乏病方面的社会效益,为支持我国现行的食盐加碘政策提供了科学依据。最后,风险评估是风险交流工作的重要信息来源。风险交流是在政府、公众、科学家等群体内进行风险相关信息的交流,包括风险大小、来源、如何在政府层面降低风险以及在消费者层面规避风险。而这些信息需要通过风险评估获得。因此,必须基于风险评估的科学结论,才能在利益相关方之间进行充分、有效并达到预期效果的风险交流。

五、我国食品安全风险评估发展现状

我国的食品安全风险评估工作最早起步于 20 世纪 70 年代,原卫生部先后组织开展了食品中污染物和部分塑料食品包装材料树脂及成型品浸出物等的风险评估。加入 WTO 后,我国进一步加强了食品中微生物、化学污染物、食品添加剂、食品强化剂等专题评估工作,开展了一系列应急和常规食品安全风险评估工作。2009 年,《中华人民共和国食品安全法》颁布实施后,我国建立食品安全风险评估制度,风险评估工作才真正进入系统性建设和实质性应用阶段。风险评估工作在这一时期也得到了快速发展,其在食品安全监管中的支撑作用初步显现。到目前,风险评估已在提升我国食品安全监管科学化水平方面发挥了积极作用。

首先,我国风险评估的法律法规体系逐渐完善。2009 年 6 月 1 日施行的《食品安全法》将风险评估作为提高食品安全管理水平的一项重要法律制度和科学保障措施。《食品安全法实施条例》进一步规定了食品安全风险评估的适用条件。2010 年原卫生部联合 5 部委出台的《食品安全风险评估管理规定(试行)》,对有关机构开展食品安全风险评估工作的原则、范围、程序和结果应用进行了详细规定。这些法律法规是我国开展风险评估体系建设的基础保障。

其次,我国风险评估机构建设也逐步推进。原卫生部于 2009 年 12 月组建了由 42 名医学、农业、食品、营养等方面的专家组成的国家食品安全风险评估专家委员会,主要负责起草国家风险评估年度计划,拟定优先评估项目,审议风险评估报告,解释风险评估结果等。2011 年 10 月,我国组建国家食品安全风险评估中心具体负责风险评估基础性工作,包括构建风险评估基础数据库,研发风险评估技术、方法和模型,开展各类危害因素的风险评估等。

再次,我国风险评估工作机制和程序逐步完善。我国食品安全风险评估工作由国务院卫生行政部门负责,国家食品安全风险评估专家委员会负责组织实施,在技术上为国家提供风险评估方面的政策建议和科学支持。国家食品安全风险评估中心等技术机构主要负责具体执行层面的科学工作。国家法律并未明确地方政府是否开展风险评估,因此地方技术机构目前主要负责收集风险评估基础数据。在工作程序上,国务院有关食品安全监管部门可以根据监管工作需要向国家卫生和计划生育委员会提出风险评估建议。国家卫生和计划生育委员会根据各相关部门的建议和食品安全风险评估专家委员会的意见,确定风险评估项目计划,然后下达任务至评估专家委员会秘书处(即国家食品安全风险评估中心)组织实施。国家食品安全风险评估中心根据工作内容和性质,组织或委托我国相关技术机构、科研单位或大专院校等开展评估数据收集、方法建立、危害评估、暴露评估等具体工作。风险评估报告由国家食品安全风险评估中心报送国家食品安全风险评估专家委员会全体会议审议,审议通过后上报国家卫生或计划生育委员会。国家卫生和计划生育委员会根据法律规定将风险评估结果通报国务院有关部门。

截止到 2015 年底,国家食品安全风险评估专家委员会及国家食品安全风险评估中心共组织开展了膳食中稀土元素、反式脂肪酸、食品添加剂铝和三聚氰胺、塑化剂等 30 余项优先风险评估项目和应急风险评估任务,这些工作为我国食品安全风险管理和风险交流提供了有力的技术支撑。例如,中国居民铝暴露的风险评估工作学回应了大众关心的面制品铝超标问题,原卫生部根据评估结果修订了食品添加剂使用标准。采用评估方法推算,新标准实施并得到有效执行后,将使我国居民的铝摄入量降低 68%,可大大降低我国居民膳食铝暴露的潜在健康风险,有效保护我国消费者健康。反式脂肪酸的风险评估为食品标签管理政策及澄清人们对反式脂肪酸的错误认识提供了有力的科学依据。针对食品加碘、白酒中检出塑化剂等突发事件开展的应急风险评估工作,为这些事件的处置、临时监管措施出台以及公众交流提供了及时、准确的科学信息。同时,这些工作也对我国风险评估的队伍建设、能力培养和经验积累发挥了重要作用。

第四节　风　险　交　流

风险交流内涵丰富,内容包括健康教育、科普宣传、危机应对、咨询磋商、媒体沟通等,传播渠道包括传统媒体、网络媒体、新媒体、人际传播等,参与者包括政府管理者、科学家、消费者、企业、媒体、非政府组织等。总体而言,风险交流需要我们有着更广阔的视野和更开阔的思路,这对刚踏入这个领域的人提出了很高的要求。

一、风险交流的发展

风险交流,也被称为风险沟通,来自英文的"risk communication",从 20 世纪 80 年代开始在科学文献中出现相关研究。随着科学技术的发展和人们认识水平的提高,它逐渐演变为一门涉及多领域多学科的新兴科学。

早期的风险交流实际上更多的是单向的信息传播或宣传工作,其主要目的是告知、教育,偶尔也有说服的作用。这种方式缺乏信息的反馈,忽略了利益相关方的关切,存在很多弊病。国外学者将这种方式形象的称为"将技术信息注射给非技术人群"。这种情况在 1983 年出现了转折,美国国家科学研究委员会(National Research Council,NRC)进行了一项关于联邦机构风险评估工作的研究并发布了一份报告"联邦机构风险评估:过程管理"(Risk Assessment in the Federal Government:Managing the Process)。这份报告首次提出风险交流是风险评估过程中的重要元素,同时报告指出风险交流研究极其匮乏。鉴于此,他们专门成立了风险认知和交流委员会指导这方面的研究工作。1989 年,该委员会出版了一本影响深远的书《改善风险交流》(Improving Risk Communication)。书中对风险交流做出了如下定义:个体、群体以及机构之间交换信息和看法的互动过程,这一过程涉及风险特征及相关信息的多个侧面。它不仅直接传递风险信息,也包括表达对风险事件的关切、意见及相应反应,或者发布国家或机构在风险管理方面的法规和措施等。这一定义第一次确立了风险交流中"互动"的特征,这也成为其他风险交流定义中必不可少的一条。从此风险交流不再是简单的传达、灌输和宣布等单向行为而包含了信息交换过程。

世界卫生组织/联合国粮农组织(WHO/FAO)出版的《食品安全风险分析—国家食品安全管理机构应用指南》中明确指出,"风险交流是在风险分析全过程中,风险评估人员、风险管理人员、消费者、企业、学术界和其他利益相关方就某项风险、风险所涉及的因素和风险认知相互交换信息和意见的过程,内容包括风险评估结果的解释和风险管理决策的依据"。这意味着风险分析涉及的所有人都是风险交流的参与者,包括政府管理者、风险评估专家、消费者、企业、媒体、非政府组织等。

无论怎么定义,风险交流都是围绕几个问题开展工作的,分别是和谁交流、交流什么、何时交流以及怎么交流。这实际上也体现了风险交流工作的几个重要方面,比如受众分析、交流计划和交流技巧等。欧洲食品安全局对此的描述是"我们要在正确的时间通过正确的方式将正确的信息传达给正确的人"。

二、与风险分析和风险认知的关系

为了有效地风险交流,我们首先需要了解风险性质、程度和影响的信息,需要了解如何管理和控制风险,我们还需要知道受众的认知状况以及对这些信息如何解读。这分别是风险评估、风险管理和风险认知领域的焦点问题。而如前所述,风险评估、风险管理与风险交流组成了最常见的风险分析框架。当这三个组成部分的作用都得到充分发挥,在整体功能上达到统一时,才能称之为运用了风险分析原则。

前面提到的风险认知则是另一个风险研究领域,主要考察人们的认知状况、认知行为的特点和规律。比如人们对食品添加剂的看法是什么,是否能准确区分违法添加物、滥用添加剂和合理使用添加剂。他们如何解读风险信息,比如如何理解死亡率万分之一和存活率99.99%(实质等同),为什么很多人觉得坐飞机的风险比开车还大等等。当然,风险评估也可以认为是客观角度的风险认知,但一般我们说的风险认知是指主观层面,也就是人的风险感知。

从风险交流的角度讲,我们向受众传递的一切信息都需要他们进行主观加工,也就是通过认知行为解读这些信息。受众通过认知,进而形成心理和行为的反应。因此风险交流的很多基本原理、基本方法与技巧都是基于人的风险认知现状和认知行为特点,而且风险交流实际上也是从风险认知和风险管理领域的研究中逐渐形成的。比如我们描述 1 纳克(1ng=10^{-9}g)的时候是使用科学计数法还是小数、分数或者百分数呢? 这就要基于风险认知研究的结果,看哪种表达方式能让受众理解得更准确。又比如说我们常常强调,要将主要信息和最关键的信息最先说,这又是为什么呢? 因为认知行为中有信息锚定的规律,给予一个正确的"锚"对强化受众认知具有显著作用,这就是"先入为主"的理论基础。

三、相关概念

(一) 风险的可接受水平

"风险"包含概率、可能性、不确定性等含义,也就是说有风险不一定造成危害。如前所述,危害在食品安全领域是客观存在的。食品安全管理的目标则是要控制和降低这些危害对人体健康发生负面作用的风险。之所以要强调"降低"而不是"消除"风险,是因为风险普遍存在,永远无法消除,这一观点现在已经成为各国政府管理者和科学界的一致看法。既然这是一个充满风险的世界,那么食品安全的实质就是一个不影响我们健康的风险水平。对于政府管理部门,最常见的风险可接受水平体现在各种国家标准,这些标准的实质就是基于科学评估的能保护绝大多数人的风险水平。对于个人来说,风险的可接受水平往往差异很大,这是因为它受诸多主观因素影响,比如生活经验、社会经济地位、宗教文化背景等。公众感知的风险可接受水平与基于科学评估的风险可接受水平之间的差异正是风险交流的重点工作领域。

(二) 风险-收益分析和知情决策

风险收益分析是风险管理领域的概念,是指充分考虑某一事物的正反两方面的因素,并依此做出最合理、最有利的管理决策。比如我国大米中黄曲霉毒素的限量就是综合考虑了保护居民健康、保障食品供应、保护农民利益等因素做出的管理决策。

知情决策和知情决定是随着知情权、参与权、监督权等民众权利意识的觉醒而产生的概念。它在医疗领域得到了充分的发展,由于药物或手术可能带来副作用,医疗机构和医生为了减少不必要的矛盾与纠纷,要求患者或其家属签署知情同意书。知情的含义就是让受众充分了解事物的正反两方面,而不是为了说服对方而有意掩盖某一方面。实践中有些人过于依赖说服技巧,最终容易失去受众的信任。

实际上我们的日常行为也是风险收益分析后做出的知情决策,只不过有一些是在潜意识里进行的。例如大多数人都知道羊肉串中含有致癌物,但他们仍然选择了享受美味。这是因为食客在潜意识中做了风险-收益分析,将"羊肉串引起癌症的风险"和"羊肉串的口舌之快"进行权衡,认为偶尔食用的风险是可以接受的。

风险交流的实质是干预,无论是干预行为还是干预态度,都要基于知情决定。也只有这样,干预的效果才可预期、可持续。实际工作中,"以我为主"的宣传教育、科普之所以行不通,往往是因为忽略了知情,导致受众缺乏认同感,风险交流信息可以入耳,却难以入心。

四、目标和作用

食品安全风险交流作为风险分析框架的重要组成部分,在风险评估、风险管理过程中应当起到黏合剂、润滑剂的作用。不仅如此,它也是实现社会共治目标的必然要求,因为共治的前提是共识,而风险交流是形成共识的重要手段。结合我国的实际情况,食品安全风险交流工作主要有以下四大目标。

(一) 促进公众对风险信息的知晓与理解

风险交流的首要作用是促进各利益相关方对风险信息的知晓与理解,尤其是公众,当然也包括政府监管者、研究者、企业行业、媒体、消费者组织等。食品安全所涉及的科学领域众多,前端有环境、农业,后端有健康、疾病,即使食品安全专家之间也存在"隔行如隔山"的现象。相比而言,公众的知识面相对更狭窄,直接面对不熟悉的专业领域会产生各种误读和误解,容易出现过度反应或者其他非理性态度和行为。风险交流就是用通俗的语言解释专业问题,使公众能够知晓并理解风险信息。它能够在科学家、管理者、媒体、公众之间架起桥梁,弥合各方风险认知的差异。

(二) 促进监管措施的有效施行

监管措施属于风险管理,而风险管理需要依据风险评估。监管者并非技术专家,直接面对评估结论也会感到困惑,他们需要理解其科学内涵才能做出正确决策,这就需要风险交流。监管措施出台前的风险交流至关重要,各利益相关方若及时交换信息和意见,可以提高风险管理水平,提高决策的可行性、合理性。生产经营者、消费者和其他利益相关方都需要充分了解决策的依据以及管理措施的意义,并与监管者充分交换意见,这可以有效降低措施出台后的摩擦与矛盾,有利于这些措施的顺利施行。

(三) 提高公众的食品安全信心

当前食品安全的舆论现状很大程度上是因为公众对食品安全体系失去信心、缺乏信任,而风险交流是重建信心、重塑形象的关键手段。只有通过长期不懈的负责任的行动,以透明开放的工作态度,配合良好的风险交流手段,才能重建消费者信心,从根本上改善舆论环境。比如通过各食品安全监管部门间的有效风险交流,提高信息一致性,避免出现立场冲突,损害了政府的公信力。通过加大政务信息公开力度,破解信息不对称造成的信息真空。鼓励公众和媒体走进企业,打破食品工业的神秘感,增强彼此的认识等等。

(四) 促进食品产业、行业和贸易的健康发展

食品产业和行业的发展最终要惠及全体消费者,但它离不开良好的舆论环境和消费环境。由于风险交流长期缺位,消费者信心缺乏,事实上对行业发展已经带来很不利的影响。例如三聚氰胺事件之后,媒体接二连三地炒作我国乳品安全问题,严重打压了国内乳品企业的发展空间,甚至出现国内消费者全球抢奶粉的现象。而国外乳制品大量涌入占领市场份额后消费者并未得到实惠。国家为转基因研究项目累计投入上百亿元,而用于风险交流的

经费却轻如鸿毛。尽管近一两年来已经在加强这方面的风险交流,但实际上负面影响已经根深蒂固,要想扭转公众认知绝非易事。

五、一般原则

(一) 维护和建立信任

信任既包括机构信任也包括个人信任,无论对与风险交流相关机构还是交流工作者来说,信任均是一切风险交流工作的基石,很多其他的风险交流原则、技巧都是为了建立和维护信任。信任具有易碎品的特点,它的建立和维系需要耗费长期的努力,破坏却可能只在一瞬之间。

建立和维系信任是风险交流的首要原则,缺乏信任的沟通不仅不会带来好的结果,反而会带来反向的解读和认知。信任对于受众的风险认知以及对风险管理措施的反应起到越来越重要的作用。当人们对风险不了解的情况下,信任有时可以替代知识,即人们有可能不是因为了解风险而仅仅因为信任某个机构而接受某种风险。

公众对于机构的信任包含能力和动机两个维度,交流机构要获得公众信任,一方面要在技术层面上显示出自己对职责的胜任力,提升能力信任;另一方面要从情感层面上显示自己对公众利益的重视,提升动机信任。为提升动机信任,交流机构应特别注意与公众保持关注点一致,系统性的与公众进行反馈和对话。风险交流者需要考虑受众对你所在机构或相关机构的看法,如果机构信任度低,可以由公众信任的部门发布相关的风险信息,如无直接利益关联的高校、研究机构、医疗机构等。

(二) 及时充分

及时是指,一旦在舆情监测中发现出现谣言、不实信息或食品安全事件苗头时,应当尽快予以澄清,尽早地给予正面回应。充分指的是交流机构应向受众提供充分的信息,既包括充足的信息量,也包括足够的信息频率。不要指望一次传播就有效,特别是每当形势出现重大变化或取得重大进展时(如出现死亡病例、实验室检测结果出炉和采取新的应对措施等),应当尽快更新信息。

当事件曝光后,如果专家、决策者尤其是管理部门保持沉默,公众的求知欲会驱使流言、猜测和伪科学填充这一信息真空,很容易让错误信息先入为主的占领舆论阵地和公众认知;如果相关机构没有及时更新事件进展信息,会让公众误解为机构不重视、不作为、故意遮掩,容易在受众群体中滋生恐惧、怀疑、抵触和不满情绪,进一步扩大事态,最终使得后续的风险交流工作更加困难。众多恶性群体性事件的暴发都存在交流不及时的问题,有时起因仅仅是一个荒谬的谣言。

对风险交流者的提示是,我们应当针对风险出现后引起的社会波动,及时、经常且充分的交流信息,力争让正确的专业信息先于流言蜚语到达受众。对于不同的情况和形势,及时性的要求也不同。例如,危机交流必然需要尽快做出反应;而对于提高管理决策接受度的交流,及时性更多体现在整个过程中的交流,而不是仅仅对最终结果的交流。信息发布的频次也要根据风险的严重程度、影响面以及公众的关注程度灵活调整。对于影响面广或公众高关注度的风险,交流活动可以更频繁。例如,美国李斯特菌感染哈密瓜事件中,CDC 的交流信息更新总频次高达 18 次,从数小时一次到每天一次不等,这些信息解释了公众疑问,告诉公众采取什么措施降低风险以及政府正在做什么,赢得了公众的信赖。对于影响小、公众关注不多的风险,可能每月、每季度甚至每年进行一次即可。

目前,及时交流的主要障碍还是出现在危机交流中,一方面是工作机制无法跟上节奏,另一方面是事前准备不够充分。首先,交流机构应当有一套详细的危机应对预案,出现哪种程度的问题应当采取哪些应对措施,并为各种突发情况做好应急准备,包括人员、场地、资金、物资、通讯、网络等;其次,建立交流流程,从工作机制上确保风险交流运行顺畅,为危机应对准备一条"绿色通道",尽快让公众听到相关机构的声音。

(三)公开透明

这里的公开透明,不仅仅指风险交流,更是针对风险评估和风险管理,不仅仅指工作结果的公开透明,更是工作过程、决策机制的透明。普通民众所要求的公开透明并不是真的要完全理解复杂的专业内容,而是期待一种开诚布公、自觉接受公众监督的态度。

公开透明是赢得信任的重要方式。我国政府尽管在信息公开方面已经取得很大的进步,但还是不能满足风险交流工作的需要,以各种理由"不宜公开"的情况还比较常见,使风险交流者面临"无米下锅"的窘境。出于保护国家机密和商业秘密等原因,一些机构组织对发布风险信息并不积极,采取故意隐瞒、闭口不谈、避重就轻、拖延等行为,最终使得公众认为机构暗箱操作,企图掩盖什么,进而导致机构权威的丧失,谣言和阴谋论的泛滥。很多话题都是因为不透明而引发公众误解重重而变为敏感话题。这不仅无助于形成共识,更会形成心理沟壑,让理性沟通成为空谈。

因此,相关机构应尽可能地保持公开透明,通过坦诚、平等的对话,树立开放透明的形象。除了按照相关法律要求做好政务公开,还应当有针对性的做好决策过程、决策依据等内容的公众交流,满足公众合法的知情权。前总理温家宝在《求是》杂志发表的文章中说:"我们提出把政务公开作为政府施政的基本准则,要求所有政府工作都要以公开为原则、不公开为例外,除涉及国家秘密、商业秘密和个人隐私的事项,一律向社会公开。"要把有效的信息披露作为食品安全公共管理的重要手段,定时定期发布食品生产、流通全过程的市场监管信息,为消费者和生产者服务,使消费者了解食品安全的真实状况,增强自我保护意识和能力。

风险交流工作者应征询公众关于透明度问题的意见。了解公众希望得到哪类信息以及信息要详细到什么程度,在允许的范围内尽量满足受众的信息需求,使得机构的运作、活动、决策制定(包括执法行动、召回和产品审批)和依据流程对公众而言更具透明性,各利益相关方能够公平、方便地采集和使用政府的信息资源。可以专门建立一个官方博客(如美国 FDA 的官方透明度博客),提供经常被误解的机构活动的相关信息。

(四)基于科学

基于科学包含两个层面的含义,一是交流内容基于科学,提供科学、准确的信息;二是交流方法和技巧基于科学,提高交流的效率。风险交流一项复杂的系统工作,与受众的认知和决策方式有着密切的联系。

多年来美国和欧洲的学者们致力于受众的风险认知规律、决策模式等方面的研究,并逐渐将风险交流发展成为一个独立的科研领域。这些研究结果已成为食品安全监管和交流机构实施干预措施的重要依据。FDA 风险交流战略规划明确将"提升风险交流的理论水平以指导交流活动"作为战略规划的三大核心目标之一,明确指出开展风险交流研究为风险交流机构有效履行其交流职责必要条件。FDA 建立了风险交流专家委员会,专门负责审议 FDA 的风险交流战略规划、风险交流研究,提升交流策略的科学性和有效性。为加强有效风险交流所需的科学基础,FDA 采取如下措施:一是识别在风险交流关键领域方面的缺陷,努力缩小理论与实践之间的差距;二是审评 FDA 风险交流及相关活动的有效性,并监督其他利益相关者;三是将相关的知识、理论研究成果应用于实践。

我国食品安全风险交流相关机构,应该加强风险交流的基础研究,一方面在人员队伍上增加心理学、传播学、决策和行为科学知识的人员,使其参与风险交流设计和信息构建;另一方面,开展一系列研究项目,了解交流受众的认知状况和规律,在交流策略方面指导交流活动,帮助机构树立起科学、可靠、权威的形象。

(五) 基于受众需求

基于受众需求包含交流内容基于受众需求和交流方法基于受众需求,即交流的主题和内容应为公众的核心关注点,并采取符合公众认知模式和规律的方式回应公众关切。

对于受众了解的越充分,风险交流工作成功的可能性越大;相反,不能与公众的信息需求紧密结合、自说自话,交流工作不但会流于形式,还会招致公众的冷嘲热讽和舆论批评,甚至引起公众的抵触情绪。列举一个因忽略受众需求而导致交流失败的案例,某栋大楼因为火灾受到二噁英(一种致癌物)的污染,经过科学的风险评估后认为办公场所可以继续使用,这一信息通过正确的风险交流手段告诉了雇员,然而他们还是有很强的抵触情绪,最后发现他们的核心关切根本不是二噁英,而是火灾烧毁了停车场,他们找不到地方停车!因此,为达成共识,风险交流者一定要了解受众的需求,体会他们的关切,即便这种关切与风险没有直接联系。

风险交流者应将受众视为风险决策中的平等伙伴,在构思风险信息时克服单方面关注我们认为重要的东西而忽视受众眼中重要的东西的倾向,实实在在的了解受众需求。包括,了解利益相关方现存认识(已知道什么,不知道什么),判断他们最关注的信息点,以及确定受众做出知情决定需要哪些信息,使最终的风险决策更合理、更有效、更经得起时间的考验。同样,交流者还需要根据受众的文化背景、生活轨迹、理解水平等来选择适当的表达方式和交流渠道,增加受众接触到这些信息的频率,确保风险信息能够及时传达给受众。具体如何掌握受众需求将在下一章节做更详细的介绍。

(六) 利益相关方共同参与

利益相关方共同参与是指利益相关方在风险分析框架内,对风险评估与管理决策提出意见和建议,并与评估者、管理者交换看法的过程。不仅是体现知情权,更体现参与权,具体形式包括听证会、焦点小组、咨询小组、自助组织等。利益相关方参与的好处在于,各方都能直观了解风险状况,清楚风险管理的依据、目的、意义,及其可能性和合理性,有利于共识的形成。如果我们的交流目标之一是让风险决策符合受众需求,那么利益相关方参与可能是最佳方案。

利益相关方参与已经成为共识交流与制定危机预案最主要的方式。美国国家科学研究委员会和总统/国会风险评估与管理委员会都主张利益相关方参与要贯穿风险评估、管理和交流全过程。香港食物安全中心就设置了食物安全专家委员会、业界咨询论坛及消费者联系小组,就食物风险问题与各专家、学者、食品业界人士、消费者和市民进行定期沟通。我国食品安全国家标准的制修订以及一些重大的政策措施出台前也有很多征求社会意见的环节,环境评价中也有类似要求。Arvai 研究表明,公众更愿意支持那些通过利益相关方参与产生的风险决策,即使他们自己并没有参与该过程。

交流机构在采取这种交流形式时要注意以下原则:①尽早参与和不断参与。实际工作中我们常常忽略这一点,导致交流失效。最有效的利益相关方参与就是在涉及风险的决策、备选方案等尚未确定时就参与进来,争取早期疏导,避免他们进入极端情绪。如果我们已经确定了一系列措施办法才让他们参与,那这种活动就有些类似于受众教育。而如果我们只是想对他们进行知识或理念的灌输,采用利益相关方参与的形式就显得费时费力了。②实质性参与。要给公众一个表达意见的畅通渠道,充分了解他们的诉求并适当回应。如果他们发现自己能做的非常有限甚至只是走过场,那么很显然会引起反感和抵触情绪,更不可能达到预期的交流效果。③机构管理者、技术专家也应当参与到这项活动中。我们不是收集意见而是交换看法。④做好组织协调。最终利益相关方参与的效果很大程度上还取决于组织者或协调人的应变、沟通能力。

利益相关方参与是风险交流方式中最费时、费力、费钱的,因此主要用于时间跨度较大风险交流项目,比如美国的超级基金。在危机交流或其他时间紧迫的风险交流活动中,很难临时组织这类活动。对于一个机构而言,应当或多或少安排一些利益相关方参与的项目,完全拒绝他们参与管理决策会令受众疏远,影响机构形象与信誉。但同时不要为了增加风险交流透明度,盲目采用这一方式,要考虑我们是否确实需要他们的意见与建议,他们的参与是否会为最终的决策带来有益的影响。

六、基本流程

(一) 明确风险交流的目的和目标

制定风险交流预案的第一步是明确目的和目标。我们可以思考两个问题,为什么我们要开展风险交流以及我们希望达到什么样的预期效果,前者即风险交流的目的,后者即风险交流的目标。风险交流的目的通常是比较宽泛的描述,按照 JECFA 的分类,食品安全交流的目的一般有以下九类:提高对某一具体事物的知晓率和认知度;增加风险决策的透明度、一致性和可操作性;对风险管理措施的充分理解;提高风险分析框架的总体效力;有效的信息传播和健康教育;构建信任关系并巩固消费者对食品安全的信心;强化各利益相关方之间平等互利的工作关系;促进各利益相关方参与风险交流活动;就食品相关问题在各利益相关方之间广泛的交换意见,包括知识、信息、关切、态度、认知等。而风险交流的目标通常指我们预期达到的特定的可衡量的某种状态。如果你的风险交流目的是让某小学的学生养成饭前洗手的习惯,那么交流的目标可以是 3 个月后该学校学生饭前洗手的比率上升到 90%。

合理的风险交流目标的制定需要考虑如下因素:①可操作性,要在计划阶段就给管理者树立合理预期,尤其是避免过高预期。②遵从法律法规和规章制度的约束,例如信息公开、信息发布、职责权限、涉密审查等。

风险交流的目的和目标一经确立,即可以用正式书面形式确定下来,并将此书面信息传达给所有与此工作有关的人,而且尽可能使这一信息向上传达。一方面它让所有人围绕风险交流工作有一个共识,另一方面让上级知道你要做什么和为什么要这么做,有利于获得他们的支持。

(二) 受众分析

首先要确定受众群体,比如哪些人群处于风险之中、受到风险的影响,掌握基本的人群特征,是某城市的居民(地域聚集性)还是 14 岁以下的青少年(年龄特征),或者是全国的肥胖人群(生理特征),或者是从事室内工作的人群(职业特征)? 还有性别、民族、地域分布、收入水平、阅读理解能力、主要信息获取渠道、是否有负面情绪、对我们机构的知晓度和信任度等人群特征都可能影响我们后续交流渠道和信息表达方式的选择。

受众的每种行为本质上都是以风险认知模型为基础的决策过程。对于那些以达成共识或行为干预为目的的风险交流,除了需要了解上述的分析内容,还需要进一步分析受众的心理学因素,例如行为动机、认知模型/模式等。

获取受众分析所需信息可以通过直接与间接两种渠道。直接渠道以定量的统计调查和定性的焦点小组为主。统计调查可以帮助研究者大范围了解人群的基本特征和反应,发现一般规律,作出普遍性的解释。焦点小组能获得特定社会情境下某一个人的深刻的理解,很多情况下是定量统计量表设计的基本前提。尽管直接渠道中统计调查所获的信息最真实可靠,但对人员、资金、时间的要求比较高,通常研究者需要灵活地结合定量和定性研究方法。

间接渠道最常见的是替代受众,是指从与实际受众比较接近的受众样本获取信息,它主要是解决我们与受众时空隔离的问题,也可以降低对资金的需求。例如广州发生一起食源性疾病暴发事件,中国 CDC 需要向当地民众发布一份风险预警信息。此时我们没有必要到广州去做受众分析,可以就近找一个居民小区搞一个小规模访谈,了解他们关心哪些信息以及能否正确理解预警信息。甚至我们可以直接找几个亲戚朋友做信息预试,因为消费者的心理多少是相似的。来自互联网的公开信息也可以成为很好的间接渠道,比如通过 BBS、博客、微博等互动平台,我们能观察到受众的主流观点、最典型的情绪反应、最突出的误解等。

构建风险交流信息的方式很多,这里主要介绍利用信息图谱这一工具编制信息的方法。信息图是由风险交流专家 Vincent Covello 提出来一种沟通工具,既可以用于筛选、梳理信息,也可以直接用于向受众展示信息,在新闻报道中直接播出。其最大特点就是层次分明,逻辑关系清晰,易于受众理解。

信息图的制作主要分为三个步骤:一是通过受众分析,明确受众,列出他们可能的关切/关注点;二是针对性的确立核心信息来回应关切,以满足受众信息需求;三是为每一个核心信息准备不超过 3 个的事实证据来支撑。为了减少对受众判断的干扰并使信息更容易理解,我们应该控制核心信息的数量,同时尽量降低阅读难度。

例一,美国 CDC 天花病毒的风险交流。首先,通过受众分析,CDC 列出受影响的群体和核心关注点,即天花病毒传染性如何;然后,提供三个核心信息(天花病毒比麻疹或流感传染速度慢、CDC 能够及时采取控制措施,控制措施能够有效防止天花病毒)来回应公众对病毒传染性的核心关切,满足公众的信息需求;最后,对核心信息提供证据支持(表 44-4-1)。

表 44-4-1　天花病毒风险交流策略

核心信息 1 天花比麻疹或流感传染速度慢	核心信息 2 我们有足够时间调查密切接触者并及时接种疫苗	核心信息 3 密切接触后 3～4 天接种疫苗都能有效防止疾病
支持证据 1 只有病人出疹和生病后才具有传染性	支持证据 1 疾病的潜伏期为 10～14 天	支持证据 1 从未进行免疫接种的人是首先需要接种的人群
支持证据 2 需要面对面接触数小时才能传染	支持证据 2 有足够手段寻找接触者	支持证据 2 儿童时期进行过接种的人,到成人阶段仍可以有一定免疫力
支持证据 3 不存在无临床症状的携带者	支持证据 3 找到接触者并及时免疫接种是有效防治方法	支持证据 3 疫苗的储备与供应充足

例二,"不锈钢炊具锰超标"事件的应对口径。首先,通过受众分析确定受众群体的核心关注点,即不锈钢锰迁移量是否危害健康;然后,提供三个核心信息(锰是人体必需元素,对身体造成损害的主要方式是职业接触,不锈钢迁移量不会造成危害);最后,对核心信息提供证据支持(表44-2-2)。

表44-4-2 不锈钢炊具锰超标风险交流策略

核心信息1 锰是人体必需元素	核心信息2 锰对身体造成损害主要是职业接触	核心信息3 不锈钢锰迁移量不会造成危害
支持证据1 锰是很多重要生理功能不可缺少的,例如骨骼发育	支持证据1 临床病例主要是锰矿工人、电焊工人等长期处于高浓度锰环境的产业工人	支持证据1 终生每天吃进去10毫克不会有健康危害
支持证据2 缺锰也会导致疾病,如骨质疏松	支持证据2 引起疾病主要通过呼吸吸入	支持证据2 所有途径的摄入量低于10毫克
支持证据3 谷物、果蔬和肉蛋奶等食物中也有丰富的锰	支持证据3 人的肠道对锰的吸收有自动调节,多了就几乎不吸收了	支持证据3 从未有过炊具锰迁移造成不良反应的报道

(三) 选择合适的交流方式

经过前面几点的介绍,我们已经明确了风险交流目的、对象和内容,并构建了风险交流信息。现在我们需要确定用什么方式传递这些信息。交流应对的强度从低到高一般是:微博或网站发布新闻口径、向记者发送新闻稿、接受记者采访或专访、召开媒体通气会、新闻发布会等。从受众复杂性来说,一种特定的方式或媒体工具可能难以满足所有受众群体的需要,我们可以根据具体情况灵活处置,也可以向传播学专家寻求帮助。

(四) 制定时间进度

风险交流的目的和目标、对象、方式、内容都逐步明确之后,我们应该制定时间表。时间表的作用是让所有参与者都知道自己所处的位置和在整个过程中的时间约束,可以检验人员执行计划的效率,也可以作为风险交流效果评价的一项指标。时间表不仅仅包括风险交流主线的时间安排,也包括其中每一项具体工作的安排。

需要考虑的因素包括:一是法律法规的要求,例如《食品安全国家标准管理办法》规定了标准向社会征求意见的时间一般为2个月,标准公布后20个工作日内要上网等,要为这些程序留下足够时间窗。二是符合机构内的管理制度要求,例如信息发布需要的审核程序,一般来讲三级审核就足够了。三是注意与其他相关工作的协调配合,例如风险评估的项目进度,风险管理措施的实施进度等。四是风险交流活动的类型,例如危机交流要求越快越好,而以行为干预目的的风险交流可以持续很多年。

(五) 风险交流效果评估

开展交流效果评估,一方面可以帮助我们为日后的交流活动提供经验教训,改善风险交流政策、措施和技巧,提升随后交流的有效性;另一方面能够证明我们的行为符合相关规范和法律要求,显示风险交流活动的价值。

一旦我们决定对风险交流活动进行评估,那么就需要确定评估方案。Kasperson 和

Palmlund 提出了一系列进行风险交流评估时需考虑的因素,例如评估适用条件、评估的目标、评估指标的选择、时间安排、评估者的培训和监督、受众如何参与、评估的范围以及如何判断风险交流效果。

风险交流的效果评估需要花费资金、人力、物力和各种资源,并不是每一项交流活动都有必要并适宜进行效果评估。一般来讲,当以下四个问题的答案都是肯定的,那么开展效果评估更可能获得有益的信息:交流方案是否已经确定或者还在调整? 采取的交流措施与结果之间是否有逻辑联系或推理关系? 是否有足够的样本量来进行可靠的统计学分析? 风险交流的起到的作用是否能够与其他影响因素剥离开?

效果评估的时间一般有三种:一是开展正式风险交流活动之前,例如评估风险交流计划;二是在风险交流过程中,此类评估应当在风险交流活动取得一定进展的前提下进行,否则将无法提供有用的信息。三是在风险交流活动结束后,此类评估需要尽快开展,否则很多信息可能会被受众遗忘。

风险交流的效果评估主要是考察风险交流活动是否达到了预定的目标,食品安全相关机构可通过对程序、能力及效果的评价,总结经验教训,完善和提高风险交流工作水平。程序评价是优先开展的评价,主要评价各项工作程序是否有效运转,内外部协调协作是否顺畅等,可用于对预案的验证。能力评价主要评价相关人员的风险交流技能、组织协调能力和存在的不足等。效果评价主要评价信息是否有效传达,以及各利益相关方的总体满意度等。

效果评估中另一个重点考虑的因素是我们自身的条件。我们是否在现有的资金和资源的条件下取得了最大化的效果? 如果投入更多的资金和人力物力资源,是否会显著提高交流效果? 另外我们需要考虑机构和受众的需要。例如,机构层层审核是否让信息发布拖沓,影响机构的信誉? 近期发生的某一事件是否影响受众对风险的认知? 我们是否可以做出预判并准备相应对策等。

风险交流评估的主要方式包括案例回顾、专家研讨、小组座谈以及问卷调查等。美国FDA 采取问卷调查和测试等定量方法及小组讨论、访谈和心理建模等定性研究方法开展交流效果的评估,以促进交流工作的持续改进。

（刘金峰　刘兆平　钟凯）

第四十五章

食品安全风险评估

第一节 概　　述

一、定义

风险评估是风险分析的科学基础,其最初是因制定健康保护决策时面临科学上的不确定性而建立的。通常可以将食品安全风险评估描述为"对人类在特定时期因危害暴露而对生命和健康产生潜在不良影响的风险特征进行描述。"其中,"危害(hazard)"一词有两种不同的理解。CAC对危害的定义是"食品中存在的可能产生不良健康影响的某种生物性、化学性或物理性物质或条件",是可能引起健康影响的某种因素,如食品中的铅、沙门菌、放射物等。而IPCS认为危害是"当生物、系统或(亚)人群暴露于一种因素或状况时,该因素或状况具有的引起潜在不良健康效应的天然属性",即与某因素相关的毒性特性,如内分泌干扰物或致癌物等。为避免产生歧义,本书采用"危害因素"一词指代CAC对危害的定义。"风险(risk)"是指食品中某种(某些)危害因素产生某种不良健康影响的概率(可能性)与不良影响严重程度的函数,即风险综合考虑了可能性和严重性两种情况。因此,食品安全风险评估即是对食品中化学性、生物性或物理性危害因素对人体或特定人群产生不良健康影响的可能性和严重程度进行定性或定量评估的过程。

为了保证食品安全风险评估的科学性、公正性和结果的一致性,食品安全风险评估采用国际公认的程式化的科学方法,通常由危害识别、危害特征描述、暴露评估和风险特征描述四个步骤组成,它是一个概念性的框架,针对食品中危害因素的安全性,提供了一个固定程序的安全性资料审查和评价机制。

危害识别是对食品中某种危害因素可能引起生物、系统或(亚)人群发生不良作用的类型和属性进行鉴定的过程。危害识别是危害评估的第一阶段,也是风险评估四个步骤中的第一步。危害识别的目的是:根据所有现有毒性和作用模式数据的研究结果,对不良健康效应进行证据权重评价。它主要解决两个问题,一是可能引起人体不良健康效应的某种危害因素的属性,如致癌性、生殖毒性等;二是可能出现一种明确的不良健康效应的条件,如短期暴露还是长期暴露、经口还是经呼吸道暴露等。

危害特征描述是对食品中某种危害因素或状况引起潜在不良作用的固有特性进行的定性和(或)定量描述。危害特征描述是危害评估的第二阶段,也是风险评估的第二步。危害特征描述了某种危害因素的给予剂量或暴露量与某种不良健康效应发生率之间的关系,并确定敏感效应—即随着剂量增加首先观察到的不良效应及其阈值。如果可以确定阈值,通常确定一个适用于人群的健康指导值是危害特征描述的重要目标。

暴露评估是对人群通过食品或其他相关来源摄入的物理、化学或生物性物质进行定性和(或)定量评估，包括描述危害进入人体的途径，估算不同人群摄入危害的水平。对于食品中的化学物，膳食暴露评估时要考虑该化学物在膳食中是否存在、浓度、含有该化学物的食物的消费模式、大量食用问题食物的消费者(高端消费者)和食物中含有高浓度该化学物的可能性。通常情况下，暴露评估将得出一系列(如针对一般消费者和高端消费者)摄入量或暴露量估计值，也可以根据人群(如婴儿、儿童、成人)分组分别进行估计。

风险特征描述是根据危害识别、危害特征描述和暴露评估结果，对某危害因素对特定人群产生不良健康影响的可能性，及已发生或可能发生的不良健康影响的严重性，包括相关的不确定性，做出定性和(或)定量评价。风险特征描述是风险评估的第四步。风险特征描述给出不同暴露情形下人类健康风险的估计值，并将暴露评估和危害特征描述的信息整合为风险管理决策的建议。

二、原则

开展食品安全风险评估遵循以下原则：

1. 风险评估的目标应当明确。评估目标决定了评估过程中的数据需求、评估方法、模型假设等。

2. 充分依据科学数据。风险评估所采用的数据必须质量良好、具有代表性、来源合理可靠并经过系统的整理。在适当的时候，描述性和数字型的数据应当有科学文献或公认的科学方法的支持。

3. 尽可能采用高质量的可利用数据和最优方法以获得适合目标的最佳评估，但是不应追求超过实际需要的复杂性和精确度。

4. 风险评估通常要有一定的保守性(适当高估)，评估结果应能保护大多数人群。即在考虑一般的具有平均代表性人群的风险时，也要考虑到敏感的亚人群(如婴幼儿、老年人、免疫低下者、过敏体质者等)和高暴露人群(如食量大的人和长期食用某一品牌的人，即所谓品牌忠诚者)。

5. 应当充分考虑暴露持续时间对健康效应的影响，开展急性和(或)慢性暴露评估。

6. 评估中应考虑成本-效益的平衡。WHO推荐采用分层的评估方法，首先采用较少的数据和保守的方法，确保没有低估风险。在初步评估结果不能确保风险处于可接受水平的情况下，再使用更多数据和更精确的方法进行风险评估。

7. 尽量利用现有数据。原则上应当尽量使用现有可得的数据，根据评估的目的和时间要求，确有必要时再采样检测或开展膳食调查。

8. 评估过程中存在的不确定性应当充分而详细地描述。当数据存在不确定性时，评估所采用的假设应当倾向于更加保守。

9. 评估过程所采用的数据来源、方法、假设、模型以及不确定性等都应当及时准确地记录在案。

10. 评估前、评估后以及评估过程中都应当与管理者、消费者和业界等相关各方充分沟通交流，交流的内容包括评估的目的、所采用的数据来源、方法、假设、模型、评估结果及评估中的不确定性等内容。

第二节　实　施　步　骤

一、实施前的准备

（一）风险简述

风险评估通常由风险管理者发动，解答风险管理者提出的风险管理问题，如是否需要制定或修订食品安全标准、食品安全健康风险大小等。为了保证风险评估在科学上的独立性，风险评估过程应当与风险管理分开，但是正式启动风险评估之前，需初步考虑风险评估的必要性及评估目的，并就此在风险管理、风险评估和科学团体间进行沟通。从初步考虑到正式风险评估的转变过程被称作问题简述或风险简述。它是一个由风险评估者和风险管理者共同参与的信息反复交换的过程，同时需要重视与其他利益相关方的充分交流。这一过程将决定风险评估的必要性和目的、范围等。

问题简述包括：对食品安全问题进行梳理确定需优先解决的关键问题、制定风险评估政策（包括选择风险的可接受水平）、确定风险管理措施。

典型的化学物风险分析问题简述可以包括如下内容：简要描述化学物的使用范围以及所涉及的商品；预计可能涉及的问题（如人体健康、经济）及可能后果；消费者对危害或风险的认识；可能发生的风险在不同人群中的分布；食品中使用该化学物可能带来的效益。

问题简述的最终产出是制订出一个针对危害因素及其潜在不良效应的风险评估计划，该计划可以随着风险评估的进行而调整。理想状况下，问题简述的产出是：为满足风险管理需求而需要在风险特征描述中回答的问题；确定资源需求和现有资源；完成风险评估的时间进度。

（二）确定风险评估目的和范围

根据问题简述，在评估前待估计的风险以及风险管理的目标，如确定含铝食品添加剂导致的膳食暴露风险水平及限量标准、中国人反式脂肪酸摄入水平及主要食物来源等。

风险评估目的应针对风险管理者的需求解决项目设定的主要问题，也包括有助于达到风险评估目的的阶段性目标。

风险评估范围应对待评估物质、食品载体、所关注的敏感人群进行明确界定。

（三）制定风险评估政策

虽然风险评估是一个基于科学的、客观的过程，但是在风险评估过程中不可避免地要遇到一些政策性问题并需要做出政策上的选择或判断，某些判断甚至是主观性或经验性的。例如，选择 P_{95} 还是 P_{90} 来代表高暴露人群受到管理者在政策上要保护多大比例的人群的影响；不会对消费者造成任何可察觉不良健康影响的"理论零风险"水平的确定等。

通常，风险评估政策由风险评估者和风险管理者通过积极的交流与合作来共同完成。基于科学的选择和判断主要由风险评估者决定，而基于价值的选择和判断主要由风险管理者决定。所有在评估过程中有可能遇到的需要做出决定的问题都应尽可能在进行风险评估之前确定，一旦启动评估便不能随意改变。

因此，风险评估政策是对管理者、评估者以及其他与本次风险评估有关的相关方的职责进行明确规定，并确认本次评估所用的默认假设、基于专业经验所进行的科学判断、可能影响风险评估结果的政策性因素及其处理方法等。将这些评估之前的评估政策书面记录下来有助于保障风险评估过程的一致性和透明性。

二、危害识别

对所关注的危害进行明确识别是风险评估重要的起始步骤,在这一过程中,暴露于危害因素后的不良健康影响、引起这种不良影响的可能性,以及可能处于风险之中的人群的类型(年龄、性别等)和范围均需要描述。由于直接来自于人体的实验研究或人群流行病学资料有限,利用实验动物和体外实验的毒理学研究数据是危害识别过程中最重要的数据来源。

若危害因素是化学物质,危害识别应从危害因素的理化特性、吸收、分布、代谢、排泄、毒理学特性等方面进行描述。若是微生物,需要特别关注微生物在食物链中的生长、繁殖和死亡的动力学过程及其传播/扩散的潜力。

危害识别的过程通常是收集整理现有毒理学实验或人群流行病学数据并进行定性描述。这些数据通常来源于对人类或动物的观察性研究、动物试验研究,有时也可利用实验室体外研究和对结构-活性关系的分析结果。

动物试验和体外研究资料用于吸收代谢、急性毒性、亚急性毒性、亚慢性毒性、慢性毒性、生殖发育毒性、神经毒性和致畸、致突变、致癌作用等的分析,确定危害因素的动物毒性效应以及造成健康损害的可能性和机理。

人群资料包括危害因素与人类原发或继发疾病的关系,危害因素可能会对人类健康造成的损害。

对于大多数有权威数据的危害因素,可以直接在综合分析国际权威机构最新的技术报告或述评的基础上进行描述。这些机构包括世界卫生组织(WHO)、FAO/WHO 食品添加剂联合专家委员会(JECFA)、美国食品药品监督管理局(FDA)、美国环保署(EPA)、欧洲食品安全局(EFSA)等。当缺乏权威机构发布的数据时,也可利用国内外重要刊物上发表的学术论文、权威论著、未公开发表的评价报告或内部技术资料等,选择其中可靠的研究数据(如遵循良好实验室规范)进行描述。对于资料严重缺乏的少数危害因素,可以视需要根据国际组织推荐的指南或我国相应标准开展毒理学研究工作。

对于风险评估而言,开展毒理学试验或收集毒理学数据的目的主要是:识别潜在的不良健康效应;确定产生不良健康效应的暴露条件,如暴露剂量、暴露持续时间等;确定不良健康效应的剂量-反应关系,包括不产生该作用的剂量水平,如 NOAEL 等;了解毒性作用机制、毒代动力学过程及与人体过程的异同,以便将实验动物数据外推到人时参考。

在对食品中的物质进行毒理学试验时,选择合适的实验方法可能会受到诸多因素的影响。并非食品中所有的物质都能够或需要进行同一程度的毒理学试验,或适用于相同范围的毒性试验。在选择合适的实验方法时需要考虑待评价物质的性质、可能的与食品中其他物质的相互作用、在食品中存在的化学形态、结构-活性关系、代谢转归以及可能的人体暴露情况,包括暴露周期和持续时间(急性的、短期的、长期的、间断的等)、暴露人群(如全部人群或敏感亚人群)等重要因素,从而指导实验设计和数据收集。

三、危害特征描述

危害特征描述顾名思义就是对已知与特定危害相关的不良健康影响的性质和程度进行定性或定量描述。在危害识别的基础上,根据实验动物毒理学研究数据、临床人体暴露研究和人群流行病学调查数据,尽可能建立各种可能的不良作用的剂量-反应关系,确定关键效应(即随着剂量增加首先观察到的不良效应),并且合理扩展到人类暴露量与潜在不良作用间的剂量-反应关系。如果毒性效应有阈值,则危害特征描述通常可以得出(化学物的)健康指导值(health-based guidance value,HBV),这是危害特征描述的最主要目标。

(一)　健康指导值

健康指导值是通过离散点(例如未观察到不良作用水平、基准剂量或基准剂量可信限下限)除以不确定系数而获得的数值,用以确定一个在给定的时间内(终生或24小时)摄入某种化学物质不会引起可观察到的健康风险的剂量。

常见的健康指导值包括:

1. 每日允许摄入量(ADI)　其意义为终生每日经食物或饮用水摄入某一化学物质不会对消费者健康造成可觉察风险的估计量,适用于人为加入食品中的化学物质,如食品添加剂、农药残留和兽药残留等。ADI通常以单位公斤体重的摄入量来表示,通常为0到一个上限值的范围,表示应当尽可能减少使用和摄入。如番茄红素(合成)的ADI为$0\sim0.5mg/kg$,阿斯巴甜的ADI为$0\sim40mg/kg$。

2. 每日可耐受摄入量(TDI)　表示终生每日经食物或饮用水摄入该剂量的某化学物质时不会对消费者健康造成显著的风险,通常用于那些非人为添加并且无蓄积毒性的物质,例如食品中的"塑化剂"邻苯二甲酸二(2-乙基己基)酯(DEHP)等污染物。

3. 暂定每日最大可耐受摄入量(PMTDI)　用来表示对无蓄积毒性污染物的安全摄入水平,如脱氧雪腐镰刀菌烯醇、玉米赤霉烯酮、氯丙醇等。因为通常缺乏人类低剂量暴露情况下的影响人类健康的可靠数据,因此该耐受摄入量是"暂定"的,当出现新的数据时有可能会对暂定的耐受摄入量进行调整。对于既是必需营养素又是食物成分的微量元素,则以一个范围来表示,下限代表机体的必需水平,上限就是PMTDI。比如JECFA 1982年制定铜的健康指导值范围为$0.05\sim0.5mg/kg$。

4. 暂定每周可耐受摄入量(PTWI)　用于在人体内具有较长半衰期并且有蓄积性的食品污染物(如汞和铝),每周摄入低于该摄入水平的污染物不会对人体造成显著的风险。

5. 暂定每月可耐受摄入量(PTMI)　意义同PTWI,适用于更长半衰期的蓄积性污染物,如2010年JECFA将镉的健康指导值由PTWI调整为PTMI,以强调其更长时期内低剂量摄入导致的蓄积性危害。

6. 急性参考剂量(ARfD)　是指在24小时或更短时间内经食物或饮用水摄入某种物质而不会对健康造成任何可觉察到的健康损害的估计剂量,通常以单位体重来表示。ARfD用于在膳食摄入水平下具有急性毒性的物质,如某些农药、生物毒素等。

还有一种无须制定ADI的情况,通常用于某些用作食品添加剂的物质。经过对生物学和毒理学数据进行安全性评价后,认为该添加剂的毒性很低,在达到预期使用的最大允许使用量时,膳食摄入总量不会造成健康危害,则一般不需制定一个具体的ADI数值。

(二)　健康指导值的制定

通常可以利用国际权威组织建立的健康指导值或综述相关国际组织及各国风险评估机构(如:IPCS、JECFA、EFSA、USEPA、FSANZ等)的结果,选用适合本次评估用的健康指导值。如果没有可利用的健康指导值或有新的明确的毒理学数据可用于更新已经建立的健康指导值,也可由专家组独立建立新的健康指导值。

健康指导值的推导公式表示为:

$$HBV = POD/UF$$

其中 POD 称作分离点,UF 称作"不确定系数"或"安全系数"。

1. 选择分离点　POD 包括 NOAEL 或 BMD(BMDL)等,在选择适宜的 POD 研究数据时,通常遵循以下步骤:

(1) 剔除 NOAEL 值明显偏高的研究。

(2) 忽略没有出现剂量-反应关系的观察终点。

(3) 根据毒性影响以及反应的明显程度,选择合适的观察终点建立剂量-反应关系。

有时,针对同一观察终点有多项可利用研究,获得不同的 NOAEL。这种情况下,JECFA 从最保守安全的角度出发,建议取最低的 NOAEL 值。而 JMPR 认为应当综合考虑这些数据。当研究的设计方案、观察终点、动物种属等条件具有可比性时,选择所有 NOAEL 中的最高值,同时该最高值应该低于最低的 LOAEL 并有一个合理差值(≥2)。如果最高的 NOAEL 高于最低的 LOAEL,则取比最低 LOAEL 低 2 个计量单位的数值作为综合 NOAEL 值,并据此制定健康指导值。具体建立剂量-反应关系的方法见本书相关章节。

2. 确定安全系数(UF)　安全系数或不确定系数是表明推导过程中的不确定性和变异性的指标。通常从实验动物研究推导到人类暴露时,默认使用的不确定系数是 100,即 10×10,分别代表从实验动物到一般人群的种属间差异和人群间的个体差异(易感人群与一般人群)。如果动物实验数据仍觉不充足,比如缺乏慢性研究或无法确定 NOAEL 而只能使用 LOAEL 时,则需要附加额外的不确定系数。

IPCS 对确定不确定系数的建议是:在确定健康指导值时,100 倍系数可以作为从实验动物数据外推到人群的起点值,然后根据已有数据及其各种相关因素进行校正。这些因素包括:

(1) 当具有人群相关资料时,代表种属差异的 10 倍系数可能就不需要或者可以减小。不确定系数大小主要取决于现有资料是否能代表最敏感的人群以及人群的样本量是否足够大。

(2) 提供 NOAEL 或 BMDL 的动物实验(及人群实验)的数据质量影响着不确定系数的选择。可以通过增加不确定系数来抵消这些试验的缺陷。

(3) 整个数据库的质量可影响不确定系数的选择。明显的数据缺失会增加不确定性,可能会使不确定系数变大。同时需要明确说明数据缺失的具体性质。

(4) 初始毒性反应的类型及其意义可能会改变不确定系数。因此,如果一个反应是临界的和可逆的,且效应与人体健康有关,则安全系数可降低。

(5) 在确定不确定系数时,可能也需要考虑剂量-反应关系的形状(当数据足以绘制曲线时)。当剂量-反应关系曲线较为陡峭时,尤其是当 NOAEL 与 LOAEL 比较接近时,应考虑适当增加不确定系数。

(6) 代谢因素可能影响不确定系数的选择。因此,毒性相关代谢途径的饱和性、双相代谢谱和比较代谢的资料可能均会影响不确定系数的大小。合适的毒代动力学资料可用于对默认的不确定系数进行校正。

(7) 实验动物与人群的毒性作用机制或方式比较,可影响不确定系数的选择。对于实验动物或人群,如果有一个或多个关键因素具有剂量-反应关系并且已知其作用方式,那么这些信息对于不确定系数的确定是非常重要的。合适的毒效动力学数据可用于对默认的不确定系数进行校正。

表45-2-1 列出了对默认不确定系数分解后的次级系数,如果有充分的毒代动力学和

(或)毒效动力学证据,可用更准确的系数取代默认的次级系数。

表 45-2-1　默认的不确定系数及次级系数(IPCS,2005)

不确定性来源	默认的次级系数		组合系数
	毒代动力学	毒效动力学	
种属间差异	4.0	2.5	10
人群个体差异	3.16	3.16	10

不同的组织使用的不确定系数也不尽相同,表 45-2-2 列出了一些重要国际组织或国家机构采用的不确定系数。

表 45-2-2　不同组织/机构使用的不确定系数

系数	JECFA 或 JMPR	US-EPA (2002)	Health Canada (1994)	WHO-IPCS (1994)	ECETOC (2003)	IGHRC (2003)	TNO (1996)	D-EPA (2006)
种属间	10	10	1-10			10		10
毒代动力学		A		4	A			
毒效动力学		3.16		2.5	1			
种属内	10	10	1 ~ 10		5	10	10	10
毒代动力学				3.16				
毒效动力学				3.16				
暴露时限		10					10	
亚急到亚慢								
亚急到慢性						6		
亚慢到慢性						2	10	10
LOAEL 到 NOAEL	10					3	1	10
毒性严重程度						1 ~ 10	1	≤10
数据可信度	10		1 ~ 100			2 ~ 10	1	1 ~ 10

注:A,计算的校正系数,说明能量需要的差异。Health Canada:加拿大卫生部,ECETOC:欧洲生态毒理学和化学品毒理学中心,IGHRC:英国化学品健康风险部门联席组织,TNO:荷兰应用科学研究组织,D-EPA:丹麦环保署。

四、暴露评估

暴露评估是风险评估四个步骤中最核心的部分。针对某一特定人群开展风险评估时,危害识别和危害特征描述的部分通常可以借鉴或采用国际通用数据,但是暴露评估部分只有采用代表该人群自身特点的食物消费量和化学物含量数据才能获得可靠估计。

人体可通过多种途径暴露于各种化学性、生物性和物理性危害因素中。在评估某危害因素的健康风险时,除膳食以外,有时需要结合危害因素的作用途径、毒性特点以及数据和方法的可及性,综合考虑膳食以外的其他暴露来源。本书只介绍通过食物和饮水造成的食品中化学物的膳食暴露评估方法。

膳食暴露评估的方法是基于一定的模型假设,将目标人群的食物消费量与食物中特定危害因素含量相结合,估计出目标人群某种危害因素的暴露量。食品中微生物的暴露评估通常采用食物-微生物组合的方式,针对一种或一类食物中的某种特定微生物,根据其在不同条件下的消长情况,以影响其在食物中污染水平的关键因素为变量,建立暴露量估计模型。微生物暴露评估通常采用个案分析的方法进行评估,本书不做详述,但是下述的有关食品化学物膳食暴露评估的某些原则和方法也适用于食品微生物的评估。本章最后提供了一项鸡肉中沙门菌的风险评估案例可供参考。

食品中各类化学物如污染物、食品添加剂(包括香料)、加工助剂、农药和兽药残留、营养素等均可采用相似的方法进行评估。化学物在食品中含量通常比较稳定,但是往往同时存在于多种食物中,因此在估计膳食暴露量时需要将所有食物来源的暴露相加得到总的膳食暴露量,通常以每公斤体重的暴露量来表示,基本计算公式为:

$$膳食暴露量 = \frac{\Sigma(食物消费量 \times 食物中化学物含量)}{体重}$$

暴露评估中,有时会出现"暴露量"和"摄入量"两个词,其概念相似,通常"摄入量"一词多用于食物中天然存在的成分的风险评估,如微量元素、反式脂肪酸等,对于其他食品化学物多使用"暴露量"。

(一) 膳食暴露评估的数据来源

膳食暴露评估需要掌握三大类型的基础数据,食物消费量、食物中化学物含量和人口学数据(性别、年龄、地区、体重等)。

1. 食物消费量 食物消费量数据反映了个体或群体消费固体食物、饮料(包括饮水)的数量。食物消费量数据可有多种来源,包括食物消费量调查、食物生产销售统计、文献数据、食品标签标识信息等。选择合适的数据对暴露评估非常关键,因此需要掌握各种来源数据的特点和用途,在评估中根据评估目的、化学物类型、资源可及性等选择合适的数据。

(1) 基于个体水平的食物消费量调查:从个体水平上收集到的食物消费量数据是膳食暴露评估的最佳数据,适用于大多数食品化学物的膳食暴露评估。由于调查获得的个体信息全面、食物种类齐全,因此可以灵活使用单个食物或一类食物的消费量,并且对人群灵活分组。个体调查获得的人群消费量分布数据既可用于对消费量低(营养素)或消费量高人群(高食物量消费者)的膳食暴露进行评估,也是开展更复杂的概率风险评估的数据基础。

使用个体食物消费量数据的缺点是需要开展较大规模的有代表性的调查,消耗的人、财、物、时间等成本高,地区分组或特殊亚人群(如婴幼儿)的代表性可能不足。

食物消费量调查通常能获得对特定人群或个体食物消费量的准确估计,经常使用的食物消费量调查方法包括食物记录称重法、食物频率表法和膳食回顾法。

1) 24小时膳食回顾法:是最常用的食物消费量调查方法,是由经过专业训练的调查员帮助被调查者回忆过去24小时内各类食物和饮用水的食用情况,包括食物的种类和数量,有时还包括食物来源、食物消费时间和地点等信息。调查通常采用面访的方式,有时也通过电话和网络,甚至是由被调查者自主填写,但是后几种方法所得数据往往不如面访可靠。由于回顾性调查较多依赖于个人的回忆和对食物重量的主观估计,因此需要很好的设计来减少调查偏差。采用连续或不连续的多次24小时膳食回顾调查有助于获得更准确反映消费者食物消费状况的数据。

2）食物记录法（也称膳食日志法）：要求被调查者记录或报告一段时期内（通常是3天、7天或更少）消费的所有食物和数量以及其他相关信息。为了获取更准确的食物消费量估计，应尽可能通过称重法或计算容量法来确定，因此所获得结果也比24小时回顾法更准确。但是也存在着受调查者为减少称量负担而改变饮食习惯的问题。

3）食物频率法（FFQ）：记录被调查者对某些食物在过去一段时期（每年、每月、每周或每天）的消费频次。食物频率法可以是定量、半定量以及非定量的调查。非定量的食物频率调查没有明确的食物份大小，半定量的食物频率调查规定了食物份的大小。定量的食物频率调查则让被调查者估计各种食物的消费量。食物频率表得到的数据是否能够有效应用于膳食暴露评估中仍有争议，但是仍然在某些膳食暴露评估工作中有一定的优势，例如估计那些每天变异很大或食物来源很少的化学物的平均膳食暴露量时，食物频率法要比其他方法更准确。食物频率法还可以用来发现完全不食用某些食物的人群，这对于更精确估计长期食用某种食物所带来的健康风险非常有用。

在实际调查中，常常采用多种方法联合使用的手段来提高数据的准确性和实用性。例如2002年中国居民营养与健康状况调查就采用了连续3天24小时膳食回顾法、食物称重记录法和食物频率表法等多种方法。

当使用这些个体食物消费量调查数据进行某种化学物的暴露评估时，要根据需要区分两种使用情形，一种是全人群估计，即将人群中所有受调查的个体数据都用于暴露估计，而不管人群是否存在着不食用含有待评估化学物的食物的个体。另一种是典型食物消费者估计（consumer only），即只食用含有待评估化学物的食物的亚人群。显然，典型食物消费者估计得到的结果通常会高于全人群估计，特别是含在待评估化学物的食物属于小众食品，消费人群比例很低时。出于评估结果要保护大多数人的原则，通常在评估时要考虑到典型食物消费者的暴露情况。

（2）模型膳食：当缺乏个体食物消费数据时，可通过构建模型膳食的方法来解决。所谓模型膳食就是根据已有的食品消费信息构建的，针对被关注暴露人群设计的具有代表性的典型膳食，可以反映一般人群或者特定亚人群的膳食结构，例如澳大利亚新西兰食品标准局（FSANZ）针对2岁以下儿童消费量数据缺失的问题，以男性婴儿的推荐能量摄入为依据，分别构建了3个月婴儿，9个月婴儿和12个月婴儿模型膳食。JECFA为开展国际层面的兽药评估构建了代表动物性食品每日消费量高限的模型膳食（表45-2-3）。该模型认为一天内肉和鱼的消费量之和是固定的，鱼消费量高的个体，对肉的消费量就低，因此鱼肉可以被肌肉和表皮（猪皮、鱼皮等）按天然比例替代，同样肌肉也可按实际比例被脂肪和表皮替代。此外，理论最大添加摄入量（TAMDI）调味剂模型膳食、包装材料中化学迁移物质的模型膳食等均在食品化学物的评估中被广泛应用。

表45-2-3　FAO/WHO兽药残留暴露评估的模型膳食

动物性食物	消费量（g/d）*	动物性食物	消费量（g/d）*
肌肉	300	鱼肉	300
肝脏	100	全奶	1500
肾脏	50	蛋（不带壳）	100
脂肪	50	蜂蜜	20

* 假设60kg体重个体的所有可能有兽药残留食品的高限消费量

可见,模型膳食是在数据有限的情况下的一种低成本而实用的人群消费量估计,不足之处是不能给出不同个体间消费量的变异并且当涉及较多的食物时,这种估计的可靠性下降。模型膳食的好坏依赖于构建模型所用的数据和研究假设,因此在模型应用中要充分了解模型所基于的数据基础和假设情况。

(3) 以人群为基础的食物平衡表法:食物平衡表法是利用国家层面的食物供应量数据,从国家或地区一年的食物生产量和进口量的总和中减去食物出口量和非食用用途的消耗量,粗略地估计一个国家或地区每年食物消费量,再结合人口总数估计出人均食物消费量。由于平衡表中食物消费数据是以原材料和半加工品的形式表示,这些数据适用化学污染物和农兽药残留的膳食暴露评估,但不适用于食品添加剂的评估。食物平衡表法优点是数据易于获得,利于国家间的比较和长期趋势的监测。主要不足是仅反映了食品供应,而不是食物消费。烹调或加工造成的损失、腐败变质、其他方面的浪费以及其他操作引起的变化等均不容易估计,因此是对整个人群食物消费量粗略的过高估计。另外,食物平衡表数据只是对人群平均水平的估计,不能用于估计个体和高暴露人群等亚人群的膳食暴露评估。

(4) 以家庭为基础的方法:可以在家庭层面收集关于食物可获得性或食物消费情况的信息,包括家庭的食品原料购买种类和数量,食物消耗量或食品库存变化等。这些数据可用于比较不同社区、地域和社会经济团体的食品可获得性,追踪总人群或某一亚人群的饮食变化。但是,这些数据没有提供家庭中个体成员的食物消费分配信息,在暴露评估中应用不多。

(5) GEMS/FOOD 消费聚类膳食:WHO 基于 FAO 掌握的全球大部分国家的食物平衡表,对选定的 20 种主要食品的消费模式相似的国家进行归类,建立了 13 个 GEMS/Food 消费聚类膳食,代表全球 13 类不同消费模式地区的人均食物消费情况。GEMS/Food 消费聚类膳食主要被 JMPR 和 JECFA 用来进行国际层面的慢性膳食暴露评估。消费聚类膳食最近一次更新是在 2012 年,预计每 10 年更新一次。有关 GEMS/FOOD 消费聚类膳食更详细的信息可查询 WHO 网站(http://www. who. int/nutrition/landscape_analysis/nlis_gem_food/en/)。

(6) 其他数据来源:除上述来源的数据之外,还可以通过查阅其他研究者发表的调查报告或文献获取评估中所需要的食物消费量和消费模式信息,但是其调查数据质量和目标人群、食物种类是否符合评估需要都要仔细审查。另外,根据生理需要量或能量需要量也可以对食物和饮用水的合理消费量进行最保守的估计,例如欧洲对食品包装材料中化学物质迁移的评估模型认为成人每天食物的最高消费量不超过 3kg。当缺乏饮用水的数据时,根据世界卫生组织饮用水准则,默认成人每天饮用 2 升水。有时也可采用产品的推荐食用量,如使用婴幼儿配方食品的推荐食用量对婴幼儿食品中的化学物摄入水平进行估计。

2. 食物中化学物含量数据　食物中化学物的含量是膳食暴露评估中另一项重要数据。有多种途径可获得食物中的化学物含量数据,表 45-2-4 列出了可利用的食品中各类化学物含量数据来源。在收集和选择食品中化学物的含量数据时,要综合考虑风险评估的目的、待评估化学物的特点、可能涉及的食物种类、数据的可获取性、数据质量等因素。膳食暴露评估通常情况下利用现有的含量数据,必要时也可通过针对性的采样分析来收集或补充数据。

(1) 粗略的理论数据:当缺乏食品中化学物的实际含量水平数据或特定目的下,可以采用标准规定的最大残留量(食品添加剂、农药兽药残留)、限量标准(污染物、天然毒素)、特定迁移限量(食品包装材料中化学物)进行较为保守的估计或称理论暴露评估,即假设食品化学物含量处在标准规定的限量水平上。也可采用建议的限量值对拟批准上市前的食品化

表 45-2-4　食品化学物含量数据来源汇总

化学物类型	粗略的理论数据	实际检测数据	
		特有数据	通用数据
食品添加剂	最大残留量 最大使用量 企业使用量调查		
污染物,包括天然毒素	限量标准	GEMS/食品部分数据库	食品安全风险监测
农药残留	最大残留量	GEMS/食品中化学物浓度 数据库 农药残留田间实验数据 (HR、STMR)*	总膳食研究 科学文献
兽药残留	最大残留量	兽药残留清除实验	
营养素	营养强化剂规定使用量	食物成分表	
食品包装材料中化学物	特定迁移量 最大残留量 最大使用量 企业使用量调查	迁移实验数据	

注: * HR,田间监管实验的最高值;STMR,田间监管实验残留中位数。

学物进行理论评估。对于食品添加剂、营养强化剂还可以使用最大使用量、规定使用量或企业调查的实际使用量进行评估,在此情形下假设生产商在食品或包装材料生产中的使用量完全残留在食品中。对于食品包装材料化学迁移物的评估,由于包装材料中化学物完全迁移到食品中的可能性非常低,使用最大使用量、最大残留量或企业实际使用量数据往往会造成过于脱离实际的高估。因此,使用这些理论数据提供了一种"最坏"情况下的暴露估计,如果在这种"最坏"情况下的暴露仍低于健康指导值,则不需要收集更精确的实际检测数据进一步评估,反之则需要使用实际检测数据以评估更接近实际情况的膳食暴露。

（2）实际检测数据:采集食物样品并进行分析检测能够较客观真实地反映化学物在食品中的存在状态和含量水平。针对不同的目的有多种调查检测方法,食品安全风险监测和监督抽检数据、总膳食研究和文献报道的数据适用于各种类型食品化学物的膳食暴露评估,同时农药兽药残留、环境污染物、天然毒素、营养素和食品相关产品化学迁移物还有其各自特有的含量数据来源。

1）食品安全风险监测:其内容和方法已在前一章有详细描述。食品样品大多数来自流通、餐饮环节,通常能较好地反映消费者购买的食品中的化学物浓度。监测数据有两种类型:随机性监测和监督抽检。监督抽检数据通常是出于执法目的,为了解决某一特定问题（如是否超过国家限量标准）而收集,有时对检测方法灵敏度要求不高,更偏向于发现存在问题的食品,因此这些数据并不能代表所有市售食品,使用时要十分谨慎。随机性监测主要目的是了解市场上流通的食品中有害因素或营养素的含量水平及其长期变化趋势,为食品安全风险评估积累基础数据,因此对样品代表性和方法的灵敏性都有较高要求,能较好地应用于膳食暴露评估中。

2）总膳食研究:总膳食研究得出的数据考虑了食品加工过程（包括清洗,去除骨、皮、核等不可食部,烹调等）对食品化学物存在状态和含量的影响,反映的是最接近实际消费状态的膳食中的化学物浓度。但是为了在较少资源消耗下获取对较大人群的食品化学物膳食暴露估计,TDS 需要对样品进行合并混合后再检测,因而会损失很多可追溯食品中化学物来源的信息。与监测数据较大的样本量相比,总膳食研究通常只有很少的针对单个食品或食品类别的平均浓度数据。而且样品混合会产生对食品化学物的"稀释效应",因此通常需要足够灵敏的分析检测方法,一般来说,总膳食研究所用检测方法的 LOD 或 LOQ 要比以监督执法为目的的检测方法低 10～1000 倍。

3）农药的监管试验和兽药的残留清除试验:是农药和兽药获得批准上市必须提交的数据。农药残留田间实验在可以反映商业操作的特定条件下(如良好农业操作规范),在农作物或动物中施用农药,检测收获后的农作物或宰杀后动物组织中的农药残留的科学试验。该试验模拟注册农药的最大使用情形(包括使用率、使用次数、停药间隔期等)旨在确定动物性或植物性食品在进入市场时的农药最大残留水平,并用于制定最大残留量。实验中产生的重要数据是农药上市前风险评估的基础,包括监管实验残留中位数(STMR)和最大残留值(HR)等。

STMR 是按照最高的 GAP 条件进行一系列田间残留试验获得的残留量数据集的中位数,反映了农药在农作物中的期望残留水平。HR 则是根据最高的 GAP 条件进行田间监管试验残留水平的最高值,反映农药在食品可食部分的混合样品中残留的最高水平。

另外,针对加工过程对农药的影响,按照最高的良好农业操作规范条件使用农药和按照主要操作规范加工食品时,可获得加工食品的监管试验中位数(STMR-P)和加工食品的监管试验最大残留值(HR-P)。STMR-P 和 HR-P 既可通过加工试验获得,也可通过初级农产品的 STMR 乘以相应的加工系数计算获得。

对于兽药残留,残留清除试验通常是在目标种属动物上使用商业配方和推荐的剂量规格进行试验,选择的剂量应该代表注册剂量的最大水平。该试验是用来估计兽药在动物性食品可食部分或产品中残留物的形成和清除,并用于推导 MRL 和膳食暴露量估计的基础。MRL 是残留物清除曲线上对应选定时间点的残留浓度的第 95 百分位数的 95% 可信区间上限值。

由于农药田间监管试验和兽药残留清除试验都选用最大剂量进行最"坏"情况下的残留数据分析,因此这些数据通常高估了膳食中农药兽药残留的实际含量,因此,这些数据不能作为评估实际膳食暴露水平的首选数据,但是可以用作产品上市前评估 MRL 的建议值的安全性首选数据。

由于田间监管试验和残留清除试验结果在储存、运输、加工制备等环节的降解和损失情况,因此对于已批准使用的兽药和农药的慢性膳食暴露,监测数据要优于田间监管试验和清除试验数据,因为前者更接近于实际食用状态。对于农药兽药残留的急性膳食暴露评估,则要考虑监测数据的样本量是否足以捕抓到市场上高残留的样品。

（3）可利用的已有数据库:

1）食物成分数据库:是基于对食品中营养素的化学分析建立的各种食品和饮料的营养素含量信息数据库。由于不同国家食品在品种、种植环境、加工方式等方面的差异,以及食物成分的鉴定、食品描述和分类、分析方法、表达方式等方面的不同,食物成分数据库一般是在国家层面建立的。联合国大学和欧洲分别建立了国际食品数据系统网络(http://www.fao.org/infoods/index_en.stm)和欧洲食品信息资源网络(EuroFIR)(http://www.EuroFir.net)以便于不同国家数据库之间的比较。食物成分表是常见的一种食物成分数据的出版形式,主要描述食物种类、成分及其含量。我国 2002 年出版的《中国食物成分表》含有近 3000 余条食物的 90 余项营养成分数据以及部分植物化学物数据,可作为食物营养素和植物化学物膳食摄入量评估的可靠数据来源。

2)GEMS/食品数据库:世界卫生组织 GEMS/Food 项目收集并维护全球相关机构提供的食品中污染物和农药残留水平的信息数据,以及基于国际推荐程序通过总膳食研究和双份饭研究方法获得的食品中化学物膳食暴露量信息。可以联合国网站(https://extranet.who.int/gemsfood/)上查询 GEMS/Food 数据库中公开的国家数据(某些国家提供的数据是不公开的)。由于其他国家的数据并不能真实反映本国的实际污染情况,因此 GEMS/食品数据库更适用于数据的比较或缺失数据的补充。

(4)数据使用要注意的问题:

1)数据审核与校正:对于已有的含量数据,应对数据的质量以及是否满足本次评估的目的进行审核,必要时应向数据提供单位索取与数据有关的信息,如采样过程、样品制备方法、分析方法、检出限和(或)定量限以及质量控制体系等。由于加工、储存、烹调对食品中化学物浓度的影响,必要时需要在膳食暴露评估中使用校正因子对加工烹饪后食品中化学物含量进行校正,以使评估结果更接近实际的暴露水平。可通过加工实验获得加工因子,也可以根据某些加工操作效应方面的一般信息(例如新鲜葡萄晒干制成葡萄干过程中水分的变化)进行折算。

2)低于 LOD/LOQ 数据的处理:对未检出数据(ND)或未定量数据(NQ)的赋值原则对于膳食暴露评估至关重要。在保证科学合理的情况下,含量数据应充分考虑营养或毒理学意义。除非有充分理由表明待评估的化学物不存在于食品中(例如,农药未注册用于该种食品或经过彻底加工可使化学物被彻底清除),否则,若食品中化学物未检出或未定量,都应该认为样品中含有浓度低于检测限(LOD)或定量限(LOQ)的化学物。

根据 WHO 的原则,如果低于 LOD 或 LOQ 的数值的比例低于 60%,那么分别将所有的 ND 和(或)NQ 赋值为 1/2LOD 或 1/2LOQ,否则,所有的 ND 和(或)NQ 赋值为 LOD 或 LOQ。当有大量的数据低于 LOD 或 LOQ 时,目前越来越多的做法是先将所有的 ND 或 NQ 赋值为 0 进行膳食暴露评估,然后将所有的 ND 或 NQ 赋值为 LOQ 或 LOQ 进行膳食暴露评估,获得一个暴露水平的范围,并且可以比较膳食暴露评估结果的变化。对 ND 或 NQ 结果赋予不同的值会显著影响膳食暴露评估的结果,在 LOD 或 LOQ 较高且敏感性较低的分析方法中,这种影响会较大。

3)不同来源数据的合并:评估中常常会收集到多种来源的数据,此时就需要对这些数据的优缺点进行评价,以确定哪些可以合并成一个更大更具有代表性的数据集。对多个来源的数据合并进行分析时,需要考虑数据集的大小、是个体数据还是汇总后的数据、不同数据集是否需要加权重、数据分析检测质量等因素,比较这些数据之间在检测方法、检出限和定量限、食物类别等指标上是否具有可比性,并就合并对评估结果可能造成的影响等进行描述。

4)暴露评估中含量数据的选择:膳食暴露评估中通常会选择一个统计量来代表一类食品的化学物含量水平,如平均值、中位数、高端或低端百分位数值等。平均值、中位数都是反映数据集中趋势的统计量,常用于慢性暴露评估。对于正态分布的数据,这两个统计量会比较接近。当数据分布呈正偏态分布时,平均值和中位数往往存在较大的差别,有时甚至会导致得出不同的评估结论,因此选用哪种统计量来代表含量"平均"水平,往往是确定性暴露评估中经常会遇到问题。

从纯统计学角度讲,当一个数据集呈非正态性分布时,中位数能更好地反映该数据集的集中趋势。但是对化学物的慢性暴露评估,在选择参数时不仅要考虑统计学合理性,还要考虑模型的合理性和结果的保守性。如果选择中位数,由于不受高含量样本的影响,实际上默认忽略人群中个体在一生中接触高污染食物的可能性,评估结果相对偏低。而平均值能够比较敏感地反映高含量数据的影响,结果偏高,结论更保守。从长期慢性暴露的角度讲,理论人体在一生中应当是有机会摄入各种含量水平的食物,如果假设现有化学物含量分布终生不变的情况下,摄入每种食物的化学物含量水平的频率默认符合现有数据的经验分布,那么含量数据的平均值更接近人体终生摄入化学物的平均含量水平。因此,对于食品化学物慢性暴露评估,选择平均值更为接近实际,也更符合膳食暴露评估对保守性的要求。另外,如果样本量非常少时(如总膳食研究),使用平均值也要优于中位数。国际上大多数机构,包括联合国粮农组织/世界卫生组织食品添加剂和污染物联合专家委员会(JECFA)、国际化学品安全署(IPCS)和欧洲食品安全局(EFSA)在多数污染物的慢性暴露评估中均倾向于采用平均值,但也有机构如澳大利亚新西兰食品标准局(FSANZ)较多地采用中位数。

然而,在某些情况下,如根据经验对食品化学物含量范围已有预期,数据呈高度偏态分布,或都有相当比例(如超过50%)的结果低于检出限或定量限,那么用中位数或几何均数可能更为合适。

因此,在评估时使用含量平均值还是中位数,要取决于评估目的、对保守性要求、预期浓度和数据分布等。通常情况下,在慢性暴露评估采用平均含量更合适一些。

食品化学物的急性膳食暴露评估需要使用含量的高端值,如农药在食品中的最高残留水平等。

3. 人口学数据　膳食暴露评估是针对特定人群的评估,性别、年龄、体重、居住地等都是人群特征的重要人口学数据,特别是体重直接影响着以每公斤体重计的暴露评估结果值。使用消费者个体体重是最好的选择,如果没有合适的个体体重的数据,可以采用目标人群的平均体重。国际上默认成人平均体重为60kg,儿童为15kg,但是欧美一些国家在评估中使用成人体重65kg,而亚洲国家成年人的平均体重一般为55kg。我国成年人体重通常以60kg计算。

另外,根据评估目的和目标亚人群也可能会用到其他人口学数据。通常这些人口学数据可通过食物消费量调查获得,也可通过人口普查的多种信息来源获取。

(二) 暴露评估方法

食品化学物的膳食暴露评估方法有多种。根据方法的复杂性(包括对数据资源的需求)可分别确定性评估(或称点评估)、半概率评估(简单分布评估)和概率评估,其中确定性评估包括筛选性点评估和精确性点评估,从筛选法到概率的方法对数据质量和资源要求逐渐增加。根据化学物危害性质要考虑开展慢性危害暴露评估和(或)急性危害暴露评估。有时在评估中还需要考虑多种具有同种有害作用性质的化学物(如17种二噁英类物质)的共同暴露,此时需要采用累积暴露评估的方法。应当根据暴露评估目的、目标化学物性质、资源可及性、对精确性的需求等选择不同的方法,基本的原则是在满足评估目的的前提下优化资源的利用。

分层次开展暴露评估是实现现有资源优化利用的有效方法(图45-2-1)。在分层评估中,首先采用简单但是足够保守的筛选方法,目的是确定该化学物是否需要收集更多的数据

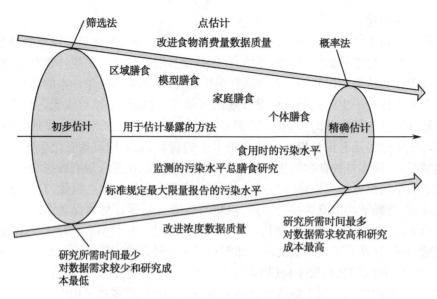

图 45-2-1　采用分层评估方法开展膳食暴露评估（引自 IPCS 2009）

进行更复杂的评估,因此主要是用于从多种化学物中筛选出可能具有较高风险、值得分配更多资源进一步评估的物质。因为筛选法足够保守,因此结论认为风险较低时,一般不需要更进一步的评估。如果筛选评估显示可能存在安全问题,则需要用更精确、更接近实际暴露情况的评估模型进行进一步验证。可通过采用更准确的消费量数据、含量数据和（或）更复杂的模型（如概率评估）来实现更精确的评估。对消费者暴露量分布情况进行描述的概率性评估对数据需求量最大,因为这种评估需要描述食物消费量的变化范围和食物中化学物浓度变化的范围,因此通常是作为后续步骤。

在获得更准确的估计时应当注意,"最接近于实际情况"的评估方法并不总是"最适宜"的评估方法,例如有时点评估方法即能获得满足评估目的的"最佳估计",此时便不需要采取复杂的概率评估方法去模拟人群的暴露分布情况。衡量选择的膳食暴露评估方法是不是最适宜,需要考虑以下因素,包括:待评估的物质类型（是食品添加剂还是农药兽药残留、污染物或营养素等）;关注过多摄入还是过低摄入（如营养素）;能够产生毒性或者有益作用的暴露时间,即急性暴露还是慢性暴露;是否可能存在暴露量明显不同的亚人群或个体;需要采用的评估类型（确定性评估还是概率性评估）。

上述这些问题将会在下面针对各种方法的讨论中详述。

无论采用何种估计膳食暴露水平的方法,都要对方法进行详细说明,同时这种方法要具有可重复性。关于模型和数据的信息、假设、不足以及不确定性都应当记录下来。

1. 确定性评估　确定性评估是通过代表人群食物消费量和食物中化学物含量的单一统计值（如平均值、P_{95}值等）计算得到一个单一数值来描述人群暴露水平的评估方法,因此确定性评估又称作点评估。如以某食物的人群平均消费量与该食物中化学物的平均含量的乘积计算得到人群通过该食物摄入某种化学物的平均值,以此来反映该人群的平均暴露水平;通过食物的 P_{95} 消费量与食物中化学物的平均含量相乘得到 P_{95} 暴露量来代表高食物量消费人群的暴露水平。确定性评估模型的计算相对比较简单,结果易于理解,基本可满足大多数评估的需要。但是,这种模型一般包含的信息有限,不能提供个体暴露的变异情况的信息。同时,确定性结果受代表性数据及处理方式的影响较大,如果选择的统计量不正确,会导致整个评估结果错误。确定性评估方法包括:筛选法;基于对消费量粗略估计(根据生理限值、食品生产数据或使用/税务数据)和其他采用模型膳食的暴露量估计;基于真实消费数据和化学物质浓度数据的更加精确的暴露量估计,例如总膳食研究(TDS)和双份饭研究等。

(1) 筛选法:筛选法是一种简单快速的膳食暴露评估方法,它所使用的数值重在反映人群暴露的特殊性(如最高的可能消费量或最高可能达到的含量水平等)。筛选法所采用的假设应当足够保守以保证高估人群的实际膳食暴露水平,以免得出假阴性的结论,即避免将有安全隐患的问题判断为没有安全问题。另一方面,筛选法也不应使用过于脱离实际的假设而使评估结果无法使用,例如在估计人体对食物的消费量时应该考虑能量摄取的生理学极限。应当强调的是,筛选法的主要目的在于"筛选",是对化学物暴露的"最坏"情况进行评估,而不是为了估计真实的膳食暴露水平。

目前常用的一些筛选方法有:

1) 产销量数据法:产销量数据用于估计一段时期内(通常超过1年)某个国家食品工业中某种化学物(主要是食品添加剂,包括调味剂、香料等)的人均使用量。产销量数据法不需要知道人群的消费模式和化学物在食物中的含量水平,而是根据该化学物的进出口量和人口基数来大致估算人均摄入量。可能的话,通过校正数据(如用于食品生产的比例、使用这用化学物的食品的消费人群比例等)可以获得更准确一些的估计。由于产销量数据在年与年之间变化较大,且比较难于准确确定非食品用途的数量、含有该化学物的食物种类及其消费人群、进口食品中化学物的含量等信息,因此利用产销量数据获得的人均膳食暴露量具有很大的不确定性。产销量数据法也无法估计高食物量消费人群的暴露水平。

2) 预算法:JECFA用于估计食品添加剂的使用量是否可保证人群膳食暴露处于安全水平的方法。该方法是基于以下假设:①食品和饮料的消费量采用最大生理消费水平,即按照1～2岁儿童的能量和液体需要量,每日摄入0.1L/kg体重的非乳饮料和每日从食品中摄入100kcal/kg体重的热量(按2kcal/g能量密度来估计,等于0.05kg/kg体重),对应60kg体重个体为每日消费6L非乳饮料和3kg食品。②假设食品和非乳饮料中添加剂的含量为任何食物和饮料类别中检测到的这种添加剂的最大含量水平。如果这种添加剂的含量在特定种类的食品或饮料中远高于其他类别食品或饮料(例如口香糖中的增稠剂),为了使估计值更接近实际情况,应当选用其他被认为更具"代表性"的食品类别中的最大含量作为这类添加剂的浓度。③含有添加剂的食物和非乳饮料的比例。含有某种添加剂的固体食物和非乳饮料的比例可以通过调查确定,但对每一种添加剂都进行调查是不现实的,对于筛选方法也是不必要的,因此通常是依据一定的数据信息主观决定。欧盟规定:固体食物和非乳饮料的比例默认为12.5%和25%。对有些在多种食物中广泛使用的添加剂,固体食物的比例也可以被设定为25%。

基于上述假设,可以估算来自食物和非乳饮料的食品添加剂的理论每日最大总暴露量,计算公式为:

理论每日最大总暴露量=[固体食物中添加剂的最大浓度(mg/kg)×0.05(kg/kg体重)×含有这种添加剂的固体食物所占的百分比]+[非乳饮料中添加剂的最大浓度(mg/L)×0.1(L/kg体重)×含有这种添加剂的非乳饮料的百分比]

预算法是一种简单、经济和保守的筛选方法,使用食品中添加剂含量的真实数据,可以用于对所有添加到食物中添加剂(包括调味剂、加工助剂等)的评估。不足之处是其结果很大程度上依赖于对可能含有某种添加剂的食物和饮料比例的假设,而且这种假设又是比较主观的。另外鉴别出食品添加剂用量非常高的食物和饮料类别，并用更具代表性的食物类别替代也非常关键。对于排除在预算法之外的添加剂用量非常高的食物和饮料，则需要单独进行定量评估以确定消费这类食物是否会导致添加剂的暴露量超过健康指导值。

3）模型膳食：如前所述，模型膳食是根据已有的食品消费信息构建的，针对被关注暴露人群设计的具有代表性的典型膳食。利用模型膳食可实现对多种类型化学物的筛选性评估。除前述 JMPR 用于兽药残留的模型膳食外，包装材料中化学迁移物质的模型膳食也是比较常用的一种方法。

欧洲建立的包装材料中化学迁移物质的模型膳食是假设一个 60kg 的个体每日最多摄入 1kg 由塑料材质包装（600cm² 接触表面）的食物，以此来推算对应于迁移化学物健康指导值的特定迁移限量（SML）。美国则采用了略微复杂一些的方法，假设一个 60kg 的个体每日消费 3kg 包装食品和饮料，然后采用消费系数和食品分配系数进行校正。消费系数是某种特定食品包装材料（例如玻璃、金属、塑料、纸）包装的食品重量占所有食品包装材料包装的食品重量的比例。食品分配系数（ft）是某包装材料包装的某类型食品（水、酸、酒精和脂肪）重量占该包装材料包装的所有食品重量的比例。

4）理论的最大允许水平（TMAL）或关注水平（LOC）：是保证某类食品的高食物量消费者（P95 等）摄入某种化学物刚好未超过健康指导值时，该化学物在这类食品中的理论上的含量水平。化学物 TMAL 的推算要同时考虑该化学物的其他食物来源，并假定这些食物的消费处于人群平均水平。推算 TAML 的方法适用于所有食物化学物，特别是化学污染物。

（2）基于真实消费数据和化学物质浓度数据的更加精确的确定性评估：

1）基于个体调查数据的确定性评估：如果有可使用的实际调查数据，则使用实际调查数据可以得到更加准确的估计。通常使用消费量数据的平均值代表目标人群的平均消费水平，即假设目标人群中的个体均按照平均消费模式摄取各类食品。使用消费量数据的较高百分位数（如 P_{90}，P_{95} 或 $P_{97.5}$）来代表大量食用某类食品的人群消费水平。对于浓度数据，通常首先需要对食物按照人群的消费模式进行分类，采用各类食物的平均值、中位数或较高的百分位数来代表平均或较高污染水平的状态。通常有几种暴露情形需要考虑：①一般人群暴露水平，以消费量的平均值和含量的平均值（或中位数）作为评估参数；②高食物量消费人群暴露水平，以消费量的较高百分位数值（如 P_{95}）与含量的平均值（或中位数）作为评估参数。对于同时存在于多种食品中的化学物，不能将各种食物的高暴露水平简单加和，而是需要采用概率评估方法或特殊的高食物量消费人群模型进行估计；③经常性消费者，即具有反复购买和消费相同食物产品的倾向，有时称之为品牌忠诚者。如果一个特定品牌的食品含有某种高浓度化学物，那么这个品牌的经常性消费者与食用其他低含量食品品牌的消费者相比，这种化学物的膳食暴露水平更高。这种情形在某些情况下应予以充分考虑，例如习惯于食用同一品牌配方奶粉的婴幼儿；④偶尔一次大量食用高含量化学物的食品。这种情况主要用于在膳食暴露水平下具有急性毒性化学物的评估，如生物毒素、农药兽药残留等。

2）高食物量消费人群模型　膳食暴露评估应当考虑那些习惯于大量食用某一种或多种食物的消费者，即高食物量消费人群。最简单直接的方法是假设消费者食用每一种含有待评估化学物的食物都达到的高端消费量水平，那么只需将每种食物的化学物高端暴露量相加，即每种食物的高百分位数（如 P_{95}）消费量与化学物在该食物中的平均含量的乘积之和。这种方法显然会过高估计实际的膳食暴露水平，特别是对于环境重金属污染物等同时存在于很多种食物中的化学物，直接采用各类食物的高端暴露量简单相加的方法是不合适的。一种更切合实际的方法是,基于一个人不太可能同时大量食用超过 3 种以上的食物的合理假设,将高食物量消费者通过两种或三种消费量最大的食物类别的高端暴露量,与其他类别食品造成的平均暴露量进行叠加获得高食物量消费者的化学物总膳食暴露量。根据不同模型,高暴露食物的选择有不同的方法。一种是根据每一种食物类别的典型消费者(consumer only)平均暴露,取贡献率最高的两类食物。另一种方法是依据每一种食物类别的高端暴露量,取高端暴露量最高的前三类食物作为高暴露食物。两种方法都可在保证一定保守性的前提下获得对高食物量消费人群暴露量的合理估计。一般情况下,当食物分类数量超过 20 种以上时,选用三种高暴露食物更合适一些。

2. 半概率评估　半概率评估技术又称作分布式点评估,是介于点评估与概率评估之间的一种评估方法,它利用调查获得的每个个体的各类食物消费量和每类食物中化学物含量的点值(平均值或中位数),得到每一个个体的化学物膳食暴露量。对每个个体的暴露量从低到高排序,形成一个人群代表性样本的个体暴露量数据集。利用这个数据集,可以对人群暴露的平均值、中位数值、任意百分位数据值、超过健康指导值的个体比例以及人群暴露的变异情况等进行统计分析。如果样本量足够大,也可以按照需要灵活地对人群按年龄、性别、地域等特征的暴露量进行分类比较。相比高食物量消费人群模型,半概率评估方法能够更加准确地估计多种食物来源化学物的高端暴露人群的暴露情况。半概率评估实质上仍然采用的是确定性评估的方法,只是精确到个体水平的点估计值的集合,但相对确定性评估能够得到更多的暴露量信息,相对概率评估则不需要复杂的数据分布模拟和大量的计算机迭代计算过程,因而是一种相对简单而实用的评估方法。当样本量足够大时,半概率评估的结果可以与概率评估相媲美。然而半概率评估需要大量的个体食物消费量调查数据支持,因而并未被普遍应用。我国居民营养与健康状况调查获得的 6 万余名受调查个体的食物消费量数据是我国能够开展半概率评估的数据基础。

3. 概率评估　概率评估是采用一定的抽样方法反复地从食物消费量分布和(或)化学物含量的分布数据中抽取数值计算暴露量,从而得到膳食暴露量分布的方法,它与确定性评估的最根本的区别是至少有一个变量是由分布函数而不是一个单一的值来表示,并且要进行数千次以上(一般 5000 到 10000 次)迭代模拟。与点估计模型一样,如果可能的话,概率模型也可以通过增加一些因子,例如可食部分、粮食加工精度百分比或者消费者行为来进一步精确。

建立概率评估所需数据分布有两种常用方法。一种是非参数技术,以真实的数据集作为参考,假设该数据集能够代表实际分布情况,计算时随机地从数据集中选择一个数值来进行拟合过程的每次迭代。如果消费量采用分布数据,含量数据采用点值,那么该方法与前述半概率评估的过程非常相似,主要的区别是半概率评估不存在反复抽取数据的迭代过程。另一种参数技术是采用统计学的方法对已有数据集的数据分布进行拟合,选取最优的拟合分布函数(如正态分布、β 分布等)用于抽样计算。参数技术是以统计学方法"弥补"原始数据的某些缺陷,因而数据分布的函数拟合对评估的准确性就非常关键。

概率评估中应用的抽样方法有多种,包括蒙特卡罗随机抽样、分层抽样、拉丁超立方抽样、Bootstrap 抽样等。具体原理可参考相关统计学资料。

4. 急性和慢性膳食暴露评估的区别与联系　食品化学物可能对人体产生急性和慢性健康危害,因而需要根据待评估化学物毒性特点选择开展急性和(或)慢性暴露评估,以判断该化学物的膳食暴露对人体是否造成急性和(或)慢性的健康风险。无论急性和慢性暴露评估,其基本方法和原理都涵盖在前述的确定性和概率性评估方法中,主要是在具体参数和情景假设的使用上有所不同。

急性膳食暴露评估用于短期暴露(一餐或一日内)即可对人体产生毒性损害的化学物。急性膳食暴露评估一般采用最坏的可能性,即假设一个人恰巧大量食用了含有高浓度待评估化学物的某种食品。例如高浓度有机磷农药残留的水果,这是一种很有可能发生的情形。在使用确定性评估方法进行急性暴露评估时,"大量食用"被定义为人群每日食物消费量分布的$P_{97.5}$百分位数,而化学物含量则通常选用待评估化学物在某类食物中被检测到的最高含量水平。对于农药急性暴露评估,采用田间监管实验获得最高残留水平通常好于监测数据,因为监测数据中每类食物的样本量通常不足以采集到最高残留量的样品。如果样本的均匀性较差(如小麦粒中的真菌毒素)或仅有较小的样本量时,可以使用一个系数来校正,如农药急性暴露评估中通常采用3倍的系数用于校正农产品不均匀性的影响。由于个体不太可能碰巧同时大量食用两种都含有高浓度同一化学物的食品,因此急性暴露评估通常只针对一种或一类食物。对于概率评估方法,则采用暴露量分布的P97.5值用于急性暴露评估。急性暴露评估通过与化学物的急性参考剂量(ARfD)进行比较来判断急性健康风险。

慢性膳食暴露评估用于长时间低剂量暴露即可对人体产生毒性损害的化学物,通过与反映慢性暴露危害的健康指导值,如ADI、PTWI等进行比较来评估。由于反映长期的暴露情况,一般采用化学物浓度的平均值代表长期暴露的平均情况,消费量采用人群平均值和较高百分位数代表一般人群和高食物量消费者。

在使用消费量数据时需要注意几点:

(1) 对于一般不会被大多数消费者每天都消费的非主流食品,用整个人群消费的高端水平可能会因存在大量的非消费者而低估实际消费者的高端暴露。在这种情况下,为了避免低估暴露的高端水平,只能在食用这类食品的典型消费者(consumer only)中估计高端消费水平值,而不能在整个人群中进行。

(2) 基于短期食物消费量调查(如连续3天24小时回顾调查)的结果来估计暴露的高端水平,通常会高估长期的高端暴露值。在很难获得反映人群长期消费模式数据的情况下,如何利用统计学方法将短期调查数据更好地用于长期暴露是目前仍待解决的问题之一。

(3) 采用多天食物消费调查数据(如3天24小时回顾调查)时,慢性暴露评估使用每个受调查个体3天调查的每日消费量平均值;急性暴露评估则不将3日调查数据平均,而是将每一天的调查数据作为一条记录用于评估。

5. 专项的膳食暴露研究方法

(1) 总膳食研究:总膳食研究(TDS)是反映一个国家或较大区域内的人群通过食品和饮用水对食品化学物长期慢性暴露水平的最佳方法。它基于食物消费量调查所获得食物消费数据,通过聚类的方法确定人群消费的核心食物及其消费量,然后采集核心食物并烹调制备成即食状态的食品后,按类别及消费量比例制成混合样品,分析检测污染物、农药残留、营养素及其他食品化学物的含量并估计人群总膳食暴露。我国自1990年以来已开展了四次全国总膳食研究,将我国食物分为谷类及其制品,豆类、坚果类及其制品,薯类及其制品,肉类及其制品,蛋及蛋制品,水产及其制品,乳及乳制品,蔬菜类及其制品,水果类及其制品,糖及糖制品,饮料及水,酒类,调味品(包括烹调用油)等共13类,其中调味品已在食物烹调过程中加入到其他类食物中,因此共得到12大类食物样品。

大多数国家的TDS采用确定性评估方法来评价总人群或亚人群的平均膳食暴露水平,

或通过在平均消费数据附加一个系数来实现对高端消费人群的膳食暴露估计。也有些研究，如我国和澳大利亚，利用个体水平的食物消费量数据与总膳食样品的化学物含量数据相结合，获得了对不同性别-年龄组人群膳食暴露分布的评估结果。由于 TDSs 样品是高度混合的样品，因此不能进行急性膳食暴露评估。

（2）双份饭研究：双份饭研究是目前认为能够最为精确地估计个体或特定人群的食品化学物膳食暴露量的确定性评估方法。它通过采集和分析个体食用的同样种类和数量的食物（包括饮料和水）"复制品"来估计其膳食摄入量，尤其适用于明确界定的人群，如学校儿童、哺乳期妇女、素食者等。由于双份饭研究几乎精确复制了个体的"实际消费状况"，因而可以作为基准值，来评价其他利用更加有限数据的评估结果对实际暴露水平的高估或者低估程度。由于双份饭研究的成本投入非常大，因此只适合小范围的人群研究。

6. 累计暴露评估　传统的风险评估方法多以单一化学物暴露为基础，然而食品中存在的多种化学物可能会通过相同或不同的机制共同作用于人体，并引起相同的健康效应。食品中两种或两种以上可引起相同健康效应的化学物（如有机磷农药和胆碱酯酶抑制剂）共同引起的总暴露称作累积暴露（cumulative exposure）。目前认为，化学物间有四种类型的联合效应或相互作用：剂量相加、反应相加、协同作用和拮抗作用。由于现有证据不能支持化学物在低于各自未观察到不良作用水平（NOAEL）时会表现出明显的协同或拮抗作用。因此，目前的累积暴露评估方法通常是以剂量相加或效应相加为基本假设。

（1）相对效能因子法：相对效能因子（RPF）法与毒性当量因子法（TEF）、效能当量因子法（PEF）属于一类方法。其理论基础是所有化合物的作用模式相同，只存在作用效能上的差别。其原理是，在一组具有相同毒性机制的化学物中选择一种化学物作为指示化学物，然后以各化学物的毒性效能与指示化学物的效能的比值作为校正因子（RPF、TEF 等），其他化学物的浓度通过相应的 RPF 分别换算为指示化学物的当量浓度后累加，得到指示化学物的累积当量浓度，然后以指示化学物的毒理学数据（如健康指导值）来评价该组化学物的累积暴露效应。指示化学物的选择通常依赖于毒理学资料和专家的判断，一般选择剂量-反应关系资料充分并且毒性相对较高的化学物，如二噁英类物质中的 2,3,7,8-四氯代二苯并二噁英（TCDD）。表 45-2-5 列出 WHO 为二噁英类物质设置的毒性当量值。

表 45-2-5　17 种二噁英类物质的毒性当量值（WHO 2005）

二噁英类物质	TEF	二噁英类物质	TEF
2378-TCDD	1	23478-PeCDF	0.3
12378-PeCDD	1	123678-HxCDF	0.1
123678-HxCDD	0.1	123789-HxCDF	0.1
123478-HxCDD	0.1	123478-HxCDF	0.1
123789-HxCDD	0.1	234678-HxCDF	0.1
1234678-HpCDD	0.01	1234678-HpCDF	0.01
12346789-OCDD	0.0003	1234789-HpCDF	0.01
2378-TCDF	0.1	12346789-OCDF	0.0003
12378-PeCDF	0.03		

（2）危害指数法：危害指数（hazard index，HI）是各化学物暴露水平（Exp）与其健康指导值（HBV）的比值之和，即危害商（hazard quotient，HQ）之和。基本公式如下：

$$HI = \sum_{i=1}^{n} HQ_i = \sum_{i=1}^{n} \frac{Exp_i}{HBV_i}$$

当 HI<1 时，认为有害物质造成的累积风险可被接受。HI 法应用简便快速，结果易于解释。但是由于 HBV 在制定过程中考虑了不确定系数（UF），除了反映动物种间和种内差异外，也受政策和其他方面因素的影响，因而 HI 就不单纯是对化学物实际毒性的衡量。由于在制定各化学物的 HBV 时采用的毒理学终点可能不同，为了实现更精确的评估，就需要推算出各化学物基于该组共同毒性终点的 HBV，从而计算出经共同毒性终点调整后的 HI。作为一种快速简单的方法，HI 多用于初期筛选性的累积风险评估，也可用于对单个食品中化学物的急性或慢性累积暴露风险的评价，如希腊一项对轻榨优质橄榄油样品中有机磷农药的累积暴露风险评估中，为每份样品均计算了急性和慢性 HI，对于 HI 超过 1 的样品判定为具有较高的累积暴露风险。类似 HI 的方法还有参考点指数（RPI）、联合暴露边界（MOET）和累积风险指数（CRI）法。这些方法理解和应用起来比 HI 复杂，在食品化学物的评估中应用较少。

（3）基于生理毒物代谢动力学模型的方法：生理毒代动力学（PBTK）模型将机体的每个组织单独作为一个通过血液相联系的房室，然后通过一系列数学描述，模拟化学物在机体各房室中的吸收、分布、代谢和排泄过程。PBTK 模型为累积风险评估提供了一种高度精确的方法。由于 PBTK 可以估计化学物在靶组织的浓度，即内部剂量或生物学有效剂量，因此可以将各化学物的内部剂量简单加和得到总的内部剂量。以内部剂量代替外部用药剂量可以显著提高剂量-反应关系的科学性，减少传统以用药剂量为基础的累积风险评估本身固有的不确定性。PBTK 模型还可以进行各种暴露条件下的推算，如物种间剂量-反应关系的推算、不同暴露途径间的推算、不同人群间变异性的估计等，从而有利于多种化学物间累积暴露的估计。PBTK 模型不仅限于剂量相加作用的累积暴露评估，还可用于协同作用的研究。由于 PBTK 模型的建立需要大量的资源和专业的经验，并且用于风险评估的模型有一定的条件限制，因此，目前应用仍限于研究层面，尚未用于管理毒理学或风险管理领域，但该方法的应用前景非常广阔。

五、风险特征描述

风险特征描述是将危害特征描述和暴露评估信息进行整合分析的过程，根据食品化学物的毒性特征，采用不同的评价方法。

（一）有毒性阈值的化学物

对于具有阈值，即低于某一暴露水平时不会产生可察觉风险的化学物，通常将人体暴露量与健康指导值进行比较，得出健康风险是否需要关注、风险低或高等定性或半定量的结论。由于健康指导值本身已经通过不确定系数提供了充足的安全性，若暴露量低于健康指导值时，有足够的把握认为风险很低，不需要进一步的风险特征描述信息。少量或偶尔的膳食暴露超过健康指导值时也并不意味着一定会对人体健康产生副作用。对于暴露水平超过其健康指导值的物质，风险评估者需要结合该物质的暴露量水平和毒性数据（如毒性效应的性质和严重性、剂量-反应关系等），以及是否具有急性毒性（包括发育毒性）等，对可能的健康风险进行综合分析，包括进行更精确膳食暴露量估计的探讨；而风险管理者，则需要引起对该物质的关注，并根据风险评估提供的风险特征信息，做出风险管理决策。因此，健康指导值在食品安全风险管理上，具有更多"决策关注点"的意义。

（二）遗传毒性致癌物或无法确定阈值的化学物

对于遗传毒性致癌物，传统观点认为它们没有阈剂量，并且在任何暴露水平下都有不同程度的风险。

对这种物质的风险特征描述有几种不同的方法：

（1）计算引起较低但确定的肿瘤发生率（通常来自动物实验）的剂量与人体暴露量之间的暴露限值（MOE）；

（2）由 POD（如 BMDL）进行的线性低剂量外推；

（3）用超出动物实验观测剂量范围的剂量-反应分析来计算理论上与人体估计暴露量相关的肿瘤发生率。

MOE 方法是某种物质在实验动物或人体产生微弱但可以测量的效应剂量（如 BMDL）与理论的、预期的或估计的人群暴露剂量之间的比值。MOE 既适合于遗传毒性致癌物质也适合于某些因数据不足无法制定健康指导值的物质（如铅等）。MOE 方法可以告知风险管理者人群暴露量与产生可测量效应的预期剂量的接近程度，并且可通过比较不同物质的 MOE 提供优先采取风险管理行动顺序的建议，因而是目前评估遗传毒性致癌物质的最有效和实用的方法。线性外推法也是比较有效的方法，但研究发现用线性外推法从 $BMDL_{10}$ 计算出导致癌症发生百万分之一的摄入量，基本上相当于 $BMDL_{10}$ 除以 100 000，因此该法并不比计算 MOE 更好。

定量剂量-反应分析可用来计算与人群估计暴露量相关的理论肿瘤发生率，或与预先设定的肿瘤发生率（如百万分之一）相关的暴露量，因而可对风险进行定性或定量估计。由于人体膳食暴露剂量远低于得出致癌效应剂量-反应关系的观察剂量范围，因此需要根据经验选择的数学方程，通过外推的方式来估计膳食低剂量暴露下人类肿瘤的可能发生率。由于数据模型往往不能充分反映生物学的复杂性，定量风险估计的准确性取决于所使用的数学模型，在极低的发生率水平下，不同方程式所获得的结果可以相差几个数量级。该方法虽然不如 MOE 等方法实用，但是在某些模型研究比较成熟的化学物（如黄曲霉毒素）的评估中，可以为管理者提供比较直观的肿瘤发生风险的定量估计。

（三）为风险管理提供信息和建议

风险特征描述应该尽可能提供易感人群的信息，包括潜在的高暴露人群、具有特定诱发性生理条件或遗传因素的人群。可以采用对各种风险管理措施的相对风险进行比较的形式，为风险管理者提供建议。这些信息和建议可以是定性的或者定量的。定性信息可能包括：因为毒性较低，即使在较高膳食暴露水平下也不需引起毒理学关注的陈述和证据；在规定的用途下（如作为食品添加剂）相对安全的陈述和证据；避免、减少或降低暴露的建议。

定量信息可能包括：膳食暴露与健康指导值的比较；不同膳食暴露水平下的风险估计；最小（如营养素）和最大膳食摄入量导致的风险和暴露限值。

（四）风险评估中的不确定性和变异性

风险评估中的不确定性是指风险评估者对于所使用的知识、数据和模型了解的局限性，例如由于人类流行病学数据不足而使用动物实验数据替代所产生的不确定性等。变异性反映了暴露或效应固有的生物异质性，即不同观察值之间的差异，如不同个体对致敏物的敏感性差异、人群中对同种食物消费量之间的差异等。不确定性可以随着已有信息质量和数量的提升而降低。变异性可以用统计方法进行分析描述，并可通过获得更多的信息来改善描述的准确性，但是无法消除。

风险特征描述应包括对于暴露和健康效应不确定性的描述性评价。对评估过程中每个部分存在的不确定性进行分析，并说明该不确定性对结果的影响，比如可能造成对结果的高估或低估等。可行的情况下，尽量提供定量的描述，以一个数值范围来表示。如对于未检出数据可以分别取值为 0 和 LOD 的方式，估计出一个可能的暴露量范围。概率评估模型可以充分利用已有的个体数据信息，对评估中的不确定性和变异性进行定量描述。

不确定性分析可以揭示出许多评估中的不确定性，但并没有提供不确定性的来源。敏感性分析可以估计与每个输入因素相关联的不确定性和变异性对风险评估总体不确定性和变异性的贡献程度，并找出其不确定性对结果产生最大影响的一种或几种关键因素（如浓度或食物消费数据）。目前有许多不同的敏感度分析技术，最简单的敏感度分析方法是每次改变一个不确定性的输入变量，而其他的变量保持不变，然后分析比较输出结果之间的差异。敏感性分析计算强度比较大，可借助统计软件实现。

第三节　食品安全风险评估案例分析

一、含铝食品添加剂的风险评估

食品中铝的主要来源为天然含有、加工过程中所使用的含铝添加剂、烹调储存过程中使用含铝调味品以及从铝制炊具和容器中迁移出的铝。虽然铝天然存在于食品中，但普通食物中铝的本底含量通常低于 5mg/kg。JECFA 认为，膳食中的铝主要来自含铝添加剂的使用，食用添加含铝添加剂的食品是人群（长期食用含铝药物的人群除外）铝暴露的主要途径，约占机体铝暴露总量的 95% 以上。

（一）危害识别

动物实验和人体试验结果表明，食物及饲料中的铝在胃肠道的吸收率通常不足 1%。铝被机体吸收后，体内的铝约有一半蓄积于骨骼，约 1/4 蓄积于肺（多为吸入的不可溶性铝化合物）。血液中的铝可通过胎盘屏障进入胎儿体内或分泌至乳汁中，也可通过血脑屏障和脑脊液进入脑组织，但在脑细胞外液及脑脊液中的水平远低于其在血液中的水平。机体吸收的铝主要以柠檬酸盐的形式经尿液排出。铝在人和动物体内的半衰期依动物种属和铝盐的溶解性不同而异，志愿者接受铝盐注射后，铝在体内的半衰期最长可达 50 年。

动物实验提示铝具有生殖、发育、神经以及骨毒性等，长期过量摄入会对人体健康产生风险。神经系统是铝作用的主要靶器官，动物实验结果表明，随着铝摄入量的增加，铝在大鼠海马中的富集增加而铁、锌含量下降，由此导致运动行为和短期记忆能力下降。高剂量铝可抑制大脑神经细胞的分化及功能，并呈现出剂量-反应关系。长期低剂量给予铝可导致神经系统出现类似阿尔茨海默病样的变化。部分人体研究结果也表明，过量暴露铝与老年性痴呆的发生存在一定相关性。但 JECFA 和 EFSA 等依据已掌握的关于老年性痴呆的知识，并综合已有流行病学研究证据后,认为通过食物、饮水、医疗产品和化妆品等途径暴露铝与老年性痴呆的发生尚无明显的相关性。

目前尚无动物实验证据表明铝具有致癌性。有限的流行病学研究发现,人类在特定的环境中职业暴露铝可增加肺癌和膀胱癌的发生率,但这一结果可能受环境中存在的其他化学物质如多环芳烃、芳香胺、硝基化合物及石棉的影响。目前尚未发现非职业人群暴露铝可致肿瘤罹患风险升高的证据,也没有因使用医用铝制剂及膳食暴露铝致癌的流行病学证据,现有的研究结果尚不能做出铝具有致癌作用的结论,因此国际癌症研究机构(International Agency for Research on Cancer,IARC)认为铝本身不是人类致癌物。

(二)危害特征描述

由于铝在体内具有一定蓄积性,JECFA 曾在 1987 年第 31 次会议上根据一项为期 189 天的比格犬喂养毒理学试验结果,得出铝在 110mg/kg 染毒剂量下未对比格犬产生任何毒效应,依此将铝的 PTWI 定为 7mg/kg。2006 年 JECFA 基于对铝化合物即使在低于先前用来制定健康指导值的染毒剂量时,仍可能会对实验动物造成生殖毒性和发育神经毒性的新的证据,因此决定将铝的 PTWI 由 7mg/kg 降至 1mg/kg。2011 年 6 月,在 JECFA 的第 74 次大会上根据更新的毒理学资料,再次调整了 PTWI,委员会依据一项通过饮水暴露于大鼠柠檬酸铝的发育和慢性神经毒性研究显示,铝的主要毒效应为肾损害和握力减小,可获得的 NOAEL 值为 30mg/(kg·d),综合考虑 100 倍的不确定系数,JECFA 将铝的 PTWI 重新修订为 2mg/kg,新的 PTWI 适用于食品中所有含铝化合物,包括含铝食品添加剂。因此,开展膳食铝暴露风险评估时,目前推荐使用 JECFA 最新制定的 2mg/kg 的 PTWI 值,评估膳食铝对人群健康的影响。

(三)暴露评估

根据 WHO 对食品添加剂逐级评估的原则,本次评估首先基于我国现行《食品安全国家标准食品添加剂使用标准》中规定的食品中铝最大允许残留限量(100mg/kg)和标准人每天摄入的食物极限值,利用丹麦预算法对铝的膳食暴露水平进行筛选性评估;继而以我国居民实际的膳食消费数据和 100mg/kg 的铝最大允许残留量为基础进行理论评估;如果理论评估结果超过 PTWI,则采用食品中铝的实际残留监测结果和我国居民对含铝食品实际的膳食消费量数据进一步评估。

1. 预算法暴露评估　基于预算法的基本假设,考虑到消费者的最大生理限量,假设一个体重 60kg 的人每天消费固态食品的极限值为 3kg,则每人每天每公斤体重消费的固态食品为 0.05kg。假设固态食品中铝的残留水平为我国《食品安全国家标准食品添加剂使用标准》GB 2760-2011 中规定的 100mg/kg 最大允许残留限量。含铝固态食品占总固态食品的比例设定为 25%(由于含铝添加剂不在饮料中使用,故不考虑非乳饮料),则铝的每日理论最大暴露量(mg/kg)= 100(mg/kg)×0.05(kg/kg)×25% = 1.25mg/kg,相当于每周 8.75mg/kg,已经超过 JECFA 规定 2mg/kg 的 PTWI,需采用更加精确的确定性评估方法对居民的实际膳食铝摄入量进一步评估。

2. 基于我国现行食品中铝限量标准的理论评估　为了评价我国现行《食品安全国家标准食品添加剂使用标准》GB 2760-2014 中规定的 100mg/kg 铝最大允许残留量对人群健康的保护力度,假设所有使用含铝添加剂食品中铝的含量均为 100mg/kg,人群体重按 2002 年中国居民营养与健康状况调查中全人群实际的平均体重(约55kg)计,结合我国人群对可能使用含铝添加剂主要食品如面粉、油条、馒头、面条、粉条、油饼、面包、海蜇、麻花、炸糕、膨化食品、其他面制品(包括饼干、糕点、月饼、面制小吃等)等的实际消费量数据,计算人群每周每公斤体重铝的理论摄入量。评估结果显示,我国人群通过使用含铝添加剂食品每周每公斤体重铝的理论平均摄入量为2.027mg,已超过PTWI(2mg/kg)值。因此,针对现行铝最大允许残留限量的适宜性,有必要进一步采用食品中铝的实际含量数据进行更精确的暴露量评估。

3. 基于各类食品中铝实际含量的暴露评估 以2002年全国营养与健康状况调查中被调查个体的实际食物消费量和体重数据为基础,结合面粉、油条、馒头、面条、粉条、油饼、面包、海蜇、麻花、炸糕、其他面制品(包括饼干、糕点、月饼、面制小吃等)等主要食品中的铝含量均值,采用分布式点评估的方法,计算每个个体每周每公斤体重铝的摄入量,最终获得68 959名被调查者铝摄入量的频数分布,并进一步分析计算全人群及不同性别-年龄组人群铝摄入量的平均值、P90和P97.5百分位数值。在计算个体通过某一种食物的铝摄入量时,所有个体之间除了食物消费量不同外,铝含量数据均采用该种食物中的铝含量均值,因此铝摄入量的P97.5反映了高食物量消费人群的铝摄入量。

结果显示,我国全人群通过上述主要含铝添加剂食品的铝平均摄入量为每周每公斤体重1.795mg(占PTWI的89.8%),尚未超过PTWI,而高食物量消费人群通过各种食品的铝摄入量为每周每公斤体重7.660mg,是PTWI的3.8倍。各年龄组人群的膳食铝平均摄入量总体呈现出随年龄降低而增加的趋势,其中以2~3岁年龄组摄入量最高,平均为每周每公斤体重2.903mg,为PTWI的145.2%;4~14岁儿童铝摄入量也都超过PTWI;而15岁以上人群膳食铝平均摄入量范围为每周每公斤体重1.379mg~1.824mg,为PTWI的68.9%~91.2%。

由于各地食物消费模式不同,因此膳食铝摄入量可能存在差异,北方地区全人群膳食铝摄入量明显高于南方地区。

面粉是所有食品中对我国居民膳食铝摄入贡献率最高的食品,为44%,其次为馒头(24%)、油条(10%)和面条(7%)。我国全人群通过上述四种面及面制品的铝摄入量已占总摄入量的85%。膨化食品是7~14岁儿童膳食铝摄入的主要贡献食品,贡献率分别为29%(7~10岁)、21%(11~14岁男童)和23%(11~14岁女童),均明显高于其他人群。

(四) 风险特征描述

我国全人群通过主要含铝添加剂食品铝的平均暴露水平总体处于可接受水平,高食物量消费者、北方地区居民和14岁以下儿童等3类人群通过摄入含铝添加剂食品导致铝摄入量均已超过临界值,具有较高的健康风险,需予以重点关注。面制品是我国居民膳食铝摄入的主要食物来源。油条、油饼、麻花、粉条和海蜇等食品中铝含量较高,提示上述食品在生产加工过程中可能存在含铝添加剂过量使用的情况,需要进一步加强监测并深入调查核实。7~14岁儿童膳食铝摄入量中通过膨化食品摄入的比例较高。含铝添加剂食品是我国居民膳食铝暴露的主要来源,占经食物铝暴露总量的75%。鉴于我国当时铝残留限量标准不足以保护北方地区居民、低年龄人群和高消费者,建议修订现行《食品添加剂使用标准》(GB 2760-2011)中含铝添加剂的使用标准。

（五）风险管理措施

根据本次评估结果,国家卫生计生委立即启动含铝食品添加剂标准的修订工作,发布了含铝食品添加剂使用规定调整公告(2014 年第 8 号),要求从 2014 年 7 月 1 日起,酸性磷酸铝钠、硅铝酸钠和辛烯基琥珀酸铝淀粉不能再用于食品加工和生产;馒头、发糕等面制品(油炸面制品、挂浆用的面糊、裹粉、煎炸粉除外)不得添加硫酸铝钾和硫酸铝铵,膨化食品也不再允许使用任何含铝食品添加剂。据估算,通过修订和严格执行含铝食品添加剂使用标准,我国居民膳食铝摄入过高的风险将明显降低,北方居民和全国 14 岁以下儿童铝摄入量将比标准修订前下降 84.4% ~86.0%。

二、我国零售鸡肉中沙门菌污染对人群健康影响的初步定量风险评估

沙门菌(Salmonella)是全球最常见的食源性致病菌之一,我国每年估计有超过 900 万人发生沙门菌食物中毒,造成约 800 人死亡。风险评估的目标是从鸡肉零售阶段开始,通过对零售阶段鸡肉中沙门菌污染水平、鸡肉购置后烹饪前的储存时间和温度等关键技术参数的研究,创建从零售到餐桌的鸡肉中沙门菌污染风险评估模型,探索潜在的可以降低我国居民通过摄食鸡肉罹患沙门菌食物中毒的干预措施,为我国鸡肉中沙门菌限量标准的修订提供依据。

生鸡肉中沙门菌的暴露评估主要包括以下方面:我国零售环节生鸡肉中沙门菌污染水平分布的描述、购买后烹调前生鸡肉中沙门菌的增长、烹调前生鸡肉中沙门菌污染即食食品、居民通过摄食被污染的即食食品暴露于沙门菌的数量。暴露评估中将会利用鸡肉中沙门菌增长模型、我国厨房内鸡肉-沙门菌交叉污染模型和沙门菌剂量-反应关系模型。为了了解不同食品类别对我国居民罹患沙门菌食物中的贡献,本次评估还采用了基于贝叶斯统计原理的 Hald 模型。

监测结果发现,我国零售阶段大约半数的整鸡样品中沙门菌检测阳性。我国居民通过鸡肉发生厨房内交叉污染而罹患沙门菌食物中毒的平均风险为 5.8×10^{-5}(95% CI, $4.9 \times 10^{-5} \sim 7.2 \times 10^{-5}$)。将零售环节鸡肉中沙门菌的污染水平降低到不可检出水平、消费者切割生鸡肉后案板全部生熟分开、没有生熟分开时都采用洗涤剂清洗案板,居民罹患沙门菌食物中毒的风险分别降低 53%、65% 和 46%。

评估结果的不确定性包括沙门菌致病的剂量-反应关系模型的不确定性,我国居民一餐中同时摄食鸡肉和即食食品的率(本次评估采用 50% 的率),我国居民采用不同方式烹制鸡肉的率、烹制时间和鸡肉核心温度的变化等。

三、中国居民反式脂肪酸膳食摄入风险评估-数据缺失下的保守原则

针对社会和政府对反式脂肪酸(TFA)安全性问题的关注,2010 年底,国家食品安全风险评估专家委员会将 TFA 风险评估列入风险评估优先项目。由于 TFA 主要存在于蛋糕、饼干等加工食品中,我国当时可使用的 2002 年食物消费量调查数据时间较久,不能真实反映当前糕点等产品的实际消费情况。针对消费量数据的缺失,评估采用 2002 年消费数据对我国农村、城市的 TFA 摄入量和供能比进行了初步分析比较,以验证城市人群暴露水平高于农村的假设。然后选择广州、北京两大城市作为蛋糕等潜在高风险食品高消费地区,开展焙烤食品、调味品、冷冻饮品、膨化食品、巧克力糖果类、禽肉制品、乳及乳制品、畜肉及制品、油饼油

条、植物油等共计 13 大类可能含 TFA 食品的典型消费量调查。依据本次调查开展潜在高风险地区人群的反式脂肪酸风险评估,以达到了解我国人群 TFA 摄入的健康风险的目标。结果表明,基于 2002 年食物消费量数据进行评估,城市居民的 TFA 摄入水平高于农村居民,其中大城市最高。根据 2011 年北京、广州居民的食物消费量的评估结果,两城市居民总人群及各年龄组人群 TFA 供能比的平均值和高端百分位数值均未超过 WHO 的推荐水平(< 1%)。基于我国大城市居民的 TFA 平均摄入水平高于其他类型地区居民的摄入水平的评估结果推断,我国居民膳食中 TFA 的健康风险很低。

(李宁　张磊　刘兆平)

第四十六章

食品安全风险监测与预警系统

第一节 概　述

一、食品安全风险监测的定义

食品安全风险监测是系统和持续收集食源性疾病、食品污染以及食品中有害因素等相关数据信息,并应用医学、卫生学原理和方法,对人群健康风险进行评估的过程。《中华人民共和国食品安全法》及其条例明确规定,食品安全风险监测是制定、修订国家和地方食品安全标准、开展食品安全风险评估的技术依据,是食品安全监管的重要基础。

二、食品安全风险监测的法律、法规规定

(一)《中华人民共和国食品安全法》(中华人民共和国主席令第九号)

《中华人民共和国食品安全法》(以下简称《食品安全法》)于 2009 年 6 月 1 日起实施,其最大的变化是确立了以食品安全风险监测和评估为基础的科学管理制度。其中第二章第十一条规定:"国家建立食品安全风险监测制度,对食源性疾病、食品污染以及食品中的有害因素进行监测。国务院卫生行政部门会同国务院有关部门制定、实施国家食品安全风险监测计划。省、自治区、直辖市人民政府卫生行政部门根据国家食品安全风险监测计划,结合本行政区域的具体情况,组织制定、实施本行政区域的食品安全风险监测方案"。

2013 年,国家启动了《食品安全法》的修订,进一步对国家食品安全风险监测的职责、计划制定与调整、食品安全风险隐患的通报机制等内容进行补充,使风险监测工作更加明确细化。

(二)《中华人民共和国食品安全法实施条例》(中华人民共和国国务院令第 557 号)

2009 年 7 月 20 日,国务院公布了《中华人民共和国食品安全法实施条例》(以下简称《实施条例》)。针对风险监测,《实施条例》中明确指出:"国家食品安全风险监测计划是由国务院卫生行政部门会同国务院质量监督、工商行政管理和国家食品药品监督管理局以及国务院商务、工业和信息化等部门,根据食品安全风险评估、食品安全标准制定与修订、食品安全监督管理等工作的需要制定的。承担食品安全风险监测工作的技术机构应当根据食品安全风险监测计划和监测方案开展监测工作,保证监测数据真实、准确,并将监测数据和分析结果报送省级以上人民政府卫生行政部门和下达监测任务的部门。食品安全风险监测分析结果表明可能存在食品安全隐患的,省、自治区、直辖市人民政府卫生行政部门应当及时

将相关信息通报"。

（三）《食品安全风险监测管理规定（试行）》（卫监督发〔2010〕17号）

为做好食品安全风险监测工作,根据《食品安全法》及其《实施条例》的规定,原卫生部（现更名为:国家卫生和计划生育委员会,简称:卫计委）、工业和信息化部、工商总局、质检总局、食品药品监管局等5部门联合制定了《食品安全风险监测管理规定（试行）》（以下简称《管理规定（试行）》）,于2010年1月25日发布。《管理规定（试行）》规定,国家食品安全风险评估专家委员会根据食品安全风险评估工作的需要,提出制定国家食品安全风险监测计划的建议,并于每年6月底前报送卫生部。卫生部会同国务院有关部门于每年9月底前制定并印发下年度国家食品安全风险监测计划。此外,对于符合如下5点要求的,将作为国家食品安全风险监测优先监测的内容,①健康危害较大、风险程度较高以及污染水平呈上升趋势的;②易于对婴幼儿、孕产妇、老年人、病人造成健康影响的;③流通范围广、消费量大的;④以往在国内导致食品安全事故或者受到消费者关注的;⑤已在国外导致健康危害并有证据表明可能在国内存在的。

（四）《食品安全风险监测能力（设备配置）建设方案》（发改社会〔2013〕422号）

为逐步建立食品安全风险监测网络,提升风险监测质量控制水平,提高食品安全风险监测能力,国家发改委会同原卫生部编制出台了《食品安全风险监测能力（设备配置）建设方案》（以下简称《建设方案》）。《建设方案》明确了省、市（地）两级疾病预防控制机构食品安全风险监测的主要任务及设备配置参考目录,同时还要求,要在中央和地方的共同努力下,围绕显著提升食品安全水平的要求,以有效提升食品安全风险监测能力为出发点,以省、市（地）两级疾病预防控制机构为建设重点,逐步建立布局合理、全面覆盖、协调统一、运转高效的食品安全风险监测体系,切实保障人民群众食品安全。《建设方案》的出台更加有效地保证了食品安全风险监测工作的顺利进行。

（严卫星）

第二节 食品污染物及有害因素监测

一、食品污染物及有害因素监测目的、方法与作用

（一）监测目的

1. 积累食品安全风险监测数据,了解食品中主要污染物及有害因素的污染水平和趋势,掌握和分析我国食品安全状况;

2. 确定危害因素的分布范围和可能来源,通过监测发现食品生产、消费环节的食品安全隐患,为监管部门采取有针对性的控制措施提供科学依据;

3. 为食品安全风险评估、预警、食品安全标准制定和修订提供充分、可靠的数据支持;

4. 评价食品生产加工企业的污染控制水平与食品安全标准的执行情况和效果,为食品生产加工企业和监管部门控制污染提供技术指导,为监管部门评价其所采取的控制食品污染的公共卫生措施的有效性提供技术依据。

（二）监测方法

食品安全风险监测在工作形式上主要分为常规监测、专项监测和应急监测三种。常规监测主要为获得具有我国代表性和连续性的数据,针对食用范围较广、食用量较大的食品,

通过监测反映出我国的整体污染状况。专项监测则以发现风险、查找隐患为主要目的,有一定的针对性。应急监测则是为应对和解决突发食品安全事件或掌握某些特殊安全形势的需要,要求快速有效地掌握问题现状,针对性更强。

1. 监测设计

(1) 监测点的确定:食品安全风险监测中的监测点均以我国行政区划的县(区)为基本单位。

常规监测通常根据我国食品实际生产或者消费的特点综合选定监测点,以尽可能取得有代表性的样品。应当考虑由于地质结构或者天气变化可能对食品安全造成的影响,也可采取诸如根据经纬度或特定区域内均匀划分的点元作为监测点的方式。

专项监测主要根据风险相对明确、曾经出现过或出现问题频率较高的食品及相关产品的生产加工环节或根据污染区域确定监测点。对于明确属于生产过程中产生的有害物质,可通过选择生产过程中的关键点进行监测,以明确产生环节,并为今后针对性的管理提供依据。

应急监测主要针对可能存在隐患或食品安全事件发生后对于已明确或可能会出现问题的区域选择监测点开展监测。对于可能具有普遍性问题的,则在全国或部分代表性地区开展监测工作。

(2) 样品量的确定及分配:常规监测,通常需要按照多层随机抽样方法确定所需的样品量。

对于食品中的多数化学物质,用污染物含量或残留量、检出水平等指标表示含量水平,这类指标是通过值的高低来表示的,属于定量资料,一般按公式(1)计算样品量。有些化学物质,虽然其含量属于定量资料,但监测中只关注其含量是否超过国家允许使用量或限量标准等的比率,也可按照定性资料的方法处理。

$$n_0 = \frac{(Z_{\alpha/2})^2 \sigma^2}{L^2} \tag{1}$$

(1) 式中,n_0 为由公式计算得到的最小样品量,α 为一类错误,$Z_{\alpha/2}$ 为标准正态分布的双侧临界值,σ 为标准差,L 为误差。

对于微生物指标,多数情况下只要其数量达到或超过某个水平就有意义,可将其按定性资料对待,按照公式(2)计算样品量。

$$n_0 = \frac{(Z_{\alpha/2})^2 p(1-p)}{L^2} \tag{2}$$

(2) 式中,n_0 为由公式计算得到的最小样品量,α 为一类错误,$Z_{\alpha/2}$ 为标准正态分布的双侧临界值,p 为期望污染率,L 为误差。

计算样品量时,按照双侧检验 $\alpha = 0.05$,查表求得正态分布的临界值。对于定量资料,污染水平变异程度 σ 可根据以往监测数据计算得到;如果缺少相关数据的,可根据文献资料或通过专家认定。误差 L 应根据实际情况确定,对于食品中的多数污染物质或有害因素,含量水平呈偏态分布,其标准差和均数非常接近,可将 L 定为总体均数的10%至20%,也可根据以往数据由专家认定。对于定性资料,p 由以往监测数据计算得到,如果缺乏数据可通过文献资料或由专家认定,L 可定为 p 的10%至50%。

通过计算得到最低样品量后,考虑到非完全随机抽样的因素,根据实际监测能力,对样品量进行 3 倍左右的扩容。

国家食品安全风险监测计划确定的各监测项目全国样品量需综合根据人口、地域、食品生产及消费情况等因素进行监测点间分配。该样品量仅满足国家层面常规监测的代表性。

专项监测和应急监测通常根据问题的严重程度和波及范围，开展评估所需要的数据量确定数量，并根据参与监测省份的生产和消费特点分配。通常而言，各省监测的数量基本满足对于形势研判的需要。

（3）采样地点：监测计划中对监测项目的采样环节或地点类型进行明确规定。常规监测在确定采样地点时，首先应对采样环节包括的各类型场所进行全面调查，了解各场所的消费人群、数量、规模、位置等信息，选择代表销售水平的场所进行采样。在一个监测点，根据监测计划中规定的每个环节，至少选择两个不同规模、位置分开的采样地点。专项监测和应急监测，则根据监测计划规定的采样环节，在符合计划要求的前提下，选择食品供应量大、可能存在较高风险的场所作为采样地点。

化学污染物监测中任一项目在一个采样地点采集的样品不超过 5 份，所有项目在同一采样地点采集样品数量不超过 30 份。微生物监测中原则上一个采样点最多采集 2 份样品，对于销售量大的摊位（包括超市）可适当增加。

（4）采样品种：常规监测采样一方面要符合计划的要求，另一方面要与当地的食品生产、消费情况相结合，选择主要的食品品种。对于有季节变化的食品，在不同季节采样时，选择当季的主要品种。

专项监测和应急监测注意考虑食品安全风险，选择消费量大、风险较高的品种；对于预包装产品，选择品牌时，也按照同样的原则。

（5）采样时间：针对常规监测，应在符合计划要求的前提下，根据具体的项目合理安排采样时间。例如对于水果、蔬菜等季节性供应波动明显的食品，要合理分配采样时间；对于新鲜贝类中的贝类毒素，其高危时间在夏季前后，应在高危时间采样。

针对专项监测，在确定采样时间时，主要考虑食品安全风险，选择高风险时间进行采样。部分微生物监测因设计时已考虑季节的影响，因此，应根据计划要求的时间完成。

针对应急监测，主要取决于突发食品安全事件的发生时间。根据时效性要求，采样时间应集中且严格按照要求的时间。

2. 采样要求　针对各年度监测计划都会专门编写监测工作手册（以下简称"手册"），除规定一般采样要求外，还会分别针对化学污染物监测和微生物监测制定具体采样要求，包括采样时间、采样环节、采样品种、采样人员、采样量、样品包装及运输等要求。

3. 检验方法　为保证监测数据的准确有效性，承担检验工作的单位需要将手册的检验方法在本机构进行验证，通过后方可开展样品检测，各检验单位也可采用经过验证的、比手册方法更灵敏和更准确的新技术和新方法开展检测工作。

4. 质量管理　为保证国家食品安全风险监测数据的准确可靠，需要对监测技术机构、人员管理、仪器设备管理、标准物质管理、关键试剂耗材、监测方法、检验结果、监测记录和档案等各方面执行严格的质量管理。同时，每年需要对承担监测工作的省份进行督导检查，安排相关监测检验机构参加质控考核。

5. 数据上报及审核　针对监测工作专门设计了监测数据上报系统（以下简称"系统"），各监测单位将包括采样信息和检测结果在内的所有数据通过系统统一上报。所有监测信息在上报前，均需要经过地市、省和国家三级审核，以确保上报样品和数据的可靠性。

（三）监测的作用

食品安全风险监测作为《食品安全法》及其实施条例要求开展的法定工作,通过系统收集、分析和评价食品污染物数据,及时开展风险预警和加强政府监管,确保我国食品安全形势的总体稳定和逐渐好转,维护人民群众身体健康和生命安全。

获得的监测数据不仅能提高我国食品安全标准制定和修订的科学性,也可以在参与食品安全国际法典标准制定过程中有效地保护我国的利益、促进我国食品出口贸易的增长中提供必要的信息支持。

二、国内外开展的主要监测方式

虽然国际组织或不同国家的监测形式、采用的手段和负责的部门各不相同,但都是依据国情和需求建立相应的食品污染物监测体系,而监测方式也可以归纳为:

1. 根据监测目的和作用　获得基础信息的代表性监测、用于证实问题的针对性监测和了解标准执行情况的标准执行效力监测;

2. 根据监测的对象　食品产品、食品生产过程、食品的运输和销售过程监测。

当前国际上较为成功的监测体系主要都得益于其科学的设计,其原则主要包括:达到的目标、以往的基础和现有的经费和检测能力。监测体系也需要在不断摸索的基础上根据其实施要求和效果进行不断地修正,例如,美国 FDA 和 USDA 均开展农药残留的监测,但是根据其目的不同分别采用针对性监测和代表性监测这两种不同的形式。澳新食品监测的特点是根据地理环境和污染特点相差不大的状况而采取双边共同执行监测任务的方式,数据共享以满足双方监管的要求。具体介绍如下:

（一）GEMS/Food

1976 年,世界卫生组织（WHO）、粮农组织（FAO）与联合国环境规划署（United Nations Environment Program,UNEP）共同设立了全球环境监测系统/食品污染物监测项目（Global environmental monitoring system,GEMS/Food）。全球范围内有 30 多个 WHO 合作组织及国家的技术机构参与此项目,100 多个国家的相关专家为其搜集和分析数据,用以支持相关的风险评估项目。

食品污染物监测是 GEMS/Food 的工作内容之一,主要采用两种方式收集食品中污染物的信息,一种是长期、连续性的食品污染物监测,其作用和功能包括:确定各国食品污染物的污染程度和对公众健康造成的危害程度;确定何种食品容易被污染,并从源头上识别该污染物及明确其产生原因;指出生产者和政府部门需要加强控制的内容,如有必要,提供相关的法规指导;提供监测数据,保证目前相关法规的有效性等。而另一种监测形式即总膳食研究,该研究可以获得膳食中污染物的污染水平,更精确地进行污染物的暴露评估研究。总膳食研究旨在获得生活在一个国家中的不同年龄/性别群体摄入每种化学物质的平均量,以便评估特定化学物质是否造成健康风险。该调查和常规的食品污染物监测相比具有不同的特点:首先,数据注重膳食而不是个别食品中的化学污染物;其次,在进行评估时,总膳食研究考虑到膳食加工处理方式对污染物的稳定性造成的影响,而并非仅考虑食品中污染物浓度水平。总膳食研究和常规食品污染物监测是相辅相成和互为补充的。

GEMS/Food 是一个协调指导体系,为各国污染物监测工作进行指导,收集汇总整理各国的数据,为世界各国的食品污染物数据汇总架起了一个科学的平台,便于各国数据的交流和共享,为确保世界范围内的食品安全发挥了至关重要的作用。

（二）美国

美国污染物监测体系健全，虽然参与监测机构众多但职责分明，既有针对监管的、也有针对暴露评估研究的。全方位的监测系统和频繁的监测活动，无论是从人力、物力还是财力上都投入较大。但监测项目的设定、执行过程以及后续活动都思路清晰，环节严密而紧扣，有明确的监测目的、详细的监测计划、完善的技术支持和督导，完备的结果信息和强有力的后续执行行动。

食品药品监督管理局（以下简称 FDA）和农业部（以下简称 USDA）是美国食品污染物监测的主要负责机构。部门分工明确，职责清晰，虽然监测内容存在一定的交叉性，但各自的监测自成体系。监测项目包括元素物质、农药残留、兽药残留以及其他化学污染物，食源性致病菌，寄生虫，病毒以及总膳食研究，特别是监管部门对高风险食品开展针对性监测，科学评估其食品安全风险。

FDA 的工作职责在于保证美国食物的安全、卫生、有益健康和标识正确，以促进和保护公众健康。主要负责除 USDA 管辖的肉、禽、蛋等动物性食品之外的所有食品。FDA 分管食品的机构为食物安全和应用营养中心（Center for Food Safety & Applied Nutrition，CFSAN）。自 1963 年起，FDA 开展食品中农药残留的监测，监测形式为联合各州的合作机构共同开展。FDA 与各州签订谅解备忘录和合作协议，内容包括数据共享、联合计划、样品采集、分析、执法和连带责任等内容。此工作方式有效地提高了监测的工作效率、扩大了监测覆盖的范围，同时避免了重复监测。

监管监测是 FDA 农药残留监测的主要类型，以监测食品中农药残留量是否超出 EPA 规定的限量值。监测方式是在事先不掌握哪些食品可能有超标的前提下进行依法采样和检测。对发现的可疑问题会进行针对性采样，系在较短的时间内集中对某类怀疑的食品/污染物进行采集、检测，以获得执法证据。污染基本状况监测不同于监管监测，采取随机采样方式，有时也采取基于统计学原理的采样方式，以获得食品中污染物的污染水平和状况。总膳食研究是监管监测的补充，也属于污染水平监测。

FDA 除开展农药残留监测外，还对丙烯酰胺、呋喃、二噁英、高氯酸盐和总汞及甲基汞等热点污染物进行了数据收集和调查，对放射性核素、氨基甲酸乙酯和真菌毒素等项目也开展监测，有些项目属于探索性调查，并不能代表实际食品中污染物的真实分布和含量水平，有些则可以为暴露评估和风险评价提供一定的依据。同时 FDA 还对所监管的食品进行致病菌、毒素、寄生虫等监测，并评估可能导致的食品安全风险。对高风险食品开展相应的食品安全行动计划，进行针对性监测并实施一系列监管措施，以达到减少食源性疾病发生的目的。正在开展的食品安全行动计划包括新鲜果蔬类农产品安全行动计划、鸡蛋安全行动计划和减少单核细胞增生李斯特菌风险行动计划。

USDA 主要监测国内及进口的禽、肉、蛋类产品。开展农药残留、兽药残留及其他化学污染物，卫生指示菌、食源性致病菌等监测工作。自 1991 年 5 月起，开展农药残留数据库项目（pesticide data program，PDP），对美国食品中的农药残留开展监测。PDP 是联邦和州共同合作的项目，重点关注婴儿和儿童大量消费的日常食品，覆盖 85 种日常食品，在 12 个州开展。该监测与 FDA 的农药残留监测有明显的区别，是根据严格的统计学要求设计的，以确保数据的代表性，采样时采用随机采样方式，尽可能反映消费者实际摄入和食品供应中农药残留情况，并对其暴露量进行真实评估。各州样品采集数量是根据人口及农产品状况而决定。PDP 负责起草并更新关于采样方面的标准操作程序，程序详细规定采样点的选择和样品的运输和处理等相关细节,其采样环节的技术支持和监督工作由美国农业部统计中心负责。PDP 的监测数据主要用于 EPA 农药残留膳食摄入的暴露评估工作,也依据食品质量保障法(Food Quality Protection Act,FQPA)用于农药重新登记等工作,有助于政府和农业部门了解和掌握农药残留状况,促进农产品出口,同时也为美国在食品法典委员会中标准的制定参与工作提供了数据和技术支持。除此之外,USDA 开展的监测还包括国家残留监测项目(National Residue Program,NRP)、二噁英及其类似物和三聚氰胺等其他化学物质监测、微生物基线数据调查、食品安全国家项目(National Program)、牛胴体微生物基线调查(Nationwide Beef and Veal Carcass Microbiological Baseline Survey,B-VCBS)、全国液态蛋产品基线调查(Nationwide Raw Liquid Egg Products Baseline Survey,RLEBS)和食源性致病菌验证计划(Pathogen Verification Data)等。

(三) 加拿大

加拿大的食品污染物监测是由加拿大食品检验局(Canadian Food Inspection Agency,CFIA)主要负责的,目标是利用监测防止污染物所导致的潜在健康危害,通过监测制定有效行动计划来处理健康风险,将监测数据进行暴露评估后对现行标准进行修订。其监测特点是将多种监测形式相互结合,层层铺垫,由监测-调查-监管递进开展,将监测与监管紧密结合,目的明确、思路清晰,步骤流程完整。

监测计划主要包括三部分。第一部分为监测,目的是监测食品中的污染物水平,这一部分主要包含在国家食品化学残留监测方案(National Chemical Residue Monitoring Program,NCRMP)中;第二部分是调查,主要是针对特定地区的目标样品,核实可能的污染物问题;第三部分是监管,目的是为了将超标食品清除出市场。监测计划包括食品中危害性化学物监测、农药及兽药残留监测以及总膳食研究。

监测、调查和监管三个阶段依次实施,采样方法也随之调整。采样主要包括三种类型:监测采样、目标采样和符合性采样。监测采样主要是根据 NCRMP,目的在于获得被监测污染物的水平和趋势,指导限量标准的制定,确定下一步采样的方向,并评判监测的有效性。采样方案根据统计学原理进行设计,对居民通常摄食的食物进行随机采样,并对样品进行检测,以获得食品中污染物、食品添加剂、微生物和营养成分的信息。目标采样是为了调查并核实监测采样中发现的潜在健康风险,以特定样品为导向,例如某特定的商品种类或者某地域的产品。监测结果决定了后续的监管,所以必须保证检测方法的可靠性,以确保数据的准确。符合性采样是为了禁止销售污染和掺假产品并将问题产品下架,针对可能不符合标准法规和食品销售运输管理指南的样品。问题产品将被扣留直到检测结果证明其符合规定,采样和检验方法应遵循法规标准。

(四) 欧盟

欧盟食品安全风险监测的最大特点是在欧盟一系列相关法规指令下进行的,规定了要求的程序和范围,使其具有明确的食品安全法律依据。例如植物源性食品农药残留监测依照[(EC)No 882/2004]开展。早在 1991 年,为促进欧洲各国参加到 GEMS/Food 体系,欧盟就建立了 GEMS/Food-Euro 体系,以更好地开展食品污染物监测工作。自 2004 年欧洲食品安全局(以下简称 EFSA)成立后,部分监测工作移交 EFSA 负责。在 GEMS/Food-Euro 的指导下,既有欧盟统一的监测方案,也有每个国家独立执行的监测。欧盟统一的监测内容包括植物源性食品的农药残留、动物源性食品的兽药残留、沙门菌、产志贺毒素大肠杆菌和弯曲菌属监测网(Enter-Net)以及其他污染物的监测。

以欧盟的植物源性食品农药残留监测为例,主要包括欧盟合作监测项目(EU co-ordinated monitoring program)和国家监测项目(National Monitoring program)。欧盟合作监测项目是收集能够代表全欧盟食品中农药残留的数据、具有统计学意义,因此,要求采样是无针对性的,其结果是确定欧盟市场食品中农药残留量合格率的重要指标;国家监测项目则要求每个成员国,根据欧盟的相关规定和指令并结合本国的相关规定,进行植物源性食品的农药残留监测工作。其采样形式分为两种类型:一种是监测采样,即对任何生产者和运输者没有事先的怀疑,目标没有针对性,属于多目标抽样;另一种为执行效力采样,即对曾经检测出该生产者或运输者存在超标问题的食品进行采样,具有明确的目标。

(五)德国

德国食品安全监测既包括国内基本生活保障的常规监测,也包括针对突出问题的专项监测,两者相辅相成,全面保障国家的食品安全。联邦食品、农业和消费者保护部(BMELV)主要负责与欧盟沟通和项目的总体协调。联邦消费者保护和食品安全局(BVL)则作为具体组织部门,主要负责联邦层面的协调工作,其中包括编制监测方案、数据的管理与分析、组织相应能力测试、向公众发布监测结果信息等工作。联邦风险评估所(BfR)则对监测数据进行风险评估、承担年度报告撰写工作、为计划提供科学建议以及报告重要监控项目。

德国食品监控方案是官方食品控制框架中的一个独立的法律任务,执行程序严格按照《德国食品和饲料法》第50~52章节,同时参照其他一些关于实施国家监测工作的管理规定。从样品采集角度分析,德国的食品监测主要采取两种类型,一种为"菜篮子"监测("Shopping basket" Monitoring),即采集的样品是可以代表国内消费的食品种类,每年大概选取35~40种食品。另一种为项目监测(Project Monitoring),即基于联邦各州或联邦各机构的提议,对当前备受关注食品存在的问题和热点污染物等开展针对性的调查。

(六)英国

英国的监测工作被称之为食品调查(Food Survey),主要由英国食品标准局(Food Standards Agency,FSA)以科学研究的形式开展。通过设计一系列食品调查项目,发现潜在的食品安全问题,保护消费者健康并使消费者了解食品安全状况和管理的效果,同时监测污染趋势变化以及评估风险。开展食品调查的目的并不是为了执法,但是,当发现重要的食品安全问题时会和监管执法部门取得联系,这些部门会在公开发布之前得到监测结果,同时采取相应的措施。

食品调查包括食品和食品接触材料中的化学污染物、食品添加剂、放射性物质以及微生物污染等。除了食品调查,FSA也负责组织以监督执法为目的的监督抽检(Monitoring),并针对监督抽检执法的样品及检测数据建立英国食品监测系统(UK Food Surveillance System,UKFSS)。

(七)澳大利亚和新西兰

澳新地区食品安全监测的特点是形成了两国共同的食品监测和执法策略,可以共享和分析数据,以确保食品的安全并符合相关标准。监测工作由澳新食品标准局(Food Standard Australia New Zealand,FSANZ)及澳大利亚和新西兰相关政府部门共同实施。FSANZ对监测工作进行监督管理,为食品安全标准收集食品监测数据,也收集监督抽检结果和针对性的调查结果,以确保食品安全。澳新食品标准局实施的食品监测包括化学和微生物监测。其中新西兰的食品监测是根据其产业特点,侧重于奶制品的化学污染监测。

（八）日本

在日本,为了确保以风险评估为基础的食品安全,危害物质的监测是作为一个重要的基础性工作开展的。从 2006 年起,由农林水产省(MAFF)的食品安全和消费者事务局承担污染物监测,包括化学和微生物项目,监测的污染物和食品组合是含量高和消费量比较大,具有较高膳食暴露水平,并将此作为一个初步的风险管理活动。化学有害物质包括重金属、类金属元素、真菌毒素、生产加工过程中产生的污染物、环境污染物和农药残留,微生物则主要是常见致病菌。开展监测的目的是通过食物消费数据和监测结果估计可能危害物质的潜在摄入量,评估由食物中摄入该有害物质所引起的风险。

（九）香港

监测工作由香港食品与环境卫生署负责,监测计划是以风险分析为基础,经食物安全专家委员会审议,广泛听取相关领域专业技术人员及利益相关者的意见后制定。风险危害级别的判定主要根据风险、以往本地或其他国家发生过的食品安全事件、中毒个案及生产和销售出现过的重大违规记录等因素,综合决定抽取样品的类别、检测频率、样品数目和监测的项目,并参考国外和本地的最新风险分析结果,不断调整采样品种和范围,从而发现潜在的食品安全问题,及时发布信息,保障消费者健康。

（十）澳门

监测工作由澳门食品安全中心负责,主要结合澳门作为旅游城市的特点和资源稀缺的现状,通过食品安全监测,发布食品安全信息,实现使消费者知情,保护消费者健康,为风险评估、食品安全标准及法律法规制定提供科学依据。监测内容主要包括:专项食品调查、时令节庆食品抽检、日常市售预包装食品抽检、进口食品抽检以及婴儿奶粉和牛奶抽检。

（十一）台湾

涉及食品安全监测的机构主要有"行政院农业委员会"、"行政院卫生署"及"经济部标准检验局"。监测主要是由农产品农药残留监测、动植物防疫检疫和农渔畜产品安全检验监测 3 个体系组成的市场安全监测网来实现。台湾的食品安全监测要求从农田到餐桌食品供应链的全过程监测,这种体系既降低了食品安全事件的发生频率,又保护了食品消费者的合法权益,还提高了食品行业的竞争力。

三、我国的食品安全风险监测工作

根据《食品安全法》,由国务院卫生行政部门会同国务院有关部门制定、实施国家食品安全风险监测计划,由卫生计生、质检、食药和粮食等部门依据《食品安全法》和"三定方案"开展各部门的监测工作。农业部门依据《农产品质量安全法》开展初级农产品监测,2013 年起依据《食品安全法》承担生猪屠宰环节的监测,因工作尚未开展故未介绍。各部门具体工作内容如下:

（一）卫生计生部门

在国家层面,卫生计生委会同质检、食药和粮食等部门共同制定各年度国家食品安全风险监测计划,在执行过程中会针对国内外食品安全形势以及突发事件对计划进行调整,同时也开展某些项目的应急监测。地方层面,也按照国家的模式,按照国家监测计划制定地方监测方案。在监测环节及样品方面,以流通环节的产品为主,种养殖、餐饮和生产环节为辅。

涉及元素类、生物毒素、农药残留、兽药残留、食品添加剂和非法添加物质等化学污染物,食源性致病菌,寄生虫和病毒以及放射性物质监测。以 2014 年为例,食品化学和微生物监测工作在 31 个省(区、市)和新疆生产建设兵团全面展开,全国共设置监测点 2489 个,占全国县区数的 86.7%,监测中涉及采样点 1.2 万个,共监测 29.1 万份样品,涉及粮食、蔬菜、肉类、水产品、蛋类、乳与乳制品、酒类、食用植物油、婴幼儿配方食品等 27 类样品,大米、小麦粉、蔬菜、猪肉、牛肉等 524 种品种,共获得监测数据 207.8 万个。

卫生计生部门开展的全国性监测工作可以追溯至 2000 年开始的"化学污染物监测"和"食源性致病菌监测"。监测工作从 10 个省(直辖市)开始启动,参加单位为省级卫生防疫站,围绕全球污染物监测——食品部分中要求开展的项目设计我国的监测项目。经过几年的监测工作发现国际关注的监测项目并不适合我国,特别是农药项目的设置和我国的实际使用情况差异较大,后经不断调整优化,无论在计划设计、监测质量还是开展范围上都不断完善、提高和扩大。其中,监测质量保证被提到了重要高度,要求凡是没有相应检测能力的机构将不会被纳入到监测体系中。到 2008 年末,涉及化学和微生物的全国监测机构分别达到 16 个和 22 个省。自 2009 年《食品安全法》颁布起,监测工作被赋予了一定的法律地位,开展范围也被推广至全国所有的省份。

(二) 质量监督检验检疫部门

质量监督检验检疫部门自 2013 年起参与制定各年度国家食品安全风险监测计划。并在生产环节和流通环节,针对存在食品安全风险的食品接触材料和进口食品开展监测。从目前食品接触材料开展的情况看,涉及的项目通常为有限量标准的,如重金属、溶剂残留、蒸发残渣;也包括无限量的指标,如邻苯二甲酸酯、双酚 A 和物理性能等。2014 年食品相关产品监测包括成品监测和生产过程监测,监测样品约 1.3 万份,获得监测数据 2.3 万条。在进口食品监测方面主要依据国家标准或出口国要求开展监测工作。目前,随着国家质量监督检验检疫总局职能调整的逐渐到位,监测的数量正在逐步扩大。

(三) 食品药品监督管理部门

食品药品监督管理部门自 2013 年起,不仅参与制定和实施各年度国家食品安全风险监测计划,此外,也开展具有本部门特色的食品监督抽检工作。在监测环节及样品方面,以生产加工、流通和餐饮环节为主,农产品为辅;主要针对粮食、蔬菜、水果和水产等主要食品加工原料,婴儿配方食品、乳制品、饮料、食用油等各类加工食品,餐饮食品,共计 24 类。针对食品生产企业和流通环节采集的样品开展监督抽检工作,对于部分可能存在风险隐患的无标准项目则开展风险监测工作。整个监测工作分为地方承担和总局本级两个部分。自 2013 年 10 月起,已开始在全国范围内开展工作,承担的技术机构主要是省级食品药品检验研究院、质检院和商检部门的技术中心。2014 年食品安全风险监测的样品数为 11.9 万份,获得监测数据 76 万条。

(四) 粮食部门

主要针对粮食收购环节的稻谷、小麦和玉米进行元素类、真菌毒素和农药残留的监测。涉及的元素类包括铅、镉、汞、无机砷,农药主要是粮食作物种植过程中常用的有机磷农药,真菌毒素主要是黄曲霉毒素、呕吐毒素和玉米赤霉烯醇等。参与监测的技术机构都是粮食部门的粮油检验所。2014 年食品安全风险监测的样品数为 0.83 万份,获得监测数据 11.6

万条。

综上所述,监测工作已在我国所有涉及食品安全的部门开展,监测的理念已经全面渗透到日常工作中;监测既有全国的统一计划又有部门计划。监测工作已覆盖到全国所有省份。政府部门对于监测工作极为重视,近几年每年都会在国家颁发的重要法规文件中对监测工作给以明确指示。例如,2012 年印发的《国务院关于加强食品安全工作的决定》(国发〔2012〕20 号)、《国务院关于印发国家食品安全监管体系"十二五"规划的通知》(国办发〔2012〕36 号)以及各年度的"国务院办公厅关于印发食品安全重点工作安排的通知"中均对监测工作做出了明确指示。食品安全监管部门对于监测结果反映出来的重要食品安全问题会及时开展相应的应急监测专项抽检和整治工作,以了解问题的危害程度和波及的范围,特别是在问题证实后采取相应的行动,充分体现对监测结果的高度重视。

（杨大进）

第三节　食源性疾病监测

近年来,国内外频发的食源性疾病暴发事件为各国政府的食品安全风险监测和管理提出了新挑战,食源性疾病成为日益严重的食品安全问题。为了应对食源性疾病给公众身体健康与生命安全、社会、经济带来严重危害。世界卫生组织(WHO)建议各国采取强化的食源性疾病监测预警方法。发达国家(特别是美国)相继建立了食源性疾病主动监测网络,用于食源性疾病的早期识别、监视和预警暴发,确定特定疾病的发展趋势、危险因素和疾病负担,减少发病和死亡。按照世界卫生组织(WHO)对食源性疾病监测体系分为 4 类:非正式监测、症候群监测、实验室监测和综合食物链监测。这 4 类监测体系对估计疾病负担、掌握发病基线、发现暴发等功能的监测效力不一样,而对资源和能力的要求也是逐步提高的,虽然各个国家监测体系的具体方式并不完全一致,但基本内容包含在这 4 类体系之内。食源性疾病监测是一种为公共卫生行动提供支持的行为,具有综合性和技术性强的特点,成功的模式往往是综合监测体系下覆盖多种的监测系统。

一、食源性疾病监测的定义、作用与类型

（一）食源性疾病监测的定义

食源性疾病监测是指有计划地、连续地、系统地收集、整理、分析和解释疾病在人群中的发生及影响因素的相关信息,并及时将监测信息发送、反馈给相关的机构和人员,用于疾病预防控制策略和措施的制定、调整和评价。

（二）食源性疾病监测的作用

通过食源性疾病监测可以掌握疾病发生的基线水平,发现疾病发生或发病率的显著改变,如发病率提高或分布异常等,以确定疾病的范围、传播的风险和评估预防控制措施的有效性。

通过食源性疾病监测可以发现和调查暴发,分析暴发的特定食物和原因,确定系统性食品安全风险和食品安全监管重点。

利用食源性疾病监测数据可以确定食源性疾病的负担,掌握各食源性疾病的负担随时间的变化趋势,为公共卫生政策和卫生资源的分配提供依据。

同时,根据食源性疾病监测结果,可以宣传教育以改进民众的卫生行为,推动各项干预措施的进步,减轻食源性疾病负担,降低发病率和死亡率。

(三) 食源性疾病监测的类型

食源性疾病监测按工作能动性可分为主动监测和被动监测两种模式。主动监测是公共卫生人员定期(每天、每周、每两周等)到医院、疾病预防控制机构、药店、学校等责任报告单位搜索疾病报告,主动收集特定疾病发生情况的监测方式。在暴发调查中,也用到主动监测。在主动监测过程中,一般采取直接采集信息的形式,可以通过检查医学记录、实验室记录、访谈暴发调查中的个体或筛选高危人群实现。通过主动监测模式,可使某种疾病的报告数增加数倍。

被动监测是由责任报告人(如医务人员、暴发发生单位等)按照既定的报告规范和程序向公共卫生机构(如卫生行政部门、疾病预防控制机构)常规地报告疾病数据和信息,而报告接收单位被动接受报告的监测方式。被动监测有两个缺点,一是实际病例数可能被低估,二是报告延迟。

食源性疾病监测也可以按照监测对象的不同分为病例监测和事件监测。前者如特定病原体的实验室监测、法定疾病报告等,后者如突发公共卫生事件报告、食源性疾病暴发监测等。

二、国外食源性疾病监测系统

(一) 国际食源性疾病监测网络

伴随全球食品和动物饲料贸易规模日益扩大化,进行全球监控以及制定控制食源性疾病的全球协调战略也显得迫在眉睫。鉴于食源性疾病的全球蔓延趋势给公众身体健康、生命安全和社会经济可能带来严重危害,预防和控制食源性疾病暴发已成为各国政府的共同需求,食源性疾病的预防和控制工作需要通过对公共卫生更明确的承诺和更密切的国际伙伴关系来实现。但各国监测系统存在的差异却成为实现这一目标的障碍,因而,亟须建立全球监测的伙伴关系和互联网络,让各国共同推进食源性疾病预防和控制相关工作。

目前比较活跃的国际食源性疾病监测合作项目主要有:

1. 全球食源性感染网络　全球食源性感染网络(GFN)是 WHO 帮助成员国提高食源性疾病识别、控制及预防能力的建设项目。为了促进以实验室为基础的综合性监测,鼓励在人类健康、兽医和食品相关科学和部门间建立协作关系,从而提高各国识别、应对和预防食源性疾病及其他感染性肠道疾病的能力,2000 年 WHO、美国 CDC 及其他合作伙伴共同组建了全球沙门菌监测网(GSS),是 GFN 的前身,主要围绕非伤寒沙门菌引起的食源性疾病建立监测体系,以了解全球沙门菌的流行病学特征。GSS 的主要任务是对其参与成员提供国际培训课程,提高实验室检测能力,增强沟通协作能力;提供外部质量控制体系,确保实验室对病原菌血清分型及抗生素敏感实验的可信度,发现实验室检测中存在的问题;建立沙门菌数据库,收集来自国家参比实验室的菌株信息。自 2009 年起,GSS 更名为全球食源性感染网络(GFN),监测的致病菌主要包括沙门菌、弯曲菌、志贺菌、大肠杆菌、肉毒杆菌及霍乱弧菌。

2. 国际细菌分子分型网络　国际细菌分子分型网络(PulseNet International)通过成员国之间及时交换食源性致病菌的 DNA 指纹图谱数据信息,加强食源性疾病暴发和新发食源性疾病早期识别、应急响应的实验室互联网系统。目前,美国已与加拿大合作,实现了数据实时共享。经丹麦哥本哈根国家血清研究所为首的欧洲科学家团队共同努力,建立了欧洲 PulseNet。中国、中国香港地区、美国、日本、澳大利亚和新西兰等 13 个国家和地区在 2002 年共同建立了亚太区 PulseNet 网络(PulseNet Asia Pacific),由中国香港卫生署公共卫生化验所负责协调。2004 年 9 月,中国 PulseNet 监测工作正式启动,目前多个省级 CDC 经中国 PulseNet 组委会认可,成为网络的区域中心实验室,并逐渐推广运用 PFGE 分型技术,在食源性疾病暴发的识别、分析、预警和控制措施改进中发挥重要作用。

(二) 发达国家和地区食源性疾病监测体系

世界上多个国家和地区都建立了各自的食源性疾病监测体系,很多都为本地区的食品安全控制和保障发挥了重要作用。如澳大利亚和新西兰 2000 年建立的 OzFoodNet,丹麦 1995 年建立的综合耐药性监测和研究项目(DANMAP),日本的国家感染性疾病流行病学监测系统(NESID),加拿大的国家肠道病原体监测系统(C-EnterNet)等。美国的食源性疾病监测体系是其中最有代表性和影响力的体系之一。

美国的食源性疾病综合监测体系是由许多相互关联的监测系统组成,主要包括国家食源性疾病监测分子分型网络(PulseNet)、全国法定报告疾病监测系统(NNDSS)、食源性疾病暴发监测系统(FDOSS)、水源性疾病及暴发监测系统(WBDOSS)、基于实验室的肠道疾病监测系统(LEDS)、全国肠道细菌耐药性监测(NARMS)等及部分专病监测系统。

美国食源性疾病监测系统中影响力较大的是 FoodNet 和 PulseNet,在发现新的食源性疾病、暴发溯源调查、食源性疾病负担研究等方面发挥了重要作用。本节重点介绍美国的这两个食源性疾病监测系统。

1. FoodNet　成立于 1996 年,由美国 CDC 与美国农业部(USDA)下属食品检验局(FSIS)、美国食品药品监督管理局(FDA)以及 10 个州卫生部门合作建立的食源性疾病加强监测系统。目前,FoodNet 共设立 10 个监测点(10 个州),覆盖人口约 4500 万(15% 美国人口)。FoodNet 监测网络有 650 间临床实验室,重点监测肠道腹泻病病原体,包括 7 种常见致病菌(沙门菌、志贺菌、致病性大肠埃希菌、李斯特菌、耶尔森菌、空肠弯曲菌、弧菌)和 2 种寄生虫(隐孢子虫和环孢虫)。该系统收集的信息主要以病例为基础,通过医院临床实验室向州公共卫生实验室上报从腹泻病人中分离到的病原菌,以及临床病例相关信息,州公共卫生实验室上报美国 CDC。同时,通过对网络实验室开展基础设施与检测能力的调查;对临床医生开展诊治腹泻病人的问卷调查;对监测点开展以人群为基础的腹泻和高危食物的电话调查;开展病例对照研究等。及时对上述调查和研究结果汇总分析,进行趋势和归因分析,确定美国食源性疾病的负担及特定食源性疾病的负担随时间的变化趋势,探索食源性疾病负担的特定食物和原因。如基于 2010 年监测数据,美国对国内食源性疾病负担进行了评估,发现美国每年有 140 万人感染非伤寒沙门菌,导致 1.5 万人住院和 400 人死亡,肠炎沙门菌感染病例占了所有沙门菌病例的 1/5;FoodNet 开展了多项专项调查,并及时对调查和研究结果汇总分析,发现了很多此前不为人知的新发食源性疾病及发生机制,并在此基础上,提出临床实验室和临床医生在监测中需要改进之处,进一步提高监测预警能力的措施建议;此外,FoodNet 还宣传预防控制知识以改善公众的卫生行为,采取干预措施以减轻食源性疾病的负担。

2. PulseNet　为了提高对食源性疾病致病菌的快速检测能力,预防大规模食源性疾病的暴发,1996 年,由美国 CDC 负责协调,与 FDA、USDA 下属 FSIS、国家公共卫生实验室网络(APHL)共同建立。目前,美国 50 个州的公共卫生实验室都有计算机与美国 CDC 的中央计算机实现联网,网络实验室使用标准化的 PFGE 分型方法(包括沙门菌、大肠杆菌 O_{157}、霍乱弧菌、志贺菌、副溶血弧菌、空肠弯曲菌和单增李斯特菌),在规定的时间内上传菌株的指纹图谱,建立 PulseNet 国家 PFGE 指纹图谱数据库,实现了与全国各地菌株指纹图谱的在线比较。PulseNet 的这项功能使食源性病原菌检测基本满足了准确和快速的要求,引起暴发的病原菌分离的时间由几天缩短为几小时,大大提高了调查人员的分析能力,甚至能快速发现全国范围内跨地区的相对较小规模的暴发事件。PulseNet 已成功应用于美国数百起食源性疾病事件的暴发调查和食品溯源,可以识别全美各州都有散发病例的暴发事件,甚至某一个州仅有 1 例病例,也可以通过该网络与暴发事件建立联系,如:2006 年大肠杆菌 O_{157} 污染菠菜事件、2009 年波及全美各州的沙门菌污染花生酱事件和 2011 年李斯特菌污染香瓜事件等,为可靠地确定食源性疾病患者和可疑食品中分离致病菌的同源性提供了重要的手段。PulseNet 的目标是及早发现食源性疾病聚集病例,实现联邦、州、地方卫生部门以及国际同行的即时沟通,促进暴发的早期识别,帮助食品监管机构有针对性地实施问题食品的下架、召回等监管措施,从源头上控制和阻断后续的疾病发生和暴发,提高食品安全管理水平。

三、我国主要的食源性疾病监测系统

2009 年之前,我国食源性疾病监测一直沿袭了以食物中毒为主的群体性事件的被动监测模式,与食源性疾病相关的报告体系主要包括:①根据 1989 年颁布的《中华人民共和国传染病防治法》,原卫生部(现卫计委,以下同)对以人-人传播的 39 种传染病施行法定报告制度,其中仅涉及霍乱、痢疾、病毒性肝炎等几种食源性传染病,大量非传染性的食源性疾病不在报告之中;②1999 年,原卫生部根据《中华人民共和国食品卫生法》制定颁布了《食物中毒事故处理办法》,对中毒人数超过 30 人的、中毒人数超过 100 人或者死亡 1 人以上的、中毒事故发生在学校、地区性或者全国性重要活动期间的等,符合上报标准的食物中毒事件进行分级紧急报告制度;③2003 年"非典"事件之后,为了解决突发公共卫生事件应对中存在的信息不准、反应不快、应急准备不足等问题,国务院颁布了《突发公共卫生事件应急条例》,原卫生部对符合上报标准的重大食物中毒事件和传染病疫情实施应急报告制度。

2008 年对中国的食源性疾病监测来讲是一个重要的"分水岭",该年发生了"三鹿奶粉三聚氰胺事件"。这次事故使食品安全监管部门认识到食源性疾病监测的重要性,有些食品安全隐患或未知风险很难通过常规监督抽检和食品污染物监测系统发现,而通过主动收集人群健康损害证据,通过实验室检测、流行病学调查等可以早期识别聚集性病例和暴发,实现病因食品从农田到餐桌各环节的逆向回溯,这对完善食品安全溯源体系具有重要意义。食源性疾病监测正式写入 2009 年颁布并实施的《食品安全法》,成为国家食品安全风险监测的重要内容,此项工作由原卫生部负责组织实施。

2010 年我国全面启动食源性疾病监测工作,逐步构建主动监测与被动监测互为补充的食源性疾病监测、预警与控制体系,开展包括暴发监测、病例监测、溯源调查和社区人群调查为一体的综合食源性疾病监测。受原卫生部委托,国家食品安全风险评估中心负责建立全

国食源性疾病暴发监测系统、全国食源性疾病监测报告系统和国家食源性疾病分子溯源网络(TraNet)三大监测系统。

(一) 食源性疾病暴发监测系统

依托各级疾病预防控制中心的食源性疾病暴发信息采集和分析系统。疾病预防控制中心对已经发现的2人及2人以上暴发事件进行流行病学调查,调查完毕后及时提交流行病学调查报告,通过归因分析,掌握食源性疾病暴发的高危食品和危险因素等系统性风险,为了全面掌握我国食源性疾病的发生情况,全面掌握食源性疾病暴发事件的高危食品和危险因素,为政府制定、调整食源性疾病防控策略提供依据。截止到2015年6月,系统已覆盖全国3708家省、市、县三级疾病预防控制中心,实现国家、省(自治区、直辖市)、地(市)和区(县)四级网络直报。

(二) 食源性疾病监测报告系统

依托哨点医院的症候群报告和实验室监测系统。截止到2015年6月,全国共设置3483家哨点医院,已覆盖100%县级行政区域。通过对个案病例信息的主动采集、汇总和分析,及时发现食源性疾病聚集性病例,提高食源性疾病暴发和食品安全隐患的早期识别、预警与防控能力。哨点医院的临床医生对疑似食源性疾病的症状与体征、发病时间、饮食暴露史等个案信息进行主动采集,汇总后报告辖区疾病预防控制中心,疾病预防控制中心对个案信息进行综合和关联性分析,及时发现可疑聚集性病例,确认为一次同源暴发事件后,应及时报告卫生行政部门,并协助开展流行病学调查。

(三) 食源性疾病分子溯源网络(TraNet)

依托疾病预防控制中心的实时在线标准化电子指纹图谱采集和分析系统。疾病预防控制中心对哨点医院提交的病人食源性致病菌分离株进行PFGE分子分型,实时在线分享标准化电子指纹图谱,通过聚类分析早期识别跨地区聚集性病例和暴发,并对致病菌和病因性食品进行溯源。哨点医院检验科分离出沙门菌、志贺菌、副溶血弧菌等食源性致病菌,及时将菌株或粪便样本送至省或指定的地(市)疾病预防控制中心实验室,进一步进行分子分型实验,疾病预防控制中心对辖区内分子分型图谱进行搜索,发现图谱一致的可疑聚集性病例时,要结合个案病例信息进行核实调查,确认为一次同源暴发事件后,应及时报告卫生行政部门,并协助开展流行病学调查。

(四) 人群调查

根据地理位置、经济水平、人口密度等,从我国不同行政地区选出8个具有区域代表性的省(自治区、直辖市)作为居民急性胃肠炎社区调查的国家级监测点,开展为期12个月的人群横断面调查。该调查为了解居民急性胃肠炎患病情况,发病趋势和流行特征,掌握急性胃肠炎病人的发病率、就诊率和粪便送检率,为估计人群食源性疾病的患病情况及疾病负担提供基础数据,了解居民急性胃肠炎的经济负担和影响因素,为预防控制食源性疾病相关政策的制定和卫生资源的合理配置提供依据。

四、我国食源性疾病监测策略的分析

我国食源性疾病监测网络从无到有,初步形成了有中国特色的、具备复合功能的监测体系,并在暴发病因查明、病因性食品的追溯和疾病负担评价等方面取得一定进步。根据监测结果,我们初步获得了区域性疾病负担资料,也为开展重点监管、风险评估、标准的制修订提供了基础数据支持。

但我国食源性疾病监测工作处于起步阶段,还没有完全掌握主要食源性疾病的发病基线,无法对疾病负担进行全面评价和归因分析,不能满足风险评估所需的健康危害信息需求。同时,我国迅速探明和调查食源性疾病的实验室检测和流行病学调查能力有限,还未达到"早发现、早预警、早控制"食源性疾病的目标。这既是机遇也是挑战,应结合国情和国外先进经验,考虑社会经济、医疗体制、食品安全等现状,基于目前我国已有的监测系统,重点提高实验室在监测中的支持作用,改进监测和流行病学调查的质量,建立基于人群和实验室的主动监测体系也是众多权威专家的共识。

我国还有一个薄弱环节就是医院。医院是食源性疾病监测的"哨所",医生是掌握患者第一手信息的人,近年来"三聚氰胺污染婴幼儿奶粉事件"、"阜阳劣质奶粉事件"等重大食品安全事件都是临床医生首先发现并报告的。这些事件的发现有赖于医生的专业知识和职业经验。一直以来如何提高处于监测前线的临床医生对食源性疾病的警觉性都是值得探索的问题。一方面要从根本上落实"医防合作"机制,如建立医生培训制度,提高医生的公共卫生意识和诊疗规范;加强公共卫生实验室对临床实验室的支持与联系,促进临床实验室对有公共卫生意义病原分离和报送的责任等。另一方面也要加强不同部门和同一部门内部的合作交流和信息共享,促进食源性疾病综合监测体系的构建和成熟。

(郭云昌　黄琼)

第四节　食品安全风险预警系统

一、食品安全风险预警的概念

按照《食品安全法》规定,风险预警是指对食品中有害因素的扩散与传播进行早期警示和积极防范,以避免对消费者的健康造成不利影响所开展的全部工作,包括宣传报道、产品召回和政府公告等。风险警示是指对预防食品中有害因素可能造成的危害进行的各种方式的宣传,包括在政府网站和各种媒体上发布公告、公布问题、新闻报道、知识性和教育性宣传教育材料以及可能出现问题后的相关解决方案等。

食品安全风险预警是一种预防性管理措施,系采用通过多种方式获取食品安全风险信息,在食品安全风险造成危害或危害蔓延之前,发出预警提示信息,提醒相关各方积极采取措施以控制危害的发生或进一步扩大。

食品安全风险预警的形式根据风险程度依次包括:消费警示、封存问题产品、企业召回、企业公开声明和政府公告等。

二、食品安全风险预警的法律、法规规定

《食品安全法》中对风险预警的执行要求进行了详细规定。第二十二条规定,国务院食品药品监督管理部门应当会同国务院有关部门,根据食品安全风险评估结果、食品安全监督管理信息,对食品安全状况进行综合分析。对经综合分析表明可能具有较高程度安全风险的食品,国务院食品药品监督管理部门应当及时提出食品安全风险警示,并向社会公布。第

一百一十八条规定,国家建立统一的食品安全信息平台,实行食品安全信息统一公布制度,食品安全风险警示信息由国务院食品药品监督管理部门统一公布。

第一百四十五条规定,当县级以上人民政府部门未及时提出食品安全风险警示并按规定予以公布;在获知有关食品安全信息后,未按规定向上级主管部门和本级人民政府报告,或者未按规定相互通报;未按规定公布食品安全信息,且造成不良后果的,对直接负责的主管人员和其他直接责任人员给予警告、记过或者记大过处分;情节较重的,给予降级或者撤职处分;情节严重的,给予开除处分。

三、国内、外开展食品安全风险预警的现状

食品安全风险预警在食品安全管理中的作用是极为重要的,许多发达国家或地区已经建立了完善的预警体系,并在实践中发挥出作用,我国也开展了相应的工作,本部分主要介绍国际上部分国家或地区以及我国食品安全风险预警工作的开展状况。

(一)美国

1. 参与部门　美国参与食品安全风险预警的部门有卫生部、农业部、环保局、商务部等,其中卫生部下属的 FDA 和农业部下属的食品安全检验局(Food Safety and Inspection,FSIS)是食品安全管理和研究的主要机构,卫生部下属的疾病预防控制中心(CDC)负责食源性疾病的监测与调查。FDA 负责检查大约 37.7 万家注册的食品企业,监测食品的安全状况,收集企业和消费者的食品安全报告,对收集的食品安全风险进行风险评估,根据风险的性质采取相应的措施,如向消费者发布安全提示、向企业发出安全提示和召回要求。FSIS 安排 9600 余名工作人员对国内 6000 余家企业进行监督检验,每年检验的进口产品超过 13.6 亿公斤,通过收集食品安全数据和企业及消费者有关食品安全的报告,专业人员对食品安全信息进行风险评估,根据风险的性质发布安全预警信息或采取召回措施。CDC 主要通过卫生监督系统与各州及其他合作者一起监测疾病暴发,管理全国食源性疾病监测系统,收集疾病资料,与其他有关单位一起调研食源性疾病的病源。

美国的食品安全相关部门在职责范围内以各自的方式发布食品安全信息,为了方便公众获取食品安全信息,美国建立统一的食品安全信息查询网站 FoodSafety. gov,该网站提供了各部门和相关机构发布的食品安全信息,包括食品安全风险预警和召回、食物中毒、食品安全知识、食品安全教育等相关信息,同时提供了报告食品安全问题的途径和专家咨询的途径。公众可以通过该网站获取各管理机构的信息,也可通过邮件、手机的应用程序等获取食品安全风险预警和召回信息。

2. 工作内容及方式　因此在食品安全风险预警中,风险评估是必不可少的。FDA 和 FSIS 是美国食品安全管理中预警的主要执行机构,通过多种渠道收集食品安全信息、尽早发现可能存在的食品安全风险、对食品安全信息开展风险评估、采取反应措施。其管辖的食品范围不同,但其预警管理的方式非常相似,并且在管理工作中密切合作。

(1)信息收集:美国多部门都在开展常规的食品安全监测工作,针对监测数据,FSIS 专门建立了一个动态数据分析系统—公共卫生信息系统(public health information system,PHIS)。PHIS 是一个基于网络综合、全自动的以数据为基础的监督系统,包括国内检验、进出口情况和预测分析,通过该系统可以及时发现食品安全风险。为了使监督人员及企业了

解违规企业信息,FSIS 在其网站上发布反复出现违规黑名单(Residue Repeat Violators List),如果个人或企业在 12 个月内有过 1 次以上出售的肉品中被检出化学物残留不合格,就会被列入该名单,并在名单中保持 1 年。美国 CDC 收集食源性疾病监测数据,其 FoodNet 是一个主动监测系统,在全国有超过 650 家临床实验室,可用于获取当地居民食源性疾病的发病情况。

FDA 和 USDA 分别提供了不同的方式,接收来自消费者的投诉建议和不良反应报告。FDA 在不同地区设置消费者投诉协调员,若没有发生食源性疾病,消费者可以仅仅向所在区域的协调员投诉;如果发生食源性疾病,可以在线或者线下填写 MedWatch 表格发送至 FDA。USDA 也提供了不同的方式供消费者报告管辖产品的相关问题,可以通过 USDA 畜禽热线电话,也可以在线报告。

FDA 建立了企业食品安全信息登记系统(reportable food registry,RFR),RFR 是企业报告食品安全信息的电子通道,当企业认为食用某种产品有可能导致严重健康危害时,就通过该通道报告相关信息。该系统主要面向食品和饲料生产经营企业,同时,联邦、州及地方政府工作人员也可以通过该系统报告相关的食品安全信息。RFR 可以方便企业上报食品安全信息,有助于 FDA 及时了解食品安全问题,并进行针对性的管理。

(2) 风险评估:FSIS 在对企业进行监督检查过程中要对其生产状况进行风险评估,以确定其安全性。为了提高在上述过程中风险评估的一致性,FSIS 发布了执法、调查和分析人员食品安全风险评估方法指令,以帮助工作人员评估畜禽肉产品生产企业的安全系统,还发布了其他相关的指令,以指导政府工作人员开展监督、调查工作,包括调查方法和调查报告等。

健康危害评估委员会(Health Hazard Evaluation Board,HHEB)是 FSIS 内主要负责评估公众健康风险的工作组,FSIS 对 HHEB 的工作程序做了明确规定。食品安全标准是依据风险评估原则制定的一类管理措施,不符合食品安全标准的食品是不可以出售和消费的,但对于缺少现有法律、标准及政策支持,无法确定人群健康风险时,FSIS 会启动健康危害评估委员会工作。HHEB 通过现有的科学信息评估健康风险并给出结论,以支持该机构的管理决策,但不会决定该采取何种措施。

为了加强食源性疾病的预防、暴发的监测、调查及应对等,2011 年 FDA 建立了协调暴发反应与评估网络(Coordinated Outbreak Response and Evaluation,CORE),负责管理食源性疾病暴发的监测、应对及后期工作。通过对国家的疾病暴发进行持续监测、开展调查与应对、制定政策并提出指导原则。该网络已将 FDA、联邦政府及地方政府机构的相关资源进行协调。

除了传统的食品安全风险评估方法,包括计算机软件技术在内的新方法也被用于风险评估,进行风险评估和预测。FSIS 开发的牛肉中大肠杆菌 O157:H7、肉制品中单增李斯特菌、畜禽制品中产气荚膜梭菌等的风险评估模型都可在官网上下载。FDA 也开发了类似的软件模型,如 FDA-iRISK 等。

(3) 预警反应:FDA 和 FSIS 对公众发布的预警信息主要包括两类,一类是安全提示和建议,目的是提示风险和指导消费;另一类是召回,目的是告知消费者有关召回的信息。FDA 和 FSIS 发布的信息除在各自网站上公布,同时也会在 FoodSafety. gov 上公布。除了向公众发布预警信息,在监督管理中,如果发现企业生产中存在危险因素或不恰当或不符合法规的行为,FDA 和 FSIS 均会通过信函等类似方式向企业发出警告或提示。

按照交流的对象,预警信息主要包括政府部门之间、政府部门对公众、政府部门对企业的信息交流,政府部门之间的信息交流主要体现在政府的管理及部门之间的协调。政府对公众和企业的信息交流也是预警的主要形式。按照风险的特性,政府部门对公众的信息交流主要包括风险提示和召回,风险提示一般用于存在风险、但没有特定风险食品时,提醒消费者注意或提出安全建议;召回是针对特定产品告知消费者相关召回信息。政府部门对企业的信息交流一般发生在企业存在一定的违规但没有造成产品缺陷时,政府管理部门向企业发出警示,告知存在的问题并提出整改建议;一旦发现企业生产、经营的产品具有明确的风险,管理部门会采取扣留、召回等控制措施。FDA 和 FSIS 开展的预警均覆盖了上述类型,管理方式非常相似,主要方式如下:

1) 消费者安全提示和建议:FDA 会对消费者关注的、可能存在健康风险的问题向消费者发出安全提示、消费建议或提供相关的安全信息。此类信息主要以风险交流的方式向消费者提示可能存在的风险、提出安全建议、宣传食品安全知识。如建议消费者应食用特定来源的河豚鱼,并提供来源信息,提示消费者不明来源的河豚鱼可能含有可致死的毒素,具有一定的风险,不要食用;再如对消费者关注的苹果汁中无机砷的相关问题进行解释说明,对苹果汁中砷的来源、检验及风险评估结果、品牌间的差异、一般苹果汁和有机苹果汁含砷量是否有差别、FDA 的相关标准等问题进行解答。

如果存在食品安全风险,但尚不能实施召回,FSIS 会以健康提示的形式提醒公众注意潜在的健康风险,如 FSIS 获悉了食源性疾病暴发的消息,但无法确定导致疾病的食物来源。由于某种食品的不恰当处理方法导致疾病,FSIS 会发布警示提醒消费者应采用恰当的食物处理方式;当 FSIS 认为需要召回,但生产企业拒绝召回时,也会向公众发布提示。

2) 召回:当产品不符合法规要求或有潜在危害时,进行产品召回是保护消费者的有效方式。召回一般是企业自愿实施的,但也存在企业不主动召回,而是在 FDA 或 FSIS 要求下进行召回。实施召回是企业的责任,管理机构主要起监督管理的作用。

FDA 在召回过程中的职责是对企业的召回措施进行监督及评估。FDA 要评估企业是否采取了可行的、恰当的措施,召回完成后,还需确认召回的产品被销毁或者进行了适当处理,同时还要调查导致问题的原因,以防止同类问题再次出现。召回分为三类,Ⅰ类为可能引起严重的健康风险、导致死亡或存在明确缺陷的产品,例如,含有肉毒毒素的食品,含有未标称过敏原的食品;Ⅱ类为可能引起暂时健康问题的产品;Ⅲ类为健康危害极小,但是违反了 FDA 的标签或生产法律,如包装有小缺陷或零售食品没有英文标签。多数召回是企业自愿进行的,因此企业会公开发布召回信息,作为对公众、媒体或相关利益方的一项职责,FDA 会收集通过新闻或其他公开渠道发布的召回和市场下架信息,在其网页上发布。不是所有的召回都通过新闻发布,因此有些召回不会在前述的网页上发布,但 FDA 会对每周进行的召回进行汇总、分类,在网页上发布每周执法报告(weekly Enforcement Report)。如果被召回产品分布范围很广,为了扩大信息传递范围,还会通过新闻媒体发布,可通过召开新闻发布会、发布新闻稿、更新网页等方式发布。在信息发布中,FDA 会力争透明度,如果认为健康风险较大,会每天向媒体发布信息更新,并且将获得的所有信息公布在其网页上。

FSIS 在召回中会与企业协调,以保证召回措施的有效性,同时,也要向公众公布产品召回信息。如果企业的召回措施不充分,FSIS 还可以采取其他适当的措施,如发布公众健康警示或者扣留、没收相关产品。当 FSIS 获悉有缺陷或标示不当的产品已经进入市场时,会开展初步调查,收集产品信息和联系方式等,召回管理人员要对收集的信息进行汇总,召集召回委员会会议,并将收集的信息提交给该委员会。召回委员会从召回原因以及法规方面进行考虑,如果确定需要召回,就要确定具体召回办法。确定召回时首先要考虑产品的健康风险,通常会按照以往惯例,如果界定遇到困难就会召集 HHEB 进行危害评估。按照公众关注的程度、召回产品可能导致的危害以及企业主动召回还是 FSIS 要求召回等,将其分为三类。Ⅰ类:针对严重影响健康或者导致死亡明确的产品,如即食肉或禽类产品中含有致病菌或者生的牛肉馅中含有致病性大肠杆菌 O157:H7。Ⅱ类:针对存在影响健康,但可能性很小的产品,如产品中含有很少量但未标称可能引起轻微反应的过敏原。Ⅲ类:针对不会导致健康影响的产品,如产品中含有未标称的、一般认为安全的、非过敏原物质,例如含有过量的水分。一旦确定召回,FSIS 会向媒体发布召回信息,并且保证公共卫生方面的相关成员可以通过订阅的电子邮件收到召回信息。通常 FSIS 仅针对Ⅰ类和Ⅱ类发布召回信息。如果确定召回产品尚未被分销至批发商,不会直接出售给消费者,就没有必要发布召回信息,但是情况会出现在召回通报报告(Recall Notification Report,RNR)中。FSIS 会针对三类召回形成召回通报报告,RNR 不会对媒体发布,但会在 FSIS 网站发布,也通过订阅电子邮件发送。

如果 FDA 发现企业存在违规行为,会以信函的方式进行提醒。按照严重程度,分为警告信(warning letters)和提示信(untitled letters)。警告信会明确指出违规事项,例如生产操作不当或者不恰当的使用说明。另外,警告信会明确提出企业必须对所发现的问题进行整改,并要求企业按照规定的要求和时间表向 FDA 提交整改计划。发出警告信后,FDA 会在一段时间后对企业进行再次检查,核查企业是否采取了充分的措施进行整改。提示信的作用和警告信相似,如果 FDA 发现企业存在一定的问题,但又未达到发警告信的程度,就会向企业发提示信。

(二) 加拿大

1. **参与部门** 加拿大食品检验局是食品安全风险预警的主要执行机构。此外,卫生部主要在食品安全风险评估和食源性疾病的监测与调查这两方面工作中参与食品安全风险预警工作。

(1) 加拿大食品检验局(CFIA):该机构于 1997 年成立,有 6000 多名雇员,分别有总部,大西洋区、魁北克区、安大略区以及西加拿大区四个大区的 18 个地区办事处,22 个实验室,大约 400 个驻厂或者独立办公室。CFIA 负责联邦层面所有食品的检验以及监督执行卫生部制定的食品安全和营养质量标准,是食品安全风险预警的主要执行机构。CFIA 负责对食品安全问题进行调查、监督食品召回、向公众通报以及对消费者进行食品安全相关的宣传。CFIA 专门设立了食品安全召回办公室,协调全国的食品召回工作。

(2) 卫生部:按照《加拿大食品药品法》的授权,卫生部负责加拿大食品安全的管理,具体职责包括制定食品安全和营养质量的政策、法规和标准,开展食品安全风险评估,评价食用动物用兽药的安全性、质量和有效性,向相关方提供食品安全方面的建议和信息,同时也会就食品安全问题向公众发出安全预警。卫生部还负责食源性疾病暴发监测、流行病学调查和应急反应,并提供保护公众健康的科学建议,具体工作由公共卫生署(Public Health Agency of Canada)承担。

2. 工作内容及方式

(1) 信息收集:收集包括食品污染监测、生产企业监督、消费者投诉建议、企业信息报告和食源性疾病监测等食品安全信息,还包括贸易纠纷、其他国家的召回、消费者组织以及媒体舆论等。

(2) 调查与评估:收到食品安全信息后,首先进行调查,根据调查结果确定如何响应,调查与响应分为食品安全和食源性疾病调查与响应,前者不涉及疾病,一旦发生食源性疾病就启动后者,该过程中需要更多的部门参与。通过监督检验等发现食品中的有害物质不符合加拿大相关法规,可能存在一定风险,就要开展风险评估,确定健康风险,以支持管理措施。

1) 调查与响应:在多种情况下CFIA可启动食品安全调查与响应,包括消费者及贸易投诉、监督、监测等。调查的目的是要确定哪种食品有风险、有风险的食品销售流向,如果可能,要明确产生问题的原因。CFIA必须通过生产、流通系统对产品进行追溯,监督人员会立即去现场检查生产过程、生产设备、生产状况以及相关记录,也会收集样品进行实验室检验,并确定企业应该采取的纠正措施。为了指导食品安全调查与响应工作的开展,CFIA制定了一系列文件,包括CFIA食品安全调查和响应框架、食品安全调查和响应手册等。

联邦、省及地方(FPT)负责公共卫生和食品安全的政府部门及机构进行食源性疾病暴发调查与响应时遵循食源性疾病暴发响应程序(Foodborne Illness Outbreak Response Protocol,FIORP),该程序使相关机构能够更快、更有效地开展食源性疾病暴发的响应工作。FIORP对食源性疾病暴发的响应部门及职责、响应程序进行了明确规定,在部门及职责中,明确了省及地方管理机构的职责、联邦政府各相关机构的职责;在响应程序中规定了信息通报、暴发确认、暴发调查协调委员会、协调调查、风险评估、风险交流等的具体流程和工作。

2) 风险评估:如果CFIA发现食品中的有害物质不符合加拿大的法律法规要求,可能存在一定风险,就会向卫生部提出健康风险评估申请。卫生部开展风险评估,确定对人群的风险水平。CFIA根据卫生部的评估结果,确定是否需要采取相应措施。

(3) 预警反应:主要涉及对公众的预警,基本包括两类,一类是安全预警,卫生部和CFIA均会就可能的风险、食品加工方式等向公众做出提示和宣传;另一类是召回,CFIA将产品召回的具体信息告知公众。

如果认为某种食品存在一定风险,卫生部会向公众发出安全预警,提醒公众尤其是敏感人群谨慎食用,如提醒消费者未经巴氏消毒的果汁产品可能含有细菌、寄生虫等病原,对健康成年人一般不会导致严重疾病,但对于儿童、孕妇、老年人或免疫力低下人群则可能引起严重疾病甚至死亡。CFIA会针对某些食品安全事项,向公众宣传食品安全知识,如提出烧烤食品、节日食品的安全要点。

召回是企业为了去除市场上可能存在风险或者不符合法规要求的产品而采取的措施。召回是企业的责任,如果有必要,CFIA会要求企业启动召回。企业有责任立即联系所有经销商(如分销商、零售商)召回产品,如果需要,CFIA会提供指导或帮助。CFIA的角色是告知公众、监督召回并确认企业销毁了召回产品。召回分为3类,Ⅰ类(高风险)、Ⅱ类(中等风险)和Ⅲ类(低风险或无风险)。Ⅰ类召回指摄食违规产品确有可能引起严重的健康风险甚至死亡；Ⅱ类召回指摄食违规产品有可能引起暂时的健康副作用或者引起严重健康后果的可能性很小；Ⅲ类召回指摄食违规产品几乎不可能引起健康后果。

对于高风险产品的召回，需告知公众相关的召回信息，因为有可能部分召回产品已经被消费者购买，因此风险达到一定级别时，CFIA会通过媒体发布食品召回预警，以让更多的人收到预警信息。所有的召回信息，无论是否公开发布，都可通过CFIA官方网站、邮件、微博、脸谱网和手机等查询或接收信息。

召回发生后，CFIA会在一段时间内加强监督和检验，了解其标准、政策或与企业甚至与其他国家一起工作，以确定相关企业或召回之后的总体趋势。当市场上不再存在召回产品后，CFIA会继续和生产企业或进口企业合作，以保证导致召回的问题已经解决。

（三）欧盟

依据法规EC/178/2002，欧盟建立了连接各成员国食品与饲料安全主管机构、欧盟委员会健康和消费者保护总司、欧洲食品安全局、欧洲自由贸易联盟等的食品和饲料快速预警体系（Rapid Alert System for Food and Feed，RASFF）。所有RASFF成员都有联系点，联系点之间彼此联系，形成沟通渠道顺畅的网络系统。RASFF的建立为系统内成员国食品安全主管机构及欧盟机构提供了交流的有效途径，促进彼此交换信息，并采取措施确保食品安全。

1. 参与部门　欧盟的食品安全管理可以分为两个层面，欧盟层面负责全欧盟的法规制定、监督管理，对各国的食品安全管理进行指导协调，在RASFF中负责预警系统的管理工作，提供风险评估意见，提供方便传输和处理RASFF预警通知的信息和技术平台。在成员国层面，各成员国一方面负责本国的食品安全管理，同时要与欧盟密切配合，通过欧盟的平台，传递本国的食品安全信息，并接收来自欧盟的信息。通过这两个层面的监督与协调，使欧盟食品供应处于严密的监视之中。欧盟层面负责食品安全风险预警的主要机构有欧盟委员会、欧洲食品安全局（European Food Safety Authority，EFSA）。

（1）欧盟委员会：欧盟委员会（European Commission）是欧盟的常设执行机构，也是欧盟唯一有权起草法令的机构，负责食品安全的部门是健康和消费者保护总司（The Health and Consumer Protection Directorate General），具体负责食品安全监管的机构是该司的食品与兽医办公室（The Food and Veterinary Office，FVO）。FVO负责监督欧盟成员国对欧盟兽医、植物检疫以及食品卫生相关法规的执行情况，监管整个食品链中食品安全的遵守情况，并且向公众公布食品安全信息。在快速预警系统中，欧盟委员会主要负责预警系统的管理工作，提供方便传输和处理RASFF预警通知的知识和技术平台。

（2）欧洲食品安全局：欧盟于2002年决定设立并于2004年正式成立的独立的科学咨询机构——欧洲食品安全局，虽不具备制定规章制度的权限，但负责为欧盟委员会、欧洲议会和欧盟成员国提供风险评估结果，并为公众提供风险信息。

EFSA成立的主要目的是提供独立完整的科学意见，让欧盟决策单位能对食物链直接与间接问题以及潜在风险做出恰当的决定，从而向欧洲居民提供安全高品质的食物。EFSA的主要任务是评估与报告所有与食物链有关的风险。由于EFSA的工作是协助风险管理的政策与决定，因此大多根据执委会和由议会或会员国间接转交的要求而定。除了开展风险评估，EFSA也开发有害物质的评估方法。

（3）RASFF成员：RASFF成员国的食品安全管理部门负责本国的食品安全监管，每个成员国确定一个 RASFF 联络点,作为本国与 RASFF 的联络员,负责向欧盟委员会提交预警信息,同时从委员会接收来自其他成员国的预警信息。

RASFF 作为欧盟成员国食品和饲料的风险信息交流平台,已经成为欧盟乃至世界重要的预警信息窗口,帮助欧盟成员国实现了食品安全风险的快速识别和应对。RASFF 的成功得益于欧盟和各成员之间的协调合作,欧盟委员会负责整个预警系统的管理工作,作为各成员国之间沟通的桥梁,成员国将预警信息通知委员会,委员会再通知其他成员国。另外,欧盟委员会还建立了一个可以交互式搜索的 RASFF 在线数据库,在这里各成员国可以看到最近传输的预警通知并且能够搜索到过去发布的任何预警通知。

2. 工作内容及方式

(1) 信息收集:RASFF 的预警信息主要来自各成员国,当成员国获知食品中存在严重健康风险信息时,必须立即通过 RASFF 向欧盟委员会通报。成员国在监督执法中发现食品中存在不合格现象时,会向国内的相关机构报告,收到报告的机构应判断是否需要通报,如果确认需要就会将信息报告给本国的 RASFF 联系点。联系点对信息进行确认,必要时按照模板填写 RASFF 通报,提供有关食品安全问题、已采取措施的具体情况,并附上分析报告等相关文件,上报至欧盟委员会。同时,欧盟也通过媒体报道、国际组织或第三方等途径获取食品安全信息。

(2) 风险评估:EFSA 是欧盟的风险评估机构,负责为欧盟委员会、欧洲议会和欧盟成员国提供风险评估结果,并为公众提供风险信息。EFSA 监测欧盟内整个食品链的安全性,对有关食品的数据及任何潜在危害相关的必要信息进行收集和分析。针对 RASFF,欧盟委员会在审查成员国传递的预警通知时,如果需要风险评估,也由 EFSA 协助办理。

(3) 预警反应:欧盟委员会接收到成员国发来的通报,通过检查信息的完整性、明确相关法规要求、判断是否属于 RASFF 通报范围,必要时将通报翻译成英语后对通报进行分类,将通报传递至所有成员国。如果通报的产品已经出口至非 RASFF 成员国家(第三国),或者通报产品为第三国生产,欧盟委员会必须向该国通报,以使其采取适当的措施。发出通报后,发布国还要对发现的风险进行进一步的调查,给出更详细的资料以便其他成员国能采取更为有效的措施。各成员国也会将他们采取的措施发布到系统。

欧盟收到来自成员国或其他途径的食品安全信息后,会根据信息的性质发布预警、信息、禁止入境和新闻四种类型通报。当有食品安全风险的食品和饲料已上市且必须立即采取行动时,由首先监测到相关情况并已采取措施(如下架)的成员国发出预警。预警通报旨在将发现的问题告知其他成员,使其检查问题产品是否也在自己所管辖的市场中出现,以便采取相应措施。上市产品存在一定风险,但其他 RASFF 成员国不需要立即采取措施时,发布信息通报。不需要采取措施的原因可能包括通报产品还没有进入其他 RASFF 成员国的市场或已经不再出现在市场上,或者是风险本身不需要立即采取措施。当在欧盟和欧洲经济区(European Economic Area,EEA)外部口岸发现食品和饲料中存在健康风险而被禁止入境时,发布禁止入境通报。对于各成员国非常关注,又不属于上述通报范畴的与食品和饲料安全有关的信息,会以新闻的形式传递至各成员国。

为了保证 RASFF 对消费者、企业及政府机构的透明性,欧盟委员会建立了 RASFF 门户网站。该网站是一个可搜索的在线数据库,可以搜索 RASFF 发布预警、信息和拒绝入境通报。除了提供门户网站查询,RASFF 也会对每年通报情况进行总结,发布年度报告,在其网站上可查询下载。

（四）澳大利亚

1. 参与部门　作为一个联邦制国家,联邦政府不直接对食品安全进行监管,监管职能主要在州和地方政府,各自制定相关法律并履行管理职能,食品执法机构一般是各州的卫生部门,中央并没有执法部门。联邦政府中的澳大利亚和新西兰食品标准局(简称澳新食品标准局,FSANZ)负责食品标准的制定、风险监测和协调全国的食品召回,接收并处理消费者、企业的食品安全报告,对食品安全信息进行评估,并根据评估结果采取相应措施。联邦政府中的农业部负责进口食品的管理。

（1）澳新食品标准局:澳新食品标准局(FSANZ)是一个独立的机构,是依据澳大利亚和新西兰食品标准法建立的,由董事会负责管理,董事会成员来自澳大利亚和新西兰与食品相关的多个专业领域。FSANZ 负责制定食品标准,包括食品原料、加工助剂、色素、添加剂、维生素和矿物质的使用;某些食品如奶类、肉类和饮料的成分;还负责制定食品标签要求,如强制性警告和建议性标签。FSANZ 还负责协调澳大利亚的食品监测、与州和地区政府协调食品召回、开展与食品标准内容有关的问题研究、与州和地区政府合作进行食品安全教育、制定可能包括在食品标准中的工业操作规范,以及制定进口食品风险评估政策。

（2）各州及地方政府部门:制定各州的食品法,食品执法机构是各州的卫生部门或其他相关部门,按照 FSANZ 制定的食品标准执法。在食品安全风险预警工作中,各州及地方政府负责收集食品安全信息、对信息进行分析评估并对召回进行管理。

2. 工作内容及方式

（1）信息收集:收集途径包括监测、监督执法、消费者投诉及企业报告等。FSANZ 同澳大利亚和新西兰的相关政府机构一起开展食品安全监测工作,以保证食品安全并符合微生物、农药残留以及化学污染物限量标准。常规开展针对性监测和澳大利亚总膳食研究,收集化学、微生物污染物以及营养素的基础数据。FSANZ 作为食品安全监测数据收集中心,负责收集澳大利亚和新西兰公共卫生部门的监管数据,包括一般执法检验、针对性的司法调查。监督执法是由地方政府负责的,消费者和企业发现食品安全问题也向当地管理部门报告。

（2）风险评估:当企业发现可能存在食品安全风险时需要向当地的食品安全管理部门咨询,必要时进行专家咨询,以决定是否采取召回或采取其他适当措施。FSANZ 是澳大利亚食品标准制定机构,同时也通过开展评估处理其他食品安全问题。

（3）预警反应:召回包括贸易层面和消费者层面。食品召回由企业具体实施,州及所属地主管部门负责管理,并由 FSANZ 对澳大利亚的召回进行协调管理。

召回是由企业实施的,如果企业发现其产品存在风险,就会与当地(州或所属地)负责召回的部门和 FSANZ 联系,确认需要召回后,由企业负责实施。企业要将召回信息告知消费者,最常用的方式是在报纸发布公告。发布公告前需要先经过 FSANZ 批准,必要时,FSANZ 会与召回的州或所属地进行沟通。企业要通知所有召回产品的分销商,并且要保存已告知的相关证据,以备写召回报告之用。企业还要按照 FSANZ 要求,提供相关材料,例如分销商名单、召回报告等。

FSANZ 收到召回通知后,会收集相关资料,包括产品分销情况、召回报告等,并向其他州或所属地传达风险信息。

（五）日本

1. 参与部门　日本的食品安全监管主要由农林水产省（MAFF）、厚生劳动省（MHLW）、食品安全委员会（FSC）、消费者厅和地方政府组成。

2003年6月，日本制定了《食品安全基本法》，并于同年7月在内阁府设立了食品安全委员会，对食品安全实行一元化管理。同时提出了新的管理理念，改变了过去依靠成品来判断食品是否安全的方法，建立了通过风险分析来确保食品安全性的新理念。

食品安全委员会是独立的组织，由内阁直接领导，负责实施食品安全风险评估以及风险信息沟通与公开；它有权对农林水产省和厚生劳动省这两个风险管理部门的执法治理状况进行政策指导和监督。该委员会下设事务局和专门的调查会，分别负责处理委员会的日常工作和专项案件的检查评估。随着食品安全委员会的成立，厚生劳动省有关食品安全风险评估的职能被剥离，目前在食品安全管理方面的职能主要是实施风险管理；农林水产省负责制定和执行农产品类食品的标准，重点保障农产品和水产品的卫生安全，促进消费者和生产者的信息交流，其主要机构是消费安全局。农林水产省还新设立了食品安全危机管理小组，负责应对重大食品安全问题。

2. 工作内容及方式

（1）信息收集：日本的食品安全监测体系相对完善，主要分为由农林水产省负责的国内农产品的质量安全监测体系和厚生劳动省负责的进口食品监测体系。日本国家传染病控制中心与美国疾病预防控制中心等合作，使用由美国疾病预防控制中心研发的标准方法，建立PulesNet在亚洲地区的延伸网络。日本已经建立起PulsNet网络，并开始积极开展对引发食源性疾病的致病菌的基因分析，如大肠杆菌等的实时亚型分级。

消费者厅成立的同时也成立了消费者委员会，对消费者厅进行监督，独立调查审议与消费者权益保护有关的各种事务。日本曾先后曝出多家知名品牌的食品造假事件，也引起日本社会对食品安全性的忧虑。这一系列丑闻得以曝光，均归功于内部举报。食品安全如果仅仅依靠政府的力量是远不够的，还需要社会共治。

（2）风险评估：《食品安全基本法》对风险分析从法律上明确规定，并对其实施进行法律层面保障。各部门紧密联系，以食品安全管理机构的相关需求为是否开展风险评估的依据，并将评估结果及时告知风险管理机构，在全过程中做好交流。食品安全委员会的最高决策层是由7名专家组成，这7人不参与政策决策，因此不会在决策方面受影响；委员会下设很多调查组，负责风险交流、突发事件应对和计划编制等。

（3）预警反应：日本具有相对完善的应急处理机制。厚生劳动省负责对突发事件发生时能够迅速地进行健康危机管理；农林水产省设有食品安全危机管理小组，负责应对重大食品安全问题；食品安全委员会则加强信息沟通，迅速、恰当地将与紧急事态相关的信息向国民公开。2011年日本福岛核危机发生后，日本政府迅速修订了《食品卫生法》等相关法律，农林水产省则在其官网公布了食品中放射性物质的实时监测结果，并对重灾区的农产品采取了"食用限制"措施。

（六）中国香港地区

1. 参与部门　香港负责食品安全的部门是食物环境卫生署，其职责是负责制定和督查食品安全管理政策的实施,确保食物安全。食品安全的具体负责单位是该署下设的食物安全中心。食物安全中心设食物监察及管制科、风险评估及传达科等科室,负责食品的全程监管,食品安全事故应对与管理,食品安全风险控制,风险评估、信息的管理和交流,总膳食研究等。

食物监察及管制科负责制定和实施食品监测计划,食品的进口管理和出口证明,食品安全事故的处理工作,包括调查在餐饮单位发生的食源性疾病、处理食品安全重大事件和统筹食品召回工作。

风险评估及传达科负责安排风险评估,开展香港市民食物消费量调查和有关食物危害和营养的研究,根据风险评估结果和学习国际相关经验对制定标准提出建议,开展食品安全风险交流工作,推广HACCP,促进政府、业界和公众三方合作,支持新食品安全条例和法规的制订工作。

2. 工作内容及方式

(1)信息收集:食物安全中心实时监测国外的食品安全通报、官方网页、一般传媒网页、本地新闻及食物安全中心的食品检测信息。

根据食品监测计划,香港食物安全中心会在海关、批发和零售三个层面抽取样品,进行微生物、化学及放射性物质的监测,以评估食品的风险。为提高市民对不同食品风险的认识,食物环境卫生署会定期公布监测结果,让公众参考。此外,监测结果也为风险预警提供信息来源。

食品企业如知悉其产品可能不安全,应及时通知食物环境卫生署,包括采取了何种行动,如果要进行召回,也需预先通知食物环境卫生署。

(2)风险评估:食物安全中心会定期收集各国及生产企业的食品安全报告,以及最新的科学发现和消费者关注的事项,并用风险分析的方法进行评估,评估其对香港居民的影响。包括了解有关食品事故资料的来源,有害物质对人体健康短期及长期的影响,食用对象是否为高危人群等,关注食品安全事故对居民健康构成的风险,并及时制定紧急应变措施。

(3)预警反应:食物安全中心根据掌握的资料进行风险评估,当认为所涉及的问题食品对香港消费者影响不大,会刊登在食品安全事故报表中。此外,中心每月公布食品安全报告,向公众提供本月的食品安全相关信息和资讯。对香港居民健康有重大影响的事故,中心会采取适当措施,如禁止进口、供应和召回,并通过新闻公报以及在官方网站上发出警报,向公众和业界说明食品安全事件详情和建议采取的行动等,以保护公众健康,并持续发表新闻公报,并及时告知最新的进展。

为了更加高效地传递资讯,香港食物安全中心于2008年正式推行"快速警报系统"。此系统可迅速通过发送邮件或传真,提供问题食品信息和相关建议,以及查询电话。此外,如提供手机号码,也可通过短信服务接收提示信息。以方便尽早采取行动,例如停售/召回问题食品等。

(七)中国

1. 参与部门 2013年国务院进行了机构改革,将之前由卫生、工商行政管理、质量监督检验检疫、食品药品监督管理、农业等部门负责的食品管理职能进行了调整,主要监管和预警职能划归食品药品监督管理部门。调整后,农业部负责种养殖和屠宰环节的初级农产品监管;食品药品监督管理部门负责农业部以外其他环节的食品安全监管和预警,包括生产环节、流通环节、餐饮环节等;卫生计生部门负责包括食品和食源性疾病的风险监测、食品标准制定和风险评估;质量监督检验检疫部门负责食品相关产品的监管、进出口食品的监管和预警。

2. 工作内容及方式

（1）信息收集:我国食品安全相关部门除开展食品安全监测和监管外,监管部门也注重收集消费者投诉信息,如食品药品监督管理部门已经建立了全国统一的投诉举报电话"12331",接受消费者的投诉举报。但由于信息尚不能做到部门间共享,因此,各部门数据缺少集中分析和利用,并未在预警中发挥作用。

（2）风险评估:按照国务院食品安全职能划分,国家卫生计生委负责食品安全风险评估工作,其具体职能由国家食品安全风险评估中心承担。国家食品安全风险评估中心既开展常规的评估,也承担临时、应急的评估任务。

（3）预警反应:食品安全监管部门针对管辖领域均开展相应的预警工作,国家质量监督检验检疫总局是 RASFF 在我国的联络点,组织开发了食品安全快速预警与快速反应系统（RARSFS）,针对我国进出口食品进行预警,并将 RASFF 有关信息进行通报,使我国相关部门及时了解国际动向,对相关进出口企业起到了指导作用。

1）安全提示:为了预防食物中毒等食源性危害,管理部门向消费者发布预警提示,宣传相关知识,提出预防建议和措施。野生毒蘑菇是我国食物中毒的重要原因,也是食物中毒首位致死原因,为了防止由于采食野生蘑菇导致的中毒,卫计委和食品药品监督管理总局在夏季中毒高发期来临时,均就预防野生蘑菇中毒向消费者发出提示信息。上海市食品药品监督管理局在其网站上发布消费者预警提示,如针对蟾蜍中毒事件发出预警,对蟾蜍的风险进行介绍,并提示消费者不要食用蟾蜍。国家质量监督检验检疫总局在其网站上公开发布进出口食品风险预警信息,列出口岸检查发现的不合格产品信息,另外,还在网站上发布提示信息,其中包括食品安全的相关注意事项及安全知识。

2）召回:2007 年,国家质量监督检验检疫总局发布了《食品召回管理规定》,并开展相应的工作。2008 年发生婴儿配方食品等乳制品违法添加"三聚氰胺"事件后,相关部门积极采取措施,对问题产品快速下架并召回。在 2013 年国家质量监督检验检疫总局发布的 100 条产品召回相关信息中有两条是关于食品召回的,一条信息是国家质量监督检验检疫总局要求雅培公司召回可能存在肉毒杆菌污染的产品,一条是雅培实施召回的信息。2013 年 4 月,在国家食品安全风险监测中发现了以深海鱼为原料生产的婴儿罐装食品存在汞超标的现象,相关生产企业在国家质量监督检验检疫总局的监管下主动召回了产品,企业发布了召回公告。

四、预警系统的基本构架

食品安全风险预警是一项系统性的工作,它以食品安全风险为主线,将风险监测、风险评估和风险交流贯穿起来,形成一个有机的系统。按照功能划分,食品安全风险预警系统主要包括三部分内容,首先,是通过多种渠道主动收集食品安全信息,然后,应用风险评估的方法评价可能的健康风险,最后,根据风险程度向公众、企业等相关方发出警示,并采取相关措施,可以将上述三部分内容概括为信息收集系统、预警分析系统和预警反应系统。

(一) 信息收集系统

信息收集系统的主要功能是获取食品安全风险信息,可以通过多种渠道、多种方式。在各国的预警系统中,信息收集系统通常包括政府开展的监测和监督执法、消费者投诉建议、企业食品安全问题报告,也包括其他国家或地区的食品安全事件、媒体网络食品安全信息等。

互联网开源信息监测网络是对互联网上发布的各种食品安全事件及相关信息进行监测,目前,国际上最为著名的监测系统是欧盟食品安全局(EFSA)的医学信息系统(Medisys)。该系统可以随时了解各国发生的食品安全事件以及各国的食品安全监管动态。

(二) 预警分析系统

预警分析系统可综合处理信息收集系统采集的食品安全信息,对食品安全风险进行评估预测,提出需要采取的预警反应措施。预警分析系统连接信息收集系统,通过现场调查评估、专家咨询、软件模型分析等方式,对信息收集系统采集的食品安全信息进行评估,确定其风险性质和程度,并依此提出需要采取的预警反应措施。在预警分析中,如果已有风险物质的评估结论,通常不需要再开展评估,可直接确定风险,如食品安全标准和危害分析关键控制点/危害分析临界控制点(hazard analysis and critical control point,HACCP)都可作为已有的风险评估,如果尚没有可依据的风险评估结果,则需要组织专家开展风险评估。

(三) 预警反应系统

预警反应系统的职责是按预警分析结果进行危机状况的应对,及时传递预警信息、积极采取控制措施,以达到危害预防和控制的目的。预警反应需要政府、企业以及消费者等的多方参与合作,一旦生成预警要迅速将信息传递至相关各方,以便及时采取相应的措施。为了实现信息的快速高效传递,预警反应系统一般需要运用现代化电子网络手段,包括专门网络平台、媒体、电子邮件等。在预警反应中,各方要各尽其职,如在召回中,企业是召回的主体,负责召回信息的发布、分销商的联络、问题产品的收回与处置;政府管理部门要发挥其监督、协调的作用,监督企业的召回措施是否得当,必要时提供支持,进行跟踪随访以防止同类事件的再次发生;消费者要积极配合,退回问题产品并进行妥善处理。

五、预警系统的管理流程

按照功能,食品安全风险预警系统可以分为信息收集系统、预警分析系统和预警反应系统。实际上,上述三个部分也是食品安全风险预警工作流程的体现,食品安全风险预警起始于食品安全信息的收集,收集到信息后要通过深入的调查以及风险评估做出决策,最后要发布预警信息、采取控制措施以达到控制危害的最终目的。

图46-4-1所示为食品安全风险预警的流程,主线是按照信息收集、风险评估、预警反应的顺序。信息收集系统采集的食品安全信息大体可以分为两类:一类是产品风险;另一类是生产行为风险。为了更清晰的显示,在流程图中也分为两类,但两类信息之间不是完全分开的,存在一定的交叉。信息收集系统采集到产品缺陷的信息后进行深入调查,如果不能确定特定的缺陷产品,但需要提醒公众注意,可以向公众发布安全提示;如果可以确定缺陷产品,就要对风险进行评估,如果风险不可接受就实施召回。信息收集系统采集到生产行为风险,

就要进一步调查该生产行为是否已经导致产品缺陷,如果是就要按产品风险进行评估,如果尚未导致产品缺陷,可以向企业发出警告提示,以促使其纠正。

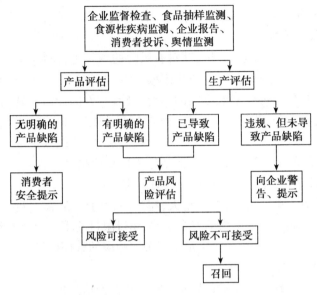

图 46-4-1　预警的一般管理流程

六、预警系统的主要特点

食品安全风险预警系统是一项系统工程,涵盖了食品安全管理的方方面面。成功的食品安全风险预警系统能够及时地发现食品安全问题、深入的调查问题、科学的评估问题并有效的控制问题。一个成功的食品安全风险预警系统一般具有以下几个主要特点。

（一）明确的法律依据

发达国家针对食品安全风险预警都有明确的法律法规,对食品安全的管理部门的分工、职责等进行了明确的规定,为监管部门的执法提供了明确的法律基础,具有很强的可操作性。

（二）良好的分工协作

食品安全风险预警系统涉及不同管理部门或机构,也包括企业、公众、社会团体等,在这个系统中,涉及的各个单位、团体或个人要职责明确、各司其职,同时又要相互合作。在预警系统中,通常包括不同的政府部门或机构,履行各自职能,必须要做到不同部门间加强协调合作,如食品安全监管部门和食源性疾病管理部门在食源性疾病暴发调查中要密切合作,才能锁定病源食品、查清病源食品的来源与去向。政府是食品安全管理者,但企业、公众等的参与是食品安全风险预警系统必不可少的。企业是食品安全的第一责任人,有义务采取各种措施保证食品安全、预防危害,一旦发现问题要及时向监管部门报告,并采取回收问题产品等措施控制危害。公众也负有食品安全责任,公众应提高自身的食品安全知识水平,一旦发现问题要及时报告,并采取正确的措施,以防止危害的产生。建立统一的信息发布途径,公众可以在同一个网站上获取不同部门的食品安全信息。

（三）全面的信息来源

食品安全风险预警的特点是早发现、早预防、早控制。其中,早发现是至关重要的。为了能够及早发现问题,就要通过多渠道收集信息,目前,普遍的信息来源包括政府主导的食品监测和食源性疾病监测,企业自身的监测,消费者投诉建议,同时网络、媒体、舆情等也是食品安全信息的来源。总之,任何可能与食品安全有关的信息都是关注的对象,这种全方位的信息收集有助于更早的发现问题并及时采取相应的措施。

(四) 科学的风险评估

对获得的信息需要进行筛选、分析,针对有风险的项目进行科学的评估,是对风险危害程度的有效判断。食品安全管理以科学的风险分析为基础,通过食品安全风险评估,确定对人体健康的风险,根据风险等级采取不同的预警措施,一方面能有效地管理风险,保护公众健康,一方面可以有的放矢,节约资源。如:美国 FSIS 制定了相关的指令,指导食品安全调查、风险评估等工作,以保证管理的科学性,对于现有法律、法规或标准不能确定的情况,要召集健康危害评估委员会,依据委员会评估结论采取相应措施。加拿大的食品安全管理遵守以科学为基础的原理,但是,与美国不同,具有一定的弹性。在美国,只要与现行法规标准相违背的食品,就不得上市销售,而在加拿大,超过限量的产品,需要进行风险评估,因为管理者认为,限量标准的制定留有很大的安全空间,超过限量并不一定具有健康风险,因此,需要重新评估、确定其健康风险后,才能决定是否采取相应的管理措施。

(五) 公开的预警方式

在食品安全风险预警中,要注重食品安全相关各方的信息传递及交流,一方面将各方感兴趣的信息及时传送,同时也通过多种渠道收集各方信息。在信息传送方面要根据风险采取不同的传送方式,比如:对高风险的召回信息,采取主动的、全方位的传送方式,对低风险的信息,则不会采取主动宣传的方式,但公众感兴趣也可以通过一定的方式获取相关信息。为了方便公众查询信息,需要协调各部门建立统一的信息发布网站外,还可以通过多种方式自动接收信息。

(六) 共同的预警过程

国家层面、地方层面以及生产企业共同参与食品安全风险预警过程。在预警工作中,需要明确预警主体、采取的方式、执行者和监督者才能有效地通过多方配合实现预警过程的实施。

(杨大进)

第四十七章

重大活动和突发重大自然灾害救援的食品安全保障

第一节　重大活动食品安全保障

随着社会经济的飞速发展,人们的生活水平的提高,我国各类政治、经济、文化、体育、军事等重大活动交往日益增多,食品安全保障的重要性逐步受到各级领导的高度重视和各界的关注,并成为直接影响到重大活动能否正常进行的重要影响因素。

一、基本概念与工作目标

食品安全保障是指:采取相应预防措施,预防食源性疾病,保护健康,使之不受侵害的行动。大型重要活动的概念:大型重要活动目前还没有十分准确的理论概念,所以不能一概而论,但其中可以肯定的是"大型"与"重要"构成了它的基本要素。就当前的社会活动而言,大型重要活动的概念是广义的,一般是指具有特定规模和社会影响的政治、经济、文化、体育、军事等重要活动。重大活动所指的范畴:政府组织的国际性、区域性、全国性会议;有关的国际或全国大型体育赛事;当地党政召开的党代会、人大、政协等重要会议;国家领导人的视察活动;外国政府代表团的访问活动;当地政府指定的其他的重要活动等。重大活动餐饮服务食品安全保障是以国家法律、法规为基础,综合运用餐饮服务食品安全监管领域监督监测、疾病预防控制等专业理论,集餐饮服务食品行政管理与专业技术相结合的工作。

贯穿于重大活动的始终,向重大活动的主办者提供餐饮食品安全信息和决策建议。重大活动餐饮服务食品安全保障的目标,预防和控制食物中毒发生、饮用水污染等公共卫生事件的发生,创造良好的公共卫生环境,保护参与者的身体健康,保证重大活动的顺利进行。应竭尽全力力求确保万无一失,重大活动餐饮服务食品安全保障正是在新的形势下应运而生的一种全新的监督工作内容,同时也是食品安全监督事业发展的新课题。

二、重大活动食品安全保障的法律法规

依据《中华人民共和国食品安全法》、《中华人民共和国传染病防治法》、国务院《突发公共卫生事件应急条例》、国家食品药品监督总局《餐饮服务食品安全监督管理办法》、卫生部《食物中毒事故处理办法》。

三、重大活动食品安全保障的工作原则与重大活动食品安全保障

工作特点:政治性强、服务性强、时效性强、范围广泛、严谨规范。

重大活动食品安全监督原则:预防为主、科学管理、属地管理、分级监督。

重大活动餐饮服务食品安全监督方式:

全程监督(驻点保障):一般派监督组进驻保障点,实行24小时全天候保障,覆盖餐饮服务各个操作环节。

重点卫生监督(巡查保障):一般针对特定餐次监督,但也要覆盖餐饮服务各个操作环节。

重大活动卫生保障的基本工作原则:

(一) 前期介入原则

重大活动餐饮服务食品安全保障工作涉及内容广泛,准备工作较复杂,因此必须提前了解重大活动的基本情况,对其活动的内容、方式、安排有所了解,针对不同的活动内容和形式制定相应的工作预案,同时做好人员、物资、技术、资金的准备工作。主要就是要风险评估,做到心中有数,有备无患。

(二) 集中领导、区域负责原则

实行重大活动餐饮服务食品安全保障的集中领导、区域负责原则是针对涉及多个监督机构共同参与的活动保障形式。在重大活动餐饮服务食品安全保障工作实践中证明是行之有效的方法之一,集中领导便于统一思想、统一标准、统一行动对整体安全保障的推进,又便于充分发挥整体安全保障人员的工作积极性和创造性,发挥每一个人的工作潜能。

(三) 监督与技术指导相结合原则

由于重大活动具有特殊的现实意义和政治影响,所以重大活动餐饮服务食品安全保障工作也有不同于日常安全监督检查的特性。坚持监督与技术指导相结合是重要的工作原则。在工作中既要坚持原则又要机动灵活。对重大食品安全隐患必须依法严格管理,对一般食品安全问题要提出指导意见并检查落实情况。

(四) 制订卫生保障工作方案原则

完成任何一项任务,做好准备工作是首要的。面对重大活动餐饮服务食品安全保障中可能突发的各类公共卫生问题,保障人员应制定严谨务实的工作方案、应急预案尤为重要,依照工作方案、应急预案的内容规范卫生保障工作。

(五) 制订突发应急事件处理原则

制定应急预案是《突发公共卫生事件应急条例》和国家有关法律、法规赋予各级人民政府的职责,应按照"统一领导、分级负责、反应及时、措施果断、依靠科学、加强合作"的原则。针对重大活动的特点及可能出现的应急事件,分别制定不同的应急处理预案。

(六) 申请经费保障原则

重大活动餐饮服务食品安全保障工作中必然涉及经费支出。经费来源主要由重大活动主办单位列出,食品药品监督管理机构根据餐饮服务食品安全保障工作的实际需求,向重大活动主办单位申请相应的监督管理经费预算。

四、重大活动食品安全保障工作责任分级管理、落实责任

重大活动餐饮服务食品安全保障工作应按照"谁经营、谁负责、谁发证、谁管理"的分级负责原则。跨区域的重大活动餐饮服务食品安全保障工作,可由其共同的上级餐饮服务食品安全监管部门负责组织协调。省级餐饮服务食品安全监管部门负责对有关重大活动餐饮服务食品安全保障工作进行技术指导,必要时可根据接待任务的性质直接参与保障工作。

（一）餐饮服务食品安全监管部门的责任

1. 餐饮服务食品安全监管部门应当制定重大活动餐饮服务食品安全保障工作方案和食品安全事故应急预案。

2. 餐饮服务食品安全监管部门应当按照重大活动的特点，确定餐饮服务食品安全监管方式和方法，并要求主办单位提供必要的条件。

3. 餐饮服务食品安全监管部门应当制定重大活动餐饮服务食品安全信息报告和通报制度，明确报告和通报的主体、事项、时限及相关责任。

4. 餐饮服务食品安全监管部门应当在活动期间加强对重大活动餐饮服务提供者的事前监督检查。检查发现安全隐患，应当及时提出整改要求，并监督整改，对不能保证餐饮食品安全的餐饮服务提供者，及时提请或要求主办单位予以更换。

5. 餐饮服务食品安全监管部门应当对重大活动餐饮服务提供者提供的食谱进行审定。

（二）餐饮服务提供者责任

1. 餐饮服务提供者为重大活动提供餐饮服务，依法承担餐饮服务食品安全责任，保证食品安全。

2. 餐饮服务提供者应当积极配合餐饮服务食品安全监管部门及其派驻工作人员的监督管理，对监管部门及其工作人员提出的意见认真整改。在重大活动开展前，餐饮服务提供者应与餐饮服务食品安全监管部门签订责任承诺书。

3. 餐饮服务提供者应当建立重大活动餐饮服务食品安全工作管理机构，制定重大活动餐饮服务食品安全实施方案和食品安全事故应急处置方案，并将方案及时报送餐饮服务食品安全监管部门和主办单位。

4. 餐饮服务提供者应当建立重大活动餐饮服务食品安全工作管理机构，制定重大活动餐饮服务食品安全实施方案和食品安全事故应急处置方案，并将方案及时报送餐饮服务食品安全监管部门和主办单位。

5. 餐饮服务提供者应当制定重大活动食谱，并经餐饮服务食品安全监管部门审核；实施原料采购控制要求，确定合格供应商，加强采购检验，落实索证索票、进货查验和台账登记制度，确保所购食品、食品添加剂和食品相关产品符合食品安全标准及相关要求。

6. 餐饮服务提供者应当加强对食品加工、贮存、陈列等设施设备的定期维护，加强对保温设施及冷藏、冷冻设施的定期清洗、校验，加强对餐具、饮具的清洗、消毒。

7. 餐饮服务提供者应当依法加强从业人员的健康管理，确保从业人员的健康状况符合相关要求。

8. 餐饮服务提供者应当与主办单位共同做好餐饮服务从业人员的培训，满足重大活动的特殊需求。

非食药监部门的职责是分清责任，对于不属于食药监部门的任务应及时向活动主办方提出，使其能够及时协调有关部门职责并落实到位，从而确保整个活动期间的食品安全。其中投毒的防范应属公安部门负责，畜禽的卫生检疫应属动物检疫部门负责，进口食品的卫生检疫应属出入境检验检疫部门负责，菜农药残留的定量检测应属农业部门负责。

五、重大活动食品安全保障工作内容

（一）重大活动接待单位应具备的基本卫生条件

1. 持有效的餐饮服务许可证；

2. 具备与重大活动供餐人数、规模相适应的接待服务能力;

3. 食品卫生监督量化分级管理达到 B 级标准以上(或具备与 B 级标准相当的卫生条件);

4. 食品从业人员持有效健康检查证明,健康档案记录完备;

5. 食品及原料供应渠道符合卫生要求,相关证件资料完备;

6. 生活饮用水水质符合国家生活饮用水卫生标准;

7. 省级食品药品监督管理行政部门根据重大活动情况提出的其他条件。

(二) 制定重大活动餐饮服务食品安全保障

工作方案承担现场监督任务的监督部门,应在重大活动开始前三日内制定重大活动餐饮服务食品安全保障工作方案,报相应的上级行政部门和重大活动主办单位予以确认和修改。

(三) 重大活动餐饮服务食品

安全保障方案的部署:重大活动餐饮服务食品安全保障工作方案确认后,各部门应按方案的要求召开工作部署会议,要求参加现场监督工作的监督员应根据工作方案的要求,熟悉有关工作程序、活动基本情况、工作内容、保障工作周期等。必要时应召开有关接待单位负责人协调会议,提出保障工作规范和具体要求。

(四) 前期预防性卫生监督

1. 对该接待单位做出相应的卫生学评价和接待能力的评估。原则上在重大活动前 10 日内对接待单位、食品供应单位进行预防性卫生监督检查。根据监督情况出具《监督笔录》和《监督意见书》并向接待方负责人阐明存在的卫生安全问题,并限期予以整改。将监督情况汇总后报上级行政部门和大型活动主办单位。

2. 对符合要求和经改进后达到要求的单位,同意其承担接待任务。对不符合要求和不能排除食物中毒隐患以及不具备接待能力的单位,应建议主办单位(大会秘书处、组委会等)更换接待单位,同时依据《食品安全法》有关条款的要求对该单位进行查处。

3. 实行卫生安全责任告知制度 食品药品监督部门应向承担接待任务的宾馆(饭店、酒店等)进行餐饮服务食品安全责任告知工作,提出有关监督意见,告知在重大活动期间食品加工经营中必须遵守的法律、法规、行为规范、卫生要求和其他责任,向接待单位书面下达重大活动期间有关食品安全意见书。同时也可以与接待单位书面签订重大活动有关食品安全责任书。

(五) 食品原材料的监督抽检

1. 对重大活动和重要贵宾接待任务所用的食品原料、成品等的进货渠道、供货者的食品许可证及产品检验合格证进行抽检,并对可疑食品进行抽样检验,抽样重点如下:①酒水、饮料;②调味品;③食品添加剂;④水发产品;⑤粮食制品;⑥蔬菜;⑦有必要抽检的其他食品等。

2. 现场检测中发现有阳性样品,应立即责令暂停使用或者供应,并立即送检验机构复检;做好食品的抽检记录。在受检验条件限制,不能及时进行检验出具结果的,可推荐使用一些经长期监测,质量稳定可靠的产品。监督人员应携带食品快速检测设备进入活动保障工作现场。对食品、调味品、饮用水等直接入口食品进行快速毒物监测。重点开展瘦肉精、农药残留、亚硝酸盐、公共用具消毒效果等的定性监测。检出可疑阳性样品应立即封存暂停使用。将可疑样品送国家认可实验室进行定量检测。

（六）菜谱、菜单的审查

基本原则：便于规模制作、便于充分加热、便于控制时间、监督人员对食谱进行审查，有下列情形之一的，餐饮服务提供者应停止使用相关食品、食品添加剂和食品相关产品。

监督人员对食谱进行审查具体注意以下几点：

1. 法律法规禁止生产经营的食品、食品添加剂和食品相关产品；供应的品种、数量应与接待单位加工制作场所、加工条件相适应、特殊人群的食品要求。

2. 检验检测不合格的生活饮用水和食品。

3. 超过保质期的食品、食品添加剂。

4. 外购的散装直接入口熟食制品：能合理安排工作程序，保证成品制作完成至食用之间不超过 3 小时。

5. 监管部门在食谱审查时认定不适宜提供的食品。

《食品安全法》第 34 条规定的各类违法食品以及下列慎重使用的食品：

豆浆、豆类、白果、鲜黄花菜、熟肉制品、凉拌菜、色拉、鲜奶制品、鲜奶油、被装食品、改刀装盘食品、海产品、动物内脏等等。

重大活动期间应停止使用有下列情形之一的食品：

（1）审查食谱时认定为可能引发食物中毒的；

（2）食品及饮用水监测检出可疑阳性样品的；

（3）未能出示有效食品检验（检疫）合格证明的；

（4）食品原料、半成品、成品超过保质期限的；

（5）外购非定型包装的直接入口熟食制品；

（6）其他可能存在食品卫生隐患的。

（七）驻点监管人员主要的工作职责

1. 重大活动期间现场驻点监管人员实行专人定点负责，原则上由 2 名或 2 名以上驻点监管人员对接待单位的食品加工烹调过程、供水等实行全程 24 小时卫生监督。驻点监管人员应在重大活动开始前一天进入工作岗位。监管人员进入监督现场首先应做的工作是加强联系（主办方、接待宾馆、食品原材料采购部、大会医务组、大会警卫部门、农业部门）。

2. 重点检查原已提出整改意见的落实情况，认真抓好餐饮加工过程中关键环节的监督，同时及时发现加工制作过程中可能出现的新问题，制作现场检查笔录，提出整改要求，并下发相应的整改监督意见书，对监督过程中所发现的问题应及时向宾馆负责人及大会秘书处反馈。

3. 驻点监管人员应当及时对重大活动采购的重点食品及其原料进行抽样检验。

4. 发生食物中毒或疑似食物中毒时，主办单位、餐饮服务提供者、驻点监管人员应当依法依规向有关部门报告，驻点监管人员应当立即封存可能导致食品安全事故的食品及其原料、工具及用具、设备设施和现场，协助、配合有关部门开展食品安全事故调查。

重大活动食品生产加工过程中监管人员应特别注意的工作：

1. 加工的熟食品应烧熟煮透；

2. 生熟食品分开，成品与半成品分开；

3. 奶油类等原料应当低温存放；

4. 各种早餐必须是宾馆现制，不得外卖供应；

5. 蔬菜和水果必须经过农药残留检测；

6. 所用的调(佐)料符合卫生要求;

7. 制作的凉菜当餐用完;不得重新加热后再食用;

8. 各种菜肴必须留样,每样不少于 150 克,冷藏保留 48 小时;

9. 要求接待单位自备水或二次供水每日必须进行 3 次以上余氯检测。

六、重大活动食品安全保障监督工作重点

(一) 餐饮服务许可证的管理

有效期:取得餐饮服务许可并在有效期内(注:应当在餐饮服务许可证有效期届满 30 日前,向原发部书面提出延续申请。)

摆放位置:餐饮服务许可证应悬挂在餐厅明显处,以便检查人员巡查。餐饮服务许可证不得涂改、出借或伪造。

经营范围:餐饮单位的经营活动应在餐饮服务许可的范围之内,许可类别、备注项目等需要变更的应向当地食品药品监督管理部门申请变更。

(二) 健全的组织机构及制度

建立健全食品安全管理组织机构配备专兼职食品安全管理员制定食物中毒控制计划。

食品安全保障工作结束之日起 10 个工作日,餐饮服务食品安全监管部门应当对重大活动食品安全监督做出书面总结,并将有关归档保存。

第二节　突发重大自然灾害救援的食品安全保障

突发重大自然灾害事件是指突然发生,造成或者可能造成重大人员伤亡、财产损失、生态环境破坏和严重社会危害,危及公共安全的紧急事件。突发自然灾害,包括洪涝灾害、干旱灾害、地震灾害、雨雪冰冻灾害及台风灾害等,给受灾地区的人类生态环境造成重大破坏,导致灾区正常的食品安全保障体系陷于瘫痪,使得灾民在短时期内集中暴露于多种、高水平的食源性危险因素,严重威胁灾民的身体健康。因此,搞好灾区灾期的食品安全工作是整个救灾防病工作的重要组成部分,也是确保大灾之后无大疫的重要前提条件。为认真做好灾害期间的食品安全工作,及时采取积极有效的防控措施,预防控制食物中毒,防止疫情扩散和蔓延,保护公众健康,维护社会稳定,根据《中华人民共和国食品安全法》《突发公共卫生事件应急条例》和国家卫生计生委发布的《食物中毒事故处理办法》,制定技术方案。

一、灾害对灾区食品安全状况及居民营养健康状况的不利影响

(一) 食物供给瘫痪

由于食物生产资源、食物库存资源和交通运输设施均受到不同程度的破坏,使得灾区的食物供给安全变得很脆弱,解决灾民的温饱问题首当其冲。

(二) 食品污染风险加重

主要来自两个方面,一是灾害本身的直接影响,如水淹造成的食物腐败、变质,厂房倒塌或进水造成的有毒有害物质扩散而污染食物,大量淹死、砸死、病死的畜、禽、鱼类等;另一方面是衍生灾害的影响,如灾区在有限的空间内集中了大量的灾民和救灾军民,加之缺乏基本的饮水、居住和环境卫生设施,使得食品暴露于更多的污染因素。

1. 生物性污染　自然灾害造成人、畜禽粪便、生活垃圾及淹死的动物的腐败产物等污

染严重,因此,灾后的生物性污染主要是各种肠道致病病原体和寄生虫卵。

2. 化学性污染　主要是农药、化肥、鼠药、化工产品和金属物品腐蚀锈变的重金属以及工业"三废"引起的有机和无机化合物等化学物质的污染。化学性污染的种类和程度与灾害地区的上述化学物质的品种、存放条件、化学物质释放以及平时工业"三废"治理情况等因素有关。

3. 粮食霉变　无论是洪涝灾害还是地震等其他灾害(除了干旱),粮食霉变都是重要的食品卫生问题。

(三) 食源性疾病流行

1. 急性肠道传染病　灾害发生后,由于灾区的食品卫生在短期内难以保障,灾民发生痢疾等肠道传染病的风险大大增加。

2. 食物中毒　因食用赤霉病麦、误食化学性物质、食用淹死,病死或死因不明的家畜、家禽和水产品、采食野生蘑菇,从而引发毒蕈食物中毒或劣质、变质食品充斥灾区市场等,可导致发生食物中毒。

(四) 灾民营养健康状况恶化

灾害对居民营养健康状况的影响主要表现在两个方面,一方面是食物供应的量不足,灾民的食物消费水平和消费的食物种类较平时明显减少,膳食结构也不合理,动物性食品和豆类制品摄入严重不足,蔬菜消费水平大幅下降,可能会导致灾民的能量、蛋白质和一些微量营养素的摄入不足;另一方面,由于生活环境条件的恶化,灾民的自身抵抗力下降,感染各种疾病的概率增加。

二、灾害期间的食品安全特点

1. 食物资源严重缺乏,食品供给安全是重中之重。
2. 大量食物受淹、被毁,这些食物资源的安全性需要进行甄别鉴定。
3. 存在大量各种死因的畜、禽和水产品,需要进行处理。
4. 变质和受污染的食品亟待销毁。
5. 霉变粮食需要鉴定、处理。
6. 防止现有食物资源和援救食物的污染、变质。
7. 灾民生活环境条件恶劣,各种疾病发病增加,自身抵抗力下降。
8. 灾民缺乏食品卫生知识和健康防病知识。
9. 缺乏安全清洁的饮用水。
10. 缺乏基本的食物烹调和贮存条件。
11. 灾区的食品卫生监管体系不健全,食品市场问题多。

三、灾害食品安全工作原则

1. 重点应是预防、控制急性食物中毒发生和食源性疾病传播,做好食品污染事故的防范工作,在此基础上,确保灾民的基本食物消费水平,以满足他们的能量和营养素摄入需求。
2. 在食物资源已被破坏、食物严重缺乏的情况下,对食品卫生的要求只能酌情降低。
3. 食品卫生管理及监督的首要任务是保证灾民能吃到基本安全的食品,切断食源性疾病的主要传播途径,以减轻或消除灾害对灾民健康的危害。
4. 消除各种食品卫生隐患,力求做到"大灾之后无大疫"。

四、灾害期间营养与食品安全保障

（一）加强食品安全的监督与管理

迅速将食品安全监管部门和食品安全专业技术人员集中起来,在救灾防病机构的统一领导下,恢复、重建食品安全监管体系,掌握灾情和疫情的发生、发展情况,承担起灾区的食品安全工作。重点做好自救食品和援救食品的安全监督与管理,同时加强对灾区食品市场的监督检查力度,杜绝假冒伪劣、有毒有害和腐败变质食品流入灾区。

加强对食物中毒和食源性疾病的疫情监测,在灾民集中居住地建立疾病监测点,重点是胃肠道症状和发热病人,及时发现疫情,及时采取措施;同时,做好疫情的预警预报。

建立援救食品的登记检查制度,对品名、数量、来源、产地、批次、生产日期、保质期、贮存条件做好登记,并酌情进行样品抽检和卫生质量评价,建立符合贮存条件的临时贮存场所。建立食品市场经营单位和个人的登记注册制度,强化索证管理,不具备冷冻、冷藏设备的食品生产经营者,不得经营易腐易变质的食品,不得销售隔餐隔夜的餐饮食品。逐步恢复、规范灾区食品市场的卫生许可制度,取缔无证经营。

（二）大力开展食品卫生宣传工作

在灾区广泛深入地开展食品卫生、饮水卫生、环境卫生、肠道传染病防治等健康知识的宣传普及,提高灾民的自我保护意识和能力,动员灾民自己起来向疾病做斗争,实现大灾之后无大疫。

可采取以下几种宣传方式:会议宣传、广播电视宣传、卫生宣传队巡回宣传、张贴散发传单和宣传画、建立卫生宣传栏、举办卫生知识讲座、编排卫生知识小册子和小报等。

主要内容包括:不吃腐败变质的食物;不喝生水;饮水要消毒;不生吃水产品;肠道传染病防治;不吃淹死或死因不明的家禽家畜;不吃霉烂变质的粮食;防止赤霉病麦中毒;不使用污水洗涤蔬菜瓜果和碗筷;生熟食品要分开;隔餐隔夜的剩饭剩菜的卫生问题;不举行聚餐活动,防止食物中毒等。

（三）灾害（初）期食品卫生工作的各项具体措施

1. 受灾后食物的利用与处理　救灾期间,食物是重要的资源,应尽一切努力,利用尽可能多的食物,这就需要根据经验对可疑食物一件一件地检查,并分成可利用的和不可利用的。最好将判定为不宜再供食用的食品进行焚烧。如不可能焚烧,也应销毁后深埋,并严格管理,防止人们在处理现场拣食废弃食物。

（1）不能利用的食物:凡在自然水域内死亡的鱼类、贝甲类和鸭鹅类等水禽,不能供作食用。特别当大批成群急性死亡时,应考虑水域已受剧毒毒物污染,应加强监督监测,以免危害扩散。

装在可渗透的包装袋内的食物受洪水或强外力灾害的损坏,特别是接触了非饮用水后,该食物不宜再供食用。

地震中被砸死或其他原因致死的畜禽,灾害时甩出、抛洒、丢弃的食物,有毒有害的可能性较大,不宜贸然食用。

冷藏食物在高于冷藏温度一段时间后,不宜再供食用。

明显烧焦的食物不宜再供食用。

由于灾害所致食物固有感官性状发生明显改变的食物,不宜再供食用。

（2）可以利用的食物

1）罐头食品：罐头类食品在被洪水淹过后，或被压埋在倒塌建筑物下，可彻底洗刷罐头表面，除去污泥，经清洗后，浸泡在含 200mg/kg 有效氯的消毒液中，再用清水冲洗后干燥。应特别注意保留标签或重新贴上标签。经过这些处理后可供食用。但应仔细检查，确认罐头无破损和漏气等。

2）桶装的啤酒、酱油、食醋等：可通过用清洗剂彻底刷洗表面后利用这些食品。但应仔细检查，确认无渗漏等情况。

食物未受到灾害因素的影响或影响不大，其外包装和固有感官性状基本未变，经抽样检验合格后方可供食用。

2. 大宗食物和粮食受淹后的处理措施

（1）凡有严密包装、无渗透污染可能的食品，如罐装、瓶装、铝箔装的食品，可先清洗外表，再消毒后供食用。有渗透污染可能的，应开启包装抽样检验，无异常的可经加工后食用。

（2）被水浸泡过的非密闭玻璃容器内的食物一般不宜再作食用。如为密封玻璃容器，可彻底清洗和消毒表面，然后将食物取出，重新加热消毒，并重新包装。这种处理只适用不受再加热影响的食品产品。

（3）受水浸或水溅的散装食物，不能再供食用。

（4）受水浸或受潮、但未霉烂变质的原粮或成品粮应先行烘干或晒干，再加工去除表层后可供食用；或指定专用场所，按规定要求经反复淘洗多次后可供食用。但如该地区及其附近有污染源扩散污染可疑时，应首先抽样检验，确认无毒物污染后，才可按上述规定处理。加工粮食制品，浸水后一般不再食用。

（5）受过水浸的叶菜类和根茎类农作物，只要没有腐烂，一般可用清洁水反复浸洗多次后可供食用。但如有工厂毒物污染可疑时，应先抽样检验，确认无毒物污染后，方可按规定处理食用。

（6）受过短时间水浸而残存的食糖、食盐，如无工厂毒物污染可疑，可再加工后供食品企业加工食品时使用，但不得再制作为零售小包装进入流通市场。

（7）受过水浸的冷藏、腌制、干制的畜禽肉和鱼虾等，如未变质又无毒物污染可疑的，可经清洗、熟制后食用，不应再继续贮存。

3. 霉变小麦的处理　如果灾区小麦霉变严重，灾民食后则易发生霉麦中毒。但救济粮一旦供应不上，灾民还可能继续食用霉变粮食，应采取应急措施。可将霉麦分为三类，即：①霉变粒在 6% 以内，包括赤霉病麦粒 4% 以内的可以收购和食用；②霉变率 50% 以上的霉麦，灾民食后多数引起中毒，感官性状恶劣，禁止食用；③霉变率在 6%～50% 之间的霉麦经过除霉，如洗涤晾晒等处理后，可以消除大部分毒素，定为条件可食。

4. 地震灾害中被埋食物的清挖、检验、鉴定和处理

（1）食品厂、库、店中的食物，因地震房屋倒塌，而被损毁或污染的食品。应尽快清挖、整理、检验、鉴定和适当处理，凡能食用或清除污染物后或进行无害化处理后能食用的，应立即按规定的安全食用方法分发食用，作为救灾食物的一个重要来源。

（2）清挖食物前，应先组织食品卫生及有关人员对现场进行调查，了解被埋食物的种类、数量、包装、储存方式及位置、建筑物结构等情况，查看周围环境的污染情况。根据调查情况，综合分析后提出初步处理方案，首先采取防止食物污染和变质的措施。

（3）清挖处理食物的顺序为：冷冻冷藏厂、库中贮存的食物，直接入口食物，其他各种食物。

（4）无论是食品厂、库、店中清挖出的食物，还是居民家中清挖出的食物，尽量经过检验、鉴定和处理后食用。

5. 预防控制食物中毒　食物中毒是灾害期间常见的食品卫生问题，应加强这方面的预防控制工作。

（1）预防食物中毒，应做好以下几方面工作：提倡采用煮、炖、烧等长时间加热的烹调方式，不吃生冷食物，不喝生水。尽量不吃剩饭剩菜，或在确定未变质的情况下彻底加热后再食用。

加强卫生宣传，防止发生因误食一些类似盐、糖等的化学药品，如亚硝酸盐、重金属盐等造成的食物中毒；防止发生因误食毒蘑菇等有毒动植物而造成的食物中毒。教育群众不要食用病死、淹死、砸死及死因不明的畜禽及水产品，不要食用被水浸泡过、来源不明的直接入口食品。

防止农药、化学药品对食品的污染：调查粮库、农药库情况及灾民家庭农药存放地点及其包装破损情况。一旦发现可能污染源，应立即采取措施，并做出明显标记，以防发生急性中毒。

（2）发生食物中毒后的处理措施：按卫生部《食物中毒事故处理办法》的要求，及时向卫生行政部门报告食物中毒发生的时间、地点、中毒人数及原因，同时采取紧急救治措施。

卫生行政部门接到报告后，应立即组织卫生专业人员赴现场开展流行病学调查和救治病人，查明中毒原因、采取相应措施、控制事态发展。

抢救病人的原则：排毒（催吐、洗胃、导泻、灌肠）、对症治疗、特效药物、支持疗法。

（3）对中毒食物的处理：对导致中毒的食物或可疑中毒食物采取临时控制措施，病原需要通过实验室检验进行确定。

导致细菌性食物中毒的液体食物应加适量的漂白粉混合后销毁。

导致细菌性食物中毒的固体食物应加水煮沸 15 分钟，量少的掩埋，量大的烧毁。

对导致动植物、化学性食物中毒的食物应深埋，不得用作工业原料或饲料。

（4）保障食物供给，防范营养素缺乏症：由于灾害期间食物资源匮乏，容易引起营养素缺乏症。尽管我国目前的救灾抗灾机制与能力在不断完善与增强，但突发性的灾害事件仍然会使灾区正常的食物保障体系及灾区与外界的交通联系陷于瘫痪，造成食物资源紧急匮乏。

紧急调集一切可能的运输工具向灾区运送救援食物，并立即着手恢复灾区与外界的交通联系，建立食物运送通道。

立即组织人员对灾区现有的食物资源和食物状况进行调查，在确保基本卫生安全的前提下，尽可能地加以利用，以保证灾民基本的能量摄入需求。

在食物分配与配给过程中，要优先满足儿童、孕妇、乳母、老人等营养素缺乏症易感人群。

提倡坚持婴幼儿母乳喂养，不要向具备母乳喂养条件的家庭提供婴幼儿配方乳粉救济。但针对无法进行母乳喂养或母乳不够的情况，应该保障婴幼儿配方乳粉救济。

6. 灾害后期食品卫生工作的各项具体措施

（1）灾民点的饮食卫生管理：清除灾民居住点、集体食堂及餐饮业临时场所及其周围环境中存在的垃圾、污物，搞好环境消毒。

供给清洁饮用水。对未经卫生检测或疑有轻度污染的新的水源水,要加氯消毒后才能作为临时饮用水;对已确认或可疑被有毒有害物质污染的水源,不得作为饮用水水源。对灾民家用的池、缸、桶等贮存的饮水一律要求加氯消毒;不饮用生水。

采取统一灭鼠措施,降低鼠密度。

食物原料和食品应符合相应的食品安全标准和相关规定,或是经食品卫生监督机构鉴定为可食的;条件可食食物必须按照程序严格进行无害化处理后方可被食用。

灾民中一旦发现肠炎、痢疾等肠道传染病病人,应做到早诊断、早报告、早隔离、早治疗,以减少传播、扩散的机会。

(2)灾后集贸市场及街头食品的食品卫生管理:针对灾后水淹、压埋食物和病死畜禽广泛存在的特点,结合灾区环境卫生差,昆虫、老鼠多,饮用水源可能受到污染等问题;应把集贸市场、街头食物摊贩的卫生管理作为灾后市场卫生管理的重点。

1)经营场所的卫生要求:选择地势较高,周围环境经过清理的场所作为街头食品的集中经营地。经营场所内要求地面平整,有上下水设施,有密闭的垃圾污物存放容器。摊点布局合理,化行归市,有相应的食品制作、加工和销售的亭、台、棚及防雨、防晒、防尘设施,并符合卫生要求。

2)生产经营过程的卫生要求:持有有效的卫生许可证、营业执照、健康证明,亮证经营。食品与食品辅料必须新鲜、清洁、无毒无害,色、香、味正常,符合相应的卫生要求。只加工简单的饭菜,即做即食,不存放,不制作、销售冷荤类食品;各种食品原料、半成品、加工用具、餐饮具要做到防污染、防蝇、防鼠、防霉和消毒。制作肉、蛋、鱼及其他易腐食品,应烧熟煮透,生熟分开;隔餐隔夜食品必须冷藏,且出售前必须彻底加热。饮料销售应加强索证管理,杜绝假冒、伪劣产品流入。销售需要冷藏的食品应具备冷藏设备。无定型包装的直接入口食品,应当具备清洁外罩或覆盖物;出售时使用专用销售工具,并具备清洁无毒的包装材料。餐饮制售要具备餐饮具清洗消毒条件或使用符合卫生要求的一次性餐饮具。从业人员必须穿戴清洁的工作衣帽上岗,保持个人卫生。

3)禁止销售下列食物(请参考《中华人民共和国食品安全法》第二十八条禁止生产经营下列食品):利用变质的食物原料、霉变粮食及病死、毒死、淹死、压死或死因不明的畜、禽、水产品加工制作的食品。腐败变质、油脂酸败、霉变、生虫以及色、香、味、形异常的食品。使用非食用化学品泡发的水产品、动物内脏加工制作的食品。"三无"食品或超保质期食品。使用非食品添加剂或超范围、超剂量使用食品添加剂加工制作的食品。使用未经兽医检验或检验不合格的畜禽肉加工制作的食品。使用"三精"(色素、糖精、香精)制作的水"饮料"。其他不符合卫生标准或卫生要求的食物。

(3)指导生产自救,提高营养效益:灾区的生产自救是改善灾区食物供应,提高营养效益,防止营养缺乏病。

洪涝灾区多水,可捕捞鱼虾,增加动物性蛋白的食物来源。

水退或旱情缓解后,应因地制宜种植多种速生、高产、高热能作物,如荞麦、绿豆、胡萝卜等,以争取在较短的时间内,为灾民提供更多的食物和热量。

提倡各种杂豆与谷类食物混食,充分利用粮豆类蛋白质互补作用,以提高膳食蛋白质的生物利用率。

值得关注的是在第二年青黄不接时期的食物供给和相关健康教育,防止再次出现营养素缺乏症和因食用野生植物而发生的食物中毒。

五、援救食品的卫生管理与监督

（一）明确监管机构及其职责

援救食品的质量安全监管职能机构,应在地方政府的统一领导下,在各自的职责范围内,负责援救食品的登记、报验受理、抽样、检验、评价及援救食品贮存、分发、消费过程的卫生监督。

（二）确立监管程序

援救食品的监管程序为:登记,受理,检验,评价,发放,追踪。每批各类援救食品都必须认真做好受理登记,包括来源地、包装状况、批号、保存期限、运输方式、运达时间等;援救食品不同于普通食品,要求在最短的时间内分发到灾民手中,感官检查能够判定质量的就不做实验室检验,如确需实验室检验的,也应选择针对性的指标,并尽可能缩短检验周期;由于检验、评价过程的简化,所以要强化援救食品贮存、分发、消费过程的卫生监督,以防止食源性疾病的发生。

（三）把好"五关",严防援救食品的污染和相关食物中毒的发生

对集中生产、集中运送、集中分发的援救食品,应从以下五个方面严把质量关:

1. 援救食物选择关　可选择清洁的饮用水、直接入口定型包装主食、干燥或水活性低的副食、清洁新鲜的瓜果蔬菜等;新鲜的肉、蛋、鱼类等易腐食物不宜作为援救食品。

2. 食物制作关　在应急过程中,援救食品生产企业任务重、人手紧、生产设备超负荷运转,往往为赶任务可能会忽视食品卫生操作规程,导致食品卫生质量下降,如面包外焦里生、方便面熟化达不到工艺要求、饮料生产消毒不严等现象。因此,要加强监管,严格规范生产加工过程的卫生操作。

3. 食物的运送关　对运输工具应进行检查。根据食物的性质,采取相应的防止污染、变质的措施,注意食物运输过程中的防腐、防雨、防蝇、防尘等,所用的各种运输工具都必须经过洗刷消毒处理。不得使用运输过化学品、生活垃圾等有毒有害物质的车辆运送食物。

4. 食物贮存关　由于援救食物短时间内集中到达灾区,食物存放是一个亟待解决问题,应依据有关规定要求选择临时食物贮存场所,贮存场所要地势高,内部保持干燥、清洁,周围环境无污染源,食物离墙离地存放,注意通风、防虫、防鼠、防蝇、防尘、防霉变等。

5. 食物的分发关　分发食物时应尽量采用小包装,少量多次分发。注意防止无包装的食物在食用前被污染。卫生部门应参与援救食物分配的计划制订和分发过程,合理分配食物,要优先满足重点人群的食物需求。同时,给予合理烹调方法、食用方法和食物贮存方法的指导。

六、灾害期间的居民膳食危险因素的监测

（一）健康状况监测

灾害期间或灾后,选择5岁以下儿童测量身高、体重和血红蛋白,以评价灾害对儿童健康的影响。

（二）膳食状况监测

灾害期间或灾后,选择一定数量的灾民户进行膳食调查,以评价灾民的食物消费

量、膳食结构及营养素摄入水平。同时，要对灾区总食物供给量进行监测，以确保食物供给安全。

（三）食品污染监测

灾害期间应该根据条件，选取重点食品开展重点污染物指标的检测，以评价食品的卫生质量。

（四）食物中毒监测

做好食物中毒事故的调查、报告、分析，以查明原因，控制事态，发出预警，杜绝再次发生。

（五）食源性疾病监测

在做好肝炎、痢疾、伤寒、霍乱、腹泻等消化道传染病的疾病监测的基础上，积极开展疫情的预测、预警、预报。

七、灾害期间食品安全风险评估

食品安全状况快速评估可以反映灾害造成的人类生态环境的破坏对食品卫生质量的影响，以及所采取的食品安全措施是否有效。其快速评估要点如下。

（一）饮用水

1. 是否有充足的饮用水源。

2. 是否有清洁的饮用水。

3. 是否有饮水消毒措施。

（二）食物的供应

1. 食物的来源是否充足。

2. 食物的来源是否清楚。

3. 供应的食物是否霉变、腐烂。

4. 定型包装的食物是否破损。

5. 定型包装的食物是否在保质期内。

（三）食物的加工场所

1. 是否有相对封闭独立的加工场所。

2. 加工场所的环境状况，周边是否有污染源。

3. 加工场所是否有消毒措施。

4. 是否有防止污染的食物及其原料存放场所和措施。

5. 是否有废弃物及厨余垃圾的处理场所和措施。

（四）食物的加工设施

1. 是否有满足加工条件的洗手设施。

2. 是否有满足供餐能力的加工设施。

3. 是否有冷藏或清洗消毒措施。

4. 是否有生熟分开的加工和盛放工具。

5. 是否有防蝇防鼠设施或措施。

（五）食物的操作行为

1. 加工食物前是否洗手。

2. 生的肉、禽和水产品是否与其他食物分开。

3. 处理生的食物是否有专用的设备和用具。

4. 加工场所内调味品是否有清楚地标示(亚硝酸盐)。

5. 食物加工是否做到彻底做熟。

6. 熟食和易腐烂的食物是否及时冷藏。

7. 剩菜剩饭再次供应食用前是否彻底加热。

(六) 食物的操作人员

1. 加工和供餐人员的身体健康状况。

2. 加工和供餐人员的卫生操作知识。

3. 加工和供餐人员的个人卫生状况。

4. 加工和供餐人员是否有相关的工作经验。

(七) 食物的供餐方式

1. 就餐的环境是否清洁。

2. 加工后到食用之间的时间间隔是否能保证食物的安全。

3. 食物配送是否有符合卫生要求的供餐设施。

4. 就餐者是否使用符合卫生要求的餐具。

(八) 餐具的清洗消毒

1. 是否有满足卫生要求的餐具清洗用水。

2. 是否有餐具消毒设施或消毒剂。

3. 清洗消毒后的餐具是否有防止污染的存放场所。

(九) 管理措施

1. 加工场所是否有专人负责食物卫生管理。

2. 是否建立场所设施的清洗消毒制度。

(十) 食品安全监督

1. 现场是否有食品安全监督队伍。

2. 监督人员数量是否适应工作需求。

3. 是否实施了有效的监督管理。

另外,还要根据"健康状况监测"了解灾害对灾民健康的影响程度,并结合"膳食状况监测"的结果,如果监测人群出现营养素缺乏症或潜在性营养素缺乏症,则可能与肠道传染病控制不力和食物供给不足或不合理有关,应及时调整救灾方案与措施。

如监测到特殊污染物应及时报告救灾指挥部和地方政府,并进一步了解在食物中的污染水平和污染范围,以及人群的暴露水平,确定危害的危险性等级,提出相应的危险性控制措施,供政府采纳。同时,开展对灾区食品污染指数的预警预报。

通过"食物中毒监测"和"食源性疾病监测"可动态掌握有关食源性疾病的疫情,及相关控制措施是否有效,综合反映食品卫生与食品安全措施的效果。应及时将监测结果反映的问题,分解到各项救灾防病措施中,使之不断完善有效,确保"大灾之后无大疫"。

灾区卫生行政部门负责协调组织有关部门对辖区食品安全风险进行评估,及时发布评估信息和食品安全风险警示信息;协调质量监督、工商行政管理、食品药品监督管理部门按照法定权限和程序切实履行职责,共同做好灾区食品安全监督管理工作,并组织疾病预防控制机构会同有关部门对食品安全事故进行调查处置。

八、常见食物卫生质量的感官鉴别

（一）畜禽肉品的感官鉴别要点

首先观察外观、色泽，特别应注意肉的表面和切口处的颜色和光泽，有无色泽灰暗、是否存在淤血、水肿、囊肿和污染等情况。其次是嗅肉品的气味，不仅要了解表面的气味，还应观察其切开时和试煮后的气味，注意是否有腥臭味。最后，用手指按压触摸以观察弹性和黏度，结合脂肪以及试煮后肉汤的情况，综合判定其肉品质量。

（二）粮谷类的感官鉴别要点

肉眼观察粮谷类颗粒的饱满程度，色泽，有无霉变、虫蛀、杂物、结块等现象；鼻嗅和口尝体会谷物的气味和滋味是否正常，有无异臭异味。

（三）水产品的感官鉴别要点

先观察其眼球是否饱满突出，鱼鳃是否鲜红，然后检查其全身和鳞片，用一块清洁的吸水纸浸吸鳞片上的黏液来观察和嗅闻，鉴别黏液的质量。必要时用竹签刺入鱼肉中，拔出后立即嗅其气味，或者切割成小块鱼肉，煮沸后测定鱼汤的气味与滋味。

（四）豆制品的感官鉴别要点

观察其色泽、组织状态，嗅闻其气味和品尝其滋味，应特别注意其色泽有无改变，手摸有无发黏感觉以及发黏程度如何；不同品种的豆制品具有本身固有的气味和滋味，一旦豆制品变质，即可通过鼻和嘴感觉到。

（五）植物油脂的感官鉴别要点

裸眼观察油脂色泽是否正常、有无杂质和沉淀物，鼻嗅是否有霉、焦、哈喇味，口尝是否有苦、辣、酸及其他异味。另外也可进行加热试验，当油脂酸败时油烟浓重而呛人。

（六）饮料的感官鉴别要点

主要依据色泽、组织状态、气味和滋味四项指标。对于液体饮料，应注意其包装封口是否严密、有无漏气，倒置后有无悬浮物或沉淀物，其颜色深浅是否符合正常要求；鼻嗅和口尝是否酸甜适度、清凉爽口、有无令人不愉快的气味和滋味。对于固体饮料，则应注意包装是否完好、颗粒是否均匀、组织是否细腻，有无结块和超期变质现象。

（七）蔬菜的感官鉴别要点

从色泽上看，各种蔬菜都有其固有的颜色，有发亮的光泽，以示成熟度和新鲜度。

从蔬菜气味看，多数都具有清香、甘辛香、甜酸香等气味，不允许有腐烂变质的等异常气味。

从蔬菜滋味看，因品种不同而各异，多数滋味甘淡、甜酸、清爽鲜美，少数具有辛酸、苦涩的特殊风味以刺激食欲；如失去本身原有的滋味即为异常。

由于各种客观因素或非正常因素造成的蔬菜形态异常主要表现为：蔫萎、枯塌、损伤、病变、虫蚀等。

（八）乳及乳制品的感官鉴别要点

主要是裸眼观察其色泽和组织状态，嗅其气味，尝其滋味。

对鲜乳而言，应注意色泽是否正常、质地是否均匀细腻、滋味是否纯正以及乳香味如何。同时应留意杂质、沉淀、异味等情况。

对乳制品而言，除注意上述鉴别内容外，还应针对性的观察酸乳有无乳清分离，奶粉有无结块，奶酪切面有无水珠和霉斑等情况，必要时，可以将乳制品冲调后进行鉴别。

（九）蛋及蛋制品的感官鉴别要点

鲜蛋的鉴别分为蛋壳鉴别和打开鉴别。前者包括眼看、手模、耳听、鼻嗅等方法,也可借助灯光透视进行;后者是将鲜蛋打开,观察其内容物的颜色、稠度、形状,有无异味和臭味等。

蛋制品的感官鉴别指标主要包括:色泽、外观形态、气味和滋味等。同时应注意杂质、异味、霉变、生虫和包装等情况,以及是否具有蛋品本身固有的气味和滋味。

（高志贤　孙思明　李双）

第四十八章

实验室分析质量的保证

第一节 概　　述

分析质量是实验室的生命,而分析质量的优劣主要取决于实验室的管理水平和技术水平。分析实验室提供的分析数据准确与否,对卫生标准的评价、疾病的预防与控制和调查研究等都起着极大作用。为保证分析质量,必须具有合乎要求的实验室和合格的分析操作人员。

一、分析质量保证目的和意义

分析质量保证(analytical quality assurance,AQA)是指分析测试过程中,为保证分析结果能满足规定的质量要求而采取的全部有计划的、全面的、系统的活动和有效措施,是对整个分析过程的全面质量管理体系。分析质量保证涉及分析质量控制和分析质量评价两个方面的工作。分析质量控制(analytical quality control)是对分析全过程进行质量控制,采取一系列切实可行的措施使分析误差控制在容许范围内,以保证分析数据的准确、可靠。分析质量评价(analytical quality evaluation)是对分析结果进行质量评价,及时发现分析中的质量问题并改进,以保证分析工作可信、有效。

分析质量保证的目的就是通过采取包括组织、人员培训、分析质量监督、检查、审核等一系列的措施和活动,对整个分析过程进行质量控制,使分析结果达到预期可信赖的要求;保证检测产品的质量,提升检测的科学性;有利于实现同类产品的数据对比,使实验单位明确该产品的质量性能,达到确保检测/校准结果准确可靠的质量目的。

分析检测所涉及的范围非常广泛,这些都需要用准确可靠的分析结果来衡量或评价,其质量直接影响着生产、科研、监测、认证、司法等重要活动。实践证明没有可靠的分析质量保证,就不能提供可靠的分析数据,由此造成的不良后果可能会比没有数据更为严重,分析检测对经济和社会的真正影响是难以准确估计的。据统计在西方发达国家,至少约有5%的国民生产总值用于分析测量,所有这些数据还不包括错误的测试结果对经济和社会产生副作用所造成的损失。

随着科学技术和社会经济的发展,分析检测工作常需要不同实验室、部门、地区和国家间协作完成,这对检测结果的可靠性和可比性有了更严格的要求。因此,分析质量保证对企业、研究机构、质量与安全管理机构和分析人员都具有十分重要的意义。

二、分析质量保证内容

分析质量保证不仅是具体技术工作,也是实验室管理工作,贯穿于样品采集与贮存、样品预处理、方法选择、测定过程、实验记录、数据统计分析和分析结果表达等分析测定工作的全过程。分析质量保证的内容包括以下几个方面:

1. 根据设备条件、技术力量和经济承担能力,确定分析指标和数据质量要求,制订分析计划。

2. 制定实验室的各项规章制度,包括实验室管理制度,仪器、试剂、标准物质、标准溶液管理制度,数据记录与保管制度等。

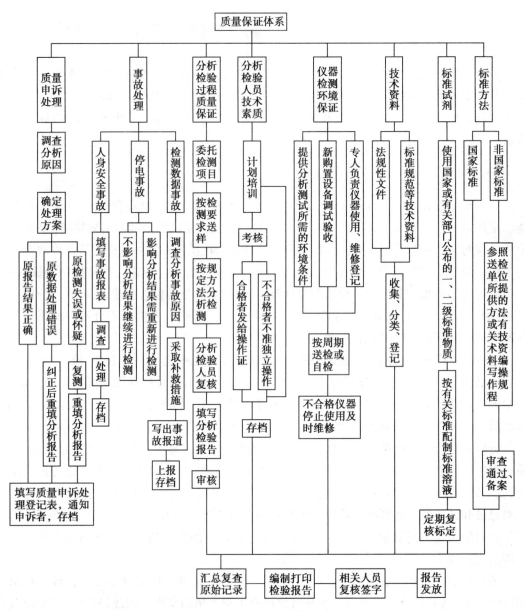

图 48-1-1　分析测试质量保证体系

3. 编写有关文件、指南、手册,进行技术人员技术培训和考核,实行持证上岗制度。

4. 制定分析全过程的技术操作规范,在分析过程中严格执行。

5. 实验室质量控制,通过对分析精密度的预测与控制,误差估计与校正,方法检测限以及结果总不确定度的确定,以保证分析结果的可靠性和可比性。

6. 检测报告书的质量控制与管理。检测报告书是检测机构的产品,是检测机构全面科学管理和技术水平的反映。

三、分析质量保证体系

分析测试工作的质量保证就是要使获得的测试数据满足所要求的准确度和精密度。影响测试数据的因素很多,为了保证获得高质量的分析结果,必须对可能影响结果的各种因素和测量环节进行全面的控制、管理,建立一套完善的实验室质量保证体系,是保证实验室检测质量的有力武器。

质量保证体系以检测过程中的实验人员、实验室环境、仪器设备、分析方法、量值溯源、抽样、样品预处理等关键影响因素的控制为核心,辅之以校准检测结果质量、组织管理措施、质量体系建立、文件和记录控制、不合格工作控制、预防和纠正措施、内部审核、管理评审等手段,使实验室整个分析质量系统处于受控制状态,预防不合格检测结果的发生,通过监督机制确保及时发现错误并纠正(图48-1-1)。

第二节　实验室质量控制

分析实验室要保证检验结果的准确性,必须具备一定的条件和要求,包括对实验人员、试剂和设备、环境和设施等的要求。

一、实验人员管理

在影响分析结果可靠性及分析结论正确性的诸多因素中,实验室人员是最富有创造力和能动的因素,是实验室其他因素不能替代的关键性因素。因此,为保证实验室分析工作的顺利进行,必须努力建成一支水平高、技术精的实验室人才队伍。

(一) 实验室人员素质

1. 心理素质　具有良好的情绪稳定性、对事物创新性、对人宽容性、对工作时效性等心理素质。

2. 品德素质　必须自觉遵守国家的相关法律、法规和各项规章制度,有坚强的意志力、良好的敬业精神和奉献精神,严格执行本行业的职业道德规范。

3. 知识素质　既有书本的理论知识和实践经验,又要有知识更新、独立分析问题和解决问题的能力。

4. 能力素质　能力素质不仅包括人的智力、技能或才能,还包括人的观察力、记忆力、想象力以及接受新事物的能力。

5. 身体素质　良好的身体素质表现为对外界环境变化的广泛适应性,人的身体只有适应各种外界环境,才能在各种条件下正常工作。

在人员素质中,良好的心理素质是其他素质的基础,品德素质是文化知识素质和能力素质正常发挥的前提,身体素质是文化知识素质和能力素质的保证。

（二）实验室人员组成和要求

1. 实验室工作负责人 具有工程师以上职称和 5 年以上管理工作经验；具有高度事业心、责任感，懂业务、会管理；熟悉国家、部门、地方关于检测方向的政策、法规、法令。组织工作方案（包括质量管理方案）的制定，负责分析工作的总结和报告。

2. 技术和质量负责人 具有工程师以上职称和 5 年以上专业工作经验；具有高度的事业心、责任感和科学态度；具有较强的分析、归纳和综合能力；具有审查检测实施细则、测试报告的能力；熟悉国家和行业有关规范、规程及检测技术标准。负责检测工作的质量监督、质量控制、内部质量考核、内部审核等计划的制定及组织工作。

3. 各专业技术负责人 具有工程师以上职称和 3 年以上专业工作经验；具有高度的事业心、责任感和钻研实干精神；能协调与其他部门的关系，调动全室人员的积极性；对本专业的国内外现状有较深入的了解，能熟练地解决本专业技术难题。具体编制技术工作方案，组织人员培训，实施技术考核计划，负责初步确认技术人员能力。

4. 检测人员 具有中专以上学历或相应专业技术职称，具有高度的事业心，工作作风严谨；熟练掌握测试分析操作技能和质量控制程序；参加检验人员培训考核合格并取得上岗证，经过技能确认。依照各种要求开展检测工作，并进行内部质量控制。

5. 质量监督员 具有大专以上学历或相应专业技术职称；具有高度的事业心、责任感和实事求是精神；熟悉检测方法和操作程序，了解每项检测工作的目的；懂得如何实施对检测操作过程的监督。负责分析工作的人员培训、质量监督、质量控制、内部质量考核、内部审核等计划的具体组织实施工作。

（三）实验室人员培训

对实验室工作人员进行必要的教育、培训，使他们具有足够的技术知识和专业经验，以满足任职资格条件的要求，并了解掌握新的检测技术与方法，保证和提高实验室的检测能力。

1. 制定培训计划 根据工作需要，由技术负责人制定切实可行的培训目标和计划。

2. 专业理论和技术知识培训 学习和掌握工作相关的专业理论知识，质量管理、标准化、计量法规、分析测试技术、误差理论、数据处理、实验室认可等技术知识。

3. 技能培训 根据不同的工作岗位进行操作技能、管理技能、沟通技巧等技能培训。新技术和专项技术结合任务，进行及时培训。

4. 职业道德教育 了解相关的法律法规和政策要求，加强职业道德、行为规范等方面的教育和学习。

5. 培训考核和效果评价 各岗位人员经专业技术的基础知识和基本技能培训后，需经考核合格，才能取得上岗资格证。对培训的结果进行评价，寻找不足，制定改进措施。

6. 保存记录 培训和考核纪录应归档保存，人员在外培训记录和资格证书复印件存入个人技术档案。

二、实验室试剂与设备管理

（一）实验室用水管理

实验室用水主要用于溶解、稀释和配制溶液等。天然水和自来水中存在很多杂质，不能直接使用，必须纯化后才能使用。由于实验要求和分析任务不同，对水的纯度要求也不同，应根据实验要求选择适当规格的实验用水。

1. 实验室用水的规格　根据《分析实验室用水规格和试验方法》（CB 6682-2008）规定，分析实验室用水分为三个等级。

（1）三级水：用于一般化学分析试验，可用蒸馏或离子交换等方法制取。

（2）二级水：可含微量的无机、有机或胶态杂质，用于无机痕量分析等试验。二级水可用多次蒸馏或离子交换等方法制取。

（3）一级水：基本上不含有溶解或胶态离子杂质及有机物，用于有严格要求的分析试验。一级水可用二级水经过石英设备蒸馏或离子交换混合床处理后，再经过 $0.2\mu m$ 微孔滤膜过滤来制取。

分析实验室用水应符合表 48-2-1 所列的技术要求。

表 48-2-1　分析实验室用水的技术要求

名称		一级	二级	三级
pH 值的范围（25℃）		①	①	5.0 ~ 7.0
电导率（25℃）（mS/m）	≤	0.01[②]	0.10[②]	0.50
可氧化物质［以（O）计］（mg/L）	<	③	0.08	0.4
吸光度（254nm，1cm 光程）	≤	0.001	0.01	—
蒸发残渣（105℃±2℃）（mg/L）	≤	③	1.0	2.0
可溶性硅［以（SiO_2）计］（mg/L）	<	0.01	0.02	—

注：①由于在一级水、二级水的纯度下，难以测定其真实的 pH 值，因此对一级水、二级水的 pH 值范围不能做出规定；②一级水、二级水的电导率须用新设备的水"在线"测定；③由于一级水的纯度下，难以测定可氧化物质和蒸发残渣，对其限量也不做规定，可用其他条件和制备方法来保证一级水的质量。

2. 实验室用水的制备方法　纯水的制备是将原水中可溶性和非可溶性杂质全部除去的水处理方法，常用的方法有蒸馏法、离子交换法、电渗析法等。

（1）蒸馏法：实验室中制取蒸馏水多用内阻加热蒸馏设备或硬质玻璃蒸馏器。蒸馏一次的水为普通蒸馏水，用来洗涤一般的玻璃器材和配制普通的实验溶液，蒸馏两次或三次的称为二次或三次蒸馏水，用于要求较高的实验。

（2）离子交换法：是利用阴、阳离子交换树脂上的 OH^- 和 H^+ 与溶液中其他阴、阳离子交换的能力制备高纯水，目前被实验室和工厂广泛使用。此法具有制备的水量大、成本低、去除离子的能力强等优点；但设备及操作较复杂，不能除去非电解质杂质，有微量树脂溶于水中。

（3）电渗析法：是在外电场作用下，利用阴、阳离子交换膜对溶液中离子的选择性透过而使溶液和溶质分离，从而达到净化水的目的。此法与离子交换法相比具有设备和管理简单，不需用酸碱再生的优点，有较大实用价值；缺点是随着水纯度的提高，水的导电率逐渐降低，因此在水的电离上耗电量大，但提高水质的效果不明显。

（4）反渗透法：通过加压使水渗透过极微小的渗透膜，而 95% ~ 99% 其他溶解和非溶解物质均无法通过渗透膜。逆渗透膜孔径仅 $0.0001\mu m$ 左右，能除去大量的不纯物质，如无机离子和多数有机化合物，微生物和病毒等，但一些更微小的粒子不能有效去除。

3. 特殊要求用水的制备

（1）无氯水：加入亚硫酸钠等还原剂将自来水中的余氯还原为氯原子，以 N-二乙基对苯二胺(N-diethyl para-phenylene diamine,DPD)检查不显色,用附有缓冲的全玻璃蒸馏器进行蒸馏制取。

(2) 无氨水:用硫酸调节水 pH 值小于 2,使水中各种形态的氨或胺最终都变成不挥发的盐类,再经全玻蒸馏器蒸馏即制得无氨纯水。注意避免实验室空气中氨的二次污染,应在无氨气的实验室中进行蒸馏。

(3) 无二氧化碳水:将蒸馏水或去离子水煮沸至少 10min(需水量大时),或使水量蒸发 10% 以上(需水量少时),加盖放冷即可制得无二氧化碳纯水。制得的无二氧化碳水应储存于一个附有碱石灰管的橡皮塞盖严的瓶中保存。

(4) 无砷水:一般蒸馏水或去离子水多能达到基本无砷的要求,应注意避免使用软质玻璃制成的蒸馏器、树脂管和储水瓶盛装。

(5) 无铅(无重金属)水:用氢型强酸性阳离子交换树脂柱处理原水,即可制得无铅(无重金属)的纯水。储水器应预先进行无铅处理。

(6) 无酚水:用氢氧化钠将水 pH 值调至大于 11,使水中酚生成不挥发的酚钠后进行蒸馏制得。

(7) 不含有机物的水:加入少量的高锰酸钾碱性溶液于水中,使水成红紫色,再以全玻璃器进行蒸馏。整个蒸馏过程中应始终保持水呈红紫色,否则应随时补加高锰酸钾。

(二) 化学试剂管理

实际分析工作中,化学试剂是必不可少的。试剂选择与用量是否恰当,将直接影响检验结果的准确性和科学性。对试剂的要求,一般应具有一定的品级规格和纯度,各种杂质成分含量的分析数据,以供选择和参考。

1. 化学试剂的分级　化学试剂的种类很多,我国化学试剂的产品标准有国家标准(GB)和专业行业标准(ZB)及企业标准(QB)三级。对于试剂质量,我国有国家标准或部颁标准,规定了各级化学试剂的纯度及杂质含量,以及标准分析法。我国生产的试剂质量分为四级(见表48-2-2),国外试剂规格有的与我国相同,有的不同,可根据标签上所列杂质的含量加以判断。

表 48-2-2　化学试剂的分级

级别	名称	英文名	标签颜色	应用范围
一级	优级纯	Guaranteed reagent,GR	绿色	精确分析和研究工作
二级	分析纯	Analytical reagent,AR	红色	一般分析和科研工作
三级	化学纯	Chemical reagent,CP	蓝色	化学实验和工业分析
四级	实验试剂	Laboratorial reagent,LR	棕色	一般化学实验

2. 化学试剂的存放　化学试剂大多数具有一定的毒性及危险性,对化学试剂加强存放管理,不仅是保证分析结果质量的需要,也是确保人民生命财产安全的需要。化学试剂的管理应根据试剂的毒性、易燃性、腐蚀性和潮解性等特点,以不同的方式妥善管理。

化验室内只宜存放少量短期内需用的试剂和药品,易燃易爆试剂应放在铁柜中保存,柜的顶部要有通风口。大量试剂应放在试剂库内,严禁在化验室内存放总量超过 20L 的瓶装易燃液体。对于一般试剂,如无机盐应有序地存放在试剂柜内,可按元素周期系类族,或按酸、碱、盐、氧化物等分类存放。存放试剂时,要注意化学试剂的存放期限,某些试剂在存放过程中会逐渐变质,甚至形成危害物。如醚类、四氢呋喃、烯烃、液状石蜡等,在见光条件下,若接触空气可形成氧化物,放置时间越久越危险。某些具有还原性的试剂,如苯三酚、四氢硼钠、维生素 C、维生素 E 以及金属铁丝、铝、镁、锌粉等易被氧化变质。因此,化学试剂必须分类隔离存放,不能混放在一起。

(三) 仪器设备管理

1. **仪器设备管理的方式和任务** 仪器设备是实验室必备的"硬件",是实验室开展工作的重要物质保障,对实验室工作质量和技术水平起着重要保证。实验室仪器设备管理是指在实验室环境下,根据一定的程序、方法和原则,对实验室仪器设备在整个寿命周期中施以计划、指导、维护、控制和监督,使之安全、有效、高质量、高效益地为实验室工作服务。

常用的仪器设备管理方式有两种。一是技术管理方式,管理的对象是仪器设备的物质变化过程,其目的是掌握仪器设备物质的运动规律,使仪器设备处于良好的技术性能状态,保证工作质量和技术水平。二是经济管理方式,管理对象是仪器设备从购置、运行直到报废的各项费用,其目的是掌握仪器设备价值运动规律,包括购置、运行、维修护理、更新等各项经费,以期花最小的投资,求得最大的经济效益。仪器设备管理应该是这两种方式的动态管理过程,是技术与经济管理的统一体。

仪器设备管理的中心任务是利用有效的管理措施使仪器设备以良好的技术状态为生产及科研服务,最大限度地发挥其投资效益,除此之外还包括:

(1) 建立健全的仪器设备管理制度。

(2) 正确选择及购置仪器设备,既要达到技术先进又要经济合理。

(3) 购进的仪器设备应尽快投入使用,并按计划进行定期保养、维修,使设备提供最大限度的可用时间。

(4) 充分合理地利用仪器设备的技术性能,提高仪器设备的使用效能。

(5) 有目的地进行技术开发。

(6) 控制仪器设备运行费用。

2. **仪器设备的技术管理** 仪器设备的技术管理包括技术资料的管理、维修和淘汰、技术改造和更新、技术鉴定。仪器设备的技术资料是指正确使用仪器设备以及考核和评价仪器设备完好程度的记录,分为原始资料和使用资料两大部分。仪器设备的修理是指仪器设备在使用过程中,由于自然和人为原因,技术状况逐渐发生变化,工作能力和使用性能降低,甚至诱发事故。为消除事故隐患,保证仪器设备正常运行,在仪器设备出现比较明显损坏或技术状况出现比较明显劣化,通过日常的维护保养不能恢复技术性能时,需要对仪器设备进行维修。仪器设备过于陈旧或损坏严重,应及时淘汰。仪器设备的技术改造和更新是把科学技术的新成果应用于现有的仪器设备,改变其技术状况,提高其技术水平,使老设备发挥新作用,这是实现仪器设备现代化的一个重要途径。仪器的检定是指查明或确认计量器具是否符合法定要求的程序,包括检查、加标记和(或)出具检定证书。检定通常是进行量值传递、保证量值准确一致的重要措施。实验室购入的新仪器,特别是对测定数据有重要影响的仪器设备,必须经过检定合格后方可使用。检定期满的仪器设备也须经再次检定合格后方能使用,检定不合格或未经检定的仪器设备不得用于出具检测数据。

3. **仪器设备的使用管理** 仪器设备的价值、用途、精度及技术状况各有不同,在使用时要从仪器设备的实际情况出发合理安排任务,做到仪器设备的合理使用与充分利用,避免大机小用、精机粗用,不合理地使用仪器设备。应根据国家有关的法律、法规和政策,建立健全适合本单位仪器设备管理的各项规章制度,明确职责,使仪器设备的管理工作制度化、规范化。仪器设备管理的规章制度包括购置审批制度、采购管理制度、验收管理制度、操作使用管理制度、维修保养工作制度、报损报废制度、调剂管理制度、事故处理制度和计量管理制度等。

三、实验室环境与档案管理

(一)实验室环境管理

1. 实验室环境条件控制标准　实验室环境条件不应影响检测结果的有效性和所要求的准确度,环境条件要求和控制的依据是检测/校准方法及所配置的仪器设备使用所要求的环境。

(1)实验室应该根据检测/校准方法及所配置的仪器设备使用要求,针对温度、湿度、尘埃、噪声、照度、振动、室内气压、换气率、电压稳定度、电磁干扰等各项环境因素,建立表48-2-3 所示的环境条件要求。

表 48-2-3　美国仪表学会 RP-52 中对次级标准实验室环境条件的建议

环境参数	美国仪表学会建议的值	适用测量区域	备注
湿度	$(20\pm1℃)$	长度	
	$(23\pm2℃)$	电量及其他物理量	
相对湿度	<45%	长度、光学,电量及其他物理量	
	20%~55%		
含尘量	粒径>1.0μm,浓度<$7\times10^6/m^3$	长度、光学	
	粒径>0.5μm,浓度<$4\times10^7/m^3$	电量及其他物理量	
噪声	≤67dB(A)	全部	
照度	≥800lx	全部	
振动	5~6μm(0.1~30Hz)	长度、质量	
	0.001g(3~200Hz)		
室内气压	>10kPa	全部	
换气率	≥10 次/h	全部	
电压稳定率	±1%	全部	空载或满载
谐波失真率	±5%	全部	
电磁杂讯	≤100μV/m	电量、湿度	30Hz~1GHz
接地电阻	系统接地电阻≤5Ω	全部	
	设备接地电阻≤2Ω		

(2)根据检测/校准方法的规定,确定样品室的环境条件要求,如食品中微生物检验样品需要在低温条件下保存。

(3)当需要在实验室外部现场进行检测/校准时,特别应注意需满足的环境条件,如空气采样时要注意大气压力和湿度的要求。

2. 实验室"5S"管理"5S"是整理(Seiri)、整顿(Seiton)、清扫(Seiso)、清洁(Seiketsu)、素养(Shitsuke)日文的罗马拼法的第一个字母的组合。通过"5S"管理能有效地利用实验室空间、减少寻找时间、提升仪器设备性能、提高工作效率、养成良好的工作习惯、降低资源消耗、进而增加顾客信心。实验室"5S"管理的具体规范要求见表48-2-4。

表 48-2-4　实验室"5S"管理规范表

序号	项目	规范内容
1	整理	1. 把有用的和无用的物品分开 2. 把永远不用及不能用的物品清理掉 3. 把一个月以上不用的物品放置在指定的位置 4. 把一周内要用的物品放置在近工作区,摆放好 　　把2日内要用的物品放到容易取到的位置
2	整顿	1. 工作区、物品放置区、通道位置进行规划并设明显标识 2. 物品应分类整齐摆放并设明显标识 3. 通道畅通,无物品占用通道 4. 工具设备等摆放整齐,工作台面摆放整齐 　　工具柜/箱内物品分类摆放整齐
3	清扫	1. 地面、墙上、门窗打扫干净 2. 工作台面清扫干净 3. 工具柜/箱管道无积尘 4. 工具、设备、仪器等清理干净 　　一些污染源、噪声设备要进行预防
4	清洁	1. 每天上下班花5~10分钟做好"5S"工作 2. 经常性自我检查、互相检查 3. 整理、整顿、清扫工作保持好 4. 用"5S"观念指导作业,把工作做精做细,负责到人 　　对不符合的情况及时纠正
5	素养	1. 员工戴工作牌、穿工作服整洁得体、仪容大方 2. 言谈举止文明,对人热情大方 3. 工作精神饱满 4. 有团队精神,互帮互助,积极参加"5S"活动 　　时间观念强

(二) 实验室档案管理

实验室档案管理包括各种文件资料的整理、登记、分类、编号、存档等工作,目的是使档案更有效、更科学地为实验室运行和发展服务。

1. 实验室档案资料的要求

(1) 准确性:每一项档案都必须有准确无误的原始数据和资料,真实记录当时实验室活动的实际情况。

(2) 完整性:应尽可能全面收集、整理与实验室活动有关的原始记录、数据和文件资料,以便完整积累实验室活动信息。

（3）连续性：从事实验室档案工作要持之以恒，坚持长期对实验室活动资料进行跟踪搜集，随时掌握实验室工作的实际情况，不断积累、整理。

（4）明确性：归档的案卷必须填写案卷目录，每个案卷组成后应写明案卷内图纸和文件材料的页数。

2. 实验室档案的分类 实验室档案分类是实验室档案管理的重要手段，它标志着实验室档案管理进入了科学、有序状态。档案可分为：

（1）检测类：原始记录、检测报告、样品管理和检测管理等文件。

（2）仪器设备类：仪器设备的基本信息、仪器设备管理、量值溯源和测试系统比对等文件。

（3）管理类：质量手册、程序文件、质量体系内审和外审文件、管理评审文件、安全保密管理文件、实验室委托合同、人事管理和人员培训文件、采购管理和办公管理文件等。

（4）电子文件：经过编辑过的下载的情报文件、检测类文档、仪表设备类文档、管理类文档、实验室测控软件和管理软件等。

3. 实验室档案的管理 实验室档案管理包括检测业务、质量体系、人员技术、仪器设备档案的管理。检测业务档案管理要求实验室建立完善的记录制度，所有原始检测记录、计算和导出数据、记录和报告副本等均应归档，以保证整个实验能够再现。规定适当的档案保存期限，妥善保管。质量体系档案管理是指质量管理部门对内部审核、管理评审、投诉处理、不符合报告和纠正措施、预防措施、质量控制的档案进行标识、收集、编目、存档、借阅、维护、清理等环节进行控制。人员技术档案管理要求应及时、准确地做好人员技术档案的管理、分类、登记、归档工作。技术人员的技术档案包括简历、毕业证书、资格证书、技能培训或考试的成绩、获奖证明、科研论文、总结报告等各种能说明资历和学术水平的材料。仪器设备档案管理要求建立检测所需仪器设备档案，包括名称、型号、生产厂家、购置合同、说明书、合格证、所有校准报告和证书、使用记录、保养维修记录和停用记录等。

四、实验室认可与能力验证

（一）实验室认可

1. 实验室认可概念 实验室认可是正式表明检测/校准实验室具备实施特定类型检测/校准工作能力的第三方证明，或是实验室认可机构对实验室有能力进行规定的检测/校准工作所给予的一种正式承认。通过实验室认可能够为客户识别、选择满足自身需要和准确可靠的检测/校准机构提供参考依据。为了证明实验室的技术和管理能力，保证实验室检测或校准工作的科学性、公正性、准确性和可靠性，获取社会各界的认可、国际双边和多边承认，必须建立完善的实验室质量管理体系，规范各项技术和管理程序，并通过实验室认可。

中国合格评定国家认可委员会（China national accreditation service for conformity assessment，CNAS）是根据《中华人民共和国认证认可条例》的规定，由国家认证认可监督管理委员批准设立并授权的唯一国家认可机构，统一负责实施对认证机构、实验室和检查机构等相关机构的认可工作。该委员会宗旨是推进合格评定机构按照有关的标准和规范等要求加强建设，促进合格评定机构以公正的行为、科学的手段、准确的结果有效的为社会服务。

2. 实验室认可的目的

（1）向社会各界证明获准认可实验室（主要是提供校准、检验和测试服务的实验室）的体系和技术能力能够满足用户的需要，为社会各方提供可靠、有效的检测/校准数据。

（2）促进实验室提高内部管理水平、技术能力、服务质量和服务水平,减少可能出现的质量风险和实验室责任,使其能公正、可许和准确地为社会提供高信誉的服务,提高实验室社会信任度,减少和消除实验室用户(第二方)对实验室进行的重复评审或认可。

（3）通过国与国之间的实验室认可机构签订相互承认协议(双边或多边互认)来达到对认可的实验室出具证书或报告的相互承认,以此减少重复检验,消除贸易技术壁垒,促进国际贸易的发展。

3. 实验室认可程序 实验室认可本着非歧视性原则,即无论实验室规模大小、检验项目的多少都可以申请,在专业咨询机构指导下,按照 ISO/IEC(国际标准化组织/国际电工委员会)17025《检测和校准实验室能力的通用要求》和相关认可原则建立并运行质量管理体系 6 个月以上,并且体系运行符合认可要求,方能够通过评审,取得认可证书。实验室认可分申请、受理、评审、推荐、上报、批准六个阶段。

（1）申请认可阶段:包括实验室了解、掌握情况,索取有关文件,提交国家实验室认可委员会申请资料及缴纳申请费等具体事宜。

（2）受理阶段:国家实验室认可委员会在收到上报材料后,通常情况下三个月后受理安排评审计划,遇评审任务高峰期可能后延。

（3）评审阶段:国家实验室认可委员会选派评审员/技术专家,对文件资料进行初审,评审组进驻现场,现场评审,评审定论等工作。

（4）推荐阶段:经评审组审查虽存在一般不合格项,经实验室整改可定为推荐通过,即现场宣布审查推荐通过,准许实验室将不合格项进行整改,上报待查验评议。

（5）资料上报阶段:实验室对现场评审组提出的不符合项进行整改,经组长确认、国家实验室认可委员会评审处审查,计委会评论审议。

（6）批准发证阶段:若实验室上报整改资料通过上述四个环节审议后,转交实验室认可委员会评审处排队制作认可证书及认可项目参数附表,经国家实验室认可委员会秘书长签批后,实验室即可获得认可证书。

（二）能力验证

能力验证是指利用实验室间比对确定实验室的检测能力,又称"水平测试"。实验室间比对是按照预先规定的方法,由两个或多个实验室对相同或类似检测物品进行检测,再由认可机构对检测结果组织评价。

评价实验室检测/校准的能力一般有两种方式,一是认可机构如 CNAS 派出评审员,依据 ISO/IEC 17025 对检测/校准实验室进行文件和现场评审,依据 ISO 15189 对医学实验室进行文件和现场评审,确定其是否建立了完善的、文件化的管理体系,是否有效运转且适宜性好;二是通过能力验证活动评价实验室能力,二者结合相互补充。

1. 能力验证的意义 能力验证是判定实验检测/校准能力的重要手段。通过参加能力验证,实验室可以找出与其他实验室的差距,认识本身存在的问题,有利于实验室能力的保持和提高;实验室技术管理部门发现实验室存在的专业性技术问题,不断提高对行业实验室的管理水平。能力验证也是实验室认可机构评价实验室能力的一项重要方式,是授予认可的重要依据。

2. 能力验证的组成 能力验证是指所有的有关能力验证的工作,即是一项"活动",包括能力验证计划、实验室间比对计划和测量审核。它们互为补充,从而确保能力验证能够满足亚太实验室认可合作组织相互承认协议(Asia Pacific laboratory accreditation cooperation or-

ganization mutual recognition agreement, APLAC-MRA）的相关要求。

能力验证计划是能力验证活动最重要的内容，即为确定实验室在某特定领域的检测/校准能力而设计和运作的具体计划，往往是由认可机构或其授权或认可的机构来进行组织和运作。实验室间比对计划是指由其他机构组织和运作的实验室间比对项目，是 CNAS 能力验证计划的重要补充。测量审核是指实验室对被测物品进行检测，将检测结果与参考值进行比较的活动。

第三节 分析方法质量控制

实验室对样品进行检验分析，常常采用以条文形式规定下来的分析方法。为保证分析检验结果的准确性和科学性，推荐使用标准分析方法和标准物质。

一、标准分析方法

（一）标准分析方法概念
一项指标的测定往往有多种分析方法可供选择，这些方法的灵敏度和准确度不同，对仪器和技术操作的要求不同，干扰因素不同，甚至其结果的表示含义也不尽相同。当采用不同方法测定同一指标时就会产生结果不可比的问题，因此分析方法的标准化是非常必要的。

标准分析方法是经过实验确定了精密度和准确度，并由公认的权威机构颁布的方法，是经过系统的研究，确切而清晰地描述了准确测量特定化学成分所必需的条件和过程的方法。标准分析方法不同于一般的分析方法，它是一项文件，是政府权威机构对某项分析所做的统一规定的技术准则和各方面共同遵守的技术依据。

标准分析方法要求同一实验室的不同检测人员，不同实验室的检测人员分析检测同一样品时得出的结果具有良好的重复性和可比性，因此标准分析方法要求用规范化的术语和准确的文字描述，并对实验条件、分析结果的计算和表达方式、精密度、不确定度和检测限等都要有明确的规定。

（二）标准分析方法特点
标准分析方法是一种成熟稳定的分析方法，即测量过程中的微小变化不会对测量结果产生较大的影响。若测量结果出现较大的变化，应有适当的预防措施或发出警告，在制定标准分析方法过程中应努力消除或减少结果的偏倚。

标准方法的准确度和精密度需能满足评价其他方法准确度和给一级标准物质赋值的要求。从技术层面上讲，标准方法不一定是最先进的方法，准确度也可能不是最好的方法，但在现有条件下简便易行、具有一定的可靠性，成熟、经济实用。

发展一种标准方法需要经过较长的过程，需要花费大量的人力、物力，在充分试验的基础上推广试用后才可能成为标准方法。现代化的仪器分析较化学分析更复杂，研究仪器分析的标准方法需要更大的投资和更长的时间，需多个实验室共同合作才能完成。

二、选择分析方法原则

方法是分析测试的核心，每种分析方法各有其特性和适用范围，不适宜的方法往往导致错误的结果。选择分析方法的首要原则是优先使用标准方法，如无标准方法时可使用经验证和审批的非标准方法。标准方法包括国际或地区性国际标准方法、国家标准方法、行业标准方法,非标准方法包括权威技术组织制定的经过验证的方法、实验室验证的在有关科技文献和期刊上发表的方法、实验室自行研制的方法、客户要求的方法等。

1. 权威性　有标准分析方法时,优先选用标准方法。使用非标准方法时,必须与委托方协商一致,制定详细有效的方法文件,并提供给委托方。

2. 灵敏性　满足准确定量的要求,方法的检出限至少要低于要求标准值的 1/3,并力求低于标准值的 1/10,以准确判断是否超标。

3. 稳定性　能够较好地保证分析结果的重复性、再现性,并对各种试样都能得到相近的准确度和精密度。

4. 选择性　选择性强,干扰少,可通过适当的掩蔽剂或预分离的方法消除干扰,以增强方法的适用性。

5. 实用性　操作方法简便、快速,使用的试剂和仪器易得,尽可能采用国内外的新技术和新方法。

三、分析方法评价

一种优良的分析方法,必须具有较好的准确性、可靠性与适用性。要达到准确测量的目的,还应熟练地运用并严格控制测定条件,按下列几方面对分析方法进行评价。

(一) 准确度

准确度(accuracy)是测定值与真实值之间相符的程度,是反映分析方法或测量系统存在系统误差和随机误差的综合指标,决定着分析结果的科学性。任何检测都会有误差,误差存在于检测工作的全过程。

误差分为系统误差、随机误差和过失误差。系统误差是指测量值的总体均值与真值之间的差别,又称可测误差,是由测量过程中某些恒定因素造成的,在一定测量条件下,系统误差会重复地表现出来。随机误差是指由于各种因素偶然变动而引起的单次测定值对平均值的偏离,又称不可测误差,是由影响测量结果的许多不可控制或未加控制因素的微小波动引起的,以不可预定方式变化。过失误差是指超出规定条件下预期的误差,是一种显然与事实不符的误差,过失误差没有一定规律可循,含有过失误差的测定值会明显地歪曲客观现象,测量数据常常表现为离群。

在多数情况下,化学量的测量是非常复杂的,误差来源多,准确度很难直接进行测定。通常采用标准物质、经实践证明是可靠的和公认的标准方法、加标回收率来验证方法的准确度。

1. 用标准物质验证方法的准确度　标准物质化学成分种类与浓度范围要与方法相适应,标准物质的基体尽可能与被测样品相同或相近,标准物质的物理状态、甚至表面状态要满足方法的要求。在测量方法处于正常使用条件和正确操作下,如同测定实际样品一样测定标准物质。如果标准物质的测定结果与标准物质证书上所给的标准值一致,则表明被验证的检测方法无明显的系统误差存在,可用随机误差的不确定度近似地表达测量方法的准确度;如果测量结果与证书上的给定值不一致,则应寻找原因,设法解决。

2. 用标准方法验证方法的准确度　在没有适当标准物质时,可用公认可靠的标准方法和被验证的方法测定相同的几个浓度水平的样品,若测得结果一致,证明被验证的方法不存在明显的系统误差。

3. 用加标回收率验证方法的准确度　在样品中加入一定量的被测物的标准品,测定其回收率,这是实验室常用的,也是比较方便的确定准确度的方法。

(二) 精密度

精密度(precision)指对同一样品进行多次平行测定时,其分析结果间的分散程度,反映分析方法和测定系统存在的随机误差的大小,常用重复性(repeatability)和再现性(reproducibility)表示不同情况下分析结果的精密度。重复性是指同一实验室内,分析人员、分析设备和分析时间中至少有一项不相同时,用同一分析方法对同一样品进行的多次测定结果之间的符合程度;再现性是指在不同条件下(实验室、分析人员、分析仪器、分析时间),用同一分析方法对同一样品进行的多次测定结果之间的符合程度。

精密度的好坏与样品中待测组分含量的多少、被测样品是否均匀、分析人员的技术水平、实验室环境和平行测定样品次数等因素有关。精密度常用绝对偏差、相对偏差、平均偏差、相对平均偏差、标准差和相对标准差来表示。

要使分析结果的准确度令人满意,必须确保测量数据的精密度在允许的误差范围之内。只有消除或控制了分析方法或测量系统中的系统误差,同时,严格控制分析过程中的随机误差,这样才能使测定结果的精密度与准确度都达到检测分析的要求。

(三) 灵敏度

灵敏度(sensitivity)指该方法对待测物质的单位浓度或单位量的变化所引起的响应值变化的程度,常用工作曲线的斜率来表示,斜率越大,方法的灵敏度越高。一种方法的灵敏度可因实验条件变化而改变,在一定条件下,灵敏度具有相对的稳定性。灵敏度的稳定性不但影响测定方法的精密度,而且还会引起工作曲线斜率的变化,产生测定的系统误差。只有当灵敏度固定不变时,响应值才与被测样品含量有定量关系。通过严格控制测定条件,使灵敏度变化减小到可接受的程度。一般而言,高灵敏度的分析方法其精密度也高。

(四) 检测限

检测限是在一定置信水平下,能检出被测组分的最小含量(或浓度)。此最小含量产生的响应值能与空白值或仪器噪声区分开,通常把相当于10倍空白的标准偏差相对应的浓度定为方法的定量检测下限。检测限有三种常用表示方式。

1. 仪器检测下限　可检测仪器的最小讯号,通常用信噪比来表示,当信号与噪声比≥3时,产生此信号强度的样品浓度为仪器检测下限。

2. 方法检测下限　某方法可检测出的最低浓度,通常用低浓度工作曲线外推法求得方法的检测下限。

3. 样品检测下限　相对于空白值可检测的最小样品含量,其信号等于测量空白溶液信号标准偏差3倍时的浓度为样品检测下限。

检测下限是选择分析方法的重要依据。样品检测下限不仅与方法检测下限有关,而且与空白样品中空白含量以及空白波动有关。当空白含量为零时,样品检测下限等于方法检测下限;但空白含量往往不等于零,空白大小常受环境对样品的污染、试剂纯度、水质纯度、容器质地和实验操作等因素的影响。因此,由外推法求得的方法检测下限可能很低,但由于空白含量和空白波动的存在,往往使样品检测下限比方法检测下限大得多,故样品检测下限更为有用,更符合实际。

(五) 线性范围

线性范围是指检测响应值与样品浓度呈线性关系的范围,通常把相当于10倍空白的标准偏差相对应的浓度定为方法的线性范围下限,工作曲线弯曲处作为方法线性范围上限。

好的分析方法要有宽的线性范围,有的分析方法线性范围只有一个数量级,有的分析方法线性范围可达 5~6 个数量级,同一分析方法可用常量、微量甚至痕量的物质分析。

（六）基体效应

基体是指分析试样中的主体组分,基体对欲测组分的影响称为基体效应。常用的工作曲线测量法只在基体效应小至不影响测量结果的情况下应用,如果基体效应对测定结果影响不太大时,可采用标准加入测量法来消除基体效应;若基体效应对结果影响较大时,必须用预先分离基体的测量方法。

综上所述,一种理想的分析方法,应具有准确度好、精密度高、灵敏度高、检测限低、分析空白低、线性范围宽、基体效应小的特点,但其未必是一种实用方法,在实际应用中还要求方法的适用性强、操作简便、易掌握,消耗费用低等。

四、标准物质及其应用

标准物质是测量物质成分或特性的一种计量标准,是进行质量管理、质量保证、技术仲裁等不可缺少的重要条件之一,具有复现、保存和传递量值的基本作用。我国的标准物质是由国家标准计量主管部门批准、颁布并授权生产的,可以是纯的或混合的气体、液体或固体。

《国际标准化组织指南》将标准物质(reference material,RM)定义为具有一种或多种足够均匀并已确定其特性的物质,用以校准设备、评价测量方法或给材料赋值的材料或物质。认证标准物质(certified reference mater,CRM)定义为具有证书的标准物质,其一种或多种特性量值由能溯源于准确体现所表示特性量值单位的程序保证,而且每个标准值都附有给定的置信水平的不确定度。

溯源性(traceability)是指任何一个测量结果或测量标准的量值,都能通过一条具有规定不确定度的连续比较链,与规定的参考基准(国家测量基准或国际测量基准)联系起来的特性。分析工作中使用权威方法或标准方法测定标准物质,当标准物质测量结果的误差在其允许误差范围之内时,表明测量结果可靠,分析结果具有良好的溯源性。

（一）标准物质分类

1. 国际理论与应用化学联合会(IUPAC)分类方法。

（1）相对原子量标准的参比物质(reference of atomic weight standard)

（2）基准标准物质(ultimate standard)

（3）一级标准物质(primary standard)

（4）工作标准物质(working standard)

（5）二级标准物质(secondary standard)

（6）标准参考物质(standard reference material)

2. 我国将标准物质分为一级和二级,符合有证标准物质的定义。

（1）一级标准物质(primary reference material):代号 GBW,具有均匀、稳定、定值准确度高等特点,由国家技术监督局批准并授权生产,主要用于评价标准方法、作仲裁分析的标准,为二级标准物质定值,是量值传递的依据。

（2）二级标准物质(secondary reference material):代号 GBWCE,量值的均匀、稳定和准确度满足日常分析检测的需要,可作为工作标准直接使用,由国家技术监督局授权有关部门审查,计量行政部门批准生产。

一级标准物质与二级标准物质主要特点的比较见表48-3-1

表48-3-1　一级标准物质与二级标准物质的比较

	一级标准物质	二级标准物质
生产者	国家计量机构或由国家计量主管部门确认的机构	工业主管部门确定的机构
特性量值的计量方法和定值途径	1. 定义法计量定值 2. 用两种以上原理不同的准确、可靠的方法计量定值 3. 多个实验室用准确、可靠的方法协定计量定值	1. 用两种以上原理不同的准确可靠的方法计量定值 2. 多个实验室用准确可靠的方法协定计量定值 3. 用精密计量法与一级标准物质直接比较计量定值
准确度	根据使用要求和经济原则,尽可能达到较高准确度,至少比使用要求的准确度高3倍以上	高于现场使用要求的3倍到10倍
均匀性	取决于使用要求	取决于使用要求
稳定性	越长越好,至少一年	要求略低,如果鉴定后马上使用可短至几个月或几周
主要用途	1. 计量器具的校准 2. 标准计量方法的研究和评价 3. 二级标准物质的鉴定 4. 高准确度计量的现场应用	1. 计量器具的校准 2. 现场计量方法的研究和评价 3. 日常分析、计量的质量控制(现场应用)

（二）标准物质基本要求

标准物质以特性量值的稳定性、均匀性和准确性为其主要特征。

1. 稳定性　指标准物质在规定的时间和环境条件下,其特性量值保持在规定范围内的能力。物质的稳定性是有条件的、相对的,受物理、化学、生物等因素的影响。稳定性一般表现为固体物质不风化、不分解、不氧化;液体物质不产生沉淀、不发霉;气体和液体物质对容器内壁不腐蚀、不吸附等。

2. 均匀性　是物质的一种或几种特性具有相同组分或相同结构的状态。实际包括物质本身的特性和所用计量方法的某些参数,通常标准物质证书中都给出均匀性检验的最小取样量。

3. 准确性　指标准物质具有准确计量值或严格定义的标准值,可作为统一量值的一种计量标准。通常在标准物质证书中同时给出标准值及其计量不确定度,当标准值是约定真值时,则还给出使用该标准物质作为"校准物"时的计量方法规范。

（三）标准物质用途

1. 验证、评价、鉴定新技术和新方法　国际上对新技术、新方法的准确度、精密度的评价常用标准物质,仪器设备的性能,如线性、稳定性、灵敏度等的检验也采用标准物质。

2. 用作校正物　仪器分析几乎全采用相对定量法,一般可用标准物质校准仪器。如pH计的刻度值用pH标准物质来确定,温度计温标用固定温度点的标准物质来校正,分光光度计波长用氧化镨钕玻璃滤光器校正,红外光谱仪波长及分辨率用聚苯乙烯薄膜标准物来检查等。

3. 用作确定物质特性量值的工作标准　利用国家一级标准物质来制备与校准二级标准物质,用后者作为常规分析的标准物。

4. 用于实验室内部的质量保证　用标准物质作质量控制图,长期监视测量过程是否处于控制之中,以提高实验室的分析质量。

5. 用于实验室之间的质量保证　通过标准物质的准确度传递系统和追溯系统,可以实现国际同行间、国内同行间以及实验室间数据的可比性和时间上的一致性。

(四) 标准物质使用与管理

1. 标准物质应统一采购,采购时考虑使用的要求,如量值范围、基体组成和标准值的不确定度等。

2. 建立标准物质总账,并实行领用登记制度。标准物质总账包括名称、组成、供应商、批号、购入日期、有效日期、证书号、验收情况或结论、存放地点等信息。

3. 标准物质按证书或有关的储藏条件要求进行安全处置,指定专人保管,设专门存放区域。存放区域要标识明显,并有防污染措施,以确保标准物质处于标准状态,维持其有效性。

4. 使用国家或有关部门正式批准的有证标准物质,以便能溯源到国家基准、国家测量基准或国家标准物质基准。对于使用未经正式批准的标准物质,必须经过分析、比对验证,证明符合要求方能使用。

5. 标准溶液的量值必须按规定的方法测试、核定、比对确定,能溯源到国家基准;无法溯源到国家基准的,要按标准测试的数据证明满足要求时方能使用;标准溶液的配制、定值、保管按有关规定执行。

6. 标准物质已过有效期或在有效期内但已出现异常,经测试分析确认已发生变化,由管理人员填写标准物质报废申请,经审批后及时处理。

7. 剧毒化学品的标准物质及标准溶液应按剧毒化学品的管理规定进行管理,对其使用进行跟踪记录。

第四节　数据处理的质量控制

实际分析中,准确无误的真值常常不容易得到,试样的测定总是存在一定程度的误差,使定量分析的结果带有不确定度,因此需要对实验数据进行分析,判断其最可能值及可靠性。

一、基本概念

(一) 真值

在某一时刻、某一位置或状态下,某量的效应体现出的客观值或实际值称为真值(x_t),真值分为理论真值、约定真值和相对真值三种。

1. 理论真值　由理论推导或验证所得到的数值即为理论真值。

2. 约定真值　由国际计量大会定义的国际单位制所定义的真值称为约定真值,包括基本单位、辅助单位和导出单位。

3. 相对真值　标准器(包括标准物质)给出的数值为相对真值。高一级标准器的误差为低一级标准器或普通计量仪器误差的 1/5（或 1/20～1/3）时，即可认为前者给出的数值对后者是相对真值。

（二）误差

分析检测过程中，即使同一实验室，同一检测人员，使用相同的方法和器皿，对同一试样进行多次分析测试，其测量结果也不可能完全一致，而是在一定范围内波动。也就是说在分析过程中，由于主客观条件限制，使得测量值存在一定误差。测量值与真值之间的差值即为误差，误差一般用绝对误差和相对误差来表示。

1. 绝对误差（absolute error，E）　是测量值（x）与真值（$\bar{x}$）之差，即 $E=x-x_t$。

2. 相对误差（relative error，RE）　是绝对误差与真值之比，常以百分数表示，即 $RE=\dfrac{x-x_t}{x_t}\times 100\%$。

测量结果与真值差值的绝对值越小，误差越小，表示测量结果与真值越接近，准确度越高；相反，误差越大，准确度越低。绝对误差和相对误差都有正值和负值，当测量结果大于真值时，误差为正值表示测量结果偏高；相反，误差为负值表示测量结果偏低。由于相对误差能反映误差在真值中所占比例，所以常用相对误差来比较各种情况下测定结果的准确度。

（三）偏差

实际分析检测过程中，往往并不知道真值，一般是取多次平行测定结果的算术平均值来表示分析结果。单一测量值（x）与多次测量值的均值（$\bar{x}$）之间的差值叫偏差，以 d_i 表示。偏差的大小可衡量测量结果的精密度，偏差越小，精密度越高；相反则越低。偏差分为绝对偏差、相对偏差、平均偏差、相对平均偏差和标准偏差等。

1. 绝对偏差（absolute deviation，d_i）　是测定值与多次测量值的均值之差，即 $d_i=x_i-\bar{x}$。

2. 相对偏差（relative deviation，Rd_i）　是绝对偏差与多次测量值的均值之比，即 $Rd_i=\dfrac{d}{x}\times 100\%$。

3. 平均偏差（average deviation，$\bar{d}$）　是各测量值绝对偏差绝对值的平均值，即 $\bar{d}=\dfrac{1}{n}\sum\limits_{i=1}^{n}|d_i|=\dfrac{1}{n}(|d_1|+|d_2|+\cdots+|d_n|)$。平均偏差没有正负号。

4. 相对平均偏差（relative average deviation，$R\bar{d}$）　测量值的平均偏差与多次测量值的均值之比，即 $R\bar{d}=\dfrac{\bar{d}}{x}\times 100\%$。

平均偏差有时不能很好地表征测量结果的精密度，在统计处理大量数据时常用标准偏差来衡量精密度。

5. 标准偏差（standard deviation，SD 或 s）　在实际测量时，测量次数往往有限，总体均值一般不知道，所以一般用样本的标准偏差来衡量数据的分散程度。

$$s=\sqrt{\dfrac{1}{n-1}S}=\sqrt{\dfrac{1}{n-1}\sum_{i=1}^{n}(x_i-\bar{x})^2}$$

$$=\sqrt{\dfrac{\sum x_i^2-\dfrac{(\sum x_i)^2}{n}}{n-1}}$$

其中,$n-1$ 是自由度。

6. 相对标准偏差(relative standard deviation,RSD) 又称变异系数(CV),是样本标准偏差在样本均值中所占的百分数,即 $CV=\dfrac{s}{\bar{x}}\times100\%$。

（四） 极差

极差为一组测量值内最大值与最小值之差,表示误差的范围,以 R 表示,即 $R=x_{max}-x_{min}$。

（五） 总体和个体

研究对象的全体称为总体,其中的某个单位称为个体。

（六） 样本和样本容量

总体中的一部分称为样本,样本中含有个体的数量称为此样本容量,记作 n。

（七） 平均数

平均数代表一组测量值的平均水平,样本测量中大多数测量值都接近平均数。最常用的平均数(简称均数)是算术均数和几何均数。

1. 算数均数($\bar{x}$)简称均数,是最常用的平均数。

$$样本均数：\quad \bar{x}=\frac{\sum x_i}{n}$$

$$总体均数：\quad \mu=\frac{\sum x_i}{n} \qquad n\rightarrow\infty$$

2. 几何均数 当变量呈等比关系或呈对数正态分布(或近似对数正态分布)时,常需用几何均数。

$$\bar{x}_g=(x_1 x_2\cdots x_n)^{\frac{1}{n}}=\lg^{-1}\left(\frac{\sum\lg x_i}{n}\right)$$

二、有效数字及数字修约规则

（一） 有效数字

有效数字(significant digits)是指在分析测试中实际能测量到的有实际意义的数字,在记录实验结果或进行数据处理时究竟应该保留几位数字,是由分析测试方法和仪器的准确度来确定的,不能任意地增加或减少数字的位数。因此,有效数字是由全部准确数字和最后一位(只能是一位)不确定数字组成,它们共同决定了有效数字的位数。

数字"0"可以是有效数字,也可以不是有效数字,这要由它在数字中的位置来确定,如 208、30.1、2.0310,所有的"0"均为有效数字;而 0.00680g,其中前面 3 个"0"均为非有效数字,有效数字只有 3 位,它只与所取单位有关,与数字的准确无关。

有效数字与通常数学上一般数字的概念是不同的。一般数字仅反映数值的大小,而有效数字不仅反映测量数值大小,还反映一个测量数值的准确程度。在测定准确度允许的范围内,数据中的有效数字位数越多,则测定的准确度越高。

（二） 数字修约规则

分析测试过程中,由于各种仪器或量器的准确度不同,数据的有效数字位数也不尽相同。对这些数据进行处理前,必须按统一规则确定一致的位数,再舍去某些数据后面多余的数字,这个过程称为"数字的修约"。有效数字的修约规则是"四舍六入五考虑,五后非零则

进一、五后皆零视奇偶,五前为偶应舍去,五前为奇则进一"。例如,将下列测量值修约为保留一位小数,结果如下:

修约前	8.242	8.361	8.1502	8.3500	8.4500	8.0500
修约后	8.2	8.4	8.2	8.4	8.4	8.0

数字修约时,只允许对原测量值一次修约到所需的位数,不能分次修约,如将 8.546 修约到二位有效数字时,应该为 8.5,不可以先修约为 8.55,再修约为 8.6。

(三)有效数字的运算原则

1. 加减运算时,计算结果应以小数点后位数最少数据的有效数字位数为准。
2. 乘除运算时,计算结果应与有效数字位数最少的数据保持一致。
3. 乘方和开方运算时,原数据有几位有效数字,计算结果就保留几位有效数字。
4. 对数和反对数运算时,对数尾数的有效数字应与真数的有效数字的位数相同。

三、可疑数据取舍

对于一次测量数据常常会遇到一些问题,如一组分析数据,有个别值与其他数据相差较大;多组分析数据,有个别组数据的平均值与其他组的平均值相差较大,把这种与其他数据有明显差别的数据称为可疑数据。数据处理时必须剔除可疑数据,以使测定结果更符合客观实际。

正常数据也有一定的分散性,如果人为地删去一些误差较大但并非离群的测量数据,由此得到精确度很高的测量结果并不符合客观实际。因此对于这种数据,既不能轻易保留,也不能随意舍弃,常用以下两种判别方法进行检验。

(一)Q 检验法(Dixon 检验法)

Q 检验法适用于一组测量值的一致性检验和剔除离群值,本法中对最小可疑值和最大可疑值进行检验的公式因样本容量(n)不同而异,检验方法如下。

1. 将测定结果从小到大顺序排列,x_1、x_2、x_3…x_n,其中 x_1 和 x_n 分别为最小可疑值和最大可疑值。

2. 根据测定次数 n 计算 Q 值,计算公式见表48-4-1。

3. 根据给定的显著性水平(α)和样本容量(n),在表43-4-1 中查得临界值 Q_G。

4. 将计算值 Q 与临界值 Q_G 比较,若 $Q \leq Q_{0.05}$,则可疑值为正常值,应保留;若 $Q_{0.05} < Q \leq Q_{0.01}$,则可疑值为偏离值,可以保留;若 $Q > Q_{0.01}$,则可疑值为离群值,应予剔除。

此检验法一次只能检验一个最大或最小可疑数据,是一个简便且适用于小样本量测量的检验方法。

表48-4-1 Q 检验的统计量计算公式和临界值

统计量	n	显著性水平 α		统计量	n	显著性水平 α	
		0.05	0.01			0.05	0.01
$Q = \dfrac{x_n - x_{n-1}}{x_n - x_1}$(检验 x_n)	3	0.99	0.94	$Q = \dfrac{x_n - x_{n-2}}{x_n - x_3}$(检验 x_n)	14	0.64	0.55
	4	0.89	0.77		15	0.62	0.53
	5	0.78	0.64		16	0.60	0.51
$Q = \dfrac{x_2 - x_1}{x_n - x_1}$(检验 x_1)	6	0.70	0.56		17	0.58	0.49
	7	0.54	0.51		18	0.56	0.48

统计量	n	显著性水平 α 0.05	显著性水平 α 0.01	统计量	n	显著性水平 α 0.05	显著性水平 α 0.01
$Q=\dfrac{x_2-x_1}{x_{n-1}-x_1}$（检验 x_2）	8	0.68	0.35		19	0.55	0.46
	9	0.64	0.51	$Q=\dfrac{x_3-x_1}{x_{n-2}-x_1}$（检验 x_3）	20	0.54	0.45
$Q=\dfrac{x_n-x_{n-1}}{x_n-x_1}$（检验 x_n）	10	0.60	0.48		21	0.52	0.44
					22	0.51	0.43
$Q=\dfrac{x_n-x_{n-2}}{x_n-x_2}$（检验 x_n）	11	0.68	0.58		23	0.51	0.42
	12	0.64	0.55		24	0.50	0.41
$Q=\dfrac{x_3-x_1}{x_{n-1}-x_1}$（检验 x_1）	13	0.62	0.52		25	0.49	0.41

（二）T 检验法（Grubbs 检验法）

T 检验法常用于检验多组测量值均值的一致性和剔除离群均值,也可用于一组测量值的一致性检验和剔除离群值,检验方法如下。

1. 有 l 组测定值,每组 n 个测定值的均值分别为 $\bar{x}_1$、$\bar{x}_2$、$\cdots$、$\bar{x}_i$、$\cdots$、$\bar{x}_l$,其中最大均值记为 $\bar{x}_{max}$,最小均值为 $\bar{x}_{min}$。

2. 由 n 个均值计算总均值（$\bar{\bar{X}}$）和标准偏差（$s_{\bar{x}}$）。

3. 可疑均值是最大值时,按公式计算统计量: $T=\dfrac{\bar{x}_{max}-\bar{\bar{x}}}{s_{\bar{x}}}$

可疑均值是最小值时,按公式计算统计量: $T=\dfrac{\bar{\bar{x}}-\bar{x}_{min}}{s_{\bar{x}}}$

4. 根据测定值组数和给定的显著性水平（α）,从表 48-4-2 查得临界值（T_{α}）。

5. 若 $T\leqslant T_{0.01}$,则可疑值为正常值,应保留;若 $T_{0.05}<T\leqslant T_{0.01}$,则可疑值为偏离值,可以保留;若 $T>T_{0.01}$,则可疑值为离群值,应予剔除,即剔除含有该均值的一组数据。

表 48-4-2　T 检验临界值

次数 n 组数 l	自由度 $n-l$	置信度 α 0.05	置信度 α 0.01	次数 n 组数 l	自由度 $n-l$	置信度 α 0.05	置信度 α 0.01
3	2	1.53	1.16	14	13	2.37	2.66
4	3	1.46	1.49	15	14	2.41	2.70
5	4	1.67	1.75	16	15	2.44	2.75
6	5	1.82	1.94	17	16	2.48	2.79
7	6	1.94	2.10	18	17	2.50	2.82
8	7	2.03	2.22	19	18	2.53	2.85
9	8	2.11	2.32	20	19	2.56	2.88
10	9	2.18	2.41	21	20	2.58	2.91
11	10	2.23	2.49	31	30	2.76	3.12
12	11	2.29	2.55	51	50	2.96	3.34
13	12	2.33	2.61	101	100	3.21	3.60

四、测量结果统计和表述

（一）测量结果统计

检测结果的统计检验就是运用数理统计的方法分析结果是否能为人们接受,也就是对分析结果的准确度进行检验。在分析检测中,我们经常会遇到一些问题,如测定值的总体均值是否等于真值? 两种不同的测量方法的测试结果是否一致? 不同实验室间的测量结果或不同仪器间的测量结果是否一致等,如果没有客观的标准,人们往往会做出不同的结论。因此,必须采用统计方法进行科学的比较,才能得出正确的结论。

统计假设检验也称显著性检验,它是根据研究目的,先对样本所属总体特征做出某种假设,如假设某一总体指标等于某个值,然后根据实际得到的样本资料所提供的信息,通过相应的统计方法,检验该假设是否合理,从而对假设做出拒绝或不拒绝的判断。常用的统计检验方法有 t 检验和 F 检验, t 检验法主要用于判断测量结果的平均值与标准值之间的差异是否存在统计学意义及两组测量值的平均值之间的差异是否存在统计学意义, F 检验法主要用于判断两组测量数据间精密度的差异是否具有统计学意义(详细请阅读相关统计书籍)。

（二）测量结果表述

对试样某一指标的测定由于真实值很难测定,所以常用有限次的检测数值来反映真实值,其测量结果表达方式有如下几种。

1. 用算术均值代表集中趋势　测定过程中排除系统误差后,只存在随机误差,所测得的数据常呈正态分布,其计算均值($\bar{x}$)虽不是总体平均值(μ),但反映了数据的集中趋势。因此,用 $\bar{x}$ 代表检测结果是可靠的,是表达检测结果最常用的方式。

2. 用算术均值和标准偏差表示测定结果的精密度　算术均值代表集中趋势,标准偏差表示离散程度。算术均值代表性大小与标准偏差大小有关,即标准偏差大,算术均值代表性小,反之亦然,故而检测结果常以($x\pm s$)表示。

3. 用标准偏差及变异系数表示结果　不同水平或单位的测定结果间其标准偏差是无法进行比较的,而变异系数是相对值,在一定范围内可用来比较不同水平或单位测定结果间的变异程度,其结果可用($x\pm s, CV$)表示。

第五节　分析工作质量控制

分析质量控制(analytical quality control)是用现代科学管理技术和数理统计方法来控制分析实验室质量,采取一系列措施把分析误差控制在允许范围内,保证分析结果有一定的精密度和准确度,使分析数据在限定的置信水平内达到所要求的分析质量。实验室质量控制是分析质量控制的重要环节,主要包括实验室内部质量控制和实验室间质量控制。

一、实验室内质量控制

实验室内部质量控制是实验室分析人员对分析质量进行自我控制(自控)及内部质控人员对其实施质量控制(他控)技术管理的全过程,是保证各实验室提供准确可靠分析结果的必要基础。通过分析合适的标准样品、标准溶液或质量控制样品来控制分析质量,及时发现某些偶然的异常现象，随时采取相应的校正措施。

（一）空白试验

空白试验是在不加试样的情况下，按照与试样测定完全相同的条件和操作方法进行试验，测得的结果称为空白值。从试样测定结果中扣除空白值起到了校正误差的作用。空白值大小及重复性如何，能较全面地反映一个检测实验室的基本状况和分析人员的技术水平。

空白值的测定方法为：每天测定两个空白试验的平行样，共测 5 天，根据所选用的公式计算标准偏差。对于空白值的控制，要求平行双样测定结果之间的相对误差不得大于 50% 。

影响空白值的因素包括实验用水质量、化学试剂纯度、玻璃容器洁净程度、分析仪器性能、环境污染状况、分析人员技术水平和经验等。实验室在严格操作条件下，应使某个分析方法的空白值在很小范围内波动。

（二）校准曲线

校准曲线是用于描述待测物质浓度或质量与分析仪器的响应值或其他指标量之间定量关系的曲线。绘制校准曲线时，一般可配制 4~6 个不同浓度的待测物质标准溶液，采用与样品分析完全相同的分析步骤，然后以标准溶液中待测物质浓度或质量为横坐标，以测量信号值为纵坐标绘制的曲线为工作曲线。若标准溶液的分析步骤与样品分析步骤不完全相同，得到的校准曲线为标准曲线。配制的标准溶液一般可以直接测定，但如果样品前处理较复杂导致被测组分损失较多时，则配制的标准溶液应和样品同样处理后再测定。

为使分析结果的误差在规定范围内，样品含量的测定范围应限制在校准曲线的线性范围内，而且最好是取适量的样品使被测样品的含量落在校准曲线的中部，这样测定的误差最小。

校正曲线的斜率常因温度、试剂批号等条件变化而改变。在测定未知样品的同时测绘校准曲线是最理想的，否则应在测定未知样品的同时，平行测定线性范围内中等浓度标准溶液和空白溶液各两份，取均值相减后，与以前绘制的校准曲线上相同点进行核对，二者的相对差值根据方法精度要求在 5%~10% ，否则应重新绘制校准曲线。

绘制校准曲线所依据的两个变量的线性关系，决定着校准曲线的质量和样品测定结果的准确度。可用"相关系数"定量判断校准曲线的线性关系，对于用 4~6 个浓度的标准溶液及其测量信号值绘制的校准曲线，一般要求其相关系数 $r \geq 0.990$ ，否则应找出原因并加以纠正，重新测定和绘制校准曲线。

用作图的方法绘制的校准曲线存在较大的误差，并容易受到操作者主观因素的影响。因此，对于线性关系不好的校准曲线，应在消除可纠正因素的影响后，对标准溶液的测量信号值及其浓度数据进行回归分析，建立回归方程（$y=a+bx$），再绘制校准曲线。

（三）平行试验

测试过程中随机误差无法避免，过大的随机影响因素进入分析系统有可能转化为系统影响因素，因此为反映测试过程中随机误差的大小，需增加对同一样品的测定次数。

平行试验是指同一样品的两份或多份子样在完全相同的条件下进行同步分析，一般是做双份平行。对于某些要求严格的测试，可做 3~5 份平行测定。平行试验有助于减小随机误差，估计测定的精密度。

日常工作中可按照样品的复杂程度、所用方法和仪器的精度、分析操作的技术水平等决定平行样的数量。条件允许时应全部做平行双样分析,否则至少随机抽取 10% ~ 20% 样品进行平行双样测定。平行测定所得的相对误差不得大于分析方法规定的相对标准偏差的 2 倍或不得大于表 48-5-1 中所列相对偏差最大允许值。

表 48-5-1　相对偏差最大允许值

分析结果浓度 （mg/L 或 mg/kg）	100	10	1	0.1	0.01	0.001	0.0001
相对偏差最大允许值(%)	1	2.5	5	10	20	30	50

（四）回收率试验

在取样和样品处理过程中,被测组分可能发生分解、挥发或分离、富集不完全,导致产生负的系统误差;检验过程中使用的器皿、化学试剂和环境污染可能导致正的系统误差,这些都可降低测量结果的准确度。通过测定已知浓度加标样品的回收率可以及时发现问题。

测定回收率的方法:测试样品时,同时另取一份试样,加入适量标样,根据标样含量的已知值和实际测定值,计算出加标回收率。使用回收率试验应注意以下几点。

1. 加标量应与样品中含量水平接近,且在测定方法线性范围内。

2. 加入标准物的形态与样品中待测物质的形态应尽量一致,不一致会影响加标回收率的准确性。

3. 样品中某些共存物对待测物质测定的干扰,有时不能在加标回收率试验中被发现,应特别注意。

回收率实验应随机抽取 10% ~ 20% 试样量进行分析,所得结果按方法规定的水平判断,也可按 95% ~ 105% 的域限来判断。

（五）对照试验

对照试验是检验系统误差的有效方法,是用已知结果的试样(标准物质或质控样)与被测试样一起进行试验,比较标准物质的实测值是否符合证书给定值的要求,以发现实验室存在的问题,控制分析结果的准确度。亦可用该方法与标准方法或公认的经典方法同时测定某一试样,并对结果进行显著性检验,如果两种方法间确有系统误差存在,则需找出原因并予以校正。

为检查分析人员间的操作是否存在系统误差或其他方面的问题,常将一部分试样重复安排给不同的分析者进行测定(“内检”),有时也可将部分试样送交其他单位进行对照实验(“外检”)。

（六）质量控制图

质量控制图是实验室内部实行质量控制的一种常用的、简便有效的方法,可用于准确度和精密度的检验。质量控制图主要是反映分析质量的稳定性情况,以便及时发现某些偶然的异常现象,采取相应的校正措施,使分析工作精密准确。

1. 质量控制图作用

（1）及时、直观地证实测量系统是否处于统计控制状态之中。当控制图出现失控时,它能指出在什么时候、什么位置和多大置信水平下发生了问题。

（2）直观地描述数据质量的变化情况,监视分析过程,及时发现分析误差的异常变化或趋势,判断描述分析结果的质量是否异常,是决定观测值取舍的最好标准和依据。

（3）累积大量数据,从而得到比较可靠的置信限。

（4）检验测量过程中是否存在明显的系统偏差,并能指出偏差方向。

2. 质量控制图基本组成　最常用的控制图有 $\bar{x}$（平均值）控制图、R（极差）控制图或 s（标准偏差）控制图、回收率控制图、均数-极差控制图。其中平均值控制图应用最广泛,是检验测量过程中是否存在偏差,检验平均值漂移以及数据缓慢波动的有效方法。

控制图是假设实验数据分布接近于正态时,用图表形式把分析数据表现出来。理想条件下,一组连续测试结果从概率意义上来讲,有 99.79% 概率落在上、下控制限—UCL、LCL内（如 $\bar{x}\pm3s$）,95.47% 落在上、下警告限--UWL、LWL（如 $\bar{x}\pm2s$）内,68.3% 落在上、下辅助线--UAL、LAL 内（如 $\bar{x}\pm s$）。以测定结果为纵坐标,预期值为中心线,控制限为测定结果的可接受范围（如 $\pm3s$）,警告限为测定结果的目标值区域（如 $\pm2s$）,辅助线为检查测定结果质量的辅助指标所在区间（如 $\pm s$）。质控图的基本组成如图 48-5-1。

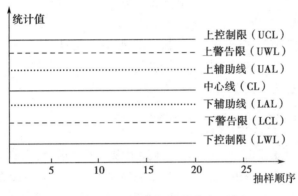

图 48-5-1　质量控制图的基本组成

3. 质控图绘制　建立质控图应首先分析质控样,按照所选质控图的要求积累数据,经过统计处理,求得各项统计量,绘制出质控图。

（1）质控样:质控样组成必须与被分析的试样相近,浓度水平相当,有足够的一致性和稳定性,每次测定变异较小;测定质控样的方法必须与试样的分析完全一致;当质控样含量很低时,其浓度极不稳定,要先配制较高浓度的溶液,临用时按方法规定的要求进行稀释。

（2）数据积累:积累的数据应尽可能覆盖不同条件下数据的变化情况。一般每天测定一次,按照所选质控图要求,在一定间隔时间内积累一定效量的数据。短期日常测定作中,至少重复测定 20 次标准物质或质控样品,每次测定的工作质量应达到规定的精密度和准确度。

（3）计算统计量:对积累数据进行统计处理,计算相应的指标。如平均值 $\bar{x}$、标准偏差 s、$\bar{x}\pm2s$ 和 $\bar{x}\pm3s$。

（4）绘制质控图:在坐标纸上以测定序号为横轴,测定值为纵轴,将中心线（如 $\bar{x}$）、上下控制限（如 $\bar{x}\pm2s$）绘制在图中。在图上植点,用直线连接各点即成所需的质控原始图。

4. 质控图检验

（1）将绘制质控图的全部数据按顺序点入图中相应的位置,超出控制限以外的点要剔除,重新补做,重新计算统计量值,并植在图上,如此反复进行直至落在控制域限内的点数符合要求为止。

（2）分布在上、下辅助线之间的点数应占总点数68%,低于50%表示点分布不合理,图不可靠,应重做。

（3）相邻3个点中两个点接近控制限时,表示工作质量异常,应停止实验,查明原因,补充不少于5个数据,再重新计算统计量值、绘图。

（4）连续7个点位于中心线同一侧,表示工作不在受控状态,此图不适用。

5. 质控图使用　如果标准物质(或质控样)的测定结果落在上、下警告限之内,表示分析质量正常,试样测定结果可信。如果标准物质(或质控样)的测定结果落在警告限和控制限之间也是可能发生的,因为20次测定中允许有一次超出警告限,虽分析结果可以接受,但有趋于失控倾向,应予注意。如果标准物质(或质控样)的测定结果落在上、下控制限之外,表明测定过程失控,测定结果不可信,应立即检查原因,纠正后重新测定,直到测试结果落在质量控制限之内,才能重新进行未知样品的测定。

有关质控图的一个重要实际问题是分析标准物质的次数问题。经验表明假如每批试样少于10个,则每一批试样应加入分析一个标准物质;假如每批试样多于10个,每分析10个试样至少应分析一个标准物质。

二、实验室间质量控制

实验室间质量控制是指由外部的第三者(如上级监测机构)对实验室及其分析人员的分析质量定期或不定期实行考核的过程。实验室间质量控制的目的是检查各实验室间是否存在明显的系统误差,以确定同项分析测定结果在各实验室间是否有可比性,提高各实验室分析检测水平。

实验室间质量控制常在中心实验室指导下进行,将性能良好、均匀稳定的样品(预先不告知含量)分发给各参加质量控制的实验室,按照统一要求和项目进行分析测定,考核和评价各实验室的检测质量水平,发现问题及时查明原因加以改正。质量控制图在实验室间质量控制中是一种有效的方法,除此之外,还有以下几种常用的方法。

1. 用标准物质或质控样品作平行测定　由政府管理机构或中心实验室向各个实验室分发均匀、稳定、已知准确浓度的标准物质(或质控样),统一规定一种标准的分析方法,各实验室使用规定方法对该标准物质进行测定,报告分析结果,中心实验室根据每个实验室测定标准物质的结果与"证书值"的符合程度来判定各实验室分析未知样品结果的准确度,以此验证各实验室的测试能力和质量。

用标准物质(或控制样品)作为考核样本,对包括人员、仪器、方法等在内的整个测量系统进行质量评价,最常用的方式是盲样分析,盲样分析分单盲分析和双盲分析两种。单盲分析是指事先通知考核,但对考核试样的真实组分含量未知;双盲分析是指考核事件和考核试样的真实组分含量均未知,双盲分析的要求比单盲分析高。

2. 双样品法　在没有标准物质的情况下,中心实验室可将两个基质及待测物质相同,浓度相差不大的类似样品A和B同时分发给各实验室,分别对样品进行单次测定和上报,中心实验室对数据进行处理,将数据归纳于表48-5-2中。

表 48-5-2　双样品测定数据

实验室序号	1	2	3	4	5	…	n	和	平均值
样品 A 测定值	X_1	X_2	X_3	X_4	X_5	…	X_n	$\sum X_i$	$\overline{X}$
样品 B 测定值	Y_1	Y_2	Y_3	Y_4	Y_5	…	Y_n	$\sum Y_i$	$\overline{Y}$
两者差(X_i-Y_i)	D_1	D_2	D_3	D_4	D_5	…	D_n	$\sum D_i$	$\overline{D}$
两者和(X_i-Y_i)	T_1	T_2	T_3	T_4	T_5	…	T_n	$\sum T_i$	$\overline{T}$

由于样品 A 和 B 中待测物质浓度相差不大,可认为测定时的系统误差是相同的,即 X_i-Y_i 之差 D_i 不存在系统误差,但包括测定的随机误差。根据下式计算各实验室间的随机误差。

$$S_w = \left[\frac{\sum (D_1-\overline{D})^2}{2(n-1)} \right]^{\frac{1}{2}}$$

而 X_i+Y_i 之和 T_i 包括两次测定的随机误差和系统误差,由下式计算各实验室间的总标准偏差。

$$S_d = \left[\frac{\sum (T_1-\overline{T})^2}{2(n-1)} \right]^{\frac{1}{2}}$$

(1) 如果标准偏差分析结果 $S_w=S_d$ 时,总标准偏差只包括随机标准偏差而不含系统标准偏差,则表明实验室间不存在系统误差。

(2) 如果 $S_w<S_d$ 时,根据给定的显著性水平和估计的 S_w 与 S_d 自由度,应用 F 检验,判断二者是否有显著件差异。若有则说明实验室间所存在的系统误差对分析结果的可比性有显著影响,应及时找出原因,并采取相应校正措施。

3. 双样品图法　以各实验室对样品 A 和 B 测定结果 X 和 Y 分别为横坐标和纵坐标,计算每一样品的均值 $\overline{X}$ 和 $\overline{Y}$,绘出 $\overline{X}$ 垂直线和 $\overline{Y}$ 水平线,将各实验室测定结果(X_i,Y_i)标在图中,此图称为双样品图(图 48-5-2),可以根据图形判断实验室存在的误差。

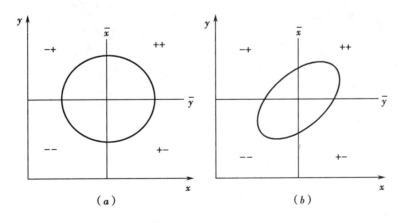

图 48-5-2　双样品图

坐标系被 $\overline{X}$ 垂直线和 $\overline{Y}$ 水平线分成四个象限(++、--、+-和-+象限)。若各实验室测定点随机分布在四个象限中,且大致落在以两均值线交点为圆心的圆形范围内,则表明各实验室间不存在系统误差(图48-5-2a);若各实验室测定值在各象限不均匀分布(如主要分布在++或−−象限),沿着与Y轴成45°度的方向形成椭圆形分布,则要考虑系统误差的存在(图48-5-2b)。根据各实验室测定值不均匀分布的程度和方向可以估计系统误差的大小,还可以根据双样品图中各点的分散程度来估计实验室间的精密度和准确度。

综上所述,分析质量保证不仅是一项具体的技术工作,也是一项实验室管理工作,如科学的实验室管理制度、正确的操作规程以及分析工作的考核等。质量保证工作必须贯穿于分析过程的始终,包括取样、样品处理、方法选择、测定过程、实验记录、数据检查、数据统计分析,分析结果表达等。

(张　旸)

第四十九章

食品微生物检验技术

细菌、真菌和酵母等微生物广泛分布于自然界,大多数对人类、动物或植物无害,且许多细菌和真菌与土壤、水和动物胃肠道中微生物的活动和功能息息相关。某些细菌、真菌和酵母被用来加工食品,但在特定情况下又可造成食品的腐败变质甚至导致人类或动物中毒。能够引起动物或人类疾病的微生物统称为致病微生物。某些微生物本身不仅作为病原体引发人类疾病,其代谢产物如细菌毒素、真菌毒素对人及动物有毒性,人畜进食被其污染的食品可导致急、慢性中毒。20世纪50年代,导致人类中毒或发病的主要食源性致病菌是沙门菌(*Salmonella*)、金黄色葡萄球菌(*Staphylococcus aureus*)和产气荚膜梭状芽胞杆菌(*Clostridiun perfringens*),肉毒梭状芽胞杆菌(*Clostridiun botulinum*)也被认为是导致肉类/蔬菜罐头食品、居家自制豆制品等污染和人类中毒的重要病原体。进入20世纪80年代,弯曲菌(*Campylobacter*)、大肠埃希菌O157:H7(*Escherichia coli* O157:H7)、单核细胞增生性李斯特菌(*Listeria monocytogenes*)和小肠结肠炎耶尔森菌(*Yersinia enterocolitica*)导致的人类食源性疾病事件频发,已引起世界各国的广泛关注。

食品可被多种致病微生物污染,易受致病微生物污染的高风险食品包括禽畜肉及其制品、乳与乳制品、蛋及蛋制品、水产品及其制品、果蔬及其制品、粮食及其制品等,最常污染的致病微生物包括环孢子虫(*Cyclospora*)、隐孢子虫(*Cryptosporidium*)、大肠埃希菌O157:H7)、多重药耐药沙门菌(multi-drug resistance *Salmonella*)、志贺菌(*Shigella*)、金黄色葡萄球菌(*Staphylococcus aureus*)和以诺如病毒(Nuorovirus)为代表的小圆形结构化病毒(small round structured viruses,SRSV)等。这些致病微生物具有与其他化学污染物不同的特征,主要表现在:

(1) 食品中的致病微生物处于分散、非溶解状态,分布极不均匀;

(2) 常常聚集成簇、相互黏附成固体颗粒状或附着于食物表面;

(3) 食品基质成分复杂,影响病原体检测的因素繁多;

(4) 与中毒生物样本(粪便、呕吐物等)相比,一般食品中污染的致病微生物水平较低,需要富集后方可进行检测;

(5) 食品加工条件可引起微生物形态、生理、生长繁殖或抵抗、适应环境条件等某些特征改变甚至损伤,因此须提供促使受损微生物恢复及繁殖的特定生长环境;

(6) 食品中污染的致病微生物入侵机体造成感染的可能性与病原体的侵袭力、毒力和个体的免疫力有关;

(7) 某些致病性细菌能在食品或饮料中繁殖,人类进食污染一定浓度致病菌的食品后会引起中毒；

（8）与许多化学污染物不同,病原体的剂量-反应关系不累积。鉴于此,对食品中致病微生物的检测技术比化学污染物的检测技术要求要高。

食品微生物检验技术是一门实用性强、发展速度快、多学科交叉的学科,其发展很大程度上依赖于现代微生物学、分析化学、生物学以及分子生物学等相关技术的不断创新和提升。经济和科技的快速发展,使食品微生物检验技术面临着新的挑战和机遇。食品微生物检验技术所涉及的待测基质(如食品、水、食品接触表面等)的复杂性、检验项目的多样性、目标检测物质含量低等特点,决定了其检验方法及技术的难度大。食品微生物检验在吸纳新技术的同时,对新技术也进行了补充和发展,而每一个食品安全事件的解决进一步完善了已有的卫生学方法和技术。

目前国际上微生物标准分析方法主要包括美国食品药品管理局(Food and Drug Administration,FDA)的细菌学分析手册(Bacteriological Analytical Manual,BAM)网络版、美国公共卫生协会(American Public Health Association,APHA)方法、美国分析化学家协会(Association of Official Analytical Chemists,AOAC))方法、国际标准化组织(International Standard Organization,ISO)方法、食品化学法典(Food Chemicals Codex,FCC)方法、加拿大卫生部(Health Canada)方法等。我国唯一的强制性食品安全国家标准为 GB4789 系列微生物检验方法标准,此外尚存在行业标准、地方标准及企业标准等。

第一节 食品中微生物分离技术

食品中微生物的检验技术主要涉及样品采集及处理、微生物分离及鉴定、分型及溯源等。随着科技的迅速发展,传统的微生物检验方法发生了翻天覆地的变化,新技术逐渐渗透到食品微生物检验的各个环节,大大提高了微生物检验的时效性和准确性。从 20 世纪 70~80 年代以分离培养和表型特征为主的鉴定方法逐渐向基因、分子水平转化,这一转化推进了对食品微生物的流行、致病性等特征的深入研究。同时随着社会的发展,食品微生物学领域也遇到了新的挑战,如对临床和畜牧养殖业中常用抗生素耐药菌株的出现与传播、对病原微生物的快速准确识别、对病原微生物的快速追踪等,急需要发展快速准确的分析技术。

微生物的分离是食品中微生物检验内容的基础,准确、快速的分离技术将为后续的微生物鉴定、分型及溯源打下坚实的基础。鉴于食品微生物检验常涉及成分复杂的样品基质,如酸性食品、含有抑菌物质的食品、环境样品等,因此为了准确反映含有抑菌物质的食品样品中微生物污染的实际情况,保证检测结果准确可靠,从这些样品中检测目的微生物时应首先去除或中和样品中的抑菌物质。目前我国国家标准方法虽对食品样品进行了分类处理,但并未针对样品中抑菌物质的去除或中和提出具体的操作方法。

食品微生物检验中常需要处理大量含有复杂背景微生物的样品,如水果、鸡肉、猪肉、甚至变质的食品、土壤、粪便等,从这些样品中准确分离目的微生物常受到大量其他微生物的干扰,这就要求在分离目标微生物时,使用的增菌培养基、分离培养基应具有较强的针对性和选择性,即目的菌应在增菌培养基中优先生长,成为增菌液中的优势菌群;目的微生物在分离培养基上有特定的、区别于其他微生物的形态特征,且分离培养基应尽可能地抑制非目的微生物的生长。目前从食品中分离微生物的常用方法有以下几种。

一、平板菌落计数法

平板菌落计数法是分离食品中微生物的经典检测方法,是世界相关国家和组织食品和药品微生物定性和定量检验中最常用的方法。平板菌落计数法是根据一个微生物单细胞在固体培养基上繁殖所形成的一个菌落进行的,一个菌落即代表由一个细胞生长繁殖而形成的菌落形成单位(colony forming units,CFU)。计数时,首先将待测样品制成均匀的系列稀释液,尽量使样品中的微生物细胞分散开成单个细胞存在,再取一定稀释度、一定量的稀释液接种到平板中,使其均匀分布于平板中的培养基内。经培养后,由单个细胞生长繁殖形成菌落,统计菌落数目,即可计算出样品中的含菌数。此法所计算的菌数是培养基上长出来的菌落数,故又称活菌计数。平板菌落计数法又分倾注平板培养法和涂布平板培养法。

(一)倾注平板培养法

倾注平板培养法的原理是食品样品中的微生物细胞经均质、稀释后充分分散开,使其均匀分布于平板中的培养基内,在一定温度下培养后,单个细胞或聚在一起的细胞生长繁殖形成一个肉眼可见的菌落,统计菌落数目,即可评价样品中污染的微生物水平。一般是取一定量的固体、半固体或液体食品样品置于盛有稀释液的无菌均质杯或均质袋内,高速(8000 ~ 10 000r/min)均质或拍打1~2min,制成1:10的样品匀液,对此稀释液进一步稀释,制成1:10的系列样品稀释匀液。根据对样品污染状况的估计,选择2~3个适宜稀释度的样品匀液(液体样品可包括原液),吸取1ml于无菌平皿内,并及时将15~20ml冷却至46℃左右的琼脂培养基倾注平皿,充分混合均匀并待琼脂凝固后,将平板翻转,按照要求选择合适的温度与时间进行培养,每个稀释度做两个平行平皿,同时做培养基的空白对照。如果样品中可能含有在琼脂培养基表面弥漫生长的菌落时,可在凝固后的琼脂表面覆盖一薄层琼脂培养基(约4ml),凝固后翻转平板,进行培养,至长出菌落后即可计数。经培养后,由单个细胞生长繁殖形成菌落,统计菌落数目,记录稀释倍数,即可换算出样品中的含菌数。平板菌落计数法中所选择的样品稀释度至关重要,每个稀释度的菌落数应采用两个平板的平均数,三个稀释度中细菌一般选取菌落数在30~300CFU之间、无蔓延菌落生长的平板进行菌落总数计数。低于30CFU的平板记录具体的总菌落数,大于300CFU的可记录为多不可计。霉菌酵母一般选取菌落数在10~150CFU的平板进行计数。该方法的优点是可以准确计数,且较方便;缺点是不能确切观察菌落特征、操作相对麻烦。该方法不太适合对热敏感的细菌培养,但一般霉菌和酵母的分离培养多采用倾注平板培养法。

(二)涂布平板培养法

涂布平板培养法的样品稀释同倾注平板培养法,所不同的是先将培养基融化后趁热倒入无菌平皿中,待其凝固后用无菌吸管吸取适量(根据测菌或方法要求不同吸取的量可有差异)不同稀释度的菌液接种于琼脂平板上,再用无菌L棒将菌液在平板上涂抹均匀,每个稀释度用一个灭菌L棒(由低浓度向高浓度涂抹时,也可以不更换L棒)。将涂抹好的平板水平放置20~30min使菌液渗透入培养基内,将平板倒转保温培养,至长出菌落后即可计数并定量。该方法优点是可以计数及观察菌落特征,缺点是用于涂平板的样品量较少,有时还会涂布不均匀,准确性不如倾注平板培养法,如平板干燥效果不好,还可造成菌落的蔓延生长。

二、MPN 计数法

最大可能数(most probable number,MPN)计数又称稀释培养计数,是在无须获取微生物单细胞或菌落的情况下对样品中细菌密度的可能估计,是基于泊松分布的一种微生物间接计数方法,是概率理论与实验设计方法在微生物测定中的实际应用。MPN 法简便、易操作,同时具有从杂菌含量较高的样品中检测含量较低目标菌的优势,已被广泛应用于食品微生物检验中。缺点是只适于特殊生理类群微生物的测定,用于微生物计数时精确度较差,结果较粗,只有在因某种原因不能使用平板计数法时才采用 MPN 法。但对于污染水平较低(如低于100CFU)食品样品中某种致病菌的检测时,MPN 法可能是更适合的方法。

MPN 的具体含义为:在一定的可信区间,阳性管数所对应 MPN 表内的浓度即为可能性最大的样品菌浓度。MPN 值的确定方法有三种:Thomas 的 MPN 计算公式、查阅 MPN 表或使用特殊的计算机程序。这些方法基于相同的统计学原理,其中 MPN 表最为简便,在日常工作中使用范围最广。我国食品安全国家标准相关致病微生物 MPN 检验方法中 MPN 值的确定主要采用 MPN 表。使用 MPN 表时,必须选择三个连续稀释度,并根据阳性管数确定MPN 值。为了在足够大的浓度范围内估计细菌浓度,MPN 计数通常采用样品 10 倍比系列稀释,然后将不同稀释度的样品匀液分别接种,每个浓度稀释液接种的平行管数可以是 3、5、10 或者更多,平行管数越多,精确度越高。其中最常用的是 3 个平行样品,即每个梯度稀释液接种 3 管培养肉汤,共计 9 管,俗称 9 管法。培养后观察管内变化,并选择三个连续稀释度,将有微生物生长的最后 3 个稀释度(即临界级数)中出现微生物生长的管数作为数量指标,根据阳性管数检索 MPN 表,并确定 MPN 值,再乘以数量指标第一位数的稀释倍数,即为原样液中的微生物数。虽然实验结果以 MPN 值表示,但 MPN 值并不能表示样品中污染的实际菌落数,而实际菌落数可能落在可信区间内的任何一点。通常标准中提供的是一个95% 可信度。表 49-1-1 为 GB 4789.3-2010《食品安全国家标准食品微生物学检验 大肠菌群计数》大肠菌群最可能数(MPN)的检索表。

MPN 表可信区间的确定:在区间估计中,由样本估计量所获得的总体参数在一定置信水平下的估计区间称为置信区间,区间的最小值称为置信下限,最大值称为置信上限。置信区间中包含总体参数真值的次数所占的比例称为置信水平,也称为置信度或置信系数。MPN 表中采用的是 95% 的置信水平,即 100 个置信区间中有 95% 的区间包含了总体参数的真值。应用 MPN 计数,应注意两点,一是样液稀释度的选择要合适,其原则是最低稀释度的所有重复都应有微生物生长,而最高稀释度的所有重复无微生物生长。二是每个接种稀释度必须有重复,重复次数可根据需要和条件而定,一般 2 ~ 5 个重复,重复次数越多,误差越小,结果越准确。

目前,我国采用 MPN 法进行微生物检验的国家标准包括:GB 4789.3-2010《食品安全国家标准食品微生物学检验 大肠菌群计数》、GB 4789.10-2016《食品安全国家标准食品微生物学检验 金黄色葡萄球菌检验》、GB 4789.40-2016《食品安全国家标准食品微生物学检验 阪崎肠杆菌检验》、GB 4789.7-2013《食品安全国家标准食品微生物学检验 副溶血性弧菌检验》和 GB 4789.39-2013《食品安全国家标准食品微生物学检验 粪大肠菌群计数》。

表 49-1-1   大肠菌群最可能数(MPN)检索表[每 g(mL)检样中大肠菌群最可能数(MPN)的检索表]

阳性管数			MPN	95%可信限		阳性管数			MPN	95%可信限	
0.10	0.01	0.001		下限	上限	0.10	0.01	0.001		下限	上限
0	0	0	<3.0	—	9.5	2	2	0	21	4.5	42
0	0	1	3.0	0.15	9.6	2	2	1	28	8.7	94
0	1	0	3.0	0.15	11	2	2	2	35	8.7	94
0	1	1	6.1	1.2	18	2	3	0	29	8.7	94
0	2	0	6.2	1.2	18	2	3	1	36	8.7	94
0	3	0	9.4	3.6	38	3	0	0	23	4.6	94
1	0	0	3.6	0.17	18	3	0	1	38	8.7	110
1	0	1	7.2	1.3	18	3	0	2	64	17	180
1	0	2	11	3.6	38	3	1	0	43	9	180
1	1	0	7.4	1.3	20	3	1	1	75	17	200
1	1	1	11	3.6	38	3	1	2	120	37	420
1	2	0	11	3.6	42	3	1	3	160	40	420
1	2	1	15	4.5	42	3	2	0	93	18	420
1	3	0	16	4.5	42	3	2	1	150	37	420
2	0	0	9.2	1.4	38	3	2	2	210	40	430
2	0	1	14	3.6	42	3	2	3	290	90	1000
2	0	2	20	4.5	42	3	3	0	240	42	1000
2	1	0	15	3.7	42	3	3	1	460	90	2000
2	1	1	20	4.5	42	3	3	2	1100	180	4100
2	1	2	27	8.7	94	3	3	3	>1100	420	—

注1:本表采用3个稀释度[0.1g(ml)、0.01g(ml)和0.001g(ml)],每个稀释度接种3管。

注2:表内所列检样量如改用1g(ml)、0.1g(ml)和0.01g(ml)时,表内数字应相应降低10倍;如改用0.01g(ml)、0.001g(ml)、0.0001g(ml)时,则表内数字应相应增高10倍,其余类推。

三、膜过滤法

膜过滤技术是20世纪60年代发展起来的一项微生物分离技术,该技术是一种与膜孔径大小相关的筛分过程,以膜两侧的压力差为驱动力,以膜为过滤介质,在一定的压力下,当液体通过膜表面时,膜表面密布的许多细小的微孔只允许水及小分子物质通过,而原液中体积大于膜表面微孔径的物质则被截留在膜的进液侧而成为浓缩液,实现对原样品溶液的分离和浓缩。它具有操作条件温和、无污染、无相变等特点,广泛应用于食品及饮料工业、环境监测、化妆品等领域微生物的检测,也可用于冲洗水、加工水、污水中微生物的检测,是一种国际公认的微生物检验方法,并得到 AOAC、美国 FDA、美国药典、欧洲药典、日本药典、世界卫生组织(World Health Organization,WHO)和 ISO 等的推荐,同时也是我国食品安全国家标准中认可的检测方法。膜过滤法适宜于样品中含菌量少的液体样品、含有抑菌剂的食品样品中微生物的检测。

与直接进行平板法检测相比,在检测液体食品及饮料中的致病微生物方面膜过滤技术更显示出其优越性,因为致病菌在食品中的分布很不均匀,尤其是高致病性致病菌的污染水平较低,故对一些液态食品样本检测时,需要过滤大量样品进行微生物的富集。通过使用一定孔径的滤膜从液体中截留目标致病微生物,然后对其进行培养,使该微生物在膜表面生长繁殖形成菌落、计数并进一步鉴定等。

配合滤膜使用的膜过滤系统是由过滤装置和滤杯组成。基于薄膜过滤法的原理,通过内置真空抽气泵负压抽滤,将过滤杯内供试液中的微生物截留在滤膜上,将其冲洗后进行增菌培养,最后置于培养基上培养计数。待测食品在进行膜过滤法检测时,将无菌滤膜置于过滤漏斗中,对制备好并经稀释后的食品样品溶液倒入过滤漏斗中,打开真空过滤装置,使样品通过抽真空完全通过滤膜。样品过滤完毕后用无菌缓冲液冲洗过滤漏斗,并使洗液通过滤膜。取出过滤漏斗中的滤膜,将滤膜置于培养皿中事先用适宜培养基湿润过的无菌垫片上,在特定温度下培养,培养过程中营养物和代谢物通过滤膜的微孔进行交换。培养完毕后,对在滤膜表面上培养出的菌落进行计数并鉴定,或者将滤膜置于增菌肉汤中进行增菌培养,进行致病菌的分离与鉴定。

膜过滤技术中过滤膜的选择是关键。选择滤膜的标准是:无菌性、完整性、相容性、吸附性、截留效率、恢复生长率、流速、通透性、能否冲洗掉防腐剂或抑制剂等。过滤水溶性样品时,滤膜可选择混合纤维素的材质,该材质是二醋酸纤维素和硝酸纤维素的混合物,成孔性能良好、亲水性好、材料易得且成本较低,其不易吸附蛋白质的特性可以减少来自食品基质中蛋白质对检测结果的干扰。121℃正常消毒不破坏滤膜的完整性,且多数微生物在滤膜上的生长状况与传统培养法相比无差异。而对强酸、强碱、含抑菌性物质食品样品的检测,通常使用聚偏二氟乙烯滤膜过滤,该滤膜可有效去除样品中的抑菌成分。此外,由于病毒颗粒直径多在 20~40nm,比细菌小得多,因此在对样品中的病毒进行检测时,就需要采用超滤膜。不同致病菌检测所需的膜孔径大小不一,常见致病菌膜过滤检测所需的膜孔径见表 49-1-2,膜过滤法与平板法检测食品中的微生物比较见表 49-1-3。

表 49-1-2 食源性致病微生物膜过滤检测所用滤膜的选择

滤膜孔径(μm)	适用范围	滤膜孔径(μm)	适用范围
0.22	缺陷假单胞杆菌	0.8	酵母菌
0.45	细菌、真菌	1.2	难以过滤的食品样品
0.7	真菌、粪酵母菌		

表 49-1-3 膜过滤法与平板法检测食品中的微生物比较

比较项目	直接平板接种法	膜过滤法
样品处理量	样品处理量有限,通常为 1~2ml	可测试大体积样品,通常为 1ml 至数升
菌落形态	菌落小,不容易识别	膜上的菌落更容易识别
食品中的抑菌成分对分离结果的影响	存在抑菌问题,结果可信度差	样品中的抑菌成分可有效过滤去除
冲洗与否	接种后不能冲洗	膜片表面可以冲洗
实验时间及耗材	检测样品制备时间长,并需要花时间制作大量专用培养基	可提前准备好放有用培养基湿润过的无菌垫片培养皿,准备时间短

四、纸片法

纸片法是基于平板计数法发展起来的一种快速方法,其原理是利用纸片、纸膜、胶片等无毒的高分子材料做培养基载体,将特定的培养基和显色物质固定在载体上,通过微生物在载体上生长、显色快速定性和定量检测食品微生物的方法,是集化学、高分子科学、微生物学于一体的技术,对有些项目的测定可以和传统的平板法媲美。目前有针对食品中菌落总数、大肠菌群、霉菌、酵母、沙门菌、金黄色葡萄球菌等检测用的国产和进口纸片商品化产品。

纸片法检测食品微生物具有省时、低廉、方便、环保、省力等优势,与传统的平皿培养法比较有以下优点:

(1) 检测周期由72h缩短到十几小时;

(2) 材料成本降低了3/4;

(3) 不需要配制试剂,不需要大量的器皿;

(4) 简化了操作程序,操作更加便捷;

(5) 产品易于消毒保存,便于运输,携带方便;

(6) 实验过程中除纸片外无其他任何废弃物,大大减少或消除对环境的污染以及试验后的清洗工作,减少了工作量;避免了待测样品采用培养基倾注法检测时样品中的受损细菌因不耐热而生长不佳的缺陷。

但与传统的标准检测方法相比,该方法也存在缺陷:

(1) 检测结果偏低;

(2) 用滤纸作载体,滤孔过大,导致滤纸双面都有菌落生长而无法计数;

(3) 由于显色指示剂系统单一,不能对不同类别的细菌区别计数;

(4) 有些测试片产品上覆盖一层薄膜,当细菌产气、产黏液过多时会出现菌落的扩散和融合,影响计数,特别是霉菌有气生菌丝,不利于其生长繁殖;

(5) 测试片面积较小,当菌量>250CFU/g时,难以准确计数;

(6) 待测食品基质中含有的某些有机物可能使显色减缓,导致计数偏低;

(7) 培养基吸水比较缓慢,如果样液在纸片上未分布均匀前用力挤压,会使稀释液从边缘流出,从而影响结果等。

五、"活的不可培养状态"细菌分离

"活的不可培养状态(viable but non-culturable, VBNC)"细菌分离　VBNC是指细菌在不良环境中,细胞缩成球形,用常规的平板菌落计数法、MPN法培养时,细菌不能生长繁殖,但仍然是活的一种特殊状态。自1982年正式提出VBNC至今,其在食品安全、水质监测等方面的实际意义越来越重要。无论是病原菌、非病原菌或有益菌,均存在VBNC状态;不但水中的细菌常存在VBNC状态,食品、土壤、空气以及动植物体内的细菌也存在VBNC状态。因此VBNC状态可能是所有不产生芽孢的细菌在不良环境条件下所选择的最适生存方式。处于VBNC状态的病原菌,在不利于其生存的环境中尽管丧失了生长繁殖能力,但其致病性仍然存在,因此成为可逃避检测的病原体,并可在适宜条件下复苏,造成对周围环境及人类健康的威胁。

随着对VBNC细菌认识的不断深入,VBNC细菌的检测技术的研究也越来越多,如基于底物吸收能力的活菌直接计数法、基于氧化还原能力的呼吸检测法、基于细胞质膜结构完整性的活/死细菌试剂盒检测法以及基于其核酸的检测方法等,但目前尚缺乏检测方法的金标准。这是因为:一是可培养细胞数为零而活细胞数不为零的细菌才有可能具有 VBNC 状态。可培养细胞数的测定依照平板菌落计数法便可完成,但要确定"活细胞"数,就必须分清具备了何种特性的细胞才算是"活细胞"。二是目前"活细胞"的标准尚未得到充分证明和有效认可,使得这些方法均有一定的适用范围和局限性。

近年来,VBNC 细菌的核酸检测方法发展迅速,一是确定待检菌是否具有培养能力,二是确定待检菌的细胞活性,三是选定待检的活细胞分子和处于 VBNC 状态的待检菌的特异性活细胞基因,四是基于 DNA 或 mRNA 分子,与 VBNC 发生相关基因的核酸检测方法。

一般认为细菌 RNA 或 DNA 是最能代表细胞活性状态的遗传物质。以 DNA 为基础的检测方法其优点主要表现在:VBNC 细菌基因组 DNA 易提取,而且不易受到外界影响而降解;聚合酶链式反应(polymerase chain reaction,PCR)技术快速、灵敏、特异,并且操作简便省时。而在实际应用中,该法一个最大的缺憾便是 DNA 分子在死细胞中可长久存在,其检测的假阳性率也较高。相比之下,RNA 分子则是公认的活细胞的信号分子。在不同类型的 RNA 分子中,mRNA 和 rRNA 现已被认为是活细胞的标志分子。作为标志,mRNA 的优点在于其稳定性差,在细胞内易被降解,半衰期短,能比较客观地评价和指示细胞的活性状态。基于 mRNA 分子的 VBNC 细菌 PCR 检测方法可排除假阳性的干扰。但由于 mRNA 分子在 VBNC 细菌中的丰度偏低,往往有些细菌因转录不活跃而无法被有效检出,同时 mRNA 不稳定,易被核酸酶快速降解,因此该方法的敏感度与特异性均较低。相比之下,rRNA 分子在细胞中丰度高,半衰期较长,往往可在死细胞中存留较长时间。尽管能保证检测的灵敏度,但却无法消除假阳性反应。目前,在 VBNC 研究领域中,基于 rRNA 分子的检测方法主要是活细胞直接计数与荧光原位杂交联合技术(direct viable count-fluoresence in situ hybridization,DVC-FISH 法),但该方法仍然存在适用范围窄、假阳性反应率较高、荧光原位杂交固定时往往会对活细胞膜有破坏作用等,因而不利于准确区分活/死细胞。

为解决基于细菌 RNA 或 DNA 检测的瓶颈问题,检测与 VBNC 发生相关基因是另一个检测方向。与 VBNC 发生相关的基因是一组基因群,这组基因群因诱导因素(温度、营养物质、pH 值、药物等)的不同而启动不同的基因,并且不同菌的 VBNC 发生相关基因群亦不相同。确定某几个基因为 VBNC 特异性基因之后,再依据基因设计特异性引物并建立 PCR 或反转录 PCR(reverse transcription PCR,RT-PCR)方法。目前确定 VBNC 相关基因的最常用方法是选择具有生物学特征并且功能明确的已知基因作为目标基因,根据目标基因在可培养与 VBNC 状态下所呈现的变化或发挥的作用进行差异筛选,最终确定只能在 VBNC 状态起作用的基因为 VBNC 相关基因。如利用烷化突变剂亚硝基胍对霍乱弧菌(Vibrio cholera)进行诱变,经低温及营养缺乏条件诱导后,获得了 VBNC 突变株。该突变株具备了在平板上生长繁殖能力,并与正常菌株经抑制性消减杂交后,最终确定了谷胱甘肽转移酶基因为 VBNC 发生相关基因,由此亦证明了增加谷胱甘肽可延长正常菌的可培养性。此外,利用蛋白质双向凝胶电泳(dimensional gel electrophoresis)获得了副溶血性弧菌 ST550 株 VBNC 状态蛋白质表达谱,发现有 13 种蛋白质负责诱导和维持 VBNC 状态,这些蛋白质与 DNA 指导的 RNA 聚合酶、ATP 合成酶等密切相关,并证实了相关的决定基因。

基因芯片是生物高通量检测技术的最典型代表,VBNC 细菌基因芯片检测方法不但可以直接用于 VBNC 细菌检测,还可充分了解 VBNC 状态下细菌的基因谱和表达谱,便于建立 RT-PCR 方法和了解 VBNC 分子作用机制。但 VBNC 细菌基因芯片研发成本昂贵,因细菌

RNA 不稳定极易导致检测结果重复性较差。尽管如此,基因芯片作为一个具有良好发展前景的技术,必将在未来 VBNC 细菌检测中得到更广泛地应用。

随着分子生物技术的发展,无论是以 DNA 还是以 RNA 为主建立的 VBNC 检测技术发展迅速,特别是生物高通量检测技术的基因芯片更是研究的热点。随着人们对 VBNC 发生机制的深入研究和微生物"活细胞"判定标准的精细化,单一检测技术在发挥其优点的同时,多种技术的相互融合对进一步阐明 VBNC 存在的合理性可提供技术支持。

第二节　微生物鉴定技术

随着科技的发展,微生物鉴定技术在基于形态、对不同底物代谢的传统生化方法基础上有了长足的进步,尤其是基于微生物基因序列、蛋白质和脂肪酸组成等为基础鉴定方法的使用,进一步补充了传统方法的不足。目前在食源性致病微生物鉴定领域常使用的鉴定技术包括形态学观察、生理生化特性鉴定(包括 API 鉴定)、BIOLOG 碳源自动化分析鉴定、分子生物学鉴定、功能基因分析、随机扩增多态性 DNA 技术(Random Amplification Polymorphic DNA,RAPD)、单链构象多态性检测(Single Strand Conformation Polymerase,SSCP)、全细胞脂肪酸分析鉴定、(G+C)mol% 测定、DNA/DNA 同源性测定、全基因组测序等。

一、传统微生物鉴定技术

传统的微生物鉴定方法主要是基于微生物的形态和对不同底物的代谢情况,这些方法目前仍作为微生物鉴定的基础方法在各国标准方法、《伯杰细菌鉴定手册》中广泛使用,基于此原理发展起来的商业化方法主要有微生物手动鉴定技术和微生物自动化鉴定技术。

(一) 微生物手动鉴定技术

目前比较成熟的微生物手动鉴定技术主要是基于微生物形态及对不同底物的代谢情况,该方法在我国国家标准方法中仍作为微生物鉴定的标准在使用。主要包括手工涂片、染色镜检、生化反应等。虽然目前市场上已有全自动革兰染色仪,但多数实验室的涂片染色仍需人工完成。随着科技的发展,我国大部分地市级以上食品安全检验机构已经配备全自动生化鉴定仪器,但有些基层食品安全检测实验室、高校及科研机构仍使用传统的手工制备生化反应管,或选用低成本的试纸条替代传统的手工细菌生化鉴定。手工制备生化反应管或试纸条只需一个菌落配成菌悬液,加入相应的试管内或试剂条指定位置的小杯中,孵育后根据颜色的变化,判断鉴定结果。常用的生化反应有发酵试验、同化试验、同化或发酵抑制试验、酶试验、其他传统的生化反应等。

(二) 微生物快速自动化鉴定技术

传统的微生物检测方法,如细菌培养和生化鉴定等都需要较长时间(2～3d),且对检测人员的技术要求较高。随着检测需求的增加和技术的进步,对微生物实验室提出了更高的要求,如更短的标本周转时间、更及时的结果报告等。在人员短缺的情况下,要求实验室在标本处理流程和检测时间方面做出相应改变与提高,因此,微生物自动化鉴定系统应运而生。其特点表现在一是鉴定反应速度由常规方法所需的几小时、几天或几周缩短到几秒、几分钟或几小时;二是每次操作的样品量由常规的一次一个样品到一次十个、五十个或更多在自动化方面有需要人工协助的仪器半自动化和全部由机器操作的全自动化。目前,微生物编码鉴定技术早已商品化并形成独特的鉴定系统,如 API、Micro-ID、RapID、Enterotube 和

Minitek 等,这些鉴定系统不仅可鉴定细菌,还可鉴定酵母。

微生物自动化鉴定系统主要包括快速生化反应检定系统以及近年来兴起的基质辅助激光解吸电离飞行时间质谱(Matrix-Assisted Laser Desorption/Ionization Time of Flight Mass Spectrometry,MALDI-TOF-MS)鉴定系统。目前,以快速生化反应为基础的自动化鉴定系统和以微量肉汤稀释法为基础的自动化药敏系统常整合至一台仪器中,成为全自动细菌鉴定和药敏分析系统。市场上根据此项原理开发的自动化设备主流机型包括生物梅里埃公司的 Vitek 系列、BD 公司的 Phoenix 全自动微生物鉴定仪、Biolog 全自动微生物鉴定仪以及西门子公司的 Microscan WalkAway 系列等。这些自动化系统具有先进的微机系统及广泛的鉴定功能。鉴定系统的工作原理因不同的仪器和系统而异。不同的细菌和酵母对底物的反应不同是生化反应鉴定细菌和酵母的基础,而试验结果的准确度取决于鉴定系统配套培养基的制备方法、培养物浓度、孵育条件和结果判定等。大多数鉴定系统采用细菌分解底物后反应液中 pH 的变化、色原性或荧光原性底物的酶解、测定挥发或不挥发酸或鉴别微生物是否生长等方法来分析鉴定细菌和酵母。将菌种接种到鉴定板后进行培养,仪器自动每隔一定时间(如 1h)测定每个生化反应孔的透光度。该类仪器将光电技术、电脑技术和细菌八进位制数码鉴定相结合。每个鉴定卡内含有 30 项生化反应,每 3 项为一组,确立阳性反应值分别为1、2、4:如 3 项反应全部阳性,其组值为 7;如第 1、2 项反应阳性,其组值为 3;第 1、3 项反应阳性,其组值为 5。30 项生化反应可获得 10 位数的生物数码,在鉴定时有时还需外加补充试验,共可获得 11 位生物数码,系统将其最后一次判读的结果所得生物数码与菌种资料库标准菌株的生物模型相比较,得到鉴定值和鉴定结果,并自动打印出实验报告。这些仪器均可在较短时间内(<10h)鉴定包括革兰氏阳性菌、革兰阴性菌和酵母菌等多种常见食源性致病微生物。

自动化药敏系统的实质是微型化的肉汤稀释试验,是将各种不同含量的药物固化在药敏板卡的特定孔内,每一种药物一般选用 3 种不同药物浓度,应用光电比浊原理,根据不同的药物对不同菌的最低抑菌浓度(minimal inhibitory concentration,MIC)不同,每一药敏卡可同时作 10 种药物 MIC 的测定。加入菌悬液孵育后放入仪器或在仪器中直接孵育,每隔一定时间自动测定小孔中细菌生长状况,或测定培养基中荧光指示剂的强度或荧光原性物质的水解,即可得到待测菌各浓度的生长率。待检菌斜率与阳性对照孔斜率之比值,经分析得到 MIC 值,并根据美国临床实验室标准化委员会(Clinical and Laboratory Standards Institute,CLSI)或欧洲抗生素敏感性实验委员会(European committee on Antimicrobial Susceptibility Testing,EUCAST)标准获得 MIC 值及相应的敏感(sensitive,S)、中度敏感(intermediate,I)和耐药(resistant,R)结果。通过测定细菌生长的浊度,观察细菌的生长情况。在含有抗生素的培养基中,浊度的增加提示细菌生长,根据判断标准解释敏感或耐药,自动化药物敏感性的结果判读可缩短至数小时。

值得指出的是,待检细菌在用自动化鉴定系统测试前必须作涂片进行革兰氏染色,根据染色结果选择所需的测试卡;菌悬液配制后应在 20min 之内接种完毕并置于仪器的孵箱;需氧待测菌要求培养时间在 18~24h 之间,最长不应超过 48h,厌氧菌培养时间不应超过 72h;待检菌同时作鉴定和药敏试验时,二卡片应写同一测试卡号并放置同一卡片架上;加样器和盐水瓶应保持清洁、无污染,卡片内要防止气泡产生。自动化仪器鉴定结果准确与否,必须进行验证。即使用不同种类微生物的大量菌株进行反复测试,并用传统方法进行比对,方可获得仪器鉴定细菌和耐药性检测结果的可信性资料,而目前我国由于未对自动化仪器鉴定结果进行系统评价,因此实际工作中不能盲目迷信自动化设备的检测结果,以防造成对结果的误判。

二、基因鉴定技术

(一) RNA 基因序列分析

随着检验技术的发展,分子生物学技术在微生物鉴定领域已担当起不可替代的角色,通过 16S RNA 基因序列对微生物进行鉴定、分类已成为许多研究中广泛采用的方法,尤其对一些日常工作中不常分析的微生物,此类方法更显示了其独特的优势。但到目前为止,我国尚未建立常见食源性病原微生物 16S RNA 基因序列的基因库。

遗传学方法是食源性致病微生物鉴定的常用方法。常用的有基因序列分析、分子标记检测、核酸分子杂交等。细菌基因序列分析中的候选基因主要有 16S rRNA 基因、23S rRNA 基因、16-23S rRNA 基因间区、DNA 促旋酶的 β-亚基(β-subunit of DNA gyrase,gyrB)、RNA 聚合酶的 β 亚基(subunit of RNA polymerase,rpoB)、超氧化物歧化酶(superoxide dismutase,SOD)基因等。原核生物的 rRNA 有 3 类:5S rRNA、16S rRNA 和 23S rRNA,其编码基因长度依次为 120、140 及 3300 个核苷酸。它们位于同一操纵子序列中,一个操纵子进行转录后处理成为成熟的 16S、23S 和 5S rRNA。rRNA 结构既有保守性又具有高度可变性,保守性反映物种的亲缘关系,高度可变性揭示生物物种的特征核苷酸序列,是种属鉴定的分子基础,因此可以利用保守区设计通用引物扩增细菌的相应靶序列,再利用可变区的差异鉴别菌种。5S rRNA 虽易于分析,但不能提供足够的遗传信息用于分类研究;23S rRNA 含有的核苷酸数几乎是 16S rRNA 的 2 倍,分析较为困难;16S rRNA 基因长约 1.5kb,其序列高度保守,对影响其结构突变的外界因素具有强抵抗性,因此在基因序列分析中应用最多。此外,16S rRNA 基因具有“种”间多态性,所以分析其序列可确定各种细菌的进化距离和相互关系,适用于对所有细菌的鉴定。

16S rRNA 基因是细菌染色体上编码 16S rRNA 相对应的 DNA 序列,其可变区与恒定区序列交错排列。各种细菌的恒定区基本保持不变,而可变区因不同科属种的细菌而异,且变异程度与细菌的系统发育密切相关。序列分析技术的基本原理就是利用恒定区序列设计通用引物从微生物标本中扩增出 16S rRNA 的基因片段,通过克隆测序、探针杂交、酶切片段多态性分析等方法获得 16S rRNA 序列信息,再与 16S rRNA 基因数据库中的序列数据或其他数据进行同源对比及分析,从而鉴定待测微生物可能所属的微生物种类。

基因序列测定也是真菌分类鉴定的重要手段。目前真菌鉴定中应用较多的是 18S rRNA 基因大亚基的 D1-D2 区、基因间间隔区 IGS(inter genic spacer,IGS)、内转录间隔区 ITS(internal transcribed spacer,ITS)、蛋白编码区和一些管家基因等。其中 ITS 区最常用。即使是亲缘关系非常接近的 2 个种,其 ITS 序列也有不同,显示出最近的进化特征。ITS1 和 ITS2 是中度保守区域,其保守性基本上表现为种内相对一致、种间差异明显。这一特点使 ITS 区适合于真菌的种水平鉴定以及属内种间或种内差异较明显的菌群间的系统发育关系分析。真菌 ITS 区长度一般在 550 ~ 750bp,片段较小、易于分析。而且目前已有该区扩增所需的标准通用引物。但由于 ITS 区一般仅能把菌种鉴定到群的水平,因此还需要利用一些蛋白编码区,如 β-微管蛋白基因(β-tubulin gene)、钙调蛋白基因(calmodulin gene)、延长因子-1α 基因(EF-1α,elongation factor-1αgene)等序列分析把菌株鉴定到种水平。

（二）G+C 含量

基因组 GC 含量（G 与 C 所占的百分比）是基因组组成的标志性指标。早在 20 世纪 50 年代，Lee 等就发现细菌基因组 GC 含量可在 25%～75% 之间。迄今已有两种观点来解释不同生物之间 GC 含量的差异：中性说和选择说。中性说主要强调不同生物之间 GC 含量的差异是由碱基的随机突变和漂移造成，而选择说则认为 GC 含量的差异是环境及生物的生活习性等因素综合作用的结果。Galtier 等和 Hurst 等则研究了原核基因组 GC 含量与生物最适生长温度的相关性，发现总体上相关关系并不明显，而一些 RNA（如 16S rRNA）的 GC 含量却与相应细菌的最适生长温度有较好的相关性。近年的研究显示，总体上看，原核生物 GC 含量与其基因组大小有一定的相关性。

（三）核酸探针技术

在基于基因水平的微生物鉴定技术中，核酸探针（nuclear acid probe）技术以其敏感、特异、简便、快速的特点为世人关注，该技术主要是利用核苷酸碱基顺序互补的原理，运用特殊的基因探针与待测的靶序列实施互补，以此来检测被测靶序列的检测技术。核酸探针技术原理的研究重点是"核酸杂交"技术，又称基因探针技术，指具有一定互补序列的核苷酸单链在液相或固相中按碱基互补配对原则缔合成异质双链的过程。每一种病原体都有独特的核酸片段，通过分离和标记这些片段而制备探针，利用带有标记物的已知序列的核酸探针与待测样品进行杂交，判断样品中是否有特定病原体。探针标记的方式分为放射性标记和非放射性标记，目前用得较多的是非放射性标记，主要有生物素标记、地高辛标记、免疫标记、荧光素标记等，具有直观、准确的特点。应用较广泛的生物素-抗生物素蛋白系统标记的探针已在沙门菌、产肠毒素的大肠埃希菌及乙型肝炎病毒（Hepatitis B virus）检测中得到应用。

核酸杂交技术具有特异性好、速度快、操作简便等特点，主要包括 Southern 印迹杂交（Southern blot）、Northern 印迹杂交（Northern blot）、斑点印迹杂交（spot blot）、夹心杂交（三明治杂交）、原位杂交和寡核苷酸探针技术（oligonucleotide probe technology）等。核酸杂交技术具有特异性好、敏感性高、诊断速度快、操作较简便等特点。但由于需用放射性同位素等标记，成本高，对人体的危害大，制约了核酸探针技术的发展。随着生物传感器的发展，核酸杂交技术与生物传感器技术（biosensor technology）相结合，以提高检测效率、降低检测成本。

三、质谱鉴定技术

现代科学技术的发展使化学与微生物学之间的学科界限逐渐缩小，化学技术手段越来越多地被用于解决微生物学问题。20 世纪 80 年代末，以基质辅助激光解析电离飞行时间质谱（MALDI-TOF-MS）和电喷雾电离串联质谱（electrospray ionization mass spectrometry, ESI-MS）为代表的生物质谱分析技术首次引入食品安全领域食源性疾病的检测和控制。即通过分析来源于完整细胞的生物标记物-标志蛋白和关键蛋白，获得目的微生物细胞完整的、大量的、动态的蛋白质谱图，根据微生物各自蛋白质谱的不同和蛋白质谱图的动态变化，对食物链中污染的各种致病性微生物进行筛选、鉴定、分类并对其特征进行描述。到目前为止，该技术已广泛用于生物战剂、食物中毒和血液筛选中细菌和病毒的检测，并成功创建了食品中主要致病性细菌、真菌的蛋白质谱指纹图谱库。到目前为止，MALDI-TOF-MS 技术已可用于常见食源性致病细菌（如金黄色葡萄球菌、单核细胞增生性李斯特菌等）、真菌、分枝杆菌（*Mycobacteria*）等鉴定。

（一）MALDI-TOF-MS 技术

MALDI-TOF-MS 主要由三部分组成:基质辅助激光解析电离离子源(MALDI)、飞行时间质量分析器(TOF)和检测器。MALDI 的原理是用激光照射样品与基质形成的共结晶薄膜,基质从激光中吸收能量传递给生物分子,使生物分子电离。MALDI-TOF-MS 用于微生物鉴定的原理是让完整的微生物菌体样品和特定基质在靶盘上形成共结晶,脉冲激光照射晶体后,基质分子吸收能量与样品解吸附,并使解析出的蛋白质和肽等生物大分子标志物电离(通常是基质的质子转移到样品分子上)。样品离子在加速电场下获得相同的动能,经高压加速、聚焦后进入飞行时间质量分析器进行质量分析,离子的质荷比(m/z)与飞行时间的平方成正比,通过飞行时间确定离子的质荷比,形成指纹图谱(fingerprint),从而对样品进行定性和定量分析。根据分析对象的不同,可分为全细胞分析和细胞裂解产物分析。全细胞分析是 MALDI-TOF-MS 的一大优势,样品不经处理直接点样,在基质辅助下检测,得到全细胞质谱图(intact cell mass spectrometry,ICMS),将含有标志物分子量信息的质谱图与基因组或蛋白质组数据库中的质谱图比较,完成对食品与环境样品中致病性微生物的鉴定、生物性武器鉴别、微生物的致病性和毒力特征描述等,以揭示菌体活动直接的分子基础。细胞壁/膜上的蛋白质是信号的主要来源,每个谱峰代表细胞经激光解析后产生的不同碎片,不同的属、种,甚至不同株的微生物都有各自的特征性质谱峰,通过检索特征性质谱峰数据库或与已知微生物的质谱峰比较,对微生物进行快速检测、鉴定和分型。而细胞裂解物分析对样品的处理要求较严格,必须预先用酸、酶解、超声等不同方法将微生物细胞壁或细胞膜破碎,得到细胞的裂解产物,再对裂解产物进行 MALDI-TOF-MS 分析。全细胞分析和细胞裂解物分析得到的图谱有明显区别,有学者认为,用于鉴定时全细胞分析优于细胞裂解物分析,但对某些微生物,完整细胞产生的色谱图仅反映细胞蛋白组成的一小部分,给出的信号很少或缺失,不足以解决分类学或生物学中的许多问题,必须选择合适的基质和溶剂才能得到有鉴定意义的图谱。方法简易、分析时间短是全细胞分析的优势。

MALDI-TOF-MS 方法克服了传统的微生物分离、培养及生化反应操作烦琐的缺点,也排除了免疫学和分子生物学方法的交叉反应严重和假阳性与假阴性率高的问题;在分子量可测范围、分辨率和准确性等方面,具有其他方法不可比拟的优势,主要表现在:

（1）灵敏度高:无须大量纯化样品,蛋白质和多肽的灵敏度达 fmol 级,寡聚核苷酸的灵敏度为 pmol 级;质量检测范围宽,可达 400kDa 以上。

（2）测定速度快:分析一个样品孔仅需 1min 左右,且可对混合样品直接分析。

（3）分析能力强:温和的离子化气氛增强了测量生物多聚体、蛋白质、多肽和寡聚核苷酸的能力。

（4）能耐受较高浓度缓冲溶液、盐和其他非挥发性成分以及去垢剂的存在。

（5）应用范围广:可分析研究蛋白质、多肽、核酸、糖、合成高聚物、漂白剂、有机金属和表面活性剂等;

（6）仪器构造简单,操作容易等。不足之处是可重复性差,难于定量;无法检测被毒素污染但不含产毒菌的食品,因而在评价食品的安全性上同样存在一定的局限性。

研究证实,细菌和真菌产毒与非产毒株之间、耐药与非耐药株之间存在着基因的差异,基因决定蛋白,这种产毒和耐药性状的不同必然会反映于蛋白质组,也就有可能导致细胞壁表面蛋白的差异,由此根据细胞表面蛋白的差异可以鉴别产毒与非产毒微生物。MALDI-TOF-MS 可以捕获产毒与非产毒株、耐药与非耐药菌株蛋白质组指纹图谱的变化,聚类及相应软件分析后得到产毒与非产毒株的鉴别点即特异性质谱峰,据此可进一步对未知菌株的产毒性状做出判定。同理可以利用质谱分析找到耐药与非耐药菌的鉴别点,进而对未知菌株的耐药性进行鉴定。通过对代表某种细菌和真菌特定表型或基因型特性的特征性生物标志物进行分离、丰度分析和鉴定,可以揭示不同菌株细胞壁组成成分的差异、各种产毒基因和耐药基因所表达蛋白种类和数量的不同、细胞壁在毒素合成、耐药机制产生过程中的作用等细胞活动规律,为细菌和真菌的鉴定、分类、产毒菌株和耐药菌株的筛选、直接检测农产品或食品中污染的细菌和真菌等提供技术支持。

（二）PCR-电喷雾电离质谱（PCR-Electrospray Ionization Mass Spectrometry, PCR-ESI-MS）

PCR-ESI-MS 的发展为分析食源性致病微生物 PCR 扩增产物提供了足够的质量精度,能准确无误地分析长度为 120～140bp PCR 片断中的核苷酸的组成。MS 技术用于 DNA 分析的原理在于不同碱基组成的 DNA 具有不同的质量,因此在利用 MS 对细菌 DNA 检测时,挑选能区分不同物种及亚种的 DNA 区间进行扩增,然后检测扩增片断的分子质量,因为单个碱基的质量是已知的,对应于扩增序列相应的每种碱基分子量就可以被准确计算出来,这个方法虽无法获得扩增产物的序列信息,但获得的碱基组成/碱基数数据足以在种、亚种、甚至血清型水平对食源性致病菌进行鉴别。PCR-ESI-MS 仅通过简单的样品制备,即可用于检测含有混合菌的样品,可从富集后的培养基中提取 DNA,免去了分离单菌落的时间。从获得 DNA 算起 5h 即可得到测试结果,加上培养时间只需 8h。PCR-ESI-MS 的测试原理与实时 PCR 很相似,但在微生物鉴定的深度和广度上,PCR-ESI-MS 则更有优势。美国 FDA 联合食品安全与应用营养中心（The Center for Food Safety and Applied Nutrition, CFSAN）开发了食源性致病菌如沙门菌、大肠埃希菌、志贺菌和李斯特菌的高通量 PCR-MS 测试方法。

四、光谱鉴定

（一）拉曼光谱（Raman Spectrum）

拉曼光谱是一种产生于分子或晶格振动能级光子的非弹性散射光谱,拉曼光谱特征峰位置、强度和线宽可提供分子振动、转动方面的信息,据此可以反映分子中不同的化学键和官能团。拉曼光谱是分析分子结构和含量的有用工具,现已越来越多地应用于微生物的细胞结构、化学组成以及代谢过程的研究,与其他微生物检测技术相比,拉曼光谱具有不触及试样、无须样品制备、可对微生物的生长过程进行原位实时研究、检测时间短、灵敏度高、重复性好等优点。特别是共聚焦显微拉曼光谱技术（Confocal micro Raman spectroscopy）、表面增强拉曼光谱技术（surface enhanced Raman spectroscopy, SERS）、拉曼成像（Raman imaging）、相干反斯托克拉曼光谱（Coherent anti-Stokes Raman Scattering, CARS）、激光镊子拉曼光谱（Laser tweezers Raman spectroscopy）、Raman-FISH 等技术均在微生物学中有广泛应用。

不同的拉曼光谱技术具有各自独特的优势,共聚焦显微拉曼光谱具有较高的横向及纵向分辨率,可以获得微生物所含化学成分的多维信息;共振增强拉曼光谱（Resonance enhanced raman spectroscopy）适用于特殊物质的检测,如深紫外共振拉曼光谱（Deep UV resonance Raman spectroscopy）适用于检测芳香族化合物和核酸物质;表面增强拉曼光谱可检测到常规拉曼光谱难以检测到的信息;拉曼成像包含丰富的光谱信息,能直观反映细胞内部物质成分的空间分布、结构及变化,反斯托克斯拉曼成像通过共振激发提供较高的信号和光强,能够快速获得细胞内特定分子的分布及相互作用;激光镊子拉曼光谱可实时监测单细胞的动力学过程,在探索微生物生命规律方面具有巨大潜力;Raman FISH 最主要的优点是在单细胞水平原位直接识别和量化微生物中标记化合物的代谢。激光及检测技术的进步推动了拉曼光谱仪向小型化、高性能和低成本方向发展,使拉曼光谱的原位、快速、无损检测性能更加完善,拉曼光谱在微生物科学研究领域正显示出更广泛的应用前景,可实现微生物生化动力学过程的实时跟踪,从而能深入了解细胞内生物大分子的活动规律,反映微生物细胞内成分的分布和变化,为基础微生物学研究提供依据。利用拉曼光谱技术可有效地监测微生物发酵的动态过程,获取底物消耗、产物生成及胞内其他成分变化等信息,是研究发酵微生物学的新兴技术。快速和准确地诊断致病菌是控制细菌感染关键,拉曼光谱技术凭借高速检测已成为微生物诊断的新方法,基于拉曼光谱的诊断可以应用到单个细菌,使直接分析临床标本而无须对细菌进行纯培养成为可能,随着多技术的高效集成化,拉曼光谱将在微生物探测、识别、分选及动力学的研究,甚至在生理生化研究、医学诊断方面发挥越来越大的作用。

(二) 近红外光谱(Near Infrared Spectrum,NIR)

近红外光谱是一种介于可见光和中红外光的电磁波,美国材料检测学会将其定义为波长为 780 ~ 2526nm、波数为 12 820 ~ 3959cm^{-1}的光谱区。近红外光谱细菌鉴定技术是近几十年发展起来的一项菌种鉴定技术,其原理是根据细菌的蛋白、核酸、脂肪、多糖等的构成而快速对菌种进行快速识别(3 ~ 5min),该方法对菌种的准确鉴定依赖于完善的菌种数据库,目前国内仅见少量研究报道。近红外光谱记录的是分子中单个化学键的基频振动的倍频和合频信息,不仅反映微生物细胞壁、细胞膜、细胞质甚至细胞核中的蛋白质、多糖、脂质、核酸及其大分子、水分等混合成分的分子震动信息,而且能敏锐地探测分子基团及其周围环境的变化。通过测定微生物近红外光谱图即可获得微生物及其生物大分子结构的信息,用于鉴别微生物的种类及状态,找出不同微生物图谱间的细微差别,确定不同微生物的特征谱峰和谱带,为细菌、酵母菌和其他微生物的判别、分类、鉴定和大范围筛选提供依据。

Janie 等利用细菌细胞在不同波长范围(1000 ~ 2350nm)的近红外吸收,通过近红外光谱对细菌进行了分类鉴定,从而揭开了近红外光谱技术在微观世界应用的序幕。Al-Holy 等通过傅里叶变换近红外光谱技术对蜡样芽孢杆菌、沙门菌、大肠埃希菌和李斯特菌进行了分类,通过主成分回归模型,对菌群的分类正确率达到94%。Cecilia 等利用近红外光谱分析技术验证了常量取样法鉴别 5 种李斯特菌的效果优于微量取样法,前者的鉴别成功率是92.8%,后者是 79.2%。岳田利等通过采集 1 株酵母和 5 株细菌标准菌株的近红外漫反射光谱(Near Infrared Reflectance Spectroscopy,NIRS),采用主成分分析法对光谱数据进行了分析,构建了基于傅立叶变换近红外光谱法(Fourier transform near infrared spectroscopy,FT-NIRS)的微生物快速鉴定模型,模型的鉴定准确率为100%,基于人工神经网络模型的预测结果平均相对误差为 5.75%,预测准确率高。研究结果证实该方法可以实现基于 FR-NIR结合多元数学统计方法的微生物快速鉴定。慈云祥等对酵母菌、大肠埃希菌、谷氨酸菌和金黄色葡萄球菌的红外光谱(infrared spectrum)进行研究,结果表明这几种菌的红外光谱呈现出显著的差异性。另外,近红外光谱技术结合化学计量学、差谱技术、谱图压缩数据库、网络传输等红外光谱软件技术可以实现食品生产、加工中微生物的实时在线监测,缩短检测时间,提高生产效率。

目前,傅里叶变换红外光谱(Fourier transform infrared spectroscopy)鉴定微生物的原理主要通过微生物培养、细胞分离、干燥、压片等过程,然后利用红外光谱进行分析,最后结合数理统计方法和化学计量学手段对光谱数据进行分析,从而达到鉴别微生物的目的。利用傅里叶变换红外光谱可获得微生物中蛋白质、糖、脂质等成分信息和分子结构、分子环境信息，以此进行鉴定。其要点一方面要筛选适宜的培养条件，另一方面要建立红外光谱分析微生物的灵敏区，第三要结合各种计量学方法建立红外光谱的吸收峰的归属和差异的区分。Dziuba 等利用傅里叶变换红外光谱技术对乳酸菌（Lactic acid bacteria）、乳球菌（*Lactococcus*）、足球菌（*Pediococcus*）和链球菌（*Streptococcus*）等在属的水平上进行区分，建立了 1500 种菌的红外光谱数据库，发现了描述微生物最有用的光谱区，即多糖区（$1200 \sim 900\,cm^{-1}$）、指纹区（$900 \sim 700\,cm^{-1}$）和混合区（$1500 \sim 1200\,cm^{-1}$）。Mobili 等还将差热扫描技术和红外光谱技术结合对微生物的低压冻干 S 层蛋白质进行分析，利用差热扫描显示了相变的温度、利用红外光谱显示蛋白质二级结构在加热情况下，其结构在差热扫描初始相变过程中变缓，由此证实了 β-折叠层结构的热稳定性。

基于支持向量机的食源性致病菌近红外光谱鉴别技术，融合了近红外光谱技术的快速、环保、穿透性强与支持向量机的高泛化能力，以及克服传统方法的大样本要求等特点。与现有的检测技术相比，该技术具有安全高效、操作简便、结果准确、实时检测、节约成本等优点。柏凤女等利用近红外光谱法结合支持向量机对大肠埃希菌 O157∶H7、单增李斯特菌、金黄色葡萄球菌进行了分类鉴别。对预处理后的 3 种食源性致病菌近红外光谱数据进行主成分分析，以前 26 个主成分向量为支持向量机输入量建立支持向量机模型，对径向基函数核函数分类器与多项式核函数分类器进行了对比分析。结果表明，以径向基函数为核函数的支持向量机在核参数为 0.5 时对 3 种食源性致病菌的鉴别效果最好，与国标方法相比结果一致，其鉴别准确率均达到 100%。由于近红外光谱技术本身的局限性与实际生产中的复杂多样性，要将该技术在未来的检测工作中进行推广与应用，今后的研究工作应致力于新的处理方法及对近红外光谱有特异吸收的致病菌组分的研究，为开发研制便携式食源性致病菌快速检测仪和生产用食源性致病菌快速在线检测分析系统提供理论依据和技术支持。

第三节　微生物分型技术

微生物分型是在微生物准确鉴定基础上对微生物的来源、相互之间的亲缘关系进行进一步研究的技术方法，基于不同的分型原理，多种分型方法可用于食品微生物分型工作，其中表型分型和基因分型两大类方法在微生物分型中应用最为广泛。

一、微生物表型分型技术

传统的细菌分型方法大多是基于细菌的一些表型特征（例如细菌的形态特征、对不同抗菌物质的敏感性、对不同底物的代谢、血清型、噬菌体型等）进行分类，这些常规的分型方法以其简洁、直观等特点在微生物研究中起到了重要作用。

（一）耐药性分型

耐药性分型是根据微生物对不同种类抗生素的敏感性，对微生物进行简单的分型，分型结果一方面可用于致病菌株的监测和追踪，另一方面可指导感染治疗。

细菌的多重耐药菌（multi-drug resistance，MDR）主要是指对临床正在使用的、不少于 3 类抗菌药物同时呈现耐药。常见的 MDR 包括耐甲氧西林的金黄色葡萄球菌（Methicillin-resistant *Staphylococcus aureus*，MRSA）、耐甲氧西林凝固酶阴性葡萄球菌（Methicillin Resistant Coagulase-Negative *Staphylococci*，MRCNS）、耐万古霉素肠球菌（Vanomycin-resistant *enterococci*，

VRE）、产超广谱内酰胺酶细菌（Extended Spectrum Beta-Lactamases，ESBLs）、碳青霉烯类耐药的肠杆菌科细菌（Carbapenem-resistant *enterobacteriaceae*，CRE）、碳青霉烯类耐药的鲍氏不动杆菌（Carbapenem-resistance *Acinetobacter baumannii*，CRAB）和泛耐药铜绿假单胞菌［Pan-drug-resistance（PDR）of *Pseudomonas aeruginosa*（PA），PDR-PA］等。

（二）噬菌体分型

噬菌体（bacteriophage 或 phage）是能侵袭细菌、真菌、放线菌、螺旋体等微生物的病毒，最早由英国细菌学家 Twort 和加拿大细菌学家 Herelle 分别于 1915 年和 1917 年发现。噬菌体广泛分布于自然界，凡有细菌繁殖的地方，都可能有噬菌体存在。噬菌体只能在活的宿主菌细胞内复制增殖，其 DNA 能赋予宿主菌某些生物学性状，也能介导宿主菌之间以及宿主菌与噬菌体之间的基因转移；噬菌体结构简单、基因数少（从 10 多个基因到数百个基因不等），因此是分子生物学及基因工程的良好试验系统；噬菌体具有严格寄生性，并能将菌体裂解，可用于细菌鉴定。噬菌体的裂解模式与细菌表面的噬菌体受体以及染色体的遗传属性有关；同时，噬菌体具有型的特异性，可对细菌进行分型鉴定。由于对相应的易感细菌有强大的溶菌力和具有严格的种及型的特异性，因而可应用噬菌体作细菌的鉴定、分型、检测标本中的未知细菌。传统的噬菌体分型操作简单、结果易判断、省时省力、无须昂贵的仪器，因此在我国基层疾控机构广泛使用，目前已利用噬菌体对沙门菌、大肠埃希菌和伤寒菌等进行分型。

噬菌体的繁殖一般分为 5 个阶段，即吸附、侵入、增殖、装配和裂解。凡在短时间内能够连续完成以上 5 个阶段而实现其繁殖的噬菌体，称为烈性噬菌体（virulent phage），反之则称为温和噬菌体（temperate phage）。烈性噬菌体能够高度专一的裂解特异性宿主细菌，并在培养基上形成肉眼清晰可见的噬菌斑，根据噬菌斑的有无、多少、清晰程度、形态来判定宿主细菌的种类和数目。由此形成的噬菌体检测方法主要包括噬菌体分型技术和噬菌体扩增法。噬菌体分型作为一种常用的传统细菌分型方法，能够方便的区分细菌不同血清型，在流行病学的研究中起关键作用。噬菌体分型与常规生化实验法的检出率在统计学上无显著差异，且相对生化实验可缩短时间，仅需 2d。研究表明，两种或多种分型技术的联合使用，将使分型研究向更快更准的方向发展，Grif 等利用 5 种不同的分型方法对大肠埃希菌 O157：H7 进行实验，发现任何单一的分型鉴定都难以满足流行病学调查分析的需要，多种分型方法联合使用才能得到精确的鉴定结果。鉴于噬菌体结构简单、寄主专一性很强，只能感染特定的菌种或菌株、分布广泛、繁殖速度快的特点，现今已有很多用噬菌体快速检测食源性致病菌的方法。噬菌体检测方法可提供方便、快速、高度特异性的选择，特别是当检测费用成为最重要的考虑因素时，更有优势。因此，尽管有更为先进的分子分型技术手段，但操作简单、廉价、省时的噬菌体分型技术仍是一种重要和有效的方法，但在我国已罕见有权威机构应用该技术进行食品微生物分型研究的报道。

（三）血清分型

血清分型方法作为传统的细菌分型方法在重要致病微生物的鉴定、分型中应用相当广泛，目前该方法在致病菌追踪与分型中仍作为权威、可靠的方法使用。血清分型是通过已知的抗体或抗原来检测病原体的抗原或抗体，从而对病原体进行快速鉴定的技术，常用的方法包括血清凝集技术、乳胶凝集实验荧光抗体检测技术、协同凝集试验酶联免疫测试技术等。血清学反应是指相应的抗原与抗体在体外一定条件下作用，出现肉眼可见的沉淀、凝集现象。

1319

血清学反应具有以下特点：

（1）抗原抗体的结合具有特异性，当有共同抗原存在时，会出现交叉反应；

（2）抗原抗体的结合是分子表面的结合，这种结合虽相当稳定，但是可逆的；

（3）抗原抗体的结合是按一定比例进行的，只有比例适当时，才能出现可见反应；

（4）血清学反应大体分为两个阶段，但其间无严格界限。第一阶段为抗原抗体特异性结合阶段，反应速度很快，只需几秒至几分钟反应即可完毕，但不出现肉眼可见现象。第二阶段为抗原体反应的可见阶段，表现为凝集、沉淀、补体结合反应等。反应速度慢，需几分、几十分以至更长时间。在第二阶段反应中，电解质、pH、温度等环境因素的变化都直接影响血清学反应结果。

在食品微生物检验中，常用血清学反应来鉴定分离到的细菌，以最终确认检测结果，并可作为分型技术来对微生物进行表型分型，目前常用于对沙门菌、大肠埃希菌、志贺菌、单核增生李斯特菌、副溶血性弧菌、霍乱弧菌等致病菌的分型。近年来，我国在血清研究方面极度萎缩，由于诊断用血清价格昂贵，导致临床及疾病控制等机构血清的购置与储备不足，致使国内的血清生产机构难以生存。

二、基因分型技术

食品微生物学有别于基础微生物学，尤其在疾病控制过程中，如何快速、准确地对病原菌进行分型以及阐明菌株之间的相互关系，对控制疾病的传播及病原微生物的扩散具有重要意义。过去的20多年里，随着分子生物学研究成果的积累，与食品微生物检验相关的技术得到了迅速发展，脉冲场凝胶电泳分型（Pulsed Field Gel Electrophoresis，PFGE）、随机扩增多态性分析（Polymerase Chain Reaction，RAPD）、限制性片段长度多态性分析（Restriction fragment length polymorphism，RFLP）、扩增片段长度多态性分析（Amplified restriction fragment polymorphism，AFLP）、多位点序列分型（Multilocus sequence typing，MLST）、多位点可变数目串联重复序列（Multi Locus VNTR Analysis，MLVA）等分子生物学技术在微生物分型和污染源追踪方面，得到了广泛应用，随着众多微生物基因组全序列测序的完成，将出现更多的微生物基因分型方法，这些方法的分型效率也随着基因信息的累积得到再次评估和定位。

（一）核糖体分型

核糖体分型技术是第一个用于细菌分型的分子生物学方法。传统的手工方法操作烦琐、稳定性差、耗时耗力，基于仪器分析的自动化核糖体分型（Auto-ribotyping）方法克服了这些缺点，操作简化，易于标准化，使实验室之间的比较成为可能。核糖体分型是针对核糖体DNA操纵子基因的保守序列设计探针，探针与膜上的DNA片段进行杂交，产生了特异性的DNA指纹图。

rDNA指纹图谱最早于1986年由Grmont等首次报道，该法又称rRNA基因限制性图谱（rRNA gene restriction patterns）或核糖分型（ribotyping），是根据rRNA基因在长期的进化过程中的具有高度保守性的特点，使用对该基因序列特异的探针可与含有这些序列的DNA片段杂交，从而提供了一个只用一种探针分析多种细菌的通用方法。目前该分型方法用于单核细胞增生李斯特菌、副溶血性弧菌、霍乱弧菌、艰难梭菌（Clostridium difficile）、金黄色葡萄球菌、芽孢杆菌（Bacillus）的基因分型中。利用一台自动化核糖体分型系统，一次实验24h内可以完成48个样本的检测和分析。而且，仪器自带的数据库使不同实验室间结果的比较成为可能。

RiboPrinter 系统是杜邦公司研发的一种全自动细菌鉴别系统,该系统是以分析核糖体 DNA 序列多态性为基础建立的,可以全自动完成细菌鉴定的一系列实验,包括细菌染色体 DNA 的提取、酶切、电泳、转膜、杂交、曝光、照相和比对分析,通过检测 16S-23S-5S rDNA 杂交信号而得出基因指纹特征,与数据库比对得出鉴定结果。RiboPrinter 系统最大化避免了其他因素对实验的影响,且短时、高效,适用于常见细菌的快速鉴定。目前,RiboPrinter 系统数据库中含有 197 个属、1400 个种、6009 株菌的杂交图谱,且每半年升级一次,数据库较为全面,对于常见细菌的检测非常准确。相比其他鉴定方法,RiboPrinter 系统使大量细菌鉴定步骤获得同步化和标准化,排除了人工操作差异的干扰。

其优势在于:

(1) 在整个菌种鉴定过程中,除了取平板单菌落等最初环节,其他鉴定过程真正达到完全自动化。RiboPrinter 系统不仅自动提取待测菌株的染色体 DNA,完成酶切,还自动进行核酸电泳上样,并转到膜上,自动分子杂交、显色、拍照和运算处理,通过自动比对直接得出待测菌株的种名;

(2) 鉴定速度快。8h 即可完成待测样品的检测,一台机器每天可完成 32 个样品的检测;

(3) 有效地将菌株信息量化,并可在鉴定到种的基础上进一步分类,非常适合于菌株的分型及溯源分析。但缺点是检测成本较高,对仪器操作人员要求也较高。

(二) PFGE 分型

PFGE 分型是在普通的水平琼脂糖凝胶电泳(Horizontal agarose gel electrophoresis)基础上,使电流的方向和时间交替改变而形成脉冲电场。由于 DNA 片段分子大小不同,泳动速率也不同,分子越小移动越快,因此不同大小的 DNA 片段被分离开形成各自的电泳条带,反映了菌株全基因组遗传学特征。PFGE 电泳结果是条带图谱,分离到的 DNA 片段大、谱型简单,与表型鉴定结果一致性较高;同一血清型之间的 PFGE 图谱也有差异,表明可以应用于细菌同一血清型内菌株的进一步分型及溯源。

Samadpour 的比较研究发现,PFGE 的分辨率高于随机引物扩增片段,当采用 1 种内切酶的分辨率欠佳时,可采用 2 种内切酶以提高 PFGE 对致病菌的分型能力,且重复性好、易于标准化、并可直观地判断致病菌的亲缘关系、及时查明食物中毒暴发流行的传染源,对有效控制疫情的蔓延、对传染病的流行病学研究等具有重要意义,被誉为细菌分子分型技术的金标准。从 1996 年起,美国疾病预防控制中心(US Center for Disease Control and Prevention, US CDC)建立起以 PFGE 技术为基础的食源性疾病国家分子分型监测网络 PulseNet,对包括大肠埃希菌、沙门菌、志贺菌(Shigella)、单核细胞增生性李斯特菌、副溶血性弧菌等常见肠道致病菌进行监测和预警。此网络体系中各州实验室使用标准化的 PFGE 技术,并将 PFGE 图谱上传至美国 CDC 数据库中心,以对暴发菌株进行分析比对,迅速完成对食源性致病菌的确认。

PFGE 产生的染色体 DNA 图谱简单清晰。理论上,所有的细菌都能使用 PFGE 进行分型分类,结果具有极高的再现性和分辨率,但实际工作中对某些细菌(如金黄色葡萄球菌)的分型能力不甚理想,应根据实际情况酌情选用。2005 年 Navia 等利用 PFGE 对来自非洲不同地域的旅行者腹泻患者中分离的志贺菌进行基因型别差异的研究,结果显示从同一患者不同患病时间分离到的菌株其基因型一致;而从另两例去过同一国家旅行患者体内分离到的菌株其基因型别也一致。可见根据 PFGE 能够有效区别与暴发相关和不相关的菌株,可进行疫情暴发的溯源,推测菌株的流行病学关联。但 PFGE 的不足在于实验时间长,操作步骤烦琐,费用较高,需要专门的仪器和受过专门培训的人员操作。另外,由于选择不同的限制性内切酶,得到的电泳图谱会存在一定差异,使用不同凝胶进行电泳得到的结果也比较复杂,不利于不同实验室间的结果比较。

(三) MLVA 分型

MLVA 是近几年发展起来的一种基于 PCR 技术的基因分型方法,是根据被检测菌株散在于基因组中的不同独立位点,可变串联重复序列(variable number tandem repeats, VNTRs)重复单元拷贝数的差异来进行基因分型。MLVA 具有快速简便、易于实验室间标准化的优点,在区分不同散发病例来源的菌株上具有比 PFGE 和噬菌体分型更高的分型能力,对研究病原菌的暴发感染和溯源起到重要作用,可为确定菌株间的亲缘关系提供可靠的技术手段。因具有操作简便、快速稳定、分辨率高和可重复性强等优点,已广泛用于炭疽杆菌(*Bacillus anthracis*)、鼠疫耶尔森菌(*Yersinia pestis*)、金黄色葡萄球菌、结核菌属(*Tuberculosis*)和布鲁氏菌属(*Brucella*)的分型研究。该技术用于研究布鲁氏菌的基因分型,不仅可以用于布病暴发流行的传染源追溯和流行趋势的分析,还可用于探索国内外、同一地区的布病各菌株间的相关性、地理分布及传播过程等分子流行病学的研究。

Boxrud 等对 113 株散发的肠炎沙门菌株进行基于 10 个 VNTRs 的 MLVA 分型,并应用 *Xba*I 和 *Bln*I 两种限制性内切酶进行 PFGE 分型和噬菌体分型,结果将 113 株肠炎沙门菌共分为 57 个 MLVA 型、33 个 PFGE 型、15 个噬菌体型,可见 MLVA 对散发的肠炎沙门菌的分型能力要明显高于 PFGE 和噬菌体分型。MLVA 现被应用于多种致病菌的分型研究,包括鼠伤寒沙门菌(*Salmonella* Typhimurium)、伤寒沙门菌(S. Typhi)、鼠疫杆菌(*Yersinia* Pestis)、结核分枝杆菌(*Mycobacterium Tuberculosis*)、肠出血性大肠埃希菌 O157:H7(*Enterohemorrhage E. coli*,EHEC)、脑膜炎奈瑟菌(*Neisseria Meningitidis*)等,该分型在沙门菌的流行病学监测和暴发调查中发挥了重要作用,可对同一个噬菌体型的沙门菌进行分型。Malorny 等对 240 株来源于人、动物、食品和环境的肠炎沙门菌(S. Enteritidis)进行 MLVA 分型与噬菌体分型,结果显示,MLVA 将 62 株噬菌体型别为 PT4 型的菌株分为 24 个 MLVA 型,将 81 株 PT8 型的菌株分为 21 个 MLVA 型。陈经雕等采用 PFGE 和 MLVA 分子分型方法对 60 株布鲁氏菌地方株和 3 株标准菌株进行分型比较,结果显示,PFGE 和 MLVA 都具有良好的分辨能力,均可在一定的相似系数从种的水平区分羊、猪和牛 3 个种,但不能区分同种异型;两种方法均可用于布鲁氏菌的分子分型,且 MLVA 比 PFGE 具有较高的分辨能力,PFGE 能把相同来源的菌株聚类成簇,MLVA 则把菌株从亲缘关系上细分,MLVA 方法在分析菌株的亲缘进化关系方面具有一定的优势。

与其他分子分型方法相比,MLVA 是一种新兴的分型方法,在理论和技术方面都正处在发展和完善阶段,由于它具有快速、高分辨力、易标准化、重复性好等优点,在病原微生物分型中的应用将越来越广泛。

(四) MLST 分型

MLST 是近年来发展较快的一项分子生物学技术。该技术通过测定 6~10 个管家基因(housekeeping gene)内部 400~600bp 片段的管家基因碱基序列,对每个基因位点指定等位基因值,不同的基因型由于碱基排列顺序不同,而形成不同的等位基因值,从而形成相对应的等位基因谱,每个基因型对应相应的序列型(Sequence type, ST)。通过等位基因间的微小变异对细菌进行检测或分型,多个位点等位基因差异比单个位点的差异更能说明它们的亲缘关系远近。当分离到一个未知来源的病原菌时，与等位基因谱比较就可确定它的来源。

已有学者使用 PFGE 方法证实 MLST 技术对金黄色葡萄球菌分型的有效性。他们发现用 MLST 技术分为 1 组的各个菌株具有相似的 PFGE 图谱，相反用 MLST 技术得到的不同菌株具有显著不同的 PFGE 图谱。MLST 的绝对分辨能力可超过 2010 个等位基因图谱。JeHeeL 等利用 MLST 对 40 株在莫桑比克分离的霍乱弧菌进行分型，其中 23 株菌用 9 个基因位点检测具有相同的 ST 型，另外 17 株菌用 6～8 个管家基因检测也具有相同 ST 型，而且该型别与 O1 群的 ElTor 生物型 N16961 菌株型别一致，说明莫桑比克分离株属于 O1 群的 ElTor 生物型。白瑶等用 MLST 技术对自北京地区整鸡中分离的弯曲菌进行了分型，结果显示，北京市售整鸡中空肠弯曲菌（C. jejuni）和结肠弯曲菌（C. colic）分离株序列型主要为 ST6606 和 ST6322，并发现 12 个空肠弯曲菌新 ST 型和 4 个结肠弯曲菌新 ST 型，耐药分析结果与多位点序列分析基因分型结果之间无明显相关性。闫韶飞等对我国食品中单核细胞增生性李斯特菌进行了 MLST 分型，发现单核细胞增生性李斯特菌的四环素耐药谱和四环素-红霉素-氯霉素多重耐药在 MLST 聚类分析中有集中趋势，其他耐药谱的 ST 型较为分散。MLST 技术也属于标准化的技术，材料易于获得，具有简便、重复性好、分辨率高等优点。通过等位基因图谱定义的菌株类型由不多于 7 个的 1 串数字组成，这种信息是清晰的并且很容易在全球通过电子媒介传达。而且，那些难以计数的等位基因图谱可以通过互联网被统一，从而使全球的流行病学数据标准化。MLST 的缺点是它的高额费用和专用仪器设备。

（五）　RAPD 分型

RAPD 是建立在 PCR 扩增基础上的一种 DNA 指纹分析技术，1990 年由美国科学家 Williams 和 Welsh 等各自独立运用随机引物扩增，寻找多态性 DNA 片段作为分子标记，并将这一方法命名为随机扩增多态性 DNA，目前广泛应用于生物学物种鉴定和分型，并用于物种进化多态性及相互间关系的研究。RAPD 技术的原理是依据不同基因组中与随机引物匹配碱基序列的位点和数目可能不同，而用一组人为设计的核苷酸作为引物，通过 PCR 随机扩增而产生特异性的 DNA 带谱，因此 RAPD 技术可用于细菌种间、亚种间乃至株间的亲缘关系分析、未知菌株的快速鉴定和流行病学调查等。它利用不同的、随机排列的、具有 10 个碱基聚合体的寡核苷酸单链为引物，对所研究的基因组 DNA 进行 PCR 扩增，扩增产物用琼脂糖凝胶电泳分离后，检测扩增产物 DNA 片段的多态性。但也有报道显示 RAPD 技术存在重复性差、结果不稳定等缺点。因此为了得到统一的标准化条带，需要对扩增体系中镁离子、dNTP、Taq 酶等的浓度以及 RAPD 实验的反应条件进行优化。随机引物的选择在一定条件下只要求引物能起始 DNA 的合成，而不管此引物和模板配对是否完全。当引物在模板的两条链上都有互补位置，引物的 3′端相距在一定的长度范围内（一般为 20～2000bp），在 DNA 多聚酶催化下，就可以扩增出 DNA 片段。因此当检测模板 DNA 在这些区域发生 DNA 片段的插入、缺失或者引物结合位点上的碱基突变时，PCR 产物就会增加、缺失或发生分子量的改变。

目前 RAPD 技术已成功对大肠埃希菌 O157：H7、空肠弯曲菌、单核细胞增生性李斯特菌、金黄色葡萄球菌、副溶血性弧菌、溶藻弧菌（Vibrio alginolyticus）、变形杆菌（Proteus）、铜绿假单胞菌、肺炎克雷伯菌（Klebsiella pneumoniae）、鲍曼不动杆菌以及嗜麦芽假单胞菌（Pseudomonas maltophilia）等细菌的分子分型。

RAPD 技术具有以下优点：

（1）无须专门设计扩增反应引物，也无须预先知道被研究的生物基因组的核苷酸序列，

引物可以随机合成随机选定,长度一般为 10 个核苷酸;

（2）每个 RAPD 反应中仅加单个引物即可通过引物和模板 DNA 随机配对实现扩增,扩增无特异性;

（3）退火温度低,一般为 36℃,可保证核苷酸引物与模板的稳定结合,同时允许适当的错误配对,以扩大引物在基因组 DNA 中配对的随机性,使 RAPD 有较高的检出率;

（4）RAPD 技术检测速度快、简便、易于程序化,利用一套随机引物即可获得大量的分子标记,并可借助计算机系统进行分析;

（5）不依赖于种属特异性和基因组结构,分析所需的 DNA 量少,对于生物早期取样鉴定或在 DNA 受限的情况下是一种十分有用的分型技术;

（6）成本低。但该技术也存在不足,主要表现在:①影响 RAPD 检测的影响因素多,因此存在再现性和稳定性差的问题;②因为标记为显性标记,因此不能鉴别杂合子和纯合子;③存在共迁移现象,凝胶电泳只能分开不同长度的 DNA 片段,不能分开长度相同但碱基序列组成不同的 DNA 片段。

（六）RFLP 分型

RFLP 作为第一代分子生物学标记技术,是 1997 年由 Bostein 首先提出的一种分子遗传标记方法。该方法的原理是根据不同生物个体或种群之间 DNA 片段酶切位点有差异的特点,利用限制性内切酶进行消化,产生长短、种类、数目不同的限制性片段,然后对这些特定 DNA 片段的限制性内切酶产物进行分析,根据片段的大小不同以及标记片段种类和数量的不同,评价微生物的菌群结构及多样性。RFLP 分型自被报道以来,得到了广泛的应用,成为微生物分析的最强有力的工具之一。RFLP 分析包括 DNA 提取、限制性内切酶酶切 DNA、用凝胶电泳分离 DNA 片段、转移 DNA 片段至滤膜上、利用放射性标记的探针杂交显示特定的 DNA 片段（Southern 杂交）以及结果分析等步骤。对酶切后所获得的 RFLP 图谱进行分析,相同的 RFLP 图谱即代表了相同的分类学单位,RFLP 图谱不同即代表不同的细菌。将 RFLP 图谱中条带片段不同的样品进行测序,将所得的序列到 BLAST 数据库中比对,并且到 Ribosome Database Project Ⅱ 中检验是否为嵌合体,将那些被证实没有成为嵌合体并且与 BLAST 数据库中 16SrDNA 相似的序列进行系统进化分析,将序列相似性在 98% 以上的克隆子归为同一序列型,进而构建系统进化树。具有在微生物群落结构分析方面分辨率高、易于实现自动化及互联网海量数据共享等优势。但由于该技术需要依赖 Southern blot 技术,需要克隆基因探针,DNA 的用量较大且纯度要求很高,因此应用受到了一定限制。将 PCR 应用于 RFLP 的 PCR-RFLP 技术则克服了这一缺点。PCR-RFLP 法是将 PCR 引物中的一条加以荧光标记,以所提取的微生物 DNA 为模版,利用特异性引物进行 PCR 得到微生物 16S rRNA 序列,将其连接到载体,转至大肠埃希菌感受态细胞,通过挑取克隆子,进而获取质粒 DNA 来实现克隆文库构建。不同微生物 DNA 序列不同,酶切位点不同,因此利用特异性限制性内切酶消化,可得到长短不一、数目不同的限制性酶切片段,再根据片断的大小不同以及标记片断种类和数量的不同分析群落的结构及组成多样性,进而了解其代表的微生物的系统发育地位和结构信息。此方法对微生物遗传多样性尤其是微生物的种以下分类具有重要意义。在 RFLP 分析过程中,一般认为,16S rDNA 序列同源性小于 98% 属于不同的种;同源性小于 95%,则属于不同的属。RLFP 目前已用于大肠埃希菌[包括肠侵袭性大肠埃希菌（enteroinvasive *E. col*,E,EIEC)、肠集聚性大肠埃希菌（enteroaggregative *E. coli*,EAEC)、肠产毒性大肠埃希菌（enterotoxingenic *E. coli*,ETEC)、肠出血性大肠埃希菌（enteroheamorrhagic *E. coli*,

EHEC)、肠致病性大肠埃希菌(enteropathogenic *E. coli*,EPEC)等〕、沙门菌、志贺菌、副溶血性弧菌、蜡样芽胞杆菌(*Bacillus cereus*)、金黄色葡萄球菌、变形杆菌、阪崎克罗诺杆菌(*Enterobacter sakazakii*)、肉毒梭菌(*Clostridium botulinum*)、产气荚膜梭菌(*Clostridium perfringens*)、小肠结肠炎耶尔森菌、单核细胞增生性李斯特菌等食源性致病菌的分子分型。

若 DNA 链中发生单个碱基的突变,且突变导致一个原有酶切位点的丢失或形成一个新的酶切位点,通过 Southern 杂交即可诊断,从而对 DNA 分子内的点突变进行研究。此外,若 DNA 链内发生较大部分的缺失、重复、插入等变异,其结果即使其内切酶位点碱基序列没有变化,但内切酶原有位点的相对位置发生变化,此时需用 RFLP 对序列多态性进行研究。

RFLP 的优点是可以覆盖低拷贝编码序列,并且非常稳定,但缺点是实验操作烦琐,检测周期长,成本高昂。与 RAPD 比较,RFLP 方法更费时、费力,需要进行 DNA 多种酶切、转膜以及探针的制备等多个步骤,仅对基因组单拷贝序列进行鉴定。但 RFLP 又有比 RAPD 优越之处,它可以用来测定多态性是由父本还是由母本产生的,也可用来测定由多态性产生的突变类型究竟是由碱基突变或倒位、还是由缺失、插入造成的。

(七) AFLP 分型

AFLP 是 1995 年荷兰科学家 Vos 等发明的一种 DNA 指纹分析技术,是基于 PCR 技术扩增基因组 DNA 的限制性片段。其原理是致病微生物基因组 DNA 经限制性内切酶酶切后,产生分子量大小不同的限制性片段。使用特定的双链接头与酶切 DNA 片段连接作为扩增反应的模板,用含有选择性碱基的引物对模板 DNA 进行扩增,选择性碱基的种类、数目和顺序决定了扩增片段的特殊性,只有那些限制性位点侧翼的核苷酸与引物的选择性碱基相匹配的限制性片段才可被扩增。扩增产物经放射性同位素标记、聚丙烯酰胺凝胶电泳分离,根据带型中一些特征条带的出现或消失,检测出不同扩增片段长度的多态性。AFLP 实际上是 RAPD 和 RFLP 相结合的一种技术,它既克服了 RFLP 技术复杂、有放射性物质危害和 RAPD 的稳定性差、标记呈现隐性遗传的缺点,同时又兼有二者之长。近几年来,人们不断将这一技术完善、发展,使得 AFLP 迅速成为迄今为止最有效的分子标记技术。

AFLP 技术可以分析任何来源 DNA 指纹图谱的一项通用技术,最早应用于植物学,目前在食品微生物中主要应用在遗传多样性及分类研究、未知菌株鉴定、分析多种来源 DNA 指纹图谱。目前已用于空肠/结肠弯曲菌、副溶血性弧菌、沙门菌、食品工业用真菌、乳酸菌、鲍曼不动杆菌、单核细胞增生性李斯特菌、大肠埃希菌 O157∶H7、肠球菌(*Enterococcus*)、蜡样芽胞杆菌等微生物的鉴定和分型。

与其他 DNA 指纹技术相比 AFLP 有其独特的优点:与 RAPD 一样,AFLP 的优点是不需要考虑模板基因组序列,所需 DNA 量少,扩增效率高,多态性强,且 AFLP 的结果稳定可靠,不受基因组来源和复杂度的影响;可用于各种大小不同的基因组的指纹分析,为研究细菌属、种乃至株间的亲缘关系提供一个有效手段;具有一定的灵活性,可通过特异性 PCR 引物的设计和内切酶组合的选择,调整 AFLP 图谱中限制性片段的适宜数目;由于使用了严格的 PCR 条件和高分辨率的聚丙烯氨凝胶电泳,因而重复性好,分辨率高;AFLP 不仅仅是简单的指纹技术,而且可作为连接遗传图谱与物理图谱间的桥梁而用于基因组的研究,已有研究证明 AFLP 具有与 PFGE 相同的分子分型能力。

三、PCR-质谱分型

PCR-质谱分型(PCR-mass spectrometry,PCR-MS)。近年来,一种新的病原体检测技术

PCR 质谱联用技术开始应用于病原体的检测和鉴定,进一步提高了检测的通量及灵敏度。随着相关技术的发展与完善,PCR 质谱联用技术在病原体检测中的作用日益重要。不同菌 PCR 扩增产生 DNA 片段中的碱基组成不同,而不同碱基在真空的无电场飞行管道内的飞行时间不同,进而通过分析所得到的碱基序列结果实现对物种的鉴定,特别适合病原菌的广泛筛查,具有更精确、更敏感、高通量的优点。

PCR 质谱仪在国外已应用于多种微生物的筛查和鉴定,通过精确测定选定基因区域的碱基并得到数字化的指纹图谱数据,用于疾病的暴发调查、流行病学追踪和对来自不同区域间的信息进行实时的汇总分析。利用 PCR 质谱技术观察同一种内不同菌株间很微小的变异,可作为进行院内感染等流行病学调查和追踪的依据。此外,PCR 质谱仪还可用于检测细菌的耐药基因。此外,PCR 质谱技术可以对样品直接进行细菌以及真菌的检测鉴定,明显缩短了检测时间。

质谱技术已成为快速检测和鉴定已知或未知微生物的新型生物技术。常见的质谱技术包括电喷雾质谱、基质辅助激光解吸电离飞行时间质谱、热裂解质谱以及串联质谱等。在病原体检测中,各类型质谱均通过分析物的电离、质量分离和检测这三个步骤对样品进行分析,分析对象为分子量和分子结构等,可用于质谱检测的样本种类比较广泛,并具有自动化、快速和准确等优点,但对样本的纯度要求比较高。上述四种质谱技术在病原体核酸分析方面的应用比较多,如基因分型核苷酸多态性研究、细菌耐药性分析等。

多重质谱联用技术已开始在分子生物学领域得到应用。该技术是在同一反应体系中加入两种或两种以上引物对,对多条目的片段进行扩增后质谱检测,具有简便快速经济高效等优点,已在微生物检测中得到广泛应用。目前,已有两种多重 PCR 质谱联用技术应用于病原体检测,分别是 Mass Tag PCR 技术与 Mass ARRAY 技术,两者的技术原理与特点各不相同。在检测效率方面,Mass Tag PCR 技术最高可同时检测 30 种细菌,而 Mass ARRAY 技术最高可同时检测 36 种细菌。就灵敏度而言,前者的检测限为 100～500 拷贝/μl,而后者可达到 3 拷贝/μl,实验操作过程也相对比较简便,因此后者在病原体检测鉴定方面更有优势。

与传统和常用检测技术比较,多重 PCR 质谱联用技术用于病原体检测时,在灵敏性、操作简便性以及检测通量方面均存在优势。目前 Mass Tag PCR 技术和 Mass ARRAY 技术在病原体检测中的应用暂处于初级阶段,检测结果需与测序技术或荧光定量 PCR 技术的检测结果进行比较,进而验证评估多重 PCR 质谱技术的特异性。随着生命科学领域的不断发展,微生物检测技术随之会向更先进更高效的方向发展,PCR 质谱联用技术在病原体检测中的应用也会更加广泛。

四、全基因组测序技术

全基因组测序是对生物个体的全部基因进行序列测定的技术方法。全基因组测序技术主要包括第二代测序技术(next generation sequencing,NGS)和第三代测序技术。第二代测序技术已经能够快速、低成本的进行全基因组测序,其设备供应商主要是 Solexa(现被 Illumina 公司合并)、454(罗氏公司)和 SOLiD(AB 公司)。第三代测序技术于 2011 年 4 月正式推广,其单分子实时测序技术完全不同于第二代测序,它的序列读长高达 3000bp。第二代测序技术保持了高准确度,大大降低了测序成本并极大地提高了测序速度。以单分子测序技术为基础的新一代测序方式被称为第三代测序技术。其技术缺陷是标记核苷酸的成本高,且测序错误率高。Phillippy 团队 2012 年将第二代和第三代测序技术相结合,开发了近乎完全准确的长读取技术。2012 年,Peters 等利用长片段读取技术中"条形码",将 DNA 拼接成完整的基因组序列,在完整的人类基因组中仅有 600 个错误碱基。此技术极大地提高了全基因组测序的精度,显著降低在测序中所需的 DNA 量。

全基因组测序技术的出现与发展为生物医学所有领域带来跨时代的改变。生物个体的基因组包涵了其全部遗传信息。全基因组测序技术能够全面、精确地分析基因组的碱基序列,从而破解其所包含的信息,揭示基因组的复杂性、多样性。在食源性疾病暴发中,通过对不同个体或群体摄入的食源性致病微生物全基因组序列的比对,可以发现致病菌的传播途径,进而加强对食源性疾病暴发的控制,制定相应的应对方法。食源性疾病暴发中微生物的快速检测不仅包括微生物的定性和定量检测,还包括在食源性疾病暴发时对致病微生物的快速分型和溯源检测。另一方面,对于致病性微生物的控制还包括对其耐药性以及毒性的监测。随着全基因组测序技术的进展,全基因组测序不仅能够定性,同时对于致病性微生物耐药性以及毒性的监测、快速分型及溯源也发挥重要作用。目前,全基因组测序方法在传染性疾病暴发诸如霍乱弧菌、结核杆菌和大肠埃希菌 O104:H4 的超强分辨力得到广泛认可。目前常用的致病菌分型方法会面临分辨力不足的问题。目前全基因组测序方法越来越多的用于对耐甲氧西林金黄色葡萄球菌的确认。Sophie Ocatavia 等对澳大利亚经流行病学确认的 5 次社区性食源性疾病暴发中分离出的 57 株鼠伤寒沙门菌(*S. Typhimurium*)使用全基因组测序方法对其进行回顾性研究,SNP 比对研究表明,5 起事件中的 1 起为不止一种鼠伤寒沙门菌,而在之前的分型研究中却被归为一种。英国 Philip 等也使用全基因组测序方法对引起食源性暴发的鼠伤寒沙门菌 DT8 进行回顾性研究,以求找到鼠伤寒沙门菌 DT8 传播过程中的遗传学关键环节。Keris 等对大肠埃希菌 O26 人源和牛源株进行全基因组测序,发现通过该方法能将二者区分开,并可发现二者之间的相互传递。Kumar 等运用全基因组测序甲基化分析,发现肠道菌群可以发挥表观调节作用。我国红梅等通过对布鲁氏菌 S2 疫苗株全基因组测序,并与牛羊布鲁氏菌进行比较基因组学研究,了解 S2 疫苗全基因组结构及分子生物学功能,试图为布鲁氏菌病诊断方法奠定基础。杨志良等通过多重耐药鲍曼不动杆菌 MDR-TJ 菌株的全基因组序列测序分析,揭示出该菌株的多重耐药机制,为临床合理使用抗生素提供理论指导。

全基因组测序技术的测序成本、时间以及数据分析所需成本、时间的降低必将影响食品中微生物的快速检测,使食品中微生物的快速检测不仅能够定性、定量,还能够分型和溯源,同时其耐药基因和毒力基因的分布也一目了然,可谓一举多得。

第四节　食品中微生物快速检测技术

食品中微生物快速筛选技术以其简洁、快速、价格低廉、易于批量化生产等优点,近年在卫生微生物领域内发展较为迅速,也成为众多检测试剂公司积极推广的一类方法,该类方法在简化样品检测、加速阳性样品筛选速度、降低工作量等方面起到了积极作用,但由于此类方法不能提供活体的微生物进行进一步确认和分型,故此该类方法不能作为确认方法使用。

一、基于免疫学技术的快检方法

(一) 酶联免疫吸附测定(enzyme-linked immunosorbent assay,ELISA)技术

ELISA 于 1971 年由瑞典学者 Engvail 等与荷兰学者 Van Weerman 等分别报道。目前,

ELISA 已成为微生物快速检测技术之一。ELISA 采用抗原与抗体的特异反应将待测物与酶连接,然后通过酶与底物产生颜色反应,用于定量测定。测定的对象可以是抗体也可以是抗原。在该测定方法中有 3 种必要的试剂:固相的抗原或抗体(免疫吸附剂)、酶标记的抗原或抗体(标记物)和酶作用的底物(显色剂)。测量时,抗原(抗体)先结合在固相载体上,但仍保留其免疫活性,然后加一种抗体(抗原)与酶结合成的偶联物(标记物),此偶联物仍保留其原免疫活性与酶活性,当偶联物与固相载体上的抗原(抗体)反应结合后,再加上酶的相应底物,即起催化水解或氧化还原反应而呈颜色。其所生成的颜色深浅与待测的抗原(抗体)含量成正比。这种有色产物可用肉眼、光学显微镜、电子显微镜观察,也可以用分光光度计(酶标仪)加以测定。ELISA 方法操作简单,方便省时,特异性强,灵敏度较高。ELISA 方法有以下几种:双抗体夹心法、间接法、竞争法、双位点一步法、捕获法测 IgM 抗体、应用亲和素和生物素的 ELISA。

ELISA 方法因其能在快速、简捷、灵敏和微量化的情况下检测食品中特定微生物的污染水平,从而在食品微生物检测领域得到广泛的应用。ELISA 是最早也是最广泛地用于食品中微生物快速检测的方法。ELISA 方法对细菌的检出限为 $10^3 \sim 10^5$ CFU,对毒素或者蛋白的检测限为几个 ng/ml,故需要对待检的食品样品进行微生物的预增菌。

目前,众多的研究人员使用 ELISA 法用于快速检测食品中微生物的污染情况。2011 年 Kumar 等针对致热性溶血素(thermostable direct hemolysin,TDH)相关性溶血素(TDH-related hemolysin,TRH)使用双抗夹心法从海产品中检测致病性副溶血性弧菌,该方法的检出限为 10^3 个致病性副溶血性弧菌细胞。BIOLINE *Salmonella* ELISA 商业化试剂盒可从 20 份食品样品中,至少检出 4 份污染程度为 1CFU/25g 的样品。文其乙等应用 ELISA 方法检测 500 份蛋品中的沙门菌,结果表明方法可靠,经生化实验进一步验证,证实其阳性率高于国标方法。目前文献报道称 ELISA 方法对与沙门菌的最低检测量可达 500CFU/g,检测时间仅需 22h,并实现了以 ELISA 技术为基础的全自动检测。ELISA 方法经常被用于食品中毒素的检测,比如产气荚膜梭菌 α、β、ε 毒素,金黄色葡萄球菌肠毒素 A、B、C、E,肉毒毒素和致病性大肠埃希菌肠毒素等。目前可以通过 BioMerieux 公司的 VIDAS 和 BioControl 公司的 Assurance EIA 系统高通量快速检测食源性致病菌。

ELISA 技术较之其他方法显示了极大的优势。但同时它也不可避免地存在着一些缺陷,如存在交叉反应、对试剂的选择性高、难于同时分析多种成分等。随着有关研究和探索的不断深入,ELISA 技术在未来食品微生物快速检测中仍将会占据重要的地位。

(二) 免疫胶体金技术

免疫胶体金技术(immune colloidal gold technique,GICT)是近年来卫生微生物检验领域使用较广泛的一项快速筛选技术,具有特异、敏感、快速、便捷等优点,该方法的使用可大大减少样品分离阶段的工作量及简化基层单位、生产企业的检验工作,具有良好的应用前景。该技术是以胶体金作为示踪标志物应用于抗原抗体的一种新型的免疫标记技术。GICT 是由氯金酸($HAuCl_4$)在还原剂如白磷、抗坏血酸、枸橼酸钠、鞣酸等作用下,聚合成为特定大小的金颗粒,由于静电作用成为一种稳定的胶体状态,称为胶体金。胶体金免疫层析技术(gold immune-chromatography assay,GICA)是一种将胶体金标记技术和蛋白质层析技术结合,以微孔滤膜为载体的固相膜免疫分析技术。其原理为:各种反应试剂分点固定于层析试纸条上,检测标本加在试纸条的一端,通过毛细管作用使样品溶液在层析试纸条上泳动,样本中的检测物与层析试纸条中的反应试剂发生特异性结合反应,形成的复合物被富集或固定在层析试纸条上的特定区域(检测线),通过标记免疫技术显色。胶体金免疫层析技术具有操作简便、快捷,5~15min 内即可肉眼观察结果;特异性强、检测成本低以及操作人员不需技术培训,无须辅助试剂和仪器等优点,已广泛应用于医学、农牧业、药品监督等多个领域中。该方法具有较好的应用前景和推广价值。

胶体金免疫层析技术在医学上应用较多,在食品检测领域的应用在近几年才发展起来。目前,该项技术已在食品质量控制领域及食品安全检测领域中逐渐推广应用。胡孔新等将免疫胶体金技术应用于鼠疫耶尔森菌的检测,建立了适合于现场快速检测鼠疫耶尔森菌抗原用的胶体金标记免疫层析方法。采用柠檬酸三钠还原法制备胶体金颗粒,并标记鼠疫耶尔森菌的抗体,制成免疫层析检测试纸条,进行特异性和敏感性评价,其检测灵敏度达到 10^5 CFU/mL,单样本测定鼠疫耶尔森菌数约为 10^4 个。谌志强等建立了大肠埃希菌 O157:H7 的胶体金免疫渗滤法检测。采用微波炉法制备胶体金,用自制的大肠埃希菌 O157:H7 多克隆抗体包被胶体金制备探针,通过免疫渗滤法检测大肠埃希菌 O157:H7。方法简单快速,无须特殊的仪器设备,适合现场检测用,用此法对该菌悬液的检测下限为 3.1×10^6 CFU/mL。闫中强等建立了炭疽芽孢杆菌的快速检测方法。利用胶体金免疫层析技术,采用双抗体夹心法检测炭疽芽孢杆菌,检测灵敏性为 10^6 CFU/ml,该法能在 20min 内完成检测。王中民等建立了一种简便快速的 GICA 技术用于检测沙门菌。将沙门菌多抗用抗原吸收法封闭与其他肠道杆菌的交叉反应,标记胶体金溶胶制成探针,采用多膜复合的方法制成免疫层析条。结果表明:该层析条灵敏度为 2.1×10^6 CFU/ml,不与其他相似菌存在交叉反应。

一般微生物检测采用传统常规方法,检测时限长,增菌培养需 24h,分离培养也需 24h,初步报告需 48h 以上,实际操作中,需要 3d 以上才能出报告。而胶体金免疫层析法一般增菌 12h 后检测,即可报告结果,大大缩短了检测时间。目前不同公司根据不同的致病菌开发出了相应的胶体金检测试剂盒,如大肠埃希菌 O157:H7、沙门菌、志贺菌、单核增生李斯特菌等,该项技术应用的主要瓶颈是如何制备高选择性、高亲和力的抗体。

二、乳胶凝集技术

乳胶凝集技术的核心为乳胶凝集实验(latex fixation test),以乳胶颗粒作为载体的一种间接凝集试验,是临床、卫生微生物检验中的一项常用技术。该方法是将抗体致敏的乳胶颗粒与微生物作用产生肉眼可见的凝集颗粒,即吸附可溶性抗原于其表面,特异性抗体与之结合后,可产生凝集反应。乳胶凝集反应是利用抗原与抗体特异性结合的特性,加上人工大分子的乳胶颗粒而发生肉眼可见的凝集反应。目前不同公司根据不同的致病菌开发出了相应的乳胶凝集检测试剂盒,如大肠埃希菌 O157:H7、耐甲氧西林金黄色葡萄球菌等。Aureus Test 用于食品样品中金黄色葡萄球菌的检测,该试剂盒中含有对免疫抗蛋白 A IgG 和鞭毛蛋白敏感的聚苯乙烯乳胶粒子,因细菌蛋白 A 和 IgG 结合,凝聚酶和鞭毛抗原结合,含有金黄色葡萄球菌的样品悬浮液加入含乳胶粒子的试剂盒,1min 内即产生凝集反应。该法的灵敏度及特异性菌较高。Geiwas 等利用反向被动乳胶凝集试验检测食品中的蜡样芽孢杆菌等。

三、生物传感器技术

近年来,随着微电子及生物技术的迅速发展,生物传感技术(biosensor technology)作为一种新兴的交叉学科应用技术取得了长足发展。生物传感器技术从 1992 年兴起以来,受到的重视逐年增加,2004 年之后对生物传感器检测细菌的研究迅猛增加。国际纯化学与应用化学联盟(International Union of Pure and Applied Chemistry,IUPAC)曾对生物传感器定义为:"生物传感器是一种完备的综合装置,利用生物识别元件得到特异的定量或者半定量的分析信息。"生物传感器主要由生物识别元件、信号转换器及信号放大器三大部分组成,其分类较为多样。根据生物传感器中分子识别元件即敏感元件可分为五类:酶传感器(enzyme sensor)、微生物传感器(microbial sensor)、细胞传感器(cell-based biosensor)、组织传感器(tissue sensor)和免疫传感器(immunolsensor)。显而易见,使用的敏感材料依次为酶、微生物个体、细胞器、动植物组织、抗原和抗体;根据生物传感器的换能器即信号转换器分类有:生物电极(bioelectrode)传感器、半导体生物传感器(semiconduct biosensor)、光生物传感器(optical biosensor)、热生物传感器(calorimetric biosensor)、压电晶体生物传感器(piezoelectric biosensor)等,换能器依次为电化学电极、半导体、光电转换器、热敏电阻、压电晶体等;根据被测目标与分子识别元件的相互作用方式进行分类,有生物亲和型生物传感器(affinity biosensor)、代谢型或催化型生物传感器。三种分类方法之间实际互相交叉使用。其中作为新的主流,光学传感器在生物传感器的方法中占了 35%,比例最大。表面等离子体共振(Surface Plasmon Resonance,SPR)生物传感器是光学传感器之一。SPR 是一种物理光学现象,它对介质折射率变化非常敏感,检测的基本原理是当金属表面的物质或者物质量发生变化时,折射率发生变化,表现为共振角的偏移,一般采用折射率(refractive index,RI)或响应单位(resonance units,RU)来表征。有研究表明 SPR 对温度变化敏感,温度的变化会对等离子体的共振频率产生影响,因此恒定温度是 SPR 生物传感器检测研究的重要条件。国内外关于 SPR 生物传感器检测大肠埃希菌的报道比较多,但是这些研究中,作为关键技术的抗体固定大多数是基于生物素-亲和素系统原理,虽然检测限最低可达到 10^2CFU/ml,但实验过程烦琐,检测时间较长,实验仪器以小型化 Spreeta 为主,携带方便,价格较低,比较适合野外检测,但也存在一些问题,如无恒温功能、重复性差等缺点。Waswa 等采用 BIACORE 2000 SPR 生物传感器对大肠埃希菌和沙门菌进行检测,在活化芯片表面先固定蛋白 A,再注入兔抗大肠埃希菌 O157:H7 抗体,使其与蛋白 A 结合。该研究主要探讨了抗体对抗原的特异性,文中给出了不同细菌浓度与检测信号 RU 值相关系数为 0.962,但在检测稳定性上还待提高。上述研究仅停留于实验室阶段,目前尚无商品化产品用于食品微生物检测领域。

生物传感器技术被广泛应用于食源性致病菌的检测,目前较新的生物传感器技术包括:2012—2013 年开始使用的利用分子马达生物传感器检测食源性致病菌、高特异性碳纳米生物传感器检测沙门菌、多指标荧光生物传感器系统等。而以一株携带萤火虫荧光素酶系统的转基因酿酒酵母研制的微生物传感器可检测出牛奶中纳摩尔级含量的玉米赤霉烯酮。

近年来,一种光纤倏逝波生物传感器(fiber optic evanescent wave biosensor)在微生物检测中的应用引起了国内外科学家的极大关注。该技术的主要原理是利用倏逝波场激发光纤纤芯表面标记在生物分子上的荧光染料,从而检测通过特异性反应而附着于纤芯表面的生物物质属性及其含量。当光纤倏逝波生物传感器检测目标物时,光纤表面固定的生物识别分子与标记荧光染料的目标物发生特异性反应,荧光染料固定于光纤表面,倏逝波激发出荧光,其中部分荧光进入光纤,通过信号转换器将光信号转换为物理信号,之后经过放大处理,获得数据。通过检测是否激发出荧光信号及荧光信号的强度大小来分析待测物的有无及含量。溶液中非目标物不能与特异的生物识别分子发生特异反应,不会固定到光纤表面,因此即使非待测物标记了荧光染料,也不会对测量结果有影响。具体原理见图。该技术已在军队领域用于细菌类生物战剂如鼠疫耶尔森菌、炭疽芽孢杆菌繁殖体及芽孢、金黄色葡萄球菌毒素 B、肉毒杆菌毒素 A、蓖麻毒素、天花病毒(Smallpox virus)的检测。也有对食品中沙门菌、大肠埃希菌 O157∶H7 和单核增生李斯特菌的检测,方法具有较高特异性、灵敏性和重复性,可在 20min 内得出检测结果。

四、基因芯片技术

基因芯片技术是鉴别微生物和转基因成分最有效的手段之一,为全面、快速、准确地进行食品安全检测提供了一个崭新的平台。基因芯片(DNA 芯片、DNA 微阵列)技术是近十几年来在生命科学领域迅速发展起来的一项高新技术,是一项基于基因表达和基因功能研究的革命性技术,是综合了分子生物学、半导体微电子、激光、化学染料等领域的最新科学技术,在生命科学和信息科学之间架起了一道桥梁,是当今世界上高度交叉、高度综合的前沿学科和研究热点。目前基因芯片正在成为食品和食品原料检测中一种较新的方法,必将对整个食品领域产生深刻的影响。

基因芯片技术是通过把巨大数量的寡核苷酸、肽核苷酸或 cDNA 固定在一块面积很小的硅片、玻片或尼龙膜上而构成基因芯片。它主要是基于近年来的一种全新的 DNA 测序方法之一杂交测序法而产生的。该技术同时将大量的探针固定于支持物上,可以一次性对大量序列进行检测和基因分析,解决了传统的核酸印迹杂交操作复杂,操作序列数量少等缺点。基因芯片技术的突出特点在于其高度的并行性、多样化、微型化和自动化。与传统方法相比,生物芯片在疾病检测诊断方面具有独特的优势,它可以在一张芯片同时对多个患者进行多种疾病的检测。

基因芯片设计的初衷是为了研究基因表达,而寡核苷酸 DNA 微芯片技术常用于食源性致病菌的检测。Li 等首先将寡核苷酸 DNA 微芯片技术用于志贺菌和大肠埃希菌致病性血清型的检测中。2007 年,Wang 等发展了一种能同时检测和鉴别 22 种食源性致病菌的芯片,其中包括金黄色葡萄球菌、单核细胞增生李斯特菌、副溶血性弧菌、霍乱弧菌、空肠弯曲菌、产气荚膜梭菌、志贺菌属、沙门菌属和蜡样芽孢杆菌等。大多数商品化的基因芯片因其价格昂贵而未被用于常规食品微生物的分析及鉴别诊断,为此 Seibersdorf 等发展了常规芯片。常规芯片与传统商品化的芯片相比检测灵敏度更高、特异性更强且价格低廉,可同时进行多种食源性病原菌的鉴定,大大缩短了检测鉴定的时间,并对不能培养或很难培养的细菌也可进行快速鉴别诊断。Anthony 等建立了 1 个在 4h 以内致病菌快速鉴别诊断的方法。运用该法对 158 例经血培养鉴定为阳性的样品进行检测,其结果与传统方法的符合率为 79.7%。Carl 等采用基因芯片检测方法检测大肠埃希菌、痢疾杆菌、伤寒杆菌、空肠弯曲菌等 4 种细菌,检测结果表明,不仅敏感度高于传统方法,且操作简单,重复性好,并节省了大量时间,大大提高了 4 种细菌诊断效率。选择从水、食品和临床样品中分离有关致病菌或卫生指标菌,并以沙门菌、志贺菌和大肠埃希菌的标准菌株作对照,观察基因芯片检测致病菌的敏感性及特异性,并与常规检测方法和 PCR 检测方法作对比。结果表明,采用基因芯片技术几乎可以检测上述所有的细菌,检测结果与传统方法符合率为 98%,与 PCR 检测结果的一致性为 96.3%。基因芯片技术检测时间约 4h;而 PCR 检测需要 8h;传统的方法需要 25d。基因芯片技术引入微生物检测领域为建立快捷高效的检测方法提供了技术平台,用于食品、水质中常见细菌、真菌、病毒等检测的基因芯片也已经问世。该技术还可用于食物中毒及临床样品中致病菌的快速诊断、分子流行病学调查等,具有广阔的应用前景和较大的经济与社会效益。

五、基因扩增技术

PCR、Real-time PCR 等方法已成为广泛应用于食品微生物学的筛选方法,此类方法具有快速、灵敏、分辨力高等优点。

(一) PCR 技术

PCR 技术的原理是在适宜条件下,以单链 DNA 为模板,以一对人工合成的寡核苷酸为引物,在热稳定 DNA 聚合酶的作用下特异性扩增 DNA 片段的技术。整个反应过程通常由 20～40 个 PCR 循环组成,每个 PCR 循环包括高温变形、低温复性、适温延伸三个步骤。利用 PCR 技术检测食品中的致病微生物,首先要富集微生物细胞,然后裂解细胞使细胞中的 DNA 释放出来,纯化后经 PCR 扩增细胞靶 DNA 的特异性序列,最后用电泳法或特异性核酸探针检测扩增的 DNA 序列,一般 2～3 小时就能将待测目的基因扩增放大几百万倍。目前广泛用于食品中产志贺毒素大肠埃希菌、单核细胞增生性李斯特菌、坂崎克罗诺杆菌、沙门菌、金黄色葡萄球菌、肉毒梭菌、乳酸杆菌、小肠结肠炎耶尔森菌等食品中常见的致病微生物的检测,但由于实验过程中可能的 DNA 污染、样品中相似序列的出现、非特异性扩增等因素限制了此类方法作为确认方法使用。

实时荧光定量 PCR 于 1996 年由美国 Applied biosystems 公司推出。其原理为在 PCR 反应体系中加入荧光基团,利用荧光信号积累实时监测整个 PCR 进程,最后通过标准曲线对未知模板进行定量分析的方法。实时荧光定量 PCR 包括探针类和染料类两种,探针类是利用与靶序列特异杂交的探针指示扩增产物的增加,如在细菌实时荧光定量 PCR 的建立过程中通用引物和 Taqman 探针设计;染料类则是利用与双链 DNA 小沟结合发光的理化特征指示扩增产物的增加。前者由于增加了探针的识别步骤,特异性更高;但后者则简便易行,成本较低。食品样品中检测到微生物靶核酸分子仅表明样品中确实含有某种微生物,但无法确定该微生物是否存活。实时荧光定量技术融合 PCR 和 DNA 探针杂交技术的优势,不仅具有传统的微生物检测方法对活体内的核酸含量检测的特点,而且还可对死亡的生物体进行检测;实现了直接探测 PCR 过程中荧光信号的变化,使 PCR 的扩增及其分析过程在同一封闭系统中完成,并能利用电脑分析软件对 PCR 扩增产物的动态监测和自动定量。实时荧光定量 PCR 技术在检测的过程中会受到包括:同源和异源 DNA 背景、寡核苷酸杂交特异性、Taqman 探针比例、细胞裂解效率、mRNA 的部分降解、sYBR Green I 的浓度大小、PCR 产物长度的长短等因素影响,可造成定量结果出现偏差或导致假阳性结果,因此在操作时必须对所设计引物的特异性进行充分验证和条件的最优化研究。

多重 PCR 又称多重引物 PCR 或复合 PCR,它是在同一 PCR 反应体系里加上两对以上引物,同时扩增出多个核酸片段的 PCR 反应,其反应原理,反应试剂和操作过程与一般 PCR 相同。多重 PCR 的主要用于多种病原微生物的同时检测或鉴定某些病原微生物、某些遗传病及癌基因的分型鉴定。多种病原微生物的同时检测或鉴定,是在同一 PCR 反应管中同时加上多种病原微生物的特异性引物,进行 PCR 扩增,可用于同时检测多种病原体或鉴定出是哪一型病原体感染。

多重 PCR 的特点有:

(1) 高效性,在同一 PCR 反应管内同时检出多种病原微生物,或对有多个型别的目的基因进行分型,特别是用一滴血就可检测多种病原体。

（2）系统性，多重 PCR 很适宜于成组病原体的检测，如肝炎病毒、肠道致病性细菌、无芽孢厌氧菌等。

（3）经济简便性，多种病原体在同一反应管内同时检出，将大大的节省时间，节省试剂，节约经费开支，为临床提供更多更准确的诊断信息。

（二）核酸恒温扩增技术

恒温扩增技术（loop-mediated isotherma amplification，LAMP）是在恒定温度下实现 DNA 或 RNA 分子数目增加的技术，其应用比 PCR 技术方便，因 PCR 技术在反应过程中需不断变换温度，故 LAMP 的应用比 PCR 技术方便。其中环介导恒温 PCR 的应用最为广泛，基本原理是靶基因的六个特定区域分别用四条特异引物识别，并采用具有链置换活性的 DNA 聚合酶作为扩增过程的 DNA 聚合酶，并实现在 $60 \sim 65℃$ 恒温条件下的 DNA 快速扩增，LAMP 技术具有灵敏度高、特异性强、设备简单、速度快等优点。

（三）依赖核酸序列的扩增技术

依赖核酸序列的扩增技术（nucleic acid sequence-based amplification，NASBA）是一种扩增 RNA 的新技术，是由一对引物介导的、连续均一的、体外特异核苷酸序列等温扩增的酶促反应过程。反应在 42℃ 进行，2 小时左右可将模板 RNA 扩增约 $10^{9 \sim 12}$ 倍，不需特殊的仪器。目前 NASBA 已广泛应用于细菌、病毒等多种病原微生物的检测。过去的 NASBA 产品如凝胶电泳或酶联免疫反应被认为是费力又费钱。随后，NASBA 方法中采用了荧光标记的探针，这些探针可检测单链 RNA 分子，提高了 NASBA 方法在检测中的效率。实时 NASBA（real time NASBA）方法用于检测食源性致病菌包括：沙门菌、霍乱弧菌、金黄色葡萄球菌、空肠弯曲菌（*Campylobacter jejuni*）和结肠弯曲菌（*Campylobacter colic*）。同时实时 NASBA 方法检测的是 mRNA 扩增情况，意味着检测的是活细菌。NASBA 方法能提供高通量分析，目前也已经有商品化试剂盒销售。

六、其他方法

（一）ATP 生物发光

ATP 生物发光（ATP bioluminescence）技术的原理是荧光素酶以三磷酸腺苷（ATP）、荧光素和氧气为底物，在存在 Mn^{2+} 的条件下，将化学能转化成光能的同时释放出光量子。ATP 存在于所有的有机体中，是活细胞新陈代谢的能量源泉。每个细菌细胞中包含 ATP 的数量是恒定的，ATP 可用于荧光素酶发光反应且发光强度与样品中 ATP 的含量成比例，从而通过提取细菌 ATP，利用生物发光法测出 ATP 含量后，即可推算出样品中含菌量，整个过程仅需十几分钟。李利霞等针对 ATP 生物发光法存在灵敏度不高、试剂不耐储存导致测定结果不稳定等缺点，优化了 ATP 生物发光反应条件，研制出新型酶保护剂，经优化后的方法，检出限高达单个细菌，应用于苹果汁、熟肉制品、鱼肉中菌落总数的检测，与平板计数法测定结果比较，具有良好的相关性（$R^2 > 0.96$）。ATP 普遍存在于所有活的生物体中，被用来贮存和传递化学能，称作为"能量货币"。当生物体死亡后，在细胞内酶的作用下，ATP 很快被分解。因此，测定样品中的 ATP 浓度，即可推算出活菌数。目前，国外已将该方法广泛用于 HACCP 系统，因此，市场上出现了大量的 ATP 检测仪。从全自动仪器到小型、便携式仪器都有。例如，Millipore 公司的 Microstar、BevScreen、SteriScreen；美国 Maxwell 公司的 LumiMax. c（96 孔板型）；Berthold Detection Systems 公司的管式、板式化学发光仪；Promega 公司的 GloMaxTM 发光检测仪及相应的检测试剂盒等。其中以 Millipore 公司的 Mierostar-RMDS（rapid microbial detection system)系统应用最为广泛。

（二）阻抗微生物技术

阻抗微生物学（impedance microbiology）首次由英国科学家 Stewart 于 1899 年提出，发现被微生物污染的血液电导率呈现持续上升趋势，随后阻抗微生物学得到了迅速发展。1974年，随着美国 Bactomatic 公司的 Cady 成功地研制出首台通过检测阻抗变化，检测微生物代谢生长的设备 Bactometer32，阻抗法作为一种快速、简便的微生物检测方法逐渐被广泛应用于食品工业。阻抗法基于阻抗微生物学原理，已成为一种高效、可实现动态监测微生物的快速检测方法。电阻抗法的原理是微生物在生长繁殖过程中，将培养基中的电惰性底物代谢成活性底物，使培养基中的电导性增加、阻抗降低；通过测定培养基的电阻抗变化情况，实现对待测微生物的鉴定。通过建立电导率的时间曲线与微生物生长曲线二者之间关系，检测培养基电阻抗变化推算待测微生物初始菌量。

陈广全等研究了电阻抗技术检测食品中的沙门菌，在培养基中加入氧化三甲氨，以提高培养基的电阻抗变化灵敏度，并利用培养基电阻抗降低的比率测定沙门菌。对 21 份已知污染沙门菌食品样品的检测结果发现，与常规方法相比，电阻抗法检出阳性的样品数为 19 个，检出率达 90%，而常规法检出阳性样品数为 18 个，该研究表明电阻抗法可以快速、准确地检测食品中的沙门菌。电阻抗法检测的优点主要是快速、简便、灵敏度高、可实现动态监测，主要用于检测培养基中微生物初始浓度小于 $10^7 CFU/ml$ 的样品。目前，该法已经较为成熟地应用在菌落总数、酵母菌、大肠埃希菌以及金黄色葡萄球菌等致病菌的快速检测。

（三）CO_2 比色检测

在食品中微生物快速检测方面，目前国内外应用最广泛的自动血培养系统的工作原理是：微生物在代谢过程中必然会产生终代谢产物 CO_2，引起培养基 pH 值及氧化还原电位改变。利用光电比色检测血培养瓶中某些代谢产物量的改变，可判断有无微生物生长。

（四）细胞计数仪、流式细胞仪

基于细菌直接计数法的微生物快速检测技术主要包括流式细胞仪（flow cytometry，FCM）和固相细胞计数法（Solid phase cytometry，SPC）。

流式细胞技术（flow cytometry，FCM）是利用流式细胞仪进行的一种单细胞定量分析和分选技术。流式细胞技术是单克隆抗体及免疫细胞化学技术、激光和电子计算机科学等高度发展及综合利用的高技术产物。

SPC 结合 FCM 和落射荧光显微镜技术（epi-fluorecence microscope），不需进行前增菌，可快速计数滤膜上的单个细胞。最终利用滤膜从基质中分离微生物。孙晓霞等采用基于单个活细胞的新型荧光标记技术，精确区分 UHT 奶样品中的活菌细胞与死细胞以及其他大颗粒物质，并应用 FCM 对 UHT 奶产品进行微生物快速定量检测。通过与传统的平板菌落计数检测方法进行比对，结果表明，FCM 方法的检测范围为 $10^1 \sim 10^7 CFU/ml$，远远高于平板菌落计数法。2 种方法的计数结果相关性分析表明，在一定菌液浓度范围内，FCM 方法的定量结果与平板菌落计数法线性相关良好，且对不同类型菌种都能精确标记定量，是更为快速、准确的检测方法。

（李凤琴　徐进）

第五十章

食品化学的检测技术

第一节 食品样品前处理

样品前处理的目的是待测组分的富集,干扰组分的去除,将无法被仪器分析的待测组分转化成可被仪器分析的物质。前处理在整个分析过程中占用的时间和精力最多,前处理好坏决定了分析样品能否满足所用分析仪器的要求,直接影响分析结果的可靠性和准确性。依据的原则是在样品处理过程中尽可能减少被测组分的损失,且不能引入被测物或干扰物,而且所用试剂及反应产物对后续测定应无干扰。食品种类繁多、组成复杂,样品中除了极少数被测成分可直接进行分析外,大多数被测组分与样品中的其他组分结合在一起,共存组分有时会干扰测定,因此在分析前需要对食品进行适当的预处理,使被测组分与食品中其他干扰物质分开,或将样品转化为分析方法所需要的形式。另外,食品中某些待测物质的浓度过高或过低,也不能直接进行测量,需要进行一定的浓缩或稀释后,才能进行检测。

食品样品前处理方法的选择和流程主要由食品的种类、形态、基质,被测组分的种类、含量和所用的检测方法两方面因素确定。样品前处理包括对样品进行溶解、分解、分离、提取、浓缩等,所需时间占整个分析时间的60%以上。因此食品样品预处理方法与技术的研究一直是食品卫生工作者极其关注的问题。

食品样品前处理技术有数十种,下面介绍常用的技术:消化、分离和富集。

(一) 食品样品消化技术

食品样品消化技术主要是针对检测食品中无机物(有益微量元素和有害重金属元素)的样品前处理方法,包括称量、均质、消化、溶解和定容等步骤。消化技术就是破坏样品中的有机物,使之分解或呈气体逸出,将被测物转化为离子状态,又称为无机化处理,适宜于测定样品中的无机成分。目前常用的有高温灰化法、低温灰化法、湿消化法、微波溶样法等。

1. 高温灰化法 将一定质量的样品置于坩埚中,先低温干燥碳化,然后放入 $400 \sim 550\,^\circ\!C$ 高温炉(马弗炉)灰化,至样品成白色或灰白色残渣,取出冷却后用水或稀酸溶解。高温灰化法操作简便、空白值低、可同时处理多个样品。但易挥发元素如 As、Se、Pb、Hg 等不易进行干灰化法处理,易造成挥发损失;坩埚材料对待测元素有一定吸附作用,有时与灰分发生反应污染样品;与湿法消化相比,时间较长。

2. 低温灰化法 利用高频等离子体技术,以纯 O_2 为氧化剂,在灰化过程中不断产生氧化性极强的氧等离子体,使样品在低温下灰化。该方法克服了高温灰化法的缺点,可以消化低沸点的金属,但仪器设备昂贵,灰化时间长。

3. 湿消化法　在加热条件下,用氧化性的强酸如浓 HNO_3、H_2SO_4、$HClO_4$ 等在一定温度下氧化分解样品中有机物使其无机化。为了加快分解速度,有时需加入其他氧化剂如 H_2O_2、$KMnO_4$ 等或催化剂如 $CuSO_4$ 等。该法简便快速、分解效果好、待测元素的挥发损失少。湿法消化在消化过程中产生大量酸雾、氮和硫的氧化物等强腐蚀性有害气体,因此必须在良好的通风设备下进行消化处理。另外,需加入的高纯度消化液(优级纯),否则空白值较大,还需增加空白样本消除本底干扰。使用单一酸进行处理样品时,消化效率低,因此在实际样品前处理时大多数采用混合酸消化液。

常用的消化试剂有:

(1) HNO_3-H_2SO_4:HNO_3 的氧化能力强、沸点低,H_2SO_4 的沸点高且有氧化性和脱水性,二者混合后具有较强的消化能力,常用于生物样品和混浊污水的消化。该方法的消化时间较长,且不适宜于能形成硫酸盐沉淀的样品。

(2) HNO_3-$HClO_4$ 或 H_2O_2:$HClO_4$ 和 H_2O_2 的氧化能力均较强,加之 $HClO_4$ 沸点较高且有脱水能力,故这两种消化液能有效地破坏有机物,对许多元素的测定都适用,消化时间短,为 $1 \sim 3h$,应用广泛。但 $HClO_4$ 与羟基化合物,尤其是高脂食物和肉类罐头,可生成不稳定的高氯酸酯而发生爆炸。为了降低危险,可在消化前加入 HNO_3 将羟基化合物氧化,冷却后再加入混合酸继续消化。

(3) HNO_3-H_2SO_4-$HClO_4$:通常在样品中先加入 HNO_3 和 H_2SO_4 消化,待冷却后滴加 $HClO_4$ 进一步消化,或将三种酸按一定比例配成混合酸加入样品中进行消化。消化时样品中的大部分有机物被硝酸分解除去,剩余的难分解有机物被 $HClO_4$ 破坏。由于 H_2SO_4 沸点高,消化过程中可保持反应瓶内不被蒸干,可有效地防止爆炸。此法特别适宜于有机物含量较高且难以消化的样品,但对含碱土金属、铅及部分稀土元素的样品不适宜。

也可采用密闭罐消化,把样品放入用聚四氟乙烯材料作为内衬的密闭罐中,根据样品的情况,加入适量的氧化性强酸、HF 或 H_2O_2,加盖密封,然后在烘箱中加热消化。此法的优点是试剂用量小、空白值低、快速,可避免挥发性元素的损失。但密闭罐容易漏气,腐蚀烘箱。

4. 微波溶样法　将微波快速加热和密闭罐消化的高温高压特点相结合的一种新型而有效的分解样品技术。微波溶样装置主要由微波炉、密闭聚四氟乙烯罐组成,将样品和消化液盛放于聚四氟乙烯等绝缘材料制备的容器中接受微波照射,微波能够穿过容器直接作用于内容物,使消化溶剂和样品中的极性物质快速转向和定向排列,产生强烈的震动、摩擦和撞击作用,加速样品的分解。分解样品时,样品放入密闭罐中,并根据样品情况加入适量氧化性强酸、H_2O_2 等试剂。微波溶样法快速高效,一般 $3 \sim 5$ 分钟可将样品彻底分解,试剂用量少,空白值低,挥发性元素不易损失,可同时进行多个样品的处理,便于自动化。

(二) 食品样品的分离和富集技术

食品样品的分离和富集技术主要是针对食品中有机物含量的检测,包括称量、均质、提取、净化、浓缩或稀释、定容等步骤。最常用的方法是液液萃取法和固相萃取法。

1. 溶剂萃取法　又称液液萃取法,是常用的分离和富集方法。它是利用试样溶液(水相)与另一种不相混溶的有机溶剂(有机相)一起振摇,静置分层后,使溶液中某种或几种组分转移到有机溶剂中,从而与试样溶液中的干扰组分分离的方法。该方法多用于低含量组分的分离和富集。它的优点是设备简单,易操作,分离和富集效果好,应用广泛。缺点是用时多,工作量大,有机溶剂消耗量大,且易挥发、易燃、有毒。

液液萃取是利用物质在互不相溶的两种溶剂中分配系数(溶解度)的不同而进行分离的方法。在萃取体系中,一种物质能否从水溶液萃取到有机溶剂中,主要取决于该物质的亲水性与疏水性的强弱。若要将水溶液中的亲水性物质萃取到有机溶剂中,必须先使其转化为疏水性物质,若将水溶液中的疏水性物质转移到有机溶剂中则可直接萃取。

实际工作中常用萃取效率(extraction efficiency)$E\%$来表示物质被萃取的完全程度,即被萃取物质在有机相中的量与被萃取物质总量之比。因此,实际分离尽可能选用分配系数大的萃取体系和萃取条件,对待测物进行高效的萃取,如果分配系数不够高,也可通过多次萃取,达到萃取目的。

溶剂萃取按操作方式分为间歇式和连续式两种。间歇式是用分液漏斗分批次进行的萃取,适合用于两相分配比大的组分的分离富集。连续式萃取,萃取过程中萃取剂被蒸馏-冷凝-萃取反复利用,起到多次萃取的作用,被萃取物也不断地被浓缩,优点是萃取效率高、溶剂用量小,特别适合两相分配系数小的组分的分离富集。

为提高液-液萃取的速度、准确性、灵敏度同时减少有机溶剂的用量,近期发展了液相微萃取技术。该技术利用有机溶剂液滴进行萃取,有机溶剂用量小(几至几十 μl),集萃取、纯化和浓缩于一步,操作简单,无须特殊设备,成本低;可通过调节萃取用溶剂的极性或者酸碱性,实现选择性萃取,有效减少基质干扰;并易与色谱系统联用,特别适合于食品样品中痕量、超痕量污染物的测定。

2. 固相萃取法　固相萃取就是液相色谱,它所涉及的色谱原理与高效液相色谱工作原理完全相同。固相萃取是一种固体颗粒和色谱柱填充材料对样品中的不同组分进行分离的样品前处理技术。其核心部分是萃取柱,柱管材料可用聚丙烯塑料、玻璃及不锈钢,内部填充颗粒状的固定相填料。常用的固定相填料有硅胶、氧化铝、聚酰胺、离子交换树脂以及键合 C_{18}、C_8、氰基的硅胶等。与溶剂萃取法相比,固相萃取操作简单,节省时间和试剂,萃取效果好,回收率和重现性高,还可对大量水、空气进行现场采样富集以使样品便于运输和保存,与其他分析方法联用可实现在线分析等,在解决复杂样品的分离制备与分析难题方面发挥着举足轻重的作用,广泛应用于食品、生物样品、环境样品中被测物的分离和富集以及物质的提纯和净化。

根据样品前处理目的的不同,可以有三种不同的 SPE 策略:

净化:让目标物通过 SPE 柱,达到与干扰物分离的目的,净化样品溶液,不仅可以得到待分析的比较纯的样品,而且还能提高目标物检测的准确度。

分离或分馏:对于单个目标化合物能捕获或保留目标分析物,冲洗除去干扰物。对于多个目标检测物能通过单独的洗脱步骤对目标分析物分别进行捕获和分离。例如,分析一种食品中的多种类型的化合物,需要对多种化合物进行分类分离,确保分析效果事半功倍。我们可以开发一种 SPE 方法,以实现对不同类别化合物进行分离,例如分离食品中的极性和非极性物质,分别收集这两部分馏分,通过一种高效的方式对这两种馏分同时进行分析。

富集:处理低浓度分析物的大体积样品,达到对目标物进行捕获和富集的目的。例如农产品和食品样品组分比较复杂,农药残留含量极低,一般在 ppm 和 ppb,而且还存在农药的同系物、异构体、降解产物、代谢产物和轭合物等,要想除去与目标物同时存在的杂质,减少色谱干扰峰,避免检测器和色谱柱污染,可以选用固相萃取技术,就会达到分离结果。

利用质谱检测目标物时,为了获得准确的质谱响应信号(灵敏度),必须使该化合物离子化,但是样品中的某些基质可能影响目标物的检测,可通过 SPE 处理除掉干扰的基质物质,降低背景信号的离子干扰,获得更准确的检测结果。

因此,不论实验目标是净化样品基质、多个组分的分离或痕量物质的浓缩,还是降低质谱的基质干扰,都可以通过选用不同的吸附剂和溶剂,设计合理的色谱条件,达到预期的实验目标。根据实验目的选用不同的 SPE 策略。确定实验策略后,还要确定样品基质、目标化合物的性质及随后采用的分离检测技术,选用恰当的色谱模式和吸附剂。

液相色谱主要通过化合物的极性、电荷和分子大小实现不同物质的分离。基于极性分离的是正相和反相色谱,基于电荷的是离子交换色谱,基于分子大小的是亲和色谱。因此,SPE 的填料分离萃取模式主要有正相、反相、离子交换和亲和色谱。基于化合物极性的分离遵循"相似相容和异性排斥"的原则。基于化合物电荷的分离原则正好与极性分离的原理相反,同性相斥,而异性强烈吸引。为了形成一种离子交换保留机制,分析物和离子交换剂必须携带相反的电荷,阴离子交换剂表面携带正电荷,保留携带与之相反的带负电荷的阴离子,阳离子交换剂与之正好相反,保留和携带正电荷的阳离子。

用固相萃取法对样品进行分离净化的具体步骤如下:

(1) 样品预处理:对于固体样品用极性有机溶剂(甲醇,乙腈)提取样品中的极性化合物;用非极性有机溶剂(二氯甲烷,丙酮)提取样品中的非极性的化合物。对于非水的液体样品如果可溶于水,用水稀释后,利用反相模式(或者混合模式)的 SPE 分离。如果可溶于正己烷,用正己烷稀释,利用正相 SPE 分离。

对于水样等溶液样品可根据需要过滤或者离心后,上样分离。

(2) 固相色谱柱平衡:反相吸附剂需要用有机溶剂(例如甲醇,乙腈,异丙醇或四氢呋喃)对吸附剂做预处理以得到重现的结果。否则,水溶液不能完全进入吸附剂孔内和浸湿表面。相同原理,对于硅胶基质吸附剂,在整个流程中不能让吸附剂干涸是非常重要的。反相吸附剂的整个平衡步骤包括用有机溶剂活化吸附剂和用水或缓冲盐等平衡吸附剂。

(3) 上样:上样时必须保证待测物与吸附剂的充分结合,才能达到较好的分离效果。当固相萃取柱中的吸附剂不能保留被测物时,分离效果会大大降低,这种现象称为穿透。用高比例有机溶剂上样极性化合物会发生穿透,可在上样之前将样品用水稀释至含有机溶剂 < 10%。吸附剂因基质多而过载,可通过选择正确规格的吸附剂。洗脱流速过大的穿透,可观察调整真空度来调节洗脱流速,洗脱液呈分离的小滴,并非一连串液体,使被测物和吸附剂之间充分接触。

(4) 清洗:清洗被保留在吸附剂上的比被测物保留弱的干扰杂质,并且冲洗上样带来的干扰基质。理想的清洗溶剂能除去所有干扰物而对被测物的保留和回收没有影响。因此,清洗溶剂必须强度适中,介于上样和洗脱溶剂之间。

(5) 洗脱:洗去干扰物后,用强洗脱剂洗脱被测物。需要精确控制洗脱溶剂的量和流速以确保重现性的结果。洗脱后的物质可以直接放入进样瓶中,待测。

3. 样品预处理其他技术和新技术　农产品和食品样品组分比较复杂,农药残留含量极低,一般在 ppm 和 ppb,而且还含有农药的同系物、异构体、降解产物、代谢产物和轭合物等,要想除去与目标物同时存在的杂质,减少色谱干扰峰,避免检测器和色谱柱污染,样品前处理十分重要。

现在常用的食品中农残前处理方法有:

（1）固相萃取法（SPE）；

（2）固相微萃取（SPME）；

（3）凝胶渗透色谱法（GPC）；

（4）超临界流体萃取（SFE）；

（5）基质固相分散萃取（MSPDE）。

（三）分解法

常用酸、碱、酶对样品进行水解，使被测成分释放出来。例如：食品总脂肪的测定，用 HCl 进行水解，使结合脂肪水解成游离脂肪；乳制品中脂肪的测定则采用氨水水解，使乳中的酪蛋白钙盐溶解，并破坏胶体状态，释放出脂肪；测定食品中硫胺素含量时，为了使结合状态的硫胺素变成游离状态，需用淀粉酶进行水解。酶水解法特别适用于生物样品，优点是作用条件温和，可有效防止待测物的挥发损伤，同时可维持金属离子的原有价态以进行形态分析，因此即可用于无机成分分析，也可用于有机成分分析。

（四）衍生化

衍生化是仪器分析中很重要的一种前处理方法。衍生化是利用化学方式把一些不溶的、沸点高的难于直接检测的化合物转化为与其化学结构相似但易于测定的物质，主要通过改变被衍生物质的溶解度、沸点、熔点、聚集态或化学成分。常用的衍生化反应有酯化、酰化、烷基化、硅烷化、硼烷化、环化和离子化等。例如，气相色谱中应用衍生反应往往是为了增加样品的挥发度或提高检测灵敏度，而高效液相色谱的衍生反应主要是利于色谱检测或分离。

化学衍生法的优点有：①提高样品检测的灵敏度；②改善样品混合物的分离度；③适合于进一步做结构鉴定，如质谱、红外或核磁共振等。进行化学衍生反应应该满足如下要求：①反应条件简单、迅速、定量地进行；②对样品中的某个组分只生成一种衍生物，反应副产物及过量的衍生试剂不干扰被测样品的分离和检测；③化学衍生试剂方便易得，稳定，通用性好。

但是，衍生法也存在以下缺点：操作比较烦琐，在衍生化过程中，容易引入杂质或干扰峰，或使样品损失。

（王茂清）

第二节　食品检测分析技术

一、分子光谱分析法

（一）概述

分子光谱分析法是指利用辐射与分子之间相互作用或基于分子所发射的辐射而对物质进行测定的光谱分析法。分子光谱分析法中的"分子"二字是相对于自由原子蒸汽而言的，更确切地说应当是电中性的或带电的原子结合体，它包括各种分子和离子。

物质的分子与辐射之间发生作用时，可导致许多不同的现象，如散射、吸收、发射、反射等。而电磁波谱的能量范围很宽，在电磁波谱的光学区域内（从红外到 X 线），几乎都建立起相应的分析方法。因此这里所介绍的分子光谱分析法、包括内容丰富的一大类光学分析法。如紫外可见分光光度法、分于荧光光度法、红外分光光度法、化学发光分析法、激光分子光谱分析法等。

（二）紫外可见分光光度法

紫外可见分光光度法（ultra-violet visible spectro-photometry）是根据物质的分子对紫外可见光区辐射的吸收特性对物质的成分进行定量和（或）定性分析的方法。

紫外可见分光光度法以其具有适当的灵敏度和准确度、仪器设备简单，方法快速可行等优点，在食品监测中已得到广泛的应用。

1. 基本原理 Lambert-Beer 定律：描述物质吸收辐射的定量关系的一条基本定律，被广泛应用于紫外-可见-红外光谱区的光谱定量分析中。其表达式为：

$$A = \lg \frac{I_0}{I_t} = \lg \frac{1}{T} = \varepsilon b c \tag{1}$$

式中 A 为吸光度，I_0 为入射光强度，I_t 为透过光强度，b 为液层厚度，c 为溶液浓度，ε 为吸光系数。当溶液浓度 c 以 mol/L、厚度 b 以 cm 为单位时，ε 为摩尔吸光系数，其单位为 L／mol·cm。

Lambert-Beer 定律可表述为：在一定条件下，物质的吸光度与溶液浓度和液层厚度的乘积成正比。此定律是吸收光谱法定量分析的依据。在定量分析时，用 ε 值评价方法的灵敏度。ε 值愈大，测定的灵敏度愈高。因此，在分析工作中，常通过实验条件的选择以使吸光物质的 ε 值尽可能的大，从而获得尽可能高的测定灵敏度。

偏离 Lambert-Beer 定律的因素：固定液层厚度 b，测定各标准溶液的吸光度 A，以吸光度 A 为纵坐标，浓度 c 为横坐标作图，得到的直线称为标准曲线（standard curve）。但实验发现，溶液浓度只有在适当低的范围时，A 与 c 才呈良好的线性关系。当溶液浓度较高时，标准曲线则发生向下或向上弯曲，即偏离 Lambert-Beer 定律，影响 Beer 定律成立的因素有多种，最主要的影响因素有：

1）非单色光的影响：Beer 定律只有在入射光为单色光的情况下才能成立。在实际测定中，通过单色器色散光源发射的连续光谱而获得单色光。由于单色器分辨率的限制及仪器的狭缝必须保持一定的宽度才能得到足够的光强度，因此，分离出的光不是严格的单色光，而是包含一定波长范围的有限宽度的谱带。因吸光物质对不同波长的光具有不同的吸收能力，结果导致偏离 Beer 定律。在分析时一般都选择 λ_{max} 作为测定波长，溶液对进入的其他波长的吸光度将小于对 λ_{max} 的吸光度，此时非单色光造成负偏离。

2）杂散光的影响：从单色器得到的光，有些与所需单色光的波长相隔较远不在谱带宽度范围内，这种光称为杂散光。杂散光的产生可能是由于仪器元件的某些瑕疵及光学元件受尘埃污染或霉蚀所引起。样品溶液一般不吸收杂散光而造成负偏离。

3）溶液的影响：当溶液的浓度过高使吸光物质质点间的平均距离缩小到一定程度时，相邻质点的电荷分布彼此影响，从而改变物质对特定的光的吸收能力，导致偏离 Beer 定律。此外，当溶液均匀性差，如为胶体溶液、乳浊液或悬浊液时，入射光除了被待测物质吸收外，还会有少部分光因折射、散射或反射而改变方向被损失，从而使透过光的强度减弱，使实测的吸光度增加，产生正偏离。

2. 紫外-可见分光光度计 紫外-可见分光光度计是应用普遍的一类分析仪器，型号很多。其基本组成包括光源、单色器、吸收池、检测器、显示系统五个部分，结构如下所示：

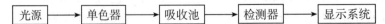

（1）光源：光源（light source）能在所需的光谱区域内发射连续光谱，且应具有足够的光强度和良好稳定性。一般用氢灯或氘灯作为紫外光区的光源，用钨灯或卤钨灯作为可见光区的光源。

（2）单色器：单色器（monochromator）是一个分光装置，是分光光度计的关键部件。其作用是将来自光源的连续光谱按波长顺序色散，并能选择出所需的单色光。单色器主要由入口狭缝、出口狭缝、准直镜、色散元件几部分组成。

色散元件是单色器中最重要的部件，其作用是将复合光色散成单色光。常用的色散元件有棱镜和光栅。

（3）吸收池：吸收池（absorption cell）用于放置溶液的。光学玻璃制成的吸收池用于可见光区测定，石英材料制成的吸收池用于紫外光区和可见光区测定。分光光度计配有不同厚度的吸收池，同一厚度的吸收池其透光性必须一致，尤其在定量分析时应注意挑选其一致性，以减少系统误差。挑选的方法是将配套使用的吸收池装同样的溶液，于所选用的波长下测定透光度，透光度之差应小于 0.5%。

（4）检测器：检测器（detector）的作用是将光信号转变成电信号。常用的检测器有光电管和光电倍增管。

（5）显示系统：显示系统（display system）是将检测器输出的信号经处理转换成透光度或吸光度再显示出来。

3. 紫外可见分光光度计的类型　分光光度计有多种类型：有单光束分光光度计和双光束分光光度计；单波长分光光度计和双波长分光光度计；可见分光光度计、紫外-可见分光光度计。下面介绍几种典型的分光光度计。

（1）单光束分光光度计：典型的单光束紫外-可见分光光度计光学系统如图 50-2-1 所示，若仪器只有可见光区光源，则为可见分光光度计。

根据测定需要将钨灯或氢灯发射的光射入光路中，由光源发射的连续光，经聚光和反射由入口狭缝进入单色器，照射到球面反射镜上的入射光被反射后变成一束平行光射到背面镀铝的光栅上被色散，色散后出来的光再经球面反射镜的反射，汇聚于出口狭缝上，经过吸

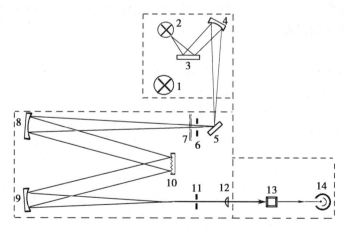

图 50-2-1　典型的紫外可见分光光度计光学系统示意图
1. 氘灯　2. 钨灯　3、5. 平面反射镜　4. 聚光镜　6. 进口狭缝　7. 滤光系统　8、9. 球面反射镜　10. 光栅　11. 出口狭缝　12. 柱面透镜　13. 吸收池　14. 检测器

收池,其透过光照射到光电倍增管上产生电流,经放大、转换后由显示系统显示。

（2）双光束分光光度计:图50-2-2为双光束分光光度计的光学系统示意图。光源发出的光经单色器分光后获得一束光强度为 I_0 的单色光,该单色光通过切光器被分为强度相等的两束光,一束光通过参比池 R,另一束光通过样品池 S。从参比池出来的光束 I_R 和由样品池出来的光束 I_S 又通过另一切光器使它们交替照到同一检测器上,检测器在不同的瞬间接收和处理参比信号和样品信号,其信号差经转换变为透光度或吸光度,由显示系统显示出来。

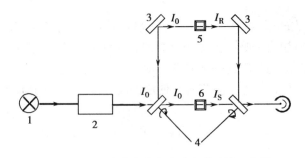

图50-2-2　双光束分光光度计光学系统示意图
1. 光源　2. 单色器　3. 反射镜　4. 切光器　5. 参比池 R　6. 样品池

（3）双波长分光光度计:此类仪器装有两个单色器,光源发出的光分别由两个单色器得到两个波长的单色光。这类仪器既能以双波长方式工作,也能够以单波长双光束方式工作。

图50-2-3为双波长分光光度计光学系统示意图。光源发出的光分成两束,分别经两个单色器,得到两束强度相同、波长分别为 λ_1 和 λ_2 的单色光,再经反射和切光器的旋转,使 λ_1、λ_2 两单色光以一定频率交替照射到同一吸收池上。其透过光被检测器交替地接收,经信号处理系统处理后,可直接获得溶液对两个波长单色光的吸光度的差值 ΔA,ΔA 与溶液浓度 c 成正比。

$$\Delta A = A_{\lambda_2} - A_{\lambda_{11}} = (\varepsilon_2 - \varepsilon_1) bc$$

在上述分析条件下,因不需参比溶液,所以可以消除因吸收池不匹配及参比溶液与样品溶液基体差异等造成的误差。

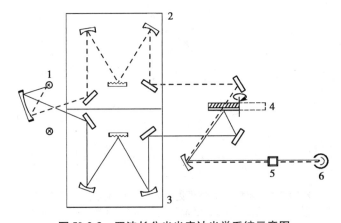

图50-2-3　双波长分光光度计光学系统示意图
1. 光源　2、3. 单色器　4. 切光器　5. 吸收池　6. 检测器

4. 分析条件的选择 有些物质在紫外或可见光区有较强的吸收,在分析时,只要将样品制备成溶液,即可用紫外-可见分光光度法测定待测组分。但应注意,许多溶剂在紫外光区也有吸收,所以在制备溶液时,要注意溶剂的选择。

对于许多在紫外及可见光区没有吸收或吸收较弱的组分,则不能直接进行分光光度法测定,常常需要通过显色反应把待测组分转变成有色化合物,再利用可见分光光度法进行测定。此种情况,必须选择好实验条件,以得到符合要求的测定灵敏度和准确度。

(1) 显色反应条件的选择:将待测组分转变成有色化合物的反应称为显色反应,有配位反应、偶合反应、氧化还原反应等。对显色反应的要求:①待测组分应定量地转变成有色化合物,二者有确定的化学计量关系。②有色化合物的组成恒定,有足够的稳定性,摩尔吸光系数较大(应在 10^4 以上),以使测量的灵敏度高、重现性好、误差小。③有色化合物与显色剂之间的颜色要有明显的差别。这样显色时的颜色变化明显,试剂空白值较小。④选择性好,干扰少,或干扰易消除。

对显色剂用量的选择应通过做吸光度随显色剂用量变化的曲线,找出吸光度达到恒定时的显色剂的用量,随后在测定中严格控制显色剂用量不变。

1) 溶液酸度的选择:酸度通过以下几个方面影响显色,①酸度对显色剂颜色的影响:显色剂在不同的酸度下具有不同的颜色,必须选择合适的 pH 值以使显色剂的颜色不干扰测定。②酸度对显色反应的影响:不少有机显色剂是弱酸,如水杨酸、磺基水杨酸等,在水溶液中可产生离解,影响显色反应。③酸度对金属离子存在状态的影响:当溶液的 pH 较高时,许多高价金属离子(Fe^{3+}、Al^{3+}、Bi^{3+} 等)可发生水解产生氢氧化物沉淀,从而使金属离子的浓度降低,影响测定结果的准确性。

2) 显色温度的选择:大多数显色反应在室温下就能迅速反应完全,但有的显色反应需要加热至一定的温度才能反应完全。合适的显色温度必须通过实验来确定。方法是配制一组溶液,分别在不同温度下显色后,测定各溶液的吸光度,绘制 $A \sim T(℃)$ 曲线,选择 A 较大时所对应的温度进行显色。

3) 显色时间的选择:不同显色反应的反应速度不同,显色溶液达到色调稳定、吸光度最大所需的时间不一样。另外,有色化合物的稳定性也不同,许多有色溶液经放置一定时间后,由于光的照射、空气的氧化、试剂的分解等原因则会褪色。因此,适宜的显色时间必须通过实验确定。其方法是配制一份显色溶液,从加入显色剂开始计时,每隔几分钟测定一次吸光度,然后绘制 A-t($\min$)曲线,应选择 A 最大时所对应的时间为最适宜的显色时间,并在 A 保持较大的时间内完成测定。

4) 干扰离子消除方法的选择:样品溶液中的共存离子若本身有颜色,或能与显色剂生成有色化合物等都将对测定带来干扰。检验离子干扰的方法,一般是在待测组分的标准溶液中加入一定量的样品中可能存在的干扰离子,测定标准溶液和含有干扰离子的标准溶液的吸光度,计算分析结果的相对误差。通常找出相对误差为 5% 时所加入的干扰离子的量,这个量越小,表明此离子越易引起干扰。当有共存离子干扰时,必须采取措施加以消除。消除方法主要有:①加入配位掩蔽剂:配位掩蔽剂与干扰离子生成无色配合物以消除干扰。例如,用丁二酮肟测定镍时,铁则干扰,可用柠檬酸作掩蔽剂以消除铁的干扰。②加入氧化剂或还原剂:氧化剂或还原剂与干扰离子发生反应,从而改变干扰离子的价态以消除干扰。例如,用铬天青 S 测定铝时 Fe^{3+} 有干扰,加入抗坏血酸使 Fe^{3+} 还原为 Fe^{2+} 可消除干扰。③选择适宜的显色条件:如控制溶液的酸度,使干扰离子不与显色剂反应而消除干扰。例如,用磺

基水杨酸测定 Fe^{3+} 时,Cu^{2+} 与试剂能生成黄色配合物而干扰测定。若控制溶液的 pH 在 2.5 左右时,Cu^{2+} 则不与试剂显色,从而消除了 Cu^{2+} 的干扰。④分离干扰离子:若采取上述几种方法不能消除干扰时,可采用沉淀、离子交换或溶剂萃取等方法分离干扰离子以消除干扰。注意,这些分离方法的操作相对较烦琐,也易引起误差。

(2) 测量条件的选择:在进行紫外-可见分光光度法测定时,需要对测量波长、吸光度读数范围、参比溶液等测量条件加以选择,以获得高的测量灵敏度和准确度。

1) 测量波长的选择:一般根据绘制的待测组分的吸收光谱选择测量波长。在 λ_{max} 处待测组分的吸光系数最大,灵敏度最高,而且吸光度一般随波长的变化较小,可以得到最佳的测量精度,因此选择最大吸收波长 λ_{max} 作为测量波长。但若干扰组分在待测组分 λ_{max} 处也有吸收时,就不宜选择 λ_{max} 作为测量波长,应根据"吸收大、干扰小"的原则选择测量波长。

2) 吸光度读数范围的选择:由于分光光度计的电路、检测器及工作环境条件等方面具有一定程度的不确定性,会造成透光度的测定值有一定的误差(ΔT)。仪器的性能越好,误差越小。一般认为,大多数分光光度计的 ΔT 在 $\pm 0.002 \sim \pm 0.01$ 之间,且 ΔT 在透光度的整个读数范围内为定值。$T\%$ 在 $15 \sim 65$ 或 A 在 $0.2 \sim 0.8$ 范围内,浓度相对误差较小,不大于 1.78%。在实际分析时,可通过控制溶液的浓度及改变吸收池的厚度等使吸光度在 $0.2 \sim 0.8$ 范围内。

3) 参比溶液的选择:测量试液的吸光度时,需先用参比溶液调节透光度 T 为 100%,吸光度 $A = 0$(双波长分光光度法除外),以消除溶液中其他成分及吸收池和溶剂等对入射光的反射、折射和吸收所带来的误差。参比溶液有下列几种,应根据不同的情况合理选用。①溶剂参比:当溶液中只有待测组分在测定波长下有吸收,而其他组分均无吸收时,可用纯溶剂作参比溶液,称为"溶剂参比"或"溶剂空白";②试剂参比:如果除了待测组分外,显色剂及其他试剂在测定条件下也有吸收时,则按显色反应的条件,不加待测组分,取与测定试液所用的相同试剂制备参比溶液,称为"试剂参比"或"试剂空白";③试样参比:如果只是试样基体有色,而显色剂无色,并且也不与试样基体显色,则按显色反应的条件,不加显色剂,取相同的试样溶液制备参比溶液,称为"试样参比"或"试样空白"。

5. 定性及定量分析

(1) 定性分析:利用紫外及可见分光光度法对化合物进行定性分析时,需将待测试样和标准品用相同的溶剂配成浓度相近的溶液,以相同的条件测定并绘制吸收光谱,然后比较两者吸收光谱的特征,如:吸收峰数目、最大吸收波长、吸收峰的形状、摩尔吸光系数等,若两者非常一致,就可以基本上认为它们是同一种物质。如果得不到标准品,也可以与文献上的标准图谱进行对照比较,但要注意其测定条件必须一致。

(2) 定量分析:紫外-可见分光光度法主要用于定量分析,定量的依据是 Lambert-Beer 定律,定量方法主要有:

1) 标准曲线法:配制一系列不同浓度的标准溶液,在待测物质的 λ_{max} 下,以适当的空白溶液作参比,逐一测定各溶液的吸光度 A。然后以 A 为纵坐标,以浓度 c 为横坐标,绘制标准曲线,一般得到一条通过原点的直线。标准曲线法适合批量样品的分析测定。

2) 直接比较法:当标准曲线过原点时,可用直接比较法定量。配制标准溶液 c_s 及与其浓度相近的待测试样溶液 c_x,在相同条件下分别测定它们的吸光度 A_s 和 A_x。根据吸收定律:

$$A_s = Kbc_s \qquad\qquad (2)$$

$$A_x = Kbc_x \qquad\qquad (3)$$

因 K、b 相同,故由此二式可得:

$$c_x = \frac{A_x}{A_s} \cdot c_s \qquad\qquad (4)$$

此法比较简便,但误差相对较大。分析时使 c_s 与 c_x 尽可能地接近,以提高测定结果的准确性。

二、分子荧光分析法

利用某些物质的分子吸收能量后发射出荧光,根据所发生荧光的特性和强度用于对物质进行定性和定量分析的方法称为分子荧光分析法,简称荧光分析法(fluorescnce analysis)。

荧光分析法的主要优点:①灵敏度高,最低检出浓度低至 $10^{-7} \sim 10^{-9}$ g/ml,有时可达 10^{-12} g/ml;②选择性好,荧光物质的分子结构不同,其吸收激发光的波长和发射荧光的波长均不同。目前,随着激光、微处理机和电子学新成就的引入,荧光分析法不断朝着高效、痕量、微观和自动化的方向发展,方法的应用范围大大扩展,广泛应用于工业、农业、医药卫生、环境保护、公安情报和食品科学等各个领域。

(一) 荧光的产生

在室温下物质的分子大都处于基态的最低振动能级。当物质受到光照射吸收紫外光或可见光时,由于光子的能量较高,足以引起分子中电子能级的跃迁,由基态激发到激发态能级。跃迁到较高能级的分子不稳定,很快以热的形式释放部分能量,由所处的激发态能级下降到第一电子激发态的最低振动能级,此称为无辐射跃迁。当由第一电子激发态的最低振动能级下降到基态的各个振动能级时,则以光的形式放出能量,这种光波称为荧光。由于分子受光激发所吸收的能量高于荧光所发生的能量,所以荧光的波长比激发光的波长要长。

荧光分析法是测定物质吸收了一定波长的光之后所发射的荧光的强度,所以它和紫外可见分光光度法不同,是属于发射光谱法。

(二) 激发光谱和荧光光谱

荧光由于是受激发发光,所以它有两个特征光谱;激光光谱和荧光光谱。激发光谱是寻求不同波长的激发光与所产生的荧光强度的关系。测定激发光谱的方法,在连续改变激发光波长的条件下,在荧光最强的波长下测定各波长激发光时的荧光强度,以激发光波长为横坐标,荧光强度为纵坐标作图,便可得荧光物质的激发光谱,激发光谱与该荧光物质的吸收光谱相当。在固定激发光波长和强度的条件下连续测量不同荧光波长下的荧光强度,得到荧光物质的荧光光谱。

图50-2-4 所示为蒽的激发光谱和荧光光谱。

(三) 荧光强度和溶液浓度的关系

荧光是物质吸收一定光能之后的发射光,因此,溶液的荧光强度和该溶液吸收光能的程度(吸光度)和溶液中荧光物质的光效率有关。

能够发生荧光的物质应同时具备两个条件。第一,物质分子必须有强的紫外吸收。第二,荧光物质必须具备一定的荧光效率。此二者缺一不可,这意味荧光物质有强的紫外吸收

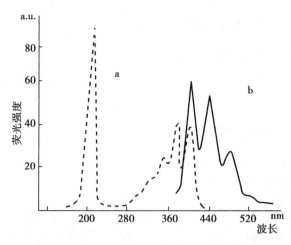

图 50-2-4　蒽在乙醇溶液中的激发光谱和荧光光谱
a. 激发光谱　　b. 荧光光谱

是先决条件。但并非所有能吸收紫外光的物质都能发荧光，因此还得有一个必备条件，即吸收激发光的光量子后能产生一定份数的荧光光量子。我们把物质发射荧光的量子数和所吸收的激发光量子数的比值称为荧光效率或称荧光量子产率，用 ϕ_f 表示，即：

$$\phi_f = \frac{\text{发射荧光的光量子数}}{\text{吸收光的光量子数}} \qquad \text{或} \qquad \phi_f = \frac{\text{发射荧光的分子数}}{\text{吸收光的分子数}}$$

如果受激发分子在去激发回到基态的过程中没有无辐射跃迁过程，那么这一体系的荧光效率就等于 1。实际上，无辐射跃迁是客观存在的，一般物质的荧光效率在 0~1 之间。许多吸光物质并不能发射荧光，这是因为激发态分子的去激发过程中，除发射荧光外，还有无辐射跃迁过程与之竞争。例如：荧光素钠在水中 $\Phi_f = 0.92$，而荧光素在水中的 $\Phi_f = 0.65$。

设入射光强度为 I_0，透射光强度为 I_t，荧光物质溶液浓度为 c，液层厚度为 b，物质的吸光系数为 a，则溶液吸收的光强度为 I_a，I_a 为入射光光强 I_0 与透射光光强 I_t 之差。

荧光强度 F 正比于吸收的光量（光强）I_a 及荧光效率 Φ_f，即：

$$F = KI_a\phi_f \tag{5}$$

K 为常数。根据吸收定律（Lambert-Beer 定律）：

$$I_t = I_0 \cdot 10^{-abc} \tag{6}$$

将(5)式代入(50-2-6)式，得：

$$F = kI_0(1 - 10^{abc}) = kI_0(1 - e^{2.303abc}) \tag{7}$$

而 $e^{-2.303abc}$ 的展开式为：

$$e^{-2.303\varepsilon bc} = 1 - 2.303\varepsilon bc - \frac{(-2.303\varepsilon bc)^2}{2!} - \frac{(2.303\varepsilon bc)^3}{3!} - \cdots\cdots \tag{8}$$

当 $abc \leqslant 0.05$ 时，则展开式的高次项可忽略，即：$e^{-2.303\varepsilon bc} = 1 - 2.303\varepsilon bc$

所以：

$$F = 2.303k\phi_f I_0 abc \tag{9}$$

(9)式表明,在低浓度时,溶液的荧光强度与荧光物质的荧光效率、入射光强度、物质的吸光系数以及溶液浓度呈正比。对于一定的荧光物质,当 I_0 及 b 固定时,(9)式可写为:

$$F = Kc \tag{10}$$

(10)式显示即荧光物质溶液所发出的荧光强度与该物质的量浓度成正比,这是荧光定量分析的基础。

(四) 荧光强度的测定和荧光分析仪器

荧光强度的测定可用荧光计或荧光分光光度计。这两类仪器的基本结构是相似的,只不过前者结构简单、价格便宜,后者结构精细、性能更为优异。图 50-2-5 是荧光分析仪器的结构示意图,即有光源、单色器、样品池、检测器和记录显示装置五个部分。由光源发出的光经第一单色器选出特征波长的激发光照到液槽上,使溶液中的被测物产生荧光。光源发出的激发光一部分被溶液吸收并产生荧光,其余一部分透过溶液成为透过光。为了避免观测时透过光对荧光的干扰,在与透过光相垂直的方向设置第二个单色器,让荧光物质所产生的特征波长的荧光通过,再照射到检测器,产生光电流,经放大以后以指针指示或用记录仪记录此信号。

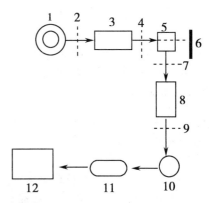

图 50-2-5　荧光分析仪器结构示意图
1. 光源　2、4、7、9. 狭缝　3. 第一单色器　5. 样品池　6. 挡光板　8. 第二单色器　10. 检测器　11. 放大器　12. 显示器

1. 光源　荧光的激发光源应具有足够的强度、适用波长范围宽、稳定等特点。常用的光源有高压汞灯、氙弧灯、卤钨灯、激光器灯。高压汞灯是以汞蒸气放电发光的光源,主要有 365nm、405nm、436nm 三条谱线,尤以 365nm 谱线最强,一般滤光片式的荧光计多采用它为激发光源。氙弧灯也称氙灯,是目前荧光分光分度计中应用最广泛的一种光源。它是一种短弧气体放电灯,外套为石英,内充氙气,具有光强度大,在 200～800nm 范围内发射连续光的特点。氙灯的灯内气压高,启动时的电压高(20～40Kv),因此使用时一定要注意安全。可调谐染料激光器是发光分析中的理想光源,是用有机荧光染料溶液作为活性介质,用其他光源进行激励的激光器。它不仅功率强大,而且单色性好,热能低。

2. 分光系统　荧光分析仪中应用最多的单色器是光栅。光栅有两块,第一块为激发光单色器,放在光源和样品池之间,用于选择激发光的波长;第二块为发射光单色器,放在样品池和检测器之间,用于选择荧光发射波长。

3. 样品池　普通玻璃会吸收 323nm 以下的紫外光,不适用于紫外光区激发的荧光分析,所以,荧光分析的样品池通常用石英材料做成,并且样品池四面均为磨光透明面,同时一般仅有厚度为 1cm 的样品池。低温测定时,可在石英样品池外套一个盛放液氮的石英真空瓶来降低温度。

4. 检测器　用紫外-可见光作为激发光源时所产生的荧光多为可见光,强度较弱,因此要求检测器的灵敏度较高,通常采用光电倍增管作为检测器。检测器的方向应与激发光的方向成直角,以消除样品池中透射光和杂散光的干扰。在现代的高级仪器中,光导摄像管用来作为光学多道分析器(简称 OMA)的检测器。它具有检测效率高、动态范围宽、线性响应好、坚固耐用和寿命长等优点。它的检测灵敏度明显不如光电倍增管,但却能同时接受荧光体的整个发射光谱。

5. 记录与显示装置　荧光分析仪器的读出装置有读字电压表或记录仪,现代分析仪器都配有计算机,进行自动控制和显示荧光光谱及各种参数。

(五) 影响荧光测定的因素

影响荧光强度的因素除了荧光物质本身结构及其浓度外,还有溶剂、温度、溶液酸度、氢键的形成等因素。

1. 温度　温度对荧光强度的影响显著,因为温度升高,介质黏度减小,分子运动加快,分子间碰撞概率增加,使荧光效率降低,因而荧光强度随温度升高而减弱。在新型荧光计的样品液槽四周常设有冷却水套,以保持恒温。

2. 溶剂　同一种荧光物质在不同的溶剂中其荧光光谱的位置和荧光强度都有一定差别。荧光波长随溶剂极性增大而长移。

3. 酸度　荧光光谱和荧光效率常与溶液的酸度有关。例如苯胺在 pH 7 ~ 12 的溶液中主要以分子形式存在,可产生蓝色荧光,而在 pH 小于 2 和大于 13 的溶液中则以离子形式存在故无荧光产生。

4. 荧光熄灭　荧光物质发光与溶剂或与共存溶质分子相互作用引起荧光强度显著下降,这种现象称为荧光熄灭,引起荧光熄灭的物质称为荧光熄灭剂,常见的有卤素离子、重金属离子、氧分子、硝基化合物、重氮化合物等,在荧光分析中应特别注意除去这些干扰物质。

(六) 荧光分析方法及其应用

1. 定性分析　荧光物质的特征光谱包括激发光谱和荧光光谱,因此用它鉴定物质比吸收光谱可靠。紫外-可见分光光度法中的定性方法均可用于荧光分析法中。除可根据荧光物质的两个特征光谱定性外,还可根据物质的荧光效率、荧光寿命、荧光偏振等参数进行定性分析。

2. 定量分析　荧光分析的定量分析法与分光光度法基本相似,有标准曲线法、直接比较法等。

3. 无机化合物的荧光分析　在紫外光照射下能直接产生荧光的无机化合物很少。但可利用待测元素与有机试剂组成配合物,它们可在紫外光或波长较短的可见光的照射下产生不同波长的荧光。常见的应用实例有铬、铍、硒、锗、镉等测定。

4. 有机化合物的荧光分析　荧光分析法在有机化合物分析中有广泛的应用领域。如食品中的维生素 A、D、E、K 及 B_1、B_2、B_6、B_{12} 和 C 等的荧光法测定,氨基酸、蛋白质等的荧光分析,荧光免疫分析技术的应用前景也十分可观。

三、原子光谱分析法

(一) 概述

原子光谱分析法是指利用原子所发射的辐射或所发射辐射与原子相互作用而对元素进行测定的光谱化学分析法,是重要的元素分析手段。原子光谱分析法中应用最广泛的有原子吸收光谱法(atomic absorption spectroscopy, AAS)、原子发射光谱法(atomic emission spectroscopy, AES)、原子荧光光谱法(atomic fluorescence spectroscopy, AFS)等,上述这三种原子光谱分析法所利用的辐射都来自于原子外层电子的能级跃迁。虽然它们所涉及的激发和辐射过程各不相同,但它们都是和以自由原子蒸气形式存在的待测元素有关,且其进样方式、仪器装置等也有相似之处。本节将以原子吸收光谱法为介绍的重点,其他两种方法将简要介绍。

(二) 原子吸收光谱法

原子吸收光谱法是基于被测物质所产生的基态原子蒸气对特征谱线的吸收程度来测定被测物含量的方法。

原子吸收光谱技术包括火焰原子吸收光谱分析、石墨炉原子吸收光谱分析和氢化物发生原子吸收光谱分析。

1. 基本原理　在原子吸收分析中,首先是使待测物蒸发并产生基态原子蒸气,这一过程主要是在热能的作用下完成的。基态原子吸收光源(锐线光源)发出的"共振线"(电子在最低激发态和基态之间跃迁的谱线)的程度即吸光度在一定条件下服从 Lambret-Beer 定律,即 $A = K'Cl$(A 为吸光度,C 为蒸气中基态原子的浓度,l 为"共振线"所通过的原子蒸气的厚度,K' 为原子吸收系数)。

原子吸收分析中所采用的原子化方式有火焰原子化、电热原子化,所产生的温度一般在 $2000 \sim 3500℃$,而元素的激发能 ΔE 一般在 $2 \sim 10ev$。可以证实,多数元素即使在 $3000℃$ 时,激发态原子数占基态原子数的 $1/10$ 以下,所以可以认为原子蒸气中的基态原子数实际上接近于被测元素的总原子数,与试样中被测元素的浓度 c 成正比。当原子蒸气厚度一定时,则有:$A = Kc$,此式为原子吸收光谱法定量分析的基础。

2. 原子吸收分析仪　原子吸收分析仪主要由四部分组成:光源系统、原子化系统、光学系统、信号检测和读出系统。

(1) 光源系统:原子吸收光谱法是根据峰值吸收的原理,要求光源应是谱线很窄的锐线光源,即能辐射出待测元素的共振线,并要求辐射强度较大。目前主要使用的是空心阴极灯和无极放电灯。随着科学技术的发展,近几年出现的连续光源原子吸收光谱仪是使用特制的高聚焦短弧氙灯作为光源的。

(2) 原子化系统:原子化系统的作用是实现待测元素的原子化,产生大量的基态自由原子。因此,原子化装置的原子化效率及其稳定性,直接影响分析的灵敏度和分析结果的重现性,是原子吸收分析仪的关键部分。目前用于原子化的装置主要有:火焰原子化器,石墨炉原子化器和氢化物发生原子化器。

火焰原子化器由雾化器和燃烧器两个部分组成。试样经雾化后与燃料气充分混合,喷入燃烧器,细雾滴被火焰蒸发并热解成蒸气状态的基态原子。火焰原子化器的优点是可提供一个稳定态的原子蒸气,精密度好、准确有效、测定速度快、操作简单、干扰较少。不足之处是灵敏度稍差,对高温元素的原子化较为困难。

石墨炉原子化器是当今原子化系统中灵敏度高、使用最广的一种原子化器。它的工作原理是把石墨管作为一个电阻,在通以大电流时石墨管可达 $2000 \sim 3000℃$ 的温度,使待测元素蒸发原子化,故又称电热原子化器。石墨炉原子化器的主要缺点是测定速度较慢。

氢化物发生原子化器是利用某些元素在一定条件下能被还原成挥发性的共价氢化物,而与基体分离。然后用载气将氢化物带入吸收管道,经高温分解成基态原子后进行原子吸收测定。此法能用于砷、锑、铋、锗、铅、锡、硒、碲、铟、铊等元素的测定。目前氢化物发生原子化法多用硼氢化钠为还原剂,氢化物发生原子化法的灵敏度高、干扰较少、设备简单、但无普遍实用性。

(3) 光学系统:光学系统包括单色器和外光路两部分。

1）单色器:单色器的作用是将被测的共振吸收线与邻近的其他谱线分开。单色器的核心部件是衍射光栅,简称光栅。

2）外光路系统:外光路系统有单道单光束和单道双光束两种。单道单光束光路中光学元件少,共振线在外光路传播中光能损失少,使检测器得到较强的信号。单道双光束系统由于两束光来自同一光源,共用一个检测器,因此可消除光源和检测器不稳定带来的影响,因此,检出限和精密度都有所改善。

（4）信号检测与读出系统:信号检测系统是用光电转换器件将光信号转换为电信号,目前原子吸收光谱仪用的光电转换器件主要是光电倍增管,它具有将微电流放大的能力。读出系统是用于对数据的各种处理和显示,目前普遍采用计算机实现数据处理和显示功能。

（三）定量分析方法

在原子吸收光谱法中常用的定量分析方法有标准曲线法,直接比较法和标准加入法。其中前两种方法与紫外-可见分光光度法中所述的基本相同,在此只介绍标准加入法。

标准加入法又称直线外推法。具体做法是分别取几等份的被测试样,其中一份不加被测元素,其余各份中加入浓度为$1C_0$、$2C_0$、$4C_0$……的标准溶液,然后都稀释至一定体积。分别测定它们的吸光度,绘制吸光度对加入被测元素浓度的校正曲线。若曲线不通过原点,说明试样中含被测元素。将曲线外延至与横坐标相交于Cx点,则原点至交点的距离所相当的浓度,即为所求被测元素含量。

标准加入法在实际分析中应用较多,因为它不存在标准和样品基体组成不同而带来的基体干扰效应。

总之,原子吸收光谱法具有操作简单快速、干扰少、灵敏度高、检测限低等优点,已广泛应用于食品中各种元素对的分析。原子吸收光谱法被列为金属元素测定的首选方法和国家标准方法。

四、电感耦合等离子体原子发射光谱

电感耦合等离子体原子发射光谱(inductively coupled plasma atomic emission spectroscopy,ICP-AES)是指以电感耦合等离子体作为原子化装置和激发源的原子发射光谱分析法。广义上的等离子体包括各种电离度大于千分之一的电子和离子处于电荷平衡状态下的电离气体。在此,仅指外观类似于火焰的一类放电光源,其中电感耦合等离子体(ICP)由于其优良的特性,在光谱分析上得到最广泛的应用。ICP-AES目前是痕量元素分析中最有效的手段之一。

（一）ICP焰炬

ICP-AES是利用ICP焰炬为能源使试样裂解为激发态原子,通过测量激发态原子回到基态时所辐射出特征谱线的光强而实现定量的方法。ICP焰炬具有极高的能量,其最下部即感应线圈的中心有一个明亮的焰心,白色而透明,是ICP焰炬中温度最高的区域,温度可达10 000℃。在此区的上方为观测区,其温度约为6500~8000℃,观测区的连续光谱背景较弱,同时又有足够的温度使待测元素原子化和激发,因此线背比最大,是光谱分析常用的观测区。

（二）样品的导入

待测试样必须导入ICP光源才能在原子化后辐射出所需的各种特征谱线。样品导入方式应根据样品的属性、检测的要求而选定。一般常用的导入方式有溶液进样、气化进样和固体进样等。

1. **溶液进样** 溶液进样是 ICP-AES 中最常用的进样方式,多用于水质分析、环境样品分析、生物样品分析、非金属材料分析等。此种进样方式的进样速度稳定,原子化过程受基体和待测元素存在形态的影响小。

2. **气化进样** 气化进样是使待测元素生成气态物质,与基体相分离,再导入 ICP 中进行分析的进样技术。气化进样有化学气化进样和电热气化进样两类。氢化物发生法属于前者,在 ICP-AES 已成功地用于锗、锡、铅、砷、锑、铋、硒、碲、汞等元素的分析。电热气化进样则采用石墨管和钽片等的电热原子化技术。

3. **固体粉末进样** 固体粉末进样是采用悬浊液进样以及样品直接插入 ICP 中的进样方式,具有操作简单、不使用溶剂、空白值低、不易污染、有利于降低检出限等优点。

(三) 色散和信息的接收

ICP-AES 仪基本上都采用凹面光栅作为色散元件,所获得的各种特征谱线通过光电转换元件转化为相应的电信号进行检测,直接测定样品中待测组分的含量。所用的光电转化元件多为光电倍增管。

目前常见的 ICP-AES 仪有单道顺序扫描式、多道同时接收式和全谱接收式几种光谱信息接收方式。

单道扫描方式一次只能检一条谱线,对于多个待测组分,只能采用顺序扫描方式依次进行检测,因此检测速度较慢。但它可根据需要任意选定元素和特征谱线,适用于少量样品的不固定项目测定。

多道同时接收方式的仪器上有多个出口狭缝,第一个出口狭缝对应于某一特征谱线,由在狭缝后的光电倍增管接收,形成一个固定通道。多道同时接收装置可安装多达 60 个通道。可以在 1min 内同时测定数十条谱线,检测速度快,检出限低。对于需要测试多个固定项目的大量样品的例行分析十分有利。

全谱接收法是将前两种接收方式的优点集于一身的一种新型光谱信息接收方式。据资料介绍,PE 公司的 OPTIMA3000 型 ICP-AES 仪采用分段式电荷耦合检测器(CCD)可接受高达 5000 条以上的谱线,这种系统实际上实现了全谱接收和多元素同进测定。

(四) ICP-AES 在食品和农业上的分析应用

ICP-AES 应用于食品和农业分析时,主要包括各类食品、植物样品、动物组织、土壤及肥料等样品中多元素的同时分析。

五、原子荧光光谱法

原子荧光光谱法是基于待测元素的自由原子吸收由激发光源发出的特征波长的辐射而被激发,当激发态原子跃迁回基态或较低的能态时,发射出一特定波长的光即原子荧光。各种元素的原子所发出的荧光波长各不相同,这是各种元素原子固有的特征。即每种元素都有其特征的原子荧光光谱。在一定条件下,原子的荧光强度与该元素的自由原子浓度成正比,也和激发光的强度成正比。当固定激发光的强度及原子化器达到测试条件时,就可根据荧光强度测出待测液中待测元素的含量。

(一) 基本原理

1. **共振荧光和非共振荧光** 原子荧光的激发机制比较复杂,荧光的类型也较多,但应用于分析的主要有两类:共振荧光和非振线荧光。其中以共振荧光用得最多。当基态原子吸收特征辐射被激发后,再发射相同波长的辐射时,即产生共振荧光。由于原子激发态和基态之间的共振跃迁概率比其他跃迁概率大得多,故共振跃迁产生的谱线强度最大,所以共振线也是最灵敏的分析线。此外也有一些非共振的线荧光,如直跃线荧光和阶跃线荧光,它们的特点是荧光线的波长比激发线的波长要长些。这两种非共振荧光在分析上也有重要的应用价值。

2. 原子荧光定量分析的基本公式　在原子荧光定量分析中最基本的关系式为荧光强度公式,它可由 Lambert-Beer 定律导出。对固定条件下的同一元素,荧光强度简化公式为:$I_b = KI_0c$,式中 I_b 为共振荧光强度,I_0 为入射激发光强度,c 为试液中被分析元素的浓度,此式表明原子荧光强度与试液中分析元素的浓度及入射激发光强度成正比,只适用于低浓度时的共振荧光辐射。对于其他非共振荧光辐射也可导出类似的公式,但比较复杂。

3. 校正曲线　原子荧光分析的校正曲线要比上述公式($I_b = KI_0c$)所表示的线性关系复杂。只有在低浓度区存在 $I_b \sim c$ 的线性关系。随浓度的增大先出现一个极大值,在高浓度区曲线逐渐又向下弯曲,这说明荧光强度与元素浓度关系的复杂性,因此,在进行原子荧光分析时要注意必须是低浓度区。

（二）仪器装置

原子荧光光谱仪的结构和部件与原子吸收光谱仪基本相同,包括激发光源、原子化器、分光系统和检测系统等部分。为了避免在检测荧光强度时受到光源的共振辐射光的干扰,必须把激发光源入射光学系统的光轴垂直于仪器的分光检测系统。

1. 激发光源　原子荧光光谱法要求激发光源的辐射强度要大,稳定性要好,输出波长连续可调,适于多元素分析,操作简便,寿命长;对光源辐射的光谱纯度和谱线宽度不像原子吸收光谱法要求严格。无极放电灯的辐射强度比空心阴极灯约高 10 倍,光谱纯度好,寿命长且成本低,对许多元素有很好的检出限,是原子荧光分析的实用激发光源。此外连续光源如高压氙灯,有很高的辐射强度和稳定性,可实现多元素同时测定,使用连续光源则要用单色器来选择光谱。近年来将 ICP 用于 AFS 分析报道日益增多,并已有 ICP-AFS 的商品仪器出售。

2. 原子化器　原子荧光分析要求原子化器的原子化效率高、背景辐射低、荧光猝灭少和稳定性好。目前已用的原子化器有火焰、电热石墨炉、氢化物发生、ICP 及激光等。其中以 ICP 最为优异。

3. 分光和检测系统　原子荧光光谱仪用的单色器为焦距短的小光栅,以提高单色器的聚光本领。此外,也可不用光栅单色器,而用干涉滤光片与光电倍增管配合组成简易仪器。原子荧光光谱仪的检测器,目前仍以光电倍增管为主。

（三）原子荧光光谱法的应用

原子荧光光谱法的应用以其检出限低,干扰少,仪器相对简单,操作方便且能同时进行多元素分析的特点,已广泛用于环境监测、食品及生物医学等领域的样品中痕量元素的分析。

六、电感耦合等离子体-质谱技术

（一）概述

电感耦合等离子体质谱法（inductively coupled plasma-mass spectrometry, ICP-MS）是 20 世纪 80 年代发展起来的一种元素和放射性核素分析技术,它是以 ICP 作为质谱仪的离子源,产生的试样离子经质量分析器和检测器后得到质谱。该法适用于无机元素分析,也称无极质谱法,具有灵敏度高、多元素同时定性定量分析的特点,现已广泛应用在环境科学、食品科学、材料科学、生命科学及医学研究等领域。

(二) 电感耦合等离子体-质谱技术

1. 基本原理　电感耦合等离子体质谱仪一般由进样系统、电感耦合等离子体(ICP)离子源、质量分析器和检测器组成,并实现 ICP 和质谱的联用。其工作原理是:试样被雾化器雾化后,由载气(常用氩气)携带进入 ICP 光源,在高温下,迅速汽化、解离出离子化气体,这些离子高速通过双锥接口(取样锥和截取锥)进入质谱仪的真空系统。离子进入四级杆质量分析器后,根据质量/电荷比的不同一次分开,最后由检测器进行检测,产生的信号经过放大后通过信号测定系统检出。由于该条件下化合物分子结构已被破坏,所以仅适用于元素分析。

2. 电感耦合等离子体-质谱仪　电感耦合等离子体-质谱仪由离子源、接口、质量分析器与离子检测器、显示系统构成(图 50-2-6)。

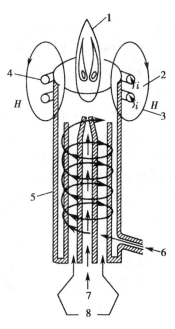

1) 离子源:离子源使用的矩管与 ICP-ASE 所用的矩管和进样方式基本相同,要求试样以气体、蒸气或气溶胶的形式进入等离子体,在等离子体内生成离子超声喷射流。进样方式和 ICP-AES 一样将非溶液样品制备成溶液,常用同心型或直角型气动雾化器产生气溶胶,在载气携带下喷入焰炬,利用蠕动泵送入雾化器。对于固体样品分析目前已研制了激光燃烧、悬浮液雾化等方法,直接进行固体样品分析。

ICP 离子源的特点:①可在大气压下进样,不需要真空条件;②在高温下,试样完全汽化和分解,离子化效率极高;③元素产生的单电荷离子,能量分散较小。

2) 接口装置:ICP 是在大气压下工作,而质量分析器是在真空条件下工作,为使 ICP 产生的离子进入质量分析器后,不破坏其真空条件,在 ICP 焰炬和质量分析器之间的接口装置是 ICP-MS 联用技术的关键部位之一。图 50-2-6 所示,该装置由两个锥体组成,靠近焰炬的称采样锥,靠近分析器的称截取锥,经过两级锥体的阻挡和两级真空泵的抽气,使截取锥后的压力达

图 50-2-6　ICP-MS 示意图

1. 矩管和负载线圈　2. 感应区
3. 载气+气溶胶　4. 初辐射区
5. 标准分析区　6. 采样锥
7. 截取锥　8. 在采样锥外表面
偏转的 ICP 气体的界面

到 10^{-3} Pa。等离子体的气体进入具有固定电压的处于冷却的采样锥(形状似横置的漏斗)小孔,然后一小部分离子流进入截取锥,经离子透镜聚焦形成一个方向的离子束进入质量分析器。

3) 质量分析器与离子检测器:质量分析器是将离子源中生成的各种离子按质荷比进行分离的装置,常用四极杆质量分析器实现质谱扫描功能,也有仪器采用离子阱质量分析器。离子检测器通常为光电倍增器或电子倍增器,它的作用是将产生的微弱离子流信号接收并放大,然后送至显示单元及计算机数据处理系统,得到被分析物的质谱图及数据。

ICP-MS 分析法主要用于超痕量无机元素的分析,也称无机质谱法。具有能同时分析多

种超痕量元素、线性范围宽、灵敏度高、检出限低、基体效应小、谱线简单并可以进行放射性核素测定等优点,同时 ICP-MS 与 HPLC 色谱技术联用可对食品、药品、生物、环境等样品中的 As、Pb、Cd、Hg、Cr 及 Se 等元素的价态和形态进行分析。近年来,ICP-MS 和 ICP-AES 分析法已广泛应用于食品多种金属和非金属元素测定。

七、电化学分析法

(一)概述

电化学分析法(electrochemical analysis)泛称电分析化学(electroanalytical chemistry)是现代分析化学的主要分支之一,是建立在电化学基础上的分析方法。电化学分析通常都用试液组成化学电池(原电池或电解池),根据测定化学电池的电学量(如电位、电量、电流、电导等)与被测组分含量之间的关系来进行分析。电化学分析法包括电位分析法、极谱分析法、库仑分析法、溶出分析法等多种方法,近年来又研究、开发出许多新技术,诸如生物传感器技术、化学修饰电极、微电极、膜电极、光谱电化学等,使这类方法的应用范围更加扩展和深入。电化学分析法具有灵敏、准确、快速的特点,方法多样,检测的浓度范围宽,便于实现自动化分析。

(二)电位分析法

电位分析法(potentiometry)是通过在零电流的条件下,测定原电池两极间的电位差(即电池电动势)以进行分析的方法。电位分析法分直接电位法和电位滴定法两种。

1. 直接电位法的基本原理 将两支电极浸入待测溶液中组成电池,其中一支的电极电位与待测离子的活度(或浓度)之间服从能斯特方程关系,故称之为指示电极,另一支电极的电极电位已知并恒定,称为参比电极,如甘汞电极、银-氯化银电极。将所组成的原电池连接到测量装置上测出电池电动势,进而求出待测离子的活度。

直接电位法中使用最多的指示电极是离子选择性电极(ion selective electrode,ISE),目前已商品化的 ISE 已达数十种,可直接或间接测定几十种阴、阳离子。

ISE 的电极电位与溶液中给定离子活度的对数呈线性关系:

$$E = E^0 \pm RT/nF\ln a_i \tag{11}$$

式中 E 为 ISE 的电极电位,a_i 为被测离子的活度,E^0 为 ISE 的标准电位,R 为气体常数,T 为温度,n 为 i 离子的电荷数,F 为法拉第常数。"+"号用于阳离子选择电极,"-"号用于阴离子选择电极。

对于有液体接界的电池,采用盐桥后,其电池电动势与组成电池的电极电位有如下关系:

$$E_池 = E_+ - E_- \tag{12}$$

式中 $E_池$ 为电池电动势,E_+ 及 E_- 分别代表正级和负极的电位,若 E_+ 为指示电极的电位,E_- 则是参比电极的电位。由于参比电极的电位为已知,则 $E_池$ 只随指示电极的电位而变,也就是 $E_池$ 与被测离子活度(或浓度)呈一定关系,这是直接电位法的基本原理。

2. 电位分析法的测试仪器 电位分析法的测试系统包括一对电极(指示电极和参比电极)、试液容器、搅拌装置和一个测电池电动势的仪器。目前国内已生产与离子选择电极相配套的测定仪,通称为离子计。离子计有通用和专用型两类,前者可直接指示测定结果,如

pH 计,钠离子浓度计、钾离子浓度计等,后者适用于各种离子选择电极。在用直接电位法分析时,应根据测定要求选择适当精度的离子计或 pH 计。

3. 测定离子浓度的方法 用直接电位法测定离子浓度,常用比较法、标准曲线法和标准加入法。如待测溶液的组成比较复杂,离子强度大,难以借加入离子强度调节剂使待测离子的活度系数在试液和标准溶液中相等,因而不宜用标准曲线法和比较法时,应采用标准加入法。本法是将已知量的标准加入定量的试液中,借加入标准前后 E 池的变化来求出待测离子的试液中的浓度,所以标准加入法是两次测量法。如加入的标准溶液体积 V_S 比被测液的体积 V_X 小得多时,则可按下式求出试液中待测离子的浓度 Cx:

$$Cx = \Delta C (10^{\Delta E/S} - 1)^{-1} \tag{13}$$

式中 $\Delta C = C_S V_S / V_X$, ΔE 为加入标准而引起电池电动势的改变量, S 为 ISE 的斜率,即 $2.3RT/n_iF$, C_S 为标准溶液的浓度。

4. 直接电位法的特点

(1) 所用的指示电极多为离子选择性电极,对被测离子呈选择性响应,因此可避免烦琐的分离干扰离子的过程。

(2) 直接电位法是零电流分析法,测定时流过电池的电流很小,被测液的组成不变,一份试液可反复测定。

(3) 只对被测液中游离存在的被测离子有响应,并非测定被测物的总浓度。

(4) 电极响应快,用样量少,操作简单,仪器价格低,便于普及。

(5) 测量误差较大,其适用浓度范围在 $0.1 \sim 10^{-6}$ mol/L 之间。

5. 直接电位法的应用

(1) 溶液 pH 值的测定:指示电极用 pH 玻璃电极,参比电极用饱和甘汞电极,测定用仪表为 pH 计。

(2) 溶液中氟离子浓度的测定:用氟化镧单晶电极为指示电极,饱和甘汞电极为参比电极,用离子计测定。

八、电位溶出分析法

电位溶出法(potentiometric stripping analysis, PSA)是溶出分析法(stripping analysis)的一种是以电积为预浓缩手段的分析方法。在分析生物样品、食物样品等复杂样品中的痕量组分时,由于被测组分的含量往往低于所用测试方法的检测下限,且又混杂于复杂的基体中,使分析测试难以进行。电解沉积(electrolytic deposition)法,简称电积法,它是富集和分离痕量组分的手段之一,能有效地克服上述困难。

(一) 电位溶出分析法的步骤

电位溶出分析法有两个独立的步骤:电积过程和溶出过程。

1. 电积过程 电积富集是使溶出分析法的分析灵敏度得以提高的关键步骤,电积是使待测的阳离子 M^{n+} 于适当的电位下在工作电极(通常为汞膜电极)上进行电解还原,发生如下反应:

$$M^{n+} + ne^- + Hg \longrightarrow M(Hg)$$

生成的金属与汞形成汞齐而富集在汞膜中,电积时工作电极的电位应控制在比被分析试液中最不易被还原离子的标准电位至少低 0.4 伏处。

电积过程中,通常都要用搅拌或电极旋转等方法强制溶液对流;电积时间的长短,决定于样品溶液的浓度,样品浓度介于 $10^{-9} \sim 10^{-7}$ mol/L 时,通常电积 1 ~ 10 分钟。电积时由于只有少部分金属离子被还原沉积在电极上,因而在一组试样的测定中必须保持所有试验参数尽可能一致。

当电积过程完成后,立即停止搅拌,静置15s,进行后续的溶出过程。

2. 溶出过程　电位溶出分析法在完成第一阶段的电积过程之后,切断电源,除掉恒电位电解电路,进行第二步骤。用三电极系统,工作电极为汞膜电极,参比电极为甘汞电极、对极为铂电极进行化学氧化溶出。常用 Hg^{2+} 为氧化剂,将被富集到电极上的金属氧化溶出,反应为:

$$M(Hg) - ne^- \longrightarrow M^{n+} + Hg$$

用 X-Y 函数记录仪记录溶出过程的工作电极电位随时间而变的情况,得 E—t,从而进行定性定量分析,参见图50-2-7。

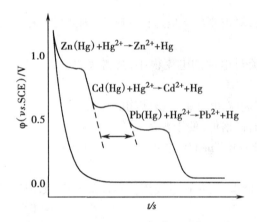

图 50-2-7　在 0.5mol/L Hg^{2+} 溶液中 Zn^{2+}、Cd^{2+} 和 Pb^{2+} 的电位溶出曲线

曲线的纵坐标为工作电极的电位,横坐标为时间,曲线表示的是试液中铅、镉、锌三种离子电积后的电位溶出曲线。曲线上有三个明显的转折点和三个平台部分,每个转折点相应于一种金属从工作电极上完全溶出。

每一平台所对应的电位值决定于各电对 $Zn^{2+}/Zn(Hg)$、$Cd^{2+}/Cd(Hg)$、$Pb^{2+}/Pb(Hg)$ 的标准电位值以及各电对氧化态物质和还原态物质的浓度比。各平台的长度称为电位溶出时间,以 t 表示。电位溶出时间的长短首先和汞齐化金属的氧化速率有关,而氧化的速率又受 Hg^{2+} 离子向电极传质的速率所控制,所以保持 Hg^{2+} 传质速率恒定是电位溶出法的重要因素。因此,汞齐化金属的氧化溶出时间与本体溶液中氧化剂浓度成反比,进一步的研究得出电位溶出时间方程如下:

$$T = \frac{c_R}{c_{OX}} \left(\frac{D_R}{D_{OX}} \right)^{2/3} T_d \tag{14}$$

式中,T 为电位溶出时间,s;T_d 为预电解富集时间,s;D_R,D_{OX} 分别为被测离子和所加氧化剂的扩散系数,c_R,c_{OX} 分别为溶液中被测金属离子和所加氧化剂的浓度。

从式14可看出:电位溶出时间与溶液中被测离子浓度 c_R 和预电解时间 T_d 成正比,与氧化剂在溶液中的浓度成反比,式中除 c_R 外,其他因素在恒定实验条件下都是定值,故14式可简化为:

$$T = Kc_R \tag{15}$$

即电位溶出时间只与溶液中被测金属离子浓度成正比,这就是电位溶出分析法的定量基础。

（二）仪器装置、定量方法及应用

电位溶出分析仪由三部分组成,即恒电位电路、电解池系统和高输入阻抗的 X—Y 函数记录仪。由于根据 E—t 曲线上的电位溶出时间 t 来求离子含量时,会因曲线上的 t 难于准确测量而产生误差,因此国产的测量仪多为微分电位溶出分析仪,是用 $E-d_t/d_E$ 曲线代替 E-t 曲线,所得曲线为峰形便于测量。

电位溶出分析法主要用于痕量元素的定量分析,特别是由于其测试仪小巧、简单而适用于现场分析这一点是其他痕量分析技术所无法比拟的。

电位溶出分析法在食品化学监测领域内已有多篇研究报道。如酒中铁的测定、果汁中锡的测定、鱼体中汞的测定等。

九、色谱法

色谱分析法简称色谱法(chromatography),又称层析法,它将分析样品的各组分先行分离,然后依次分别检测,是分析化学领域中发展最快,应用最广的方法之一。现代色谱法具有分离与在线分析的两种功能,不但能解决复杂物质以及性质非常相近物质的分离分析,而且还可以制备高纯物质,测定物质的某些物理化学常数、分子量及其分布等。因此,现代色谱法应用极其广泛,并成为有着强大生命力和发展动力的分析技术。

(一)薄层色谱法

薄层色谱法(thin layer chromatography,TLC)是经典液相色谱法的一种。按分离机制分为吸附色谱、分配色谱、离子交换色谱等,以吸附色谱为主。

1. 基本原理 是把吸附剂(固定相)均匀地涂铺在表面光洁的玻璃、塑料或金属薄膜的表面上制成薄层板,将制备好的试样点在薄层板一端的起始线上(称为点样),点好样的薄层板放在密闭容器(称层析缸或展开槽)中,用适当的溶剂(称展开剂或流动相)展开。借助于薄层板上吸附剂的毛细管作用,展开剂将携带被分离组分向上展开。展开时,各组分在吸附剂和展开剂之间反复多次不断地进行吸附、解吸。由于吸附剂对不同组分的吸附作用不同,以致展开一定时间后,各组分彼此分离,在薄层板的不同位置处形成各自的斑点。如组分本身无色,可用物理或化学方法使之显色。

被分离组分在薄层板上的位置,用比移值 R_f 表示,R_f 的定义是:

$$R_f = \frac{原点到组分斑点中心的距离}{原点到溶剂前沿的距离}$$

不同组分在相同条件下的 R_f 值不同,完全不被固定相吸附的组分,展开时随溶剂一起前移,其 R_f 值等于 1;完全被固定相吸附的组分,不随溶剂前移,留在原点处不动,其 R_f 值等于 0。

组分的 R_f 值受许多因素的影响,如固定相吸附剂的吸附活性,展开剂的极性等不同时,同一被分离组分的 R_f 值也可能不同,因此,R_f 值严格说并非物质的特性常数,与色谱操作条件有关。为此,根据 R_f 值定性时需用已知物纯品与样品与同一薄层板上展开比较确定。薄层色谱定量则是根据标准和样品的斑点大小和颜色深浅。

2. 薄层色谱的吸附剂 薄层色谱用的吸附剂多为粒度为 200 目左右的硅胶和氧化铝。粒度细,分离效率高,能适应薄层色谱展开距离短的特点。有时也用聚酰胺为固定相。

3. 薄层色谱用展开剂 薄层色谱用的展开剂可以是单一种溶剂,但更多的是几种溶剂的混合,以利于调节到适当的极性,使各组分的 R_f 值在 0.2~0.8 之间,混合物中各组分的 R_1 值之差应大于 0.05,否则斑点可能重叠。

4. 实验步骤:

(1) 薄层板的制备:将吸附剂均匀地涂铺在平整、光洁的玻璃或金属、塑料平板上。薄层板有硬板和软板两种类型,前者制备时需加黏合剂,后者则不加黏合剂。常用的黏合剂有煅石膏、羧甲基纤维素钠、聚丙烯酸。

(2) 薄层板的活化:涂好的薄层板于室温下放平自然干燥后,放入烘箱中活化,活化的目的是进一步脱水,以增强薄层板的吸附活性。

(3) 点样:样品用适当溶剂(切勿用水)稀释成 $0.5\% \sim 1\%$ 的试液点加在距板的一端2厘米左右的起始线上,点的直径 $2 \sim 4mm$,点间距离2厘米左右。待样点挥干后,即可展开。

(4) 展开:展开是在适当大小的层析缸中进行,缸口要磨口加盖密封。展开方式根据薄层板类型及被测组分 R_f 值大小不同而不同。一般用上行展开,软板要近水平向上展开,硬板要近垂直向上展开。R_f 值小的常用下行法展开。用混合溶剂展开时,层析缸内应先将展开剂的蒸气在空间饱和后再将薄层板置入展开。加入展开剂的量应不能浸泡斑点。展开时待溶剂前沿达到预定的距离,即行停止,并立即将薄层板取出。

(5) 显色:薄层展开后通过显色来观察被分离化合物的 R_f 值及斑点面积以进行定性定量分析。常用的显色方法有物理法和化学法。物理显色法包括用可见光直接观察有色化合物,用紫外灯照射观察荧光,这包括观察斑点所发荧光和背景所发荧光。当被测物无色,用紫外灯照射也不能发荧光时,则在涂层的吸附剂中加入荧光物质,例如硅胶 GF254,此种薄层在紫外灯照射下背景显荧光,而被测物的斑点则为暗色,同样可测出其 R_f 值和面积。化学显色法是向薄层板上喷洒与被测组分反应生成有色化合物的显色剂,以辨认被测物的斑点。

5. 定性定量方法

(1) 定性方法:由于能影响组分 R_f 值的因素很多,难以严格控制恒定,因此基本上不用 R_f 值直接定性,而是用被测物的标准品与样品在同一块薄层板上展开的已知物对照法定性。

(2) 定量方法

1) 测定斑点面积定量法:根据斑点面积的平方根($\sqrt{A}$)与样品中被测组分质量的对数(lgm)成正比关系,测定斑点面积,计算出组分的含量。此法也是用已知标准溶液与样品点在同一块板上的比较法,但只能粗略定量。

2) 洗脱定量法:设法将斑点部位的吸附剂全部刮下,用溶剂将被测组分洗脱下来,再用分光光度法测定含量。

6. 薄层扫描法 是用薄层扫描仪发出的一定波长和强度的单色光束扫描测定薄层板上各斑点的吸光度以进行定量分析的方法。双波长薄层扫描仪的原理与结构类似于双波长分光光度计,扫描仪光源发出的光束经两个单色器色散出两束不同波长的光,一束为测定组分最佳吸收的波长 λ_1,另一束为组分不吸收的参比波长 λ_2,两波长的光分别交替对样品斑点及斑点周围的薄层进行扫描。扫描仪光源有氘灯和钨灯两种,既可测可见光的吸收,又可发出紫外光用于测荧光物质。扫描仪的测定值为 λ_1 的吸收值与 λ_2 的空白背景值之差。因此可以消除薄层不匀所引起的误差,提高了测量精密度和准确度。

7. 薄层色谱法的应用 薄层色谱法以其操作简便,设备简单,易于普及而被广泛应用。尤其是在食品化学监测领域,已有多个项目的检测如黄曲霉素的测定、有机磷农药残留分析、抗生素的残留、糖精(钠)的测定等都采用薄层色谱法作为标准方法。

(二) 气相色谱法

气相色谱法(Gas chromatography,GC)是以气体为流动相对混合组分进行分离分析的色谱分析法。GC 根据固定相的不同可分为气-固色谱和气-液色谱,气-固色谱的固定相是固体吸附剂颗粒,气-液色谱的固定相是表面涂有固定液的担体。在实际工作中,气相色谱法以气-液色谱应用的最为广泛。

1. 气相色谱分析流程　气相色谱分析是在气相色谱仪上进行的。气相色谱仪的组成包括下述的五个部分:气路系统、进样系统、分离系统、检测和记录系统、辅助系统,流程图见图 50-2-8。

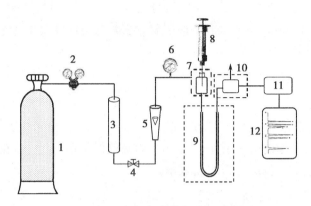

图 50-2-8　气相色谱分析流程示意图

1. 高压钢瓶　2. 减压阀　3. 净化干燥器　4. 针形阀　5. 转子流量
计　6. 压力表　7. 气化室　8. 进样器　9. 色谱柱　10. 检测器
11. 放大器　12. 数据处理机

气路系统含气源、气体净化器、气体流速控制和测量装置。进样系统含进样器和气化室。分离系统主要指色谱柱。检测和记录系统指检测器和记录仪。辅助系统则包括控温装置和数据处理装置。

操作时,载气(流动相)由高压钢瓶供给,经减压、净化及流量控制后进入色谱柱。待流量、温度、记录仪的基线稳定后,即可进样。样品在气化室汽化后,被载气带入色谱柱进行分离。由于样品中各组分在柱内迁移速度不同,组分得以分成不同的区带,并最后依次从色谱柱流出进入检测器。检测器将各组分的浓度(或质量)随时间的变化量转变成易于测量的电学量,经放大器放大后由记录仪记录,从而得到电信号-时间曲线,称为色谱流出曲线或色谱图,根据色谱图可对样品中各大组分进行定性定量分析。

2. 色谱流出曲线及有关术语　色谱流出曲线是由检测器输出的电信号强度对时间作图所得的曲线。曲线上突出部分称为色谱峰(图 50-2-9)。若各组分彼此完全分离,则每个色谱峰代表一个组分。每个色谱峰常用三组参数来描述,包括保留值(峰的位置)、峰高(peak height)或峰面积(peak area)以及区域宽度(zone width)(峰宽)。

(1) 保留值(retention value)是描述色谱峰在色谱图中位置的参数,它反映试样中各组分在色谱柱中被保留的程度。保留值与组分、固定相、流动相的性质以及色谱操作条件有关,当固定相、流动相以及色谱操作条件固定时,组

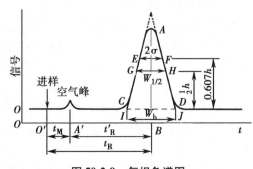

图 50-2-9　气相色谱图

分的保留值是定值,是定性分析的参数。

保留值包括保留时间(retention time)、死时间(dead time)、调整保留时间(adjusted retention time)和相对保留值(relative retention value)。

1)保留时间:从进样开始到出现峰最大值所需要的时间,用 t_R 表示,如图中 O'B。它包括组分流经色谱柱时,被固定相和流动相保留的时间总和。t_R 与组分的性质有关,不同的组分性质不同,t_R 不同,是色谱定性的参数。

2)死时间:指完全不与固定相作用的惰性物质(如空气、甲烷等),从进样开始到出现峰最大值所需要的时间,用 t_M 表示,如图中 O'A'。它是气体流经色谱柱空隙所需要的时间,可以理解为组分在流动相中滞留的时间。

3)调整保留时间:组分的保留时间与死时间之差,用 t'_R 表示,如图中 A'B。

$$t'_R = t_R - t_M \tag{16}$$

t'_R 值是组分在固定相中滞留组分的时间。

4)相对保留值:在相同操作条件下,组分 i 的调整保留值与组分 s 的调整保留值之比,称为组分 i 对组分 s 的相对保留值,用 r_{is} 表示。

$$r_{is} = \frac{t'_{Ri}}{t'_{Rs}} \tag{17}$$

r_{is} 值的大小反映了所采用的固定相对这两种组分的选择性,所以又称为选择性因子。若 $r_{is} \neq 1$,表明色谱柱对两个组分具有选择性,两个组分的峰位不同,在色谱图上形成的两个峰的峰顶已经分开。

r_{is} 值只与柱温和固定相的性质有关,当柱温和固定相一定时,即使柱长、柱内径,载气流速及柱的填充情况等改变,r_{is} 值也不改变。因此,人们广泛使用 r_{is} 作为定性分析的依据。

5)分配比(k)是指一定温度、压力下,组分在固定相和流动相间达到分配平衡时,在两相的质量比。k 越大,保留时间越长。调整保留时间 t'_R 反映固定相对组分的保留时间,死时间 t_M 反映流动相对组分的保留时间,分别相当于组分在固定相中的质量和组分在流动相中的质量,因此

$$k = \frac{t'_R}{t_M} \tag{18}$$

(2)峰面积和峰高

1)峰面积:指色谱峰与基线之间所包围的面积,用 A 表示。

2)峰高:指色谱峰的顶点至基线之间的距离,用 h 表示。

峰面积和峰高随组分浓度的变化而变化,是定量分析的参数。

(3)区域宽度:区域宽度是描述峰的宽度的参数。通常用峰宽(peak width)、半峰宽(peak width at half height)和标准偏差表示。

1)峰宽:又称基线宽度(peak width at the baseline)、峰底宽度(peak width at peak base),指色谱峰两侧拐点处的切线在基线上截取的距离(图中 IJ),用 W_b 表示。

2)半峰宽:又称为半宽度或半高峰宽,指峰高一半($h/2$)处的峰宽(图中 GH),用 $W_{1/2}$ 表示。

3)标准偏差:指呈正态分布的色谱峰上两拐点间距离的一半,即 0.607 倍峰高处峰宽

(图中 EF)的一半,用 σ 表示。

W_b、$W_{1/2}$ 和 σ 三者之间存在以下数学关系:

$$W_b = 4\sigma \tag{19}$$

$$W_{1/2} = 2\sigma\sqrt{2\ln2} = 2.345\sigma \tag{20}$$

色谱峰的区域宽度是色谱流出曲线的重要参数之一,用于衡量柱效率及反映色谱操作条件的动力学因素。区域宽度小,表明流出组分越集中,柱效越高。

根据色谱图可获得气相色谱分析的许多重要信息:依据峰数,可以判断样品中的最少组分数量;依据色谱峰的保留值,可以进行定性分析;依据色谱峰的峰高或峰面积,可以进行定量分析;依据区域宽度,可以评价色谱柱对各组分的分离效能;根据峰间距离,可以评价所选择的固定相、流动相是否合理。

3. 色谱柱 色谱柱是气相色谱仪的心脏。色谱柱由柱管和固定相组成。按柱管及固定相的填充方法将色谱柱分为填充柱和毛细管柱两类。

1) 柱管:填充色谱柱的柱管用金属(不锈钢、铜、铝等)或玻璃制成。柱管内径一般为 $3 \sim 6mm$,长度为 $2 \sim 4m$,柱形有 U 形和螺旋形。

2) 固定相:固定相选择的是否适当,对多组分试样的分离效果起决定性作用。固定相分为液体固定相和固体固定相两类,气-液色谱的固定相是液体固定相,它是由担体和固定液构成的,固定液涂在担体表面上。

担体:气-液色谱所用的担体是一种多孔性的惰性固体颗粒,其作用是提供大的惰性表面,以便负载一层薄而均匀的固定液,构成固定相。要求担体的比表面积大,表面多孔且分布均匀;表面具有化学惰性,热稳定性好;有一定机械强度。常用担体分硅藻土型和非硅藻土型两大类。前者有白色担体和红色担体,白色担体的机械强度较差,但表面活性中心少,吸附性小;红色担体机械强度好,但表面活性中心较多,吸附性较强。非硅藻土型担体有聚四氟乙烯担体、玻璃微球,高分子多孔小球等,应用范围不如硅藻土型担体广。

硅藻土型担体的表面并非完全惰性,有硅醇基等活性基团,使固定液分布不均匀,色谱峰拖尾。为此,在涂固定液前,常对担体进行处理,以屏蔽表面活性,使表面纯化。常用担体预处理方法有:酸洗法(除去碱性基团)、碱洗法(除去酸性基团)、硅烷化法(消除氢键结合力)等。

固定液:固定液一般为高沸点有机化合物,在室温下为液态或固态,在操作温度下为液态。

对固定液的要求是:①蒸气压低,热稳定性好;②不与被测物发生化学反应;③对样品中各组分有一定的溶解度;④对样品中性质(沸点、极性等)相近的不同物质有高的分离能力。

固定液常按其相对极性不同来分类,这是选择固定液的重要依据。①非极性固定液、有角鲨烷(异三十烷)商品型号为 SQ;阿皮松($C_{36}H_{74}$),又称真空润滑脂,有 L、M、N 等型;硅油,分子量较小的甲基硅油,商品型号:OV-1、OV-101、DC-200、DC-500。分子量较大的称为甲基硅橡胶,商品型号有 SE-30;甲基苯基硅油,又称硅油 I 或 QV-17 等。②中等极性固定液,有:邻苯二甲酸二辛酯、邻苯二甲酸二壬酯、聚乙二醇丁二酸酯等。③极性固定液,如氧二丙腈。④氢键型固定液:是一类特殊的强极性固定液,与被分离物质间的作用取决于形成氢键能力的强弱,常用的有聚乙二醇(PEG),按相对分子质量不同可分为 PEG-400、PEG-6000 和 PEG-20M。

选择固定液按相似相溶原则,如分离非极性组分则选用非极性固定液,余类推。

4. 检测器　检测器的作用是把从色谱柱流出的各组分浓度(或质量)的变化转变成电信号。气相色谱检测器的种类很多,常用的检测器有以下几种。

(1) 火焰离子化检测器(flame ionization detector, FID):由色谱柱流出的有机组分,在FID的氢火焰中燃烧裂解为 CH 自由基,CH 自由基与进入火焰的氧发生反应生成 CHO^+ 离子和电子 e^-,CHO^+ 又与火焰中的水蒸气分子碰撞产生 H_3O^+。在300伏电压的电场中,带电离子和电子被相对应的电极所吸引作定向运动而产生电流。电流的大小与单位时间内进入检测器的待测组分质量成正比。FID 的特点是结构简单,灵敏度高,响应快,线性范围宽,属通用型检测器。

(2) 电子捕获检测器(electron capture detector, ECD):ECD 是一种有选择的高灵敏度检测器。它只对含强电负性元素(O、N、Cl、S 等)的化合物有响应。化合物所含元素的电负性越强,检测器的灵敏度越高,最低检测线可达 10^{-14} g/ml。其工作原理是当纯载气(一般为氮气)进入检测器时,受到检测器内 β 放射源 ^3H 或 ^{69}Ni 所发射 β 射线的作用而发生电离:

$$N_2 \longrightarrow N_2^+ + e^-$$

生成的正离子和慢速低能电子在电场作用下分别向负极和正极移动,形成恒定的电流,即基流。含有电负性强的元素组分 AB 进入检测后,就会捕获电子而生成稳定的负离子并放出能量:

$$AB + e^- \longrightarrow AB^- + E$$

生成的负离子又与载气电离产生的正离子形成中性化合物,被载气带出检测器外。

$$AB^- + N_2^+ \longrightarrow AB + N_2$$

由于电子被捕获,结果使基流下降。因此,样品经过检测器后,产生负信号形成倒峰。组分浓度越高,倒峰也越大。

电子捕获检测器主要用于含卤素、磷、硫、氮和氧等元素的组分分析,如食品、农副产品中农药残留量的测定。

(3) 火焰光度检测器(flame photometric detector, FPD):FPD 是一种含磷、硫的化合物有高度选择性和高灵敏度的检测器,故又称硫磷检测器。FPD 实际上是一种简单的发射光谱仪。当含硫(或磷)的试样被携带进入 FPD 的氢焰离子化室时,在富氢火焰中燃烧,含硫物质首先生成激发态的 $S_2 \cdot$ 分子,当它返回基态时,发射出波长为 394nm 的光。含磷物氧化燃烧为磷的氧化物,被富氢火焰中的氢还原成 HPO 碎片,能发射出 526nm 的光。通过滤光片分光后,被光电倍增管接收,信号经放大,输出给记录仪记录出色谱峰。

5. 气相色谱的定性定量方法

(1) 定性分析:气相色谱定性分析的目的是要确定色谱图上每个峰都是什么组分。在一定的色谱条件下,各种物质都有保持不变的保留值,可用保留值作为定性指标。但有时在同一色谱条件下,不同的物质会有相同的保留值,这就给用保留值直接定性带来困难。因此,气相色谱定性必须采用已知物对照法。此法包括分别在相同条件下测定样品和已知标准品的保留值,然后对照,保留值相同者即可能为同一组分;此外还有先做出样品的色谱图,再向样品中加入已知标准品,再绘制色谱图,观察色谱峰增高者,即为与标准品相同的已知物峰高增加法。若对未知物进行定性,单纯用气相色谱法则几乎不可能,此时可与质谱仪或红外分光光度计联用来定性。

（2）定量分析：气相色谱的定量分析是以峰面积或峰高与组分含量成正比的关系为基础。常用分析方法有：

外标法：即标准曲线法。是色谱定量分析中较简易的方法。此法要求一定要保证进样的重现性和操作条件的稳定性。标准曲线的纵坐标是峰面积或峰高（用于半峰宽不随组分含量变化而变时），横坐标是组分的浓度。色谱峰面积的求法为峰高乘半峰宽即 $A = 1.065h \times y1/2$。

内标法：将一定量的纯物质作为内标物，加入到准确称取的试样中，然后进样色谱分析，根据待测组分和内标物的质量以及在色谱图上相应的峰面积和校正因子，计算待测组分的含量。

$$X_i(\%) = \frac{A_i f_i}{A_s f_s} \times \frac{m_s}{m} \times 100 \tag{21}$$

式中，X_i 为试样中组分 i 的百分含量；m 和 m_s 分别为试样和内标物的质量；A_i 和 A_s 分别为试样和内标物的峰面积；f_i 和 f_s 分别为组分 i 和内标物 s 的校正因子。

内标物的选择是内标法定量分析的关键，选择的基本原则是：①内标物的分子结构、性质与待测组分的相似或相近，且在待测组分附近出峰；②试样中不存在内标物，且内标物应与试样中各组分完全分离；③内标物应是纯物质或含量准确已知；④内标物与试样互溶，且不发生不可逆化学反应。此外，在复杂的多组分分析时，有时也可选择两个以上纯物质作内标物，分别计算各组分含量，以保证定量结果的准确度。

总之，内标法是通过测量内标物及待测组分的峰面积的相对值来进行计算的，因而可在一定程度上消除操作条件变化所引起的误差，是一种比较准确的测量方法。缺点是每次测定都要称取样品和内标物，不适于快速控制分析。

6. 气相色谱法的特点和应用　气相色谱法是先分离后检测，对多组分混合物可同时测得每一组分的定性，定量结果。它具有高分离效能、高选择性、高灵敏度、分析速度快和应用范围广等特点。气相色谱法主要用于有机化合物的分离和分析。它对样品的要求是在温度下能瞬间气化而不分解。对于沸点高、极性大或挥发性差、热不稳定性的样品则不能直接进样，需在测定前对样品进行化学预处理，使之转化成适于气相色谱分析的衍生物，再进行分析。气相色谱分析在食品分析领域的应用项目较多，如乳制品、油脂、鱼、肉和蛋、蔬菜、水果、饮料、防腐剂、乳化剂等方面都有应用。

（三）　高效液相色谱法

高效液相色谱法（high performance chromatography, HPLC）是在经典液相色谱法的基础上，采用气相色谱法的理论和技术，发展而成的一类新型分离分析方法。气相色谱法中样品必须在操作温度下能瞬间气化而不分解的物质，其相对分子量一般小于300。这样的有机物在现在已有的有机物总体中只约占15% ～20%，其余的80%左右的有机物则不能用气相色谱法分析。HPLC 只要求能制成溶液而不需气化，因而样品不受挥发度和热稳定性的限制，绝大部分的有机物可用 HPLC 分析。此外，在 HPLC 中流动相和固定相都参与对组分的选择性分离作用，且可供选择的流动相种类很多，HPLC 的馏分容易收集，有利于制备。

1. HPLC 的分类　根据分离机制的不同分为以下几种类型：

（1）液-固吸附色谱：以吸附剂作固定相，以不同极性的溶剂作流动相，根据待测液中各组分的吸附能力的不同而达到分离的方法。

（2）液-液分配色谱:常用以弱极性的固定液涂于担体上作为固定相,以强极性的溶剂为流动相,根据试样中各组分在流动相和固定相之间的分配系数不同而达到分离的方法,此为反相色谱。

（3）离子交换色谱:以离子交换树脂为固定相,常用缓冲溶液为流动相,根据树脂上可电离的离子与流动相中各种具有相同电荷的离子进行可逆交换的亲和力不同进行分离。

（4）排阻凝胶色谱:是以凝胶为固定相,这是一种经过交联而具有立体网状结构的多聚体,在凝胶内部有一定大小的空穴。当待分离组分随流动相通过填充有凝胶的色谱柱时,体积大的分子不能渗透到孔穴内部而被排阻,因而能较早地随流动相流出,而体积小的分子或离子由于可以渗透到凝胶孔穴内,流出较晚,从而达到分离的目的。

2. HPLC的仪器和分析流程　高效液相色谱仪是由高压输液系统、进样系统、分离系统和检测记录系统所构成。其结构见图50-2-10。其分析流程如下:高压泵将溶剂储槽中的流动相经进样器送入色谱柱中,然后从检样器的出口流出。当待分析样品从进样器进样后,被流经进样器的流动相带入色谱柱进行分离。分离后的各组分依先后顺序进入检测器,检测器将各大组分浓度的变化转换为电信号,由记录仪扫描出色谱图。

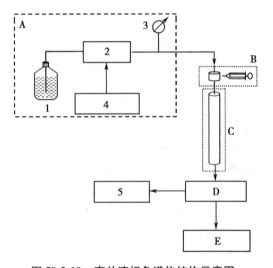

图50-2-10　高效液相色谱仪结构示意图
A. 高压输液系统　B. 进样系统　C. 分离系统　D. 检测系统　E. 数据记录与处理系统
1. 贮液瓶　2. 高压输液泵　3. 压力表　4. 梯度洗脱装置　5. 馏分收集器

（1）高压泵:由于HPLC的固定相的颗粒很小,柱阻力很大,故流动相(载液)必须用高压泵来输送。通常柱前压可达15~30MPa,才能获得高速的液流,以达到快速分析之目的。流路中应避免有气泡和尘粒,以防堵塞柱管。因此,载液应预先脱气,并用0.45μm滤膜过滤。

高压输入系统还配有梯度洗脱装置。它可以将两种或两种以上不同性质但可以互溶的溶剂,按一定程序连续改变组成,以改变溶剂的极性、离子强度或pH等,从而提高分离效率,缩短分析时间。

（2）进样系统:常用的进样方式有注射器进样和六通阀进样两种。注射器进样是用微量注射器穿刺过进样器的弹性垫片,将样品直接注入色谱柱顶部。这种方式比较简单,可根据需要任意改变进样量;缺点是不能承受高压,垫片的穿刺部分容易漏液。HPLC最常用的进样方式是六通阀进样,进样时先用注射器将样品在常压下注入样品环管,然后切换阀门到进样位置,由高压泵输送的流动相样品带入色谱柱内。这种方式可在高压下进样,重现性好。

（3）分离系统:分离系统包括色谱柱、连接管和恒温器。色谱柱管材料有不锈钢和玻璃两种。柱内径2~5mm,柱长10~50cm,形状多为直形。由于柱温能显著影响组分的保留值,故高效液相色谱仪带有恒温装置,有空气浴恒温箱和水浴保湿夹套两种。前者温控范围宽,可从室温到150℃,控温精度优于±0.2℃,使用方便。

（4）检测系统：HPLC 常用的检测器有紫外检测器、差示折光检测器和荧光检测器。紫外检测器是一种溶质性质检测器，是基于试样中的待测组分对特定波长的紫外光有选择性的吸收，其吸光度与组分浓度成正比的结果进行检测的。差示折光检测器是总体性质检测器，是利用连续测定流通池中溶液折射率的变化来测定试液浓度的。由于溶有被分析组分的流动相和纯流动相之间折射率的差值与待测组分在流动相中的浓度成正比，故可用于检测组分的含量。荧光检测器是把荧光光度计作为 HPLC 的检测器。它是基于某些待测物质吸收一定波长的紫外光后发射出荧光，在一定条件下其荧光强度与浓度成正比，通过测定荧光强度来进行检测的。荧光检测器是一种选择性检测器，灵敏度很高，且可用于梯度洗脱。除上述三种检测器外，近年来，研究和开发了光电二极管阵列检测器，它以多通道进行工作，可获得三维色谱光谱图。此外，最近发展起来的电荷耦合阵列检测器，电化学检测器，化学发光检测器等，它们的灵敏度高，选择性好，使 HPLC 的性能得到扩宽和提高。

3. HPLC 的固定相　HPLC 对固定相的要求比气相色谱的高得多。不同类型 HPLC 的固定相也各不相同，下面仅介绍吸附色谱和分配色谱。

（1）液-固吸附色谱法固定相：多数为有吸附活性的吸附剂，常用的有硅胶、氧化铝、分子筛、聚酰胺等。按其结构可分为表面多孔型（或薄壳型）和全多孔型两类。

（2）液-液分配色谱法固定相：近年来开发了一种新型的固定相——化学键合固定相，是利用化学反应的方法把不同的有机分子键合到担体（硅胶）表面上，形成所需固定相。根据键合反应的不同，键合固定相又分为酯化型的硅烷化型两类。前者仅适用于极性小的流动相，分离极性化合物；后者则应用范围广泛。

液-液分配色谱的固定液只有极性不同的几种，如 β、β′-氧二丙腈、聚乙二醇、聚酰胺、正十八烷和角鲨烷等。

4. HPLC 的流动相　在 HPLC 中，流动相的种类和配比能显著影响柱效。流动相的选择虽有一般的指导原则，但主要靠实践经验，当然，溶剂的极性仍是重要的依据。

在正相液-液分配色谱中一般用极性较弱的溶剂为流动相。在反相色谱中，一般以水为流动相主体，再加入不同配比的溶剂加以调节。为了获得适当的溶剂强度，可采用二元或多元溶剂系统作流动相。

5. HPLC 的特点和应用　HPLC 具有高压、高速、高效和高灵敏度等特点。近 20 多年来已广泛应用于各科技领域，其应用范围和发展速度已远远超过气相色谱法。HPLC 为食品成分的分析提供了迅速而可靠的方法。可用于食品中有毒物质的测定和食品掺伪的辨认。也可用于食品中糖类、人工甜味剂、色素、防腐剂、有机酸、维生素、氨基酸、抗氧化剂和黄曲霉毒素的分析测定。

（四）离子色谱法

离子色谱法（ion chromatography，IC）是用离子交换剂（ion exchanger）做固定相，依据不同离子与固定相和淋洗液（流动相）竞争交换力的差异进行分离的一种液相色谱分离分析技术。现代离子色谱法与经典的离子交换色谱的区别在于：现代离子色谱使用小粒度和低交换容量的交换剂及小柱径的分离柱以实现高分离效能；进样阀进样，泵输送淋洗液，连续检测。

1. 离子色谱法的工作原理　离子色谱法自 1975 年问世以来，至今已发展成能分析百余种阴、阳无机和有机离子的一种高效分析方法。离子色谱的基本内容有两个方面：被测离子进行色谱分离和用最灵敏的检测器对分离后的离子进行定量检测。现以检测无机阴、阳离子为例,简要说明离子色谱法的工作原理(见图50-2-11)。

(1) 阴离子分析:进行样品中阴离子分离分析时,常用 NaOH(Na$_2$CO$_3$/NaHCO$_3$)稀溶液作为淋洗液,以高压输液泵输入分离柱,在分离柱里充填有低交换容量的 OH$^-$ 型阴离子交换树脂。试样液经进样器注入分离柱后,在分离柱上发生如下反应:

$$RN^+OH^- + Na^+X^- \rightleftharpoons RN^+X^- + Na^+OH^-$$

结合在树脂上的阴离子 X$^-$ 经过反复交换分配被淋洗液携带,在柱里前进,以致阴离子 X$^-$ 在柱上有一定的保留时间。不同的阴离子与树脂的亲和力不同,因而停留时间不同,在柱上得以分离,最后依次从柱端流出随淋洗液依次进入抑制柱。抑制柱内充填的是高交换容量的磺酸型阳离子交换树脂 RSO$_3^-$H$^+$。淋洗液和分离后的阴离子在抑制柱内发生如下交换反应:

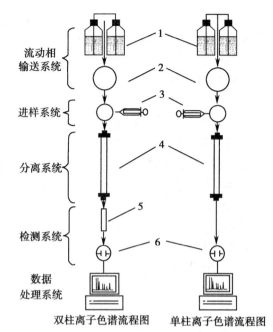

图 50-2-11 离子色谱流程图
1. 贮液瓶 2. 泵 3. 进样阀 4. 色谱柱
5. 抑制器 6. 电导检测器

对淋洗液 　　$RSO_3^-H^+ + Na^+OH^- \rightleftharpoons RSO_3^-Na^+ + H_2O$

对阴离子 　　$RSO_3^-H^+ + Na^+X^- \rightleftharpoons RSO_3^-Na^+ + H^+X^-$

从抑制柱末端流出的是由水和被测离子组成的游离酸。结果,流出液以水为本底背景,所形成的游离酸具有较大的电导率,它们相继进入电导池检测器,产生大小不同的响应信号,如图50-2-12 所示。

(2) 阳离子的分析:以分析一价阳离子为例。淋洗液用的是稀 HCl 或稀 HNO$_3$。分离

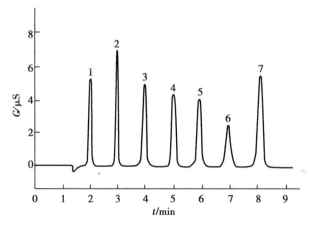

图 50-2-12 阴离子混合标准溶液的离子色谱图
1. F$^-$ 2. Cl$^-$ 3. NO$_2^-$ 4. Br$^-$ 5. NO$_3^-$ 6. HPO$_4^{2-}$ 7. SO$_4^{2-}$

柱内填充低交换容量的 H^+ 型阳离子交换树脂,抑制柱里充填高容量强碱型阴离子交换树脂。在分离柱上发生下列交换反应:

$$RSO_3^-H^+ + Y^+Cl^- \Longrightarrow RSO_3^-Y^+ + H^+Cl^-$$

待测的不同阳离子 Y^+ 与树脂的亲和力不同而得以分离。在抑制柱上发生下列反应:

对淋洗液　　$RN^+OH^- + H^+Cl^- \Longrightarrow RN^+Cl^- + H_2O$

对阴离子　　$RN^+OH^- + Y^+Cl^- \Longrightarrow RN^+Cl^- + Y^+OH^-$

在抑制柱中,淋洗液变为低导电率的水,被测阳离子变为氢氧化物,进入电导池检测器后,可记录出阳离子色谱图。

2. 离子色谱仪　离子色谱仪有两类,带抑制柱离子色谱仪(又称双柱式)和无抑制柱离子色谱仪(又称单柱),上述工作原理中介绍的是双柱式。

离子色谱仪由淋洗液贮槽、泵、进样阀、分离柱、抑制柱、电导检测器和数据处理装置等所组成。

3. 离子色谱法的定性定量分析及应用　离子色谱法的定性依据是保留时间,用已知物对照或已知标准物添加法。定量方法有标准曲线法和标准加入法。

离子色谱法能同时测定多种阴离子、阳离子,特别是测定阴离子有独到之处。如果说电感耦合等离子体原子发射光谱是目前能够同时测定多种阳离子的灵敏、快速而准确的方法,则离子色谱法即是目前能够同时测定多种阴离子的灵敏、快速而准确的方法。

离子色谱法被广泛应用于在食品化学中各种离子的检测。如糖类物质,亚硫酸盐,微量的氟,葡萄酒中的有机酸,面包中的溴化钾,多种无机阴离子,硝酸根和亚硝酸根,鱼皮中的四甲基铵离子及肉制品中的 Cl^- 和 PO_4^{3-} 等。

(刘丽燕)

十、色谱-质谱联用技术

色谱联用技术已经成为化学分析不可缺少的技术手段。质谱分析具有较高的定性能力,但是其分离能力差。而色谱分析具有很高的分离能力,但其定性能力低。将色谱与质谱两种仪器联用则可以充分发挥其各自分析特长,达到优势互补。因此,气相色谱-质谱(GC-MS)及液相色谱-质谱(LC-MS)的联用技术达到了仪器分析技术的圆满、有机结合。

(一) 质谱法

质谱法(mass spectroscopy,MS)是利用不同的离子化技术使物质分子或原子在离子源发生电离,生成不同质荷比的带电离子,经加速电场的作用,进入质量分析器,在磁场的作用下按照质荷比(质量与电荷的比值,charge-mass ratio)大小进行分离和检测,得到质谱图,从而进行物质成分和结构分析的方法。

质谱法主要用于:①测定准确的物质分子量;②根据离子碎片特征信息鉴定化合物的分子结构;③定量分析。

1. 质谱仪

(1) 质谱仪的基本结构:质谱仪由样品导入系统、离子源、质量分析器和离子检测器组成。

1) 样品导入系统:质谱仪有直接进样、色谱质谱联用两种导入样品方式。直接进样操作简单,适合于单组分样品、挥发性低的固体和液体样品。经气相或液相色谱仪分离后的样品,通过特定的联机接口进入质谱仪,此种方式在食品卫生分析中较常见。

2）离子源:离子源是质谱仪器最主要的组成部件之一,通过一定方式使被分析的物质电离,成为带电离子,并将带电离子汇聚成有一定能量和几何形状的离子束。目前质谱常用的离子源有:电子轰击源(electron impact ionization source,EI),化学电离源(chemical ionization source,CI),快速原子轰击源(fast atom bombardment,FAB),大气压化学电离源(Atmospheric pressure chemical Ionization,APCI),电喷雾离子源(electrospray ion sources,ESI)和基质辅助激光解吸电离(matrix-assisted laser desorption-ionization,MALDI)等。各种不同的离子源通过不同的离子化方式和离子化效率,将不同的样品离子化以满足质谱分析要求。

a. 电子轰击源:通过施加一定的外加电压使阴极灯丝发热发射热电子;在外加电场作用下热电子向阳极运动形成具有一定能量(其能量大小取决于外加电压大小)的电子束;样品蒸气进入离子源受到电子束的轰击而电离出分子离子。

电子轰击源的电离效率高,能量分散小,能够确保质谱仪的高灵敏度、高分辨率;外加电压可以准确控制(一般为70eV),质谱图具有良好重现性;碎片离子多,能提供更多的分子结构信息,但分子离子峰强度较弱或不出现(因电离能量最高);裂解理论相对成熟,使用广泛,谱库完整,有利于谱图解析。

b. 化学电离源:试剂离子(为区别于其他质谱离子,称为试剂离子)与待测分子按一定方式进行反应,转移一个质子给试样或由试样移去一个质子或电子,试样则变成带+1电荷的离子。

化学电离源的特点是:属于软电离方式(通常称能给样品较大能量的电离方法为硬电离方式,而给样品较小能量的电离方法为软电离方式),其准分子离子峰强度大,有利于准确推断分子量;分子离子峰的强度大,定量分析准确度高;由于生成离子获取能量小而发生碳链化学键断裂可能性小,样品分子主要涉及官能团断裂及质子转移,容易获取样品物质的官能团信息;质谱图重现性差,不利于制作标准谱图;样品离子化反应在气相进行,因此不适合于难挥发、热稳定性差的物质分析。

c. 快原子轰击离子源:由电场使氙(Xe)原子电离并加速,产生快速氙离子,再通过快原子枪产生电荷交换得到快速高能氙原子流,氙原子打在样品上,使样品离子化。

优点:无须进行加热气化,属于软电离方式;特别适合分析高极性、大相对分子量、难挥发和热稳定性差的样品;既能得到强的分子离子或准分子离子峰,也能得到较多的碎片离子峰。缺点:重现性较差,检测灵敏度低。

d. 电喷雾离子源:电喷雾离子源也是现在常用的一种离子源,电喷雾离子源的实验条件相对简单且在大气压环境下工作,非常适合与高效液相色谱联用实现样品自动分析,能够分析复杂基质下的混合样品,从而为需要液相分离的质谱科学家提供了满意的接口。

电子轰击源常用于有机物的电离;化学电离或场解吸离子源可以得到丰度较高的分子离子峰或准分子离子峰;电喷雾电离源可用于一些难挥发、强极性、分子量大的物质或生物大分子。

3）质量分析器:质量分析器(mass analyser)是将离子源中所形成的各种离子按质荷比(m/z)进行分离的装置。维持高真空度水平能有效避免离子散射、离子残余气体分子碰撞而引起的能量变化;降低本底效应和记忆效应。因此,质量分析器的真空度需达到$1.3 \times 10^{-6} Pa$。

常见的质量分析器主要有:磁分析器(包括单聚焦和双聚焦两种)、飞行时间分析器、四极杆质量分析器、离子阱分析器、离子捕获分析器和离子回旋共振分析器等类型。还包括串联质谱分析器,如三重四级杆,四级杆串联飞行时间质谱仪。目前定性和定量方面主要应用串联质谱。

a. 四极杆质量分析器:四极杆质量分析器(quadrupole mass analyser),由四根平行的金属杆组成。被加速的离子束穿过对准四根极杆之间空间的准直小孔,在四极上加上直流电压和射频电压,在极间形成一个射频场,离子进入此射频场后,受到电场力作用,只有合适 m/z 的离子才会通过稳定的振荡进入检测器。改变直流电压和射频电压并保持其比值恒定,可以实现不同 m/z 离子的检测。

四极杆质量分析器的特点是:对真空度要求不高,可以在较低真空度下工作;再现性好,扫描速度快,离子流通量大,有利于与色谱仪的联用进行定量分析;结构简单、体积小、自动化程度高;对高质量数离子有质量歧视,分辨率比较低。

b. 飞行时间质量分析器:飞行时间质量分析器是一个离子漂移管,离子源产生的离子加速后进入离子漂移管,并以恒定速度飞向离子接收器。离子通过漂移区的时间可由下式表示:

$$t = (m/2zeEs)^{1/2} D$$

t 为飞行时间,m 是被测离子的质量,z 是离子的电荷数,e 是电子的电荷,E 是加速度电场强度,s 是离子加速的距离,D 是离子经漂移区到达检测器的距离。在一定仪器条件下,即 E、s 和 D 恒定,离子的飞行时间直接取决于其质荷比。漂移管的长度 L 越长,分辨率越高。

飞行时间质量分析器优点是工作效率高,可测定的质量范围宽和较高的质量分辨率,尤其适合蛋白质等生物大分子分析,灵敏度高,可作全自动定性鉴定;其缺点是需要脉冲电离方法或离子脉冲方法进入飞行区。

c. 离子阱:离子阱(ion trap)由两个端盖电极和位于它们之间的类似四极杆的环电极构成。端盖电极施加直流电压或接地,环电极施加射频电压(rf),通过施加适当电压就可以形成一个离子阱。根据 rf 电压的大小,离子阱就可捕捉某一质量范围的离子。

可以储存离子,待离子累积到一定数目后,升高环电极上的 rf 电压,离子按质量从高到低的次序依次离开离子阱,质荷比从小到大的离子逐次排除并被记录而获得质谱图。离子阱质谱可以很方便地进行多级质谱分析,对于物质结构的鉴定非常有用。

以上 3 种质量分析器各有优缺点,所以在日常分析工作中常采用串联质谱的方式,例如四极杆串联四极杆,又称三重四极杆,常用于定量分析工作中;四极杆串联飞行时间质谱仪,常用于获得某一物质的质谱图,用于定性分析。当然,还有其他许多的串联方式,无论是哪种方式的串联,主要目的是为了满足实际需要。

4)离子检测器:离子检测器是将质量分析器按 m/z 分离后的离子流信号依次收集、放大、显示,并将其送入计算机数据处理系统,最终得到所需的质谱图及相应分析结果。

质谱图 mass spectrum:横坐标表示离子的质荷比(m/z)值,从左到右质荷比的值增大;纵坐标表示离子峰的强度,通常用相对强度来表示,即为质谱图。

质荷比(mass-to-charge ratio)是指离子质量(以相对原子量单位计)与它所带电荷(以电子电量为单位计)的比值,写作 m/Z。峰(peak):质谱图中的离子信号通常称为离子峰或简称峰。基峰(based peak):在质谱图中,指定质荷比范围内强度最大的离子峰称作基峰,其离子峰的峰高作为100%,而以对它的百分比来表示其他离子峰的强度。

（2）质谱仪的性能指标:质谱仪主要性能指标有:分辨率(resolution,R)、质量范围(mass range)、和质量准确度(mass accuracy)等。

1）分辨率:指质谱仪分开相邻质量数离子的能力,(以均匀磁场单聚焦质谱仪为例),即对两个相等强度的相邻峰,当两峰间的峰谷不大于其峰高10%时,认为两峰已经分开。一般按分辨率的高低将质谱仪分为高分辨率质谱仪(分辨率大于10 000)和低分辨率质谱仪(分辨率小于1000)两类。高分辨率质谱仪能精确测量质荷比(m/z)小数点后五位的精密质量,通过精密的质量测定可以区分整数位相同但小数位不同的物质,因而对物质定性分析有利。而低分辨率的质谱仪一般只能给出整数位的离子质量数。

2）质量范围:指质谱仪的质量测定范围。表示质谱仪所能进行分析的样品的相对原子质量(或相对分子质量)范围,通常采用原子质量单位(u)进行度量。目前四级杆质谱仪质量范围一般为50~2000u;磁质谱仪一般从几十原子质量单位到几千原子质量单位。

3）质量准确度:又称质量精度,指离子质量的实测值与理论值的相对误差。质谱仪的质量准确度是质谱定性分析准确度的保障。为获取质谱中分子离子的精确质量,通常要求质谱仪的质量准确度应小于10ppm。

（3）主要离子及其裂解类型:质谱图是质谱分析的依据,因此熟悉质谱中各种离子类型及其裂解成因是获取分析信息,准确解析质谱图的关键。

1）主要离子:不同类型质谱仪的离子源离子化途径不同,因此,所形成的质谱图也不尽相同,加上离子峰比较多,使得质谱图复杂。区分质谱图中众多离子峰所对应离子的类型,可以提高解析质谱图的准确度,获取质谱图中所蕴含的大量分析信息。

质谱中的离子主要有分子离子、碎片离子和同位素离子等。

a. 分子离子:进入质谱仪离子源中的试样化合物分子在离子源特定离子化条件下失去一个外层价电子而生成带一个正电荷的离子称为分子离子(molecular ion)。对应质谱图中的离子峰就是分子离子峰。即

$$M \xrightarrow{-e} M^{+\cdot}$$

在质谱图中几乎所有的有机分子都能产生可以辨认的分子离子峰。若不考虑同位素的影响,分子离子应该具有最高质量,在质谱图中其峰位置处于m/z的最高端。确定了分子离子峰即可确定其相对分子量,由此推断化合物的分子式。

b. 碎片离子:分子离子在特定离子源离子化条件下某些化学键发生断裂而生成的离子称为碎片离子(fragment ion)。对应质谱图中的分子离子峰称为碎片离子峰。即

$$M^{+\cdot} \xrightarrow{化学键断裂裂解} 初级碎片离子 \xrightarrow{进一步裂解} 次级碎片离子 \rightarrow \cdots\cdots$$

由于化合物的结构特征性不同,发生化学键裂解断裂的位置不同,因此,同一分子离子在相同离子化条件下可产生不同质量大小的碎片离子。其质谱图所展示的相对丰度与实验条件下化学键断裂的难易、化合物的结构紧密相关。由此可见,根据质谱图中碎片离子的相对丰度以及m/z位置可以解析出丰富的分子结构信息。例如图50-2-13,可以根据碎片离子,推测化合物的化学结构为磷酸酪氨酸。

c. 同位素离子:元素周期表中的大部分元素在自然界中并非以单一的原子形式存在,而是由质量数不同的两种或两种以上的原子按一定的比例存在,这些质量数不同的原子称为

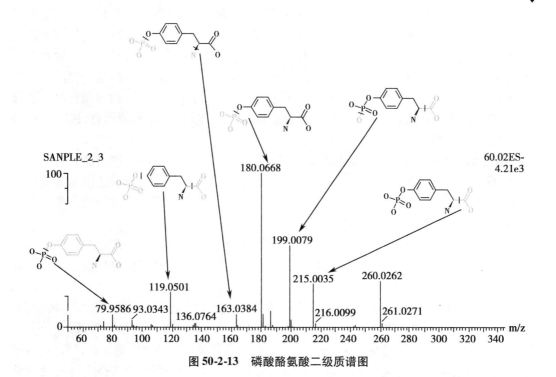

图 50-2-13 磷酸酪氨酸二级质谱图

同位素,如气、氘和氚。在质谱分析中必然产生相应的同位素离子(isotopic ion),质谱图展示为存在 M+1,M+2 的峰,这种离子称为同位素离子。分子离子峰是由丰度最大的轻同位素组成,用 M 表示。由于天然同位素的存在,因此在质谱图上会出现 M+1,M+2 等峰,由丰度小的重同位素组成,称之为同位素峰离子。

分子离子的同位素离子峰相对强度之比符合一定的统计规律,利用质谱图对一般有机分子进行结构鉴定时,可以通过计算其分子离子峰的同位素峰的丰度比来确定其元素组成。根据同位素的丰度比可以推断出碎片离子的元素组成,在质谱仪分辨率满足要求的前提下获取高可靠性的分子式。

母离子(parent ion)与子离子(daughter ion),任何一离子进一步产生某离子,前者称为母离子,后者称为子离子。具有未配对电子的离子称为奇电子离子,不具有未配对电子的离子称为偶电子离子。

2)裂解类型:在质谱仪离子源特定离子化条件下,分子离子可以进一步分裂成各种不同 m/z 的碎片离子。碎片离子峰的相对丰度与分子中键的相对强度、断裂产物的稳定性及原子或基团的空间排列有关,其中断裂产物的稳定性常常是主要因素。

由于碎片离子峰,特别是相对丰度大的碎片离子峰与分子结构有密切的关系,所以,掌握有机分子的裂解方式和规律,熟悉碎片离子和碎片游离基的结构,了解有机化合物的断裂图像,对确定分子结构非常重要。

有机化合物分子的裂解类型主要有仅涉及单纯化学键断裂的均裂(homolytic cleavage)、异裂(heterolytic cleavage)和半异裂(hemi-heterolytic cleavage),还有涉及分子结构变化的重排裂解(rearrangement cleavage)等。

2. 质谱分析 根据质谱图信息可以确定未知化合物的分子式;依据分子式结合其他质谱图信息可以推断未知化合物可能的结构式。

对于有机化合物,其质谱图解析的主要步骤为:①确认分子离子峰,由其 m/z 确定相对分子质量;②根据分子离子峰的丰度,依据不同类别有机化合物分子离子峰丰度规律推测化合物可能的类别;③根据分子离子峰与同位素峰的丰度比,判断化合物分子中是否含有高丰度的同位素元素,并推算其种类与数目;④由同位素峰强比法或精密质量法确定分子式,并由分子式计算不饱和度;⑤解析基峰及碎片离子峰可能代表的结构单元,确定化合物可能含有的官能团,推测出所有可能的结构式;⑥根据标准谱图、结合其他相关信息,进行筛选验证,确定化合物的结构式。

由以上解析程序可以看出:解析质谱谱图前必须确认所需解析的质谱谱图为该化合物纯物质谱图,以免杂质信息干扰解析;为确保解析结果有较高的质量保证,还应尽量收集该化合物的其他分析信息资料(如理化常数、样品来源、离子化方式等),如质谱信息能与其他分析方法提供的信息相互佐证,则分析结果更加准确可靠。

(1) 分子式确定:由质谱图确认分子离子峰即可确定分子的相对分子质量,推断出化合物的分子式。由质谱图解析确定分子式要经历确认分子离子峰、测定相对分子质量和确定分子式三个步骤。

1) 确认分子离子峰:一般而言,在质谱图谱中分子离子峰处于 m/z 最高位置。因此,为了保证分子离子峰的确认准确可靠,在解析质谱图分子离子峰时应考虑以下因素:

a. 分子离子的稳定性遵循一定规律,各类有机化合物的分子离子稳定性变化服从:芳香族化合物>共轭链烯>脂环化合物>烯烃>直链烷烃>硫醇>酮>胺>酯>醚>酸>支链烷烃>醇。由分子的结构所决定的稳定性直接影响分子离子峰的强度。分子稳定性越好其分子离子峰强度越强。

b. 分子离子的质量服从奇偶规律。反之,不服从奇偶规律的则不是分子离子。奇偶规律:由 C、H、O 组成的化合物其分子离子峰的质量数是偶数;由 C、H、O、N 组成的化合物,含奇数个 N 时,其分子离子峰的质量数是奇数,含偶数个 N 时,其分子离子峰质量数是偶数。

c. m/z 最高位置处峰与相邻离子峰质量数的差应服从有机化合物裂解离去基团的结构特征。即最多离去三个氢(H),至少离去一个甲基(—CH$_3$)。因此,如果 m/z 最高位置处峰与相邻离子峰质量数的差在 4~14 个质量单位,则该峰不是分子离子峰。

d. 由于某些离子化方式不能给出分子离子,而是生成了准分子离子,此时可确认 M+1 和 M-1 准分子离子峰,解析结果一致。

e. 注意实验条件对分子离子峰强度的影响,即不同实验条件下产生的同一化合物分子离子峰的强度不同。

2) 测定相对分子质量:由分子离子峰的 m/z 可见,当 $z=1$ 时,质荷比值就是该化合物的相对分子质量。由于 m/z 是由离子中丰度最大的同位素计算而得,而相对分子质量是由分子中各元素同位素加权平均值计算而得。在大多数情况下,质荷比与相对分子质量在整数位以上均相等。如若需将精密的质荷比换算成精密的相对分子质量可以通过查阅相关文献或软件计算获取。

3) 确定分子式:一般而言,在现代质谱分析中常常采用精密质量法确定分子式,即由高分辨率质谱仪测得化合物的精确质量(可至小数点后 4 位),经计算机系统分析得到分子的元素组成,从而确定分子式。

(2) 结构鉴定:有机化合物分子结构中含有特征官能团。其在特定质谱离子化方式下将产生具有特征 m/z 的碎片离子峰,解析这些特征离子可以确定有机化合物的分子结构。

(二) 色谱-质谱联用

色谱-质谱联用技术具有:分离与定性能力同时增加;定性指标多,除保留时间外,还有分子离子、官能团离子、同位素峰丰度比及二级质谱图等,定性分析结果可靠;高灵敏度通用型检测器适合于多种化合物的分析检测。

1. 气相色谱-质谱联用技术 将气相色谱仪色谱柱后的分离气体流出物或者是经过非破坏性检测的分离、检测气体流出物导入质谱仪进行下一步的分析鉴定。由于气相色谱仪的出口处于常压状态而质谱仪则是在高真空状态下工作,因此气相色谱与质谱的联用技术需要解决两种仪器的接口问题。此接口装置应该满足对进入质谱仪的气体流量实施调节要求,使进入质谱仪的气体的工作压强与分析条件相符合;同时使进入质谱仪的气体浓缩使其符合分析检测灵敏度要求。气相色谱-质谱联用技术与气相色谱相比,灵敏度高,可以得到物质的质荷比和分子质量,定性准确。

2. 液相色谱-质谱联用技术 实现液相色谱与质谱的联用首先需要解决的问题是:①经液相色谱分离后的各组分在进入质谱仪前需要分离、除去大量的液体流动相,以保证质谱仪的高真空度;②通过特定的连接接口达到既保证与质谱仪高真空度相匹配,又能保证进入质谱仪分析的液相色谱分离组分离子化效率。

现代商品化的液相色谱-质谱联用仪上使用的接口主要有电喷雾电离(electrospray ionization,ESI)和大气压化学电离(atmospheric pressure chemical ionization,APCI)接口方式。

电喷雾电离源由电喷雾,形成离子,传递离子三步完成。该接口主要由毛细管喷嘴、加热器、电晕放电针、质量分析器组成。具体工作过程如下:

色谱柱后流出物进入接口毛细管;在毛细管出口处高达 10^6 V/m 电场强度及雾化气的作用下,色谱流出物形成扇形喷雾微滴;雾滴进一步电离生成带电液滴;微小带电液滴的表面现象特征导致液滴分裂、挥发,反复重复进行;溶质以电荷离子的形式逸入气相,生成大气压下的离子;带电离子在电场作用下进入质谱真空区;离子流经加热进入第一个负压区而形成超声速喷射流;获取较大动能的带电溶质离子经锥形分离小孔进入第二个负压区;经过聚焦进入质量分析器实施分离。小动能的中性溶剂在负压区被抽走。

ESI 接口的特点是属于软电离方式,电离过程通常不发生分解,较易得到分子离子峰;准分子离子、多电荷离子分析信息,较少碎片离子信息;进入接口的液体流量非常小,可以满足大流速的流量,而不对质谱真空系统产生影响。适合于强极性、热稳定性差的高分子有机化合物的分析测定。一般不适合于非极性化合物的分析。

虽然液质联用与气质联用都属于色谱质谱联用仪,但是它们还有一些本质的的区别。气质联用适宜分析小分子、易挥发、热稳定、能气化的化合物;用电子轰击方式(EI)得到的谱图,可与标准谱库对比。液质联用适宜分析不挥发性化合物、极性化合物、热不稳定化合物,应用范围比气相色谱-质谱广;大分子量化合物(包括蛋白、多肽、多聚物等);m/z 范围可达4000;软电离方式能生成准分子离子,有利于确定分子量;采用碰撞诱导解离技术获得多级质谱,得到更丰富的结构信息;一般没有商品化的谱库可对比查询,只能自己建库或自己解析谱图。

3. 色谱-质谱联用的分析信息 在色谱-质谱联用时,先由色谱对样品中各组分实施分离,然后再将分离后的各组分依次送入质谱分析,因此对于样品中的各组分(或者说是色谱图中的每个色谱峰)都能得到其相应的质谱图。色谱-质谱联用既可以获取由色谱分离后的样品各组分的质谱高灵敏度检测的总离子流色谱图(total ion current chromatogram,TIC),也能获取对某一种质量离子实时选择性检测的色谱图以及从总离子流色谱图经计算机后期数据处理而得到的单个离子的质量色谱图(mass chromatogram,MC)。

总离子流图在选定的质量范围内,所有离子强度的总和对时间或扫描次数所做的图,也称TIC图。选择离子监测是设定仪器工作条件对一种或几种质荷比离子进行离子强度随时间变化的色谱图,检测已知或目标化合物。仅对单一质荷比离子检测时,质谱仪相当于检测器,比全扫描方式能得到更高的灵敏度。

色谱-质谱联用分析得到的谱图包含色谱和质谱的分析信息,因此既能通过色谱图完成定性、定量分析,又能通过质谱图对其分子结构进行解析,而且利用选择性离子检测器可以大大提高分析检测的灵敏度。因此,高效液相色谱串联三重四级杆质谱仪等色谱质谱联用仪器是目前食品卫生领域应用最广泛的仪器。

（王茂清）

附　录

附 录 一

中华人民共和国食品安全法

(2009年2月28日第十一届全国人民代表大会常务委员会第七次会议通过
2015年4月24日第十二届全国人民代表大会常务委员会第十四次会议修订)

目 录

第一章 总 则

第一条 为了保证食品安全,保障公众身体健康和生命安全,制定本法。

第二条 在中华人民共和国境内从事下列活动,应当遵守本法:

(一)食品生产和加工(以下称食品生产),食品销售和餐饮服务(以下称食品经营);

(二)食品添加剂的生产经营;

(三)用于食品的包装材料、容器、洗涤剂、消毒剂和用于食品生产经营的工具、设备(以下称食品相关产品)的生产经营;

(四)食品生产经营者使用食品添加剂、食品相关产品;

(五)食品的贮存和运输;

(六)对食品、食品添加剂、食品相关产品的安全管理。

供食用的源于农业的初级产品(以下称食用农产品)的质量安全管理,遵守《中华人民共和国农产品质量安全法》的规定。但是,食用农产品的市场销售、有关质量安全标准的制定、有关安全信息的公布和本法对农业投入品作出规定的,应当遵守本法的规定。

第三条　食品安全工作实行预防为主、风险管理、全程控制、社会共治,建立科学、严格的监督管理制度。

第四条　食品生产经营者对其生产经营食品的安全负责。

食品生产经营者应当依照法律、法规和食品安全标准从事生产经营活动,保证食品安全,诚信自律,对社会和公众负责,接受社会监督,承担社会责任。

第五条　国务院设立食品安全委员会,其职责由国务院规定。

国务院食品药品监督管理部门依照本法和国务院规定的职责,对食品生产经营活动实施监督管理。

国务院卫生行政部门依照本法和国务院规定的职责,组织开展食品安全风险监测和风险评估,会同国务院食品药品监督管理部门制定并公布食品安全国家标准。

国务院其他有关部门依照本法和国务院规定的职责,承担有关食品安全工作。

第六条　县级以上地方人民政府对本行政区域的食品安全监督管理工作负责,统一领导、组织、协调本行政区域的食品安全监督管理工作以及食品安全突发事件应对工作,建立健全食品安全全程监督管理工作机制和信息共享机制。

县级以上地方人民政府依照本法和国务院的规定,确定本级食品药品监督管理、卫生行政部门和其他有关部门的职责。有关部门在各自职责范围内负责本行政区域的食品安全监督管理工作。

县级人民政府食品药品监督管理部门可以在乡镇或者特定区域设立派出机构。

第七条　县级以上地方人民政府实行食品安全监督管理责任制。上级人民政府负责对下一级人民政府的食品安全监督管理工作进行评议、考核。县级以上地方人民政府负责对本级食品药品监督管理部门和其他有关部门的食品安全监督管理工作进行评议、考核。

第八条　县级以上人民政府应当将食品安全工作纳入本级国民经济和社会发展规划,将食品安全工作经费列入本级政府财政预算,加强食品安全监督管理能力建设,为食品安全工作提供保障。

县级以上人民政府食品药品监督管理部门和其他有关部门应当加强沟通、密切配合,按照各自职责分工,依法行使职权,承担责任。

第九条　食品行业协会应当加强行业自律,按照章程建立健全行业规范和奖惩机制,提供食品安全信息、技术等服务,引导和督促食品生产经营者依法生产经营,推动行业诚信建设,宣传、普及食品安全知识。

消费者协会和其他消费者组织对违反本法规定,损害消费者合法权益的行为,依法进行社会监督。

第十条　各级人民政府应当加强食品安全的宣传教育,普及食品安全知识,鼓励社会组织、基层群众性自治组织、食品生产经营者开展食品安全法律、法规以及食品安全标准和知识的普及工作,倡导健康的饮食方式,增强消费者食品安全意识和自我保护能力。

新闻媒体应当开展食品安全法律、法规以及食品安全标准和知识的公益宣传,并对食品安全违法行为进行舆论监督。有关食品安全的宣传报道应当真实、公正。

第十一条　国家鼓励和支持开展与食品安全有关的基础研究、应用研究,鼓励和支持食品生产经营者为提高食品安全水平采用先进技术和先进管理规范。

国家对农药的使用实行严格的管理制度,加快淘汰剧毒、高毒、高残留农药,推动替代产品的研发和应用,鼓励使用高效低毒低残留农药。

第十二条　任何组织或者个人有权举报食品安全违法行为,依法向有关部门了解食品安全信息,对食品安全监督管理工作提出意见和建议。

第十三条　对在食品安全工作中做出突出贡献的单位和个人,按照国家有关规定给予表彰、奖励。

第二章　食品安全风险监测和评估

第十四条　国家建立食品安全风险监测制度,对食源性疾病、食品污染以及食品中的有害因素进行监测。

国务院卫生行政部门会同国务院食品药品监督管理、质量监督等部门,制定、实施国家食品安全风险监测计划。

国务院食品药品监督管理部门和其他有关部门获知有关食品安全风险信息后,应当立即核实并向国务院卫生行政部门通报。对有关部门通报的食品安全风险信息以及医疗机构报告的食源性疾病等有关疾病信息,国务院卫生行政部门应当会同国务院有关部门分析研究,认为必要的,及时调整国家食品安全风险监测计划。

省、自治区、直辖市人民政府卫生行政部门会同同级食品药品监督管理、质量监督等部门,根据国家食品安全风险监测计划,结合本行政区域的具体情况,制定、调整本行政区域的食品安全风险监测方案,报国务院卫生行政部门备案并实施。

第十五条　承担食品安全风险监测工作的技术机构应当根据食品安全风险监测计划和监测方案开展监测工作,保证监测数据真实、准确,并按照食品安全风险监测计划和监测方案的要求报送监测数据和分析结果。

食品安全风险监测工作人员有权进入相关食用农产品种植养殖、食品生产经营场所采集样品、收集相关数据。采集样品应当按照市场价格支付费用。

第十六条　食品安全风险监测结果表明可能存在食品安全隐患的,县级以上人民政府卫生行政部门应当及时将相关信息通报同级食品药品监督管理等部门,并报告本级人民政府和上级人民政府卫生行政部门。食品药品监督管理等部门应当组织开展进一步调查。

第十七条　国家建立食品安全风险评估制度,运用科学方法,根据食品安全风险监测信息、科学数据以及有关信息,对食品、食品添加剂、食品相关产品中生物性、化学性和物理性危害因素进行风险评估。

国务院卫生行政部门负责组织食品安全风险评估工作,成立由医学、农业、食品、营养、生物、环境等方面的专家组成的食品安全风险评估专家委员会进行食品安全风险评估。食品安全风险评估结果由国务院卫生行政部门公布。

对农药、肥料、兽药、饲料和饲料添加剂等的安全性评估,应当有食品安全风险评估专家委员会的专家参加。

食品安全风险评估不得向生产经营者收取费用,采集样品应当按照市场价格支付费用。

第十八条　有下列情形之一的,应当进行食品安全风险评估:

(一) 通过食品安全风险监测或者接到举报发现食品、食品添加剂、食品相关产品可能存在安全隐患的;

（二）为制定或者修订食品安全国家标准提供科学依据需要进行风险评估的；

（三）为确定监督管理的重点领域、重点品种需要进行风险评估的；

（四）发现新的可能危害食品安全因素的；

（五）需要判断某一因素是否构成食品安全隐患的；

（六）国务院卫生行政部门认为需要进行风险评估的其他情形。

第十九条　国务院食品药品监督管理、质量监督、农业行政等部门在监督管理工作中发现需要进行食品安全风险评估的，应当向国务院卫生行政部门提出食品安全风险评估的建议，并提供风险来源、相关检验数据和结论等信息、资料。属于本法第十八条规定情形的，国务院卫生行政部门应当及时进行食品安全风险评估，并向国务院有关部门通报评估结果。

第二十条　省级以上人民政府卫生行政、农业行政部门应当及时相互通报食品、食用农产品安全风险监测信息。

国务院卫生行政、农业行政部门应当及时相互通报食品、食用农产品安全风险评估结果等信息。

第二十一条　食品安全风险评估结果是制定、修订食品安全标准和实施食品安全监督管理的科学依据。

经食品安全风险评估，得出食品、食品添加剂、食品相关产品不安全结论的，国务院食品药品监督管理、质量监督等部门应当依据各自职责立即向社会公告，告知消费者停止食用或者使用，并采取相应措施，确保该食品、食品添加剂、食品相关产品停止生产经营；需要制定、修订相关食品安全国家标准的，国务院卫生行政部门应当会同国务院食品药品监督管理部门立即制定、修订。

第二十二条　国务院食品药品监督管理部门应当会同国务院有关部门，根据食品安全风险评估结果、食品安全监督管理信息，对食品安全状况进行综合分析。对经综合分析表明可能具有较高程度安全风险的食品，国务院食品药品监督管理部门应当及时提出食品安全风险警示，并向社会公布。

第二十三条　县级以上人民政府食品药品监督管理部门和其他有关部门、食品安全风险评估专家委员会及其技术机构，应当按照科学、客观、及时、公开的原则，组织食品生产经营者、食品检验机构、认证机构、食品行业协会、消费者协会以及新闻媒体等，就食品安全风险评估信息和食品安全监督管理信息进行交流沟通。

第三章　食品安全标准

第二十四条　制定食品安全标准，应当以保障公众身体健康为宗旨，做到科学合理、安全可靠。

第二十五条　食品安全标准是强制执行的标准。除食品安全标准外，不得制定其他食品强制性标准。

第二十六条　食品安全标准应当包括下列内容：

（一）食品、食品添加剂、食品相关产品中的致病性微生物，农药残留、兽药残留、生物毒素、重金属等污染物质以及其他危害人体健康物质的限量规定；

（二）食品添加剂的品种、使用范围、用量；

（三）专供婴幼儿和其他特定人群的主辅食品的营养成分要求；

（四）对与卫生、营养等食品安全要求有关的标签、标志、说明书的要求；

（五）食品生产经营过程的卫生要求；

（六）与食品安全有关的质量要求；

（七）与食品安全有关的食品检验方法与规程；

（八）其他需要制定为食品安全标准的内容。

第二十七条 食品安全国家标准由国务院卫生行政部门会同国务院食品药品监督管理部门制定、公布，国务院标准化行政部门提供国家标准编号。

食品中农药残留、兽药残留的限量规定及其检验方法与规程由国务院卫生行政部门、国务院农业行政部门会同国务院食品药品监督管理部门制定。

屠宰畜、禽的检验规程由国务院农业行政部门会同国务院卫生行政部门制定。

第二十八条 制定食品安全国家标准，应当依据食品安全风险评估结果并充分考虑食用农产品安全风险评估结果，参照相关的国际标准和国际食品安全风险评估结果，并将食品安全国家标准草案向社会公布，广泛听取食品生产经营者、消费者、有关部门等方面的意见。

食品安全国家标准应当经国务院卫生行政部门组织的食品安全国家标准审评委员会审查通过。食品安全国家标准审评委员会由医学、农业、食品、营养、生物、环境等方面的专家以及国务院有关部门、食品行业协会、消费者协会的代表组成，对食品安全国家标准草案的科学性和实用性等进行审查。

第二十九条 对地方特色食品，没有食品安全国家标准的，省、自治区、直辖市人民政府卫生行政部门可以制定并公布食品安全地方标准，报国务院卫生行政部门备案。食品安全国家标准制定后，该地方标准即行废止。

第三十条 国家鼓励食品生产企业制定严于食品安全国家标准或者地方标准的企业标准，在本企业适用，并报省、自治区、直辖市人民政府卫生行政部门备案。

第三十一条 省级以上人民政府卫生行政部门应当在其网站上公布制定和备案的食品安全国家标准、地方标准和企业标准，供公众免费查阅、下载。

对食品安全标准执行过程中的问题，县级以上人民政府卫生行政部门应当会同有关部门及时给予指导、解答。

第三十二条 省级以上人民政府卫生行政部门应当会同同级食品药品监督管理、质量监督、农业行政等部门，分别对食品安全国家标准和地方标准的执行情况进行跟踪评价，并根据评价结果及时修订食品安全标准。

省级以上人民政府食品药品监督管理、质量监督、农业行政等部门应当对食品安全标准执行中存在的问题进行收集、汇总，并及时向同级卫生行政部门通报。

食品生产经营者、食品行业协会发现食品安全标准在执行中存在问题的，应当立即向卫生行政部门报告。

第四章 食品生产经营

第一节 一般规定

第三十三条 食品生产经营应当符合食品安全标准，并符合下列要求：

（一）具有与生产经营的食品品种、数量相适应的食品原料处理和食品加工、包装、贮存等场所，保持该场所环境整洁，并与有毒、有害场所以及其他污染源保持规定的距离；

（二）具有与生产经营的食品品种、数量相适应的生产经营设备或者设施，有相应的消毒、更衣、盥洗、采光、照明、通风、防腐、防尘、防蝇、防鼠、防虫、洗涤以及处理废水、存放垃圾

和废弃物的设备或者设施;

（三）有专职或者兼职的食品安全专业技术人员、食品安全管理人员和保证食品安全的规章制度;

（四）具有合理的设备布局和工艺流程,防止待加工食品与直接入口食品、原料与成品交叉污染,避免食品接触有毒物、不洁物;

（五）餐具、饮具和盛放直接入口食品的容器,使用前应当洗净、消毒,炊具、用具用后应当洗净,保持清洁;

（六）贮存、运输和装卸食品的容器、工具和设备应当安全、无害,保持清洁,防止食品污染,并符合保证食品安全所需的温度、湿度等特殊要求,不得将食品与有毒、有害物品一同贮存、运输;

（七）直接入口的食品应当使用无毒、清洁的包装材料、餐具、饮具和容器;

（八）食品生产经营人员应当保持个人卫生,生产经营食品时,应当将手洗净,穿戴清洁的工作衣、帽等;销售无包装的直接入口食品时,应当使用无毒、清洁的容器、售货工具和设备;

（九）用水应当符合国家规定的生活饮用水卫生标准;

（十）使用的洗涤剂、消毒剂应当对人体安全、无害;

（十一）法律、法规规定的其他要求。

非食品生产经营者从事食品贮存、运输和装卸的,应当符合前款第六项的规定。

第三十四条　禁止生产经营下列食品、食品添加剂、食品相关产品:

（一）用非食品原料生产的食品或者添加食品添加剂以外的化学物质和其他可能危害人体健康物质的食品,或者用回收食品作为原料生产的食品;

（二）致病性微生物,农药残留、兽药残留、生物毒素、重金属等污染物质以及其他危害人体健康的物质含量超过食品安全标准限量的食品、食品添加剂、食品相关产品;

（三）用超过保质期的食品原料、食品添加剂生产的食品、食品添加剂;

（四）超范围、超限量使用食品添加剂的食品;

（五）营养成分不符合食品安全标准的专供婴幼儿和其他特定人群的主辅食品;

（六）腐败变质、油脂酸败、霉变生虫、污秽不洁、混有异物、掺假掺杂或者感官性状异常的食品、食品添加剂;

（七）病死、毒死或者死因不明的禽、畜、兽、水产动物肉类及其制品;

（八）未按规定进行检疫或者检疫不合格的肉类,或者未经检验或者检验不合格的肉类制品;

（九）被包装材料、容器、运输工具等污染的食品、食品添加剂;

（十）标注虚假生产日期、保质期或者超过保质期的食品、食品添加剂;

（十一）无标签的预包装食品、食品添加剂;

（十二）国家为防病等特殊需要明令禁止生产经营的食品;

（十三）其他不符合法律、法规或者食品安全标准的食品、食品添加剂、食品相关产品。

第三十五条　国家对食品生产经营实行许可制度。从事食品生产、食品销售、餐饮服务,应当依法取得许可。但是,销售食用农产品,不需要取得许可。

县级以上地方人民政府食品药品监督管理部门应当依照《中华人民共和国行政许可法》的规定,审核申请人提交的本法第三十三条第一款第一项至第四项规定要求的相关资料,必要时对申请人的生产经营场所进行现场核查;对符合规定条件的,准予许可;对不符合规定条件的,不予许可并书面说明理由。

第三十六条　食品生产加工小作坊和食品摊贩等从事食品生产经营活动,应当符合本法规定的与其生产经营规模、条件相适应的食品安全要求,保证所生产经营的食品卫生、无毒、无害,食品药品监督管理部门应当对其加强监督管理。

县级以上地方人民政府应当对食品生产加工小作坊、食品摊贩等进行综合治理,加强服务和统一规划,改善其生产经营环境,鼓励和支持其改进生产经营条件,进入集中交易市场、店铺等固定场所经营,或者在指定的临时经营区域、时段经营。

食品生产加工小作坊和食品摊贩等的具体管理办法由省、自治区、直辖市制定。

第三十七条　利用新的食品原料生产食品,或者生产食品添加剂新品种、食品相关产品新品种,应当向国务院卫生行政部门提交相关产品的安全性评估材料。国务院卫生行政部门应当自收到申请之日起六十日内组织审查;对符合食品安全要求的,准予许可并公布;对不符合食品安全要求的,不予许可并书面说明理由。

第三十八条　生产经营的食品中不得添加药品,但是可以添加按照传统既是食品又是中药材的物质。按照传统既是食品又是中药材的物质目录由国务院卫生行政部门会同国务院食品药品监督管理部门制定、公布。

第三十九条　国家对食品添加剂生产实行许可制度。从事食品添加剂生产,应当具有与所生产食品添加剂品种相适应的场所、生产设备或者设施、专业技术人员和管理制度,并依照本法第三十五条第二款规定的程序,取得食品添加剂生产许可。

生产食品添加剂应当符合法律、法规和食品安全国家标准。

第四十条　食品添加剂应当在技术上确有必要且经过风险评估证明安全可靠,方可列入允许使用的范围;有关食品安全国家标准应当根据技术必要性和食品安全风险评估结果及时修订。

食品生产经营者应当按照食品安全国家标准使用食品添加剂。

第四十一条　生产食品相关产品应当符合法律、法规和食品安全国家标准。对直接接触食品的包装材料等具有较高风险的食品相关产品,按照国家有关工业产品生产许可证管理的规定实施生产许可。质量监督部门应当加强对食品相关产品生产活动的监督管理。

第四十二条　国家建立食品安全全程追溯制度。

食品生产经营者应当依照本法的规定,建立食品安全追溯体系,保证食品可追溯。国家鼓励食品生产经营者采用信息化手段采集、留存生产经营信息,建立食品安全追溯体系。

国务院食品药品监督管理部门会同国务院农业行政等有关部门建立食品安全全程追溯协作机制。

第四十三条　地方各级人民政府应当采取措施鼓励食品规模化生产和连锁经营、配送。

国家鼓励食品生产经营企业参加食品安全责任保险。

第二节　生产经营过程控制

第四十四条　食品生产经营企业应当建立健全食品安全管理制度,对职工进行食品安全知识培训,加强食品检验工作,依法从事生产经营活动。

食品生产经营企业的主要负责人应当落实企业食品安全管理制度,对本企业的食品安全工作全面负责。

食品生产经营企业应当配备食品安全管理人员,加强对其培训和考核。经考核不具备食品安全管理能力的,不得上岗。食品药品监督管理部门应当对企业食品安全管理人员随机进行监督抽查考核并公布考核情况。监督抽查考核不得收取费用。

第四十五条　食品生产经营者应当建立并执行从业人员健康管理制度。患有国务院卫生行政部门规定的有碍食品安全疾病的人员,不得从事接触直接入口食品的工作。

从事接触直接入口食品工作的食品生产经营人员应当每年进行健康检查,取得健康证明后方可上岗工作。

第四十六条　食品生产企业应当就下列事项制定并实施控制要求,保证所生产的食品符合食品安全标准:

（一）原料采购、原料验收、投料等原料控制;

（二）生产工序、设备、贮存、包装等生产关键环节控制;

（三）原料检验、半成品检验、成品出厂检验等检验控制;

（四）运输和交付控制。

第四十七条　食品生产经营者应当建立食品安全自查制度,定期对食品安全状况进行检查评价。生产经营条件发生变化,不再符合食品安全要求的,食品生产经营者应当立即采取整改措施;有发生食品安全事故潜在风险的,应当立即停止食品生产经营活动,并向所在地县级人民政府食品药品监督管理部门报告。

第四十八条　国家鼓励食品生产经营企业符合良好生产规范要求,实施危害分析与关键控制点体系,提高食品安全管理水平。

对通过良好生产规范、危害分析与关键控制点体系认证的食品生产经营企业,认证机构应当依法实施跟踪调查;对不再符合认证要求的企业,应当依法撤销认证,及时向县级以上人民政府食品药品监督管理部门通报,并向社会公布。认证机构实施跟踪调查不得收取费用。

第四十九条　食用农产品生产者应当按照食品安全标准和国家有关规定使用农药、肥料、兽药、饲料和饲料添加剂等农业投入品,严格执行农业投入品使用安全间隔期或者休药期的规定,不得使用国家明令禁止的农业投入品。禁止将剧毒、高毒农药用于蔬菜、瓜果、茶叶和中草药材等国家规定的农作物。

食用农产品的生产企业和农民专业合作经济组织应当建立农业投入品使用记录制度。

县级以上人民政府农业行政部门应当加强对农业投入品使用的监督管理和指导,建立健全农业投入品安全使用制度。

第五十条　食品生产者采购食品原料、食品添加剂、食品相关产品,应当查验供货者的许可证和产品合格证明;对无法提供合格证明的食品原料,应当按照食品安全标准进行检验;不得采购或者使用不符合食品安全标准的食品原料、食品添加剂、食品相关产品。

食品生产企业应当建立食品原料、食品添加剂、食品相关产品进货查验记录制度,如实记录食品原料、食品添加剂、食品相关产品的名称、规格、数量、生产日期或者生产批号、保质期、进货日期以及供货者名称、地址、联系方式等内容,并保存相关凭证。记录和凭证保存期限不得少于产品保质期满后六个月;没有明确保质期的,保存期限不得少于二年。

第五十一条　食品生产企业应当建立食品出厂检验记录制度,查验出厂食品的检验合格证和安全状况,如实记录食品的名称、规格、数量、生产日期或者生产批号、保质期、检验合格证号、销售日期以及购货者名称、地址、联系方式等内容,并保存相关凭证。记录和凭证保存期限应当符合本法第五十条第二款的规定。

第五十二条　食品、食品添加剂、食品相关产品的生产者,应当按照食品安全标准对所生产的食品、食品添加剂、食品相关产品进行检验,检验合格后方可出厂或者销售。

第五十三条　食品经营者采购食品,应当查验供货者的许可证和食品出厂检验合格证或者其他合格证明(以下称合格证明文件)。

食品经营企业应当建立食品进货查验记录制度,如实记录食品的名称、规格、数量、生产日期或者生产批号、保质期、进货日期以及供货者名称、地址、联系方式等内容,并保存相关凭证。记录和凭证保存期限应当符合本法第五十条第二款的规定。

实行统一配送经营方式的食品经营企业,可以由企业总部统一查验供货者的许可证和食品合格证明文件,进行食品进货查验记录。

从事食品批发业务的经营企业应当建立食品销售记录制度,如实记录批发食品的名称、规格、数量、生产日期或者生产批号、保质期、销售日期以及购货者名称、地址、联系方式等内容,并保存相关凭证。记录和凭证保存期限应当符合本法第五十条第二款的规定。

第五十四条　食品经营者应当按照保证食品安全的要求贮存食品,定期检查库存食品,及时清理变质或者超过保质期的食品。

食品经营者贮存散装食品,应当在贮存位置标明食品的名称、生产日期或者生产批号、保质期、生产者名称及联系方式等内容。

第五十五条　餐饮服务提供者应当制定并实施原料控制要求,不得采购不符合食品安全标准的食品原料。倡导餐饮服务提供者公开加工过程,公示食品原料及其来源等信息。

餐饮服务提供者在加工过程中应当检查待加工的食品及原料,发现有本法第三十四条第六项规定情形的,不得加工或者使用。

第五十六条　餐饮服务提供者应当定期维护食品加工、贮存、陈列等设施、设备;定期清洗、校验保温设施及冷藏、冷冻设施。

餐饮服务提供者应当按照要求对餐具、饮具进行清洗消毒,不得使用未经清洗消毒的餐具、饮具;餐饮服务提供者委托清洗消毒餐具、饮具的,应当委托符合本法规定条件的餐具、饮具集中消毒服务单位。

第五十七条　学校、托幼机构、养老机构、建筑工地等集中用餐单位的食堂应当严格遵守法律、法规和食品安全标准;从供餐单位订餐的,应当从取得食品生产经营许可的企业订购,并按照要求对订购的食品进行查验。供餐单位应当严格遵守法律、法规和食品安全标准,当餐加工,确保食品安全。

学校、托幼机构、养老机构、建筑工地等集中用餐单位的主管部门应当加强对集中用餐单位的食品安全教育和日常管理,降低食品安全风险,及时消除食品安全隐患。

第五十八条　餐具、饮具集中消毒服务单位应当具备相应的作业场所、清洗消毒设备或者设施,用水和使用的洗涤剂、消毒剂应当符合相关食品安全国家标准和其他国家标准、卫生规范。

餐具、饮具集中消毒服务单位应当对消毒餐具、饮具进行逐批检验,检验合格后方可出厂,并应当随附消毒合格证明。消毒后的餐具、饮具应当在独立包装上标注单位名称、地址、联系方式、消毒日期以及使用期限等内容。

第五十九条　食品添加剂生产者应当建立食品添加剂出厂检验记录制度,查验出厂产品的检验合格证和安全状况,如实记录食品添加剂的名称、规格、数量、生产日期或者生产批号、保质期、检验合格证号、销售日期以及购货者名称、地址、联系方式等相关内容,并保存相关凭证。记录和凭证保存期限应当符合本法第五十条第二款的规定。

第六十条　食品添加剂经营者采购食品添加剂,应当依法查验供货者的许可证和产品合格证明文件,如实记录食品添加剂的名称、规格、数量、生产日期或者生产批号、保质期、进货日期以及供货者名称、地址、联系方式等内容,并保存相关凭证。记录和凭证保存期限应当符合本法第五十条第二款的规定。

第六十一条　集中交易市场的开办者、柜台出租者和展销会举办者,应当依法审查入场食品经营者的许可证,明确其食品安全管理责任,定期对其经营环境和条件进行检查,发现其有违反本法规定行为的,应当及时制止并立即报告所在地县级人民政府食品药品监督管理部门。

第六十二条　网络食品交易第三方平台提供者应当对入网食品经营者进行实名登记,明确其食品安全管理责任;依法应当取得许可证的,还应当审查其许可证。

网络食品交易第三方平台提供者发现入网食品经营者有违反本法规定行为的,应当及时制止并立即报告所在地县级人民政府食品药品监督管理部门;发现严重违法行为的,应当立即停止提供网络交易平台服务。

第六十三条　国家建立食品召回制度。食品生产者发现其生产的食品不符合食品安全标准或者有证据证明可能危害人体健康的,应当立即停止生产,召回已经上市销售的食品,通知相关生产经营者和消费者,并记录召回和通知情况。

食品经营者发现其经营的食品有前款规定情形的,应当立即停止经营,通知相关生产经营者和消费者,并记录停止经营和通知情况。食品生产者认为应当召回的,应当立即召回。由于食品经营者的原因造成其经营的食品有前款规定情形的,食品经营者应当召回。

食品生产经营者应当对召回的食品采取无害化处理、销毁等措施,防止其再次流入市场。但是,对因标签、标志或者说明书不符合食品安全标准而被召回的食品,食品生产者在采取补救措施且能保证食品安全的情况下可以继续销售;销售时应当向消费者明示补救措施。

食品生产经营者应当将食品召回和处理情况向所在地县级人民政府食品药品监督管理部门报告;需要对召回的食品进行无害化处理、销毁的,应当提前报告时间、地点。食品药品监督管理部门认为必要的,可以实施现场监督。

食品生产经营者未依照本条规定召回或者停止经营的,县级以上人民政府食品药品监督管理部门可以责令其召回或者停止经营。

第六十四条　食用农产品批发市场应当配备检验设备和检验人员或者委托符合本法规定的食品检验机构,对进入该批发市场销售的食用农产品进行抽样检验;发现不符合食品安全标准的,应当要求销售者立即停止销售,并向食品药品监督管理部门报告。

第六十五条　食用农产品销售者应当建立食用农产品进货查验记录制度,如实记录食用农产品的名称、数量、进货日期以及供货者名称、地址、联系方式等内容,并保存相关凭证。记录和凭证保存期限不得少于六个月。

第六十六条　进入市场销售的食用农产品在包装、保鲜、贮存、运输中使用保鲜剂、防腐剂等食品添加剂和包装材料等食品相关产品,应当符合食品安全国家标准。

第三节　标签、说明书和广告

第六十七条　预包装食品的包装上应当有标签。标签应当标明下列事项:

(一)名称、规格、净含量、生产日期;

（二）成分或者配料表；

（三）生产者的名称、地址、联系方式；

（四）保质期；

（五）产品标准代号；

（六）贮存条件；

（七）所使用的食品添加剂在国家标准中的通用名称；

（八）生产许可证编号；

（九）法律、法规或者食品安全标准规定应当标明的其他事项。

专供婴幼儿和其他特定人群的主辅食品，其标签还应当标明主要营养成分及其含量。

食品安全国家标准对标签标注事项另有规定的，从其规定。

第六十八条 食品经营者销售散装食品，应当在散装食品的容器、外包装上标明食品的名称、生产日期或者生产批号、保质期以及生产经营者名称、地址、联系方式等内容。

第六十九条 生产经营转基因食品应当按照规定显著标示。

第七十条 食品添加剂应当有标签、说明书和包装。标签、说明书应当载明本法第六十七条第一款第一项至第六项、第八项、第九项规定的事项，以及食品添加剂的使用范围、用量、使用方法，并在标签上载明"食品添加剂"字样。

第七十一条 食品和食品添加剂的标签、说明书，不得含有虚假内容，不得涉及疾病预防、治疗功能。生产经营者对其提供的标签、说明书的内容负责。

食品和食品添加剂的标签、说明书应当清楚、明显，生产日期、保质期等事项应当显著标注，容易辨识。

食品和食品添加剂与其标签、说明书的内容不符的，不得上市销售。

第七十二条 食品经营者应当按照食品标签标示的警示标志、警示说明或者注意事项的要求销售食品。

第七十三条 食品广告的内容应当真实合法，不得含有虚假内容，不得涉及疾病预防、治疗功能。食品生产经营者对食品广告内容的真实性、合法性负责。

县级以上人民政府食品药品监督管理部门和其他有关部门以及食品检验机构、食品行业协会不得以广告或者其他形式向消费者推荐食品。消费者组织不得以收取费用或者其他牟取利益的方式向消费者推荐食品。

第四节 特殊食品

第七十四条 国家对保健食品、特殊医学用途配方食品和婴幼儿配方食品等特殊食品实行严格监督管理。

第七十五条 保健食品声称保健功能，应当具有科学依据，不得对人体产生急性、亚急性或者慢性危害。

保健食品原料目录和允许保健食品声称的保健功能目录，由国务院食品药品监督管理部门会同国务院卫生行政部门、国家中医药管理部门制定、调整并公布。

保健食品原料目录应当包括原料名称、用量及其对应的功效；列入保健食品原料目录的原料只能用于保健食品生产，不得用于其他食品生产。

第七十六条 使用保健食品原料目录以外原料的保健食品和首次进口的保健食品应当经国务院食品药品监督管理部门注册。但是，首次进口的保健食品中属于补充维生素、矿物质等营养物质的，应当报国务院食品药品监督管理部门备案。其他保健食品应当报省、自治区、直辖市人民政府食品药品监督管理部门备案。

进口的保健食品应当是出口国（地区）主管部门准许上市销售的产品。

第七十七条　依法应当注册的保健食品，注册时应当提交保健食品的研发报告、产品配方、生产工艺、安全性和保健功能评价、标签、说明书等材料及样品，并提供相关证明文件。国务院食品药品监督管理部门经组织技术审评，对符合安全和功能声称要求的，准予注册；对不符合要求的，不予注册并书面说明理由。对使用保健食品原料目录以外原料的保健食品做出准予注册决定的，应当及时将该原料纳入保健食品原料目录。

依法应当备案的保健食品，备案时应当提交产品配方、生产工艺、标签、说明书以及表明产品安全性和保健功能的材料。

第七十八条　保健食品的标签、说明书不得涉及疾病预防、治疗功能，内容应当真实，与注册或者备案的内容相一致，载明适宜人群、不适宜人群、功效成分或者标志性成分及其含量等，并声明"本品不能代替药物"。保健食品的功能和成分应当与标签、说明书相一致。

第七十九条　保健食品广告除应当符合本法第七十三条第一款的规定外，还应当声明"本品不能代替药物"；其内容应当经生产企业所在地省、自治区、直辖市人民政府食品药品监督管理部门审查批准，取得保健食品广告批准文件。省、自治区、直辖市人民政府食品药品监督管理部门应当公布并及时更新已经批准的保健食品广告目录以及批准的广告内容。

第八十条　特殊医学用途配方食品应当经国务院食品药品监督管理部门注册。注册时，应当提交产品配方、生产工艺、标签、说明书以及表明产品安全性、营养充足性和特殊医学用途临床效果的材料。

特殊医学用途配方食品广告适用《中华人民共和国广告法》和其他法律、行政法规关于药品广告管理的规定。

第八十一条　婴幼儿配方食品生产企业应当实施从原料进厂到成品出厂的全过程质量控制，对出厂的婴幼儿配方食品实施逐批检验，保证食品安全。

生产婴幼儿配方食品使用的生鲜乳、辅料等食品原料、食品添加剂等，应当符合法律、行政法规的规定和食品安全国家标准，保证婴幼儿生长发育所需的营养成分。

婴幼儿配方食品生产企业应当将食品原料、食品添加剂、产品配方及标签等事项向省、自治区、直辖市人民政府食品药品监督管理部门备案。

婴幼儿配方乳粉的产品配方应当经国务院食品药品监督管理部门注册。注册时，应当提交配方研发报告和其他表明配方科学性、安全性的材料。

不得以分装方式生产婴幼儿配方乳粉，同一企业不得用同一配方生产不同品牌的婴幼儿配方乳粉。

第八十二条　保健食品、特殊医学用途配方食品、婴幼儿配方乳粉的注册人或者备案人应当对其提交材料的真实性负责。

省级以上人民政府食品药品监督管理部门应当及时公布注册或者备案的保健食品、特殊医学用途配方食品、婴幼儿配方乳粉目录，并对注册或者备案中获知的企业商业秘密予以保密。

保健食品、特殊医学用途配方食品、婴幼儿配方乳粉生产企业应当按照注册或者备案的产品配方、生产工艺等技术要求组织生产。

第八十三条　生产保健食品、特殊医学用途配方食品、婴幼儿配方食品和其他专供特定人群的主辅食品的企业，应当按照良好生产规范的要求建立与所生产食品相适应的生产质量管理体系,定期对该体系的运行情况进行自查,保证其有效运行,并向所在地县级人民政府食品药品监督管理部门提交自查报告。

第五章 食 品 检 验

第八十四条 食品检验机构按照国家有关认证认可的规定取得资质认定后,方可从事食品检验活动。但是,法律另有规定的除外。

食品检验机构的资质认定条件和检验规范,由国务院食品药品监督管理部门规定。

符合本法规定的食品检验机构出具的检验报告具有同等效力。

县级以上人民政府应当整合食品检验资源,实现资源共享。

第八十五条 食品检验由食品检验机构指定的检验人独立进行。

检验人应当依照有关法律、法规的规定,并按照食品安全标准和检验规范对食品进行检验,尊重科学,恪守职业道德,保证出具的检验数据和结论客观、公正,不得出具虚假检验报告。

第八十六条 食品检验实行食品检验机构与检验人负责制。食品检验报告应当加盖食品检验机构公章,并有检验人的签名或者盖章。食品检验机构和检验人对出具的食品检验报告负责。

第八十七条 县级以上人民政府食品药品监督管理部门应当对食品进行定期或者不定期的抽样检验,并依据有关规定公布检验结果,不得免检。进行抽样检验,应当购买抽取的样品,委托符合本法规定的食品检验机构进行检验,并支付相关费用;不得向食品生产经营者收取检验费和其他费用。

第八十八条 对依照本法规定实施的检验结论有异议的,食品生产经营者可以自收到检验结论之日起七个工作日内向实施抽样检验的食品药品监督管理部门或者其上一级食品药品监督管理部门提出复检申请,由受理复检申请的食品药品监督管理部门在公布的复检机构名录中随机确定复检机构进行复检。复检机构出具的复检结论为最终检验结论。复检机构与初检机构不得为同一机构。复检机构名录由国务院认证认可监督管理、食品药品监督管理、卫生行政、农业行政等部门共同公布。

采用国家规定的快速检测方法对食用农产品进行抽查检测,被抽查人对检测结果有异议的,可以自收到检测结果时起四小时内申请复检。复检不得采用快速检测方法。

第八十九条 食品生产企业可以自行对所生产的食品进行检验,也可以委托符合本法规定的食品检验机构进行检验。

食品行业协会和消费者协会等组织、消费者需要委托食品检验机构对食品进行检验的,应当委托符合本法规定的食品检验机构进行。

第九十条 食品添加剂的检验,适用本法有关食品检验的规定。

第六章 食 品 进 出 口

第九十一条 国家出入境检验检疫部门对进出口食品安全实施监督管理。

第九十二条 进口的食品、食品添加剂、食品相关产品应当符合我国食品安全国家标准。

进口的食品、食品添加剂应当经出入境检验检疫机构依照进出口商品检验相关法律、行政法规的规定检验合格。

进口的食品、食品添加剂应当按照国家出入境检验检疫部门的要求随附合格证明材料。

第九十三条　进口尚无食品安全国家标准的食品,由境外出口商、境外生产企业或者其委托的进口商向国务院卫生行政部门提交所执行的相关国家(地区)标准或者国际标准。国务院卫生行政部门对相关标准进行审查,认为符合食品安全要求的,决定暂予适用,并及时制定相应的食品安全国家标准。进口利用新的食品原料生产的食品或者进口食品添加剂新品种、食品相关产品新品种,依照本法第三十七条的规定办理。

出入境检验检疫机构按照国务院卫生行政部门的要求,对前款规定的食品、食品添加剂、食品相关产品进行检验。检验结果应当公开。

第九十四条　境外出口商、境外生产企业应当保证向我国出口的食品、食品添加剂、食品相关产品符合本法以及我国其他有关法律、行政法规的规定和食品安全国家标准的要求,并对标签、说明书的内容负责。

进口商应当建立境外出口商、境外生产企业审核制度,重点审核前款规定的内容;审核不合格的,不得进口。

发现进口食品不符合我国食品安全国家标准或者有证据证明可能危害人体健康的,进口商应当立即停止进口,并依照本法第六十三条的规定召回。

第九十五条　境外发生的食品安全事件可能对我国境内造成影响,或者在进口食品、食品添加剂、食品相关产品中发现严重食品安全问题的,国家出入境检验检疫部门应当及时采取风险预警或者控制措施,并向国务院食品药品监督管理、卫生行政、农业行政部门通报。接到通报的部门应当及时采取相应措施。

县级以上人民政府食品药品监督管理部门对国内市场上销售的进口食品、食品添加剂实施监督管理。发现存在严重食品安全问题的,国务院食品药品监督管理部门应当及时向国家出入境检验检疫部门通报。国家出入境检验检疫部门应当及时采取相应措施。

第九十六条　向我国境内出口食品的境外出口商或者代理商、进口食品的进口商应当向国家出入境检验检疫部门备案。向我国境内出口食品的境外食品生产企业应当经国家出入境检验检疫部门注册。已经注册的境外食品生产企业提供虚假材料,或者因其自身的原因致使进口食品发生重大食品安全事故的,国家出入境检验检疫部门应当撤销注册并公告。

国家出入境检验检疫部门应当定期公布已经备案的境外出口商、代理商、进口商和已经注册的境外食品生产企业名单。

第九十七条　进口的预包装食品、食品添加剂应当有中文标签;依法应当有说明书的,还应当有中文说明书。标签、说明书应当符合本法以及我国其他有关法律、行政法规的规定和食品安全国家标准的要求,并载明食品的原产地以及境内代理商的名称、地址、联系方式。预包装食品没有中文标签、中文说明书或者标签、说明书不符合本条规定的,不得进口。

第九十八条　进口商应当建立食品、食品添加剂进口和销售记录制度,如实记录食品、食品添加剂的名称、规格、数量、生产日期、生产或者进口批号、保质期、境外出口商和购货者名称、地址及联系方式、交货日期等内容,并保存相关凭证。记录和凭证保存期限应当符合本法第五十条第二款的规定。

第九十九条　出口食品生产企业应当保证其出口食品符合进口国(地区)的标准或者合同要求。

出口食品生产企业和出口食品原料种植、养殖场应当向国家出入境检验检疫部门备案。

第一百条　国家出入境检验检疫部门应当收集、汇总下列进出口食品安全信息,并及时通报相关部门、机构和企业：

（一）出入境检验检疫机构对进出口食品实施检验检疫发现的食品安全信息；

（二）食品行业协会和消费者协会等组织、消费者反映的进口食品安全信息；

（三）国际组织、境外政府机构发布的风险预警信息及其他食品安全信息，以及境外食品行业协会等组织、消费者反映的食品安全信息；

（四）其他食品安全信息。

国家出入境检验检疫部门应当对进出口食品的进口商、出口商和出口食品生产企业实施信用管理，建立信用记录，并依法向社会公布。对有不良记录的进口商、出口商和出口食品生产企业，应当加强对其进出口食品的检验检疫。

第一百零一条 国家出入境检验检疫部门可以对向我国境内出口食品的国家（地区）的食品安全管理体系和食品安全状况进行评估和审查，并根据评估和审查结果，确定相应检验检疫要求。

第七章 食品安全事故处置

第一百零二条 国务院组织制定国家食品安全事故应急预案。

县级以上地方人民政府应当根据有关法律、法规的规定和上级人民政府的食品安全事故应急预案以及本行政区域的实际情况，制定本行政区域的食品安全事故应急预案，并报上一级人民政府备案。

食品安全事故应急预案应当对食品安全事故分级、事故处置组织指挥体系与职责、预防预警机制、处置程序、应急保障措施等作出规定。

食品生产经营企业应当制定食品安全事故处置方案，定期检查本企业各项食品安全防范措施的落实情况，及时消除事故隐患。

第一百零三条 发生食品安全事故的单位应当立即采取措施，防止事故扩大。事故单位和接收病人进行治疗的单位应当及时向事故发生地县级人民政府食品药品监督管理、卫生行政部门报告。

县级以上人民政府质量监督、农业行政等部门在日常监督管理中发现食品安全事故或者接到事故举报，应当立即向同级食品药品监督管理部门通报。

发生食品安全事故，接到报告的县级人民政府食品药品监督管理部门应当按照应急预案的规定向本级人民政府和上级人民政府食品药品监督管理部门报告。县级人民政府和上级人民政府食品药品监督管理部门应当按照应急预案的规定上报。

任何单位和个人不得对食品安全事故隐瞒、谎报、缓报，不得隐匿、伪造、毁灭有关证据。

第一百零四条 医疗机构发现其接收的病人属于食源性疾病病人或者疑似病人的，应当按照规定及时将相关信息向所在地县级人民政府卫生行政部门报告。县级人民政府卫生行政部门认为与食品安全有关的，应当及时通报同级食品药品监督管理部门。

县级以上人民政府卫生行政部门在调查处理传染病或者其他突发公共卫生事件中发现与食品安全相关的信息，应当及时通报同级食品药品监督管理部门。

第一百零五条 县级以上人民政府食品药品监督管理部门接到食品安全事故的报告后，应当立即会同同级卫生行政、质量监督、农业行政等部门进行调查处理，并采取下列措施，防止或者减轻社会危害：

（一）开展应急救援工作，组织救治因食品安全事故导致人身伤害的人员；

（二）封存可能导致食品安全事故的食品及其原料，并立即进行检验；对确认属于被污染的食品及其原料，责令食品生产经营者依照本法第六十三条的规定召回或者停止经营；

（三）封存被污染的食品相关产品，并责令进行清洗消毒；

（四）做好信息发布工作，依法对食品安全事故及其处理情况进行发布，并对可能产生的危害加以解释、说明。

发生食品安全事故需要启动应急预案的，县级以上人民政府应当立即成立事故处置指挥机构，启动应急预案，依照前款和应急预案的规定进行处置。

发生食品安全事故，县级以上疾病预防控制机构应当对事故现场进行卫生处理，并对与事故有关的因素开展流行病学调查，有关部门应当予以协助。县级以上疾病预防控制机构应当向同级食品药品监督管理、卫生行政部门提交流行病学调查报告。

第一百零六条　发生食品安全事故，设区的市级以上人民政府食品药品监督管理部门应当立即会同有关部门进行事故责任调查，督促有关部门履行职责，向本级人民政府和上一级人民政府食品药品监督管理部门提出事故责任调查处理报告。

涉及两个以上省、自治区、直辖市的重大食品安全事故由国务院食品药品监督管理部门依照前款规定组织事故责任调查。

第一百零七条　调查食品安全事故，应当坚持实事求是、尊重科学的原则，及时、准确查清事故性质和原因，认定事故责任，提出整改措施。

调查食品安全事故，除了查明事故单位的责任，还应当查明有关监督管理部门、食品检验机构、认证机构及其工作人员的责任。

第一百零八条　食品安全事故调查部门有权向有关单位和个人了解与事故有关的情况，并要求提供相关资料和样品。有关单位和个人应当予以配合，按照要求提供相关资料和样品，不得拒绝。

任何单位和个人不得阻挠、干涉食品安全事故的调查处理。

第八章　监督管理

第一百零九条　县级以上人民政府食品药品监督管理、质量监督部门根据食品安全风险监测、风险评估结果和食品安全状况等，确定监督管理的重点、方式和频次，实施风险分级管理。

县级以上地方人民政府组织本级食品药品监督管理、质量监督、农业行政等部门制定本行政区域的食品安全年度监督管理计划，向社会公布并组织实施。

食品安全年度监督管理计划应当将下列事项作为监督管理的重点：

（一）专供婴幼儿和其他特定人群的主辅食品；

（二）保健食品生产过程中的添加行为和按照注册或者备案的技术要求组织生产的情况，保健食品标签、说明书以及宣传材料中有关功能宣传的情况；

（三）发生食品安全事故风险较高的食品生产经营者；

（四）食品安全风险监测结果表明可能存在食品安全隐患的事项。

第一百一十条　县级以上人民政府食品药品监督管理、质量监督部门履行各自食品安全监督管理职责，有权采取下列措施，对生产经营者遵守本法的情况进行监督检查：

（一）进入生产经营场所实施现场检查；

（二）对生产经营的食品、食品添加剂、食品相关产品进行抽样检验；

（三）查阅、复制有关合同、票据、账簿以及其他有关资料；

（四）查封、扣押有证据证明不符合食品安全标准或者有证据证明存在安全隐患以及用于违法生产经营的食品、食品添加剂、食品相关产品；

（五）查封违法从事生产经营活动的场所。

第一百一十一条　对食品安全风险评估结果证明食品存在安全隐患，需要制定、修订食品安全标准的，在制定、修订食品安全标准前，国务院卫生行政部门应当及时会同国务院有关部门规定食品中有害物质的临时限量值和临时检验方法，作为生产经营和监督管理的依据。

第一百一十二条　县级以上人民政府食品药品监督管理部门在食品安全监督管理工作中可以采用国家规定的快速检测方法对食品进行抽查检测。

对抽查检测结果表明可能不符合食品安全标准的食品，应当依照本法第八十七条的规定进行检验。抽查检测结果确定有关食品不符合食品安全标准的，可以作为行政处罚的依据。

第一百一十三条　县级以上人民政府食品药品监督管理部门应当建立食品生产经营者食品安全信用档案，记录许可颁发、日常监督检查结果、违法行为查处等情况，依法向社会公布并实时更新；对有不良信用记录的食品生产经营者增加监督检查频次，对违法行为情节严重的食品生产经营者，可以通报投资主管部门、证券监督管理机构和有关的金融机构。

第一百一十四条　食品生产经营过程中存在食品安全隐患，未及时采取措施消除的，县级以上人民政府食品药品监督管理部门可以对食品生产经营者的法定代表人或者主要负责人进行责任约谈。食品生产经营者应当立即采取措施，进行整改，消除隐患。责任约谈情况和整改情况应当纳入食品生产经营者食品安全信用档案。

第一百一十五条　县级以上人民政府食品药品监督管理、质量监督等部门应当公布本部门的电子邮件地址或者电话，接受咨询、投诉、举报。接到咨询、投诉、举报，对属于本部门职责的，应当受理并在法定期限内及时答复、核实、处理；对不属于本部门职责的，应当移交有权处理的部门并书面通知咨询、投诉、举报人。有权处理的部门应当在法定期限内及时处理，不得推诿。对查证属实的举报，给予举报人奖励。

有关部门应当对举报人的信息予以保密，保护举报人的合法权益。举报人举报所在企业的，该企业不得以解除、变更劳动合同或者其他方式对举报人进行打击报复。

第一百一十六条　县级以上人民政府食品药品监督管理、质量监督等部门应当加强对执法人员食品安全法律、法规、标准和专业知识与执法能力等的培训，并组织考核。不具备相应知识和能力的，不得从事食品安全执法工作。

食品生产经营者、食品行业协会、消费者协会等发现食品安全执法人员在执法过程中有违反法律、法规规定的行为以及不规范执法行为的，可以向本级或者上级人民政府食品药品监督管理、质量监督等部门或者监察机关投诉、举报。接到投诉、举报的部门或者机关应当进行核实，并将经核实的情况向食品安全执法人员所在部门通报；涉嫌违法违纪的，按照本法和有关规定处理。

第一百一十七条　县级以上人民政府食品药品监督管理等部门未及时发现食品安全系统性风险，未及时消除监督管理区域内的食品安全隐患的，本级人民政府可以对其主要负责人进行责任约谈。

地方人民政府未履行食品安全职责，未及时消除区域性重大食品安全隐患的，上级人民政府可以对其主要负责人进行责任约谈。

被约谈的食品药品监督管理等部门、地方人民政府应当立即采取措施，对食品安全监督管理工作进行整改。

责任约谈情况和整改情况应当纳入地方人民政府和有关部门食品安全监督管理工作评议、考核记录。

第一百一十八条　国家建立统一的食品安全信息平台，实行食品安全信息统一公布制度。国家食品安全总体情况、食品安全风险警示信息、重大食品安全事故及其调查处理信息和国务院确定需要统一公布的其他信息由国务院食品药品监督管理部门统一公布。食品安全风险警示信息和重大食品安全事故及其调查处理信息的影响限于特定区域的，也可以由有关省、自治区、直辖市人民政府食品药品监督管理部门公布。未经授权不得发布上述信息。

县级以上人民政府食品药品监督管理、质量监督、农业行政部门依据各自职责公布食品安全日常监督管理信息。

公布食品安全信息，应当做到准确、及时，并进行必要的解释说明，避免误导消费者和社会舆论。

第一百一十九条　县级以上地方人民政府食品药品监督管理、卫生行政、质量监督、农业行政部门获知本法规定需要统一公布的信息，应当向上级主管部门报告，由上级主管部门立即报告国务院食品药品监督管理部门；必要时，可以直接向国务院食品药品监督管理部门报告。

县级以上人民政府食品药品监督管理、卫生行政、质量监督、农业行政部门应当相互通报获知的食品安全信息。

第一百二十条　任何单位和个人不得编造、散布虚假食品安全信息。

县级以上人民政府食品药品监督管理部门发现可能误导消费者和社会舆论的食品安全信息，应当立即组织有关部门、专业机构、相关食品生产经营者等进行核实、分析，并及时公布结果。

第一百二十一条　县级以上人民政府食品药品监督管理、质量监督等部门发现涉嫌食品安全犯罪的，应当按照有关规定及时将案件移送公安机关。对移送的案件，公安机关应当及时审查；认为有犯罪事实需要追究刑事责任的，应当立案侦查。

公安机关在食品安全犯罪案件侦查过程中认为没有犯罪事实，或者犯罪事实显著轻微，不需要追究刑事责任，但依法应当追究行政责任的，应当及时将案件移送食品药品监督管理、质量监督等部门和监察机关，有关部门应当依法处理。

公安机关商请食品药品监督管理、质量监督、环境保护等部门提供检验结论、认定意见以及对涉案物品进行无害化处理等协助的，有关部门应当及时提供，予以协助。

第九章　法　律　责　任

第一百二十二条　违反本法规定，未取得食品生产经营许可从事食品生产经营活动，或者未取得食品添加剂生产许可从事食品添加剂生产活动的，由县级以上人民政府食品药品监督管理部门没收违法所得和违法生产经营的食品、食品添加剂以及用于违法生产经营的工具、设备、原料等物品;违法生产经营的食品、食品添加剂货值金额不足一万元的,并处五万元以上十万元以下罚款;货值金额一万元以上的,并处货值金额十倍以上二十倍以下罚款。

明知从事前款规定的违法行为,仍为其提供生产经营场所或者其他条件的,由县级以上人民政府食品药品监督管理部门责令停止违法行为,没收违法所得,并处五万元以上十万元以下罚款;使消费者的合法权益受到损害的,应当与食品、食品添加剂生产经营者承担连带责任。

第一百二十三条　违反本法规定,有下列情形之一,尚不构成犯罪的,由县级以上人民政府食品药品监督管理部门没收违法所得和违法生产经营的食品,并可以没收用于违法生产经营的工具、设备、原料等物品;违法生产经营的食品货值金额不足一万元的,并处十万元以上十五万元以下罚款;货值金额一万元以上的,并处货值金额十五倍以上三十倍以下罚款;情节严重的,吊销许可证,并可以由公安机关对其直接负责的主管人员和其他直接责任人员处五日以上十五日以下拘留:

（一）用非食品原料生产食品、在食品中添加食品添加剂以外的化学物质和其他可能危害人体健康的物质,或者用回收食品作为原料生产食品,或者经营上述食品;

（二）生产经营营养成分不符合食品安全标准的专供婴幼儿和其他特定人群的主辅食品;

（三）经营病死、毒死或者死因不明的禽、畜、兽、水产动物肉类,或者生产经营其制品;

（四）经营未按规定进行检疫或者检疫不合格的肉类,或者生产经营未经检验或者检验不合格的肉类制品;

（五）生产经营国家为防病等特殊需要明令禁止生产经营的食品;

（六）生产经营添加药品的食品。

明知从事前款规定的违法行为,仍为其提供生产经营场所或者其他条件的,由县级以上人民政府食品药品监督管理部门责令停止违法行为,没收违法所得,并处十万元以上二十万元以下罚款;使消费者的合法权益受到损害的,应当与食品生产经营者承担连带责任。

违法使用剧毒、高毒农药的,除依照有关法律、法规规定给予处罚外,可以由公安机关依照第一款规定给予拘留。

第一百二十四条　违反本法规定,有下列情形之一,尚不构成犯罪的,由县级以上人民政府食品药品监督管理部门没收违法所得和违法生产经营的食品、食品添加剂,并可以没收用于违法生产经营的工具、设备、原料等物品;违法生产经营的食品、食品添加剂货值金额不足一万元的,并处五万元以上十万元以下罚款;货值金额一万元以上的,并处货值金额十倍以上二十倍以下罚款;情节严重的,吊销许可证:

（一）生产经营致病性微生物,农药残留、兽药残留、生物毒素、重金属等污染物质以及其他危害人体健康的物质含量超过食品安全标准限量的食品、食品添加剂;

（二）用超过保质期的食品原料、食品添加剂生产食品、食品添加剂,或者经营上述食品、食品添加剂;

（三）生产经营超范围、超限量使用食品添加剂的食品;

（四）生产经营腐败变质、油脂酸败、霉变生虫、污秽不洁、混有异物、掺假掺杂或者感官性状异常的食品、食品添加剂；

（五）生产经营标注虚假生产日期、保质期或者超过保质期的食品、食品添加剂；

（六）生产经营未按规定注册的保健食品、特殊医学用途配方食品、婴幼儿配方乳粉，或者未按注册的产品配方、生产工艺等技术要求组织生产；

（七）以分装方式生产婴幼儿配方乳粉，或者同一企业以同一配方生产不同品牌的婴幼儿配方乳粉；

（八）利用新的食品原料生产食品，或者生产食品添加剂新品种，未通过安全性评估；

（九）食品生产经营者在食品药品监督管理部门责令其召回或者停止经营后，仍拒不召回或者停止经营。

除前款和本法第一百二十三条、第一百二十五条规定的情形外，生产经营不符合法律、法规或者食品安全标准的食品、食品添加剂的，依照前款规定给予处罚。

生产食品相关产品新品种，未通过安全性评估，或者生产不符合食品安全标准的食品相关产品的，由县级以上人民政府质量监督部门依照第一款规定给予处罚。

第一百二十五条　违反本法规定，有下列情形之一的，由县级以上人民政府食品药品监督管理部门没收违法所得和违法生产经营的食品、食品添加剂，并可以没收用于违法生产经营的工具、设备、原料等物品；违法生产经营的食品、食品添加剂货值金额不足一万元的，并处五千元以上五万元以下罚款；货值金额一万元以上的，并处货值金额五倍以上十倍以下罚款；情节严重的，责令停产停业，直至吊销许可证：

（一）生产经营被包装材料、容器、运输工具等污染的食品、食品添加剂；

（二）生产经营无标签的预包装食品、食品添加剂或者标签、说明书不符合本法规定的食品、食品添加剂；

（三）生产经营转基因食品未按规定进行标示；

（四）食品生产经营者采购或者使用不符合食品安全标准的食品原料、食品添加剂、食品相关产品。

生产经营的食品、食品添加剂的标签、说明书存在瑕疵但不影响食品安全且不会对消费者造成误导的，由县级以上人民政府食品药品监督管理部门责令改正；拒不改正的，处二千元以下罚款。

第一百二十六条　违反本法规定，有下列情形之一的，由县级以上人民政府食品药品监督管理部门责令改正，给予警告；拒不改正的，处五千元以上五万元以下罚款；情节严重的，责令停产停业，直至吊销许可证：

（一）食品、食品添加剂生产者未按规定对采购的食品原料和生产的食品、食品添加剂进行检验；

（二）食品生产经营企业未按规定建立食品安全管理制度，或者未按规定配备或者培训、考核食品安全管理人员；

（三）食品、食品添加剂生产经营者进货时未查验许可证和相关证明文件，或者未按规定建立并遵守进货查验记录、出厂检验记录和销售记录制度；

（四）食品生产经营企业未制定食品安全事故处置方案；

（五）餐具、饮具和盛放直接入口食品的容器，使用前未经洗净、消毒或者清洗消毒不合

格,或者餐饮服务设施、设备未按规定定期维护、清洗、校验;

(六)　食品生产经营者安排未取得健康证明或者患有国务院卫生行政部门规定的有碍食品安全疾病的人员从事接触直接入口食品的工作;

(七)　食品经营者未按规定要求销售食品;

(八)　保健食品生产企业未按规定向食品药品监督管理部门备案,或者未按备案的产品配方、生产工艺等技术要求组织生产;

(九)　婴幼儿配方食品生产企业未将食品原料、食品添加剂、产品配方、标签等向食品药品监督管理部门备案;

(十)　特殊食品生产企业未按规定建立生产质量管理体系并有效运行,或者未定期提交自查报告;

(十一)　食品生产经营者未定期对食品安全状况进行检查评价,或者生产经营条件发生变化,未按规定处理;

(十二)　学校、托幼机构、养老机构、建筑工地等集中用餐单位未按规定履行食品安全管理责任;

(十三)　食品生产企业、餐饮服务提供者未按规定制定、实施生产经营过程控制要求。

餐具、饮具集中消毒服务单位违反本法规定用水,使用洗涤剂、消毒剂,或者出厂的餐具、饮具未按规定检验合格并随附消毒合格证明,或者未按规定在独立包装上标注相关内容的,由县级以上人民政府卫生行政部门依照前款规定给予处罚。

食品相关产品生产者未按规定对生产的食品相关产品进行检验的,由县级以上人民政府质量监督部门依照第一款规定给予处罚。

食用农产品销售者违反本法第六十五条规定的,由县级以上人民政府食品药品监督管理部门依照第一款规定给予处罚。

第一百二十七条　对食品生产加工小作坊、食品摊贩等的违法行为的处罚,依照省、自治区、直辖市制定的具体管理办法执行。

第一百二十八条　违反本法规定,事故单位在发生食品安全事故后未进行处置、报告的,由有关主管部门按照各自职责分工责令改正,给予警告;隐匿、伪造、毁灭有关证据的,责令停产停业,没收违法所得,并处十万元以上五十万元以下罚款;造成严重后果的,吊销许可证。

第一百二十九条　违反本法规定,有下列情形之一的,由出入境检验检疫机构依照本法第一百二十四条的规定给予处罚:

(一)　提供虚假材料,进口不符合我国食品安全国家标准的食品、食品添加剂、食品相关产品;

(二)　进口尚无食品安全国家标准的食品,未提交所执行的标准并经国务院卫生行政部门审查,或者进口利用新的食品原料生产的食品或者进口食品添加剂新品种、食品相关产品新品种,未通过安全性评估;

(三)　未遵守本法的规定出口食品;

(四)　进口商在有关主管部门责令其依照本法规定召回进口的食品后,仍拒不召回。

违反本法规定,进口商未建立并遵守食品、食品添加剂进口和销售记录制度、境外出口商或者生产企业审核制度的,由出入境检验检疫机构依照本法第一百二十六条的规定给予处罚。

第一百三十条 违反本法规定,集中交易市场的开办者、柜台出租者、展销会的举办者允许未依法取得许可的食品经营者进入市场销售食品,或者未履行检查、报告等义务的,由县级以上人民政府食品药品监督管理部门责令改正,没收违法所得,并处五万元以上二十万元以下罚款;造成严重后果的,责令停业,直至由原发证部门吊销许可证;使消费者的合法权益受到损害的,应当与食品经营者承担连带责任。

食用农产品批发市场违反本法第六十四条规定的,依照前款规定承担责任。

第一百三十一条 违反本法规定,网络食品交易第三方平台提供者未对入网食品经营者进行实名登记、审查许可证,或者未履行报告、停止提供网络交易平台服务等义务的,由县级以上人民政府食品药品监督管理部门责令改正,没收违法所得,并处五万元以上二十万元以下罚款;造成严重后果的,责令停业,直至由原发证部门吊销许可证;使消费者的合法权益受到损害的,应当与食品经营者承担连带责任。

消费者通过网络食品交易第三方平台购买食品,其合法权益受到损害的,可以向入网食品经营者或者食品生产者要求赔偿。网络食品交易第三方平台提供者不能提供入网食品经营者的真实名称、地址和有效联系方式的,由网络食品交易第三方平台提供者赔偿。网络食品交易第三方平台提供者赔偿后,有权向入网食品经营者或者食品生产者追偿。网络食品交易第三方平台提供者做出更有利于消费者承诺的,应当履行其承诺。

第一百三十二条 违反本法规定,未按要求进行食品贮存、运输和装卸的,由县级以上人民政府食品药品监督管理等部门按照各自职责分工责令改正,给予警告;拒不改正的,责令停产停业,并处一万元以上五万元以下罚款;情节严重的,吊销许可证。

第一百三十三条 违反本法规定,拒绝、阻挠、干涉有关部门、机构及其工作人员依法开展食品安全监督检查、事故调查处理、风险监测和风险评估的,由有关主管部门按照各自职责分工责令停产停业,并处二千元以上五万元以下罚款;情节严重的,吊销许可证;构成违反治安管理行为的,由公安机关依法给予治安管理处罚。

违反本法规定,对举报人以解除、变更劳动合同或者其他方式打击报复的,应当依照有关法律的规定承担责任。

第一百三十四条 食品生产经营者在一年内累计三次因违反本法规定受到责令停产停业、吊销许可证以外处罚的,由食品药品监督管理部门责令停产停业,直至吊销许可证。

第一百三十五条 被吊销许可证的食品生产经营者及其法定代表人、直接负责的主管人员和其他直接责任人员自处罚决定作出之日起五年内不得申请食品生产经营许可,或者从事食品生产经营管理工作、担任食品生产经营企业食品安全管理人员。

因食品安全犯罪被判处有期徒刑以上刑罚的,终身不得从事食品生产经营管理工作,也不得担任食品生产经营企业食品安全管理人员。

食品生产经营者聘用人员违反前两款规定的,由县级以上人民政府食品药品监督管理部门吊销许可证。

第一百三十六条 食品经营者履行了本法规定的进货查验等义务,有充分证据证明其不知道所采购的食品不符合食品安全标准,并能如实说明其进货来源的,可以免予处罚,但应当依法没收其不符合食品安全标准的食品;造成人身、财产或者其他损害的,依法承担赔偿责任。

第一百三十七条　违反本法规定,承担食品安全风险监测、风险评估工作的技术机构、技术人员提供虚假监测、评估信息的,依法对技术机构直接负责的主管人员和技术人员给予撤职、开除处分;有执业资格的,由授予其资格的主管部门吊销执业证书。

第一百三十八条　违反本法规定,食品检验机构、食品检验人员出具虚假检验报告的,由授予其资质的主管部门或者机构撤销该食品检验机构的检验资质,没收所收取的检验费用,并处检验费用五倍以上十倍以下罚款,检验费用不足一万元的,并处五万元以上十万元以下罚款;依法对食品检验机构直接负责的主管人员和食品检验人员给予撤职或者开除处分;导致发生重大食品安全事故的,对直接负责的主管人员和食品检验人员给予开除处分。

违反本法规定,受到开除处分的食品检验机构人员,自处分决定作出之日起十年内不得从事食品检验工作;因食品安全违法行为受到刑事处罚或者因出具虚假检验报告导致发生重大食品安全事故受到开除处分的食品检验机构人员,终身不得从事食品检验工作。食品检验机构聘用不得从事食品检验工作的人员的,由授予其资质的主管部门或者机构撤销该食品检验机构的检验资质。

食品检验机构出具虚假检验报告,使消费者的合法权益受到损害的,应当与食品生产经营者承担连带责任。

第一百三十九条　违反本法规定,认证机构出具虚假认证结论,由认证认可监督管理部门没收所收取的认证费用,并处认证费用五倍以上十倍以下罚款,认证费用不足一万元的,并处五万元以上十万元以下罚款;情节严重的,责令停业,直至撤销认证机构批准文件,并向社会公布;对直接负责的主管人员和负有直接责任的认证人员,撤销其执业资格。

认证机构出具虚假认证结论,使消费者的合法权益受到损害的,应当与食品生产经营者承担连带责任。

第一百四十条　违反本法规定,在广告中对食品作虚假宣传,欺骗消费者,或者发布未取得批准文件、广告内容与批准文件不一致的保健食品广告的,依照《中华人民共和国广告法》的规定给予处罚。

广告经营者、发布者设计、制作、发布虚假食品广告,使消费者的合法权益受到损害的,应当与食品生产经营者承担连带责任。

社会团体或者其他组织、个人在虚假广告或者其他虚假宣传中向消费者推荐食品,使消费者的合法权益受到损害的,应当与食品生产经营者承担连带责任。

违反本法规定,食品药品监督管理等部门、食品检验机构、食品行业协会以广告或者其他形式向消费者推荐食品,消费者组织以收取费用或者其他牟取利益的方式向消费者推荐食品的,由有关主管部门没收违法所得,依法对直接负责的主管人员和其他直接责任人员给予记大过、降级或者撤职处分;情节严重的,给予开除处分。

对食品作虚假宣传且情节严重的,由省级以上人民政府食品药品监督管理部门决定暂停销售该食品,并向社会公布;仍然销售该食品的,由县级以上人民政府食品药品监督管理部门没收违法所得和违法销售的食品,并处二万元以上五万元以下罚款。

第一百四十一条　违反本法规定,编造、散布虚假食品安全信息,构成违反治安管理行为的,由公安机关依法给予治安管理处罚。

媒体编造、散布虚假食品安全信息的,由有关主管部门依法给予处罚,并对直接负责的主管人员和其他直接责任人员给予处分;使公民、法人或者其他组织的合法权益受到损害的,依法承担消除影响、恢复名誉、赔偿损失、赔礼道歉等民事责任。

第一百四十二条　违反本法规定,县级以上地方人民政府有下列行为之一的,对直接负责的主管人员和其他直接责任人员给予记大过处分;情节较重的,给予降级或者撤职处分;情节严重的,给予开除处分;造成严重后果的,其主要负责人还应当引咎辞职:

(一) 对发生在本行政区域内的食品安全事故,未及时组织协调有关部门开展有效处置,造成不良影响或者损失;

(二) 对本行政区域内涉及多环节的区域性食品安全问题,未及时组织整治,造成不良影响或者损失;

(三) 隐瞒、谎报、缓报食品安全事故;

(四) 本行政区域内发生特别重大食品安全事故,或者连续发生重大食品安全事故。

第一百四十三条　违反本法规定,县级以上地方人民政府有下列行为之一的,对直接负责的主管人员和其他直接责任人员给予警告、记过或者记大过处分;造成严重后果的,给予降级或者撤职处分:

(一) 未确定有关部门的食品安全监督管理职责,未建立健全食品安全全程监督管理工作机制和信息共享机制,未落实食品安全监督管理责任制;

(二) 未制定本行政区域的食品安全事故应急预案,或者发生食品安全事故后未按规定立即成立事故处置指挥机构、启动应急预案。

第一百四十四条　违反本法规定,县级以上人民政府食品药品监督管理、卫生行政、质量监督、农业行政等部门有下列行为之一的,对直接负责的主管人员和其他直接责任人员给予记大过处分;情节较重的,给予降级或者撤职处分;情节严重的,给予开除处分;造成严重后果的,其主要负责人还应当引咎辞职:

(一) 隐瞒、谎报、缓报食品安全事故;

(二) 未按规定查处食品安全事故,或者接到食品安全事故报告未及时处理,造成事故扩大或者蔓延;

(三) 经食品安全风险评估得出食品、食品添加剂、食品相关产品不安全结论后,未及时采取相应措施,造成食品安全事故或者不良社会影响;

(四) 对不符合条件的申请人准予许可,或者超越法定职权准予许可;

(五) 不履行食品安全监督管理职责,导致发生食品安全事故。

第一百四十五条　违反本法规定,县级以上人民政府食品药品监督管理、卫生行政、质量监督、农业行政等部门有下列行为之一,造成不良后果的,对直接负责的主管人员和其他直接责任人员给予警告、记过或者记大过处分;情节较重的,给予降级或者撤职处分;情节严重的,给予开除处分:

(一) 在获知有关食品安全信息后,未按规定向上级主管部门和本级人民政府报告,或者未按规定相互通报;

(二) 未按规定公布食品安全信息;

（三）不履行法定职责,对查处食品安全违法行为不配合,或者滥用职权、玩忽职守、徇私舞弊。

第一百四十六条　食品药品监督管理、质量监督等部门在履行食品安全监督管理职责过程中,违法实施检查、强制等执法措施,给生产经营者造成损失的,应当依法予以赔偿,对直接负责的主管人员和其他直接责任人员依法给予处分。

第一百四十七条　违反本法规定,造成人身、财产或者其他损害的,依法承担赔偿责任。生产经营者财产不足以同时承担民事赔偿责任和缴纳罚款、罚金时,先承担民事赔偿责任。

第一百四十八条　消费者因不符合食品安全标准的食品受到损害的,可以向经营者要求赔偿损失,也可以向生产者要求赔偿损失。接到消费者赔偿要求的生产经营者,应当实行首负责任制,先行赔付,不得推诿;属于生产者责任的,经营者赔偿后有权向生产者追偿;属于经营者责任的,生产者赔偿后有权向经营者追偿。

生产不符合食品安全标准的食品或者经营明知是不符合食品安全标准的食品,消费者除要求赔偿损失外,还可以向生产者或者经营者要求支付价款十倍或者损失三倍的赔偿金;增加赔偿的金额不足一千元的,为一千元。但是,食品的标签、说明书存在不影响食品安全且不会对消费者造成误导的瑕疵的除外。

第一百四十九条　违反本法规定,构成犯罪的,依法追究刑事责任。

第十章　附　则

第一百五十条　本法下列用语的含义:

食品,指各种供人食用或者饮用的成品和原料以及按照传统既是食品又是中药材的物品,但是不包括以治疗为目的的物品。

食品安全,指食品无毒、无害,符合应当有的营养要求,对人体健康不造成任何急性、亚急性或者慢性危害。

预包装食品,指预先定量包装或者制作在包装材料、容器中的食品。

食品添加剂,指为改善食品品质和色、香、味以及为防腐、保鲜和加工工艺的需要而加入食品中的人工合成或者天然物质,包括营养强化剂。

用于食品的包装材料和容器,指包装、盛放食品或者食品添加剂用的纸、竹、木、金属、搪瓷、陶瓷、塑料、橡胶、天然纤维、化学纤维、玻璃等制品和直接接触食品或者食品添加剂的涂料。

用于食品生产经营的工具、设备,指在食品或者食品添加剂生产、销售、使用过程中直接接触食品或者食品添加剂的机械、管道、传送带、容器、用具、餐具等。

用于食品的洗涤剂、消毒剂,指直接用于洗涤或者消毒食品、餐具、饮具以及直接接触食品的工具、设备或者食品包装材料和容器的物质。

食品保质期,指食品在标明的贮存条件下保持品质的期限。

食源性疾病,指食品中致病因素进入人体引起的感染性、中毒性等疾病,包括食物中毒。

食品安全事故,指食源性疾病、食品污染等源于食品,对人体健康有危害或者可能有危害的事故。

第一百五十一条　转基因食品和食盐的食品安全管理,本法未作规定的,适用其他法律、行政法规的规定。

第一百五十二条　铁路、民航运营中食品安全的管理办法由国务院食品药品监督管理部门会同国务院有关部门依照本法制定。

保健食品的具体管理办法由国务院食品药品监督管理部门依照本法制定。

食品相关产品生产活动的具体管理办法由国务院质量监督部门依照本法制定。

国境口岸食品的监督管理由出入境检验检疫机构依照本法以及有关法律、行政法规的规定实施。

军队专用食品和自供食品的食品安全管理办法由中央军事委员会依照本法制定。

第一百五十三条　国务院根据实际需要,可以对食品安全监督管理体制做出调整。

第一百五十四条　本法自 2015 年 10 月 1 日起施行。

附 录 二

食品生产通用卫生规范（GB 14881-2013）

1 范围

本标准规定了食品生产过程中原料采购、加工、包装、贮存和运输等环节的场所、设施、人员的基本要求和管理准则。

本标准适用于各类食品的生产，如确有必要制定某类食品生产的专项卫生规范，应当以本标准作为基础。

2 术语和定义

2.1 污染

在食品生产过程中发生的生物、化学、物理污染因素传入的过程。

2.2 虫害

由昆虫、鸟类、啮齿类动物等生物（包括苍蝇、蟑螂、麻雀、老鼠等）造成的不良影响。

2.3 食品加工人员

直接接触包装或未包装的食品、食品设备和器具、食品接触面的操作人员。

2.4 接触表面

设备、工器具、人体等可被接触到的表面。

2.5 分离

通过在物品、设施、区域之间留有一定空间，而非通过设置物理阻断的方式进行隔离。

2.6 分隔

通过设置物理阻断如墙壁、卫生屏障、遮罩或独立房间等进行隔离。

2.7 食品加工场所

用于食品加工处理的建筑物和场地，以及按照相同方式管理的其他建筑物、场地和周围环境等。

2.8 监控

按照预设的方式和参数进行观察或测定，以评估控制环节是否处于受控状态。

2.9 工作服

根据不同生产区域的要求，为降低食品加工人员对食品的污染风险而配备的专用服装。

3 选址及厂区环境

3.1 选址

3.1.1 厂区不应选择对食品有显著污染的区域。如某地对食品安全和食品宜食用性存在明显的不利影响，且无法通过采取措施加以改善，应避免在该地址建厂。

3.1.2　厂区不应选择有害废弃物以及粉尘、有害气体、放射性物质和其他扩散性污染源不能有效清除的地址。

3.1.3　厂区不宜择易发生洪涝灾害的地区,难以避开时应设计必要的防范措施。

3.1.4　厂区周围不宜有虫害大量孳生的潜在场所,难以避开时应设计必要的防范措施。

3.2　厂区环境

3.2.1　应考虑环境给食品生产带来的潜在污染风险,并采取适当的措施将其降至最低水平。

3.2.2　厂区应合理布局,各功能区域划分明显,并有适当的分离或分隔措施,防止交叉污染。

3.2.3　厂区内的道路应铺设混凝土、沥青或者其他硬质材料;空地应采取必要措施,如铺设水泥、地砖或铺设草坪等方式,保持环境清洁,防止正常天气下扬尘和积水等现象的发生。

3.2.4　厂区绿化应与生产车间保持适当距离,植被应定期维护,以防止虫害的孳生。

3.2.5　厂区应有适当的排水系统。

3.2.6　宿舍、食堂、职工娱乐设施等生活区应与生产区保持适当距离或分隔。

4　厂房和车间

4.1　设计和布局

4.1.1　厂房和车间的内部设计和布局应满足食品卫生操作要求,避免食品生产中发生交叉污染。

4.1.2　厂房和车间的设计应根据生产工艺合理布局,预防和降低产品受污染的风险。

4.1.3　厂房和车间应根据产品特点、生产工艺、生产特性以及生产过程对清洁程度的要求合理划分作业区,并采取有效分离或分隔。如:通常可划分为清洁作业区、准清洁作业区和一般作业区;或清洁作业区和一般作业区等。一般作业区应与其他作业区域分隔。

4.1.4　厂房内设置的检验室应与生产区域分隔。

4.1.5　厂房的面积和空间应与生产能力相适应,便于设备安置、清洁消毒、物料存储及人员操作。

4.2　建筑内部结构与材料

4.2.1　内部结构

建筑内部结构应易于维护、清洁或消毒。应采用适当的耐用材料建造。

4.2.2　顶棚

4.2.2.1　顶棚应使用无毒、无味、与生产需求相适应、易于观察清洁状况的材料建造;若直接在屋顶内层喷涂涂料作为顶棚,应使用无毒、无味、防霉、不易脱落、易于清洁的涂料。

4.2.2.2　顶棚应易于清洁、消毒,在结构上不利于冷凝水垂直滴下,防止虫害和霉菌孳生。

4.2.2.3　蒸汽、水、电等配件管路应避免设置于暴露食品的上方;如确需设置,应有能防止灰尘散落及水滴掉落的装置或措施。

4.2.3　墙壁

4.2.3.1　墙面、隔断应使用无毒、无味的防渗透材料建造,在操作高度范围内的墙面应光滑、不易积累污垢且易于清洁;若使用涂料,应无毒、无味、防霉、不易脱落、易于清洁。

4.2.3.2　墙壁、隔断和地面交界处应结构合理、易于清洁，能有效避免污垢积存。例如设置漫弯形交界面等。

4.2.4　门窗

4.2.4.1　门窗应闭合严密。门的表面应平滑、防吸附、不渗透，并易于清洁、消毒。应使用不透水、坚固、不变形的材料制成。

4.2.4.2　清洁作业区和准清洁作业区与其他区域之间的门应能及时关闭。

4.2.4.3　窗户玻璃应使用不易碎材料。若使用普通玻璃，应采取必要的措施防止玻璃破碎后对原料、包装材料及食品造成污染。

4.2.4.4　窗户如设置窗台，其结构应能避免灰尘积存且易于清洁。可开启的窗户应装有易于清洁的防虫害窗纱。

4.2.5　地面

4.2.5.1　地面应使用无毒、无味、不渗透、耐腐蚀的材料建造。地面的结构应有利于排污和清洗的需要。

4.2.5.2　地面应平坦防滑、无裂缝、并易于清洁、消毒，并有适当的措施防止积水。

5　设施与设备

5.1　设施

5.1.1　供水设施

5.1.1.1　应能保证水质、水压、水量及其他要求符合生产需要。

5.1.1.2　食品加工用水的水质应符合 GB 5749 的规定，对加工用水水质有特殊要求的食品应符合相应规定。间接冷却水、锅炉用水等食品生产用水的水质应符合生产需要。

5.1.1.3　食品加工用水与其他不与食品接触的用水（如间接冷却水、污水或废水等）应以完全分离的管路输送，避免交叉污染。各管路系统应明确标识以便区分。

5.1.1.4　自备水源及供水设施应符合有关规定。供水设施中使用的涉及饮用水卫生安全产品还应符合国家相关规定。

5.1.2　排水设施

5.1.2.1　排水系统的设计和建造应保证排水畅通、便于清洁维护；应适应食品生产的需要，保证食品及生产、清洁用水不受污染。

5.1.2.2　排水系统入口应安装带水封的地漏等装置，以防止固体废弃物进入及浊气逸出。

5.1.2.3　排水系统出口应有适当措施以降低虫害风险。

5.1.2.4　室内排水的流向应由清洁程度要求高的区域流向清洁程度要求低的区域，且应有防止逆流的设计。

5.1.2.5　污水在排放前应经适当方式处理，以符合国家污水排放的相关规定。

5.1.3　清洁消毒设施

应配备足够的食品、工器具和设备的专用清洁设施，必要时应配备适宜的消毒设施。应采取措施避免清洁、消毒工器具带来的交叉污染。

5.1.4　废弃物存放设施

应配备设计合理、防止渗漏、易于清洁的存放废弃物的专用设施；车间内存放废弃物的设施和容器应标识清晰。必要时应在适当地点设置废弃物临时存放设施，并依废弃物特性分类存放。

5.1.5　个人卫生设施

5.1.5.1　生产场所或生产车间入口处应设置更衣室;必要时特定的作业区入口处可按需要设置更衣室。更衣室应保证工作服与个人服装及其他物品分开放置。

5.1.5.2　生产车间入口及车间内必要处,应按需设置换鞋(穿戴鞋套)设施或工作鞋靴消毒设施。如设置工作鞋靴消毒设施,其规格尺寸应能满足消毒需要。

5.1.5.3　应根据需要设置卫生间,卫生间的结构、设施与内部材质应易于保持清洁;卫生间内的适当位置应设置洗手设施。卫生间不得与食品生产、包装或贮存等区域直接连通。

5.1.5.4　应在清洁作业区入口设置洗手、干手和消毒设施;如有需要,应在作业区内适当位置加设洗手和(或)消毒设施;与消毒设施配套的水龙头其开关应为非手动式。

5.1.5.5　洗手设施的水龙头数量应与同班次食品加工人员数量相匹配,必要时应设置冷热水混合器。洗手池应采用光滑、不透水、易清洁的材质制成,其设计及构造应易于清洁消毒。应在临近洗手设施的显著位置标示简明易懂的洗手方法。

5.1.5.6　根据对食品加工人员清洁程度的要求,必要时应可设置风淋室、淋浴室等设施。

5.1.6　通风设施

5.1.6.1　应具有适宜的自然通风或人工通风措施;必要时应通过自然通风或机械设施有效控制生产环境的温度和湿度。通风设施应避免空气从清洁度要求低的作业区域流向清洁度要求高的作业区域。

5.1.6.2　应合理设置进气口位置,进气口与排气口和户外垃圾存放装置等污染源保持适宜的距离和角度。进、排气口应装有防止虫害侵入的网罩等设施。通风排气设施应易于清洁、维修或更换。

5.1.6.3　若生产过程需要对空气进行过滤净化处理,应加装空气过滤装置并定期清洁。

5.1.6.4　根据生产需要,必要时应安装除尘设施。

5.1.7　照明设施

5.1.7.1　厂房内应有充足的自然采光或人工照明,光泽和亮度应能满足生产和操作需要;光源应使食品呈现真实的颜色。

5.1.7.2　如需在暴露食品和原料的正上方安装照明设施,应使用安全型照明设施或采取防护措施。

5.1.8　仓储设施

5.1.8.1　应具有与所生产产品的数量、贮存要求相适应的仓储设施。

5.1.8.2　仓库应以无毒、坚固的材料建成;仓库地面应平整,便于通风换气。仓库的设计应能易于维护和清洁,防止虫害藏匿,并应有防止虫害侵入的装置。

5.1.8.3　原料、半成品、成品、包装材料等应依据性质的不同分设贮存场所、或分区域码放,并有明确标识,防止交叉污染。必要时仓库应设有温、湿度控制设施。

5.1.8.4　贮存物品应与墙壁、地面保持适当距离,以利于空气流通及物品搬运。

5.1.8.5　清洁剂、消毒剂、杀虫剂、润滑剂、燃料等物质应分别安全包装,明确标识,并应与原料、半成品、成品、包装材料等分隔放置。

5.1.9　温控设施

5.1.9.1　应根据食品生产的特点,配备适宜的加热、冷却、冷冻等设施,以及用于监测温度的设施。

5.1.9.2　根据生产需要,可设置控制室温的设施。

5.2　设备

5.2.1　生产设备

5.2.1.1　一般要求

应配备与生产能力相适应的生产设备,并按工艺流程有序排列,避免引起交叉污染。

5.2.1.2　材质

5.2.1.2.1　与原料、半成品、成品接触的设备与用具,应使用无毒、无味、抗腐蚀、不易脱落的材料制作,并应易于清洁和保养。

5.2.1.2.2　设备、工器具等与食品接触的表面应使用光滑、无吸收性、易于清洁保养和消毒的材料制成,在正常生产条件下不会与食品、清洁剂和消毒剂发生反应,并应保持完好无损。

5.2.1.3　设计

5.2.1.3.1　所有生产设备应从设计和结构上避免零件、金属碎屑、润滑油、或其他污染因素混入食品,并应易于清洁消毒、易于检查和维护。

5.2.1.3.2　设备应不留空隙地固定在墙壁或地板上,或在安装时与地面和墙壁间保留足够空间,以便清洁和维护。

5.2.2　监控设备

用于监测、控制、记录的设备,如压力表、温度计、记录仪等,应定期校准、维护。

5.2.3　设备的保养和维修

应建立设备保养和维修制度,加强设备的日常维护和保养,定期检修,及时记录。

6　卫生管理

6.1　卫生管理制度

6.1.1　应制定食品加工人员和食品生产卫生管理制度以及相应的考核标准,明确岗位职责,实行岗位责任制。

6.1.2　应根据食品的特点以及生产、贮存过程的卫生要求,建立对保证食品安全具有显著意义的关键控制环节的监控制度,良好实施并定期检查,发现问题及时纠正。

6.1.3　应制定针对生产环境、食品加工人员、设备及设施等的卫生监控制度,确立内部监控的范围、对象和频率。记录并存档监控结果,定期对执行情况和效果进行检查,发现问题及时整改。

6.1.4　应建立清洁消毒制度和清洁消毒用具管理制度。清洁消毒前后的设备和工器具应分开放置妥善保管,避免交叉污染。

6.2　厂房及设施卫生管理

6.2.1　厂房内各项设施应保持清洁,出现问题及时维修或更新;厂房地面、屋顶、天花板及墙壁有破损时,应及时修补。

6.2.2　生产、包装、贮存等设备及工器具、生产用管道、裸露食品接触表面等应定期清洁消毒。

6.3　食品加工人员健康管理与卫生要求

6.3.1　食品加工人员健康管理

6.3.1.1　应建立并执行食品加工人员健康管理制度。

6.3.1.2　食品加工人员每年应进行健康检查,取得健康证明;上岗前应接受卫生培训。

6.3.1.3　食品加工人员如患有痢疾、伤寒、甲型病毒性肝炎、戊型病毒性肝炎等消化道传染病,以及患有活动性肺结核、化脓性或者渗出性皮肤病等有碍食品安全的疾病,或有明显皮肤损伤未愈合的,应当调整到其他不影响食品安全的工作岗位。

6.3.2　食品加工人员卫生要求

6.3.2.1　进入食品生产场所前应整理个人卫生,防止污染食品。

6.3.2.2　进入作业区域应规范穿着洁净的工作服,并按要求洗手、消毒;头发应藏于工作帽内或使用发网约束。

6.3.2.3　进入作业区域不应配戴饰物、手表,不应化妆、染指甲、喷洒香水;不得携带或存放与食品生产无关的个人用品。

6.3.2.4　使用卫生间、接触可能污染食品的物品、或从事与食品生产无关的其他活动后,再次从事接触食品、食品工器具、食品设备等与食品生产相关的活动前应洗手消毒。

6.3.3　来访者

非食品加工人员不得进入食品生产场所,特殊情况下进入时应遵守和食品加工人员同样的卫生要求。

6.4　虫害控制

6.4.1　应保持建筑物完好、环境整洁,防止虫害侵入及孳生。

6.4.2　应制定和执行虫害控制措施,并定期检查。生产车间及仓库应采取有效措施(如纱帘、纱网、防鼠板、防蝇灯、风幕等),防止鼠类昆虫等侵入。若发现有虫鼠害痕迹时,应追查来源,消除隐患。

6.4.3　应准确绘制虫害控制平面图,标明捕鼠器、粘鼠板、灭蝇灯、室外诱饵投放点、生化信息素捕杀装置等放置的位置。

6.4.4　厂区应定期进行除虫灭害工作。

6.4.5　采用物理、化学或生物制剂进行处理时,不应影响食品安全和食品应有的品质、不应污染食品接触表面、设备、工器具及包装材料。除虫灭害工作应有相应的记录。

6.4.6　使用各类杀虫剂或其他药剂前,应做好预防措施避免对人身、食品、设备工具造成污染;不慎污染时,应及时将被污染的设备、工具彻底清洁,消除污染。

6.5　废弃物处理

6.5.1　应制定废弃物存放和清除制度,有特殊要求的废弃物其处理方式应符合有关规定。废弃物应定期清除;易腐败的废弃物应尽快清除;必要时应及时清除废弃物。

6.5.2　车间外废弃物放置场所应与食品加工场所隔离防止污染;应防止不良气味或有害有毒气体溢出;应防止虫害孳生。

6.6　工作服管理

6.6.1　进入作业区域应穿着工作服。

6.6.2　应根据食品的特点及生产工艺的要求配备专用工作服,如衣、裤、鞋靴、帽和发网等,必要时还可配备口罩、围裙、套袖、手套等。

6.6.3　应制定工作服的清洗保洁制度,必要时应及时更换;生产中应注意保持工作服干净完好。

6.6.4　工作服的设计、选材和制作应适应不同作业区的要求,降低交叉污染食品的风险;应合理选择工作服口袋的位置、使用的连接扣件等,降低内容物或扣件掉落污染食品的风险。

7　食品原料、食品添加剂和食品相关产品

7.1　一般要求

应建立食品原料、食品添加剂和食品相关产品的采购、验收、运输和贮存管理制度，确保所使用的食品原料、食品添加剂和食品相关产品符合国家有关要求。不得将任何危害人体健康和生命安全的物质添加到食品中。

7.2　食品原料

7.2.1　采购的食品原料应当查验供货者的许可证和产品合格证明文件；对无法提供合格证明文件的食品原料，应当依照食品安全标准进行检验。

7.2.2　食品原料必须经过验收合格后方可使用。经验收不合格的食品原料应在指定区域与合格品分开放置并明显标记，并应及时进行退、换货等处理。

7.2.3　加工前宜进行感官检验，必要时应进行实验室检验；检验发现涉及食品安全项目指标异常的，不得使用；只应使用确定适用的食品原料。

7.2.4　食品原料运输及贮存中应避免日光直射、备有防雨防尘设施；根据食品原料的特点和卫生需要，必要时还应具备保温、冷藏、保鲜等设施。

7.2.5　食品原料运输工具和容器应保持清洁、维护良好，必要时应进行消毒。食品原料不得与有毒、有害物品同时装运，避免污染食品原料。

7.2.6　食品原料仓库应设专人管理，建立管理制度，定期检查质量和卫生情况，及时清理变质或超过保质期的食品原料。仓库出货顺序应遵循先进先出的原则，必要时应根据不同食品原料的特性确定出货顺序。

7.3　食品添加剂

7.3.1　采购食品添加剂应当查验供货者的许可证和产品合格证明文件。食品添加剂必须经过验收合格后方可使用。

7.3.2　运输食品添加剂的工具和容器应保持清洁、维护良好，并能提供必要的保护，避免污染食品添加剂。

7.3.3　食品添加剂的贮藏应有专人管理，定期检查质量和卫生情况，及时清理变质或超过保质期的食品添加剂。仓库出货顺序应遵循先进先出的原则，必要时应根据食品添加剂的特性确定出货顺序。

7.4　食品相关产品

7.4.1　采购食品包装材料、容器、洗涤剂、消毒剂等食品相关产品应当查验产品的合格证明文件，实行许可管理的食品相关产品还应查验供货者的许可证。食品包装材料等食品相关产品必须经过验收合格后方可使用。

7.4.2　运输食品相关产品的工具和容器应保持清洁、维护良好，并能提供必要的保护，避免污染食品原料和交叉污染。

7.4.3　食品相关产品的贮藏应有专人管理，定期检查质量和卫生情况，及时清理变质或超过保质期的食品相关产品。仓库出货顺序应遵循先进先出的原则。

7.5　其他

盛装食品原料、食品添加剂、直接接触食品的包装材料的包装或容器，其材质应稳定、无毒无害，不易受污染，符合卫生要求。

食品原料、食品添加剂和食品包装材料等进入生产区域时应有一定的缓冲区域或外包装清洁措施,以降低污染风险。

8 生产过程的食品安全控制

8.1 产品污染风险控制

8.1.1 应通过危害分析方法明确生产过程中的食品安全关键环节,并设立食品安全关键环节的控制措施。在关键环节所在区域,应配备相关的文件以落实控制措施,如配料(投料)表、岗位操作规程等。

8.1.2 鼓励采用危害分析与关键控制点体系(HACCP)对生产过程进行食品安全控制。

8.2 生物污染的控制

8.2.1 清洁和消毒

8.2.1.1 应根据原料、产品和工艺的特点,针对生产设备和环境制定有效的清洁消毒制度,降低微生物污染的风险。

8.2.1.2 清洁消毒制度应包括以下内容:清洁消毒的区域、设备或器具名称;清洁消毒工作的职责;使用的洗涤、消毒剂;清洁消毒方法和频率;清洁消毒效果的验证及不符合的处理;清洁消毒工作及监控记录。

8.2.1.3 应确保实施清洁消毒制度,如实记录;及时验证消毒效果,发现问题及时纠正。

8.2.2 食品加工过程的微生物监控

8.2.2.1 根据产品特点确定关键控制环节进行微生物监控;必要时应建立食品加工过程的微生物监控程序,包括生产环境的微生物监控和过程产品的微生物监控。

8.2.2.2 食品加工过程的微生物监控程序应包括:微生物监控指标、取样点、监控频率、取样和检测方法、评判原则和整改措施等,具体可参照附录 A 的要求,结合生产工艺及产品特点制定。

8.2.2.3 微生物监控应包括致病菌监控和指示菌监控,食品加工过程的微生物监控结果应能反映食品加工过程中对微生物污染的控制水平。

8.3 化学污染的控制

8.3.1 应建立防止化学污染的管理制度,分析可能的污染源和污染途径,制定适当的控制计划和控制程序。

8.3.2 应当建立食品添加剂和食品工业用加工助剂的使用制度,按照 GB 2760 的要求使用食品添加剂。

8.3.3 不得在食品加工中添加食品添加剂以外的非食用化学物质和其他可能危害人体健康的物质。

8.3.4 生产设备上可能直接或间接接触食品的活动部件若需润滑,应当使用食用油脂或能保证食品安全要求的其他油脂。

8.3.5 建立清洁剂、消毒剂等化学品的使用制度。除清洁消毒必需和工艺需要,不应在生产场所使用和存放可能污染食品的化学制剂。

8.3.6 食品添加剂、清洁剂、消毒剂等均应采用适宜的容器妥善保存,且应明显标示、分类贮存;领用时应准确计量、作好使用记录。

8.3.7 应当关注食品在加工过程中可能产生有害物质的情况,鼓励采取有效措施减低其风险。

8.4 物理污染的控制

8.4.1 应建立防止异物污染的管理制度,分析可能的污染源和污染途径,并制定相应的控制计划和控制程序。

8.4.2 应通过采取设备维护、卫生管理、现场管理、外来人员管理及加工过程监督等措施,最大程度地降低食品受到玻璃、金属、塑胶等异物污染的风险。

8.4.3 应采取设置筛网、捕集器、磁铁、金属检查器等有效措施降低金属或其他异物污染食品的风险。

8.4.4 当进行现场维修、维护及施工等工作时,应采取适当措施避免异物、异味、碎屑等污染食品。

8.5 包装

8.5.1 食品包装应能在正常的贮存、运输、销售条件下最大限度地保护食品的安全性和食品品质。

8.5.2 使用包装材料时应核对标识,避免误用;应如实记录包装材料的使用情况。

9 检验

9.1 应通过自行检验或委托具备相应资质的食品检验机构对原料和产品进行检验,建立食品出厂检验记录制度。

9.2 自行检验应具备与所检项目适应的检验室和检验能力;由具有相应资质的检验人员按规定的检验方法检验;检验仪器设备应按期检定。

9.3 检验室应有完善的管理制度,妥善保存各项检验的原始记录和检验报告。应建立产品留样制度,及时保留样品。

9.4 应综合考虑产品特性、工艺特点、原料控制情况等因素合理确定检验项目和检验频次以有效验证生产过程中的控制措施。净含量、感官要求以及其他容易受生产过程影响而变化的检验项目的检验频次应大于其他检验项目。

9.5 同一品种不同包装的产品,不受包装规格和包装形式影响的检验项目可以一并检验。

10 食品的贮存和运输

10.1 根据食品的特点和卫生需要选择适宜的贮存和运输条件,必要时应配备保温、冷藏、保鲜等设施。不得将食品与有毒、有害或有异味的物品一同贮存运输。

10.2 应建立和执行适当的仓储制度,发现异常应及时处理。

10.3 贮存、运输和装卸食品的容器、工器具和设备应当安全、无害,保持清洁,降低食品污染的风险。

10.4 贮存和运输过程中应避免日光直射、雨淋、显著的温湿度变化和剧烈撞击等,防止食品受到不良影响。

11 产品召回管理

11.1 应根据国家有关规定建立产品召回制度。

11.2 当发现生产的食品不符合食品安全标准或存在其他不适于食用的情况时,应当立即停止生产,召回已经上市销售的食品,通知相关生产经营者和消费者,并记录召回和通知情况。

11.3 对被召回的食品,应当进行无害化处理或者予以销毁,防止其再次流入市场。对因标签、标识或者说明书不符合食品安全标准而被召回的食品,应采取能保证食品安全且便于重新销售时向消费者明示的补救措施。

11.4　应合理划分记录生产批次,采用产品批号等方式进行标识,便于产品追溯。

12　培训

12.1　应建立食品生产相关岗位的培训制度,对食品加工人员以及相关岗位的从业人员进行相应的食品安全知识培训。

12.2　应通过培训促进各岗位从业人员遵守食品安全相关法律法规标准和执行各项食品安全管理制度的意识和责任,提高相应的知识水平。

12.3　应根据食品生产不同岗位的实际需求,制定和实施食品安全年度培训计划并进行考核,做好培训记录。

12.4　当食品安全相关的法律法规标准更新时,应及时开展培训。

12.5　应定期审核和修订培训计划,评估培训效果,并进行常规检查,以确保培训计划的有效实施。

13　管理制度和人员

13.1　应配备食品安全专业技术人员、管理人员,并建立保障食品安全的管理制度。

13.2　食品安全管理制度应与生产规模、工艺技术水平和食品的种类特性相适应,应根据生产实际和实施经验不断完善食品安全管理制度。

13.3　管理人员应了解食品安全的基本原则和操作规范,能够判断潜在的危险,采取适当的预防和纠正措施,确保有效管理。

14　记录和文件管理

14.1　记录管理

14.1.1　应建立记录制度,对食品生产中采购、加工、贮存、检验、销售等环节详细记录。记录内容应完整、真实,确保对产品从原料采购到产品销售的所有环节都可进行有效追溯。

14.1.1.1　应如实记录食品原料、食品添加剂和食品包装材料等食品相关产品的名称、规格、数量、供货者名称及联系方式、进货日期等内容。

14.1.1.2　应如实记录食品的加工过程(包括工艺参数、环境监测等)、产品贮存情况及产品的检验批号、检验日期、检验人员、检验方法、检验结果等内容。

14.1.1.3　应如实记录出厂产品的名称、规格、数量、生产日期、生产批号、购货者名称及联系方式、检验合格单、销售日期等内容。

14.1.1.4　应如实记录发生召回的食品名称、批次、规格、数量、发生召回的原因及后续整改方案等内容。

14.1.2　食品原料、食品添加剂和食品包装材料等食品相关产品进货查验记录、食品出厂检验记录应由记录和审核人员复核签名,记录内容应完整。保存期限不得少于 2 年。

14.1.3　应建立客户投诉处理机制。对客户提出的书面或口头意见、投诉,企业相关管理部门应作记录并查找原因,妥善处理。

14.2　应建立文件的管理制度,对文件进行有效管理,确保各相关场所使用的文件均为有效版本。

14.3　鼓励采用先进技术手段(如电子计算机信息系统),进行记录和文件管理。

附录 A　食品加工过程的微生物监控程序指南

注：本附录给出了制定食品加工过程环境微生物监控程序时应当考虑的要点，实际生产中可根据产品特性和生产工艺技术水平等因素参照执行。

A.1　食品加工过程中的微生物监控是确保食品安全的重要手段，是验证或评估目标微生物控制程序的有效性、确保整个食品质量和安全体系持续改进的工具。

A.2　本附录提出了制定食品加工过程微生物监控程序时应考虑的要点。

A.3　食品加工过程的微生物监控，主要包括环境微生物监控和过程产品的微生物监控。环境微生物监控主要用于评判加工过程的卫生控制状况，以及找出可能存在的污染源。通常环境监控对象包括食品接触表面、与食品或食品接触表面邻近的接触表面以及环境空气。过程产品的微生物监控主要用于评估加工过程卫生控制能力和产品卫生状况。

A.4　食品加工过程的微生物监控涵盖了加工过程各个环节的微生物学评估、清洁消毒效果以及微生物控制效果的评价。在制定时应考虑以下内容：

a）加工过程的微生物监控应包括微生物监控指标、取样点、监控频率、取样和检测方法、评判原则以及不符合情况的处理等；

b）加工过程的微生物监控指标：应以能够评估加工环境卫生状况和过程控制能力的指示微生物（如菌落总数、大肠菌群、酵母霉菌或其他指示菌）为主。必要时也可采用致病菌作为监控指标；

c）加工过程微生物监控的取样点：环境监控的取样点应为微生物可能存在或进入而导致污染的地方。可根据相关文献资料确定取样点，也可以根据经验或者积累的历史数据确定取样点。过程产品监控计划的取样点应覆盖整个加工环节中微生物水平可能发生变化且会影响产品安全性和/或食品品质的过程产品，例如微生物控制的关键控制点之后的过程产品。具体可参考表 A.1 中示例；

d）加工过程微生物监控的监控频率：应基于污染可能发生的风险来制定监控频率。可根据相关文献资料，相关经验和专业知识或者积累的历史数据，确定合理的监控频率。具体可参考表 A.1 中示例。加工过程的微生物监控应是动态的，应根据数据变化和加工过程污染风险的高低而有所调整和定期评估。例如：当指示微生物监控结果偏高、终产品检测出致病菌、重大维护施工活动后或者卫生状况出现下降趋势时等，需要增加取样点和监控频率；当监控结果一直满足要求，可适当减少取样点或者放宽监控频率；

e）取样和检测方法：环境监控通常以涂抹取样为主，过程产品监控通常直接取样。检测方法的选择应基于监控指标进行选择；

f）评判原则：应依据一定的监控指标限值进行评判，监控指标限值可基于微生物控制的效果以及对产品质量和食品安全性的影响来确定；

g）微生物监控的不符合情况处理要求：各监控点的监控结果应当符合监控指标的限值并保持稳定，当出现轻微不符合时，可通过增加取样频次等措施加强监控；当出现严重不符合时，应当立即纠正，同时查找问题原因，以确定是否需要对微生物控制程序采取相应的纠正措施。

表 A.1　食品加工过程微生物监控示例

监控项目		建议取样点[a]	建议监控微生物[b]	建议监控频率[c]	建议监控指标限值
环境的微生物监控	食品接触表面	食品加工人员的手部、工作服、手套传送皮带、工器具及其他直接接触食品的设备表面	菌落总数大肠菌群等	验证清洁效果应在清洁消毒之后,其他可每周、每两周或每月	结合生产实际情况确定监控指标限值
	与食品或食品接触表面邻近的接触表面	设备外表面、支架表面、控制面板、零件车等接触表面	菌落总数、大肠菌群等卫生状况指示微生物,必要时监控致病菌	每两周或每月	结合生产实际情况确定监控指标限值
	加工区域内的环境空气	靠近裸露产品的位置	菌落总数酵母霉菌等	每周、每两周或每月	结合生产实际情况确定监控指标限值
过程产品的微生物监控		加工环节中微生物水平可能发生变化且会影响食品安全性和(或)食品品质的过程产品	卫生状况指示微生物(如菌落总数、大肠菌群、酵母霉菌或其他指示菌)	开班第一时间生产的产品及之后连续生产过程中每周(或每两周或每月)	结合生产实际情况确定监控指标限值

[a] 可根据食品特性以及加工过程实际情况选择取样点。
[b] 可根据需要选择一个或多个卫生指示微生物实施监控。
[c] 可根据具体取样点的风险确定监控频率。

附 录 三

食品经营过程卫生规范(GB 31621-2014)

1 范围

本标准规定了食品采购、运输、验收、贮存、分装与包装、销售等经营过程中的食品安全要求。本标准适用于各种类型的食品经营活动。

本标准不适用于网络食品交易、餐饮服务、现制现售的食品经营活动。

2 采购

2.1 采购食品应依据国家相关规定查验供货者的许可证和食品合格证明文件,并建立合格供应商档案。

2.2 实行统一配送经营方式的食品经营企业,可以由企业总部统一查验供货者的许可证和食品合格证明文件,进行食品进货查验记录。

2.3 采购散装食品所使用的容器和包装材料应符合国家相关法律法规及标准的要求。

3 运输

3.1 运输食品应使用专用运输工具,并具备防雨、防尘设施。

3.2 根据食品安全相关要求,运输工具应具备相应的冷藏、冷冻设施或预防机械性损伤的保护性设施等,并保持正常运行。

3.3 运输工具和装卸食品的容器、工具和设备应保持清洁和定期消毒。

3.4 食品运输工具不得运输有毒有害物质,防止食品污染。

3.5 运输过程操作应轻拿轻放,避免食品受到机械性损伤。

3.6 食品在运输过程中应符合保证食品安全所需的温度等特殊要求。

3.7 应严格控制冷藏、冷冻食品装卸货时间,装卸货期间食品温度升高幅度不超过3°C。

3.8 同一运输工具运输不同食品时,应做好分装、分离或分隔,防止交叉污染。

3.9 散装食品应采用符合国家相关法律法规及标准的食品容器或包装材料进行密封包装后运输,防止运输过程中受到污染。

4 验收

4.1 应依据国家相关法律法规及标准,对食品进行符合性验证和感官抽查,对有温度控制要求的食品应进行运输温度测定。

4.2 应查验食品合格证明文件,并留存相关证明。食品相关文件应属实且与食品有直接对应关系。具有特殊验收要求的食品,需按照相关规定执行。

4.3 应如实记录食品的名称、规格、数量、生产日期、保质期、进货日期以及供货者的名称、地址及联系方式等信息。记录、票据等文件应真实,保存期限不得少于食品保质期满后6个月;没有明确保质期的,保存期限不得少于两年。

4.4　食品验收合格后方可入库。不符合验收标准的食品不得接收,应单独存放,做好标记并尽快处理。

5　贮存

5.1　贮存场所应保持完好、环境整洁,与有毒、有害污染源有效分隔。

5.2　贮存场所地面应做到硬化,平坦防滑并易于清洁、消毒,并有适当的措施防止积水。

5.3　应有良好的通风、排气装置,保持空气清新无异味,避免日光直接照射。

5.4　对温度、湿度有特殊要求的食品,应确保贮存设备、设施满足相应的食品安全要求,冷藏库或冷冻库外部具备便于监测和控制的设备仪器,并定期校准、维护,确保准确有效。

5.5　贮存的物品应与墙壁、地面保持适当距离,防止虫害藏匿并利于空气流通。

5.6　生食与熟食等容易交叉污染的食品应采取适当的分隔措施,固定存放位置并明确标识。

5.7　贮存散装食品时,应在贮存位置标明食品的名称、生产日期、保质期、生产者名称及联系方式等内容。

5.8　应遵循先进先出的原则,定期检查库存食品,及时处理变质或超过保质期的食品。

5.9　贮存设备、工具、容器等应保持卫生清洁,并采取有效措施(如纱帘、纱网、防鼠板、防蝇灯、风幕等)防止鼠类昆虫等侵入,若发现有鼠类昆虫等痕迹时,应追查来源,消除隐患。

5.10　采用物理、化学或生物制剂进行虫害消杀处理时,不应影响食品安全,不应污染食品接触表面、设备、工具、容器及包装材料;不慎污染时,应及时彻底清洁,消除污染。

5.11　清洁剂、消毒剂、杀虫剂等物质应分别包装,明确标识,并与食品及包装材料分隔放置。

5.12　应记录食品进库、出库时间和贮存温度及其变化。

6　销售

6.1　应具有与经营食品品种、规模相适应的销售场所。销售场所应布局合理,食品经营区域与非食品经营区域分开设置,生食区域与熟食区域分开,待加工食品区域与直接入口食品区域分开,经营水产品的区域应与其他食品经营区域分开,防止交叉污染。

6.2　应具有与经营食品品种、规模相适应的销售设施和设备。与食品表面接触的设备、工具和容器,应使用安全、无毒、无异味、防吸收、耐腐蚀且可承受反复清洗和消毒的材料制作,易于清洁和保养。

6.3　销售场所的建筑设施、温度湿度控制、虫害控制的要求应参照5.1～5.5、5.9、5.10的相关规定。

6.4　销售有温度控制要求的食品,应配备相应的冷藏、冷冻设备,并保持正常运转。

6.5　应配备设计合理、防止渗漏、易于清洁的废弃物存放专用设施,必要时应在适当地点设置废弃物临时存放设施,废弃物存放设施和容器应标识清晰并及时处理。

6.6　如需在裸露食品的正上方安装照明设施,应使用安全型照明设施或采取防护措施。

6.7　肉、蛋、奶、速冻食品等容易腐败变质的食品应建立相应的温度控制等食品安全控制措施并确保落实执行。

6.8　销售散装食品,应在散装食品的容器、外包装上标明食品的名称、成分或者配料表、生产日期、保质期、生产经营者名称及联系方式等内容,确保消费者能够得到明确和易于理解的信息。散装食品标注的生产日期应与生产者在出厂时标注的生产日期一致。

6.9　在经营过程中包装或分装的食品,不得更改原有的生产日期和延长保质期。包装或分装食品的包装材料和容器应无毒、无害、无异味,应符合国家相关法律法规及标准的要求。

6.10　从事食品批发业务的经营企业销售食品,应如实记录批发食品的名称、规格、数量、生产日期或者生产批号、保质期、销售日期以及购货者名称、地址、联系方式等内容,并保存相关票据。记录和凭证保存期限不得少于食品保质期满后 6 个月;没有明确保质期的,保存期限不得少于两年。

7　产品追溯和召回

7.1　当发现经营的食品不符合食品安全标准时,应立即停止经营,并有效、准确地通知相关生产经营者和消费者,并记录停止经营和通知情况。

7.2　应配合相关食品生产经营者和食品安全主管部门进行相关追溯和召回工作,避免或减轻危害。

7.3　针对所发现的问题,食品经营者应查找各环节记录、分析问题原因并及时改进。

8　卫生管理

8.1　食品经营企业应根据食品的特点以及经营过程的卫生要求,建立对保证食品安全具有显著意义的关键控制环节的监控制度,确保有效实施并定期检查,发现问题及时纠正。

8.2　食品经营企业应制定针对经营环境、食品经营人员、设备及设施等的卫生监控制度,确立内部监控的范围、对象和频率。记录并存档监控结果,定期对执行情况和效果进行检查,发现问题及时纠正。

8.3　食品经营人员应符合国家相关规定对人员健康的要求,进入经营场所应保持个人卫生和衣帽整洁,防止污染食品。

8.4　使用卫生间、接触可能污染食品的物品后,再次从事接触食品、食品工具、容器、食品设备、包装材料等与食品经营相关的活动前,应洗手消毒。

8.5　在食品经营过程中,不应饮食、吸烟、随地吐痰、乱扔废弃物等。

8.6　接触直接入口或不需清洗即可加工的散装食品时应戴口罩、手套和帽子,头发不应外露。

9　培训

9.1　食品经营企业应建立相关岗位的培训制度,对从业人员进行相应的食品安全知识培训。

9.2　食品经营企业应通过培训促进各岗位从业人员遵守国家相关法律法规及标准,增强执行各项食品安全管理制度的意识和责任,提高相应的知识水平。

9.3　食品经营企业应根据不同岗位的实际需求,制定和实施食品安全年度培训计划并进行考核,做好培训记录。当食品安全相关的法规及标准更新时,应及时开展培训。

9.4　应定期审核和修订培训计划,评估培训效果,并进行常规检查,以确保培训计划的有效实施。

10　管理制度和人员

10.1　食品经营企业应配备食品安全专业技术人员、管理人员，并建立保障食品安全的管理制度。

10.2　食品安全管理制度应与经营规模、设备设施水平和食品的种类特性相适应，应根据经营实际和实施经验不断完善食品安全管理制度。

10.3　各岗位人员应熟悉食品安全的基本原则和操作规范，并有明确职责和权限报告经营过程中出现的食品安全问题。

10.4　管理人员应具有必备的知识、技能和经验，能够判断潜在的危险，采取适当的预防和纠正措施，确保有效管理。

11　记录和文件管理

11.1　应对食品经营过程中采购、验收、贮存、销售等环节详细记录。记录内容应完整、真实、清晰、易于识别和检索，确保所有环节都可进行有效追溯。

11.2　应如实记录发生召回的食品名称、批次、规格、数量、发生召回的原因及后续整改方案等内容。

11.3　应对文件进行有效管理，确保各相关场所使用的文件均为有效版本。

11.4　鼓励采用先进技术手段（如电子计算机信息系统），进行记录和文件管理。

附 录 四

食品安全性毒理学评价程序(GB15193.1-2014)

1 范围

本标准规定了食品安全性毒理学评价的程序。

本标准适用于评价食品生产、加工、保藏、运输和销售过程中所涉及的可能对健康造成危害的化学、生物和物理因素的安全性,检验对象包括食品及其原料、食品添加剂、新食品原料、辐照食品、食品相关产品(用于食品的包装材料、容器、洗涤剂、消毒剂和用于食品生产经营的工具、设备)以及食品污染物。

2 受试物的要求

2.1 应提供受试物的名称、批号、含量、保存条件、原料来源、生产工艺、质量规格标准、性状、人体推荐(可能)摄入量等有关资料。

2.2 对于单一成分的物质,应提供受试物(必要时包括其杂质)的物理、化学性质(包括化学结构、纯度、稳定性等)。对于混合物(包括配方产品),应提供受试物的组成,必要时应提供受试物各组成成分的物理、化学性质(包括化学名称、化学结构、纯度、稳定性、溶解度等)有关资料。

2.3 若受试物是配方产品,应是规格化产品,其组成成分、比例及纯度应与实际应用的相同。若受试物是酶制剂,应该使用在加入其他复配成分以前的产品作为受试物。

3 食品安全性毒理学评价试验的内容

3.1 急性经口毒性试验。

3.2 遗传毒性试验。

3.2.1 遗传毒性试验内容。细菌回复突变试验、哺乳动物红细胞微核试验、哺乳动物骨髓细胞染色体畸变试验、小鼠精原细胞或精母细胞染色体畸变试验、体外哺乳类细胞 HGPRT 基因突变试验、体外哺乳类细胞 TK 基因突变试验、体外哺乳类细胞染色体畸变试验、啮齿类动物显性致死试验、体外哺乳类细胞 DNA 损伤修复(非程序性 DNA 合成)试验、果蝇伴性隐性致死试验。

3.2.2 遗传毒性试验组合。一般应遵循原核细胞与真核细胞、体内试验与体外试验相结合的原则。根据受试物的特点和试验目的,推荐下列遗传毒性试验组合:

组合一:细菌回复突变试验;哺乳动物红细胞微核试验或哺乳动物骨髓细胞染色体畸变试验;小鼠精原细胞或精母细胞染色体畸变试验或啮齿类动物显性致死试验。

组合二:细菌回复突变试验;哺乳动物红细胞微核试验或哺乳动物骨髓细胞染色体畸变试验;体外哺乳类细胞染色体畸变试验或体外哺乳类细胞 TK 基因突变试验。

其他备选遗传毒性试验:果蝇伴性隐性致死试验、体外哺乳类细胞 DNA 损伤修复(非程序性 DNA 合成)试验、体外哺乳类细胞 HGPRT 基因突变试验。

3.3　28 天经口毒性试验。

3.4　90 天经口毒性试验。

3.5　致畸试验。

3.6　生殖毒性试验和生殖发育毒性试验。

3.7　毒物动力学试验。

3.8　慢性毒性试验。

3.9　致癌试验。

3.10　慢性毒性和致癌合并试验。

4　对不同受试物选择毒性试验的原则

4.1　凡属我国首创的物质,特别是化学结构提示有潜在慢性毒性、遗传毒性或致癌性或该受试物产量大、使用范围广、人体摄入量大,应进行系统的毒性试验,包括急性经口毒性试验、遗传毒性试验、90 天经口毒性试验、致畸试验、生殖发育毒性试验、毒物动力学试验、慢性毒性试验和致癌试验(或慢性毒性和致癌合并试验)。

4.2　凡属与已知物质(指经过安全性评价并允许使用者)的化学结构基本相同的衍生物或类似物,或在部分国家和地区有安全食用历史的物质,则可先进行急性经口毒性试验、遗传毒性试验、90 天经口毒性试验和致畸试验,根据试验结果判定是否需进行毒物动力学试验、生殖毒性试验、慢性毒性试验和致癌试验等。

4.3　凡属已知的或在多个国家有食用历史的物质,同时申请单位又有资料证明申报受试物的质量规格与国外产品一致,则可先进行急性经口毒性试验、遗传毒性试验和 28 天经口毒性试验,根据试验结果判断是否进行进一步的毒性试验。

4.4　食品添加剂、新食品原料、食品相关产品、农药残留和兽药残留的安全性毒理学评价试验的选择。

4.4.1　食品添加剂

4.4.1.1　香料

4.4.1.1.1　凡属世界卫生组织(WHO)已建议批准使用或已制定日容许摄入量者,以及香料生产者协会(FEMA)、欧洲理事会(COE)和国际香料工业组织(IOFI)四个国际组织中的两个或两个以上允许使用的,一般不需要进行试验。

4.4.1.1.2　凡属资料不全或只有一个国际组织批准的先进行急性毒性试验和遗传毒性试验组合中的一项,经初步评价后,再决定是否需进行进一步试验。

4.4.1.1.3　凡属尚无资料可查、国际组织未允许使用的,先进行急性毒性试验、遗传毒性试验和 28 天经口毒性试验,经初步评价后,决定是否需进行进一步试验。

4.4.1.1.4　凡属用动、植物可食部分提取的单一高纯度天然香料,如其化学结构及有关资料并未提示具有不安全性的,一般不要求进行毒性试验。

4.4.1.2　酶制剂

4.4.1.2.1　由具有长期安全食用历史的传统动物和植物可食部分生产的酶制剂,世界卫生组织已公布日容许摄入量或不需规定日容许摄入量者或多个国家批准使用的,在提供相关证明材料的基础上，一般不要求进行毒理学试验。

4.4.1.2.2　对于其他来源的酶制剂，凡属毒理学资料比较完整，世界卫生组织已公布日容许摄入量或不需规定日容许摄入量者或多个国家批准使用，如果质量规格与国际质量规格标准一致，则要求进行急性经口毒性试验和遗传毒性试验。如果质量规格标准不一致，则需增加 28 天经口毒性试验，根据试验结果考虑是否进行其他相关毒理学试验。

4.4.1.2.3　对其他来源的酶制剂，凡属新品种的，需要先进行急性经口毒性试验、遗传毒性试验、90 天经口毒性试验和致畸试验，经初步评价后，决定是否需进行进一步试验。凡属一个国家批准使用，世界卫生组织未公布日容许摄入量或资料不完整的，进行急性经口毒性试验、遗传毒性试验和 28 天经口毒性试验，根据试验结果判定是否需要进一步的试验。

4.4.1.2.4　通过转基因方法生产的酶制剂按照国家对转基因管理的有关规定执行。

4.4.1.3　其他食品添加剂

4.4.1.3.1　凡属毒理学资料比较完整，世界卫生组织已公布日容许摄入量或不需规定日容许摄入量者或多个国家批准使用，如果质量规格与国际质量规格标准一致，则要求进行急性经口毒性试验和遗传毒性试验。如果质量规格标准不一致，则需增加 28 天经口毒性试验，根据试验结果考虑是否进行其他相关毒理学试验。

4.4.1.3.2　凡属一个国家批准使用，世界卫生组织未公布日容许摄入量或资料不完整的，则可先进行急性经口毒性试验、遗传毒性试验、28 天经口毒性试验和致畸试验，根据试验结果判定是否需要进一步的试验。

4.4.1.3.3　对于由动、植物或微生物制取的单一组分、高纯度的食品添加剂，凡属新品种的，需要先进行急性经口毒性试验、遗传毒性试验、90 天经口毒性试验和致畸试验，经初步评价后，决定是否需进行进一步试验。凡属国外有一个国际组织或国家已批准使用的，则进行急性经口毒性试验、遗传毒性试验和 28 天经口毒性试验，经初步评价后，决定是否需进行进一步试验。

4.4.2　新食品原料　按照《新食品原料申报与受理规定》（国卫食品发〔2013〕23 号）进行评价。

4.4.3　食品相关产品　按照《食品相关产品新品种申报与受理规定》（卫监督发〔2011〕49 号）进行评价。

4.4.4　农药残留　按照 GB 15670 进行评价。

4.4.5　兽药残留　按照《兽药临床前毒理学评价试验指导原则》（中华人民共和国农业部公告第 1247 号）进行评价。

5　食品安全性毒理学评价试验的目的和结果判定

5.1　毒理学试验的目的

5.1.1　急性毒性试验

了解受试物的急性毒性强度、性质和可能的靶器官，测定 LD5，为进一步进行毒性试验的剂量和毒性观察指标的选择提供依据，并根据 LD5 进行急性毒性剂量分级。

5.1.2　遗传毒性试验

了解受试物的遗传毒性以及筛查受试物的潜在致癌作用和细胞致突变性。

5.1.3　28 天经口毒性试验

在急性毒性试验的基础上,进一步了解受试物毒作用性质、剂量-反应关系和可能的靶器官,得到 28 天经口未观察到有害作用剂量,初步评价受试物的安全性,并为下一步较长期毒性和慢性毒性试验剂量、观察指标、毒性终点的选择提供依据。

5.1.4　90 天经口毒性试验

观察受试物以不同剂量水平经较长期喂养后对实验动物的毒作用性质、剂量-反应关系和靶器官,得到 90 天经口未观察到有害作用剂量,为慢性毒性试验剂量选择和初步制定人群安全接触限量标准提供科学依据。

5.1.5　致畸试验

了解受试物是否具有致畸作用和发育毒性,并可得到致畸作用和发育毒性的未观察到有害作用剂量。

5.1.6　生殖毒性试验和生殖发育毒性试验

了解受试物对实验动物繁殖及对子代的发育毒性,如性腺功能、发情周期、交配行为、妊娠、分娩、哺乳和断乳以及子代的生长发育等。得到受试物的未观察到有害作用剂量水平,为初步制定人群安全接触限量标准提供科学依据。

5.1.7　毒物动力学试验

了解受试物在体内的吸收、分布和排泄速度等相关信息;为选择慢性毒性试验的合适实验动物种(species)、系(strain)提供依据;了解代谢产物的形成情况。

5.1.8　慢性毒性试验和致癌试验

了解经长期接触受试物后出现的毒性作用以及致癌作用;确定未观察到有害作用剂量,为受试物能否应用于食品的最终评价和制定健康指导值提供依据。

5.2　各项毒理学试验结果的判定

5.2.1　急性毒性试验

如 LD_{50} 小于人的推荐(可能)摄入量的 100 倍,则一般应放弃该受试物用于食品,不再继续进行其他毒理学试验。

5.2.2　遗传毒性试验

5.2.2.1　如遗传毒性试验组合中两项或以上试验阳性,则表示该受试物很可能具有遗传毒性和致癌作用,一般应放弃该受试物应用于食品。

5.2.2.2　如遗传毒性试验组合中一项试验为阳性,则再选两项备选试验(至少一项为体内试验)。如再选的试验均为阴性,则可继续进行下一步的毒性试验;如其中有一项试验阳性,则应放弃该受试物应用于食品。

5.2.2.3　如三项试验均为阴性,则可继续进行下一步的毒性试验。

5.2.3　28 天经口毒性试验

对只需要进行急性毒性、遗传毒性和 28 天经口毒性试验的受试物,若试验未发现有明显毒性作用,综合其他各项试验结果可做出初步评价;若试验中发现有明显毒性作用,尤其是有剂量-反应关系时,则考虑进行进一步的毒性试验。

5.2.4　90 天经口毒性试验

根据试验所得的未观察到有害作用剂量进行评价,原则是:

a）未观察到有害作用剂量小于或等于人的推荐（可能）摄入量的 100 倍表示毒性较强，应放弃该受试物用于食品；

b）未观察到有害作用剂量大于 100 倍而小于 300 倍者，应进行慢性毒性试验；

c）未观察到有害作用剂量大于或等于 300 倍者则不必进行慢性毒性试验，可进行安全性评价。

5.2.5　致畸试验

根据试验结果评价受试物是不是实验动物的致畸物。若致畸试验结果阳性则不再继续进行生殖毒性试验和生殖发育毒性试验。在致畸试验中观察到的其他发育毒性，应结合 28 天和（或）90 天经口毒性试验结果进行评价。

5.2.6　生殖毒性试验和生殖发育毒性试验

根据试验所得的未观察到有害作用剂量进行评价，原则是：

a）未观察到有害作用剂量小于或等于人的推荐（可能）摄入量的 100 倍表示毒性较强，应放弃该受试物用于食品。

b）未观察到有害作用剂量大于 100 倍而小于 300 倍者，应进行慢性毒性试验。

c）未观察到有害作用剂量大于或等于 300 倍者则不必进行慢性毒性试验，可进行安全性评价。

5.2.7　慢性毒性和致癌试验

5.2.7.1　根据慢性毒性试验所得的未观察到有害作用剂量进行评价的原则是：

a）未观察到有害作用剂量小于或等于人的推荐（可能）摄入量的 50 倍者，表示毒性较强，应放弃该受试物用于食品。

b）未观察到有害作用剂量大于 50 倍而小于 100 倍者，经安全性评价后，决定该受试物可否用于食品。

c）未观察到有害作用剂量大于或等于 100 倍者，则可考虑允许使用于食品。

5.2.7.2　根据致癌试验所得的肿瘤发生率、潜伏期和多发性等进行致癌试验结果判定的原则是（凡符合下列情况之一，可认为致癌试验结果阳性。若存在剂量-反应关系，则判断阳性更可靠）：

a）肿瘤只发生在试验组动物，对照组中无肿瘤发生。

b）试验组与对照组动物均发生肿瘤，但试验组发生率高。

c）试验组动物中多发性肿瘤明显，对照组中无多发性肿瘤，或只是少数动物有多发性肿瘤。

d）试验组与对照组动物肿瘤发生率虽无明显差异，但试验组中发生时间较早。

5.2.8　其他

若受试物掺入饲料的最大加入量（原则上最高不超过饲料的 10%）或液体受试物经浓缩后仍达不到未观察到有害作用剂量为人的推荐（可能）摄入量的规定倍数时，综合其他的毒性试验结果和实际食用或饮用量进行安全性评价。

6　进行食品安全性评价时需要考虑的因素

6.1　试验指标的统计学意义、生物学意义和毒理学意义

对实验中某些指标的异常改变，应根据试验组与对照组指标是否有统计学差异、其有无

剂量反应关系、同类指标横向比较、两种性别的一致性及与本实验室的历史性对照值范围等,综合考虑指标差异有无生物学意义,并进一步判断是否具毒理学意义。此外,如在受试物组发现某种在对照组没有发生的肿瘤,即使与对照组比较无统计学意义,仍要给予关注。

6.2 人的推荐(可能)摄入量较大的受试物

应考虑给予受试物量过大时,可能影响营养素摄入量及其生物利用率,从而导致某些毒理学表现,而非受试物的毒性作用所致。

6.3 时间-毒性效应关系

对由受试物引起实验动物的毒性效应进行分析评价时,要考虑在同一剂量水平下毒性效应随时间的变化情况。

6.4 特殊人群和易感人群

对孕妇、乳母或儿童食用的食品,应特别注意其胚胎毒性或生殖发育毒性、神经毒性和免疫毒性等。

6.5 人群资料

由于存在着动物与人之间的物种差异,在评价食品的安全性时,应尽可能收集人群接触受试物后的反应资料,如职业性接触和意外事故接触等。在确保安全的条件下,可以考虑遵照有关规定进行人体试食试验,并且志愿受试者的毒物动力学或代谢资料对于将动物试验结果推论到人具有很重要的意义。

6.6 动物毒性试验和体外试验资料

本标准所列的各项动物毒性试验和体外试验系统是目前管理(法规)毒理学评价水平下所得到的最重要的资料,也是进行安全性评价的主要依据,在试验得到阳性结果,而且结果的判定涉及受试物能否应用于食品时,需要考虑结果的重复性和剂量-反应关系。

6.7 不确定系数

即安全系数。将动物毒性试验结果外推到人时,鉴于动物与人的物种和个体之间的生物学差异,不确定系数通常为100,但可根据受试物的原料来源、理化性质、毒性大小、代谢特点、蓄积性、接触的人群范围、食品中的使用量和人的可能摄入量、使用范围及功能等因素来综合考虑其安全系数的大小。

6.8 毒物动力学试验的资料

毒物动力学试验是对化学物质进行毒理学评价的一个重要方面,因为不同化学物质、剂量大小,在毒物动力学或代谢方面的差别往往对毒性作用影响很大。在毒性试验中,原则上应尽量使用与人具有相同毒物动力学或代谢模式的动物种系来进行试验。研究受试物在实验动物和人体内吸收、分布、排泄和生物转化方面的差别,对于将动物试验结果外推到人和降低不确定性具有重要意义。

6.9 综合评价

在进行综合评价时,应全面考虑受试物的理化性质、结构、毒性大小、代谢特点、蓄积性、接触的人群范围、食品中的使用量与使用范围、人的推荐(可能)摄入量等因素,对于已在食品中应用了相当长时间的物质,对接触人群进行流行病学调查具有重大意义,但往往难以获得剂量-反应关系方面的可靠资料;对于新的受试物质,则只能依靠动物试验和其他试验研究资料。然而,即使有了完整和详尽的动物试验资料和一部分人类接触的流行病学研究资料,由于人类的种族和个体差异,也很难做出能保证每个人都安全的评价。所谓绝对的食品安全实际上是不存在的。在受试物可能对人体健康造成的危害以及其可能的有益作用之间进行权衡,以食用安全为前提,安全性评价的依据不仅仅是安全性毒理学试验的结果,而且与当时的科学水平、技术条件以及社会经济、文化因素有关。因此,随着时间的推移,社会经济的发展、科学技术的进步,有必要对已通过评价的受试物进行重新评价。

附录五

突发公共卫生事件应急条例

（2003 年 5 月 9 日中华人民共和国国务院令第 376 号公布
根据 2011 年 1 月 8 日《国务院关于废止和修改部分行政法规的决定》修订）

目　　录

第一章　总　　则

第一条　为了有效预防、及时控制和消除突发公共卫生事件的危害，保障公众身体健康与生命安全，维护正常的社会秩序，制定本条例。

第二条　本条例所称突发公共卫生事件（以下简称突发事件），是指突然发生，造成或者可能造成社会公众健康严重损害的重大传染病疫情、群体性不明原因疾病、重大食物和职业中毒以及其他严重影响公众健康的事件。

第三条　突发事件发生后，国务院设立全国突发事件应急处理指挥部，由国务院有关部门和军队有关部门组成，国务院主管领导人担任总指挥，负责对全国突发事件应急处理的统一领导、统一指挥。

国务院卫生行政主管部门和其他有关部门，在各自的职责范围内做好突发事件应急处理的有关工作。

第四条　突发事件发生后，省、自治区、直辖市人民政府成立地方突发事件应急处理指挥部，省、自治区、直辖市人民政府主要领导人担任总指挥，负责领导、指挥本行政区域内突发事件应急处理工作。

县级以上地方人民政府卫生行政主管部门，具体负责组织突发事件的调查、控制和医疗救治工作。

县级以上地方人民政府有关部门，在各自的职责范围内做好突发事件应急处理的有关工作。

第五条　突发事件应急工作,应当遵循预防为主、常备不懈的方针,贯彻统一领导、分级负责、反应及时、措施果断、依靠科学、加强合作的原则。

第六条　县级以上各级人民政府应当组织开展防治突发事件相关科学研究,建立突发事件应急流行病学调查、传染源隔离、医疗救护、现场处置、监督检查、监测检验、卫生防护等有关物资、设备、设施、技术与人才资源储备,所需经费列入本级政府财政预算。

国家对边远贫困地区突发事件应急工作给予财政支持。

第七条　国家鼓励、支持开展突发事件监测、预警、反应处理有关技术的国际交流与合作。

第八条　国务院有关部门和县级以上地方人民政府及其有关部门,应当建立严格的突发事件防范和应急处理责任制,切实履行各自的职责,保证突发事件应急处理工作的正常进行。

第九条　县级以上各级人民政府及其卫生行政主管部门,应当对参加突发事件应急处理的医疗卫生人员,给予适当补助和保健津贴;对参加突发事件应急处理作出贡献的人员,给予表彰和奖励;对因参与应急处理工作致病、致残、死亡的人员,按照国家有关规定,给予相应的补助和抚恤。

第二章　预防与应急准备

第十条　国务院卫生行政主管部门按照分类指导、快速反应的要求,制定全国突发事件应急预案,报请国务院批准。

省、自治区、直辖市人民政府根据全国突发事件应急预案,结合本地实际情况,制定本行政区域的突发事件应急预案。

第十一条　全国突发事件应急预案应当包括以下主要内容:

(一)突发事件应急处理指挥部的组成和相关部门的职责;

(二)突发事件的监测与预警;

(三)突发事件信息的收集、分析、报告、通报制度;

(四)突发事件应急处理技术和监测机构及其任务;

(五)突发事件的分级和应急处理工作方案;

(六)突发事件预防、现场控制,应急设施、设备、救治药品和医疗器械以及其他物资和技术的储备与调度;

(七)突发事件应急处理专业队伍的建设和培训。

第十二条　突发事件应急预案应当根据突发事件的变化和实施中发现的问题及时进行修订、补充。

第十三条　地方各级人民政府应当依照法律、行政法规的规定,做好传染病预防和其他公共卫生工作,防范突发事件的发生。

县级以上各级人民政府卫生行政主管部门和其他有关部门,应当对公众开展突发事件应急知识的专门教育,增强全社会对突发事件的防范意识和应对能力。

第十四条　国家建立统一的突发事件预防控制体系。

县级以上地方人民政府应当建立和完善突发事件监测与预警系统。

县级以上各级人民政府卫生行政主管部门,应当指定机构负责开展突发事件的日常监测,并确保监测与预警系统的正常运行。

第十五条　监测与预警工作应当根据突发事件的类别,制定监测计划,科学分析、综合评价监测数据。对早期发现的潜在隐患以及可能发生的突发事件,应当依照本条例规定的报告程序和时限及时报告。

第十六条　国务院有关部门和县级以上地方人民政府及其有关部门,应当根据突发事件应急预案的要求,保证应急设施、设备、救治药品和医疗器械等物资储备。

第十七条　县级以上各级人民政府应当加强急救医疗服务网络的建设,配备相应的医疗救治药物、技术、设备和人员,提高医疗卫生机构应对各类突发事件的救治能力。

设区的市级以上地方人民政府应当设置与传染病防治工作需要相适应的传染病专科医院,或者指定具备传染病防治条件和能力的医疗机构承担传染病防治任务。

第十八条　县级以上地方人民政府卫生行政主管部门,应当定期对医疗卫生机构和人员开展突发事件应急处理相关知识、技能的培训,定期组织医疗卫生机构进行突发事件应急演练,推广最新知识和先进技术。

第三章　报告与信息发布

第十九条　国家建立突发事件应急报告制度。

国务院卫生行政主管部门制定突发事件应急报告规范,建立重大、紧急疫情信息报告系统。

有下列情形之一的,省、自治区、直辖市人民政府应当在接到报告1小时内,向国务院卫生行政主管部门报告:

(一)发生或者可能发生传染病暴发、流行的;

(二)发生或者发现不明原因的群体性疾病的;

(三)发生传染病菌种、毒种丢失的;

(四)发生或者可能发生重大食物和职业中毒事件的。

国务院卫生行政主管部门对可能造成重大社会影响的突发事件,应当立即向国务院报告。

第二十条　突发事件监测机构、医疗卫生机构和有关单位发现有本条例第十九条规定情形之一的,应当在2小时内向所在地县级人民政府卫生行政主管部门报告;接到报告的卫生行政主管部门应当在2小时内向本级人民政府报告,并同时向上级人民政府卫生行政主管部门和国务院卫生行政主管部门报告。

县级人民政府应当在接到报告后2小时内向设区的市级人民政府或者上一级人民政府报告;设区的市级人民政府应当在接到报告后2小时内向省、自治区、直辖市人民政府报告。

第二十一条　任何单位和个人对突发事件,不得隐瞒、缓报、谎报或者授意他人隐瞒、缓报、谎报。

第二十二条　接到报告的地方人民政府、卫生行政主管部门依照本条例规定报告的同时,应当立即组织力量对报告事项调查核实、确证,采取必要的控制措施,并及时报告调查情况。

第二十三条　国务院卫生行政主管部门应当根据发生突发事件的情况,及时向国务院有关部门和各省、自治区、直辖市人民政府卫生行政主管部门以及军队有关部门通报。

突发事件发生地的省、自治区、直辖市人民政府卫生行政主管部门,应当及时向毗邻省、自治区、直辖市人民政府卫生行政主管部门通报。

接到通报的省、自治区、直辖市人民政府卫生行政主管部门,必要时应当及时通知本行政区域内的医疗卫生机构。

县级以上地方人民政府有关部门,已经发生或者发现可能引起突发事件的情形时,应当及时向同级人民政府卫生行政主管部门通报。

第二十四条　国家建立突发事件举报制度,公布统一的突发事件报告、举报电话。

任何单位和个人有权向人民政府及其有关部门报告突发事件隐患,有权向上级人民政府及其有关部门举报地方人民政府及其有关部门不履行突发事件应急处理职责,或者不按照规定履行职责的情况。接到报告、举报的有关人民政府及其有关部门,应当立即组织对突发事件隐患、不履行或者不按照规定履行突发事件应急处理职责的情况进行调查处理。

对举报突发事件有功的单位和个人,县级以上各级人民政府及其有关部门应当予以奖励。

第二十五条　国家建立突发事件的信息发布制度。

国务院卫生行政主管部门负责向社会发布突发事件的信息。必要时,可以授权省、自治区、直辖市人民政府卫生行政主管部门向社会发布本行政区域内突发事件的信息。

信息发布应当及时、准确、全面。

第四章　应急处理

第二十六条　突发事件发生后,卫生行政主管部门应当组织专家对突发事件进行综合评估,初步判断突发事件的类型,提出是否启动突发事件应急预案的建议。

第二十七条　在全国范围内或者跨省、自治区、直辖市范围内启动全国突发事件应急预案,由国务院卫生行政主管部门报国务院批准后实施。省、自治区、直辖市启动突发事件应急预案,由省、自治区、直辖市人民政府决定,并向国务院报告。

第二十八条　全国突发事件应急处理指挥部对突发事件应急处理工作进行督察和指导,地方各级人民政府及其有关部门应当予以配合。

省、自治区、直辖市突发事件应急处理指挥部对本行政区域内突发事件应急处理工作进行督察和指导。

第二十九条　省级以上人民政府卫生行政主管部门或者其他有关部门指定的突发事件应急处理专业技术机构,负责突发事件的技术调查、确证、处置、控制和评价工作。

第三十条　国务院卫生行政主管部门对新发现的突发传染病,根据危害程度、流行强度,依照《中华人民共和国传染病防治法》的规定及时宣布为法定传染病;宣布为甲类传染病的,由国务院决定。

第三十一条　应急预案启动前,县级以上各级人民政府有关部门应当根据突发事件的实际情况,做好应急处理准备,采取必要的应急措施。

应急预案启动后,突发事件发生地的人民政府有关部门,应当根据预案规定的职责要求,服从突发事件应急处理指挥部的统一指挥,立即到达规定岗位,采取有关的控制措施。

医疗卫生机构、监测机构和科学研究机构,应当服从突发事件应急处理指挥部的统一指挥,相互配合、协作,集中力量开展相关的科学研究工作。

第三十二条　突发事件发生后,国务院有关部门和县级以上地方人民政府及其有关部门,应当保证突发事件应急处理所需的医疗救护设备、救治药品、医疗器械等物资的生产、供应;铁路、交通、民用航空行政主管部门应当保证及时运送。

第三十三条　根据突发事件应急处理的需要,突发事件应急处理指挥部有权紧急调集人员、储备的物资、交通工具以及相关设施、设备;必要时,对人员进行疏散或者隔离,并可以依法对传染病疫区实行封锁。

第三十四条　突发事件应急处理指挥部根据突发事件应急处理的需要,可以对食物和水源采取控制措施。

县级以上地方人民政府卫生行政主管部门应当对突发事件现场等采取控制措施,宣传突发事件防治知识,及时对易受感染的人群和其他易受损害的人群采取应急接种、预防性投药、群体防护等措施。

第三十五条　参加突发事件应急处理的工作人员,应当按照预案的规定,采取卫生防护措施,并在专业人员的指导下进行工作。

第三十六条　国务院卫生行政主管部门或者其他有关部门指定的专业技术机构,有权进入突发事件现场进行调查、采样、技术分析和检验,对地方突发事件的应急处理工作进行技术指导,有关单位和个人应当予以配合;任何单位和个人不得以任何理由予以拒绝。

第三十七条　对新发现的突发传染病、不明原因的群体性疾病、重大食物和职业中毒事件,国务院卫生行政主管部门应当尽快组织力量制定相关的技术标准、规范和控制措施。

第三十八条　交通工具上发现根据国务院卫生行政主管部门的规定需要采取应急控制措施的传染病病人、疑似传染病病人,其负责人应当以最快的方式通知前方停靠点,并向交通工具的营运单位报告。交通工具的前方停靠点和营运单位应当立即向交通工具营运单位行政主管部门和县级以上地方人民政府卫生行政主管部门报告。卫生行政主管部门接到报告后,应当立即组织有关人员采取相应的医学处置措施。

交通工具上的传染病病人密切接触者,由交通工具停靠点的县级以上各级人民政府卫生行政主管部门或者铁路、交通、民用航空行政主管部门,根据各自的职责,依照传染病防治法律、行政法规的规定,采取控制措施。

涉及国境口岸和入出境的人员、交通工具、货物、集装箱、行李、邮包等需要采取传染病应急控制措施的,依照国境卫生检疫法律、行政法规的规定办理。

第三十九条　医疗卫生机构应当对因突发事件致病的人员提供医疗救护和现场救援,对就诊病人必须接诊治疗,并书写详细、完整的病历记录;对需要转送的病人,应当按照规定将病人及其病历记录的复印件转送至接诊的或者指定的医疗机构。

医疗卫生机构内应当采取卫生防护措施,防止交叉感染和污染。

医疗卫生机构应当对传染病病人密切接触者采取医学观察措施,传染病病人密切接触者应当予以配合。

医疗机构收治传染病病人、疑似传染病病人,应当依法报告所在地的疾病预防控制机构。接到报告的疾病预防控制机构应当立即对可能受到危害的人员进行调查,根据需要采取必要的控制措施。

第四十条　传染病暴发、流行时,街道、乡镇以及居民委员会、村民委员会应当组织力量,团结协作,群防群治,协助卫生行政主管部门和其他有关部门、医疗卫生机构做好疫情信息的收集和报告、人员的分散隔离、公共卫生措施的落实工作,向居民、村民宣传传染病防治的相关知识。

第四十一条　对传染病暴发、流行区域内流动人口,突发事件发生地的县级以上地方人民政府应当做好预防工作,落实有关卫生控制措施;对传染病病人和疑似传染病病人,应当采取就地隔离、就地观察、就地治疗的措施。对需要治疗和转诊的,应当依照本条例第三十九条第一款的规定执行。

第四十二条　有关部门、医疗卫生机构应当对传染病做到早发现、早报告、早隔离、早治疗,切断传播途径,防止扩散。

第四十三条　县级以上各级人民政府应当提供必要资金,保障因突发事件致病、致残的人员得到及时、有效的救治。具体办法由国务院财政部门、卫生行政主管部门和劳动保障行政主管部门制定。

第四十四条　在突发事件中需要接受隔离治疗、医学观察措施的病人、疑似病人和传染病病人密切接触者在卫生行政主管部门或者有关机构采取医学措施时应当予以配合;拒绝配合的,由公安机关依法协助强制执行。

第五章　法　律　责　任

第四十五条　县级以上地方人民政府及其卫生行政主管部门未依照本条例的规定履行报告职责,对突发事件隐瞒、缓报、谎报或者授意他人隐瞒、缓报、谎报的,对政府主要领导人及其卫生行政主管部门主要负责人,依法给予降级或者撤职的行政处分;造成传染病传播、流行或者对社会公众健康造成其他严重危害后果的,依法给予开除的行政处分;构成犯罪的,依法追究刑事责任。

第四十六条　国务院有关部门、县级以上地方人民政府及其有关部门未依照本条例的规定,完成突发事件应急处理所需要的设施、设备、药品和医疗器械等物资的生产、供应、运输和储备的,对政府主要领导人和政府部门主要负责人依法给予降级或者撤职的行政处分;造成传染病传播、流行或者对社会公众健康造成其他严重危害后果的,依法给予开除的行政处分;构成犯罪的,依法追究刑事责任。

第四十七条　突发事件发生后,县级以上地方人民政府及其有关部门对上级人民政府有关部门的调查不予配合,或者采取其他方式阻碍、干涉调查的,对政府主要领导人和政府部门主要负责人依法给予降级或者撤职的行政处分;构成犯罪的,依法追究刑事责任。

第四十八条　县级以上各级人民政府卫生行政主管部门和其他有关部门在突发事件调查、控制、医疗救治工作中玩忽职守、失职、渎职的,由本级人民政府或者上级人民政府有关部门责令改正、通报批评、给予警告;对主要负责人、负有责任的主管人员和其他责任人员依法给予降级、撤职的行政处分;造成传染病传播、流行或者对社会公众健康造成其他严重危害后果的,依法给予开除的行政处分;构成犯罪的,依法追究刑事责任。

第四十九条　县级以上各级人民政府有关部门拒不履行应急处理职责的,由同级人民政府或者上级人民政府有关部门责令改正、通报批评、给予警告;对主要负责人、负有责任的主管人员和其他责任人员依法给予降级、撤职的行政处分;造成传染病传播、流行或者对社会公众健康造成其他严重危害后果的,依法给予开除的行政处分;构成犯罪的,依法追究刑事责任。

第五十条　医疗卫生机构有下列行为之一的,由卫生行政主管部门责令改正、通报批评、给予警告;情节严重的,吊销《医疗机构执业许可证》;对主要负责人、负有责任的主管人员和其他直接责任人员依法给予降级或者撤职的纪律处分;造成传染病传播、流行或者对社会公众健康造成其他严重危害后果,构成犯罪的,依法追究刑事责任:

(一)未依照本条例的规定履行报告职责,隐瞒、缓报或者谎报的;

（二）未依照本条例的规定及时采取控制措施的；

（三）未依照本条例的规定履行突发事件监测职责的；

（四）拒绝接诊病人的；

（五）拒不服从突发事件应急处理指挥部调度的。

第五十一条　在突发事件应急处理工作中，有关单位和个人未依照本条例的规定履行报告职责，隐瞒、缓报或者谎报，阻碍突发事件应急处理工作人员执行职务，拒绝国务院卫生行政主管部门或者其他有关部门指定的专业技术机构进入突发事件现场，或者不配合调查、采样、技术分析和检验的，对有关责任人员依法给予行政处分或者纪律处分；触犯《中华人民共和国治安管理处罚法》，构成违反治安管理行为的，由公安机关依法予以处罚；构成犯罪的，依法追究刑事责任。

第五十二条　在突发事件发生期间，散布谣言、哄抬物价、欺骗消费者，扰乱社会秩序、市场秩序的，由公安机关或者工商行政管理部门依法给予行政处罚；构成犯罪的，依法追究刑事责任。

第六章　附　　则

第五十三条　中国人民解放军、武装警察部队医疗卫生机构参与突发事件应急处理的，依照本条例的规定和军队的相关规定执行。

第五十四条　本条例自公布之日起施行

附 录 六

推荐的主要参考书籍和资料

1. 旭日干,庞国芳.中国食品安全现状、问题及对策战略研究.北京:科学出版社,2015.

2. 孙宝国,周应恒.中国食品安全监管策略研究.北京:科学出版社,2013.

3. 孙长颢.营养与食品卫生学(第7版).北京:人民卫生出版社,2012.

4. 陈君石,石阶平.食品安全风险评估.北京:中国农业大学出版社,2010.

5. 金培刚.食源性疾病防制与应急处置.上海:复旦大学出版社,2006.

6. 王竹天.GB2760-2014《食品安全国家标准食品添加剂使用标准》实施指南.北京:中国质检出版社,2015.

7. 王竹天.国内外食品安全法规标准对比分析.北京:中国质检出版社,2014.

8. 国务院.中华人民共和国标准化法.北京:国务院,1989.

9. 国务院.中华人民共和国产品质量法.北京:法律出版社,2014.

10. 李艾黎,郭鸽,任大喜.食物过敏研究.北京:科学出版社,2014.

11. 中华人民共和国国家标准饮料通则(GB/T10789-2015).

12. 吴永宁.食品污染检测与控制技术——理论与实践.北京:化学工业出版社,2011.

13. 国家食品安全风险评估中心年鉴编委会.国家食品安全风险评估中心年鉴(2015卷).北京:中国人口出版社,2015.

14. 农业部农业转基因生物安全管理办公室.转基因植物安全评价指南,2012. http://www.moa.gov.cn/ztzl/zjyqwgz/sbzn/201202/t20120203_2474485.htm.

15. Renee Johson, CRS repot for Congreee: Food safety issues for the 113th congress, R42885, January 9,2013.

16. AlliCondra, Clinical Fellow, Cottage Food Laws in the United States, published by the Harvard Law School Food Law and Policy Clinic 2013.

17. Ira S. Richards, Marie Bourg;eois. Principles and Practice of toxicology in public health(second edition). USA:World Headquarters J ones & Bartlett Learning. 2013.

18. WHO, Advancing Food Safety Initiatives: Strategic Plan for Food Safety Including Foodborne Zoonoses 2013 – 2022,ISBN 978 92 4 150628 1,World Health Organization 2013.

19. S. C. Hathaway,Food control from farm to fork: implementing the standards of Codex and the OIE,Rev. sci. tech. Off. int. Epiz. ,2013,32(2) ,479-485.

20. WHO. 2010. Human Health Risk Assessment Toolkit. Geneva, WHO. http://www.who.int/ipcs/methods/harmonization/areas/ra_toolkit/en/index. html.

21. 中华人民共和国国家卫生和计划生育委员会网站:http://www.moh.gov.cn/.

22. 中华人民共和国农业部网站:http://www.moa.gov.cn/.

23. 中华人民共和国质量监督检验检疫总局网站:http://www.aqsiq.gov.cn/.

24. Australian Government Department of Health and Aging. The Australia and New Zealand Food Regulation Ministerial Council[EB/OL]. [2014-8-4]. http://www.health.gov.au/intemet/main/publishing/nsf/Content/foodsecretariat-anz.htm.

25. RASFF. Annual Report[R]2013[R/OL]. [2015-6-29]Publications Office of the European Union, Luxembourg. 2014. http://ec.europa.eu/food/food/rapid-alert/docs/RASFF_annual_report_2010_en.pdf.

26. Canadian Food Inspection Agency. National chemical residue monitoring program 2012-2013 http://www.inspection.gc.ca/food/chemical-residues-microbiology/chemical-residues/ncrmp-report/eng/1415838181260/1415838265896.

27. 美国疾病控制与预防中心网站:http://www.cdc.gov/.

28. FAO/WHO. Working principles for risk analysis for application in the framework of the Codex Alimentarius. In Codex Alimentarius Commission. 2005.

29. 中国疾病预防控制中心突发公共卫生事件网站:www.chinacdc.cn.

30. 中国的食品质量安全状况国务院新闻办公室:http://www.gov.cn/gongbao/.

31. 中国国家食品安全风险评估中心网站:http://www.cfsa.net.cn/.

32. 《食品安全法》保健食品相关条款权威解读[N/OL]. 中国食品报网,http:www.cnfood.cn/n2015/0717/61206.html.2015-07-17.

33. 晓琳.标准主要起草人解读《GB16740-2014 食品安全国家标准 保健保健食品》[DB/OL].

34. 2015《食品安全法》对保健食品增设 13 条新规[N/OL].人民网食安频道,http://m2.people.cn/r/MV8xXzI3NjE0OTg4XzM5ODAxMF8xNDQyODI0MDc5.2015-09-21.

35. 中国保健协会,中共中央党校课题组.中国保健食品产业的发展历程.保健蓝皮书:中国保健食品产业发展报告.北京:社会科学文献出版社,2012:039-046.

36. 陈炳卿,刘志成,王茂起.现代食品卫生学(第 1 版).北京:人民卫生出版社,2001.

中英文对照索引

D

大肠菌群	coliform group	103
大豆	soybeans	437
大豆壳蛋白	soybean hull protein	1038
大豆空泡蛋白	soybean Vacuolar	1038
大豆球蛋白	glycinin	1038
大豆疏水蛋白	soybean hydrophobic protein	1038
大麻	*Cannabis sativa L.*	991
大气压化学电离源	Atmospheric pressure chemical Ionization, APCI	1368
代谢	metabolism	25
代谢活化	metabolic activation	27
代谢解毒	metabolic detoxication	27
代谢转化	metabolic transformation	25
单端孢霉烯族毒素	Trichothecenes	904
单加氧酶	monooxygenase	28
单链构象多态性检测	Single Strand Conformation Polymerase, SSCP	1311
单宁	tanin	459
单色器	Monochromator	1341
单细胞凝胶电泳试验	Single cell gel electrophoresis assay, SCE	138
蛋白质	protein	438
当量剂量	equivalent dose	308
到达剂量	delivered dose	18
低钠盐	low sodium salt	696
低温长时间消毒法	low temperature long time, LTLT	176
电感耦合等离子体原子发射光谱	Inductively coupled plasma atomic emission spectroscopy, ICP-AES	1350
电化学分析法	electrochemical analysis	1354
电喷雾离子源	electrospray ion sources, ESI	1368
电位分析法	potentiometry	1354
电位溶出法	potentiometric stripping analysis, PSA	1355
电子捕获检测器	electron capture detector, ECD	1362
电子轰击源	electron impact ionization source, EI	1368
丁烯酸内酯	Butenolide	133
丁烯酸内酯	butenolide	412
豆类	beans	437
毒黄素	toxoflavin	887
毒理心理行为测试组合	Behavioral Test Battery for Toxic Psychological	79
毒麦	*Lolium temulentu L.*	984
毒麦碱	*temulin*	985
毒芹	*Cicuta virosa L.*	983
毒物	toxin	17
毒效应	toxic effect	18
毒性	toxicity	17

M